psis

odontogene Infektionen

Antiinfektiva

Antibiotika

Krupp

Infektionskontrolle

FUO

mikrobielle Diagnostik

iomyelitis

Osteomyelitis

nfektionen

Prophylaxe

ilariosen

Immunglobuline

Pedikulose

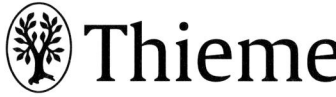

DGPI Handbuch

Infektionen bei Kindern
und Jugendlichen

Deutsche Gesellschaft für
Pädiatrische Infektiologie e. V. (DGPI)

Redaktionskollegium
Horst Scholz, Bernd H. Belohradsky, Ralf Bialek,
Ulrich Heininger, Hans W. Kreth, Reinhard Roos

5., vollständig überarbeitete Auflage

9 Abbildungen
164 Tabellen

Georg Thieme Verlag
Stuttgart New York

Bibliografische Information
der Deutschen Nationalbibliothek

Die Deutsche Nationalbibliothek verzeichnet diese Publikation in der Deutschen Nationalbibliografie; detaillierte bibliografische Daten sind im Internet über http://dnb.d-nb.de abrufbar.

1. Auflage 1995 (Futuramed Verlag GmbH)
2. Auflage 1997 (Futuramed Verlag GmbH)
3. Auflage 2000 (Futuramed Verlag GmbH)
4. Auflage 2003 (Futuramed Verlag GmbH)

© 2009 Georg Thieme Verlag KG
Rüdigerstraße 14
70469 Stuttgart
Deutschland
Telefon: +49/(0)711/89 31-0
Unsere Homepage: www.thieme.de

Printed in Germany

Zeichnungen: Karin Baum, Paphos, Zypern
Satz: Druckhaus Götz, 71636 Ludwigsburg
    gesetzt in 3B2, Version 9.1, Unicode
Grafisches Centrum Cuno, Calbe

ISBN 978-3-13-144715-9   1 2 3 4 5 6

Vorwort zur 5. Auflage

Das Handbuch der Deutschen Gesellschaft für pädiatrische Infektiologie (DGPI) hat seit seiner Erstauflage ein sehr gutes Echo gefunden. Wegen der Fortschritte der Infektiologie war es notwendig, die Empfehlungen unserer Gesellschaft zu Diagnostik, Therapie und Prophylaxe der wichtigsten Infektionskrankheiten in 3- bis 4-jährigen Abständen zu aktualisieren. Die 5. Auflage sollte 2006 erscheinen. Nach Aktualisierung aller Kapitel hatte der ehemalige Verlag ohne Ankündigung seine Arbeit kurzfristig eingestellt. Erst im Sommer 2008 war der Weg wieder frei, um die 5. Auflage mit einem neuen Verlag zu bearbeiten.

Auf Anregung der Leser des Handbuchs wurden mehrere neue Kapitel aufgenommen (Burkholderia-, Metapneumovirus-, Norovirus- und Stenotrophomonas maltophilia-Infektionen, Augeninfektionen, Immunologische Diagnostik bei Kindern mit auffälligem Infektionsprofil) und im Teil III einige organbezogene Krankheiten unter Oberbegriffen zusammengefasst. Dank der engagierten Arbeit der vielen Koordinatoren und zahlreicher Mitarbeiter sowie der guten und professionellen Zusammenarbeit mit dem Thieme Verlag ist es gelungen, innerhalb weniger Monate alle Kapitel erneut zu überarbeiten und zu aktualisieren. Dezember 2008 hat das Redaktionskollegium offene Fragen geklärt, die Kapitel miteinander abgestimmt und das Gesamtmanuskript dem Verlag zur Druckvorbereitung übergeben.

Die Evidenzkriterien wurden wie früher definiert. Evidenzgrad I bedeutet, dass Metaanalysen randomisierter Studien vorliegen oder dass mindestens eine randomisierte, kontrollierte Studie bei Kindern durchgeführt worden ist. Evidenzgrad II besagt, dass in der Literatur über mindestens eine gut angelegte, nicht randomisierte, kontrollierte Studie bzw. quasi experimentelle Studie berichtet wird, Evidenzgrad III, dass deskriptive Studien wie Vergleichstudien, Korrelationsstudien und Fall-Kontrollstudien publiziert sind und Evidenzgrad IV, dass die Empfehlungen lediglich auf Expertenmeinung und Erfahrung anerkannter Autoritäten zurückgeführt werden können. Die teilweise niedrigen Evidenzgrade mancher Empfehlungen für das Kindesalter im Vergleich zu Erwachsenen sind u. a. Folge der „ethischen" Bedenken gegen randomisierte Studien im Kindesalter, insbesondere bei Säuglingen und Kleinkindern sowie Kindern mit schweren Grundkrankheiten.

Bei Empfehlung von Medikamenten und Impfstoffen wurden vorwiegend die internationalen Freinamen gewählt. Da in der Praxis von den Ärzten aber meistens die Warennamen gebraucht werden, wurden teilweise auch diese genannt. Soweit von den Warennamen eine Auswahl getroffen wurde, stellt das keine Produktempfehlung dar.

Weil kein Arzt mehr die gesamte Literatur übersehen kann, wurden, wo es ratsam erschien, wenige ausgewählte Publikationen zitiert, vor allem leicht zugängliche Literatur im Internet, Metaanalysen, Cochrane-Analysen, Übersichtsarbeiten von wichtigen Studien bei Kindern und aktuelle Leitlinien.

Die ethische und juristische Verpflichtung des Arztes, seine Patienten nach dem aktuellen Stand der medizinischen Erkenntnisse zu behandeln, ist für ihn nicht immer leicht lösbar. Die evidenzbasierte Medizin liefert ein mögliches Konzept, um den Arzt in seinen individuellen Entscheidungen zu unterstützen. Die Frage aber, ob und inwieweit die im Handbuch angegebene Evidenz auf den einzelnen Patienten anzuwenden ist, kann nur der behandelnde Arzt selbst beantworten. Das Wissen um die Evidenz führt also nicht automatisch zu einer Optimierung der Behandlung oder der Prophylaxe. Daher können die im Handbuch angegebenen Empfehlungen auch bei höchstem Evidenzgrad nur eine Hilfe für die Entscheidung des Arztes und keine Verpflichtung sein.

Die DGPI ist weiterhin bemüht, ihre Empfehlungen regelmäßig dem Stand des medizinischen Wissens anzupassen. Alle Leser sind daher aufgefordert, durch ihre Kritik den Wert der Empfehlungen weiter zu verbessern.

Stuttgart, Januar 2009
Das Redaktionskollegium
H. Scholz, B. H. Belohradsky, R. Bialek, U. Heininger, H. W. Kreth, R. Roos

Koordinatoren und Mitglieder des Redaktionskollegiums

Prof. Dr. Dr. med. Marianne Abele-Horn
Institut für Hygiene und Mikrobiologie der Universität
Würzburg,
Josef-Schneider-Str. 2
D-97080 Würzburg
Tel. +49 931 201 46 941
Fax +49 931 201 46 445
E-Mail: mhorn@hygiene.uni-wuerzburg.de

Prof. Dr. Dr. med. Peter Bartmann
Abt. Neonatologie
Zentrum für Kinderheilkunde
Universitätsklinikum Bonn
Adenauerallee 119
D-53113 Bonn
Tel. +49 228 287 33 408
Fax +49 228 287 33 400
E-Mail: Peter.Bartmann@ukb.uni-bonn.de

Priv.-Doz. Dr. med. Rolf Beetz
Zentrum für Kinder- und Jugendmedizin
der Johannes Gutenberg-Universität
Langenbeckstr. 1
D-55131 Mainz
Tel. +49 6131 1739 37
Fax +49 6131 1766 93
E-Mail: beetz@kinder.klinik.uni-mainz.de

Prof. Dr. med. Bernd H. Belohradsky
Dr. von Haunersches Kinderspital
Abt. für antimikrob. Therapie
und Infektionsimmunologie
Lindwurmstr. 4
D-80337 München
Tel. +49 89 5160 3156
Fax +49 89 5160 4928
E-Mail: Bernd.Belohradsky@med.uni-muenchen.de

Prof. Dr. med. Reinhard Berner
Sektion Pädiatrische Infektiologie,
Immunologie und Vakzinologie
Zentrum für Kinder- und Jugendmedizin
Universitätsklinikum Freiburg
Mathildenstr. 1
D-79106 Freiburg
Tel. +49 761 270 4480/4519
Fax +49 761 270 4598
E-Mail: reinhard.berner@uniklinik-freiburg.de

Prof. Dr. med. Ralf Bialek
MVZ Labor Dr. Krause und Kollegen
Steenbeker Weg 25
D-24106 Kiel
Tel. +49 431 220 10 131
Fax +49 431 220 10 8131
und
Labor Dr. Heidrich und Kollegen MVZ
Stuvkamp 22
D-22081 Hamburg
Tel. +49 40 970 7999 0
Fax +49 40 970 7999 99
E-Mail: bialek@labor-krause.de

Martin Bitzan, MD
Assistant Professor
Division of Pediatric Nephrology
McGill University and Montreal Children's Hospital
2300, Rue Tupper – Room E-222
Montreal, Quebec
Canada H3H 1P3
Tel. +1 514 412 4461
Fax +1 514 412 4359
E-Mail: mbitzan@gmail.com

Prof. Dr. med. Michael Borte
Fachbereich Pädiatrische Rheumatologie,
Immunologie und Infektiologie
Klinik für Kinder- und Jugendmedizin
Klinikum St. Georg gGmbH Leipzig
Delitzscher Str. 141
D-04129 Leipzig
Tel. +49 341 909 3603
Fax +49 341 909 3609
E-Mail: Michael.Borte@sanktgeorg.de

Priv.-Doz. Dr. med. habil. Roswitha Bruns
Ernst Moritz Arndt-Universität Greifswald
Universitätsklinikum
Klinik und Poliklinik für Kinder- und Jugendmedizin
Soldmannstr. 15
D-17485 Greifswald
Tel. +49 3834 86 6378/7355 (Zentrale)
Fax +49 3834 86 6483
E-Mail: rbruns@uni-greifswald.de

Dr. med. Michael Büttcher
Kinderklinik Aarau
Kantonspital Aarau
Tellstraße
CH-5001-Aarau
Tel. +41 62 8389 528
E-Mail: mbuettcher@gmail.com

Dr. med. Andrea Duppenthaler
Universitätsklinik für Kinderheilkunde
Inselspital
Freiburgstr. 10
CH-3010 Bern
Tel. +41 31 632 93 51
Fax +41 31 632 93 51
E-Mail: andrea.duppenthaler@insel.ch

Torsten M. Eckstein, MD, PhD
Dept. of Microbiology Immunology and Pathology
1682 Campus Delivery Colorado State University
Ft. Collins, CO 80523-1682
USA
Tel. +1 970 491 2015/0422
Fax +1 970 491 1815
E-Mail: eckstein@lamar.colostate.edu

Prof. Dr. med. Stephan Ehl
Sektion Pädiatrische Infektiologie, Immunologie und
Vakzinologie
Zentrum für Kinder- und Jugendmedizin
Universitätsklinikum Freiburg
Mathildenstr. 1
D-79106 Freiburg
Tel. +49 761 270 4309
Fax +49 761 270 4481
E-Mail: stephan.ehl@uniklinik-freiburg.de

Prof. Dr. med. Oliver Ehrt
Augenklinik der
Ludwig-Maximilians-Universität München
Mathildenstr. 8
D-80336 München
Tel. +49 89 5160 3811
Fax +49 89 5160 4569
E-Mail: Oliver.Ehrt@med.uni-muenchen.de

Prof. Dr. med. dent. Thomas F. Flemmig, MBA
University of Washington
Department of Periodontics
Box 357444
Seattle, WA 98195-7444
USA
Tel. +1 206 616 9671
Fax +1 206 616 7478
E-Mail: flemmig@u.washington.edu

Prof. Dr. med. Johannes Forster, MME (Bern)
Kinderabteilung St. Hedwig
St. Josefskrankenhaus
Sautierstr. 1
D-79104 Freiburg
Tel. +49 761 2711 2800
Fax +49 761 2711 2802
E-Mail: Johannes.Forster@rkk-sjk.de

Prof. Dr. med. Joachim Freihorst
Klinik für Kinder- und Jugendmedizin
Ostalb-Klinikum
Im Kälblesrain 1
D-73430 Aalen
Tel. +49 7361 55 1601/1600
Fax +49 7361 55 1603
E-Mail: Achim.Freihorst@ostalb-klinikum.de

Prof. Dr. med. Matthias Griese
Klinikum der Universität München
Kinderklinik und Kinderpoliklinik im
Dr. von Haunerschen Kinderspital
Lindwurmstr. 4
D-80337 München
Tel .+49 89 5160 7871
Fax +49 89 5160 7872
E-Mail: matthias.griese@med.uni-muenchen.de

Prof. Dr. med. Andreas H. Groll
Infektiologisches Forschungsprogramm
Knochenmarktransplantationszentrum und
Pädiatrische Hämatologie/Onkologie
Klinik und Poliklinik für Kinderheilkunde
Universitätsklinikum Münster
Albert-Schweitzer-Str. 22
D-48129 Münster
Tel. + 49 251 834 7742
Fax + 49 251 834 7828
E-Mail: grollan@mednet.uni-muenster.de

Dr. rer. nat. Britta Gröndahl
Labor für pädiatrische Infektiologie
Zentrum für Kinder- und Jugendmedizin
Johannes Gutenberg-Universität Mainz
Langenbeckstr. 1
D-55131 Mainz
Tel. +49 6131 175 743
Fax +49 6131 176 449
E-Mail: groendahl@zpp.klinik.uni-mainz.de

Prof. Dr. med. Ulrich Heininger
Pädiatrische Infektiologie und Vakzinologie
Universitäts-Kinderspital beider Basel (UKBB)
Römergasse 8
CH-4058 Basel
Tel. +41 61 685 6565
Fax +41 61 685 6012
E-Mail: Ulrich.Heininger@ukbb.ch

Prof. Dr. med. Philipp Henneke
Zentrum für Chronische Immundefizienz und
Sektion Pädiatrische Infektiologie,
Immunologie und Vakzinologie
Zentrum für Kinder- und Jugendmedizin
Universitätsklinikum Freiburg
Mathildenstr. 1
D-79106 Freiburg
Tel. +49 761 270 4526
Fax +49 761 270 4598
E-Mail: philipp.henneke@uniklinik-freiburg.de

Dr. med. Florian Hoffmann
Kinderklinik und Kinderpoliklinik im
Dr. von Haunerschen Kinderspital
Ludwig-Maximilians-Universität
Immunologische Tagesklinik
Lindwurmstr. 4
D-80337 München
Tel. +49 89 5160 3931
Fax +49 89 5160 3964
E-Mail: Florian.Hoffmann@med.uni-muenchen.de

Prof. Dr. med. Peter Höger
Katholisches Kinderkrankenhaus Wilhelmstift gGmbH
Liliencronstr. 130
D-22149 Hamburg
Tel. +49 40 673 77 202
Fax +49 40 673 77 293
E-Mail: hoeger@kkh-wilhelmstift.de

Dr. med. Stephan Hohenschild
Langenhorner Markt 11
D-22415 Hamburg
Tel. +49 40 531 3090
Fax +49 40 531 60 720
E-Mail: hohenschild_stephan@freenet.de

Prof. Dr. med. Achim Hörauf
Institut für Medizinische Mikrobiologie,
Immunologie und Parasitologie (IMMIP)
Universitätsklinikum Bonn
Sigmund-Freud-Str. 25
D-53105 Bonn
Tel. +49 228 287 15 675
Fax +49 228 287 19 573
E-Mail: hoerauf@parasit.meb.uni-bonn.de

Dr. med. Markus Hufnagel, DTM&H
Sektion Pädiatrische Infektiologie, Immunologie
und Vakzinologie
Zentrum für Kinder- und Jugendmedizin
Universitätsklinikum Freiburg
Mathildenstr. 1
D-79106 Freiburg
Tel. +49 761 270 4300
Fax +49 761 270 4481
E-Mail: markus.hufnagel@uniklinik-freiburg.de

Prof. Dr. med. Hans-Iko Huppertz
Klinikum Bremen Mitte
Professor-Hess-Kinderklinik und Neonatologie
und Pädiatrische Intensivmedizin
Sankt-Jürgen-Str. 1
D-28177 Bremen
Tel. +49 421 497 5411
Fax +49 421 497 3311
E-Mail: Hans-Iko.Huppertz@klinikum-bremen-mitte.de

Dr. med. Annette F. Jansson
Dr. von Haunersches Kinderspital
Immunologische Tagesklinik
Lindwurmstr. 4
D-80337 München
Tel. +49 89 5160 7908
Fax +49 89 5160 3964
E-Mail: Annette.Jansson@med.uni-muenchen.de

Prof. Dr. med. Klaus-Michael Keller
Deutsche Klinik für Diagnostik
Fachbereich Kinder- und Jugendmedizin
Aukammallee 33
D-65191 Wiesbaden
Tel. +49 611 577 238
Fax +49 611 577 557
E-Mail: keller.paed@dkd-wiesbaden.de

Prof. Dr. med. Stephan Kellnar
Kinderklinik Dritter Orden München
Franz-Schrank-Str. 8
D-80638 München
Tel. +49 89 1795 1185
Fax +49 89 1795 1186
E-Mail: stephan.kellnar@kinderklinik.de

Prof. Dr. med. Peter Kern
Comprehensive Infectious Diseases Center (CIDC) Ulm
Sektion Infektiologie und Klinische Immunologie
Zentrum für Innere Medizin
Universitätsklinikum Ulm
Albert-Einstein-Allee 23
D-89081 Ulm
Tel. +49 731 500 45 550/1
Fax +49 731 500 45 555
E-Mail: peter.kern@uniklinik-ulm.de

Prof. Dr. med. Hans W. Kreth
Schlesierstr. 16
D-97078 Würzburg
Tel. +49 931 24 364
E-Mail: kreth@mail.uni-wuerzburg.de

Dr. med. Carsten Krüger
Klinik für Kinder und Jugendliche
St. Franziskus Hospital
Robert-Koch-Str. 55
D-59227 Ahlen
Tel. +49 2382 858 966
Fax +49 2382 858 923
E-Mail: thea.carsten.krueger@web.de

Prof. Dr. med. Thomas Lehrnbecher
Pädiatrische Hämatologie, Onkologie
und Hämostaseologie
Johann Wolfgang Goethe-Universität
Theodor-Stern-Kai 7
D-60590 Frankfurt
Tel. +49-69-6301-83 481/-5094
Fax +49-69-6301-6700
E-Mail: thomas_lehrnbecher@yahoo.com

Prof. Dr. med. Sebastian Lemmen
Zentralbereich für Krankenhaushygiene
und Infektiologie
Universitätsklinikum Aachen
Paulwelsstr. 30
D-52074 Aachen
Tel. +49 241 80 89 843
Fax +49 241 80 82 540
E-Mail: slemmen@ukaachen.de

Priv.-Doz. Dr. med. Johannes Liese, MSc
Dr. von Haunersches Kinderspital
Ludwig-Maximilians-Universität
Lindwurmstr. 4
D-80337 München
Tel. +49 89 5160 3120/2811
Fax +49 89 5160 3159
E-Mail: Johannes.Liese@med.uni-muenchen.de

Prof. Dr. med. Thomas Löscher
Abt. für Infektions- und Tropenmedizin
Klinikum der LMU München
Leopoldstr. 5
D-80802 München
Tel. +49 89 2180 3517
Fax +49 89 336 112
E-Mail: loescher@lrz.uni-muenchen.de

MedD Dr. med. Erwin Lutz, MSc
Regierung von Schwaben
Fronhof 10
D-86152 Augsburg
Tel.:+49 821 327 2310
Fax:+49 8230 327 13 210
E-Mail: erwin.lutz@reg-schw.bayern.de

Dr. med. Klaus Magdorf
Kinderabteilung
Helios Klinikum Emil von Behring
Standort Campus Benjamin Franklin
Charité
Hindenburgdamm 30
D-12200 Berlin
Tel. +49 30 8445 4933
Fax +49 30 8445 4113
E-Mail: klaus.magdorf@charite.de

Prof. Dr. med. Peter Mayser
Zentrum für Dermatologie und Andrologie
Gaffkystr. 14
D-35392 Gießen
Tel. +49 6 419 943 220
Fax +49 6 419 943 209
E-Mail: Peter.Mayser@derma.med.uni-giessen.de

Prof. Dr. med. Frank-Michael Müller
Pädiatrische Pneumologie, Allergologie, Mukoviszidose
und spezielle Infektiologie
Zentrum für Kinder- u. Jugendmedizin III
Im Neuenheimer Feld 430
D-69120 Heidelberg
Tel. +49 6221-56-7273 und Sekr.+49 6221-56-8345
Fax +49 6221-56-33 853
E-Mail: Frank Michael.Mueller@med.uni heidelberg.de

Prof. Dr. med. David Nadal
Abteilung Infektiologie und Spitalhygiene
Universitäts-Kinderkliniken Zürich
Steinwiesstr. 75
CH-8032 Zürich
Tel. +41 44 266 7562
Fax +41 44 266 8072
E-Mail: david.nadal@kispi.uzh.ch

Prof. Dr. med. Thomas Nicolai
Universitäts-Kinderklinik
Dr. von Haunersches Kinderspital
Lindwurmstr. 4
D-80337 München
Tel. +49 89 5160 2811
Fax +49 89 5160 4409
E-Mail: Thomas.Nicolai@med.uni-muenchen.de

Dr. med. Gundula Notheis
Dr. von Haunersches Kinderspital
Immundefekt-Ambulanz
Lindwurmstr. 4
D-80337 München
Tel. +49 89 5160 3931
Fax +49 89 5160 3964
E-Mail: Gundula.Notheis@med.uni-muenchen.de

Prof. Dr. med. Michael Weiß
Klinik für Kinder- und Jugendmedizin
Kliniken der Stadt Köln gGmbH
Amsterdamer Str. 59
D-50735 Köln
Tel. +49 221 8907 5201
Fax +49 221 8907 5476
E-Mail: weissm@kliniken-koeln.de

Prof. Dr. med. Uwe Wintergerst
A.ö. Krankenhaus St. Josef Braunau
Ringstr. 60
A-5280 Braunau
Tel. +43 7722 804 0
Fax +43 7722 804 11
E-Mail: uwe.wintergerst@khbr.at

Prof. Dr. med. Stefan Wirth
Helios Klinikum Wuppertal
Universität Witten-Herdecke
Heusnerstr. 40
D-42283 Wuppertal
Tel. +49 202 896 3833
Fax +49 202 896 3834
E-Mail: stefan.wirth@helios-kliniken.de

Mitarbeiter

Prof. Dr. med. Dietrich Abeck
TU München
Dermatologische Klinik und Poliklinik
Biedersteiner Str. 29
D-80802 München

Prof. Dr. Dr. med. Marianne Abele-Horn
Institut für Hygiene und Mikrobiologie
der Universität Würzburg,
Josef-Schneider-Str. 2
D-97080 Würzburg

Dr. med. Rüdiger Adam
Universitätsmedizin Mannheim
Universitätsklinik für Kinder- und Jugendmedizin
Theodor-Kutzer-Ufer 1 – 3
D-68167 Mannheim

Prof. Dr. med. Christoph Aebi
Leitender Arzt Infektiologie
Klinik für Kinderheilkunde und
Institut für Infektionskrankheiten
Universität Bern
Inselspital
CH-3010 Bern

Dr. med. S. Apostolidou
Zentrum für Kinder- und Jugendmedizin
Johannes Gutenberg-Universität
Langenbeckstr. 1
55131 Mainz

Priv.-Doz. Dr. med. Manfred Ballmann
Medizinische Hochschule Hannover
Kinderklinik
Konstanty-Gutschow-Str. 8
D-30623 Hannover

Priv.-Doz. Dr. med. Michael Barker
Helios-Kinderklinik und
Klinik für Pädiatrie m. S. Pneumologie/Immunologie
Charité Campus Benjamin Franklin
Hindenburgdamm 30
D-12200 Berlin

Prof. Dr. Dr. med. Peter Bartmann
Abt. Neonatologie
Zentrum für Kinderheilkunde
Universitätsklinikum Bonn
Adenauerallee 119
D-53113 Bonn

Priv.-Doz. Dr. med. Ulrich Baumann
Medizinische Hochschule Hannover
Kinderklinik
Carl-Neuberg-Str. 1
D-30625 Hannover

Prof. Dr. med. Rolf Behrens
Klinik für Kinder und Jugendliche, Klinikum Süd
Breslauer Str. 201
D-90471 Nürnberg

Prof. Dr. med. Dr. med. dent. Thomas Beikler
University of Washington
Departement of Periodontics
Box 357444
Seattle, WA 98195-7444
USA

Prof. Dr. med. Bernd H. Belohradsky
Dr. von Haunersches Kinderspital der Universität
Abt. für antimikrob. Therapie
und Infektionsimmunologie
Lindwurmstr. 4
D-80337 München

Prof. Dr. med. Christoph Berger
Kinderspital Zürich
Steinwiesstr. 75
CH-8032 Zürich

Prof. Dr. med. Reinhard Berner
Sektion Pädiatrische Infektiologie, Immunologie
und Vakzinologie
Zentrum für Kinder- und Jugendmedizin
Universitätsklinikum Freiburg
Mathildenstr. 1
D-79106 Freiburg

Dr. med. Karin Beutel
Klinik und Poliklinik für
Pädiatrische Hämatologie/Onkologie
Universitätsklinikum Hamburg Eppendorf
Martinistr. 54
D-20246 Hamburg

Priv.-Doz. Dr. rer. nat. Lothar Beutin
Bundesinstitut für Risikobewertung
Diedersdorferweg 1
D-12277 Berlin

Dr. med. Konrad Beyrer, MPH
Niedersächsisches Landesgesundheitsamt
und Projekt: Polioeradikation
Roesebeckstr. 4 – 6
D-30449 Hannover

Prof. Dr. med. Ralf Bialek
MVZ Labor Dr. Krause und Kollegen
Steenbeker Weg 25
D-24106 Kiel
und
Labor Dr. Heidrich und Kollegen MVZ
Stuvkamp 22
D-22081 Hamburg

Prof. Dr. rer. nat. Gabriele Bierbaum
Institut für Medizinische Mikrobiologie,
Immunologie und Parasitologie (IMMIP)
Universitätsklinikum Bonn
Sigmund-Freud-Str. 25
D-53105 Bonn

Priv.-Doz. Dr. med. Lutz Bindl
Pädiatrische Intensivmedizin
Centre Hospitalier de Luxembourg
Clinique Pediatrique
4 rue Barble
L-1210 Luxembourg

Priv.-Doz. Dr. med. Rosemarie Blatz
Institut f. Med. Mikrobiologie und
Infektionsepidemiologie
Liebigstr. 24
D-04103 Leipzig

Dr. med. Jan Bonhoeffer
Infektiologie und Vakzinologie
Universitätskinderspital beider Basel (UKBB)
Postfach
CH-4005 Basel

Prof. Dr. med. Michael Borte
Fachbereich Pädiatrische Rheumatologie,
Immunologie und Infektiologie
Klinik für Kinder- und Jugendmedizin
Klinikum St. Georg gGmbH Leipzig
Delitzscher Str. 141
D-04129 Leipzig

Priv.-Doz. Dr. med. habil. Roswitha Bruns
Ernst Moritz Arndt-Universität Greifswald
Universitätsklinikum
Klinik und Poliklinik für Kinder- und Jugendmedizin
Soldmannstr. 15
D-17485 Greifswald

Dr. med. Bernd Buchholz
Klinik für Kinder- und Jugendmedizin
Universitätsklinikum Mannheim
Theodor-Kutzer-Ufer 1 – 3
D-68167 Mannheim

Prof. Dr. med. Gerd-Dieter Burchard
Bernhard-Nocht-Institut
für Tropenmedizin
Bernhard-Nocht-Str. 74
D-20359 Hamburg

Dr. med. Michael Büttcher
Kinderklinik Aarau
Kantonspital Aarau
Tellstraße
CH-5001 Aarau

Prof. Dr. med. Hans-Jürgen Christen
Kinderkrankenhaus auf der Bult
Allg. Kinderheilkunde und Neuropädiatrie
Janusz-Korczak-Allee 12
D-30173 Hannover

Dr. med. Daniel Desgrandchamps
Dorfring 6
CH-6319 Allenwinden

Dr. med. Anne Katrin Detjen
Desmond Tutu TB Centre
Faculty of Health Sciences
Stellenbosch University
PO Box 19063
Tygerberg 7505
South Africa

Prof. Dr. med. Hans-Georg Dietz
Dr. von Haunersches Kinderspital
Kinderchirurgische Klinik
Lindwurmstr. 4
D-80337 München

Dr. med. Gerhard Dobler
Arberstr. 2
D-92442 Wachersdorf

Ass.-Prof. Dr. med. Hans-Jürgen Dornbusch
Lehrbeauftragter der Medizinischen Universität Graz
Grazerstr. 34b
A-8045 Graz

Dr. med. Frank Dressler
Kinderklinik der
Medizinischen Hochschule Hannover
Carl-Neuberg-Str. 1
D-30659 Hannover

Dr. med. Andrea Duppenthaler
Universitätsklinik für Kinderheilkunde
Inselspital
Freiburgstr. 10
CH-3010 Bern

Prof. Dr. med. Stefan Eber
Pädiatrische Hämatologie – Onkologie –
Hämostaseologie
Waldfriedhofstr. 73
D-81377 München

Torsten M. Eckstein, MD, PhD
Dept. of Microbiology Immunology and Pathology
1682 Campus Delivery Colorado State University
Ft. Collins
CO 80523-1682
USA

Dr. med. Ingrid Ehrhard
Landesuntersuchungsanstalt für das Gesundheits-
und Veterinärwesen Sachsen
Jägerstr. 10
D-01099 Dresden

Prof. Dr. med. Jochen H. H. Ehrich
Medizinische Hochschule Hannover
Zentrum Kinderheilkunde
Humangenetik, Dermatologie
Carl-Neuberg-Str. 1
D-30623 Hannover

Dr. med. Ilse Engelsberger
Städtisches Krankenhaus
Kinder und Poliklinik der TU München
Kölner Platz 1
D-80804 München

Dr. med. Volker Fingerle
Bayerisches Landesamt für Gesundheit
und Lebensmittelsicherheit (LGL)
Dienststelle Oberschleißheim
Veterinärstr. 2
D-85764 Oberschleißheim

Priv.-Doz. Dr. med. Gudrun Fleischhack
Pädiatrische Hämatologie und Onkologie
Zentrum für Kinderheilkunde am Universitätsklinikum
Adenauerallee 119
D-53113 Bonn

Prof. Dr. med. Johannes Forster, MME (Bern)
Kinderabteilung St. Hedwig
St. Josefskrankenhaus
Sautierstr. 1
D-79104 Freiburg

Prof. Dr. med. Axel Franz
Zentrum für Kinderheilkunde
Universitätsklinikum Bonn
Adenauerallee 119
D-53113 Bonn

Prof. Dr. med. Matthias Frosch
Julius-Maximilians-Universität Würzburg
Inst. f. Hygiene und Mikrobiologie
Josef-Schneider-Str. 2
D-97080 Würzburg

Ao. Univ.-Prof. Dr. med. Martin Frühwirt
Universitätsklinik für Kinder und Jugendliche
Anichstr. 35
A-6020 Innsbruck

Dr. med. Markus Funk
J. W. Goethe-Universität
Zentrum für Kinderheilkunde
Immundefekt-Ambulanz
Theodor-Stern-Kai 7
D-60590 Frankfurt am Main

Dr. med. Barbara Ganster
Institut für Klinische Chemie, Molekulare Diagnostik
Medizinische Mikrobiologie und Hygiene
Klinikum der Stadt Ludwigshafen
Bremserstr. 79
D-67063 Ludwigshafen

Prof. Dr. med. Justus G. Garweg
Berner Augenklinik am Lindenhofspital
Bremgartenstr. 119
CH-2012 Bern

Prof. Dr. med. Hanspeter E. Gnehm
Kinderklinik Aarau
Kantonspital Aarau
Tellstraße
CH-5001 Aarau

Dr. med. Ulrike Graubner
Dr. von Haunersches Kinderspital
Lindwurmstr. 4
D-80337 München

Prof. Dr. med. Andreas H. Groll
Infektiologisches Forschungsprogramm
Knochenmarktransplantationszentrum und
Pädiatrische Hämatologie/Onkologie
Klinik und Poliklinik für Kinderheilkunde
Universitätsklinikum Münster
Albert-Schweitzer-Str. 22
D-48129 Münster

Priv.-Doz. Dr. med. Ilse Grosch-Wörner
Charité Tagesklinik für Kinderheilkunde
Campus Virchow-Klinikum; Mittelallee 8
Augustenburger Platz 1
D-13353 Berlin

Prof. Dr. med. Uwe Groß
Georg-August-Universität
Abt. Bakteriologie
Kreuzbergring 57
D-37075 Göttingen

Dr. rer. biol. hum. Andrea Haas
Max von Pettenkofer-Institut für Hygiene
und Medizinische Mikrobiologie
Klinikum Großhadern
Marchioninistr. 15
D-81377 München

Priv.-Doz. Dr. med. Johannes-Peter Haas
Ernst-Moritz-Arndt-Universität
Zentrum für Kinder- und Jugendmedizin
Soldtmannstr. 15
D-17487 Greifswald

Priv.-Doz. Dr. med. Walter H. Haas
Robert Koch-Institut
Zentrum Infektionsepidemiologie
Stresemannstr. 90
D-10963 Berlin

Dr. med. Frank-Martin Häcker
Universitäts-Kinderspital beider Basel (UKBB)
Römergasse 8
CH-4058 Basel

Priv.-Doz. Dr. med. Jürg Hammer
Universitäts-Kinderspital beider Basel (UKBB)
Römergasse 8
CH-4058 Basel

Prof. Dr. med. Werner Handrick
Ärztliches Labor
Dr. Berthold & Koll.
Am Kleistpark 1
D-15230 Frankfurt/Oder

Prof. Dr. med. Christoph Hatz
Schweizerisches Tropeninstitut
Socinstr. 57
CH-4002 Basel

Priv.-Doz. Dr. med. Hans-Jürgen Häusler
Universitätsklinik Herzzentrum
Abt. Kinderkardiologie
Russenstr. 19
D-04289 Leipzig

Prof. Dr. med. Dr. rer. nat. Jürgen Heesemann
Max von Pettenkofer-Institut für Hygiene
und Medizinische Mikrobiologie
Pettenkoferstr. 9a
D-80336 München

Prof. Dr. med. Ulrich Heininger
Pädiatrische Infektiologie und Vakzinologie
Universitäts-Kinderspital beider Basel (UKBB)
Römergasse 8
CH-4058 Basel

Dr. med. Wiebke Hellenbrand
Robert Koch-Institut
Stresemannstr. 90 – 102
D-10963 Berlin

Prof. Dr. med. Philipp Henneke
Zentrum für Chronische Immundefizienz und
Sektion Pädiatrische Infektiologie,
Immunologie und Vakzinologie
Zentrum für Kinder- und Jugendmedizin
Universitätsklinikum Freiburg
Mathildenstr. 1
D-79106 Freiburg

Prof. Dr. med. Egbert Herting
Klinik für Kinder- und Jugendmedizin
Universitätsklinikum Schleswig-Holstein
Campus Lübeck
Ratzeburger Allee 160
D-23538 Lübeck

Prof. Dr. med. Peter Hillemanns
Klinik für Frauenheilkunde
und Geburtshilfe
Medizinische Hochschule Hannover
Carl-Neuberg-Str. 1
D-30625 Hannover

Dr. med. Harald Hlobil
Laborärztliche Gemeinschaftspraxis
Nüßstr. 5
D-71065 Sindelfingen

Dr. med. Dirk Hobusch
Kinder-und Jugenklinik der Universität Rostock
Rembrandtstr. 16 – 17
D-18055 Rostock

Prof. Dr. med. Herbert Hof
Institut für Medizinische Mikrobiologie und Hygiene
Theodor-Kutzer-Ufer 1 – 3
D-68167 Mannheim

Prof. Dr. med. Michael Hofbeck
Eberhard-Karls-Universität
Klinikum Schnarrenberg
Abt. Kinderheilkunde II
Hoppe-Seyler-Str. 3
D-72076 Tübingen

Prof. Dr. med. Peter Höger
Katholisches Kinderkrankenhaus Wilhelmstift gGmbH
Liliencronstr. 130
D-22149 Hamburg

Dr. med. Stephan Hohenschild
Langenhorner Markt 11
D-22415 Hamburg

Priv.-Doz. Dr. med. Irene Hösli
Frauenklinik Universitätsspital Basel
Spitalstr. 21
CH-4031 Basel

Univ.-Prof. Dr. med. Udo B. Hoyme
HELIOS Klinikum Erfurt
Klinik für Frauenheilkunde und Geburtshilfe
Perinatalzentrum, Brustzentrum
Nordhäuser Str. 74
D-99098 Erfurt

Prof. Dr. med. Johannes Hübner
Abteilung Innere Medizin II
Medizinische Klinik
Universitätsklinikum Freiburg
Hugstetter Str. 55
D-79106 Freiburg

Dr. med. Nils-Olaf Hübner
Ernst Moritz Arndt-Universität Greifswald
Institut für Hygiene und Umweltmedizin
Walther-Rathenau-Str. 49a
D-17487 Greifswald

Prof. Dr. med. Hans-Iko Huppertz
Klinikum Bremen Mitte
Professor-Hess-Kinderklinik und Neonatologie und
Pädiatrische Intensivmedizin
Sankt-Jürgen-Str. 1
D-28177 Bremen

Prof. Dr. med. Gerhard Jahn
Institut für Medizinische Virologie
und Epidemiologie der Viruskrankheiten
Universitätsklinikum Tübingen
Elfriede-Aulhorn-Str. 6
D-72076 Tübingen

Dr. med. A. Jansen
Robert Koch-Institut
Stresemannstr. 90 – 102
D-10963 Berlin

Priv.-Doz. Dr. med. Thomas Junghanss
Hygiene-Institut
Abteilung Tropenhygiene
und öffentliches Gesundheitswesen
Universitätsklinikum
Im Neuenheimer Feld 324
D-69120 Heidelberg

Prof. Dr. med. Gudrun Just-Nübling
Klinikum der J. W. Goethe-Universität
Med. Klinik II, Infektiologie
Theodor-Stern-Kai 7
D-60590 Frankfurt am Main

Dr. med. Helen Kalies
Institut für Soziale Pädiatrie und Jugendmedizin
Ludwig-Maximilians-Universität
Heiglhofstr. 63
D-81377 München

Dr. med. Matthias Kappler
Dr. von Haunersches Kinderspital
Universität München
Lindwurmstr. 4
D-80336 München

Univ.-Prof. Dr. rer. nat. Helge Karch
Universitätsklinikum Münster
Institut für Hygiene
Robert-Koch-Str. 41
D-48149 Münster

Prof. Dr. med. Klaus-Michael Keller
Deutsche Klinik für Diagnostik
Fachbereich Kinder- und Jugendmedizin
Aukammallee 33
D-65191 Wiesbaden

Prof. Dr. med. Volkhard A. J. Kempf, M.D.
J. W. Goethe-Universität
Medizinische Mikrobiologie und Krankenhaushygiene
Paul-Ehrlich-Str. 40
D-60596 Frankfurt am Main

Dr. med. Marie-Louise Kerkmann
Med. Fakultät der TU Dresden
Institut für Med. Mikrobiologie
Dürerstr. 24
D-01307 Dresden

Prof. Dr. med. Peter Kern
Comprehensive Infectious Diseases Center (CIDC) Ulm
Sektion Infektiologie und Klinische Immunologie
Zentrum für Innere Medizin
Universitätsklinikum Ulm
Albert-Einstein-Allee 23
D-89081 Ulm

Prof. Dr. med. Volker Klauss
Augenklinik der Ludwig-Maximilians-Universität München
Mathildenstr. 8
D-80336 München

Priv.-Doz. Dr. med. Markus Knuf
Zentrum für Kinder- und Jugendmedizin
Johannes Gutenberg-Universität Mainz
Langenbeckstr. 1
D-55131 Mainz

Katrin S. Kohl, MD, PhD, MPH/DTM
Immunization Safety Office,
Office of the Chief Science Officer
1600 Clifton Rd, Mailstop E-61
Atlanta, GA 30 333
USA

Univ.-Prof. Dr. med. Herwig Kollaritsch
Institut für Spezifische Prophylaxe und Tropenmedizin
Universität Wien
Kinderspitalgasse 15
A-1095 Wien

Dr. med. Christoph Königs
J. W. Goethe-Universität
Zentrum für Kinderheilkunde
Immundefekt-Ambulanz
Theodor-Stern-Kai 7
D-60590 Frankfurt am Main

Dr. med. Klaus Korn
Universität Erlangen
Institut für Virologie
Loschgestr. 15
D-91054 Erlangen

Prof. Dr. med. Axel Kramer
Ernst Moritz Arndt-Universität Greifswald
Institut für Hygiene und Umweltmedizin
Walther-Rathenau-Str. 49a
D-17487 Greifswald

Prof. Dr. med. Detlev H. Krüger
Institut für Virologie
Helmut-Ruska-Haus
Campus Charité Mitte
Rahel-Hirsch-Weg 3
D-10117 Berlin

Prof. Dr. med. Hans W. Kreth
Schlesierstr. 16
D-97078 Würzburg

Dr. med. Eberhard Kuwertz-Bröking
Universitätskinderklinik
Waldeyerstr. 22
D-48149 Münster

Prof. Dr. med. Thomas Lang
Klinikum Starnberg
Klinik für Kinder- und Jugendmedizin
Oßwaldstr.1
D-82319 Starnberg

Dr. med. Olav Lapaire
Frauenklinik Universitätsspital Basel
Spitalstr. 21
CH-4031 Basel

Dr. med. Hans-Jürgen Laws
Klinik für Kinder-Onkologie, -Hämatologie und -Immunologie
Zentrum für Kinder- und Jugendmedizin
Universitätsklinikum Düsseldorf
Moorenstr. 5
D-40225 Düsseldorf

Prof. Dr. med. Thomas Lehrnbecher
Pädiatrische Hämatologie, Onkologie und Hämostaseologie
J. W. Goethe-Universität
Theodor-Stern-Kai 7
D-60590 Frankfurt am Main

Dr. med. Steffen Leiz
Kinderklinik Dritter Orden
Menzinger Str. 44
D-80638 München

Priv.-Doz. Dr. med. Johannes Liese, MSc
Dr. von Haunersches Kinderspital
Ludwig-Maximilians-Universität
Lindwurmstr. 4
D-80337 München

Prof. Dr. med. Thomas Löscher
Abt. für Infektions- und Tropenmedizin
Klinikum der LMU München
Leopoldstr. 5
D-80802 München

Dr. med. Siegfried Lugauer
Universitätsklinik für Kinder und Jugendliche
Loschgestr. 15
D-91054 Erlangen

Dr. med. Christian Lück
Institut für Medizinische Mikrobiologie und Hygiene
Medizinische Fakultät der TU Dresden
Konsiliarlaboratorium für Legionellen
Fiedlerstr. 42
D-01307 Dresden

Dr. med. Horst Luckhaupt
Ruhr-Universität Bochum
Hals-, Nasen- u. Ohrenklinik
St. Elisabeth-Krankenhaus
Bleichstr. 15
D-44787 Bochum

MedD Dr. med. Erwin Lutz, MSc
Regierung von Schwaben
Fronhof 10
D-86152 Augsburg

Prof. Dr. med. Collin R. MacKenzie
Institut für Medizinische Mikrobiologie
und Krankenhaushygiene
Universitätsklinikum Düsseldorf
Heinrich-Heine-Universität
Universitätsstr. 1
D-40225 Düsseldorf

Dr. med. Klaus Magdorf
Kinderabteilung
Helios Klinikum Emil von Behring
Standort Campus Benjamin Franklin
Charité
Hindenburgdamm 30
D-12200 Berlin

Priv.-Doz. Dr. med. Annette Mankertz
Nationales Referenzzentrum für Masern, Mumps,
Röteln
Robert Koch-Institut
Nordufer 20
D-13353 Berlin

Prof. Dr. med. Joachim Martius
Krankenhaus Agatharied
St.-Agatha-Str. 1
D-83734 Hausham

Prof. Dr. med. Peter Mayser
Zentrum für Dermatologie und Andrologie
Gaffkystr. 14
D-35392 Gießen

Dr. med. Juliane Meng-Hentschel
Klinik für Allgemeine Pädiatrie und Neonatologie
Kliniken für Kinder- und Jugendmedizin
Universitätsklinikum des Saarlandes
Kirnberger Str., Geb. 9
D-66421 Homburg/Saar

Prof. Dr. med. Renate Mentel
E.-M.-Arndt-Universität
Friedrich Loeffler Institut für Medizinische Mikrobiolgie
Martin-Luther-Str. 6
D-17475 Greifswald

Dr. med. Hartmut Michels
Kinderklinik
Rheumaklinik für Kinder und Jugendliche
Gehfeldstr. 24
D-82467 Garmisch-Partenkirchen

Prof. Dr. med. Joachim Misselwitz
Weinbergstr. 18
D-07743 Jena

Prof. Dr. rer. nat. Susanne Modrow
Institut für Medizinische Mikrobiologie
und Hygiene
Franz-Josef-Strauss-Allee 11
D-93053 Regensburg

Dr. med. A. Müller
Universitätskinderklinik
Poliklinik für Kinderheilkunde
Josef-Stelzmann-Str. 9
D-50924 Köln

Prof. Dr. med. Frank-Michael Müller
Pädiatrische Pneumologie, Allergologie,
Mukoviszidose und spezielle Infektiologie
Zentrum für Kinder- u. Jugendmedizin III
Im Neuenheimer Feld 430
D-69120 Heidelberg

Priv.-Doz. Dr. med. Christoph Naber
Elisabeth-Krankenhaus
Moltkestr. 61
D-45138 Essen

Prof. Dr. med. David Nadal
Abteilung Infektiologie und Spitalhygiene
Universitäts-Kinderkliniken Zürich
Steinwiesstr. 75
CH-8032 Zürich

Prof. Dr. med. Ralph Nanan
Director of Pediatrics
Level 5, Spurret Building
The Nepean Hospital
PO Box 63
Peurith, NSW 2750
Australia

Priv.-Doz. Dr. med. Pietro Nenoff
Gemeinschaftspraxis Med. Mikrobiologie
Straße des Friedens 6
D-04579 Mölbis

Prof. Dr. med. Dieter Neumann-Haefelin
Institut für Med. Mikrobiologie und Hygiene
Abteilung Virologie
Hermann-Herder-Str. 11
D-79104 Freiburg

Prof. Dr. med. Thomas Nicolai
Universitäts-Kinderklinik
Dr. von Haunersches Kinderspital
Lindwurmstr. 4
D-80337 München

Prof. Dr. med. Tim Niehues
Zentrum für Kinder- und Jugendmedizin
Lutherplatz 40
D-47805 Krefeld

Dr. med. Rainer Noack
Klinikum Berlin-Buch
Institut für Infektiologie, Mikrobiologie u. Hygiene
Wiltbergstr. 50
D-13122 Berlin

Prof. Dr. med. Hans-Dieter Nothdurft
Abteilung für Infektions- und Tropenmedizin
der LMU München
Leopoldstr. 5
D-80802 München

Dr. med. Gundula Notheis
Dr. von Haunersches Kinderspital
Immundefekt-Ambulanz
Lindwurmstr. 4
D-80337 München

Priv.-Doz. Dr. med. Albrecht Oehme
Institut für Med. Mikrobiologie
Magdeburger Str. 6
D-06112 Halle

Priv.-Doz. Dr. med. Annette Pohl-Koppe
Kinderärztliche Privatpraxis
Pädiatrische Infektiologie (DGPI), Allergologie
Seybothstr. 17
D-81545 München

Dr. Erik Post, MSc
KH Development Policy & Practice
Health-Leprosy Unit
Mauritskade 63
NL-1092 AD Amsterdam

Dr. med. Andrea-Romana Prusa
Universitätsklinik für Kinder und Jugendheilkunde
Währinger Gürtel 18 – 20
A-1090 Wien

Prof. Dr. med. Michael Radke
Klinikum Ernst von Bergmann gGmbH
Zentrum für Kinder- und Jugendmedizin
Charlottenstr. 72
D-14467 Potsdam

Prof. Dr. med. Wolfgang Rascher
Universitätskinderklinik
Loschgestr. 15
D-91054 Erlangen

Dr. med. Thomas Reinehr
Vestische Kinderklinik
Universität Witten-Herdecke
Dr. Friedrich Steiner Str. 5
D-45711 Datteln

Prof Dr. med. Ralf R. Reinert
Institut für Med. Mikrobiologie
Nationales Referenzzentrum für Streptokokken
Pauwelsstr. 30
D-52057 Aachen

Dr. med. Karl Reiter
Universitäts-Kinderklinik
Dr. von Haunersches Kinderspital
Lindwurmstr. 4
D-80337 München

Dr. med. vet. Ingrid Reiter-Owona
Institut für Medizinische Mikrobiologie,
Immunologie und Parasitologie
Universitätsklinikum Bonn
Sigmund-Freud-Str. 25
D-53105 Bonn

Prof. Dr. med. Reinald Repp
Klinikum Fulda
Klinik für Kinder und Jugendmedizin
Pacelliallee 4
D-36043 Fulda

Ao. Univ.-Prof. Dr. med. Bernhard Resch
Medizinische Universität Graz
Klin. Abt. für Neonatologie
Universitätsplatz 3
A-8010 Graz

Priv.-Doz. Dott. Univ. Pisa Joachim Richter
Tropenmedizinische Ambulanz
Klinik für Gastroenterologie,
Hepatologie und Infektiologie
Moorenstr. 5
D-40225 Düsseldorf

Prof. Dr. med. Frank Riedel
Altonaer Kinderkrankenhaus
Bleickenallee 38
D-22763 Hamburg

Prof. Dr. med. Christian Rieger
Klinik für Kinder- und Jugendmedizin im
St. Josef-Hospital – Universitätsklinik
Alexandrinenstr. 5
D-44791 Bochum

Prof. Dr. med. Jörg Ritter
Pädiatrische Hämatologie/Onkologie
Klinik und Poliklinik für Kinderheilkunde
Universitätsklinikum Münster
Albert-Schweitzer-Str. 33
D-48129 Münster

Priv.-Doz. Dr. med. Wolfgang Rösch
Urologische Universitätsklinik
Krankenhausstr. 12
D-91054 Erlangen

Priv.-Doz. Dr. med. Markus A. Rose, MPH
Pneumologie/Allergologie/
Infektiologie
Zentrum der Kinder- und Jugendmedizin
J. W. Goethe-Universität
Theodor Stern Kai 7
D-60590 Frankfurt am Main

Prof. Dr. med. Reinhard Roos, CA
Klinik für Kinder- und Jugendmedizin
Klinikum Harlaching
Städt. Klinikum München GmbH
Sanatoriumsplatz 2
D-81545 München

Priv.-Doz. Dr. med. R. Stefan Roß
Institut für Virologie
Universitätsklinikum Essen
Robert-Koch-Haus
Virchowstr. 179
D-45147 Essen

Prof. Dr. med. Christoph Rudin
Universitätskinderspital beider Basel (UKBB)
Römergasse 8
CH-4058 Basel

Dr. med. Jens Rüggeberg
GlaxoSmithKline, UK, Uxbridge
UB11 1 BT/
St. George's Hospital London
London, SW 17 0RE
England

Prof. Dr. rer. nat. Hans-Georg Sahl
Institut für Medizinische Mikrobiologie,
Immunologie und Parasitologie (IMMIP)
Universitätsklinikum Bonn
Sigmund-Freud-Str. 25
D-53105 Bonn

Prof. Dr. med. Urs B. Schaad
Universitätskinderspital beider Basel (UKBB)
Römergasse 8
CH-4058 Basel

Prof. Dr. med. dent. Edgar Schäfer
Poliklinik für Zahnerhaltung
Universitätsklinikum Münster
Waldeyerstr. 30
D-48149 Münster

Priv.-Doz. Dr. rer. nat. Oliver Schildgen
Institut für Virologie
Universitätsklinikum Bonn
Sigmund-Freud-Str. 25
D-53105 Bonn

Prof. Dr. med. Achim A. Schmaltz
Heidmannsbusch 6
D-45133 Essen

Dr. med. Irene Schmid
Pädiatrische Hämatologie und Onkologie
Kinderklinik und Poliklinik im
Dr. von Haunersches Kinderspital
LMU München
Lindwurmstr. 4
D-80337 München

Prof. Dr. med. Heinz Josef Schmitt
Zentrum für Kinder- und Jugendmedizin
Johannes Gutenberg-Universität Mainz
Novartis Vaccines and Diagnostic GmbH & Co. KG
Emil-von-Behring-Str. 76
D-35041 Marburg

Prof. Dr. med. Herbert Schmitz
Bernhard-Nocht-Institut für Tropenmedizin
Abteilung Virologie
Bernhard-Nocht-Str. 74
D-20359 Hamburg

Dr. med. Thomas Schneider
Bargweg 34
D-22850 Norderstedt

Priv.-Doz. Dr. med. Horst Scholz
Straße 6, Nr. 23
D-13125 Berlin

Dr. Arno Schönberg
(ehemaliger Mitarbeiter am)
Bundesinstitut für Risikobewertung (BfR)
Konsiliarlabor für Leptospirose
Diedersdorfer Weg 1
D-12277 Berlin

Prof. Dr. rer. nat. Eckart Schreier
Konsiliarlaboratorium für Noroviren
Robert Koch-Institut
Nordufer 20
D-13353 Berlin

Prof. Dr. med. Horst Schroten
Klinik für Kinder- und Jugendmedizin
Universitätsklinikum Mannheim
Theodor-Kutzer-Ufer 1 – 3
D-68167 Mannheim

Prof. Dr. med. Hermann Schulte-Wissermann
Städt. Krankenhäuser Krefeld
Kinderklinik
Lutherplatz 40
D-47805 Krefeld

Dr. med. Ilka Schulze
Universitätsklinikum Freiburg
Zentrum für Kinder- und Jugendmedizin
Sektion für Pädiatrische Infektiologie,
Immunologie und Vakzinologie
Mathildenstr. 1
D-79106 Freiburg

Dr. med. Friedhelm Schuster
Klinik für Kinder-Onkologie, -Hämatologie und
-Immunologie
Zentrum für Kinder- und Jugendmedizin
Universitätsklinikum Düsseldorf
Moorenstr. 5
D-40225 Düsseldorf

Prof. Dr. med. Volker Schuster
Universitätsklinik und Poliklinik
für Kinder und Jugendliche
Liebigstr. 20a
D-04103 Leipzig

Prof. Dr. med. Roland Schwarze †

Priv.-Doz. Dr. med. Arne Simon
Pädiatrische Hämatologie und Onkologie
Zentrum für Kinderheilkunde am Universitätsklinikum
Adenauerallee 119
D-53113 Bonn

Priv.-Doz. Dr. med. Dr. phil. Andreas Sing, MA DTM&H
Facharzt für Mikrobiologie und Infektionsepidemiologie
Bayerisches Landesamt für Gesundheit
und Lebensmittelsicherheit (LGL)
Veterinärstr. 2
D-85764 Oberschleißheim

Prof. Dr. med. Friedrich-Bernhard Spencker
Universität Leipzig
Institut für Med. Mikrobiologie und
Infektionsepidemiologie
Liebigstr. 24
D-04103 Leipzig

Dr. med. Skadi Springer
Zweinaundorfer Str. 5
D-04318 Leipzig

Dr. med. Silvia Stojanov
Kinderklinik und Kinderpoliklinik
Dr. von Haunersches Kinderspital
Lindwurmstr. 4
D-80337 München

Prof. Dr. med. Eberhard Straube
Institut für Medizinische Mikrobiologie
Friedrich-Schiller-Universität
Erlanger Allee 101
D-07740 Jena

Prof. Dr. med. Burghard Stück †

Prof. Dr. med. Cord Sunderkötter
Klinik und Poliklinik für Hautkrankheiten
Dermato-Onkologie und Dermatomikrobiologie
Universitätsklinikum Münster
Von-Esmarch-Str. 58
D-48149 Münster

Dr. med. Ute Sutter
Zentrum für Präventive Pädiatrie
Kinderklinik der Johannes Gutenberg-Universität
Langenbeckstr. 1
D-55101 Mainz

Prof. Leszek Szenborn, MD, PhD
Departement of Pediatric and Infectious Diseases
Medical University Wroclaw
Buiwida Street 44
Pl-50-345 Wroclaw

Prof. Dr. med. Egbert Tannich
Bernhard-Nocht-Institut
für Tropenmedizin
Bernhard-Nocht-Str. 74
D-20359 Hamburg

Dr. med. Tobias Tenenbaum
Universitätsmedizin Mannheim
Universitätsklinik für Kinder- und Jugendmedizin
Theodor-Kutzer-Ufer 1 – 3
D-68167 Mannheim

Prof. Dr. med. Jan ter Meulen, PhD, DTM&H
Head Vaccine Basic Research
Merck Research Laboratories
Sumneytown Pike, WP42-211
West Point, PA 19486
USA

Dr. med. Annedore Tischer
Robert Koch-Institut
Nordufer 20
D-13353 Berlin

Prof. Dr. med. Helmut Tschäpe
Robert Koch-Institut für Infektionskrankheiten und
nicht übertragbare Krankheiten
Burgstr. 37
D-38855 Wernigerode

Dr. med. Simon Urschel
Department of Pediatrics
Cardiac Transplant Research
University of Alberta
Rm 6-002, Health Research Innovation Facility, East
Edmonton, AB, T6G 2E1
Canada

Dr. med. Matthias Vochem
Abteilung Neonatologie
Olgahospital Stuttgart
Bismarckstr. 8
D-70176 Stuttgart

Prof. Dr. med. Ulrich Vogel
Julius-Maximilians-Universität Würzburg
Institut für Hygiene und Mikrobiologie
Josef-Schneider-Str. 2
D-97080 Würzburg

Dr. med. Ralf-Peter Vonberg
Institut für Med. Mikrobiologie
und Krankenhaushygiene
MHH Hannover
Carl-Neuberg-Str. 1
D-30625 Hannover

Prof. Dr. med. Rüdiger von Kries
Institut für Soziale Pädiatrie und Jugendmedizin
Ludwig-Maximilians-Universität
Heiglhofstr. 63
D-81377 München

Dr. med. Lutz von Müller
Institut für Medizinische Mikrobiologie und Hygiene
Universitätsklinikum des Saarlandes
Kirrbergerstraße
D-66421 Homburg/Saar

Dr. med. Anja von Renese
Kinderklinik
DRK Kliniken Westend
Spandauer Damm 130
D-14050 Berlin

Priv.-Doz. Dr. med. Hans-Joachim Wagner
Abteilung für Pädiatirische Hämatologie und Onkologie
Zentrum für Kinderheilkunde
Feulgenstr. 12
D-35385 Gießen

Prof. Dr. med. Ulrich Wahn
Charité
Campus Virchow Klinikum
Klinik für Pädiatrie mit Schwerpunkt Pneumologie
und Immunologie
Augustenburger Platz 1
D-13353 Berlin

Priv.-Doz. Dr. med. Josef Weigl
Pädiatrische Infektiologie, Kinderklinik
Schwanenweg 20
D-24105 Kiel

Prof. Dr. med. Michael Weiß
Klinik für Kinder- und Jugendmedizin
Kliniken der Stadt Köln gGmbH
Amsterdamer Str. 59
D-50735 Köln

Dr. med. Benedikt Weißbrich
Institut für Virologie und Immunbiologie
Universität Würzburg
Versbacher Str. 7
D-97078 Würzburg

Prof. Dr. med. Helga Wiersbitzky
Röntgenstr. 3B
D-17491 Greifswald

Prof. Dr. med. Siegfried K. W. Wiersbitzky
Röntgenstr. 3B
D-17491 Greifswald

Prof. Dr. med. Bettina Wilske
Harthauserstr. 8b
D-81545 München

Prof. Dr. med. Adolf Windorfer
Niedersächsisches Landesgesundheitsamt Hannover
Roesebeckstr. 4 – 6
D-30146 Hannover

Prof. Dr. med. Uwe Wintergerst
A.ö. Krankenhaus St. Josef Braunau
Ringstr. 60
A-5280 Braunau

Prof. Dr. med. Carl-Heinz Wirsing von König
Institut für Hygiene und Laboratoriumsmedizin –
Klinikum Krefeld
Lutherplatz 40
D-47805 Krefeld

Prof. Dr. med. Wolfgang Witte
Robert Koch-Institut – Bereich Wernigerode
Burgstr. 37
D-38855 Wernigerode

Prof. Dr. med. Hermann Wolf †

Prof. Dr. med. Peter Wutzler
Institut für Antivirale Chemotherapie der FSU Jena
Winzerlaerstr. 10
D-07745 Jena

Univ.-Prof. Dr. med. Werner Zenz
Universitätsklinik für Kinder- und Jugendheilkunde
Medizinische Universität Graz
Auenbruggerplatz 2 – 4
A-8036 Graz

Prof. Dr. med. Fred Zepp
Zentrum für Kinder- und Jugendmedizin
der Johannes Gutenberg-Universität
Langenbeckstr. 1
D-55131 Mainz

Prof. Dr. med. Lothar B. Zimmerhackl
Klinische Abteilung für Allgemeine Pädiatrie
Anichstr. 35
A-6020 Innsbruck

Prof. Dr. med. Theodor Zimmermann
Universitätsklinik für Kinder und Jugendliche
Allergologie – Umweltmedizin
Loschgestr. 15
D-91054 Erlangen

Inhaltsverzeichnis

Teil 1, Allgemeines

Teil 2, Erregerbezogene Krankheiten

Teil 3, Organbezogene Krankheiten

Sachverzeichnis

Teil 1

Allgemeines

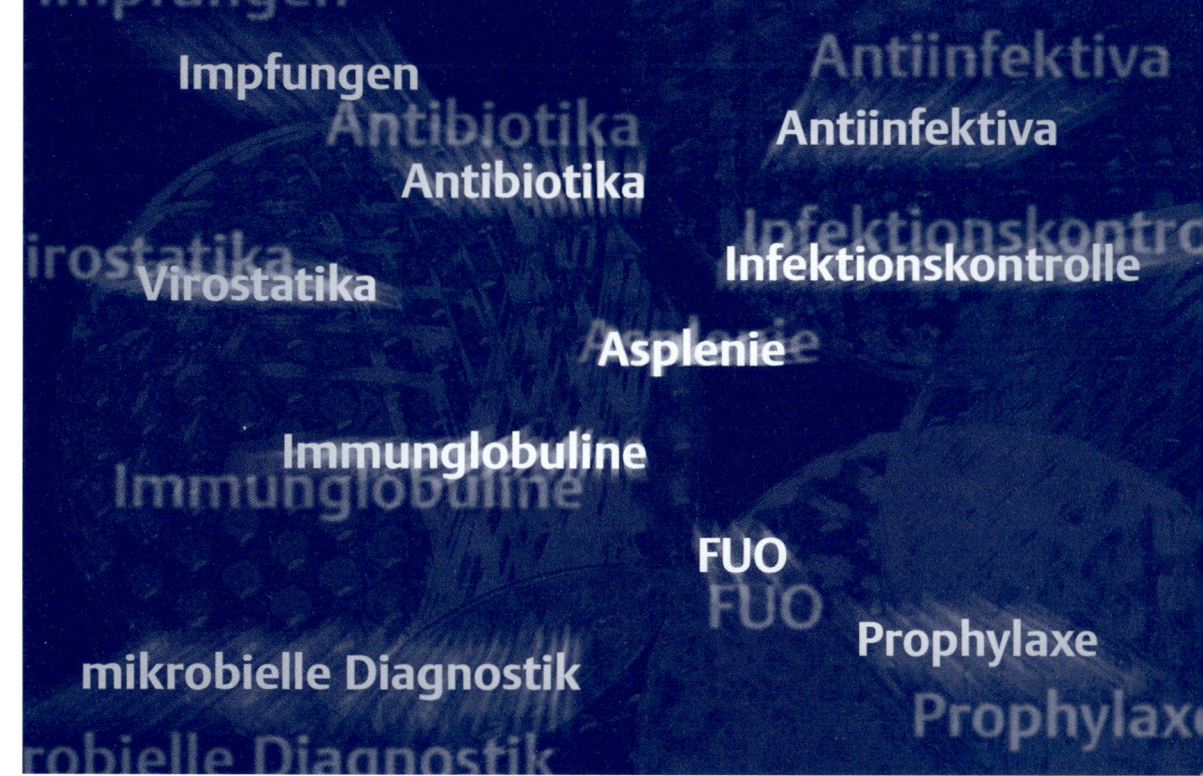

Impfungen

Antiinfektiva

Antibiotika

Virostatika

Infektionskontrolle

Asplenie

Immunglobuline

FUO

Prophylaxe

mikrobielle Diagnostik

Schutzimpfungen

Allgemeine Hinweise

Impfungen werden in Deutschland auf freiwilliger Basis durchgeführt. Die öffentliche Empfehlung von bestimmten Schutzimpfungen fällt in die Kompetenz der Bundesländer. Diese werden durch die Ständige Impfkommission (STIKO), eine Einrichtung am Robert Koch-Institut (http://www.rki.de), beraten. Die Empfehlungen der STIKO umfassen Standardimpfungen (für alle Personen einer bestimmten Altersgruppe), Indikationsimpfungen (für bestimmte Personen mit entsprechenden Risikofaktoren), Reiseimpfungen und beruflich bedingte Impfindikationen. In der Regel schließen sich die Bundesländer in ihren Impfempfehlungen der STIKO an.

Die öffentliche, allgemeine Empfehlung von Schutzimpfungen erfolgt auf der Grundlage des § 20 des Infektionsschutzgesetzes (IfSG). Dieses ermächtigt den Bundesminister für Gesundheit bzw. die Landesregierungen, Schutzimpfungen anzuordnen oder für diese eine öffentliche Empfehlung auszusprechen. In der Bundesrepublik Deutschland gibt es derzeit keine angeordneten Impfungen.

Die §§ 60 – 64 IfSG legen fest, dass Personen, die durch eine angeordnete, öffentlich empfohlene oder nach den internationalen Gesundheitsvorschriften erforderliche Schutzimpfung einen Impfschaden erlitten haben, einen Anspruch auf Versorgung geltend machen können. Entschädigungsanträge sind beim zuständigen Versorgungsamt einzureichen.

Die Weltgesundheitsorganisation (WHO) und die nationalen bzw. europäischen Zulassungsbehörden haben für Impfstoffe Mindestanforderungen festgelegt, die sicherstellen, dass wirksame und gut verträgliche Impfstoffe verwendet werden.

Das Arzneimittelgesetz regelt die Zulassung der Impfstoffe für die Bundesrepublik. Die hierfür zuständige Behörde ist das Bundesamt für Sera und Impfstoffe (Paul-Ehrlich-Institut) bzw. auf europäischer Ebene die „European Medicinal Evaluation Agency" (EMEA, http://www.emea.eu.int). Sie sind auch für die Überwachung der Sicherheit von Impfstoffen nach deren Zulassung zuständig und bewerten die Meldungen von unerwünschten Ereignissen nach Impfungen.

In der Regel werden die Kosten für die in der Bundesrepublik öffentlich empfohlenen Impfungen, nicht aber die von Reiseimpfungen, von den Krankenkassen nach Zustimmung durch den Gemeinsamen Bundesausschuss (G-BA) getragen. Bei beruflich bedingt erhöhtem Infektionsrisiko werden die Kosten für die notwendigen Impfungen von den Arbeitgebern übernommen (Biostoffverordnung § 15 Abs. 4: „Beschäftigten, die biologischen Arbeitsstoffen ausgesetzt sein können, ist eine Impfung anzubieten, wenn ein wirksamer Impfstoff zur Verfügung steht").

Die Bekanntgabe öffentlicher Impfempfehlungen oder diese betreffende Änderungen durch die STIKO erfolgen im „Epidemiologischen Bulletin" des Robert Koch-Institutes (Bezugsquelle: Tel. 030/94 87 81-3), in der Zeitschrift „Bundesgesundheitsblatt-Gesundheitsforschung-Gesundheitsschutz" und im Internet (http://www.rki.de). Weitere Informationen sind über die den Impfstoffen beigefügten Gebrauchsinformationen sowie über den Fachinfo-Service des Bundesverbandes der Pharmazeutischen Industrie kostenlos erhältlich. Adresse: Postfach 1255, 88322 Aulendorf/Württ. (E-mail: fachinfo@ecv.de; Internet: http://www.fachinfo.de/index_html).

Impfstoffe

Grundsätzlich unterscheidet man Lebendimpfstoffe, die aus vermehrungsfähigen, attenuierten Erregern bestehen (meist Viren), von Totimpfstoffen, die komplette, abgetötete Mikroorganismen, gereinigte oder rekombinant hergestellte antigene Strukturen derselben oder abgewandelte bakterielle Produkte wie Toxoide beinhalten.

In Abhängigkeit von der Art und Zusammensetzung eines Impfstoffes stimulieren Impfungen eine dauerhafte oder zeitlich begrenzte Immunität. In letzterem Fall können für einen dauerhaften Schutz regelmäßige Auffrischimpfungen erforderlich sein. Bei vielen Impfungen bestimmt der Anteil der erfolgreich immunisierten Impflinge den Grad der Schutzwirkung eines Impfstoffes. Er beträgt für die meisten Standardimpfungen über 90 %. Nicht immer verhindert die erfolgreiche Impfung bei Exposition mit dem Wilderreger eine Infektion des Impflings, wohl aber meistens den Ausbruch der Krankheit oder deren Komplikationen.

Zusammensetzung

Impfstoffe beinhalten neben dem/den Impfantigen(en) meist weitere Substanzen. Dazu gehören Lösungsmittel, Adjuvanzien, Stabilisatoren, Konservierungsmittel (z. B. Formaldehyd) und abhängig vom Herstellungsverfahren u. U. auch Spuren von Antibiotika. Häufig verwendete Lösungsmittel sind physiologische NaCl-Lösung oder Wasser. Gebräuchliche Adjuvanzien in Totimpfstoffen sind Aluminiumverbindungen (Phosphat oder Hydroxid). Das Impfantigen ist in solchen Fällen an das Adjuvans adsorbiert (Adsorbatimpfstoff) und wird nach Applikation verzögert freigesetzt. Die längere Verfügbarkeit des Antigens an der Impfstelle verbessert die Qualität der spezifischen Immunantwort. Moderne Adjuvanzien (z. B. MF51, ASO4 u. a.) aktivieren spezifische Reaktionsmechanismen des Immunsystems und können auf diese Weise die Stärke und Qualität der resultierenden Impfantwort gezielt beeinflussen. Quecksilberverbindungen (Thiomersal), die früher als Stabilisator Totimpfstoffen zugesetzt wurden, werden in modernen Impfstoffen nicht mehr verwendet. Manche Impfstoffe enthalten geringe Mengen an Antibiotika (z. B. Neomycin), die den Zellkulturen bei der Herstellung des Impfstoffes zur Verhinderung einer bakteriellen Kontamination zugesetzt wurden. Sie können, wie auch die Stabilisatoren, bei entsprechender Disposition in seltenen Fällen allergische Reaktionen (meist lokal begrenzt und harmlos) beim Impfling hervorrufen.

Impftechnik und Impflokalisationen

Man unterscheidet grundsätzlich oral („Schluckimpfstoff") und parenteral (Injektionsimpfstoff) anwendbare Impfstoffe.

Bei Injektionsimpfstoffen ist zu beachten:

- Zur Reduzierung von Schmerzen bei der Injektion sollte der Impfstoff nicht kühlschrankkalt verabreicht werden.
- Nach dem Aufziehen des Impfstoffes aus der Ampulle (Flüssigimpfstoff) bzw. nach dem Mischen eines lyophilisierten Impfstoffes mit dem Lösungsmittel ist die Kanüle abzuziehen, evtl. vorhandene Luft in der Spritze zu entfernen und anschließend eine neue Injektionskanüle aufzusetzen. Diese darf äußerlich nicht mit Impfstoff benetzt sein, da sonst entzündliche Reaktionen im Stichkanal auftreten können.
- Die Impfstelle sollte vor der Injektion mit einer Alkohollösung (70 %) desinfiziert werden und wieder trocknen.
- Im Säuglingsalter ist der M. vastus lateralis (anterolateraler Oberschenkel) die mit dem geringsten Risiko der Verletzung von Nerven oder Gefäßen verbundene Impfstelle. Alternativ bietet sich der M. deltoideus an. Im gehfähigen Alter ist der M. deltoideus am Oberarm die zu bevorzugende Impfstelle.
- Aktive Immunisierungen in den Glutaealbereich werden wegen der Gefahr einer Verletzung des N. ischiadicus und der gelegentlich geringeren Antikörperantwort (z. B. Hepatitis-B-Impfung) nicht empfohlen.
- Adsorbatimpfstoffe sollten intramuskulär injiziert werden. Eine Nadelgröße von 0,50 × 23 mm (Nr. 18 Luer) ist meist ausreichend lang, um eine sichere intramuskuläre Applikation zu gewährleisten. Bei kürzeren Nadeln besteht die Gefahr, dass Impfstoffanteile in das Subkutangewebe gelangen und lokale Unverträglichkeiten, Granulombildung und Nekrotisierung (sterile Spritzenabszesse, meist Aluminiumzysten) hervorrufen können. Ferner kann dadurch der Impferfolg beeinträchtigt sein. Lebendimpfstoffe werden subkutan oder ebenfalls intramuskulär injiziert.
- Bei Patienten mit aktueller Blutungsneigung (z. B. bei Hämophilie, Antikoagulanzientherapie) sollten keine intramuskulären Injektionen durchgeführt werden. Es kann alternativ eine subkutane Injektion mit evtl. anschließendem Druckverband erfolgen.
- Kein Impfstoff darf intravenös appliziert werden, da dies zu allergischen Sofortreaktionen bis hin zum anaphylaktischen Schock führen kann! Vor der Injektion sollte deshalb durch Aspiration ausgeschlossen werden, dass der Impfstoff in ein Blutgefäß injiziert wird.

Kombinierte Impfungen und Kombinationsimpfstoffe

Alle zum jeweiligen Zeitpunkt empfohlenen Kombinationen von aktiven Immunisierungen sind am selben Tag durchführbar. Eine Antigenüberlastung für den Impfling entsteht nicht, allenfalls in Ausnahmefällen (z. B. bei Nachholimpfungen) eine für den Impfling unangenehme Häufung von Injektionen. Dabei ist zu beachten, dass für jede Impfung eine andere Injektionsstelle gewählt wird.

Keinesfalls dürfen selbstständig, das heißt ohne entsprechende behördliche Zulassung, 2 verschiedene Impfstoffe gemischt und in einer Spritze injiziert werden, da weder Reaktogenität noch Immunogenität oder Wirksamkeit des entstehenden Gemisches vorhersehbar sind. Nach der europäischen Pharmakopoe entsteht durch das Mischen von Impfstoffen eine neue, eigenständige Vakzine, die zur Anwendung entsprechender klinischer Studien und einer Zulassung bedarf.

Speziell entwickelte Kombinationsimpfstoffe, die mehrere verschiedene Impfantigene enthalten (z. B. DTPa-IPV-HepB/Hib), erleichtern die Umsetzung der Impfempfehlungen und sind der Gabe von Einzelimpfstoffen in der Regel vorzuziehen.

Unvollständiger Impfstatus und Impflücken

Entspricht der individuelle Impfstatus nicht den aktuellen Empfehlungen, so sind die fehlenden Impfungen unter Beachtung der empfohlenen Zeitabstände und eventueller Kontraindikationen baldmöglichst nachzuholen. Dabei gilt der Grundsatz „jede Impfung zählt", das heißt auch bei längeren Intervallen zwischen einzelnen Impfungen muss eine Grundimmunisierung nicht neu begonnen werden. Impflücken sollten bei jeder sich bietenden Gelegenheit durch Nachholimpfungen geschlossen werden.

Unbekannter Impfstatus

Ist der individuelle Impfstatus aufgrund fehlender oder mangelhafter Dokumentation nicht feststellbar, muss von fehlendem Impfschutz ausgegangen werden. Anamnestische, nicht überprüfbare Angaben zu Impfungen und durchgemachten impfpräventablen Krankheiten sind in der Regel unzuver-

lässig und sollten deshalb bei der Planung der Nachholimpfungen nicht berücksichtigt werden (Ausnahme: Varizellen).

Nachholimpfungen sind auch bei bereits vorhandenem (aber nicht bekanntem) Impfschutz im Allgemeinen bedenkenlos möglich. Lediglich bei Diphtherie- und Tetanusimpfungen kann es bei Vorliegen hoher spezifischer Antikörperkonzentrationen im Serum zum Zeitpunkt der Auffrischimpfung zu ausgeprägten Lokalreaktionen (Arthus-Reaktionen) kommen. In diesen begründeten Einzelfällen sollten die spezifischen Antikörperkonzentrationen (Tetanus-, evtl. auch Diphtherietoxin) bestimmt werden. Tetanus- bzw. Diphtherie-Antitoxintiter > 0,1 E/ml (am besten im Neutralisationstest, ersatzweise auch im ELISA) bedeuten zuverlässige Immunität, sodass die Auffrischimpfung verschoben werden kann.

Impfdosis

Impfstoffe werden in Einzeldosen abgegeben. Eine individuelle Verminderung der Impfdosis (z. B. bei ehemaligen Frühgeborenen) ist unbegründet und zu unterlassen. Auch eine individuelle Erhöhung der Impfdosis ist nicht zulässig, da die Reaktion des Impflings darauf nicht vorherzusehen ist. Manche Impfstoffe werden für verschiedene Indikationen oder Altersgruppen mit unterschiedlichen Antigenkonzentrationen angeboten.

Simultanimpfungen (aktiv – passiv)

In bestimmten Situationen können Simultanimpfungen, das heißt zeitgleiche Verabreichung eines Totimpfstoffes und von Immunglobulin, sinnvoll sein. Beispiele sind die postnatale Hepatitis-B-Impfung bei Neugeborenen von HBs-Antigen-positiven Müttern sowie die simultane Tetanus-Impfung nach Verletzung bei unzureichendem Impfschutz. Simultanimpfungen sind immer an unterschiedlichen Injektionsstellen, idealerweise kontralateral an verschiedenen Extremitäten, durchzuführen.

Kontrolle des Impferfolges

Bei Personen mit normaler Immunitätslage ist nach Durchführung der empfohlenen Standardimpfungen vom Bestehen einer Immunität auszugehen, eine postvakzinale Antikörperbestimmung ist nicht notwendig. Bei Impfungen in Risikogruppen kann dagegen eine individuelle Kontrolle des Impferfolgs sinnvoll sein (z. B. anti-HBs nach Hepatitis-B-Impfung).

Impfnebenwirkungen und Impfkomplikationen

Alle heute zugelassenen Impfstoffe für Standardimpfungen gemäß STIKO-Empfehlungen gelten als sicher. In zeitlichem Zusammenhang zu Impfungen können jedoch gelegentlich unerwünschte Ereignisse unterschiedlicher Schweregrade und Häufigkeit auftreten.

Die Schwierigkeit bei der Beurteilung von möglichen Impfnebenwirkungen bzw. -komplikationen und -schäden besteht darin, im Einzelfall das zufällige Auftreten von postvakzinalen unerwünschten Ereignissen (Koinzidenz) von einer Nebenwirkung zu unterscheiden, die im kausalen Zusammenhang zur Impfung steht. Die Praxis zeigt, dass sehr häufig die Impfung für koinzidierende Ereignisse verantwortlich gemacht wird. Dies bringt Impfungen immer wieder zu Unrecht in Misskredit und kann auch für den einzelnen Betroffenen schwerwiegende Folgen haben, wenn durch unkritische Feststellung einer Impfnebenwirkung eine behandelbare, zugrunde liegende Krankheit nicht diagnostiziert wird.

Zweifelsfrei auf Impfungen zurückzuführen sind bspw. Lokalreaktionen, die in unterschiedlicher Häufigkeit binnen 12 – 48 Stunden nach Injektion von Impfstoffen auftreten. Sie sind in der Regel leicht bis mäßig ausgeprägt, gut zu tolerieren und hinterlassen keine Dauerschäden. Nach Impfung mit Lebendimpfstoffen kann nach 7 – 12 Tagen eine mitigierte Impfkrankheit mit kurz andauerndem Fieber und evtl. einem Exanthem auftreten. Schwieriger zu beurteilen sind Ereignisse, die sich im zeitlichen Zusammenhang mit Impfungen ereignen und einen schweren bis lebensbedrohlichen Verlauf nehmen können, wie z. B. eine postvakzinale Enzephalitis. Da diese Ereignisse äußerst selten auftreten, fehlen dazu oftmals aussagefähige Studien. Eine sofortige gründliche klinische Untersuchung und differenzialdiagnosti-sche Abklärung des Impflings ist dringend zu empfehlen, um eine den Symptomen zugrunde liegende Krankheit aufzudecken und gegebenenfalls behandeln zu können (siehe Empfehlungen der Deutschen Akademie für Kinder- und Jugendmedizin, http:///www.dakj.de).

Meldepflicht

Der Verdacht auf Nebenwirkungen als auch gesicherte Nebenwirkungen und Komplikationen nach Impfungen (wie bei unerwünschten Arzneimittelwirkungen allgemein erforderlich) müssen gemäß § 29 AMG der Arzneimittelkommission der Ärzteschaft oder dem Paul-Ehrlich-Institut gemeldet werden (Formblatt abrufbar unter http:///www. pei.de, Abdruck in regelmäßigen Abständen im Deutschen Ärzteblatt). „Der Verdacht einer über das übliche Ausmaß einer Impfreaktion hinausgehenden gesundheitlichen Schädigung" (§ 6 Abs. 3, IfSG) muss dem örtlichen Gesundheitsamt gemeldet werden. Nur so ist die Erfassung und Bewertung seltener Nebenwirkungen, die im Rahmen von Zulassungsstudien nicht erfasst werden können, möglich.

Impfungen bei Immundefizienz

Defekte immunologischer Funktionen können angeboren oder erworben sein. Die Defekte betreffen B- und/oder T-Zellen mit unterschiedlicher Auswirkung auf Impfungen (siehe Tab. 1 und Epidem Bull 39/2005).

Patienten mit Immundefizienz können – abhängig von der vorliegenden Funktionsstörung – auf Schutzimpfungen nicht adäquat reagieren und werden durch Lebendimpfstoffe unter Umständen sogar gefährdet. Tödliche Verläufe sind beschrieben. Impfungen mit Lebendimpfstoffen sind deshalb bei den meisten Patienten mit Immundefizienz (Agammaglobulinämie, T-Zell-Defekte, kombinierte Immundefekte) kontraindiziert. Selektiver IgA-Mangel, IgG-Subklassenmangel, Phagozytosedefekte, Komplementdefekte und Asplenie stellen dagegen *keine* Kontraindikationen für Impfungen dar.

Patienten mit B-Zell-Defekten (Antikörpermangel-Erkrankungen) sind in ihrer Fähigkeit, spezifische Antikörper nach Impfungen zu bilden, beeinträchtigt. Diese Kinder werden individuell durch passive Immunisierung mittels Standardimmun-

Tabelle **1**   Beispiele angeborener Immundefekte (ID).

Krankheit	Defekt betrifft				Vererbung
	Phago-zyten	T-Lymphozyten	B-Lymphozyten	AK*	
septische Granulomatose	+	-	-	-	AR, XR
schwerer kombinierter ID (SCID)	-	+	+	+	AR, XR
Thymushypo-/-aplasie (DiGeorge)	-	+	(+)	(+)	ca.10 % hereditär[1]
Agammaglobulinämie	-	-	+	+	XR, AR
variable IDS (CVID)	-	-/+	-/+	+	meist sporadisch
Wiskott-Aldrich-Syndrom	-	+	+	(+)	XR, AR
Ataxia teleangiectatica	-	+	+	(+)	AR

[1]Chromosom 22 Mikrodeletion-Syndrom
AK: Antikörperproduktion; AR: autosomal-rezessiv; XR: X-chromosomal-rezessiv; SCID: Severe combined Immunodeficiency; IDS: Immundefekt-Syndrome; CVID: Common variable Immunodeficiency

globulinen oder spezifischen Immunglobulinen geschützt. Die Applikation von Totimpfstoffen ist bei diesen Patienten ungefährlich, deren Effektivität bei mangelnder Antikörperproduktion jedoch zweifelhaft. Möglicherweise profitieren die Kinder jedoch von einer durch die Impfung ausgelösten partiellen T-zellulären Immunität.

Immunologisch gesunde Geschwister und andere enge Kontaktpersonen von immundefizienten Patienten können und sollen Lebendvakzine wie den Mumps-Masern-Röteln-Impfstoff (MMR) erhalten, weil eine Übertragung von Erregern hierbei nicht erfolgt (Ausnahme: die früher verwendete orale Poliomyelitisimpfung). Ferner sollen sie – falls seronegativ – gegen Varizellen sowie gegen Influenza geimpft werden, um die Übertragung der entsprechenden Viren auf den immundefizienten Patienten zu verhindern. Auch bei der Varizellenimpfung kommt die Übertragung des Impfvirus nur extrem selten vor, ohne dass es bisher zu dokumentierten Komplikationen gekommen ist.

An Morbus Hodgkin Erkrankte sowie Patienten vor Beginn einer immunsuppressiven Therapie oder vor einer geplanten Organtransplantation sollten gegen Pneumokokken geimpft werden. Zur Impfung bei Asplenie und Splenektomie siehe S. 122.

Kortikosteroide können in Abhängigkeit von Dosierung und Verabreichungsdauer die Immunabwehr beeinträchtigen.
- Zuvor gesunde Kinder, die mit hohen Dosen (> 2 mg/kgKG/Tag bzw. > 20 mg/Tag Prednisolon) systemisch wirkender Kortikosteroide über längere Zeit (> 2 Wochen) behandelt wer-

den, *dürfen nicht mit Lebendimpfstoffen geimpft werden.* Dies ist frühestens 1 Monat nach Beendigung der Therapie möglich. Totimpfstoffe können verabreicht werden, sind aber möglicherweise von eingeschränkter Wirksamkeit.
- Zuvor gesunde Patienten, die eine Kurzzeittherapie (< 2 Wochen) oder eine längere Therapie mit niedrigen bis mittleren Dosen (< 20 mg bzw. < 2 mg/kgKG/Tag Prednisolon) erhalten, oder solche mit topischer (z. B. intraartikulärer oder Inhalationstherapie), *gelten nicht als immunsupprimiert und können alle Impfungen regulär erhalten.*

Kinder mit HIV-Infektionen

Patienten mit asymptomatischer HIV-Infektion sollen alle Standardimpfungen erhalten (siehe Tab. 7). Ferner sind die jährliche Influenzaimpfung sowie die Pneumokokkenimpfung (siehe Tab. 3) indiziert.

Kinder mit AIDS-definierenden Erkrankungen sollten ebenfalls alle Standardimpfungen mit Totimpfstoffen sowie die Pneumokokken- und die jährliche Influenzaimpfung erhalten. Lebendimpfungen (MMR) können und sollen ebenfalls verabreicht werden, es sei denn, es liegt bereits eine manifeste Immundefizienz (CD4-Zellzahl < 200/µl) vor. Nach Gabe von inaktivierten Impfstoffen ist mit einer abgeschwächten Immunantwort zu rechnen und gegebenenfalls, z. B. bei Verletzungen, eine zusätzliche passive Immunisierung mit spezifischem Anti-Tetanus-Immunglobulin durchzuführen. Nach Exposition mit Masern (humanes Immunglobulin) oder Varizellen (Varicella-Zoster-Immunglobulin) ist bei fehlender Immunität eine passive Immunisierung angezeigt.

Impfungen in der Schwangerschaft

Jeder Mensch sollte über einen zuverlässigen Impfschutz verfügen. Besonders gilt dies für junge Frauen, wenn sie das gestationsfähige Alter erreichen. Fehlende Impfungen sind möglichst *vor* einer Schwangerschaft nachzuholen. Frauen mit Kinderwunsch, die über keine Immunität gegenüber Varizellen verfügen, sollten geimpft werden. Ebenso ist eine (Auffrisch-)Impfung gegen Pertussis (kombiniert mit Diphtherie und Tetanus) indiziert.

Obwohl keine Hinweise dafür bestehen, dass in Deutschland zugelassene Impfstoffe einen negativen Einfluss auf Schwangerschaften haben, ist man in der Indikation von Impfungen bei bestehender Schwangerschaft generell zurückhaltend. Lebendimpfungen sind kontraindiziert (Ausnahme: Gelbfieberimpfung bei dringlicher Indikation). Nach einer Lebendimpfung ist für 28 Tage eine Schwangerschaft zu verhüten. Unbeabsichtigte Impfungen in oder kurz vor Eintritt einer Schwangerschaft sind jedoch *keine* Indikation zum Schwangerschaftsabbruch.

Totimpfstoffe dürfen, falls erforderlich, angewendet werden. Eine Schwangere sollte jedoch nur geimpft werden, wenn sie durch Exposition gefährdet sein könnte. Polio-(IPV-) sowie Diphtherie-Tetanus-(Td-)Impfungen werden als unproblematisch für Schwangere angesehen; das Gleiche gilt – wenn indiziert – für die Influenza-, Hepatitis-B- und Tollwut-Schutzimpfung. Die Zurückhaltung bei Impfungen geschieht im Hinblick auf das grundsätzliche Risiko von spontan auftretenden embryonalen Entwicklungsanomalien und die bei Koinzidenz mit Impfungen mögliche Diskussion um eine Mitverursachung. Indizierte Impfungen sind deshalb vorzugsweise nach dem ersten Trimenon durchzuführen. Sind aus den gegebenen Umständen Impfungen in der Schwangerschaft indiziert, so ist eine besonders ausführliche Impfaufklärung und dokumentierte Einwilligung sehr zu empfehlen.

Kinder mit zerebralen Krampfanfällen und Familienanamnese für neurologische Krankheiten

Die 1. beiden Lebensjahre, in denen zahlreiche Impfungen in kurzer Zeit erfolgen, sind zugleich das Alter, in dem sich viele (angeborene oder erworbene) Krankheiten, wie zerebrale Krampfanfälle oder Epilepsien, erstmals manifestieren. Eine zeitliche Koinzidenz von Impfungen und Erkrankungen ist daher nicht ungewöhnlich. Zahlreiche Untersuchungen haben jedoch eindeutig gezeigt, dass schwere Erkrankungen und plötzliche Todesfälle (SID im ersten Lebensjahr; SID: „sudden infant death") bei Geimpften nicht häufiger auftreten als in einer nicht geimpften Vergleichspopulation.

Eine Familienanamnese mit zerebralen Krampfanfällen und anderen neurologischen Erkrankungen ist *keine* Kontraindikation für Standardimpfungen nach dem Impfplan. Bei diesen Kindern können zwar häufiger als normal zerebrale Krampfanfälle bei Fieber auftreten (z. B. nach MMR-Impfungen), diese haben aber eine gute Prognose und hinterlassen keine bleibenden Schäden. Es gibt ferner keinen Hinweis, dass diese im zeitlichen Zusammenhang zur Impfung auftretenden einmaligen Krampfanfälle eine bereits bestehende neurologische Krankheit verschlimmern oder die Prognose einer bestehenden andersartigen Grundkrankheit beeinflussen.

Kinder mit rezidivierenden zerebralen Krampfanfällen können und sollen nach antikonvulsiver Einstellung und gegebenenfalls unter Anwendung von Antipyretika postvakzinal (bei Totimpfstoffen zum Zeitpunkt der Impfung sowie 4 und 8 Stunden danach, bei Lebendimpfstoffen zwischen dem 7. und 12. Tag nach Impfung) regulär geimpft werden. In diesen Fällen ist eine besonders sorgfältige Aufklärung der Eltern bzw. Sorgeberechtigten notwendig, und diese sowie die möglichst schriftliche Einwilligung in die Impfung(en) sind zu dokumentieren.

Kinder mit chronischen Krankheiten

Patienten, die an chronischen Herzkrankheiten, Lungenkrankheiten (z. B. Mukoviszidose, Asthma), Stoffwechsel- und Nierenkrankheiten leiden, sind durch Infektionskrankheiten besonders gefährdet. Sie bedürfen einer besonders sorgfältigen und zeitgerechten Immunisierung nach dem Impfplan.

Darüber hinaus ist bei ihnen ab dem Alter von 6 Monaten eine jährliche Influenzaschutzimpfung indiziert. Bei der Abwägung von Nutzen und Risiken von Impfungen ist immer zu bedenken, welche Konsequenzen die Erkrankung für den Patienten hätte. Dies erleichtert in aller Regel die Entscheidung für die jeweilige Impfung.

Impfungen bei Allergien

Bei Allergikern mit nachgewiesener Inhalations- oder Nahrungsmittelallergie, die keine Allergie gegen Impfstoffbestandteile aufweisen, kann eine Standardimpfung mit den durch die STIKO allgemein empfohlenen Impfungen durchgeführt werden. Eine fraktionierte Impfstoffgabe oder eine Hauttestung vor der MMR- bzw. MRRV-Impfung (MMRV: Mumps-Masern-Röteln-Varizellen) ist generell nicht notwendig und aufgrund der möglichen Sensibilisierung evtl. sogar gefährlich. Die MMR-Impfung kann bei Kindern mit Hühnereiweißallergie als genauso sicher wie andere Impfungen angesehen werden. Lediglich bei Kindern, bei denen eine anaphylaktische Reaktion nach Hühnereiweißexposition aufgetreten ist, sollte die Impfung vorsichtshalber unter (teil-)stationären Bedingungen erfolgen. Dies gilt auch für Kinder mit ausgeprägten Hautreaktionen, die aufgrund eines chronischen Asthmas therapiepflichtig sind. Die Influenza- und insbesondere die Gelbfieberimpfung sind bei bekannter Hühnereiweißallergie kontraindiziert. Für die Influenzaimpfung gibt es jedoch Empfehlungen, die bei Berücksichtigung bestimmter Algorithmen eine Impfung als weitestgehend sicher erscheinen lassen.

Übliche Nahrungsmittel- oder Inhalationsallergien werden nach derzeitigem Wissensstand durch Impfungen nicht ausgelöst. Seltene allergische Reaktionen auf Impfstoffe können auch auf Zusatzstoffe, wie Gelatine oder Neomycin, zurückzuführen sein. Da die heutigen Impfstoffe hochgereinigt sind, sind diese Reaktionen jedoch außerordentlich selten geworden.

Impfungen bei Frühgeborenen

Frühgeborene sollten unabhängig vom Geburtsgewicht ihrem chronologischen Alter entsprechend alle Standardimpfungen erhalten. Eine intrazerebrale Blutung oder andere postnatale Komplikationen sind keine Kontraindikation für die Standardimpfungen, wenn sich der Zustand des Kindes stabilisiert hat. Deshalb sollten die 1. Impfungen während des stationären Aufenthaltes termingerecht verabreicht werden, wenn ein Frühgeborenes über das Alter von 8 Wochen hinaus in der Klinik bleibt. Die Fachinformationen (gemäß EMEA-Vorgabe) sagen dazu: „Das potenzielle Risiko von Apnoen und die Notwendigkeit einer Überwachung der Atmung über 48 – 72 Stunden sollten im Rahmen der Grundimmunisierung von sehr unreifen Frühgeborenen (geboren vor der vollendeten 28. Schwangerschaftswoche) in Betracht gezogen werden. Dies gilt insbesondere für diejenigen, die in der Vorgeschichte Zeichen einer unreifen Atmung gezeigt haben.“ Die DAKJ hat dazu eine detaillierte Stellungnahme abgegeben (http://www.dakj.de).

Die Impfungen sind in der üblichen Dosis (keinesfalls reduziert) zu verabreichen.

Frühgeborene HBsAg-positiver Mütter erhalten wie Reifgeborene Hepatitis-B-Immunglobulin bei Geburt. Die aktive Immunisierung erfolgt ebenfalls innerhalb der ersten 12 Stunden und wird durch 2 weitere Impfungen im Alter von 1 und 6 Monaten vervollständigt (Anti-HBs-Kontrolle im Serum 1 – 2 Monate nach der 3. Dosis). Für eine lückenlose Erfassung gefährdeter Kinder ist das Hepatitis-B-Screening in der Schwangerschaft besonders wichtig. Bei Neugeborenen von Müttern mit unbekanntem HBsAg-Status wird die 1. aktive Hepatitis-B-Impfung innerhalb von 12 Stunden post natum durchgeführt (siehe S. 281).

Frühgeborene mit chronischer Lungenerkrankung erhalten eine Influenzaimpfung ab dem Alter von 6 Monaten. Ebenso sollten das Klinikpersonal, die Familienangehörigen und andere enge Kontaktpersonen von Frühgeborenen einen vollständigen Impfschutz gegen Influenza, Pertussis, Varizellen und MMR aufweisen.

Impfungen von Behinderten sowie Kindern und Jugendlichen in Gemeinschaftseinrichtungen einschließlich des Personals

Die Impfung Behinderter ist aus der Sicht der Lebensumstände und aus der Art der Behinderung zu betrachten. Behinderungen, insbesondere zerebraler Natur, sind häufig mit Unterbringung in Heimen oder mit häufigeren Krankenhausaufenthalten verbunden.

Alle behinderten Kinder sollten die ihrem Alter angemessenen empfohlenen Impfungen erhalten. Bestehende Impflücken sollten vor Aufnahme in eine Gemeinschaftseinrichtung geschlossen werden, oder wurde dieses versäumt, so rasch wie möglich nach der Aufnahme nachgeholt werden.

Bei Adoleszenten und jungen Erwachsenen sind Impflücken erfahrungsgemäß besonders häufig. Auf eine rasche Komplettierung des Impfschutzes (einschließlich Hepatitis B) muss deshalb hingewirkt werden. Eine vorherige Antikörperbestimmung ist *nicht* erforderlich.

Auch die Influenzaimpfung hat bei Unterbringung in Gemeinschaftseinrichtungen eine gesicherte Indikation, auch für das Personal.

Wegen der fäkal-oralen Übertragung und der besonderen Gefahr epidemischer Ausbreitung einer Hepatitis A ist in Gemeinschafts- wie Behinderteneinrichtungen die generelle Impfung gegen Hepatitis A für alle Bewohner und das Personal zu empfehlen. Bei Ausbruch der Krankheit können bislang Ungeimpfte aktiv immunisiert werden (Riegelungsimpfung), gegebenenfalls kombiniert mit Standardimmunglobulin (0,02 – 0,06 ml/kgKG intramuskulär).

Eine Prophylaxe gegen Varizellen durch aktive Impfung ist bei Unterbringung von seronegativen Behinderten in Gemeinschaftseinrichtungen ebenfalls zu empfehlen, wohingegen die Verabreichung von Varizellenimmunglobulin teuer und von begrenzter zeitlicher Wirksamkeit ist. Nicht immunes Personal sollte ebenfalls aktiv gegen Varizellen geimpft werden.

Das Personal in Gemeinschaftseinrichtungen sollte vollständig gemäß den Empfehlungen der STIKO geimpft sein, einschließlich einer Pertussisimpfung bei Personal in Kindergärten.

Reiseimpfungen

Vor dem Antritt einer Reise sollte rechtzeitig der allgemeine Impfstatus auf Vollständigkeit überprüft werden und gegebenenfalls notwendige Nachhol- oder Auffrischimpfungen durchgeführt werden. In Abhängigkeit von Reiseziel und Reisezeit sind möglicherweise zusätzliche Impfungen sinnvoll und rechtzeitig durchzuführen, die in den entsprechenden Kapiteln näher erläutert werden (FSME, Hepatitis A und B, Cholera, hämorrhagisches Fieber, Typhus, Meningokokken, Influenza, Tollwut). Auch sind aktuelle epidemiologische Entwicklungen im Zielland zu beachten (siehe http://www.dtg.org/ oder http://www.fitfortravel.de oder http://www.safetravel.ch).

Empfehlungen der Ständigen Impfkommission am Robert Koch-Institut – Stand: Juli 2008

Die neu gefassten Impfempfehlungen der Ständigen Impfkommission (STIKO) wurden auf der 57. und 58. Sitzung verabschiedet und gelten nach Eingang der Stellungnahmen ab Juli 2008 als bestätigt. Sie ersetzen die im Epidemiologischen Bulletin (Epid. Bull.) des Robert Koch-Institutes (RKI) 30/2007 veröffentlichten Impfempfehlungen der STIKO/Stand: Juli 2007. Erläuterungen zu den Änderungen der STIKO-Empfehlungen ab Juli 2008 sind im Epid. Bull. 31/2008 und auf den Internetseiten des RKI (http://www.rki.de) verfügbar.

Vorbemerkungen

Impfungen gehören zu den wirksamsten und wichtigsten präventiven Maßnahmen auf dem Gebiet der Medizin. Moderne Impfstoffe sind gut verträglich; bleibende unerwünschte gravierende Arzneimittelwirkungen werden nur in ganz seltenen Fällen beobachtet. Unmittelbares Ziel der Impfung ist es, den Geimpften vor einer Krankheit zu schützen. Bei Erreichen hoher Durchimpfungsgrade ist es möglich, einzelne Krankheitserreger regional zu eliminieren und schließlich weltweit auszurotten. Die Eliminierung der Masern und der Poliomyelitis ist erklärtes und erreichbares, für die Poliomyelitis in Europa ein (im Juni 2002) bereits erreichtes Ziel nationaler und internationaler Gesundheitspolitik.

In der Bundesrepublik Deutschland besteht keine Impfpflicht. Impfungen von besonderer Bedeutung für die Gesundheit der Bevölkerung und andere Maßnahmen der spezifischen Prophylaxe sollen von den obersten Gesundheitsbehörden der Länder auf der Grundlage der STIKO-Empfehlungen entsprechend § 20 Abs. 3 des Infektionsschutzgesetzes (IfSG) „öffentlich empfohlen" werden. Versorgung bei Impfschäden durch „öffentlich empfohlene" Impfungen leisten die Bundesländer.

Für einen ausreichenden Impfschutz der von ihm betreuten Personen zu sorgen, ist eine wichtige Aufgabe des Arztes. Dies bedeutet, die Grundimmunisierung bei Säuglingen und Kleinkindern frühzeitig zu beginnen, ohne Verzögerungen durchzuführen und zeitgerecht abzuschließen. Nach der Grundimmunisierung ist bis zum Lebensende ggf. durch regelmäßige Auffrischimpfungen sicherzustellen, dass der notwendige Impfschutz erhalten bleibt und – wenn indiziert – ein Impfschutz gegen weitere Infektionskrankheiten aufgebaut wird. Arztbesuche von Kindern, Jugendlichen und Erwachsenen sollten dazu genutzt werden, die Impfdokumentation zu überprüfen und im gegebenen Fall den Impfschutz zu vervollständigen.

Die **Impfleistung des Arztes** umfasst neben der Impfung:

- Informationen über den Nutzen der Impfung und die zu verhütende Krankheit,
- Hinweise auf mögliche unerwünschte Arzneimittelwirkungen und Komplikationen,
- Erheben der Anamnese und der Impfanamnese einschließlich der Befragung über das Vorliegen möglicher Kontraindikationen,
- Feststellen der aktuellen Befindlichkeit zum Ausschluss akuter Erkrankungen,
- Empfehlungen über Verhaltensmaßnahmen im Anschluss an die Impfung,
- Aufklärung über Beginn und Dauer der Schutzwirkung,
- Hinweise zu Auffrischimpfungen,
- Dokumentation der Impfung im Impfausweis bzw. Ausstellen einer Impfbescheinigung.

Impfkalender

Der Impfkalender für Säuglinge, Kinder, Jugendliche und Erwachsene (Tab. 2) umfasst Impfungen zum Schutz vor Diphtherie (D/d), Pertussis (aP/**ap**), Tetanus (T), Haemophilus influenzae Typ b (Hib), Hepatitis B (HB), humanen Papillomaviren (HPV), Poliomyelitis (IPV), Pneumokokken, Meningokokken, Masern, Mumps, Röteln sowie gegen Varizellen und für Senioren gegen Influenza und Pneumokokken (siehe auch http://www.rki.de).

Die Standardimpfungen des Impfkalenders (S, SM, A) sind von hohem Wert für den Gesundheitsschutz des Einzelnen und der Allgemeinheit und deshalb für alle Angehörigen der jeweils genannten Alters- oder Bevölkerungsgruppen empfohlen. In Tab. 2 sind den empfohlenen Impfungen die Impftermine zugeordnet. Abweichungen vom empfohlenen Impfalter sind möglich und unter Umständen notwendig. Die angegebenen Impftermine berücksichtigen die für den Aufbau eines Impfschutzes notwendigen Zeitabstände zwischen den Impfungen. Die Früherkennungsuntersuchungen für Säuglinge und Kinder, die Schuleingangsuntersuchung, Schuluntersuchungen, die Jugendgesundheitsuntersuchungen sowie die Untersuchungen nach dem Jugendarbeitsschutzgesetz sollen für die Impfprophylaxe genutzt werden. Die im Impfkalender empfohlenen Standardimpfungen sollten auch alle Personen mit chronischen Krankheiten erhalten, sofern keine spezifischen Kontraindikationen vorliegen.

Ein vollständiger Impfschutz ist nur dann gewährleistet, wenn die vom Hersteller angegebene Zahl von Einzeldosen verabreicht wurde (Packungsbeilage/Fachinformationen beachten).

Die Erfahrung zeigt, dass Impfungen, die später als empfohlen begonnen oder für längere Zeit unterbrochen wurden, häufig nicht zeitgerecht fortgesetzt werden. Bis zur Feststellung und Schließung von Impflücken, z. B. bei der Schuleingangsuntersuchung, verfügen unzureichend geimpfte Kinder nur über einen mangelhaften Impfschutz. Wegen der besonderen Gefährdung in der frühen Kindheit muss es daher das Ziel sein, unter Beachtung der Mindestabstände zwischen den Impfungen *möglichst frühzeitig* die empfohlenen Impfungen durchzuführen und spätestens bis zum Alter von 14 Monaten die Grundimmunisierungen zu vollenden. Noch vor dem Eintritt in eine Gemeinschaftseinrichtung, spätestens aber vor dem Schuleintritt, ist für einen vollständigen Impfschutz Sorge zu tragen. Spätestens bis zum vollendeten 18. Lebensjahr (d. h. bis zum Tag vor dem 18. Geburtstag) sind bei Jugendlichen versäumte Impfungen nachzuholen.

Unabhängig von den in Tab. 2 genannten Terminen sollten, wann immer eine Arztkonsultation erfolgt, die Impfdokumentation überprüft und fehlende Impfungen nachgeholt werden.

Anmerkungen zu den im Impfkalender aufgeführten Impfungen

◼ Diphtherie

Ab einem Alter von 5 bzw. 6 Jahren (je nach Angaben des Herstellers) wird bei Auffrischimpfungen und zur Grundimmunisierung ein Impfstoff mit reduziertem Diphtherietoxoid-Gehalt (d) verwendet, in der Regel kombiniert mit Tetanustoxoid und Pertussis oder weiteren indizierten Antigenen.

◼ Haemophilus influenzae Typ b (Hib)

Ab einem Alter von 5 Jahren ist eine Hib-Impfung nur in Ausnahmefällen indiziert (siehe Tab. **3**, z. B. funktionelle oder anatomische Asplenie). Für die einzelnen Impfungen der Grundimmunisierung sollte – wenn möglich – ein Impfstoff mit gleichem Trägerprotein verwendet werden. Wenn jedoch nicht bekannt ist, mit welchem Impfstoff zuvor geimpft worden ist, weil der Handelsname nicht – wie erforderlich – dokumentiert wurde, dann muss die Grundimmunisierung nicht erneut begonnen werden, sondern kann mit jedem Hib-Impfstoff fortgesetzt werden.

◼ Hepatitis B (HB)

Serologische Vor- bzw. Nachtestungen zur Kontrolle des Impferfolgs sind bei der Regelimpfung im Kindes- und Jugendalter nicht erforderlich. Eine Wiederimpfung 10 Jahre nach Impfung im Säuglings- und Kleinkindalter ist derzeit für Kinder und Jugendliche nicht generell empfohlen. Kinder und Jugendliche, die einer Risikogruppe angehören, erhalten eine Wiederimpfung entsprechend Tab. 3 der STIKO-Empfehlungen (siehe auch Epid. Bull. 31/2007).

▶ Postexpositionelle Hepatitis-B-Prophylaxe bei Neugeborenen von HBsAg-positiven Müttern bzw. von Müttern mit unbekanntem HBsAg-Status

Entsprechend den Mutterschaftsrichtlinien ist bei allen Schwangeren nach der 32. Schwangerschaftswoche, möglichst nahe am Geburtstermin, das Serum auf HBsAg zu untersuchen. Ist das Ergebnis positiv, dann ist bei dem Neugeborenen unmittelbar post natum, d. h. innerhalb von 12 Stunden, mit der Immunisierung gegen Hepatitis B zu beginnen. Dabei werden simultan die 1. Dosis HB-Impfstoff und HB-Immunglobulin verabreicht. Die begonnene HB-Grundimmunisierung wird 1 Monat nach der 1. Impfung durch eine 2. und 6 Monate nach der 1. durch eine 3. Impfung vervollständigt.

Bei Neugeborenen inkl. Frühgeborenen von Müttern, deren HBsAg-Status nicht bekannt ist und bei denen noch vor bzw. sofort nach der Geburt die serologische Kontrolle nicht möglich ist, wird unabhängig vom Geburtsgewicht ebenfalls unmittelbar post natum die Grundimmunisierung mit HB-Impfstoff begonnen. Bei nachträglicher Feststellung einer HBsAg-Positivität der Mutter kann beim Neugeborenen innerhalb von 7 Tagen postnatal die passive Immunisierung nachgeholt werden.

Nach Abschluss der Grundimmunisierung von Neugeborenen ist eine serologische Kontrolle erforderlich (siehe auch Epid. Bull. 10/2000 und 8/2001).

◼ Humane Papillomaviren (HPV)

Die STIKO *empfiehlt* zur Reduktion der Krankheitslast durch den Gebärmutterhalskrebs eine generelle Impfung gegen humane Papillomaviren (Typen HPV 16, 18) *für alle Mädchen im Alter von 12 – 17 Jahren.* Die Impfung mit *3 Dosen* sollte vor dem 1. Geschlechtsverkehr abgeschlossen sein. Die genaue Dauer der Immunität nach Verabreichung aller Impfstoffdosen ist derzeit noch nicht bekannt. Es konnten stabile Antikörpertiter nach 3 Dosen der Impfung für etwa 5 Jahre nachgewiesen werden. Die Frage der Notwendigkeit einer Wiederimpfung kann derzeit noch nicht beantwortet werden. Über die epidemiologische Wirksamkeit der Immunisierung von Jungen und Männern zur Verhinderung der Infektion bei Frauen liegen keine ausreichenden Daten vor.

Die wirksame Umsetzung einer generellen Impfempfehlung für Mädchen und junge Frauen erfordert ein strukturiertes, mit allen Akteuren abgestimmtes Impfprogramm für Jugendliche, das die Gabe von 3 Dosen eines HPV-Impfstoffs vor Beginn der sexuellen Aktivität sichert. Die Impfung gegen HPV sollte auch als Gelegenheit genutzt werden, andere für Jugendliche von der STIKO empfohlene Impfungen zu vervollständigen. Die zeitgleiche Gabe anderer Impfstoffe wurde bisher nur für rekombinante Hepatitis-B-Impfstoffe untersucht. Diese beeinflussten die Immunantwort auf die HPV-Typen nicht. Bei der zeitgleichen Gabe beider Impfstoffe wurden niedrigere Antikörperkonzentrationen gegen Hepatitis B beobachtet. Die klinische Relevanz dieser Befunde ist unklar.

Tabelle 2   Impfkalender (Standardimpfungen) für Säuglinge, Kinder, Jugendliche und Erwachsene. Empfohlenes Impfalter und Mindestabstände zwischen den Impfungen.

Antigen-kombinationen	Alter in Monaten						Alter in Jahren				
	Geburt	2	3	4	11–14	15–23 (siehe a)	5–6 (siehe a)	9–11 (siehe a)	12–17 (siehe a)	ab 18	> 60
T[1]		1.	2.	3.	4.		A	A		A[6]	
D/d[1] (siehe b)		1.	2.	3.	4.		A	A		A[6]	
aP/ap[1]		1.	2.	3.	4.		A	A			
Hib[1]		1.	2. c)	3.	4.						
IPV[1]		1.	2. c)	3.	4.			A			
HB[1]	d)	1.	2.	3.	4.						
Pneumokokken[2]		1.	2.	3.	4.						
Meningokokken					1. e) ab 12 Monate			G			
MMR[3]					1.	2.					
Varizellen					1.	f)		siehe Tab. 3			
Influenza[4]											S
HPV[5]									SM		

Um die Zahl der Injektionen möglichst gering zu halten, sollten vorzugsweise Kombinationsimpfstoffe verwendet werden. Impfstoffe mit unterschiedlichen Antigenkombinationen von D/d, T, aP/ap, HB, Hib, IPV sind verfügbar. Bei Verwendung von Kombinationsimpfstoffen sind die Angaben des Herstellers zu den Impfabständen zu beachten. Zur gleichzeitigen Gabe von Impfstoffen sind die Angaben der Hersteller zu beachten. Der Zeitpunkt der empfohlenen Impfungen wird in Monaten und Jahren angegeben. Die Impfungen sollten zum frühestmöglichen Zeitpunkt erfolgen. Die untere Grenze bezeichnet vollendete Lebensjahre bzw. Lebensmonate. Die obere Grenze ist definiert durch den letzten Tag des aufgeführten Alters in Jahren/Monaten. Beispiel: 12–17 Jahre: vom vollendeten 12. Lebensjahr (12. Geburtstag) bis zum Ende des 18. Lebensjahres (letzter Tag vor dem 18. Geburtstag).

A: Auffrischimpfung; diese sollte möglichst nicht früher als 5 Jahre nach der vorhergehenden letzten Dosis erfolgen (siehe auch Epid. Bull. 32/2006, S. 274 f.).
G: Grundimmunisierung aller noch nicht geimpften Jugendlichen bzw. Komplettierung eines unvollständigen Impfschutzes.
S: Standardimpfungen mit allgemeiner Anwendung = Regelimpfungen.
SM: Standardimpfungen für Mädchen.
a) Zu diesen Zeitpunkten soll der Impfstatus unbedingt überprüft und ggf. vervollständigt werden.
b) Ab einem Alter von 5 bzw. 6 Jahren wird zur Auffrischimpfung ein Impfstoff mit reduziertem Diphtherietoxoidgehalt (d) verwendet.
c) Bei monovalenter Anwendung bzw. bei Kombinationsimpfstoffen ohne Pertussiskomponente kann diese Dosis entfallen.
d) Siehe Anmerkungen „Postexpositionelle Hepatitis-B-Prophylaxe bei Neugeborenen" (siehe S. 279).
e) Zur Möglichkeit der Koadministration von Impfstoffen sind die Fachinformationen zu beachten.
f) Bei Anwendung des Kombinationsimpfstoffes MMRV sind die Angaben des Herstellers zu beachten. Entsprechend den Fachinformationen ist die Gabe einer 2. Dosis gegen Varizellen erforderlich. Zwischen beiden Dosen sollten 4–6 Wochen liegen.

¹ Abstände zwischen den Impfungen der Grundimmunisierung mindestens 4 Wochen; Abstand zwischen vorletzter und letzter Impfung der Grundimmunisierung mindestens 6 Monate

² generelle Impfung gegen Pneumokokken für Säuglinge und Kleinkinder bis zum vollendeten 2. Lebensjahr mit einem Pneumokokken-Konjugatimpfstoff; Standardimpfung für Personen ≥ 60 Jahre mit Polysaccharid-Impfstoff und Wiederimpfung im Abstand von 6 Jahren nach Angaben der Hersteller für Personen mit erhöhtem Risiko für schwere Pneumokokken-Erkrankungen (Risiko-Nutzen-Abwägung beachten)

³ Mindestabstand zwischen den Impfungen 4 Wochen

⁴ jährlich mit dem von der WHO empfohlenen aktuellen Impfstoff

⁵ Grundimmunisierung mit 3 Dosen für alle Mädchen im Alter von 12 – 17 Jahren

⁶ jeweils 10 Jahre nach der letzten vorangegangenen Dosis

Frauen, die innerhalb des von der STIKO empfohlenen Zeitraumes (Alter 12 – 17 Jahre) keine Impfung gegen HPV erhalten haben, können ebenfalls von einer Impfung gegen HPV profitieren. Es liegt in der Verantwortung des betreuenden Arztes, nach individueller Prüfung von Nutzen und Risiko der Impfung seine Patientinnen auf der Basis der Impfstoffzulassung darauf hinzuweisen.

Geimpfte Personen sind darauf hinzuweisen, dass die Impfung mit einem Impfstoff gegen humane Papillomaviren gegen die Typen 16 und 18 nicht gegen Infektionen mit anderen Typen schützt und dass deshalb die Früherkennungsmaßnahmen zum Gebärmutterhalskrebs unverändert in Anspruch genommen werden müssen. Die ausführliche wissenschaftliche Begründung der STIKO-Empfehlung zur HPV-Impfung ist im Epid. Bull. 12/2007 veröffentlicht worden.

■ Masern, Mumps, Röteln (MMR)

Die Impfung gegen Masern, Mumps und Röteln sollte mit einem Kombinationsimpfstoff (MMR-Impfstoff) durchgeführt werden, in der Regel im Alter von 11 – 14 Monaten. Bis zum Ende des 2. Lebensjahres soll auch die 2. MMR-Impfung erfolgt sein, um den frühestmöglichen Impfschutz zu erreichen. Steht bei einem Kind die Aufnahme in eine Kindereinrichtung an, kann die MMR-Impfung auch vor dem 12. Lebensmonat, jedoch nicht vor dem 9. Lebensmonat erfolgen. Sofern die Erstimpfung vor dem 12. Lebensmonat erfolgte, muss die 2. MMR-Impfung bereits zu Beginn des 2. Lebensjahres erfolgen, da persistierende maternale Antikörper im 1. Lebensjahr die Impfviren neutralisieren können.

Die Eliminierung der Masern ist ein erklärtes Ziel der deutschen Gesundheitspolitik. Masern können eliminiert werden, wenn der Durchimpfungsgrad gegen Masern bei Kindern mehr als 95 % erreicht. Diesem Ziel sind bisher die Länder nahe gekommen, die eine 2-malige Impfung im Kindesalter empfehlen und dabei hohe Durchimpfungsgrade realisieren, wie die skandinavischen Länder, Großbritannien, die Niederlande und die USA.

Die STIKO empfiehlt eine 2. MMR-Impfung seit 1991. Damit sollen Immunitätslücken geschlossen werden. Die 2. MMR-Impfung kann bereits 4 Wochen nach der 1. MMR-Impfung erfolgen. Bei Mädchen wird mit der 2-maligen MMR-Impfung auch der unverzichtbare Schutz vor einer Rötelnembryopathie weitgehend gesichert. Auch bei anamnestisch angegebener Masern-, Mumps- oder Rö-

(Textanschluss auf S. 23)

Tabelle **3**   Indikations- und Auffrischimpfungen sowie andere Maßnahmen der spezifischen Prophylaxe.

Impfung gegen	Kate-gorie	Indikation bzw. Reiseziel	Anwendungshinweise
Cholera	R	auf Verlangen des Ziel- oder Transitlandes; nur im Ausnahmefall; eine WHO-Empfehlung besteht nicht	nach Angaben des Herstellers
Diphtherie	S/A	alle Personen bei fehlender oder unvollständiger Grundimmunisierung oder wenn die letzte Impfung der Grundimmunisierung oder die letzte Auffrischimpfung länger als 10 Jahre zurückliegt	Die Impfung gegen Diphtherie sollte in der Regel in Kombination mit der gegen Tetanus (Td) durchgeführt werden. Jede Auffrischimpfung mit Td (auch im Verletzungsfall, siehe Tab. **5**) sollte Anlass sein, eine mögliche Indikation einer Pertussis-Impfung zu überprüfen und ggf. einen Kombinationsimpfstoff Tdap einzusetzen. Bei bestehender Diphtherie-Impfindikation und ausreichendem Tetanus-Impfschutz sollte monovalent gegen Diphtherie geimpft werden. Ungeimpfte oder Personen mit fehlendem Impfnachweis sollten 2 Impfungen im Abstand von 4 – 8 Wochen und eine 3. Impfung 6 – 12 Monate nach der 2. Impfung erhalten. Eine Reise in ein Infektionsgebiet sollte frühestens nach der 2. Impfung angetreten werden.
	P	bei Epidemien oder regional erhöhter Morbidität	entsprechend den Empfehlungen der Gesundheitsbehörden
	P	für Personen mit engem („face to face") Kontakt zu Erkrankten, Auffrischimpfung 5 Jahre nach der letzten Impfung	Chemoprophylaxe unabhängig vom Impfstatus präventive antibiotische Therapie, z. B. mit Erythromycin (siehe „Ratgeber Diphtherie"; http://www.rki.de > Infektionskrankheiten von A–Z > Diphtherie)
FSME (Frühsommer-meningoenzephalitis)	I/B	Personen, die in FSME-Risikogebieten zeckenexponiert sind oder Personen, die durch FSME beruflich gefährdet sind (exponiertes Laborpersonal sowie in Risikogebieten z. B. Forstarbeiter und Exponierte in der Landwirtschaft) Saisonalität beachten: April – November **Risikogebiete in Deutschland** sind zurzeit insbesondere: ■ Baden-Württemberg ■ Bayern (außer dem größten Teil Schwabens und dem westlichen Teil Oberbayerns) ■ Hessen (Landkreis [LK] Odenwald, LK Bergstraße, LK Darmstadt-Dieburg, Stadtkreis [SK] Darmstadt, LK Groß-Gerau, LK Offenbach, LK Main-Kinzig, LK Marburg-Biedenkopf) ■ Rheinland-Pfalz (LK Birkenfeld) ■ Thüringen (SK Jena, SK Gera, LK Saale-Holzland, LK Saale-Orla, LK Saalfeld-Rudolstadt, LK Hildburghausen, LK Sonneberg	Grundimmunisierung und Auffrischimpfungen mit einem für Erwachsene bzw. Kinder zugelassenen Impfstoff nach Angaben des Herstellers entsprechend den Empfehlungen der Gesundheitsbehörden; Hinweise zu FSME-Risikogebieten – veröffentlicht im Epid. Bull. des RKI, Ausgabe 17/2008 – sind zu beachten
	R	Zeckenexposition in FSME-Risikogebieten außerhalb Deutschlands	
	P		siehe Epid. Bull. 17/2008, S. 136

Tabelle **3** Fortsetzung.

Impfung gegen	Kategorie	Indikation bzw. Reiseziel	Anwendungshinweise
Gelbfieber	R/B	entsprechend den Impfanforderungen der Ziel- oder Transitländer sowie vor Aufenthalt in bekannten Endemiegebieten im tropischen Afrika und in Südamerika; die Hinweise der WHO zu Gelbfieber-Infektionsgebieten sind zu beachten	einmalige Impfung in den von den Gesundheitsbehörden zugelassenen Gelbfieber-Impfstellen; Auffrischimpfungen in 10-jährigen Intervallen
Haemophilus influenzae Typ b (Hib)	I	Personen mit anatomischer oder funktioneller Asplenie	
	P	Nach engem Kontakt zu einem Patienten mit invasiver Haemophilus-influenzae-b-Infektion wird eine Rifampicin-Prophylaxe empfohlen: ■ für alle Haushaltsmitglieder (außer für Schwangere) ab einem Alter von 1 Monat, wenn sich dort ein ungeimpftes oder unzureichend geimpftes Kind im Alter bis zu 4 Jahren oder aber 1 Person mit einem relevanten Immundefekt befindet ■ für ungeimpfte exponierte Kinder bis 4 Jahre in Gemeinschaftseinrichtungen Falls eine Prophylaxe indiziert ist, sollte sie zum frühestmöglichen Zeitpunkt, spätestens 7 Tage nach Beginn der Erkrankung des Indexfalls, begonnen werden.	Dosierung Rifampicin: ab 1 Monat: 20 mg/kgKG/Tag (maximal 600 mg) in 1 ED für 4 Tage Erwachsene: 600 mg p. o. in 1 ED für 4 Tage Da bei Schwangeren die Gabe von Rifampicin und Gyrasehemmern kontraindiziert ist, kommt bei ihnen zur Prophylaxe ggf. Ceftriaxon infrage.
Hepatitis A (HA)	I	Personen mit einem Sexualverhalten mit hoher Infektionsgefährdung Personen mit häufiger Übertragung von Blutbestandteilen, z. B. Hämophile, oder Krankheiten der Leber/mit Leberbeteiligung Bewohner von psychiatrischen Einrichtungen oder vergleichbaren Fürsorgeeinrichtungen für Zerebralgeschädigte oder Verhaltensgestörte	Grundimmunisierung und Auffrischimpfung nach Angaben des Herstellers Die serologische Vortestung auf anti-HAV ist nur bei den Personen erforderlich, die länger in Endemiegebieten gelebt haben **oder** in Familien aus Endemiegebieten aufgewachsen sind **oder** vor 1950 geboren wurden.
	B	Gesundheitsdienst (inkl. Küche, Labor, technischer und Reinigungs- bzw. Rettungsdienst, psychiatrische und Fürsorgeeinrichtungen, Behindertenwerkstätten, Asylbewerberheime) durch Kontakt mit möglicherweise infektiösem Stuhl Gefährdete inkl. Auszubildende, Studenten Kanalisations- und Klärwerksarbeiter mit Abwasserkontakt	
	B	Tätigkeit (inkl. Küche und Reinigung) in Kindertagesstätten, Kinderheimen u. Ä.	
	P	Kontakt zu Hepatitis-A-Kranken (Riegelungsimpfung vor allem in Gemeinschaftseinrichtungen; siehe auch „Ratgeber Hepatitis A", http://www.rki.de > Infektionskrankheiten von A–Z > Hepatitis A)	Nach einer Exposition von Personen, für die eine Hepatitis A eine besonders große Gefahr darstellt (z. B. chronisch HBV- oder HCV-Infizierte), sollte simultan mit der 1. Impfung ein Immunglobulin-Präparat gegeben werden.
	R	Reisende in Regionen mit hoher Hepatitis-A-Prävalenz	

Fortsetzung ▶

Tabelle **3** Fortsetzung.

Impfung gegen	Kategorie	Indikation bzw. Reiseziel	Anwendungshinweise
Hepatitis B (HB)	I	Patienten mit chronischer Nieren-(Dialyse)/ Leberkrankheit/Krankheit mit Leberbeteiligung/häufiger Übertragung von Blut(-bestandteilen, z. B. Hämophile), vor ausgedehntem chirurgischem Eingriff (z. B. unter Verwendung der Herz-Lungen-Maschine), HIV-Positive Kontakt mit HBsAg-Trägern in Familie/ Wohngemeinschaft Sexualkontakt zu HBsAg-Trägern bzw. Sexualverhalten mit hoher Infektionsgefährdung Drogenabhängigkeit, längerer Gefängnisaufenthalt durch Kontakt mit HBsAg-Trägern in einer Gemeinschaft (Kindergärten, Kinderheime, Pflegestätten, Schulklassen, Spielgemeinschaften) gefährdete Personen Patienten in psychiatrischen Einrichtungen oder Bewohner vergleichbarer Fürsorgeeinrichtungen für Zerebralgeschädigte oder Verhaltensgestörte sowie Personen in Behindertenwerkstätten	Hepatitis-B-Impfung nach serologischer Vortestung (Indikationen 1 – 4, 6, 7, anti-HBc-Test negativ); Impferfolgskontrolle erforderlich (Indikationen 1, 2, 7, 8: anti-HBs-Test 4 – 8 Wochen nach 3. Dosis) bzw. sinnvoll bei über 40-Jährigen/anderen Personen mit möglicher schlechter Ansprechrate (z. B. Immundefizienz) bei Anti-HBs-Werten < 100 IE/l sofort Wiederimpfung mit erneuter Kontrolle; bei erneutem Nichtansprechen Wiederimpfungen mit in der Regel max. 3 Dosen wiederholen bei erfolgreicher Impfung (anti HBs > 100 IE/l) Auffrischung nach 10 Jahren (1 Dosis) bei in der Kindheit Geimpften mit neu aufgetretenem HB-Risiko (z. B. Indikation 1 – 8) eine Dosis HB-Impfstoff mit anschließender serologischer Kontrolle (anti-HBs- und anti-HBc-Bestimmung) 4 – 8 Wochen nach Wiederimpfung für die Indikation 1, 2, 7, 8
	B	Gesundheitsdienst (inkl. Labor, technischer Reinigungs-/Rettungsdienst) sowie Personal psychiatrischer/Fürsorgeeinrichtungen/Behindertenwerkstätten, Asylbewerberheimen durch Kontakt mit infiziertem Blut oder infizierten Körperflüssigkeiten Gefährdete, Auszubildende und Studenten möglicher Kontakt mit infiziertem Blut oder infizierten Körperflüssigkeiten (Gefährdungsbeurteilung durchführen), z. B. Müllentsorger, industrieller Umgang mit Blut(-produkten), ehrenamtliche Ersthelfer, Polizisten, Sozialarbeiter, (Gefängnis-)Personal mit Kontakt zu Drogenabhängigen	
	R/B	Reisende in Regionen mit hoher Hepatitis-B-Prävalenz bei Langzeitaufenthalt mit engem Kontakt zu Einheimischen	
	P	Verletzungen mit möglicherweise HBV-haltigen Gegenständen, z. B. Nadelstich	siehe Immunprophylaxe bei Exposition
		Neugeborene HBsAg-positiver Mütter oder von Müttern mit unbekanntem HBsAg-Status (unabhängig vom Geburtsgewicht)	siehe Anmerkungen zum Impfkalender
humane Papillomaviren (HPV)			Frauen, die zum von der STIKO empfohlenen Zeitpunkt (12 – 17 Jahre) keine Impfung gegen HPV erhalten haben, können ebenfalls von einer Impfung gegen HPV profitieren. Es liegt in der Verantwortung des Arztes, nach individueller Prüfung von Nutzen und Risiko der Impfung seine Patientinnen auf der Basis der Impfstoffzulassung darauf hinzuweisen.

Tabelle **3**   Fortsetzung.

Impfung gegen	Kategorie	Indikation bzw. Reiseziel	Anwendungshinweise
Influenza	S	Personen über 60 Jahre	jährliche Impfung im Herbst mit einem Impfstoff mit aktueller von der WHO empfohlener Antigenkombination
	I	Kinder, Jugendliche und Erwachsene mit erhöhter gesundheitlicher Gefährdung infolge eines Grundleidens, wie z. B.: ■ chronische Krankheiten der Atmungsorgane (inkl. Asthma und COPD) ■ chronische Herz-Kreislauf-, Leber- und Nierenkrankheiten ■ Diabetes und andere Stoffwechselkrankheiten ■ Multiple Sklerose mit durch Infektionen getriggerten Schüben ■ Personen mit angeborenen oder erworbenen Immundefekten mit T- und/oder B-zellulärer Restfunktion ■ HIV-Infektion sowie Bewohner von Alters- oder Pflegeheimen	
	B/I	Personen mit erhöhter Gefährdung, z. B. medizinisches Personal, Personen in Einrichtungen mit umfangreichem Publikumsverkehr sowie Personen, die als mögliche Infektionsquelle für von ihnen betreute ungeimpfte Risikopersonen fungieren können.	
	I/B	Personen mit erhöhter Gefährdung durch direkten Kontakt zu Geflügel und Wildvögeln	Eine Impfung mit dem aktuellen saisonalen humanen Influenza-Impfstoff bietet keinen direkten Schutz vor Infektionen durch den Erreger der aviären Influenza, sie kann jedoch Doppelinfektionen mit den aktuell zirkulierenden Influenzaviren verhindern (für Beschäftigte siehe auch: TRBA 608 des ABAS unter http://www.baua.de > Themen von A–Z > Biologische Arbeitsstoffe > Ausschuss für Biologische Arbeitsstoffe > Informationen aus dem ABAS > Beschluss (aviäre Influenzaviren).
	R/I	Für Reisende aus den unter S (Standard-) und I (Indikationsimpfung) genannten Personengruppen, die nicht über einen aktuellen Impfschutz verfügen, ist die Impfung generell empfehlenswert, für andere Reisende ist eine Influenza-Impfung nach Risikoabwägung entsprechend Exposition und Impfstoffverfügbarkeit sinnvoll.	
	I	Wenn eine intensive Epidemie aufgrund von Erfahrungen in anderen Ländern droht oder nach deutlicher Antigendrift bzw. eine Antigenshift zu erwarten ist und der Impfstoff die neue Variante enthält.	entsprechend den Empfehlungen der Gesundheitsbehörden

Fortsetzung ▶

Tabelle **3** Fortsetzung.

Impfung gegen	Kate-gorie	Indikation bzw. Reiseziel	Anwendungshinweise
Masern	B	ungeimpfte bzw. empfängliche Personen im Gesundheitsdienst und bei der Betreuung von Immundefizienten sowie in Gemeinschaftseinrichtungen und in Kinderheimen	einmalige Impfung, vorzugsweise mit MMR-Impfstoff (siehe auch Epid. Bull. 29/2006, S. 230 – 231)
	P	ungeimpfte oder 1-mal geimpfte Personen oder Personen mit unklarem Immunstatus mit Kontakt zu Masernkranken; möglichst innerhalb von 3 Tagen nach Exposition	Impfung vorzugsweise mit MMR-Impfstoff Eine Immunglobulingabe ist zu erwägen für gefährdete Personen mit hohem Komplikationsrisiko und für Schwangere (siehe auch Epid. Bull. 29/2001, S. 223).
Meningo-kokken-Infektionen (Gruppen A, C, W135, Y)	I	gesundheitlich Gefährdete: Personen mit angeborenen oder erworbenen Immundefekten mit T- und/oder B-zellulärer Restfunktion, insbesondere Komplement-/Properdindefekte, Hypogammaglobulinämie; Asplenie	bei Kindern unter 2 Jahren konjugierter MenC-Impfstoff (dabei Empfehlungen des Herstellers zum Impfschema beachten), nach vollendetem 2. Lebensjahr im Abstand von 6 – 12 Monaten durch 4-valenten Polysaccharid-Impfstoff (PS-Impfstoff) ergänzen. Bei Personen nach dem vollendeten 2. Lebensjahr eine Impfung mit konjugiertem MenC-Impfstoff, gefolgt von einer Impfung mit 4-valentem PS-Impfstoff im Abstand von 6 Monaten
	B	gefährdetes Laborpersonal (bei Arbeiten mit dem Risiko eines N.-meningitidis-Aerosols!)	Impfung mit konjugiertem MenC-Impfstoff, gefolgt von einer Impfung mit 4-valentem PS-Impfstoff im Abstand von 6 Monaten; bei bereits mit PS-Impfstoff geimpften Personen ist auch die Nachimpfung mit dem Konjugatimpfstoff nach 6 Monaten sinnvoll.
	R	Reisende in Länder mit epidemischem/hyperendemischem Vorkommen, besonders bei engem Kontakt zur einheimischen Bevölkerung; Entwicklungshelfer; dies gilt auch für Aufenthalte in Regionen mit Krankheitsausbrüchen und Impfempfehlung für die einheimische Bevölkerung (WHO- und Länderhinweise beachten).	bei Säuglingen, Kindern, Jugendlichen und Erwachsenen eine Impfung mit epidemiologisch indiziertem A-, C- oder A,C,W135,Y-Polysaccharid-Impfstoff (für den afrikanischen Meningitis-Gürtel wird wegen der Zirkulation der Serogruppe W135 in einigen Ländern derzeit der A,C,W135,Y-Impfstoff bevorzugt). Der Impferfolg ist bei Kindern unter 2 Jahren vor allem für die Serogruppen C, W135 und Y deutlich schlechter als bei Erwachsenen; es kann für diese Altersgruppe jedoch zumindest 1 kurzfristiger Schutz gegen die Serogruppe A erreicht werden. Für Kinder unter 1 Jahr steht eine Impfprophylaxe mit konjugiertem Impfstoff zur Verfügung, wenn vor einer Krankheit durch die Serogruppe C geschützt werden soll.
	R	vor Pilgerreise (Hadj)	Impfung mit 4-valentem PS-Impfstoff (Einreisebestimmungen beachten)
	R	Schüler/Studenten vor Langzeitaufenthalten in Ländern mit empfohlener allgemeiner Impfung für Jugendliche oder selektiver Impfung für Schüler/Studenten	entsprechend den Empfehlungen der Zielländer
			bei fortbestehendem Infektionsrisiko Wiederimpfung für alle oben angegebenen Indikationen nach Angaben des Herstellers, für PS-Impfstoff im Allgemeinen nach 3 Jahren

Fortsetzung ▶

Tabelle **3** Fortsetzung.

Impfung gegen	Kate-gorie	Indikation bzw. Reiseziel	Anwendungshinweise
	I/P	bei Ausbrüchen oder regionalen Häufungen auf Empfehlung der Gesundheitsbehörde (siehe „Spezielle Hinweise zur Durchführung von Schutzimpfungen")	
	P	Für Personen mit engem Kontakt zu einem Erkrankten mit einer invasiven Meningo-kokken-Infektion (alle Serogruppen) wird eine Rifampicin-Prophylaxe empfohlen (außer für Schwangere; siehe dort). Hierzu zählen: ■ alle Haushaltskontaktmitglieder ■ Personen mit Kontakt zu oropharyngea-len Sekreten eines Patienten ■ Kontaktpersonen in Kindereinrichtungen mit Kindern unter 6 Jahren (bei guter Gruppentrennung nur die betroffene Gruppe) ■ Personen mit engen Kontakten in Gemeinschaftseinrichtungen mit haushaltsähnlichem Charakter (Inter-nate, Wohnheime sowie Kasernen) Die Chemoprophylaxe ist indiziert, falls enge Kontakte mit dem Indexpatienten in den letzten 7 Tagen vor dessen Erkran-kungsbeginn stattgefunden haben. Sie soll-te möglichst bald nach der Diagnosestel-lung beim Indexpatienten erfolgen, ist aber bis zu 10 Tage nach letzter Exposition sinn-voll.	Dosierung: Rifampicin: Neugeborene: 10 mg/kgKG/Tag in 2 ED p. o. für 2 Tage Säuglinge, Kinder und Jugendliche bis 60 kg: 20 mg/kgKG/Tag in 2 ED p. o. für 2 Tage (ma-ximale ED 600 mg) Jugendliche und Erwachsene ab 60 kg: 2 x 600 mg/Tag für 2 Tage, Eradikationsrate: 72 – 90 % ggf. Ceftriaxon: bis 12 Jahre: 125 mg i. m. ab 12 Jahre: 250 mg i. m. in einer ED Eradika-tionsrate: 97 % ggf. Ciprofloxacin: ab 18 Jahre: 1-mal 500 mg p. o., Eradikations-rate: 90 – 95 % Da bei Schwangeren die Gabe von Rifampicin und Gyrasehemmern kontraindiziert ist, kommt bei ihnen zur Prophylaxe ggf. Ceftria-xon infrage. Der Indexpatient mit einer invasiven Meningo-kokken-Infektion sollte nach Abschluss der Therapie ebenfalls Rifampicin erhalten, sofern er nicht intravenös mit einem Cephalosporin der 3. Generation behandelt wurde.
Mumps	B	ungeimpfte bzw. empfängliche Personen in Einrichtungen der Pädiatrie, in Gemein-schaftseinrichtungen für das Vorschulalter und in Kinderheimen	einmalige Impfung, vorzugsweise mit MMR-Impfstoff
	P	ungeimpfte oder 1-mal geimpfte Personen und Personen mit unklarem Immunstatus mit Kontakt zu Mumpskranken; möglichst innerhalb von 3 Tagen nach Exposition	vorzugsweise mit MMR-Impfstoff
Pertussis	I	Sofern kein adäquater Immunschutz vor-liegt, sollen ■ Frauen mit Kinderwunsch präkonzeptio-nell, ■ enge Haushaltskontaktpersonen (Eltern, Geschwister) und Betreuer (z. B. Tages-mütter, Babysitter, ggf. Großeltern) möglichst 4 Wochen vor Geburt des Kindes 1 Dosis Pertussis-Impfstoff erhal-ten. Erfolgte die Impfung nicht vor der Konzep-tion, sollte die Mutter bevorzugt in den ersten Tagen nach der Geburt des Kindes geimpft werden.	Definition des adäquaten Immunschutzes: Impfung oder mikrobiologisch bestätigte Er-krankung innerhalb der vergangenen 10 Jahre 1-malige Impfung mit Kombinationsimpfstoff (Tdap, TdapIPV) möglichst nicht früher als 5 Jahre nach der vorhergehenden Dosis der anderen im Impfstoff enthaltenen Antigene (Td)

Fortsetzung ▶

Tabelle **3**   Fortsetzung.

Impfung gegen	Kate- gorie	Indikation bzw. Reiseziel	Anwendungshinweise
(Pertussis)	B	Personal in Einrichtungen der Pädiatrie, der Schwangerenbetreuung und der Geburts- hilfe sowie in Gemeinschaftseinrichtungen für das Vorschulalter und in Kinderheimen sollte über einen adäquaten Immunschutz (s. o.) gegen Pertussis verfügen.	
	P	In einer Familie bzw. Wohngemeinschaft oder einer Gemeinschaftseinrichtung für das Vorschulalter ist für Personen mit engen Kontakten ohne Impfschutz eine Chemo- prophylaxe mit einem Makrolid empfeh- lenswert (siehe auch „Ratgeber Pertussis" unter: http://www.rki.de > Infektionskrank- heiten von A–Z > Pertussis).	
Pneumo- kokken- Krankheiten	S	Personen über 60 Jahre	eine Impfung mit Polysaccharid-Impfstoff; Wiederholungsimpfung im Abstand von 6 Jah- ren nach Angaben der Hersteller für Personen mit erhöhtem Risiko für schwere Pneumokok- ken-Erkrankungen (Risiko-Nutzen-Abwägung beachten)

	I	Kinder (ab vollendetem 2. Lebensjahr), Ju- gendliche und Erwachsene mit erhöhter gesundheitlicher Gefährdung infolge einer Grundkrankheit:
		 ■ angeborene oder erworbene Immunde- fekte mit T- und/oder B-zellulärer Rest- funktion, wie z. B.
		   ■ Hypogammaglobulinämie, Komple- ment- und Properdindefekte
		   ■ bei funktioneller oder anatomischer Asplenie
		   ■ bei Sichelzellenanämie
		   ■ bei Krankheiten der blutbildenden Organe
		   ■ bei neoplastischen Krankheiten
		   ■ bei HIV-Infektion
		   ■ nach Knochenmarktransplantation
			Gefährdete Kleinkinder (vom vollendeten 2. bis zum vollendeten 5. Lebensjahr) erhalten eine Impfung mit *Pneumokokken-Konjugatimpfstoff*. Personen mit fortbestehender gesundheitlicher Gefährdung können ab vollendetem 2. Lebens- jahr *Polysaccharid-Impfstoff* erhalten. Bei den – wie empfohlen – zuvor mit Konjugatimpfstoff geimpften Kindern (s. o.) beträgt der Mindest- abstand zur nachfolgenden Impfung mit Poly- saccharid-Impfstoff 2 Monate.

		chronische Krankheiten, wie z. B.: ■ Herz-Kreislauf-Krankheiten ■ Krankheiten der Atmungsorgane (inkl. Asthma und COPD) ■ Diabetes mellitus oder andere Stoff- wechselkrankheiten ■ chronische Nierenkrankheiten/nephroti- sches Syndrom ■ neurologische Krankheiten, z. B. Zere- bralparesen oder Anfallsleiden ■ Liquorfistel ■ vor Organtransplantation und vor Beginn einer immunsuppressiven Therapie	bei weiterbestehender Indikation Wiederho- lungsimpfungen mit Polysaccharid-Impfstoff im Abstand von 6 (Erwachsene) bzw. mindes- tens 3 Jahren (Kinder unter 10 Jahren)

Tabelle **3** Fortsetzung.

Impfung gegen	Kategorie	Indikation bzw. Reiseziel	Anwendungshinweise
Poliomyelitis	S	alle Personen bei fehlender oder unvollständiger Grundimmunisierung	Erwachsene mit > 4 dokumentierten OPV- bzw. IPV-Impfungen im Kindes- und Jugendalter bzw. nach einer Grundimmunisierung im Erwachsenenalter gelten als vollständig immunisiert. Ungeimpfte Personen erhalten IPV entsprechend den Angaben des Herstellers. Ausstehende Impfungen der Grundimmunisierung werden mit IPV nachgeholt. Eine routinemäßige Auffrischimpfung wird nach dem vollendeten 18. Lebensjahr nicht empfohlen.
		Für folgende Personengruppen ist eine Auffrischimpfung indiziert:	Impfung mit IPV, wenn die Impfungen der Grundimmunisierung nicht vollständig dokumentiert sind oder die letzte Impfung der Grundimmunisierung bzw. die letzte Auffrischimpfung länger als 10 Jahre zurückliegt. Personen ohne Nachweis einer Grundimmunisierung sollten vor Reisebeginn wenigstens 2 Dosen IPV erhalten.
	I	Reisende in Regionen mit Infektionsrisiko (die aktuelle epidemische Situation ist zu beachten, insbesondere die Meldungen der WHO) Aussiedler, Flüchtlinge und Asylbewerber, die in Gemeinschaftsunterkünften leben, bei der Einreise aus Gebieten mit Polio-Risiko	
	B	Personal der o. g. Einrichtungen medizinisches Personal, das engen Kontakt zu Erkrankten haben kann Personal in Laboratorien mit Poliomyelitis-Risiko	
	P	Bei einer Poliomyelitis-Erkrankung sollten *alle* Kontaktpersonen unabhängig vom Impfstatus ohne Zeitverzug eine Impfung mit IPV erhalten.	sofortige umfassende Ermittlung und Festlegung von Maßnahmen durch die Gesundheitsbehörde
		Ein Sekundärfall ist Anlass für Riegelungsimpfungen.	Riegelungsimpfung mit IPV und Festlegung weiterer Maßnahmen durch Anordnung der Gesundheitsbehörden
Röteln	I	seronegative Frauen mit Kinderwunsch	1-malige Impfung – vorzugsweise mit MMR-Impfstoff – bei Frauen mit nachfolgender Kontrolle des Röteln-Impferfolgs
	B	ungeimpfte bzw. empfängliche Personen in Einrichtungen der Pädiatrie, der Geburtshilfe und der Schwangerenbetreuung sowie in Gemeinschaftseinrichtungen für das Vorschulalter und in Kinderheimen	
	P	ungeimpfte oder 1-mal geimpfte Personen und Personen mit unklarem Immunstatus mit Kontakt zu Rötelnkranken; möglichst innerhalb von 3 Tagen nach Exposition	vorzugsweise mit MMR-Impfstoff

Fortsetzung ▶

Tabelle **3**   Fortsetzung.

Impfung gegen	Kate-gorie	Indikation bzw. Reiseziel	Anwendungshinweise
Tetanus	S/A	Alle Personen bei fehlender oder unvoll-ständiger Grundimmunisierung, wenn die letzte Impfung der Grundimmunisierung oder die letzte Auffrischimpfung länger als 10 Jahre zurückliegt. Eine begonnene Grundimmunisierung wird vervollständigt, Auffrischimpfung in 10-jäh-rigem Intervall.	Die Impfung gegen Tetanus sollte in der Regel in Kombination mit der gegen Diphtherie (Td) durchgeführt werden, falls nicht bereits ein aktueller Impfschutz gegen Diphtherie besteht. Jede Auffrischimpfung mit Td (auch im Verlet-zungsfall, siehe Tab. **5**) sollte Anlass sein, eine mögliche Indikation einer Pertussis-Impfung zu überprüfen und ggf. einen Kombinationsimpf-stoff (Tdap) einzusetzen.
	P	siehe Tab. **5**	
Tollwut	B	Tierärzte, Jäger, Forstpersonal u. a. Perso-nen bei Umgang mit Tieren in Gebieten mit Wildtiertollwut sowie ähnliche Risikogrup-pen (z. B. Personen mit beruflichem oder sonstigem engem Kontakt zu Fledermäu-sen)	Dosierungsschema nach Angaben des Herstel-lers Personen mit weiter bestehendem Exposi-tionsrisiko sollten regelmäßig eine Auffrisch-impfung entsprechend den Angaben des Her-stellers erhalten.
		Personal in Laboratorien mit Tollwut-Risiko	Mit Tollwut-Virus arbeitendes Laborpersonal sollte ½-jährlich auf neutralisierende Antikörper untersucht werden. Eine Auffrischimpfung ist bei < 0,5 IE/ml Serum indiziert.
	R	Reisende in Regionen mit hoher Tollwutge-fährdung (z. B. durch streunende Hunde)	
	P	siehe Tab. **6**	
Tuberkulose		Die Impfung mit dem derzeit verfügbaren BCG-Impfstoff wird nicht empfohlen.	
Typhus	R	bei Reisen in Endemiegebiete	nach Angaben des Herstellers
Varizellen	S	ungeimpfte 9–17-jährige Jugendliche ohne Varizellen-Anamnese	nach Angaben des Herstellers
	I	seronegative Frauen mit Kinderwunsch seronegative Patienten vor geplanter im-munsuppressiver Therapie oder Organ-transplantation Die einschränkenden Hinweise zur Impfung seronegativer Patienten unter immunsup-pressiver Therapie sind den Hinweisen im Epid. Bull., Sonderdruck November 2005, zu entnehmen.	1 Dosis bei Kindern vor dem vollendeten 13. Lebensjahr 2 Dosen im Abstand von mindestens 6 Wo-chen bei Kindern ab 13 Jahren, Jugendlichen und Erwachsenen
		empfängliche Patienten mit schwerer Neu-rodermitis	
		empfängliche Personen mit engem Kontakt zu den unter Punkt 2.–4. Genannten	„empfängliche Personen" bedeutet: anamnes-tisch keine Varizellen, keine Impfung und bei serologischer Testung kein Nachweis spezifi-scher Antikörper
	B	seronegatives Personal im Gesundheits-dienst, insbesondere in den Bereichen Pä-diatrie, Onkologie, Gynäkologie/Geburtshil-fe, Intensivmedizin und im Bereich der Be-treuung von Immundefizienten sowie bei Neueinstellungen in Gemeinschaftseinrich-tungen für das Vorschulalter	

Tabelle **3** Fortsetzung.

Impfung gegen	Kate- gorie	Indikation bzw. Reiseziel	Anwendungshinweise
	P	**Empfehlungen zur postexpositionellen Varizellen-Prophylaxe durch Inkubations- impfung:** Bei ungeimpften Personen mit negativer Varizellen-Anamnese und Kontakt zu Risi- kopersonen ist eine postexpositionelle Imp- fung innerhalb von 5 Tagen nach Exposition oder innerhalb von 3 Tagen nach Beginn des Exanthems beim Indexfall zu erwägen. Dies ist jedoch keine ausreichende Begrün- dung für den Verzicht auf die Absonderung gegenüber Risikopersonen. Exposition heißt: ■ 1 Stunde oder länger mit infektiöser Person in einem Raum ■ „Face-to-Face"-Kontakt ■ Haushaltskontakt	Durch passive Immunisierung mit Varicella- Zoster-Immunglobulin (VZIG): Die postexposi- tionelle Gabe von VZIG wird empfohlen inner- halb von 96 Stunden nach Exposition; sie kann den Ausbruch einer Erkrankung verhindern oder deutlich abschwächen. Sie wird empfohlen für Personen mit erhöhtem Risiko für Varizellen-Komplikationen, dazu zäh- len: ■ ungeimpfte Schwangere ohne Varizellen- Anamnese ■ immundefiziente Patienten mit unbekann- ter oder fehlender Varizellen-Immunität ■ Neugeborene, deren Mutter 5 Tage vor bis 2 Tage nach der Entbindung an Varizellen erkrankte Für Applikation und Dosierung von VZIG sind die Herstellerangaben zu beachten.

telnerkrankung sollte die 2. MMR-Impfung durch- geführt werden. Anamnestische Angaben über eine Masern- oder Rötelnerkrankung sind ohne mikrobiologisch-serologische Dokumentation der Erkrankungen unzuverlässig und nicht verwertbar. Es gibt in der Fachliteratur keine Hinweise auf ver- mehrte unerwünschte Arzneimittelwirkungen nach mehrmaligen Masern-, Mumps- oder Röteln- impfungen. Eine Altersbegrenzung für die MMR- Impfung besteht nicht. Sie kann in jedem Alter erfolgen. Empfohlen wird die MMR-Impfung auch für alle ungeimpften bzw. empfänglichen Perso- nen im Gesundheitsdienst und bei der Betreuung von Immundefizienten sowie in Gemeinschafts- einrichtungen und in Kinderheimen (siehe Tab. **3**).

Eine zusätzliche monovalente Rötelnimpfung für Mädchen ist nicht erforderlich, wenn bereits 2 Impfungen mit MMR-Impfstoff dokumentiert sind. Wenn nur 1 MMR-Impfung vorausgegangen ist, dann ist die 2. MMR-Impfung möglichst früh- zeitig bei allen Kindern und Jugendlichen nachzu- holen; bei der Jugendgesundheitsuntersuchung ist sicherzustellen, dass alle Jugendlichen 2 MMR- Impfungen erhalten haben.

■ Meningokokken

Die STIKO empfiehlt die Impfung gegen Meningo- kokken der Serogruppe C mit einem konjugierten Meningokokken-C-Impfstoff für alle Kinder im 2. Lebensjahr zum frühestmöglichen Zeitpunkt.

Primäres Impfziel ist es, die Morbidität invasiver Meningokokken-Erkrankungen der Serogruppe C und die resultierenden Folgen wie Hospitalisie- rung, schwere Komplikationen, Behinderung und Tod zu reduzieren. Von der Impfung aller Kinder im 2. Lebensjahr ist entsprechend den bestehen- den Erfahrungen aus anderen Ländern (u. a. Eng- land, Niederlande, Spanien, Belgien) auch eine Wirkung auf die Häufigkeit der Erkrankung in an- deren Altersgruppen zu erwarten. Ein 2. niedri- gerer Inzidenzgipfel der Erkrankung besteht in Deutschland für Jugendliche. Eine ausführliche Be- gründung der Impfempfehlung findet sich im Epid. Bull. 31/2006 und unter http://www.rki.de > Infek- tionsschutz > Impfen.

Die Grundimmunisierung von Kindern im 2. Le- bensjahr gegen Meningokokken erfolgt mit 1 Impfstoffdosis. Zur gleichzeitigen Gabe mit ande- ren Impfstoffen verweist die STIKO auf die jeweili- gen Fachinformationen.

Zusätzlich zu diesen Hinweisen sind die Emp- fehlungen zur Impfung von Risikopersonen (siehe Tab. **3**) zu beachten.

■ Pertussis

In Anbetracht der epidemiologischen Pertussis-Si- tuation in Deutschland und der Schwere des klini- schen Verlaufs einer Pertussis im Säuglingsalter ist es dringend geboten, mit der Grundimmunisie- rung der Säuglinge und Kleinkinder zum frühestmöglichen Zeitpunkt, d. h. unmittelbar nach Vollendung des 2. Lebensmonats, zu beginnen und sie zeitgerecht fortzuführen. Empfohlene Auffrischimpfungen sollen mit 5 – 6 Jahren und 9 – 17 Jahren durchgeführt und bestehende Impflücken besonders bei Jugendlichen geschlossen werden. Empfohlen werden je eine Impfung mit einem Impfstoff, der Pertussis-Antigene (aP/ap) enthält, im Alter von 2, 3 und 4 Monaten, eine weitere Impfung im Alter zwischen 11 und 14 Monaten sowie eine 1. Auffrischung (Tdap) mit 5 – 6 Jahren (siehe auch Epid. Bull. 3/2006) und eine weitere Dosis zwischen 9 und 17 Jahren (siehe auch Epid. Bull. 17/2000). Da ein monovalenter Pertussis-Impfstoff nicht mehr zur Verfügung steht, wird die Gabe von Kombinationsimpfstoffen zu den jeweiligen Impfterminen empfohlen. Bei der Verwendung von Kombinationsimpfstoffen sind die Indikationen und Impfabstände der anderen im Impfstoff enthaltenen Antigene zu berücksichtigen. Eine Impfung sollte möglichst nicht früher als 5 Jahre nach der zuletzt verabreichten Dosis (TD, Td) erfolgen, um das vermehrte Auftreten unerwünschter Lokalreaktionen zu minimieren (siehe auch Epid. Bull. 32/2006, S. 274 f.).

Im Zusammenhang mit erkannten *Pertussis-Häufungen* kann auch bei vollständig geimpften Kindern und Jugendlichen mit engem Kontakt zu Erkrankten im Haushalt oder in Gemeinschaftseinrichtungen eine Impfung erwogen werden, wenn die letzte Impfung länger als 5 Jahre zurückliegt.

Speziell vor Geburt eines Kindes bzw. für Frauen mit Kinderwunsch sollte überprüft werden, ob ein adäquater Immunschutz (Impfung oder mikrobiologisch bestätigte Erkrankung innerhalb der vergangenen 10 Jahre) gegen Pertussis für enge Haushaltskontaktpersonen und Betreuer des Neugeborenen (siehe Tab. 3) besteht. Dieser sollte ggf. mit einem Kombinationsimpfstoff (Tdap) unter Berücksichtigung der Indikation der anderen im Impfstoff enthaltenen Antigene aktualisiert werden. Jede Auffrischimpfung mit Td (auch im Verletzungsfall) sollte Anlass sein, eine mögliche Indikation einer Pertussis-Impfung zu überprüfen und ggf. einen Kombinationsimpfstoff (Tdap) einzusetzen.

Bei Kindern und Jugendlichen (Personen mit engem Kontakt im Haushalt oder in Gemeinschaftseinrichtungen) sollte die Komplettierung einer unvollständigen Immunisierung erfolgen.

■ Pneumokokken

Primäres Impfziel einer generellen Impfung gegen Pneumokokken für alle Kinder bis 24 Monate ist es, die Morbidität invasiver Pneumokokken-Infektionen (IPD) und die daraus entstehenden Folgen wie Hospitalisierung, Behinderung und Tod zu reduzieren. Eine ausführliche Begründung der Impfempfehlung findet sich im Epid. Bull. 31/2006 und unter http://www.rki.de.

Die Grundimmunisierung gegen Pneumokokken mit einem Pneumokokken-Konjugatimpfstoff soll zum frühestmöglichen Zeitpunkt erfolgen, in der Regel zeitgleich mit den anderen im Säuglingsalter empfohlenen Impfungen. Altersentsprechende Modifikationen der notwendigen Impfdosen zur Vervollständigung einer Grundimmunisierung sind entsprechend den Fachinformationen des Herstellers zu beachten (Einzelheiten dazu auch in Tab. 3).

Zur gleichzeitigen Gabe mit anderen Impfstoffen verweist die STIKO auf die jeweiligen Fachinformationen.

Zusätzlich zu diesen Hinweisen sind die Empfehlungen zur Impfung von Risikopersonen (siehe Tab. 3) zu beachten.

■ Poliomyelitis

Der Polio-Lebendimpfstoff, orale Polio-Vakzine (OPV), wird wegen des – wenn auch sehr geringen – Risikos einer Vakzine-assoziierten paralytischen Poliomyelitis (VAPP) nicht mehr empfohlen. Zum Schutz vor der Poliomyelitis wird ein zu injizierender Impfstoff, inaktivierte Polio-Vakzine (IPV), mit gleicher Wirksamkeit empfohlen. Im Alter von 9 – 17 Jahren wird für Jugendliche eine Auffrischimpfung mit einem Impfstoff, der IPV enthält, empfohlen. Eine mit OPV begonnene Grundimmunisierung wird mit IPV komplettiert.

■ Varizellen

Die Impfung gegen Varizellen wird in der Regel im Alter von 11 – 14 Monaten durchgeführt, und zwar entweder simultan mit der 1. MMR-Impfung oder frühestens 4 Wochen nach dieser. Bei Anwendung des Kombinationsimpfstoffes MMRV sind die Angaben des Herstellers zu beachten. Entsprechend den Fachinformationen ist die Gabe einer 2. Dosis gegen Varizellen erforderlich. Zwischen beiden Dosen sollten 4 – 6 Wochen liegen.

Indikations- und Auffrischimpfungen

Zur Erfüllung des Impfplanes für Säuglinge, Kinder, Jugendliche und Erwachsene (siehe Tab. 2) sollte der Impfstatus gegen bestimmte Infektionskrankheiten regelmäßig überprüft und ggf. aufgefrischt werden; jede Arztkonsultation sollte dafür genutzt werden.

Andere Impfungen können bei besonderer epidemiologischer Situation oder Gefährdung für Kinder, Jugendliche und Erwachsene indiziert sein (Indikationsimpfungen). Zu den Indikationsimpfungen gehören auch Reiseimpfungen. Sie können aufgrund der internationalen Gesundheitsvorschriften (Gelbfieber-Impfung) erforderlich sein oder sie werden zum individuellen Schutz dringend empfohlen.

Die Empfehlung über Art und zeitliche Reihenfolge der Impfungen obliegt dem Arzt in jedem Einzelfall unter Abwägung der Indikation und ggf. bestehender Kontraindikationen.

Neben den von der STIKO empfohlenen Impfungen sind auf der Basis der existierenden Impfstoffzulassungen weitere „Impfindikationen" möglich, auf die nachfolgend nicht weiter eingegangen wird, die aber für den Einzelnen seiner individuellen (gesundheitlichen) Situation entsprechend sinnvoll sein können. Es liegt in der Verantwortung des Arztes, seine Patienten auf diese weiteren Schutzmöglichkeiten hinzuweisen. Insofern hindert auch eine fehlende STIKO-Empfehlung den Arzt nicht an einer begründeten Impfung.

Wenn die individuell gestellte Impfindikation jedoch nicht Bestandteil einer für Deutschland gültigen Zulassung und der Fachinformation des entsprechenden Impfstoffes ist, erfolgt die Anwendung außerhalb der zugelassenen Indikation. Das hat im Schadensfall Folgen für Haftung und Entschädigung und bedingt besondere Dokumentations- und Aufklärungspflichten des impfenden Arztes. Versorgungsansprüche wegen eines Impfschadens gemäß § 60 IfSG werden nur bei den von den Landesgesundheitsbehörden öffentlich empfohlenen Impfungen gewährt.

Die in Tab. 3 genannten Impfungen sind sowohl hinsichtlich ihrer epidemiologischen Bedeutung als auch hinsichtlich ihrer Kostenübernahme unterschiedlich (siehe Hinweise S. 2); sie werden in folgende Kategorien eingeteilt:

- Standardimpfungen **(S)** mit allgemeiner Anwendung = Regelimpfungen (siehe auch Tab. 2, Impfkalender)
- Standardimpfung für Mädchen **(SM)**

- Auffrischimpfungen **(A)**
- Indikationsimpfungen **(I)** für Risikogruppen bei individuell (nicht beruflich) erhöhtem Expositions-, Erkrankungs- oder Komplikationsrisiko sowie auch zum Schutz Dritter
- Impfungen aufgrund eines erhöhten beruflichen Risikos **(B)**, z. B. nach Gefährdungsbeurteilung entsprechend der Biostoffverordnung und dem G 42 und aus hygienischer Indikation
- Impfungen aufgrund von Reisen **(R)**
- postexpositionelle Prophylaxe/Riegelungsimpfungen **(P)** bzw. andere Maßnahmen der spezifischen Prophylaxe (Immunglobulingabe oder Chemoprophylaxe) bei Kontaktpersonen in Familie und Gemeinschaft

Spezielle Hinweise zur Durchführung von Schutzimpfungen
■ Impfungen bei gehäuftem Auftreten oder Ausbrüchen von Meningokokken-Erkrankungen

Unter einem *Ausbruch von Meningokokken-Erkrankungen* versteht man 2 oder mehr Erkrankungen der gleichen Serogruppe binnen 4 Wochen in einer Kindereinrichtung, Schulklasse, Spielgruppe oder einer Gemeinschaftseinrichtung mit haushaltsähnlichem Charakter (Wohnheim, Internat, Kasernenstube u. a.). Unter *regional gehäuftem Auftreten* versteht man 3 oder mehr Erkrankungen der gleichen Serogruppe binnen 3 Monaten in einem begrenzten Alterssegment der Bevölkerung (z. B. Jugendliche) eines Ortes oder in einer Region mit einer resultierenden Inzidenz von > 10/100 000 der jeweiligen Bevölkerung.

In Ergänzung zur Antibiotikaprophylaxe für enge Kontaktpersonen (siehe Tab. 3 sowie Empfehlungen der Deutschen Gesellschaft für Pädiatrische Infektiologie [DGPI] oder des Nationalen Referenzzentrums Meningokokken sowie Ratgeber des RKI) können die zuständigen Gesundheitsbehörden zusätzlich eine Impfprophylaxe empfehlen, sofern das gehäufte Auftreten oder der Ausbruch durch einen impfpräventablen Stamm hervorgerufen wurde. Begründet ist die Impfprophylaxe dadurch, dass die Möglichkeit des Auftretens weiterer Erkrankungen bis zu einigen Monaten nach Beginn der ersten Erkrankungen besteht.

Einbeziehen kann man bei einem Ausbruch in Analogie zur Antibiotikaprophylaxe die engen Kontaktpersonen in den Haushalten der Erkrankten sowie deren Intimpartner und die engen Kontaktpersonen in Kindereinrichtung, Schulklasse,

Spielgruppe sowie in Gemeinschaftseinrichtungen mit haushaltsähnlichem Charakter.

Bei regional gehäuftem Auftreten ist die Entscheidung der zuständigen Gesundheitsbehörden in Abwägung von epidemiologischen und zeitlichen Zusammenhängen der Erkrankungen, ihrer Altersverteilung, dem Grad der öffentlichen Besorgnis und der Machbarkeit der Maßnahmen zu treffen.

Zur Impfung können die mit der den Ausbruch verursachenden Meningokokken-Serogruppe korrespondierenden zugelassenen Polysaccharid- oder konjugierten Impfstoffe (1 Impfung) eingesetzt werden. Für Kinder unter 2 Jahren kommen gegen MenC-Erkrankungen nur konjugierte Impfstoffe infrage.

Bei jedem Verdacht auf eine Meningokokken-Meningitis sollte deshalb umgehend Material zur Erregerisolierung an ein geeignetes Labor gesendet werden. Das Gesundheitsamt sollte auf die möglichst schnelle Übersendung der isolierten Meningokokken an das NRZ dringen, um deren Feintypisierung zu gewährleisten und bei einer Häufung eine Impfprävention empfehlen zu können.

■ Impfung gegen FSME für Kinder

FSME-Erkrankungen bei Kindern verlaufen im Allgemeinen leichter als beim Erwachsenen, vorwiegend unter dem Bild einer Meningitis, seltener unter dem Bild einer Enzephalitis. Nur in Einzelfällen ist über neurologische Restschäden berichtet worden. Da Fieberreaktionen von > 38 °C bei 1 – 2-jährigen geimpften Kindern in 15 % der Fälle beobachtet wurden (gegenüber 5 % bei 3 – 11-jährigen Kindern), wird vor der Impfung von Kindern unter 3 Jahren gemeinsam mit den Eltern eine besonders sorgfältige Indikationsstellung empfohlen. Im Übrigen gelten für den Kinderimpfstoff wie für den Erwachsenenimpfstoff die in Tab. **3** dargelegten Grundsätze einer Indikationsimpfung einschließlich der in der Tabelle enthaltenen Hinweise zu Risikogebieten und zur Saisonalität der Erkrankung.

■ Aufklärungspflicht vor Schutzimpfungen

Die Aufklärung ist ein wichtiger Teil der Impfleistung des Arztes (siehe Vorbemerkung). Vor Durchführung einer Schutzimpfung hat der Arzt die Pflicht, den Impfling oder den anwesenden Elternteil bzw. Sorgeberechtigten über die zu verhütende Krankheit und die Impfung aufzuklären, damit sie über die Durchführung der Impfung entscheiden können. Die Aufklärung sollte umfassen: Informationen über die zu verhütende Krankheit und den Nutzen der Impfung, die Kontraindikationen, Durchführung der Impfung, den Beginn und die Dauer des Impfschutzes, das Verhalten nach der Impfung, mögliche unerwünschte Arzneimittelwirkungen und Impfkomplikationen (siehe Epid. Bull. 25/2007; http://www.rki.de > Infektionsschutz > Epidemiologisches Bulletin > Archiv > 2007/25) sowie die Notwendigkeit und die Termine von Folge- und Auffrischimpfungen.

Für öffentliche Impftermine wird eine vorherige Aufklärung in schriftlicher Form empfohlen. Eine Gelegenheit zu weitergehenden Informationen durch ein Gespräch mit dem Arzt muss aber gegeben sein. Aufklärungsmerkblätter für Impfungen durch die niedergelassenen Ärzte sind z. B. verfügbar beim Deutschen Grünen Kreuz, Schuhmarkt 4, 35037 Marburg und beim proCompliance Verlag GmbH, Weinstraße 70, 91058 Erlangen. Außerdem stehen Aufklärungsmerkblätter über die Homepage des „Forum impfende Ärzte" (http://www.forum-impfen.de) mit Passwort unentgeltlich zur Verfügung.

Die Merkblätter enthalten auch einen zur jeweiligen Impfung adäquaten Fragebogen zum Gesundheitszustand des Impflings und zu vorausgegangenen Schutzimpfungen. Ergeben sich bei der Beantwortung Unklarheiten, ist in jedem Fall ein Gespräch mit dem Impfling oder den Eltern bzw. Sorgeberechtigten erforderlich. Die Merkblätter enthalten eine Einwilligungserklärung. Bei Minderjährigen ist regelmäßig die Einwilligung der Eltern bzw. Sorgeberechtigten einzuholen. Jugendliche können selbst einwilligen, wenn sie die erforderliche Einsichts- und Entscheidungsfähigkeit besitzen; das ist in der Regel mit 16 Jahren der Fall. Bei Einzelimpfungen ist die mündliche Form der Aufklärung ausreichend. Es bedarf zur Einwilligung auch keiner Unterschrift. Die durchgeführte Aufklärung ist durch den impfenden Arzt in den Patientenunterlagen zu dokumentieren. Wird der Aufklärung ein entsprechendes Aufklärungsmerkblatt zugrunde gelegt, sollte der impfende Arzt in seiner Dokumentation darauf verweisen. Auch in diesem Fall ist dem Impfling bzw. dem Sorgeberechtigten Gelegenheit für gezielte Nachfragen zu geben.

■ Kontraindikationen

Kinder, Jugendliche und Erwachsene mit akuten behandlungsbedürftigen Erkrankungen sollten frühestens 2 Wochen nach Genesung geimpft werden (Ausnahme: postexpositionelle Impfung).

Unerwünschte Arzneimittelwirkungen im zeitlichen Zusammenhang mit einer Impfung müssen in Abhängigkeit von der Diagnose keine absolute Kontraindikation gegen eine nochmalige Impfung mit dem gleichen Impfstoff sein. Impfhindernisse können Allergien gegen Bestandteile des Impfstoffs sein. In Betracht kommen vor allem Neomycin und Streptomycin sowie in seltenen Fällen Hühnereiweiß. Personen, die nach oraler Aufnahme von Hühnereiweiß mit anaphylaktischen Symptomen reagieren, sollten nicht mit Impfstoffen, die Hühnereiweiß enthalten (Gelbfieber-, Influenza-Impfstoff), geimpft werden.

Im Fall eines angeborenen oder erworbenen Immundefekts sollte vor der Impfung mit einem Lebendimpfstoff der den Immundefekt behandelnde Arzt konsultiert werden.

Die serologische Kontrolle des Impferfolgs ist bei Patienten mit Immundefizienz angezeigt.

Nicht dringend indizierte Impfungen sollten während der Schwangerschaft nicht durchgeführt werden, dies gilt vor allem für Impfungen mit Lebendimpfstoffen gegen Gelbfieber, Masern, Mumps, Röteln, Varizellen.

■ Falsche Kontraindikationen

Häufig unterbleiben indizierte Impfungen, weil bestimmte Umstände irrtümlicherweise als Kontraindikationen angesehen werden. Dazu gehören z. B.:

- banale Infekte, auch wenn sie mit subfebrilen Temperaturen (< 38,5 °C) einhergehen
- ein möglicher Kontakt des Impflings zu Personen mit ansteckenden Krankheiten
- Krampfanfälle in der Familie
- Fieberkrämpfe in der Anamnese des Impflings (Da fieberhafte Impfreaktionen einen Krampfanfall provozieren können, ist zu erwägen, Kindern mit Krampfneigung Antipyretika zu verabreichen, z. B. bei Totimpfstoffen zum Zeitpunkt der Impfung und jeweils 4 und 8 Stunden nach der Impfung sowie bei der MMR-Impfung zwischen dem 7. und 12. Tag im Falle einer Temperaturerhöhung.)
- Ekzem und andere Dermatosen, lokalisierte Hautinfektionen

- Behandlung mit Antibiotika oder mit niedrigen Dosen von Kortikosteroiden oder lokal angewendeten steroidhaltigen Präparaten
- Schwangerschaft der Mutter des Impflings (Varizellen-Impfung nach Risikoabwägung: Derzeit ist das Risiko für ein konnatales Varizellensyndrom bei einer seronegativen Schwangeren mit Kontakt zu ihrem ungeimpften und damit ansteckungsgefährdeten Kind höher als das Risiko einer solchen Komplikation durch die Impfung und ggf. die Übertragung von Impfvarizellen durch ihr Kind.)
- angeborene oder erworbene Immundefekte bei Impfung mit Totimpfstoffen
- Neugeborenenikterus
- Frühgeburtlichkeit: Frühgeborene sollten unabhängig von ihrem Reifealter und aktuellen Gewicht entsprechend dem empfohlenen Impfalter geimpft werden.
- chronische Krankheiten sowie nicht progrediente Krankheiten des ZNS

Indizierte Impfungen sollen auch bei Personen mit chronischen Krankheiten durchgeführt werden, da diese Personen durch schwere Verläufe und Komplikationen impfpräventabler Krankheiten besonders gefährdet sind. Personen mit chronischen Krankheiten sollen über den Nutzen der Impfung im Vergleich zum Risiko der Krankheit aufgeklärt werden. Es liegen keine gesicherten Erkenntnisse darüber vor, dass evtl. zeitgleich mit der Impfung auftretende Krankheitsschübe ursächlich durch eine Impfung bedingt sein können.

■ Impfabstände

Die sich aus Tab. 2 und Tab. 3 und den entsprechenden Fachinformationen ergebenden Impfabstände sollten in der Regel eingehalten und weder unter- noch überschritten werden.

Bei dringenden Indikationsimpfungen wie der postexpositionellen Tollwutprophylaxe oder der postnatalen Immunprophylaxe der Hepatitis B des Neugeborenen ist das empfohlene Impfschema strikt einzuhalten. Mindestabstände sollten nur im dringenden Ausnahmefall (z. B. kurzfristige Auslandsreise) unterschritten werden.

Für einen lang dauernden Impfschutz ist es von besonderer Bedeutung, dass bei der Grundimmunisierung der empfohlene Mindestzeitraum zwischen vorletzter und letzter Impfung nicht unterschritten wird.

Andererseits gilt für die Mehrzahl der Impfschemata, dass es keine unzulässig großen Abstände zwischen den Impfungen gibt. Jede Impfung zählt! Auch eine für viele Jahre unterbrochene Grundimmunisierung oder nicht zeitgerecht durchgeführte Auffrischimpfung, z. B. gegen Diphtherie, Tetanus, Poliomyelitis, Hepatitis B muss nicht neu begonnen werden, sondern wird mit den fehlenden Impfstoffdosen komplettiert. Dies gilt im Ausnahmefall auch im Säuglings- und Kleinkindalter. Im Interesse eines frühestmöglichen Impfschutzes sollten Überschreitungen der empfohlenen Impfabstände beim jungen Kind jedoch vermieden werden.

Für Abstände zwischen unterschiedlichen Impfungen gilt:

- Lebendimpfstoffe (attenuierte, vermehrungsfähige Viren oder Bakterien) können simultan verabreicht werden; werden sie nicht simultan verabreicht, ist bei viralen Lebendimpfstoffen in der Regel ein Mindestabstand von 4 Wochen einzuhalten.
- Bei Schutzimpfungen mit Totimpfstoffen (inaktivierte Krankheitserreger, deren Antigenbestandteile, Toxoide) ist die Einhaltung von Mindestabständen zu anderen Impfungen, auch zu solchen mit Lebendimpfstoffen, nicht erforderlich. Impfreaktionen vorausgegangener Impfungen sollten vor erneuter Impfung vollständig abgeklungen sein.

■ Zeitabstand zwischen Impfungen und Operationen

Bei dringender Indikation kann ein operativer Eingriff jederzeit durchgeführt werden, auch wenn eine Impfung vorangegangen ist. Bei Wahleingriffen sollte nach Gabe von Totimpfstoffen ein Mindestabstand von 3 Tagen und nach Verabreichung von Lebendimpfstoffen ein Mindestabstand von 14 Tagen eingehalten werden.

Weder klinische Beobachtungen noch theoretische Erwägungen geben Anlass zu der Befürchtung, dass Impfungen und operative Eingriffe inkompatibel sind. Um aber mögliche Impfreaktionen und Komplikationen der Operation unterscheiden zu können, wird empfohlen, zwischen Impfungen und Operationen diese Mindestabstände einzuhalten.

Diese Mindestabstände gelten, mit Ausnahme von Impfungen aus vitaler Indikation (z. B. Tetanus-, Tollwut-, Hepatitis-B-Schutzimpfung), auch für die Durchführung von Impfungen nach größeren operativen Eingriffen. Nach Operationen, die mit einer immunsuppressiven Behandlung verbunden sind, z. B. Transplantationen, sind Impfungen in Zusammenarbeit mit dem behandelnden Arzt zu planen.

■ Umgang mit Impfstoffen und Vorgehen bei der Impfung

Impfstoffe sind empfindliche biologische Produkte und müssen vor allem vor Erwärmung geschützt werden. Besonders empfindlich sind Impfstoffe, die vermehrungsfähige Viren enthalten. Alle Impfstoffe sollen im Kühlschrank bei 2–8 °C gelagert werden. Die Lagertemperatur muss regelmäßig überprüft werden. Impfstoffe, die versehentlich falsch gelagert oder eingefroren wurden, sind zu verwerfen. Impfstoffe dürfen nicht mit Desinfektionsmitteln in Kontakt kommen. Durchstechstopfen müssen trocken sein!

Die Injektionskanüle sollte trocken sein, insbesondere sollte der Impfstoff die Kanüle außen nicht benetzen. Dies macht die Injektion schmerzhaft und kann zu Entzündungen im Bereich des Stichkanals führen. Nach Aufziehen des Impfstoffs in die Spritze und dem Entfernen evtl. vorhandener Luft sollte eine neue Kanüle für die Injektion aufgesetzt werden. Vor der Injektion muss die Impfstelle desinfiziert werden. Bei der Injektion sollte die Haut wieder trocken sein.

Für intramuskulär zu injizierende Impfstoffe ist die bevorzugte Impfstelle der M. deltoideus. Solange dieser Muskel nicht ausreichend ausgebildet ist, wird empfohlen, in den M. vastus lateralis (anterolateraler Oberschenkel) zu injizieren. Hier ist die Gefahr einer Verletzung von Nerven oder Gefäßen gering. Bei Injektion von Adsorbatimpfstoffen in das subkutane Fettgewebe kann es zu schmerzhaften Entzündungen und zur Bildung von Granulomen oder Zysten kommen. Darüber hinaus ist bei Injektion in das Fettgewebe der Impferfolg infrage gestellt.

■ Dokumentation der Impfung

Im Impfausweis und in der Dokumentation des impfenden Arztes müssen den Vorgaben des IfSG § 22 entsprechend die Chargen-Nummer, die Bezeichnung des Impfstoffs (Handelsname), das Impfdatum sowie die Krankheit, gegen die geimpft wurde, eingetragen werden. Ebenfalls zur Impfdokumentation gehören Stempel und Unterschrift des Arztes. Dies gilt für alle Impfstoffe und kann retrospektive Ermittlungen erleichtern, wenn Fragen zu Wirksamkeit und Sicherheit bestimmter Impfstoffe oder einzelner Impfstoffchargen aufkommen sollten. Als Impfausweis kann jedes WHO-gerechte Formular, das die Vorgaben des

IfSG berücksichtigt, wie z. B. „Internationale Bescheinigungen über Impfungen und Impfbuch", benutzt werden.

Die Anlage 2 der Schutzimpfungsrichtlinie des G-BA (Gemeinsamer Bundesausschuss) weist einen einheitlichen Dokumentationsschlüssel aus, der nun ab 1. Juli 2008 bei der Abrechnung mit den gesetzlichen Krankenkassen verwendet werden soll.

Fehlende Impfdokumentation. Häufig ist der Arzt damit konfrontiert, dass Impfdokumente fehlen, nicht auffindbar oder lückenhaft sind. Dies ist kein Grund, notwendige Impfungen zu verschieben, fehlende Impfungen nicht nachzuholen oder eine Grundimmunisierung nicht zu beginnen. Von zusätzlichen Impfungen bei bereits bestehendem Impfschutz geht kein besonderes Risiko aus. Dies gilt auch für Mehrfachimpfungen mit Lebendvirusimpfstoffen. Serologische Kontrollen zur Überprüfung des Impfschutzes sind nur in Ausnahmefällen angezeigt (z. B. anti-HBs bei Risikopersonen, Röteln-Antikörper bei Frauen mit Kinderwunsch); zum Nachweis vorausgegangener Impfungen, z. B. unter dem Aspekt „unklarer Impfstatus", sind serologische Kontrollen ungeeignet.

■ Impfreaktionen

Lokalreaktionen wie Rötung, Schwellung und Schmerzhaftigkeit im Bereich der Injektionsstelle oder *Allgemeinreaktionen* wie Fieber (> 38,5 °C), Kopf- und Gliederschmerzen, Unwohlsein werden im Allgemeinen innerhalb der ersten 72 Stunden nach der Impfung beobachtet. 1–4 Wochen nach der MMR-Impfung kann es zu einer leichten „Impfkrankheit" kommen, z. B. mit masern- oder mumpsähnlicher Symptomatik (Impfmasern, leichte Parotisschwellung) und erhöhten Temperaturen. Die prophylaktische Gabe von Antipyretika für den Zeitraum möglicher fieberhafter Impfreaktionen ist zu erwägen.

Schwere unerwünschte Arzneimittelwirkungen nach Impfungen sind äußerst selten. Zeitgleich mit der Impfung auftretende Erkrankungen anderer Genese können als unerwünschte Arzneimittelwirkungen imponieren, deshalb ist ein über die normale Impfreaktion hinausgehendes Vorkommnis unverzüglich differenzialdiagnostisch abzuklären.

■ Vorgehen bei unerwünschten Arzneimittelwirkungen

Der Verdacht einer über das übliche Ausmaß einer Impfreaktion hinausgehenden gesundheitlichen Schädigung ist umgehend an das Gesundheitsamt zu melden (Meldepflicht nach § 6 Abs. 1 Nr. 3 IfSG; Meldeformular beim Gesundheitsamt anfordern oder im Internet unter http://www.pei.de). Über unerwünschte Arzneimittelwirkungen ist auch die Arzneimittelkommission der Deutschen Ärzteschaft zu unterrichten. Die für diese Meldungen benötigten Formblätter werden regelmäßig im Deutschen Ärzteblatt veröffentlicht. Ebenso kann der Hersteller informiert werden. Die für die Klärung einer unerwünschten Arzneimittelwirkung relevanten immunologischen (z. B. zum Ausschluss eines Immundefektes) oder mikrobiologischen Untersuchungen (z. B. zum differenzialdiagnostischen Ausschluss einer interkurrenten Infektion) sollten unverzüglich eingeleitet werden. Dafür notwendige Untersuchungsmaterialien, wie Serum oder Stuhlproben, sind zu asservieren. Der Impfling oder seine Eltern bzw. Sorgeberechtigten sind auf die gesetzlichen Bestimmungen zur Versorgung nach Impfschäden hinzuweisen (IfSG §§ 60–64). Der Antrag auf Versorgung ist beim zuständigen Versorgungsamt zu stellen.

■ Hinweise zur Kostenübernahme von Schutzimpfungen

Für die Kostenübernahme von Schutzimpfungen kommen verschiedene Träger infrage. Welche Impfungen als Pflichtleistung von allen gesetzlichen Krankenkassen übernommen werden, ist 2007 neu geregelt worden. Nach § 20 d SGBV haben Versicherte Anspruch auf Leistungen für Schutzimpfungen im Sinne des § 2 Nr. 9 des Infektionsschutzgesetzes. Die Einzelheiten zur Leistungspflicht für Schutzimpfungen (Voraussetzungen, Art und Umfang) hat der Gemeinsame Bundesausschuss auf der Basis der Empfehlungen der Ständigen Impfkommission beim Robert Koch-Institut (STIKO) in einer Schutzimpfungsrichtlinie festzulegen (http://www.g-ba.de). Dabei soll die besondere Bedeutung der Schutzimpfungen für die öffentliche Gesundheit berücksichtigt werden. Von diesem Anspruch ausgenommen sind Schutzimpfungen, die wegen eines durch einen nicht beruflichen Auslandsaufenthalt erhöhten Gesundheitsrisikos indiziert sind, es sei denn, dass zum Schutz der öffentlichen Gesundheit ein besonderes Interesse daran besteht, der Einschleppung einer übertragbaren Krankheit in die Bundesrepublik Deutschland vorzubeugen (Reiseimpfungen). Kommt eine Entscheidung nicht innerhalb von 3 Monaten nach Veröffentlichung der Empfehlungen der Ständigen Impfkommission zustande, dürfen die von der Ständigen Impfkommission empfohlenen Schutzimpfungen von den Krankenkassen erbracht werden, bis die Richtlinie vorliegt.

Die Krankenkassen können außerdem in ihren Satzungsleistungen die Kostenübernahme weiterer Schutzimpfungen vorsehen, die nicht Bestandteil der Richtlinie des Gemeinsamen Bundesausschusses sind. Außerdem haben die Krankenkassenverbände auf Landesebene gemeinsam und einheitlich Vereinbarungen mit den für die Durchführung von Impfungen zuständigen Behörden der Länder zu treffen, in denen die Förderung der Schutzimpfungen und die Erstattung von Impfstoffkosten geregelt werden.

Für die Kostenübernahme von Schutzimpfungen kommen außer den Krankenkassen weitere Träger infrage. Zu diesen zählen der öffentliche Gesundheitsdienst (ÖGD) für Schutzimpfungen nach § 20 Abs. 5 des Infektionsschutzgesetzes sowie weitere, aufgrund gesetzlicher Vorschriften benannte Stellen (z. B. Arbeitgeber). So darf z. B. ein Arbeitgeber nach § 3 Abs. 3 Arbeitsschutzgesetz die Kosten für Arbeitsschutzmaßnahmen nicht dem Beschäftigten auferlegen. Zu den Arbeitsschutzmaßnahmen gehören Impfungen, die auf der Grundlage der Biostoffverordnung anzubieten sind. Nach der Biostoffverordnung muss der Arbeitgeber dem Beschäftigten im Rahmen der arbeitsmedizinischen Vorsorgeuntersuchung ein Impfangebot machen, wenn der Beschäftigte eine der in Anlage IV der Biostoffverordnung genannten Tätigkeiten ausübt und dabei durch einen impfpräventablen biologischen Arbeitsstoff erhöht infektionsgefährdet ist. Dies hat der Arbeitgeber im Rahmen der Gefährdungsbeurteilung zu überprüfen.

Die in den STIKO-Empfehlungen mit „B" gekennzeichneten Impfungen umfassen aber nicht nur solche, die auf der Grundlage der Biostoffverordnung anzubieten sind, sondern benennen auch Berufsgruppen, die dieser Verordnung nicht unterliegen. Ebenso werden in dieser Kategorie auch Impfungen aufgeführt, die vorrangig zum Schutz Dritter indiziert sind. Selbst wenn die Biostoffverordnung in diesen Fällen nicht greift, sollte der betroffene Arbeitgeber diese Impfungen in seinem eigenen Interesse anbieten, da er hierdurch evtl. Regressansprüchen entgegenwirken bzw. sich Kosten für Ausfallzeiten seiner Beschäftigten ersparen

kann. Die Kostenübernahme für von der STIKO empfohlene, aber nicht durch den Arbeitgeber übernommene Impfungen können die Krankenkassen im Rahmen der Richtlinie des Gemeinsamen Bundesausschusses regeln.

Inwieweit die mit „B" gekennzeichneten Empfehlungen eine Pflichtleistung der GKV sind, richtet sich nach der Schutzimpfungsrichtlinie des G-BA. Diese sieht derzeit dort, wo entsprechend der Biostoffverordnung der Arbeitgeber in der Pflicht ist, regelmäßig keinen GKV-Leistungsanspruch vor. Für von der STIKO empfohlene, aber nicht durch den Arbeitgeber zu übernehmende Impfungen sieht die Schutzimpfungsrichtlinie dagegen in vielen Fällen Leistungen der GKV vor.

◼ Impfempfehlungen für Aussiedler, Flüchtlinge oder Asylbewerber in Gemeinschaftsunterkünften

Es wird empfohlen, Schutzimpfungen bei Bewohnern von Gemeinschaftsunterkünften möglichst frühzeitig durch den öffentlichen Gesundheitsdienst oder durch vom ÖGD beauftragte Ärzte zumindest zu beginnen. Die Vervollständigung der Grundimmunisierung sollte nach dem Verlassen der Gemeinschaftsunterkünfte durch die am späteren Aufenthaltsort niedergelassenen Ärzte oder durch den ÖGD erfolgen.

Vorliegende Impfdokumentationen sollten nach Möglichkeit berücksichtigt werden; die Empfehlungen der STIKO sollten dem Vorgehen zugrunde gelegt werden.

- Bei Erwachsenen sollten Impfungen gegen Diphtherie und Tetanus (Td-Impfstoff), gegen Poliomyelitis sowie bei seronegativen Personen gegen Hepatitis B durchgeführt werden.
- Bei Kindern sollten Impfungen gegen Diphtherie, Tetanus und Pertussis sowie gegen Poliomyelitis, Masern, Mumps, Röteln, Varizellen und gegen Hepatitis B, Meningokokken und HPV (nur bei Mädchen), bei Säuglingen und Kleinkindern auch gegen Haemophilus influenzae Typ b und Pneumokokken durchgeführt werden.

◼ Hepatitis-B-Immunprophylaxe bei Exposition mit HBV-haltigem Material

Als HBV-haltig gilt: HBsAg-positives Material – z. B. Blut *oder* Material, bei dem eine Kontamination wahrscheinlich, eine Testung aber nicht möglich ist – bspw. Kanüle im Abfall (Empfehlungen dazu auch im Epid. Bull. des RKI, 1/2000, S. 1 – 2).

Tabelle **4**   Hepatitis-B-Prophylaxe nach Exposition.

aktueller Anti-HBs-Wert	erforderlich ist die Gabe von	
	HB-Impfstoff	HB-Immunglobulin
> 100 IE/l	nein	nein
10 – 100 IE/l	ja	nein
< 10 IE/l	ja	ja
nicht innerhalb von 48 Stunden zu bestimmen	ja	ja

Für geimpfte Personen gilt generell:

- *Keine Maßnahmen notwendig,*
  - wenn bei der exponierten Person Anti-HBs nach Grundimmunisierung > 100 IE/l betrug und die letzte Impfung nicht länger als 5 Jahre zurückliegt oder
  - wenn innerhalb der letzten 12 Monate ein Anti-HBs-Wert von > 100 IE/l gemessen wurde (unabhängig vom Zeitpunkt der Grundimmunisierung).
- *Sofortige Verabreichung einer Dosis Hepatitis-B-Impfstoff (ohne weitere Maßnahmen),*
  - wenn die letzte Impfung bereits 5 – 10 Jahre zurückliegt – selbst wenn Anti-HBs direkt nach Grundimmunisierung > 100 IE/l betrug.
- *Sofortige Testung des „Empfängers" (des Exponierten),*
  - wenn Empfänger nicht bzw. nicht vollständig geimpft ist oder
  - wenn Empfänger „Low-Responder" ist (Anti-HBs nach Grundimmunisierung < 100 IE/l) oder

- wenn der Impferfolg nie kontrolliert wurde oder
- wenn die letzte Impfung länger als 10 Jahre zurückliegt.

Das weitere Vorgehen ist in diesem Fall vom Testergebnis abhängig und in Tab. **4** dargestellt. „Non-Responder" (Anti-HBs < 10 IE/l nach 3 oder mehr Impfungen) und andere gesichert Anti-HBs-Negative erhalten nach Exposition unverzüglich HB-Impfstoff und HB-Immunglobulin.

■ Tetanus-Immunprophylaxe im Verletzungsfall

Die Tetanus-Immunprophylaxe ist unverzüglich durchzuführen. Fehlende Impfungen der Grundimmunisierung sind entsprechend den für die Grundimmunisierung gegebenen Empfehlungen nachzuholen (Tab. **5**).

Die STIKO-Empfehlungen zur Tetanus-Immunprophylaxe im Verletzungsfall wurden den Empfehlungen des Wissenschaftlichen Beirates der Bundesärztekammer angeglichen.

Tabelle **5**   Tetanus-Immunprophylaxe im Verletzungsfall.

Vorgeschichte der Tetanus-Immunisierung	saubere, geringfügige Wunden		alle anderen Wunden [1]	
Anzahl der Impfungen	Td [2]	TIG [3]	Td [2]	TIG [3]
unbekannt	ja	nein	ja	ja
0 – 1	ja	nein	ja	ja
2	ja	nein	ja	nein [4]
3 oder mehr	nein [5]	nein	nein [6]	nein

[1] Tiefe und/oder verschmutzte (mit Staub, Erde, Speichel, Stuhl kontaminierte) Wunden, Verletzungen mit Gewebezertrümmerung und reduzierter Sauerstoffversorgung oder Eindringen von Fremdkörpern (z. B. Quetsch-, Riss-, Biss-, Stich-, Schusswunden), schwere Verbrennungen und Erfrierungen, Gewebenekrosen, septische Aborte.
[2] Kinder unter 6 Jahren T, ältere Personen Td (d. h. Tetanus-Diphtherie-Impfstoff mit verringertem Diphtherietoxoid-Gehalt); jede Auffrischimpfung mit Td sollte Anlass sein, eine mögliche Indikation einer Pertussis-Impfung zu überprüfen und ggf. einen Kombinationsimpfstoff (Tdap) einzusetzen.
[3] Tetanus-Immunglobulin (TIG); im Allgemeinen werden 250 IE verabreicht, die Dosis kann auf 500 IE erhöht werden; TIG wird simultan mit Td/T-Impfstoff angewendet.
[4] ja, wenn die Verletzung länger als 24 Stunden zurückliegt
[5] ja (1 Dosis), wenn seit der letzten Impfung mehr als 10 Jahre vergangen sind
[6] ja (1 Dosis), wenn seit der letzten Impfung mehr als 5 Jahre vergangen sind

■ Postexpositionelle Tollwut-Immunprophylaxe

Anmerkungen zur postexpositionellen Tollwut-Immunprophylaxe:

- Möglicherweise kontaminierte Körperstellen und alle Wunden sind unverzüglich und großzügig mit Seife oder Detergenzien zu reinigen, mit Wasser gründlich zu spülen und mit 70%igem Alkohol oder einem Jodpräparat zu behandeln; dies gilt auch bei einer Kontamination mit Impfflüssigkeit eines Impfstoffköders.
- Bei Expositionsgrad III wird vom Tollwut-Immunglobulin *so viel wie möglich* in und um die Wunde instilliert und die verbleibende Menge intramuskulär verabreicht. Wunden sollten möglichst nicht primär genäht werden.
- Bei erneuter Exposition einer Person, die bereits vorher mit Tollwut-Zellkulturimpfstoffen ge-

impft wurde, sind die Angaben des Herstellers zu beachten.

- Bei Impfanamnese mit unvollständiger Impfung oder Impfung mit in der EU nicht zugelassenen Impfstoffen wird entsprechend Tab. 6 eine vollständige Immunprophylaxe durchgeführt.
- Bei gegebener Indikation ist die Immunprophylaxe unverzüglich durchzuführen; kein Abwarten bis zur Klärung des Infektionsverdachts beim Tier. Wird der Tollwut-Verdacht beim Tier durch tierärztliche Untersuchung entkräftet, kann die Immunprophylaxe abgebrochen oder als präexpositionelle Impfung weitergeführt werden.
- Zu beachten ist die Überprüfung der Tetanus-Impfdokumentation und ggf. die gleichzeitige Tetanus-Immunprophylaxe (siehe Tab. 5).

Tabelle **6** Postexpositionelle Tollwut-Immunprophylaxe.

Grad der Exposition	Art der Exposition		Immunprophylaxe[1] (Beipackzettel beachten)
	durch ein tollwutverdächtiges oder tollwütiges Wild- oder Haustier[2]	durch einen Tollwut-Impfstoffköder	
I	Berühren/Füttern von Tieren, Belecken der intakten Haut	Berühren von Impfstoffködern bei intakter Haut	keine Impfung
II	Knabbern an der unbedeckten Haut, oberflächliche, nicht blutende Kratzer durch ein Tier, Belecken der nicht intakten Haut	Kontakt mit der Impfflüssigkeit eines beschädigten Impfstoffköders mit nicht intakter Haut	Impfung
III	jegliche Bissverletzung oder Kratzwunden, Kontamination von Schleimhäuten mit Speichel (z. B. durch Lecken, Spritzer)	Kontamination von Schleimhäuten und frischen Hautverletzungen mit der Impfflüssigkeit eines beschädigten Impfstoffköders	Impfung und **1-malig simultan** mit der 1. Impfung passive Immunisierung mit Tollwut-Immunglobulin (20 IE/kgKG)

[1] Die einzelnen Impfungen und die Gabe von Tollwut-Immunglobulin sind sorgfältig zu dokumentieren.
[2] Als tollwutverdächtig gilt auch eine Fledermaus, die sich anfassen lässt oder ein sonstiges auffälliges oder aggressives Verhalten zeigt oder tot aufgefunden wurde.

■ Impfung bei HIV-Infektion

Tabelle **7** Impfung bei HIV-Infektion.

Impfstoff	HIV-Infektion	
	asymptomatisch	symptomatisch
inaktivierte Impfstoffe/Toxoide	empfohlen	empfohlen
Masern-Impfstoff	empfohlen	nicht empfohlen[1]

Tabelle **7** Fortsetzung.

Impfstoff	HIV-Infektion	
Mumps-, Röteln- u. a. Lebendimpfstoffe	empfohlen	nicht empfohlen
Varizellen	möglich[2]	kontraindiziert
(BCG)	kontraindiziert	kontraindiziert

[1] Masern können bei HIV-Infizierten einen besonders schweren Verlauf nehmen. Bei erhöhter Masern-Gefährdung ist deshalb eine Masern-Impfung indiziert. Eine gleichzeitig durchgeführte IgG-Substitution kann den Impferfolg infrage stellen. Eine Kontrolle des Impferfolgs ist in diesen Fällen angeraten. Im Falle einer akuten Masern-Exposition ist bei nicht immunen Personen eine IgG-Gabe zu erwägen.

[2] Die Varizellen-Schutzimpfung kann bei varizellenempfänglichen HIV-infizierten Personen mit noch funktionierender zellulärer Abwehr (altersentsprechende CD4+-Zellzahl mit einem Anteil der CD4+-Zellen an den Gesamtlymphozyten von > 25 %) erwogen werden.

Ständige Impfkommission (STIKO) am Robert Koch-Institut
Vorsitzender:
Herr Prof. Dr. Dr. F. Hofmann, Lehrstuhl für Arbeitsphysiologie, Arbeitsmedizin und Infektionsschutz der Bergischen Universität Wuppertal
Stellvertretender Vorsitzender:
Herr Prof. Dr. U. Heininger, Pädiatrische Infektiologie und Vakzinologie, Universitäts-Kinderspital beider Basel (UKBB)

Wissenschaftliches Sekretariat der STIKO:
Robert Koch-Institut, Abteilung für Infektionsepidemiologie
Seestraße 10, 13 353 Berlin
Impfberatung der Geschäftsstelle der STIKO am RKI (nur für Ärzte!)
Tel.: 0 30 18 754 – 35 39, Montag und Donnerstag von 9:30 – 11:30 Uhr

Bezugsmöglichkeiten der Empfehlungen der Ständigen Impfkommission (STIKO) am Robert Koch-Institut
Einzelexemplare können beim RKI zu folgenden Bedingungen angefordert werden:
▪ kostenfrei bis zu 3 Exemplare nach Einsenden eines adressierten und mit 1,45 € frankierten Rückumschlages für das Format A4
▪ 4 – 20 Exemplare gegen Rechnung zum Stückpreis von 0,50 €
▪ 21 – 50 Exemplare gegen Rechnung zum Stückpreis von 0,40 €
▪ mehr als 50 Exemplare gegen Rechnung zum Stückpreis von 0,35 €
Bei der Aussendung können Wartezeiten eintreten.
Wir bitten, zur Bestellung folgende Adresse zu verwenden:
Robert Koch-Institut
Kennwort „STIKO-Empfehlungen"
Nordufer 20
13 353 Berlin

Die Impfempfehlungen sind auch im Internet abrufbar unter:
http://www.rki.de > Infektionsschutz > Impfen
Bei Verbreitung dieser Ankündigung wird gebeten, die Bezugsbedingungen korrekt wiederzugeben. Falls ein Nachdruck in anderen Zeitschriften gewünscht ist, wird gebeten, die Redaktion des Epidemiologischen Bulletins zu kontaktieren.

Literatur

Bartmann P, Heininger U, Huppertz HI, Kinet M, Klein R, Korenke C (Kommission für Infektionskrankheiten und Impffragen der DAKJ): Überwachung der Atmung bei ehemaligen Frühgeborenen (< 28 Schwangerschaftswochen) im Rahmen der Grundimmunisierung. www.dakj.de

Heininger U. Impfratgeber. Impfempfehlungen für Kinder, Jugendliche und Erwachsene. Bremen: UNI-Med; 2006

Plotkin S, Orenstein W, Offit P. Vaccines. Philadelphia: Saunders; 2008

Spiess H, Heininger U. Impfkompendium. Stuttgart: Thieme; 2004

Ständige Impfkommission am Robert Koch-Institut. Impfempfehlungen der Ständigen Impfkommission (STIKO) am Robert Koch-Institut. (Infektionsschutz. Epidemiologisches Bulletin 30 [2008, S. 235]. http://www.rki.de; Stand: 2008)

 Koordinator:
U. Heininger

Mitarbeiter:
R. Bruns, J. Liese, R. Noack, B. Stück †, F. Zepp

Passive Immuntherapie und -prophylaxe

Allgemeine Grundlagen

Die passive Immuntherapie umfasst jede Form der Übertragung präformierter Antikörper. Die Applikation kann intravenös, intramuskulär, subkutan, intrathekal, oral oder topisch erfolgen.

Im Folgenden wird der Begriff der passiven Immuntherapie für die Anwendung von Immunglobulinen (immunglobulinhaltigen Antiseren) menschlichen oder tierischen Ursprungs sowie rekombinant gentechnisch hergestellten Immunglobulinen verwendet. Die Immunglobulingabe über Blut, Plasma, sog. Serumkonserven oder topische Lösungen ist nicht Teil dieser Ausführungen und spielt auch klinisch eine untergeordnete Rolle.

Immunglobuline sind Proteine, die Antikörperaktivität tragen. Sie werden aus gepooltem, humanem (tierischem) Plasma mittels Ethanolfraktionierung gewonnen (Plasmafraktionierung nach Cohn-Oncley oder Kistler-Nitschmann). Mindestens 95 % dieser Immunglobulinfraktionen enthalten IgG-Moleküle, der Rest Spuren von IgA, IgM und Zusatzstoffen zur Stabilisierung und Konservierung.

Die Zahl von über 1000 (im Allgemeinen mehr als 10 000) Spendern pro Plasmapool garantiert ein breites Antikörperspektrum (polyvalentes IgG). Palivizumab ist der 1. nach rekombinanter DNA-Technik hergestellte und bei RSV-Infektionen zugelassene monoklonale Antikörper.

Das Fab-Fragment („antigen-binding fragment") des Moleküls bindet Antigene; das Fc-Fragment („crystallizable fragment") vermittelt über die Bindung an den Fc-Rezeptor immunologisch aktiver Zellsysteme (Lymphozyten, Monozyten, Makrophagen u. a.) biologische Funktionen wie Phagozytose, Zytotoxizität, Komplementaktivierung, Toxinneutralisation, Agglutination, Präzipitation und andere (sog. Effektormechanismen).

Immunglobuline werden neben ihrem *Einsatz zur Prophylaxe und Therapie von Infektionen* hoch dosiert auch zur *Immunmodulation bei verschiedenen Autoimmunkrankheiten* eingesetzt. Die meisten klinischen Erfahrungen und Erkenntnisse über diese Wirkmechanismen liegen für die verschiedenen Varianten der Immunthrombozytopenie vor. Die immunmodulatorischen Effekte hoch dosierter Immunglobuline bestehen dabei unter anderem in einer Blockade der Funktionen von Fc-Rezeptoren, der Beeinflussung des Komplementsystems und Störung der (Auto-)Antigenpräsentation und -erkennung und dem Eingriff in das Idiotyp-Antiidiotyp-Netzwerk. Zusätzlich können Superantigene und inflammatorische Zytokine neutralisiert sowie regulatorische und Rezeptorantagonisten induziert werden.

Bei Infektionen wie bei Autoimmunkrankheiten interagieren gleichzeitig mehrere Wirkmechanismen. Der Nachweis der klinischen Relevanz ist weiterhin Gegenstand aktueller Studien und der Forschung.

Qualitätsanforderungen, Wirksamkeit und Sicherheit von Immunglobulinen

Die europäischen Richtlinien zur Herstellung von intravenösen Immunglobulinen (European Agency for the Evaluation of Medical Products [EMEA]; EU-Direktive 2002/98/EC 9) bilden die Grundlage der Fachinformation der Hersteller und der Präparatzulassung durch das Paul-Ehrlich-Institut, dem Bundesamt für Sera und Impfstoffe.

Wesentliche Forderungen sind:

- Reagenzien, die zur Virusinaktivierung verwendet werden und im Endprodukt verbleiben, dürfen keine Nebenwirkungen verursachen.
- Das Produkt muss in geeigneten Untersuchungen am Tier und bei klinischen Prüfungen eine gute intravenöse Verträglichkeit zeigen.
- Das Produkt darf keine Infektionen übertragen.
- Das Produkt hat eine definierte Verteilung der IgG-Subklassen.
- Das Produkt erfüllt den Test zur Fc-Funktion von IgG.
- Die molekulare Zusammensetzung (Flüssigkeitschromatografie) muss folgende Werte ergeben: Monomere + Dimere > 90 %, Polymere + Aggregate < 3 %.

Auch bei sorgfältiger Durchführung des vorgeschriebenen Screening-Programms kann humanes Plasma, das für die Herstellung von Immunglobulinen gewonnen wurde, Viren enthalten. Daher muss das Herstellungsverfahren die Entfernung und/oder Inaktivierung von Viren garantieren. Dafür gibt es entsprechende europäische und vom Paul-Ehrlich-Institut erlassene Richtlinien.

Hersteller von Blut- und Plasmaprodukten müssen die Nachverfolgbarkeit von der einzelnen Blut- oder Plasmaspende und von einer verabreichten Charge zurück zu den individuellen Spendern sicherstellen. Anwender von Blutprodukten müssen die gesetzlichen Vorschriften zur Dokumentationspflicht (Chargendokumentation) beachten.

Die Qualitätsanforderungen des klinischen Anwenders an ein ideales Immunglobulinpräparat schließen die genannten gesetzlichen Bestimmungen ein, lassen sich aber um das Spektrum wünschenswerter Erfordernisse erweitern:

- größtmögliche Antikörperkonzentration und -vielfalt
- erwiesene Wirksamkeit in prospektiven Studien
- Verabreichung in ausreichender Menge nebenwirkungsfrei möglich
- genügend lange bzw. unveränderte biologische Halbwertszeit
- rasche Verfügbarkeit am Wirkort, ohne Wirkverlust durch die Applikation
- bestmögliche Beständigkeit der Lösung
- plasmaäquivalente IgG-Subklassenverteilung
- geringstmögliche antikomplementäre Aktivität
- keine Hämolysine
- möglichst niedriger Gehalt von IgA
- frei von Präkallikreinaktivität, Kininen, Konservierungsmitteln, aktivierten Enzymen, toxischen Substanzen
- In-vitro-Nachweis der biologischen Aktivitäten des Fab- und Fc-Fragments

In Deutschland kommerziell verfügbare Immunglobuline und Antiseren

Zur **subkutanen und intramuskulären Applikation** sind als 16- bzw. 16,5%ige Lösung laut Rote Liste 2008 verfügbar: Gammanorm, Subcuvia, Beriglobin und Vivaglobin.

Intravenöse Applikation. Die intravenös applizierbaren 5–12%igen Präparate umfassen: Endobulin S/D, Flebogamma 5%, Gammagard S/D, Gamunex 10%, Ig Vena 50 g/l Infusionslösung, Intratect, KIOVIG 100 mg/ml Infusionslösung, Octagam, Pentaglobin, Sandoglobulin und Sandoglobulin Liquid.

Die Präparate sind nach unterschiedlichen Verfahren hergestellt und daher untereinander hinsichtlich Virussicherheit, biologischen Aktivitäten des Moleküls und Molekülstruktur nur bedingt vergleichbar. Vergleichende Studien einzelner Immunglobuline bei klinischen Indikationen liegen nur sehr begrenzt vor (z. B. für die idiopathische Thrombozytopenie).

Ebenfalls nach den Angaben der Roten Liste sind *spezifische Humanimmunglobuline* verfügbar, die teils intramuskulär, teils intravenös verabreicht werden können und definierte spezifische Antikörpertiter gegen einen viralen oder bakteriellen Infektionserreger oder gegen den Rhesusfaktor Rh(D) enthalten.

Das intravenös applizierbare Pentaglobin ist neben IgG (3,8 g/dl) und IgA (0,6 g/dl) mit IgM (0,6 g/dl) angereichert, wodurch es Wirkmechanismen aller 3 Immunglobulinklassen aufweist.

Botulismus-Antitoxin Behring ist intravenös applizierbar und das einzige *Immunserum tierischer Herkunft* (Pferd), das in Deutschland verfügbar ist.

Gesicherte und fragliche Indikationen für Immunglobuline

In Deutschland gibt es zwar bisher keine offiziellen Konsensusempfehlungen zum Gebrauch von intravenösen oder intramuskulären Immunglobulinen, wohl aber Leitlinien der Bundesärztekammer, eine Stellungnahme der Arbeitsgemeinschaft Pädiatrische Immunologie und eine Monografie zum klinischen Einsatz von intravenösen Immunglobulinen. Die nachfolgenden Empfehlungen beruhen auf diesen Veröffentlichungen sowie auf Ergebnissen publizierter Studien und auf vom Paul-Ehrlich-Institut zugelassenen Indikationen bzw. klinischen Erfahrungen.

Die 4 prinzipiellen Indikationen umfassen:

- die passive Immunprophylaxe definierter Infektionskrankheiten und die Prophylaxe der Rh-Sensibilisierung,
- die Infektionsprophylaxe in Form der Substitution bei angeborenen (primären) Immundefekten,
- die Infektionsprophylaxe bei erworbenen (sekundären) Immundefekten bzw. bei exponierten Infektionsgefährdeten,
- die Immunmodulation bei inflammatorischen Prozessen unklarer Ursache (z. B. Kawasaki-Syndrom) oder bei Autoimmunprozessen, die im Folgenden nicht abgehandelt werden.

Bei der passiven Immunisierung werden dem zu schützenden Empfängerorganismus präformierte Spenderantikörper mit Spezifität gegen bestimmte Erreger zugeführt. Die Gabe erfolgt üblicherweise intramuskulär, in bestimmten Fällen auch intravenös. Um einer Infektion vorzubeugen, ist eine *aktive Impfung* in jedem Fall die wirksamste (und in der Regel auch billigere) Maßnahme! Für die *passive Immunisierung* stehen polyvalente Immunglobulinpräparate, sog. *Standardimmunglobuline*, die ein ausgewogenes Antikörperspektrum zahlreicher gesunder Spender enthalten, und spezifische Immunglobulinpräparate, sog. *Hyperimmunglobuline*, in denen Antikörper gegen bestimmte Infektionserreger oder Virulenzfaktoren (Toxine o. Ä.) angereichert vorliegen, zur Verfügung (siehe oben).

Indikationen für die Gabe von *spezifischen Immunglobulinen* sind:

- prä- oder postexpositionelle Prophylaxe bestimmter Erkrankungen bei Personen, die selbst über keine Immunität gegenüber dem jeweiligen Erreger verfügen und für die diese Krankheit mit besonderen Risiken verbunden ist,
- prä- oder postexpositionelle Prophylaxe seltener, aber gefährlicher Krankheiten, wenn es für eine aktive Immunisierung zu spät ist (z. B. Tollwut),
- Soforttherapie zur Neutralisierung von Toxineffekten (z. B. Diphtherie, Tetanus),
- Prophylaxe der Rh-Sensibilisierung.

Praktisch alle intravenös oder intramuskulär anwendbaren *polyvalenten Immunglobuline* enthalten ausreichend hohe spezifische Antikörpertiter gegen Hepatitis-A- und Masern-Viren, manche auch gegen Röteln-Viren, sodass sie zur spezifischen Prophylaxe der entsprechenden Erkrankungen eingesetzt werden können.

Heterologe Immunglobuline (Antitoxine), die Antikörper tierischen Ursprunges enthalten (z. B. vom Pferd), werden heute noch zur Bekämpfung der Diphtherie, des Botulismus, des Gasbrands und nach Giftschlangenbissen und Skorpionstichen benutzt (siehe Tab. **8**).

Wegen präparatspezifischer Dosisangaben sei auf die Fachinformationen und zusätzlich auf die einzelnen Spezialkapitel verwiesen.

Im Laufe der vergangenen Jahre sind einzelne spezifische Humanimmunglobuline vom Markt genommen worden, meistens wegen unbewiesener Wirksamkeit (z. B. Pertussis-, Mumpsimmunglobulin) oder weil es vereinzelt zu schwereren Krankheitsverläufen nach Immunglobulingabe (FSME-Immunglobulin) gekommen ist.

Im Gegensatz zur Fachinformation sollten i. m. Immunglobuline nicht zur Dauersubstitution von *Agamma- und Hypogammaglobulinämie*-Patienten auf intramuskulärem Weg verwendet werden, da die applizierbaren Mengen zu gering sind. Dagegen stehen derzeit in Deutschland 3 i. m. Immunglobulin-Präparate zur Verfügung, die zur *subkutanen* Dauersubstitution bei primären Immundefekten zugelassen sind (siehe unten).

Zur Prophylaxe und Therapie mit intravenösen applizierbaren *Humanimmunglobulinen* gelten folgende Indikationen als gesichert (Evidenzgrad II – III):

- **primäre Immundefekte** (meist des B-Zell-Systems oder als kombinierte T-B-Zell-Defekte):
  - X-chromosomale Agammaglobulinämie (Typ Bruton)
  - transitorische Hypogammaglobulinämie (wenn es zu schweren rezidivierenden Infektionen gekommen ist)
  - IgG-Subklassendefekte mit oder ohne IgA-Mangel (wenn es zu antibiotisch zu behandelnden schweren Infektionen gekommen ist, bzw. bei einer spezifischen Antikörperbildungsstörung gegen Protein- und Polysaccharidantigene)
  - schwere kombinierte Immundefekte (bis zur Stammzelltransplantation oder bei verzögerter B-Zell-Rekonstitution)
  - Wiskott-Aldrich-Syndrom
  - Hyper-IgM-Syndrom
  - X-chromosomal vererbtes lymphoproliferatives Syndrom
  - variable Immundefektsyndrome (CVID) u. a.
- Mit 400(– 600) mg/kgKG eines intravenös verträglichen Immunglobulin-Präparates alle (3 –) 4 Wochen sollte im Allgemeinen ein Talspiegel („trough level") von 6 – 8 (mindestens > 6 g/l) Serum-IgG gehalten werden. Dementsprechend gilt für die subkutane Immunglobulin-Substitution eine Dosierung von 100 mg/kgKG s. c. wöchentlich. Die über 25-jährigen Erfahrungen mit der Subkutantherapie in Skandinavien und die eigenen Erfahrungen in Deutschland haben gezeigt, dass diese Anwendungsweise zu einer wichtigen alternativen Behandlungsmethode geworden ist, die eine Heimtherapie ermöglicht, in Bezug auf Sicherheit, Verträglichkeit und Wirksamkeit der intravenösen Therapie gleichwertig und in Bezug auf Lebensqualität

Tabelle **8** In Deutschland verfügbare spezifische Humanimmunglobulin-Präparate (Rote Liste 2008).

Immunglobulin gegen	Handelsname	Anwendung
Hepatitis-A-Virus	Beriglobin[1]	i. m.
Hepatitis-B-Virus	Hepatitis-B-Immunglobulin Behring	i. m.
	Hepatect CP	i. v.
Respiratory Syncytial Virus (RSV)	Synagis	i. m.
Tetanus-Toxin	Tetagam P	i. m. (bei Gerinnungsstörungen s. c.)
	TETANOBULIN Immuno	i. m. (bei Gerinnungsstörungen s. c.)
Tollwut-Virus	Berirab	i. m.
	Tollwutglobin Merieux P	i. m.
Varicella-Zoster-Virus	Varicellon	i. m.
	Varitect CP	i. v.
Zytomegalie-Virus	Cytoglobin 5 %	i. v.
	Cytotect CP Biotest	i. v.
Rhesusantigen	Partobulin SDF	i. m.
Rh (D)	Rhesonativ	i. m.
	Rhophylac 300	i. m., i. v.

[1] zählt nicht zu spezifischen Humanimmunglobulinen

und Pharmakoökonomie dieser deutlich überlegen ist.
- **Sekundäre Immundefekte** (erworbene Defekte, meist des B-Zell-Systems, durch Grundkrankheit oder deren Therapie bedingt) (Evidenzgrad II – IV):
  - klinisch relevante Antikörpermangelsyndrome bei malignen Lymphomen, chronischer lymphatischer Leukämie und multiplem Myelom
  - bakterielle Sepsis bei immunsupprimierten Patienten
  - HIV-Infektion von Kindern
  - Hypogammaglobulinämie bei Proteinverlust-Enteropathie, nephrotischem Syndrom, schweren Verbrennungen, u. a.
- **Dosisempfehlung** im Allgemeinen wie bei den primären Immundefekten, mit Ausnahme von Erkrankungen, die mit Eiweißverlust einhergehen und bei denen oft individuell nach erzieltem IgG-Serumspiegel vorgegangen werden muss.
- **Prophylaxe und Therapie von Zytomegalieinfektionen** bei Organtransplantationen:
  Die Behandlungsschemata sind häufig von Arbeitsgemeinschaften entwickelt worden und Bestandteil multizentrischer Studienprotokolle (Evidenzgrad III). Im Falle aktueller Therapieentscheidungen erscheint es zweckmäßig, Informationen über den neuesten Kenntnisstand bei einem spezialisierten pädiatrischen Transplantationszentrum einzuholen. Im Folgenden werden daher nur Behandlungsprinzipien erwähnt, ohne exakte Angaben zu Dosierungen und Behandlungszyklen.
- Prophylaxe bei Knochenmarktransplantationen von Kindern: polyspezifisches intravenöses Immunglobulin mit überprüftem Titer gegen das Zytomegalievirus (CMV). Die Prophylaxe beginnt schon vor der Transplantation und kann bis zu 180 Tage nach der Transplantation erforderlich sein.
- Therapie bei Knochenmarktransplantation von Kindern: das i. v. Immunglobulin mit überprüftem CMV-Titer wird in Kombination mit Ganciclovir verwendet (siehe auch S. 565). Dabei werden hohe Dosen des i. v. Immunglobulins, zum Beispiel alle 2 Tage 500 mg/kgKG über 14 – 35 Tage, verabreicht. Auf das streng individuelle Vorgehen je nach Klinik, Therapienebenwirkungen usw. sei nochmals hingewiesen.
- Zur Prophylaxe und Therapie bei selteneren Transplantationen im Kindesalter (Niere, Leber und Pankreas, Lunge und Herz-Lunge) sei, wie oben erwähnt, an spezielle Transplantationseinheiten verwiesen.

Der Vollständigkeit halber seien die nicht infektiologischen Indikationen für die Anwendung intravenös applizierbarer Humanimmunglobuline aufgezählt: idiopathische thrombozytopenische Purpura, Kawasaki-Syndrom, Hemmkörperhämophilie, Guillain-Barré-Syndrom, Myasthenia gravis, nach Plasmapherese, therapieresistente Epilepsie und andere. Für die folgenden infektiologischen und nicht infektiologischen Indikationen gibt es zwar Hinweise auf eine mögliche Wirksamkeit intravenöser Immunglobuline; diese sind aber nicht ausreichend durch Studien gesichert, um den generellen Einsatz zu empfehlen, oder Studien zur gleichen Fragestellung haben widersprüchliche Ergebnisse gebracht:

- infektiologische Indikationen ohne sicheren Wirknachweis:
  Sepsisprophylaxe und -therapie bei Frühgeborenen und Neugeborenen (widersprüchliche Metaanalysen); hämolytisch-urämisches Syndrom; generelle ungezielte Anwendung in jedem Stadium einer bakteriellen Sepsis; zur postoperativen Prophylaxe bei schweren Eingriffen (z. B. Peritonitis, perforierte Appendizitis) und andere
- nicht infektiologische Indikationen ohne sicheren Wirknachweis:
  juveniler Diabetes mellitus, systemischer Lupus erythematodes, Multiple Sklerose, akute disseminierte Enzephalomyelitis, Dermatomyositis, juvenile rheumatoide Arthritis und viele andere

Für das intravenös *applizierbare Pentaglobin*, das Antikörper der IgG-, aber auch IgM- und IgA-Klasse enthält, zeigen einige Studien einen positiven Trend (Evidenzgrad I – II):

- Patienten mit bakterieller Sepsis, die die klinischen Kriterien einer Sepsis erfüllen (Fieber, Thrombopenie, Granulozytopenie, Linksverschiebung, Atemnotsyndrom, disseminierte intravasale Gerinnung, arterielle Hypotension, Tachykardie, Oligurie).
- Patienten mit nachgewiesener Endotoxinämie im Rahmen einer bakteriellen septischen Infektion: Es werden 5 ml/kgKG an 3 – 5 aufeinanderfolgenden Tagen verabreicht, wobei der frühe Einsatz der Behandlung von entscheidender Bedeutung sein dürfte.

Nebenwirkungen, Wechselwirkungen und Gegenanzeigen

Für die Anwendung von i. m. Immunglobulinen sollten wegen des oft erheblichen Volumens immer große Muskelpakete gewählt werden, bspw. bei Kindern unter 18 Monaten der Musculus vastus lateralis, der bei Kindern in diesem Alter der größte Muskel ist. Bei älteren Kindern und Erwachsenen erfolgt die Injektion in den Musculus glutaeus medius. Bei Thrombozytopenie und Gerinnungsstörungen sind i. m. Präparate kontraindiziert.

Für intramuskulär und intravenös applizierbare Präparate sollten nur körperwarme Lösungen verwendet werden. Bei den i. v. Immunglobulinen sollten zudem langsame Infusionsgeschwindigkeiten beachtet werden (z. B. 0,01 – 0,02 ml/kgKG/min; bei guter Verträglichkeit kann nach ca. 30 min allmählich bis auf maximal 0,08 ml/kgKG/min gesteigert werden; dies entspricht z. B. 6 ml/min bei 75 kg Körpergewicht). Bei Patienten mit Nebenwirkungsreaktionen in der Vorgeschichte ist mit umso größerer Vorsicht vorzugehen. Im Einzelfall können prophylaktisch 2 mg/kgKG Prednison 30 min vor Beginn der Infusion appliziert werden. Die unten aufgeführten Behandlungsmaßnahmen sollten für den Fall einer schweren Unverträglichkeit sofort verfügbar sein.

Nebenwirkungen. Während und nach der Anwendung von Immunglobulinen kann es zu Unverträglichkeitsreaktionen kommen. Sie dürften für die i. v. Präparate unter 5 % (bis unter 1 %) aller Anwendungen liegen. Gelegentlich werden beschrieben: Schüttelfrost, Kopfschmerzen, Müdigkeit, Fieber, Übelkeit, Erbrechen, Schwindel, Hitzegefühl, Urtikaria, Blutdruckanstieg, Gelenk- oder Rückenschmerzen, Beklemmungsgefühl. Diese Symptome erklären sich wahrscheinlich durch die Bildung von Immunkomplexen und klingen bei einer Senkung der Infusionsrate oder kurzzeitigem Unterbrechen der Infusion praktisch immer von selbst wieder ab. Selten können auch allergische Reaktionen auftreten und mit einer Häufigkeit von etwa 1:100 000 können i. m. oder i. v. Immunglobuline einen Blutdruckabfall bis hin zum anaphylaktischen Schock auslösen, auch wenn der Patient das gleiche Präparat unter gleichen Bedingungen wiederholt gut vertragen hat.

Es ist nicht endgültig bewiesen, dass der anaphylaktische Schock bevorzugt Patienten mit selektivem IgA-Mangel betrifft. Trotzdem wird den IgA-armen Präparaten ein Vorteil zugesprochen.

Bei der Gabe sehr hoher intravenöser Immunglobulinmengen sind abakterielle Meningitiden (klinische Symptome mit Pleozytose) unklarer Ursache beschrieben worden. In Einzelfällen wurde vor allem bei Patienten mit vorbestehender Nierenfunktionsstörung eine Beeinträchtigung der Nierenfunktion bis hin zum Nierenversagen beobachtet. Diese Symptome sind dosisabhängig und reversibel und traten vor allem bei Präparaten auf, denen Saccharose als Stabilisator zugefügt war.

Gemäß behördlichen Auflagen werden alle Plasmaspenden für die Herstellung von Immunglobulinen auf HBsAg und Antikörper gegen HIV-1 und HIV-2 und das Hepatitis-C-Virus (HCV) getestet. Wie schon erwähnt haben diese Vorsichtsmaßnahmen zusammen mit den Virussicherheitsverfahren der Herstellung einzelne Infektionsübertragungen (z. B. HCV) nicht völlig verhüten können. Es gilt daher weiterhin, dass Infektionen durch Erregerübertragung nicht vollständig ausgeschlossen werden können und die Indikationen streng gestellt werden müssen.

Folgende Sofortmaßnahmen werden bei bedrohlichen Unverträglichkeitsreaktionen empfohlen (Tab. 9):

Als allgemeine Gegenanzeigen für alle Immunglobuline gilt:

- Überempfindlichkeit gegen homologe Immunglobuline, insbesondere bei selektivem IgA-Mangel (Serum-IgA unter 5 mg/dl, fehlendes sekretorisches IgA) mit gleichzeitigem Vorhandensein von Antikörpern gegen IgA (siehe auch Fachinformationen).

Spezielle **Gegenanzeigen** können sich für einzelne Produkte je nach Inhaltsstoffen ergeben:

- z. B. hoher Glucosegehalt bei Verabreichung an Diabetiker,
- Sorbitgehalt bei Verabreichung an Neugeborene, Säuglinge oder Kleinkinder, die an einer angeborenen Fruktoseintoleranz leiden können,
- virusinaktivierende Zusatzstoffe und Unbedenklichkeit bei Schwangerschaft oder für stillende Mütter.

Als wichtigste **Wechselwirkungen** mit anderen Substanzen sind für die Immunglobuline zu beachten:

- Die Wirksamkeit eines parenteral zu verabreichenden Viruslebendimpfstoffes (z. B. gegen Masern, Röteln, Mumps, Windpocken) kann durch Immunglobuline abgeschwächt bzw. vollständig verhindert werden. 3 Monate nach Gabe von i. m. oder i. v. Immunglobulinen sollten keine parenteral zu applizierenden Viruslebendimpfstoffe gegeben werden; bei Masern bis zu 6 Monaten.
- Immunglobuline können, je nach verabreichter Menge und Halbwertszeit der passiv übertragenen Antikörper zu falsch positiven serologischen Antikörperbestimmungen führen.

Tabelle **9** Sofortmaßnahmen bei Unverträglichkeitsreaktionen.

subjektive Beschwerden (Rückenschmerzen, Nausea, usw.)	Injektions-/Infusionsstopp
Hauterscheinungen (Rötung, Urtikaria, usw.)	Antihistaminika
Tachykardie	Kortikosteroide i. v. (z. B. 100 mg Prednisolon)
Blutdruckabfall unter 90 mmHg systolisch, Dyspnoe, Schock	Volumenersatz, Sauerstoff, Natriumbicarbonat, Kortikosteroide i. v. (z. B. bis zu 1000 mg Prednisolon), Osmodiuretika, Dopamin-Dauerinfusion usw.
Herz- oder Atemstillstand	Reanimation
unspezifische Reaktionen (z. B. Kopfschmerzen, Rückenschmerzen, Übelkeit)	Infusionsstopp, ggf. Wiederaufnahme der Infusion mit langsamerer Geschwindigkeit
anaphylaktische Reaktionen ohne Kreislaufbeteiligung (z. B. Urtikaria, Angioödem, Dyspnoe, bronchiale Obstruktion, Durchfall)	Infusionsstopp, Antihistaminika, Kortikosteroide, ggf. β2-Agonisten inhalativ, Sauerstoff
anaphylaktische Reaktionen mit kardiovaskulärer Beteiligung (Tachykardie, arterielle Hypotonie, Schock)	Infusionsstopp, zuerst Volumengabe, Adrenalin, dann Kortikosteroide, Antihistaminika, ggf. Beatmung, Reanimation

Zur Indikation des humanisierten murinen monoklonalen RSV-neutralisierenden Antikörpers Palivizumab (Synagis) siehe S. 443.

Literatur

Bundesärztekammer, Vorstand und Wissenschaftlicher Beirat, Hrsg. Leitlinien zur Therapie mit Blutkomponenten und Plasmaderivaten. 2. Aufl. Köln: Deutscher Ärzteverlag; 2001

Bundesverband der Pharmazeutischen Industrie e. V. Rote Liste 2008. Arzneimittelverzeichnis des BPI. Aulendorf: Editio Cantor; 2008

Paul-Ehrlich-Institut, Bundesamt für Sera und Impfstoffe. Bekanntmachung über Maßnahmen zur Abwehr von Arzneimittelrisiken. Verminderung des Risikos der Übertragung von Viren durch Arzneimittel, die durch Fraktionierung aus Plasma humanen Ursprungs hergestellt werden. Bundesanzeiger 1995; 162: 9636

Wahn V, Hrsg. Klinischer Einsatz von Immunglobulinen. Bremen, London, Boston: UNI-MED; 2007

 Koordinator:

M. Borte

Mitarbeiter:

I. Schulze, M. Weiß, B. H. Belohradsky

Mikrobiologische und virologische Diagnostik von Infektionskrankheiten

Allgemeiner Teil

Bei Infektionskrankheiten ist in vielen Fällen eine schnelle Diagnose erforderlich. Dies setzt aber sowohl die Kenntnis der infrage kommenden Erreger als auch Kenntnisse über die Geschwindigkeit, Sensitivität und Spezifität der Untersuchungsmethoden voraus. Es ist daher eine vordringliche Aufgabe der behandelnden Ärzte, sich diese Kenntnisse anzueignen. Vor Abnahme der Untersuchungsmaterialien sollte sich der behandelnde Arzt daher mit folgenden Überlegungen vertraut machen:

- Welche Erreger kommen für die vorliegende Infektion infrage?
- Welche Untersuchungsmethoden und Untersuchungsmaterialien sind zum Nachweis der infrage kommenden Erreger geeignet?
- Wie lange dauert es, bis das Untersuchungsergebnis vorliegt?

Mikrobiologische und virologische Untersuchungsverfahren

Mikroskopie

Mikroskopische Untersuchungsverfahren werden zur raschen Auffindung, Zählung und zur morphologischen Beurteilung von Bakterien, Pilzen und Parasiten eingesetzt. Beim Nachweis von Bakterien dienen sie in erster Linie der vorläufigen Orientierung über den Bakteriengehalt des Untersuchungsmaterials und zeigen demnach eine geringe Sensitivität und Spezifität. Beim Nachweis von Pilzen und Parasiten ist die Spezifität und Sensitivität der Mikroskopie höher; anhand des mikroskopischen Erscheinungsbildes können Pilze und Parasiten meist identifiziert werden.

Kulturelle Anzucht von Bakterien und Pilzen

Die meisten Bakterien und Pilze können in flüssigen oder auf festen Nährmedien vermehrt und mittels biochemischer Methoden zuverlässig und genau identifiziert werden. Darüber hinaus kann ihre Empfindlichkeit gegenüber antimikrobiellen Substanzen bestimmt werden. Die Anzüchtung und Identifizierung dauert bei schnellwachsenden Bakterien 24–48 Stunden. Sie kann aber bei manchen Bakterienarten lange Zeit in Anspruch nehmen, z. B. bei den Mykobakterien bis zu 6 Wochen. Obligat intrazelluläre Bakterien wie Chlamydien oder Rickettsien benötigen zur Anzucht lebende Organismen oder Zellkulturen. Die kulturelle Anzüchtung zeigt eine hohe Spezifität und Sensitivität.

Virusanzucht

Vermehrungsfähige infektiöse Viren sind in lebenden Zellkulturen anzüchtbar. Voraussetzung für eine erfolgreiche Virusanzucht ist die Abnahme des Untersuchungsmaterials zum Zeitpunkt der maximalen Virusausscheidung. Die Virusanzucht ist arbeits- und zeitaufwendig. Je nachdem, welches Virusspektrum erfasst werden soll, sind verschiedene Zellkulturarten erforderlich. Positive Ergebnisse können bereits nach wenigen Tagen vorliegen. Als negativ beendet wird eine Virusanzucht in der Regel jedoch erst nach 2–3 Wochen. Viele humanmedizinisch relevante Viren sind nicht oder nur auf Spezialkulturen anzüchtbar. Schnellere Ergebnisse erhält man mit Kurzzeitkulturen und anschließender Antigenfärbung („shell-vial"-Technik). Diese Methode weist ebenfalls infektiöses Virus nach und ist bspw. für Zytomegalievirus (CMV) gut etabliert. Ergebnisse von Kurzzeitkulturen liegen üblicherweise bereits nach 2 Tagen vor. Ansonsten ist die Virusanzucht weitgehend durch die Polymerase-Kettenreaktion (PCR) ersetzt worden.

Nachweis bakterieller, fungaler und viraler Antigene

Eine schnelle Diagnose einer Bakterien-, Pilz- oder Virusinfektion ist durch den Nachweis von Antigenen mittels Enzymimmun- und Immunfluoreszenztest direkt aus der Untersuchungsprobe möglich. Ein Vorteil der Methode ist der geringe Zeitaufwand von wenigen Stunden und die Tatsache, dass für den Antigennachweis die Vitalität der Mikroorganismen nicht mehr erhalten sein muss. Nachteilig ist die geringere Sensitivität im Vergleich zur Kultur. Die Untersuchungsproben zum Nachweis viraler Antigene sollten möglichst früh nach Auftreten der klinischen Symptome entnommen und innerhalb weniger Stunden transportiert werden.

Nachweis von erregerspezifischen Nukleinsäuren

In den letzten Jahren wurden eine Vielzahl neuer molekularbiologischer Techniken eingeführt, um die Diagnostik von Bakterien, Pilzen, Parasiten und Viren entscheidend zu ergänzen. Mit diesen Methoden können genetische Bestandteile von Mikroorganismen direkt aus klinischen Materialien nachgewiesen werden, ohne dass eine vorherige Erreneranzucht notwendig ist. Weiterhin können auch solche Mikroorganismen erfasst werden, die entweder nicht oder nur mit einem großen Aufwand kultivierbar sind. Jedoch ist ein DNA-Nachweis nicht immer beweisend für eine aktuelle Infektion, da z. B. auch DNA-Fragmente bereits abgetöteter Erreger nachgewiesen werden. Nukleinsäurenachweisverfahren zeigen eine hohe Spezifität und Sensitivität. Sie sind jedoch zum Teil mit einem erheblichen Kostenaufwand verbunden. Die wichtigsten Verfahren sind Hybridisierung mit Gensonden, PCR einschließlich der universellen PCR für bakterielle Erreger und die Ligase-Ketten-Reaktion (LCR). Untersuchungen mittels „Real-Time"-PCR ermöglichen sowohl eine schnelle als auch quantitative Durchführung des Nukleinsäurenachweises.

Nachweis von Antikörpern

Antikörper können nicht nur im Serum, sondern bei Infektionen des ZNS auch im Liquor nachgewiesen werden. Die Dynamik der Antikörperbildung ermöglicht häufig eine zeitliche Zuordnung zum Krankheitsbeginn. In den ersten Krankheitstagen bildet der Organismus in der Regel nur IgM-Antikörper. Kurze Zeit nach den IgM-Antikörpern treten IgG-Antikörper auf, die in der folgenden Zeit an Quantität und Qualität zunehmen (Avidität) und oft lebenslang persistieren. Bei einem positiven IgG-Antikörpernachweis kann man davon ausgehen, dass der Patient spezifische Antikörper gegen das in der Untersuchung eingesetzte Antigen gebildet hat. Ob diese Antikörperbildung aber auf einen unmittelbar vorausgegangenen oder

noch bestehenden Kontakt mit dem Antigen zurückgeht oder ob sie nur Ausdruck eines früher abgelaufenen Kontaktes ist, kann aus einer einzigen Untersuchung nicht abgeleitet werden. Da IgG-Antikörper nach Überstehen der Infektionskrankheit zuweilen über eine sehr lange Zeit oder lebenslang persistieren können, ist es erforderlich, den Titerverlauf zu kontrollieren. Beweisend für eine Infektion ist ein signifikanter, 4-facher Titeranstieg der IgG-Antikörper, wozu 2 Blutproben im Abstand von 10–14 Tagen erforderlich sind. Mitunter kann es schwierig sein, serologisch zwischen einer Primärinfektion und einer Reaktivierung zu unterscheiden. Hier kann die Aviditätsbestimmung der IgG-Antikörper hilfreich sein. IgA-Antikörper weisen auf eine kürzlich stattgefundene oder reaktivierte Infektion hin.

Es gibt serologische Testmethoden, wie den Enzymimmuntest, Immunfluoreszenztest und Immunoblot, die zwischen erregerspezifischen IgM-, IgA- und IgG-Antikörpern differenzieren können. Bei anderen Testarten (Komplementbindungsreaktion, Neutralisationstest, Hämagglutinationshemmtest) ist die spezifische Differenzierung der Immunglobuline nicht möglich. Hier weist ein signifikanter Titeranstieg auf eine floride Infektion hin.

Bei Beteiligung des ZNS wird in der Regel eine spezifische Antikörperbestimmung im Liquor durchgeführt. Zur Beurteilung muss zusätzlich zum Liquor auch unbedingt eine Serumprobe eingeschickt werden, da ohne Serumprobe eine Antikörperdiagnostik im Liquor nicht aussagefähig ist! Wichtig für die Befundinterpretation ist die Berücksichtigung der Funktion der Blut-Liquor-Schranke, siehe auch Kapitel Enzephalitis S. 712.

Gewinnung und Versand von Untersuchungsmaterialien

Ergebnis und Aussagekraft der mikrobiologischen bzw. virologischen Untersuchungen werden nicht nur von dem Leistungsstand der Laboratorien, sondern auch von der Qualität des eingesandten Untersuchungsmaterials beeinflusst. Die Arbeit der Laboratorien kann, auch wenn sie noch so gut und nach modernsten Gesichtspunkten ausgerichtet ist, nicht die Fehler ausgleichen, die bei der Auswahl, der Entnahme oder dem Entnahmezeitpunkt der Untersuchungsmaterialien sowie bei deren Transport gemacht worden sind (Tab. **10** und Tab. **11**). Eine im Interesse des Patienten erforderliche effektive Diagnostik kann nur dann ziel-

Tabelle **10** Allgemeine Grundsätze zur Entnahme von mikrobiologischen Untersuchungsmaterialien.

Der Entnahmeort sollte möglichst am Ort des Infektionsgeschehens liegen.
Kontamination des Probenmaterials mit Keimen der Standortflora und aus der Umwelt sind zu vermeiden, da die Anwesenheit von Standortflora zu Interpretationsschwierigkeiten führen kann.
Kontakt des Probenmaterials mit Antiseptika und Desinfizienzien vermeiden.
Ausreichende Probenvolumina entnehmen, um falsch negative Befunde zu vermeiden.
Der Entnahmezeitpunkt sollte vor Beginn einer antimikrobiellen Therapie liegen, um falsch negative Befunde zu vermeiden; eine lebensrettende Therapie hat allerdings Vorrang und sollte nicht verzögert werden!
Proben und Begleitscheine exakt kennzeichnen: Name, Vorname, Geburtsdatum, Adresse oder Station des Patienten, gewünschte Untersuchung, Infektlokalisation (Wundabstrich ist zu pauschal), Verdachtsdiagnose (z. B. Tierbiss), anamnestische Hinweise (z. B. Reiseanamnese), vorherige oder laufende antibiotische Therapie, Immunstatus (Neutropenie), Datum, Uhrzeit der Entnahme des Untersuchungsmaterials, Telefonnummer, über die der Befund notfalls mitgeteilt werden kann.
Alle Proben umgehend dem Labor übergeben (optimal innerhalb von 2 Stunden, nicht länger als 24 Stunden) und, falls dies nicht möglich ist, für eine sachgerechte Zwischenlagerung Sorge tragen (siehe Tab. **11**).
Alle Materialien sind grundsätzlich als infektiös zu betrachten; sie müssen in sterile, dicht verschließbare und auslaufsichere Gefäße gegeben werden; der Verdacht auf Erreger mit einem hohen Infektionspotenzial (Brucellen, außereuropäische Pilze) müssen wegen der Gefahr der Laborinfektion dem Labor mitgeteilt werden (Personenschutz beachten! DIN 55 515).
Für den Postversand müssen bezüglich der Verpackung die entsprechenden Richtlinien berücksichtigt werden.

gerecht umgesetzt werden, wenn sie in enger Zusammenarbeit zwischen behandelndem Arzt und Mikrobiologen bzw. Virologen durchgeführt wird.

Nachweis von bakteriellen Infektionen

Die wichtigste und kostengünstigste Methode zum Nachweis von schnell wachsenden Bakterien ist die kulturelle Anzüchtung, die nach wie vor als Goldstandard gilt. Zum Nachweis von anspruchsvoll wachsenden Bakterien wie Mykoplasmen spielt die kulturelle Anzüchtung aufgrund der geringen Sensitivität und des großen Zeitaufwandes keine Rolle. Die Diagnose der sog. anspruchsvoll wachsenden Bakterien erfolgte bis vor Kurzem ausschließlich serologisch. Das ist aber unbefriedigend, da Antikörper mitunter erst 2 Wochen nach Krankheitsbeginn auftreten und ein signifikanter Anstieg erst nach 3 Wochen zu erwarten ist.

Als Alternative stehen der Antigennachweis und die PCR zur Verfügung. Obwohl der Antigennachweis nur einen Zeitaufwand von etwa 5 Stunden erfordert, rangiert er in der Routinediagnostik weit hinter der PCR. Keime, für die keine PCR vorhanden ist, werden nach wie vor serologisch diagnostiziert.

Nachweis von Infektionen mit Mykobakterien

Zum Nachweis von Mykobakterien dienen: Mikroskopie, kulturelle Anzüchtung, Hybridisierung mittels Gensonden und PCR. Tierversuche sind nicht mehr indiziert, da die Sensitivität nicht größer ist als bei der Anzucht der Mikroorganismen in Flüssigmedien. Die Spezifität ist mit Ausnahme der Mikroskopie bei allen Methoden gut. Die Sensitivität ist beim kulturellen Nachweis am größten, es folgen PCR, Hybridisierung und Mikroskopie.

Die Methode der Wahl ist die kulturelle Anzüchtung, die beim Nachweis von Mykobakterien stets angestrebt werden muss. Die PCR aus Nativmaterial sollte nach der Meinung von Fachexperten nur bei mikroskopisch negativen Proben, aber klinisch dringend bestehendem Verdacht auf Tuberkulose, bei mikroskopisch positiven Proben und zum Nachweis einer Tuberkulose bei AIDS-Patienten eingesetzt werden. Die PCR sollte derzeit nicht zum Screening und nicht zum Ausschluss einer Tuberkulose verwendet werden, auch nicht zur Therapiekontrolle, weil die DNA noch lange nach Absterben der Mykobakterien nachgewiesen werden kann.

Tabelle **11** Versand und Lagerungsbedingungen für bakteriologische Untersuchungsproben.

Untersuchungsmaterial	Versand/Transportmedium	Temperatur	Methode der Wahl
Blut für Blutkulturen	direkte Beimpfung	RT	Kultur (PCR)
Katheterspitzen	in sterilem Gefäß	4 °C	Kultur
Liquor	nativ, Kultur ansetzen ≤ 2 h	RT	Kultur, PCR
unterer Respirationstrakt			
Sputum auf Bakterien	nativ	RT	Kultur (PCR)
Sputum auf Mykobakterien/Pilze	nativ	4 °C	Kultur, PCR
Bronchial-/Trachealsekret/BAL	nativ	RT	Kultur, PCR
Rachenspülwasser	nativ	RT	Kultur, PCR
Aspirate aus der Trachea	anaerobes TM	RT	Kultur
oberer Respirationstrakt[1]			
Aspirate aus Nebenhöhlen	anaerobes TM	RT	Kultur
Material aus Nasopharynx	aerobes TM	RT	Kultur, PCR
Abstriche bei der Otitis externa	aerobes TM	4 °C	Kultur
Augen			
Bindehautabstriche	aerobes TM	RT	Kultur
Augenkammerwasser	nativ, D	RT	Kultur
Hornhautgeschabsel	sofortiger Transport	RT	Kultur, Mikroskopie
Urogenitaltrakt			
Urin	nativ	4 °C	Kultur
Dialysat	nativ	4 °C	Kultur
Material aus Genitaltrakt	aerobes TM	RT	Kultur
Verbrennungswunden			
Verbrennungswunden	aerobes TM	4 °C	Kultur, PCR
intraoperatives Material			
intraoperative Materialien	anaerobes TM	RT	Kultur
Galle	anaerobes TM	RT	Kultur
Gastrointestinaltrakt			
Stuhl zum Nachweis von:			
Shigellen, Campylobacter,	nativ, ≤ 4 h	RT	Kultur
Cholera	aerobes TM, ≤ 4 h	RT	Kultur
andere Bakterien	nativ	4 °C	Kultur
Parasiten siehe Tab. **12**			
sterile Kompartimente			
Synovialflüssigkeit[2]	nativ	RT	Kultur, PCR
Punktate[2]	anaerobes TM	RT	Kultur, PCR
Knochenmark	aerobes TM	RT	Kultur
Biopsate von Verbrennungen	aerobes TM	4 °C	Kultur
Gewebe	anaerobes TM	RT	Kultur
Verdacht auf Infektionen mit speziellen Erregern			
Nachweis von Bordetella spp.	aerobes TM, D	RT	Kultur, PCR
Nachweis von Corynebacterium spp.	aerobes TM	RT	Kultur

Tabelle **11** Fortsetzung.

Untersuchungsmaterial	Versand/Transportmedium	Temperatur	Methode der Wahl
Nachweis von Neisseria spp.	aerobes TM	RT	Kultur
Nachweis von Aktinomyzeten	anaerobes TM	RT	Kultur
Nachweis von Anaerobiern	anaerobes TM	RT	Kultur

BAL: bronchoalveoläre Lavage; D: direkte Beimpfung; RT: Raumtemperatur; TM: Transportmedium
[1] Bei längerem Transport (≥ 12 h oder über Nacht) sollte die Lagerung bei 4 °C erfolgen, um ein Überwuchern der ätiologisch bedeutsamen Flora durch Keime der Normalflora zu verhindern. Allerdings besteht dadurch die Gefahr, dass empfindliche Keime absterben.
[2] Bei längerem Transport empfiehlt sich das Einimpfen in Blutkulturflaschen.

Nachweis von mykotischen Infektionen

Zur Diagnostik von Endomykosen werden grundsätzlich die gleichen Untersuchungsmaterialien unter den gleichen Bedingungen entnommen wie bei der Diagnostik bakterieller Infektionen. Der Transport zum Labor erfolgt in sterilen Behältnissen innerhalb von 4 Stunden.

Neben mikroskopischen und kulturellen Untersuchungen sind Antigennachweise im Serum, Liquor oder anderen Punktaten sowie Lavageflüssigkeiten möglich und spielen vor allem bei der Diagnose von Kandidosen, Kryptokokkosen und Aspergillosen eine bedeutende Rolle. Einzelheiten müssen mit dem zuständigen Labor vereinbart werden. Weiterhin sind auch Untersuchungen auf Antikörper und Antigen im Serum wichtig. Diese sollten bei entsprechendem Verdacht 1-mal wöchentlich erfolgen (Titerdynamik). Die PCR hat derzeit Bedeutung bei der Diagnostik endemischer Mykosen (Histoplasmose, Kokzidioidomykose) sowie bei der Aspergillose (Serum, BAL). Der Nachweis von 1,3-β-Glucan als Zellwandbestandteil des Pilzes befindet sich derzeit in der Evaluierung.

Zur Diagnostik von Dermatomykosen kommen Materialien wie Haut, Haare, Nägel und Abstriche infrage. Der Entnahmebereich muss frei von antimykotischen Substanzen sein, andernfalls ist ein Intervall von 7 Tagen einzuhalten.

Nach Säuberung mit 70 %igem Ethanol wird die Entnahme unter sterilen Bedingungen vorgenommen, und zwar aus frischen Herden vom aktiven Randsaum.
- Haut: 20 – 50 kleine Schuppen werden mit sterilem Skalpell entnommen
- Haare: mit Epilationspinzette herausziehen, Haarwurzel erhalten
- Nägel: Nagelspäne mit Skalpell oder Feile gewinnen (keine Nagelstückchen)
- Abstriche: von nässenden, ulzerierenden oder eitrigen Herden mit sterilen Tupfern abstreichen
- Gewebestückchen: steril entnehmen, kein Kontakt zu Desinfektionslösungen oder Fixiermitteln!
- Transport in sterilen Röhrchen oder Petrischalen

Nachweis von parasitären Infektionen

Bei der Diagnostik von parasitären Infektionen werden als Erstes makroskopische Verfahren eingesetzt, mit denen die Parasiten teilweise mit dem bloßen Auge betrachtet werden können. Erbringt dies kein Ergebnis, so sind mikroskopische Verfahren mit lebenden Parasiten, mit Quetschpräparaten oder mit markierten Antikörpern anzuwenden. In Ergänzung dazu wird die PCR eingesetzt. Sie spielt bspw. beim Nachweis einer Toxoplasmose eine wichtige Rolle. Als Untersuchungsmaterialien dienen Stuhl, Blut, Knochenmark, Sputum und Duodenalsaft. Serologische Methoden kommen zur Anwendung, wenn der direkte Erregernachweis nicht möglich ist oder nicht sinnvoll erscheint. Die Probenauswahl ist in Tab. 12 dargestellt.

Nachweis von viralen Infektionen

Antikörpernachweise werden aus Serum oder Plasma durchgeführt. Antikörper sind so stabil, dass ein Versand bei Raumtemperatur und eine mehrtägige Lagerung bei 4 °C die Untersuchungen nicht beeinträchtigen. Primärinfektionen werden durch IgM-Nachweis aus einer Einzelprobe (Immunoassays) oder durch einen Titeranstieg in einem Serumpaar, welches in 10 – 14-täglichem Abstand entnommen wurde, diagnostiziert. Bei der Beurteilung von IgG-Antikörpertitern ist zu beachten, dass es keine Normalwerte für IgG-Antikörpertiter gibt und dass diese Tests bisher wenig standardisiert sind. Ein Vergleich der Werte aus verschiedenen Laboratorien ist daher oft nur schwer möglich. Serologische Testverfahren sind in der Regel zum Nachweis generalisierter Virusinfektionen geeignet, vor allem bei langer Inkubationszeit. Sie sind unzuverlässig bei Immunsuppression.

Tabelle **12** Vorgehen bei Untersuchung auf Parasiten.

Parasit	Probenmaterial	Versandhinweise
Ascaris spp. (Spulwürmer)	Stuhl[1]	Raumtemperatur (RT)
Balantidium coli	(blutiger) Stuhl[1]	Raumtemperatur
Cryptosporidium spp.	Stuhl[1], Bronchiallavage	Raumtemperatur
Echinococcus spp.	Serum[2], Biopsat	RT, Pufferlösung (anfordern)
Ektoparasiten (Flöhe, Läuse)	Parasit selbst oder Teile	70 %iger Alkohol
Endoparasiten (Askariden, Proglottiden)	Parasit selbst oder Teile	Kochsalzlösung
Entamoeba histolytica (Amöbenruhr)	Stuhl[1] mit blutigem Schleim	Raumtemperatur ≤ 1 h
E. histolytica (asymptomatisch, Nachweis von Amöbenzysten)	Stuhl[1]	Raumtemperatur
Enterobius vermicularis (Oxyuren)	perianales Abklatschpräparat (Tesafilm), morgens, 3 Tage	Raumtemperatur
Enterocytozoon spp. (Mikrosporidien)	Stuhl[1], Duodenalaspirat, Dünndarmbiopsie, Urin, Konjunktivalabstrich, Korneamaterial, Keratokonjunktivalbiopsie (evtl. in 4-°C-Kulturmedium, infektiös!!!)	≤ 48 h bei RT
Fasciola (hepatica)	Stuhl[1] , Serum, Duodenalsaft	Raumtemperatur
Giardia lamblia	Stuhl[1], Duodenalsaft	Raumtemperatur
Leishmania spp. bei kutaner Leishmaniose	Punktat, Hautbiopsie, Abstrich	Raumtemperatur
Leishmania spp. bei viszeraler und mukokutaner Form	Punktat, Leberbiopsie, Knochenmark, Serum[2]	Raumtemperatur
Hakenwürmer	Stuhl[1]	Raumtemperatur
Onchocerca spp.	„Skin Snip" (2 – 3 mm große Hautstücke in Kochsalzlösung), Serum[2]	Raumtemperatur
Plasmodium spp.	Kapillarblut, EDTA-Blut	Raumtemperatur
Schistosoma haematobium (Blasenbilharziose)	10 ml Urin, 24-h-Sammelurin, Biopsie	Raumtemperatur, nicht über 22 °C lagern!
S. japonicum, S. mansoni (Darmbilharziose)	Stuhl[1], Darmbiopsie	Raumtemperatur
Taenia spp. (Bandwurm)	Stuhl[1]	Raumtemperatur
Toxocara spp.	Serum[2]	Raumtemperatur
Toxoplasma gondii	Serum[2], EDTA-Blut, Fruchtwasser, Liquor, (BAL)	möglichst schnell
Trichomonas vaginalis	Zervix-, Vaginalschleim	Raumtemperatur
Trichuris trichiura	Stuhl[1]	Raumtemperatur

BAL: bronchoalveoläre Lavage; EDTA: Ethylendiamintetraacetat
[1] immer ca. 5 g Stuhl einsenden (5 g entsprechen etwa zu 1 Drittel gefüllten Stuhlröhrchen)
[2] Serum immer bei 4 °C lagern

Virusdirektnachweise können im Prinzip aus jeder Körperflüssigkeit und jedem Gewebe durchgeführt werden (siehe Tab. 13). Nach Möglichkeit sollte Material vom betroffenen Organ verwendet werden, z.B. Liquor bei Enzephalitis/Meningitis, Respirationstraktmaterial bei Pneumonie, Stuhlproben bei Gastroenteritis. Im Allgemeinen sollte Material für Virusdirektnachweise so schnell wie möglich in das Labor transportiert werden. Dies gilt vor allem, wenn ein infektiöses Virus in Zell-kultur isoliert werden soll. Für andere Virusdirektnachweise ist die Lagerung und der Transport weniger kritisch.

Bis zum Eintreffen im Labor sollten Proben bei 4 °C gelagert werden, keinesfalls bei 37 °C!

Virusdirektnachweise sind indiziert bei lokalen Infektionen, bei Infektionen mit kurzer Inkubationszeit, bei Reaktivierungen und bei Patienten mit Immunsuppression.

Tabelle **13**   Abnahme von Untersuchungsproben für die virologische Diagnostik.

Proben	Gewinnung	Transport und Lagerung[1]	Methode(n)
Serum	2 – 5 ml Vollblut in steriles Röhrchen abnehmen	4 °C	Antikörpernachweis, PCR
Citrat- oder EDTA-Blut	in geeignetes, steriles Röhrchen abnehmen	4 °C	PCR, pp65-Antigentest für CMV, Anzucht
Abstriche	virologische Abstrichsets verwenden; oder mit Abstrichtupfer gründlich abstreichen, in steriles Röhrchen mit „Virustransportmedium"[2] überführen, herausragenden Stiel abbrechen	4 °C	Antigennachweis, PCR, Anzucht
Biopsie	in steriles Gefäß mit „Virustransportmedium"[2] überführen	4 °C	PCR, Immunhistochemie, Anzucht
Bläscheninhalt	Inhalt abpunktieren (z. B. mit Tuberkulinspritze) und in „Virustransportmedium"[2] überführen; ist eine Punktion nicht möglich, Abstrich abnehmen	4 °C	PCR, Elektronenmikroskopie, Antigennachweis, Anzucht
bronchoalveoläre Lavage	ohne Zusatz in steriles Gefäß überführen	4 °C	Antigennachweis, PCR, Anzucht
Knochenmark	mit EDTA versetzt in steriles Röhrchen, nicht mit Heparin (Inhibition der PCR!)	4 °C	PCR
Liquor	ohne Zusatz in steriles Gefäß überführen	4 °C	PCR, Anzucht, AK-Nachweis[3]
Muttermilch	in steriles Gefäß überführen	4 °C	PCR, Anzucht
Nasen-Rachen-Sekret	mit handbetriebener Vakuumpumpe (z. B. Fa. Nalgene) in Sekretfalle absaugen; Schlauch mit 2 ml „Virustransportmedium"[2] nachspülen; Alternative: Abnahme mit Ernährungssonde	4 °C	Antigennachweis, Anzucht (PCR, Nachweis sekr. IgA-Antikörper)
Rachenspülflüssigkeit	Patienten mit 5 ml physiologischer Kochsalzlösung gurgeln lassen und in steriles Gefäß überführen, ggf. mit „Virustransportmedium"[2]	4 °C	Anzucht, PCR
Stuhl	ohne Zusatz in Stuhlröhrchen überführen (eine kirschgroße Portion ist ausreichend)	4 °C	Antigennachweis, Anzucht, PCR
Urin	ohne Zusatz in steriles Gefäß überführen	4 °C	PCR, Anzucht

[1] sollte gegebenenfalls mit dem Laboratorium abgeklärt werden
[2] Virustransportmedium besteht aus physiologischer Kochsalzlösung mit Antibiotika und Trägerprotein zur Virusstabilisierung. Bei kurzen Transporten kann auch physiologische Kochsalzlösung ohne Zusätze verwendet werden. (Abstriche in Transportmedien für Bakterien sind nicht geeignet!)
[3] zum Antikörpernachweis im Liquor immer Serum mitschicken

Molekularbiologische Methoden, insbesondere die PCR, haben in den letzten Jahren in der virologischen Diagnostik zunehmend an Bedeutung gewonnen. Gegenüber klassischen Methoden wie Virusisolierung in Zellkultur und Elektronenmikroskopie haben molekularbiologische Methoden den Vorteil einer sehr hohen Sensitivität. Sie erlauben den Nachweis von nicht kultivierbaren Viren und liefern auch bei den anzüchtbaren Viren häufig ein schnelleres Ergebnis. Allerdings sind molekularbiologische Methoden relativ aufwendig und damit auch kostspielig, sodass sie (so wie alle anderen Methoden auch) nicht unkritisch eingesetzt werden sollten.

Spezieller Teil: Bakteriämie/Sepsis

Indikation zur Abnahme von Blutkulturen

Blutkulturen sollten immer dann abgenommen werden, wenn der Verdacht auf Sepsis, Endokarditis (Verdachtsdiagnose immer auf dem Antragsformular vermerken, da Blutkulturen bei Endokarditis länger bebrütet werden müssen) oder eine Bakteriämie besteht sowie beim Fieber unklarer Genese (FUO). Bei Neugeborenen, bei immunsuppressiv behandelten Kindern, bei Kindern mit Neutropenie, bei Intensivpatienten und bei Patienten mit intravaskulären Implantaten (z. B. Shunts) ist die Indikation zur Abnahme von Blutkulturen besonders breit zu fassen. Darüber hinaus sollten Blutkulturen neben den Kulturen von Liquor, Sputum, Urin, Wundabstrichen und Punktaten bei folgenden Erkrankungen entnommen werden: Meningitis, Pneumonie, Pyelonephritis, Osteomyelitis, eitrige Arthritis, Epiglottitis, Omphalitis bei Neugeborenen, Abszess und Phlegmone.

Zeitpunkt der Abnahme von Blutkulturen

Blutkulturen werden üblicherweise im Fieberanstieg oder möglichst frühzeitig nach dem Auftreten von Fieber und/oder Schüttelfrost oder bei Auftreten von Symptomen, die auf eine Sepsis hindeuten, entnommen. Mit Ausnahme von neutropenischen Patienten und immunsupprimierten Kindern ist es wenig sinnvoll, die Entnahme von einer bestimmten Fieberhöhe, z. B. 38,5 °C, abhängig zu machen.

Die Abnahme von Blutkulturen sollte stets vor Beginn der antibiotischen Therapie erfolgen. Ist dies nicht möglich, kann das Anlegen einer Blutkultur unter der Antibiotikatherapie bei Erregerwechsel oder bei Resistenzentwicklung der Erreger unter der Therapie trotzdem sinnvoll sein. Das Blut sollte dann möglichst am Ende des Intervalls, das heißt vor Applikation der nächsten Antibiotikadosis, abgenommen werden. In Ausnahmefällen wie bei therapierefraktärer Endokarditis sollten Blutkulturen nach einer kalkulierten Unterbrechung der antibiotischen Therapie angelegt werden.

Die Haut von sehr unreifen Frühgeborenen ist oft sehr vulnerabel, sodass es bei der Anwendung alkoholischer Hautdesinfektionsmittel zu Hautirritation und Blasenbildung kommen kann. Alternativ wird in diesen Fällen die Anwendung von Octenidindihydrochlorid (Octenisept) empfohlen.

Entnahmetechnik

Die Blutentnahme erfolgt üblicherweise durch Punktion einer peripheren Vene. Die Kultur von arteriellem Blut bringt auch bei Endokarditis oder bei Fungämie keine Vorteile. Bei Verdacht auf eine Fungämie sollten keine Blutkulturflaschen mit Kunstharz verwendet werden. Da die Kontaminationsrate bei Blutkulturen, die über einen intravasalen Katheter abgenommen wurden, höher ist, sollte die Entnahme über einen liegenden Gefäßkatheter nur dann erfolgen, wenn der Verdacht auf eine katheterassoziierte Infektion vorliegt. Bei Neugeborenen kann während der ersten Lebensstunden auch die Entnahme über einen Nabelarterienkatheter sinnvoll sein.

Vor der Entnahme von Blutkulturen sind zwingend erforderlich: Händedesinfektion, Verwendung von sterilen Einmalhandschuhen sowie Hautdesinfektion der Punktionsstelle. Die Hautdesinfektion der Punktionsstelle zunächst mit 70 %igem Ethanol (Einwirkungszeit von mindestens 2 Minuten unbedingt einhalten, alternativ bis zur Trocknung des Ethanols), anschließend erneut eine Hautdesinfektion – konzentrisch vom Zentrum der zu desinfizierenden Fläche nach außen – mit 70 %igem Ethanol mittels sterilem Tupfer. Eine nochmalige Palpation der Punktionsstelle sollte vermieden werden. Nach einer Fehlpunktion muss die Kanüle gewechselt werden.

Blutvolumen

Die erfolgreiche Erregerisolierung ist abhängig von der Menge des entnommenen Blutes. Je größer die Menge des kultivierten Blutvolumens, desto größer ist auch die Wahrscheinlichkeit des Erregernachweises. In der Regel werden für Jugendliche und Erwachsene 10 – 20 ml Blut aspiriert und jeweils 5 – 10 ml in die aerobe und anaerobe Flasche verimpft. Das Mischungsverhältnis sollte 1:5 bis 1:10 ausmachen, wodurch die bakterizide Wirkung des Serums neutralisiert wird. Bei Kindern ist das Ausmaß der Bakteriämie erheblich größer als bei Erwachsenen (> 100 koloniebildende Einheiten [KBE]/ml Blut gegenüber 1 – 10 KBE/ml Blut), sodass 1 – 5 ml Blut ausreichen. Bei Früh- und Neugeborenen sind mindestens 0,5 ml Blut erforderlich. In diesen Fällen sollen Blutkulturflaschen mit kleinerem Volumen verwendet werden.

Einige Autoren haben allerdings darauf hingewiesen, dass zum Nachweis niedrigtitriger Bakteriämien 0,5 ml Blut nicht ausreichend sind und stattdessen eine Blutmenge von 1 – 2 ml empfohlen. Weiterhin konnte durch Studien gezeigt werden, dass auch bei Kindern die Erreger-Nachweisrate bei Entnahme eines größeren Blutvolumens deutlich ansteigt. Besonders sinnvoll erscheint eine gewichtsabhängige Blutmenge, die 1 % des Blutvolumens des Kindes nicht überschreiten soll. Die Autoren empfehlen die Abnahme von 1 ml Blut bei Kindern mit einem Körpergewicht von 1,5 – 2,1 kg, von 1,5 ml bei 2,2 – 11 kg, von 6 – 8 ml bei 12 – 17 kg, von 10 – 12 ml bei 18 – 37 kg und von 15 ml bei Kindern von über 38 kg. Bei Kindern über 11 kg sollten 2 Blutkulturflaschen beimpft werden.

In der Pädiatrie werden in der Regel spezielle Blutkulturflaschen (pädiatrische Blutkultur, Peds-Flasche) eingesetzt. Bei Kindern über 6 Jahren und einem Gewicht über 20 kg sollten die für Erwachsene üblichen Blutkulturflaschen verwendet werden, um ein für die Blutkulturdiagnostik optimales Blutvolumen von mehr als 10 ml entnehmen zu können.

Beimpfen der Blutkulturflaschen

Vor der Beimpfung der Blutkulturflaschen muss nach Entfernen der Schutzkappen der darunter liegende Gummi ebenfalls mit Ethanol desinfiziert werden (Einwirkzeiten beachten!).

Das Blut ist auf 2 Kultursysteme zu verteilen: eines zum Nachweis von aeroben Erregern (aerobe Blutkulturflasche) und eines zum Nachweis von anaeroben Keimen (anaerobe Blutkulturflasche). Reicht die entnommene Blutmenge nur für ein System aus, so sollte der aeroben Blutkulturflasche der Vorrang gegeben werden. Das Mitführen von anaeroben Blutkulturflaschen bei Kindern wird unter Fachleuten kontrovers diskutiert, wobei auf die geringe Prävalenz von Anaerobiern in Blutkulturen hingewiesen wird. Bei Kindern liegt die Nachweisrate von Anaerobiern bei 1 – 2 % aller positiven Blutkulturen. Dennoch sollte in bestimmten Situationen aber nicht auf anaerobe Blutkulturen verzichtet werden, z. B. wenn die Eintrittspforte des Erregers aus dem Abdominalbereich stammt wie bei nekrotisierender Enterokolitis, bei Verdacht auf Lobärpneumonie, Peritonitis oder nach chirurgischen abdominalen Eingriffen. Auch bei Verdacht auf Sepsis nach der Geburt ist das Anlegen einer anaeroben Blutkultur beim Neugeborenen wünschenswert.

Die Blutkulturflaschen sollten vor dem Beimpfen auf Raumtemperatur oder noch besser auf Körpertemperatur (37 °C) vorgewärmt sein (Empfehlungen der Hersteller beachten!). Vor der Beimpfung der Blutkulturflaschen sollte die Kanüle ausgetauscht werden, da sich dadurch die Kontaminationsrate deutlich reduzieren lässt. Die Belüftung der aeroben Blutkulturflaschen ist bei den neuen Blutkultursystemen nicht mehr notwendig.

Für die Untersuchung auf Mykobakterien muss Citrat- oder Heparinblut entnommen werden, das nicht in Blutkulturflaschen verimpft, sondern nativ ins Labor gesandt wird. In der Regel ist die Abnahme von 3 Blutkulturpärchen (je 3 aerobe und 3 anaerobe Flaschen) zu 3 verschiedenen Zeitpunkten ausreichend. Die Einsendung einer größeren Flaschenzahl verbessert im Allgemeinen nicht die Ausbeute, die in der Regel zwischen 15 und 25 % liegt.

Versand

Der Transport der beimpften Blutkulturflaschen muss sofort und gegen Abkühlung geschützt erfolgen (< 2 Stunden). Wenn dies nicht möglich ist, sollten die Blutkulturflaschen bis zum Versand bei 36 ± 1 °C oder bei Raumtemperatur aufbewahrt werden. Vorinkubierte Flaschen werden im Labor besonders bearbeitet, um ein positives Ergebnis zu gewährleisten. Es muss daher auf dem Antragsformular vermerkt werden, ob und wie lange Blutkulturflaschen vorinkubiert wurden.

Interpretation

Nicht alle positiven Blutkulturen sind klinisch relevant; in etwa 2–3 % der Fälle liegt eine abnahmebedingte Kontamination durch Hautflora vor. Hinweis für die klinische Relevanz des nachgewiesenen Erregers in der Blutkultur gibt der Erregernachweis in mehreren Blutkulturflaschen oder der Nachweis desselben Erregers aus anderen Untersuchungsmaterialien, z. B. Urin.

Neurologische Infektionen und Infektionen des zentralen Nervensystems: Untersuchung von Liquor

Zeitpunkt der Lumbalpunktion

Die Lumbalpunktion sollte bei akuten Entzündungen vor einer antibiotischen Therapie erfolgen. Ist eine Lumbalpunktion nicht möglich, sollte auf jeden Fall eine Blutkultur entnommen werden, da 90 % der bakteriellen Meningitiden im Rahmen einer Bakteriämie oder Sepsis ablaufen.

Eine *Kontrollpunktion* nach 12–48 Stunden ist indiziert nach Einsenden einer für die Diagnostik zu geringen Liquormenge (z. B. bei Verdacht auf Tuberkulose), bei zweifelhaftem oder ungewöhnlichem Initialbefund, beim Nachweis von resistenten Erregern oder von Keimen mit einer ungewöhnlichen Resistenz (Kontrolle), bei klinischer Verschlechterung des Krankheitszustandes trotz adäquater Therapie und gegebenenfalls zur Beurteilung der Effizienz der Therapie.

Liquorgewinnung

Üblicherweise wird Liquor durch Lumbalpunktion, in selteneren Fällen durch Ventrikel- oder Subokzipitalpunktion gewonnen. In Sonderfällen kann Liquor auch aus Ableitungssystemen (Shunt-Liquor) gewonnen werden. Es sollte nach Möglichkeit kein blutiger Liquor eingesetzt werden (siehe auch S. 720).

Der entnommene Liquor sollte aus Gründen der Transportsicherheit nur in Röhrchen aus Kunststoff mit sterilem Schraubverschluss oder mit dicht schließender Kunststoffkappe überführt werden. Dabei ist zu bedenken, dass potenziell nachzuweisende Pilzantigene an der Oberfläche des Kunststoffgefäßes adhärieren können und dass dadurch der Nachweis von Pilzantigenen erschwert wird. Bei dringendem Verdacht auf eine Pilzinfektion verwende man daher besser Glasgefäße.

Liquorvolumen/Portionieren des Liquors

Wenn immer möglich, sollten die für entsprechende mikrobiologischen Untersuchungen vorgeschriebenen Mindestmengen eingesandt werden. Nur so ist mit einem positiven Untersuchungsergebnis zu rechnen! Dagegen können PCR-Untersuchungen zum Nachweis von Viren auch aus geringsten Liquormengen noch sinnvoll sein.

Mindestmengen für einen Nachweis sind: bei Bakterien ≥ 1 ml, Pilzen ≥ 1 ml, Parasiten ≥ 5 ml, Viren ≥ 1 ml, Mykobakterien so viel wie möglich, am besten ≥ 5 ml. Bei negativer Mikroskopie und bestehendem Verdacht auf eine tuberkulöse Meningitis bzw. bei unklarer Diagnose, sollte nach Möglichkeit erneut Liquor gewonnen und kulturell untersucht werden (wenn möglich ≥ 5 ml). Ist nur wenig Liquor vorhanden, so ist der Kultur der Vorrang zu geben. Die Kultur gilt nach wie vor als Goldstandard; sie hat die größte Sensitivität.

Lagerung und Versand

Der Transport der Liquorproben zum Nachweis von Bakterien muss unverzüglich bei Raumtemperatur erfolgen (innerhalb von 1, maximal 2 Stunden). Ist ein sofortiger Transport nicht möglich, so wird ein Aliquot des Liquors in Blutkulturflaschen eingeimpft. Da unter diesen Umständen einige Untersuchungen nicht möglich sind (mikroskopisches Präparat, Antigennachweis, quantitative Bestimmung der Erreger, Nachweis von Viren, Nachweis von Parasiten), sollte außerdem nativer Liquor parallel eingesandt werden. Zum Nachweis von Viren, Mykobakterien, Parasiten, Pilzen und bakteriellen Nukleinsäuren. Lagerung und nach Möglichkeit auch der Versand des Liquors bei 4 °C (maximal 24 Stunden). Bei Verdacht auf Parasiten und Pilze Liquor nicht tieffrieren.

Bei langen Transportzeiten sollten außerdem 2 Objektträgerpräparate angelegt und dem Labor übergeben werden (2 Tropfen Liquor auf den Objektträger auftropfen, lufttrocknen, zur Fixierung mit Methanol überschichten, abgießen und erneut lufttrocknen).

Antigennachweis

Die Wertigkeit des Antigennachweises aus Liquor wird von Fachleuten kontrovers diskutiert. Nach den Empfehlungen der Deutschen Gesellschaft für Hygiene und Mikrobiologie (DGHM) ist die Indikation für den Antigennachweis bei folgenden Konstellationen gegeben:

- Liquor nach antibiotischer Vorbehandlung
- Liquor bei deutlich erhöhter Zellzahl (> 50/µl) und negativem mikroskopischem Befund
- Bestätigung unklarer mikroskopischer Ergebnisse
- bei Verdacht auf Kryptokokkenmeningitis

Der Antigennachweis bei mikroskopisch unauffälligem Liquor (ohne vorherige Applikation von Antibiotika) ist nicht sinnvoll. Die Antigentests haben im Vergleich zum kulturellen Nachweis – unabhängig vom verwendeten Testkit – folgende Sensitivität: zum Nachweis von Haemophilus influenzae Typ B etwa 90 %, von Streptococcus pneumoniae etwa 70 – 80 % und von Neisseria meningitidis etwa 50 – 70 %. Die Spezifität der Tests liegt jeweils über 95 %. Bei N. meningitidis werden Kreuzreaktionen mit Staphylokokken und mit bestimmten Stämmen von Escherichia coli beschrieben; sie spielen aber praktisch keine Rolle. Für die Praxis heißt dies, dass ein positiver Antigentest eine hohe Aussagekraft hinsichtlich der Ätiologie hat. Eine Infektionsdiagnose auf der alleinigen Grundlage des Antigennachweises ist aber nicht akzeptabel.

Infektionen der oberen Atemwege

Bei der Gewinnung von mikrobiologischem Untersuchungsmaterial ist eine mehr oder weniger starke Kontamination mit Keimen der Normalflora nicht zu vermeiden, dadurch ist die Befundinterpretation erschwert. Da die Anwendung von Abstrichtupfern mit dem größten Kontaminationsrisiko verbunden ist, sollten Abstrichtupfer nur begrenzt eingesetzt werden.

Materialentnahme

Die Materialgewinnung erfolgt gezielt nach klinischen Symptomen (Tab. **14**).

Tabelle **14**   Entnahme von Untersuchungsmaterialien für bakteriologische Untersuchungen bei Infektionen der oberen Atemwege.

Infektion	Untersuchungsmaterial
Stomatitis	Tupferabstrich, Spülflüssigkeit, Blut (Serologie)
Sialadenitis	Absaugflüssigkeit, Punktat, Blutkultur, Blut (Serologie)
Parodontitis	Zahntaschenexprimat, Sulcusflüssigkeit
Rhinitis	Tupferabstrich, Spülflüssigkeit, Absaugflüssigkeit
Sinusitis	Punktate, endoskopisch gewonnenes Material
Otitis externa	Spülflüssigkeit, Tupferabstrich: Ohrmuschel desinfizieren ggf. Krusten entfernen, dann Gehörgang mit Tupfer rotierend abstreichen
Otitis media	Tupferabstrich des Gehörgangs bei Perforation des Trommelfells: Spekulum in Gehörgang einführen und durch diesen den Abstrich durchführen. Punktion und Aspiration bei intaktem Trommelfell: Gehörgang mit Tupfer und physiologischer Kochsalzlösung säubern, dann Punktion und Inzision des Trommelfells (HNO-Arzt) und Aspiration der Mittelohrflüssigkeit (Transport ohne Medium 1 h)
Tonsillitis/ Pharyngitis	Nasopharyngealabstrich: Tupfer vorsichtig entlang der Nasenscheidenwand und des Nasenbodens in den Nasopharynx vorschieben, dann rotierend abstreichen. Pharynxabstrich: Mund mehrmals mit Leitungswasser ausspülen, Zunge mit Spatel nach unten drücken, Tupfer einführen ohne die Lippen, Mundschleimhaut oder Uvula zu berühren, Tupfer unter Druck von oben nach unten über Tonsillen oder horizontal über die Rachenwand streichen. Die Abstriche dürfen nur ausgeführt werden, wenn eine Epiglottitis ausgeschlossen ist! Biopsat, abgesaugtes Rachensekret (Säuglinge), Blut (Serologie)
Laryngitis	Tupferabstrich, Spülflüssigkeit (Bronchoskop)
Epiglottitis	Tupferabstriche (Entnahme nur nach Intubation oder in Intubationsbereitschaft), Blutkulturen

Lagerung und Versand

Die Materialien für die Bakteriologie müssen schnell (innerhalb von 2 Stunden) bei Raumtemperatur transportiert werden. Ist dies nicht möglich, müssen Transportmedien verwendet werden, z. B. Amies-Medium, Cary-Blair-Medium, Stuart-Medium (Oxoid), Port-A-Cul-Medium (BD) oder Portagerm-Medium (bioMérieux). Die Materialien für die Virologie sollen schnell ins Labor transportiert oder gegebenenfalls bei 4 °C gelagert werden.

Interpretation

Die Diagnostik ist dadurch erschwert, dass der obere Respirationstrakt von einer Vielzahl von Mikroorganismen, einschließlich pathogener Keime, besiedelt ist. Beim Nachweis pathogener Keime ist daher die Relevanz der Isolate zu prüfen.

Demgegenüber gibt es keine virale Standortflora. Der Nachweis von respiratorischen Viren ist daher in der Regel von ätiologischer Bedeutung, wobei bakterielle Ko- oder Sekundärinfektionen berücksichtigt werden müssen.

Infektionen der unteren Atemwege

Materialentnahme

Sputum. Sputum aus den tiefen Abschnitten des Respirationstraktes ist bei Kindern in der Regel nicht zu gewinnen. Die Ausnahme sind Kinder in fortgeschrittenen Stadien einer Mukoviszidose.

Am besten geeignet ist frisches Morgensputum, das vor der 1. Mahlzeit gewonnen wird. Bei chronisch bakteriellen Prozessen, bei Verdacht auf eine Mykose oder auf eine Legionellose sollten Sputumproben, besser BALs an mehreren aufeinanderfolgenden Tagen wie folgt gewonnen werden: Mundspülung mit Wasser zur Reduktion der apathogenen Keime der Normalflora. Danach mehrmals tief aus- und einatmen; nach dem Einatmen für 3 – 5 Sekunden den Atem anhalten. Durch die Atemarbeit wird die Lunge gut entfaltet und die Produktion von Sputum angeregt. Zum Schluss tief Luft holen und das gewonnene Sputum in ein steriles Weithalsröhrchen überführen. Sammelsputum über 24 Stunden und Speichel (Spucke) sind unbrauchbar! Die Qualität des Sputums ist mikroskopisch zu beurteilen; geeignete Sputumproben enthalten mehr als 25 Granulozyten (im Befund reichlich bis massenhaft) und weniger als 10 Epithelzellen (im Befund wenig) pro Gesichtsfeld.

Induziertes Sputum. Mundspülung mit Wasser, Inhalation von 5 – 15 (25) ml 3 – 10 %iger Kochsalzlösung im Ultraschallvernebler innerhalb von 15 Minuten, evtl. Vorinhalation mit Salbutamol (Vorsicht Infektionsgefahr!), Abhusten von Sekret aus den tiefen Atemwegen, Überführen in ein steriles Weithalsgefäß.

Trachealsekret/Bronchialsekret. Tracheal- und Bronchialsekret ist ein wertvolleres Material als Sputum und sollte immer dann gewonnen werden, wenn die Gewinnung einer BAL nicht möglich ist. Trachealsekret wird bei intubierten Patienten oder bei tracheotomierten Patienten durch Absaugung mit zwischengeschaltetem Auffanggefäß entnommen. Falls genügend Material vorhanden ist, sollte die erste Portion verworfen werden. Bei Frühgeborenen und Säuglingen ist auch die Entnahme mit sterilen Spritzen möglich. Bronchialsekret wird während der Bronchoskopie aus den Bronchien gewonnen. Die Materialien sind geeignet zum Nachweis von schnell wachsenden Bakterien, Sprosspilzen, Schimmelpilzen, Mycobacterium spp. (suboptimal, BAL besser), Legionella spp. (suboptimal), Mycoplasma pneumoniae (suboptimal), Chlamydophila pneumoniae, Chlamydia trachomatis bei Säuglingen (suboptimal), Nocardia spp., Aktinomyzeten, Anaerobiern bei Aspirationspneumonie (suboptimal) und Viren.

Bronchoalveoläre Lavage (BAL). Die BAL ist die Methode der Wahl für die Pneumoniediagnostik und für Infektionen in den terminalen Bronchioli. Das Risiko einer Kontamination mit Keimen der Normalflora ist mit dieser Methode am geringsten; weiterhin kann die Kontaminationsrate durch Verwerfen der ersten Sekretportion gesenkt werden.

Nasopharyngeale Absaugung. Einen Schlauch, verbunden mit einer flexiblen Einwegpipette oder mit einer Flüssigkeitsfalle und Pumpe, transnasal in den Nasopharynx einführen. Beim Herausziehen des Schlauches leichten Sog ausüben und dabei schleimig-eitriges Material aus dem Nasopharynx unter Sicht absaugen.

Pharynxspülung. Mund mehrmals mit Leitungswasser ausspülen. Mit 10 ml Virustransportmedium ohne Antibiotikazusatz oder mit physiologischer Kochsalzlösung gurgeln lassen, dann Flüssigkeit in ein steriles Gefäß ausspucken.

Biopsate/Abszessmaterial. Abszessmaterial sollte punktiert oder aspiriert werden – Abstriche sind ungeeignet. Um ein Austrocknen zu verhindern, sollte vor allem Biopsiematerial in wenig Ringerlösung (ca. 1 ml) überführt werden. Die

Transportzeit sollte 30 Minuten nicht überschreiten, gegebenenfalls müssen die Proben in Transportmedien, z. B. Port-A-Cul-Medium, versandt werden.

Blutkulturen. Da Pneumonien häufig Bakteriämien verursachen, sollten Blutkulturen abgenommen werden.

Versand

Die empfohlenen Transportzeiten und Lagerungsbedingungen müssen strikt eingehalten werden, da nur dann ein Absterben empfindlicher Mikroorganismen sowie die Überwucherung oder Hemmung ätiologisch wichtiger Erreger durch Keime der Normalflora weitgehend verhindert werden kann.

Zum Nachweis von Bakterien muss Sputum rasch transportiert werden. Ist dies nicht möglich, sollte die Lagerung bei Raumtemperatur erfolgen, da sonst die Gefahr besteht, dass empfindliche Pneumonieerreger wie Pneumokokken oder Haemophilus influenzae absterben. In Ausnahmefällen wie bei Verdacht auf Mykobakterien, Nocardien und Pneumocystis jiroveci muss die Lagerung bei 4 °C erfolgen. Bei längerem Transport (z. B. über Nacht) sollten die Materialien bei 4 °C gelagert werden, um ein Überwuchern der ätiologisch bedeutsamen Keime durch Normalflora zu verhindern. Allerdings besteht dadurch die Gefahr, dass empfindliche Keime absterben. Bei Anforderung eines Nachweises von Aktinomyzeten und Anaerobiern muss der Transport und die Lagerung bei Raumtemperatur möglichst innerhalb 1 Stunde nach der Entnahme oder, falls dies nicht möglich ist, in Transportmedien (< 24 Stunden) erfolgen.

Für Untersuchungen auf respiratorische Viren ist abgesaugtes Nasen-Rachen-Sekret (NRS), gefolgt von Sputum und BAL das am besten geeignete Material (Tab. 15). Die Proben sollten möglichst umgehend und gekühlt (4 °C) ins Labor gebracht werden. Optimale Transportbedingungen sind besonders für die Virusanzucht von Bedeutung. Die Ergebnisse von Antigen- und PCR-Nachweisen werden weniger durch Transportzeit und -temperatur beeinflusst. Allgemein ist ein rascher Transport wichtiger als die Kühlung. Wenn ein rascher Transport nicht möglich ist, sollte Rücksprache mit dem Labor gehalten werden.

Tabelle 15 Diagnostik viraler Infektionen des Respirationstraktes.

Virus	diagnostisches Vorgehen
„respiratorische Viren": Adenoviren, Influenzaviren A/B, Parainfluenzaviren 1/2/3, RSV, humanes Metapneumovirus	Virusdirektnachweise ■ geeignetes Material: NRS, BAL, Sputum, (Abstriche sind häufig weniger sensitiv) ■ optimaler Abnahmezeitpunkt in den ersten Krankheitstagen ■ Schnelltests für RSV und Influenzaviren verfügbar ■ Antigennachweis mittels IFT oder EIA aus NRS innerhalb weniger Stunden durchführbar; mittels IFT auch als Screening für die aufgeführten „respiratorischen Viren" ■ PCR sensitivste Methode, kommerzielle Tests verfügbar ■ Virusanzucht (Langzeitkultur) in Speziallabors verfügbar, Zeitbedarf bis zu 2 Wochen, Influenzavirus-Anzucht ermöglicht Subtypisierung, Antikörpernachweise ■ vor allem für retrospektive Diagnostik ■ Methoden: IgG/IgA mittels EIA oder IFT (IgM-Tests bei respiratorischen Infektionen ohne Bedeutung) ■ Antikörpertiter im Serum häufig erst nach 8 – 14 Tagen positiv ■ Nachweis einer akuten Infektion durch Titeranstieg; einzelne deutlich erhöhte Antikörpertiter nur von eingeschränkter Aussagekraft
Enteroviren	Nachweis durch PCR oder Virusanzucht aus NRS; retrospektiver Nachweis einer akuten Infektion durch Titeranstieg in EIA oder NT; einzelne deutlich erhöhte Antikörpertiter nur von eingeschränkter Aussagekraft
Rhinoviren	Diagnostik durch PCR in Speziallabors
Coronaviren	Diagnostik durch PCR in Speziallabors
CMV (bei Immunsuppression)	PCR, Kurzzeit-Zellkultur mit Antigennachweis, Langzeit-Zellkultur aus BAL oder anderem Respirationstraktmaterial

NRS: Nasen-Rachen-Sekret; BAL: bronchoalveoläre Lavage; IFT: Immunfluoreszenztest; KBR: Komplementbindungsreaktion; NT: Neutralisationstest; EIA: Enzymimmunassay

Untersuchungsvolumen

Bei der Einsendung von Untersuchungsmaterialien die angegebenen Mindestmengen nicht unterschreiten. Zum Nachweis von Bakterien oder Viren sind mindestens 1 ml Sputum, Bronchialsekret oder Trachealsekret notwendig.

Interpretation

Die Untersuchung von Tracheal- und Bronchialsekret hat eine hohe Sensitivität, aber eine geringe Spezifität für bakterielle Pneumonieerreger. Mikroorganismen der Normalflora, zu denen in geringen Keimzahlen auch die pathogenen Pneumonieerreger wie Pneumokokken gehören, besiedeln unter Beatmungsbedingungen auch den oberen und unteren Respirationstrakt und sind schwer von den ätiologisch bedeutsamen Pneumonieerregern zu unterscheiden. Die nachgewiesenen pathogenen Keime verursachen nicht in jedem Fall eine Pneumonie. Die BAL weist eine hohe Spezifität auf: 10^4 Keime/ml sprechen bei entsprechender klinischer Symptomatik für einen ätiologisch bedeutsamen Pneumonieerreger.

Der Nachweis von respiratorischen Viren aus den oben aufgeführten Materialien ist von ätiologischer Bedeutung (siehe Tab. 15). Dabei müssen bakterielle Ko- oder Sekundärinfektionen berücksichtigt werden.

Haut-, Weichgewebe-, Knochen- und Gelenkinfektionen

Material und Versand

Die Untersuchungsproben müssen innerhalb von 2 Stunden ins Labor gebracht werden, da jede Art der Lagerung die Ausbeute verringert (Tab. 16). Falls dies nicht möglich ist, können die Proben bei 4 °C gelagert werden. Dabei muss man sich aber im Klaren sein, dass empfindliche Keime bei einer Lagerung bei 4 °C absterben. Daher sollten flüssige Untersuchungsmaterialien bei längerem Transport in Blutkulturflaschen verimpft werden.

Für den Versand ergeben sich folgende Möglichkeiten:

Transportmodus 1. Versand von Sekreten, Drän- und Katheterspitzen, Kanülen, Spülflüssigkeiten, Gewebestückchen: Der Transport erfolgt in sterilen leeren Gefäßen, gegebenenfalls mit Zusatz von wenig physiologischer Kochsalzlösung, um ein Austrocknen der Proben zu vermeiden. Diese Aufbewahrungsart erfordert einen sofortigen Transport, eine Lagerung ist nicht erlaubt.

Transportmodus 2. Versand in Spritzen mit Verschlusskonus ohne Kanüle: Diese Aufbewahrungsart erfordert sofortigen Transport, eine Lagerung ist nicht erlaubt! Falls dies nicht möglich ist, müssen flüssige Untersuchungsmaterialien in Blutkulturflaschen geimpft werden.

Transportmodus 3. Versand von Flüssigkeiten oder Tupfern: Der Transport erfolgt in Medien für anspruchsvoll wachsende Keime oder für Anaerobier. Diese Aufbewahrungsart erlaubt eine Transportzeit von mehr als 2 Stunden, maximal 24 Stunden bei 4 °C; Proben mit Verdacht auf Anaerobier müssen bei Zimmertemperatur aufbewahrt werden.

Transportmodus 4. Materialien zum Nachweis von Viren: Virusdirektnachweise aus Abstrichmaterial können mittels Immunfluoreszenz, Virusanzucht, Elektronenmikroskopie oder PCR erfolgen. Es sollten spezielle Abstrichsets für virologische Untersuchungen verwendet werden, die in der Regel vom Labor angefordert werden können. Kühlung (4 °C) und rascher Transport ist für die Anzüchtung wichtig. Der Einfluss von Transportzeit und -temperatur auf andere Untersuchungsverfahren ist weniger kritisch.

Interpretation

Bei exakter Abnahme der Untersuchungsmaterialien ist das Risiko der Kontamination durch die Normalflora der Haut bzw. der Schleimhäute gering, sodass die isolierten Erreger als relevant zu betrachten sind.

Infektionen der Harnwege

Mikrobiologische Diagnostik bei Infektionen der Harnwege siehe S. 622

Infektionen des Magen-Darm-Traktes

Materialentnahme

Für die Diagnostik bakterieller Darmerreger kommt in erster Linie die Untersuchung von Stuhl infrage und nur in Ausnahmefällen, in denen kein Stuhl gewonnen werden kann, Rektalabstriche. Zum Nachweis bakterieller und viraler Erreger von Enteritiden reicht meist eine Stuhlprobe, während für die parasitologische Diagnos-

Tabelle **16**   Entnahme und Versand von Untersuchungsmaterialien bei Haut- und Weichteilinfektionen.

Untersuchungsmaterial	Entnahmetechnik und Transport
Eiter, Sekrete, Abszesse, Empyem, Gangrän, Pusteln, Punktate	**perkutane Punktion** und **Sekretaspiration** mit einer Spritze unter aseptischen Bedingungen; ein Tupferabstrich besitzt wenig Wert → Transportmodus 1 oder 2, bei längerem Transport 3, bei **Abszessspaltung**, Entnahme von Abszessinhalt mit chirurgischem Löffel Transportmodus 1, bei **exsudatarmen Prozessen** Aspiration vom Grund der Läsion mit Tuberkulinspritze; nach Entfernen der Kanüle und Verschließen der Spritze → Transportmodus 1 oder 2, ggf. 3, bei **intraoperativer Entnahme** sollte zusätzlich eine Probe von Granulationsgewebe eingesandt werden → Transportmodus 1
Fisteln	Öffnung desinfizieren, Katheter zur Aspiration oder Gewebekürettage im Fistelgang einführen → Transportmodus 1
Ulzerationen, Wunden, Bisswunden	Wundränder desinfizieren, oberflächlich Schorf abheben, ggf. Wundgrund kürettieren und evtl. vorhandenes Exsudat mit steriler Spritze aspirieren oder mit sterilem Abstrichtupfer entnehmen → Transportmodus 2 oder 3
phlegmonöse Prozesse	Desinfektion der Hautoberfläche, Probeexzision aus Rand der Entzündung → Transportmodus 1
chronisch granulomatöse Prozesse, Aktinomykose, Myzetom, Osteomyelitis	Gewebe, Punktat oder Biopsat ggf. in physiologischer Kochsalzlösung → Transportmodus 1
Verdacht auf Infektionen durch Dermatophyten	verdächtige Hautstellen mit Alkohol vorsichtig desinfizieren, danach Hornhautgeschabsel oder Hautschuppen vom entzündlichen Randwall abkratzen, in ein trockenes Gefäß überführen → Transportmodus 1 (maximal bis zu 48 h)
Katheter, Dräns	Desinfektion der Haut, Katheter ziehen, mit sterilem Besteck die Spitze abschneiden und in ein steriles Gefäß überführen → Transportmodus 1

Transportmodus 1, 2, 3: siehe Text

tik 3 Proben von 3 verschiedenen Tagen empfohlen werden. Eine mit der Mikrobiologie abgestimmte Stufendiagnostik ist zur Vermeidung unnötiger Kosten sinnvoll.

Stuhluntersuchung. Stuhl wird in einem sauberen trockenen Gefäß aufgefangen. Die Harnblase sollte vorher entleert sein. Eine Kontamination mit Urin, Reinigungsmitteln oder Spülwasser ist zu vermeiden. Mit dem Löffel des Transportröhrchens entnimmt man eine erbsengroße Menge bzw. bei flüssigem Stuhl etwa 1 – 2 ml. Es sollten bevorzugt blutige, schleimige oder eitrige Anteile entnommen werden.

Rektalabstriche. Dafür wird der Tupfer in die Ampulla recti eingeführt und mehrmals gedreht. Analabstriche sind ungeeignet.

Indikation zur ergänzenden Untersuchung bei Infektionen des Magen-Darm-Traktes

- Magensaft zur Untersuchung auf Tuberkulose
- Magenschleimhautbiopsie zur Untersuchung von Helicobacter pylori
- Duodenalsaft zur Untersuchung auf Lamblien

- Dünndarmbiopsie zur Untersuchung auf Mykobakterien
- Dickdarmbiopsie zur Untersuchung auf Amöben

Versand

Die Proben zum Nachweis von Shigellen und Campylobacter spp. sollten innerhalb von 4 Stunden (spätestens nach 24 Stunden) im Labor sein. Ist dies nicht möglich, müssen Transportmedien eingesetzt werden, z. B. Cary-Blair-Medium oder Stuart-Medium für Rektalabstriche, Cary-Blair-Bouillon oder Ähnliches für Stuhl. Proben zum Nachweis anderer Keime sollten kühl transportiert werden. Zum Nachweis von Parasiten siehe Tab. 12. Für virologische Untersuchungen sollten die Proben bis zum Versand bei 4 °C gelagert werden. Der Transport kann bei Raumtemperatur erfolgen.

Zum Nachweis von Vibrio cholerae muss alkalisches Peptonwasser mit 1 % Kochsalz verwendet werden. Bei Verdacht auf Cholera muss das Labor verständigt werden, sodass das Peptonwasser frisch hergestellt werden kann. Die Probe muss dann auf dem schnellsten Weg ins Labor gebracht werden (< 4 Stunden).

Referenzzentren und Laboratorien für spezielle Untersuchungen

Informationen zu nationalen Referenzzentren (NRZ) für die Diagnostik ausgewählter Krankheitserreger finden sich auch auf der Internetseite des Robert Koch-Institutes (http://www.rki.de). Diese stehen den mikrobiologischen Laboratorien zur Verfügung, sind aber auch zur Beratung bei schwierigen diagnostischen Problemen bereit. Daneben werden auch Laboratorien genannt, die Untersuchungen auf spezielle Krankheitserreger durchführen.

Literatur

Mertens T, Haller O, Klenk HD, Hrsg. Diagnostik und Therapie von Viruskrankheiten. Leitlinien der Gesellschaft für Virologie. 2. Aufl. München: Urban & Fischer; 2004

MIQ. Qualitätsstandards in der mikrobiologisch-infektiologischen Diagnostik. München, Jena: Urban & Fischer; 1997–2005

 Koordinator:
M. Abele-Horn

Mitarbeiter:
H. W. Kreth, F.-M. Müller, B. Weißbrich

Infektionskontrolle

Gesetzliche Bestimmungen und Empfehlungen zur Verhütung und Bekämpfung übertragbarer Krankheiten

Infektionsschutzgesetz

Das Gesetz zur Verhütung und Bekämpfung von Infektionskrankheiten beim Menschen hat die Aufgabe, übertragbaren Krankheiten beim Menschen vorzubeugen, Infektionen frühzeitig zu erkennen und ihre Weiterverbreitung zu verhindern. Gemäß dieser Zielsetzung enthält das Infektionsschutzgesetz (IfSG) verbindliche Festlegungen zur

- Erfassung (3. Abschnitt, Meldewesen),
- Verhütung (4. Abschnitt) und
- Bekämpfung (5. Abschnitt) übertragbarer Krankheiten.

Spezielle Vorschriften für den Infektionsschutz in
- Schulen und sonstigen Gemeinschaftseinrichtungen (6. Abschnitt) sowie
- gesundheitliche Anforderungen an das Personal beim Umgang mit Lebensmitteln (8. Abschnitt).

Weitere Abschnitte legen die Beschaffenheit von Wasser für den menschlichen Gebrauch sowie von Schwimm- und Badebeckenwasser (7. Abschnitt) sowie den Umgang mit Krankheitserregern (9. Abschnitt) fest. Weiterhin finden sich allgemeine Vorschriften, Regelungen von Zuständigkeiten und Kostenübernahmen sowie von Entschädigungen in besonderen Fällen.

Für die *Meldepflicht bei übertragbaren Krankheiten* und bei nosokomialen Ausbrüchen sind zusätzlich die länderspezifischen Festlegungen (Erweiterungen) sowie die Laborberichtverordnung BGBl. I S. 2819 vom 18. 12. 1987 (Meldung von HIV-Infektionen) zu beachten.

Gemäß IfSG ist eine übertragbare Krankheit eine durch Krankheitserreger oder deren toxische Produkte verursachte Krankheit, die unmittelbar oder mittelbar auf den Menschen übertragen werden kann. Bei den Betroffenen werden folgende Situationen unterschieden:

- krank ist eine Person, die an einer übertragbaren Krankheit erkrankt ist
- krankheitsverdächtig ist eine Person, bei der Symptome bestehen, die das Vorliegen einer bestimmten übertragbaren Krankheit vermuten lassen
- Ausscheider ist eine Person, die Krankheitserreger ausscheidet und dadurch eine Ansteckungsquelle für die Allgemeinheit sein kann, ohne krank oder krankheitsverdächtig zu sein
- ansteckungsverdächtig ist eine Person, von der anzunehmen ist, dass sie Krankheitserreger aufgenommen hat, ohne krank, krankheitsverdächtig oder Ausscheider zu sein

Unter einer Infektion wird die Aufnahme eines Krankheitserregers und seine nachfolgende Entwicklung oder Vermehrung im menschlichen Organismus verstanden.

Krankheitserreger werden als vermehrungsfähiges Agens (Virus, Bakterium, Pilz, Parasit) oder sonstiges biologisch übertragbares Agens (Prion) definiert, das bei Menschen eine Infektion oder übertragbare Krankheit verursachen kann.

Im IfSG wird erstmals für Deutschland eine Legaldefinition der nosokomialen Infektion gegeben, was die entscheidende Voraussetzung für die Prävention und das Ausbruchmanagement nosokomialer Infektionen ist. Gemäß IfSG ist eine *nosokomiale Infektion* eine Infektion mit lokalen oder systemischen Krankheitszeichen als Reaktion auf das Vorhandensein von Erregern oder ihrer Toxine, die im zeitlichen Zusammenhang mit einer stationären oder einer ambulanten medizinischen Maßnahme steht, soweit die Infektion nicht bereits vorher bestand. Bei in situ belassenem Implantat ist das Auftreten einer Infektion z. B. für den Zeitraum innerhalb eines Jahres als mögliche nosokomiale Infektion definiert.

Meldepflicht
Im Gegensatz zum Bundesseuchengesetz unterscheidet das IfSG die Meldung von Krankheiten (im Allgemeinen durch den feststellenden Arzt) und von Krankheitserregern (durch das Labor).

Alle Meldungen nach IfSG sind gesetzlich geregelte Durchbrechungen der Schweigepflicht. Deshalb ist darauf zu achten, dass die Meldung nur an die zuständigen Mitarbeiter des Gesundheitsamts gelangt. Einige Krankheiten unterliegen der namentlichen (des Patienten) Meldepflicht (Tab. 17), wobei die erforderlichen Angaben detailliert festgelegt sind.

Für weitere Krankheitserreger ist eine namentliche Meldepflicht festgelegt, soweit die Nachweise auf eine akute Infektion hinweisen. Die Nachweispflicht bezieht sich sowohl auf direkte als auch auf indirekte Erregernachweise. Einzelne Abweichungen von dieser grundsätzlichen Regel sind beim Erreger aufgeführt. So sind insbesondere für das Hepatitis-C-Virus alle Nachweise zu melden, soweit nicht bereits bekannt ist, dass eine chronische Infektion vorliegt.

Die namentliche Meldung muss unverzüglich, jedoch spätestens innerhalb von 24 Stunden nach erlangter Kenntnis, an das für den Betroffenen zuständige Gesundheitsamt bzw. beim Nachweis von Krankheitserregern an das für den Einsender zuständige Gesundheitsamt erfolgen. Zusätzlich ist eine nicht namentliche Meldung durch die Gesundheitsämter vorgesehen (http://www.rki.de).

Dabei kommt der Surveillance nosokomialer Infektionen besondere Bedeutung zu. Als Ausbruch ist dem Gesundheitsamt zu melden, wenn gemäß den Falldefinitionen 2 oder mehr gleichartige nosokomiale Infektionen, bei denen ein epidemischer Zusammenhang wahrscheinlich ist oder vermutet wird, auftreten. Die Meldung muss folgende Angaben enthalten:

- Untersuchungsbefund,
- wahrscheinlicher Infektionsweg und wahrscheinliches Infektionsrisiko,
- Name, Anschrift und Telefonnummer des Meldenden,
- Name und Anschrift der betroffenen Einrichtung.

Für das *Ausbruchmanagement* ist ein strukturiertes Vorgehen gemäß der RKI-Empfehlung (2002) zu etablieren. Dabei ist es zweckmäßig, das grundsätzliche Vorgehen schon vorab geregelt zu haben. Für eine Ausbruchsbekämpfung sind im Allgemeinen folgende Arbeitsschritte erforderlich:

- Überprüfung der Meldung (Verdacht oder Diagnose durch Ortsbegehung, Befundauswertung und Klärung des Ausmaßes durch den Krankenhaushygieniker, die Hygienefachkraft oder gegebenenfalls das Infektionskontrollteam),
- Einberufung des Infektionskontrollteams (Krankenhaushygieniker und/oder hygienebeauftragter Arzt, Hygienefachkraft, Mikrobiologe, Stationsarzt, ggf. leitender Arzt sowie ggf. z. B. Vertreter der Pflegedienstleitung, Verwaltungsleitung, Apotheke, betriebsärztlichen Betreuung),
- Festlegung der Falldefinition für die das Krankheitsgeschehen verursachende Erkrankung,

Tabelle **17**   Namentliche Meldung von Infektionskrankheiten gemäß IfSG.

Meldepflicht	Erkrankung
Krankheitsverdacht, Erkrankung sowie Tod	Botulismus, Cholera, Diphtherie, humane spongiforme Enzephalopathie, außer familiär-hereditäre Formen, akute Virushepatitis, enteropathisches hämolytisch-urämisches Syndrom (HUS), virusbedingtes hämorrhagisches Fieber, Masern, Meningokokken-Meningitis oder -Sepsis, Milzbrand, Poliomyelitis (als Verdacht gilt jede akute schlaffe Lähmung, außer wenn traumatisch bedingt), Pest, Tollwut, Typhus/Paratyphus
Erkrankung und Tod	behandlungsbedürftige Tuberkulose (auch bei fehlendem bakteriologischem Nachweis) sowie Verweigerung oder Abbruch der Behandlung
Verdacht und Erkrankung	mikrobiell bedingte Lebensmittelvergiftung, akute infektiöse Gastroenteritis (bei ≥ 2 epidemisch zusammenhängenden Erkrankungen oder Einzelerkrankung bei beruflichem Umgang mit Lebensmitteln)
Verdacht	Impfreaktion mit gesundheitlicher Schädigung
Verletzung oder Berührung	tollwutkrankes, verdächtiges oder ansteckungsverdächtiges Tier
bedrohliche Krankheit oder schwerwiegende Gefahr für die Allgemeinheit	≥ 2 gleichartige Erkrankungen mit wahrscheinlichem oder vermutetem epidemischem Zusammenhang und nicht im Entwurf aufgeführten Erregern

Meldepflichtige Nachweise von Krankheitserregern siehe http://bundesrecht.juris.de/ifsg/-7.html

- Information von Krankenhausleitung und Gesundheitsamt,
- Formulierung der Arbeitshypothese mit Einschätzung der Ausbreitungsgefährdung und Festlegung der weiterführenden Diagnostik sowie sofortige Festlegung von Schutzmaßnahmen (z. B. Absonderung, spezielles Pflegeregime, Gesundheitskontrolle, ggf. Keimträgersanierung, Riegelungsimpfung),
- Organisation, Kontrolle und Beurteilung der Schutzmaßnahmen bei fortlaufender Überprüfung der Arbeitshypothese,
- Lagebeurteilung und Ursachenforschung,
- Abschlussbericht mit Manöverkritik und Dokumentation.

Bei Auftreten von multiresistenten Erregern oder anderen bedrohlichen Infektionsereignissen sind – teilweise bereits im Einzelfall – geeignete Schutzmaßnahmen einzuleiten. Das setzt die unverzügliche Meldung der Labordiagnose an den behandelnden Arzt und das Hygieneteam voraus. Hierfür empfiehlt sich die Etablierung eines innerbetrieblichen elektronischen Meldesystems mit automatisch eingehender Befundübermittlung zur frühzeitigen Identifizierung des endemischen Auftretens nosokomial kritischer Erreger oder des Auftretens von Erregern mit dem Gefährdungspotenzial für einen epidemischen Ausbruch. In gleicher Weise besteht Handlungsbedarf bei Nachweis von Krankheitserregern aus exogenen Infektionsquellen (z. B. aus Leitungswasser, aufbereiteten Endoskopen u. Ä.) und bei Auftreten nosokomialer Infektionen ausschließlich exogener Herkunft.

Zusätzlich sind die vom Robert Koch-Institut nach § 4 Abs. 2 Nr. 2 Buchstabe b festgelegten nosokomialen Infektionen und das Auftreten von Krankheitserregern mit speziellen Resistenzen und Multiresistenzen krankenhausintern aufzuzeichnen, zu bewerten (Surveillance) und auf Verlangen dem Gesundheitsamt vorzulegen. Diese Aufzeichnungen sind 10 Jahre aufzubewahren.

Das IfSG lässt das methodische Vorgehen für die Surveillance nosokomialer Infektionen offen. Demzufolge muss jedes Hygieneteam sein eigenes Konzept zur optimalen Umsetzung der Infektionssurveillance unter Berücksichtigung seiner spezifischen Möglichkeiten und Bedingungen entwickeln. Da die kontinuierliche Erfassung aller nosokomialen Infektionen in größeren stationären Einrichtungen mit erheblichem personellem und zeitlichem Aufwand verbunden ist, wurde vom Gesetzgeber die Möglichkeit eingeführt, Infektionsra-

ten nur für sog. Indikatorinfektionen zu ermitteln. Verpflichtend erfolgt dies nur für jeweils vom RKI festgelegte Indikatorinfektionen. Auf freiwilliger Basis kann jeder klinische Bereich darüber hinaus eigene zusätzliche Untersuchungen festlegen (z. B. Wundinfektionen bei bestimmten Operationsarten, katheterassoziierte Septikämien, beatmungsassoziierte Pneumonien, katheterassoziierte Harnwegsinfektionen bei bestimmten Diagnosegruppen). Voraussetzung sind in jedem Fall eindeutige Falldefinitionen der ausgewählten Infektionen (www.rki.de > Infektionskrankheiten A – Z > Falldefinitionen).

Zur Meldung sind verpflichtet:
- der feststellende Arzt; in Krankenhäusern oder anderen Einrichtungen der stationären Pflege auch der leitende Arzt; in Krankenhäusern mit mehreren selbstständigen Abteilungen der leitende Abteilungsarzt; in Einrichtungen ohne leitenden Arzt der behandelnde Arzt
- zur namentlichen Erregermeldung die Leiter von Medizinaluntersuchungsämtern und sonstigen privaten oder öffentlichen Untersuchungsstellen einschließlich der Krankenhauslaboratorien
- die Leiter von Einrichtungen der pathologisch-anatomischen Diagnostik, wenn ein Befund erhoben wird, der sicher oder mit hoher Wahrscheinlichkeit auf das Vorliegen einer meldepflichtigen Erkrankung oder Infektion durch einen meldepflichtigen Krankheitserreger schließen lässt
- bei Tollwutgefährdung auch der Tierarzt
- bei meldepflichtigen Erkrankungen einschließlich nosokomialen Infektionen (siehe oben) auch Angehörige medizinischer Fachberufe sowie jede sonstige mit der Behandlung oder Pflege des Betroffenen berufsmäßig beschäftigte Person
- der verantwortliche Luftfahrzeugführer und auf Seeschiffen der Kapitän
- die Leiter von Pflegeeinrichtungen, Justizvollzugsanstalten, Heimen, Lagern oder anderen Gemeinschaftseinrichtungen
- auch die Heilpraktiker bei meldepflichtigen Infektionskrankheiten

Der Meldepflichtige hat dem Gesundheitsamt unverzüglich mitzuteilen, wenn sich eine Verdachtsmeldung nicht bestätigt hat.

Zusätzliche Vorschriften für Schulen und sonstige Gemeinschaftseinrichtungen

Gemeinschaftseinrichtungen im Sinne des IfSG sind Einrichtungen, in denen überwiegend Säuglinge, Kinder oder Jugendliche betreut werden, insbesondere Kinderkrippen, Kindergärten, Kindertagesstätten, Kinderhorte, Schulen oder sonstige Ausbildungseinrichtungen, Heime und Ferienlager. In diesen Einrichtungen dürfen Erkrankte (Tab. 18) oder Krankheitsverdächtige sowie Personen mit Läusebefall, sofern ein Kontakt mit den Betreuten gegeben ist, so lange keine Lehr-, Erziehungs-, Pflege-, Aufsichts- oder sonstige Tätigkeit ausüben, bis keine Weiterverbreitung zu befürchten ist. Die Betreuten dürfen für die Dauer der Ansteckungsgefährdung nicht in der Einrichtung betreut werden.

Ausscheider (siehe Tab. 19) dürfen nur mit Zustimmung des Gesundheitsamts und unter Beachtung der gegenüber dem Ausscheider und der Gemeinschaftseinrichtung verfügten Schutzmaßnahmen die Gemeinschaftseinrichtung betreten.

Die Beschäftigten sind vor erstmaliger Aufnahme ihrer Tätigkeit und im Weiteren mindestens im Abstand von 2 Jahren von ihrem Arbeitgeber über die gesundheitlichen Anforderungen und Mitwirkungsverpflichtungen aktenkundig zu belehren. Das Protokoll darüber ist 3 Jahre aufzubewahren.

Berufliches Tätigkeitsverbot

Die zuständige Behörde kann Kranken, Krankheitsverdächtigen, Ansteckungsverdächtigen und Ausscheidern die Ausübung bestimmter beruflicher Tätigkeiten ganz oder teilweise untersagen. Das gilt auch für sonstige Personen, die Krankheitserreger so in sich oder an sich tragen (Carrier), dass im Einzelfall die Gefahr einer Weiterverbreitung besteht.

Überwachung durch das Gesundheitsamt

Der Kompetenzbereich des Gesundheitsamts wird maßgeblich erweitert und betrifft die infektionshygienische Überwachung von Gemeinschaftseinrichtungen, medizinischen Einrichtungen und Praxen sonstiger Heilberufe, Justizvollzugsanstalten sowie sonstiger Einrichtungen und Gewerbe mit der Möglichkeit einer Infektionsübertragung.

Tabelle **18** Krankheiten, die zu Zutrittsbeschränkungen für Beschäftigte mit Kontaktmöglichkeit zu Kindern und für Betreute in Schulen und Gemeinschaftseinrichtungen führen.

Cholera[1]
Diphtherie[1]
Enteritis durch enterohämorrhagische E. coli (EHEC)[1]
virusbedingtes hämorrhagisches Fieber[1]
Haemophilus-influenzae-Typ-b-Meningitis[1]
Impetigo contagiosa
Keuchhusten (Pertussis)
ansteckungsfähige Lungentuberkulose[1]
Masern[1]
Meningokokkeninfektion[1]
Mumps[1]
Paratyphus[1]
Pest[1]
Poliomyelitis[1]
Skabies
Scharlach oder sonstige Streptococcus-pyogenes-Infektionen
Shigellose[1]
Typhus abdominalis[1]
Virushepatitis A oder E[1]
Windpocken

[1] gilt grundsätzlich für Personen aus Wohngemeinschaft mit Erkrankung oder Verdacht

Tabelle **19** Ausscheider, die nur mit Zustimmung des Gesundheitsamtes Schulen und sonstigen Gemeinschaftseinrichtungen nach Festlegung geeigneter Schutzmaßnahmen besuchen dürfen.

Vibrio cholerae O 1 und O 139
Corynebacterium diphtheriae, toxinbildend
Salmonella Typhi, Salmonella Paratyphi
Shigella spp.
enterohämorrhagische E. coli (EHEC)

Biologische Arbeitsstoffe im Gesundheitswesen und in der Wohlfahrtspflege (TRBA 250/BGR250)

Im Zuge der Neuordnung der Unfallverhütungsvorschriften (UVV) hat die berufsgenossenschaftliche Vorschrift „Gesundheitsdienst" (BGV C 8) zum 1. Februar 2005 ihre Gültigkeit verloren. Wesentliche Aussagen wurden inzwischen durch die Biostoffverordnung geregelt. Als Ersatz für die UVV verdeutlicht die berufsgenossenschaftliche Regel (BGR) 250 ebenso wie die staatliche technische Regel für biologische Arbeitsstoffe (TRBA) 250 die Umsetzungsmöglichkeiten der Biostoffverordnung.

Die TRBA 250 beschreibt die Notwendigkeit der Gefährdungsbeurteilung auf Basis der Risikogruppen für biologische Arbeitsstoffe. Im Ergebnis der ermittelten Gefährdung muss die Zuordnung des Arbeitsbereichs zur entsprechenden Schutzstufe (1–4) vorgenommen werden, wobei in pädiatrischen Einrichtungen im Allgemeinen die Schutzstufe 2 zutrifft. Zu den Schutzmaßnahmen gehören organisatorische und hygienische Maßnahmen wie Bereitstellen persönlicher Schutzausrüstung, Gewährleistung der Desinfektion auf der Grundlage aufgabenbezogener Desinfektionspläne in jeder Abteilung bzw. Praxis mit Festlegung von Zeitpunkt, Vorgehen, Präparat, Hilfsmittel, Ausführenden und Verantwortlichkeit für die Desinfektionsmaßnahme sowie die Anwendung der Gefahrstoffverordnung und des IfSG. Auf dieser Basis ist es möglich, die arbeitsbereichs- und biostoffbezogene Betriebsanweisung als Bestandteil der Hygieneordnung zu erarbeiten.

Medizinproduktegesetz (MPG)

Das MPG trägt durch die Qualitätsanforderungen an die hygienische Sicherheit von Medizinprodukten dem Schutz des Patienten, des Anwenders und 3. Personen Rechnung und ist damit unmittelbar relevant für die Qualitätssicherung der Aufbereitung von Medizinprodukten.

Details zu den Voraussetzungen für die Aufbereitung (Validierung, Qualitätssicherung), der Risikoeinstufung von Medizinprodukten, den Aufbereitungsprozess (Reinigung, Desinfektion, Spülung, Trocknung, Verpackung, ggf. Sterilisation, Prüfung der funktionell-technischen Sicherheit, Kennzeichnung, Dokumentation, Transport und Lagerung) und der erforderlichen Sachkunde sind in der RKI-Richtlinie (2001) zusammengefasst.

Empfehlungen zur Prophylaxe ausgewählter Infektionskrankheiten in Gemeinschaftseinrichtungen

Den vorliegenden Empfehlungen liegen folgende Prinzipien zugrunde:

- die Übertragung von Infektionskrankheiten in Gemeinschaftseinrichtungen soll durch einfache und zumutbare Maßnahmen gering gehalten werden,
- die wachsende Zahl von Patienten mit einer Grunderkrankung hat ein Recht auf gesellschaftliche Integration und damit ein besonderes Schutzrecht vor Infektionsgefährdung in Gemeinschaftseinrichtungen.

Der Einzelne kann sich selbst (Individualschutz) wie auch andere (Kollektivschutz) durch Maßnahmen der Infektionsprophylaxe vor Erkrankung schützen. Die Entscheidung für oder gegen die Durchführung einer Infektionsprophylaxe ist individuell zu treffen. Sie sollte immer befürwortet werden, wenn Nutzen und Risiko eine positive Relation aufweisen oder es die Ethik gebietet. Ersteres ist z. B. für alle von der STIKO empfohlenen Impfungen der Fall.

Aus grundsätzlichen Erwägungen heraus sollte der Leitung von Gemeinschaftseinrichtungen (oder dem jeweiligen Betriebs- oder Amtsarzt) der Impfstatus aller regelmäßig dort befindlichen Personen bekannt sein. Weiterhin sollten die Diagnosen aller Patienten mit einer Grundkrankheit bekannt sein, damit beim Auftreten spezieller Infektionskrankheiten rechtzeitig wirksame Gegenmaßnahmen ergriffen werden können.

Einhaltung der Infektionshygiene

Sowohl Schulen und sonstige Gemeinschaftseinrichtungen als auch Krankenhäuser, Vorsorgeoder Rehabilitationseinrichtungen, Einrichtungen für ambulantes Operieren, Dialyseeinrichtungen, Tageskliniken, Entbindungseinrichtungen, Einrichtungen nach § 1 Abs. 1, 1 a des Heimgesetzes, vergleichbare Behandlungs-, Betreuungs- oder Versorgungseinrichtungen sowie Obdachlosenunterkünfte, Gemeinschaftsunterkünfte für Asylbewerber, Spätaussiedler und Flüchtlinge sowie sonstige Massenunterkünfte und Justizvollzugsanstalten müssen in Hygieneplänen innerbetriebliche Verfahrensweisen zur Infektionsprävention festlegen. Das trifft in besonderem Umfang bei festgestellter

Infektiosität der Mitarbeiter für HIV, HBV und HCV zu, muss aber auch bei anderen relevanten Infektionskrankheiten berücksichtigt werden. In diesem Fall sind folgende Maßnahmen einzuhalten:

- Einhaltung der Meldepflicht an das Gesundheitsamt gemäß §§ 6 und 7 IfSG,
- Festlegung des weiteren beruflichen Einsatzes des betreffenden Mitarbeiters in Abstimmung mit dem Gesundheitsamt.
- Abhängig von der Kontagiosität von Krankheitserregern, deren Virulenz und der epidemiologischen Situation ist die Leitung von Gemeinschaftseinrichtungen in Zusammenarbeit mit dem Amtsarzt oder den behandelnden Ärzten entweder schon bei Einzelerkrankungen oder auch erst bei gehäuftem Auftreten aufgefordert, in enger Zusammenarbeit mit den zuständigen Gesundheitsbehörden Falldefinitionen zu erarbeiten, Fälle zu dokumentieren, Ursachen zu erforschen und nach Möglichkeiten zur Unterbrechung der Infektionskette zu suchen (Tab. 20 u. Tab. 21).

Clostridium-difficile-assoziierter Durchfall (CDAD) und pseudomembranöse Kolitis (CDAD)

Bei Kindern kann sich die Erkrankung als schwerwiegende Komplikation einer Antibiotikatherapie manifestieren. Grundsätzlich können alle Antibiotika eine CDAD auslösen (inkl. Vancomycin!), die Wahrscheinlichkeit steigt mit dem antimikrobiellen Wirkspektrum der Substanz (und der damit einhergehenden Störung des mikrobiellen Gleichgewichtes im Darm); wichtigste Auslöser sind v.a. Cephalosporine, Amino-/Ureidopenicilline (+ Betalaktamasehemmer) und Clindamycin. Weitere Risikofaktoren sind langer stationärer Aufenthalt, wiederholte Antibiotikatherapien, CDAD in der Vorgeschichte, stark reduzierter Allgemeinzustand, fortgeschrittenes Nierenversagen, Diabetes mellitus und Dauertherapie mit Glukokortikoiden. Eine CDAD kann auch erst Wochen nach einer Antibiose als Spätkomplikation auftreten. Bei Neugeborenen und Säuglingen ist die manifeste Erkran-

Tabelle **20** Isolierungsmaßnahmen bei häufigen Infektionskrankheiten bzw. bei Kolonisation (modifiziert nach CDC).

Krankheit	Inkubations- zeit	Einzel-/ Kohorten- pflege	Schutz- kittel[1]	Schutz- hand- schuhe[1]	Mund- Nasen- Schutz	Isolierungs- dauer	besondere Isolierungs- indikation
ausgedehnter Abszess mit Dränage		(x)	x	x		E	beträchtliche Keimfreiset- zung
Adenovirus- infektion	5 – 8 Tage	x	(x)		(x)	E	
AIDS (Vollbild)	0,5 – 10 Jahre	(x)	x	x	(x)	E	Infektionsge- fährdung
akute respirato- rische Erkrankung		(x)					
Aspergillose		(x)	(x)	(x)			Risikobereiche
Bronchiolitis (RS-Virus, Metapneumo- virus)	3 – 5 Tage	x	x		(x)	E	Säuglinge
Cholera	3 – 6 Tage	x	x	x		2 negative Stuhlproben	
Clostridium- difficile- Enterokolitis		(x)	x	(x)		E	mangelhafte Compliance/Ri- sikobereiche
zystische Fibrose		x			(x)	Kolonisation	

Tabelle **20** Fortsetzung.

Krankheit	Inkubations-zeit	Einzel-/Kohorten-pflege	Schutz-kittel[1]	Schutz-hand-schuhe[1]	Mund-Nasen-Schutz	Isolierungs-dauer	besondere Isolierungs-indikation
Diphtherie	1 – 7 Tage	x	x	x	X	2 negative Ab-striche	
Enteritis infectiosa							
■ unklarer Erreger		(x)	x	x			Compliance-Mangel
■ Campylo-bacter	2 – 7 Tage	(x)	x	x			Compliance-Mangel
■ Salmonellen	5 – 72 h	(x)	x	x		E	Kinder
■ Y. enterocoli-tica	4 – 14 Tage	(x)	x	x			Säuglinge
■ pathogene E. coli	4 h – 9 Tage	(x)	x	x		E	Säuglinge, Kinder
■ Rotavirus	1 – 3 Tage	x	x	x		E	Säuglinge, Kinder
■ Noroviren	1 – 3 Tage	x	x	x	(x)	bis 14 Tage nach E bzw. negative E	Säuglinge, Kinder
Enzephalitis (Virus)	5 – 14 Tage	x	(x)	(x)	(x)	E	nicht bei FSME
H. influenzae b	2 – 5 Tage	x	x	x	(x)	24 h[2]	
hämorrhagi-sches Fieber	einige Tage	x	x	x	x		
Hepatitis A, E	14 – 40 Tage	x	x	(x)		2 Wochen nach Infektion	
Herpes-simplex-Virus (Primo-infektion)	6 – 8 Tage	x	(x)	(x)		E	
Herpes Zoster		(x)	(x)	(x)		Bläschen ver-krustet	Risikobereiche
Impetigo contagiosa	2 – 4 Tage	X		x		24 h	
Influenza-A/B-Virus-Infektion	1 – 3 Tage	X			(x)		Säuglinge, Kleinkinder
Keratoconjunc-tivitis epidemi-ca	5 – 10 Tage	x	x	x			
Keuchhusten (Pertussis)	7 – 14 Tage	x	(x)	(x)	(x)	5 Tage[2]	
Krypto-sporidiose	2 – 14 Tage	(x)	(x)	(x)			profuse Durch-fälle
Listeriose		(x)		(x)			Neugeborene
Masern	8 – 12 Tage	x			(x)	E	Risikobereiche
Meningitis (viral)		x	x	(x)		E	

Fortsetzung ▶

Tabelle **20** Fortsetzung.

Krankheit	Inkubations-zeit	Einzel-/ Kohorten-pflege	Schutz-kittel[1]	Schutz-hand-schuhe[1]	Mund-Nasen-Schutz	Isolierungs-dauer	besondere Isolierungs-indikation
Meningokokken	1 – 10 Tage	X[4]	x	x	x	x	Antibiotika für Kontaktperso-nen
multiresistente Erreger		x	x	x	(x)		
Mumps	12 – 25 Tage	x				9 Tage	
Ornithose (Psittakose)	7 – 14 Tage	(x)	(x)	(x)	(x)	akutes Stadium	
Paratyphus	1 – 10 Tage	x	x	x		3 negative Stuhlproben	
Pedikulosis		x				24 h[2]	
Pest		x	x	x	x		
Röteln	14 – 21 Tage	x	(x)	(x)		7 Tage nach Exanthem-beginn	Risikobereiche
Scharlach	2 – 4 Tage	x	(x)	(x)	(x)	24 h[2]	Säuglinge, Kleinkinder
Shigellose	1 – 7 Tage	x	x	x		3 negative Stuhlproben	
Skabies (Krätze)	8 Tage – 3 Wochen	x	x	x		24 h[2]	
Staphylokokken (MRSA)		x	x	x	x	3 negative Abstriche	(S. 68)
Tollwut	10 Tage – 3 (im Ausnahmefall bis 12) Monate	x	x	x	x		
Tuberkulose (offen)		x	x	x	x		siehe Text
Typhus abdominalis	7 – 21 Tage	x	x	x		3 negative Stuhlproben	
Varizellen	14 – 16 Tage	x	x		x[3]	5 Tage nach letzter frischer Effloreszenz	
ausgedehnte Wundinfektion		x	x	x	(x)	E	Risikobereiche

x: obligate Maßnahme; (x): nicht obligat, sondern von spezieller Situation abhängig; E: Erkrankung
[1] nur bei Kontaminationsrisiko
[2] Zeitdauer nach Therapiebeginn
[3] Patient außerhalb des Zimmers bzw. nicht immunes Kontaktpersonal → Partikelschutzmaske FFP2S
[4] für die ersten 24 h antibiotische Therapie

Tabelle 21 Übersicht über Isolierungskategorien von Krankenhauspatienten nach CDC-Kriterien.

Isolierungskategorie	Einzelzimmer	Schutzkittel	Einmalhandschuhe	Maske[2]
Strikt	+	+	+	+
aerogene Übertragung	+	+[1]	+[1]	bei engem Patientenkontakt
offene Lungen-tuberkulose	+	+	+[1]	+
fäkal-orale Übertragung	bei schlechter Hygiene (z. B. Windelkinder)	+	falls Kontakt mit infektiösem Material	-
Übertragung durch ■ Dränage/Sekret, ■ Blut/Körperflüssigkeiten	bei schlechter Hygiene des Patienten	+	falls Kontakt mit infektiösem Material oder mit Blut/Körperflüssigkeit	-
protektiv	+	+	+	+

[1] erforderlich bei möglicher Kontamination bzw. Kontakt mit erregerhaltigem Material oder Objekten
[2] bei offener Lungen-Tb geformter chirurgischer Mund-Nasen-Schutz, aus Sicherheitsgründen partikelfiltrierende Atemschutzmaske FFP2 S bei Bronchoskopie, Autopsie, Infektion mit multiresistenten Tb; sind bei Letzteren hohe Aerosolkonzentrationen zu erwarten, empfiehlt sich die FFP3-S-Maske

kung selten, obwohl bis zu 60 % der Kinder vorübergehend toxinbildende C. difficile ausscheiden.

Die Besiedlung pädiatrischer Patienten ist häufig Folge einer nosokomialen Übertragung (z. B. auf neonatologischer Intensivstation oder in Tageskrippen oder Kindergärten). Der Erreger ist durch seine Fähigkeit, Sporen zu bilden, sehr umweltresistent (mehrere Wochen). Überträger sind kontaminierte Hände, Instrumente oder indirekte Handkontamination von kontaminierten Flächen. Möglich ist auch eine fäkal-orale Autoinfektion. Bis zu 60 % des Personals, die einen infizierten Patienten pflegen, tragen den Erreger auf den Händen. In 10 – 50 % sind die Flächen in der Umgebung infizierter Patienten kontaminiert.

Um nosokomiale Übertragungen und Ausbrüche zu verhindern, ist eine hohe Vigilanz des medizinischen Personals für Durchfälle im Zusammenhang mit Risikofaktoren einer CDAD nötig. Bei Verdacht auf CDAD sollte eine Therapie nach Abnahme von Stuhlproben und Einsendung mit Anforderung auf C.difficile-Diagnostik unverzüglich begonnen werden, um die Entwicklung einer pseudomembranösen Kolitis und eines toxischen Megakolons zu verhindern. 1. Maßnahme zur Behandlung der CDAD ist die Absetzung der auslösenden (Antibiotika-)Therapie, sofern möglich. Es besteht die Möglichkeit, das gestörte Gleichgewicht der Darmflora durch Probiotika (z. B. Saccharomyces boulardii, Lactobacillus GG) zu unter-

stützen. Bei schwereren Verlaufsformen oder wenn die auslösende Therapie nicht beendet werden kann, empfiehlt sich eine Therapie mit Metronidazol und/oder Vancomycin.

Es sind folgende Schutzmaßnahmen zu treffen: möglichst Unterbringung in separatem Raum, zumindest aber separate Sanitäranlage; Handschuhpflege und Schutzkittel, sporozide Händedesinfektion (z. B. Wofasteril 0,5 %) etwa 1 min, danach kurze Händewaschung (etwa 15 s) zur mechanischen Elimination evtl. noch verbliebener Sporen, (cave: Alkoholische Händedesinfektionsmittel sind unwirksam, da nicht sporenwirksam!); über die Notwendigkeit der gründlichen Händewaschung vor Kontakt mit anderen Patienten aufklären, insbesondere nach WC-Benutzung; sporozide Flächendesinfektion der patientennahen Umgebung und des Fußbodens im WC-Bereich (z. B. Sauerstoffabspalter); vor Neubelegung Desinfektion des Zimmers (alle Kontaktflächen und Fußboden) und des Sanitärbereichs; sporozide Aufbereitung eingesetzter Medizinprodukte.

cave: C. difficile ist nur unsicher anzuzüchten, eine negative Kultur schließt eine Clostridien-Infektion daher nicht aus. Der Nachweis erfolgt über das Toxin (A/B). Da dieses jedoch noch Wochen nach der Infektion nachweisbar bleiben kann, ist der Zeitpunkt der Aufhebung der Isolationsmaßnahmen nicht durch Labordiagnose, sondern klinisch zu ermitteln. Hierzu muss eine Bewertung des Falles, der Begleiterkrankungen, Symptome/ Befunde, Therapie und auch der epidemiologischen Gesamtsituation der Station erfolgen. Generell sollte der Patient mind. 1 – 2 Tage symptomfrei sein (keine Durchfälle). Auch eine erfolgreiche Antibiotikatherapie der CDAD ist keine Eradikation und schließt eine erneute CDAD nicht aus.

Neben den „klassischen" C.difficile-Infektionen im Zuge einer Antibiotikatherapie spielen weltweit hypervirulente Stämme (in Deutschland im Moment v. a. Ribotyp 027), welche auch bei Patienten ohne Risikofaktoren eine CDAD auslösen können, eine zunehmende Rolle. Durch massive Toxinausschüttung führen diese Stämme zu deutlich schwereren Krankheitsbildern mit höherer Mortalität.

Da schwer verlaufende Infektionen durch C. difficile als bedrohliche Krankheit mit Hinweis auf eine schwerwiegende Gefahr für die Allgemeinheit zu werten sind, besteht bei schweren Verläufen eine Meldepflicht gemäß § 6 Abs. 1 Nr. 5 a IfSG. Für diese Meldungen gilt die Übermittlungspflicht gemäß § 11 Abs. 1 IfSG.

„extended-spectrum"-β-Laktamase-(ESBL-)produzierende Bakterien

Isolierung und Schutzmaßnahmen sind erregerabhängig zum Teil vergleichbar mit denen bei MRSA (siehe S. 68). Da die ESBL-Bildung plasmidkodiert ist, kann es zur spontanen Ausbreitung der Resistenz bei wechselnden Stämmen und/oder Spezies kommen. Zumindest im Fall eines Ausbruchs (falls mehr als ein Patient betroffen ist) sind bei infizierten Patienten und von Kontaktpatienten Proben zu nehmen: ein perinealer Abstrich, Urin und Trachealsekret, gegebenenfalls weitere Abstriche von Tracheostoma, Wunden oder infiziert erscheinenden Kathetereintrittstellen. Ein routinemäßiges Screening von Patienten mit bekannter ESBL-Anamnese bei Wiederaufnahme kann sinnvoll sein. Nach 3 negativen Kontrollabstrichen im Abstand von jeweils 48 Stunden gilt der Patient als negativ und die Isolierung ist aufzuheben. Auch bei positivem Befund kann der Patient, sofern es der klinische Zustand zulässt, weiter verlegt oder entlassen werden. In diesem Fall ist eine Aufklärung des Patienten und der Zieleinrichtung (vergleichbar wie bei MRSA) vorzunehmen. Obwohl bisher strenge nationale Richtlinien des RKI zum Umgang mit ESBL fehlen, bedeutet die Resistenz gramnegativer Erreger gegenüber praktisch allen β-Laktamantibiotika (bis auf die Carbapeneme)

insbesondere in der Kinderheilkunde eine schmerzliche Einschränkung der therapeutischen Möglichkeiten, welche unbedingt verhindert werden sollte. Das Auftreten carbapenemresistenter Stämme auch in Deutschland mit praktisch fehlenden Therapieoptionen bekräftigt dieses.

Hepatitis A

Angestellte in Kindereinrichtungen, Behindertenheimen und Krankenhäusern sollten über das Risiko einer Hepatitis-A-Virus-(HAV-)Infektion sowie über die Möglichkeiten der Prophylaxe unterrichtet sein (HAV-viruzide Händedesinfektion; Entsorgung von Fäzes; aktive [und passive] Immunisierung). Hepatitis-A-seronegativen Angestellten in den genannten Einrichtungen ist die Hepatitis-A-Impfung dringend zu empfehlen.

Bei einer Exposition durch Hepatitis A nach engem Kontakt zu einem Erkrankten besteht im Zeitraum von 2 Wochen vor Ausbruch der Krankheit und bis 1 (– 2) Wochen danach Infektionsgefahr. Neue Daten belegen, dass die aktive Hepatitis-A-Immunisierung bei Epidemien als Riegelungsimpfung innerhalb einer Woche nach Exposition wirksam ist. Sie sollte der passiven Immunisierung vorgezogen werden (siehe S. 275). Im Einzelfall ist eine Simultanimpfung durchzuführen. Diese postexpositionelle Prophylaxe kann bis zu 10 Tagen nach Exposition mit Aussicht auf Erfolg durchgeführt werden („Ratgeber Hepatitis A" unter: http://www.rki.de > Infektionskrankheiten von A–Z).

Im Krankenhaus sollten Patienten bis 2 Wochen nach Beginn der Erkrankung isoliert werden (siehe Tab. 23). Patienten mit Hepatitis A können Gemeinschaftseinrichtungen 2 Wochen nach Beginn der klinischen Symptomatik wieder besuchen (siehe Tab. 20).

Hepatitis B

Alle HBs-Antigenträger müssen als infektiös angesehen werden. Chronisch Infizierte einschließlich der Virusträger sind dann hochinfektiös, wenn gleichzeitig HBeAg vorhanden ist. Wird nur HBsAg oder HBsAg in Verbindung mit anti-HBe nachgewiesen, kann der Grad der Infektiosität nur durch quantitative Bestimmung der Hepatitis-B-Virus-DNA, dem besten Marker für eine Virusreplikation, abgeschätzt werden (siehe S. 277).

Neben dem vorgeschriebenen Screening von Blut und Blutprodukten sind Informationen über Infektionsrisiken (Blut/Blutbestandteile und Sekrete; Sexualkontakte), persönliche Hygiene und die aktive Immunisierung wirksame Präventivmaßnahmen. Neben der Impfung aller Säuglinge und Jugendlichen gegen Hepatitis B bleibt weiterhin die Indikationsimpfung für Risikogruppen bestehen.

Darüber hinaus muss bei allen Schwangeren präpartal nach der 32. Schwangerschaftswoche möglichst nahe am Geburtstermin ein Hepatitis-B-Screening vorgenommen werden. Neugeborene HBsAg-positiver Mütter erhalten unverzüglich – nach Möglichkeit bereits im Kreißsaal, aber immer innerhalb von 12 Stunden post natum – simultan eine aktive und eine passive Immunisierung.

Ist der HbsAg-Status der Mutter nicht bekannt, soll das Neugeborene sofort aktiv geimpft und gleichzeitig die Mutter auf HbsAg getestet werden. Ist diese HbsAg-positiv, muss das Neugeborene nachträglich innerhalb von 7 Tagen (Frühgeborene 72 Stunden) passiv mit HB-Immunglobulinen versorgt werden (STIKO). Das geimpfte Kind kann gestillt werden.

Bei Infektionsgefährdung durch Verletzungen sind wirksame Sofortmaßnahmen zu treffen. Eine Postexpositionsprophylaxe ist z. B. bei Sexualkontakt zu einem HBsAg-positiven Partner, bei Verletzung der Haut (Beißen, Kratzen, Ekzem) bzw. bei Kontakt der Schleimhaut mit infiziertem Blut indiziert: Nach viruzider Antiseptik und gegebenenfalls Anregung des Blutflusses wird unverzüglich spezifisches Hepatitis-B-Immunglobulin (Behring [0,06 ml/kgKG i. m.], Hepatect CP [8 – 10 IE/kgKG i. v.], Hepatect [6 – 10 IE/kgKG i. v.]) appliziert und simultan eine aktive Immunisierung (falls keine komplette Grundimmunisierung erfolgt ist oder ein anti-HBs-Titer < 10 IE/l vorliegt) vorgenommen.

HBsAg-positive Kinder dürfen Gemeinschaftseinrichtungen besuchen.

Eine Ausnahme von dieser Regel sind Kinder mit ungewöhnlich aggressivem Verhalten (Beißen), mit Blutungen oder akuten, generalisierten Dermatitiden – hier muss die Entscheidung individuell getroffen werden. In Gesundheitseinrichtungen ist die Isolierungskategorie „Blut/Körperflüssigkeiten" einzuhalten. HBsAg-positives medizinisches Personal stellt für Patienten, sofern es sich nicht um operativ oder im Rettungsdienst Tätige handelt, ein niedriges Risiko dar. Ein Arbeitsplatzwechsel ist daher nicht notwendig.

Hepatitis C

Neben dem Screening von Blut und Blutbestandteilen ist eine ausreichende Information über den Infektionsweg nötig. Eine Impfung gibt es noch nicht. Die Wirksamkeit einer Postexpositionsprophylaxe mit Immunglobulinen ist bisher nicht dokumentiert.

Zulassung zu Gemeinschaftseinrichtungen wie bei Hepatitis B.

Um die Chronifizierung der HCV-Infektion zu verhindern, sollte dem Verunfallten nach Abwägen von Wirkung und Risiko folgende Therapie empfohlen werden, wenn die HCV-RNA nachweisbar (frühestens nach 4 Wochen) und eine Immunreaktion messbar ist: Ribavirin (Rebetol) 2-mal 3 Kps. à 200 mg täglich + pegliertes Interferon alpha (Intron A) s. c. 3 Mio. Einheiten 1-mal pro Woche für ca. 3 – 8 Monate abhängig von der Höhe der HCV-Menge und der ALAT.

Für Mitarbeiter im Gesundheitsdienst ist eine regelmäßige arbeitsmedizinische Betreuung einschließlich der Überprüfung des HCV-Serostatus (HCV: Hepatitis-C-Virus) gemäß § 15 BiostoffVerordnung und die regelmäßige Unterweisung hinsichtlich der konsequenten Durchführung von Hygiene- und Vorsichtsmaßnahmen gefordert. Die prophylaktische Gabe von Interferon α und/oder Ribavirin nach einem Expositionsrisiko wird nicht empfohlen.

Über den Einsatz von HCV-infiziertem medizinischem Personal hat ein örtliches Gremium (Krankenhaushygieniker, Betriebsarzt, Infektiologe/Mikrobiologe, Arzt des ÖGD, behandelnder Arzt, Vertreter des Arbeitgebers) zu entscheiden. Die Verantwortung für die Umsetzung aller Maßnahmen zur Verhütung nosokomialer Infektionen obliegt dem Arbeitgeber bzw. dem ärztlichen Leiter einer Einrichtung.

Herpes-simplex-Virus-Infektionen

Risikopatienten wie Immunsupprimierte, Neugeborene, Säuglinge und Verbrennungspatienten sowie Patienten mit großflächigen Hautläsionen und Ekzem sollten getrennt von Patienten mit Herpes-simplex-Virus-Krankheitsmanifestationen untergebracht werden. Personal mit orofazialen Herpes-simplex-Virus-Eruptionen muss – sofern sich die Einbeziehung in die Patientenbetreuung nicht umgehen lässt – bei der Betreuung dieser Patientengruppe Mund-Nasen-Schutz tragen, auf sorgfältige viruzide Händedesinfektion achten bzw. bei Infektion des Nagelfalzes Handschuhe tragen. Schwangere mit floridem Herpes genitalis siehe S. 290.

Humanes-Herpesvirus-Typ-6-(HHV-6-)/Typ-7-(HHV-7-)Infektion

Prophylaktische Maßnahmen sind nicht bekannt. Wie alle Herpesviren sind die HHV-6/HHV-7 vermutlich gegenüber den üblichen Desinfektionsmitteln hochempfindlich und werden unter normalen Umweltbedingungen rasch zerstört. Bei stationär behandelten Patienten sind nach derzeitigem Wissensstand keine besonderen krankenhaushygienischen Maßnahmen nötig.

Kinder in gutem Allgemeinzustand dürfen Gemeinschaftseinrichtungen weiter besuchen.

Influenza (Virusgrippe)

Die nosokomiale Influenzavirusinfektion stellt für Kleinkinder und speziell bei Immunsuppression eine lebensbedrohliche Komplikation dar. Bei Verdacht sollte isoliert werden. Im Herbst ist größter Wert auf die Grippeschutzimpfung des Personals zu legen, weil dadurch auch ein indirekter Schutz für die Patienten erreicht wird. Im Fall eines Influenza-Virus-A-Ausbruchs sollte ungeimpftes Personal mit Patientenkontakt für die Dauer des Ausbruchs eine Virostatikaprophylaxe erhalten. Erkranktes Personal muss bis zum Abklingen der Symptome Patientenkontakt vermeiden.

Masern

Nach Kontakt mit infektiösen Patienten kann eine aktive Impfung innerhalb von 48 – 72 Stunden die Erkrankung bei empfänglichen Menschen verhindern (Inkubations-/Riegelungsimpfung). Danach ist die Wirksamkeit der Impfung unzuverlässig. Humanes Immunglobulin (0,25 – 0,5 ml/kgKG i. m. oder 1 – 2 ml/kgKG i. v.) kann bei frühzeitiger Gabe die Krankheit verhindern, wenn auch nicht unbedingt die Infektion. Patienten mit T-Zell-Defekten haben ein hohes Risiko für schwere Krankheitsverläufe. Sie sollten unverzüglich nach Exposition eine passive Immunisierung erhalten.

Wichtigste prophylaktische Maßnahme ist die aktive Masernimpfung. Bei Krankheitsausbruch in Säuglingseinrichtungen kann das Impfalter auf 6 – 9 Monate vorverlegt werden. Diese Kinder müssen aber nach dem vollendeten 12. Lebensmonat nachgeimpft werden (Impfversager durch persistierende mütterliche Antikörper). Eine entsprechende Nachimpfung ist auch bei Kindern indiziert, die vor der Masernimpfung Immunglobuline erhalten

hatten. Der notwendige Abstand zwischen Immunglobulingabe und aktiver Immunisierung ist von der Menge der übertragenen Immunglobuline abhängig und beträgt 3 – 9 Monate.

Der Masernimpfstatus bzw. die Masernimmunität sollte bei der Einstellung von Personal in Gemeinschaftseinrichtungen und klinischen Risikobereichen kontrolliert werden. Seronegative Personen sollten unverzüglich geimpft werden.

Ein einzelner Masernfall in einer Gemeinschaftseinrichtung sollte zur sofortigen Impfung aller Mitarbeiter und Bewohner mit unvollständigem Impfschutz führen, um Komplikationen, Todesfälle und eine Ausbreitung zu verhindern.

Nach Abklingen der klinischen Symptome (frühestens aber 5 Tage nach Exanthemausbruch) dürfen Patienten mit Masern Gemeinschaftseinrichtungen wieder besuchen. Im Krankenhaus werden die Patienten isoliert.

Methicillinresistente Staphylococcus-aureus-Stämme (MRSA)

Ein routinemäßiges mikrobiologisches Screening aller Patienten und Mitarbeiter auf MRSA wird bisher nicht empfohlen. Für folgende Patienten wird vom RKI ein Screening (Abstriche der Nasenvorhöfe, des Perineums, von Wunden) empfohlen:

- Patienten mit bekannter MRSA-Anamnese,
- Verlegung aus Regionen/Einrichtungen mit bekannt hoher MRSA-Prävalenz,
- Patienten, die Kontakt zu MRSA-Trägern hatten (z. B. Unterbringung im selben Zimmer),
- Patienten, die mindestens 2 der nachfolgenden Risikofaktoren aufweisen: chronische Pflegebedürftigkeit, liegende Katheter (z. B. Harnblasenkatheter, PEG-Sonde), Dialysepflichtigkeit, Hautulkus/Gangrän/chronische Wunden/tiefe Weichteilinfektion, Brandverletzung.

Bei einem MRSA-Ausbruch (≥ 2 Fälle) empfehlen sich Abstriche der Nasenvorhöfe aller Patienten der betroffenen Behandlungseinheit sowie des medizinischen Personals, das unmittelbar Kontakt zu den MRSA-Patienten hatte. Bei Nachweis von MRSA (Kolonisation, Infektion) sind unverzüglich die Isolierung des betreffenden Patienten, möglichst in Zimmern mit zugehöriger Nasszelle und einem Vorraum als Schleusenfunktion, gegebenenfalls Kohortenisolierung, und die Infektionsquellensuche einzuleiten. Der häufigen und gründlichen Händedesinfektion kommt zur Unterbrechung von Infektionsketten besondere Bedeutung zu.

Weitere Maßnahmen, wie unter *Isolierung bei aerogener Übertragung* (siehe S. 75) beschrieben, sind strikt einzuhalten. Zusätzlich sind Einmalhandschuhe beim Umgang mit potenziell infektiösem Material zu tragen und vor Verlassen der Isolierräume zu entsorgen.

Transporte bzw. Verlegungen innerhalb und außerhalb der Station oder Einrichtung sind zu vermeiden und auf Fälle mit strenger Indikation zu beschränken (hierbei erforderliche Maßnahmen vgl. RKI-Mitteilung zur Prävention und Kontrolle von MRSA in Krankenhäusern und anderen medizinischen Einrichtungen).

Bei MRSA-Infektion oder -Kolonisation ist die Behandlung bzw. Sanierung mit Wirkstoffen vorzunehmen, deren klinische Wirksamkeit für diese Anwendung nachgewiesen ist. Zur Sanierung einer nasalen MRSA-Besiedlung ist Mupirocin-Nasensalbe (2-mal täglich über 5–7 Tage in beide Nasenvorhöfe) zu empfehlen. Eine nasale Sanierung reduziert in der Regel auch die Kolonisation an anderen Körperstellen. Alternativ, in jedem Fall bei Mupirocinresistenz, können mikrobiozid wirksame Antiseptika (z. B. Octenidin-Nasensalbe 0,05 % oder Polihexanid-Lösung 0,04 % NRF 11 128) eingesetzt werden. Zur Sanierung einer dermalen Besiedlung mit MRSA sind bei intakter Haut antiseptisch wirkende Seifen oder Lösungen mit nachgewiesener Wirksamkeit zur Ganzkörperwaschung (z. B. auf Basis von Octenidin oder Polihexanid) unter Einschluss der Haare zu empfehlen. Zur Verhinderung von Rekolonisierungen ist während der Sanierungsmaßnahmen ein täglicher Wechsel von Bettwäsche, Bekleidung und Utensilien der Körperpflege jeweils nach antiseptischer Ganzkörperwaschung, durchzuführen.

Für MRSA-kolonisierte bzw. -infizierte Patienten kann die Isolierung aufgehoben werden, wenn frühestens 3 Tage nach Abschluss der Behandlung an 3 aufeinanderfolgenden Tagen MRSA-negative Abstriche den Sanierungserfolg bestätigen sowie sofort im Fall der Entlassung. Beim Personal sind zur Erfolgskontrolle der Sanierung frühestens 3 Tage nach Abschluss der Sanierungsmaßnahmen Kontrollabstriche im Vestibulum nasi vorzunehmen. Wird kein MRSA mehr nachgewiesen, ist die Aufnahme der Tätigkeit in der direkten Patientenbetreuung wieder möglich. Weitere Kontrollen sind, wenn nötig, 10 Tage, 1 Monat und 3 Monate nach Therapieende zu veranlassen (http://www.rki.de).

Für die *Bettenhygiene* gilt folgendes Vorgehen: Die Bettwäsche des Patienten ist täglich zu wechseln. Bei dezentraler Aufbereitung sind Matratzen, gegebenenfalls auch Decken und Kissen, mit Bezügen zu versehen und einer Wischdesinfektion zu unterziehen oder einem Desinfektionswaschverfahren zuzuführen; in gleicher Weise sind Kontaktflächen des Bettgestells zu desinfizieren.

Täglich ist eine Flächendesinfektion mit einem Mittel mit 1-Stunde-Wert nach VAH-Liste (VAH: Verband für Angewandte Hygiene, http://www.vah-online.de) sowie eine Wischdesinfektion der Kontaktflächen (z. B. Türgriffe, Lichtschalter) 1-mal täglich mit zimmergebundenem Einsatz der Hilfsmittel bzw. mit unmittelbarer Zuführung (gilt auch für Instrumente) zur Wiederaufbereitung durchzuführen. Stethoskope, Thermometer und so weiter sind patientenbezogen zu verwenden und unmittelbar nach Gebrauch zu desinfizieren. Alle am Patienten benutzten Instrumente werden der Desinfektion zugeführt. Bei zentraler Desinfektion muss der Transport in geschlossenen Behältnissen erfolgen.

MRSA-haltiges Material sowie Abfälle, die mit MRSA kontaminiert sein können, sind gemäß Abfallschlüssel 180 102 bzw. 180 104 (ehemals Abfall der Gruppe B) zu entsorgen.

Bei Verlegung des Patienten ist das Zimmer einer umfassenden desinfizierenden Reinigung zu unterziehen. Materialien zur Wiederverwendung sind zu desinfizieren, gegebenenfalls zu sterilisieren; hierbei sind thermische Verfahren zu bevorzugen. Die Betten sind komplett aufzubereiten. Analog ist bei Entlassung der Patienten zu verfahren. Der aufnehmende Bereich ist über den Trägerstatus bzw. die Infektion zu informieren.

Mumps

Wichtigste Präventivmaßnahme ist die aktive Immunisierung.

Gemeinschaftseinrichtungen dürfen 9 Tage nach Beginn der Parotisschwellung wieder besucht werden.

Nach Exposition sollten seronegative Personen unverzüglich aktiv immunisiert werden. Es ist zwar unbekannt, ob sich durch die Inkubations-/Riegelungsimpfung ein Ausbruch der Erkrankung verhindern lässt, aber zumindest besteht Schutz bei späteren Expositionen. Spezielle Immungloguline sind nicht verfügbar. Der Impf- oder Serostatus des Personals von Gemeinschaftseinrichtungen sollte bekannt sein; seronegative Personen sollten zum frühestmöglichen Zeitpunkt geimpft werden.

Ungeimpften seronegativen Kontaktpersonen sollte nach Mumpskontakt bis nach dem Zeitpunkt ihrer Impfung der Zugang zu Gemeinschaftseinrichtungen versagt werden, alternativ bis 18 Tage nach dem Beginn der Erkrankung bei der (letzten) Kontaktperson. Mumpspatienten müssen für die Krankheitsdauer, mindestens bis zum 9. Tag nach Ausbruch der Krankheit, isoliert werden. Bei Ausbrüchen im Krankenhaus sollen nichtimmune, exponierte Patienten innerhalb einer Woche nach Exposition entlassen werden. Ist das nicht möglich, müssen sie vom 7.– 23. Tag nach der Exposition von nicht exponierten (aber suszeptiblen) Patienten getrennt untergebracht und beobachtet werden.

Mumpsviren sind umweltlabil. Händedesinfektion verhindert die Übertragung zumindest über diesen Weg.

Norovirusinfektion

Die Problematik liegt in der explosionsartigen Ausbreitung unter Patienten ebenso wie unter dem Personal. Die Übertragung erfolgt fäkal-oral meist über die Hände, möglicherweise bei heftigem Erbrechen auch als Tröpfcheninfektion. Erkrankte müssen in Räumen mit eigener Toilette isoliert werden. Die Isolierung darf frühestens 48 Stunden nach Abklingen der klinischen Symptomatik aufgehoben werden. Der Patient muss nach dem Toilettengang vor dem Händewaschen die Hände desinfizieren. Die Händedesinfektion ist unverzüglich auf ein gegen Norosurrogatviren wirksames alkoholbasiertes Händedesinfektionsmittel (VAH-Liste, http://www.vah-online.de) umzustellen und besonders sorgfältig durchzuführen, weil die Viren eine hohe Chemoresistenz besitzen und bereits etwa 10 Viruspartikel zur Infektionsübertragung ausreichen. Bei zu erwartendem intensivem Kontakt mit Patientenausscheidungen ist ein flüssigkeitsdichter Schutzkittel anzulegen. Bei Kontakt mit infektiösem Material sind Schutzhandschuhe, bei akutem Erbrechen und bei der Beseitigung von Erbrochenem ist ein Mund-Nasen-Schutz anzulegen. Handschuhe, Kittel und Maske sind nach einmaliger Verwendung zu entsorgen. Alle patientennahen Flächen sind täglich einer viruziden Wischdesinfektion zu unterziehen. Nach Entlassung des Patienten erfolgt eine Schlussdesinfektion. Offen gelagerte Medizinprodukte (z. B. Verbandmaterial) und Verbrauchsartikel (z. B. Toilettenpapier und Einmalhandtücher) müssen entsorgt werden. In Ausbruchssituationen wird ein Stuhl-Screening empfohlen.

Der Mitarbeiterkreis mit Zutritt zur Isoliereinheit ist auf das mögliche Minimum zu beschränken. Besuche sind soweit wie möglich einzuschränken und nur bei Einhaltung der Isoliervorschriften zu gewähren.

Erkranktes Personal darf bis 2 Tage nach Sistieren der Symptome keine patientennahen Tätigkeiten ausüben. Auch Personal mit leichten gastrointestinalen Symptomen ist sofort vom Dienst freizustellen. Da die Virusausscheidung noch 14 Tage nach Sistieren der Symptome anhalten kann, sollte die viruzide Händedesinfektion nach jedem Toilettengang bis 14 Tage nach Beendigung der Erkrankung fortgesetzt werden.

Namentliche Meldepflicht besteht für Laboratorien bei direktem Nachweis im Stuhl gemäß § 7 IfSG, für den behandelnden Arzt namentlich im Verdachts-/Erkrankungs-/Todesfall, wenn die erkrankte Person eine Tätigkeit im Sinne des § 42 IfSG ausübt (Herstellen, Behandeln oder Inverkehrbringen von Lebensmitteln mit direkter Berührung sowie Tätigkeit in Küchen) bzw. nicht namentlich bei gehäuftem Auftreten nosokomialer Infektionen mit vermutetem epidemischem Zusammenhang gemäß § 6 Abs. 3 IfSG.

Kinder unter 6 Jahren, die an infektiöser Gastroenteritis leiden, dürfen Gemeinschaftseinrichtungen nicht besuchen (§ 34 IfSG).

Parvovirus-B19-Infektion (Erythema infectiosum, Ringelröteln)

Da die Kontagiosität der Erkrankung einerseits gering und die Gefahr einer Infektion in allen Lebenssituationen andererseits nicht vollständig vermeidbar ist und da weiter das Risiko für Schwangere und Ungeborene eher klein ist, wird Folgendes empfohlen: Schwangere brauchen nicht routinemäßig dem Arbeitsplatz fern zu bleiben, auch wenn dort Fälle von Erythema infectiosum vorkommen. Zum Zeitpunkt des Auftretens des typischen Exanthems sind die Patienten ohnehin nicht mehr ansteckend (Ausnahme: immundefiziente Patienten). Gegebenenfalls kann man seronegative Schwangere identifizieren und die Schwangerschaft speziell im Hinblick auf eine B19-Infektion beobachten (wiederholt Versuch des Nachweises von IgM und PCR-Kontrolle bei der Mutter, Ultraschalluntersuchung des Kindes.

Kinder mit (klinisch manifestem) Erythema infectiosum dürfen Kindergärten besuchen, sofern ihr Allgemeinzustand dies zulässt.

Pertussis

Alle Personen mit engem Kontakt zu einem neu an Pertussis Erkrankten sollten für mindestens 2 Wochen nach Ende der letzten Exposition beobachtet werden. Eine nach Kontakt frühzeitig begonnene antibiotische Prophylaxe (siehe S. 411) kann sekundäre Fälle verhindern. Werden nicht alle Kontaktpersonen behandelt, kommt es gegebenenfalls zu keiner kompletten Unterbrechung der Infektionskette.

Fünf Tage nach Beginn der Chemoprophylaxe eines Exponierten oder Erkrankten ist der Besuch von Gemeinschaftseinrichtungen wieder erlaubt. Ohne Chemoprophylaxe beträgt die Isolationsdauer 3 Wochen nach dem letzten Kontakt zu einem infektiösen Patienten. Die Impfung mit Pertussisvakzine (Pa) ist von der STIKO für alle Säuglinge und Kinder bis zum 18. Lebensjahr (gegebenenfalls als Nachholimpfung) und für Personal in Pädiatrie, Schwangerenbetreuung, Geburtshilfe und Kinderbetreuung sowie Gemeinschaftseinrichtungen des Vorschulalters und für alle Personen, die Umgang mit Neugeborenen und ungeimpften Säuglingen haben, empfohlen. Auch geimpfte Personen können (vorübergehend) mit B. pertussis infiziert (kolonisiert) sein.

Röteln

Eine Lebendimpfung ist verfügbar und wirksam. Wichtigstes Ziel ist die Prophylaxe konnataler Röteln (siehe S. 451).

Kinder mit Röteln im Krankenhaus werden isoliert. Kinder mit konnatalen Röteln müssen bis zum Ende des 1. Lebensjahres als infektiös betrachtet werden. Bei einem Rötelnausbruch im Krankenhaus sind neben der Isolierung folgende Maßnahmen zu empfehlen:

- Ungeimpftes oder nur 1-mal gegen Röteln geimpftes Personal innerhalb von 3 Tagen nach Exposition aktiv impfen; vorausgesetzt, dass keine Schwangerschaft vorliegt.
- An Röteln erkranktes Personal ist bis 7 Tage nach Auftreten des Exanthems zu beurlauben.
- Nichtimmunes exponiertes Personal ist von der 2. Woche bis zum Ende der 3. Woche nach Exposition zu beurlauben (falls keine sofortige Riegelungsimpfung möglich ist).
- Nichtimmune exponierte schwangere Personalangehörige sind für die Dauer des Ausbruchs zu beurlauben, klinisch und serologisch zu überwachen und bei Infektion/Erkrankungen entsprechend zu beraten.

- Patienten mit unbekanntem Impf- oder Immunstatus sollten im Einzelfall während des Ausbruchs isoliert oder geimpft werden. Als immun gelten alle Personen, bei denen mindestens 2 dokumentierte Rötelnimpfungen vorliegen oder bei denen Rötelnantikörper (ELISA anti-Rötelnvirus $\geq$ 15 IU/ml, HHT > 1:32) nachgewiesen wurden.

Die Rötelnserologie/Impfstand des Personals von Gemeinschaftseinrichtungen sollte bekannt sein. Seronegative Personen sollten unverzüglich geimpft werden.

Rotavirusinfektionen

Informationen zum Vorgehen bei Rotavirusinfektionen finden sich in Kapitel Rotavirusinfektionen S. 449.

Salmonelleninfektionen

Die wichtigste Maßnahme zur Prophylaxe der Übertragung von Salmonellen ist die Händedesinfektion nach Toilettenbesuch und nach Kontakt mit vermutlich kontaminierten Gegenständen (z. B. Windeln). Händewaschen ist in seiner Effizienz zur Unterbrechung von Infektionsketten unzureichend, ganz abgesehen von der höheren Hautbelastung durch die Seifenwaschung im Vergleich zur alkoholischen Händedesinfektion.

In stationären Einrichtungen sind Steckbecken in Entsorgungsspülautomaten bei einer Verfahrenstemperatur von bspw. 85 °C für 60 Sekunden zu desinfizieren. Eine Desinfektion der Toilettensitze von Salmonellenausscheidern ist im Einzelfall sinnvoll.

Es gibt keinen medizinischen Grund, asymptomatischen Kindern, die Salmonellen im Stuhl ausscheiden, den Besuch von Gemeinschaftseinrichtungen zu untersagen. Ausnahme: Kontakt zu Säuglingen (< 1 Jahr); dann muss der Nachweis von 2 negativen Stuhlkulturen abgewartet werden.

Diese Praxis hat sich in vielen Ländern bewährt, da kontaminierte Nahrung (vor allem Geflügel), nicht aber asymptomatische Dauerausscheider die wichtigste Infektionsquelle darstellt. Die weit geübte Praxis, vor Wiederzulassung zu Gemeinschaftseinrichtungen 3 salmonellennegative Stuhlkulturen abzuwarten, ist wissenschaftlich nicht begründbar und vom IfSG nicht vorgesehen (Ausnahme: Typhus abdominalis und Paratyphus).

Wird einem Erwachsenen wegen Salmonellenausscheidung die Berufsausübung untersagt, kann eine Therapie mit Chinolonen (z. B. Ofloxacin 2-mal 200 mg oder 1-mal 400 mg/Tag p. o. oder Ciprofloxacin 2-mal 500 – 750 mg/Tag p. o. für 2 – 4 Wochen) angeboten werden. Über den Einsatz bei Kindern und Jugendlichen siehe S. 455. Die Gabe von Laktulose (Bifiteral) in altersentsprechender Dosis kann bei Kindern die Zeit der Salmonellenausscheidung verkürzen.

Skabies

Bei Kleinkindern und im Fall bereits vorliegender Impetiginisation und/oder Ekzematisierung ist eine stationäre Therapie mit Einzel- oder Kohortenisolierung zu empfehlen (Schutzkittel, insbesondere Schutzhandschuhe). Die Wäsche ist mindestens täglich zu wechseln (einschließlich Bettdecke, Handtücher, Bademantel) und bei ≥ 60 °C für mindestens 20 Minuten zu waschen oder chemisch zu reinigen. Sofern Matratzen, Kissen und Bettdecke mit keimdichten Schutzbezügen versehen sind, erübrigt sich deren aufwendige Aufbereitung. Kontaktpersonen sollten ausnahmslos auf Symptome von Skabies untersucht werden.

Zulassung zu Schulen und Gemeinschaftseinrichtungen erfolgt nach Behandlung und klinischer Abheilung.

Streptococcus-pyogenes-Infektionen

Patienten mit S.pyogenes-bedingter Pharyngitis, Tonsillitis oder mit Scharlach sind 24 Stunden nach Beginn einer wirksamen antimikrobiellen Chemotherapie (siehe S. 81) nicht mehr infektiös.

Sie dürfen ab dem 2. Tag bei antibiotischer Therapie Gemeinschaftseinrichtungen wieder besuchen, soweit das ihr Allgemeinzustand zulässt. Ein Rachenabstrich am Ende der Therapie ist nicht indiziert.

Bei asymptomatischen Kontaktpersonen ist weder eine mikrobiologische Umgebungsuntersuchung noch eine antibiotische Prophylaxe indiziert. Ausnahmen sind Familien, in denen ein Patient mit Zustand nach rheumatischem Fieber oder Glomerulonephritis lebt (siehe S. 486).

Tuberkulose

Seit über 10 Jahren ist die Tuberkulosemorbidität (Tb: Tuberkulose) in Deutschland leicht rückläufig. Die Resistenzlage ist praktisch unverändert mit einer Resistenz gegen mindestens eines der 5 Erstrangmedikamente von 12,1 % und einer Multiresistenz (MRMT) von 2 %. Im Gegensatz zu dieser günstigen Situation in der Bundesrepublik ist in Herkunftsgebieten von Immigranten und von Be-

suchern aus diesen Gebieten die Lage teilweise dramatisch anders, bspw. mit einer etwa 10-fach höheren Tb-Inzidenz in der russischen Föderation. Das spiegelt sich im wachsenden Anteil der Tb bei in Deutschland lebenden ausländischen Bürgern von 20 % 1989 auf 29,4 % 1996 wider. Die Rate an MRMT ist deutlich höher als in Deutschland, z. B. in den Nachfolgestaaten der UdSSR etwa 16,5 % (mit steigender Tendenz). Damit ergeben sich folgende Konsequenzen:

- Die Tb ist trotz rückläufiger Tendenz in Deutschland nach wie vor differenzialdiagnostisch sorgfältig zu berücksichtigen und ihr oft untypischer Verlauf, vor allem bei Personen in ansonsten guter körperlicher Verfassung, einzukalkulieren.
- Bei Immigranten ist ebenso wie bei Familienbesuchen aus Ländern mit erhöhter Tb-Prävalenz jeder Hinweis auf eine Tb mittels Tuberkulintest (www.rki.de) zu klären; gegebenenfalls weiterführende Diagnostik.
- Bei Verdacht und gesicherter Erkrankung sind die hygienischen Maßnahmen zur Infektionsprophylaxe konsequent durchzusetzen.

Bei Verdacht auf offene Tuberkulose sind folgende Schutzmaßnahmen zu treffen:

- Anlegen eines geformten chirurgischen Mund-Nasen-Schutzes durch das Praxispersonal,
- Patient aufklären, niemanden direkt anzuhusten und beim Husten Mund und Nase mit Tuch zu bedecken,
- rasche diagnostische Klärung,
- gründliche Raumdurchlüftung,
- Wischdesinfektion potenziell kontaminierter Flächen,
- bei Hospitalisierung Isolierung bis zum Diagnoseausschluss.

Patienten mit extrapulmonaler Tuberkulose und geschlossener (ohne Erregerausscheidung in die Umgebung) Lungentuberkulose sind in der Regel nicht infektiös und brauchen deshalb nicht isoliert zu werden (Ausnahmen: Erregerausscheidung bei urogenitalen und intestinalen Formen, Abszesse und Dränagen mit hoher Erregerkonzentration). Patienten mit offener Atemwegstuberkulose sollten isoliert werden (mikroskopischer Erregernachweis gelingt mit Sicherheit erst bei einer Konzentration von $> 5 – 10 \times 10^3$ Mycobacterium tuberculosis pro ml Untersuchungsmaterial). Zusätzlich sind weitere Maßnahmen zum Schutz der Umgebung zu treffen (siehe Tab. 21). Wäsche muss als infektiös gekennzeichnet und behandelt werden. Geschirr ist bei mindestens 75 °C/10-Minuten-Programm zu reinigen. Für die Desinfektion von Instrumenten (vor Aufbereitung) und Wäsche können vom VAH gelistete Präparate eingesetzt werden. Für die tägliche Flächendesinfektion sollten vom RKI gelistete Präparate und für die Schlussdesinfektion ausschließlich vom RKI gelistete Mittel verwendet werden.

Erst nach 3 negativen Sputen an unterschiedlichen Tagen sowie deutlicher klinischer Besserung (bestanden Husten und Fieber, sind es 2 Wochen Symptomfreiheit nach einer lege artis durchgeführten Therapie) ist die Zulassung zu Gemeinschaftseinrichtungen wieder möglich.

Zur Zulassung ist ein ärztliches Attest erforderlich. Für multiresistente Mycobacterium-tuberculosis-Stämme und Patienten mit T-Zell-Defekt gelten strengere Regeln.

Varicella-Zoster-Virus-Infektion (VZV)

Bei Windpocken oder Zoster ist zu empfehlen, dass akut kranke Kinder so lange zu Hause bleiben, wie ihr Allgemeinzustand übliche Aktivitäten in der Gemeinschaftseinrichtung nicht zulässt. Dieses Vorgehen wird allerdings nicht von allen Erziehungsberechtigten akzeptiert. Daher sollte die Leitung der Gemeinschaftseinrichtung ihr jeweiliges Vorgehen mit den Eltern absprechen und bekannt geben.

Nach IfSG ist die Absonderung bei unkompliziertem Verlauf für 1 Woche empfohlen.

Dabei ist zu berücksichtigen, dass trotz frühzeitiger Absonderung Infizierter weitere VZV-Infektionen auftreten können, da die Infektiosität schon 1 – 2 Tage vor Auftreten des Exanthems beginnt. Die Infektiosität besteht so lange, wie frische Bläschen vorhanden sind, in der Regel bei immunkompetenten Patienten bis zum 5. Tag nach Exanthemausbruch.

Menschen mit einem angeborenen oder erworbenen T-Zell-Defekt sind durch Patienten mit Windpocken oder Zoster gefährdet. Solche Risikopatienten erhalten unverzüglich Varicella-Zoster-Immunglobulin (0,2 ml/kgKG i. m., maximal 5 ml oder 1 ml/kgKG i. v.). Dieses Vorgehen kann im Einzelfall eine Infektion zwar nicht verhindern, die Erkrankung verläuft dann aber mitigiert. Auch der Einsatz eines Virostatikums ab dem 7. Inkubationstag über 5 – 7 Tage kann meistens das Auftreten der Erkrankung verhindern.

Im Krankenhaus sind Patienten mit Windpocken oder disseminiertem Zoster nach Möglichkeit zu entlassen oder aber von anderen Erkrankten zu isolieren, solange sie als kontagiös gelten (siehe Tab. 21).

Exponierte nicht immune Patienten müssen – soweit sie nicht entlassen werden können – vom 8. – 21. Tag nach der Exposition isoliert werden. Ist eine VZV-Ig-Immunprophylaxe durchgeführt worden, muss die Isolierung bis zum 28. Tag verlängert werden. Als Alternative wird die Behandlung mit einem Virostatikum empfohlen (Evidenzgrad IV).

Lokalisierte Zoster-Läsionen sollen mit einem Verband abgedeckt werden. Schutzmaßnahmen, die für Patienten mit Wund- und Hautinfektionen notwendig sind, sind angebracht. Der Kontakt von Zoster-Erkrankten und Risikopatienten ist zu unterbinden. Der Nutzen des Lüftens nach dem Besuch des an Windpocken Erkrankten ist nicht erwiesen. Im Krankenhaus darf nur immunes Personal zur Betreuung von Patienten mit Varizellen oder disseminiertem Zoster eingesetzt werden.

Nichtimmunes exponiertes Personal ist vom 8. – 21. Tag nach dem Kontakt vom Dienst an Patienten freizustellen. Alternativ kann eine virostatische Prophylaxe (siehe oben) angewandt oder besser eine postexpositionelle Inkubations-(Riegelungs-)Impfung innerhalb von 5 Tagen nach Exposition durchgeführt werden. Die Varizellen-Impfung ist in Deutschland für alle Kinder- und Jugendlichen von der STIKO empfohlen, außerdem als Indikationsimpfung für Risikogruppen (siehe Tab. 3) wie serologisch negative Personen in der Pädiatrie, Onkologie, Gynäkologie und Geburtshilfe, in der Intensivmedizin sowie bei Neueinstellungen in Gemeinschaftseinrichtungen für Vorschulkinder.

Infektionsschutz und Isolierung von Patienten im Krankenhaus bei ausgewählten Infektionskrankheiten

Zielsetzung der Krankenhaushygiene

Ihre Zielsetzung besteht in der Gewährleistung lebenserhaltender und lebensfördernder Umweltbedingungen in ambulanten und stationären Gesundheitseinrichtungen zur Erhaltung und Förderung der Gesundheit der Patienten und der Mitarbeiter mit der Hauptzielrichtung des Infektionsschutzes. Dieser ruht auf den Schwerpunkten Verhütung, Surveillance und dem Ausbruchmanagement von Krankenhausinfektionen. Zusätzlich müssen Krankenhäuser ihren Beitrag zum Umweltschutz leisten, z. B. in Bezug auf Abfallaufkommen, Abwasserbelastung, Verbrauch von Energie, Wasser und Ressourcen. Dabei gilt, dass ökologische Gesichtspunkte nur bei gleichem Sicherheitsstandard für den Patienten Kriterium für die Auswahl eines Verfahrens oder Vorgehens sein können.

Das Wesentliche einer erfolgreichen Infektionsbekämpfung sind evidenzbasierte, standardisierte und schriftlich festgelegte Hygienevorschriften für die verschiedenen Gefährdungssituationen, die allen Betroffenen, wie Ärzten, Pflegepersonen, technischem und Reinigungspersonal, Besuchern und evtl. Studenten, bekannt gegeben sein müssen. Die grundsätzlichen Regelungen eines Hauses für den Routinebetrieb müssen bei Beginn des Beschäftigungsverhältnisses jedem neuen Mitarbeiter bekannt gemacht werden (Grundprinzipien der Isolierung, Maßnahmen bei erstmaliger Feststellung einer Ansteckungsquelle, Händehygiene, Antiseptik, Instrumentenaufbereitung, Bettenhygiene, Hygiene der Ver- und Entsorgung, Sofortmaßnahmen bei akzidenteller Kontamination usw.).

Bei jedem Mitarbeiter muss immer wieder das Problembewusstsein um mögliche Infektionsquellen, Übertragungswege und gefährdete Personen aktiviert werden.

Infektionsquellen im Krankenhaus sind meist kolonisierte bzw. infizierte Personen, das heißt deren Mikroflora, Exkrete, respiratorische Sekrete, Blut und Körperflüssigkeiten. Der wichtigste Übertragungsweg im Krankenhaus ist der direkte oder indirekte Kontakt, am häufigsten durch die Hände. Eine Übertragung ist ferner möglich durch unzureichend aufbereitete Medizinprodukte (insbesondere Endoskope, Inhalationsgeräte). Weniger häufig sind patientennahe Flächen als Überträger zu identifizieren. In der Bedeutung folgen aerogene Infektionen durch Tröpfchen oder Staub. Schließlich sind Übertragungswege in Form der Nahrung, einschließlich Wasser, zu nennen. Wand- oder Fußbodenflächen spielen als Reservoir von Krankheitserregern eine untergeordnete Rolle.

Gefährdet durch Infektionen sind in erster Linie Patienten, seltener das Personal. Da die meisten und insbesondere viele der gefährlichsten Krankenhauserreger mit den Händen als Kontakt- oder Schmierinfektion übertragen werden, ist die *Händedesinfektion* die wichtigste Maßnahme zur Unterbrechung von Infektionsketten. Benutzer-

freundlich konstruierte und angebrachte Desinfektionsmittel- und Seifenspender, wenn möglich berührungslose oder mit Fußbedienung arbeitende Wasserhähne sowie Papier- oder 1-mal zu verwendende kleine Stoffhandtücher bzw. Textilspender erleichtern die Händehygiene. Die Händedesinfektion ist nur dann effektiv, wenn die deklarierte Einwirkungszeit eingehalten wird. Diese Zeitspanne lässt sich nicht durch eine größere Desinfektionsmittelmenge ersetzen.

Isolierungsmaßnahmen

Die Isolierung dient der Distanzierung eines Patienten, der Träger einer übertragbaren Krankheit und/oder Ausscheider von Krankheitserregern ist. Ziel dieser Maßnahme ist ein Schutz anderer Patienten und des Personals vor einer Ansteckung. Die sog. Umkehrisolation, also der Schutz des Patienten vor der potenziell gefährlichen Umgebung, wird als protektive Pflege bezeichnet.

Von den CDC („Centers for Disease Control and Prevention") werden 5 Pflegekategorien in Abhängigkeit von den hauptsächlichen Übertragungswegen unterschieden, die jeweils mit dem zugehörigen Piktogramm am Zugang zur Isoliereinheit gekennzeichnet werden:

■ 1. Strikte Isolierung mit Quarantäne als besondere Form

Die strikte Isolierung umfasst besonders gefährliche Infektionskrankheiten, deren Erregerweiterverbreitung aerogen oder durch Kontakt erfolgt.

Maßnahmen:
- Einzelpflege oder Zusammenfassung gleicher Erkrankungen mit gleichem Erregertyp und gleicher Erregerresistenz in einem Raum (Kohortenisolierung); Patienten dürfen Raum nicht verlassen
- Besuchersperre
- beim Betreten der Räume Kittel, Handschuhe, Mund-Nasen- und Kopfschutz anlegen
- beim Verlassen der Räume Schutzkleidung ablegen
- hygienische Händedesinfektion
- Versorgungsgüter, Nahrungsreste, Müll, Instrumente und Ausscheidungen dürfen nur verpackt und gekennzeichnet ausgeschleust und weiter bearbeitet bzw. entsorgt werden
- Schlussdesinfektion

■ 2. Isolierung bei Gefahr von Tröpfchen- oder aerogener Infektion

Maßnahmen:
- Einzelpflege oder Kohortenpflege (siehe oben)
- situationsabhängig Schutzkittel
- empfängliches Personal und empfängliche Besucher situationsabhängig Mund-Nasen-Schutz anlegen
- kontaminierte Gegenstände gegebenenfalls keimdicht verpacken und kennzeichnen oder desinfizieren vor dem Verlassen der Räume
- hygienische Händedesinfektion
- Schlussdesinfektion

■ 3. Isolierung bei Gefahr fäkal-oraler Übertragung

Maßnahmen:
- Einzelpflege oder Kohortenpflege; bei geringer Kontagiosität keine räumliche Trennung
- situationsabhängig Schutzkittel
- situationsabhängig Schutzhandschuhe
- kontaminierte Gegenstände gegebenenfalls keimdicht verpacken und kennzeichnen oder vor dem Verlassen der Räume desinfizieren
- hygienische Händedesinfektion
- Schlussdesinfektion

■ 4. Isolierung bei Gefahr der Übertragung durch Blut, Exkrete und Sekrete

Maßnahmen:
- Schutzhandschuhe
- situationsabhängig Mund-Nasen-Schutz
- hygienische Händedesinfektion
- Materialproben sind als infektiös zu kennzeichnen

■ 5. Protektive Pflege immuninsuffizienter Patienten

Maßnahmen:
- Einzelzimmer
- vor Betreten der Krankenräume frische, gegebenenfalls sterile Kleidung (Kittel, Mund-Nasen-Schutz, Überschuhe, Handschuhe) anlegen
- Patienten gegebenenfalls mit sterilen Materialien (einschließlich Nahrung) versorgen
- Entsorgung von Materialien entsprechend hygienischem Standard

Selbstverständlich gibt es Übergänge zwischen den einzelnen Isolierungskategorien, die entsprechend der aktuellen Situation angepasst werden müssen. Es empfiehlt sich, für jeden Infektions-

kranken die erforderlichen Schutzmaßnahmen dokumentiert festzulegen. Durch einen einheitlichen Vordruck entwickelt sich zugleich ein standardisierter Verhaltensalgorithmus.

In Tab. **22** sind diejenigen Infektionskrankheiten aufgeführt, für die hygienische Standardmaßnahmen ohne Isolierung genügen. Die räumliche Distanzierung wird je nach Übertragungsrisiko durch Schutzhandschuhe, Schutzkittel, Mund-Nasen-Schutz ergänzt.

Schutzmaßnahmen für medizinisches Personal

Bei Schutzimpfungen (siehe auch S. 2) des medizinischen Personals steht der Individualschutz im Vordergrund. Selbstverständlich tragen sie auch zur Unterbrechung von Infektionsketten und zum Schutz der betreuten Patienten vor der entsprechenden Infektionskrankheit bei. Gemäß Vorschriften der Berufsgenossenschaft (VBG) 250 müssen alle Beschäftigten über notwendige bzw. als Indikationsimpfung empfohlene Immunisierungsmaßnahmen bei Tätigkeitsaufnahme und bei gegebener Veranlassung informiert werden. Aufgrund der unzureichenden Impfpropagierung und Akzeptanz für Schutzimpfungen beim medizinischen Personal sind die Durchimpfungsraten nach wie vor unbefriedigend. In Anbetracht der mangelhaften Immunitätslage beim medizinischen Personal und der ansteigenden Morbidität und Mortalität ist es eine wichtige Aufgabe der Betriebsärzte, die Beschäftigten über die Notwendigkeit von Schutzimpfungen aufzuklären (siehe Tab. **23**).

Zum Schutz werdender und stillender Mütter gelten folgende gesetzlichen Regelungen: Mutterschutzgesetz (MuSchG), Biostoffverordnung, Gefahrstoffverordnung (GefStoffV), Röntgenverordnung (RöV), Strahlenschutzverordnung (StrlSchV) und Arbeitsstättenverordnung (ArbStättV).

Hygienemaßnahmen

Handschuhe. Das Tragen ungepuderter Schutzhandschuhe, bevorzugt aus hypoallergenem Material, zählt zu den wichtigsten Hygienemaßnahmen. Deshalb sind in den Hygieneordnungen der Abteilungen oder Einrichtungen die Indikationen zu definieren. Sie können einerseits Pflegepersonen oder Ärzte vor Infektionen schützen, andererseits die Weitergabe von Krankheitserregern auf andere Patienten unterbinden. Hierzu ist es allerdings notwendig, dass Handschuhe unmittelbar nach dem möglichen infektiösen Kontakt so aus-

Tabelle **22**   Infektionskrankheiten, für die hygienische Standardmaßnahmen ohne Isolierung genügen.

Aktinomykose

Amöbiasis

durch Arthropoden übertragene Erkrankungen

Blastomykose

Botulismus

Brucellose

Candidose

Chlamydien-Infektionen

Kokzidiose

Creutzfeldt-Jakob-Erkrankung (Vorschriften im Umgang mit Blut, Körperflüssigkeiten und kontaminierten Materialien beachten)

Kryptokokkose

Zytomegalie[1]

Dermatomykosen

Epstein-Barr-Virus-Infektion[1]

Erysipeloid

Erythema infectiosum

Exanthema subitum

Gasbrand

Gonorrhö

Granuloma inguinale

Hepatitis B und C

Katzenkratzkrankheit

Konjunktivitis (bakteriell)

Legionellose

Leptospirose

Lues; Ausnahme: Lues connata (Kat. 1 oder 2)

Meningitis (bakteriell, fungiell)

Molluscum contagiosum

Nocardiose[1]

P.jiroveci-Pneumonie[1]

systemische Mykosen[1]

Tetanus

Trachom

Wurmerkrankungen

[1] keine gemeinsame Unterbringung mit immunsupprimierten Patienten

Tabelle **23**   Empfohlene Schutzimpfungen für alle Beschäftigten.

Hepatitis A und B
(ggf. passive Postexpositionsprophylaxe)

Diphtherie

Tetanus

Pertussis

Poliomyelitis

Masern-Mumps-Röteln

Influenza

Varizellen (für seronegatives Personal in der Pflege von Risikopatienten)

gezogen werden, dass dabei nicht die Finger kontaminiert werden. Anschließend ist unabhängig davon sofort eine Händedesinfektion durchzuführen, da Undichtigkeiten bzw. Perforationen nicht ausgeschlossen werden können. Sofern Handschuhe nicht sichtbar kontaminiert oder perforiert sind, können sie an der Hand desinfiziert und danach weitergetragen werden, sofern das für den Handschuhtyp belegt ist.

Schutzkittel. Kittel zusätzlich als Schutzkleidung über der Dienstkleidung sind nur dann erforderlich, wenn bei einem infektiösen Patienten Untersuchungen oder pflegerische Maßnahmen nötig sind oder wenn eine Beschmutzung der Dienstkleidung mit infektiösem Material (Fäzes, Sekrete, Eiter, Blut) zu befürchten ist. Für das Pflegepersonal verbleibt dann ein täglich zu wechselnder Kittel im Krankenzimmer, der bei erkennbarer Verschmutzung sofort zu wechseln ist. In Abhängigkeit von der zu erwartenden Kontamination sind gegebenenfalls flüssigkeitsdichte bzw. abweisende Materialien auszuwählen, weil der übliche textile Kittel (Baumwolle oder Mischgewebe) praktisch keine Erregerbarriere darstellt.

Mund-Nasen-Schutz. Er schützt den Träger vor Tröpfcheninfektionen. Mull bzw. 1-lagige Mund-Nase-Masken aus Papier, Vlies oder Textil besitzen eine hohe Durchlässigkeit für Bakterien, sodass bei aerogener Isolierung mindestens 2-lagige, besser mehrlagige Mund-Nasen-Masken eingesetzt werden sollten. Da sich Atemschutzmasken des Typs FFP2 in der Filtrationswirkung nur geringfügig von chirurgischen und zahnärztlichen Masken unterscheiden, allerdings Papiermasken deutlich überlegen sind, ist auch unter Berücksichtigung der Effektivität der zur SARS-Prävention verwendeten Masken das Rückhaltevermögen chirurgischer Mund-Nasen-Masken bei offener Lungen-Tb als ausreichend anzusehen. Entscheidend sind die gute Anpassbarkeit und der damit verbundene dichte Abschluss. In folgenden Risikosituationen wird aus Sicherheitsgründen jedoch die partikel-filtrierende Atemschutzmaske FFP2 empfohlen: Bronchoskopie, Autopsie, Infektion mit MRMT. Sind bei Letzteren hohe Aerosolkonzentrationen zu erwarten, empfiehlt sich sogar die FFP3-Maske.

Bei akzidentellen Verletzungen mit Kontaminationsrisiko durch Blut, Serum, Sekrete sind folgende Sofortmaßnahmen zu empfehlen:

- **Bei Nadelstichverletzungen:** Verletzungen der Haut durch Nadeln, Messer und andere ähnliche Gegenstände werden aus praktischen Gründen als Nadelstichverletzungen zusammengefasst. Durch Stich- und Schnittverletzungen sowie durch Kratz- und Bissverletzungen der Haut können Bakterien, Viren, Protozoen und Prionen übertragen werden. Praktisch bedeutsam sind gegenwärtig bei Nadelstichverletzungen vor allem HBV, HCV und HIV. Der zuerst konsultierte Arzt sollte die Verletzung als infektiologischen Notfall betrachten und daher Folgendes veranlassen:
  - Die Wunde spontan ausbluten lassen (1–2 Minuten) bzw. bei geringem Blutfluss diesen durch Kompression und gleichzeitiges zentrifugales Auspressen der Gefäße oberhalb der Stichverletzung verstärken (kein Quetschen und Ausdrücken direkt im Einstichbereich); bei nicht blutender Wunde möglichst rasche Exzision in Richtung des Stichkanals durch Chirurgen oder Notarzt. Nach der Phase des Blutenlassens Tupfer mit viruzidem Antiseptikum satt benetzen – zur HIV-Prophylaxe sind nur iodophorhaltige Antiseptika auf Alkoholbasis wie Betaseptic geeignet, da nur Iod eine intrazelluläre Wirkung entfaltet –, über der Stichverletzung fixieren und für > 1 Stunde durch fortlaufende Applikation des Antiseptikums feucht halten.
  - *Sofortige Vorstellung in der Rettungsstelle oder beim Durchgangsarzt:* Dokumentation, Erhebung des Impfstatus (Tetanus, Hepatitis B), Blutabnahme und sofortige Untersuchung im Labor (Hepatitis B, Hepatitis C, HIV-Infektion) beim Verletzten *und* beim Indexpatienten („Spender").
  - **HBsAg-positiver Indexpatient:** Ein Verletzter mit einer Anti-HBs-Konzentration < 10 IU/l ist nicht immun und sollte innerhalb von 48 Stunden eine Simultanimpfung erhalten (siehe S. 280). Bei einer Anti-HBs-Konzentration von 10 IU/l bis < 100 IU/l reicht die alleinige aktive Hepatitis-B-Impfung zur Auffrischung.
  - **Hepatitis-C-Virus-infizierter Indexpatient:** Eine immunologische Prophylaxe ist nicht möglich. Serologische Kontrollen nach 6, 12 und 26 Wochen und 1-malige Untersuchung mittels PCR nach 2–4 Wochen. Bei Vorliegen einer Infektion kann eine Prophylaxe mit Virostatika versucht werden, z. B. mit Interferon und Ribavarin (S. 282).
  - **HIV-positiver Indexpatient:** Die Postinfektionsprophylaxe sollte innerhalb von 2 bis höchstens 24 Stunden nach der Verletzung eingeleitet werden.
  - Standardkombination zur HIV-Postexpositionsprophylaxe:
  - Zidovudin + Lamivudin
  - entweder als Combivir (2 × 300/150 mg) oder als Retrovir (2 × 250 mg) + Epivir (2 × 150 mg oder 1 × 300 mg)
  - alternativ: Tenofovir + Emtricitabin als Truvada (1 × 300/200 mg) wird jeweils kombiniert mit Nelfinavir (Viacept, 2 × 1 250 mg) oder Indinavir (Crixivan, 3 × 800 mg) oder Lopinavir/rit (Kaletra, 2 × 400/100 mg) oder Efavirenz (Sustiva/Stocrin 1 × 600 mg) (http://www.rki.de).
- **Bei Kontamination des Auges:** Reichliches Ausspülen mit 2,5 %iger wässriger PVP-Iod-Lösung (isotone Apothekenzubereitung); falls nicht verfügbar, z. B. mit Betaisodona-Lösung (1:4 mit Leitungswasser verdünnt) spülen; falls beide nicht verfügbar sind, Spülen mit reichlich Wasser und anschließende Schlussspülung mit Antiseptikum.
- **bei Aufnahme in die Mundhöhle:** Sofortiges, möglichst vollständiges Ausspeien des aufgenommenen Materials, danach mehrfaches kurzes Spülen (ca. 4–5-mal) der Mundhöhle mit Betaseptic, unverdünnt bei Gefährdung durch HBV bzw. HCV, 1:1-verdünnt ausreichend bei HIV-Gefährdung. Jede Portion ist nach etwa 15 Sekunden intensiven Hin- und Herbewegens in der Mundhöhle auszuspeien. Ist kein Antiseptikum verfügbar, Mundhöhle als Notbehelf mit reichlich Wasser ausspülen.
- **Bei Kontamination unverletzter Haut:** Entfernen des potenziell infektiösen Materials mit alkoholgetränktem Tuch: danach Abreiben der Haut unter großzügiger Einbeziehung des Umfeldes mit einem Tupfer, der satt mit alkoholischem viruzidem Hautantiseptikum getränkt wurde.

Es ist zu beachten, dass Tätigkeiten mit Verletzungsgefahr (z. B. Blutentnahmen, Punktionen, OP-Assistenz) während der Schwangerschaft nicht zulässig sind.

Spezielle Hygienemaßnahmen in der Pädiatrie

■ Hautantiseptik (-desinfektion)

Zur Hautantiseptik vor Injektionen, Punktionen, Inzisionen und anderen sind alkoholische Präparate wegen der rasch einsetzenden hohen Sofortwirkung Mittel der Wahl. Seit 1995 sind die für diesen Anwendungsbereich gemäß der Richtlinie für die Prüfung und Bewertung von Hautantiseptika zertifizierten Präparate in die Desinfektionsmittelliste des VAH aufgenommen. Tupfer zum Auftragen des Antiseptikums müssen sterilisiert sein. Besondere Sorgfalt ist vor Maßnahmen mit besonderer Infektionsgefährdung, z. B. bei Punktion von Körperhöhlen, Legen zentraler Katheter, nötig; hier sollte die Einwirkzeit des Hautantiseptikums 1 Minute betragen. Für die Punktion talgdrüsenreicher Haut wird in der VAH-Liste eine Einwirkungszeit von 10 Minuten gefordert, z. B. vor Eingriffen im Sternal- und Achselhöhlenbereich, sofern keine kürzere Einwirkungszeit zugelassen ist (präparatabhängig sind 2,5 bzw. 3 Minuten ausreichend). Für talgdrüsenarme Hautareale werden 15 Sekunden als ausreichend angesehen. Grundsätzlich gilt, dass das Hautareal vollständig benetzt und über den gesamten Einwirkungszeitraum feucht gehalten werden muss. Bei Verunreinigung der Haut ist so vorzugehen: Auftragen des Antiseptikums → Abwischen mit Tupfer → Hautantiseptik durch erneutes Aufbringen. Die unkontrollierte Sprühdesinfektion stellt eine unnötige Gefährdung für Personal und Patienten dar. Bei Sprühbehältnissen sollte daher die Sprühapplikation nicht direkt auf die Haut vorgenommen, sondern der Tupfer mit geringst möglichem Sprühabstand so befeuchtet werden, dass eine ausreichende Benetzung der Punktionsstelle gesichert ist. Aus toxikologischen Gründen (Resorption) sind speziell bei Babys ethanolbasierte Präparate zu bevorzugen.

■ Nabelpflege

Unmittelbar postnatal wird die Nabelschnur nach Anlegen einer sterilen Kunststoffklemme durchtrennt und der Nabelstumpf trocken belassen. Sollte die Wunde in den Folgetagen Infektionszeichen aufweisen, ist die Anwendung eines Antiseptikums indiziert. Das Antiseptikum wird mit sterilem Tupfer durch zirkuläres Abwischen in der Nabelumgebung und nach Tupferwechsel auf den Nabel aufgetragen (nicht wischen). Geeignete Wickeltechnik (unterhalb des Nabels) soll die Benetzung der Nabelwunde mit Urin unterbinden. Wenn sich am 5. – 7. (– 14.) Tag der Nabelschnurrest von selbst abstößt, entwickelt sich manchmal eine schmierig-gräuliche Fläche, die einen idealen Nährboden für Bakterien darstellt. Dann kann nochmals eine Antisepsis mit Alkohol oder Antiseptikum auf Basis von Octenidin oder Polihexanid durchgeführt werden. Nach 24 Stunden bekommt das Neugeborene in der Regel sein erstes Bad. Vorher wird gewaschen, immer von kranial nach kaudal, unter Berücksichtigung der Hautfalten. Waschlappen und Handtücher werden nach 1-maliger Benutzung in die Wäsche gegeben.

■ Flächendesinfektion

Die oft polemisch geführte Diskussion über das „Für und Wider" ergibt sich aus der Distanz des Erregerreservoirs Fußboden und Flächen zum Patienten. Da die ausschließlich gezielt durchgeführte Fußboden-/Flächendesinfektion nicht realistisch ist, wird die regelmäßige prophylaktische Fußboden-/Flächendesinfektion in den meisten Fällen als Bestandteil der antiinfektiösen Maßnahmen angesehen und wirkt der Verbreitung von MRE entgegen. Mittel sind aus der Liste des VAH und nur im Ausnahmefall aus der Liste des RKI auszuwählen.

■ Wickeltisch

Wird jedes Kind auf einem eigenen, ihm zugeordneten, erregerdichten Tuch gewickelt, ist eine regelmäßige Desinfektion der Wickeltische nicht erforderlich; diese wird nur bei Verunreinigung durch Stuhl oder potenziell infektiöse Sekrete erforderlich.

■ Inkubatordesinfektion

Die Anforderungen an die Aufbereitung des Inkubators und an die Desinfizierbarkeit seiner Bestandteile sind hoch. Zur Gewährleistung eines pathogenfreien Mikroklimas ist nur steriles Wasser dem Befeuchtersystem und damit dem Luftkreislauf des Inkubators zuzuführen. Als sicheres Aufbereitungsverfahren hat sich die Dampfdesinfektion bewährt. Der Inkubator sollte aus entsprechendem Material hergestellt sein, sodass sämtliche Bestandteile demontiert und desinfiziert werden können. Alle anderen Desinfektionsmaßnahmen sind kritischer zu bewerten. Eine Formaldehyddesinfektion verbietet sich aus toxikologischen

Gründen, ebenfalls eine Scheuer-Wisch-Desinfektion mit chemischen Desinfektionsmitteln, sofern die Entstehung schädlicher Dämpfe möglich ist. Für die Scheuer-Wisch-Desinfektion sind nur O_2-Abspalter geeignet. Dabei ist zu beachten, dass nicht nur die sichtbaren Flächen desinfiziert werden müssen, sondern nach kompletter Demontage bspw. auch der Motorlüfter und die Zulaufkanäle für das Befeuchterwasser. Bis zur Wiederverwendung ist der Inkubator mindestens 1 Stunde bei laufendem Motor zu belüften. Die Wasserkammer ist erst unmittelbar vor der Neubelegung mit sterilem destilliertem Wasser zu füllen. Die Aufbereitung darf nur von speziell eingearbeitetem Personal vorgenommen werden!.

■ Instrumente, Milchflaschen, Sauger, O_2-Anfeuchter, Vernebler, Masken, etc.

Die genannten Gegenstände sind, wenn immer es technisch möglich ist, mit physikalisch-thermischen Desinfektionsverfahren (Dampfdesinfektion oder automatische Reinigungs- und Desinfektionsmaschinen, mit ggf. nachfolgender Sterilisation, sofern diese benötigt wird) zu behandeln. Für kleinere Mengen von Saugern, Milchflaschen und so weiter sind Vaporisatoren zur Desinfektion geeignet.

■ Wärmegeräte für Milchflaschen

Im Prinzip ist die Erwärmung im Wasserbad, im Heißluftgerät, im Flaschenwärmegerät möglich. Erwärmung im Wasserbad erfordert einen hohen Pflegeaufwand der Geräte und wird deshalb nicht mehr empfohlen. Bei der Neuanschaffung ist den Heißluftgeräten der Vorzug zu geben. Sie sind pflegeleicht, leicht zu reinigen und arbeiten mit relativ geringem Zeitbedarf.

■ Säuglingsernährung – hygienische Aufgaben

Vom hygienischen Standpunkt aus ist, zumindest für Frühgeborene und Kinder mit erhöhter Infektionsanfälligkeit, in der Neugeborenenperiode in Ermangelung von Muttermilch die Verfütterung von künstlicher pasteurisierter Nahrung aus der Einwegflasche mit Einmalsauger optimal. Aus Gründen der Abfallvermeidung kann jedoch auch aufbereitetes Mehrwegmaterial verwendet werden. Anzustreben ist die Verfütterung von Muttermilch, die frisch (d. h. roh) verfüttert werden sollte, um möglichst viele der immunologischen Eigenschaften der Muttermilch zu erhalten. Das erfordert strenge hygienische Voraussetzungen

(Händedesinfektion, Hygiene der Brust, Aufbereitung der Milchpumpe, Einhaltung der Kühlkette).

Muttermilch. Falls ein Stillhindernis besteht und die Mutter ihr Neugeborenes nicht anlegen kann, ist folgendes Vorgehen zu empfehlen: Die Milch wird in gereinigten und in Reinigungs-Desinfektions-Geräten aufbereiteten Flaschen gesammelt und sofort nach Eingang gekühlt oder tiefgefroren (Verbrauch innerhalb 72 Stunden). Tiefgefrorene Milch ist bei –18 °C 3 – 6 Monate haltbar. Bei Benutzung elektrischer Pumpen werden sterile Einmalsets oder, umweltschonender, thermisch sterilisierte Pumpensets verwendet. Vor dem Abpumpen ist eine hygienische Händedesinfektion durchzuführen und die Brüste werden unter fließendem Wasser ohne Seife abgespült. Das Abtrocknen erfolgt mit einem Einmalhandtuch oder mit einem täglich frischen Handtuch, das nur für diesen Zweck verwendet wird. Tägliches Duschen der Brüste (nicht Baden) verhindert Infektionen. Nach dem Stillen bzw. Abpumpen sind frische Stilleinlagen zu verwenden. Die Milch einer gesunden Mutter muss zur Fütterung ihres eigenen Säuglings nicht bakteriologisch untersucht werden, wenn die hygienischen Hinweise eingehalten werden. HIV-positiven Müttern sollte dringend vom Stillen abgeraten werden. Bei Hepatitis-B-positiven Müttern ist (Voraussetzung: Simultanimpfung des Neugeborenen), das Stillen möglich (siehe S. 280). Bei HCV-RNA positiven Müttern kann derzeit keine allgemeine Stillempfehlung gegeben werden. Das Risiko der Übertragung von HCV über die Muttermilch ist wahrscheinlich gering, kann aber nach heutigem Wissen nicht gänzlich ausgeschlossen werden (siehe auch S. 283). Sehr kleine Frühgeborene (≤ 32. Schwangerschaftswoche) CMV-IgG-positiver Mütter können gefährdet sein, an einer CMV-Infektion durch Muttermilch zu erkranken. Es gibt zurzeit noch keine einheitliche Empfehlung für diese Fälle; meist wird bei Frühgeborenen CMV-positiver Mütter die Muttermilch pasteurisiert, ein alleiniges Einfrieren reicht nicht aus. Mütter mit Herpes-simplex-Läsionen im Gesicht sollten einen Mundschutz beim Stillen oder Füttern tragen. Mütter mit afebrilen respiratorischen Erkrankungen oder unter antiinfektiöser Therapie mit einem geeigneten Antibiotikum können i. d. R. weiterhin stillen (siehe S. 120).

Die stichprobenhafte bakteriologische Untersuchung von Muttermilch vor Verfütterung an Frühgeborene < 32. Schwangerschaftswoche wird empfohlen. Nach einem Konsens (Evidenz IV) sollte eine Muttermilchprobe, die mit gramnegativen Erregern, S. aureus oder Streptokokken Gruppe A oder B kontaminiert ist, an diese Frühgeborenen nicht ohne Pasteurisierung verfüttert werden. Eine Keimzahl bis zu 10^5 koagulasenegative Staphylokokken gilt als tolerabel.

Frauenmilch. Das Ernähren von Neu- und Frühgeborenen mit fremder Frauenmilch birgt eine Reihe rechtlicher und hygienischer Probleme in sich. Trotz der Vorteile der Ernährung mit Spenderinnenmilch darf das Risiko einer Infektionsübertragung nicht übersehen werden. Um das Empfängerkind nicht zu gefährden, sollten eine sorgfältige Auswahl der Frauenmilchspenderinnen, regelmäßige mikrobiologische Kontrollen der Frauenmilch sowie der hygienisch einwandfreie Transport und die korrekte Lagerung bis zur Verwendung sichergestellt sein. Es wird die Pasteurisierung der gespendeten Frauenmilch vor Verwendung empfohlen. Die Ernährungskommission der Deutschen Gesellschaft für Kinderheilkunde und Jugendmedizin hat eine „Leitlinie für die Einrichtung und zur Arbeitsweise von Frauenmilchbanken" herausgegeben. Deshalb hier nur einige Hinweise.

Als Spenderinnen entfallen generell:
- Frauen mit positiver Hepatitis-B- und -C-, HIV- und Lues-Serologie und -Erkrankung
- Frauen, die einer Risikogruppe für HIV-Infektionen angehören oder deren Partner zu diesen Gruppen gehören
- Frauen mit chronischem Alkohol- und/oder Drogengenuss
- Raucherinnen
- Frauenmilch CMV-positiver Spenderinnen kann zur CMV-Infektion des Neugeborenen, dessen Mutter CMV-negativ ist, führen. Es ist derzeit wahrscheinlich, dass dies auch für Frühgeborene < 32. Schwangerschaftswoche CMV-positiver Mütter gilt, wenn sie mit CMV-positiver Milch ernährt werden.

Zeitweilig von der Spende ausgeschlossen sind:
- Frauen mit akuten Erkrankungen bis zur Genesung
- Frauen, in deren Familie ein Familienmitglied an einer Infektionskrankheit erkrankt ist

Bei allen potenziellen Spenderinnen müssen vorher serologische Untersuchungen durchgeführt werden (vergleichbar mit den Untersuchungen von Blutspendern). Gewonnene Frauenmilch muss bakteriologisch untersucht werden (Gesamt-koloniezahl/ml, Gehalt an pathogenen und potenziell pathogenen Keimen wie Staphylococcus aureus, Enterobacteriaceae, Pseudomonas spp., B-Streptokokken, Escherichia coli). Die Brustpflege und Milchgewinnung sollten wie bei Muttermilch durchgeführt werden. Darüber hinaus sind regelmäßig immunologische Kontrollen der angelieferten Milchproben auf potenzielle Verfälschungen mit tierischer Milch (vor allem Kuhmilchbeimengungen) durchzuführen.

Sondenernährung. Frühgeborene und Säuglinge, die nicht in der Lage sind, selbst zu trinken, werden sondiert. In der Regel wird die Sonde vor jeder Mahlzeit neu gelegt, da eine Dauersonde das Risiko der Kolonisation des oberen Intestinums mit Staphylococcus aureus oder anderen Erregern mit der Gefahr einer Sepsis in sich birgt. Magensonden sollen daher nur mit strenger Indikation und unter sterilen Kautelen gelegt werden.

Vor dem Legen der Magensonde sind die Hände zu desinfizieren. Die Hand, welche die Sonde über die Nase einführt, soll durch einen sterilen Einmalhandschuh geschützt werden. Zur Lagekontrolle der Magensonde abgesaugtes Magensekret muss als kontaminiert angesehen und entsprechend entsorgt werden. Die zu sondierende Nahrung wird mit einer sterilen Spritze zugeführt. Jede neue Sondierung ist mit sterilem Material (Sonde und Spritze) durchzuführen.

Literatur

RKI. Empfehlungen zur Verhütung der Übertragung von Hepatitis-C-Virus durch infiziertes Personal im Gesundheitsdienst. Epid Bull 2001; 3: 15 – 16

RKI. Wiederzulassung in Schulen und sonstigen Gemeinschaftseinrichtungen. Epid Bull 2002; 19: 158 – 159

RKI. Fachtagung der AG Nosokomiale Infektionen am RKI zur Intensivierung der Umsetzung von Präventionsstrategien bei MRSA. Epid Bull 2005; 5: 31 – 38

RKI. Bericht aus dem nationalen Referenzlabor für Staphylokokken. Epid Bull 2005; 41: 376 – 380

RKI. Zum Management des MRSA-Screenings. Epid Bull 2005; 42: 385 – 391

Konsiliarlaboratorien unter: http://www.rki.de >Infektionsschutz > Nationale Referenzzentren > Übersicht

 Koordinator:
R. Bruns

Mitarbeiter:
A. Kramer, N.-O. Hübner, R. Roos, S. Springer, S. K. W. Wiersbitzky

Antimikrobielle Chemotherapie

Nach der ursprünglichen Definition sind antimikrobiell wirksame Chemotherapeutika synthetisch gewonnene, chemische Produkte. Die später entdeckten, von Pilzen und Bakterien produzierten, antimikrobiellen Substanzen werden Antibiotika genannt. Seit es gelungen ist, Antibiotika voll- oder halbsynthetisch herzustellen, haben sich die ursprünglichen Begriffe Chemotherapeutika und Antibiotika verwischt; sie werden heute weitgehend synonym verwendet. Um Missverständnisse zu vermeiden, ist es besser, als Oberbegriff Antiinfektiva zu verwenden und diese in Antibiotika und andere antibakterielle Chemotherapeutika (Sulfonamide, Chinolone etc.), Antimykotika, Virostatika und Antiparasitika zu unterteilen.

Leitsätze

- Bei der Auswahl und Dosierung eines Antiinfektivums sind die folgenden Kriterien zu beachten:
  - Art der/des (vermuteten) Erreger(s),
  - Sensibilität der/des Erreger(s),
  - Alter und Körpergewicht des Kindes,
  - pharmakokinetische Eigenschaften des Antiinfektivums unter Berücksichtigung der Organfunktionen des Patienten (Niere, Leber),
  - Bestätigung der In-vitro-Daten durch gute klinische Studien,
  - Nebenwirkungen einschließlich Einfluss auf die Darmflora,
  - ambulante oder stationäre Therapie,
  - Therapiekosten.
- Eine *gezielte* Therapie setzt die Kenntnis des Erregers und dessen Sensibilität voraus. Wenn bei der Auswahl des Antiinfektivums von Erregern ausgegangen wird, die mit hoher Wahrscheinlichkeit vermutet werden (aber nicht nachgewiesen sind), wird von einer *kalkulierten* (empirischen) Therapie gesprochen. Sind Erreger und Infektionsquelle unbekannt und werden keine mikrobiologischen Untersuchungen vorgenommen, kann die antimikrobielle Therapie nur blind (empirisch) erfolgen. Dieses Vorgehen sollte zu den Ausnahmen gehören.

- Die wichtigsten *Nebenwirkungen* einer antimikrobiellen Therapie sind:
  - allergische oder toxische Reaktionen,
  - Verschleierung von Krankheitsbildern (!),
  - Selektion resistenter Keime (!), deshalb strenge Indikationsstellung.
- Dauer der antimikrobiellen Chemotherapie so lange wie nötig, aber so kurz wie möglich halten. Wenn die Therapie unnötig ist, ist sie sofort zu beenden. Eine Mindestdauer einer 1-mal begonnenen antimikrobiellen Therapie gibt es nicht.
- Keine unnötige antimikrobielle *Prophylaxe.* Für die perioperative Prophylaxe reicht in der Regel eine 1-malige Gabe.
- Die *lokale Anwendung* von Antibiotika ist selten indiziert oder deren Nutzeffekt ist nicht bewiesen. Falls unumgänglich (Ophthalmologie), möglichst keine Antibiotika auswählen, die für die systemische Therapie bedeutungsvoll sind (z. B. Aminoglykoside, Erythromycin, Tetrazykline). Stattdessen sollten topisch Antiseptika (Lavasept, Octenidin, PVP-Jod, Triclosan, Chlorhexidin u. a.) oder fast ausschließlich lokal verwendete Antibiotika (z. B. Mupirocin, Fusidinsäure) eingesetzt werden. Eine besondere Indikation stellt die Behandlung nasaler MRSA-Träger mit Mupirocin dar.
- Bei schweren und seltenen Infektionskrankheiten sollte vor Therapiebeginn immer eine *mikrobiologische Diagnostik* erfolgen. Die Sensitivitätsbestimmung von Antibiotika mit dem Blättchentest erlaubt nur halbquantitative Angaben. Die Fehlerquote kann bis zu 15 % betragen. Das ist bei gut behandelbaren Krankheiten wie Zystitis, Impetigo etc. akzeptabel. Bei schweren, lebensbedrohlichen und seltenen Infektionskrankheiten muss die Sensibilität der Bakterien gegenüber Antibiotika quantitativ bestimmt werden: minimale Hemmkonzentration (MHK) und evtl. auch minimale bakterizide Konzentration (MBK) anfordern. Ein sog. E-Test ist für die klinische Therapieentscheidung einer MHK-Bestimmung meist äquivalent. Die Resistenzsituation der wichtigsten Bakterien einer Behandlungseinheit sollte bekannt sein.

- Zur Interpretation der mikrobiologischen Daten ist die Kenntnis der *pharmakokinetischen Eigenschaften* des Antiinfektivums unabdingbar. Bei der Gabe von β-Laktamantibiotika ist die Zeit, in der die Konzentration des Antibiotikums größer als der MHK-Wert ist, bedeutungsvoll (mindestens 40 % des Dosierungsintervalls). Werden Aminoglykoside oder Chinolone eingesetzt, sind hohe Spitzenspiegel (5–10-fach höher als MHK-Wert) oder hohe AUC-Werte („area under the curve": etwa 100-fach größer als MHK-Wert) anzustreben. Beim Einsatz von Virostatika richtet man sich sinngemäß nach der 50%igen Hemmkonzentration (IC_{50}). Die Gewebegängigkeit des verwendeten Antiinfektivums sollte bekannt sein. Auf Interaktionen ist zu achten.
- Antiinfektiva sollten im Kindesalter möglichst per os oder intravenös (Kurzinfusion) gegeben werden. Bei der Gabe per os ist unbedingt auf die Angaben zur *Bioverfügbarkeit* zu achten. Diese ist im Neugeborenen- und Säuglingsalter, bei Malabsorptionssyndromen und bei Gastroenteritis (Erbrechen!) reduziert. Darüber hinaus ist die Resorption zahlreicher Antiinfektiva von der Nahrungsaufnahme abhängig. Einige Antiinfektiva werden nach Nahrungsaufnahme schlechter, andere besser resorbiert. Antiinfektiva, die eine signifikant reduzierte Bioverfügbarkeit nach Nahrungsaufnahme aufweisen, sollten nicht zwischen 1 Stunde vor und 2 Stunden nach der Mahlzeit eingenommen werden.
- Der Erfolg einer antimikrobiellen Therapie wird wesentlich von der *Compliance* bestimmt. Diese ist bei einer ambulanten Behandlung per os nur dann zufriedenstellend, wenn Antiinfektiva 1- oder 2-mal täglich verabfolgt werden. Daher sollten möglichst Antiinfektiva mit einer Halbwertszeit von > 1 Stunde verabfolgt werden. Außerdem sind für eine gute Compliance der Geschmack von Saftzubereitungen und eine kurze Therapiedauer von Bedeutung.
- Die *Therapiekosten* können durch eine rechtzeitige und adäquate Anwendung der Antiinfektiva reduziert werden. Es sollte nicht *an*, sondern *mit* Antiinfektiva gespart werden. Mehrausgaben für eine adäquate Antibiotikatherapie können die Gesamtkosten reduzieren und die Solidargemeinschaft entlasten, die nicht nur für die Tagestherapiekosten der Antibiotika aufkommen muss.

Bei schweren bakteriellen Infektionskrankheiten sollte unverzüglich mit einer breiten, kalkulierten Therapie (Interventionstherapie) begonnen werden. Eine intravenöse Therapie ist so bald wie möglich auf eine Behandlung per os umzustellen (Sequenztherapie). Bei der Auswahl der oralen Antibiotika ist das Wirkspektrum entscheidend (und nicht die Zugehörigkeit zur gleichen Antibiotikagruppe).

Chemotherapeutika- (Antiinfektiva-)Kombinationen

Vorteile von Kombinationen sind die Vergrößerung des Wirkspektrums, eine bessere antimikrobielle Wirksamkeit und eine geringere Resistenzentwicklung. Ein nachgewiesener Synergismus zwischen 2 Antibiotika liegt aber nur selten vor, so z. B. für die Kombinationen von Penicillinen mit Aminoglykosiden bei Enterokokken und Streptokokken, von β-Laktamantibiotika mit Aminoglykosiden bei P. aeruginosa, von β-Laktamantibiotika mit β-Laktamase-Inhibitoren und von Sulfonamiden mit den Folsäureantagonisten Trimethoprim und Tetroxoprim. Beachtet werden sollte, dass bei der Kombination von antimikrobiellen Chemotherapeutika auch Antagonismen möglich sind.

Chemotherapeutika (Antiinfektiva) bei Immundefizienz

Die Beherrschung einer Infektionskrankheit ist eine Funktion der körpereigenen Abwehrkräfte und wird durch Antiinfektiva wesentlich unterstützt. Ist die immunologische Abwehr reduziert, sollten bakterizide Antibiotika gezielt ausgewählt werden (MHK anfordern) und diese hoch genug dosiert und über lange Zeit verabreicht werden.

Fehlende Zulassungen im Kindesalter

Eine große Anzahl neuer Antibiotika ist aufgrund fehlender Studien auch viele Jahre nach der Markteinführung nicht für Kinder oder nur für Kinder ab einem bestimmten Alter zugelassen. Deshalb sind zahlreiche Verordnungen von Antibiotika in Deutschland „off-label" (außerhalb der in der Zulassung festgelegten Bedingungen) oder „unlicensed" (nicht zugelassen).

Dieser Missstand führt dazu, dass

- Kinder nicht in gleichem Maße am medizinischen Fortschritt teilhaben können wie Erwachsene,
- Kinder bei Anwendung nicht zugelassener Antiinfektiva einem höheren Nebenwirkungsrisiko ausgesetzt werden als bei Verordnungen, die der Zulassung entsprechen,
- der Kinderarzt bei Anwendung von nicht zugelassenen Antiinfektiva mit einem deutlich höheren Zeitaufwand belastet wird, weil ihr Einsatz eine Aufklärung wie unter Studienbedingungen erfordert (u. a. Einholen der Unterschriften beider Eltern), und dass dennoch die Anwendung derartiger Antiinfektiva bei Kindern für den Arzt mit einem erhöhten Risiko verbunden ist.

Zwar ist zu verstehen, dass die Forschungsindustrie ökonomisch am kleinen pädiatrischen Markt nur sekundär interessiert ist. Ethisch bedenklich ist es aber, wenn z. B. Piperacillin/Tazobactam (außer bei abdominalen Infektionen), Linezolid, Itraconazol, Famciclovir und Valaciclovir viele Jahre nach der Einführung immer noch nicht für Kinder (und Jugendliche) zugelassen sind. Es bleibt zu hoffen, dass durch die vom Europäischen Parlament verabschiedete Verordnung für Arzneiprodukte in der Pädiatrie (Neuzulassungen und Indikationserweiterungen müssen immer auch auf ihre Wirkung und Sicherheit bei Kindern getestet werden; der Patentschutz wird um 6 Monate verlängert) das Kind wieder zum vollwertigen Patienten wird.

Mögliche Ursachen für das Versagen einer antibakteriellen Chemotherapie

Erregerbedingte Ursachen

- Der isolierte Keim ist nicht der (alleinige) Infektionserreger (Kontamination, Mischinfektion).
- An penicillin- und makrolidresistente Pneumokokken (insbesondere nach Aufenthalt in Spanien, Frankreich u. a. endemischen Ländern; gegen Makrolide hohe Resistenzraten auch in Deutschland), β-laktamasebildende H.influenzae-Stämme und multiresistente Bakterien denken.
- Resistenzentwicklung unter der Therapie (selten).

- Bei fehlender Erregerisolierung an Infektionen durch Mykoplasmen, Chlamydien, Legionellen, Coxiellen, Brucellen, Mykobakterien etc. denken.
- Es liegt keine bakterielle Infektion vor (Virus-, Pilz- oder Parasiteninfektion).
- Es liegt überhaupt keine Infektion vor (Kollagenose, Vaskulitis, Tumor, Medikamentenfieber, Fieber unklarer Ursache, Hyperthyreose).

Antibiotikabedingte Ursachen

- falsche Wahl des Antibiotikums (vor allem bei fehlender Erregerisolierung)
- falsche Resistenzbestimmung (häufiger als angenommen, daher minimale Hemmkonzentration anfordern)
- Missachtung der pharmakokinetischen Eigenschaften (Bioverfügbarkeit, Gewebegängigkeit, Liquorpenetration etc.)

Patientenbedingte Ursachen

- Immundefizienz (angeboren, Tumor, immunsuppressive Therapie etc.)
- Fremdkörper (Katheter, Shunt, Implantat)
- mangelnde Compliance (vor allem bei ambulanter Therapie)

Antiinfektiva

Antibiotika und andere antibakterielle Chemotherapeutika
■ **Penicilline**

Die antibakterielle Wirksamkeit der Penicilline beruht auf einer Hemmung der Zellwandsynthese. Das Wirkspektrum von Penicillin G, Penicillin V und Propicillin erstreckt sich auf Streptokokken, penicillinasenegative Staphylokokken, β-laktamasenegative Gonokokken, Meningokokken, Korynebakterien, Aktinomyzeten, Bacillus anthracis, Clostridien (außer C. difficile), anaerobe Streptokokken, Fusobakterien, Treponemen, Borrelien, Leptospiren, Rotlaufbakterien. Von Pneumokokken, die invasive Infektionen verursachen, sind hierzulande gegenwärtig etwa 1–2 % der Isolate gegenüber Penicillin resistent (siehe S. 426).

▶ **Penicillin G (Benzylpenicillin)**
Benzylpenicillin (1 IE Penicillin G = 0,6 μg; 1 μg = 1,67 IE) wird normalerweise intravenös als leicht wasserlösliches Natrium- oder Kaliumsalz verabreicht. Schwer lösliche Depotpenicilline sind Procainpenicillin G, Benzathinpenicillin G und Cle-

mizolpenicillin G. Es stehen zahlreiche Handels-
präparate zur Verfügung:
- Benzathinpenicillin G (Tardocillin, Pendysin)
- Procainpenicillin G und Penicillin G Natrium
  (Bipensaar 1,2/4 Mega, Jenacillin)

▶ „Oralpenicilline" (Phenoxypenicilline)
- Penicillin V, Kaliumsalz (Phenoxymethylpenicil-
  lin), (Arcasin, Infectocillin, Isocillin u.v.a.)
- Benzathinpenicillin V (Infectobicillin)
- Propicillin (Baycillin)

Wirkungsspektrum wie Penicillin G. Die magen-
säurestabilen Phenoxypenicilline sind geeignet
zur Behandlung von Krankheiten durch penicillinempfindliche Erreger wie Streptokokkentonsillo-
pharyngitis und Scharlach.

Penicillin V (1 Mio. IE = 0,6 g; 1 g = 1,6 Mio. IE)
hat eine orale Bioverfügbarkeit von 50 %, die durch
Nahrungsaufnahme reduziert wird. Das Benza-
thinderivat zeichnet sich durch eine Halbwertszeit
von 3 Stunden aus.

Propicillin (1 Mio. IE = 0,7 g, 1 g = 1,42 Mio. IE)
hat eine bessere Säurestabilität als Penicillin V,
Bioverfügbarkeit 50 %. Gegen Penicillinasen ist es
etwas stabiler als Penicillin G und Penicillin V.

▶ **Aminopenicilline und β-Laktamase-
Inhibitoren**
- Ampicillin (Ampicillin-ratiopharm u.v.a.)
- Amoxicillin (Amoxypen, Clamoxyl, Infectomox
  u.v.a.)
- Amoxicillin/Clavulansäure (Augmentan, Infecto-
  SupraMox)
- Ampicillin/Sulbactam (Unacid)
- Sultamicillin (Unacid PD oral)
- Sulbactam (Combactam)

Ampicillin ist nicht penicillinasefest. Es besitzt ein
Wirkungsspektrum wie Penicillin G. Zusätzlich
werden Enterokokken (die Rate resistenter Stämme, vor allem die von E. faecium, steigt), Haemophilus influenzae (3 – 5 % der Stämme sind hierzulande β-Laktamase-Bildner und damit resistent),
Bordetella pertussis, Listerien, Escherichia coli
(bis 50 % resistente Stämme), Proteus mirabilis,
Salmonellen und Shigellen (teilweise hohe Resistenzraten) erfasst.

Die orale Bioverfügbarkeit des Ampicillins beträgt etwa 30 – 40 %, bei Nahrungsaufnahme nur
20 %. Aus diesem Grunde sollte Ampicillin nicht
per os verabfolgt werden. Bei etwa 10 % der mit
Ampicillin behandelten Patienten tritt, gewöhnlich

in der 2. Woche, ein makulöses, i.d.R. kaum juckendes Exanthem auf. Die Exanthemrate ist besonders hoch, wenn Ampicillin oder Amoxicillin
bei der infektiösen Mononukleose (fast 100 %) verabreicht werden. Die Exantheme klingen bei Wei-
terbehandlung nach 3 – 6 Tagen wieder ab und
wiederholen sich nicht. Sie haben mit der echten
Penicillinallergie gegenüber der 6-Aminopenicil-
lansäure nichts zu tun. Bei sehr ausgeprägten kutanen Symptomen (Konfluenz der Maculae zur
Erythrodermie, beginnende Erosionen, Schleim-
hautbeteiligung) sollte das Antibiotikum jedoch
abgesetzt werden. Eine Allergie kann bei allen Penicillinen auftreten. Ihre Häufigkeit liegt bei
0,0015 – 0,002 % der Behandelten.

Amoxicillin ist das Hydroxyderivat des Ampicillins und hat dessen Wirkungsspektrum. Da die Resorption gegenüber Ampicillin wesentlich verbessert ist (Bioverfügbarkeit 60 – 70 %) und von der
Nahrungsaufnahme nicht wesentlich beeinflusst
wird, können bei gleicher oraler Dosierung wie
Ampicillin fast doppelt so hohe maximale Serumkonzentrationen erreicht werden. Amoxicillin
zählt zu den meistverordneten Antibiotika in der
Pädiatrie. In den USA ist seit Kurzem eine Tablet-
tenformulierung mit neuer Technologie für Patienten ab 12 Jahre zugelassen (Moxatag). Diese besteht aus 2 Komponenten mit sofortiger und verzögerter Freigabe von Amoxicillin und erlaubt
damit die tägliche Einmalgabe. Tabletten mit dieser Galenik können die Compliance verbessern
und dadurch zukünftig für die Therapie von
Krankheiten, wie z.B. die Streptokokken-Tonsillo-
pharyngits (S. 481), eine Alternative sein.

Amoxicillin/Clavulansäure. Für die orale und parenterale Gabe stehen die Mischungsverhältnisse
von Amoxicillin:Clavulansäure von 4:1 und 7:1
(Trockensaft, Tropfen, Tabs, Forte Trockensaft; Kin-
dersaft, Filmtabletten) bzw. von 5:1 und 10:1 zur
Verfügung. Die orale, besser verträgliche 7:1-For-
mulierung (weniger Durchfälle) ist jetzt auch in
Deutschland erhältlich. Sie braucht nur 2-mal täglich verabreicht zu werden und sollte die 4:1-For-
mulierung ersetzen. Wichtigste Indikationen für
die 7:1-Formulierung sind akute Otitis media und
akute Sinusitis. Um ausreichend hohe Konzentrationen am Wirkungsort zu erzielen, sollte die Tagesdosis nicht zu niedrig gewählt werden (Tab. 24).

Clavulansäure ist ein β-Laktam ohne nennenswerte eigene antibakterielle Aktivität, welches als
sog. Enzymblocker die meisten der von den Mikroorganismen gebildeten β-Laktamasen (außer
Klasse I) hemmt. Durch Kombination der Clavulan-

säure mit Aminopenicillinen gelingt es, deren Spektrum auch auf solche Keime zu erweitern, die aufgrund von β-Laktamase-Bildung gegen diese Penicilline resistent sind (Staphylokokken, Bacteroides fragilis u.v.a.). Nach Gabe per os treten gehäuft Magenschmerzen und Diarrhöen auf. Vorwiegend bei Erwachsenen sind z. T. schwere Leberfunktionsstörungen (Cholestase, Ikterus, Hepatitis) beschrieben worden. Daher sollte die Kombination bei Vorliegen von Risikofaktoren (eingeschränkte Leberfunktion, längere oder wiederholte Gabe) nur zurückhaltend und unter Kontrolle der Leberwerte angewendet werden. Amoxicillin/Clavulansäure kann ab dem 1. Lebenstag verabfolgt werden.

Ampicillin/Sulbactam. Die parenterale Form besteht aus einer fixen Ampicillin-Sulbactam-Kombination von 2:1. Sulbactam verfügt über eine andere chemische Struktur als die Clavulansäure und ist wie diese ein Inhibitor der meisten β-Laktamasen (außer Klasse I). Es besitzt eine geringe antibakterielle Eigenwirkung gegen Acinetobacter. Sulbactam wird per os nicht resorbiert und kann daher nur parenteral verabreicht werden. Das Wirkspektrum von Ampicillin/Sulbactam entspricht dem von Amoxillin/Clavulansäure.

Sulbactam ist als β-Laktamase-Inhibitor auch in einer Monozubereitung im Handel. Es ist für die Kombination mit Mezlocillin, Piperacillin und Cefotaxim zugelassen. Gegebenenfalls kann es auch mit anderen β-laktamaseinstabilen Penicillinen (z. B. Penicillin G) und Cephalosporinen kombiniert werden (nicht zugelassen).

Sultamicillin ist eine feste chemische Verbindung von Ampicillin mit Sulbactam, die per os verabreicht werden kann. Während der Resorptionsphase wird das Pro-Drug in der Darmwand hydrolysiert. Die wirksamen Einzelkomponenten Ampicillin und Sulbactam werden ins Blut freigesetzt. Die Bioverfügbarkeit liegt bei 80 – 85 %, keine Reduktion durch Nahrungsaufnahme. Das Antibiotikum kann 2-mal täglich verabreicht werden. Per os ist die Diarrhörate wie bei Amoxicillin/Clavulansäure erhöht.

▶ **Isoxazolylpenicilline**
- Oxacillin (InfectoStaph i. v.)
- Dicloxacillin (InfectoStaph)
- Flucloxacillin (Staphylex)

Isoxazolylpenicilline sind penicillinasefeste Penicilline. Sie haben eine über 20 – 50-fach stärkere Wirkung gegenüber Penicillin-G-resistenten Staphylokokken, jedoch eine 10 – 100-fach schwächere Wirkung gegen Penicillin-G-empfindliche Bakterien und sind daher ausschließlich bei Infektionen mit penicillinasebildenden Staphylokokken angezeigt. Gegen Methicillin-(Oxacillin-)resistente Staphylokokken (MRSA) sind alle Isoxazolylpenicilline unwirksam.

Di- und Flucloxacillin sind per os und parenteral anwendbar. Oxacillin wird nur noch parenteral angewendet (Bioverfügbarkeit per os nur 30 %).

▶ **Acylaminopenicilline**
- Mezlocillin (Baypen)
- Piperacillin (Pipril)
- Piperacillin/Tazobactam (Tazobac)

Mezlocillin hat ein gegenüber Ampicillin erweitertes Wirkspektrum und ist geeignet zur Behandlung von Infektionen durch indolpositive Proteus (Proteus vulgaris u. a.), Providencia, Serratia, Klebsiella, Enterobacter. Resistent sind alle penicillinasebildenden Staphylokokken und ampicillinresistente Haemophilus-influenzae-Stämme. Mezlocillin kann mit Combactam, Isoxazolylpenicillinen und Aminoglykosiden kombiniert werden.

Piperacillin umfasst das Spektrum von Mezlocillin und ist zusätzlich gegen Pseudomonas aeruginosa wirksam. Es ist nicht penicillinasestabil und nur parenteral anwendbar.

Piperacillin/Tazobactam. Tazobactam ist ein Inhibitor, der die meisten β-Laktamasen hemmt, auch einige chromosomal kodierte Cephalosporinasen der Klasse I. Tazobactam erweitert das Spektrum des Piperacillins um Keime, die aufgrund der Bildung von β-Laktamasen resistent sind, bspw. Staphylokokken und Anaerobier. Die Kombination ist für das Kindesalter, außer für abdominale Infektionen, nicht zugelassen.

■ **Cephalosporine**
- parenterale Cephalosporine Gruppe 1 (Cefazolin-Gruppe)
  - Cefazolin (Elzogram, u.a)
- Gruppe 2 (Cefuroxim-Gruppe)
  - Cefuroxim (Cefuroxim Lilly u. a.)
  - Cefotiam (Spizef)
- Gruppe 3 a (Cefotaxim-Gruppe)
  - Cefotaxim (Claforan)
  - Ceftriaxon (Rocephin)

- Gruppe 3 b
  - Ceftazidim (Fortum, Infectozidim)
- Gruppe 4
  - Cefepim (Maxipime)
  - Ceftobiprol

Cephalosporine unterscheiden sich von den Penicillinen durch ihre zwar unterschiedliche, aber relativ gute β-Laktamase-Stabilität. Hervorzuheben ist die gute Staphylokokkenaktivität der sog. Basis-Cephalosporine (Gruppe 1 und 2). Gegen methicillinresistente Staphylokokken (MRSA) sind alle Cephalosporine unwirksam. Die Empfindlichkeit gegen gramnegative Erreger variiert stark. Alle Cephalosporine sind im Gegensatz zu den Penicillinen inaktiv gegen Enterokokken, Listerien und Bordetellen. Sämtliche Cephalosporine sind auch wie die Penicilline und alle übrigen β-Laktamantibiotika unwirksam gegenüber Mykoplasmen, Chlamydien und Legionellen. Grampositive Anaerobier werden von den Cephalosporinen gut erfasst. Gramnegative Anaerobier sind meist resistent.

Die Cephalosporine der Cefuroxim-Gruppe sind weitgehend β-laktamasestabil. Sie wirken wesentlich stärker gegen gramnegative Stäbchen als die Cephalosporine der Cefazolin-Gruppe.

Die Breitspektrum-Cephalosporine (Gruppe 3 und 4) haben im Vergleich zu den Cephalosporinen der Cefazolin- und der Cefuroxim-Gruppe ein breiteres Spektrum, eine stärkere antibakterielle Aktivität gegenüber gramnegativen Stäbchen und eine unterschiedliche Wirksamkeit gegen P. aeruginosa, Enterobacter spp. und Staphylokokken.

Patienten mit einer Penicillinallergie vom Reaktionstyp „Sofortreaktion" sollten nicht mit Cephalosporinen behandelt werden. Patienten mit einer Penicillin-Spätreaktion (am häufigsten) können Cephalosporine erhalten. Im Zweifelsfall ist eine allergologische Stufendiagnostik ratsam.

Cefazolin ist gut gegen Staphylokokken und Streptokokken wirksam.

Cefuroxim hat ein breites Wirkspektrum und eine gute Gewebegängigkeit mit hoher Stabilität gegen β-Laktamasen. Es wirkt sehr gut bei Infektionen mit Staphylokokken, Streptokokken, Gonokokken und Meningokokken, Haemophilus influenzae, Moraxella catarrhalis, Escherichia coli, Proteus mirabilis und Klebsiellen.

Cefotiam ist ein Cephalosporin mit ähnlichen Charakteristika wie Cefuroxim, mit einer besseren Wirksamkeit im gramnegativen Bereich.

Cefotaxim hat eine 10–100-fach höhere Aktivität gegen einige gramnegative Spezies als die Ce-

phalosporine der Gruppen 1 und 2. Die meisten Stämme von E. coli und Klebsiella pneumoniae werden bereits bei Konzentrationen unter 0,1 μg/ml gehemmt. Etwa 30 % werden zu Desacetylcefotaxim metabolisiert, welches ebenfalls (schwächer) antibakteriell wirksam ist. Cefotaxim ist gut liquorgängig. Es ist Mittel der Wahl für zahlreiche schwere Infektionskrankheiten im Kindesalter, einschließlich der bakteriellen Meningitis.

Ceftriaxon ist ein Breitspektrum-Cephalosporin mit einer Halbwertszeit von 6,5–8 Stunden. Es ist daher für eine 1-mal tägliche Applikation und damit auch für die ambulante Therapie geeignet. Nachteilig sind die durch die hohe biliäre Ausscheidung (etwa 40 %) bedingten Nebenwirkungen (Selektionsdruck, reversible Bildung von „Gallengrieß") und die hohe Plasmaeiweißbindung (> 90 %), die zur Verdrängung von Bilirubin aus der Albuminbindung führen kann, sodass Ceftriaxon generell bei Frühgeborenen sowie bei Neugeborenen, vor allem bei denjenigen mit Hyperbilirubinämie, kontraindiziert ist. Weiterhin sollten Ceftriaxon und Kalzium oder Ca-enthaltende Lösungen oder Produkte nicht gleichzeitig verabfolgt werden (48-stündige Pause zwischen letzter Ceftriaxon- und Ca-Gabe einhalten).

Ceftazidim ist ein Breitspektrum-Cephalosporin mit den Eigenschaften von Cefotaxim gegenüber gramnegativen Bakterien und zusätzlich ausgezeichneter Aktivität gegenüber Pseudomonas aeruginosa, aber geringerer Aktivität gegenüber S. aureus.

Cefepim hat ein breites Wirkungsspektrum. Die In-vitro-Aktivität ist besser als die der Cephalosporine der Gruppe 3 und vergleichbar mit der der Carbapeneme. Bedeutsam ist die gute Aktivität gegen Pseudomonas aeruginosa. Cefepim ist in Deutschland für Kinder zugelassen, aber (bis Generika verfügbar sind) nur über das Ausland zu beziehen.

Ceftobiprol ist ein bakterizides parenterales Cephalosporin, das gegen ein außerordentlich breites Spektrum grampositiver und gramnegativer Bakterien aktiv ist, u. a. gegenüber MRSA, penicillinresistente Pneumokokken, die meisten Enterobacteriaceae, Pseudomonas spp. und E. faecalis. Die Zulassung für Erwachsene ist in Europa eingereicht.

▶ **Orale Cephalosporine**
- Gruppe 1 (aktiv gegenüber S. aureus und Streptokokken)
  - Cefalexin ((Cefalexin-ratiopharm, Cefalex)
  - Cefadroxil (Grüncef, Cefadroxil Sandoz)

- Cefaclor (Panoral, Cefaclor-ratiopharm, Infectocef u.v.a)
- Gruppe 2 (aktiv gegenüber S. aureus, Streptokokken und H. influenzae)
  - Cefprozil (Cefzil)
  - Loracarbef (Lorafem)
  - Cefuroximaxetil (Elobact, Zinnat)
  - Cefpodoximproxetil (Orelox, Podomexef)
- Gruppe 3 (breites Spektrum, unzureichend aktiv gegenüber S. aureus)
  - Cefixim (Cephoral, Infectoopticef, Suprax)
  - Ceftibuten (Keimax)

Die Oralcephalosporine haben wegen ihrer guten Wirksamkeit, Verträglichkeit und einfachen Verabreichung einen hohen Stellenwert in der Behandlung von Infektionskrankheiten bei Kindern. Patienten mit einer Penicillin-Spätreaktion können Oralcephalosporine erhalten (siehe S. 85). Oralcephalosporine unterscheiden sich hinsichtlich mikrobiologischer Aktivität, pharmakokinetischer Eigenschaften, klinischer Wirksamkeit und Verträglichkeit.

Cefalexin ist der führende Vertreter der älteren Oralcephalosporine. Es ist gut wirksam gegen S. aureus, A-Streptokokken und Pneumokokken; gegen H. influenzae ist es unwirksam. Insgesamt ist die klinische Wirksamkeit geringer als die der parenteralen Cephalosporine der Gruppe 2. Der Vorteil ist die gute orale Bioverfügbarkeit von 90%.

Cefadroxil. Seine Wirksamkeit entspricht bei einer etwas längeren Eliminationshalbswertzeit derjenigen von Cefalexin.

Cefaclor besitzt als einziges der älteren Oralcephalosporine eine geringe Wirksamkeit gegen H. influenzae. Bioverfügbarkeit: 90–95%. Bei etwa 0,06% der behandelten Kinder können Reaktionen auftreten, die der Serumkrankheit ähneln.

Cefprozil (in der Schweiz im Handel, nicht jedoch in Deutschland) hat ein dem Cefalexin recht ähnliches antibakterielles Wirkungsspektrum mit zusätzlicher Wirkung gegen H. influenzae. Bioverfügbarkeit: ca. 90%, keine wesentliche Reduktion durch Nahrungsaufnahme.

Loracarbef ist ein orales Carbacephem-Antibiotikum mit einem antibakteriellen Wirkspektrum, welches etwas breiter als das von Cefaclor ist. Das Molekül ist insgesamt stabiler. Bioverfügbarkeit: 90%, keine wesentliche Reduktion durch Nahrungsaufname. Loracarbef ist für Kinder im 1. Lebenshalbjahr nicht zugelassen.

Cefuroximaxetil ist ein Ester des Cefuroxims. Nach oraler Gabe wird das Pro-Drug resorbiert und nach Resorption im Gastrointestinaltrakt durch unspezifische Esterasen zu Cefuroxim hydrolysiert. Das antimikrobielle Wirkspektrum entspricht demzufolge dem des Cefuroxims. Die Bioverfügbarkeit beträgt 35–40% und wird durch gleichzeitige Nahrungsaufnahme auf 50–55% erhöht.

Cefpodoximproxetil ist ebenfalls ein Ester mit einem breiten antibakteriellen Wirkspektrum, sowohl im grampositiven als auch im gramnegativen Bereich. Die Aktivität gegenüber S. aureus entspricht etwa derjenigen von Cefuroximaxetil. Die Bioverfügbarkeit wird durch Nahrungsaufnahme auf 40–50% erhöht.

Cefixim ist unzureichend wirksam gegenüber S. aureus und S. epidermidis, zeigt jedoch eine gute Wirksamkeit gegenüber Streptokokken. Es besitzt eine hohe Aktivität gegen H. influenzae, E. coli, K. pneumoniae, P. mirabilis, P. vulgaris, Providencia spp., Salmonella spp., Shigella spp. und N. gonorrhoeae. Nicht wirksam ist Cefixim, wie alle anderen oralen Cephalosporine, gegen Pseudomonas spp. und B. fragilis. Orale Bioverfügbarkeit: 40–50%, kein wesentlicher Resorptionsverlust nach Nahrungsaufnahme.

Ceftibuten ist ein Carboxymethyl-Cephalosporin mit breitem antimikrobiellem Wirkungsspektrum gegen gramnegative Bakterien (ähnlich Cefixim), unwirksam gegen Staphylokokken; Pneumokokken sind wenig empfindlich. Es ist gegenüber plasmid- und chromosomalvermittelten β-Laktamasen sehr stabil. Eine Halbwertszeit von 2,5 Stunden lässt eine tägliche Einmalgabe zu. Bioverfügbarkeit: 75–90%, durch Nahrungsaufnahme Reduktion um 10–20%.

■ Andere β-Laktamantibiotika
▶ Monobaktame
- Aztreonam (Azactam)

Monobaktame sind innerhalb der Gruppe der β-Laktamantibiotika als monozyklische β-Laktame eine Weiterentwicklung mit guter Aktivität gegen gramnegative Bakterien. Aztreonam wirkt bakterizid gegen Enterobacteriaceae und Pseudomonas aeruginosa. Es ist unwirksam gegen alle grampositiven Bakterien (Staphylokokken, Enterokokken etc.). Die Verträglichkeit ist gut. Die Nebenwirkungs- und Allergisierungsrate ist gering. Inhalatives Aztreonam zur Pseudomonas-Therapie befindet sich in der Zulassung.

▶ **Carbapeneme**
- Imipenem (Zienam)
- Meropenem (Meronem)
- Ertapenem (Invanz)

Carbapeneme sind eine Weiterentwicklung der β-Laktamantibiotika mit sehr breitem antibakteriellem Wirkspektrum. Von klinischer Bedeutung ist vor allem die Wirkung gegenüber Extended-β-Laktamasen (ESBL)-produzierenden Bakterien. Weitere Carbapeneme sind Doripenem (zugelassen in den USA), Biapenem und Panipenem.

Imipenem ist als 1. Vertreter dieser Gruppe eingeführt worden. Das Spektrum von Imipenem ist deutlich erweitert gegenüber Penicillinen und Cephalosporinen. Es erfasst im grampositiven Bereich sowohl Enterokokken und Staphylokokken als auch gramnegative Keime ähnlich den parenteralen Cephalosporinen der Gruppe 3 einschließlich Pseudomonas aeruginosa sowie Anaerobier. Es sollte nur zur Behandlung schwerer Infektionskrankheiten eingesetzt werden. Überdosierungen und rasche Applikation sind zu vermeiden (Krampfanfälle). Zur Therapie der Meningitis ist Imipenem nicht geeignet.

Meropenem ist ein weiterer Vertreter dieser Gruppe mit einem dem Imipenem recht ähnlichen Wirkungsspektrum, gegen grampositive Erreger etwas geringere, gegen Enterobacteriaceae und Pseudomonas aeruginosa etwas höhere Aktivität. Meropenem benötigt keinen Nierenschutzstoff. Es ist bei entzündeten Meningen gut liquorgängig und für die Meningitistherapie zugelassen. Meropenem ist für Säuglinge < 3 Monate nicht zugelassen. Die Kreuzallergie von Meropenem zu Penicillin ist gering, sodass penicillinallergische Patienten mit negativem Meropenem-Hauttest und ggf. nach Gabe einer Testdosis (1/100 der Tagesdosis) mit diesem Carbapenem behandelt werden können.

Ertapenem ist für die Behandlung der ambulant erworbenen Pneumonie sowie intraabdominaler und gynäkologischer Infektionen zugelassen. Es wirkt gegen ein breites Spektrum grampositiver und gramnegativer aerober und anaerober Bakterien einschließlich S. aureus und Bacteroides fragilis. Resistent sind Enterokokken und Pseudomonas aeruginosa sowie ein Teil der Acinetobacterstämme. Es ist für Kinder ab 3 Monate zugelassen.

■ **Aminoglykoside**
- Gentamicin (Refobacin, Gencin u. a.)
- Tobramycin (Gernebcin, Brulamycin)
- Netilmicin (Certomycin)
- Amikacin (Biklin)
- Neomycin (Myacyne, Nebacetin u. a.)
- Paromomycin (Humatin)
- Spectinomycin (Stanilo)
- Streptomycin (Strepto-Fatol, -Hefa)

Das antibakterielle Wirkspektrum der einzelnen Aminoglykoside ist ähnlich. Im sauren Milieu (Abszess) sind sie inaktiv. Die Aminoglykoside sind bewährte bakterizide Antibiotika, die vor allem für die Kombinationstherapie schwerer Infektionskrankheiten verwendet werden. Aminoglykoside können auch im Kindesalter als tägliche Einmaldosierung und bei schweren Atemwegsinfektionen, bspw. bei Mukoviszidosepatienten, auch zur Inhalation verordnet werden. Eine weitere lokale Anwendung sollte jedoch wegen des Risikos der Resistenzentwicklung möglichst unterbleiben; Ausnahme: ophthalmologische Infektionen (nicht ausreichende Wirksamkeit gegen S. aureus beachten). Die Liquorpenetration ist unbefriedigend, sodass Aminoglykoside für eine Monotherapie der bakteriellen Meningitis nicht geeignet sind.

Alle Aminoglykoside können bei eingeschränkter Nierenfunktion kumulieren, sodass bei einer Niereninsuffizienz eine Dosisanpassung, die Überprüfung der Nierenfunktion und die Überwachung der Serumkonzentration erforderlich sind. Weitere Risikofaktoren für eine erhöhte Toxizität der Aminoglykoside und damit eine Indikation für ein Drugmonitoring sind Früh- und Neugeburtlichkeit, eine erwartete Therapiedauer von mehr als 7 – 10 Tagen, gleichzeitige Verabreichung anderer nephro- oder ototoxischer Medikamente, eine Aminoglykosidtherapie innerhalb der letzten 6 Wochen vor erneuter Gabe des Aminoglykosids und Krankheiten mit beträchtlich verändertem Verteilungsvolumen (zystische Fibrose, ausgedehnte Verbrennungen etc.).

In 13 Metaanalysen (2 bei Kindern, 1 bei Kindern und Erwachsenen mit zystischer Fibrose) konnte gezeigt werden, dass die tägliche Einmalgabe eine mindestens gleiche Wirksamkeit und Verträglichkeit hat wie die Mehrfachgabe. Die Ototoxizität ist bei Erwachsenen und Kindern nach Einmalgabe wahrscheinlich nicht höher als nach Mehrfachgabe. Bei Patienten ohne Risikofaktoren kann bei der täglichen Einmalgabe auf ein Drugmonitoring verzichtet werden.

Gentamicin wird hauptsächlich in der Kombinationstherapie bei schweren Infektionskrankheiten mit gramnegativen Bakterien eingesetzt. In Kombination mit Penicillinen kann Gentamicin synergistisch auf Enterokokken, Streptokokken der Gruppe B und Listerien wirken. Die Nebenwirkungen im Kindesalter, insbesondere die Ototoxizität, sind geringer als bei Erwachsenen. Die Applikation sollte am besten als Kurzinfusion (oder intravenös) und nur ausnahmsweise intramuskulär erfolgen. Dabei ist darauf zu achten, dass Gentamicin nicht mit β-Laktamantibiotika und anderen Medikamenten gemischt wird.

Tobramycin ist bei Pseudomonas aeruginosa dem Gentamicin in vitro etwas überlegen, entspricht jedoch im Übrigen weitgehend dem Anwendungs- und Wirkungsbereich des Gentamicins.

Amikacin gilt als Reserveaminoglykosid und sollte möglichst nur gegen gentamicinresistente Stämme von Klebsiellen, Enterobacter, Serratia, Pseudomonas aeruginosa etc. eingesetzt werden. Inhalatives Tobramycin ist zur Pseudomonas-Therapie bei Mukoviszidose zugelassen.

Netilmicin hat ein dem Gentamicin ähnliches Wirkspektrum mit guter Aktivität gegenüber Staphylokokken.

Neomycin und Streptomycin haben für die Therapie systemischer bakterieller Infektionskrankheiten wegen ihrer zu großen toxischen Nebenwirkungen keine (Neomycin) bzw. nur noch geringe Bedeutung. Streptomycin wird vorwiegend zur Therapie der Tuberkulose eingesetzt. Die lokale Anwendung von Neomycin ist aufgrund der hohen Rate von Kontaktsensibilisierungen bei gleichzeitig zunehmender Resistenz von Hautkeimen (bis über 50 %) *nicht* sinnvoll.

■ Chloramphenicol

Chloramphenicol (Paraxin). Chloramphenicol ist ein hochwirksames Antibiotikum mit einem breiten Wirkspektrum. Es wird heutzutage fast nur noch zur topischen Therapie verwendet, insbesondere in der Augenheilkunde. Die Anwendung parenteral und per os (Bioverfügbarkeit: 90 %) ist nur noch sehr selten indiziert, z. B. bei einem Hirnabszess. Allergische Reaktionen treten gelegentlich auf; schwere Arzneimittelreaktionen (toxische epidermale Nekrolyse) sind möglich, aber insgesamt selten.

Bei systemischer Anwendung sind 2 verschiedene myelotoxische Nebenwirkungen zu beachten: die häufigere reversible und die seltene (1:25 000 bei Kindern) irreversible Knochenmarkaplasie. Die reversible Myelotoxizität kann durch wiederholte Retikulozytenzählungen frühzeitig erfasst werden.

Besondere Vorsicht ist bei der Anwendung von Chloramphenicol bei Neu- und Frühgeborenen wegen der mangelhaften Glukuronidierung in diesem Alter geboten. Drugmonitoring: C_{max} 10 – 25 mg/l, Talspiegel < 5 mg/l.

■ Tetrazykline und Glycylzykline

- Doxyzyklin (Vibramycin, Doxy u. v. a.)
- Minozyklin (Klinomycin, Minoclir u.v. a.)
- Oxytetrazyklin (Aureomycin-Salbe, Terracotril-Salbe)
- Tetrazyklin (Achromycin, Tefilin)
- Tigezyklin (Tygacil)

Der Wirkungsbereich der Tetrazykline erstreckt sich u. a. auf Mykoplasmen, Chlamydien, Brucellen, Rickettsien, Campylobacter, Vibrio cholerae, Yersinien, Borrelien (B. burgdorferi), Spirochäten, Leptospiren, Francisella tularensis, Burkholderia mallei und B. pseudomallei. Zu beachten sind die örtlich unterschiedlichen Resistenzraten. Staphylokokken und Pneumokokken werden nur unsicher erfasst. Die Applikation der Tetrazykline ist per os und parenteral möglich. Die orale Bioverfügbarkeit beträgt 90 %. Sie wird aber durch Aufnahme 2- und 3-wertiger Kationen, die u. a. in Milch und Milchprodukten enthalten sind, wesentlich reduziert. Die Verträglichkeit ist im Allgemeinen gut. Allergien sind selten. Tetrazyklin-Kalzium-Komplexe werden irreversibel im Knochen und in den Zähnen abgelagert, sodass die Applikation bei Kindern unter 9 Jahren und bei Schwangeren vermieden werden sollte. Im Unterschied zu älteren Tetrazyklinen scheint Doxyzyklin bei 2 – 8-jährigen Kindern keine klinisch signifikanten Zahnverfärbungen zu verursachen, sodass eine einmalige Doxyzyklintherapie bei einer spezifischen Indikation vertretbar erscheint, wenn die alternative Antibiotikatherapie mit einem größeren Risiko einhergehen könnte. Tetrazykline werden aufgrund ihrer Lipophilie in Talgdrüsen akkumuliert und sind daher für die Therapie der Acne papulopustulosa besonders geeignet.

Tigezyklin ist das 1. Glycylzyklin, eine neue, von den Tetrazyklinen abgeleitete Antibiotikaklasse. Sein Wirkspektrum umfasst grampositive und gramnegative Bakterien und sog. atypische Bakterien. Besonders wichtig ist die Wirkung gegen methicillinresistente Staphylokokken, vancomycinresistente Enterokokken, Klebsiellen mit Bildung von Breitspektrum-β-Laktamasen und tetrazyklinresistente Bakterien. Die Ausscheidung erfolgt primär über Galle und Fäzes. Halbwertszeit: 25 – 42

Stunden; Dosierung: initial 100 mg, gefolgt von 2 × 50 mg/Tag intravenös (Kurzinfusionen 30 – 60 Minuten). Bei Niereninsuffizienz ist keine Dosisanpassung nötig. Häufigste Nebenwirkungen: Übelkeit und Erbrechen. Tigezyklin ist für die Behandlung Erwachsener mit komplizierten Haut- und Weichteilinfektionen und komplizierten intraabdominalen Infektionen zugelassen. Für Kinder und Jugendliche ist Tigezyklin nicht zugelassen.

■ Makrolide

- ältere Makrolide
  - Erythromycinestolat (Infectomycin)
  - Erythromycinethylsuccinat (Eryhexal, Erythrocin, Paediathrocin, Sanasepton u.v.a.)
  - Erythromycinlactobionat (Erythrocin)
  - Erythromycinstearat (Eryhexal u. a.)
  - Josamycin
  - Spiramycin (Rovamycine, Selectomycin)
- neuere Makrolide
  - Clarithromycin (Klacid, Biaxin, Cyllind, Mavid)
  - Roxithromycin (Rulid, infectoroxit, roxigrün)
  - Azithromycin (Zithromax)

Makrolide bestehen aus einem Lactonring und aus Zucker und/oder Aminozucker. Nach der Anzahl der Glieder des Lactonringes kann man die Makrolide auch in 14-, 15- oder 16-gliedrige Makrolide einteilen. Zu den 14-gliedrigen Makroliden gehören Erythromycin, Roxithromycin und Clarithromycin. In die Gruppe der 16-gliedrigen Makrolide werden u. a. Spiramycin und Josamycin eingereiht. Zu den 15-gliedrigen Makroliden gehört das Azithromycin, welches auch als Azalid (zusätzliches N-Atom) bezeichnet wird. Erythromycin selbst ist eine schwache Base, die mit organischen Säuren leicht Salze und Ester bildet. Antibiotisch wirksam ist nur die freie Base.

Makrolide sind wirksam gegenüber den wichtigsten Erregern von Atemwegsinfektionen einschließlich Mycoplasma pneumoniae, Legionella spp., Chlamydia trachomatis und Chlamydophila pneumoniae. Darüber hinaus sind sie u. a. aktiv gegen Bordetellen, Borrelien, Helicobacter pylori, Corynebacterium diphtheriae, Erysipelothrix rhusiopathiae und Ureaplasma urealyticum. Weniger gut bis mäßig empfindlich sind Staphylokokken, H. influenzae, Campylobacter jejuni, Treponema pallidum und Rickettsien. Unter den Anaerobiern gelten Clostridien, Peptostreptokokken und Propionibacterium acnes als mäßig empfindlich. Der Wirkungsunterschied zwischen älteren und neueren Makroliden ist nur marginal.

Von Bedeutung sind die auch in Deutschland zunehmenden Resistenzraten der A-Streptokokken und Pneumokokken, die ca. 10 – 20 % (regional sogar bis 30 %) betragen. Die erweiterten Indikationen, die vereinfachte Gabe der neueren Makrolide und der günstige Preis der Generika haben über eine Umsatzsteigerung den Selektionsdruck erhöht und damit eine Zunahme der Resistenzraten wichtiger Erreger von Atemwegsinfektionen bewirkt. Das ist vor allem für die Kinderheilkunde von Nachteil, weil die neuen Fluorochinolone und die Ketolide (siehe unten) als Alternativpräparate nicht zur Verfügung stehen.

Die Verträglichkeit der Makrolide bei Kindern ist gut. Zu beachten sind jedoch die vielfältigen Interaktionen mit anderen Pharmaka (u. a. Theophyllin, Carbamazepin, Terfenadin, Triazolam, Midazolam, Astemizol, Ciclosporin A).

Für die Behandlung von Weichteilinfektionen sind Makrolide aufgrund ihres Wirkspektrums nicht geeignet.

Erythromycin stellt eine gute Alternative bei Penicillinunverträglichkeit dar. Von den verschiedenen Erythromycinderivaten ist Erythromycinestolat aufgrund der besseren Bioverfügbarkeit vorzuziehen. Die intrazelluläre Konzentration von Erythromycin ist etwa 5-fach höher als die extrazelluläre. Die Ausscheidung erfolgt überwiegend hepatobiliär. Erythromycinlactobionat (Erythrocin) kann auch intravenös verabreicht werden. Kombinationen von Erythromycin bzw. Erythromycinethylsuccinat und Bromhexin sind nicht zu empfehlen.

Roxithromycin und Clarithromycin haben ein dem Erythromycin sehr ähnliches antibakterielles Wirkungsspektrum. Ihr Vorteil sind verbesserte pharmakokinetische Eigenschaften, sodass sie niedriger dosiert werden können. Neue Indikationen sind Infektionen durch Helicobacter pylori, Borrelien, Mycobacterium avium und Bartonellen. Bioverfügbarkeit: 70 – 80 % mit Reduktion durch Nahrungsaufnahme (Roxithromycin) bzw. 55 % ohne Reduktion durch Nahrungsaufnahme (Clarithromycin). Clarithromycin ist auch für die Behandlung von Kindern im 1. Lebenshalbjahr zugelassen. Zur intravenösen Gabe ist nur Clarithromycin ab dem 13. Lebensjahr verfügbar.

Azithromycin hat im Vergleich zu Erythromycin in vitro eine verbesserte Wirkung gegenüber gramnegativen Erregern (H. influenzae) und eine schwächere Aktivität gegen grampositive Bakterien. Seine besonderen pharmakokinetischen Eigenschaften (Halbwertszeit: über 40 Stunden) erlauben eine Kurzzeittherapie mit täglicher Einmalgabe (Atemwegsinfektionen). Nachteilig ist, dass die sehr lang anhaltenden subinhibitorischen Konzentrationen die Entwicklung resistenter Bakterien fördern. Azithromycin wird per os (Bioverfügbarkeit: 37 %) verabreicht. Für Erwachsene steht auch eine Formulierung intravenös zur Verfügung. Neuere Indikationen sind Infektionen u. a. durch Helicobacter pylori, Borrelien und M. avium.

■ Ketolide

- Telithromycin (Ketek)
- Certhomycin (in den USA zugelassen)

Ketolide sind eine neue Substanzklasse, die eine Weiterentwicklung der Makrolid-Lincosamid-Streptogramin-Gruppe (MLS) darstellt. Ketolide besitzen ein ähnliches Wirkspektrum wie die Makrolide, jedoch mit einer verbesserten Aktivität gegen grampositive Erreger, insbesondere gegen Streptokokken der Gruppe A und Pneumokokken einschließlich penicillin- und erythromycinresistenter Stämme. Wesentliche pharmakokinetische Eigenschaften von Telithromycin sind Säurestabilität, hohe orale Bioverfügbarkeit ohne wesentliche Reduktion durch Nahrungsaufnahme, die lange Halbwertszeit und gute Penetration in die Atemorgane. Als 1. Ketolid ist Telithromycin für Erwachsene und für Kinder ab 12 Jahren (Tonsillitis) zugelassen worden. Da für die Behandlung von Kindern mit Atemwegsinfektionen durch penicillin- und makrolidresistente Pneumokokken keines der neuen Atemwegschinolone zur Verfügung steht, wäre Telithromycin für Kinder und Jugendliche eine Alternative. Die Nebenwirkungen sind jedoch beachtlich: Diarrhö und andere gastrointestinale Erscheinungen, Transaminasenerhöhung, schwere Hepatitis (Telithromycin ist bei Hepatitis und/oder Ikterus in der Anamnese kontraindiziert), Sehstörungen und Exazerbation einer Myasthenia gravis, zahlreiche Interaktionen.

■ Lincosamide

- früher: Lincomycin (Albiotic)
- Clindamycin (Sobelin, Turimycin u. a.)

Clindamycin wirkt vornehmlich auf grampositive Bakterien (Streptokokken, Staphylokokken, Korynebakterien), Anaerobier, Toxoplasmen und Plasmodien. Die Raten clindamycinresistenter Strepto-

kokken und Staphylokokken steigen jedoch an. Hauptindikationen von Clindamycin sind Haut- und Weichteilinfektionen, odontogene Infektionen, Knochen- und Gelenkinfektionen und Infektionskrankheiten durch anaerobe Bakterien. Bei Penicillin-Allergie ist Clindamycin eine Alternative zur peripartalen Prävention von B-Streptokokkeninfektionen bei Neugeborenen (cave: clindamycinresistente Stämme). Clindamycin penetriert nicht in den Liquor cerebrospinalis. Die Applikation kann oral (Bioverfügbarkeit: 75 – 85 %) und intravenös erfolgen. Von den Nebenwirkungen ist auf die pseudomembranöse Enterokolitis hinzuweisen, die bei Kindern jedoch selten ist.

■ Oxazolidinone

Linezolid (Zyvoxid). Als 1. Vertreter dieser Gruppe mit völlig neuer Struktur und neuem Wirkungsmechanismus ist Linezolid zugelassen (allerdings nicht für Kinder und Jugendliche). Das Wirkspektrum umfasst grampositive Erreger einschließlich methicillinresistenter Staphylokokken (MRSA und MRSE), penicillinresistenter Pneumokokken und vancomycinresistenter Enterokokken (VRE). Mit Linezolid können Infektionen durch die genannten resistenten Erreger per os behandelt werden. Die orale Bioverfügbarkeit beträgt nahezu 100 % und wird durch Nahrungsaufnahme nicht wesentlich reduziert. Für Kinder liegen bisher nur begrenzte pharmakokinetische Daten vor. Bei Auftreten peripherer Neuropathie oder von Sehstörungen sollte Linezolid möglichst abgesetzt werden. Blutbild, Laktat und leberchemische Parameter sind unter der Behandlung regelmäßig zu kontrollieren.

■ Glykopeptidantibiotika

- Vancomycin (Vancomycin Lilly u. a.)
- Teicoplanin (Targocid)

Vancomycin ist geeignet zur Behandlung von Infektionen durch Staphylokokken inkl. methicillinresistenter Stämme, Enterokokken einschließlich E. faecium, Streptokokken, Pneumokokken inkl. penicillinresistenter Stämme, C. difficile, Korynebakterien (auch Corynebacterium jeikeium), Listerien und grampositive Anaerobier. Die Applikation erfolgt intravenös. Vancomycin ist ein bakterizides Antibiotikum der Reserve mit oto- und nephrotoxischen Nebenwirkungen bei Kumulation. Bei rascher intravenöser Gabe kann ein „red-man"-Syndrom auftreten. Vancomycin ist, besonders in hoher Dosierung, nephrotoxisch. Auch zur Behandlung von Shunt-Infektionen durch grampositive Erreger mit 60 mg/kgKG/Tag.

Teicoplanin ist ein dem Vancomycin sehr ähnliches Glykopeptidantibiotikum mit identischem Wirkspektrum, aber längerer Halbwertszeit und nahezu fehlender Nephrotoxizität. Gegenüber Vancomycin ist Teicoplanin weniger aktiv gegen Staphylokokken (S. haemolyticus), aber wirksamer gegen Enterokokken. Teicoplanin kann 1-mal täglich gegeben werden; auch eine intramuskuläre Gabe ist möglich. Ein sog. „red-man"-Syndrom ist nicht bekannt.

▨ Sonstige antibakterielle Chemotherapeutika

Quinopristin/Dalfopristin (Synercid) ist ein Antibiotikum aus der Gruppe der Streptogramine, die an verschiedenen Stellen der bakteriellen Ribosomen binden und deren Proteinsynthese behindern. Die Kombination wirkt bakterizid und besitzt einen lang anhaltenden postantibiotischen Effekt. Quinopristin/Dalfopristin ist besonders geeignet zur Behandlung von Infektionen durch multiresistente grampositive Bakterien: u. a. S. aureus und koagulasenegative Staphylokokken einschließlich methicillinresistenter Stämme, Streptokokken einschließlich penicillin- und makrolidresistenter Stämme, E. faecium einschließlich vancomycinresistenter Stämme (keine Wirksamkeit gegen E. faecalis); Clostridium perfringens, Peptostreptokokken. Die Ausscheidung beider Komponenten erfolgt zu 80 % mit den Fäzes; Halbwertszeit: 1 Stunde; Dosierung: 3 × 7,5 mg/kgKG/Tag als Infusion über 60 Minuten, keine Dosisanpassung bei Nierenfunktionsstörung. Nebenwirkungen: u. a. Exantheme, Pruritus, Entzündungen an der Infusionsstelle, Diarrhö, Kopfschmerzen, Arthralgie, Myalgie. Zu beachten sind die zahlreichen Interaktionen (die Kombination hemmt Zytochrom-P450-Isoenzym). Für Kinder und Jugendliche ist die Kombination nicht zugelassen.

Fosfomycin (Infectofos) ist chemisch mit keinem Antibiotikum anderer Stoffklassen verwandt. Daher sind auch keine Kreuzallergien zu erwarten. Fosfomycin wirkt gegen Staphylokokken, Streptokokken, Enterokokken einschließlich vancomycinresistenter Stämme, H. influenzae, Enterobacteriaceae und Pseudomonas aeruginosa. Aufgrund rascher Resistenzentwicklung unter Monotherapie muss Fosfomycin immer mit einem Breitspektrumpenicillin oder Cephalosporin kombiniert werden. Zu beachten ist, dass mit 1 g Fosfomycin 14,5 mmol Na^+ zugeführt werden. Fosfomycin penetriert gut in den Liquor ist daher auch zur Behandlung der bakteriellen Meningitis und eines Hirnabszesses geeignet.

Fusidinsäure (Fucidine) ist ein Steroidderivat und chemisch nicht mit anderen Antibiotika verwandt. Daher besteht keine Kreuzresistenz. Fusidinsäure eignet sich vor allem für eine Behandlung von Infektionen mit Staphylokokken einschließlich methicillinresistenter Staphylokokken. Fusidinsäure wird auch topisch angewendet. Nachteilig ist hierbei die nicht ausreichende Wirkung gegenüber Streptokokken der Gruppe A, die Penetration in die intakte und geschädigte Haut und die rasche Resistenzentwicklung (regional bis > 20 %).

Mupirocin (InfectoPyoderm- und Turixin-Salbe) ist ein Stoffwechselprodukt von Pseudomonas fluorescens (Pseudomoninsäure), das ausschließlich zur topischen Anwendung zugelassen ist. Das Wirkspektrum umfasst hauptsächlich grampositive Bakterien, S. aureus und koagulasenegative Staphylokokken einschließlich MRSA und MRSE sowie β-hämolysierende Streptokokken der Gruppe A. Außerdem ist Mupirocin gegen einige wenige gramnegative Bakterien aktiv wie H. influenzae, Moraxella catarrhalis und Neisseria spp. Mupirocin wird hierzulande in 2 Formulierungen angeboten: InfectoPyoderm-Salbe und Turixin-Salbe. Erstere ist primär für die Behandlung von ambulanten Patienten mit Impetigo und anderen Hautinfektionen vorgesehen. Turixin-Salbe ist eine wichtige Therapieoption für die Elimination nasaler Staphylokokken, speziell MRSA, bei Staphylokokkenträgern im Krankenhaus. Beide Formulierungen enthalten 20 mg Mupirocin/1 g, sodass nach Applikation der 2 %igen Salbe sehr hohe Konzentrationen auf der Haut (20 000 mg/l) erzielt werden. Die Anwendung von Mupirocin sollte möglichst auf die Elimination von MRSA-Trägerschaft beschränkt bleiben. Bei kutanen Infektionen sind zwecks Minimierung der Resistenzentwicklung andere Optionen (insb. lokale Antiseptika wie Polihexanid, Octenidin oder Chlorhexidin) zu bevorzugen.

Wegen der in vielen Ländern steigenden Resistenzraten von S. aureus gegenüber Mupirocin könnte zukünftig 1 %ige Retapamulin-Salbe, in den USA als ALTABAX zugelassen, eine Alternative sein. Retapamulin ist wirksam gegen methicillinsensible S. aureus und S. pyogenes.

Nitroimidazole sind Chemotherapeutika mit Wirksamkeit gegen Parasiten und anaerobe Bakterien einschließlich C. difficile und B. fragilis. Alle Nitroimidazole können den Urin dunkel färben. Metallischer Geschmack, Exantheme, Schwindel und Ataxien sind häufige Nebenwirkungen

Nitrofurantoin (Furadantin, Nifuretten u. a.) eignet sich zur Behandlung der Zystitis und zur Infektionsprophylaxe von Harnwegsinfektionen. Die Substanz erreicht keine nennenswerten Serumkonzentrationen und wird nur im Harn ausgeschieden. Sie sollte nicht Säuglingen in den ersten 6 Lebenswochen und Patienten mit einer Niereninsuffizienz verordnet werden.

Polymyxine, Polymyxin B und Colistin werden wegen ihrer hohen Toxizität vorwiegend lokal eingesetzt, u. a. in Kombination mit Neomycin (obsolet) oder Bacitracin zur topischen Antibiotikatherapie (Polymyxin B) oder zur partiellen Darmdekontamination und zur Inhalation bei Patienten mit Mukoviszidose (Promixin: Colistimethat-Natrium, zugelassen ab 2 Jahren). Keine größere Resorption nach Gabe per os, außer bei Entzündung von Haut oder Schleimhäuten. Colistin wird zunehmend auch wieder parenteral bei Infektionen durch multiresistente gramnegative Bakterien (P. aeruginosa, Actinobacter baumanii) und Mangel an Alternativen verwendet.

Rifampicin (Eremfat, Rifa) ist gegen Mycobacterium tuberculosis, M. leprae, Staphylokokken und andere grampositive Kokken, Meningokokken, H. influenzae, Chlamydien und Legionellen wirksam. Da es bei Rifampicin zu einer schnellen Resistenzentwicklung der Keime unter der Therapie kommen kann, darf es nur in Kombination mit anderen antibakteriell wirksamen Medikamenten eingesetzt werden. Rifampicin wird zur Meningokokkenprophylaxe empfohlen. Hohe intrazelluläre Konzentration; Tränenflüssigkeit (cave: Kontaktlinsenträger), Urin, Sputum, Schweiß und andere Körperflüssigkeiten können sich orange verfärben. Zu beachten sind Interaktionen mit anderen hepatisch metabolisierten Stoffen. So kann es durch Enzyminduktion zu einem raschen Abbau oraler Kontrazeptiva kommen.

Daptomycin (Cubicin) ist ein zyklisches Peptidantibiotikum, das durch eine irreversible Bindung an die Zellmembran wirkt. Es ist aktiv gegen multiresistente grampositive Bakterien wie S. aureus und koagulasenegative Staphylokokken einschließlich methicillin- und vancomycinresistenter und -intermediärempfindlicher Stämme (VRSA, VISA), Streptokokken einschließlich penicillinresistenter Stämme, Enterokokken einschließlich vancomycinresistenter Stämme (VRE; Clostridium spp., Corynebacterium spp.) und ist u. a. geeignet für die Behandlung komplizierter Haut- und Weichteilinfektionen und von Bakteriämien und Rechtsherzendokarditis durch S. aureus. Daptomy-

cin ist für Kinder und Jugendliche nicht zugelassen. Die Halbwertszeit beträgt ca. 9 Stunden. Die Ausscheidung erfolgt renal. Dosierung: $1 \times 4\,mg/kgKG/Tag$ intravenös; häufigste Nebenwirkungen: Diarrhö, Exantheme, Muskelschmerzen mit Erhöhung der Kreatinphosphokinase.

◼ Chinolone (Gyrasehemmer)

Neuere Chinolone:
- Gruppe 2
  - Ciprofloxacin (Ciprobay, Infectocipro)
- Gruppe 3
  - Levofloxacin (Tavanic)
- Gruppe 4
  - Moxifloxacin (Avalox)

Durch die Einführung eines oder mehrerer Fluoratome in das Grundgerüst des Chinolins wurde das antimikrobielle Wirkspektrum der Chinolone deutlich verbessert. Es umfasst grampositive und gramnegative Mikroorganismen einschließlich Pseudomonas aeruginosa. Die Chinolone der Gruppen 3 und 4 zeigen eine verbesserte Aktivität gegen Pneumokokken einschließlich penicillinresistenter Stämme und andere grampositive Bakterien (sog. Atemwegschinolone).

Wegen der in Versuchen bei jungen Hunden (und anderen Tieren) unter Belastung beobachteten irreversiblen Knorpelschäden an Gelenken ist bislang in Deutschland nur Ciprofloxacin für Kinder ab 5 Jahren mit einer Pseudomonasinfektion bei zystischer Fibrose, bei Kindern ab 1 Jahr mit komplizierter Harnwegsinfektion und Pyelonephritis als Zweittherapie und für alle Kinder zur Soforttherapie des Milzbrandes mit systemischer Beteiligung und bei Inhalation von B. anthracis (siehe S. 375) zugelassen. Die *irreversiblen* Schädigungen der Gelenkknorpel (besonders im Kniegelenk) sind bei Kindern (einschließlich Neugeborenen > 1000 g) und Jugendlichen bislang *nicht* nachgewiesen worden, weder mittels Magnetresonanztomografie oder Sektion noch in mehreren klinischen Studien. Auch nach 2 großen retrospektiven Auswertungen scheint die Chondrotoxizität der Chinolone für den Menschen nicht relevant zu sein. In der neueren retrospektiven Auswertung wurden zwischen 1992 und 1998 über 6000 Kinder und Jugendliche, die ein Chinolon erhielten, mit mehr als 15000 Patienten, die mit Azithromycin behandelt wurden, verglichen. Ein signifikanter Unterschied hinsichtlich Arthro- und Tendopathien (0,82 % vs. 0,78 %) konnte nicht ermittelt werden.

In klinischen Studien wurden Ciprofloxacin, Trovafloxacin (nicht mehr im Handel), Gatifloxacin (867 Kinder im Alter von 6 Monaten – 7 Jahren) und Levofloxacin untersucht, die ebenfalls keinen Hinweis auf irreversible Knorpelschäden ergeben haben. Als Nebenwirkungen sind zwar Arthralgien beobachtet worden, diese waren aber fast immer nach Absetzen der Therapie reversibel, traten nicht häufiger als in der Kontrollgruppe auf und entsprachen nicht den in den Tierversuchen beschriebenen Knorpelschäden.

Daher können in Übereinstimmung mit mehreren medizinischen Fachgesellschaften Chinolone – auch wenn ein geringes Risiko für irreversible Arthropathien und für Tendopathien immer noch nicht ganz ausgeschlossen werden kann – bei Kindern und Jugendlichen angewendet werden, wenn es für die indizierte Therapie keine Alternative gibt und wenn Eltern und i. d. R. ab dem 14. Lebensjahr auch der Patient ausreichend aufgeklärt worden sind (Dokumentation). Zu diesen Indikationen zählen Lungenmilzbrand und Infektionskrankheiten durch Pseudomonas aeruginosa oder multiresistente gramnegative Bakterien, vor allem Exazerbation der chronischen Bronchitis bei zystischer Fibrose, komplizierte Harnwegsinfektion, Osteomyelitis, chronisch-eitrige Otitis media, schwere Otitis externa, Shunt-Infektionen sowie Infektionen des Gastrointestinaltraktes durch Shigellen, Salmonellen, Vibrio cholerae und C. jejuni. Eine Chinolon-Therapie ist auch indiziert, wenn eine parenterale Gabe von Antibiotika nicht oder nur schwer durchführbar und eine orale Gabe eines anderen Antibiotikums nicht verfügbar ist.

Von den Chinolonen sollte Ciprofloxacin bevorzugt werden, da es im Kindes- und Jugendalter am besten untersucht ist und da eine Saftzubereitung zur Verfügung steht. Über Dosierung siehe Tab. **24**.

◼ Kombinationen von Sulfonamiden und Trimethoprim/Tetroxoprim

- Trimethoprim-Kombinationen
  - Sulfamethoxazol + Trimethoprim (Cotrimoxazol) (Berlocid, Eusaprim u.v. a.)
  - Sulfamerazin + Trimethroprim
- Trimethoprim (Infectotrimet)
- Tetroxoprim-Kombination
  - Sulfadiazin + Tetroxoprim (Co-Tetroxacin)

Sulfonamide. Das Wirkungsspektrum der Sulfonamide umfasst grampositive Bakterien, Shigellen, Aktinomyzeten, Toxoplasma gondii, Pneumocystis jiroveci und Plasmodien. Wegen der erheblichen Nebenwirkungen der Sulfonamide wie Appetitlosigkeit, Brechreiz, zentralnervöse Symptome, schwere mukokutane Unverträglichkeitsreaktionen (Stevens-Johnson-Syndrom und toxische epidermale Nekrolyse) und möglicher Nieren- und Lebertoxizität sowie der hohen Resistenzraten werden die Sulfonamide kaum noch als Monosubstanz angewendet.

Trimethoprim/Tetroxoprim mit Sulfonamiden Die synergistische Kombination von Trimethoprim oder Tetroxoprim als Folsäure-Antagonisten mit Sulfonamiden (im Verhältnis 1:5) wirkt gegen zahlreiche pathogene Erreger, insbesondere Kokken, Enterobacteriaceae einschließlich Salmonellen und Shigellen, V. cholerae, H. influenzae, M. catarrhalis, B. pertussis, Brucellen und Nocardia spp. (jedoch nicht gegen die meisten in Deutschland vorkommenden Spezies). Gegen Enterokokken, Mykoplasmen, Chlamydien und Legionellen ist die Kombination unwirksam. Von den A-Streptokokken sind nur etwa 65 % der Stämme empfindlich. Nach oraler Gabe werden bei nahezu vollständiger Resorption von Trimethoprim hohe Gewebespiegel insbesondere in den Lungen und Nieren erreicht. Die Kombinationspräparate eignen sich heute nur noch zur Behandlung von Infektionen der Harnwege bei nachgewiesen empfindlichen Erregern und unter Beachtung der lokalen Resistenzraten von Shigellose, Typhus und Paratyphus. Auch bei Infektionen durch MRSA, insbesondere community-associated MRSA, kann bei nachgewiesener Empfindlichkeit die Behandlung mit Cotrimoxazol indiziert sein. Zur Behandlung und Prophylaxe von Pneumocystis-jiroveci-Infektionen siehe S. 420.

Trimethoprim kann zur Therapie der Zystitis und zur Infektionsprophylaxe einer Harnwegsinfektion eingesetzt werden. Durch den fehlenden Sulfonamidanteil sind weniger Nebenwirkungen zu beobachten.

Tabelle **24**   Dosierung von Antiinfektiva bei Kindern (außer Neugeborenen[1]), Jugendlichen und Erwachsenen.

Chemo-therapeutika	Applikation	Patienten	Dosis in 24 h	Einzeldosis	max. Tagesdosis
1. Penicilline					
parenterale Penicilline (Benzylpenicilline)[2]					
Penicillin G	i. v.	Säuglinge ab 1 Monat	0,03 – 0,5 Mio. IE/ kgKG	4 – 6	
	i. v.	Kinder 1 – 12 Jahre	0,03 – 0,5 Mio. IE/ kgKG	4 – 6	
	i. v.	Jugendliche, Erwachsene	1 – 3 Mio. IE	4	
		hohe Dosis	18 – 24 Mio. IE	4	24 Mio. IE
Benzathin-Pen.[2]	i. m.	Kleinkinder	1 – 2 × 600 000 IE/ Mon.		
		Schulkinder, Erwachsene	1 – 2 × 1,2 Mio. IE/ Mon.		
orale Penicilline (Phenoxypenicilline)					
Penicillin V, Propicillin	p. o.	Säuglinge ab 1 Monat	0,1 Mio. IE/kgKG	2 – 3	
	p. o.	Kinder 1 – 12 Jahre	0,05 – 0,1 Mio. IE/ kgKG	2 – 3	
	p. o.	Jugendliche, Erwachsene	1,5 – 3 Mio. IE	2 – 3	6 Mio. IE
Benzathin-Penicillin V	p. o.	Säuglinge, Kinder	50 000 IE/kgKG	2	
	p. o.	Jugendliche, Erwachsene	1,5 Mio. IE	2	
Azidocillin	p. o.	Kinder > 6 Jahre, Jugendliche, Erwachsene	1 – 1,5 g	2	
Aminopenicilline					
Ampicillin	i. v.	Säuglinge ab 1 Monat	100 – 300 mg/kgKG	3	
	i. v.	Kinder 1 ≤ 12 Jahre	100 – 300 mg/kgKG	3	
	i. v., i. m.	Jugendliche, Erwachsene	3 – 6 g	3 – 4	15 g
Amoxicillin	p. o.	Säuglinge ab 1 Monat	50 – 90 mg/kgKG	2 – 3	
	p. o.	Kinder 1 – 12 Jahre	50 – 90 mg/kgKG	2 – 3	
	p. o.	Jugendliche, Erwachsene	1,5 – 6 g	2 – 3	6 g
Isoxazolylpenicilline					
Oxacillin	i. v.	Säuglinge ab 1 Monat	80 – 200 mg/kgKG	3 – 4	
	i. v.	Kinder 1 – 12 Jahre	80 – 150 mg/kgKG	3 – 4	
	i. v.	Jugendliche, Erwachsene	2 – 8 g	3 – 4	12 g

Fortsetzung ▶

Tabelle **24** Fortsetzung.

Chemo-therapeutika	Applikation	Patienten	Dosis in 24 h	Einzeldosis	max. Tagesdosis
Dicloxacillin	p. o.	Säuglinge ab 1 Monat	30 – 100 mg/kgKG	3 – 4	
	p. o.	Kinder 1 – 12 Jahre	1 – 3 g	3 – 4	
	p. o.	Jugendliche, Erwachsene	3 – 4 g	3 – 4	8 g
Flucloxacillin	p. o.	Säuglinge ab 1 Monat	40 – 100 mg/kgKG	3 – 4	
	p. o.	Kinder 1 – 12 Jahre	1 – 3 g	3 – 4	
	p. o.	Jugendliche, Erwachsene	3 – 4 g	3 – 4	8 g
	i. v.	Säuglinge ab 1 Monat	40 – 100 mg/kgKG	3 – 4	
	i. v.	Kinder 1 – 12 Jahre	2 – 6 g	3 – 4	
	i. v., i. m.	Jugendliche, Erwachsene	3 – 8 g	3 – 4	12 g
Acylaminopenicilline					
Mezlocillin	i. v.	Säuglinge ab 1 Monat	200 mg/kgKG	3	
	i. v.	Kinder 1 – 12 Jahre	200 mg/kgKG	3	8 g
	i. v.	Jugendliche, Erwachsene	6 – 12 g	3	15 g
Piperacillin	i. v.	Säuglinge ab 1 Monat	150 mg/kgKG	3	
	i. v.	Kinder 1 – 12 Jahre	200 (– 300) mg/ kgKG	3	12 g
	i. v.	Jugendliche, Erwachsene	6 – 12 (– 16) g	3	16 (– 24) g
Penicillinkombinationen mit β-Laktamase-Inhibitoren					
Amoxicillin/Clavu-lansäure	i. v.	Säuglinge ab 1 Monat	60 – 100 mg/kgKG	3	
	i. v.	Kinder 1 – 12 Jahre	60 – 100 mg/kgKG	3	
	i. v.	Jugendliche, Erwachsene	3,6 – 6,6 g	3	6,6 g
4:1-Formulierung (siehe S. 84)	p. o.	Säuglinge ab 1 Monat	45 – 60 mg/kgKG	3	
	p. o.	Kinder 1 – 12 Jahre	45 – 60 mg/kgKG	3	
	p. o.	Jugendliche, Erwachsene	1500 + 375 mg	3	3,75 g
7:1-Formulierung (siehe S. 84)	p. o.	Kinder 2 – 12 Jahre (bis 40 kgKG)	45 – 80 mg/kgKG	2	
		Kinder > 40 kgKG	2 g (1750 + 250 mg)	2	3 g

Tabelle **24**   Fortsetzung.

Chemo-therapeutika	Applikation	Patienten	Dosis in 24 h	Einzeldosis	max. Tagesdosis
Ampicillin/ Sulbactam	i. v.	Säuglinge ab 1 Monat	100 – 150 mg/kgKG	3	
	i. v.	Kinder 1 – 12 Jahre	150 mg/kgKG	3	
	i. v.	Jugendliche, Erwachsene	2,25 – 6,75 g	3	12 g
Sultamicillin	p. o.	Säuglinge ab 1 Monat	50 mg/kgKG	2	
	p. o.	Kinder 1 – 12 Jahre	50 mg/kgKG	2	
	p. o.	Jugendliche, Erwachsene	0,75 – 1,5 g	2	
Piperacillin/ Tazobactam (S. 85)	i. v.	Kinder 1 – 12 Jahre < 40 kgKG	200 mg/kgKG	3	
		> 40 kgKG	13,5 g	3	
	i. v.	Jugendliche, Erwachsene	13,5 – 18 g	3 – 4	18 g
Sulbactam	i. v.	Kinder 1 – 12 Jahre	50 (– 80) mg/kgKG	2 – 4	
	i. v.	Jugendliche, Erwachsene	1 – 4 g	2 – 4	4 g

2. Cephalosporine

parenterale Cephalosporine Gruppe 1

Cefazolin	i. v.	Kinder 1 – 12 Jahre	50 – 100 mg/kgKG	2 – 3	
	i. v., i. m.	Jugendliche, Erwachsene	2 – 6 g	2 – 3	8 g

parenterale Cephalosporine Gruppe 2

Cefotiam	i. v.	Säuglinge ab 1 Monat	75 – 150 mg/kgKG	3	
	i. v.	Kinder 1 – 12 Jahre	75 – 150 mg/kgKG	3	
	i. v., i. m.	Jugendliche, Erwachsene	3 – 6 g	3	6 g
Cefuroxim	i. v.	Säuglinge ab 1 Monat	75 – 150 mg/kgKG	3	
	i. v.	Kinder 1 – 12 Jahre	75 – 150 mg/kgKG	3	
	i. v., i. m.	Jugendliche, Erwachsene	2,25 – 4,5 g	3	6 g

parenterale Cephalosporine Gruppe 3

Cefmenoxim	i. v.	Säuglinge ab 1 Monat	100 – 150 mg/kgKG	3	
	i. v.	Kinder 1 – 12 Jahre	100 – 150 mg/kgKG	3	
	i. v., i. m.	Jugendliche, Erwachsene	3 – 6 g	3	12 g

Fortsetzung ▶

Tabelle **24**　Fortsetzung.

Chemo-therapeutika	Applikation	Patienten	Dosis in 24 h	Einzeldosis	max. Tagesdosis
Cefotaxim	i. v.	Säuglinge ab 1 Monat	100 – 200 mg/kgKG	2 – 3	
	i. v.	Kinder 1 – 12 Jahre	100 – 200 mg/kgKG	2 – 3	
	i. v., i. m.	Jugendliche, Erwachsene	3 – 6 g	2 – 3	12 g
Ceftizoxim	i. v.	Säuglinge ab 1 Monat	100 – 200 mg/kgKG	3	
	i. v.	Kinder 1 – 12 Jahre	100 – 200 mg/kgKG	3	
	i. v., i. m.	Jugendliche, Erwachsene	3 – 6 g	3	9 g
Ceftriaxon	i. v.	Säuglinge ab 1 Monat	50 – 100 mg/kgKG[4]	1	
	i. v.	Kinder 1 – 12 Jahre	50 – 100 mg/kgKG[4]	1	
	i. v., i. m.	Jugendliche, Erwachsene	1 – 2 g	1	4 g
Ceftazidim	i. v.	Säuglinge ab 1 Monat	100 – 150 mg/kgKG	2 – 3	
	i. v.	Kinder 1 – 12 Jahre	100 – 150 mg/kgKG	2 – 3	
	i. v., i. m.	Jugendliche, Erwachsene	2 – 6 g	2 – 3	6 g
Cefepim[3]	i. v.	Kinder 1 – 12 Jahre	100 – 150 mg/kgKG	2 – 3	
	i. v.	Jugendliche, Erwachsene	4 g	2	6 g
Oralcephalosporine Gruppe 1					
Cefalexin	p. o.	Säuglinge ab 1 Monat	50 – 100 mg/kgKG	3	
	p. o.	Kinder 1 – 12 Jahre	50 – 100 mg/kgKG	3	
	p. o.	Jugendliche, Erwachsene	1,5 – 3 g	3	
Cefadroxil	p. o.	Säuglinge ab 1 Monat	50 – 100 mg/kgKG	2	
	p. o.	Kinder 1 – 12 Jahre	50 – 100 mg/kgKG	2	
	p. o.	Jugendliche, Erwachsene	2 – 4 g	2	
Cefaclor	p. o.	Säuglinge ab 1 Monat	50 – 100 mg/kgKG	2 – 3	
	p. o.	Kinder 1 – 12 Jahre	50 – 100 mg/kgKG	2 – 3	
	p. o.	Jugendliche, Erwachsene	1,5 – 4 g	3	
Oralcephalosporine Gruppe 2					
Cefuroximaxetil	p. o.	Säuglinge ab 1 Monat	20 – 30 mg/kgKG	2	
	p. o.	Kinder 1 – 12 Jahre	20 – 30 mg/kgKG	2	
	p. o.	Jugendliche, Erwachsene	0,5 – 1 g	2	

Tabelle **24** Fortsetzung.

Chemo-therapeutika	Applikation	Patienten	Dosis in 24 h	Einzeldosis	max. Tagesdosis
Loracarbef[5]	p. o.	Säuglinge 6 – 11 Monate	15 – 30 mg/kgKG	2	
	p. o.	Kinder 1 – 12 Jahre	15 – 30 mg/kgKG	2	
	p. o.	Jugendliche, Erwachsene	0,4 – 0,8 g	2	
Oralcephalosporine Gruppe 3					
Cefpodoxim proxetil	p. o.	Säuglinge ab 1 Monat	8 – 10 mg/kgKG	2	
	p. o.	Kinder 1 – 12 Jahre	8 – 10 mg/kgKG	2	
	p. o.	Jugendliche, Erwachsene	0,4 g	2	
Cefixim	p. o.	Säuglinge ab 1 Monat	8 – 12 mg/kgKG	1 – 2	
	p. o.	Kinder 1 – 12 Jahre	8 – 12 mg/kgKG	1 – 2	
	p. o.	Jugendliche, Erwachsene	0,4 g	1 – 2	
Ceftibuten	p. o.	Säuglinge ab 1 Monat	9 mg/kgKG	1 – 2	
	p. o.	Kinder 1 – 12 Jahre	9 mg/kgKG	1 – 2	
	p. o.	Jugendliche, Erwachsene	0,4 g	1 – 2	
3. andere β-Laktamantibiotika					
Monobaktame					
Aztreonam	i. v.	Säuglinge ab 1 Monat	(50)– 100 mg/kgKG	3	
	i. v.	Kinder 1 – 12 Jahre	(50)– 100 mg/kgKG	3	
	i. v., i. m.	Jugendliche, Erwachsene	3 – 6 g	3 – 4	6 g
Carbapeneme					
Imipenem	i. v.	Säuglinge ab 1 Monat	60 mg/kgKG	(3)– 4	
	i. v.	Kinder 1 – 12 Jahre	60 mg/kgKG	(3)– 4	
	i. v.	Jugendliche, Erwachsene	2 – 4 g	(3)– 4	4 g
Meropenem	i. v.	Kinder ab 3 Monate	60 mg/kgKG	3	
	i. v.	Meningitis	60 – 80 mg/kgKG	3	
	i. v.	Jugendliche, Erwachsene	1,5 – 3 g	3	
	i. v.	Meningitis	6 g	3	6 g
Ertapenem	i. v.	Kinder 3 Monate – 12 Jahre	30 mg/kgKG	2	1 g
	i. v.	Jugendliche, Erwachsene	1 g	1	1 g

Fortsetzung ▶

Tabelle **24** Fortsetzung.

Chemo-therapeutika	Applikation	Patienten	Dosis in 24 h	Einzeldosis	max. Tagesdosis
4. Aminoglykoside					
Amikacin	i. v.	Säuglinge ab 1 Monat	15 mg/kgKG	1 – 3	
	i. v.	Kinder 1 – 12 Jahre	10 – 15 mg/kgKG	1 – 3	
	i. v., i. m.	Jugendliche, Erwachsene	10 – 15 mg/kgKG	1 – 3	1,5 g
Gentamicin	i. v.	Säuglinge ab 1 Monat	5 – 7,5 mg/kgKG	1 – 3	
	i. v.	Kinder 1 – 12 Jahre	5 mg/kgKG	1 – 3	
	i. v., i. m.	Jugendliche, Erwachsene	3 – 5 mg/kgKG	1 – 3	
Netilmicin	i. v.	Säuglinge ab 1 Monat	7,5 – 9 mg/kgKG	1 – 3	
	i. v.	Kinder 1 – 12 Jahre	6 – 7,5 mg/kgKG	1 – 3	
	i. v., i. m.	Jugendliche, Erwachsene	4 – 7,5 mg/kgKG	1 – 3	
Tobramycin	i. v.	Säuglinge ab 1 Monat	5 – 7,5 mg/kgKG	1 – 3	
	i. v. inhalativ	Kinder 1 – 12 Jahre siehe S. 592	5 (– 10)[6] mg/kgKG	1 – 3	
	i. v., i. m.	Jugendliche, Erwachsene	3 – 5 mg/kgKG	1 – 3	
5. Chloramphenicol					
Chloramphenicol	i. v., p. o.	Säuglinge ab 1 Monat	50 –(100) mg/kgKG	3 – 4	
	i. v., p. o.	Kinder 1 – 12 Jahre	50 – 100 mg/kgKG	3 – 4	
	i. v., p. o.	Jugendliche, Erwachsene	1,5 – 3 g	3	
6. Tetrazykline					
Tetrazyklin	p. o.	Kinder 9 – 12 Jahre	20 – 30 mg/kgKG	2	
	p. o.	Jugendliche, Erwachsene	1 – 2 g	2	
	i. v.	Jugendliche, Erwachsene	10 –(20) mg/kgKG	1 – 3	2 g
Doxyzyklin	p. o., i. v.[7]	Kinder 8 – 12 Jahre	2 – 4 mg/kgKG	1	
	p. o., i. v.[7]	Jugendliche, Erwachsene	0,1 – 0,2 g	1 – 2	
7. Makrolide/Ketolide/Oxazolidinone					
Erythromycinestolat	p. o.	Säuglinge	30 –(50) mg/kgKG	2	
	p. o.	Kinder 1 – 12 Jahre	30 –(50) mg/kgKG	2	
	p. o.	Jugendliche, Erwachsene	1,5 g	2	2 – 4 g

Tabelle **24** Fortsetzung.

Chemo-therapeutika	Applikation	Patienten	Dosis in 24 h	Einzeldosis	max. Tagesdosis
E.-ethylsuccinat	p. o.	Säuglinge	(30)– 50 mg/kgKG	3	
	p. o.	Kinder 1 – 12 Jahre	(30)– 50 mg/kgKG	3	
	p. o.	Jugendliche, Erwachsene	1,5 g	3	2 g
E.-laktobionat	i. v.	Kinder 1 – 12 Jahre	20 – 50 mg/kgKG	4	
E.-glukoheptonat	i. v.	Jugendliche, Erwachsene	1,25 – 3 g	4 – 6	4 g
E.-stearat	p. o.	Säuglinge	50 mg/kgKG	3	
	p. o.	Kinder 1 – 12 Jahre	25 – 50 mg/kgKG	3	
	p. o.	Jugendliche, Erwachsene	1,5 g	3	2 g
E.-stinoprat	p. o.	Säuglinge	50 mg/kgKG	3	
	p. o.	Kinder 1 – 12 Jahre	25 – 50 mg/kgKG	3	
	p. o.	Jugendliche, Erwachsene	1,5 g	3	2 g
Spiramycin	p. o.	Säuglinge	50 – 100 mg/kgKG	2	
	p. o.	Kinder 1 – 12 Jahre	50 – 100 mg/kgKG	2	
	p. o.	Jugendliche, Erwachsene	3 g	3	
Josamycin	p. o.	Säuglinge 3 – 11 Monate	30 – 50 mg/kgKG	3	
	p. o.	Kinder 1 – 12 Jahre	30 – 50 mg/kgKG	3	
	p. o.	Jugendliche, Erwachsene	1 – 2 g	3	
Clarithromycin	p. o.	Säuglinge ab 1 Monat	10 – 15 mg/kgKG	2	
	p. o.	Kinder 1 – 12 Jahre	15 mg/kgKG	2	
	p. o.	Jugendliche, Erwachsene	0,5 – 1 g	2	1 g
	i. v.	Kinder ab 12 Jahre, Jugendliche, Erwachsene	1 g	2	
Roxithromycin	p. o.	Säuglinge ab 1 Monat	5 – 7,5 mg/kgKG	1 – 2	
	p. o.	Kinder 1 – 12 Jahre	5 – 7,5 mg/kgKG	1 – 2	
	p. o.	Jugendliche, Erwachsene	0,3 (– 0,6) g	1 – 2	0,3 g
Azithromycin[9]	p. o.	Säuglinge 3 – 11 Monate	10 mg/kgKG	1	
	p. o.	Kinder 1 – 12 Jahre	10 mg/kgKG	1	
	p. o.	Jugendliche, Erwachsene	0,5 g	1	1 g
Telithromycin	p. o.	Kinder ab 12 Jahre	20 – 30 mg/kgKG	1	0,8
		Jugendliche, Erwachsene	0,8	1	

Fortsetzung ▶

Tabelle **24** Fortsetzung.

Chemo-therapeutika	Applikation	Patienten	Dosis in 24 h	Einzeldosis	max. Tagesdosis
Linezolid[3]	p. o., i. v.	Kinder	20 – 30 mg/kgKG	2 – 3	1,2
	p. o., i. v.	Jugendliche, Erwachsene	1,2 g	2	
8. Lincosamide					
Clindamycin	i. v., p. o.	Säuglinge ab 1 Monat	20 – 40 mg/kgKG	3	
	i. v., p. o.	Kinder 1 – 12 Jahre	20 – 40 mg/kgKG	3	
	i. v.	Jugendliche, Erwachsene	1,8 – 2,7 g	3 – 4	
	p. o.	Jugendliche, Erwachsene	0,6 – 1,8 g	3 – 4	
9. Glykopeptid-Antibiotika					
Teicoplanin	i. v.	Kinder ab 1 Monat	initial 20, dann 10 mg/kgKG	1	
		Endokarditis	20 (– 30) mg/kgKG	1	30 mg/kg
	i. v., i. m.	Jugendliche, Erwachsene	0,4 – 0,8 g	1	
Vancomycin	i. v.	Kinder ab 1 Monat	40 mg/kgKG	2 – 3	
	i. v.	Meningitis	60 mg/kgKG	2 – 3	
	p. o.	Kolitis	30 – 50 mg/kgKG	4	
	i. v.	Jugendliche, Erwachsene	2 g	2	3 g
	i. v.	Meningitis	3 – 4 g	3	4 g
	p. o.	Kolitis	0,5 – 2 g	4	2 g
10. Antibiotika unterschiedlicher chemischer Struktur					
Nitrofurantoin	p. o.	Kinder ab 1 Jahr	3 – 5 mg/kgKG	2	
	p. o.	Langzeitprophylaxe	1 mg/kgKG	2	
	p. o.	Jugendliche, Erwachsene	0,3 – 0,4 g	3 – 4	0,4 g
	p. o.	Langzeitprophylaxe	50 – 100 mg	1	
Metronidazol	i. v.	Säuglinge, Kinder 1 – 12 Jahre:	15 – 30 mg/kgKG	3	
	i. v.	Anaerobierinfektion	30 mg/kgKG	3	
	p. o.	Trichomoniasis	15 mg/kgKG	2	
	p. o.	Giardiasis	15 mg/kgKG	2	
	i. v., p. o.	Amöbiasis	30 mg/kgKG	3	
	i. v., p. o.	Jugendliche, Erwachsene	1 – 2 g	2 – 3	2 g
Rifampicin	p. o. (i. v.)	Kinder ab 1 Monat	10 – 20 mg/kgKG	1 – 2	
	p. o. (i. v.)	Jugendliche, Erwachsene	450 – 600 mg	1 – 2	0,9 g

Tabelle **24** Fortsetzung.

Chemo-therapeutika	Applikation	Patienten	Dosis in 24 h	Einzeldosis	max. Tagesdosis
Fosfomycin	i. v.	Säuglinge ab 1 Monat	200 mg/kgKG	2 – 3	
	i. v.	Kinder 1 – 12 Jahre	200 – 300 mg/kgKG	2 – 3	
	i. v.	Jugendliche, Erwachsene	6 – 15 g	2 – 3	20 g
Polymyxine					
Colistin	p. o.	Säuglinge 1 – 6 Monate	1,5 Mio. E	4	
	p. o.	Säuglinge 7 – 11 Monate	2 Mio. E	4	
	p. o.	Kinder 1 – 6 Jahre	3 Mio. E	4	
	p. o.	Kinder 7 – 12 Jahre	4 Mio. E	4	
	p. o.	Jugendliche	6 Mio. E	4	
	p. o.	Erwachsene	8 Mio. IE	4	
	inhalativ	Kinder, Jugendliche	30 000 E/kgKG, meistens 2 – 4 Mio. E	2	
Colistimethat-Na	i. v.	Kinder, Jugendliche	50 – 75 000 E/kgKG	2 – 3	3 – 6 Mio. E

11. Chinolone (Gyrasehemmer)[3] (siehe S. 93)

Chemo-therapeutika	Applikation	Patienten	Dosis in 24 h	Einzeldosis	max. Tagesdosis
Ciprofloxacin	p. o.	Kinder und Jugendliche	30 – 40 mg/kgKG	2	1,5 g
	p. o	Milzbrand (Prophylaxe)	30 mg/kgKG	2	1,0 g
	p. o.	Erwachsene	1 – 2,25 g	2 – 3	1,5 g
	i. v.	Kinder und Jugendliche	20 – 30 mg/kgKG	2 – 3	1,2 g
	i. v.	Milzbrand (Therapie)	20 mg/kgKG	2	0,8 g
	i. v.	Erwachsene	0,4 – 1,2 g	2 – 3	1,2 g
Levofloxacin	p. o., i. v.	Kinder	10 – 20 mg/kgKG	2	
	p. o., i. v.	Jugendliche, Erwachsene	0,25 – 0,5 g	1 – 2	1 g

12. Sulfonamide – Trimethoprim/Sulfamethoxazol (TMP/SMZ Cotrimoxazol)

Chemo-therapeutika	Applikation	Patienten	Dosis in 24 h	Einzeldosis	max. Tagesdosis
TMP-Mono	p. o.	Säuglinge ab 6 Wochen	6 mg TMP/kgKG	2	
TMP/SMZ	p. o.	Säuglinge ab 6 Wochen	6 mg TMP/kgKG	2	
	p. o.	Kinder 1 – 12 Jahre	6 mg TMP/kgKG	2	
	p. o.	Langzeitprophylaxe	1 – 2 mg/kgKG	1	
	i. v.	Kinder	10 – 20 mg TMP/kgKG	2 – 3	
	p. o.	Jugendliche, Erwachsene	320 mg TMP +1600 mg SMZ	2	

Fortsetzung ▶

Tabelle **24** Fortsetzung.

Chemo-therapeutika	Applikation	Patienten	Dosis in 24 h	Einzeldosis	max. Tagesdosis
Sulfadiazin[10]	p. o.	Kinder	50 – 100 mg/kgKG	2	
	p. o.	Jugendliche, Erwachsene	50 mg/kgKG	2	4 g
13. Antimykotika					
Amphotericin B	i. v.	Kinder, Jugendliche, Erwachsene	0,5 – 1,5 mg/kgKG	1	0,05 g
liposomales Amphotericin B	i. v.	Kinder, Jugendliche, Erwachsene	1 – 3 (– 7,5) mg/kgKG	1	
Amphotericin Lipidkomplex	i. v.	Kinder, Jugendliche, Erwachsene	5 – 7,5 mg/kgKG	1	
Amphotericin B Kolloidkomplex	i. v.	Kinder, Jugendliche, Erwachsene	5 – 7,5 mg/kgKG/Kg	1	
Flucytosin	i. v., p. o.	Kinder, Jugendliche	100 – 150 mg/kgKG	4	8 g
		Erwachsene	150 mg/kgKG	4	8 g
Nystatin 11	p. o.	Kinder	100 000 E/kgKG	3	
	p. o.	Jugendliche, Erwachsene	1,5 – 3 Mio E	3	
Fluconazol	p. o., i. v.	Säuglinge, Kinder	4 – 6 (– 12) mg/kgKG	1	
	p. o., i. v.	Jugendliche, Erwachsene	400 – 800 – 1600 mg	1	1,6 g
Itraconazol[3]	p. o.	Kinder 1 – 12 Jahre	5 – 12 mg/kgKG	1	
	p. o.	Jugendliche, Erwachsene	200 – 600 mg	1	0,6 g
Ketoconazol	p. o.	Kinder > 1 Jahr	5 – 10 mg/kgKG	1	
Voriconazol[12]	i. v.	Kinder 2 – 11 Jahre	1. Tag: 14 mg/kgKG ab 2. Tag: 8 mg/kgKG	2	
	p. o.	Kinder < 40 kgKG	1. Tag: 400 mg ab 2. Tag: 200 mg	2	
		Kinder > 40 kgKG	1. Tag: 800 mg ab 2. Tag: 400 mg		
	i. v.	Kinder ab 12 Jahre, Jugendliche, Erwachsene	1. Tag: 12 mg/kgKG, ab 2. Tag: (6 –) 8 mg/kgKG	2	
	p. o.		1. Tag: 800 mg; ab 2 Tag: 400 (– 600) mg	2	
Terbinafin[3]	p. o.	Kinder	S. 208		
		Jugendliche, Erwachsene	250 mg	1	

Fortsetzung ▶

Tabelle **24** Fortsetzung.

Chemo-therapeutika	Applikation	Patienten	Dosis in 24 h	Einzeldosis	max. Tagesdosis
Caspofungin[3]	i. v.	Säuglinge 3 – 11 Monate	50 mg/m² KOF	1	
		Kinder ab 12 Monate	1. Tag: 70 mg/m² KOF, ab 2. Tag 50 mg/m² KOF	1	70 mg
		Jugendliche, Erwachsene	1. Tag: 70 mg, ab 2. Tag 50 mg		
Micafungin	i. v.	Neugeborene, Säuglinge, Kinder, Jugendliche < 16 Jahre	invasive Candidose 100 – 200 mg (> 40 kgKG), 2 – 4 mg/kgKG (< 40 kg); Candida-Prophylaxe 50 mg (> 40 kg), 1 mg/kgKG (< 40 kg)		
		Erwachsene, Jugendliche > 16 Jahre	invasive Candidose s. o.; ösophageale Candidose 150 mg (> 40 kg), 3 mg/kgKG (< 40 kg); Candida-Prophylaxe s. o.	1	
14. Virostatika					
Aciclovir	i. v.	Säuglinge	15 – 30 (– 60) mg/kgKG	3	
	i. v.	Kinder 1 – 12 Jahre	15 – 30 (– 45) mg/kgKG	3	2,5 g
	i. v.	Jugendliche, Erwachsene	1,5 – 2,5 g	3	
	p. o.	Kinder 1 – 12 Jahre	(60 –)80 mg/kgKG	4 – 5	4,0 g
	p. o.	Jugendliche, Erwachsene	2 – 4 g	(4 –)5	
	p. o.	Prophylaxe	0,4 – 0,8 g	2	
Amantadin/Rimantadin[3]	p. o.	Kinder 1 – 5 Jahre Kinder > 5 Jahre	5 mg/kg 100 mg	2 1	100 mg
		Kinder > 10 Jahre bzw. > 45 kg	200 mg	2	
	p. o.	Jugendliche, Erwachsene	200 mg	2	
Brivudin[3]	p. o.	Erwachsene (S. 558)	125 mg	1	
Famciclovir[3]	p. o.	Kinder 1 – 12 Jahre	0,375 – 0,75 g	3	
	p. o.	Jugendliche, Erwachsene	0,75 – 1,5 g	3	

Fortsetzung ▶

Tabelle **24** Fortsetzung.

Chemo-therapeutika	Applikation	Patienten	Dosis in 24 h	Einzeldosis	max. Tagesdosis
Foscarnet[3]	i. v.	Kinder 1 – 12 Jahre, Jugendliche, Erwachsene	180 mg/kgKG; nach 14 d: 80 – 120 mg/kgKG	3	
Ganciclovir[3, 13]	i. v.	Kinder, Jugendliche, Erwachsene	10 mg/kgKG; Erhaltungsdosis: 5 mg/kgKG	2 1	
Oseltamivir[14]	p. o.	Kinder < 15 kgKG	60 mg	2	
		Kinder 15 – 23 kgKG	90 mg	2	
		Kinder 24 – 40 kgKG	120 mg	2	
		Kinder > 40 kgKG, Jugendliche, Erwachsene	150 mg	2	
Ribavirin	p. o.	Kinder, Jugendliche, Erwachsene	siehe S. 282		
Valaciclovir[3]	p. o.	Jugendliche, Erwachsene	3 g	3	
Zanamivir[15]	inhalativ	Kinder ab 5 Jahre, Jugendliche, Erwachsene	20 mg	2	
15. Antiparasitika[16] (über Antimalariamittel siehe S. 360)					
Albendazol	p. o.	ab 6 Jahre	15 mg/kgKG	2	0,8 g
Benznidazol	p. o.	alle Kinder	5 – 7 mg/kgKG	2	
Diäthylcarbamazin	p. o.	alle Kinder	6 (– 8) mg/kgKG	1 – 3	
Ivermectin	p. o.	alle	150 – 400 µg/kgKG	1	
Mebendazol	p. o.	ab 2 Jahre	200 mg	2	3,0 g
Metronidazol	p. o.	> 1 Jahr	30 mg /kgKG	3	
Miltefosin	p. o.	ab 3 Jahre	1,5 – 2,5 mg/kgKG	1 – 3	0,15 g
Niclosamid	p. o.	< 2 Jahre	250 – 500 mg	1	
		2 – 6 Jahre	500 – 1000 mg	1	
		> 6 Jahre	1000 – 2000 mg	1	
Nifurtimox	p. o.	alle	8 – 10 mg/kgKG	2 – 3	
Nitazoxanid	p. o.	Kinder 1 – 3 Jahre Kinder 4 – 11 Jahre Kinder ab 12 Jahre, Jugendliche	200 mg 400 mg 1 000 mg	2 2 2	
Paromomycin	p. o.	alle	15 – 100 mg/kgKG	3	3 g
Praziquantel	p. o.	alle	40 – 60 mg/kgKG	1 – 2	
Pyrantelembonat	p. o.	ab 6 Monate	10 – 20 mg/kgKG	1	1 g
Pyrimethamin	p. o.	alle	1 mg/kgKG	1	0,1 g
Pyrvinium-embonat	p. o.	ab 3 Monate	5 mg/kgKG	Einmaldosis bei Entero-biasis	
Tinidazol	p. o.	ab 6 Jahre	50 – 75 mg/kgKG	1	2 g

Anmerkungen zu Tabelle 24

[1] zur Dosierung bei Früh- und Neugeborenen siehe Tab. **152**

[2] Depotpenicilline dürfen nicht intravenös oder intraarteriell injiziert werden (cave: Nicolau- und Hoigné-Syndrom).

[3] nicht zugelassen für Kinder; Dosierungsangaben (z. B. für Linezolid) gelten unter Vorbehalt

[4] bei bakterieller Meningitis am 1. Tag 100 mg/kgKG, ab 2. Tag 75 mg/kgKG/Tag

[5] nicht zugelassen für Säuglinge im 1. Lebenshalbjahr

[6] Die hohe Dosierung gilt für Kinder mit Mukoviszidose; auch die Dosierung der anderen Aminoglykoside ist bei dieser Krankheit entsprechend zu erhöhen.

[7] bei i. v. Gabe am 1. Tag 4 mg/kgKG bzw. bei Jugendlichen 200 mg/Tag

[8] Um Säuglinge im 1. Lebenshalbjahr behandeln zu können, ist eine Portionierung der Kindertablette in der Apotheke erforderlich.

[9] Die Dosierungsangaben gelten für die bei Kindern übliche Kurzzeittherapie von 3 Tagen. Bei einer 5-Tage-Therapie wird die Dosis vom 2.– 5. Tag reduziert, z. B. Erwachsene: 1. Tag 500 mg, 2.– 5. Tag 250 mg/Tag.

[10] zur Toxoplasmosetherapie

[11] über Dosierung bei Frühgeborenen siehe S. 684 für Prophylaxe und Therapie wird die gleiche Dosis verwendet

[12] zugelassen für Kinder ab 2 Jahre

[13] Mancherorts wird versucht, die intravenöse Ganciclovirlösung in gesüßter Lösung per os zu verabfolgen – Dosis: 90 mg/kgKG in 3 ED (Erwachsene 3 g in 3 ED).

[14] zugelassen für Kinder ab 1 Jahr

[15] zugelassen für Kinder ab 5 Jahre

[16] Die Angaben betreffen Dosierungen für häufigere Infektionen; zu erregerbezogene Dosierung siehe auch entsprechendes Kapitel.

Antimykotika

■ Polyene zur systemischen Therapie

- Amphotericin B (Amphotericin B)
- liposomales Amphotericin B (AmBisome)
- Amphotericin-B-Lipidkomplex (ablc, Abelect)
- Amphotericin-B-Kolloidkomplex (abcd, Amphocil, Amphotec)

Amphotericin B hat trotz Zulassung neuer Antimykotika auch weiterhin einen Stellenwert zur Behandlung invasiver Mykosen. Es ist effektiv bei verschiedenen Candida-Spezies inkl. C. albicans, C. krusei, C. glabrata, C. tropicalis und C. parapsilosis, Cryptococcus neoformans, Aspergillus spp., Mucor spp., Sporotrichon sowie Blastomyces dermatitidis, Histoplasma capsulatum, Coccidioides immitis und Paracoccidioides brasiliensis. Es ist nicht ausreichend wirksam gegen C. lusitaniae, Malassezia furfur, Pseudallescheria boydii, Fusarium spp., Scedosporium apiospermum, den Erregern der Chromoblastomykose und gegen Dermatophyten (Microsporum, Trichophyton, Epidermophyton).

Oral verabreicht wird Amphotericin B nicht nennenswert resorbiert und eignet sich daher zur Pilzdekontamination des Darmes und zur Therapie des Soors. Die Gewebegängigkeit ist bei intravenöser Gabe recht gut; es besteht jedoch nur eine geringe, aber therapeutisch ausreichende Penetration in Liquor, Gehirn, Augenkammerwasser, Pleura- und Peritonealflüssigkeit. Das pharmakokinetische Profil ist bei Kindern und Erwachsenen unterschiedlich. Die Ausscheidung von Amphotericin B ist bei Säuglingen < 3 Monate und bei Kindern > 9 Jahre verlangsamt, bei Säuglingen jenseits des 3. Lebensmonats dagegen beschleunigt.

Amphotericin B verursacht reversible und andauernde Nebenwirkungen: Fieber, Schüttelfrost, Rigor, Kopfschmerzen, Übelkeit, Thrombopenie; 75 % der Patienten erkranken an einer reversiblen Anämie. Die Nebenwirkungen sind häufig von der Infusionsgeschwindigkeit abhängig. Die chronische Toxizität hat ihre Ursache in der Nierenschädigung, die sich durch Anstieg des Kreatinins, Hypokaliämie, Hyponatriämie und Hypomagnesiämie äußert. Die Kombinationstherapie von Amphotericin B und Flucytosin vermindert die nephrotoxische Wirkung von Amphotericin B und verbessert die Wirksamkeit gegen verschiedene opportunistische Pilzinfektionen. Frühgeborene zeigen wesentlich weniger Nebenwirkungen als ältere Kinder.

Die Toxizität wird auch durch die Einkapselung von Amphotericin B in Liposomen und die Komplexierung mit anderen Lipidträgern reduziert. Gegenwärtige Indikationen für diese Präparate sind systemische Pilzinfektionen (oder Verdacht darauf) bei Patienten mit dosisabhängiger Niereninsuffizienz und bei Patienten, die intolerant oder refraktär auf konventionelles Amphotericin B reagieren sowie (für Ambisome und ABCD) für die empirische antimykotische Therapie von Patienten mit Neutropenie und Fieber unklarer Ätiologie.

Die gemeinsame Gabe von Amphotericin B mit Fettemulsionen, die für die parenterale Ernährung benutzt werden, ist zum Zwecke der Toxizitätsverminderung nicht standardisiert und deshalb nicht zu empfehlen.

Die Dosierung von Amphotericin B ist abhängig vom Erreger, Immunstatus und der Krankheitsform. Die intravenöse Infusion erfolgt in einer Tagesdosis von 0,5–1,0 (–1,5) mg/kgKG über mindestens 4–6 Stunden. In der Kombination mit Flucytosin kann auch eine niedrigere Dosierung von etwa 0,3–0,5 mg/kgKG pro Tag ausreichend sein. Das Dosierungsintervall liegt bei 24 Stunden; nach Eintritt der Besserung auch bei 48 Stunden.

Liposomales Amphotericin B hat in zahlreichen klinischen Studien eine signifikante Reduktion der akuten, mit der Infusion zusammenhängenden Nebenwirkungen und der Nephrotoxizität sowie von Durchbruchsinfektionen gezeigt. Als Tagesdosis für die empirische Therapie systemischer Pilzinfektionen werden derzeit 1–3 mg/kgKG, zur Therapie nachgewiesener Infektionen 3–5–7,5 mg/kgKG, über 2 Stunden als intravenöse Infusion empfohlen. Zudem ist es zugelassen und Medikament der Wahl zur Therapie der viszeralen und mukokutanen Leishmaniose.

Amphotericin-B-Lipidkomplex ist in klinischen Studien auch bei Kindern hinsichtlich Wirksamkeit und Verträglichkeit untersucht worden. Die Nephrotoxizität ist im Vergleich zum konventionellen Amphotericin B vermindert. Die Dosierung liegt bei 5 mg/kgKG/Tag über 2 Stunden als intravenöse Infusion.

Amphotericin-B-Kolloidkomplex wird derzeitig mit 3–6 mg/kgKG/Tag über wenigstens 2 Stunden als intravenöse Infusion dosiert.

■ Azolderivate zur systemischen Therapie
- Ketoconazol (Nizoral, Terzolin)
- Fluconazol (Diflucan, Fungata)
- Itraconazol (Sempera, sempera liquid, Siros)
- Voriconazol (Vfend)
- Posaconazol (Noxafil)
- Ravuconazol

Ketoconazol ist ein Imidazolderivat, das eine günstige Wirkung bei endemischen Pilzinfektionen wie Parakokzidioidomykose, Blastomykose und Histoplasmose zeigt. Für die Resorption ist Magensäure erforderlich; Bioverfügbarkeit 75%; Dosierung:

5–10 mg/kgKG/Tag. Zu beachten sind die endokrinologischen Nebenwirkungen und die Interaktionen mit anderen Medikamenten. Ketoconazol ist heute wegen seiner Nebenwirkungen weitgehend durch Fluconazol und Itraconazol abgelöst.

Fluconazol ist ein wasserlösliches Triazol, das zur oralen und parenteralen Anwendung zur Verfügung steht und für zahlreiche Indikationen eine Alternative zu Amphotericin B ist. Zu beachten ist eine intrinsische Resistenz gegenüber C. krusei und bei längerer Anwendung eine Selektion resistenter Candida-Stämme (C. glabrata, C. parapsilosis, C. tropicalis). Aspergillus spp. sind immer resistent. Es wird nach oraler Gabe unabhängig von der Magensäureproduktion gut resorbiert; Bioverfügbarkeit: 90%; gute Liquorgängigkeit. Die Halbwertszeit von Fluconazol ist bei Kindern im Vergleich zu Erwachsenen signifikant verkürzt (17 Stunden vs. 27–37 Stunden). Das Verteilungsvolumen ist am größten bei Früh- und Neugeborenen (1,8–2,2 l/kg, im Vergleich zu Erwachsenen 0,7 l/kg). Die häufigsten unerwünschten Wirkungen von Fluconazol sind Brechreiz, Erbrechen und andere gastrointestinale Störungen sowie Hautausschläge und abnormale Leberfunktionswerte. An Medikamenteninteraktionen sind ein Anstieg der Plasmaspiegel von oralen Antikoagulanzien, oralen Antidiabetika, Ciclosporin, Zidovudin, Phenytoin und Rifampicin zu beachten. Dosierungen: Frühgeborene < 1500 g 5 mg/kgKG jeden 3. Tag für die ersten 2 Lebenswochen (bei nachgewiesener invasiver Infektion evtl. auch 1-mal täglich), gefolgt von 1 × 4–6 mg/kgKG/Tag; jenseits des Säuglingsalters 1 × 4–6 (–12) mg/kgKG/Tag; ab 13. Lebensjahr 400 mg/Tag.

Itraconazol ist ein lipophiles, systemisch wirksames Azolderivat mit einem breiten Wirkspektrum einschließlich Candida spp., Aspergillus spp. (fungizid wirksam), Cryptococcus neoformans, Trichosporon spp., Coccidioides immitis sowie Erregern der Chromoblastomykose, Phäohyphomykose und zahlreicher Dermatophytosen. Es ist geeignet zur Therapie und Prophylaxe der Aspergillose und zur Therapie von Dermatophytosen und Candidosen. Itraconazol kann per os als Kapsel verordnet werden. Bioverfügbarkeit: 40% (nüchtern) bis 55% (mit oder nach Nahrungsaufnahme), vermindert durch Antazida und H_2-Blocker. Die Cyklodextrin-Lösung hat eine verbesserte Bioverfügbarkeit als die Kapsel, eine konstantere Pharmakokinetik und kann unabhängig von der Nahrungsaufnahme eingenommen werden. Schlechte Liquorgängigkeit; Halbwertszeit: 24 Stunden. Itraconazol wird gut vertragen. Zu beachten sind jedoch Interaktionen mit Zyklosporin A, Rifampicin, Phenytoin, Phenobarbital und Antihistaminika. Dosierung: 5 – 12 mg/kgKG/Tag. Itraconazol ist für Kinder nicht zugelassen. Seine Wirksamkeit und Verträglichkeit ist allerdings bei Tinea capitis im Kindesalter durch zahlreiche Studien belegt. Zur Prophylaxe invasiver Pilzinfektionen werden Talspiegel von > 0,5 µg/ml (Bioassay > 2 µg/ml) durch entsprechende Dosisanpassungen empfohlen. Eine intravenöse Formulierung ist ebenfalls verfügbar.

Voriconazol ist eine Weiterentwicklung des Fluconazols mit einem erweiterten Wirkungsspektrum, das Aspergillus spp., die intrinsisch resistenteren Candida spp. wie C. krusei und C. glabrata, Fusarium spp., Pseudallescheria boydii, Scedosporium spp. etc. einschließt; gegen Zygomyzeten, wie z. B. Pilze der Gattungen Mucor, Rhizopus, Rhizomucor etc., ist es unwirksam. Voriconazol ist oral und parenteral zugelassen für die Behandlung von Kindern ab 2 Jahren mit invasiver Aspergillose, Candidämie bei nicht neutropenischen Patienten, fluconazolresistenten Candidosen und Pilzinfektionen durch Scedosporium spp. und Fusarien. Halbwertszeit 6 – 9 Stunden, Bioverfügbarkeit 96 % (reduziert bei Kindern mit Malabsorption und niedrigem Körpergewicht). Dosierung: siehe Tab. 24. Für Kinder unter 2 Jahren wird Voriconazol nicht empfohlen. Die Suspension ist im Abstand von mindestens 1 Stunde vor oder nach der Mahlzeit einzunehmen. Die intravenöse Gabe ist nur als Infusion zulässig (maximale Infusionsgeschwindigkeit: 3 mg/kgKG/h für die Dauer von 1 – 2 Stunden). Die Leberfunktionsparameter sollten während der Therapie kontrolliert werden; Interaktionen beachten. Rifampicin, Barbiturate und Carbamazepine sind während der Voriconazoltherapie kontraindiziert. Nebenwirkungen: Exantheme, Erhöhungen der Transaminasen, Übelkeit/Erbrechen, Störungen des zentralen und peripheren Nervensystems sowie psychiatrische Störungen, kurzfristige reversible Sehstörungen (Verschwommensehen, gesteigertes Helligkeitssehen).

Posaconazol ist ein hydroxyliertes Analog von Itraconazol. Das Spektrum umfasst Candida spp., Aspergillus spp., Cryptococcus neoformans, Fusarium spp., Coccidioides immitis, Zygomyzeten und dimorphe Pilze. Eine orale Formulierung ist zur Behandlung schwerwiegender invasiver Pilzinfektionen bei Erwachsenen zugelassen. Eine parenterale Formulierung befindet sich in der klinischen Entwicklung. Die häufigsten Nebenwirkungen sind gastrointestinale Beschwerden, seltener sind Leberfunktionsstörungen, Kopfschmerzen und kardiotoxische Nebenwirkungen.

Ravuconazol ist ein synthetisches Triazol. Das Spektrum umfasst Candida spp., Aspergillus spp., Cryptococcus neoformans und einige dimorphe Pilze.

■ Flucytosin

Flucytosin, 5-Fluorocytosin (Ancotil) ist ein Antimetabolit und gehört zu den fluorierten Pyrimidinen. Die Wirksamkeit erstreckt sich auf die meisten Candida spp. einschließlich C. glabrata, Cryptococcus neoformans, Geotrichum candidum, Cladiosporum, Phialophora und Aspergillus fumigatus. Bei Monotherapie werden nicht selten sekundäre Resistenzentwicklungen gegen Candida beobachtet. Flucytosin sollte deshalb nur in Kombination mit anderen Antimykotika, vorzugsweise mit Amphotericin B und Fluconazol, verordnet werden. Nach der Anwendung von Flucytosin sind Leber- und Knochenmarkschäden (Agranulozytose) beschrieben. Gute Diffusion in den Liquor und ins Augenkammerwasser. Halbwertszeit: 3 – 4 Stunden; Dosierung: 100 – 150 mg/kgKG/Tag in 4 ED bei normaler Nierenfunktion, bei Frühgeborenen 60 – 80 mg/kgKG/Tag. Ein Drugmonitoring ist grundsätzlich, insbesondere bei Patienten mit Niereninsuffizienz sowie im Frühgeborenenalter und in der 1. Lebenswoche, zu empfehlen; Serumspiegel müssen unter 100 mg/l liegen.

■ Griseofulvin

Griseofulvin (Fulcin, Gricin, Griseo, Likuden) ist ein älteres Antimykotikum zur oralen Behandlung von Dermatophytosen. Es wird unzuverlässig resorbiert und zeigt sehr häufig Nebenwirkungen (gastrointestinale Unverträglichkeit, Knochenmarksdepression. Transaminasenanstieg). Griseofulvin ist derzeit aber noch das einzige zur systemischen Therapie von Tinea corporis oder Tinea capitis im Kindesalter zugelassene Antimykotikum. Dosierung siehe Tab. **41**.

■ Terbinafin

Terbinafin (Lamisil) ist ein neueres, systemisch anwendbares Antimykotikum zur Behandlung von Dermatophytosen, die durch eine topische Therapie nicht erfolgreich behandelbar sind. Terbinafin hat einen hohen fungiziden Effekt. Es erreicht die Nagelplatte schnell und verbleibt dort für mehrere Monate. Terbinafin ist für das Kindesalter bisher nicht zugelassen. Seine Wirksamkeit und Verträglichkeit bei Tinea capitis im Kindesalter ist jedoch durch zahlreiche Studien belegt (siehe S. 211).

■ Echinocandine

Die Echinocandine stellen eine neue Substanzklasse von Antimykotika dar, die direkt in die Zellwandsynthese des Pilzes eingreifen.

Caspofungin (Cancidas) ist ein Pneumocandin. Es besitzt ein breites Spektrum gegen Aspergillus- und Candida spp. einschließlich azolresistenter Candida-Stämme. Außerdem ist es gegen Pneumocystis jiroveci wirksam, aber unwirksam gegen Cryptococcus neoformans. Caspofungin muss intravenös verabreicht werden. Halbwertszeit 9 – 10 Stunden; Ausscheidung über die Leber; Dosierung bei Erwachsenen: 1. Tag 70 mg, danach 50 mg/Tag. Bei Niereninsuffizienz ist eine Dosisanpassung nicht notwendig, bei Kindern im Alter von 2 – 11 Jahren war die Clearance im Vergleich zu Erwachsenen beschleunigt. Caspofungin ist für Kinder ab dem Neugeborenenalter zugelassen für die Behandlung von Candidämie und andere Candida-Infektionen (intraabdominale Abszesse, Peritonitis, Pleuritis, Ösaphagitis) und invasive Aspergillose, wenn andere Antimykotika unwirksam sind oder nicht vertragen werden. Derzeitige Dosierungsempfehlung: ab 2. Lebensjahr 70 mg/m^2 KOF am 1. Tag, danach 50 mg/m^2 KOF bis zu einem Maximum von 70 mg/Tag.

Anidulafungin (Ecalta) ist ein neu zugelassenes Echinocandin zur i. v. Therapie von Erwachsenen mit Candidämie und anderen Candida-Infektionen (Abszess, Peritonitis, Ösophagitis). Es ist auch gegen fluconazolresistente Candida-Stämme wirksam. Anidulafungin wird nicht in der Leber metabolisiert. Halbwertszeit: 26 Std. Dosierung bei Erwachsenen: 1 × 200 mg/Tag, gefolgt von 1 × 100 mg/Tag. Vorläufige Erhaltungsdosis bei Kindern ab 2 Jahren: 0,75 – 1,5 mg/kgKG/Tag.

Micafungin (Mycamine) ist ein Echinocandin mit fungizider Wirkung gegen alle Candida spp., guter Wirkung gegen Aspergillus spp. und fehlender Wirkung gegen Cryptococcus neoformans. Eine parenterale Formulierung ist seit Kurzem in Deutschland zugelassen für die Behandlung von Erwachsenen, Jugendlichen und Kindern einschließlich Neugeborener mit invasiven Candida-Infektionen und Candida-Ösophagitis sowie zur Prophylaxe bei Patienten mit allogener Knochenmarktransplantation oder zu erwartender Neutropenie über 10 Tage.

■ Antimykotika, zur topischen Anwendung (siehe S. 211)

- Nystatin (Adiclair, Biofanal, Candio-hermal, Moronal u. a.)
- Amphotericin B (Ampho-Moronal)
- Natamycin (Deronga, Pimafucin)
- Econazol (Epi-Pevaryl)
- Clotrimazol (Antifungal, Apocanda, Canesten, Fungizid u. a.)
- Miconazol (Daktar, Infectosoor, Micotar)
- Tioconazol (Mykontral)
- Ciclopirox (Batrafen)
- Tolnaftat (Sorgoa, Tinatox, Tonoftal)
- Amorolfin (Amor, Loceryl)

Nystatin und Amphotericin B werden vorwiegend zur Lokaltherapie des Mundsoors eingesetzt.

Clotrimazol ist ein Imidazolderivat mit breitem antimykotischem Spektrum und guter Verträglichkeit. Es wirkt gegen Dermatophyten (Microsporon, Epidermophyton, Trichophyton), Candida spp., Schimmelpilze und Malassezia furfur.

Miconazol wird nur noch lokal angewendet (Mundgel, Salbe). Es ist ein gering wasserlösliches Imidazolderivat, welches ein breites Wirkungsspektrum unter Einschluss von Dermatophyten und Candida spp. hat.

Ciclopirox ist ein Pyridonderivat ohne Verwandtschaft zu anderen Antimykotika. Sein Wirkungsspektrum umfasst Dermatophyten, Hefen und Schimmelpilze. Es wird kutan zu 1 % resorbiert. Bei Anwendung auf Schleimhäuten ist eine stärkere Resorption zu beachten.

Amorolfin besitzt ein breites antimykotisches Spektrum. Es ist wirksam gegen Dermatophyten, Hefen, dimorphe Pilze, Schwärzepilze (Dematiaceae, wie z. B. Alternaria und Cladosporium spp.) und nicht dermatophytische Schimmelpilze. Amorolfin wirkt, insbesondere bei Dermatophyten und Hefen, sowohl fungistatisch als auch fungizid. Es sollte nur bei Onychomykose angewendet werden, wenn weniger als 80 % der Nageloberfläche befallen ist und Matrix und Lunula intakt geblieben sind.

Virostatika

Medikamente gegen Virusinfektionen sollten eine möglichst selektive Wirksamkeit aufweisen. Da Viren im Gegensatz zu Bakterien für ihre Vermehrung auf den Zellstoffwechsel des Wirtsorganismus angewiesen sind, besteht bei der Anwendung antiviraler Substanzen stets die Gefahr der toxischen Schädigung der Wirtszelle. Insofern sollte ein Virostatikum möglichst nur virusspezifische

Prozesse hemmen, ohne die körpereigenen Zellen zu schädigen. Die höchste Effektivität wird erreicht, wenn die virostatische Therapie innerhalb von 24 (– 48) Stunden nach Beginn der Krankheit begonnen wird. Eine spätere Therapie ist bei immunkompetenten Kindern nicht selten wirkungslos. Bei einer länger anhaltenden Virusreplikation, wie sie bspw. bei immundefizienten Kindern oder bei virusbedingten Komplikationen anzunehmen ist, können Virostatika auch noch nach 48 Stunden nach Beginn der klinischen Symptomatik eingesetzt werden.

Viele Virostatika sind für Kinder und Jugendliche nicht zugelassen wie Brivudin, Famciclovir, Valaciclovir und Ganciclovir. Da der Kinderarzt aber auf die modernen Virostatika nicht verzichten kann, sollte vor der Anwendung die Risiko-Nutzen-Relation ganz besonders intensiv beurteilt werden. Außerdem sind Eltern und Kinder ab etwa dem 14. Lebensjahr wie unter Studienbedingungen aufzuklären.

■ Nukleosidanaloga mit vorwiegender Wirkung gegen Herpesviren

- Aciclovir (Acic, Aciclostad, Zovirax u.v. a.)
- Penciclovir, Famciclovir (Famvir)
- Ganciclovir (Cymeven)
- Brivudin (Zostex)
- Valaciclovir (Valtrex)

Die älteren Nukleosidanaloga (Idoxuridin, Trifluridin etc.) werden heute fast nur noch lokal angewendet. Die neueren Nukleosidanaloga sind teilweise hochwirksame und gut verträgliche Virostatika, die auch zur systemischen Therapie geeignet sind. Über Nukleos(t)idanaloga zur Behandlung der chronischen Hepatitis B bzw. C siehe S. 278 und S. 282.

Aciclovir ist das 1. hochwirksame, selektive und gut verträgliche Virostatikum zur systemischen Therapie. Die Selektivität kommt dadurch zustande, dass Aciclovir durch virale Thymidinkinasen in Acicloguanosin-Monophosphat umgewandelt wird; erst danach kann durch zelleigene Kinasen Aciclovir-Triphosphat entstehen, welches das eigentliche Virostatikum darstellt. Das Wirkungsspektrum umfasst Herpes-simplex-Virus (HSV), Typ 1 und Typ 2, und Varicella-Zoster-Virus (VZV), dessen Empfindlichkeit aber 10-fach schwächer ist als die des HSV. Selten sind Herpes-simplex- oder Varicella-Zoster-Virusstämme gegen Aciclovir resistent.

Wegen der geringen Bioverfügbarkeit (20 %) sollte Aciclovir therapeutisch per os möglichst nicht oder, wenn das nicht zu umgehen ist, in einer hohen Dosierung verordnet werden (siehe Tab. 24). Die lokale Anwendung ist nur von geringem Wert (außer bei Herpeskeratitis).

Anerkannte Indikationen sind die Therapie u. a. von Herpes-Enzephalitis, Eczema herpeticatum, Herpes genitalis, Varizellen und Zoster bei immunsupprimierten Patienten und Patienten mit anderen Risikofaktoren sowie die Prophylaxe der HSV- und VZV-Infektion bei exponierten immundefizienten Patienten (onkologische Krankheiten, Organtransplantation).

Valaciclovir ist ein Ester von Aciclovir, der nach der Resorption in den Darmzellen in Aciclovir und Valin gespalten wird. Bioverfügbarkeit: 54 %. In einer Studie ergaben 20 mg/kgKG in 2 ED einer Valaciclovir-Suspension vergleichbare Spiegel wie 5 × 200 mg Aciclovir per os bei Erwachsenen bzw. 3 × 300 mg/m^2 Aciclovir per os bei Kindern. Diese Dosierung wurde bei den 28 Studienkindern gut vertragen. Wegen möglicher schwerer Nebenwirkungen (Halluzinationen bei hoher Dosierung) ist aber Valaciclovir für Kinder nicht zu empfehlen.

Penciclovir/Famciclovir. Von Penciclovir steht ein Prodrug, Famciclovir, zur Verfügung, das in seiner Wirkung weitgehend dem Aciclovir entspricht. Famciclovir wird im Dünndarm rasch resorbiert (Bioverfügbarkeit: 77 %) und anschließend in Penciclovir überführt, das wie Aciclovir durch virale und zelleigene Enzyme aktiviert wird (Penciclovirtriphosphat) und erst dann wirksam ist. Famciclovir ist für die Behandlung (Herpes simplex und Zoster) bei Kindern und Jugendlichen nicht zugelassen.

Ganciclovir besitzt gegen CMV eine 8 – 20-fach stärkere Wirksamkeit als Aciclovir. Gegen HSV und VZV ist es jedoch deutlich schwächer wirksam. Die Bioverfügbarkeit ist gering (5 – 9 %). Auch Ganciclovir muss in der virusinfizierten Zelle erst zum Triphosphat umgewandelt werden. Im Gegensatz zu HSV und VZV besitzt CMV jedoch keine eigene Thymidinkinase. Die erste Phosphorylisierung wird durch ein CMV-Genprodukt mit proteinkinaseähnlichen Eigenschaften vermittelt. Ganciclovir ist viel weniger selektiv wirksam als Aciclovir und hat daher auch beträchtliche Nebenwirkungen. Dazu gehören Knochenmarkdepression (Neutropenie) sowie Leber- und Nierenfunktionsstörungen. Indikationen für eine Therapie mit Ganciclovir sind vor allem lebens- und das Augenlicht bedrohende CMV-Infektionen bei immunsupprimierten Patienten. Ein Therapieversuch ist auch bei einer konnatalen Zytomegalie (Enzephalitis, Hepatitis etc.) gerechtfertigt.

Valganciclovir (Valcyte). Analog zum Valaciclovir wurde auch für Ganciclovir ein Valinester als oral zu verabreichendes Prodrug entwickelt. Valganciclovir besitzt eine bis zu 10-fach höhere orale Bioverfügbarkeit als Ganciclovir. Nach bisher vorliegenden klinischen Studien bei Erwachsenen zeigt sich eine gute Wirksamkeit sogar bei der Induktionstherapie der CMV-Retinitis. Die Wirksamkeit von Valganciclovir bei Kindern ist noch nicht ausreichend untersucht.

Brivudin (Bromvinyl-Desoxyuridin, BVDU) hat im Vergleich zu Aciclovir eine sehr viel größere Hemmwirkung auf VZV und HSV-1. Dagegen sind HSV-2, CMV und EBV weitgehend resistent. Die orale Bioverfügbarkeit beträgt ca. 33 %. Eine gleichzeitige Gabe von 5-Fluorouracil und anderen halogenisierten Uracilderivaten ist kontraindiziert. Die Ausscheidung erfolgt zu 2 Dritteln renal und zu 1 Drittel biliär. Brivudin ist gut verträglich. Einzig zugelassene Indikation ist die Therapie von Zoster bei immunkompetenten Erwachsenen. Der Vorteil von Brivudin besteht in der 1-mal täglichen Gabe aufgrund der langen Halbwertszeit.

■ Antiretrovirale Wirkstoffe

Auch im Kindes- und Jugendalter handelt es sich bei der HIV-Therapie obligat um eine Kombinationstherapie aus mindestens 3 antiretroviralen Wirkstoffen. Der Grund hierfür liegt in der extrem hohen Wahrscheinlichkeit einer Resistenzentwicklung unter Einfach- oder Doppeltherapie. Die bisher zugelassenen Wirkstoffe lassen sich nach ihrem Wirkungsmechanismus verschiedenen Untergruppen zuordnen. Über neuere Wirkstoffe sowie zu Dosierungen und Nebenwirkungen siehe Tab. **59**.

▶ Nukleosidische Hemmstoffe der reversen Transkriptase

- Abacavir (Ziagen), Didanosin (Videx), Emtricitabin (Emtriva), Lamivudin (Epivir), Stavudin (Zerit), Tenofovir (Viread), Zalcitabin (Hivid), Zidovudin (Retrovir), Zidovudin + Lamivudin (combivir), Zidovudin + Lamivudin + Abacavir (Trizivir)

Die Nukleosidanaloga werden zunächst durch zelluläre Enzyme zum Triphosphat phosphoryliert. Bei dem Nukleotidanaloga (z. B. Tenofovir) entfällt der 1. Phosphorylierungsschritt. Die Nukleotidtriphosphate besetzen kompetitiv das katalytische Zentrum der reversen Transkriptase und hemmen dadurch die Enzymaktivität.

▶ Nicht nukleosidische Hemmstoffe der reversen Transkriptase

- Efavirenz (Sustiva), Delavirdin (Rescriptor), Nevirapin (Viramune)

Diese Hemmstoffe greifen allosterisch an der reversen Transkriptase an. Sie wirken in unveränderter Form, ohne vorherige Aktivierung im Organismus. Diese Substanzen sind ausschließlich gegen HIV-1 wirksam.

▶ Hemmstoffe der viralen Protease (Proteaseinhibitoren)

- Amprenavir (Agenerase), Atazanavir (Reyataz), Fosamprenavir (Teizir), Indinavir (Crixivan), Nelfinavir (Viracept), Ritonavir (Norvir), Saquinavir (Fortovase, Invirase), Lopinavir + Ritonavir (Kaletra), Tripanavir (Aptivus), Darunavir (Prezista)

Durch spezifische Hemmung der HIV-Protease wird die Bildung und Freisetzung von infektiösen Viruspartikeln gehemmt. Ein Proteaseinhibitor sollte nur in Kombination mit einem anderen Proteaseinhibitor und mit einem nukleosidischen oder nicht nukleosidischen Hemmstoff der reversen Transkriptase verabfolgt werden. Eine Besonderheit von Ritonavir ist die Hemmung des Abbaus anderer Proteaseinhibitoren.

▶ Fusionsinhibitoren

- Enfuvirtid (Fuzeon)

Bei dem 1. verfügbaren Wirkstoff dieser Untergruppe handelt es sich um ein Polypeptid aus 36 Aminosäuren, das mit einer bestimmten Region auf dem viralen Hüllprotein gp41 interagiert. Dadurch wird die Fusion der Virushülle mit der Zellmembran verhindert. Eine Infektion der Zelle findet nicht statt. Das Virostatikum muss 2-mal täglich subkutan als Komponente einer Kombinationsbehandlung injiziert werden.

■ Neuraminidasehemmer

- Zanamivir (Relenza)
- Oseltamivir (Tamiflu)

Neuraminidasehemmer sind Analoga der Sialinsäure, die selektiv das aktive Zentrum der viralen Neuraminidase „verstopfen" („plug drugs"). Durch Hemmung der Neuraminidase können keine neugebildeten Influenzaviren von der infizierten Zelle freigesetzt werden. Die weitere Ausbreitung der Viren und damit der Infektion wird dadurch unterbrochen. Der große Vorteil ist, dass diese Virostatika gegen alle bekannten viralen Neuraminidasesubtypen (n = 9) einschließlich des Subtyps vom Vogelgrippevirus wirksam sind. Nebenwirkungen: Bei Kindern können abnorme Verhaltensstörungen vorkommen. Mit resistenten Virusstämmen muss gerechnet werden.

Zanamivir ist der 1. Vertreter der Neuraminidasehemmer. Es wird 2-mal täglich über 5 Tage inhaliert. Eine Dosisreduktion ist bei Patienten mit Nieren- und Leberinsuffizienz nicht erforderlich. Zanamivir ist sowohl zur Behandlung als auch zur Prophylaxe geeignet. In Deutschland ist es für Kinder ab 5 Jahre zugelassen.

Oseltamivir wird per os angewendet; Bioverfügbarkeit: 80 %. Es wird metabolisiert und ausschließlich renal ausgeschieden, sodass bei einer Nierenfunktionsstörung eine Dosisreduktion erforderlich ist. Die Halbwertszeit beträgt 6 – 10 Stunden. Oseltamivir ist für Kinder ab 1 Jahr zur Therapie und Prophylaxe zugelassen.

Beide Neuraminidasehemmer passieren in Tierversuchen die Plazenta und treten in die Muttermilch über.

Resistente Virusmutanten traten bisher nur nach Verabreichung von Oseltamivir aber nicht nach Verabreichung von Zanamivir auf. Unterdosierung von Oseltamivir scheint das Auftreten von resistenten Mutanten zu fördern.

■ Andere Virostatika

- Amantadin, Rimantadin
- Cidofovir (Vistide)
- Foscarnet (Foscavir)
- Ribavirin (Virazole, Rebetol, Copegu)

Amantadin und seine Weiterentwicklung Rimantadin (in Deutschland nicht zugelassen) können bei Kindern ab 1 Jahr zur Prophylaxe und Therapie der Influenza A eingesetzt werden. Beide Virostatika sind nicht wirksam gegen Influenza B. Sie werden nach oraler Gabe gut resorbiert (Bioverfügbarkeit 90 %); keine wesentliche Reduktion durch Nahrungsmittel. Als Nebenwirkungen sind Unruhe, Tremor, Ataxie, Konzentrationsschwäche, Mattigkeit, Depressionen sowie Blutdruckabfall und Harnretention beschrieben (siehe auch S. 315). Ein Nachteil von Amantadin und Rimantadin ist das schnelle Auftreten von resistenten Virusstämmen.

Cidofovir ist ein azyklisches Cytosinanalogon, das bereits in monophosphorylierter Form vorliegt (Virostatikum vom Nukleotidtyp). Cidofovir muss also nicht durch virale Enzyme aktiviert werden, sondern wird durch zelluläre Kinasen in das eigentlich wirksame Virostatikum umgewandelt. Es wird innerhalb von 24 Stunden zu 80 % unverändert im Urin ausgeschieden. Halbwertszeit 2,4 – 3,2 Stunden; geringe Liquorpenetration; Dosierung: 1 × 5 mg/kgKG/Woche für 14 Tage, danach Erhaltungstherapie. Die therapeutische Breite ist gering. Cidofovir ist nephro- und hämatotoxisch, kanzerogen, mutagen und embryotoxisch. Eine Begleitmedikation mit Probenecid zum Schutz der Nieren (plus ausreichende Hydrierung) ist unbedingt erforderlich. Wegen der Toxizität sollte Cidofovir nur als Alternative, z. B. bei UL-97-Ganciclovir-resistenten CMV-Stämmen, angewendet werden.

Foscarnet ist ein Pyrophosphatanalogon. Es blockiert ohne vorherige Aktivierung durch virale und zelluläre Enzyme die Pyrophosphatbindungsstelle verschiedener viraler DNA-Polymerasen und hemmt dadurch die virale Nukleinsäuresynthese. Foscarnet wird praktisch nicht resorbiert. Es ist liquorgängig und wird in unveränderter Form über die Nieren ausgeschieden. Der therapeutische Index ist gering (Nephrotoxizität infolge Tubulusnekrose). Therapeutisch wird Foscarnet eingesetzt bei Patienten mit Abwehrschwäche und lebensbedrohlichen HSV- oder CMV-Infektionen, insbesondere durch aciclovir- bzw. ganciclovirresistente Virusstämme.

Ribavirin ist in vitro gegen mindestens 40 verschiedene RNA- und DNA-Viren wirksam. Klinisch gibt es jedoch nur wenige, durch kontrollierte Studien gesicherte Indikationen. Unter Vorbehalt gehören dazu Lassafieber, hämorrhagisches Fieber durch Hantaviren, schwere RSV-Infektion junger Säuglinge und die chronische Hepatitis C. Die Anwendung erfolgt als Aerosol (RSV), per os (chronische Hepatitis C) und intravenös (Lassafieber). Bei der Inhalation des Aerosols wird ein geringer Teil von der Schleimhaut resorbiert. Die Halbwertszeit liegt im Blutplasma bei 9 Stunden, in den Erythrozyten bei etwa 40 Stunden. Im Tierversuch wirkt Ribavirin teratogen, karzinogen und mutagen. Eine Exposition schwangerer Frauen (Personal) ist zu vermeiden.

■ Zytokine

- Interferon-α-2 a (Roferon-A)
- Interferon alfacon 1 (Inferax)
- Peginterferon-α-2 a (Pegasys)
- Peginterferon-α-2 b (Pegintron)
- Interfon-β (Fiblaferon)
- Interferon-γ (Imukin)

Interferone sind natürlich vorkommende, von Körperzellen gebildete artspezifische Zytokine mit komplexen Wirkungen auf die Immunität und Zellfunktion. Sie wirken auf unterschiedliche Weise antiviral und beeinflussen auch die Immunfunktion und Phagozytose. Das von infizierten Körperzellen gebildete Interferon schützt die Nachbarzellen vor der fortschreitenden Virusinfektion. Ihr Wirkungsspektrum ist relativ breit, wobei die Viren nicht direkt gehemmt werden. Die 3 Interferontypen, Interferon-α, Interferon-β und Interferon-γ, können gentechnologisch in größeren Mengen hergestellt werden.

Häufigkeit und Schwere der Nebenwirkungen hängen von der parenteral zugeführten Dosis und der Reinheit des Interferonpräparates ab. Interferon-α wird u. a. in der Therapie der chronischen Hepatitis B und C angewendet. Pegyliertes Interferon ist ein Interferon mit langer Halbwertszeit, das nur 1-mal pro Woche verabfolgt wird. Der Vorteil ist ein gleichmäßigerer Wirkspiegel (siehe S. 278 und S. 282). Interferon-γ hat vor allem eine immunmodulatorische Wirkung und wird bei der septischen Granulomatose mit Erfolg eingesetzt.

Antiparasitika

Krankheiten, die durch Protozoen, Helminthen, verschiedene Insekten und Larven hervorgerufen werden, können mit Chemotherapeutika behandelt werden. Bei der Malaria sind diese Medikamente auch zur Prophylaxe einsetzbar. Für einige Parasitosen stehen bis heute aber keine sicher wirksamen und nebenwirkungsarmen Medikamente zur Verfügung. Ein zusätzliches Problem bei der Anwendung von Antiparasitika stellt die Resistenzentwicklung der Erreger dar, die bei Plasmodium falciparum, dem Erreger der Malaria tropica, von erheblicher Bedeutung ist.

■ Antiprotozoika

- Artemether + Lumefantrin (Riamet)
- Atovaquon + Proguanil (Malarone)
- Chinin
- Chloroquin (Resochin, Weimerquin)
- Mefloquin (Lariam)

- Primaquin (Primaquine)
- Proguanil (Paludrine)
- Benznidazol (Rochagan)
- Diloxanid-Furoat (Furamide)
- Eflornithin (Ornidyl)
- liposomales Amphotericin B (Ambisome)
- Metronidazol (Arilin, Clont, Flagyl, Vagimid u. v. a.)
- Tinidazol (Fasigyn)
- Furazolidon (Furoxone, Furamid, Dependal M)
- Miltefosin (Impavido)
- Natriumstibogluconat und N-Methylglucaminantimonat (Pentostam, Glucantim)
- Nifurtimox (Lampit)
- Nitazoxanid (Alinia)
- Paromomycin (Humatin)
- Pyrimethamin (Daraprim)
- Suramin (Germanin)

Artemether/Lumefantrin ist ein Kombinationspräparat zur Behandlung der Malaria tropica einschließlich multiresistenter Stämme von Plasmodium falciparum. Artemether ist eines von mehreren Artemisininderivaten, die seit mehr als 20 Jahren in Südostasien erfolgreich in der Therapie der Malaria, insbesondere bei Kindern, eingesetzt werden. In Deutschland ist es nur in fixer Kombination mit Lumefantrin (20 mg/120 mg pro Tablette) für Patienten ab 5 kg Körpergewicht zugelassen. Lumefantrin ist eine Weiterentwicklung des Mefloquins. Beide Substanzen interagieren mit der Umwandlung des Häms in das nicht toxische Hämozoin im Parasiten. Während Artemether radikale Metabolite mit dem Häm-Eisen bildet, verhindert Lumefantrin die Polymerisation.

Als 2. Angriffspunkt interagieren beide Substanzen mit der Nukleinsäuren- und Proteinsynthese des Parasiten. Artemether wird schnell resorbiert, in Lebermikrosomen über das CYP3A4/5 zum biologisch aktiven Metaboliten Dihydroartemisinin demethyliert, während Lumefantrin langsam resorbiert und in Lebermikrosomen debutyliert wird. Die Eliminationshalbwertszeit aus dem Plasma beträgt für Artemisinine 2 Stunden, für Lumefantrin 2 – 3 Tage und bei Malariapatienten sogar 4 – 6 Tage. Nebenwirkungen: Erbrechen (ggf. Wiederholung der Einnahme) und andere Verdauungsstörungen, Kopfschmerzen und Schwindel.

Atovaquon (Wellvone) blockiert selektiv die Nukleinsäure- und ATP-Synthese in Protozoen. Es wirkt gegen Pneumocystis jiroveci, T. gondii und Plasmodien. Die Bioverfügbarkeit von Atovaquon ist gering und individuell sehr schwankend. Die Resorption wird durch fettreiche Mahlzeiten um das 2 – 4-Fache verbessert. Atovaquon penetriert schlecht in den Liquor. Es wird nicht metabolisiert. Plasmaproteinbindung: 99,9 %; Halbwertszeit: 2 – 4 Tage; Ausscheidung über die Fäzes. Im Kindesalter ist Atovaquon nur in Kombination mit Proguanil (Malarone) zur Malariatherapie ab 5 kg Körpergewicht und zur Prophylaxe ab 11 kg Körpergewicht zugelassen. Leichte und temporäre Nebenwirkungen: Exantheme, Erbrechen, Durchfall, Kopfschmerzen, Fieber, Erhöhung der Transaminasen, Hyponatriämie, Anämie.

Chinin, Stereoisomer des Chinidins, ist ein Alkaloid aus der Rinde des Cinchonabaumes mit der Grundstruktur eines Chinolins. Es wird rasch resorbiert und wieder ausgeschieden. Die Wirkungsweise ist nicht sicher geklärt; Angriffspunkt sind die intraerythrozytären Formen der Plasmodien. Halbwertszeit: 5 – 15 Stunden. Die Toxizität ist dosisabhängig. An Nebenwirkungen können Erbrechen, Kopfschmerzen, Hypoglykämien, Sehstörungen und Tinnitus auftreten. Blutdruckabfall und ventrikuläre Arrhythmien können bedrohlich sein. Überempfindlichkeitsreaktionen führen u. a. zu Exanthem, Thrombozytopenie, Agranulozytose und massiver Hämolyse. Bei der komplizierten Malaria tropica ist Chinin in Kombination mit Doxyclin oder Clindamycin weiterhin indiziert (Tab. **68**). Es steht jedoch nicht mehr als Fertigarzneimittel zur Verfügung und muss von der Apotheke unter Verwendung des kommerziell verfügbaren Chininpulvers hergestellt werden. Es wird von einigen Krankenhausapotheken für Notfälle bevorratet.

Chloroquin, ein 4-Aminochinolin, hat die gleiche Grundstruktur wie Chinin und besitzt ebenfalls eine antitrophozytäre Wirkung. Es ist gegen alle humanpathogenen Plasmodien wirksam und war in der Malariatherapie lange Zeit das Mittel der Wahl. Mit Ausnahme von Mittelamerika, Haiti, dem Nahen Osten und China kommen weltweit chloroquinresistente P.falciparum-Stämme vor, in Südostasien auch zunehmend chloroquinresistente P.vivax-Stämme. Chloroquin ist Mittel der Wahl bei Malaria tertiana und Malaria quartana.

Bei schneller Resorption erfolgt die Ausscheidung verzögert; Halbwertszeit: 4 Tage. Gastrointestinale Nebenwirkungen und Kopfschmerzen treten bei Prophylaxe und Therapie mit Chloroquin gelegentlich auf. Die intravenöse Gabe kann zu erheblichen kardiovaskulären Symptomen führen. Unter Langzeitprophylaxe sind bei einer Gesamtdosis von > 100 g Base irreversible Retinopathien beschrieben worden.

Mefloquin, ebenfalls dem Chinin verwandt, ist ein Chinolinmethanolderivat und wirkt wahrscheinlich gleichartig wie Chinin und Chloroquin gegen erythrozytäre Formen von Plasmodien. Resistenzentwicklungen von P. falciparum gegen Mefloquin werden zunehmend beobachtet. Mefloquin wird rasch resorbiert; die Halbwertszeit beträgt mindestens 3 Wochen. Bei der prophylaktischen Anwendung klagen Patienten zuweilen über gastrointestinale Beschwerden und Schwindel. In der Therapie kann es zu Sinusbradykardie, lang anhaltendem Schwindelgefühl und selten zu Halluzinationen, Krampfanfällen und Psychosen kommen. Mefloquin ist daher bei psychischen Krankheiten, Krampfleiden und anderen zentralnervösen Störungen kontraindiziert.

Primaquin, ein 8-Aminochinolin, wird gut resorbiert und schnell eliminiert; Halbwertszeit: 12 Stunden. Das Wirkungsspektrum umfasst alle exoerythrozytären Formen und Gametozyten von Plasmodien. Primaquin wird nur zur Rezidivprophylaxe von P. vivax und P. ovale eingesetzt. Nebenwirkungen: gastrointestinale Symptome, Leuko- und Thrombopenien sowie Methämoglobinämien. Letztere sind bei NADH-Methämoglobin-Reduktasemangel ausgeprägt. Eine lebensbedrohliche akute Hämolyse kann bei G6PD-Mangel (primaquinsensitive hämolytische Anämie) entstehen. Es ist in Deutschland nicht zugelassen und muss z. B. aus England importiert werden.

Proguanil, ein Biguanidderivat, wird im Organismus zu einem zyklischen Triazinmetaboliten umgewandelt und hemmt die Dihydrofolatreduktase im Folsäurestoffwechsel des Parasiten. Proguanil wirkt im Gegensatz zu vielen anderen Medikamenten auch auf Gewebsschizonten. Wegen der Möglichkeit der schnellen Resistenzentwicklung wird es nur in Verbindung mit Atovaquon zur Prophylaxe und Therapie der Malaria eingesetzt.

Diloxanid-Furoat ist ein intraluminal wirksames und sehr gut verträgliches Dichloracetamidderivat; wird bei der intestinalen Amöbiasis verwendet. Besonders geeignet ist es für die Therapie einer persistierenden Zystenausscheidung nach Nitroimidazol-Behandlung. Die Resorption ist verzögert, sodass hohe Darmlumenkonzentrationen entstehen. Durch intestinale Hydrolysierung wird das amöbizide Diloxanid freigesetzt. Es ist in

Deutschland nicht zugelassen und muss z. B. aus England importiert werden.

Metronidazol ist ein Imidazolderivat. Diese Substanzen werden in der Therapie der wichtigsten humanpathogenen Protozoen des Intestinal- und Urogenitaltraktes (Amöben, Lamblien, Trichomonaden) verwendet. Strukturell verwandt sind Tinidazol, Nimorazol und Ornidazol (kann aus der Schweiz importiert werden). Die Bioverfügbarkeit von Metronidazol beträgt nach Gabe per os 90 % ohne wesentliche Reduktion durch Nahrungsaufnahme. Metronidazol wird rektal mäßig und vaginal gut resorbiert. Gute Gewebegängigkeit einschließlich Liquor, Speichel und Vaginalsekret; Halbwertszeit: 7 Stunden. An Nebenwirkungen können bei allen 5-Nitroimidazolen Dunkelfärbungen des Urins, gastrointestinale Symptome, metallischer Geschmack, Exanthem mit Pruritus, Schwindel, Ataxien sowie Enzephalopathien und Krampfanfälle auftreten. Die Nitroimidazole (Metronidazol und Tinidazol) sollten wegen fraglicher Mutagenität nicht im 1. Schwangerschaftstrimenon verordnet werden.

Tinidazol ist wie Metronidazol ein Imidazolderivat, das die Nukleinsäuresynthese von Einzellern und Bakterien hemmt und das in Studien eine höhere Wirksamkeit gegen die wichtigsten humanpathogenen Protozoen des Intestinal- und Urogenitaltraktes zeigt als Metronidazol. Es ist nur in der Schweiz als Fertigarzneimittel erhältlich. Nach oraler Einnahme beim oder nach dem Essen wird es rasch und vollständig resorbiert. Da es mit 13 Stunden eine deutlich längere Halbwertszeit als Metronidazol hat, braucht es nur 1-mal pro Tag eingenommen zu werden, was die Compliance erhöht. Es wird vorwiegend renal ausgeschieden, ist dialysabel und die Dosis muss bei Nierenfunktionseinschränkung nicht vermindert werden. Tinidazol ist im 1. Trimenon der Schwangerschaft und in der Stillzeit kontraindiziert, ebenso bei schweren Leberschäden, ZNS-Erkrankungen und Störungen der Hämatopoese. Während der Therapie kann es zur Alkoholintoleranz (absolute Alkoholkarenz bis 3 Tage nach Ende der Therapie), peripheren Neuropathien, zentralnervösen und gastrointestinalen Störungen sowie Geschmacksirritationen und reversiblen Neutropenien kommen.

Furazolidon ist eine heteroaromatische Nitroverbindung, ein Nitrofuranderivat mit breiter antibakterieller und protozoenhemmender Wirkung. In der Veterinärmedizin noch weit verbreitet, werden Nitrofuranderivate wegen ihrer geringen therapeutischen Breite bei potenzieller Neuro- und Kardiotoxizität sowie mutagenen und karzinogenen Potenz nur noch selten in der Humanmedizin eingesetzt. Nach oraler Gabe wird Furazolidon so gut wie nicht aus dem Darm resorbiert, sodass es in vielen Ländern (z. B. Indien) noch als Monosubstanz (Furoxone) oder in Kombination mit Metronidazol (Furamid, Dependal M) zur Therapie intestinaler Protozoen, wie Lamblien, verwendet wird. Die Dosierung wird mit 6 – 8 mg/kgKG/Tag, aufgeteilt in 3 – 4 Dosen, für bis zu 10 Tage angegeben. Bei Kombinationspräparaten sollten die Dosierungsempfehlungen des Herstellers beachtet werden.

Miltefosin Hexadecyl-Phosphocholin-Präparat, wurde urspünglich zur Tumortherapie entwickelt und führt vermutlich zur Hemmung membranständiger Enzymsysteme. Da die Anti-Leishmanien-Aktivität in präklinischen und mehreren klinischen Studien belegt ist, kann Miltefosin als Alternative in der Behandlung der viszeralen Leishmaniose gelten. Seit November 2004 ist Miltefosin in Deutschland (seit 2002 in Indien) zur Behandlung der viszeralen Leishmaniose zugelassen. Vorübergehende gastrointestinale Störungen, Erbrechen, Durchfall und Erhöhung der Leberenzyme sowie des Serumkreatinins sind zu beachtende Nebenwirkungen. In der Schwangerschaft ist Miltefosin kontraindiziert.

Natriumstibogluconat und N-Methylglucaminantimonat sind Beispiele für 5-wertige Antimon-Präparate, die früher in der Behandlung von Leishmaniosen eine herausragende Rolle einnahmen. Ihre Wirkung beruht auf einer Hemmung der Purinnukleotide. Resorption und Ausscheidung erfolgen schnell. Häufig treten gastrointestinale Beschwerden und Kopfschmerzen auf. Selten sind EKG-Veränderungen und tubuläre Nierenschäden. Wegen zunehmender Resistenzen und potenziell tödlicher Nebenwirkungen sind Antimon-Präparate Medikamente der 2. oder 3. Wahl.

Nifurtimox und Benznidazol. Nifurtimox, ein Nitrofuranderivat, und Benznidazol, ein Benzyl-Nitroimidazol, werden beide in der Behandlung der amerikanischen Trypanosomiasis (Chagas-Krankheit) verwendet. In der akuten Phase verringern beide Medikamente die Parasitämie. Ob auch Komplikationen einer chronischen Chagas-Krankheit verhindert werden können, ist jedoch nicht sicher. Die Nebenwirkungen sind erheblich. Beschrieben sind Neuropathien, psychotische Reaktionen, Exantheme, gastrointestinale Beschwerden und Anorexie.

Nitazoxanid ist ein Nitrothiazol-Benzamid-Präparat, das in den USA und Lateinamerika zur Behandlung von Durchfall durch Lamblien und Kryptosporidien (nur immungesunde Kinder unter 12 Jahren) zugelassen ist. In größeren Studien zeigte sich die gute Verträglichkeit von Nitazoxanid mit einer Nebenwirkungsrate von ca. 6 %, darunter Schmerzen im Oberbauch, Schwindel, milder Durchfall und Kopfschmerzen. Schwere klinische Nebenwirkungen wurden nicht beobachtet. Veränderungen der Leber- und Retentionswerte im Serum sowie des Blutbildes traten nach der Behandlung nicht auf.

Pyrimethamin ist in Kombination mit Sulfadoxin (Fansidar) für die Behandlung der Malaria nicht mehr zugelassen. Trotz verbreiteter Resistenzentwicklung wird die Kombination in tropischen Ländern noch verwendet. Die Kombination mit Sulfadiazin (Sulfadiazin-Heyl) ist unverändert die Standardtherapie der Toxoplasmose. Pyrimethamin und Sulfonamide hemmen die Folatreduktase der Parasiten. Nach längerer Einnahme hoher Dosen kann es zu Exanthem und megalozytärer Anämie (Folsäuremangel), gastrointestinalen Beschwerden und Leberschädigung kommen. Selten sind Stomatitis, Glossitis, Stevens-Johnson- und Lyell-Syndrom.

Suramin und Eflornithin. Suramin, ein Naphthalenderivat, und Eflornithin werden vorwiegend in der Behandlung der afrikanischen Trypanosomiasis (Schlafkrankheit) verwendet. Gegen die amerikanische Trypanosomiasis sind sie nicht wirksam. Suramin hemmt verschiedene trypanosomale Enzyme. Nach parenteraler Gabe beträgt die Halbwertszeit 48 Stunden bei einer terminalen Eliminierung nach 50 Tagen. Die Nebenwirkungen sind erheblich und können in der Intensität stark variieren. Beschrieben sind Schock, Bewusstlosigkeit, Schwindel, Müdigkeit, metallischer Geschmack, Parästhesien, Kopfschmerzen und periphere Neuropathien sowie bei immunkomprimierten Patienten Leberschädigungen und Blutbildveränderungen.

◼ Anthelminthika

- Albendazol (Eskazole)
- Diethylcarbamazin (Hetrazan)
- Ivermectin (Mectizan, Stromectol)
- Mebendazol (Surfont, Vermox)
- Niclosamid (Yomesan)
- Praziquantel (Biltricide, Cesol, Cysticide)
- Pyrantel (Helmex)
- Pyrviniumembonat (Molevac, Pyrcon)
- Tiabendazol (Mintezol)

Humanpathogene Helminthen gehören zu 3 Klassen: Nematoden (Rund- oder Fadenwürmer), Zestoden (Bandwürmer) und Trematoden (Egel). Therapeutische Substanzen können sich in Wirkung und Angriffspunkt von Klasse zu Klasse unterscheiden und, abhängig von intestinaler oder extraintestinaler Manifestation einer Helmintheninfestation, auch innerhalb der Klasse.

Anthelminthika hemmen oder unterbrechen den Glukosestoffwechsel oder die neuromuskulären Funktionen des Parasiten. Außer auf den Stoffwechsel des Wurmes wirken die Substanzen auch auf den Stoffwechsel des Menschen. Die variable Toxizität für Wirt und Parasit resultiert aus einer verstärkten Resorption und Kumulation im Parasiten, unterschiedlicher Verstoffwechselung und der unterschiedlichen Störanfälligkeit der Stoffwechselsysteme. Je nach Parasit kann die Therapie auf eine lokale Behandlung der intestinalen Entwicklungsstadien beschränkt bleiben oder muss systemisch erfolgen. Dosierung, Behandlungsintervall und Dauer der Therapie können unterschiedlich sein. Deshalb ist für eine optimale Therapie spezieller Infestationen (z. B. Echinokokkose, Trichinose) die genaue Beachtung der entsprechenden Behandlungsvorschriften unerlässlich.

Albendazol ist ein Benzimidazolderivat. Sein Wirkspektrum umfasst u. a. Ascaris lumbricoides, Enterobius vermicularis, Trichuris trichiura, Strongyloides stercoralis, Trichostrongulus spp., Echinococcus granulosus, E. multilocularis, Ancylostoma duodenale, Trichinella spiralis, Larva migrans visceralis und Filarien.

Albendazol ist in Deuschland nur für Kinder ab 6 Jahren zur Behandlung der Echinokokkose, Trichinose und Strongyloidiasis zugelassen, während es in einigen anderen Ländern, z. B. in der Schweiz und in Australien, für Kinder über 2 Jahre zur Therapie intestinaler Nematoden- und Zestodeninfektionen sowie der Giardiasis zugelassen ist. Die Resorption ist vermindert; wird durch eine fetthaltige Mahlzeit verbessert. Die Metabolisierung ist rasch, in der Leber mit Freisetzung von Albendazolsulfoxid, das für die systemische Wirkung verantwortlich ist. Konzentration im Liquor und im ZNS: etwa 40 – 50 % der Plasmakonzentration. Albendazol geht in die Muttermilch über, die gastrointestinale Resorption liegt aber unter 5 %; Halbwertszeit: 10 Stunden. Mögliche Nebenwirkungen: erhöhte Leberenzymwerte, Magen-Darm-Beschwerden, Kopfschmerzen, Schwindel, reversible Leukopenie, Haarverlust, selten Fieber; im Tierversuch wirkt Albendazol teratogen. In der Schwangerschaft ist Albendazol mit Vorsicht anzuwenden (wahrscheinlich aber keine Fruchtschäden). Bei Anwendung von Albendazol sollten Leberfunktionswerte und Blutbild kontrolliert werden.

Diethylcarbamazin (DEC), ein Piperazinderivat, wird bei Filarieninfestationen zur Therapie aller pathogener Mikrofilarien (Larven) und einiger Makrofilarien (Adulte) eingesetzt. Es ist ohne Wirkung gegen adulte Formen von Onchocerca volvulus, jedoch gut zur Therapie von Loa-loa-, Wuchereria-bancrofti-, Brugia-malayi- und B.timori-Infestationen geeignet. Eine weitere Indikation stellt die tropische pulmonale Eosinophilie dar.

Gute Resorption; Halbwertszeit: 8 – 12 Stunden; Nebenwirkungen: Kopf- und Gelenkschmerzen, gastrointestinale Symptome. Die Destruktion der Mikrofilarien kann zu Pruritus von Haut und Schleimhäuten sowie zu Fieber und enzephalitischen Symptomen führen. Diethylcarbamazin ist bei einer Augenbeteiligung kontraindiziert (Erblindungsgefahr).

Ivermectin ist ein Derivat des Avermectin B 1, das von Streptomyces avermectilis produziert wird. Es ist Mittel der Wahl bei der Behandlung der Onchocerca-volvulus-Infestation. Es wirkt auf alle uterinen Entwicklungsstadien der Mikrofilarien und blockiert für etwa 12 Monate die Larvenproduktion. Zum Wirkungsspektrum gehören auch Strongyloides stercoralis und andere Nematoden, Wuchereria bancrofti, Brugia malayi und Loa Loa sowie die Skabiesmilbe Sarcoptes scabiei. Bei Gabe auf nüchternen Magen werden nur etwa 2 % innerhalb von 4 Stunden resorbiert; Halbwertszeit: 12 Stunden. Die Nebenwirkungen wie Pruritus, Lymphadenopathie und Schwindelgefühl sind milder als bei Gabe von Diethylcarbamazin.

Mebendazol, ein Benzimidazolderivat, ist in der Therapie von intestinalen Nematodeninfestationen gebräuchlich und ähnlich wirksam wie Albendazol (Ascaris lumbricoides, Trichuris trichiura, Ankylostomen und Capillaria philippinensis, auch Oxyuren). Benzimidazole hemmen die Glukoseaufnahme des Parasiten, wobei wegen der geringen intestinalen Resorption der Blutzuckerspiegel des Wirtes selbst bei hohen Dosierungen nicht beeinflusst wird. Mebendazol wird schlecht resorbiert. Bis zu 10 % der aufgenommenen Dosis werden innerhalb von 24 Stunden unverändert über die Nieren ausgeschieden. Die Einnahme von Mebendazol sollte immer zusammen mit einer fetthaltigen Mahlzeit erfolgen. Mebendazol geht in die Muttermilch über, wird aber nur in geringem Maße resorbiert (siehe Tab. 25). Die Nebenwirkungen äh-

neln denjenigen von Albendazol, sind jedoch insgesamt geringer. Im 1. Schwangerschaftstrimenon ist Mebendazol nur streng indiziert anzuwenden. Bei hohen Dosen Leberfunktionswerte und Blutbild kontrollieren, bei Diabetikern Blutzuckerspiegel überwachen (Interaktion).

Niclosamid, ein nahezu nebenwirkungsfreies Salicylaniliddderivat, hemmt die anaerobe Phosphorylierung von Adenosindiphosphat. Wirkspektrum: T. saginata, T. solium, Diphyllobothrium latum, Hymenolepis nana et diminuta. Niclosamid wirkt nicht gegen Taenieneier. Bei der Therapie von Taenia solium sollte wegen der Gefahr der Neurozystizerkose Praziquantel bevorzugt werden. Niclosamid wird so gut wie nicht aus dem Darm resorbiert.

Praziquantel ist ein Pyrazinisoquinolin. Es verändert die parasitäre Zellpermeabilität für Kalzium und führt zu Kalziumverlust mit daraus resultierender muskulärer Kontraktur und Lähmung. Praziquantel hat ein breites Wirkspektrum gegen Zestoden und Trematoden: Taenia solium, T. saginata, Diphyllobothrium latum, Hymenolepis nana, H. diminuta, Schistosoma spp. und weitere Trematoden, ist jedoch gegen Fasciola hepatica unwirksam. Etwa 80 % werden nach Gabe per os in 2 – 3 Stunden aufgenommen. Die Liquorkonzentration beträgt 15 – 20 % der Serumkonzentration; Halbwertszeit: etwa 5 Stunden. Gastrointestinale Beschwerden, Kopfschmerzen und Schwindelgefühl können auftreten.

Pyrantel hemmt Acetylcholinesterasen und blockiert neuromuskuläre Synapsen in den Muskelzellen der Helminthen. Wirkungsspektrum: Enterobius vermicularis, Ascaris lumbricoides, Ancylostoma duodenale, Necator americanus. Es wird nur schwach resorbiert.

Pyrviniumembonat ist ein synthetischer Farbstoff (cyanine dye), der den Energiehaushalt von Nematoden, vor allem die Glukoseaufnahme und den Glukosetransport von Helminthen, stören kann. Pyrvinium wird nach oraler Gabe kaum resorbiert. Es wirkt insbesondere gegen Enterobius vermicularis (Madenwurm). Die Wirkung gegen den Zwergfadenwurm ist gering, sodass andere Medikamente wie Ivermectin bevorzugt werden sollten. Pyrvinium zeigt in Zellkulturen antitumoröse Eigenschaften und wirkt in vitro ausgezeichnet gegen Plasmodien, jedoch spricht die fehlende Resorption gegen einen therapeutischen Einsatz bei systemischer Erkrankung. In der Zellkultur wie im Mausmodell weist Pyrvinium eine hohe Wirksamkeit gegen Kryptosporidien auf, gegen

Tabelle **25**   Antiinfektiva beim Stillen (Auswahl).

Medikament	Therapie beim Stillen	Bemerkungen
Aciclovir	Vorsicht	Konzentration in Muttermilch 2 – 4-fach höher als im Plasma, toxische Symptome wurden nicht beobachtet, Risiko gering, lokale Anwendung bei der Mutter ohne Risiko erlaubt.
Aminoglykoside	erlaubt	geringer Übertritt in Muttermilch, geringe intestinale Resorption, nur bei längerer Gabe Kumulation möglich
Amphotericin B	erlaubt	geringe Konzentration in Muttermilch, wird nicht resorbiert
Aztreonam	erlaubt	
Carbapeneme (Imipenem, Meropenem)	Vorsicht	nur wenige Beobachtungen verfügbar; bei Imipenem wurden nur 0,8 % einer i. v. verabreichten Dosis in Tagesmilchmenge gemessen, Risiko vernachlässigbar
Cephalosporine	erlaubt	
Chloramphenicol	kontraindiziert	starker Milchübertritt, therapeutische und toxische Spiegel beim Säugling möglich
Chloroquin	Vorsicht	signifikanter Übertritt in Muttermilch, Knochenmarksdepression und Retinopathie
Chinolone (Ciprofloxacin u. a.)	Vorsicht! Nur bei fehlender Alternative Ciprofloxacin	theoretisch Schädigung der Gelenkknorpel der großen Gelenke siehe S. 93, Fallbericht über pseudomembranöse Kolitis bei 2 Monate altem Säugling
Clindamycin	Vorsicht!	Reversible hämorrhagische Enteritis bei Säugling beschrieben; erlaubt, falls β-Laktamantibiotika nicht verordnet werden können.
Erythromycin	Vorsicht bei i. v. Therapie, oral erlaubt	starker Übertritt in Muttermilch, therapeutische Spiegel bei Neugeborenen möglich; Cholestase, Therapie per os erlaubt
Ethambutol	Vorsicht	kindliche Makuladegeneration beschrieben
Fluconazol	erlaubt	Milchübertritt möglich, Schädigung nicht bekannt
Isoniacid (INH)	erlaubt	Muttermilchkonzentration wie im Serum, Hepatotoxizität möglich
Mebendazol	erlaubt	hohe Spiegel in der Muttermilch, kein Stillen bis 48 Stunden nach der letzten Gabe
Metronidazol	Vorsicht	widersprüchliche Angaben, rel. hoher Milchübertritt, kurzfristige (ca. 1 Woche) Therapie wohl unbedenklich
Nitrofurantoin	erlaubt	cave: G-6PDH-Mangel des Neugeborenen
Nystatin	erlaubt	
Penicilline	erlaubt	
Pyrimethamin	Vorsicht	starker Milchübertritt
Rifampicin	erlaubt	Leberfunktion beobachten, färbt Muttermilch gelb
Sulbactam	erlaubt	
Sulfonamide	Vorsicht	verdrängen Bilirubin aus Eiweißbindung, besondere Vorsicht bei Frühgeborenen oder kranken Neugeborenen
Tetrazykline	Vorsicht	relativ starker Milchübertritt, intestinale Resorption gering, Gefahr der Zahnverfärbung irrelevant; bei fehlender Alternative Doxyzyklin erlaubt
Trimethoprim	erlaubt zur Therapie einer HWI	Milchübertritt möglich, Schädigung des Säuglings nicht beobachtet
Vancomycin/Teicoplanin	erlaubt	vernachlässigbare Resorption aus Darm

die bisher kein kausales Therapeutikum zur Verfügung steht.

Tiabendazol ist ein Benzimidazolderivat mit breitem Wirkungsspektrum gegen intestinale Helminthen. Es wird heute jedoch überwiegend nur noch bei Larva migrans cutanea (z. B. Ancylostoma brasiliensis) lokal appliziert. In den USA ist Tiabendazol (Mintezol) zur Therapie der Zwergfadenwurminfektion, der viszeralen und kutanen Larva migrans sowie der Trichinose und bei fehlender Alternative auch zur Therapie anderer intestinaler Nematodeninfektionen bei Kindern ab 13 kg Körpergewicht zugelassen. Aufgrund von möglichen gastrointestinalen (Diarrhö), hepatischen (Cholestase, Leberparenchymschäden), zentralnervösen (Schwindel, Verwirrtheit, Tinnitus, Verschwommensehen), kardialen (Hypotension), metabolischen (Hypoglykämie) und allergischen Nebenwirkungen sollte es nur bei fehlender Alternative eingesetzt werden.

Antiinfektiva beim Stillen

Bei stillenden Müttern stellt sich häufig die Frage, ob die verwendeten Therapeutika in die Muttermilch übergehen bzw. zu einer Schädigung des Kindes führen können. Im Allgemeinen ist diese Gefahr gering, da die Konzentrationen in der Muttermilch in der Regel niedrig sind und die meisten parenteral zu applizierenden Antiinfektiva bei Ausscheidung über die Muttermilch und somit oraler Aufnahme nicht resorbiert werden. Entsprechend sind im Allgemeinen direkte Wirkungen auf das Kind nicht zu befürchten. Deswegen gilt als Regel, dass Antiinfektiva dann an eine stillende Mutter gegeben werden dürfen, wenn sie auch therapeutisch bei Neugeborenen verwendet werden können. Umgekehrt sind Neugeborene mit Glukose-6-phosphatdehydrogenasemangel unter Umständen gefährdet, wenn die Mutter entsprechende Substanzen einnimmt. Darüber hinaus besteht auch immer die Gefahr einer Beeinflussung der intestinalen Besiedelung, einer Resistenzentwicklung, einer Candida-Besiedelung und evtl. einer Sensibilisierung bei disponierten Kindern. Aus diesen Gründen sind in der „Roten Liste" einige Antibiotika als in der Stillzeit kontraindiziert aufgeführt.

Tab. 25 klammert diese stets bestehende Gefahr aus und gibt nur Hinweise für die toxische Gefährdung des Kindes bei oraler oder intravenöser Therapie einer stillenden Mutter.

Tabelle **26**   Richtwerte für Serumspiegelbestimmung von Antiinfektiva (mg/l).

Antiinfektivum	Ein-Stunden-Wert („Spitzenspiegel") [mg/l]	Talspiegel [mg/l]
Amikacin (1-mal/Tag) (mehrmals/Tag)	40 – 55 15 – 30	< 5 (– 10) < 5
Chloramphenicol	10 – 25	< 5
Chinin	5 – 10	< 5
Flucytosin	40 – 80	25 – 40
Ganciclovir	< 9,0	0,5 – 2,0
Gentamicin (1-mal/Tag) (mehrmals/Tag)	10 – 25 4 – 10	< 2 < 2
Netilmicin (1-mal/Tag) (mehrmals/Tag)	15 – 25 5 – 10	< 2 < 2
Rifampicin	4 – 14	< 0,5
Sulfamethoxazol	60 – 250	10 – 150
Teicoplanin	> 40	10 – 20
Tobramycin (1-mal/Tag) (mehrmals/Tag)	15 – 25 5 – 10	< 2 < 2
Trimethoprim	5 – 12	1 – 5 (– 7)
Vancomycin	15 – 25	< 5 (– 10)

Kontrolle der Antibiotika im Serum

Bei Patienten mit Nierenfunktionsstörung und bei Gabe von Antiinfektiva mit einer geringen therapeutischen Breite ist gelegentlich ein Drugmonitoring erforderlich. Dieses wird grundsätzlich nur empfohlen, wenn sich aus den Befunden Konsequenzen zum Handeln ergeben könnten. Die in der Tab. **26** aufgeführten Spitzen- und Talspiegel sind als Richtwerte anzusehen. Die für einige Medikamente genannten Werte gelten nur für Ausnahmesituationen. Wenn Aminoglykoside 1-mal täglich dosiert werden, sollten vorwiegend die Talspiegel bestimmt werden. Wird mit Vancomycin behandelt, ist ein Drugmonitoring indiziert bei einer kombinierten Therapie mit Aminoglykosiden, einer hohen Dosierung (Meningitis) sowie bei Patienten mit einer sich schnell ändernden Nierenfunktion und bei anephrischen Patienten unter Hämodialyse. Die Serumspiegel von Teicoplanin brauchen nur bei Patienten mit schweren Infektionen bestimmt zu werden. Dadurch soll überprüft werden, ob die Spiegel ausreichend hoch sind.

Dosierung von Antiinfektiva

Literatur

Committee on Infectious Diseases of the American Academy of Pediatrics. The use of systemic fluoroquinolones. Pediatrics 2006; 118: 1287–92 (http://www.pediatrics.org; Stand: Oktober 2008)

Falagas ME, Kasiakou SK. Colistin: The Revival of Polymyxins for the Management of Multidrug-Resistant Gram-Negative Bacterial Infections. Clin Infect Dis 2005; 40: 1333–1341

ifap GmbH. Ifap index Klinik 1995–2005. (http://www.ifap.de; Stand: Oktober 2008)

Ruhe JJ, Monson T, Bradsher RW et al. Use of Long-Acting Tetracyclines for Methicillin-Resistant Staphylococcus aureus Infections: Case Series and Review of the Literature. Clin Infect Dis 2005; 40: 1429–1434

Schaad UB. Fluoroquinolone antibiotics in infants and children. Review. Infect Dis Clin North Am 2005; 19: 617–628

Scholz H unter Mitarbeit von Abele-Horn M, Adam D, Belohradsky BH et al. Parenterale Antibiotika bei Kindern und Jugendlichen. Empfehlungen einer Expertenkommission der Paul-Ehrlich-Gesellschaft für Chemotherapie e. V. Chemother J 2004; 13: 115–133

Volovitz B, Shkap R, Amir J et al. Absence of tooth staining with doxycycline treatment in young children. Clin Pediatr 2007; 46: 121–126

 Koordinator:
H. Scholz

Mitarbeiter:
R. Bialek, M. Abele-Horn, P. Höger, P. Kern, H. W. Kreth, F.-M. Müller, R. Noack, R. Roos

Infektionsprophylaxe bei Asplenie

Die Asplenie im Kindesalter kann angeboren sein, z. B. bei Heterotaxien wie dem seltenen Ivemark-Syndrom (bilaterale Rechtsseitigkeit, Rechts-Isomerismus), funktionell bedingt sein bei hämatologischen Erkrankungen, wie der Thalassämie und Sichelzellkrankheit, oder Folge einer chirurgischen Operation sein. Patienten mit Sichelzellanämie weisen vermutlich wegen wiederholter Milzinfarkte eine funktionelle Asplenie (Autosplenektomie) mit erhöhtem Infektionsrisiko auf. Zur chirurgisch bedingten Asplenie führen die posttraumatische Milzentfernung und die Entfernung einer vergrößerten Milz bei hereditärer Sphärozytose und anderen hämolytischen Anämien oder eines weitgehend funktionslosen Organs z. B. bei Sichelzellkrankheit.

Klinisches Bild

Im Rahmen von Infektionen besteht bei Patienten mit Asplenie eine beeinträchtigte immunologische Reaktionsfähigkeit. Die Asplenie führt zu einer eingeschränkten Filtration von Mikroorganismen und Antigen-Antikörper-Komplexen aus der Blutbahn, zu erniedrigten IgM-Spiegeln im Serum und damit zu einer eingeschränkten frühen Immunantwort. Wichtigstes Risiko der Asplenie ist eine fulminante bakterielle Sepsis und/oder Meningitis mit hoher Letalität (50 – 80 %). Patienten mit Zustand nach Splenektomie bei hämatologischem Malignom sowie Patienten, die wegen einer erworbenen hämolytischen Anämie oder Thalassämie behandelt werden, tragen ein Risiko von etwa 5 %, während ihres weiteren Lebens an einer schweren Sepsis zu erkranken. Die Sepsisletalität ist gegenüber einem gesunden Kind mit funktionstüchtiger Milz 50-fach größer nach posttraumatischer Splenektomie, 350-fach größer nach Splenektomie bei Sichelzellkrankheit und 1000-fach größer nach Splenektomie bei Thalassämie.

Zusätzliche Risikofaktoren für Splenektomierte sind junges Alter (< 4 – 6 Jahre, besonders < 2 Jahre) und eine Grundkrankheit, die Anlass für die Splenektomie war (z. B. in seltenen Fällen das Wiskott-Aldrich-Syndrom).

Obwohl etwa 70 % der Postsplenektomieinfektionen (OPSI: „overwhelming postsplenectomy infection") innerhalb der ersten 2 – 3 Jahre nach Splenektomie auftreten, kann eine fulminante Sepsis bis zu 40 Jahre nach Splenektomie vorkommen.

Ätiologie

Häufigste Erreger der Asplenie-Sepsis sind Streptococcus pneumoniae mit etwa 60 %, Haemophilus influenzae und Neisseria meningitidis mit 30 % sowie seltener Staphylococcus aureus, Escherichia coli und andere gramnegative Erreger wie Klebsiella spp., Salmonella spp. und Pseudomonas aeruginosa. Bei Auslandsreisenden ist zu beachten, dass Malaria und die seltene Babesiose bei chirurgisch oder funktionell Splenektomierten signifikant schwerer verlaufen. Nach Hundebissen wird bei Splenektomierten eine schwere Sepsis mit disseminierter intravasaler Koagulopathie (DIC: „disseminated intravasal coagulation") durch den Erreger Capnocytophaga canimorsus beobachtet.

Prophylaxe
■ Milzerhaltende Chirurgie

Wichtig zur Prophylaxe ist die milzerhaltende Chirurgie bei traumatischen Läsionen, der Erhalt von akzessorischen Milzen (Splenosis) und die intraperitoneale Aussaat von Milzgewebe oder partielle Splenektomien bei gutartigen Milztumoren. Bei Patienten mit hereditärer Sphärozytose sollte die Milz nur subtotal entfernt werden und der Eingriff nach dem 5. Lebensjahr erfolgen (Evidenzgrad IV).

■ Impfungen

Gefährdete Kinder sollen je nach Alter mit der Pneumokokken-Protein-Konjugat-Vakzine (PKV) oder der Pneumokokken-Polysaccharid-Vakzine (PPV) nach den gültigen STIKO-Empfehlungen geimpft werden, wenn sie bei anatomischer oder funktioneller Asplenie oder wegen einer anderen Grundkrankheit (nephrotisches Syndrom, chronische Niereninsuffizienz, Immunsuppression z. B. nach Organtransplantation, Durafistel, HIV-Infektion u. a.) ein erhöhtes Risiko für eine fulminante Pneumokokkensepsis besitzen (Evidenzgrad IV). Ähnliche Impfempfehlungen gelten in Österreich und der Schweiz.

Bei asplenischen Kindern unter 2 Jahren erfolgt die Impfung mit der PKV (Prevenar) nach der seit 2006 empfohlenen allgemeinen Pneumokokken-Grundimmunisierung mit dem für alle Säuglinge und Kleinkinder gültigen Schema. Mit der verfügbaren 7-valenten PKV wird eine T-Zell-abhängige, protektive Antikörperbildung gegen Pneumokokken schon bei Säuglingen und Kleinkindern erreicht (Evidenzgrad I). Nach dem 2. Lebensjahr wird dann für asplenische Kinder durch eine zusätzliche PPV-Impfung (z. B. Pneumovax) der Impfschutz auf 23 Serotypen erweitert (siehe Tab. 27). Bisher gegen Pneumokokken ungeimpfte Kinder im Alter von 24–59 Monaten sollen nach den gültigen STIKO-Empfehlungen (2008) 1-mal mit der Konjugat-Vakzine (PKV) geimpft werden, um eine bessere Boosterung zu erzielen, und frühestens 2 Monate später die Polysaccharid-Vakzine (PPV) erhalten. Ab dem vollendeten 5. Lebensjahr kann die Pneumokokkenschutzimpfung asplenischer Patienten direkt mit PPV erfolgen (siehe Tab. 27). Für die Impfung mit 23-valentem Polysaccharid-Impfstoff (Pneumovax) mit jeweils 25 µg der häufigsten Kapseltypenantigene werden häufige Impfreaktionen mit lokalen Rötungen, Schwellungen und Schmerzen an der Einstichstelle oder regionale Lymphknotenschwellungen beschrieben.

Bei elektiver Splenektomie sollte mindestens 2 Wochen vor dem Eingriff geimpft werden. Wird die präoperative Impfung versäumt, soll 2–4 Wochen nach dem operativen Eingriff geimpft werden (siehe Tab. 27)

Da der 23-valente Polysaccharid-Impfstoff gegen Pneumokokken ein T-Zell-unabhängiger Impfstoff mit mäßiger Antikörperbildung und geringem Boostereffekt bei Wiederimpfung ist, werden zur Aufrechterhaltung des breiten Impfschutzes Wiederholungen nach mindestens 3 Jahren (Kinder < 10 Jahre) oder 6 Jahren (Erwachsene) empfohlen. Dies wird aber oft nicht eingehalten, weil es durch die Auffrischung bei noch ausreichenden Antikörperkonzentrationen zu erheblichen Impfreaktionen kommen kann. Für Hochrisikopatienten bietet die Bestimmung von Pneumokokkenantikörpern eine Möglichkeit, den Zeitpunkt zur Impfwiederholung festzulegen. Es muss darauf hingewiesen werden, dass die Splenektomie bzw. der Verlust der Milz als immunologisches Organ auch den Impferfolg bei bestimmten Grundkrankheiten wie bspw. bei Morbus Hodgkin schmälert.

Nach den aktuellen Impfempfehlungen (2008) sollen asplenische Patienten auch mit der Meningokokken-Serotyp-C-Konjugat-Vakzine geimpft werden. Dabei ist zu beachten, dass 60–70 % der Meningokokkeninfektionen in Deutschland, Österreich und der Schweiz durch den Serotyp B verursacht werden, gegen den es bisher keinen Impfstoff gibt (Evidenzgrad IV). Ähnlich wie bei den Pneumokokkenimpfungen wird nach der Meningokokken-Konjugat-Impfung die ergänzende, im Abstand von 6–12 Monaten angeratene Impfung mit der quadrivalenten Meningokokken-Polysaccharid-Vakzine gegen die Serotypen A, C, W135 und Y empfohlen (siehe Tab. 27).

Die Konjugatimpfung gegen Haemophilus influenzae Typ b (Hib) soll im Rahmen der Grundimmunisierung bei allen Kindern nach den Empfehlungen der STIKO im 3., 4., 5. und 12.–15. Monat mit einem Kombinationsimpfstoff vorgenommen werden (Evidenzgrad IV). Dies gilt auch für alle Kinder mit angeborener oder funktioneller Asplenie. Für ungeimpfte Kinder ab dem 18. Lebensmonat und bei Erwachsenen ist eine Hib-Impfung ausreichend. Die Protein-Konjugat-Vakzine gegen Hib soll bei bisher nicht Hib-geimpften Patienten möglichst vor der Splenektomie verabreicht werden (siehe Tab. 27).

■ Immunglobuline

Eine passive Immunisierung mit intravenösen Immunglobulinen (400 mg/kgKG alle 4 Wochen) zur Dauerprophylaxe wird bei asplenischen Patienten nicht empfohlen (im Gegensatz zur Infektionsprophylaxe von Pneumokokkeninfektionen bei angeborenen und erworbenen B-Zell-Defekten).

■ Chemoprophylaxe

Bei Kindern mit Sichelzellanämie sollte schon ab dem 2. Lebensmonat mit einer Penicillinprophylaxe gegen invasive Pneumokokkenerkrankungen begonnen werden. Die tägliche orale Gabe von Penicillin V kann das Infektionsrisiko von Säuglingen und Kleinkindern mit Sichelzellanämie deutlich senken (Evidenzgrad I). In Analogie wird für asplenische bzw. splenektomierte Kinder die Penicillin-V-Prophylaxe (2 × 200 000 IE/Tag = 2 × 125 mg/Tag bis zum 5. Lebensjahr; 2 × 400 000 IE/Tag = 2 × 250 mg/Tag ab dem 5. Lebensjahr) empfohlen (Evidenzgrad IV). Alternative in den ersten 2 Lebensjahren ist Amoxicillin (20 mg/kgKG/Tag). Bei Reisen in Länder mit einem hohen Prozentsatz penicillinresistenter Pneumokokken (z. B. Südeuropa, USA) ist bei einer fieberhaften Erkrankung an eine Infektion durch penicillinresistente Stämme zu denken. Deshalb sollte nach versuchtem Er-

Tabelle **27** Prophylaxe bei Asplenie im Kindesalter.

Ursache der Asplenie	Pneumokokken-impfung	Meningokokken-impfung	H.influenzae-Typ-b-Impfung	Penicillin V oral 2 × 200 000 – 400 000 IE/Tag (2 × 125 – 250 mg/Tag)
angeboren	PKV: 3 × im 1. Lebensjahr, PKV-Auffrischung im 2. Lebensjahr (wie allgemeine Grundimmunisierung), ab dem Alter von 2 bis zu 5 Jahren 1 × PKV, dann PPV; ab 5 Jahren PPV	MKV: 3 × im 1. Lebensjahr, nach vollendetem 2. Lebensjahr Ergänzung durch MPV	nach regulärem Impfplan	Beginn früh nach Diagnosestellung
funktionell bedingt	unter 2 Jahren PKV nach den allgemeinen Impfempfehlungen (s. o.), ab dem Alter von 2 bis zu 5 Jahren 1 × PKV, dann PPV; ab 5 Jahren PPV	unter 2 Jahren s. o., ab dem Alter von 2 Jahren 1 × MKV, 6 – 12 Monate später MPV	nach regulärem Impfplan	Beginn individuell entscheiden
chirurgisch bedingt (Splenektomie)	PPV: mindestens 2 Wochen vor dem Eingriff bei elektiver Splenektomie, oder 2 – 4 Wochen nach dem Eingriff	MPV: mindestens 2 Wochen vor dem Eingriff bei elektiver Splenektomie, oder 2 – 4 Wochen nach dem Eingriff	ab dem 18. Monat nur 1 Impfung	mindestens für 3 Jahre oder bis ins Erwachsenenalter nach Splenektomie bei hämatologischen und onkologischen Krankheiten, generell 3 Jahre nach posttraumatischer Splenektomie

PKV: Pneumokokken-Konjugat-Vakzine (7-valent), Prevenar
PPV: Pneumokokken-Polysaccharid-Vakzine (23-valent), Pneumovax
MKV: Meningokokken-Konjugat-Vakzine (Serotyp C, monovalent), Meningitec, Menjugate, Neisvac-C
MPV: Meningokokken-Polysaccharid-Vakzine (Serotypen A,C,W135,Y, quadrivalent) Mencevax ACWY

regernachweis mit antimikrobieller Empfindlichkeitsbestimmung frühzeitig eine antibiotische Therapie, z. B. mit einem Cephalosporin der 3. Generation begonnen werden.

Es muss individuell vom betreuenden Arzt entschieden werden, ob und ab welchem Alter er die Penicillin-V-Prophylaxe beendet. Die Empfehlungen gehen für Hochrisikopatienten bis zum Erwachsenenalter. Kinder mit schlechter Impfantwort und/oder unter zytoreduktiver Therapie sollten die antimikrobielle Prophylaxe möglichst lange erhalten (Tab. 27).

Folgendes Vorgehen kann vorgeschlagen werden: tägliche Penicillinprophylaxe möglichst bis zum Erwachsenenalter für asplenische Kinder mit malignen Krankheiten, Thalassämie, Sichelzellerkrankung (mindestens bis zum 5. Lebensjahr) und hohem Infektionsrisiko. Da nach posttraumatischer Splenektomie die ersten 3 Jahre am risikoreichsten sind, sollte zumindest für diese Zeit die Prophylaxe empfohlen werden (bei schlechter

Compliance alternativ alle 4 Wochen Depotpenicillin 1,2 Mio. Einheiten i. m., Tardocillin 1200). Bei Penicillinunverträglichkeit kann zur Infektionsprophylaxe als Alternative je nach Resistenzlage nur noch ein Makrolid (cave: Resistenzrate) oder Oralcephalosporine empfohlen werden.

■ Patientenaufklärung

Die Grenzen des Impfschutzes und der Penicillinprophylaxe müssen allen Patienten, Eltern und Hausärzten eindringlich dargestellt werden. Jede hoch febrile Krankheit ist als möglicher Hinweis auf eine fulminante Sepsis anzusehen. Hohes Fieber, Schüttelfrost, Verschlechterung des Allgemeinzustands, Stupor oder meningitische Zeichen bei asplenischen Patienten sind absolute Indikationen für eine sofortige stationäre Einweisung. Nach Gewinnung bakteriologischer Kulturen (Blut, Liquor) wird *sofort* mit einer intravenösen Behandlung begonnen, die die 3 wichtigsten Erreger (S. pneumoniae, H. influenzae, N. meningitidis) erfasst, z. B. Cefotaxim oder Ceftazidim plus ein Aminoglykosid, alternativ Monotherapie mit Meropenem. Eine Infektion bei funktioneller oder chirurgisch bedingter Asplenie stellt eine infektiologische Notfallsituation dar!

Literatur

AWMF. Leitlinien zur Diagnostik und Therapie in der Pädiatrischen Onkologie und Hämatologie: Sichelzellkrankheit. In: Dickerhoff R, Janka-Schaub G, Janssen G et al., Hrsg. AWMF online, letzte Überarbeitung Februar 2006

Mitteilung der Ständigen Impfkommission am Robert Koch-Institut. Empfehlungen der Ständigen Impfkommission (STIKO) am Robert Koch-Institut. Epid Bull 2008; 30: 235 – 254

 Koordinator:
M. Weiß

Mitarbeiter:
P. Bartmann, B. H. Belohradsky, C. Berger, S. W. Eber, H. Schulte-Wissermann, H. Wolf

Perioperative Antibiotikaprophylaxe in der Pädiatrie und Kinderchirurgie

Ein wesentlicher Anteil der in der Kinderchirurgie verordneten Antibiotika wird für die Prophylaxe postoperativer Infektionen eingesetzt. Neben der Belastung für den Patienten erfordern postoperative Wundinfektionen zusätzliche diagnostische und therapeutische Maßnahmen, die den Krankenhausaufenthalt verlängern und die Kosten erhöhen.

Risikofaktoren postoperativer Wundinfektionen

Art, Dauer und Lokalisation des operativen Eingriffes sind für die Entstehung von Wundinfektionen wichtige Faktoren, wobei das Ausmaß der bakteriellen Kontamination des Wundgebietes sowie das Einbringen von Implantaten, wie bspw. Osteosynthesematerial oder Herzklappen, das Risiko erhöhen. Eingeschränkte Immunkompetenz begünstigt die Entstehung postoperativer Wundinfektionen. Während diese Faktoren seitens des Patienten weitgehend vorgegeben sind, kann auf die Infektionsinzidenz durch adäquate und konsequent eingehaltene Hygienemaßnahmen, optimale Operationstechnik sowie indizierte perioperative Antibiotikaprophylaxe reduziert werden.

Ziel der perioperativen Antibiotikaprophylaxe ist allein die Reduktion bzw. Abtötung von Erregern, welche evtl. während der Operation die Wunde kontaminieren und nachfolgend Infektionen verursachen. Andere nosokomiale Infektionen, wie Pneumonie oder Harnwegsinfektion, werden durch die Prophylaxe nicht wesentlich beeinflusst.

Indikationen

Chirurgische Eingriffe können nach dem Grad der bakteriellen Kontamination des Operationsgebietes eingeteilt werden. Der Kontaminationsgrad beeinflusst wesentlich die postoperative Wundinfektionsrate (Tab. 28).

Aseptische Eingriffe sind solche, bei denen die Sterilität während der gesamten Operation nicht durchbrochen wird, das heißt es kommt nicht zur Eröffnung einer mikrobiell besiedelten Körperhöhle (z. B. Respirations- oder Gastrointestinaltrakt). Die Infektionsraten sind hier so gering, dass eine Antibiotikaprophylaxe allgemein nicht indiziert ist. Ausnahmen stellen Operationen mit der Implantation von Fremdkörpern z. B. von Metallimplantaten oder Gefäßprothesen dar. Die perioperative Antibiotikaprophylaxe wird aber für die Operationen empfohlen, bei denen Infektionen katastrophale Auswirkungen hätten. Dazu zählen alle Herzoperationen, einschließlich Schrittmacherimplantation, neurochirurgische Eingriffe, plastische Rekonstruktionen (z. B. Urogenitaltrakt) und Tumorexstirpationen.

Hauptindikationen für eine perioperative Antibiotikaprophylaxe stellen bedingt aseptische, kontaminierte und septische Eingriffe dar; hierzu zählen Operationen mit Eröffnung bakteriell kolonisierter Körperhöhlen. Bei bedingt aseptischen Eingriffen kommt es nur zu einer geringen, bei kontaminierten zu einer größeren Keimaussaat. Zu den kontaminierten Operationen zählen auch frische offene traumatische Verletzungen. Zu den septischen Eingriffen werden bspw. Operationen bei

Tabelle 28   Einteilung der operativen Eingriffe nach Kontaminationsgrad und Indikation für eine perioperative Antibiotikaprophylaxe.

Kontaminationsgrad	Postoperative Wundinfektonsrate [%]	Antibiotikaprophylaxe
aseptisch	< 2	nein, nur in Ausnahmen
bedingt aseptisch	ca. 10	ja
kontaminiert	10 – 20	ja
septisch	30 – 40	ja oder Therapie

Patienten mit Darmperforation oder Abszesseröffnung mit Durchtritt durch gesundes Gewebe und traumatisch entstandene offene Wunden mit devitalisiertem Gewebe gezählt.

Empfehlungen für die perioperative Antibiotikaprophylaxe

(Evidenzgrad IV bei Kindern, Evidenzgrad I bei Erwachsenen)

Für den Erfolg der perioperativen Prophylaxe sind 4 Kriterien entscheidend:
- Wahl des Antibiotikums,
- Zeitpunkt der Applikation,
- Dosis,
- Dauer der Applikation.

Bei der Wahl des Antibiotikums ist essenziell, dass das antibakterielle Spektrum des Antibiotikums die häufigsten Wundinfektionserreger des jeweiligen operativen Eingriffes erfasst. Es sollten möglichst gut verträgliche und kostengünstige Antibiotika verwendet werden. Reserveantibiotika, wie Cephalosporine der Gruppe 3, Carbapeneme oder Glykopeptide, dürfen nur in begründeten Ausnahmefällen eingesetzt werden. Die Dosis entspricht der üblichen therapeutischen Dosierung. Sie wird im Allgemeinen intravenös appliziert.

Zum Zeitpunkt der Inzision und damit ab dem Zeitpunkt einer möglichen bakteriellen Wundkontamination sind hohe Gewebespiegel des Antibiotikums notwendig, um eine optimale Infektionsprophylaxe zu erzielen. Aus diesem Grund sollte die Applikation des Antibiotikums 30 Minuten vor Inzision (z. B. bei Narkoseeinleitung) erfolgen.

Bei den meisten Eingriffen ist eine 1-malige präoperative Gabe ausreichend. Bei längerer Operationsdauer (> 3 Stunden) ist alle 4 Stunden während der Operation eine erneute Gabe des Antibiotikums sinnvoll. Eine weitere Antibiotikagabe wird ebenso bei größeren Blutverlusten notwendig. Die Prophylaxe sollte nicht über 24 Stunden gegeben werden.

In der elektiven Kolonchirurgie hat es sich bewährt, prä- und gegebenenfalls perioperativ durch Spülbehandlung die Keimkonzentration im Darm und damit das Ausmaß der bakteriellen Kontamination bei Darmeröffnung zu reduzieren.

Fehler in den aufgeführten Kriterien können zu einer reduzierten Effektivität der perioperativen Prophylaxe und damit zu einer erhöhten Wundinfektionsrate führen sowie eine Selektion von multiresistenten Erregern begünstigen.

Tabelle **29**   Empfehlungen zur Antibiotikaprophylaxe bei ausgewählten operativen Eingriffen.

Eingriff	Wichtigste Erreger	Antibiotika	Dauer
Gastrointestinaltrakt			
Appendektomie	E. coli, Klebsiellen, Proteus, aerobe und anaerobe Streptokokken, Bacteroides spp.	Cephalosporin der Gr. 2 + Metronidazol; Alternative: Piperacillin, Combactam	präop. Einmalgabe; oder 1. Dosis intraoperativ; nur bei gangränöser Appendizitis/Abszessen; fortführen als Therapie über 3 – 5 Tage
kolorektale Operationen	E. coli, Klebsiellen, Proteus, aerobe und anaerobe Streptokokken, Bacteroides spp.	Cephalosporin der Gr. 2 + Metronidazol oder Aminopenicillin + β-Laktamaseinhibitor	präop. Einmalgabe
Gallenwegschirurgie bei Risikofaktoren: Choledocholithiasis, Gallengangobstruktion, akute Cholezystitis, Zustand nach OP in dieser Region	E. coli, Klebsiellen, aerobe und anaerobe Streptokokken, Clostridien, Enterokokken	Cephalosporin der Gr. 2 oder Aminopenicillin + β-Laktamaseinhibitor	präop. Einmalgabe
Magenchirurgie bei Risikofaktoren: Obstruktionen, Perforation, Hemmung der Magensäuresekretion	Enterobakterien, aerobe und anaerobe Streptokokken	Cephalosporin der Gr. 2	präop. Einmalgabe

Fortsetzung ▶

Tabelle **29** Fortsetzung.

Eingriff	Wichtigste Erreger	Antibiotika	Dauer
aseptische abdominale Eingriffe *ohne* Eröffnung des Gastrointestinaltraktes		keine Prophylaxe empfohlen	
Orthopädie/Unfallchirurgie			
gelenksnahe Frakturen	S. aureus, S. epidermidis	Cephalosporin der Gr. 2 oder Flucloxacillin	präop. Einmalgabe und maximal 24 h
sonstige OP mit Implantation von Fremdmaterial	S. aureus, S. epidermidis	Indikation nicht völlig geklärt, Cephalosporin der Gr. 2 oder Flucloxacillin	präop. Einmalgabe
OP *ohne* Implantation von Fremdmaterial	S. aureus, S. epidermidis	keine Antibiotikaprophylaxe empfohlen; fragliche Indikation bei OP-Dauer > 2 h	falls indiziert: präop. Einmalgabe
Traumatologie			
penetrierendes Abdominaltrauma mit Darmverletzung	gramneg. Darmbakterien, Anaerobier; S. aureus	Cephalosporin der Gr. 2 + Metronidazol (bei Verdacht so früh wie möglich)	präop. Einmalgabe und falls Darmverletzung bei Exploration: Gabe für 12–24 h
offene Extremitätenfraktur	S. aureus, gramneg. Erreger	Cephalosporin der Gr. 2	präop. Einmalgabe und 24 h
verschiedene Eingriffe			
Gefäßchirurgie, Indikationen: Eingriffe an Arterie der unteren Extremität und Aorta abdominalis	S. aureus, seltener Enterobakterien, Clostridium spp.	Cephalosporin der Gr. 2	präop. Einmalgabe und maximal 24 h
Herzchirurgie (z. B. Vitium, Gefäßanomalie)	S. aureus, S. epidermidis, seltener gramneg. Erreger und Corynebakerium spp.	Cephalosporin der Gr. 2	präop. Einmalgabe und maximal 24 h
Implantation von prothetischem Material	S. aureus, S. epidermidis	Cephalosporin der Gr. 2 (keine sicheren Daten)	präop. Einmalgabe
neurochirurgische Shunt-OP	S. aureus, koagulase-neg. Staphylokokken, Steptokokken spp., gramneg. Darmbakterien	Cephalosporin der Gr. 2 (keine sicheren Daten)	präop. Einmalgabe
urologische Eingriffe	E. coli, Klebsiellen, Proteus, Staphylokokken	Cephalosporin der Gr. 2 oder Aminopenicillin + β-Laktamaseinhibitor (keine sicheren Daten)	präop. Einmalgabe
HNO-Eingriffe	Mundflora, seltener S. aureus oder gramneg. Erreger	Cephalosporin der Gr. 2 oder Aminopenicillin + β-Laktamaseinhibitor	präop. Einmalgabe

Empfehlungen für die einzelnen Operationsgebiete

Für evidenzbasierte Richtlinien zur perioperativen Prophylaxe in der Pädiatrie ist die derzeitige Datenlage unzureichend. Die folgenden Empfehlungen sind aus Mangel an Studien bei Kindern von meist prospektiven Studien bei Erwachsenen abgeleitet. Zukünftige Untersuchungen in der Pädiatrie sind wünschenswert und könnten zu anderen Empfehlungen kommen (siehe Tab. **29**).

Unter Umständen kann es indiziert sein, eine Antibiotikaprophylaxe als *Therapie* postoperativ fortzuführen.

Nicht indizierte perioperative Antibiotikaprophylaxe

Eine Antibiotikaprophylaxe ist beim Legen von Venen- oder Arterien- sowie Blasenkathetern nicht indiziert, da diese die Besiedlung der Katheter nicht verhindern kann. Die manchmal geübte Praxis, eine Antibiotikaprophylaxe so lange zu geben, bis die Dränage gezogen wird, hat ebenfalls keinen wissenschaftlichen Hintergrund.

Literatur

Ebner W et al. Evidenzbasierte Empfehlungen zur perioperativen Antibiotikaprophylaxe. Chirurg 2000; 71: 912–917

Mangram AJ et al. Guidelines for prevention of surgical site infection. Infect Control Hosp Epidemiol 1999; 20: 247–280

 Koordinator:
S. W. Lemmen

Mitarbeiter:
H. G. Dietz, F.- M. Häcker, U. Heininger

Fieber unklarer Genese

Synonym: FUO (Fever of unknown Origin)

Definition

Verlässliche (rektale oder orale) Temperaturmessungen erlauben, Fieber von leichten Temperaturerhöhungen abzugrenzen, die physiologisch sein können und bspw. zirkadian vorkommen. Nach allgemeinem Konsens werden Erhöhungen der Körpertemperatur über 38,0 oder 38,5 °C als Fieber bezeichnet. Historische Definitionen gehen auf die US-amerikanische Temperaturskala nach Fahrenheit zurück, bei der Fieber als Temperatur über 101 °Fahrenheit (38,3 °C) definiert wurde.

FUO bei Kindern wird heute meist definiert als Rektaltemperatur von ≥ 38,5 °C für ≥ 8 Tage bei einem Kind, bei dem sich mittels Anamnese, klinischer sowie allgemeiner laborchemischer und bildgebender Untersuchungen eine Fieberursache zunächst nicht finden lässt.

FUO lässt sich in 4 große Diagnosegruppen einteilen:

- Infektionen (> 50 %)
- autoinflammatorische und Autoimmunkrankheiten (ca. 20 %)
- maligne Erkrankungen (ca. 15 %)
- seltene Ursachen und ungeklärte Diagnose (15 – 20 %)

Der Begriff FUO wird in der Hämatologie und Onkologie speziell für neutropenische Patienten (z. B. nach Chemotherapie oder Stammzelltransplantationen) bei der Suche nach für diese Patienten besonders gefährlichen Infektionserregern modifiziert verwandt (siehe S. 641). Spezielle Patientengruppen werden durch Begriffe wie nosokomiales FUO (z. B. auf neonatologischen und Intensivstationen) oder HIV-assoziiertes FUO bezeichnet, für die besondere diagnostische Wege je nach Grunderkrankung und lokaler Krankenhaussituation gelten können.

Klinisches Bild – Synopsis der verschiedenen Krankheiten bei FUO

■ Organbezogene Infektionen

Respirationstrakt, Thorax. Respiratorische Infektionen können sich (zunächst) als FUO manifestieren: Sinusitis (z. B. Sinusitis sphenoidalis), Otitis media, Mastoiditis, Bronchiektasen, Lungentuberkulose, Infektionen nach Fremdkörperaspiration. Selten kann sich eine Mediastinitis postoperativ als FUO nach Sternotomie oder nach Infektion angrenzender Strukturen entwickeln (Symptome: Brustschmerzen, Schluckstörungen).

Herz. Eine Endokarditis kann sich als FUO manifestieren, wenn sie durch mit üblichen Methoden schwierig oder nicht anzüchtbare Erreger hervorgerufen wird, z. B. durch defekte Streptokokken, Coxiellen, Bartonellen (B. quintana, B. henselae), Brucellen, Erreger der sog. HACEK-Gruppe (HACEK: Haemophilus, Actinobazillus, Cardiobakterium, Eikenella, Kingella), Anaerobier, Legionellen, Chlamydien, Mykoplasmen und andere. Solche Erreger lassen sich bei endokarditisverdächtigen Patienten mit Spezialnährböden, mit molekularbiologischen Verfahren oder serologisch nachweisen. Vor der Diagnostik wird Rücksprache mit dem mikrobiologischen Labor empfohlen.

Beim Nachweis einer Perikarditis ist neben Infektionen an juvenile idiopathische Arthritis (JIA), systemischen Lupus erythematodes (SLE) und andere immunologische Krankheitsbilder zu denken.

Magen-Darm-Trakt. Auch bei gastrointestinalen Infektionen kann Fieber den organbezogenen Symptomen und Befunden (Diarrhö, Bauchschmerzen, Hepatomegalie, Ikterus, Transaminasenerhöhung usw.) um einige Zeit vorausgehen. Neben Infektionen sind bei FUO chronisch-entzündliche Darmerkrankungen (Morbus Crohn) auszuschließen. Weitere Krankheiten können sein: Divertikulitis, Salmonellosen, Cholezystitis, Cholangitis, Virushepatitis sowie Abszesse (Leber-, Milz-, periappendizitischer, divertikulärer, subphrenischer, Beckenabszess), bei denen vorausgegangene abdominale Erkrankungen, Operationen oder Endoskopien hinweisend sein können.

Urogenitaltrakt. Renale und perinephritische Abszesse oder eine akute fokale bakterielle Nephritis treten als FUO auf (in der Regel fehlen pathologische Urinbefunde!).

Knochen, Gelenke, Muskeln, Lymphknoten. Eine Osteomyelitis kann bei FUO übersehen werden, wenn evtl. vorhandene Schmerzen übersehen oder fehlgedeutet werden (z. B. eine Beckenosteomyelitis im Bereich der Iliosakralfugen). Bei Rückenschmerzen sollte an Wirbelkörper-Osteomyelitis und Diszitis gedacht werden. Auch eine Pyomyositis (z. B. Psoasabszess) kann sich als FUO manifestieren. Fieber mit Lymphadenopathie ist ein differenzialdiagnostischer Hinweis auf Katzenkratzkrankheit.

Sonstige Organe. Bei einer zyklischen Neutropenie kann es im 3-Wochen-Rhythmus zu Fieber kommen. Weitere FUO-Quellen sind bspw. „liquorstumme" Enzephalitiden, Hirn- und Zahnabszesse sowie Fremdkörperinfektionen (Gelenke, Herzklappen, intrakardiale Schrittmacher, zentralvenöse Katheter).

■ Erregerspezifische Infektionen
Die folgende Aufstellung erwähnt summarisch die bei FUO infrage kommenden (seltenen) Erreger, ist aber nicht nach Häufigkeit geordnet.

Bakterien. Mykobakterien, Chlamydien, Yersinien, Salmonellen, Campylobacter, Bartonella henselae (Katzenkratzkrankheit), Coxiellen (Q-Fieber), Rickettsien (Fleckfieber u. a.), Ehrlichia spp., Tropheryma whippelii (Morbus Whipple), Brucellen, Leptospiren, Spirillum minus (Rattenbissfieber), Borrelia recurrentis (Rückfallfieber) etc.

Viren. Die meisten Viren erzeugen nur kurz dauernde fieberhafte Erkrankungen. Einige Viren können aber (besonders bei Kindern) einen prolongierten Verlauf mit FUO auslösen, z. B. CMV (CMV-Mononukleose), EBV, Hepatitisviren sowie HIV. Bei symptomatischen HIV-Patienten kann das Fieber durch HIV selbst bedingt sein, häufiger aber ist es Folge sekundärer opportunistischer Infektionen (etwa bei 75 %).

Protozoen, Pilze. T. gondii; P. vivax, P. falciparum und andere, Babesien, Trypanosomen, Leishmanien (z. B. nach Aufenthalt im Mittelmeergebiet), Amöben, Pneumocystis jiroveci. Auch Infektionen durch Candida, Cryptococcus, Histoplasma und andere Pilze können sich als FUO manifestieren.

■ Autoinflammatorische und Autoimmunkrankheiten
Krankheiten dieses Formenkreises werden vor allem dann als FUO angesehen, wenn anfangstypische Symptome (Hauteffloreszenzen, Gelenkprozesse) noch fehlen oder infolge flüchtigen Auftretens nicht beachtet wurden. Die autoinflammatorischen Erkrankungen sind durch scheinbar spontane Entzündungsepisoden, meist seröse Membranen, Gelenke und Haut betreffend, charakterisiert, wobei weder Infektion noch Malignom zugrunde liegen.

Juvenile idiopathische Arthritis. Die systemische Form der juvenilen idiopathischen Arthritis (JIA) ist die am häufigsten als FUO auftretende Erkrankung dieser Gruppe und wird den autoinflammatorischen Erkrankungen zugeordnet. Gelenksymptome treten oft erst nach Monaten oder Jahren auf. Die systemische Form der juvenilen rheumatoiden Arthritis bei jungen Erwachsenen wird als adulte Form des Morbus Still mit FUO beschrieben (typisch: hohes Fieber, Leukozytose, flüchtiges Exanthem und Arthritis bzw. Arthralgie).

Periodische Fiebersyndrome (PFS). PFS sind eine Gruppe von überwiegend monogenetisch vererbten Erkrankungen. Dazu gehören: familiäres Mittelmeerfieber (FMF), welches vor allem bei Juden, Armeniern, Türken und Arabern auftritt, und Hyperimmunglobulin-D-Syndrom (HIDS) folgen einem autosomal-rezessiven Erbgang; TNF-Rezeptor-assoziiertes periodisches Syndrom (TRAPS), familiäres kälteassoziiertes Syndrom (FCAS), Muckle-Wells-Syndrom (MWS) und CINCA-Syndrom (CINCA: „chronic, infantile, neurologic, cutaneous, and articular") oder NOMID („neonatal-onset multisystem inflammatory disease") sind autosomaldominant vererbt. Zu den PFS gehört auch das nicht seltene idiopathische PFAPA-Syndrom (periodisches Fieber, Adenopathien, Pharyngitis, aphthöse Stomatitis). Die PFS sind klassische Vertreter der autoinflammatorischen Erkrankungen. Dauer und Ausprägung des jeweiligen klinischen Krankheitsbildes variieren mit Bauchschmerzen, Brustschmerzen, Arthritis oder Arthralgie, Myalgie, Exanthem und/oder Konjunktivitis als häufigste Begleitsymptome. Als Langzeitkomplikation kann sich bei einem Teil der Patienten eine systemische Amyloidose entwickeln.

Pyogene autoinflammatorische Erkrankungen. Mit Fieber assoziiert kann sich die chronisch-rezidivierende multifokale Osteomyelitis (CRMO) manifestieren (siehe S. 657).

Granulomatöse Erkrankungen (Morbus Crohn, granulomatöse Hepatitis, Sarkoidose). Diese Krankheiten können sich mit prolongiertem, teilweise hohem Fieber äußern, bevor Organsymptome auftreten. Häufigste Diagnose in dieser Gruppe ist der Morbus Crohn, der insbesondere bei Kindern und Jugendlichen zunächst häufig allein als Fieber auffällig wird.

Systemischer Lupus erythematodes (SLE) und andere Kollagenosen. Beim SLE kann Fieber den anderen Symptomen um Wochen bis Monate vorausgehen, ebenso bei „mixed-connective-tissue-disease", Sklerodermie oder Dermatomyositis.

Vaskulitiden. Weitere immunologische Ursachen von FUO sind Vaskulitiden: z. B. Morbus Behcet und Arzneimittelfieber (unerwünschte Arzneimittelnebenwirkungen, z. B. durch Sulfonamide oder Antibiotika). Auch das KAWASAKI-Syndrom ist vermutlich hier einzuordnen (siehe S. 681).

Wahrscheinlich immunologisch bedingte FUO-Erkrankungen sind Immundefektsyndrome mit rezidivierenden Fieberattacken (meist Folge häufiger bakterieller und viraler Infektionen), seltene Krankheiten wie der Morbus Castleman (angiofollikuläre Lymphknotenhyperplasie) und das Sweet-Syndrom (akute febrile neutrophile Dermatose), sowie akutes rheumatisches Fieber (in Industrieländern heute sehr selten).

■ Neoplasien

Neoplasien sind mit 5 – 15 % die dritthäufigste Ursache von FUO. Fieber kann das 1. Symptom sein. Meist handelt es sich um maligne Neoplasien. Die häufigsten sind Lymphome, akute Leukämien und das Neuroblastom. Das Fieber kann primär durch den Tumor selbst oder sekundär durch Infektionen bedingt sein.

Lymphome. Von allen Lymphomen ist der Morbus Hodgkin am häufigsten mit rekurrenten Fieberphasen assoziiert, aber auch Nicht-Hodgkin-Lymphome können sich als FUO manifestieren. Die Wahrscheinlichkeit, dass Fieber das initiale Symptom beim Morbus Hodgkin ist, steigt mit der Anzahl der betroffenen Lymphknoten.

Akute Leukämien. Eine akute Leukämie kann sich zunächst als FUO präsentieren, besonders bei einer aleukämischen Form bzw. Präleukämie. Das Fieber bei Leukämie und Zustand nach Knochenmarktransplantation kann durch eine Graft-versus-Host-Erkrankung oder eine schwierig zu diagnostizierende Infektion auftreten.

Weitere Neoplasien mit FUO sind Neuroblastom, Lebertumoren, Vorhofmyxom, Hirntumoren,

Phäochromozytom, Karzinome (z. B. Hypernephrom), maligne Histiozytose und entzündlicher Pseudotumor (häufigster isolierter Lungentumor bei Patienten < 16 Jahren).

■ Andere FUO-Krankheitsbilder

Artifiziell erzeugtes Fieber. Hierbei ist zwischen Manipulationen am Thermometer und artifizieller Fieberinduktion, bspw. durch Injektion von Stuhl, Speichel, Tinte, Milch und anderem, zu unterscheiden. Hinweisend ist das Auftreten des Fiebers ohne sonstige objektive Krankheitszeichen, besonders ohne fieberbegleitende Tachykardie, trotz abrupter Temperaturspitzen (Münchhausen- bzw. Münchhausen-by-Proxy-Syndrom). Trotz rapider Entfieberung fehlt das Schwitzen. Auch weitere beim fiebernden Patienten nachweisbare diurnale Temperaturschwankungen werden vermisst.

Fieber durch ZNS-Dysfunktion („zentrales Fieber"). Bei Patienten mit Hirnschädigungen kann es zu Störungen der Thermoregulation mit über Monate erhöhten Körpertemperaturen kommen. Auszuschließen sind Störungen durch Tumoren bzw. Tumormetastasen im ZNS, Blutungen, metabolische und Durchblutungsstörungen, degenerative Erkrankungen, Infektionen und chronische Schwermetallvergiftungen.

Stoffwechsel- und endokrine Erkrankungen. Zu den evtl. mit Fieber einhergehenden Stoffwechselerkrankungen zählen Hypertriglyzidämie und Hyperlipidämie. Eine partielle oder komplette Defizienz der Mevalonatkinase, einem Schlüsselenzym im Cholesterol-Metabolismus und in der Biosynthese der Isoprenoide, führt zu den Krankheitsbildern des Hyper-IgD-Syndroms (HIDS) bzw. der Mevalonazidurie.

Bei endokrinen Erkrankungen sind zu nennen: Hyperthyreose, subakute Thyreoiditis (de Quervain), Nebennierenrinden-Insuffizienz und Diabetes insipidus.

Diagnose

■ Anamnese

Der wichtigste Schritt bei der Klärung von FUO ist die detaillierte Anamnese. Eine unvollständige Anamnese kann die Diagnose beträchtlich verzögern und eine vermehrte Belastung des Patienten nach sich ziehen.

Durch *wiederholtes* Befragen von Patient und/oder Eltern im Verlauf werden weitere, unter Umständen wichtige Informationen erhalten. Da manche Symptome mit hinweisendem Charakter nur flüchtig auftreten, können sich der Patient bzw.

seine Eltern ohne gezielte Befragung nicht mehr daran erinnern. Oder aber dem Patienten fehlt der Bezug zum Fieber und er erwähnt diese Veränderung bei der Anamneseerhebung nicht. Es muss ausführlich und *gezielt* gefragt werden!

Wichtige Fragen bei der Anamneseerhebung zu FUO:

- Vorhandensein einer Grundkrankheit
- Kontakt zu Kranken bzw. Keimausscheidern, bspw. Tuberkulose
- Tierkontakt (Haus-, Wildtiere), Insektenstiche
- Reisen in Endemiegebiete bzw. Kontakt zu Personen, die in solchen Regionen leben oder sich dort aufgehalten haben
- Einnahme von Medikamenten, z. B. Antibiotika (!), Alkohol, Drogen
- besondere sexuelle Gewohnheiten (bei Kindern auch an sexuellen Missbrauch denken)
- flüchtige Hautefflimoreszenzen
- Exposition gegenüber Umweltgiften (zu Hause, Kindereinrichtung, beruflich)
- ungewöhnliche Ernährungsgewohnheiten bzw. Genuss einer speziellen Speise (z. B. Wildbret, rohes Fleisch etc.), bei Kleinkindern exakte Ernährungsanamnese
- Hinweise auf Krankheiten mit genetischer bzw. ethnischer Komponente
- vorausgegangene Eingriffe (Operation, Endoskopie, Fremdkörperimplantation)
- ethnische Herkunft
- Familienanamnese

■ Klinische Diagnostik

Die gründliche klinische Untersuchung ist für die Klärung von FUO von großer Bedeutung. Ebenso wie eine unvollständige Anamnese kann Nichterkennung bzw. Fehldeutung klinischer Befunde die Klärung der Fieberursache verzögern oder verhindern.

Deshalb sollte auch die klinische Untersuchung bis zur Klärung der FUO-Ursache mehrfach wiederholt werden, zumal sich klinische Befunde im Verlauf von Tagen oder Wochen verändern können bzw. pathologische Organbefunde sich erst nach einiger Zeit entwickeln (engmaschige Beobachtung kann wichtiger sein als umfangreiche und eingreifende Diagnostik).

Wichtig ist, dass der Patient sowohl in fieberfreien Intervallen als auch während des Fiebers untersucht wird. Manche Körperregionen sollten möglichst täglich kontrolliert werden, z. B. Haut (flüchtige Exantheme?), Lymphknoten, Abdomen, Herztöne (neues bzw. verändertes Herzgeräusch?), Leber, Milz, Mundhöhle, Rachen.

Das Pflegepersonal sollte den Arzt bei nur kurzzeitig bestehenden bzw. flüchtigen Hautefflimoreszenzen oder anderen Auffälligkeiten sofort informieren (Fotodokumentation!).

Zur klinischen Untersuchung eines FUO-Patienten gehört immer die Untersuchung der Augen (Konjunktiva, Sklera, vordere Strukturen, Fundus), denn bei verschiedenen immunologischen, infektiösen oder neoplastischen Erkrankungen finden sich für die Stellung der Diagnose entscheidende ophthalmologische Befunde. Hierzu zählen u. a. Malignome, juvenile idiopathische Arthritis, SLE, Sarkoidose, Toxoplasmose, Tuberkulose. So kann bspw. die Iridozyklitis bei rheumatischen Erkrankungen längere Zeit vor der Arthritis auftreten.

Fieberbild und -dauer. Die exakte Fieberdokumentation ist wichtig, weil der Patient das Fieber unter Umständen selbst induziert hat (Messung in Gegenwart von Arzt oder Schwester) oder aber individuell besonders ausgeprägte physiologische zirkadiane Temperaturschwankungen von Patient oder Eltern als Fieber fehlgedeutet werden. Dies kommt nicht selten nach harmlosen Virusinfektionen vor, weil durch zu häufiges Fiebermessen während und nach der Krankheit tägliche Temperaturschwankungen erstmals festgestellt und überbewertet werden.

Kinder, besonders Kleinkinder, können als physiologische Reaktion nach starker körperlicher Aktivität eine erhöhte Körpertemperatur aufweisen. Hier sollte die Temperaturmessung nach einer etwa 30-minütigen Ruhephase erfolgen.

Zwar können Fiebertyp (remittierendes, intermittierendes, kontinuierliches, rhythmisches bzw. periodisches Fieber) und Fieberdauer mit bestimmten Krankheitsbildern assoziiert werden (z. B. Typhus, Malaria, Morbus Hodgkin, Rückfallfieber, periodisches Fiebersyndrom, zyklische Neutropenie), doch erlaubt der Fiebertyp allein in der Regel keine klare Diagnose. Das Fehlen eines als typisch angesehenen Fieberbildes schließt aber die vermutete Krankheit nicht aus. Ein regelloses bzw. arrhythmisches Fieberbild sollte an artifizielles Fieber denken lassen. Ein über Wochen oder Monate bestehendes Fieber spricht weniger für eine infektiöse als für eine autoimmunologische Erkrankung.

■ Labordiagnostik

Nicht bei jedem Patienten soll das verfügbare Spektrum an Untersuchungsmöglichkeiten „abgearbeitet" werden, und es sollte auch nicht bei jedem Patienten dasselbe Untersuchungsprogramm aufgestellt werden. Je nach Anamnese, klinischen Befunden und Erfahrung des Arztes wird ein individuelles Untersuchungsprogramm konzipiert.

Einige Labortests müssen unter Umständen mehrfach wiederholt werden (z. B. Blutkulturen, Antikörpertests, CRP).

Zum Standardprogramm der FUO-Diagnostik gehören BSR, CRP, Leukozytenzahl, Differenzialblutbild, Thrombozytenzahl, Urinuntersuchung (Eiweiß, Glukose, Zellzahl, Zellbild, Keimzahl, Keimart, Kristalle, Zylinder, spezifisches Gewicht u. a.), Werte des Säure-Basen-Haushalts, Transaminasen, Bilirubin, Elektrolyte, Immunglobuline (IgG, IgA, IgM), Serumeiweiß-Elektrophorese.

Weitere Untersuchungen bei entsprechender Indikation sind z. B. Serum-Ferritin, Angiotensinconverting-Enzyme, spezielle Immunglobuline (IgG-Subklassen, IgD), Serum Amyloid A und Mevalonatkinase-Aktivität (in Leukozyten) oder Mevalonsäure (im Urin).

■ Mikrobiologische und virologische Diagnostik

Für Beschreibungen mikrobiologischer und virologischer Diagnostik siehe S. 34.

■ Immunologische Untersuchungen

Je nach Verdachtsdiagnose kommen in Betracht: Nachweis von Autoantikörpern (z. B. Rheumafaktoren, antinukleäre Antikörper), Hauttests (z. B. intrakutaner Tuberkulintest nach Mendel-Mantoux), immunhistologische Untersuchungen, Bestimmung der Lymphozytensubpopulationen und der Lymphozytenfunktion nach In-vitro-Stimulation (mit Mitogenen und/oder Antigenen), Komplement im Serum (CH 50, AP 50), Impfantikörper und Granulozytenfunktion, Immunglobuline und IgG-Subklassen.

■ Molekulargenetische Diagnostik

Bei Verdacht auf ein hereditäres periodisches Fiebersyndrom sollten entsprechende Mutationsanalysen durchgeführt werden.

■ Bildgebende Diagnostik

Röntgenuntersuchungen. Die Röntgenuntersuchung der Lunge ist bei FUO indiziert. Je nach Symptomatik kommen Untersuchungen der Nasennebenhöhlen und der Mastoide, des Magen-Darm- und des Urogenitaltrakts in Betracht. Schnittbildverfahren wie CT und MRT sind im Einzelfall nach Symptomatik und Verlauf zu entscheiden (siehe unten).

Bei entsprechenden klinischen Symptomen und Fragestellungen können spezielle Techniken indiziert sein (Kontrastmitteldarstellungen, ERCP, Angiografie, Lymphografie).

Ultraschalluntersuchungen. Diese sind sehr nützlich in der FUO-Diagnostik, besonders bei der Suche im Bereich der Nieren und ableitenden Harnwege, des Beckens, der Gallenwege, des Pankreas und des Herzens (transthorakale oder transösophageale Echokardiografie), aber auch für die Größenbestimmung von Milz und Leber.

Szintigrafie. Szintigrafische Methoden haben durch die moderne Schnittbildgebung an Bedeutung verloren. Sie können aber gezielt zur Diagnostik bzw. zum Ausschluss lokalisierter infektiöser, entzündlicher oder neoplastischer Prozesse eingesetzt werden. Bei Untersuchungen mit markierten Granulozyten müssen Strahlenbelastung und Kosten beachtet werden. Besondere Bedeutung hat die Skelettszintigrafie noch bei der Frühdiagnostik der Osteomyelitis oder der Erkennung einer multifokalen Osteomyelitis.

Computertomografie (CT), Magnetresonanztomografie (MRT). Durch die vielseitigen Einsatzmöglichkeiten der CT ist es in vielen Fällen möglich, auf röntgenologische und invasive Prozeduren zu verzichten. Besonders geeignet ist die CT zum Nachweis pathologischer Veränderungen in Leber, Milz, Nebennieren, Mesenterium, Nasennebenhöhlen, Knochen, Lunge (HR-CT).

Die MRT ist der CT bei der Diagnostik von pathologischen ZNS-Prozessen überlegen, sie hat aber auch Bedeutung beim Nachweis intraabdominaler Abszesse oder zunehmend bei der Erkennung einer Osteomyelitis.

■ Invasive Methoden

Biopsie. Biopsien von Knochenmark, Leber, Milz, Niere, Muskel, Darm, Haut und Lymphknoten kommen bei FUO je nach Symptomatik mit gezielter Fragestellung infrage.

Das Biopsat sollte nach Vorbereitung und vorheriger Absprache mit dem Labor möglichst mikroskopisch (Zellen, Bakterien), kulturell (Nachweis von Bakterien, Viren, Pilzen), molekularbiologisch, histochemisch und/oder immunologisch untersucht werden.

Wenn möglich, sollte ein Gewebeschnittblock für evtl. notwendig werdende zusätzliche Schnitte oder Färbungen bzw. zum Nachweis erregerspezifischer DNA aufbewahrt werden.

Zu den Krankheiten, die durch eine Biopsie diagnostiziert werden, gehören u. a. maligne hämatologische Erkrankungen, Tuberkulose, Umweltmykobakteriosen, Hepatitis, Toxoplasmose, Vaskulitis, Morbus Fabry, Brucellose, Sarkoidose, verschiedene Tumoren, Morbus Castleman, Sweet-Syndrom, anhydrotische ektodermale Dysplasie, entzündlicher Pseudotumor.

Endoskopie, Laparotomie. Bronchoskopie (evtl. mit bronchoalveolärer Lavage), Gastroskopie, Koloskopie, Laparoskopie und weitere Endoskopien werden in zunehmendem Maße auch bei Kindern zur FUO-Klärung eingesetzt. Durch die neuen bildgebenden und endoskopischen Verfahren hat die diagnostische Laparotomie bei der FUO-Diagnostik an Bedeutung verloren.

Therapie

In seltenen Fällen kann bei entsprechendem Verdacht trotz ausstehenden Beweises des Vorliegens einer bestimmten Krankheit eine *probatorische* Therapie begonnen werden. Eine darauf folgende Entfieberung grenzt den Kreis der möglichen Fieberursachen ein, beweist sie jedoch nicht. Bei hohem epidemiologischem Verdacht wird unter Umständen mit einer tuberkulostatischen Therapie begonnen, obwohl die Diagnose noch nicht ge-

sichert ist. Dennoch sollte dieses Vorgehen die Ausnahme sein!

Bei Autoimmunerkrankungen erlaubt oft nur der klinische Verlauf die ätiologische Zuordnung, unabhängig von der symptomatischen Therapie.

In 85 – 90 % der Fälle gelingt es, eine FUO-Ursache zu finden. Bei den restlichen 5 – 15 % kommt es oft zu einer spontanen Rückbildung des Fiebers. In Einzelfällen wurde aber später doch noch eine ernste Erkrankung diagnostiziert (z. B. Amyloidose bei Mittelmeerfieber).

Literatur

Handrick W. Fieber unklarer Genese. Definitionen, Hinweise, diagnostisches Vorgehen. Stuttgart: Wissenschaftliche Verlagsgesellschaft mbH; 2006: 1 – 148

Slater M, Krug SE. Evaluation of the infant with fever without source: an evidence-based approach. Emerg Med Clin North Amer 1999; 17: 97 – 126

Stojanov S, Zellerer S, Hoffmann F et al. Periodische Fiebersyndrome. Monatsschr Kinderheilkd 2003; 151: 91 – 106

Stojanov S, Kastner DL. Familial autoinflammatory diseases: genetics, pathogenesis and treatment. Curr Opin Rheumatol 2005; 17: 586 – 599

Talano JM, Katz BZ. Long-term follow-up of children with fever of unknown origin. Clin Pediatr 2000; 39: 715 – 717

 Koordinator:
M. Weiß

Mitarbeiter:
M. Borte, D. Nadal, S. Stojanov

Teil 2

Erregerbezogene Krankheiten

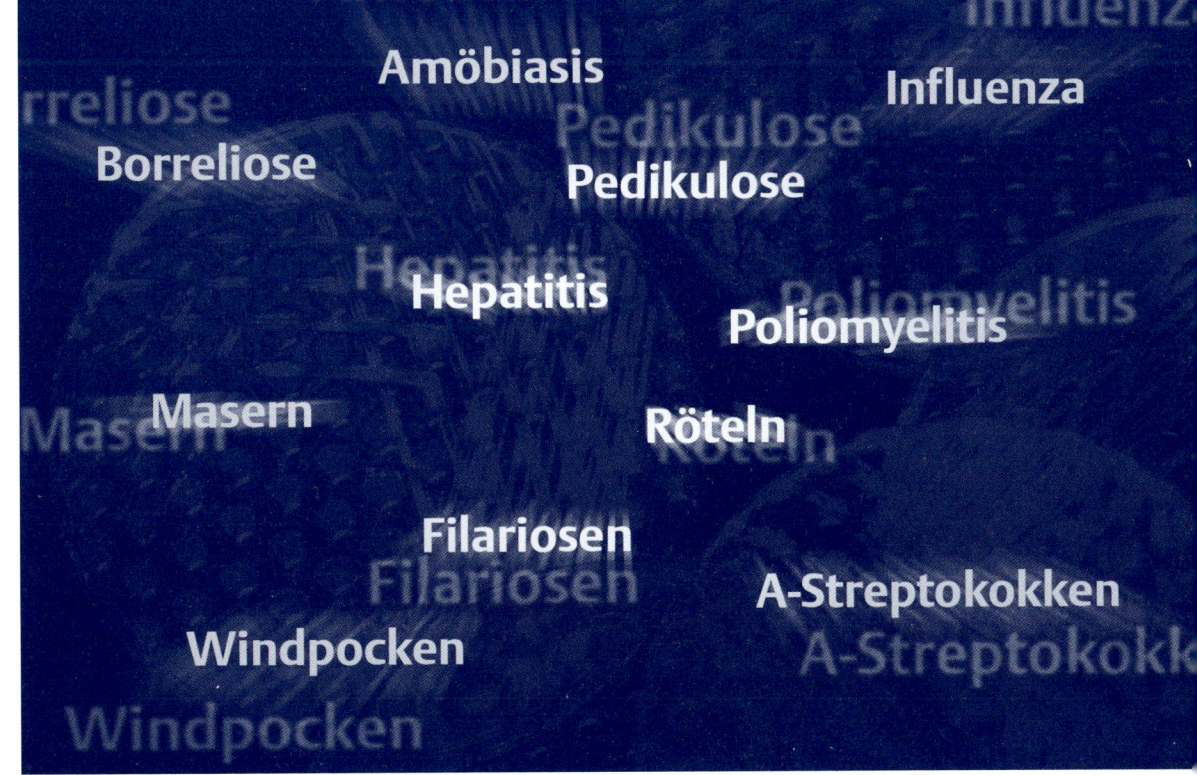

Adenovirusinfektionen

Klinisches Bild

Adenoviren (AV) sind hoch infektiös und können abhängig vom AV-Serotyp sehr unterschiedliche Krankheitsbilder auslösen (siehe Tab. **30**). Meist verlaufen AV-Infektionen abortiv, das heißt ohne klinische Symptomatik. Erkrankungen durch AV sind bei Immungesunden in der Regel selbstlimitierend; es entsteht eine serotypspezifische humorale und zelluläre Immunität, die nicht vor AV-Neuinfektionen schützt aber generalisierte Infektionen verhindert. Dies wird im Rahmen adoptiver Immuntherapien bei Transplantierten experimentell genutzt. Eine Leukozytose > 15 000/µl und erhöhtes C-reaktives Protein kann die Abgrenzung zu bakteriellen Infektionskrankheiten erschweren. Bakterielle Superinfektionen können den klinischen Verlauf von AV-Infektionen aber auch erheblich aggravieren.

Schwere, disseminierte AV-Infektionen werden gehäuft bei Immunsupprimierten, Früh- und Neugeborenen beobachtet. *Das Risiko für eine lebensbedrohliche systemische AV-Infektion ist bei Kindern nach T-Zell-depletierter Stammzelltransplantation besonders hoch.* Zusätzlich zu den häufigen Neuinfektionen im Kindesalter können bei Immunsupprimierten auch Adenovirus-Reaktivierungen Ursache generalisierter AV-Infektionen sein (besonders Subgenus B, Typ 11, 34, 35).

AV-Infektionen werden als mögliche Auslöser für diverse Autoimmunerkrankungen diskutiert (z. B. Zöliakie, Kawasaki-Syndrom, Morbus Crohn), größere Studien konnten jedoch diese Hypothese bislang nicht stützen. Für transformierende Eigenschaften von AV im Tiermodell gibt es beim Menschen kein Äquivalent. Adenoviren dienen als Vektoren der experimentellen Gentherapie, der therapeutische Einsatz verbietet sich jedoch bislang wegen zum Teil schwerer Nebenwirkungen durch die antivirale Entzündungsreaktion.

■ Krankheitsbilder bei Immungesunden

(siehe Tab. **30**)

Die **akute respiratorische AV-Infektion** (Typen 1 – 3, 4, 6, 7, 14, 21) äußert sich als grippaler Infekt mit Fieber, teilweise bellendem Husten, Rhinitis und Tonsillitis. Allein durch klinische Symptome ist die Unterscheidung von anderen viralen und bakteriellen Infektionen wie z. B. Streptokokken-Angina oder Pertussis nicht möglich.

Die **AV-Pneumonie** (Typen 4, 7, 21) manifestiert sich als interstitielle Pneumonie, häufig mit schwerer pulmonaler Obstruktion. Die zum Teil über Monate dauernde Hyperreagibilität des Bronchialsystems im Anschluss an AV-Pneumonien ist typisch.

Pharyngokonjunktivales Fieber (Typen 3, 7) ist charakterisiert durch ein- oder beidseitige Konjunktivitis mit ipsilateraler Lymphadenopathie und Fieber (Differenzialdiagnose: infektiöse Mononukleose, Kawasaki-Syndrom).

Die **follikuläre AV-Konjunktivitis** (Typen 3, 4, 7) („Schwimmbadkonjunktivitis") muss differenzialdiagnostisch von einer Chlamydia-trachomatis-Infektion abgegrenzt werden.

Die **epidemische Keratokonjunktivitis** (Typen 8, 19, 37) ist hoch infektiös und als nosokomiale Infektion gefürchtet (meldepflichtig nach § 7 IfSG). Als Komplikation kann sich selten eine Keratitis numularis mit fokaler Hornhauttrübung entwickeln.

Gastroenteritis. AV (Typen 40, 41) sind nach Rotaviren die häufigsten Erreger der Gastroenteritis bei Säuglingen. Mesenteriale Lymphknotenvergrößerungen im Rahmen von AV-Gastroenteritiden (Typen 1, 2, 5, 6) begünstigen Invaginationsereignisse bei Kindern im Alter von 4 – 12 Monaten.

Eine mikroskopische **Begleit-Hämaturie** wird bei Immungesunden mit unterschiedlichen AV-Infektionen beobachtet (ca. 20 % aller Kinder mit schweren respiratorischen Infektionen). Eine Nierenbeteiligung mit makroskopischer Hämaturie und Zylindern ist dagegen selten (ca. 2 %) und heilt folgenlos aus. Im Rahmen der Fiebersymptomatik von AV-Infektionen (Fieber unklarer Genese) kann es auch zu Fieberkrämpfen kommen.

Eine **AV-Meningoenzephalitis** wird fast ausschließlich im Rahmen *generalisierter AV-Infektionen* bei Neugeborenen beobachtet; die Letalität liegt bei > 50 %.

Die generalisierte Neugeboreneninfektion imponiert als septisches Krankheitsbild und beginnt innerhalb der ersten 10 Lebenstage; häufig geht ihr ein grippaler Infekt der Mutter voraus. Für intrauterine AV-Infektionen als Ursache eines Hydrops fetalis gibt es bislang keine Evidenz.

Tabelle **30**   Typische Adenoviruserkrankungen bei Immungesunden und Immunsupprimierten.

Erkrankungsbilder	Risikogruppen	Häufige Serotypen	Bemerkungen
akute grippale Infektion	Säuglinge, Kleinkinder	1 – 3, 5, 6	5 % aller grippalen Infekte, Fieberkrämpfe möglich
akute fieberhafte Pharyngotonsillitis	Säuglinge, Kleinkinder	1 – 3, 5 – 7	„antibiotikaresistente" Angina tonsillaris; DD.: Streptokokken-Angina, Kawasaki-Syndrom
akute respiratorische Infektion	Heime, Kasernen	3, 4, 7, 14, 21	epidemisch, häufig mit Tonsillitis
Pneumonie	Säuglinge, Kleinkinder	1 – 3, 7	10 % der kindlichen Pneumonien (atypische Pneumonie)
	Heime, Kasernen	4, 7	epidemisch
„Pertussis-like-Syndrome"	Säuglinge, Kleinkinder	5	häufige Koinfektion mit Bordetella pertussis
pharyngokonjunktivales Fieber	Schulkinder	3, 7, 14	Konjunktivitis, meist einseitig (saisonale Häufung im Sommer)
epidemische Keratokonjunktivitis	alle Altersgruppen	8, 19, 37	meldepflichtig (§ 7 IfSG); cave: nosokomiale Infektionen
follikuläre Konjunktivitis	Kinder	3, 4, 7 u. a.	„Schwimmbad-Konjunktivitis", DD.: Chlamydia trachomatis
Gastroenteritis	Säuglinge	40, 41	zweithäufigste virale Durchfallerkrankung
Gastroenteritis (mit mesenterialer Lymphadenopathie)	Säuglinge, Kleinkinder	1, 2, 5, 6	Disposition für Darminvagination (kritisches Alter: 4 – 12 Monate)
Hämaturie	Kleinkinder	1 – 3, 4, 5-7, 14, 21	Jungen häufiger als Mädchen; heilt folgenlos aus
Meningoenzephalitis	Neugeborene	3, 5 – 7, 12, 32	fast ausschließlich bei disseminierten AV-Infektionen
disseminierte AV-Infektion (DAD)	Neugeborene	3, 7, 21, 30	Beginn < 10 Tage nach Geburt; septisches Krankheitsbild
hämorrhagische Zystitis	Immunsupprimierte	11, 21	Nieren- und Stammzelltransplantierte; DD.: BK-Virus, Zyklophosphamid-Toxizität
Nephritis	Immunsupprimierte		Nieren- und Stammzelltransplantierte; DD.: BK-Virus
Hepatitis	Immunsupprimierte	1, 2, 5 u. a.	häufig nach Lebertransplantation
disseminierte AV-Infektion	Immunsupprimierte	11, 34, 35	Multiorganbefall; nach T-Zell-depletierter Stammzelltransplantation

DD: Differenzialdiagnose

■ Krankheitsbilder bei Immunsupprimierten

Die **hämorrhagische Zystitis** durch AV ist eine häufige Komplikation nach Knochenmarktransplantation und muss differenzialdiagnostisch zur Polyoma-BK-Virus-Infektion bzw. Zyklophosphamid-Toxizität abgegrenzt werden.

Generalisierte AV-Infektionen. Eine gestörte oder unreife Immunität (Immunsupprimierte, Früh- und Neugeborene) disponiert auch zu schweren generalisierten AV-Infektionen (DAD: „disseminated adenovirus disease") mit Organbeteiligung (Pneumonie, Hepatitis, Pankreatitis, Meningoenzephalitis, Karditis, Nephritis). Einer klinischen Besserung der generalisierten AV-Infektion geht häufig ein Lymphozytenanstieg als Zeichen der Immunrekonstitution voraus. Bei Ausbleiben einer antiviralen Immunität versterben Kinder mit generalisierter AV-Infektion häufig im Rahmen beatmungspflichtiger Pneumonien. Dies betrifft besonders Kinder mit T-Zell-depletierter Stammzelltransplantation.

Ätiologie und Epidemiologie

Adenoviren sind ubiquitäre, umweltresistente, nackte Doppelstrang-DNA-Viren. Durch serologische und molekularbiologische Methoden wurden bislang 6 Spezies A–F (früher: Subgenera) mit 51 Serotypen differenziert. Die Serotypen lösen zum Teil sehr unterschiedliche Krankheitsbilder aus (siehe Tab. **30**). Entsprechend unterschiedlich sind auch die Übertragungswege (fäkal-oral, Schmier- oder Tröpfcheninfektion). Das Risiko der hämatogenen Übertragung (Blutprodukte) ist dagegen vernachlässigbar gering. Während Gastroenteritiden und ophthalmologische Manifestationen ganzjährig auftreten, werden respiratorische AV-Infektionen in den Winter- und Frühjahrsmonaten saisonal gehäuft beobachtet.

Die **Inkubationszeit** von AV-Infektionen beträgt 2 – 10 Tage.

Die höchste Inzidenz für AV-Infektionen beginnt mit Abklingen des mütterlichen „Nestschutzes" (6. Lebensmonat); nach dem 5. Lebensjahr nimmt die Häufigkeit von AV-Infektionen ab. Bei Immungesunden ist der Krankheitsverlauf selbstlimitierend und die Virusausscheidung auf 14 Tage begrenzt. Bei Epidemien (z. B. epidemische Keratokonjunktivitis) wird deshalb empfohlen, die betroffenen Personen 14 Tage zu Hause zu isolieren. Epidemien werden durch schlechte sozioökonomische Bedingungen begünstigt und gehäuft in Heimen und Kasernen, aber auch in Krankenhäusern beobachtet.

Diagnose

Bei Verdacht auf AV-Infektion wird der Virusnachweis entsprechend der klinischen Symptomatik aus Konjunktivalabstrich, Sputum, bronchioalveolärer Lavage (BAL), Stuhl, Urin, Blut oder Biopsien angestrebt. Der Virusnachweis erfolgt durch AV-Antigennachweis, die Isolierung in Zellkultur oder AV-Genomnachweis mittels PCR. Bei generalisierter AV-Infektion gelingt der Virusnachweis in der Regel aus zahlreichen Materialien. Die Organbeteiligung (z. B. Leber, Niere, Lunge) kann durch AV-Nachweis in Biopsien gesichert werden.

AV-Antigennachweis. Der Nachweis von AV-Antigen (Immunfluoreszenz, Enzym-Immuno-Assay, Latexagglutination) ist gut etabliert, schnell und spezifisch. Die meisten kommerziellen Tests sind jedoch nur für den AV-Antigennachweis aus Stuhl geeignet.

Zellkultur. Die Virusisolierung in Zellkultur gelingt bei respiratorischen und konjunktivalen AV-Infektionen häufig innerhalb weniger Tage, bei enteritischen AV-Infektionen ist die Isolierung dagegen meist nicht möglich.

Der **AV-Genomnachweis** gelingt spezifisch durch die PCR; wegen hoher genetischer Variabilität können jedoch nicht alle AV-Typen gleichermaßen empfindlich mit der PCR detektiert werden. Der AV-Genomnachweis im Blut stützt den Verdacht der systemischen AV-Infektion. Durch quantitative PCR aus Blut („Viruslast") kann bei Immunsupprimierten die Dynamik der systemischen Infektion im Verlauf untersucht werden (Monitoring).

Bei Verdacht auf eine AV-Epidemie im Krankenhaus kann die Infektionskette durch *Genotypisierung* nachgewiesen werden (Referenzlaboratorien). Der AV-Nachweis im Konjunktivalabstrich ist nach § 7 des Infektionsschutzgesetzes (IfSG) meldepflichtig.

AV-Antikörpernachweise sollten zur Diagnose der frischen Infektion nicht mehr eingesetzt werden; nur ein ≥ 4-facher Titeranstieg im Serumpaar kann die frische AV-Infektion beweisen.

Therapie

AV-Infektionen sind bei Immungesunden in der Regel selbstlimitierend; sie werden ausschließlich symptomatisch therapiert. Eine antivirale Therapie von AV-Infektionen ist bislang nicht zugelassen.

Ribavirin, Cidofovir oder Kombinationen hemmen zwar die AV-Replikation in vitro und in vivo, die Therapie ist jedoch nach wie vor experimentell und im „off-label-use" aufgrund der Toxizität nur bei systemischer AV-Infektion gerechtfertigt (Evidenz III). Eine modifizierte Cidofovir-Therapie mit geringer Nephrotoxizität ist möglicherweise eine gute Behandlungsoption (3 × 1 mg/kgKG 3×/ Woche statt 5 mg/kgKG/Woche).

Die antiviralen Substanzen werden bei systemischer AV-Infektion eingesetzt, um die Zeit der natürlichen Immunrekonstitution zu überbrücken. Die wichtigste Maßnahme zur Überwindung der systemischen AV-Infektion mit Organbeteiligung ist aber die Reduktion der Immunsuppression, alternativ die Unterstützung der antiviralen Immunität, bspw. durch eine experimentelle adoptive Immuntherapie. Ein prognostisch wichtiges Zeichen der Immunrekonstitution ist der Lymphozytenanstieg. Da die antivirale Therapie allein die Vermehrung von AV nicht dauerhaft hemmen kann, ist die Letalität der systemischen AV-Infektion bei Patienten ohne Lymphozytenrekonstitution unvermindert hoch (> 50 %).

Für die topische Therapie der epidemischen Keratokonjunktivitis mit Cidofovir 1 % gibt es bislang kaum systematische Untersuchungen, eine Zulassung für diese Indikation liegt nicht vor.

Prophylaxe

Eine aktive AV-Impfung ist nicht zugelassen; ein attenuierter Lebendimpfstoff (Typ 4 und 7) erlangte wegen potenzieller Nebenwirkungen nie die Marktreife.

Aufgrund der hohen Umweltresistenz sind AV als Ursache nosokomialer Infektionen gefürchtet und eine Herausforderung für die Krankenhaushygiene. Da AV durch gängige Hände- und Flächendesinfektionsmittel häufig nur mäßig inaktiviert werden, wird als Infektionsprophylaxe das Tragen von Einmalhandschuhen und der Einsatz speziell gelisteter Desinfektionsmittel empfohlen. Die Inaktivierung von AV durch thermische Sterilisation ist sehr effektiv möglich.

Literatur

Mertens T, Haller OA, Klenk HD, Hrsg. Diagnostik und Therapie von Viruserkrankungen. Leitlinien der Gesellschaft für Virologie, 2. Aufl. München: Urban & Fischer; 2004: 32 – 38

van Tol MJD, Claas ECJ, Heemskerk B et al. Adenovirus infection in children after allogeneic stem cell transplantation: diagnosis, treatment, and immunity. Bone Marrow Transplantation 2005; 35: 73 – 76

 Koordinator:
P. Bartmann

Mitarbeiter:
L. von Müller

Aktinomykosen

Klinisches Bild

Aktinomykosen sind subakute bis chronische, granulomatös-eitrige, invasive Infektionskrankheiten, die durch verschiedene Arten mehrerer Gattungen Aktinomyzeten hervorgerufen werden. Man unterscheidet zervikofaziale, thorakale, abdominale und generalisierte sowie die äußerst seltenen kutanen Aktinomykosen.

Zervikofaziale Form. Weitaus am häufigsten ist die zervikofaziale Form (50–95 % der Fälle). Sie beginnt akut als odontogener Abszess oder Mundbodenphlegmone, alternativ primär subakut bis chronisch als derbes, schmerzarmes, rötlich-livide verfärbtes Infiltrat. Ohne wirksame Behandlung entwickelt sich aus beiden Frühstadien die charakteristischere Spätsymptomatik: gangartige Ausbreitung der Entzündung, Vernarbung zentraler Eiterherde; bretthartes, schmerzarme Infiltrate mit multiplen Einschmelzungsherden in der Peripherie; Aufbrechen von Fisteln (spontan oder nach Inzision), häufig mit Entleerung körnigen Eiters (Drusen). Schließlich kommt es zur Entwicklung eines vielkammerigen Höhlensystems mit schlechter Heilungstendenz und ausgeprägter Rezidivneigung.

Thorakale Aktinomykosen, soweit sie nicht fortgeleitet aus dem Gesichtsschädel- oder Abdominalbereich entstanden sind, imponieren anfangs meist als Mediastinaltumor oder bronchopneumonisches Infiltrat, das im Röntgenbild eine Tuberkulose oder ein Bronchialkarzinom vortäuschen kann. Häufig findet sich eine Vorgeschichte von Aspiration. Im weiteren Verlauf kann es zur Bildung von Kavernen, aber auch zum Durchbruch der Infektion in den Pleuraspalt (Pleuraempyem), in den Herzbeutel oder durch die Brustwand kommen. Spätfolgen können dann ausgedehnte, subkutane Brustwandabszesse oder paravertebral abgestiegene Senkungsabszesse sein.

Abdominale Aktinomykosen machen gewöhnlich zunächst als langsam wachsende Tumoren (z. B. in der Ileozökalregion) auf sich aufmerksam, die so lange kaum von malignen Prozessen zu unterscheiden sind, wie größere Abszesse oder Fisteln fehlen. Dabei werden auch bei der Aktinomykose unspezifische Begleitsymptome wie Nachtschweiß, Fieber und Gewichtsabnahme beobachtet. Insbesondere im Kindesalter gehen die abdominalen Aktinomykosen häufiger von der Appendix aus und können sich dann mit appendizitisähnlichen Symptomen präsentieren. Besonders charakteristisch, wenn auch recht selten, sind genitale Aktinomykosen bzw. Aktinomykosen des kleinen Beckens (oft von der Cervix uteri ausgehend) bei Frauen, die Intrauterinpessare tragen.

Alle Aktinomykoseformen können sich unbehandelt per continuitatem oder hämatogen auf verschiedene weitere Organsysteme wie Muskulatur, Leber, Nieren, Milz und insbesondere Zentralnervensystem ausbreiten. Das Skelettsystem ist beim Menschen nur selten betroffen.

Die Prognose aller Aktinomykoseformen ist heute bei rechtzeitiger Diagnosestellung und adäquater Therapie günstig.

Ätiologie

Actinomyces israelii und A. gerencseriae sind die weitaus häufigsten Erreger menschlicher Aktinomykosen. Seltener ist Propionibacterium propionicum. Gelegentlich werden auch Bifidobacterium dentium sowie A. naeslundii, A. odontolyticus, A. viscosus und A. meyeri als Erreger nachgewiesen. Ob kürzlich neu beschriebene, humanpathogene Actinomyzetesarten in der Lage sind, klinisch typische Aktinomykosen hervorzurufen, bleibt noch zu klären. Überwiegend findet man sie als Begleitflora bei unspezifischen Entzündungsprozessen wie Pharyngitis, Otitis, Urethritis, kutanen und subkutanen Eiterungen, uncharakteristischen Abszessen, Empyemen und Septikämien.

Vor allem die 3 klassischen Aktinomykoseerreger bilden grampositive, verzweigte Fadenformen aus, die im befallenen Gewebe zur Bildung der sog. Actinomyces-Drusen führen. Im Eiter erscheinende Drusen sind gelblich bis rötlich oder bräunlich tingierte Körnchen von bis zu 1 mm Durchmesser, auffällig harter Konsistenz und, unter dem Mikroskop bei schwacher Vergrößerung, einem blumenkohlartigen Aussehen. Gramgefärbte Quetschpräparate solcher Drusen zeigen neben den Aktinomyzeten und Granulozyten eine Vielzahl anderer grampositiver und gramnegativer Bakterien als Hinweis auf die *obligatorisch vorhandene, synergistische Begleitflora*. Diese besteht aus verschiedenen, von Fall zu Fall wechselnden Anaerobiern, anaeroben Streptokokken, Leptotrichia buccalis, kutanen Propionibakterien und – besonders typisch – Actinobacillus actinomycetemcomitans sowie häufig zusätzlich noch aus mikroaerophil, kapnophil oder aerob wachsenden Bakterien. Dieser Begleitflora wird eine pathogenetische Rolle bei der Entstehung symptomatischer Infektionen durch die in der normalen Schleimhautflora apathogen vorkommenden Aktinomyzeten zugeschrieben. Als mögliche Mechanismen werden die Schädigung der Schleimhautbarriere, die Schaffung eines geeigneten anaeroben Milieus und die Beeinträchtigung der lokalen Immunantwort diskutiert. In der Vorgeschichte findet sich, insbesondere bei der zervikofazialen Form, häufig eine Schleimhautschädigung durch chirurgische Intervention oder Trauma. Ein signifikant häufigeres Auftreten von Aktinomykosen findet sich bei Patienten mit Erkrankungen, die zu einem niedrigeren Sauerstoffpartialdruck im Gewebe führen (Sichelzellanämie, Thalassämie).

Epidemiologie

Alle menschlichen Aktinomykosen, mit Ausnahme der nach Menschenbiss oder Faustschlagverletzung entstandenen kutanen Form, sind endogene Infektionskrankheiten (natürlicher Standort der Erregerflora: Schleimhautoberflächen von Mundhöhle, Dickdarm und weiblichem Genitaltrakt), die nicht übertragbar und sporadisch weltweit verbreitet sind. Die Inzidenz in Deutschland beträgt in den letzten Jahren mit langsam fallender Tendenz, 1:40 000 bis 1:80 000 pro Jahr bei auffälliger Geschlechtsdisposition (Männer:Frauen wie 1,5:1 bis 4,0:1 je nach Altersgruppe). Der Altersgipfel der Erkrankung liegt bei Männern zwischen dem 20. und 40., bei Frauen zwischen dem 10. und 30. Lebensjahr. Grundsätzlich können aber Menschen jeden Alters befallen werden.

Die **Inkubationszeit** ist nicht einheitlich; sie soll in der Regel bei etwa 4 Wochen liegen, wird aber mit wenigen Tagen bis hin zu Jahren beschrieben.

Diagnose

Die Diagnose der Aktinomykosen ist zuverlässig nur durch Nachweis und Identifizierung der Erreger im bakteriologischen Labor zu stellen. In fortgeschrittenen Fällen können eindeutigere klinische Symptome wie Fistelbildung, Rezidivneigung und insbesondere der charakteristisch körnige, drusenhaltige Eiter, der wie Grießsuppe aussehen kann, auftreten.

Geeignete Untersuchungsmaterialien für die bakteriologische Untersuchung sind Eiter, Fistelsekret, Bronchialsekret oder Granulationsgewebe, die in einem *anaeroben Transportmedium* zur Untersuchungsstelle gebracht werden müssen. Bei der Probennahme darf das Material nicht mit der artengleichen Flora der Schleimhautoberflächen kontaminiert werden (Außenpunktion oder -inzision, transtracheale Sekretaspiration, transthorakale Lungenpunktion, perkutane Nadelbiopsie). Molekularbiologische Verfahren, insbesondere die Amplifikation der 16S rDNA mittels PCR und ihre anschließende Sequenzierung, eignen sich potenziell zur Identifizierung angezüchteter fermentativer Aktinomyzeten, obwohl die verfügbaren Sequenzdaten bisher weder vollständig sind noch qualitativ allen Ansprüchen gerecht werden. Die Amplifikation von DNA fermentativer Aktinomyzeten unmittelbar aus klinischem Untersuchungsmaterial führt nicht ohne Weiteres zu verwertbaren diagnostischen Aussagen, da das regelmäßige Vorkommen dieser Erreger auf den menschlichen Schleimhäuten leicht zur Kontamination der Proben mit Aktinomyzeten-DNA führt und da Hinweise zur diagnostisch wie therapeutisch wichtigen Begleitflora kulturell wesentlich ökonomischer zu erhalten sind.

Histologische Untersuchungen spielen wegen ihrer erheblichen Fehlerbreite im Vergleich zur Bakteriologie nur eine untergeordnete Rolle bei der Diagnose der Aktinomykosen; Antikörpernachweise im Patientenserum haben bei dieser Krankheit nur geringe, Hauttests oder Tierversuche bisher überhaupt keine diagnostische Bedeutung erlangt.

Die Diagnosestellung gelingt daher am ehesten aus der Zusammenschau von klinischem Bild, typischem drusenhaltigem Eiter und Kulturergebnis.

Therapie (Evidenzgrad III für Erwachsene, IV für Kinder)

Relative Seltenheit und diagnostische Probleme der Aktinomykosen haben dazu geführt, dass kaum prospektive Studien zur Effizienz verschiedener Therapieverfahren existieren. Ebenso fehlen Metaanalysen. Auch in aktuellen Veröffentlichungen, die sich meist auf die Vorstellung eines bis weniger Fälle beschränken, werden weiterhin antibiotische Langzeitbehandlung (4–12 Monate) mit Penicillin G oder Kombinationen von 2–3 Antibiotika angewandt. Es gibt ältere, retrospektive Fallstudien an einigen hundert zervikofazialen Fällen mit bakteriologischer Absicherung der Diagnosen, die deutlich machen konnten, dass bei Behandlung mit Aminopenicillinen bereits Behandlungsdauern von wenigen Wochen effektiv sein können, sodass Therapiedauern von mehreren Monaten, wie sie weiterhin in den meisten infektiologischen Handbüchern, Übersichtsartikeln, ebenso wie in Online-Datenbanken (z. B. UpToDate) empfohlen werden, heute infrage zu stellen sind. Eine aktuelle retrospektive Studie über die Therapiedauer thorakaler Aktinomykosen zeigt, dass in vielen Fällen eine Antibiotikatherapie unter 3 Monaten Dauer in der Mehrzahl der Patienten ein rezidivfreies Ausheilen ermöglicht. Bei einer prospektiven Studie an 8 Patienten mit thorakaler Aktinomykose führte eine 4-wöchige parenterale Gabe von Imipenem in 6 Fällen zum rezidivfreien Ausheilen der Erkrankung. Somit erreichen die oben spezifizierten Therapieempfehlungen, allerdings nur für Erwachsene, den Evidenzgrad III.

Als Chemotherapeutika der Wahl bei den zervikofazialen Aktinomykosen kann primär Penicillin G, 250 000 IU/kgKG/Tag in 4 Dosen für minimal 2 Wochen gelten. Um bei der Behandlung auch die Begleitflora miteinzuschließen, kann alternativ Ampicillin oder Amoxicillin und Clavulansäure in hoher Dosierung (bei Erwachsenen wenigstens 3 × 2,2 g/Tag, entsprechend bei Kindern etwa 3 × 30 mg Amoxicillin und 3 × 7,5 mg Clavulansäure pro kgKG/Tag) eingesetzt werden. Als Alternative bei Penicillinallergie sind im Kindesalter Makrolide oder bei Kindern über 9 Jahren Tetrazykline anzusehen. Eine ausreichende Wirksamkeit kann man wahrscheinlich auch von Ampicillin plus Sulbactam, Piperacillin plus Tazobactam oder Imipenem erwarten, obwohl mit diesen Antibiotika bzw. Kombinationen bisher kaum klinische Erfahrungen vorliegen. Die Therapiedauer sollte sich am klinischen Erfolg, also dem Verschwinden der Symptome orientieren. In manchen Fällen kann eine Behandlung über mehrere Monate notwendig sein.

Bei schweren thorakalen und abdominalen Aktinomykosen sind je nach Zusammensetzung der Begleitflora Kombinationen von Penicillin G oder Amoxicillin plus Clavulansäure plus Clindamycin oder Metronidazol, von Acylureidopenicillinen mit Clindamycin oder Metronidazol sowie ggf. Imipenem angezeigt. Hierbei ist gemäß internationalen Empfehlungen eine initiale intravenöse Therapie über 2 – 6 Wochen mit anschließender oraler Konsolidierung über 2 – 4 (– 6) Monate sinnvoll. Der Einsatz weiterer Kombinationspartner wie der Aminoglykoside, verschiedener Cephalosporine oder Isoxazolyl-Penicilline, kann in Abhängigkeit vom Ergebnis der aeroben Kultur notwendig werden. Chinolone zeigen nur äußerst geringe Wirksamkeit.

Die früher häufig verwendete polyvalente Heterovakzine nach Lentze wirkt unzuverlässiger und ist für den Patienten belastender als die antibakterielle Chemotherapie und wird deshalb heute nicht mehr angewandt. Radikale chirurgische Sanierung des infizierten Gewebes ist heute ebenfalls nur noch in Ausnahmefällen (meist gynäkologische und abdominale Formen) notwendig; jedoch sollten größere Abszesse gespalten und entleert werden.

Prophylaxe (Evidenzgrad III)

Wegen des endogenen Infektionsmodus sind die Aktinomykosen kaum einer Expositions- und auch keiner Impfprophylaxe zugänglich. Konsequente Mundhygiene scheint allerdings die Häufigkeit der zervikofazialen Form senken zu können; die längere Benutzung von Intrauterinpessaren begünstigt die Entstehung von Aktinomykosen des weiblichen Genitaltraktes. Aktinomykosen nach Menschenbiss lassen sich durch adäquate chirurgische Wundbehandlung verhindern.

 Koordinator:
S. Urschel

Mitarbeiter:
H. Schroten, C. MacKenzie

Amöbiasis

Synonym: Mit dem Begriff Amöbiasis werden alle Infektionen mit dem Protozoon Entamoeba histolytica bezeichnet, unabhängig von der klinischen Manifestation.

Klinisches Bild

Während die meisten Infektionen asymptomatisch verlaufen (nicht invasive Amöbiasis), kommt es in 10–20 % der Fälle zur Invasion der Entamoeba histolytica in das Gewebe. Typische Symptome einer Amöbenruhr sind Bauchschmerzen und blutige Diarrhöen. Das Spektrum der Symptome reicht von wässrigen Stühlen über blutig-schleimige Diarrhöen bis zu fulminanten Verlaufsformen. Ulzerationen können zu Perforationen und Peritonitis führen. Seltene schwere Formen sind akute nekrotisierende Kolitis und toxisches Megakolon. Besonders Säuglinge und Neugeborene erkranken an diesen intestinalen Komplikationen. Im Zökum oder Colon ascendens entwickeln sich bisweilen tumorartige Amöbome.

Dringen die Erreger in das Stromgebiet der Pfortader ein, entstehen solitäre oder multiple Leberabszesse. Typisch sind akut auftretende, zunächst dumpfe, dann heftige Schmerzen im rechten oder auch im linken Oberbauch mit Fieber, Abgeschlagenheit und schwerem Krankheitsgefühl; selten entwickeln sich die Symptome schleichend. Die Abszesse können in die Bauchhöhle, den Thorax und den Herzbeutel rupturieren. In seltenen Einzelfällen wurden Amöbenabszesse in Milz, Nieren oder ZNS beschrieben, ebenso Hautulzerationen.

Ätiologie

Zahlreiche Amöbenarten können den Darm des Menschen besiedeln. Hierzu zählen die verschiedenen Entamoeben (E. histolytica, E. dispar, E. moshkovskii, E. hartmanni, E. coli, E. chattoni und E. polecki) sowie Endolimax nana und Jodamoeba bütschlii. Mit Ausnahme von E. histolytica sind alle diese Organismen reine Kommensalen und immer apathogen. Als teilungsfähige Trophozoiten vermehren sie sich vorwiegend im proximalen Kolon und Zökum, während die Umwandlung zu umweltresistenten, infektionskompetenten Zysten im distalen Kolon stattfindet. Nur Trophozoiten von E. histolytica haben das Potenzial, die Kolonmukosa zu penetrieren und die typischen intestinalen oder extraintestinalen klinischen Manifestationen wie Kolitis oder Leberabszesse zu induzieren. Gegenwärtig ist allerdings unklar, warum nur ein kleiner Teil der E.histolytica-Infektionen zu invasiven Verläufen führt und warum zwischen der Infektion und dem Auftreten klinischer Symptome in der Regel mehrere Wochen, mitunter sogar Jahre vergehen können. Aufgrund genetischer Kriterien lässt sich E. histolytica von allen anderen Darmamöben unterscheiden. Auch mithilfe der Mikroskopie können die meisten Amöbenarten differenziert werden.

Epidemiologie

Die Weltgesundheitsbehörde schätzt, dass pro Jahr bis zu 50 Millionen Menschen an einer invasiven Amöbiasis erkranken, von denen bis zu 100 000 an Komplikationen wie Peritonitis nach Perforation versterben. Damit ist die Amöbiasis neben der Malaria und der Bilharziose eine der bedeutendsten Parasitosen. Die Prävalenz des Parasiten ist unklar, da in der Vergangenheit die meisten Studien ausschließlich auf Grundlage der Lichtmikroskopie durchgeführt wurden. In den wenigen Untersuchungen, bei denen spezifisch E. histolytica nachgewiesen wurden, lag die Prävalenz zwischen < 1 % und 20 %. Die Amöbiasis ist in den meisten tropischen und subtropischen Regionen der Erde endemisch. Sie ist aber nicht auf die Tropen beschränkt, sondern findet sich überall dort, wo aufgrund niedriger Hygienestandards eine fäkal-orale Übertragung ermöglicht wird. In Deutschland ist die Amöbiasis vor allem eine Erkrankung von Reiserückkehrern aus entsprechenden Endemiegebieten. Autochthone, in Europa erworbene Infektionen, sind selten.

Abgesehen von sexuellen Transmissionswegen erfolgt die Infektion in 1. Linie durch Ingestion von Zysten in fäkal kontaminierten Nahrungsmitteln. Jede Form der fäkal-oralen Infektion ist möglich. Hierzulande ist die Kontamination von Lebensmitteln durch asymptomatische Carrier von größerer Bedeutung als die Infektion durch (Leitungs-)Trinkwasser. Alle E.histolytica-Träger und insbesondere asymptomatische Zystenausscheider gelten als potenziell infektiös.

Epidemien werden nicht oder spät erkannt, weil einerseits die Morbidität nach Amöbeninfestation niedrig, andererseits die **Inkubationszeit** sehr variabel und in Einzelfällen sehr lang sein kann.

Diagnose

Wegen der fehlenden morphologischen Unterschiede zwischen E. histolytica und den apathogenen Darmamöben E. dispar und E. moshkvskii ist die Mikroskopie in der Regel unzureichend für die Diagnose einer E.histolytica-Infektion. Nur der Nachweis von vitalen hämatophagen 20–60 μm großen Trophozoiten von E. histolytica aus enteritischen Stühlen („warmer Stuhl") und von Darmwandabstrichen gilt als ausreichend. Bei normal geformten Stühlen findet man Amöben in aufliegenden Eiter- oder Schleimspritzern. Zysten sind im nativen Stuhl oder nach Anreicherung nachweisbar. Die mikroskopische Diagnostik einer einzelnen Stuhlprobe besitzt eine Sensitivität von weniger als 60 %. Es ist daher anzustreben, mindestens 3 unabhängige Stuhlproben zu untersuchen. Trophozoiten bleiben bei Zimmertemperatur nur 30 Minuten, bei 4 °C ca. 4 Stunden vital. Amöben sind so gut wie nie im Abszesspunktat nachweisbar. Bei längeren Transportwegen des Untersuchungsmaterials zum Labor ist es sinnvoll, Transport-, Fixations- oder Einbettungsmedien vom Untersucher zu erfragen. Darmamöben lassen sich in geeigneten Medien kultivieren, die Anzucht gelingt aber nur in 50 % der Fälle und ist abhängig von der Menge der Erreger im Stuhl. In den vergangenen Jahren wurden Antigen-Detektionsverfahren etabliert, mit denen Parasiten im Stuhl nachgewiesen werden können. Mehrere Test-Kits sind im Handel und werden damit beworben, spezifisch für E. histolytica zu sein. Die Sensitivität ist allerdings derzeit ähnlich wie die der Stuhlmikroskopie. Der Nachweis von Amöben in der Stuhlprobe mittels Polymerase-Kettenreaktion (PCR) ist etabliert. Hierdurch ist eine sichere Differenzierung in pathogene und apathogene Amöben möglich. In zahlreichen Studien weist die PCR-Methodik eine hohe Empfindlichkeit und Zuverlässigkeit

auf und kann heute als Methode der Wahl angesehen werden. Serologisch kann man eine Amöbiasis mittels indirekter Hämagglutination, ELISA und indirekter Immunfluoreszenz nachweisen, da eine Infektion mit E. histolytica fast immer zur Bildung spezifischer Antikörper führt. Allerdings sind auch bei vielen asymptomatischen Zystenausscheidern von E. histolytica spezifische Antikörper nachweisbar. Auch nach erfolgreicher Therapie können spezifische Antikörper über Jahre nachweisbar bleiben. Leberabszesse lassen sich durch bildgebende Verfahren wie Sonografie oder Computertomografie lokalisieren. Der notfallmäßige Nachweis spezifischer Serumantikörper sichert die Diagnose eines Amöbenabszesses. Eine diagnostische Abszesspunktion ist nicht erforderlich und sollte unterbleiben.

Therapie

Es stehen intraluminal und systemisch wirksame Amöbizide zur Verfügung. Das empfohlene therapeutische Vorgehen bei Amöbenruhr und Amöbenleberabszess fasst Tab. 31 zusammen.

Anschließend immer Behandlung einer evtl. noch bestehenden Darmlumeninfektion durch E. histolytica mit Paromomycin, 20–50 mg/kgKG/Tag in 3 ED, maximal 3 × 750 mg/Tag über 7–10 Tage.

Eine therapeutische Entlastungspunktion oder operative Inzision der Leberabszesse ist nicht indiziert. Die asymptomatische intestinale Amöbiasis wird ausschließlich mit Paromomycin in o. g. Dosierung behandelt.

Prophylaxe

Einfache hygienische Maßnahmen wie Abkochen des Trinkwassers, Verzicht auf ungewaschenes Gemüse, Salate, Obst oder auf bereits zubereitete Speisen aus Garküchen helfen den fäkal-oralen Infektionsweg zu unterbrechen. Eine medikamentöse Prophylaxe wird nicht mehr empfohlen, dagegen aber eine Stuhluntersuchung nach Rückkehr aus den Tropen. Eine Impfung steht bisher nicht zur Verfügung.

Tabelle **31** Empfohlenes therapeutisches Vorgehen bei Amöbenruhr und Amöbenleberabszess.

Kinder	Metronidazol	3 × 10 mg/kgKG/Tag p. o. oder i. v. über 10 Tage
	oder Tinidazol[1]	20–30 mg/kgKG/Tag p. o. über 5 Tage
Erwachsene	Metronidazol	3 × 10 mg/kgKG/Tag p. o. über 10 Tage
	oder Tinidazol[1]	2 g/Tag p. o. über 5 Tage

[1] zugelassen ab 6 Jahren, zzt. nur in der Schweiz zugelassen (Ersatz: Ornidazol, nur in der Schweiz erhältlich)

Literatur

Burchard GD, Tannich E. Epidemiologie, Diagnostik und Therapie der Amöbiasis. Dtsch Arztebl 2004; 101: A3036 – 3040

Haque R, Huston CD, Hughes M. et al. Amoebiasis. N Engl J Med 2003; 17: 1565 – 1573

Stanley SL. Amoebiasis. Lancet 2003; 361: 1025 – 1034

AWMF-Leitlinie Nr. 042/002 (Amöbenruhr) und Nr 042/ 003 (Amöbenleberabszess); http://www.awmf-on-line.de

 Koordinator:
P. Kern

Mitarbeiter:
G.D. Burchard, E. Tannich

Anaerobierinfektionen

Klinisches Bild und Ätiologie

Risiken, die zu Infektionen mit Anaerobiern des Neugeborenen disponieren, gleichen denen aerober bakterieller Infektionen (siehe S. 684). Dazu gehören vonseiten der Mutter ein Amnioninfektionssyndrom (z. B. der vorzeitige Blasensprung) und als kindliche Risikofaktoren bspw. eine Schädigung der Darmschleimhaut, die einer Anaerobierinfektion, z. B. einer nekrotisierenden Enterokolitis (NEC), den Weg bahnt. Zu den Infektionen bei Neugeborenen, bei denen Anaerobier isoliert werden können, zählen Pneumonie, Sepsis, die NEC, seltener eine Omphalitis. Mit guter Technik werden in bis zu 5 % der positiven Blutkulturen von Neu- und Frühgeborenen Anaerobier isoliert. Es handelt sich meist um Keime der Bacteroides-fragilis-Gruppe (38 %), ferner um Clostridium-Spezies (34 %) sowie anaerobe Kokken (22 %), Propioni-Bakterien (3 %), und andere Spezies (3 %). Infektionen mit Peptostreptokokken verlaufen meist blande und heilen unter Umständen auch ohne Antibiotikatherapie aus. Dagegen führen Infektionen mit Keimen der Bacteroides-fragilis-Gruppe oder mit Clostridium-Spezies rasch zum septischen Schock mit allen bekannten Komplikationen. Die Letalität beträgt für Infektionen mit Bacteroides spp. ca. 35 %, für Clostridium spp. ca. 25 %.

Bei der **nekrotisierenden Enterokolitis** ist die Infektion in der Regel ein Sekundärphänomen einer vorangegangenen Schleimhautschädigung. Da der Darm des Neu- und Frühgeborenen wenige Tage nach der Geburt mit Anaerobiern besiedelt ist, sollte bei der Therapie der NEC auch der Einsatz eines anaerobierwirksamen Antibiotikums erwogen werden (Evidenzgrad IV). So können in der Peritonealhöhle von Neugeborenen mit NEC neben Escherichia coli und Klebsiellen u. a. auch B. fragilis, Clostridium butyricum und Clostridium difficile isoliert werden.

Abszesse. Im späteren Kindesalter spielen Anaerobier vor allem bei Abszessen, die von Schleimhautinfektionen per continuitatem oder bakteriämisch ausgehen, eine Rolle (siehe Tab. 32). Dazu zählen z. B. die chronische Sinusitis, chronische Otitis media und Mastoiditis. Davon ausgehend kann es bakteriämisch zu Hirnabszessen kommen. Diese sind in aller Regel polymikrobiell durch Aerobier und Anaerobier bedingt. Vergrünende Streptokokken, B. fragilis, Prevotella spp., Peptostreptococcus spp. (Evidenzgrad II) und mikroaerophile Kokken (z. B. Streptococcus intermedius) sind typische Isolate. Bei Zahninfektionen sind häufig Anaerobier wie Peptostreptokokken, Veillonellen und Bacteroides-Arten (besonders Prevotella oralis und Prevotella melaninogenica) beteiligt. Die im Kindesalter seltene Angina Plaut-Vincenti wird durch eine Mischinfektion von Spirochäten und Fusobakterien verursacht. Peritonsillarabszesse und Lymphadenitis colli sind u. a. durch Anaerobier verursacht. Anaerobe Kokken, Prevotella oralis und P. melaninogenica sind bei dieser Infektion neben Streptokokken und Staphylokokken häufig zu isolieren. Diese Keime entstammen der normalen Mundflora. Entsprechend spielen diese Erreger auch bei der Aspirationspneumonie eine wichige Rolle.

Alle **intraabdominalen Infektionen**, die mit einer Perforation oder Eröffnung des Intestinums einhergehen, können, ebenso wie bei Erwachsenen, auch bei Kindern sowohl polymikrobiell als auch durch Anaerobier bedingt sein. Bei den Aerobiern dominieren E. coli und Enterokokken, bei den Anaerobiern B. fragilis, Prevotella spp. und Peptostreptococcus spp. (Evidenzgrad II). Hinweisend für die Beteiligung von Anaerobiern ist der fötide Geruch von Sekreten oder Eiter, der allerdings auch fehlen kann. Bei Harnwegsinfektionen haben Anaerobier keine Bedeutung (Ausnahme: Nierentuberkulose).

Gefürchtet sind **perirektale Abszesse** bei Kindern mit Neutropenie durch B. fragilis oder C. perfringens. Dabei kann es zu einer explosionsartigen Ausbreitung dieser Infektion mit ausgedehnten Nekrosen von Weichteilen kommen. Die Letalität dieser Infektion ist hoch.

Diszitis und Spondylitis. Nicht zu vernachlässigen sind Anaerobier bei der Ätiologie der Diszitis und Spondylitis. Neben Staphylococcus aureus, Mycobacterium tuberculosis und Salmonella spp. sind Fusobacterium nucleatum, Fusobacterium necrophorum und Peptostreptococcus spp. ätiologisch bedeutsam (Evidenzgrad III). Da Fusobakterien sehr häufig eine Resistenz gegenüber β-Laktamantibiotika, einschließlich Carbapenemen,

Tabelle **32** Orientierende Angaben zum Erregerspektrum bei Anaerobiernachweis spezieller Infektionen im Kindesalter.

	Bacteroides fragilis	Fuso-bakterien	Clostridium spp.	Propioni-bacterium spp.	Anaerobe + mikroaerophile Streptokokken
Sepsis	30 – 40 %	< 5 %	10 – 15 %	30 – 40 %	10 – 15 %
ZNS-Infektionen	5 – 10 %	< 1 %	< 5 %	70 – 80 %	15 – 20 %
Aspirationspneumonie	30 – 40 %	10 – 15 %	5 %	15 – 20 %	ca. 20 %
intraabdominale Infektionen	50 – 60 %	ca. 10 %	10 – 15 %	5 %	10 – 15 %
chronische Sinusitis	30 – 40 %	10 – 15 %	< 1 %	20 – 25 %	30 %
Abszesse	50 %	5 – 10 %	5 %	5 %	20 – 30 %
Infektionen nach Tierbissen	40 – 50 %	5 – 10 %	k. A.	15 – 20 %	30 – 40 %
chronische Otitis media	20 – 30 %	< 5 %	< 5 %	10 – 20 %	50 – 60 %
Arthritis	10 – 15 %	k. A.	10 – 5 %	50 – 60 %	20 %
Osteomyelitis	30 – 40 %	5 %	< 5 %	10 – 15 %	20 %
Wundinfektionen	40 – 50 %	< 5 %	10 – 15 %	< 10 %	30 %

k. A.: keine Angaben

aufweisen, ist eine Resistenzbestimmung in diesen Fällen unbedingt erforderlich. Darüber hinaus können Tier- und Menschenbisse zu Anaerobierinfektionen führen. Über Clostridium difficile siehe S. 190.

Zu erwähnen sind schließlich Propionibacterium spp., anaerobe Hautkeime, die in seltenen Fällen (ca. 2 %) Liquor-Shunt-Infektionen verursachen (Evidenzgrad II).

Epidemiologie

Epidemiologische Daten gibt es bei der Neugeborenensepsis. Die Inzidenz anaerober Bakteriämien schwankt zwischen 1,8 – 12,5 Fälle/1000 Geburten – eine gute Kulturtechnik vorausgesetzt. Zu ca. 1 – 2 % der positiven Blutkulturen wird Bacteroides spp. isoliert. Bei älteren Kindern werden nach neueren Studien 4 % der Bakteriämien durch anaerobe Bakterien verursacht (0,5 – 14 %). Das Risiko steigt mit zunehmendem Alter. Die größte Bedeutung hat Bacteroides fragilis (55 %) mit einer Letalität bis zu 20 % (Evidenzgrad III) gefolgt von Clostridien, Peptostreptokokken und Fusobakterien (Evidenzgrad II).

Anaerobier, die zur Infektion führen, entstammen in aller Regel der patienteneigenen Schleimhautflora, das heißt die Erreger wechseln ihren natürlichen Standort – die Schleimhäute – und werden invasiv. Eine Ausnahme ist C. difficile, bei dem eine nosokomiale Übertragung möglich ist. Zu den wichtigsten prädisponierenden Faktoren für eine Bakteriämie durch Anaerobier gehören hämatologische Erkrankungen, Tumorleiden, Organtransplantation, intraabdominale chirurgische Eingriffe und Immunsuppression.

Die **Inkubationszeit** kann nicht für jede Infektion angegeben werden, da es sich meist um eine endogene Infektion handelt.

Diagnose

Die Diagnose einer Anaerobierinfektion steht und fällt mit einer optimalen Kulturtechnik. Diese beginnt bei der Wahl, Gewinnung und beim Transport der Proben (siehe S. 41). Nicht zur Kultur von Anaerobiern geeignet sind Haut- oder Schleimhautabstriche, da diese Areale natürlicherweise mit Anaerobiern besiedelt sind. Dazu zählen Nasopharyngealabstriche, Sputum, Stuhl (Ausnahme: C. difficile mit Toxinnachweis), Vaginal- oder Zervixabstriche, Mittelstrahlurin. Geeignete Untersuchungsmaterialien sind Blut, Abszesseiter, Liquor, Lungenpunktat, Aszites, Knochenmark, Gelenkspunktat, suprapubisch punktierter Urin und Gewebebiopsate. Entscheidend für das Kulturergebnis ist der unverzügliche Transport unter anaeroben Bedingungen ins mikrobiologische Labor. Dazu sind geeignete Transportmedien zu verwenden (siehe S. 42). Leider sind derzeit keine Blutkulturflaschen mit reduziertem Volumen verfügbar, die für eine optimale Anaerobierdiagnostik bei Verdacht auf Sepsis von Neugeborenen geeignet wären.

Die Kultur und Differenzierung von Anaerobiern ist zeit- und arbeitsaufwendig und benötigt mindestens 5 Tage. Obwohl die Prüfung der Antibiotikaresistenz methodisch aufwendig ist, ist wegen der zunehmenden Resistenzentwicklung von Bacteroides und Fusobakterien gegenüber Metronidazol (5 – 15 %), β-Laktamase-Inhibitoren und Clindamycin (23 %) bei schweren Infektionen oder bei Isolaten aus Blutkulturen oder Liquores eine Sensitivitätsprüfung anzustreben.

Therapie

Die meisten Anaerobier sind gut empfindlich gegenüber Penicillinen und Cephalosporinen (siehe Tab. 33). Ausnahmen sind B. fragilis, andere Spezies der B.fragilis-Gruppe und P. melaninogenica, die β-Laktamasen produzieren. Die antibiotische Therapie ist aber nur ein Teil der erforderlichen therapeutischen Maßnahmen. Da es sich bei Anaerobierinfektionen in der Regel um abszedierende bzw. nekrotisierende Infektionen handelt, ist ein sorgfältiges Debridement von ausschlaggebender Bedeutung. Bei der Behandlung einer sehr selten durch Anaerobier bedingten Meningitis ist zu bedenken, dass Clindamycin und Erythromycin im Liquor keine therapeutisch wirksamen Konzentrationen erreichen. Diese können aber durch Metronidazol, Chloramphenicol und Meropenem erzielt werden.

Bei der Behandlung eines Hirnabszesses ist zu beachten, dass Antibiotika mit ausreichender Penetrationsfähigkeit in Hirn- und Abszessgewebe zum Einsatz kommen. Mit Metronidazol, Chloramphenicol und Meropenem in entsprechend hoher Dosierung werden in der Regel therapeutisch ausreichend wirksame Konzentrationen, auch in Abszessen, erreicht. Bei Infektionen durch C. per-

Tabelle **33**   Orientierende Angaben zur antibiotischen Empfindlichkeit im Kindesalter häufig isolierter Anaerobier.

	Bact. fragilis	Prevotella melaninogenica	Clostridium perfringens	Clostridium spp.	Propionibacterium acnes	Fusobakterien	Peptostreptokokken
Penicillin G	–	(+)	++	+	++	++	++
Ampicillin	(+)	+	+	+	++	+	+
Mezlocillin	(+)	+	+	+	+	+	+
Piperacillin	–	(+)	+	(+)	(+)	+	(+)
β-Laktamantibiotikum + Inhibitor	++	++	++	+	++	++	++
Cefoxitin	+	+	+	(+)	+	+	+
Cefotaxim	(+)	+	(+)	(+)	+	+	+
Imipenem	++	++	+	+	++	+	+
Meropenem	++	++	+	+	++	+	+
Clindamycin	++	++	+	(+)	++	+	+
Erythromycin	(+)	+	+	(+)	+	-	+
Metronidazol	++	++	+	+	–	+	+
Chloramphenicol	+	+	+	+	+	+	+
Aminoglykoside	–	–	–	–	–	–	–

–: nicht oder minimal wirksam
(+): mäßig wirksam
+: gut wirksam
++: sehr gut wirksam

fringens (Gasbrand) kann eine hyperbare Sauerstofftherapie erwogen werden (Evidenzgrad IV).

Prophylaxe

Eine Prophylaxe gegen Anaerobier ist nicht möglich (Ausnahme: perioperative Prophylaxe bei Kolonoperationen (siehe S. 126). Patienten mit Anaerobierinfektionen müssen nicht isoliert werden (Ausnahme C. difficile).

Über Gasbrand, Botulismus, Tetanus, siehe S. 190 und S. 502.

 Koordinator:
M. Abele-Horn

Mitarbeiter:
R. Roos

Ankylostomiasis

Synonym: Hakenwurmkrankheit

Klinisches Bild

An der Eintrittsstelle der Larven kann es zunächst zur papulösen Dermatitis kommen. Husten und Symptome einer obstruktiven Atemwegserkrankung können 1 – 3 Wochen nach Infektion Ausdruck der Lungenpassage der Larven sein. Während der intestinale Befall meist asymptomatisch bleibt, kann bei ausgeprägtem Befall eine akute schmerzhafte Enteritis 4 – 6 Wochen nach Infektion auftreten. Bei höherer Wurmlast kann sich die Erkrankung als chronisches Magen-Darm-Leiden mit uncharakteristischen abdominalen Beschwerden darstellen. Eine durch den chronischen Blutverlust verursachte Eisenmangelanämie und die damit verbundenen Komplikationen inkl. Wachstumsstörung und Herzinsuffizienz sind in unseren geografischen Breiten quasi nicht mehr zu sehen. Trotz der intestinalen Blutverluste bei Ankylostomiasis ist oft makroskopisch kein Blut im Stuhl nachweisbar. Die orale Infektion mit Larven des Hundehakenwurms Ancylostoma caninum führt zu einer eosinophilen Enteritis, die abdominale Beschwerden, aber keine Blutverluste verursacht.

Ätiologie

Die Krankheit wird hervorgerufen durch den intestinalen Befall mit den Nematoden (Fadenwürmer) Ancylostoma duodenale und/oder Necator americanus. Aus den vom Wirt ausgeschiedenen Eiern entwickeln sich auf feuchten, warmen, schattigen Böden innerhalb von 5 – 7 Tagen infektiöse (filariforme) Larven, die bis zu 6 Wochen lebensfähig bleiben. Bei Kontakt penetrieren sie die intakte menschliche Haut, um über Lymph- und Blutbahnen in die Lunge zu gelangen, wo sie in die Alveolen einbrechen, um retrograd über die Trachea in den Darm zu gelangen. Nach insgesamt 6 – 8 Wochen reifen sie dort durch weitere Häutungen zu adulten, fortpflanzungsfähigen Würmern. Es gibt Hinweise dafür, dass einige Larven nach der Hautpenetration, z. B. in der Muskulatur, in ein Ruhestadium fallen, um sich erst mit einer Latenzzeit von Wochen bis Monaten zu adulten Würmern zu entwickeln.

Im Darm beißen die Hakenwürmer mit zahn- oder plattenartigen Mundwerkzeugen in die Mukosa, an der sich der muskulöse Ösophagus festsaugt, um sie zu verdauen. Hakenwürmer sondern Hyaluronidase, Inhibitoren von neutrophilen Granulozyten, ab sowie Antikoagulanzien, die die Faktoren Xa und VIIa blockieren. Dadurch verursachen sie Blutungen. Der alle 4 – 8 Stunden vorgenommene Ortswechsel führt zu Mikrotraumen, die zum chronischen Blutverlust führen. Pro adultem bis zu 13 mm langem und bis zu 0,6 mm breitem A. duodenale entsteht pro Tag ein Blutverlust von bis zu 0,3 ml (0,04 ml bei N. americanus). Die Lebensspanne beträgt üblicherweise 1 – 2 Jahre, bei N. americanus bis zu 5 Jahre. Nach der Paarung produzieren weibliche A. duodenale täglich bis zu 30 000, weibliche N. americanus bis zu 10 000 Eier, die etwa 7 Wochen nach Infektion erstmals mit dem Stuhl ausgeschieden werden (Präpatenzzeit). Bei A. duodenale kann es bereits zur Entwicklung infektiöser Larven während der Darmpassage kommen, sodass eine Autoinfektion und die direkte Übertragung von Mensch zu Mensch, wenn auch selten, möglich sind.

Epidemiologie

Die Verbreitung der Hakenwürmer ist wegen ihrer nicht parasitischen, freien Lebensphase auf feuchtwarme Gebiete (zwischen 40°N und 30°S) beschränkt. A. duodenale ist die prädominante Spezies in den Mittelmeerländern, Nordafrika sowie in nördlichen Regionen Chinas und Indiens. N. americanus ist prädominant in Süd-, Mittelamerika und den Südoststaaten der USA, in Afrika südlich der Sahara, im südlichen Indien und in Südostasien. Weltweit sind schätzungsweise 600 Millionen Menschen infiziert. Durch ruhende Larven kann die Krankheit bis zu einem Jahr nach Infektion auftreten. Die Infektion wird fäkal-transkutan, selten oral übertragen. Der Übertritt von Larven in die Muttermilch ist ursächlich für orale Infektionen von Säuglingen in China, die mit erheblichen gastrointestinalen Beschwerden und Blutungen beim Säugling einhergehen können.

Diagnose

Die Diagnose wird durch den direkten mikroskopischen Nachweis der Wurmeier in angereicherten und jodgefärbten Stuhlproben gestellt. Sensitiver ist die Papierfilter-Kulturmethode nach Harada-Mori, bei der die aus einer inkubierten Stuhlprobe schlüpfenden Larven detektiert und identifiziert werden können. Eine Eosinophilie im peripheren Blut besteht typischerweise während der Präpatenzphase, also während der Lungenpassage, jedoch ist sie bei ausschließlich intestinalem Befall die Ausnahme. Der Darmbefall mit A. caninum kann nur endoskopisch und histologisch diagnostiziert werden, da die tierpathogenen Würmer im Menschen nicht geschlechtsreif werden, sodass keine Eier ausgeschieden werden.

Therapie (Evidenzgrad I)

Ab 6 Monaten orale Therapie mit Pyrantel (Helmex), 10 mg/kgKG (maximal 1 g) als Einmaldosis (bei Befall mit Necator americanus 1-mal pro Tag für 3 Tage); bei Kindern ab 2 Jahren Mebendazol (Vermox) 2 × 100 mg/Tag für 3 Tage, unabhängig vom Körpergewicht. In der Schweiz zugelassen ist das in Studien ebenfalls sehr wirksame Albendazol in einer Dosierung von 1-malig 400 mg für Kinder ab 3 Jahren bzw. 200 mg für 1- bis 2-Jährige.

Der Therapieerfolg sollte durch eine erneute parasitologische Stuhldiagnostik 6 Wochen nach Therapie überprüft werden.

Prophylaxe

Ausreichende sanitäre Hygiene und Tragen von festen Schuhen in Risikogebieten bieten einen weitreichenden Schutz gegen die Infektion.

Literatur

Dhawan VK, Garekar S, Asmar B. Ancylostoma infection. Emedicine. http://www.emedicine.com/PED/topic96. htm; Stand: September 2008

Diemert DJ, Bethony JM, Hotez PJ. Hookworm vaccines. Clin Infect Dis 2008; 46: 282 – 288

Hotez PJ, Brooker S, Bethony JM et al. Current concepts – Hookworm infection. N Engl J Med 2004; 351: 799 – 807

Hotez PJ, Molyneux DH, Fenwick A et al. Current concepts – Control of neglected tropical diseases. N Engl J Med 2007; 357: 1018 – 1027

Reddy M, Gill SS, Kalkar SR et al. Oral drug therapy for multiple neglected tropical diseases. A systematic review. JAMA 2007; 298: 1911 – 1924

 Koordinator:
R. Bialek

Askariasis

Synonym: Spulwurmbefall, Askaridiasis

Klinisches Bild

Etwa 10–14 Tage nach der Infektion durchwandern Larven die Lunge und können pulmonale Symptome hervorrufen (Löffler-Syndrom). Typisch sind ein trockener Husten mit subfebrilen Temperaturen, selten Dyspnoe oder retrosternale Schmerzen. In Einzelfällen können auch ausgeprägte allergische Symptome mit hohem Fieber, asthmatoidem Husten, blutig-tingiertem Sputum, urtikariellem Exanthem oder angioneurotischem Ödem auftreten. Radiologisch nachweisbar sind Infiltrate wechselnder Lokalisation (Löffler-Infiltrate) als Ausdruck der eosinophilen entzündlichen Reaktion. Die Symptome sistieren spontan innerhalb von 2 Wochen.

Die adulten, bis zu 40 cm langen Fadenwürmer leben überwiegend im Dünndarm. Während ein zahlenmäßig geringer Befall meist asymptomatisch bleibt, kann es bei ausgeprägtem Befall zu einer mechanischen Obstruktion des Darms mit Volvulus, Invagination und Ileus kommen, die zur Darminfarzierung sowie Perforation mit nachfolgender Peritonitis führen können. Der intestinale Befall kann zu Laktoseintoleranz und Vitamin-A-Mangel führen. In Endemiegebieten wird ein massiver Befall für Wachstumsstillstand, Einschränkungen der physischen und kognitiven Fähigkeiten sowie Konzentrationsstörungen verantwortlich gemacht. Die bis zu 0,6 cm durchmessenden adulten Würmer können retrograd in die Gallengänge wandern und diese verschließen, sodass es zu Ikterus, Cholangitis, Cholezystitis und Pankreatitis kommen kann sowie durch Verschleppung von Darmbakterien zu bakteriellen Leberabszessen. Bei Eiablage in den Gallengängen kann auch eine granulomatöse Hepatitis entstehen. Diese Komplikationen werden häufiger bei Erwachsenen als bei Kindern beobachtet.

Ätiologie

Ursächlich ist der zu den Fadenwürmern (Nematoden) zählende, regenwurmartige Spulwurm Ascaris lumbricoides. Die bis zu 40 cm langen weiblichen und bis zu 30 cm langen männlichen Würmer leben im Dünndarm, wo sie sich paaren. Ihre Lebensspanne wird mit bis zu 2 Jahren angegeben. Ein begattetes Weibchen produziert bis zu 200 000 Eier täglich, die mit dem Stuhl des Infizierten ausgeschieden werden. Frühestens nach etwa 7 Tagen haben sich die in den Eiern befindlichen Larven zu infektiösen Stadien weiterentwickelt. Bei ausreichender Feuchtigkeit können die Eier über Monate infektiös bleiben. Nach Ingestion kontaminierter Lebensmittel oder bei Geophagie wird im oberen Dünndarm aus dem Ei die Larve freigesetzt. Sie durchwandert die Darmwand, gelangt über den Blutstrom oder durch Wanderung in der Bauchhöhle in die Lunge, durchbricht die Alveolenwand, um retrograd über Bronchialsystem und Trachea in den Darm zu gelangen, wo sie zum adulten Wurm reift und sich paart. Die Präpatenzzeit beträgt etwa 2 Monate.

Epidemiologie

Die Infektion mit dem größten intestinalen Fadenwurm des Menschen kommt weltweit vor, bevorzugt aber in Afrika südlich der Sahara, in Indien und in Südostasien. Die Askariasis ist die mit weltweit schätzungsweise 800 Millionen infizierten Menschen die häufigste intestinale Helminthen-Infektion. Aktuelle Daten zur Inzidenz und Prävalenz bei Kindern in Deutschland sind nicht bekannt. Der Mensch ist das wesentliche Reservoir, wenngleich Übertragungen durch Schweine bekannt sind. Der bei Schweinen verbreitete Spulwurm A. suum kann sich im Menschen nur bis zum Larvenstadium entwickeln und eine pulmonale Symptomatik verursachen, jedoch gelangt er nicht retrograd in den Darm, um sich zu adulten Würmern zu entwickeln.

Diagnose

Der mikroskopische Nachweis der 60 µm großen Eier in angereicherten, jodgefärbten Stuhlproben sichert die Diagnose. Wie bei allen intestinalen Parasitosen sollten 3 Stuhlproben von verschiedenen Tagen untersucht werden. Die Ausscheidung im Stuhl oder die Regurgitation eines mehr als 10 cm langen Wurmes, der an einen Regenwurm erinnert, sichert die Diagnose, die ggf. durch einen Parasitologen bestätigt werden kann.

Die Immundiagnostik hat für die individuelle Diagnostik keinerlei Bedeutung.

Adulte Würmer lassen sich nicht selten mittels Sonografie im oberen Dünndarm oder in den Gallengängen nachweisen.

Therapie (Evidenzgrad I)

Obwohl die Askariasis bei Ausschluss einer Reinfektionsmöglichkeit durch die natürliche Lebensspanne der adulten Würmer auf maximal 2 Jahre beschränkt ist, sollte sie therapiert werden, um möglichen Komplikationen vorzubeugen.

In randomisierten Studien in Endemiegebieten nachgewiesen ist die Wirksamkeit von Pyrantel, Mebendazol und Albendazol. In Deutschland zur Therapie der intestinalen Askariasis zugelassen sind Pyrantelembonat (Helmex), in Form von Kautabletten oder als Suspension, das ab dem 7. Lebensmonat 1-malig in einer Dosierung von 10 mg/kgKG oral gegeben wird. Das Medikament wird sehr gut vertragen, wenn eine Gesamtdosis von 1 g/Tag nicht überschritten wird. Nur äußerst selten werden Beschwerden vonseiten des Magen-Darm-Traktes, Kopfschmerzen oder Schwindel angegeben. Stillende Mütter sollten das Präparat nicht erhalten (evtl. Stillpause einlegen!).

Bei Patienten älter als 2 Jahre kann Mebendazol (Vermox, Surfont) in der Dosierung von 2 × 100 mg/Tag für 3 Tage gegeben werden.

In Deutschland für diese Indikation nicht zugelassen, aber in vergleichenden Studien in 92–100 % erfolgreich, ist die 1-malige Gabe von 400 mg Albendazol (in der Schweiz als Zentel in Form von Kautabletten und als Suspension für diese Indikation ab 2. Lebensjahr zugelassen) für Infizierte über 2 Jahre sowie 1-malig 200 mg für 1- bis 2-jährige Kinder.

Die pulmonale Askariasis wird ausschließlich symptomatisch, ggf. mit Steroiden behandelt. Bei Gallengangsbefall kommt zunächst eine konservative Therapie mit Spasmolytika und Anthelminthika in Betracht; zudem kann eine endoskopische Extraktion versucht werden. Bei Versagen ist wie bei Ileus, Invagination und Volvulus eine chirurgische Intervention erforderlich.

Prophylaxe

Strikte Hygiene bezüglich Toilettenbenutzung, der Verzicht auf Düngung mit menschlichen Fäkalien und in Endemiegebieten der Verzicht auf Rohkost unterbrechen die Infektionskette. Da die ausgeschiedenen Eier erst nach Tagen infektiös werden, ist eine direkte Übertragung von Mensch zu Mensch nahezu unmöglich. Eine durchgemachte Askariden-Infestation hinterlässt keine Immunität.

Literatur

Bethony J, Brooker S, Albonico M et al. Soil-transmitted helminth infections: ascariasis, trichuriasis, and hookworm. Lancet 2006; 367: 1521–1532

Keiser J, Utzinger J. Efficacy of current drugs against soil-transmitted helminth infections. Systematic review and meta-analysis. JAMA 2008; 299: 1937–1948

Shah OJ, Zargar SA, Robbani I. Biliary ascariasis: a review. World J Surg 2006; 30: 1500–1506

 Koordinator:
R. Bialek

Aspergillose

Klinisches Bild

Schimmelpilze der Gattung Aspergillus können verschiedene Krankheitszustände auslösen. Diese umfassen Hypersensitivitätsreaktionen, die saprophytäre Kolonisation präformierter Hohlräume sowie gewebsinvasive Infektionen mit oder ohne Dissemination bei Patienten mit Abwehrschwäche. Eine symptomlose Kolonisation mit Aspergillus spp. lässt sich gelegentlich bei Patienten mit chronisch-obstruktiven Atemwegserkrankungen nachweisen.

Die **allergische bronchopulmonale Aspergillose** (ABPA), das extrinsische Asthma und die extrinsische allergische Alveolitis gehören zu den Hypersensitivitätsreaktionen. Die ABPA tritt bei chronischen Lungenerkrankungen (z. B. Asthma bronchiale und Mukoviszidose) auf und manifestiert sich mit obstruktiven Symptomen (Atemnot, Husten und zähes, bräunliches Sekret). Röntgenologisch zeigen sich periphere, retikuläre und streifige Verschattungen. Nicht selten geht die Erkrankung in ein chronisches Stadium mit respiratorischer Insuffizienz über.

Aspergillome und **saprophytäre Aspergillosen** bestehen aus makroskopisch sichtbaren Pilzmyzelien in präformierten Hohlräumen wie Lungenkavernen, Bronchiektasen oder Nasennebenhöhlen ohne größere Invasion der randgebenden Gewebe. Radiologisch findet sich ein Rundherd mit oder ohne Luftsichel. Abgesehen von einem intermittierenden Husten ist die Klinik oft blande, es können jedoch unter Umständen lebensbedrohliche Hämoptysen auftreten.

Invasive Aspergillose. Unter den verschiedenen Formen der invasiven Aspergillose ist die invasive pulmonale Aspergillose die mit Abstand häufigste Entität und oft verbunden mit einer Dissemination insbesondere in das ZNS. Klinisch führend sind Fieber, respiratorische und infarktartige Symptome, bei Beteiligung des ZNS subakute bis perakute, fokale oder diffuse neurologische Ausfälle. Die radiologischen Manifestationen an der Lunge sind gerade bei Kindern im Frühstadium uncharakteristisch und umfassen herdförmige wie auch bronchopneumonische Infiltrate. Gefürchtet bei granulozytopenen Patienten ist die Arrosion großer Pulmonalarterienäste mit einer in der Regel letalen

Massenblutung zum Zeitpunkt der Regeneration der Granulopoese. Tracheobronchiale Formen der invasiven Aspergillose sind vor allem bei fortgeschrittener HIV-Infektion und nach Lungentransplantation im Bereich der bronchialen Anastomose beschrieben. Klinische Leitsymptome der bei pädiatrischen Patienten eher seltenen invasiven Aspergillose der Nasennebenhöhlen sind Schwellung, Rötung, Schmerzen im Gesichts- bzw. Orbitabereich und braun-blutiges Nasensekret. Charakteristische Befunde bei primär kutaner invasiver Aspergillose sind Nekrosen bzw. Ulzerationen im Zusammenhang mit Mazerationen durch Infusionsschienen, Verbandmaterial, Elektroden und Gefäßzugängen. Primär gastrointestinale Aspergillus-Infektionen sind sehr selten; klinische Manifestationen dieser luminalen Infektionen sind Ileus und Perforation. Bei disseminierten Infektionen sind die Symptome uncharakteristisch und durch Lokalisation und Ausmaß der Infektion bestimmt.

Ätiologie

Aspergillus spp. sind weltweit und ubiquitär verbreitet. Sie wachsen bevorzugt im Erdreich, in verrottender Vegetation und anderem organischem Debris. Im Krankenhausbereich sind vor allem raumlufttechnische Anlagen, Bauschutt, Wasserhähne und Duschköpfe mögliche Habitate des Erregers. Eine Ansteckung von Mensch zu Mensch ist nicht bekannt.

Von den etwa 25 Aspergillusarten, die bislang mit menschlichen Erkrankungen in Zusammenhang gebracht worden sind, wird Aspergillus fumigatus bei Weitem am häufigsten isoliert, gefolgt von A. flavus, A. niger und A. terreus.

Die übliche Eintrittspforte für die < 5 µm großen Konidien („Sporen") des Erregers ist der Respirationstrakt einschließlich der Nasennebenhöhlen. Weitere seltene Eintrittspforten sind kontaminierte Infusionsschienen, Verbandmaterial, Elektroden oder durch Gefäßzugänge mazerierte Hautbezirke (primär kutane invasive Aspergillose) oder der Gastrointestinaltrakt (primär gastrointestinale invasive Aspergillose).

Epidemiologie

Hypersensitivitätsreaktionen bzw. saprophytäre Aspergillose. Die Mehrzahl der durch Aspergillus-arten bedingten Hypersensitivitätsreaktionen bzw. saprophytären Aspergillosen treten bei Patienten mit chronischen Lungenerkrankungen auf. Betroffen sind im Bereich der Pädiatrie vor allem Patienten mit Mukoviszidose, Asthma bronchiale und bestimmten kongenitalen B-Zell-Defekten. Exakte Daten zur Häufigkeit existieren nicht.

Invasive Aspergillus-Infekionen. Die wichtigsten klinischen Risikofaktoren für invasive Aspergillus-Infektionen sind die prolongierte Granulozytopenie (< 500 neutrophile Granulozyten/µl über ≥ 10 Tage) sowie funktionelle Defekte von Granulozyten und Makrophagen, wie sie nach Kortikosteroidtherapie, „graft-versus-host-disease" (GVHD), fortgeschrittener HIV-Infektion und chronischer Granulomatose (CGD) auftreten. Die Infektionsraten sind am höchsten bei Patienten mit akuter Leukämie (vor allem akute myeloische Leukämie und Leukämie-Rezidive; bis 25%), nach allogener Blutstammzelltransplantation bis zum Engraftment bzw. bei GVHD oder ausgeprägter T-Zell-Defizienz (jeweils um 10%), nach Leber- (bis 10%) und Lungen- bzw. Herz-Lungen-Transplantation (einschließlich tracheobronchialer Infektionen bis 30%) und bei AIDS (bis 10%). Patienten mit CGD haben ein kumulatives Erkrankungsrisiko von bis zu 40%. Bei intensivmedizinisch behandelten Patienten ohne einen der genannten Risikofaktoren und bei unreifen Neugeborenen sind sporadische Fälle berichtet. Die Erkrankung ist selten (< 5%) nach Hochdosistherapie mit autologem Blutstammzell-Rescue und eine Rarität bei Patienten mit soliden Tumoren. Dies unterstreicht die Bedeutung von prolongierter Granulozytopenie und Glukokortikosteroidtherapie in ihrer Pathogenese (siehe S. 641).

Die Prognose der invasiven pulmonalen Aspergillose ist überwiegend ungünstig, insbesondere nach allogener Blutstammzelltransplantation, nach Lebertransplantation und bei AIDS. Außerhalb klinischer Studien liegen die fallbezogenen Letalitätsraten 3 Monate nach Diagnose bei über 65% mit besonders schlechter Prognose bei persistierender Granulozytopenie bzw. Immunsuppression, ZNS-Beteiligung und Blutungsereignissen.

Diagnose

Eine **allergische bronchopulmonale Aspergillose** sollte bei jedem Patienten mit chronischer Lungenerkrankung, rezidivierender pulmonaler Obstruktion und unklaren pulmonalen Infiltraten differenzialdiagnostisch berücksichtigt werden. Weitere diagnostische Kriterien umfassen Eosinophilie, erhöhtes Serum-IgE, erhöhte IgG-anti-Aspergillus-Antikörper (Aspf1-6), einen positiven Hauttest und das Vorliegen einer zentralen Bonchiektasie. Häufig gelingt der Nachweis von Aspergillus spp. im Sputum. Die Diagnostik bei extrinsischem Asthma und extrinsischer allergischer Alveolitis beruhen auf Anamnese, Röntgenbefund, Lungenfunktion, dem Nachweis spezifischer IgE- bzw. IgG-Antikörper und inhalativen Provokationstests.

Diagnostisch bei saprophytären Formen sind bildgebende Verfahren; der spezifische Erregernachweis ist im Falle einer Intervention mit Antimykotika anzustreben.

Invasive Aspergillus-Infektionen. Klinik und radiologische Befunde invasiver Aspergillus-Infektionen sind nicht von denen anderer opportunistischer Fadenpilzinfektionen zu unterscheiden. Deshalb sollte immer der mikrobiologische Nachweis des Erregers aus infektionsverdächtigen Geweben angestrebt werden. Mit Ausnahme von oberflächlichen, diagnostisch zugänglichen Infektionen der Haut und der angrenzenden Weichteile sind alle Formen der invasiven Aspergillose jedoch schwierig zu diagnostizieren. Eine detaillierte, an den klinischen Befunden orientierte Bildgebung mittels Computer- (Lunge) und Magnetresonanztomografie (ZNS, Nasennebenhöhlen u. a. Organe) ist immer erforderlich, um das Ausmaß der Infektion zu erfassen und diagnostische und therapeutische Interventionen einzuleiten. Die hochauflösende Computertomografie erleichtert im Vergleich zum konventionellen Röntgenbild eine frühe Detektion von mit invasiven Schimmelpilzinfektionen zu vereinbarenden pulmonalen Infiltraten. Periphere Infiltrate, das sog. „halo-sign" und Einschmelzungen sind charakteristisch, jedoch bei Kindern relativ selten und nicht erregerspezifisch oder vollständig diagnostisch: Gerade in Frühstadien sind uncharakteristische flächige oder bronchpneumonische Verschattungen häufig.

Abgesehen von A. terreus sind Aspergillusarten nur in Ausnahmefällen in Blutkulturen nachweisbar. Die diagnostische Ausbeute von Kultur und Mikroskopie nach bronchoalveolärer Lavage liegt bei maximal 60%, und selbst die transkutane Lungenbiopsie ist mit konventioneller Methodik häufig nicht diagnostisch. Bei Nachweis von Aspergillus spp. aus dem Respirationstrakt eines symptomatischen Risikopatienten besteht jedoch eine hohe Wahrscheinlichkeit für eine invasive Infektion. Der Nachweis von Galaktomannan-Antigen in Plasma mittels ELISA sowie Verfahren der Nukleinsäureamplifikation von Aspergillus spp. in Blut, respiratorischen Sekreten sowie an Punktions- und Biopsiematerial zeigen eine vielversprechende Sensitivität und Spezifität in klinischen Studien bzw. Fallserien (Evidenz III).

Therapie

Therapieoptionen bei **allergischer bronchopulmonaler Aspergillose** umfassen Bronchodilatatoren und die inhalative oder systemische Gabe von Glukokortikosteroiden. Bei schweren Formen kann die gleichzeitige Behandlung mit Itraconazol in einer Reduktion der Steroiddosis resultieren (Evidenz II). Die Therapie des extrinsischen Asthmas und der extrinsischen allergischen Alveolitis besteht in symptomatischen Maßnahmen und der Expositionsvermeidung. Die Behandlung des *Aspergilloms* ist abhängig von seinen Symptomen und der Schwere der pulmonalen Grunderkrankung und beinhaltet in individueller Abwägung Physiotherapie, systemische Gabe von Azol-Antimykotika und die chirurgische Resektion.

Eckpfeiler der Behandlung **invasiver Aspergillus-Infektionen** sind antimykotische Chemotherapie, die Rekonstitution der vorliegenden Abwehrschwäche sowie geeignete chirurgische Interventionen. Entscheidend ist eine frühe Diagnose und ein früher Therapiebeginn: Bei hinweisenden klinisch-radiologischen Befunden muss bei Hochrisikopatienten die Therapie *umgehend vor Abschluss* der mikrobiologischen Labordiagnostik erfolgen (präemptive Therapie).

Initialtherapie der 1. Wahl ist die intravenöse Gabe von Voriconazol (derzeitig zugelassene Dosisempfehlungen: 14 mg/kgKG/Tag in 2 ED ohne „loading-dose" bei Kindern zwischen 2 und 11 Jahren; 8 mg/kgKG in 2 ED mit einer „loading-dose" von 12 mg/kgKG in 2 ED an Tag 1 für Patienten ≥ 12 Jahre) (Evidenz I). Eine Alternative ist die Gabe von liposomalem Amphotericin B (3 [– 5] mg/kgKG /Tag intravenös in 1 ED) (Evidenz I).

Validierte Optionen der *Zweitlinientherapie* sind je nach Vortherapie liposomales Amphotericin B (3 [– 5] mg/kgKG/Tag intravenös in 1 ED), Amphotericin-B-Lipid-Complex (5 mg/kgKG/Tag intravenös in 1 ED), Voriconazol (Dosierung siehe oben), Caspofungin (50 mg/m^2/Tag intravenös in 1 ED [Tag 1: 70 mg/m^2, maximale Tagesdosis: 70 mg]; Erwachsenendosierung: 50 mg/Tag [Tag 1: 70 mg]), Posaconazol (keine pädiatrische Dosierung; Erwachsenendosierung: 800 mg/Tag per os in 2 bzw. 4 ED) und Itraconazol (keine intravenöse pädiatrische Dosierung; Erwachsenendosierung: 200 mg/Tag in 1 ED [400 mg/Tag in 2 ED an Tag 1 und 2]) (alle Evidenz II).

Aufgrund der guten Penetration in Liquor und Hirngewebe gilt Voriconazol derzeit als Therapie der 1. Wahl bei ZNS-Aspergillose (Evidenz III). Eine rationale Alternative ist die Gabe von liposomalem Amphotericin B in Dosierungen von ≥ 5 mg/kgKG (Evidenz IV). Präklinische Daten und limitierte klinische Erfahrungen deuten einen möglichen Nutzen einer Kombinationstherapie von Caspofungin mit liposomalem Amphotericin B oder Voriconazol an. Wegen der letztendlich fehlenden klinischen Evidenz sollte eine Kombinationstherapie nur im Rahmen eines individuellen Therapieversuches bei fulminanten bzw. massiven, akut lebensbedrohlichen Infektionen erwogen werden. Eine Dosiseskalation von liposomalem Amphotericin B (10 mg/kgKG/Tag in 1 ED) zeigte in der Initialtherapie keine Verbesserung des Therapieansprechens bei erhöhter Nephrotoxizität im Vergleich zu einer konventionellen Dosierung von 3 mg/kgKG (Evidenz I). Der Nutzen einer Dosiseskalation bei refraktären und fulminanten Formen ist weiter ungeklärt. Therapieoptionen für Neugeborene und Kinder im 1. Lebensjahr sind aufgrund fehlender Dosisempfehlungen auf liposomales Amphotericin B (3 [– 5] mg/kgKG/Tag in 1 ED) und Amphotericin-B-Lipid-Complex (5 mg/kgKG/Tag in 1 ED) beschränkt (Evidenz III); für Caspofungin existieren limitierte pharmakokinetische Daten bei unreifen Neugeborenen, die bei fehlenden alternativen Optionen eine Dosisempfehlung von 2 mg/kgKG/Tag bzw. 25 mg/m^2/Tag in 1 ED erlauben.

Neben patienten- und substanzspezifischen Eigenschaften ist bei der Antimykotikaauswahl die erregerspezifische antimikrobielle Suszeptibilität zu berücksichtigen: So hat A. terreus eine verminderte Empfindlichkeit gegenüber Amphotericin B; die differenzialdiagnostisch wichtigen Zygomyzeten sind resistent gegenüber Voriconazol und Caspofungin; und die seltenen Non-Aspergillus-Hyalohyphomyzeten und Phäohyphomyzeten gelten als intrinsisch resistent gegenüber Caspofungin. Für opportunistische Fadenpilze wird derzeit eine Identifizierung auf Speziesebene empfohlen; aufgrund fehlender In-vitro-in-vivo-Korrelationen wird eine Resistenztestung in der Routine nur bei refraktären Infektionen und Durchbruchinfektionen empfohlen.

Bei invasiver pulmonaler Aspergillose ist eine Volumenzunahme der Infiltrate unter hämatopoetischer Regeneration häufig und nicht zwangsläufig als Therapieversagen zu interpretieren. Erfolgreich anbehandelte Infektionen sollten bis zur vollständigen Resolution aller infektionsassoziierten Befunde und der Immundefizienz mit einer effektiven Chemotherapie behandelt werden. Bei klinischer Stabilisierung ist eine orale Konsolidierung mit Voriconazol (2×200 mg/Tag ab einem Alter von 2 Jahren), Itraconazol (5 mg/kgKG/Tag der oralen Suspension in 2 ED ab einem Alter von 2 Jahren; nicht zugelassen; therapeutisches Monitoring erforderlich, Ziel-Talspiegel > 0,5 mg/l) oder Posaconazol (800 mg in 2 – 4 ED ab einem Alter von 18 Jahren) unter Beachtung von Interaktionen und Kontraindikationen möglich (Evidenz IV). Patienten, die einer weiteren intensiven Chemotherapie oder allogenen hämatopoetischen Stammzelltransplantation bedürfen, sollten vor Fortführung der Therapie der Grunderkrankung zumindest ein partielles Therapieansprechen haben und weiter mit vollwirksamen Dosen einer effektiven antimykotischen Therapie behandelt werden (Evidenz III).

Bei granulozytopenischen Patienten sollten alle Antimykotika in Maximaldosierung eingesetzt und die Gabe von G-CSF bzw. GM-CSF erwogen werden (Evidenz IV). Der Stellenwert von Granulozytentransfusionen ist weiter Gegenstand klinischer Studien und lediglich im Rahmen eines Therapieversuches bei nicht absehbarer hämatopoetischer Regeneration und progredienter Infektion gerechtfertigt (siehe S. 641). Falls klinisch erlaubt, sollte eine immunsuppressive Therapie mit Glukokortikosteroiden reduziert oder abgesetzt werden (Evidenz IV). Chirurgische Interventionen sind bei offensichtlichen Fremdkörperinfektionen, bei Läsionen von Haut- und angrenzenden Weichteilen sowie bei Endokarditis, Endophthalmitis und Osteomyelitis, bei operablen fokalen Prozessen des ZNS und anderer tiefer Gewebe zu berücksichtigen. Indikationen für eine chirurgische Intervention bei invasiver pulmonaler Aspergillose sind Läsionen in unmittelbarer Nachbarschaft zu den großen Gefäßen oder Atemwegen, eine von einer fokalen Läsion ausgehende, substanzielle Hämoptyse, und Läsionen, die auf Perikard, Thoraxwand und Bauchhöhle übergreifen. Bei invasiver Sinusi-tis und Granulozytopenie ist das Vorgehen aufgrund der entstehenden Wundflächen auf eine Verbesserung der Belüftung zu beschränken; ein aggressiveres chirurgisches Einschreiten ist nur bei progressiven, therapierefraktären Infektionen indiziert (alle Evidenz IV).

Prophylaxe

Das wesentliche Element der allgemeinen Infektionskontrolle ist die Expositionsprophylaxe gegenüber aerogenen Konidien. Diese beinhaltet eine sorgfältige Instandhaltung raumlufttechnischer und sanitärer Anlagen, den Einsatz von HEPA-Filtern und ggf. „laminar air flow" bei Hochrisikopatienten (Evidenz III) sowie eine Reihe besonderer Maßnahmen bei Bauarbeiten in der Nähe von Hochrisikobereichen, die rechtzeitig mit Architekt, Bauingenieur, Bauleitung und Krankenhaushygiene abzustimmen sind.

Die Datenlage bezüglich Sicherheit und Wirksamkeit einer Chemoprophylaxe bei Hochrisikopatienten (erwartete Inzidenz: $\geq 10\%$) mittels niedrigdosiertem Amphotericin B (0,1 – 0,25 mg/kgKG /Tag), liposomalem Amphotericin B und intranasal oder inhalativ verabfolgtem konventionellem Amphotericin B ist für eine generelle Empfehlung unzureichend. Die präventive Wirksamkeit der inhalativen Gabe von Amphotericin-B-Formulierungen gegenüber invasiven Infektionen der bronchialen Anastomose nach Lungentransplantation erscheint sinnhaft, ist jedoch bislang nicht adäquat geprüft. Eine jüngst publizierte, große, randomisierte plazebokontrollierte klinische Studie bei Erwachsenen zeigte eine signifikante Reduktion invasiver pulmonaler Aspergillosen durch die inhalative Gabe von liposomalem Amphotericin B (12,5 mg an 2 aufeinanderfolgenden Tagen der Woche).

Die präventive Wirksamkeit von Itraconazol (200 mg intravenös in 1 ED bzw. 400 mg per os in 2 ED bis zu 100 Tagen) gegenüber invasiven Fadenpilzinfektionen ist durch eine randomisierte, kontrollierte Studie bei erwachsenen Patienten nach allogener Blutstammzelltransplantation belegt; allerdings betrug die Rate der intoleranzbedingten Studienabbrüche über 35%. Darüber hinaus zeigte eine sorgfältige Metaanalyse eine Reduktion invasiver Aspergillus-Infektionen und eine Reduktion der infektionsassoziierten Letalität bei Patienten mit hämatologischen Neoplasien und allogener Blutstammzelltransplantation nach Gabe der oralen Suspension bei Aufrechterhaltung von Itraconazol-Talspiegeln von $\geq 0,5$ µg/ml. Ein Effekt auf das Gesamtüberleben war in beiden Analysen nicht feststellbar. Während Daten zur präventiven Wirksamkeit von Voriconazol bislang fehlen, haben 2 randomisierte, vergleichende Studien an jeweils ≥ 600 erwachsenen Patienten eine Reduktion invasiver Aspergillus-Infektionen durch Gabe von Posaconazol (600 mg/Tag per os in 3 ED) bei Patienten mit akuter myeloischer Leukämie oder myelodysplastischem Syndrom (Vergleichssubstanzen: Fluconazol oder Itraconazol) und bei allogen transplantierten Patienten mit GVHD (Vergleichssubstanz: Fluconazol) dokumentiert; in der 1. Studie war darüber hinaus ein Überlebensvorteil bei mit Posaconazol behandelten Patienten nachweisbar.

Für Hochrisikopopulationen kann auf Basis der derzeitigen Studienlage eine Prophylaxe mit Posaconazol (600 mg/Tag per os in 3 ED; Patienten ≥ 18 Jahre) (Evidenz I) oder Itraconazol-Suspension (5 mg/kgKG/Tag per os in 2 ED ab einem Alter von 2 Jahren; nicht zugelassen; therapeutisches Monitoring erforderlich) (Evidenz I) und ggf. auch Voriconazol (ungeprüft; Evidenz IV) sinnvoll sein. Bei Kontraindikationen für eine Azolgabe ist liposomales Amphotericin B intravenös (1 – 3 mg/ kgKG/Tag) eine (ungeprüfte) Alternative, bei Jugendlichen auch die bei Erwachsenen geprüfte inhalative Gabe (s. o.).

Die empirische antimykotische Therapie bei Granulozytopenie und persistierendem Fieber ist nach wie vor ein Standard der onkologischen Supportivtherapie. Sie kann als Prophylaxe bei Patienten mit höchstem Infektionsrisiko bzw. als Frühtherapie noch okkulter Infektionen betrachtet werden. Zugelassene Substanzen sind liposomales Amphotericin B, sowie, auf Erwachsene beschränkt, Itraconazol und Caspofungin. Es ist jedoch nicht belegt, ob diese Form der Intervention eine präventive Wirksamkeit gegenüber invasiven Fadenpilzinfektionen hat.

Literatur

Allinson K, Kolve H, Gumbinger HG et al. Secondary antifungal prophylaxis in paediatric allogeneic haematopoietic stem cell recipients. J Antimicrob Chemother 2008; 61: 734 – 742

Burgos A, Zaoutis TE, Dvorak CC et al. Pediatric invasive aspergillosis: a multicenter retrospective analysis of 139 contemporary cases. Pediatrics 2008; 121: e1286 – 1294

De Pauw B, Walsh TJ, Donnelly JP et al. Revised definitions of invasive fungal disease from the European Organization for Research and Treatment of Cancer/ Invasive Fungal Infections Cooperative Group and the National Institute of Allergy and Infectious Diseases Mycoses Study Group (EORTC/MSG) Consensus Group. Clin Infect Dis 2008; 46: 1813 – 1821

Rijnders BJ, Cornelissen JJ, Slobbe L et al. Aerosolized liposomal amphotericin B for the prevention of invasive pulmonary aspergillosis during prolonged neutropenia: a randomized, placebo-controlled trial. Clin Infect Dis 2008; 46: 1401 – 1408

Walsh TJ, Anaissie EJ, Denning DW et al. Treatment of aspergillosis: clinical practice guidelines of the Infectious Diseases Society of America. Clin Infect Dis 2008; 46: 327 – 360

 Koordinator:
A. H. Groll

Mitarbeiter:
B. H. Belohradsky, K. Beutel, H. J. Dornbusch, U. Graubner, A. Haas, Th. Lehrnbecher, J. Liese, F.-M. Müller, F. R. Schuster

Bacillus-cereus-Infektion

Klinisches Bild

Eine B.cereus-Lebensmittelintoxikation kann 2 verschiedene Verläufe nehmen. Entweder kommt es 1 – 6 Stunden nach Ingestion von Speisen, die hitzestabiles Enterotoxin enthalten, ähnlich einer Staphylokokkenintoxikation zu Übelkeit und Erbrechen, oder es wird nach Auskeimen von B. cereus, meist 8 – 16 Stunden nach Aufnahme von kontaminierten Fleischgerichten, ein hitzelabiles Enterotoxin freigesetzt, das eine wässrige Diarrhö und heftige Abdominalkrämpfe verursacht. Nach 1 – 2 Tagen klingt die Intoxikation meist folgenlos ab.

B. cereus kann ferner, vor allem bei immunsupprimierten Patienten, zu lokalen und systemischen Infektionen führen. Haut- und Weichteilinfektionen kommen als postoperative Wund- oder Fremdkörperinfektionen vor. Vorwiegend bei Abhängigen intravenöser Drogen sind akute oder chronische Osteomyelitis, Endokarditis, oder Endophthalmitis (mit schlechter Prognose) beschrieben. Fälle von Meningitis, Enzephalitis, Hirnabszess, Pneumonie oder Shunt-Infektion mit oft letalem Verlauf sind vor allem bei Neugeborenen, Patienten mit Fremdkörper-Implantaten und immunsupprimierten Patienten beschrieben.

Ätiologie

B. cereus („wachsartig") ist ein grampositives, aerobes oder fakultativ anaerobes, sporenbildendes Bakterium. Es bildet hitzestabile, hitzelabile und zytotoxische Exotoxine, welche die unterschiedlichen Manifestationen der Erkrankungen erklären.

Epidemiologie

Die Übertragung von B. cereus erfolgt vorwiegend durch Nahrungsmittel. Sporen von B. cereus finden sich häufig in Fleisch, Gemüse, Kartoffeln und insbesondere Reis. Werden diese Lebensmittel nur kurz erhitzt oder längere Zeit unzureichend gekühlt aufbewahrt, kann es zum Auskeimen und zur Bildung eines hitzestabilen Toxins kommen. Daneben gibt es eine andere Form: Erst intestinal kommt es zum Auskeimen der vegetativen Formen und zur Bildung von hitzelabilem Exotoxin. Ferner sind nosokomial erworbene Infektionen in der Neonatologie beschrieben (alkoholische Desinfektionsmittel sind nicht gegen Sporen von B. cereus wirksam!).

Die **Inkubationszeit** beträgt 1 – 6 Stunden oder 8 – 16 Stunden je nach Aufnahme des Toxins oder der Sporen von B. cereus.

Diagnose

Diese erfolgt durch den quantitativen Erregernachweis in Lebensmitteln, Stuhl und Erbrochenem. Das Untersuchungsmaterial muss deshalb gekühlt ins bakteriologische Labor geschickt werden. Als signifikant gilt der Nachweis von mehr als 10^5 Keimen/g Material. Bei invasiven Infektionen kann der Erreger aus Blut und Liquor cerebrospinalis isoliert werden. Hierbei ist zu beachten, dass der Nachweis von Sporenbildnern wie B. cereus üblicherweise als Kontamination gilt und in der Regel nur der wiederholte Nachweis des Erregers als signifikant zu bewerten ist.

Therapie (Evidenzgrad IV)

Eine **Lebensmittelintoxikation** wird nur symptomatisch durch Rehydratation behandelt. Antibiotika sind nicht indiziert.

Wundinfektionen werden durch oberflächliche Desinfektion und chirurgisches Wunddebridement beherrscht. Systemische Infektionen erfordern eine prompte antibiotische Therapie; infizierte Fremdkörper sollten entfernt werden. Die meisten Isolate von B. cereus sind β-Laktamasebildner, weshalb β-Laktamantibiotika zur Behandlung nicht geeignet sind. Mittel der 1. Wahl sind Vancomycin oder ein Carbapenem (Imipenem, Meropenem), bei immunsupprimierten Patienten in Kombination. Alternativen sind Aminoglykoside, Clindamycin und Erythromycin. Die Dauer der Behandlung richtet sich nach dem klinischen Erfolg.

Prophylaxe und Isolierung

Die Keimproliferation auf Nahrungsmitteln ist durch ausreichendes Erhitzen und kühle Lagerung zu vermeiden. Dies ist besonders bei gekochtem Reis wichtig! Eine Isolierung von Patienten mit Lebensmittelintoxikation oder systemischen Infektionen ist nicht erforderlich. Wundsekrete sind infektiös und entsprechend zu behandeln.

 Koordinator: U. Heininger
Mitarbeiter: R. Berner, R. Roos

Bartonellosen

Klinisches Bild

■ Katzenkratzkrankheit

(verursacht vor allem durch B. henselae)
Hauptmanifestation ist eine überwiegend einseitige, unilokuläre Lymphadenitis. Im Zuflussgebiet des befallenen Lymphknotens oder Lymphknotenpakets findet sich oftmals eine leicht übersehene kleine Hautläsion. In über 90 % der Fälle sind die epitrochleären, axillären, supraklavikulären oder zervikalen Lymphknoten betroffen. Sie können einen Durchmesser von bis zu 5 cm und mehr erreichen. Selten (15 %) kommt es zur Einschmelzung. In der Regel heilt die Lymphadenitis innerhalb von 2 – 4 Monaten ab. In wenigen Fällen persistiert sie über 1 – 3 Jahre. An der Eintrittspforte des Erregers (Biss- oder Kratzwunde) entwickelt sich in 60 – 90 % der Fälle 3 – 10 Tage nach Infektion ein kleines Bläschen oder eine Pustel, die rasch in eine kleine Papel übergeht und verkrustet. Diese kann über Monate bestehen bleiben. Sie gleicht oft einem Insektenstich, juckt aber nicht. Weniger als 50 % der Infizierten entwickeln Fieber. Gleichzeitig können Kopfschmerzen, Gliederschmerzen, Appetitlosigkeit und/oder Übelkeit auftreten. Weitere Symptome können Arthralgien, Exantheme, eine Thrombopenie, ein Erythema nodosum und eine Parotisschwellung sein.

Bei etwa 6 % der Patienten tritt ein okuloglanduläres Syndrom (Parinaud-Syndrom) auf: eine nicht eitrige Konjunktivitis mit einer prä- oder subaurikulären Lymphadenitis. Als Eintrittspforte wird in diesen Fällen die Konjunktiva vermutet.

Sehr selten entwickeln sich 1 – 6 Wochen nach der Lymphadenopathie neurologische Manifestationen: Enzephalitis (Krampfanfälle, Somnolenz), Uveitis, Neuroretinitis und Polyneuritis; auch eine periphere Fazialisparese kann auftreten.

Eine (oft asymptomatische) Bakteriämie kann zu einer Endokarditis (insbesondere bei vorgeschädigten Herzklappen), Myokarditis oder zu einer Osteomyelitis führen. Nur sehr selten kann eine Pneumonie auftreten.

Intermittierende Fieberschübe und rezidivierende, oft heftige Bauchschmerzen können auf einen Befall der Leber und der Milz mit sonografisch nachweisbaren Mikroabszessen hinweisen; eine Hepatosplenomegalie ist dabei nicht immer vorhanden.

Mehrfach wurden venöse Thrombosen als Komplikation einer Katzenkratzkrankheit beschrieben. Möglicherweise triggert eine Infektion mit B. henselae die Entstehung einer Purpura-Schönlein-Henoch.

Bei immunsupprimierten Patienten scheinen Bartonella spp. häufiger zu disseminieren und zahlreiche Hautläsionen, größere Abszesse, osteolytische Herde, Granulome in der Leber und der Lunge sowie aseptische Meningitis zu verursachen.

■ Bazilläre Angiomatose und Peliosis

(verursacht durch B. henselae und B. quintana)
Die bazilläre Angiomatose wurde bei HIV-Infizierten beschrieben: es handelt sich um eine vaskuloproliferative Störung der Haut, Schleimhäute, Lymphknoten und der inneren Organe. Bei der bazillären Peliosis entstehen kleine, blutgefüllte Kavernen in der Leber. Die vaskuloproliferativen Krankheitsbilder stellen das morphologische Korrelat einer chronischen Infektion mit B. henselae oder B. quintana dar.

■ Bakteriämie mit/ohne Endokarditis

(verursacht durch B. quintana)
Mit zunehmender Häufigkeit werden bei HIV-infizierten oder immunsupprimierten Patienten und bei (obdachlosen) Alkoholikern anhaltende Bakteriämien mit Bartonella spp. mit Fieber, Abgeschlagenheit und chronische Lymphadenopathien diagnostiziert. Zudem können subkutane und osteolytische Herde sowie eine Endokarditis auftreten.

Neuerdings wird auch von chronischen Bakteriämien (verursacht z. B. durch B. henselae) bei immunkompetenten Patienten berichtet.

■ Wolhynisches Fieber

(verursacht durch B. quintana)
Charakteristisch für das sehr seltene Wolhynische Fieber (Fünftagefieber, „trench fever") sind 3 – 5 plötzlich einsetzende Fieberschübe von jeweils etwa 5 Tagen Dauer, bilaterale prätibiale Schmerzen, Arthralgien und Kopfschmerzen.

■ **Carrión'sche Krankheit**

(verursacht durch B. bacilliformis)

Die Carrión'sche Krankheit verläuft typischerweise biphasisch: im Rahmen des akuten Oroyafiebers treten Fieber, Muskel-, Gelenk- und Knochenschmerzen, Kopfschmerzen und Desorientiertheit auf. Es entwickelt sich rasch eine schwere makrozytäre Anämie. Ein Teil der Überlebenden entwickelt Monate später Verruga peruana: noduläre Haut- und Schleimhautläsionen und neovaskuläre Proliferationen an inneren Organen, welche über Jahre persistieren können, bis sie schließlich fibrosieren.

Ätiologie

Bartonellen sind kleine gramnegative Bakterien, welche früher unter dem Namen Rochalimaea den Rickettsien zugeordnet waren. Heute gehören Bartonellen zur Familie der Bartonellaceae der Abteilung α-Proteobacteria.

Bartonella henselae ist der häufigste Erreger der Katzenkratzkrankheit. Die bazilläre Angiomatose und die bazilläre Peliosis werden beide von B. henselae oder B. quintana verursacht.

Bartonella clarridgeiae wird neuerdings als weiterer, aber seltener Erreger der Katzenkratzkrankheit diskutiert.

Bartonella quintana verursacht bei HIV-infizierten Patienten, Obdachlosen oder abwehrgeschwächten Patienten Bakteriämien und Lymphadenopathien, ist der Erreger der bazillären Angiomatose und der bazillären Peliosis und bedingt das Wolhynische Fieber.

Bartonella bacilliformis verursacht die Carriónsche Krankheit (Oroyafieber).

Bartonella elizabethae ist ein sehr seltener Erreger von Endokarditis.

Bartonella rochalimaea ist ein seltener Erreger von Fieber und Splenomegalie.

In Europa werden wahrscheinlich alle Bartonellosen (Katzenkratzkrankheit, bazilläre Angiomatose und Endokarditis) durch B. henselae, B. clarridgeiae und B. quintana verursacht.

Epidemiologie

Die **Katzenkratzkrankheit** tritt weltweit auf. Übertragen wird B. henselae überwiegend durch Biss- oder Kratzwunden von jungen (symptomlosen!) Katzen, selten auch von jungen Hunden. Die Bakteriämierate bei Hauskatzen in Deutschland liegt bei 13 %, bei streunenden oder in Tierheimen untergebrachten Katzen bei 16 – 89 %. Insbesondere

bei jungen Katzen besteht eine Bakteriämie oft über Monate (Persistenz von B. henselae in Erythrozyten). Auch eine Übertragung durch Katzenflöhe ist möglich (Katzenflöhe sind zu etwa 25 % infiziert). Zudem häufen sich die Hinweise, dass auch Zecken als Überträger von Bartonella spp. fungieren könnten.

Es gibt inzwischen zahlreiche Hinweise darauf, dass viele weitere Säugetiere eine persistierende Bakteriämie mit B. henselae aufweisen (z. B. Hunde, Pferde, Delphine).

Katzen stellen auch für B. clarridgeiae das bisher einzig bekannte Reservoir dar, wobei Bakteriämieraten von 1,3 – 19 % nachgewiesen wurden.

Die Katzenkratzkrankheit tritt überwiegend zwischen September und Februar auf. Eine Übertragung von Mensch zu Mensch scheint nicht vorzukommen. Familiäre Erkrankungen sind wahrscheinlich durch Kontakt mit demselben Tier bedingt. Vermutlich aufgrund des oft selbst limitierenden Verlaufs wird die Katzenkratzkrankheit in Deutschland selten diagnostiziert. Die Seroprävalenz für B. henselae liegt in Deutschland bei etwa 30 %. Ca. 14 % aller Lymphadenopathien im Kopf-Hals-Bereich sind Ausdruck einer Katzenkratzkrankheit.

Die **Inkubationszeit** der Katzenkratzkrankheit ist unterschiedlich, durchschnittlich 3 – 10 Tage bis zum Auftreten der Hautläsion und weitere 15 – 50 Tage bis zur Lymphadenitis.

B. quintana ist weltweit endemisch, der Mensch wird bisher als das einzige Reservoir angesehen. Eine Übertragung erfolgt durch den Kot von Kleiderläusen. Das Wolhynische Fieber (Grabenfieber) ist an schlechte sanitäre und unhygienische Lebensbedingungen geknüpft und war während des 1. Weltkrieges weit verbreitet. Mittlerweile ist die Krankheit weltweit sehr selten geworden. B. quintana gewinnt allerdings wieder zunehmende Bedeutung als Erreger von Bakteriämien und Endokarditiden bei HIV-infizierten Patienten und Obdachlosen.

Die **Inkubationszeit** beträgt 3 Tage bis 5 Wochen.

Das **Oroyafieber** ist auf die südamerikanischen Andenstaaten beschränkt. Der Mensch stellt das natürliche Reservoir dar, der Erreger wird durch Sandfliegen der Gattung Lutzomyia und anderer Gattungen übertragen.

Die **Inkubationszeit** dieser biphasischen Erkrankung beträgt etwa 3 Wochen.

Diagnose

Die Diagnose der Katzenkratzkrankheit wird aufgrund der Anamnese und des klinischen Verlaufs vermutet.

Die Serologie (empfohlen ist der IFT mit in Zellkulturen produziertem Antigen) ist nach dem derzeitigen Stand die Nachweismethode der Wahl, sie wird aber leider oft falsch interpretiert. Die Durchseuchungsrate liegt bei gesunden Erwachsenen bei 30 % und bei Kindern bei 3,5–13 %. Nur ein IgG-Titer von > 1:200 (1:256) im IFT ist diagnostisch wegweisend; IgG-Titer zwischen 1:50 (1:64) und 1:200 (1:256) können auf eine beginnende oder eine gerade abgelaufene Katzenkratzkrankheit hinweisen, aber auch Ausdruck der Durchseuchungsrate sein. Der Nachweis von IgM (≥ 1:20) kann hier zur Klärung beitragen, gelingt aber bei der Katzenkratzkrankheit nicht immer. Validierte, ELISA-basierte Methoden sind nicht verfügbar. Mittlerweile existieren sensitive, leider wenig speziesspezifische, serologische Tests auch für die übrigen Bartonella-Spezies (IFT, ELISA mit Nachweis von IgG und IgM). Der auf einer Antigenpräparation aus befallenen Lymphknoten basierende Hauttest ist wenig sensitiv und daher sowie aus Sicherheitsgründen obsolet.

Falls die Serologie nicht aussagekräftig ist, besteht die Indikation für eine Exstirpation oder Biopsie eines mutmaßlich befallenen Lymphknotens: Histopathologisch finden sich typischerweise epitheloidzellige Granulome mit Langhans'schen Riesenzellen. Mittels Warthin-Starry-Silberfärbung können die stäbchenförmigen Bakterien (unspezifisch) nachgewiesen werden. In *nicht* formalinfixiertem Material kann eine Speziesidentifikation mittels PCR mit bartonellaspezifischen Primern durchgeführt werden.

Eine Anzüchtung der empfindlichen Bakterien aus Biopsiematerial oder Blutkultur auf festen Spezialnährmedien gelingt nur selten, ist sehr aufwendig, benötigt mindestens 2–3 Wochen und sollte vorher mit einem spezialisierten Labor abgesprochen werden. Wegen der Empfindlichkeit der Erreger sollte die Transportzeit möglichst kurz sein. Bei Verdacht auf Bartonellen-Bakteriämie sollte der Erregernachweis mittels PCR angestrebt werden. Neue Flüssigmedien scheinen ge-genüber konventionellen Medien einen Vorteil in der Erreganzucht zu bieten.

Differenzialdiagnostisch ist, vor allem bei Befall eines zervikalen Lymphknotens, auch an eine Infektion durch nicht tuberkulöse Mykobakterien oder an Toxoplasmose zu denken.

Therapie (Evidenzgrad für

Katzenkratzkrankheit I, sonst IV)
Wegen des prognostisch günstigen Verlaufs der Katzenkratzkrankheit sind in der Regel weder eine chirurgische Intervention noch eine antibiotische Therapie notwendig. Bei prolongierter oder disseminierter Infektion, Organbefall oder der bazillären Angiomatose wird eine Therapie mit Azithromycin (alternativ: Roxithromycin oder Doxyzyklin), evtl. in Kombination mit Rifampicin, für 5 Tage (bis Monate) empfohlen. Rückfälle bei immunsupprimierten Patienten sind nicht selten. Eine 4- bis 6-wöchige Therapie mit Doxyzyklin und Rifampicin scheint Dauer und Folgen einer durch B. henselae verursachten Retinitis zu mindern.

Prophylaxe (Evidenzgrad IV)

Aufgrund des zumeist gutartigen Verlaufs bezüglich der Katzenkratzkrankheit ist eine Prophylaxe nicht erforderlich. Immunsupprimierte und HIV-infizierte Patienten sollten den Kontakt insbesondere zu jungen Katzen meiden. Eine Prophylaxe gegen nicht tuberkulöse Mykobakterien mit Clarithromycin bei HIV-infizierten Patienten schützt diese auch vor einer Erkrankung mit Bartonella spp. Sinnvoll ist die Bekämpfung der Kleiderläuse (B. quintana), der Katzenflöhe und möglicherweise auch der Zecken (B. henselae). Inwieweit weitere Tierkontakte ein mögliches Risiko für Bartonella-Infektionen darstellen, kann zurzeit nicht abschließend beurteilt werden.

 Koordinator:
D. Nadal

Mitarbeiter:
V. Kempf, E. Lutz, A. Oehme

Brucellose

Synonyma: Febris undulans, Maltafieber, Mittelmeerfieber, Morbus Bang

Klinisches Bild

Die Brucellose verläuft subklinisch, akut oder bei länger als 1 Jahr bestehenden Symptomen chronisch. Ohne spezifische Symptome kann eine akute Brucellose mit Arthralgien, Müdigkeit, Appetitlosigkeit, Erbrechen, Gewichtsverlust, Myalgien, Nachtschweiß, Kopfschmerzen und Konzentrationsstörungen beginnen. Unbehandelt schreitet die Krankheit mit über Wochen andauerndem undulierendem, remittierendem, intermittierendem Fieber oder einer septischen Kontinua fort bei nur milden Entzündungszeichen. Nasenbluten, petechiale Blutungen, trockener Husten, Obstipation und Bauchschmerzen können die Krankheit begleiten. Nach Ausbildung einer Lymphadenitis kommt es zu Hepato- und/oder Splenomegalie mit leicht bis mäßig erhöhten Transaminasen (bis 50 %). Blutbildveränderungen sind häufig: Anämie (33 – 64 %), Leukopenie (30 – 38 %), Thrombozytopenie (2 – 28 %), im Differenzialblutbild meist Lymphomonozytose. Eine Panzytopenie ist seltener (3 – 14 %), kann aber mit Hämophagozytose assoziiert sein; gelegentlich autoimmunhämolytische Anämie mit Immunthrombozytopenie (Evans-Syndrom).

Komplikationen mit lokalisiertem Organbefall treten in 1 – 30 % der Fälle auf: je später mit einer antibiotischen Therapie begonnen wird, desto häufiger. Im Kindesalter kommt es bei bis zu 30 % der Patienten zu einer eitrigen Arthritis des Hüft- oder Kniegelenks, seltener zu der im Erwachsenenalter häufigen Sakroiliitis oder Spondylitis. Einseitige Epididymitiden-Orchitiden, interstitielle Nephritiden oder Pyelonephritiden werden bei 2 – 10 % gefunden. Im Kindesalter ist eine Neurobrucellose mit den Symptomen einer Meningoenzephalitis, Radikulitis oder eines chronischen Müdigkeitssyndroms selten (< 1 %). Die Letalität der unbehandelten Brucellose liegt bei 2 %. Häufigste Todesursache ist die bei weniger als 2 % aller Patienten, jedoch in für Maltafieber endemischen Gebieten bei 8 – 10 % auftretende Endokarditis (v. a. Aortenklappe). Vorschädigung der Klappe ist ein Risikofaktor für die Infektion.

In der Schwangerschaft erhöht eine Brucellose das Risiko für eine Fehlgeburt (10 – 42 %) oder einen intrauterinen Fruchttod (etwa 2 %). Dies ist nicht Folge einer diaplazentaren Infektion, sondern auf die akute fieberhafte Erkrankung zurückzuführen.

Ätiologie

Brucellen sind gramnegative, fakultativ intrazelluläre, pleomorphe, unbegeißelte, strikt aerobe kokkoide Bakterien. Aufgrund hoher DNA-Homologie (> 90 %) wird vorgeschlagen, dem Genus Brucella nur noch eine einzige Spezies, nämlich B. melitensis, zuzuordnen. Die Biogruppen melitensis, abortus, suis und canis sind danach nur Adaptationen an spezielle Wirtsspezies. Die Biogruppe melitensis hat die höchste Virulenz für Menschen, gefolgt von suis, abortus und canis.

Nach Eindringen in den Körper werden die Brucellen von polymorphkernigen Granulozyten und Makrophagen phagozytiert. Einige werden abgetötet, andere können persistieren und sich vermehren. Pathogene, in Vesikeln in die Zelle aufgenommene Brucellen unterdrücken die TNFα-Produktion, verhindern die Apoptose der Wirtszelle und vermeiden die Fusion mit Phagolysosomen. Statt dessen fusioniert die brucellenhaltige Vakuole mit dem endoplasmatischen Retikulum und Brucellen schaffen sich dort ein eigenes replikatives Kompartiment. Dabei kommt es zu einer Anreicherung der Organismen in den Organen des retikuloendothelialen Systems, insbesondere in Leber und Milz, wo sich die Bakterien weiter vermehren. Erst die zellvermittelte Immunität mit Aktivierung der Makrophagen führt zur Abtötung der Brucellen.

Epidemiologie

Die Brucellose ist eine Anthropozoonose, wobei am häufigsten die Erreger von Ziegen und Schafen (Biogruppe melitensis – Mittelmeerraum, Afrika, naher Osten), weniger häufig von Rindern (Biogruppe abortus – Mittel- und Südamerika, Indien), Schweinen (Biogruppe suis – Nordamerika), Hasen (Biogruppe suis – Europa) oder selten auch von Hunden (Biogruppe canis) übertragen werden. In Deutschland gelten die Nutzviehbestände seit Längerem als brucellosefrei. Dies wird durch national und europaweit festgelegte Untersuchungen ständig kontrolliert. Wildtiere wie Wildschweine sind in Deutschland fast zu einem Viertel mit Brucellen infiziert, allerdings möglicherweise mit einem für den Menschen wenig pathogenen Biovar. Brucellen sind außerhalb des Wirts sehr widerstandsfähig. Im Leitungswasser können sie 2 Monate, in der Erde 10 Wochen, in Milch 4 Wochen, in reifendem Ziegenkäse bei 4 – 8 °C 6 Monate und in flüssigem Medium bis zu 2 Jahre überleben.

Menschliche Erkrankungen werden im Allgemeinen nicht in Deutschland erworben, sondern aus Urlaubs- und Heimatländern importiert und gehen in der Regel auf den Verzehr kontaminierter Lebensmittel oder einen direkten Kontakt zu infizierten Tieren zurück.

Kinder infizieren sich meist über den Gastrointestinaltrakt durch den Genuss nicht pasteurisierter, erregerhaltiger Rohmilch oder Milchprodukte. Landwirte, Tierärzte, Melker und Schlachter nehmen die Brucellen bei Kontakt mit Milch oder Urin, erregerhaltigem Gewebe (besonders hohe Dichten in Plazentagewebe und Lochien) über kleinste Hautläsionen perkutan oder auch aerogen auf. Ein Eindringen der Brucellen über die intakte Konjunktiva ist möglich.

Eine direkte Übertragung von Mensch zu Mensch ist nur über Knochenmarktransplantation, Bluttransfusion, Geschlechtsverkehr sowie Stillen beschrieben. Bei stillenden Müttern ist 72 Stunden nach begonnener adäquater antibiotischer Therapie von keiner Infektiosität mehr auszugehen.

Die Brucellen sind endemisch im Mittelmeerraum, auf der arabischen Halbinsel sowie in Afrika, Asien, Mittel- und Südamerika. In Deutschland ist die Brucellose sehr selten (25 – 30 Fälle pro Jahr).

Die **Inkubationszeit** ist äußerst variabel (1 Woche bis mehrere Monate) und liegt im Mittel bei 2 – 3 Wochen.

Diagnose

Wegen der variablen Inkubationszeit und dem Fehlen pathognomonischer Zeichen kann die Diagnosestellung schwierig sein. Wichtig ist es, bei ungewöhnlich lange dauernden fieberhaften Erkrankungen unklarer Ursache und entsprechenden anamnestischen Hinweisen an die sehr seltene Brucellose zu denken und die notwendige Labordiagnostik durchzuführen: Anzucht des Erregers und Antikörpernachweis. Neben dem Anlegen wiederholter Blutkulturen im Fieberanstieg vor antibiotischer Therapie ist der Erregernachweis

aus Knochenmark, exstirpierten Lymphknoten sowie Abszess- und Knocheneiter möglich. Dabei ist dem Labor wegen des Risikos einer Laborinfektion (Sicherheitsbedingungen der Stufe S 3), der notwendigen verlängerten Bebrütung der Blutkulturflaschen (> 6 – 28 Tage) und der speziellen Nährstoffansprüche der Brucellen unbedingt die Verdachtsdiagnose mitzuteilen. Bei Blutkultursystemen mit radiometrischer Erfassung kann die Diagnose oft schon in weniger als 10 Tagen gestellt werden. Mittels PCR ist ein schneller direkter Nachweis der Brucellen aus mononukleären Zellen oder Serum möglich.

Mit der Agglutinationsreaktion werden agglutinierende IgG- und IgM-Antikörper gegen die LPS-Antigene von B. melitensis, B. abortus, B. suis (nicht aber B. canis) nachgewiesen. Antikörper gegen O-Antigene von Yersinia enterocolitica 09, Francisella tularensis, Vibrio cholerae, E. coli O157, Stenotrophomonas maltophilia sowie Salmonellen können durch Kreuzreaktionen zu falsch positiven Ergebnissen führen. Der Vorteil der mittels ELISA bestimmten Brucella-IgG-, -IgA- und -IgM-Antikörper liegt in der höheren Sensitivität der Methode und bei Verwenden eines LPS-freien Antigens auch höheren Spezifität. Auch die im ELISA nachgewiesenen IgG- und IgA-Antikörper persistieren über Jahre. Neuere ELISA-Tests ermöglichen über den Nachweis von IgG-Antikörpern gegen ein 18 kD großes brucellaspezifisches zytoplasmatisches Antigen die Unterscheidung zwischen aktiver und inaktiver Brucellose. Im Falle einer Neurobrucellose mit lymphozytärer Pleozytose, erhöhter Proteinkonzentration bei leicht erniedrigtem Glukosespiegel im Liquor kann die Diagnose mittels Bestimmung spezifischer IgG- und IgA-Antikörper in Liquor und Serum bestätigt werden; der kulturelle Nachweis aus dem Liquor gelingt nur bei weniger als 20 % dieser Patienten.

Therapie (Evidenzgrad I)

Wegen der intrazellulären Persistenz der Brucellen ist zur Vermeidung von Rückfällen eine antibiotische Kombinationstherapie über mindestens 6 Wochen erforderlich. Obwohl Streptomycin besonders in der Kombinationstherapie sehr wirksam ist, sollte es wegen der Nebenwirkungen beim 1. Behandlungsversuch nicht eingesetzt werden.

Die WHO empfiehlt:

- Kinder unter 9 Jahren: Trimethoprim (10 mg/kgKG/Tag) per os und Sulfamethoxazol (50 mg/kgKG/Tag) per os + Rifampicin (20 mg/kgKG/Tag) per os für 6 Wochen; alternativ für die ersten 5 Tage statt Rifampicin Gentamicin (5 mg/kgKG/Tag) intravenös.

- Ältere Kinder, Erwachsene: Doxyzyklin (2 – 4 mg/kgKG/Tag; maximal 200 mg) per os über 6 Wochen + Rifampicin (600 – 900 mg) oder Doxyzyklin wie oben + Gentamicin (Streptomycin) für 2 – 3 Wochen.

Bei lokalisiertem Organbefall wie Endokarditis oder Arthritis sollten Doxyzyklin oder Ciprofloxacin oder Cotrimoxazol mit Gentamicin und Rifampicin kombiniert und die Therapiedauer auf bis zu 6 – 9 Monate verlängert werden. Bei einer Neurobrucellose kann ZNS-gängiges Ceftriaxon mit Doxyzyklin oder Rifampicin kombiniert werden.

Rückfälle (etwa 5 % der behandelten Patienten) sind nicht durch die Selektion resistenter Stämme zu erklären und daher mit einem 2. Therapiezyklus der gleichen Antibiotika zu behandeln. Zur In-vivo-Wirksamkeit von Carbapenemen fehlen klinische Daten. Zur Vermeidung einer Herxheimer-Reaktion bei Beginn der antibiotischen Behandlung können Kortikosteroide gegeben werden. Nach erfolgreicher Therapie sinken die Antikörpertiter.

Prophylaxe

Expositionsprophylaktische Maßnahmen sind vorrangig: Vermeiden des Kontakts mit potenziell infektiösen Tieren, Pasteurisieren von Milch und Milchprodukten, Sanierung der Nutztierbestände. Patienten mit Brucellose brauchen nicht isoliert zu werden, ausgenommen solche mit erregerhaltigen Dränageflüssigkeiten. Ein Impfstoff steht nicht zur Verfügung. Wegen möglicher Übertragbarkeit durch Blut und Blutprodukte sind Personen mit akuter oder abgelaufener Brucellose von einer Blutspende auszuschließen. Nach durchgemachter Erkrankung besteht lebenslange Immunität. Der Erregernachweis im Labor ist meldepflichtig. Brucellen gehören zu den biologischen Waffen der Kategorie B. Zur Prophylaxe nach Exposition wird Doxyzyklin plus Rifampicin oder Cotrimoxazol plus Rifampicin über 3 Wochen empfohlen.

Literatur
Al Dahouk S, Nockler K, Hensel A et al. Human brucellosis in a nonendemic country: a report from Germany, 2002 and 2003. Eur J Clin Microbiol Infect Dis 2005; 24: 450 – 456

Robert Koch-Institut. http://www.rki.de; Infektionskrankheiten A–Z. Brucellose. Stand: Juli 2008

 Koordinator:
H.-I. Huppertz

Mitarbeiter:
H. J. Schmitt

Burkholderia-Infektionen

Burkholderia-cepacia-Komplex-Infektionen

Klinisches Bild

Bakterien des B.cepacia-Komplexes sind vor allem bekannt als Erreger pulmonaler Infektionen bei Patienten mit Mukoviszidose (CF). Aber auch bei Frühgeborenen, Patienten mit malignen Erkrankungen oder septischer Granulomatose können diese Erreger zum Teil schwere Infektionen (u. a. Pneumonie, Lymphadenitis) hervorrufen.

Chronische Infektionen bei manchen CF-Patienten führen zu einer deutlichen Verschlechterung der pulmonalen Situation und der Gesamtprognose des Patienten.

Ätiologie

Es handelt sich um aerobe, nicht sporenbildende, gramnegative Stäbchen. Die Bakterien, die früher als B. cepacia identifiziert wurden, umfassen eine Gruppe verwandter Arten, die zusammen zwar noch als B.cepacia-Komplex bezeichnet werden, nun aber nach ihrem jeweils eigenen Speziesnamen benannt werden. Auch die vormals übliche Bezeichnung als „Genomovare" ist abgelöst und zur Orientierung noch in der folgenden Listung als römische Zahl, gefolgt von der Häufigkeit der Erreger, in der Population der nordamerikanischen Mukoviszidosepatienten in Klammern angegeben. Die Klassifizierung ist noch nicht abschließend geklärt, aktuell umfasst der B.cepacia-Komplex folgende 9 Spezies: B. cepacia (I; 3 %), B. multivorans (II, 40 %), B. cenocepacia (III, 45 %), B. stabilis (IV, < 1 %), B. vietnamiensis (V, 6 %), B. dolosa (VI, 4 %), B. ambifaria (VII, 1 %), B. anthina (VIII, < 1 %), B. pyrrocinia (IX, < 1 %), nicht determiniert 1 %. Alle diese Bakterien sind in der Umwelt (Wasser, Boden, Pflanzen, Früchte usw.) weit verbreitet und können als Feuchtkeime bezeichnet werden.

Epidemiologie

Überwiegend handelt es sich um nosokomiale Infektionen. Fallhäufungen solcher Infektionen (z. B. auf Intensivstationen und in der Neonatologie) wurden beschrieben. Keimquellen waren dabei bspw. kontaminierte Beatmungsgeräte, Vernebler, Infusionslösungen, Desinfektionsmittel und auch zur Körperpflege verwendete Befeuchtungsmilchen. Die Erreger können von CF-Patienten über respiratorische Tröpfchen, viel wahrscheinlicher aber durch direkten oder engen Kontakt auf bisher nicht mit diesen Bakterien besiedelte CF-Patienten übertragen werden.

Diagnose

Die Erreger werden mittels bakteriologischer Kultur nachgewiesen. Durch Verwendung von Selektivnährboden kann die Anzuchtrate erhöht werden. Die Feindifferenzierung erfordert molekularbiologische und weitere spezielle Methoden (Referenzlabors). Solche Untersuchungen können bei CF-Patienten, insbesondere vor einer Lungentransplantation, indiziert sein.

Therapie (Evidenz IV)

Die meisten Experten empfehlen eine Kombinationstherapie (mit 2 bzw. 3 Antibiotika, siehe auch S. 592). Es macht keinen Sinn, 2 β-Laktamantibiotika zu kombinieren. Am besten werden Antibiotika mit verschiedenen Wirkmechanismen kombiniert. Die in vitro wirksamste Substanz gegen B. cepacia ist Meropenem. Unterschiedlich wirksam sind Piperacillin, Ceftazidim, Cotrimoxazol, Doxyzyklin, Minozyklin, Chloramphenicol und Ciprofloxacin. Eine retrospektive Auswertung hat gezeigt, dass der Effekt einer i.v.-Therapie, die Temocillin enthält, auf die Lungenfunktion einer Standard-i.v.-Therapie ebenbürtig ist.

In Zukunft kommt evtl. auch Tigezyklin in Betracht (initiale Gabe von 100 mg per infusionem über 60 Minuten; danach alle 12 Stunden 50 mg per infusionem über 30 – 60 Minuten). Ferner scheint die antimikrobielle Aktivität von Doripenem vergleichsweise gut zu sein.

Obwohl Aminoglykoside und Polymyxin in vitro nicht wirksam sind, gibt es Hinweise, dass sie bei der Behandlung von B.cepacia-Komplex-Infektionen in Kombination mit anderen Medikamenten klinisch hilfreich sind. Ähnlich zeigen In-vitro-Daten für Azithromycin, welches alleine nicht wirksam ist, in Kombination mit Trimethoprim-Sulfamethoxazol oder Ceftazidim oder Doxyzyklinen, dass 20 % der sonst resistenten Burkholderia-cepacia-Komplex-Stämme gehemmt werden konnten. An eine Kombinationstherapie mit Verneblung und intravenöser Gabe von Meropenem und Tobramycin ist zu denken. Ferner gibt es Hinweise auf einen günstigen Effekt von inhalativem Tobramycin, kombiniert mit Amilorid bei Burkholderia-cepacia-Infektionen in vitro und in vivo.

Prophylaxe

Die Prophylaxe nosokomialer Infektionen besteht in der strikten Einhaltung der entsprechenden krankenhaushygienischen Vorschriften.

CF-Patienten, die mit Bakterien aus dem B.cepacia-Komplex infiziert sind, müssen von negativen CF-Patienten räumlich oder zeitlich getrennt werden. Dies ist auch wichtig, da einige Klone nicht nur eine gesteigerte Virulenz, sondern auch eine gesteigert Transmission aufweisen.

Melioidose

Klinisches Bild

Das klinische Bild ist vielfältig (und ähnlich dem Rotz). Fieber, Pneumonie, Haut-Weichteil- und Knochen-Gelenk-Infektionen sowie Sepsis sind häufig. Bei Kindern kann eine eitrige Parotitis vorkommen. Bei einer disseminierten Infektion ist mit Abszessen in Lunge, Leber, Milz und Nieren zu rechnen.

Ätiologie

Der Erreger der Melioidose ist Burkholderia pseudomallei, ein gramnegatives, aerobes, nicht sporenbildendes Stäbchen. Es kommt vorwiegend im Wasser, feuchten Böden und Reisfeldern (in Nordost-Thailand sind bis zu 50 % der Reisfelder kontaminiert) vor. B. pseudomallei wird meist perkutan (Hautverletzungen) übertragen, seltener mittels Inhalation und Ingestion. Eine transplazentare und perinatale Transmission sowie eine Übertragung via Muttermilch sind möglich.

Epidemiologie

Die Melioidose ist in Südostasien und Nordaustralien endemisch. Es wurden Inzidenzraten von 16,5 Fällen auf 100 000 Einwohner für Nordaustralien und 4,4 Fälle auf 100 000 Einwohner für Thailand für die Jahre 1989 – 1999 beschrieben. Die Melioidose kommt aber auch in anderen tropischen und subtropischen Regionen vor. Einzelfälle werden auch aus Ländern beschrieben die an subtropische Regionen angrenzen.

Die **Inkubationszeit** ist variabel: wenige Tage (akute Melioidose) bis Jahrzehnte (chronische Melioidose), was bei Erkrankungen nach Aufenthalt in endemischen Gebieten zu berücksichtigen ist.

Diagnose

Differenzialdiagnostisch sollte bei fieberhaften Erkrankungen unklarer Genese nach Aufenthalt in Endemiegebieten auch an Melioidose gedacht werden (z. B. nach der Tsunami-Katastrophe). Das gilt besonders im Falle immundefizienter Patienten (u. a. Diabetes mellitus, chronische Nierenkrankheit, zystische Fibrose). Die Diagnose wird durch Anzucht von B. pseudomallei aus dem Rachenabstrich, aus Blut oder Abszesspunktat gesichert (vorher Labor informieren). Der Wert serologischer Methoden (indirekter Hämagglutinationstest, Immunoassay, Nachweis von spezifischem IgM) ist umstritten. Am ehesten kommt ein Komplementfixationstest infrage. Eine mehr als 4-fache Titerbewegung mit einem Titer größer als 1:20 gilt als positiv. Jedoch sollte in Betracht gezogen werden, dass starke Kreuzreaktionen mit dem nicht pathogenen B. thailandensis, einem ubiquitären Umweltkeim, bestehen. In spezialisierten Laboratorien ist eine PCR möglich.

Therapie (Evidenz III und IV)

Die Melioidose ist schwer zu behandeln. Entscheidend ist ein rascher Therapiebeginn! Eine Verzögerung des Therapiebeginns über mehr als 48 Stunden nach Auftreten signifikanter Symptome führt zu einem drastischen Anstieg der Letalität bis zu 80 %. Es gibt nur begrenzte Informationen über eine wirksame Behandlung, da keine größeren Behandlungsstudien existierten.

Für einfache Hautinfektionen ist eine Kombination von mindestens 2 Antibiotika (z. B. TMP/SMX und Amoxicillin/Clavulansäure) für 30 Tage erforderlich. Danach erfolgt eine Monotherapie mit Amoxicillin/Clavulansäure (60 mg/kgKG/Tag per os) oder Trimethoprim (4 mg/kgKG/Tag in 2 Dosen)/Sulfamethoxazol (20 mg/kgKG/Tag in 2 Dosen) über 60 – 150 Tage.

Für die pulmonale und systemische Melioidosebehandlung gilt folgende Empfehlung: Initial wird eine Kombinationstherapie mit Ceftazidim (150 mg/kgKG/Tag [bis zu 3 g] in 3 Einzeldosen) oder Meropenem (75 mg/kgKG/Tag in 3 Einzeldosen) für mindestens 14 Tage mit zusätzlich Cotrimoxazol (8 mg/kgKG bis zu 320 mg/Tag per os oder bei schweren Fällen 40 mg/kgKG bis zu 1600 mg/Tag i. v.) angewendet. Danach wird eine 20-wöchige Therapie mit Cotrimoxazol (8 mg/kgKG/Tag in 2 Einzeldosen) durchgeführt, um Rezidive zu vermeiden. Die Rezidivrate kann bis zu 23 % betragen. Alternativ kann Amoxicillin/Clavulansäure gegeben werden; allerdings sind hier wesentlich höhere Rezidivraten zu erwarten.

Prophylaxe

Zurzeit gibt es keine allgemein anerkannte Prophylaxe oder Metaphylaxe. Unter bestimmten Umständen (Eltern erkrankt, großer Anteil der Reisegruppe in Behandlung, sehr hoher Titer) sollte eine Metaphylaxe mit TMP/SMX wie bei der Nachbehandlung von unkomplizierten Hauterkrankungen durchgeführt werden.

Andere Burkholderia-Arten

Bei primär oder sekundär immunsupprimierten Patienten ist auch damit zu rechnen, dass andere Spezies von Burgholderia, wie z. B. B. glumae, schwere Infektionen der Lunge oder Haut hervorrufen können.

Literatur

Bernhardt SA, Spilker T, Coffey T et al. Burkholderia cepacia complex in cystic fibrosis: frequency of strain replacement during chronic infection. Clin Infect Dis 2003; 37: 780–785

Boyanton BL et al. Burkholderia gladioli osteomyelitis in association with chronic granulomatous disease: case report and review. Pediatr Infect Dis J 2005; 24: 837–839

Doit C et al. Outbreak of Burkholderia cepacia bacteremia in a pediatric hospital due to contamination of lipid emulsion stoppers. J Clin Microbiol 2004; 42: 2227–2230

Göbels D. Diagnose: Melioidose. Dtsch Arztebl 2005; 102: 1729–1732

Murray S, Charbeneau J, Marshall BC et al. Impact of burkholderia infection on lung transplantation in cystic fibrosis. Am J Respir Crit Care Med 2008; 178 (4): 363–371

Robert Koch-Institut. Melioidose: Fallbericht zu einer importierten Erkrankung. Epid Bull 2005; 19: 165–167; http://www.rki.de; Stand: Oktober 2008

Peacock SJ. Melioidosis. Curr Opin Infect Dis 2006; 19: 421–428

Peacock SJ, Schweizer HP, Dance DA et al. Management of accidental laboratory exposure to Burkholderia pseudomallei and B. mallei. Emerg Infect Dis 2008; 14: e2

 Koordinator:
M. Griese

Mitarbeiter:
T. M. Eckstein, F.-M. Müller, F.-B. Spencker

Campylobacter-Infektionen

Klinisches Bild

Viele Infektionen verlaufen asymptomatisch.

Klinisch lässt sich die Campylobacter-jejuni-Enteritis von einer Enteritis anderer Genese nicht unterscheiden (siehe S. 614). Die Krankheit beginnt häufig mit katarrhalischen Symptomen, es folgen wässrige, oft schleimige, auch blutige Durchfälle. Die Mehrzahl der Patienten hat erhöhte Temperaturen, wenngleich Bakteriämien eine Rarität darstellen. Erbrechen, Kopf-, Glieder- und Gelenkschmerzen treten bei jedem 3. Patienten auf. Die Entzündungsparameter sind mittelgradig erhöht.

Komplikationen sind selten. In Ausnahmefällen kann es zu Meningitis, Sepsis, Abszessen, Pneumonie, Guillain-Barré-Syndrom sowie zu einer septischen oder reaktiven Arthritis kommen. Systemische Manifestationen durch Campylobacter fetus betreffen vorwiegend Neugeborene mit Bakteriämie, Endo- oder Perikarditis, Meningitis.

Protrahierte oder chronische Formen sind selten und betreffen vorwiegend immundefiziente Patienten, z.B. metastatische Hautabsiedelungen bei Kindern mit Antikörpermangelsyndrom.

Ätiologie

Campylobacter sind kommaförmige, gramnegative, bi- oder monopolar begeißelte und β-Laktamase-bildende korkenzieherförmige Bakterien. Sie sind invasiv und produzieren ein in seiner Bedeutung noch nicht geklärtes Toxin.

Bisher wurden 21 Subspezies identifiziert, von denen Campylobacter jejuni (hierzu zählt auch C. coli) und Campylobacter fetus die wichtigsten, humanpathogenen Spezies sind. C. fetus wird selten aus dem Gastrointestinaltrakt isoliert und nicht als Enteritiserreger angesehen. Er wurde aus Cervix und Vagina schwangerer Frauen kultiviert und verursacht Aborte und Frühgeburten.

Epidemiologie

C. jejuni stellen mit den Salmonellen-Spezies die häufigsten bakteriellen Erreger einer akuten infektiösen Enteritis dar (altersabhängig 5–15% der Enteritispatienten). Für 2007 lag die Inzidenz im Bundesdurchschnitt bei 80 Erkrankungen pro 100 000 Einwohner. Kinder im Vorschulalter sind bevorzugt betroffen. In ländlichen Gebieten wird C. jejuni öfter nachgewiesen als in Städten. Eine saisonale Häufung besteht in den Sommer- und Herbstmonaten.

Die Übertragung erfolgt fäkal-oral, vor allem durch Lebensmittel (unzureichend gekochtes Geflügel, Fleisch, rohe Milch, Eier) und kontaminiertes Trinkwasser. Auch Haustiere (junge Hunde, Katzen, Geflügel) können Infektionsquellen darstellen, insbesondere für Säuglinge und Kleinkinder. Kleinepidemien sind vor allem in Gemeinschaftseinrichtungen möglich. Eine wochen- bis monatelange Ausscheidung muss beachtet werden.

Die **Inkubationszeit** beträgt 2–7 Tage, die mittlere Ausscheidungsdauer 2–4 Wochen.

Diagnose

Aus dem möglichst frischen Stuhl erfolgt die Kultivierung. Der Nachweis von C. jejuni und C. coli kann auch durch Antigennachweis im Stuhl mittels ELISA oder durch PCR erfolgen. Die serologische Diagnostik ist, von untergeordneter Bedeutung.

Therapie (Evidenzgrad IV)

Fast immer ist eine symptomatische Therapie durch orale Rehydratation ausreichend (Einzelheiten siehe S. 614). In Ausnahmefällen (Säuglinge unter 4 Monaten, immunsupprimierte oder immundefiziente Patienten, Sepsis oder Meningitis) ist eine antibiotische, dann meist auch stationäre Behandlung erforderlich. Nur ein Therapiebeginn in den ersten 4 Krankheitstagen verkürzt die Krankheitsdauer.

Mittel der Wahl ist Erythromycin (40 mg/kgKG/Tag); bei der Sepsis Gentamicin (4–5 mg/kgKG/Tag), alternativ Imipenem (50 mg/kgKG/Tag), bei Meningitis Meropenem.

Die Therapiedauer sollte 5–7 Tage nicht unterschreiten. Die rasche Resistenzentwicklung, vor allem gegen Erythromycin (insbesondere bei C. fetus), muss berücksichtigt werden.

Prophylaxe (Evidenzgrad IV)

Der Nachweis von darmpathogenen Campylobacter-Spezies ist meldepflichtig, sofern eine akute Infektion anzunehmen ist (§7 IfSG). Allgemeine prophylaktische Maßnahmen bestehen aus Händedesinfektion, ausreichendem Garen von Fleisch, Geflügel und Eiern sowie der Vermeidung von roher Milch und kontaminiertem Wasser.

Stillen reduziert bei Säuglingsinfektionen die Häufigkeit von Durchfallerkrankungen durch maternale Anti-Campylobacter-jejuni-Antikörper.

Es gibt keine Impfung.

Nach Abklingen des Durchfalls können Gemeinschaftseinrichtungen wieder besucht werden.

Literatur

Allos BM. Campylobacter jejuni infections: Update on emerging issues and trends. Clin Infect Dis 2001; 32: 1201 – 1206

Butzler JP. Campylobacter, from obscurity to celebrity. Clin Microbiol Infect 2004; 10: 868 – 876

Robert Koch-Institut. RKI-Ratgeber/Merkblätter. http://www.rki.de; Stand: Oktober 2008

Koordinator:
A. Jansson

Mitarbeiter:
B. H. Belohradsky, R. Behrens, J. Bonhoeffer

Candidose

Unterschieden wird zwischen oberflächlichen Haut- und Mukosainfektionen, der Candidämie sowie invasiven Infektionen einzelner oder mehrerer Organe mit oder ohne Candidämie.

Candidose der Haut

Synonym: Soordermatitis

Klinisches Bild
■ Windelsoor

Beim Neugeborenen und Säugling beginnt die Dermatose mit erythematösen Papeln, gelegentlich mit vesikulopustulösen Effloreszenzen, die rasch konfluieren und sich über die gesamte Windelregion ausdehnen. Die Haut erscheint beim Vollbild intensiv gerötet, manchmal lackartig glänzend. An den Rändern zeigt sich ein feiner Schuppensaum und zur gesunden Haut hin münzgroße Satellitenherde, die eine colleretteartige Schuppung aufweisen.

Neben dem Windelsoor können Säuglinge im weiteren Verlauf am Stamm, im Mittelgesicht und auch auf dem behaarten Kopf ekzem- oder psoriasisähnliche Effloreszenzen entwickeln.

Ein seltenes Ereignis ist die konnatale kutane Candidose (3C-Syndrome) des Neugeborenen, der eine Fruchtwasserinfektion mit Sprosspilzen, meistens C. albicans, vorausgeht. Betroffen sind meist sehr kleine Frühgeborene < 27 SSW. Klinisch zeigen sich innerhalb der ersten 24 Stunden post natum milienähnliche, bis stecknadelkopfgroße Pusteln auf gerötetem Grund, die über das gesamte Integument verteilt sind und in eine Erythrodermie übergehen können. Eine umschriebene kutane Infektion bei Neugeborenen kann unter sorgfältiger Beobachtung durch externe antimykotische Behandlung geheilt werden. Bei disseminiertem Befall und bei Frühgeborenen ist immer eine systemische Therapie indiziert.

■ Genitalcandidose

Präpubertär sind durch Candida spp. verursachte Genitalmykosen selten. Bei kleinen Mädchen können sie im Zusammenhang mit der Einbringung vaginaler Fremdkörper auftreten. Weitere Dispositionsfaktoren sind Diabetes mellitus, angeborene Immundefekte, HIV-Infektion, Langzeitbehandlung mit Antibiotika, Kortikosteroiden und Zytostatika. Die Haut zeigt als Primäreffloreszenzen Pusteln, die rasch platzen und zu einer oberflächlichen erosiven Rötung des Genitale und meist auch der Perigenitalregion einschließlich Leistenbeugen führen.

■ Chronische mukokutane Candidose (CMC)

Eine seltene Sonderform kutaner Candida-Infektionen ist die chronische mukokutane Candidose, die zu Beginn durch eine chronische Candida-Stomatitis charakterisiert ist, wobei die typischen Soorbeläge und entzündlichen Veränderungen bis in den Pharynx und Ösophagus hineinreichen können. Auf der Zungenoberfläche sind tiefe Furchen und Impressionen der Zähne zu erkennen. Die Nägel der Finger und teilweise auch der Zehen sind brüchig bis dystrophisch. Daneben finden sich gelegentlich an der Haut schuppende granulomatöse Hautveränderungen (Candida-Granulom). Die CMC ist im Rahmen des Autoimmun-Polyendokrinopathie-Syndroms (Typ I) mit Morbus Addison und/oder Hypoparathyreoidismus assoziiert und basiert auf einer Mutation des Autoimmun-Regulator-Gens AIRE auf Chromosom 21q22.3.

Ätiologie

Als Ursache kutaner Candida-Infektionen kommen verschiedene Sprosspilzarten infrage, überwiegend C. albicans. In den letzten Jahren hat jedoch der Anteil der Non-albicans-Candida-spp. zugenommen und kann mehr als 30 % erreichen. Candida parapsilosis ist die zweithäufigste Candida spp. in unseren Breiten.

Epidemiologie

Die Candidose der Haut ist eine typische Infektionskrankheit des Säuglingsalters. In späteren Lebensabschnitten deutet eine Candida-Infektion auf disponierende Faktoren, wie z. B. Diabetes mellitus oder Immundefekte, hin oder tritt als Sekundärinfektion einer intertriginösen Dermatitis bei adipösen Patienten auf. Die Erstbesiedelung des Neugeborenen erfolgt überwiegend unter der Geburt. Nach einer Latenzzeit von etwa 5 – 10 Tagen kommt es zu einer orointestinalen Besiedlung mit Keimausscheidung im Stuhl, die die kutane Infektion im Windelbereich erklärt. Zu seltenes Windelwechseln kann Bedingungen einer feuchten Kammer als Voraussetzung für das Entstehen einer kutanen Candidose schaffen. Die seltene Candidose des Genitale im Kindesalter kann durch Schmierinfektion vom Stuhl ausgehen.

Diagnose

Die Diagnose des Windelsoors und der Genitalcandidose kann in aller Regel klinisch gestellt werden. Indikationen für eine mikrobiologische Diagnostik durch Mikroskopie und Kultur sind refraktäre Infektionen sowie der Verdacht auf konnatale kutane oder chronische mukokutane Candidose. Als Untersuchungsmaterial eignen sich Hautschuppen, Watteträgerabstriche von Haut- und Schleimhautarealen sowie Nagelmaterial. Eine Stuhluntersuchung auf Hefepilze ist nur bei Frühgeborenen mit Candidose disponierenden Faktoren, bei chronisch-rezidivierender Windeldermatitis und bei Verdacht auf chronische mukokutane Candidose indiziert. Die Untersuchung auf Candida-Antikörper und -Antigen im Serum ist obsolet.

Therapie (Evidenzgrad III – IV)

Als Mittel der Wahl zur Behandlung einer Candidose der Haut haben sich Nystatin-Zink-Paste (Nystatin 10 Mio. IE, Pasta zinci mollis ad 100,0) und Miconazol-Zinkoxid-Kombination erwiesen. Weitere Alternativen sind topische Azol-Präparate. Neben der Lokalbehandlung sollten Säuglinge zur Reduzierung der Erregerlast im Darm 3 × täglich 100 000 – 250 000 IE Nystatin als Suspension oral für etwa 10 – 12 Tage erhalten. Häufiges Trockenlegen und Fönen unterstützen den Heilungsprozess.

Zur Behandlung der Genitalcandidose eignen sich Nystatin-, Natamycin- und Azol-Präparate, wobei eine Paste als Vehikel günstiger ist als eine Salbe vom Typ Wasser-in-Öl-Emulsion.

Die Behandlung der chronisch mukokutanen Candidose ist individuell durchzuführen. Die alleinige antimykotische Lokaltherapie führt nicht zum Ziel. Eine Therapie mit systemisch wirksamen Antimykotika (z. B. Fluconazol 6 mg/kgKG/Tag) ist bei refraktären kutanen Infektionen, der chronisch mukokutanen im Bedarfsfall sowie bei vermuteter bzw. nachgewiesener konnataler kutaner Candidose (dann Dosis 6 mg/kgKG/Tag oral oder intrave-

nös alle 2 Tage in 1. Lebenswoche, dann täglich) indiziert.

Prophylaxe

Da Candida spp. zur Infektion einer gesunden Haut immer eine feuchte Umgebung bzw. eine Mazeration benötigen, sind solche Situationen zu vermeiden. Häufiges Trockenlegen der Säuglinge sowie eine gute Hautpflege, z. B. mit zinkhaltigen Pasten, sind als prophylaktische Maßnahmen gegen die Manifestation eines Windelsoors geeignet. Chronisch persistierende oberflächliche Candidosen jenseits des Säuglingsalters sollten stets Anlass sein, nach einem bislang unentdeckten Immundefekt oder anderen Risikofaktoren zu fahnden.

Candidose der Schleimhäute und inneren Organe

Klinisches Bild

Die **oropharyngeale Candidose (Mundsoor)** ist charakterisiert durch festhaftende grauweißliche Beläge sowie Ulzerationen und Erosionen der Schleimhaut, vor allem im Wangen- und Rachenbereich. Ein Befall des Ösophagus kann gleichzeitig aber auch isoliert vorliegen und mit klinischen Symptomen wie Dysphagie, Retrosternalschmerz, Fremdkörpergefühl, Erbrechen, Sodbrennen und Singultus einhergehen. Am häufigsten sind Patienten mit fortgeschrittener HIV-Infektion, hämatologischen Neoplasien und nach lokaler Strahlentherapie betroffen.

Eine **Candidose des Magens und/oder des Darmes** in Form einer pseudomembranösen, nekrotisierenden oder ulzerös-abszedierenden Gastroenterokolitis ist auch bei Hochrisikopatienten selten. Der häufig behauptete Zusammenhang zwischen Candida-Infektion des Darmes und funktionellen Bauchbeschwerden entbehrt jeglicher wissenschaftlichen Grundlage.

Die **Candida-Sepsis** tritt überwiegend als nosokomiale Infektion bei Frühgeborenen mit einem Geburtsgewicht < 1000 g, Patienten mit hämatologischen Neoplasien und lebensbedrohlichen, auf Intensivstationen behandelten Erkrankungen auf und ist durch eine hohe fallbezogene Letalität charakterisiert. Klinisch kann sie als isolierte Candidämie oder als disseminierte Candidose mit oder ohne Nachweis des Erregers in Blutkulturen vorliegen. Eine Immunsuppression (vor allem Granulozytopenie und Behandlung mit Kortikosteroiden) sowie intensivmedizinische Diagnostik- und

Therapieverfahren (vor allem zentrale Katheter) begünstigen das Auftreten einer Candidämie bzw. einer disseminierten Candidose. Häufig überlagert ein schweres Grundleiden die klinische Symptomatik, sodass der Verdacht auf eine Pilzsepsis zu selten geäußert und manchmal erst postmortal entdeckt wird. Es ist wichtig festzuhalten, dass der Nachweis von Candida spp. in Blutkulturen immer als invasive Infektion betrachtet und behandelt werden muss. Eine typische klinische Symptomatik und eine typische Laborkonstellation invasiver Candida-Infektionen jenseits der Neugeborenenperiode, die sie von systemischen Infektionssyndromen anderer Erreger unterscheiden würde, besteht nicht.

Bei unreifen Neugeborenen sind wie bei anderen systemischen Infektionen hämatologische Entzündungszeichen oft wenig reaktiv, lediglich eine Thrombozytopenie wird überdurchschnittlich häufig gefunden. Es dominieren Temperaturlabilität, blassgraues Aussehen, Kreislaufinsuffizienz und Atemstörungen. Komplikationen sind Abszessbildungen in inneren Organen, Osteomyelitis, die Endophthalmitis und Endokarditis sowie die nahezu ausschließlich in dieser Population beobachtete Candida-Meningoenzephalitis.

Endokarditis. Die häufigste kardiovaskuläre Manifestation invasiver Candida-Infektionen stellt die Endokarditis dar, an die vor allem bei Klappenprothesen zu denken ist. Als charakteristisch werden besonders voluminöse Auflagerungen beschrieben. Die Prognose ist auch bei adäquater Therapie (chirurgische Sanierung und antimykotische Chemotherapie) schlecht.

Infektionen von Larynx und Bronchien. Candida spp. können über eine Kolonisation der oberen Luftwege per continuitatem zu Infektionen von Larynx und Bronchien mit sekundärem Befall von Lungen und Pleura führen. Die Symptome, wie Fieber, Husten und Auswurf sind einer subakuten Bronchitis vergleichbar. Bei Befall der Lunge entwickelt sich zunächst das Bild einer Bronchopneumonie. Im Rahmen einer Candida-Sepsis kann es zu einer miliaren, herdförmigen Erregeraussaat in die Lungen kommen.

Infektionen des zentralen Nervensystems (ZNS) durch Candida spp. können durch hämatogene Streuung im Rahmen einer Sepsis oder nach neurochirurgischen Eingriffen mit Anlage von Liquorableitungen (interne bzw. externe Shunts) entstehen. Das klinische Bild entspricht dem einer Meningoenzephalitis bzw. Ventrikulitis mit zerebralen Reiz- und Ausfallserscheinungen. Die Prognose

von Parenchyminfektionen ist auch unter spezifischer Therapie schlecht. Voraussetzung der erfolgreichen Therapie von Shuntinfektionen ist die Entfernung potenziell infizierter Fremdmaterialien.

An **Candida-Infektionen des Harntraktes** muss bei einer durch Antibiotika nicht beeinflussbaren Harnwegsinfektion gedacht werden. Im Rahmen der seltenen hämatogen bedingten Pyelonephritis kann es vor allem im frühen Lebensalter zu einem Pilzbezoar im Nierenbecken kommen, der zu einer Harnabflussstörung führt. Röntgenologisch können Nierensteine vorgetäuscht werden.

Endophthalmitis. Bei Candidämie und disseminierter Candidose kommt es bei bis zu 10 % der behandelten Patienten zu einer Endophthalmitis. Sie ist durch diskrete weißliche Herde („cotton-wool"-ähnlich) der Aderhaut und Retina mit oder ohne Begleitblutungen und durch Infiltration des Glaskörpers charakterisiert. Sehr selten findet man im Rahmen einer invasiven Candidose eine Beteiligung des Skelettsystems (Arthritis, Osteomyelitis).

Eine besondere Situation liegt bei invasiven **Candida-Infektionen des granulozytopenischen Patienten** mit hämatologischer Grunderkrankung vor, die mit folgenden Risikofaktoren assoziiert ist: protrahierte Granulozytopenie (< 500 neutrophile Granulozyten/mm^3 über ≥ 10 Tage), Anwesenheit zentraler Venenkatheter, Therapie mit Kortikosteroiden, Mukositis infolge von schleimhauttoxischer Chemotherapie und Gabe von Breitspektrumantibiotika. Da granulozytopenische Patienten nur minimale oder gar keine Symptome einer Entzündung aufweisen, ist Fieber, insbesondere auch persistierendes Fieber $\geq 38,5\,°C$ unter empirischer antibakterieller Therapie oft das einzige klinische Frühzeichen einer invasiven Candida-Infektion (siehe S. 641).

Das Spektrum der invasiven Candida-Infektionen reicht von der isolierten, katheterassoziierten Candidämie ohne Organkomplikationen bis zur akuten disseminierten Candidose mit persistierender Candidämie, hämodynamischer Instabilität und zahlreichen kutanen und viszeralen Läsionen. Andere Formen invasiver Candida-Infektionen, insbesondere aerogen oder per continuitatem entstandene Pneumonien, sind selten. Die unbereinigte fallbezogene Letalität liegt bei mindestens 20 %, erreicht jedoch nahezu 100 % bei persistierender Granulozytopenie und hämatogener Streuung. Komplikationen invasiver Candida-Infektionen nach erfolgreicher Behandlung und Überwindung der Granulozytopenie sind die Endophthalmitis und die chronisch disseminierte

Candidose. Die chronische disseminierte Candidose manifestiert sich klinisch mit persistierendem Fieber trotz Knochenmarkerholung, rechtsseitigen subkostalen Schmerzen und erhöhten Serumkonzentrationen der alkalischen Phosphatase. Bildgebend zeigen sich Läsionen in Leber, Milz und anderen Organen, die morphologisch großen granulomatösen Herden mit ausgeprägter chronisch-entzündlicher Gewebereaktion entsprechen.

Ätiologie

Candida-Infektionen der Schleimhäute werden überwiegend durch C. albicans verursacht. Unter den Erregern invasiver Infektionen ist C. albicans mit 50–70 % der häufigste Erreger, gefolgt von C. parapsilosis, C. glabrata und C. tropicalis. C. krusei und C. lusitaniae sind seltener Ursache invasiver Infektionen, jedoch ist ihre Resistenz gegenüber Fluconazol und Amphotericin B klinisch bedeutsam.

Während Mechanismen der erworbenen zellulären Immunität eine maßgebliche Rolle in der Protektion von Haut- und Schleimhäuten spielen, ist die Phagozytose durch Granulozyten und Makrophagen der wichtigste Abwehrmechanismus bei invasiven Infektionen. Besiedlung und Infektion mit Candida spp. führen zur Bildung spezifischer Antikörper, die keine bekannten protektiven Funktionen haben und deren Nachweis und Titerverlauf für die klinische Diagnostik keine Relevanz hat.

Epidemiologie

Für C. albicans ist der Gastrointestinaltrakt gesunder und kranker Menschen das primäre Erregerreservoir. In geringer Keimzahl gehört C. albicans zur Normalflora der Schleimhäute.

Bei der exogenen Infektion werden Candida spp. aus der Umwelt sowohl direkt als auch indirekt auf den Patienten übertragen. Bei der endogenen Infektion stammen die Erreger von der eigenen Hefepilzbesiedlung des Patienten, die zum Ausgangspunkt für die Ausbreitung im Organismus wird (Tab. 34).

Candida spp. gehören zu den übertragbaren Infektionserregern mit äußerst geringer Kontagiosität. Bei Einhaltung der Hygienemaßnahmen ist keine Isolierung der Patienten erforderlich.

Eine **Inkubationszeit** kann für die endogen bedingte Candidose nicht angegeben werden.

Tabelle **34** Übertragungsmöglichkeiten für Candida spp.

Exogene Infektion
direkte Übertragung:
Kontakt- und Schmierinfektionen:
Mutter → Neugeborenes sub partu und post natum
Erwachsene ↔ Kinder
Patient ↔ Patient
Pflegepersonal ↔ Patient
indirekte Übertragung:
Schmierinfektionen über
▪ Hände
▪ stuhlhaltige Windeln
▪ Pflegeutensilien und Einrichtungsgegenstände
orale Infektion über
▪ Lebensmittel (z. B. rohe gespendete Frauenmilch; deshalb mykologische Kontrolle vor Verfütterung)
iatrogene Infektion über
▪ Katheter aller Art
▪ Infusionslösungen
▪ medizinische Geräte
Endogene Infektion
ausgehend von der Besiedlung auf Schleimhäuten

Diagnose

Die Diagnose oberflächlicher Schleimhautinfektionen ist in der Regel klinisch zu stellen. Eine mikrobiologische und endoskopische Diagnostik (Ösophagitis) ist nur bei refraktären und rezidivierenden Infektionen erforderlich. Der Nachweis von Candida spp. im Urin ist häufig mit der Präsenz eines Blasenverweilkatheters assoziiert. Eine manifeste Infektion ist durch den Erregernachweis aus steril gewonnenem Urin und durch eine entsprechende klinische Symptomatik charakterisiert.

Bei akuter invasiver Candida-Infektion gibt es keine charakteristischen klinischen oder radiologischen Befunde. Die Diagnose beruht auf dem kulturellen Nachweis aus Blutkulturen und Proben infektionsverdächtiger Körperflüssigkeiten und Gewebe sowie dem mikroskopischen Nachweis sprossender Hefen und Pseudohyphen in Ausstrichen und Biopsaten. Bei disseminierten und fokalen invasiven Infektionen ist eine Fungämie häufig nicht nachweisbar, sodass invasive Verfahren für den mikrobiologischen Erregernachweis angezeigt sein können. An klinischen Befunden orientiert sind Ultraschall, CT und MRT als wichtige Verfahren für Diagnostik, Monitoring und für die Steuerung bioptischer Verfahren.

Ausreichend validierte spezifische Methoden zum Nachweis von Antigenen, Metaboliten oder Nukleinsäuresequenzen existieren bislang nicht. Für die Zukunft versprechen jedoch molekulare Nachweismethoden eine sensitive Frühdiagnose einschließlich der Resistenzbestimmung.

Bestehen bei einem Hochrisikopatienten ausreichende klinische oder radiologische Verdachtsmomente und ist der mikrobiologische Erregernachweis nicht zu führen, ist eine empirische bzw. präemptive Therapie bis zum Ausschluss einer invasiven Candida-Infektion gerechtfertigt und indiziert.

Therapie
■ Schleimhautcandidose (Evidenzgrad I – III)
Für die Behandlung des Mundsoors stehen mit topischen Miconazol-, Nystatin- und Amphotericin-B-Präparationen mehrere geeignete Antimykotika zur Verfügung (siehe Tab. 35). Bei oraler Verabreichung von Amphotericin B können durch Resorption bei jungen Säuglingen unter Umständen Serumspiegel bestimmt werden, die bis 20 % der therapeutischen Spiegel bei parenteraler Applikation erreichen.

Therapieoptionen bei oropharyngealer Candidose (OPC) abwehrgeschwächter Patienten umfassen topische Polyene und Azole sowie systemisch Fluconazol (3 – 6 mg/kgKG in 1 ED) und Itraconazol-Suspension (5 mg/kgKG in 2 ED) über 7 – 14 Tage. Bei fluconazolrefraktärer OPC oder Auftreten einer OPC unter Fluconazol-Prophylaxe können Itraconazol-Suspension, Amphotericin-B-Lösung, Amphotericin B (0,5 mg/kgKG intravenös) und ggf. auch Voriconazol (400 mg in 2 ED) eingesetzt werden.

Die Behandlung der Candida-Ösophagitis sollte immer systemisch erfolgen. Therapie der Wahl ist die Gabe von Fluconazol (6 mg/kgKG per os/intravenös in 1 ED) über 14 – 21 Tage, das bei entsprechender Symptomatik auch präemptiv verabreicht werden kann. Therapiealternativen (siehe oben) sind Itraconazol-Suspension, Voriconazol per os sowie Amphotericin B intravenös (siehe Tab. 36).

■ Invasive Candidainfektionen
(Evidenzgrad I – III)
▶ Candidämie und akute disseminierte Candidose
Die Wahl des Antimykotikums bei invasiver Candidose richtet sich nach Infektionslokalisation, dem klinischen Zustand des Patienten, Arzneimittelverträglichkeit und -interaktionen, Leber- und Nierenfunktion des Patienten, einer möglichen antimykotischen Vorbehandlung sowie Erregeridentität und -resistenz: C. krusei ist resistent gegenüber Fluconazol; etwa ein Drittel aller C. glabrata-Isolate hat eine verminderte Empfindlichkeit gegenüber Fluconazol, ein weiteres Drittel ist resistent; C. lusitaniae hat ein verminderte Empfindlichkeit gegenüber Amphotericin B. Derzeit wird eine Resistenztestung gegenüber Fluconazol und Flucytosin für alle Isolate bei invasiven Candidosen empfohlen. Aufgrund fehlender In-vitro–in-vivo-Korrelationen werden Testungen anderer Antimykotika nur bei refraktären Infektionen und Durchbruchinfektionen als notwendig angesehen.

Validierte Initialtherapien (Evidenzgrad I) nicht granulozytopenischer erwachsener Patienten mit unkomplizierter Candidämie sind Amphotericin-B-Deoxycholat, liposomales Amphotericin B, Fluconazol (Patienten ohne Azol-Prophylaxe), Caspofungin, Anidulafungin, Micafungin, Voriconazol und die Kombination aus Fluconazol plus Amphotericin-B-Deoxycholat. Ob klinisch relevante Un-

Tabelle **35** Dosierung oraler Antimykotika bei Neugeborenen und Säuglingen.

Präparat	Patienten	Tagesdosis	Applikation nach den Mahlzeiten
Miconazol	Säuglinge	4 × 25 mg	Mundgel
Nystatin	Säuglinge: < 1500 g > 1500 g	 3 × 100 000 IE 3 × 150 000 IE	 als Suspension[1]
Amphotericin B	Säuglinge: < 1500 g > 1500 g	 4 × 0,2 ml (80 mg) 4 × 0,4 ml (160 mg)	 als Suspension[1]

[1] Zusätzlich kann 6 × täglich eine Pinselung der Mundhöhle mit der gleichen Suspension erfolgen.

Tabelle **36** Chemotherapie oberflächlicher Candida-Infektionen.

Pilzinfektion	Therapie
oropharyngeale Candidose (Mundsoor)	**topische Polyene/Azole**
	Nystatin (100 000 – 500 000 U), Amphotericin B (25 – 100 mg), Natamycin (10 mg) 4 – 6 × tgl. für 7 – 14 Tage Clotrimazol-Lutschtabletten (10 mg) 5 × tgl., Miconazol (25 – 50 mg): 4 × tgl. für 7 – 14 Tage Fluconazol (6 mg/kgKG/Tag p. o. in 1 ED über 7 – 14 Tage) Itraconazol (5 mg/kgKG/Tag p. o. in 2 ED über 7 – 14 Tage)[1]
	fluconazolrefraktäre Infektionen
	Itraconazol (5 mg/kgKG/Tag p. o. in 2 ED)[1] Amphotericin B topisch (100 mg, 4 – 6 × tgl.) Amphotericin-B-Deoxycholat (0,5 – 1 mg/Tag i. v. in 1 ED) Caspofungin (50 mg/m^2/Tag nach 70 mg/m^2 am 1. Tag i. v. in 1 ED)[2] Voriconazol (400 mg/Tag p. o. in 2 ED)[3]
ösophageale Candidose	Fluconazol (6 mg/kgKG/Tag p. o. oder i. v. in 1 ED über 14 – 21 Tage)
	Alternativen u. a. bei fluconazolrefraktären Infektionen
	Itraconazol (5 mg/kgKG/Tag p. o. in 2 ED)[1] Caspofungin (50 mg/m^2/Tag nach 70 mg/m^2 am 1. Tag i. v. in 1 ED)[2] Voriconazol (400 mg/Tag p. o. in 2 ED)[3] Amphotericin-B-Deoxycholat (0,5 – 1 mg/kgKG i. v. in 1 ED) liposomales Amphotericin B (1 – 3 mg/kgKG i. v. in 1 ED)
vulvovaginale Candidose (Genitalcandidose)	**topische antimykotische Azole bzw. Polyene**
	Miconazol, Clotrimazol u. a. zur Bettzeit für ≤ 7 Tage; Nystatin zur Bettzeit für ≤ 14 Tage
	refraktäre bzw. ausgeprägte Infektionen:
	Fluconazol (6 mg/kgKG p. o. in 1 ED für ≥ 2 Wochen) Itraconazol (5 mg/kgKG p. o. in 2 ED für ≥ 2 Wochen)[1]

[1] nicht zugelassen für Patienten < 18 Jahre; pädiatrische Dosierung 5 mg/kgKG/Tag der Suspension in 2 ED; Monitoring der Talspiegel nur bei refraktären Infektionen
[2] Erwachsenendosierung; nicht zugelassen für Patienten < 18 Jahre; vorgeschlagene pädiatrische Dosierung: 50 mg/m^2/Tag (Tag 1: 70 mg/m^2, maximale Tagesdosis: 70 mg/Tag), in Studien bei Neugeborenen verwendete Dosis: 25 mg/m^2/Tag
[3] Dosierung der Tablettenform für Patienten ab 12 Jahren; intravenöse Dosierung ab 12 Jahren: 8 mg/kgKG/Tag in 2 ED (Tag 1: 12 mg/kgKG in 2 ED); Patienten von 2 – 11 Jahren: 14 mg/kgKG/Tag in 2 ED, oral 400 mg/Tag in 2 ED (Suspension)

terschiede zwischen Fluconazol, Voriconazol und den Echinocandinen bezüglich Verträglichkeit und antimykotischer Wirksamkeit bei Candidämie bestehen, ist nicht abschließend geprüft. Im Vergleich zu Amphotericin B zeigen alle der genannten Prüfsubstanzen eine niedrigere Rate an infusionsassoziierten Reaktionen und an Nierenfunktionsstörungen.

Zur Therapie granulozytopenischer Patienten siehe S. 641. Bei akuter disseminierter Candidose wird unabhängig vom Lebensalter die Gabe von liposomalem Amphotericin B empfohlen, bei Frühgeborenen evtl. in Kombination mit Flucytosin (Spiegelkontrolle!). Nach erfolgter Erregerdifferenzierung und ggf. Resistenztestung ist eine Deeska-

lation auf Fluconazol möglich. Trotz in vitro erhöhter MHK-Werte für C. parapsilosis können die Echinocandine eine Alternative darstellen. Für pädiatrische Patienten einschließlich Neugeborener liegen für Caspofungin und Micafungin validierte Dosisempfehlungen vor, Studien mit Anidulafungin sind initiiert. Micafungin besitzt eine Zulassung als Zweitlinientherapie, für Caspofungin wird die pädiatrische Zulassung in Kürze erwartet. Die Therapieoptionen umfassen Fluconazol, liposomales Amphotericin B, Amphotericin-B-Lipid-Komplex, Voriconazol bzw. Caspofungin oder Micafungin für die unkomplizierte Candidämie bzw. die Kombination von liposomalem Amphotericin B plus Flucytosin bei akuter disseminierter Candidiasis. Mögliche Interaktionen, Nebenwirkungen und Warnhinweise sind zu beachten, es wird auf die Fachinformationen verwiesen. Zentralvenöse Katheter sind immer als infektiöser Fokus zu betrachten und sollten deshalb, wenn immer möglich, entfernt werden. Die Therapiedauer bei unkomplizierter Candidämie beträgt 14 Tage ab der letzten positiven Blutkultur und vollständiger Rückbildung aller infektionsbedingten Befunde. Die Therapiedauer bei akuter disseminierter Candidiasis orientiert sich am Therapieansprechen. Bei klinischer Stabilisierung und nachgewiesener Empfindlichkeit des Isolates ist eine orale Nachbehandlung mit Fluconazol möglich. Bei allen Formen der invasiven Candidose sollte vor Therapieende eine Fundoskopie zum Ausschluss einer Chorioretinitis erfolgen, bei zuvor granulozytopenischen Patienten ggf. eine Sonografie der Oberbauchorgane zum Ausschluss einer noch okkulten chronisch disseminierten Candidose.

▶ Infektionen tiefer Kompartimente
Zentralnervensystem. Aufgrund der fungiziden Aktivität von liposomalem Amphotericin B, der ausgezeichneten ZNS-Penetration von Flucytosin, einem in vitro und in vivo nachgewiesenen Synergismus und dokumentierter klinischer Wirksamkeit bei Candida-Meningitis, vor allem aber bei Kryptokokken-Meningoenzephalitis wird die Gabe von liposomalem Amphotericin B plus Flucytosin als Initialtherapie empfohlen. Eine alternative Therapieoption in der Initialtherapie ist Fluconazol. Von den neuen Substanzen ist Voriconazol eine bislang noch nicht ausreichend geprüfte alternative Option. Die empfohlene Therapiedauer bei ZNS-Infektionen beträgt mindestens 4 Wochen; bei Shunt- oder Reservoirinfektionen ist die Entfernung aller Fremdmaterialien indiziert; Hirnabszesse sind nach chirurgischen Regeln zu sanieren.

Endophthalmitis. Die größte klinische Erfahrung existiert für Amphotericin-B-Deoxycholat, alleine oder in Kombination mit Flucytosin sowie als Konsolidierung Fluconazol. Die Rolle der intravitrealen Injektion von antimykotischen Substanzen ist unklar, ebenso wie der Stellenwert der Vitrektomie. Generell sollten maximale Dosierungen eingesetzt werden, um eine optimale Gewebepenetration zu erreichen. Die Behandlungsdauer ist bis zur kompletten Abheilung der Befunde. Im Allgemeinen ist hierzu eine Therapie von 6–12 Wochen Dauer erforderlich.

Endokarditis. Die Behandlung der Candida-Endokarditis beinhaltet immer die chirurgische Sanierung; die meisten Erfahrungen bezüglich der antimykotischen Therapie existieren für Amphotericin-B-Deoxycholat in hoher Dosierung in Kombination mit Flucytosin für eine Dauer von mindestens 6 Wochen nach Klappenchirurgie, ggf. gefolgt von einer Erhaltungstherapie mit Fluconazol. Einige Patienten mit Nativklappeninfektionen sind erfolgreich mit Fluconazol, liposomalem Amphotericin und auch Caspofungin behandelt worden.

Pneumonie. In Ermangelung separater Studiendaten entsprechen die Therapieoptionen denen bei Candidämie und akuter disseminierter Candidose. Zur Therapie der ebenfalls seltenen Candida-Laryngitis gelten neben der Sicherung der Atemwege die Therapieoptionen der ösophagealen Candidose.

Peritonitis. Die Therapie besteht in der Gabe von liposomalem Amphotericin B, Fluconazol oder Caspofungin, der Entfernung eines liegenden Dialysekatheters für mindestens 2 Wochen sowie bei Perforationsproblematik geeigneten allgemeinchirurgischen Maßnahmen. Die zusätzliche Gabe von Flucytosin in der Induktionsphase ist aus pharmakologischen Überlegungen sinnvoll. Die Therapiedauer bei Peritonitis ist letztlich unklar und liegt je nach Ansprechen bei 2–4 Wochen.

Osteomyelitis und Arthritis. Debridement, Entfernung von Fremdmaterial sowie Induktion mit liposomalem Amphotericin B bzw. Voriconazol über 2–4 Wochen und Konsolidierung mit Fluconazol bis zu einer Gesamttherapiedauer von 6–12 Monaten werden vorgeschlagen. Die zusätzliche Gabe von Flucytosin in der Induktionsphase ist empfehlenswert; ob andere Substanzen einen therapeutischen Vorteil darstellen, ist derzeit nicht zu beurteilen.

▶ Chronisch disseminierte Candidose
Aufgrund der Notwendigkeit einer prolongierten Therapie wird für klinisch stabile Patienten in der Regel die Behandlung mit Fluconazol empfohlen. Liposomales Amphotericin B ist für die Initialtherapie, klinisch instabile Patienten und refraktäre Infektionen reserviert. Aufgrund fehlender Daten und der nicht abgeschlossenen Dosisfindung sind Voriconazol und Caspofungin derzeit für Patienten ohne Therapiealternativen reserviert. Die Therapiedauer bei chronisch disseminierter Candidose ist individuell und sollte bis zur klinischen Normalisierung und Verkalkung bzw. Resolution aller bildgebenden Befunde erfolgen.

Prophylaxe (Evidenzgrad II)

Sie schließt folgende Maßnahmen ein:

- Verhütung der direkten und indirekten Übertragung von Candida-Spezies auf Patienten mit besonderer Disposition. Erforderlich ist die Einhaltung eines sorgfältigen Hygieneregimes
- Behandlung des vaginalen Hefebefalls am Ende der Schwangerschaft zur Mykoseprophylaxe für das Neugeborene
- mykologische Überwachung mykosegefährdeter Patienten mit dem Ziel der Frühdiagnostik und -therapie invasiver Candida-Mykosen

Bei folgenden Patienten ist eine mykologische Überwachung angezeigt:

- Patienten auf Intensivtherapiestationen, die länger als eine Woche betreut werden, insbesondere mit Polytrauma, abdominalchirurgischen Eingriffen, trachealer Intubation, maschineller Beatmung, Verweilkathetern, totaler parenteraler Ernährung oder schweren Verbrennungen,
- Frühgeborene sowie hypotrophe und kranke Neugeborene.

Darüber hinaus erhöhen folgende Faktoren die Disposition für eine Candidose:

- Geburtsgewicht ≤ 1500 g (als Zeichen der Unreife),
- Schwangerschaftsdauer ≤ 32 Wochen (als Zeichen der Unreife),
- Breitbandantibiotika oder Antibiotikakombinationen (> 7 Tage),
- systemische Kortikosteroidtherapie,
- schwere Grundleiden mit Einsatz intensivtherapeutischer Maßnahmen (Venenkatheter, parenterale Ernährung),
- massive C.albicans-Besiedlung des Gastrointestinaltraktes.

Eine medikamentöse orale antimykotische Prophylaxe Frühgeborener hat das Ziel, die Ansiedlung von Hefepilzen z. B. bei lang dauernder systemischer Antibiotikabehandlung zu verhindern bzw. bei einer bereits bestehenden Besiedlung aus dem Gastrointestinaltrakt zu eliminieren. Für prophylaktische Zwecke sollten nebenwirkungsfreie, lokal wirkende und gegen die natürliche Bakterienflora indifferente Präparate eingesetzt werden (siehe Tab. 35). Nystatin oder Amphotericin B sind langfristig während der besonderen Gefährdung der Patienten zu applizieren. Dabei sollte die Mundhöhle zusätzlich antimykotisch behandelt werden. Bei Verabreichung von Amphotericin B oral muss mit geringen Serumspiegeln gerechnet werden. Obwohl gezeigt werden konnte, dass Fluconazol die Kolonisation und Infektionsrate bei sehr unreifen Frühgeborenen senkt, kann derzeit die Prophylaxe mit Fluconazol nicht generell empfohlen werden.

Literatur

Adalat S, Wall D, Goodyear H. Diaper dermatitis-frequency and contributory factors in hospital attending children. Pediatr Dermatol 2007; 24: 483 – 488

Blyth CC, Palasanthiran P, O'Brien TA. Antifungal therapy in children with invasive fungal infections: a systematic review. Pediatrics 2007; 119: 772 – 784

De Pauw B, Walsh TJ, Donnelly JP et al. Revised definitions of invasive fungal disease from the European Organization for Research and Treatment of Cancer/Invasive Fungal Infections Cooperative Group and the National Institute of Allergy and Infectious Diseases Mycoses Study Group (EORTC/MSG) Consensus Group. Clin Infect Dis 2008; 46: 1813 – 1821

Manzoni P, Stolfi I, Pugni L et al. A multicenter, randomized trial of prophylactic fluconazole in preterm neonates. N Engl J Med 2007; 356: 2483 – 2495

Marodi L, Johnston RB Jr. Invasive Candida species disease in infants and children: occurrence, risk factors, management, and innate host defense mechanisms. Curr Opin Pediatr 2007; 19: 693 – 697

Pappas PG, Rex JH, Sobel JD et al. Infectious Diseases Society of America. Guidelines for treatment of candidiasis. Clin Infect Dis 2004; 38(2): 161 – 189

 Koordinator:
F.-M. Müller

Mitarbeiter:
A. H. Groll, R. Roos, P. Höger, R. Schwarze †

Chlamydien-Infektionen

Chlamydien sind obligat intrazelluläre Bakterien, die extrazellulär als infektiöse, aber metabolisch inaktive Elementarkörperchen (EK, Durchmesser 0,2 – 0,4 μm) und in Endosomen der Wirtszelle als nicht infektiöse, jedoch metabolisch aktive Retikularkörperchen (RK, Durchmesser 0,7 – 1,0 μm, Synonym: Initialkörperchen) vorkommen. Die RK teilen sich mehrfach und bilden innerhalb von 48 – 72 Stunden wiederum EK, die meist unter Zerstörung der Wirtszelle freigesetzt werden. Die verschiedenen Spezies sind in genetischer und epidemiologischer Hinsicht sehr unterschiedlich. Eine neuer Taxonomievorschlag unterteilt die Familie Chlamydiaceae in die Gattungen Chlamydia (C. trachomatis, C. muridarum, C. suis) und Chlamydophila (Cp. psittaci, Cp. abortus, Cp. caviae, Cp. felis, Cp. pecorum und Cp. pneumoniae) sowie Simkania, Parachlamydia und Waddlia. Während Simkania negevensis zunehmend als Verursacher respiratorischer Infektionen bekannt wird, ist die medizinische Bedeutung der anderen Chlamydien noch unklar. Chlamydien sind gegen Tetrazykline, Makrolide und Chinolone empfindlich. Experimentell konnte bei C. suis eine Antibiotikaresistenz nach wiederholter Antibiotikaexposition beobachtet werden. In vitro begünstigt eine Behandlung mit β-Laktamantibiotika die Persistenz der Chlamydien: anschließend sind sie resistent gegen Azithromycin. Die dabei oder unter dem Einfluss von Interferonen entstehenden metabolisch inaktiven atypischen RK können das 100-Fache der MHK überleben. Dies kann Therapieversager bei persistierenden Infektionen mit Chlamydien erklären.

Chlamydia-trachomatis-Infektionen

Zusätzlich zu den unten beschriebenen Erkrankungen wird C. trachomatis in seltenen Fällen in Zusammenhang gebracht mit Myokarditis, Endokarditis, Peritonitis, Perihepatitis (Fitz-Hughes-Curtis-Syndrom), Pleuritis und reaktive Arthritis bis hin zum seltenen Reiter-Syndrom (Arthritis, Konjunktivitis, Urethritis).

Trachom

Synonyma: ägyptische Körnerkrankheit, Conjunctivitis (granulosa) trachomatosa

Klinisches Bild
Keratokonjunktivitis mit typischer Follikelbildung und Papillenhypertrophie an der Innenseite des Oberlides. Chronischer oder rekurrierender Verlauf durch wiederholte Infektion begünstigt die Entstehung eines Entropiums und eines entzündlichen Pannus mit Neovaskularisation der Hornhaut. Durch ausgeprägte Hornhautnarben erblinden bis zu 15 % der Trachompatienten.

Ätiologie
Der Erreger des Trachoms ist C. trachomatis der Serogruppen A, B, B_a und C.

Epidemiologie
Auf Entwicklungsländer (Nordafrika, Südamerika, Ostasien) beschränkte, sehr selten importierte Infektion. Weltweit häufigste Ursache für erworbene Blindheit.

Übertragung als Schmierinfektion über die Hände, durch sekretkontaminierte Handtücher und durch Fliegen.

Die **Inkubationszeit** beträgt 7 – 14 Tage.

Diagnose
Erregernachweis mittels Konjunktivalabstrich. Ein korrekt entnommener Abstrich (mit Epithelzellen, Eiter enthält weniger Erreger) ist schmerzhaft. Die Nutzung geeigneter Watteträger (z. B. Kalzium-Alginat-Tupfer), besser kommerzieller Entnahmebestecke, ist erforderlich. Schneller Transport – bei Transportzeit > 2 Stunden Transportmedium verwenden; für molekularbiologischen Nachweis gekühlt versenden. Nachweis möglich mittels direktem Immunfluoreszenztest (DIF). Teurer, aber sensitiver ist der Nachweis mittels Gensonde

sowie Nukleinsäureamplifikationstests (NAT) mit kommerziellen standardisierten Verfahren und CЄ-Zertifikat (Amplifikation von DNA-Sequenzen aus dem kryptischen Plasmid, aus dem Chromosom oder dem 16S-rRNA-Gen, Sensitivität 85 – 90 % und Spezifität > 95 %). Anzucht in der Zellkultur möglich (z. B. McCoy-Zellen); Identifizierung mittels Giemsa-Färbung; besser mit DIF oder speziesspezifischen DNA-Sonden.

Typisierung verschiedener Serovare von C. trachomatis ist nach Amplifikation des momp-Gens durch Restriktions-Fragment-Längen-Polymorphismus möglich.

Therapie

Oral Azithromycin (10 mg/kgKG/Tag per os, 1-mal pro Woche für 3 Wochen) (Evidenzgrad I), alternativ Erythromycin (Erythromycin-Ethylsuccinat [30 –]50 mg/kgKG/Tag in 3 ED oder Erythromycin-Estolat 30 [– 50] mg/kgKG/Tag in 2 ED) oder Doxyzyklin (initial 4, dann 2 mg/kgKG/Tag in 1 ED, bei Kindern ab 8 Jahren) für 6 Wochen. Eine reine Lokalbehandlung mit Tetrazyklin-Salbe (1 %, 1-mal täglich für 6 Wochen) führt seltener zu einer Eradikation der Chlamydien als eine systemische Behandlung (Evidenzgrad I).

Prophylaxe

Verbesserung der Hygiene, Therapiekampagnen zur Senkung der Prävalenz und Verhinderung von Ping-Pong-Infektionen zwischen Familienangehörigen.

Chlamydien-Konjunktivitis

Synonyma: Paratrachom, Einschlusskörperchen-Konjunktivitis, Schwimmbad-Konjunktivitis

Klinisches Bild

Die Krankheit tritt am häufigsten bei Neugeborenen auf; seltener kommt es bei älteren Kindern und Erwachsenen zu einer Chlamydien-Konjunktivitis („Schwimmbad-Konjunktivitis", siehe S. 604). Bei Neugeborenen wird am 5. bis 11. Lebenstag eine zunächst einseitige, nach weiteren 2 – 7 Tagen häufig beidseitige mukopurulente, gelegentlich hämorrhagische konjunktivale Sekretion mit einem deutlichen Lidödem beobachtet. An der Lidinnenseite findet sich typischerweise eine Follikelbildung. Normalerweise treten keine Bindehaut- oder gar Hornhautnarben auf. Komplikationen sind begleitende Erkrankungen der oberen und unteren Luftwege (z. B. Pharyngitis, Bronchitis, Pneumonie). Die infizierte kongenitale Tränen-Nasen-Weg-Stenose (Hasner'sche Membran an der Mündung des Ductus nasolacrimalis) ist eine wichtige Differenzialdiagnose, daher Erregernachweis veranlassen.

Ätiologie

C. trachomatis der Serogruppen D – K.

Epidemiologie

Die Erreger der Chlamydien-Konjunktivitis sind mit denen urogenitaler Chlamydien-Infektionen identisch. Bis zu 2 – 3 % der Schwangeren sind mit C. trachomatis infiziert. Die peripartale Übertragungsrate liegt bei etwa 50 % und wiederum die Hälfte der infizierten Kinder zeigt klinische Symptome: Etwa 30 % der exponierten Neugeborenen erkranken an einer Konjunktivitis, bei 20 % kommt es zu einer C.trachomatis-Pneumonie. Jugendliche und Erwachsene infizieren sich meist in Zusammenhang mit sexuellen Aktivitäten. Chlamydien können lange Zeit inapparent im Genitaltrakt, aber auch auf der Bindehaut und im Nasopharyngealbereich persistieren und dort als Erregerreservoir dienen. Die Kontagiosität der akuten Chlamydien-Konjunktivitis ist nicht hoch. Trotzdem ist auf strikte Händedesinfektion nach Kontakt zu achten. Isolationsmaßnahmen sind nicht erforderlich.

Die **Inkubationszeit** beträgt 5 – 10 Tage (bei Ophthalmia neonatorum durch N. gonorrhoeae sind es nur 1 – 3 Tage).

Diagnose

Erregernachweis siehe S. 181.

Therapie

Erythromycin (Dosierung siehe oben) für 14 Tage per os (Effizienz 80 %, deshalb Nachuntersuchung); alternativ wie beim Trachom Azithromycin (10 mg/kgKG/Tag per os, 1-mal pro Woche für 3 Wochen). Eine rein lokale Behandlung der Chlamydien-Konjunktivitis ist zur Elimination der Erreger aus dem Nasopharyngealtrakt und zur Prophylaxe einer Chlamydien-Pneumonie nicht ausreichend (Evidenzgrad II).

Prophylaxe

Die postnatale Prophylaxe mit 1 %igem Silbernitrat nach Credé reduziert die primäre C.trachomatis-Infektion der Konjunktiva. Alternativ wird eine Prophylaxe mit Erythromycin-Salbe (0,5 – 1 %)

oder Polyvidon-Jod-Lösung (2,5 %) empfohlen. Eine nasopharyngeale oder pulmonale Infektion wird damit jedoch nicht abgewendet, sodass von dort eine sekundäre Infektion der Konjunktiva ausgehen kann.

1995 wurde ein Screening auf C. trachomatis in das Mutterschaftsvorsorgeprogramm aufgenommen. Dieses Screening führte bei weniger als 2 % der Schwangeren zum Chlamydien-Nachweis. Seit 2007 wird das Chlamydien-Screening generell bei jungen Mädchen (Beginn sexueller Aktivitäten) und Frauen unter 25 Jahren empfohlen. Das dafür geeignete Verfahren ist aus Sicht vieler Spezialisten der molekularbiologische Nachweis der C.trachomatis-DNA aus Vaginal- oder Cervixabstrichen. Der Gemeinsame Bundesausschuss legt die Präferenz auf den C.trachomatis-Nachweis mittels PCR in gepoolten Urinproben (Beschluss über eine Änderung der Richtlinien zur Empfängnisregelung und zum Schwangerschaftsabbruch sowie der Mutterschaftsrichtlinien vom 13. 09. 2007). Für dieses Verfahren gibt es keine valide Studie. Mütter und deren Sexualpartner von Neugeborenen und Säuglingen, die infolge einer C.trachomatis-Infektion erkrankt sind, sollten auf urogenitale Chlamydien-Besiedlung untersucht und behandelt werden. Neugeborene seropositiver Mütter weisen im Blut maternale IgG-Antikörper auf, ohne dass dies einen Einfluss auf das Risiko der Akquisition oder den Verlauf der Infektion aufzuweisen scheint. Mit anderen Worten: Eine klinisch relevante Immunität besteht bei Mutter und Kind nicht. Zur modifizierenden Auswirkung von Chlamydien-Antikörpern in Kolostrum bzw. Muttermilch bei kindlicher Infektion gibt es bislang keine Untersuchungen. Durch das Schwangerschafts-Screening und die präpartale Behandlung infizierter Schwangerer sind heute neonatale Infektionen seltener geworden.

Respiratorische Infektionen

Klinisches Bild

Chlamydia-trachomatis-Infektionen der oberen Luftwege gehen mit Symptomen einer Rhinopharyngitis oder Otitis media, vereinzelt begleitet von einer präaurikulären Lymphadenopathie, einher. Die durch C. trachomatis hervorgerufene Pneumonie tritt zwischen der 3. und der 19. Lebenswoche auf. Sie ist gekennzeichnet durch einen persistierenden, stakkatoartigen, pertussiformen Husten mit exspiratorischem Giemen und Tachypnoe. Die Kinder sind meist afebril. Bei mehr als 50 % liegt eine begleitende Otitis media vor. Der Auskultationsbefund ist im Initialstadium oft normal, später sind Rasselgeräusche zu hören. Das Röntgenbild zeigt eine Überblähung der Lungen und eine diffuse, feinfleckige bis streifige interstitielle Zeichnungsvermehrung. Es besteht eine deutliche Eosinophilie des Trachealsekretes sowie bei ca. 50 % der Patienten eine mäßige periphere Eosinophilie (> 300/µl). Der Verlauf ist häufig protrahiert über mehrere Wochen. Bei Frühgeborenen wurde über Todesfälle berichtet.

Ätiologie
C. trachomatis der Serogruppen D – K. Die neonatale Infektion wird meist unter der Geburt beim Durchtritt durch einen infizierten Geburtskanal erworben.

Epidemiologie
Siehe S. 182.

Die **Inkubationszeit** beträgt 3 – 19 Wochen.

Diagnose
Erregernachweis aus zellhaltigem Rachenabstrich und Sekreten aus den unteren Atemwegen siehe S. 181.

Serologie. Nachweis von Antikörpern gegen das Gruppenantigen ist mittels Enzym-Immunoassay möglich (keine Unterscheidung zwischen Chlamydien-Spezies). Nur wenige Verfahren erfassen speziesspezifische Antikörper, wenn entsprechende rekombinante Antigene oder die Mikroimmunfluoreszenz (MIF) verwendet werden. Die MIF gilt als Standard, ist aber personalintensiv. Antigene verschiedener Chlamydienarten, meist C. trachomatis, Cp. pneumoniae und Cp. psittaci sind nebeneinander auf einem Objektträger in einem Reaktionsfeld angeordnet. 4-facher IgG-Titeranstieg (Probenabstand mindestens 4 Wochen, dadurch Diagnose nur retrospektiv zu stellen) oder IgM-Titer ≥ 1:16 (oft nur bei der Primo-Infektion nachweisbar) gelten als sicher, ein einzelner IgG-Titer ≥ 1:512 als fraglich positiv. Hohe IgG-Titer können über längere Zeit persistieren. Fehlende Antikörper schließen eine Infektion nicht aus. Bei der Primo-Infektion treten IgM-Antikörper ab der 3. und IgG-Antikörper ab der 8. Woche nach der Infektion auf. Erhöhte IgA-Titer können nicht als Zeichen der Erregerpersistenz angesehen werden. Aufgrund des passiven Transfers mütterlicher IgG-Antikörper, die bei bis zu 30 % der Mütter vorhanden sind, ist bei Neugeborenen und Säuglingen ein einzelner IgG-Titer nicht verwertbar. In praxi hat deswegen die serologische Diagnostik hier keine große Bedeutung erlangt.

Therapie

Erythromycin (Dosierung siehe S. 182) per os; alternativ Clarithromycin (10 – 15 mg/kgKG/Tag in 2 ED), Roxithromycin (5 – 7,5 mg/kgKG/Tag in 2 ED) per os oder Azithromycin (10 mg/kgKG/Tag in 1 ED). Therapiedauer: jeweils 14 Tage, Azithromycin 3 Tage.

Prophylaxe

Siehe S. 182.

Urogenitale Infektionen

Klinisches Bild

Die „Nicht-" oder „Postgonorrhoische Urethritis" wird bei beiden Geschlechtern beobachtet. Sie ist in 40 – 50 % durch C. trachomatis, in den übrigen Fällen vorwiegend durch Mykoplasmen und Ureaplasmen bedingt. Während die Infektion bei Mädchen und Frauen in bis zu 70 % der Fälle inapparent verläuft und monatelang persistieren kann, kommt es bei Männern unbehandelt häufiger zu einer chronischen Urethritis mit Dysurie und Ausfluss. Neben der Chlamydien-Urethritis werden bei Frauen Bartholinitis, Zervizitis, Salpingitis, rezidivierende lokale Peritonitis und nachfolgend Unterbauchschmerzen beschrieben sowie tubare Sterilität/Infertilität, bei Männern Epididymitis und Prostatitis. Vorwiegend bei Männern kann es ca. 4 Wochen nach Beginn der Urethritis zu einer reaktiven Arthritis einzelner Gelenke kommen, bis hin zum Reiter-Syndrom.

Ätiologie

C. trachomatis der Serogruppen D – K.

Epidemiologie

Bei sexuell aktiven Adoleszenten werden urogenitale Infektionen mit C. trachomatis bei bis zu 10 % im weiblichen Urogenitaltrakt nachgewiesen. C. trachomatis ist der am häufigsten sexuell übertragene bakterielle Erreger von Genitalinfektionen. Zweifelsfreie genitale Chlamydien-Infektionen bei präpubertären Kindern können auf einen sexuellen Missbrauch hindeuten, jedoch müssen Schmierinfektionen durch persistierende konjunktivale oder oropharyngeale Infektionen ausgeschlossen werden.

Diagnose

Die **Serologie** ist in der Praxis wegen komplikationsträchtiger Latenz eher von epidemiologischer Bedeutung; nur hilfreich, wenn der Erreger nicht mehr direkt nachgewiesen werden kann.

Erregernachweis aus zellhaltigen Abstrichen vom Urogenitaltrakt oder der Urethra (siehe S. 181). Der DIF ist bei der Auswertung zytologischer Abstriche in der Gynäkologie weit verbreitet, jedoch werden häufig falsch positive Befunde beobachtet. Sensitiver und spezifischer sind NAT. Bei der Nutzung von Urinproben für NAT ist wegen der Hemmung der Taq-Polymerase vorher die DNA aus der Probe zu isolieren. Der Nachweis mittels Enzym-Immunoassay (EIA) scheint für die Erfassung einer floriden Infektion in der Schwangerschaft zur Abschätzung der Infektionsgefahr für das Kind geeigneter zu sein als die direkte IF oder die qualitative PCR. Für den EIA (Spezifität 92 – 97 %, prädiktiver Wert bei geringer Prävalenz jedoch niedrig) sollten monoklonale markierte Antikörper verwendet werden, da bei polyklonalen über Kreuzreaktionen berichtet wurde.

Therapie

Siehe respiratorische Infektionen. Bei Kindern ab 8 Jahren auch Doxyzyklin (initial 4, dann 2 mg/ kgKG/Tag in 1 ED) 7 – 10 Tage per os. Bei Jugendlichen > 16 Jahren auch Azithromycin 1000 mg als Einzeldosis (Evidenzgrad I); jenseits der Wachstumsphase alternativ Ofloxacin ([200 –]400 mg in 2 ED) für 7 – 10 Tage. Bei der Salpingitis anaerobes Erregerspektrum berücksichtigen (z. B. Zusatz von Metronidazol, Evidenzgrad I).

Prophylaxe

Nutzung von Kondomen. Bei Nachweis einer C.-trachomatis-Infektion muss stets auch der – möglicherweise asymptomatisch infizierte – Sexualpartner mitbehandelt werden, mit dem innerhalb von 60 Tagen vor Symptombeginn Verkehr bestand (Evidenzgrad IV). Screening-Untersuchungen bei Frauen auf latente urogenitale C.trachomatis-Infektionen führten zu einer Reduktion der Prävalenz von Adnexitiden (Evidenzgrad III). Eine Untersuchung sollte insbesondere bei Jugendlichen im Zusammenhang mit der Verschreibung von Kontrazeptiva sowie nach Partnerwechsel und in der Frühschwangerschaft erfolgen. Zum Screening siehe S. 181.

Lymphogranuloma venereum

Synonyma: Lymphogranuloma inguinale, Nicolas-Durand-Favre-Krankheit

Klinisches Bild

Zunächst tritt eine kleine, indolente vesikulöse, papulöse oder ulzeröse Primärläsion im Genitalbereich auf, die nach einigen Tagen ohne Narbenbildung spontan abheilt. Nach einem symptomfreien Intervall von 1 – 8 Wochen kommt es zu einer schmerzhaften Schwellung u. a. der Leistenlymphknoten mit rötlich-livider Verfärbung der darüberliegenden Haut und möglicher Abszedierung, allgemeinem Krankheitsgefühl und Fieber. Bei entsprechender Exposition kann eine Proktokolitis auftreten. Komplikationen sind inguinale und rektale Fisteln und Strikturen, Arthritis, aseptische Meningitis, Hepatitis, Erythema nodosum.

Ätiologie

C. trachomatis der Serogruppen L1 – L3 (am häufigsten L2).

Epidemiologie

Der Erreger wird fast ausschließlich sexuell übertragen. Das Lymphogranuloma ist in Europa selten; endemische Regionen sind Asien, Afrika, Südamerika und Teile der Karibik. Erkrankungen bei Kindern sind sehr selten (Schmierinfektionen von infizierten Familienangehörigen oder sexueller Missbrauch). In Europa werden lokale Ausbrüche häufig unter HIV-positiven Homosexuellen beschrieben.

Die **Inkubationszeit** beträgt 3 – 21 Tage.

Diagnose

Erregernachweis (zellhaltiger Abstrich vom Primärulkus aus der Urethra oder dem Rektum, Eiter oder Punktionsmaterial befallener Lymphknoten) siehe S. 181.

Therapie

Doxyzyklin oder Erythromycin für mindestens 3 Wochen, Dosierung s. S. 184.

Prophylaxe

Nutzung von Kondomen. Sexualpartner behandeln.

Chlamydophila-pneumoniae-Infektionen

Klinisches Bild

Die Erstinfektion findet meist in der 1. Lebensdekade statt. Etwa die Hälfte der Infektionen verläuft klinisch inapparent. Typisch sind Erkrankungen der oberen (Sinusitis, Pharyngitis, Otitis media) und unteren Atemwege (Bronchitis, Pneumonie). Der Erreger verursacht im Kindesalter bis zu 5 – 15 % der ambulant erworbenen Pneumonien, jedoch gibt es ausgeprägte saisonale Schwankungen und Schwankungen im Verlaufe mehrerer Jahre (siehe unten).

Das Krankheitsbild ist eher subakut und wird durch häufige bakterielle Sekundärinfektionen beeinflusst. Die typische Pneumonie beginnt mit Pharyngitis und Heiserkeit. Die Patienten zeigen nur eine mäßige Temperaturerhöhung. Die BSG ist leicht beschleunigt, eine Leukozytose fehlt meist. Der Auskultationsbefund ist durch diskrete Rasselgeräusche, gelegentlich durch Giemen und Brummen gekennzeichnet. Ein pertussoider Husten ist eher selten. Radiologisch können segmentale Infiltrate beobachtet werden. Schwerere Krankheitsformen werden bei Immunsupprimierten beobachtet.

Umstritten ist die kausale Beteiligung bei schwerem Asthma, bei COPD, bei der koronaren Herzkrankheit und der Arteriosklerose (Nachweis in Blutmonozyten und atheromatösen Plaques erkrankter Patienten ist mehrfach gelungen), Morbus Alzheimer und reaktiver Arthritis. Persistierende Infektionen mit Cp. pneumoniae sind antibiotisch offenbar nicht erreichbar (phänotypische Resistenz atypischer Retikularkörperchen). Deshalb haben bisherige Studien zur Prävention des Herzinfarktes mit Antibiotika keinen Effekt zeigen können. Die Beurteilung wird auch dadurch erschwert, dass der Erreger z. B. in Monozyten überlebt, sich darin nach Art eines trojanischen Pferdes im Körper ausbreiten kann und dann an Orten mit zellulärer Inflammation nachgewiesen werden kann.

Ätiologie

Cp. pneumoniae wurde erst 1986 als eigenständige Spezies beschrieben und 1989 als solche anerkannt. Der Erreger neigt, wie andere Chlamydien-Spezies, zur intrazellulären Persistenz, sogar unter adäquater antibiotischer Therapie. Zusätzlich sind Reinfektionen möglich.

Epidemiologie

Der Erreger ist weltweit verbreitet. Er kommt beim Menschen und einigen Tieren mit eigenen Biotypen (Koala, Pferd, Amphibien u. a.) vor. Seroepidemiologische Untersuchungen zeigen um die Pubertät einen Anstieg spezifischer Antikörper, der sich in geringerem Ausmaß bis ins hohe Erwachsenenalter fortsetzt. Bei Erwachsenen werden Seroprävalenzraten von > 40 % erreicht. Cp.-pneumoniae-Infektionen werden jedoch, bei Nutzung des Erregernachweises, in allen Altersgruppen beobachtet. Die Übertragung erfolgt aerogen durch Erkrankte und asymptomatisch Infizierte, möglicherweise auch über Tiere. Reinfektionen treten während des gesamten Lebens auf und verlaufen milder als Primärinfektionen. Eine saisonale Häufung (bis hin zu kleinen Epidemien) wird in den Wintermonaten beobachtet. Daneben treten längerfristige Schwankungen der Prävalenz mit einem Zyklus von 5 – 7 Jahren auf. Bei Rauchern ist die Prävalenz höher.

Die **Inkubationszeit** beträgt 1 – 4 Wochen.

Diagnose

Erregernachweis. Zellhaltige Sekrete aus den unteren Atemwegen, wie bronchoalveoläre Lavageflüssigkeit, leukozytenhaltiges Sputum, oder Rachenabstriche, Rachenspülwasser oder Gewebe (z. B. Tonsillen nach Tonsillektomie) sind geeignet. Abnahme und Versand siehe unter Trachom. Zellkulturelle Züchtung (z. B. BGM-Zellen) ist sehr schwierig und nur an wenigen Zentren verfügbar. Der Nachweis mittels DIF oder Gensonde ist in der Routinediagnostik weniger gebräuchlich. Die oft genutzten PCR-Verfahren sind seit kurzer Zeit auch kommerziell verfügbar, folgen aber keinem gemeinsamen Standard. Speziallaboratorien verfügen über unterschiedliche hauseigene Methoden mit zum Teil hoher Sensitivität und Spezifität (vergleichbare Situation z. B. bei Cp. psittaci und Cp. abortus).

Serologie. ELISA und MIF (siehe S. 183). Trotz Erregernachweis können Antikörper fehlen. Bei respiratorischen Erkrankungen korreliert der Erregernachweis besser mit der Krankheitsaktivität (Evidenzgrad III). Zur Diagnosestellung der ambulant erworbenen Pneumonie kommt die Serologie zu spät (Evidenzgrad I).

Therapie

Siehe S. 184. Bei Kindern ab 8 Jahren auch Doxyzyklin (initial 4, dann 2 mg/kgKG/Tag in 1 ED) oder Tetrazyklin (40 mg/kgKG/Tag in 4 ED) per os.

Chlamydophila-psittaci-Infektionen

Klinisches Bild

Die Ornithose (Synonym: Psittakose) beginnt meist abrupt als grippeähnliche Krankheit mit Schüttelfrost, hohem Fieber, Kopf- und Muskelschmerzen nach kürzlichem Kontakt mit Vögeln. Bei vielen Patienten entwickelt sich als Zeichen einer interstitiellen Pneumonie ein trockener, anhaltender und nicht produktiver Reizhusten, der gelegentlich von pleuralen Schmerzen begleitet wird. Röntgenologisch findet sich meist eine ein- oder beidseitige Pneumonie mit fleckförmigen, später konfluierenden, auch milchglasartigen Infiltraten. Uncharakteristische Verläufe sind möglich. Die Labordiagnostik zeigt häufig eine Leukozytose mit Linksverschiebung, eine deutliche CrP-Erhöhung sowie eine mäßig beschleunigte BSG. Die Krankheitsdauer beträgt gelegentlich mehrere Wochen. Respiratorisches Versagen, Myo-, Peri- und Endokarditis und ZNS-Beteiligungen sind bekannte Komplikationen. Nach der Krankheit besteht meist lebenslange Immunität; nach klinisch inapparenter Infektion ist über eine schützende Immunität nichts bekannt.

Ätiologie

Cp. psittaci (verschiedene Serotypen).

Epidemiologie

Die Übertragung der Erreger erfolgt aerogen durch den Kot (Staub) infizierter Tiere (vornehmlich Stadttauben und Sittichvögel, seltener landwirtschaftliche Nutztierbestände wie Hühner). 2007 wurden in Deutschland 10 Erkrankungen bei Erwachsenen gemeldet.

Die **Inkubationszeit** beträgt 7 – 14 Tage (auch länger).

Diagnose

Serologie. Die Komplementbindungsreaktion (Ornithose-KBR) kann eine Serokonversion frühestens 2 Wochen nach der Infektion nachweisen. Antikörper sollten deshalb mit der MIF oder einem Immunoblot gesucht werden, der Antigene der 3 humanpathogenen Chlamydien enthält und den Vergleich der Reaktivitäten zulässt. Eine positive Reaktion erfordert den Versuch eines Erregernachweises mit NAT oder Kultur.

Erregernachweis. Der Chlamydia-Antigen-ELISA zum Nachweis von Cp. psittaci ist in der Veterinärmedizin weit verbreitet. PCR-Verfahren sind weder standardisiert noch kommerziell verfügbar.

Therapie

Siehe S. 184. Bei Kindern ab 8 Jahren auch Doxyzyklin (initial 4, dann 2 mg/kgKG/Tag in 1 ED) und Tetrazyklin (40 mg/kgKG/Tag in 4 ED). Therapiedauer: nach Entfieberung Gabe für weitere 10 – 14 Tage.

Prophylaxe

Es sind epidemiologische, ggf. tierärztliche Untersuchungen zur Ermittlung der Infektionsquelle angezeigt. Da bereits ein kurzfristiger Kontakt mit kontaminiertem Staub für eine Infektion ausreicht, ist auf das Tragen von Atemschutzmasken, z. B. bei der Dekontamination der Käfige, zu achten. Bei Ziervögeln wurde eine asymptomatische Erregerpersistenz beobachtet. Unter Stress (z. B. Wechsel des Halters) können infolge plötzlicher Erregerausscheidung manifeste Erkrankungen beim Menschen auftreten (Evidenzgrad IV). Der Nachweis des Erregers oder von Antikörpern ist vom Labor namentlich zu melden.

Chlamydophila-abortus-Infektionen

Klinisches Bild

Nach Kontakt schwangerer Frauen mit infizierten lammenden Mutterschafen kann es zu einer schweren fieberhaften Erkrankung bis hin zum Abort kommen. Die seltene Zoonose ist potenziell letal.

Ätiologie

Cp. abortus (früher der bovine Subtyp von C. psittaci).

Epidemiologie

Der enzootische Schafabort ist als Infektionsquelle für den Menschen gut, der Ziegenabort dagegen weniger gut dokumentiert.

Diagnose

Erregernachweis, am besten mittels PCR.

Therapie

Erythromycin; alternativ evtl. Clarithromycin, Roxithromycin oder Azithromycin; Dosierung siehe S. 182.

Prophylaxe

Vermeidung des Kontaktes Schwangerer mit möglicherweise infizierten Schafen.

Literatur

Centers for Disease Control and Prevention. http://www.cdc.gov/az.do; Stand: Oktober 2008
Robert Koch-Institut. http://www.rki.de; Stand: Oktober 2008
Ward M. School of Medicine, University of Southampton, England. http://www.chlamydiae.com; Stand: Oktober 2008

 Koordinator:
S. M. Schmidt

Mitarbeiter:
P. Höger, U. B. Hoyme, R. Roos,
E. Straube, S. K. W. Wiersbitzky

Cholera

Klinisches Bild

Die klassische Symptomatik der Cholera besteht aus abrupt einsetzenden, wässerigen profusen unblutigen Durchfällen, abdominalen Beschwerden und Erbrechen ohne Fieber. Die Stühle sind reich an Elektrolyten, insbesondere Natrium, Chlorid, Kalium und Bikarbonat, weisen kaum Epithel- und keine Blutzellen auf und werden als „reiswasserartig" bezeichnet. Das Stuhlvolumen kann mehr als 200 ml/kgKG/Tag betragen. Die Patienten sind zunächst unruhig und durstig, werden dann aber aufgrund des Volumenschocks und der Elektrolytverschiebung zunehmend lethargisch und schließlich komatös. Durch den schnellen, massiven Wasser- und Elektrolytverlust in den Dünndarm kann es zum Schock kommen bevor Durchfälle auftreten (Cholera sicca). Der Wasser- und Elektrolytverlust führt zu typischen Zeichen der Dehydratation (Verlust des Hautturgors, trockene Schleimhäute, halonierte Augen, Eintrübung des Sensoriums, schwacher, schneller Puls), zur Azidose, sodass eine kompensierende Kussmaulatmung beobachtet werden kann, zur Hypokaliämie und nicht selten zur Hypoglykämie. Bei Infektionen mit dem Serotyp O139 kann es zu einer invasiven, septischen Durchfallerkrankung kommen.

Die Mehrzahl der Infektionen mit Vibrio cholerae verläuft klinisch asymptomatisch oder unter dem uncharakteristischen Bild einer akuten, selbstlimitierenden Gastroenteritis, mit den mehr oder weniger ausgeprägten Zeichen der Dehydratation.

Ätiologie

Vibrionen sind gramnegative, polar begeißelte und damit bewegliche stäbchenförmige Bakterien, die ihren Lebensraum in marinen Gewässern mit hohem Salzgehalt haben. Die anhand biochemischer Charakteristika bezeichnete Spezies Vibrio cholerae wird aufgrund ihrer Oberflächenantigene (O-Antigene) in mehr als 200 Serogruppen unterteilt, aber nur die kommaförmigen V. cholerae mit dem Oberflächenantigen O1 oder O139 können eine Cholera hervorrufen. Sog. nonO1-nonO139-V.cholerae können Gastroenteritiden verursachen, sind aber meist apathogen. Nur innerhalb der O1-Gruppe werden aufgrund biochemischer Merkmale der klassische und der El-Tor-Biotyp unterschieden sowie aufgrund von Antigenen die Serotypen Inaba, Ogawa und Hikojima. Der ebenfalls Cholera verursachende, erstmals 1992 im Golf von Bengalen kultivierte V. cholerae O139 bildet eine Kapsel und kann invasiv werden.

Nach Infektion mit Bakteriophagen können Choleravibrionen ein Choleratoxin bilden, das zur Klasse der AB_5-Toxine gehört. Die Untereinheit B bindet an GM1-Gangliosid-Rezeptoren der Dünndarmzellen, bildet ein tunnelförmiges Pentamer, durch das die aktive, toxische Untereinheit A in die Zelle gelangt. Diese aktiviert die Adenylatcyclase, was zu einem Anstieg des cAMP führt und konsekutiv zum Anstieg der Chlorid-Sekretion der Kryptenzellen, zur Inhibition der Natrium- und Chlorid-Rückresorption und damit zu einem massiven Wassereinstrom ins Dünndarmlumen.

Epidemiologie

Cholera kommt endemisch im Gangesdelta und Südostasien vor. Die von dort ausgehenden mittlerweile 7 Pandemien (seit 1817) haben fast die ganze Welt betroffen. Daher ist die Cholera verursacht durch El-Tor-V.cholerae heute in vielen asiatischen und afrikanischen Ländern, in Südamerika (Peru) und im Golf von Mexiko endemisch. In Endemiegebieten sind vor allem 2- bis 4-jährige Kinder betroffen. Die Infektion wird fäkal-oral, insbesondere durch kontaminiertes Wasser und kontaminierte Nahrungsmittel, aber auch durch Meerestiere übertragen. Mensch und Meerwasser stellen die wichtigsten Reservoire dar. Es ist eine hohe Infektionsdosis von 10^8 Keimen erforderlich; bei Hemmung der Magenproduktion reichen auch 10^5 Keime. Ungeklärt ist bisher, warum die Erkrankungsrate zwischen 1 von 3 und 1 von 100 Infizierten schwankt und warum die Krankheit bei Trägern der Blutgruppe 0 häufiger auftritt.

Die **Inkubationszeit** beträgt 18 Stunden bis 6 Tage.

Diagnose

Im Endemiegebiet wird die Diagnose aufgrund des typischen klinischen Krankheitsbildes vermutet und durch den Erregernachweis im Stuhl oder auch Erbrochenen gesichert. Die in großen Mengen im Stuhl vorhandenen Vibrionen können anhand ihrer typischen Fortbewegung in der (Dunkelfeld-)Mikroskopie identifiziert werden, wenn diese Bewegung durch Antiseren gegen O1 oder O139 gehemmt werden kann. Zur Diagnosesicherung gehört die Anzucht mit Identifizierung mittels Biochemie und Antiseren und/oder Molekularbiologie. Obwohl der Erreger über längere Zeit im feuchten Stuhl überlebt, sollte bei längerem Transport vorsorglich ein Transportmedium, bevorzugt mit alkalischem pH-Wert, verwendet werden.

Therapie

Die erfolgreiche Behandlung der Cholera durch frühzeitige Rehydratation hat diese zur Therapie der Wahl bei allen Gastroenteritiden werden lassen (Evidenzgrad I). Abhängig vom Zustand ist die Rehydratation intravenös und/oder oral umgehend zu beginnen. Von der WHO werden dafür spezielle orale Lösungen (ORS) empfohlen, deren Glukose- und Elektrolytzusammensetzung (75 mM Na$^+$, 65 mM Cl$^-$, 20 mM K$^+$, 10 mM Zitrat, 75 mM Glukose, Osmolalität 245 mmol/l) den Verlusten bei Cholera angepasst ist. Die Zugabe von Stärke (aus Reis oder Mais) verbesserte in Studien die Wirkung der ORS. Stärke wird im Kolon durch Anaerobier zu kurzkettigen Fettsäuren umgewandelt, die wiederum die Chloridsekretion im Kolon hemmen. Gelingt es, die Verluste auszugleichen, heilt die Krankheit ab, da die Diarrhö und die Ausscheidung von Choleravibrionen auch ohne Gabe von Antibiotika nach einigen Tagen sistiert. Unbehandelt weist die Cholera eine Letalität von mehr als 50 % auf.

Die Gabe von Antibiotika reduziert die Dauer der Diarrhö und der Erregerausscheidung und hat einen positiven Einfluss auf den Krankheitsverlauf (Evidenzgrad I). In randomisierten Studien bei Kindern in Endemiegebieten waren folgende orale Therapien erfolgreich: 1-malig 20 mg Azithromycin/kgKG, 1-malig 20 mg Ciprofloxacin/kgKG sowie 12,5 mg Erythromycin/kgKG alle 6 Stunden für 3 Tage. Aufgrund zunehmender Resistenzraten sind die ebenfalls in Studien bei Kindern wirksamen Ampicillin, Cotrimoxazol und Tetrazyklin nur bedingt einsetzbar.

Therapeutisch interessant könnten zukünftig gentechnologisch veränderte Darmkommensalen sein, die Bindungsstellen für das Choleratoxin an der Oberfläche tragen und es durch Bindung inaktivieren.

Prophylaxe

Die wichtigste prophylaktische Maßnahme ist die kontinuierliche Bereitstellung von sauberem Trinkwasser. Auf den Genuss risikoreicher Nahrungsmittel wie Meeresfrüchte aus und vor allem in Endemiegebieten ist bei zweifelhafter Herkunft zu verzichten. Da nur sehr selten leichte Fälle von Cholera nach Deutschland importiert werden, spielt die Cholera in der Reisemedizin keine Rolle.

Ein ab dem 2. Lebensjahr in Deutschland zugelassener oraler Impfstoff besteht aus inaktivierten Choleravibrionen mehrerer Bio- und Serotypen sowie der gentechnologisch hergestellten Choleratoxin-Untereinheit-B. Dieser Impfstoff erzielt in Studien eine Wirksamkeit bei geimpften Kindern in Endemiegebieten von 30 – 65 %.

Nach § 6 Infektionsschutzgesetz sind Krankheitsverdacht, Erkrankung und Tod durch Cholera namentlich meldepflichtig, wie auch der Erregernachweis vom Labor umgehend gemeldet werden muss (§ 7 IfSG).

 Koordinator:
R. Bialek

Clostridien-Infektionen

Clostridien sind ubiquitär im Erdboden, im Staub, im Wasser, im Meeresboden und im Darmtrakt von Mensch und Tier vorkommende, grampositive Anaerobier, die durch die Ausbildung von Sporen unter sehr ungünstigen Umweltbedingungen (Hitze, Kälte, Trockenheit, UV-Licht) überleben können und deren Virulenz auf der Produktion und Freisetzung von Exotoxinen beruht (fakultativ pathogene Erreger).

Durch Clostridien hervorgerufene Infektionen können exogenen oder endogenen Ursprungs sein. Einige Krankheitsbilder können direkt oder indirekt von Mensch zu Mensch übertragen werden. Der durch das Neurotoxin von C. tetani verursachte Wundstarrkrampf (Tetanus) wird in einem eigenen Kapitel dieses Handbuches dargestellt. Tab. 37 zeigt eine Übersicht der in diesem Kapitel besprochenen, durch Clostridien hervorgerufenen Infektionen.

Clostridium-difficile-Infektionen

Antibiotikaassoziierte Kolitis/ pseudomembranöse Kolitis

Klinisches Bild
Das klinische Spektrum der durch C. difficile ausgelösten Erkrankungen reicht von der asymptomatischen Kolonisierung über die milde, selbstlimitierende Diarrhö ohne systemische Infektionszeichen und die behandlungsbedürftige Enterokolitis (Tenesmen, wässrig-blutige Diarrhö, unter Umständen auch Subileus, Übelkeit, Erbrechen, Fieber, Leukozytose mit Linksverschiebung, erhöhtes CRP) bis zum in 35 – 50 % letal verlaufenden, septischen Multiorganversagen infolge eines toxischen Megakolons oder einer Darmperforation bei pseudomembranöser Kolitis (PMC). Zu beachten

ist, dass eine milde PMC schnell in eine fulminante Form übergehen kann. Durch C. difficile verursachte Erkrankungen treten fast ausschließlich bei Patienten im Anschluss an oder während einer antibakteriellen Chemotherapie auf. Symptome der PMC können auch erst bis zu 10 Wochen nach einer Antibiotikatherapie auftreten. Weniger die Dauer der Therapie ist entscheidend, sondern das relative Risiko richtet sich nach dem eingesetzten Antibiotikum (siehe Tab. 38).

Neben den Risikofaktoren können auch schleimhauttoxische Zytostatika (z. B. hochdosiertes Methotrexat) die Entstehung einer PMC begünstigen, wobei die klinische Abgrenzung von einer zytostatikainduzierten Mukositis oft schwerfällt.

Tabelle **37**   Durch Clostridien hervorgerufene Infektionen (Auswahl).

C. difficile	antibiotikaassoziierte Diarrhö nosokomiale Diarrhö antibiotikaassoziierte pseudomembranöse Enterokolitis
C. botulinum	Botulismus als akute Lebensmittelintoxikation (Allantiasis) Säuglingsbotulismus Wundbotulismus
C. perfringens Typ A (beim Gasbrand auch C. septicum, C. novyi, C. histolyticum)	Nahrungsmittelintoxikation Gasbrand (Gasödem) Meningoenzephalitis
C. perfringens Typ C	Darmbrand, Enteritis necroticans
C. septicum	septische Infektionen bei neutropenischer Enterokolitis Meningoenzephalitis bei VP-Shunt und bei hämolytisch-urämischem Syndrom

Tabelle **38** Risikofaktoren für C.difficile-assoziierte Erkrankungen.

	Antibiotika	Sonstige Risikofaktoren
generell	Breitspektrumantibiotika	lange Hospitalisationszeiten räumliche Nähe zu einer C.difficile-Quelle (kontaminierte Person oder Gegenstand) unzureichendes Hygienemanagement im Krankenhaus
häufig	Clindamycin, Cephalosporine (Gr. 2 + 3), Amoxicillin-Clavulansäure, Fluorchinolone	Gebrauch von wiederverwendbaren rektalen Thermometern Multimorbidität Sondenernährung (v. a. Jejunalsonden) Hypogammaglobulinämie
selten	Makrolide, Piperacillin-Tazobactam, Aminoglykoside	Glukokortikoidtherapie (hochdosiert) Protonenpumpeninhibitoren (PPI)

Ätiologie

Toxinbildende C. difficile sind verantwortlich für über 90 % aller antibiotikaassoziierten PMC und für 5 – 20 % aller Fälle von antibiotikaassoziierter Diarrhö (AAD). Bei Kindern, die sich mit einer ambulant erworbenen bakteriellen Gastroenteritis vorstellen und zuvor mit Antibiotika behandelt wurden (v. a. Amoxicillin-Clavulansäure, Cefuroxim), sollte dieser Erreger nicht in der Differenzialdiagnose fehlen. Entscheidend für die Pathogenität des Erregers ist die Produktion der Toxine A (Enterotoxin) und B (Zytotoxin), die beide toxische Wirkungen auf das Darmepithel entfalten.

Epidemiologie

Während weniger als 5 % aller Menschen, älter als 2 Jahre, C. difficile im Stuhl ausscheiden, finden sich toxinbildende Stämme bei bis zu 70 % im Stuhl gesunder Neugeborener und Säuglinge, vor allem, wenn diese über längere Zeit im Krankenhaus betreut werden. Aus bis heute nicht bekannten Gründen erkranken aber Neugeborene und Säuglinge nur selten an einer PMC (fehlende Toxinrezeptoren, Schutz durch mütterliche Antikörper?). Ein kausaler Zusammenhang mit der nekrotisierenden Enterokolitis des Frühgeborenen konnte bis heute nicht bewiesen werden. Es ist allerdings bekannt, dass sich bei bis zu 95 % der Patienten, die an einer PMC erkranken, die C.difficile-spezifischen Toxine im Stuhl nachweisen lassen.

Die sehr widerstandsfähigen Sporen von C. difficile können in der Patientenumgebung (Handkontaktflächen, Gegenstände, Pflegehilfsmittel) und an den Händen des Pflegepersonals (in einer Studie bei 59 %) nachgewiesen werden. Eine direkte oder indirekte Übertragung von Patient zu Patient ist möglich. Hauptreservoir im Krankenhaus ist der infizierte Patient, der im Stuhl große Mengen des Erregers ausscheidet. Der Einsatz von Reinigungsmitteln anstelle der Wischdesinfektion (z. B. mit einem Natriumhypochlorid freisetzenden Desinfektionsmittel) scheint die Sporulation und damit die Ausbreitung von C. difficile zu begünstigen.

Nosokomiale Epidemien einer antibiotikaassoziierter Diarrhö können durch C. difficile verursacht sein. C. difficile gilt – nach den Rotaviren – als zweithäufigster Erreger der nosokomial erworbenen Diarrhö im Kindesalter. In Einzelfällen fanden sich C.difficile-assoziierte Erkrankungen ohne Vorbehandlung mit Antibiotika bei Patienten mit angeborenen Fehlbildungen des Darms, z. B. beim Morbus Hirschsprung. C.difficile-assoziierte Erkrankungen spielen eine wichtige Rolle auf pädiatrischen Intensivstationen, in der pädiatrischen Hämatologie/Onkologie und in Transplantationseinheiten (hämatopoetische Stammzellen, Leber- und Nierentransplantation). Patienten mit zystischer Fibrose scheiden in bis zu 20 % toxinbildende C. difficile aus und können an einer schweren PMC erkranken, die wegen des in dieser Patientengruppe oft fehlenden Zeichens der blutigen Diarrhö zu spät erkannt wird.

Die genotypische Untersuchung von C. difficile bei nosokomial erworbenen Infektionen konnte belegen, dass bestimmte lokal und überregional verbreitete Isolate eine höhere Virulenz und Affinität zu Ausbrüchen in Gesundheitseinrichtungen aufweisen. Jedoch ist nicht jede zeitliche und räumliche Häufung auf einen Ausbruch zurückzuführen. Zum Beweis oder Ausschluss eines derartigen Ausbruchs ist, *nach* der Implementierung von krankenhaushygienischen Maßnahmen, eine molekularbiologische Typisierung der Isolate erforderlich.

Seit Anfang 2000 ist ein hochvirulentes, international epidemisch besonders bedeutendes C.-difficile-Isolat, NAP1/BI/027, bekannt. Es besteht eine Deletion des tcdC-Gens, welches die Synthese der Toxine reguliert. In der internationalen Literatur wird zur Charakterisierung dieser Isolate meist der PCR-Ribotyp (O27) genannt. Diese hochvirulenten und vor allem gegenüber Fluorochinolonen hochresistenten Isolate sind in Kananda und in den USA für bis zu 67 % der im Krankenhaus erworbenen und für bis zu 37 % der ambulant erworbenen C.difficile-Infektionen verantwortlich und produziert 16-mal mehr Toxin A und 23-mal mehr Toxin B. Als Virulenzfaktor bedingt die vermehrte Toxinbildung wahrscheinlich die erhebliche Zunahme der C.difficile-assoziierten Morbidität und Mortalität in den letzten Jahren vorwiegend bei alten Menschen. Einzelne Fallberichte führen jedoch auch zuvor gesunde Kinder auf. Inzwischen wurde dieser Ribotyp auch in deutschen Kliniken isoliert (Epid. Bulletin des Robert Koch-Instituts 15/2008).

Neben den Antibiotika und den Zytostatika/Immunsuppressiva begünstigen wahrscheinlich Protonenpumpeninhibitoren und die Ernährung über eine Magen- oder Jejunalsonde die Infektion mit C. difficile in dieser und in anderen Patientengruppen (z. B. auch Patienten nach Organtransplantation).

Die **Inkubationszeit** ist nicht bekannt. In einzelnen Fallberichten wird von Stunden bis Wochen berichtet.

Vancomycinresistente Enterokokken (VRE). VRE, als nosokomiale Infektionserreger, besitzen eine hohe Tenazität gegenüber Umwelteinflüssen. Der Selektionsvorteil bei Anwendung von antibakteriellen Chemotherapeutika (v. a. Clindamycin, Cephalosporine der Gruppen 2 und 3, Fluorochinolone) lässt auf Gemeinsamkeiten im Bereich der nosokomialen Infektionsepidemiologie von VRE und C. difficile schließen. Möglicherweise wird das Risiko einer Selektion von VRE durch den häufigen Einsatz von oralem Vancomycin bei der Enterokolitis erhöht. Bei erwachsenen Leukämiepatienten war bspw. das Risiko der VRE-Sepsis erhöht, wenn vorher eine Infektion mit C. difficile bestand.

Diagnose

Als Goldstandard gilt das Zellkulturassay mit humanen Vorhautfibroblasten in dem das Zytotoxin B nachgewiesen wird (Sensitivität 94 – 100 %, Spezifität 99 %). Da das Ergebnis erst nach 24 – 48 Stunden vorliegt und ein speziell ausgestattetes mikrobiologisches Laboratorium mit erfahrenem Personal erforderlich ist, setzen viele Kliniken ELISA-Antigentests zum Nachweis von Toxinen ein (Ergebnis innerhalb von Stunden). Die Sensitivität der Antigen-ELISA ist jedoch niedriger (80 – 95 %) und ein Teil der Infektionen wird nicht identifiziert, wenn lediglich nach einem der beiden Toxine gesucht wird.

Kulturen von Abstrichuntersuchungen (Patientenumgebung) sollte Lysozym zugesetzt werden, um die Umwandlung der Sporen in vegetabile Bakterien zu stimulieren.

Bei Patienten mit begründetem Verdacht auf eine C.difficile-assoziierte Enterokolitis sollte die Testung in 2 weiteren Stuhlproben wiederholt werden und bei negativem Antigentest immer auch das Zellkulturassay zum Einsatz kommen. Die Diagnostik sollte allerdings nicht dazu dienen, ein therapeutisches Ansprechen des Patienten zu verifizieren. Hier sollte das klinische Bild als Kontrollparameter gelten. Viele Patienten bleiben nach erfolgreicher Therapie C.difficile-Träger.

Bei allen Patienten mit nosokomial (nach dem 3. Tag des stationären Aufenthalts) erworbener antibiotikaassoziierter Diarrhö und bei allen Patienten mit Verdacht auf Enterokolitis sollte frischer (oder bei 4 °C gekühlter) Stuhl auf C.difficile-Toxin untersucht werden. In der Labordiagnostik geht es darum, den enteralen Blutverlust und das Ausmaß der systemischen Entzündung einzuschätzen, eine Beteiligung anderer Organe auszuschließen, und den enteralen Eiweiß- und Elektrolytverlust zu objektivieren. Bei schwerkranken Patienten sollte immer eine aktuelle Gerinnungsuntersuchung mit Fibrinogen, Fibrinspaltprodukten, Antithrombin III und ggf. auch Einzelfaktoren vorliegen. Neben der Sonografie und der Abdomenübersichtsaufnahme ist bei nicht neutropenischen und thrombozytopenischen Patienten mit Verdacht auf PMC eine Koloskopie indiziert, die den Schweregrad und das Ausmaß der Kolitis objektiviert. Hierbei würden sich gelbliche Plaques als Pseudomembranen vor allem im distalen Kolon darstellen. Das CT des Abdomens (mit Kontrastmittel) dient zum Ausschluss schwerer Komplikationen (z. B. gedeckte Perforation, toxisches Megakolon).

Konsiliarlaboratorium u. a. Institut für Med. Mikrobiologie Mainz. Tel. 0 61 31-6 27 57 11, Fax. 6 27 57 18, E-Mail: veichel@mail.uni-mainz.de (über weitere Laboratorien siehe www.rki.de >Infektionsschutz > Nationale Referenzzentren).

Therapie

Antibiotika, die gegen C. difficile wirksam sind, sollte nur der symptomatisch risikoreiche (siehe Tab. **38**) Patient erhalten, nicht dagegen der asymptomatisch besiedelte. Alle nicht unbedingt erforderlichen antibakteriellen Chemotherapeutika sollten sofort abgesetzt werden (bei antibiotikaassoziierter Diarrhö oft die einzig erforderliche Maßnahme) (Evidenzgrad I). Mittel der 1. Wahl ist in Deutschland immer noch die orale Gabe von Metronidazol, 30 – 40 mg/kgKG/Tag in 3 Gaben (Evidenzgrad II). Die parenterale Therapie ist möglich, aber es besteht wenig Erfahrung. Therapiedauer: 10 – 14 Tage. Nebenwirkungen sind Übelkeit, Erbrechen und metallischer Geschmack, sehr selten Neuropathie und Krampfanfälle. Die oben beschriebenen epidemischen C.difficile-Stämme in England, den USA und Kanada sind gegenüber Metronidazol vermindert empfindlich, was zu einer höheren Rate an Therapieversagern und zur raschen Ausbreitung beiträgt. Vor einer Therapie mit Metronidazol sollte ggf. eine Schwangerschaft ausgeschlossen werden.

Mittel der 2. Wahl für Metronidazol-Nonresponder und Mittel der 1. Wahl für schwere und lebensbedrohliche Erkrankungen ist Vancomycin, 40 mg/kgKG/Tag in 3 – 4 Gaben, ausschließlich per os, ggf. über eine Magensonde (Evidenzgrad II). Die Therapiedauer beträgt 10 – 14 Tage, eine Kontrolle des Stuhlbefundes bei klinisch genesenem Patienten, wie schon oben beschrieben, ist nicht anzuraten. Die darmmotilitäthemmenden Substanzen sind kontraindiziert. Die Entscheidung für oder gegen ein operatives Vorgehen (Dekompression und Anlage eines intraluminalen Katheters zur lokalen Lavage mit Vancomycin, subtotale Kolektomie) wird in enger Zusammenarbeit mit den Kinderchirurgen gestellt, die bei schweren Verläufen frühzeitig informiert werden sollten. Die supportive Therapie (Volumen-, Elektrolytsubstitution, ggf. Transfusion, Antipyrese und Analgesie) unterscheidet sich nicht von Enterokolitiden anderer Ätiologie.

Bei Patienten mit Hypogammaglobulinämie sollten intravenös Immunglobuline substituiert werden (Evidenz II), granulozytopenische Patienten werden zusätzlich nach dem üblichen Stufenplan zur empirischen antibakteriellen Chemotherapie behandelt.

▶ **Behandlung von Rezidiven**
Nach Absetzen der gegen C. difficile gerichteten Medikation entwickeln 5 – 25 % der Patienten eine erneute Enterokolitis. Hierfür scheint (ebenso wie für den klinischen Verlauf bei Ersterkrankung) insbesondere die spezifische IgG-Antikörperantwort gegen die Toxine A und B verantwortlich zu sein. Patienten mit Rezidiv zeigten signifikant niedrigere oder nicht nachweisbare Antikörperspiegel nach der 1. Episode. Die genotypische Analyse von C.difficile-Isolaten bei Patienten mit wiederholt auftretender PMC hat jedoch gezeigt, dass in 50 % kein Rezidiv, sondern eine exogene Reinfektion mit einem anderen Stamm vorliegt. Dies relativiert die wissenschaftliche Aussagekraft von Studien, in denen die Isolate nicht typisiert wurden. Da eine primäre oder erworbene Resistenz gegen Metronidazol oder Vancomycin nur selten vorliegt, können die Antibiotika der 1. Wahl erneut verordnet werden (ggf. über einen längeren Zeitraum). Im Einzelfall wurde über positive Ergebnisse unter Rifampicin berichtet. Die orale Gabe von Probiotika wie Saccharomyces boulardii reduziert bei Erwachsenen die Wahrscheinlichkeit eines 2. (nicht eines 1.) Rezidivs signifikant (Evidenzgrad I). Kontrollierte Studien, die den Einsatz von Lactobacillus rhamnosus (LGG) zur Rezidivprophylaxe der C.difficile-assoziierten Enterokolitis überprüfen, fehlen für das Kindesalter. Die Behandlung mit parenteral verabreichten Immunglobulinen zeigt in vereinzelten Fällen einen positiven Verlauf. Randomisierte kontrollierte Studien dieser Therapie fehlen.

Prophylaxe

Ein sehr gutes Hygienemanagement im stationären Bereich sowie der rationale Antibiotikagebrauch sind zurzeit die wichtigsten prophylaktischen Maßnahmen. Durch den Verzicht auf eine Antibiotikatherapie kann das Risiko der antibiotikaassoziierten Diarrhö vermieden und das der C.difficile-assoziierten Enterokolitis nachhaltig gesenkt werden. Vor allem bei oberen Atemwegsinfektionen in den Wintermonaten sollte sorgfältig abgewogen werden, ob eine Antibiotikatherapie tatsächlich erforderlich ist.

Der begleitende Einsatz von Probiotika wie Saccharomyces boulardii kann die Rate der antibiotikaassoziierten Diarrhö (NNT: „number needed to treat"; 8 – 10) und Lactobacillus rhamnosus die Rate der nosokomialen Diarrhö (NNT 4) reduzieren, die Unterschiede zwischen den Verum- und Plazebogruppen der randomisierten Studien beziehen sich jedoch nicht auf durch C. difficile verursachte Fälle. Es gibt bislang in diesem Kontext nur eine Beobachtungsstudie zum Einsatz von S. boulardii bei Säuglingen (Buts et al. 1993).

Sehr vielversprechende neue Ergebnisse betreffen einen intramuskulär zu verabreichenden Impfstoff, der in formalininaktivierter Form beide Toxine von C.difficile mit oder ohne Aluminiumhydroxid als Adjuvans enthält. Eine US-amerikanische Arbeitsgruppe erprobte diese Vakzine erfolgreich bei 30 gesunden Probanden (hochtitriger IgG-Anstieg gegen beide Toxine) sowie bei 3 Patienten mit zahlreichen Rezidiven einer C.difficile-assoziierten Diarrhö/Kolitis. Die 3 erwachsenen Patienten hatten zuvor über 7 – 22 Monate Vancomycin sowie multiple andere Interventionen erhalten. Wie bei den gesunden Freiwilligen kam es infolge der Verabreichung des Impfstoffs zu einer signifikanten Immunantwort, insbesondere gegen das Toxin B bei 2 von 3 Patienten und außerdem bei allen zu einer Heilung ohne erneutes Rezidiv und ohne erneute Antibiotika.

Im Rahmen von Ausbrüchen konnte die Inzidenz der C.difficile-assoziierten Diarrhö und der PMC signifikant gesenkt werden durch (Evidenzgrad II):
- den möglichst seltenen Einsatz bestimmter Antibiotika (Amoxicillin-Clavulansäure, Clindamycin, Cephalosporine der Gruppe 3, Fluorochinolone),
- intensive Schulung des Behandlungspersonals, prospektive Surveillance zur frühzeitigen Identifizierung und Behandlung erkrankter Patienten,
- die Verwendung von Einmalhandschuhen und patientenbezogenen Schutzkitteln bei jedem direkten Kontakt mit den Patienten, Händewaschen mit Seifenlösung und Wasser (da Clostridien-Sporen nicht mit alkoholbasiertem Händedesinfektionsmittel abgetötet werden) vor und nach jedem Patientenkontakt, danach Händedesinfektion,
- den Verzicht auf rektale Temperaturmessung, patientenbezogene Thermometer, die mit einer sporiziden Substanz (siehe unten) desinfiziert werden können,
- Einzelzimmer, bei Ausbruch Kohortierung von Patienten und Personal, Desinfektion bzw. Sterilisation aller potenziell kontaminierten Gegenstände,
- Umgebungsdesinfektion (alle Handkontaktflächen, alle patientennahen Oberflächen, bei Entlassung auch der Fußboden) mit sporiziden Desinfektionsmitteln. Empfehlung: Descogen, Antiseptica Chem. Pharm. Produkte GmbH, Pulheim-Brauweiler, 1 %, Einwirkzeit 1 Stunde.

Alle diese Maßnahmen sind kostenintensiv und erfordern eine angemessene Ausstattung der Abteilung mit gut ausgebildetem Pflege- und Hygienefachpersonal. Die Isolierung darf die medizinische Versorgung der Patienten nicht beeinträchtigen. Es besteht keine Meldepflicht mit Ausnahme der nicht namentlichen Meldung bei zeitlich und räumlich gehäuftem Auftreten nach IfSG § 6 Abs. 3.

Clostridium-botulinum-Infektionen

Klinisches Bild
Der **Botulismus** beginnt wie eine Gastroenteritis mit Übelkeit, Erbrechen und Durchfall. Anschließend entwickelt sich eine hartnäckige Obstipation mit abgeschwächten Darmgeräuschen und eine Harnverhaltung (Blasenatonie). Die Patienten haben trockene Schleimhäute, in der Regel kein Fieber und zeigen eine Verarmung der Mimik.

Frühe neurologische Symptome, die zusammen mit oder im Anschluss an die gastrointestinale Symptomatik vorkommen, sind Akkommodationsstörungen, Mydriasis, Lichtscheu, Doppelbilder, Ptosis und Mundtrockenheit. Im fortgeschrittenen Stadium der neurologischen Manifestation

kommt es zu einer symmetrischen, von kranial nach kaudal und vom Stamm zu den Extremitäten fortschreitenden Muskelschwäche ohne Sensibilitätsausfälle, schließlich zu Schluckstörungen mit erhöhter Aspirationsgefahr und zur Atemlähmung (Zwerchfellparese, Beatmung in 40 – 70 % erforderlich) bei voll erhaltenem Bewusstsein.

Für den **Säuglingsbotulismus** (**Inkubationszeit** 3 – 30 Tage), der meist um den 2. Lebensmonat auftritt, sind charakteristisch:
- innerhalb von Tagen bis wenigen Wochen zunehmende, hartnäckige Obstipation (3 oder mehr Tage ohne Stuhlgang) bei reduziertem Sphinktertonus,

- Trinkschwäche, Schluckstörung mit häufigem Verschlucken bei schwachem Husten- und Würgereflex,
- heiseres Wimmern statt lautes Schreien, verminderter Tränenfluss, trockene Schleimhäute,
- Ptosis, langsam oder nicht reagible Pupillen, Augenmuskellähmung (starrer Blick),
- Adynamie, Kopfhebeschwäche, von kranial nach kaudal fortschreitende, schließlich generalisierte Hypotonie („floppy infant") mit fehlenden Muskeleigenreflexen.

Die Symptome treten in der Regel bei Kindern mit unauffälliger Schwangerschafts- und Geburtsanamnese, perzentilengerechtem Gedeihen und bei einer bis dahin altersentsprechenden psychomotorischen Entwicklung auf. Es handelt sich häufiger um voll gestillte Säuglinge. Im Unterschied zur Sepsis sind die Patienten (solange keine Aspirationspneumonie vorliegt) afebril, bei vollem Bewusstsein und zeigen keine Kreislaufzentralisation, keine Leukozytose und kein erhöhtes CRP.

Ätiologie
Das hitzelabile, geruchs- und geschmacklose Botulinustoxin („botulus" – lat. Würstchen) ist der entscheidende Virulenzfaktor von C. botulinum und gilt als das stärkste biologische Gift. Bereits eine Dosis von $0,05-0,1$ µg (10^{-9} mg/kg) ist für den Menschen tödlich. Günstige Bedingungen für die Umwandlung von Sporen in vegetative, toxinbildende Formen von C. botulinum sind eine geringe Säurebelastung (pH > 4,5), ein anaerobes Milieu, Temperaturen zwischen 3 und 50 °C und ein relativ hoher Wassergehalt der Umgebung (z. B. des Lebensmittels). Der Botulismus ist keine Infektion im eigentlichen Sinne, sondern eine Intoxikation. Im Unterschied dazu entsteht der Säuglingsbotulismus durch eine Kolonisation des Intestinaltrakts mit C. botulinum mit anschließender Toxinproduktion und Resorption.

Unter den 7 bislang serologisch differenzierten Neurotoxinen von C. botulinum verursachen die Toxine A, B, E und F (seltener) die meisten Erkrankungen beim Menschen. In Deutschland, Österreich und der Schweiz sind typischerweise die Toxine A und E für die menschlichen Botulismusfälle verantwortlich.

Die neurologischen Symptome werden durch die Schädigung motorischer und autonomer Nervenfasern verursacht. Botulinustoxin bindet an motorische und autonome Nervenendigungen und blockiert irreversibel die Freisetzung des Neu-rotransmitters Azetylcholin. Die Rekonvaleszenz beim Botulismus dauert Wochen bis Monate, da zwischen den geschädigten Axonen und der Muskulatur neue Endplatten ausgebildet werden müssen.

Epidemiologie
Durch C. botulinum hervorgerufene Erkrankungen sind insgesamt seltene Ereignisse, wobei der Säuglingsbotulismus weltweit die häufigste Form darstellt. Während in Deutschland fast ausschließlich Fälle von Nahrungsmittelbotulismus gemeldet wurden (Inzidenz: im Durchschnitt 14 Fälle/Jahr (1989–1998; Spanne: 4–23 Fälle/Jahr), ist in den USA (100–110 Fälle/Jahr) der Neugeborenenbotulismus (70 % der Fälle) am häufigsten, gefolgt von Nahrungsmittel- (25 %) und Wundbotulismus (5 %).

Botulinustoxin kann durch direkte Ingestion (Nahrungsmittelbotulismus, synonym: Allantiasis), durch Resorption aus mit C. botulinum infizierten Wunden (Wundbotulismus) oder aus dem Darmtrakt des Menschen stammen, wenn sich toxinbildende C. botulinum im Darm vermehren (Säuglingsbotulismus). Eine Übertragung der Erkrankung von Mensch zu Mensch ist nicht beschrieben.

Als besonders kritisch für die Übertragung des Nahrungsmittelbotulismus gelten hausgemachte Konserven (unter 120 °C erhitztes Gemüse, Obst, Fleisch oder Fisch) und nicht fachgerecht hergestellte und gelagerte Räucherware. Die Infektionsquelle beim Säuglingsbotulismus bleibt in 85 % unklar, maximal 10 % gehen auf die Verabreichung von mit C. botulinum-Sporen kontaminiertem Honig zurück. Auch Hausstaub und Gartenerde wurden mit Säuglingsbotulismus in Verbindung gebracht. Ein bis heute nicht genau bekannter Anteil am plötzlichen Säuglingstod wird wahrscheinlich durch C. botulinum verursacht.

Wundbotulismus wird bei tiefen, mit Erde kontaminierten Wunden und bei Drogenabhängigen beobachtet, die sich kontaminiertes Heroin intramuskulär oder subkutan spritzen. Die inhalative Aufnahme von Botulinustoxin ist möglich und wird als Bioterrorismus der höchsten Kategorie A diskutiert.

Inkubationszeit. Beim Nahrungsmittelbotulismus treten die ersten Symptome meist nach einer Inkubationszeit von 18–36 Stunden, je nach aufgenommener Toxinmenge jedoch auch früher (ab 2 Stunden) oder später (bis 8 Tage) auf.

Diagnose

Botulismus wird häufig (zu) spät diagnostiziert, insbesondere bei sog. Indexpatienten (1. Patient eines Botulismusausbruchs bzw. einziger Botulismuspatient). Die Diagnose ist in erster Linie anamnestisch (Verzehr von eingemachten, konservierten Produkten, wie Honig, und Auftreten einer ähnlichen Symptomatik in der Familie oder Umgebung) und klinisch zu stellen.

Bei Verdacht sollte unverzüglich versucht werden, das Botulinumtoxin aus Stuhl, Erbrochenem (auch aus der Magenlavage) sowie Serum mittels Maus-Inokulationstest nachzuweisen, vor allem, um den Toxintyp zu differenzieren. Alle Materialien müssen gekühlt (4 °C) gelagert und transportiert werden.

Die kulturelle Anzucht (aus Stuhl oder Wundsekret) von C. botulinum sollte versucht werden (Konsiliarlaboratorium des RKI in Leipzig, Institut für Med. Mikrobiologie, Tel. 03 41-9 71 52 00, Fax. -9 71 52 09, acr@medizin.uni-leipzig.de). Wichtig ist auch die Suche nach dem Toxin in allen als Auslöser infrage kommenden Lebensmitteln (Gruppenerkrankungen).

Das Ergebnis der Tests sollte nicht abgewartet werden – bei hinreichendem Verdacht ist die Therapie sofort einzuleiten, da insbesondere die Gabe von Antitoxin zeitkritisch ist.

Die Lumbalpunktion (in Intubationsbereitschaft, da Gefahr des Atemstillstandes) und bildgebende Verfahren zeigen Normalbefunde. Die Lähmungen treten beidseitig und seitengleich auf, Parästhesien werden nicht beobachtet. Cholinesterasehemmer (z. B. Edrophonium-Test) sind – wenn überhaupt – nur kurzzeitig wirksam. Im EMG befallener Muskeln lässt sich durch hochfrequente, repetitive Stimulation (30 – 50 Hz) ein Inkrement der zuvor erniedrigten Amplitude des Aktionspotenzials nachweisen.

Therapie

Lebensrettend ist der rechtzeitige Beginn des intensivmedizinischen Monitorings (Vermeidung von Aspiration, Hypoventilation und Atemlähmung), ggf. die elektive Intubation und maschinelle Beatmung. Im weiteren Verlauf kann in bis zu 15 % ein hyponatriämisches Syndrom der inadäquaten ADH-Sekretion auftreten. Die ausreichende Analgosedierung, die Behandlung des (Sub-)Ileus, die vorsichtig gesteigerte enterale Ernährung über eine Magen- oder Jejunalsonde, die Vermeidung iatrogener Komplikationen (Dekubitus, Tracheal-

stenose und nosokomialer Infektionen) und eine intensive Physiotherapie ermöglichen heute in den meisten, rechtzeitig diagnostizierten Fällen einen günstigen, wenn auch über Wochen bis Monate protrahierten Verlauf. Die Erholung von Paresen (mit Atrophien) kann in schweren Fällen Monate dauern. Botulismus hinterlässt jedoch in der Regel keine bleibenden Schäden. Wie beim Guillain-Barré-Syndrom ist eine kontinuierliche psychologische Betreuung von Patienten und Eltern zu empfehlen.

Das heterologe (fermentativ gereinigte Pferdeserum) Botulismus-Antitoxin Behring (Novartis Vaccines and Diagnostics GmbH&CoKG) kann über die Notfalldepots für Antiseren der Bundesländer, tagsüber auch über die Telefonnummer 08 00-1 90 11 90 bei der Zentrale von Novartis Behring geordert werden (Notfallnummer außerhalb der normalen Geschäftszeiten 0 64 21-3 90). Die Antikörper reagieren spezifisch mit den freien Botulismus-Toxinen und neutralisieren sie. Schon der *begründete Verdacht* auf Botulismus (Wund- oder Nahrungsmittelbotulismus) erfordert die *sofortige* Verabreichung von Botulismus-Antitoxin. Auf keinen Fall darf das Ergebnis längerer klinischer Beobachtungen oder einer bakteriologischen/serologischen Untersuchung abgewartet werden. Allergische und anaphylaktische Reaktionen treten gelegentlich auf, in sehr seltenen Fällen bis zum Schock (Überwachung der Vialzeichen!). Gelegentlich kommt es zum Auftreten einer Serumkrankheit (5 – 24 Tage nach Gabe: Pruritus, Urtikaria, Fieber, Arthralgien, neurologische Störungen). Über die Dosierung und weitere Details der Anwendung informiert die Fachinformation.

In den USA wurde beim Säuglingsbotulismus ein intravenöses, humanes Hyperimmunserum (Botulism Immune Globulin Intravenous BIG-IV), erfolgreich eingesetzt, das über die Auslandsapotheke importiert werden kann (http://www.infantbotulism.org/). In einer prospektiven randomisierten Studie reduzierte die Verabreichung von BIG-IV™ die mittlere Krankenhausbehandlungsdauer von 5,7 Wochen auf 2,6 Wochen. BIG-IV führte außerdem zu einer signifikanten mittleren Reduktion der Intensivtherapiedauer von 3,2 Wochen, der mechanischen Beatmung von 2,6 Wochen, der künstlichen Ernährung über Infusionen oder Sonde um 6,4 Wochen. Hierdurch wurden auch die Kosten der Behandlung deutlich reduziert. Schwere unerwünschte Nebenwirkungen wurden nicht beobachtet.

Die Gabe von Magnesium bei Behandlung des Botulismus muss aufgrund der theoretischen Möglichkeit, dass hohe Magnesiumspiegel die Wirkung von Botulinumtoxin erhöhen, vermieden werden.

Beim Wundbotulismus ist ein chirurgisches Wunddebridement obligat und es wird eine begleitende Therapie mit Penicillin empfohlen (Evidenzgrad IV), deren Nutzen beim Säuglingsbotulismus umstritten ist (theoretisch besteht das Risiko einer gesteigerten Freisetzung des Toxins beim Zerfall der Clostridien). Aminoglykoside sind wegen ihrer curareähnlichen Nebenwirkungen kontraindiziert.

Prophylaxe

Beim Einkochen oder bei der Herstellung von Konserven müssen ausreichende (sporizide) Temperaturen erreicht werden. Ballonierte oder beim Öffnen entgasende Konserven sind zu verwerfen. Geräucherte Fleisch- und Wurstwaren müssen kühl gelagert werden (möglichst unter 3 °C), insbesondere wenn die Ware vakuumverpackt ist. Neugeborenen und Säuglingen sollte kein Honig verabreicht werden (auch nicht indirekt über die Brustpflege stillender Mütter mit Honig).

Namentliche Meldung bei Verdacht, Erkrankung und Tod durch die behandelnden Ärzte (IfSG § 6 Abs. 1 Nr. 1a) und bei Erreger- oder Toxinnachweis durch das mikrobiologische Labor (§ 7 Abs. 1 Nr. 7). Jeder Fall von Botulismus stellt einen infektionsepidemiologischen Notfall dar und kann Teil einer Epidemie sein.

Clostridium-perfringens-Infektionen

C. perfringens ist ein Erreger (grampositives Stäbchen) lebensbedrohlicher anaerober Wundinfektionen (Gasbrand) und Auslöser von 2 sehr unterschiedlichen, durch Nahrungsmittel übertragbaren Infektionen: der relativ häufigen, aber meist blanden Nahrungsmittelintoxikation (C. perfringens Typ A) und des extrem seltenen, fast immer tödlich verlaufenden Darmbrandes (C. perfringens Typ C).

Gasbrand

Klinisches Bild

Nach einer Exposition kommt es entweder zur anaeroben Zellulitis mit abszedierender lokalen Weichteilinfektion ohne Erregerinvasion und ohne Toxinämie (häufig bei Drogenabhängigen beschrieben, die sich verunreinigtes Heroin intramuskulär oder subkutan spritzen) oder zur Myonekrose. Hierbei entwickelt sich ein plötzlich einsetzender massiver Wundschmerz bei deutlich reduziertem Allgemeinzustand. Hinzu kommt eine knisternde Schwellung und livide Verfärbung des initial nicht geröteten und nicht überwärmten Wundgebietes, die innerhalb von Stunden zum nekrotischen Zerfall der betroffenen Muskellogen und angrenzenden vitalen Weichteile fortschreitet.

Als systemische Komplikationen beschrieben sind ein septisches Multiorganversagen und eine massive Hämolyse. Das Bewusstsein der Patienten wird durch die Toxinämie nicht beeinflusst.

Bei der spontanen oder nicht traumatischen Myonekrose stehen oft gastrointestinale Symptome (Abdominalschmerzen, Durchfall, Erbrechen, Fieber, rektaler Blutabgang) bei Kindern im Vordergrund.

Ätiologie

Eine Kontamination traumatischer oder iatrogener tiefer Wunden, in denen sich unter anaeroben Stoffwechselbedingungen C. perfringens Typ A (80 – 90 %) vermehren kann, führt zu einer lokal invasiven und systemisch toxischen Infektion. Auch C. novyi, C. septicum, C. histolyticum, C. bifermentans, C. tertium, und C. fallax können Gasbrandinfektionen verursachen (10 – 20 %). Die Clostridien der Gasbrandgruppe erzeugen verschiedene Exotoxine (Alpha- und Thetatoxine), die hämolysierend, nekrotisierend und zytotoxisch wirken.

Epidemiologie

Gasbrand wird heutzutage primär nach Traumen, chirurgischen Eingriffen, malignen Prozessen, Hautinfektionen, Verbrennungen sowie septisch (meist illegal) durchgeführten Abtreibungen beobachtet.

Im Erdboden, Straßenstaub und im Darmtrakt von Mensch und Tier enthaltene C.perfringens-

Sporen können nur durch Sterilisation, z. B. Auto-klavieren 15 min bei 121 °C, sicher abgetötet werden. Die Möglichkeit der exogenen Einbringung durch kontaminiertes chirurgisches Instrumentarium wird durch die strikte Einhaltung der Sterilisationsrichtlinien ausgeschlossen.

Beim spontanen Gasbrand handelt es sich um eine in der Regel bei hochgradig immunsupprimierten Patienten auftretende Infektion mit endogenem Infektionsherd (meist Darmnekrose).

Durch C. septicum ausgelöster, systemischer Gasbrand ist eine sehr seltene, fast immer letale Krankheit bei Kindern mit anhaltender oder zyklischer Granulozytopenie (Leukämie, Lymphom) und neutropenischer Enterokolitis (65 %), aber auch vorausgegangenen Traumen.

Bei einigen Patienten mit hämolytisch urämischem Syndrom und ZNS-Beteiligung wurden durch C. septicum verursachte Meningoenzephalitiden mit intrazerebraler Gasbildung beschrieben. C. perfingens wurde als Erreger anaerober Meningoenzephalitiden bei Neugeborenen und Säuglingen mit ventrikuloperitonealem Shunt beschrieben, wobei in einigen Fällen eine Perforation des Darms durch das distale Shunt-Ende vorausging.

Inkubationszeit von 3 – 5 Tagen (selten nur wenige Stunden).

Diagnose

Die Diagnostik darf eine frühzeitige Intervention bei begründetem klinischen Verdacht nicht verzögern. Der Nachweis von Gas in den Faszienlogen durch Sonografie (cave: Kontamination des Schallkopfes) oder Röntgen (charakteristische Fiederung der befallenen Muskulatur als Spätzeichen) kann wegweisend sein. Bei ileozökalem Fokus kann gelegentlich eine intramurale Gasbildung (Pneumatosis der Darmwand) in der Röntgenübersicht des Abdomens oder Luft in der Pfortader nachgewiesen werden. Zur besseren Abgrenzung bereits nekrotischer Areale (Extremitäten) wird als nicht invasive Methode zur OP-Planung und Verlaufskontrolle die UV-Thermografie empfohlen.

Der mikrobiologische Nachweis des Erregers aus dem Wundgebiet erfolgt durch Gramfärbung (Abstrich) und Kultur. Es sollten immer auch anaerobe Blutkulturen angelegt werden. Im Serum finden sich eine erhöhte CK und LDH und ein erhöhtes Laktat (auch im Liquor deutlich erhöht bei anaeroben ZNS-Infektionen), im Urin kann Myoglobin im Schnelltest nachgewiesen werden. Auf die Hämolyse kann frühzeitig ein niedriger Hämatokrit im Verhältnis zum Hämoglobin und ein sehr niedriges MCV ohne mikrozytäre Erythrozyten im Ausstrich hinweisen.

Therapie und Prophylaxe

Patienten mit Gasbrand können nur durch eine bereits beim begründeten Verdacht einsetzende chirurgische Exploration mit Wunddebridement und (ggf. mehrzeitiger) Resektion der befallenen Gewebeanteile in Kombination mit hochdosierter antibakterieller Chemotherapie (Penicillin G als 1. Wahl; Alternativen: Clindamycin, Metronidazol, Teicoplanin, Meropenem) und intensivmedizinischer Betreuung vor dem ansonsten bei 70 – 100 % zu erwartenden letalen Ausgang bewahrt werden (Evidenz III). Bei spontanem Gasbrand ist eine Resektion der meist ileozökal gelegenen Eintrittspforte (ulzerierter, nekrotischer oder perforierter Darmabschnitt) obligat (Evidenzgrad III). Der Nutzen einer von vielen Autoren empfohlenen hyperbaren Sauerstofftherapie ist ungeklärt. Immunsupprimierte Patienten sollten zusätzlich gegen E. coli, Pseudomonas aeruginosa und Peptostreptokokken wirksame Breitspektrumantibiotika erhalten und ggf. mit G-CSF behandelt werden (Evidenzgrad II).

Iatrogener Gasbrand ist durch adäquate Wundversorgung unter aseptischen Operationsbedingungen und Sterilisation des chirurgischen Instrumentariums zu vermeiden. Intramuskulär verabreichtes Epinephrin, prolongierte Anwendung von Druckverbänden sowie chirurgischer Verschluss traumatischer Wunden und offener komplizierter Frakturen sind Risikofaktoren, die vermieden werden können. Bei tiefen, kontaminierten Wunden ist eine antibakterielle Chemoprophylaxe mit Penicillin G zu erwägen (Evidenzgrad IV). Patienten mit Gasbrand sollten für die Dauer der Krankheit in strenger Kontaktisolierung betreut werden.

Nahrungsmittelintoxikation (Gastroenteritis) durch C. perfringens Typ A

Klinisches Bild

Die häufigsten Symptome sind Nausea, Bauchkrämpfe und Diarrhö; Erbrechen und Fieber stehen meist nicht im Vordergrund. Die Krankheit verläuft in der Regel mild, klingt innerhalb von 24 Stunden ab und führt nur selten, z. B. bei jungen Säuglingen mit ausgeprägter Dehydratation, zur Hospitalisation. Bei alten Menschen sind während Epidemien in Gemeinschaftseinrichtungen auch Todesfälle beschrieben.

Ätiologie

Eine Kontamination von Lebensmitteln (meist Rindfleisch oder Geflügel) mit C. perfringens Typ A kann eine Nahrungsmittelintoxikation nach sich ziehen, wenn es durch entsprechende Lagerungs- oder Zubereitungsfehler zur Vermehrung (Verdopplungszeit bei 43 – 46 °C unter 10 Minuten) und nach dem Verzehr im Darmtrakt des Menschen zur Bildung von Enterotoxin in ausreichender Menge kommt.

Epidemiologie

Durch C. perfringens Typ A werden wahrscheinlich 5 – 10 % aller bakteriell bedingten, durch Lebensmittel übertragene Erkrankungen verursacht, davon 75 % durch Fleisch und Fleischprodukte. C. perfringens Typ A findet sich auch im Stuhl gesunder, insbesondere alter Menschen. Enterotoxinbildende Stämme sind hitzestabiler als enterotoxinnegative Stämme.

Das primäre Kochen eines kontaminierten Lebensmittels tötet die Sporen nicht immer ab, sodass sich in der anschließenden Lagerungs- (zu lange Standzeit in luftdichten Behältern, Kontamination durch das Küchenpersonal) bzw. Abkühlungsphase (zu langsames Abkühlen, zu große Portionen) vegetative, enterotoxinbildende Bakterienformen im Lebensmittel auf mehr als 10^5 Keime pro Gramm vermehren können. Auch vakuumverpacktes Fleisch und Lachs können zum Auslöser einer C.perfringens-Typ-A-Nahrungsmittelintoxikation werden. Eine direkte Übertragung von Mensch zu Mensch ist unwahrscheinlich.

Die **Inkubationszeit** beträgt 6 – 24 Stunden.

Diagnose

Die richtige Diagnose wird – insbesondere beim Auftreten mehrerer Erkrankungsfälle in zeitlichem und räumlichem Zusammenhang – durch eine sorgfältige Nahrungsmittelanamnese begünstigt. Der Erreger oder das Toxin können in Mageninhalt, Erbrochenem oder im Stuhl nachgewiesen werden. In Gemeinschaftseinrichtungen kann ein schriftlich fixierter Speiseplan und die sorgfältige Aufbewahrung von Rückstellproben die Aufklärung von epidemischen Verläufen beschleunigen.

Therapie und Prophylaxe

Die Therapie der durch C. perfringens verursachten Nahrungsmittelintoxikation entspricht dem symptomatischen Vorgehen bei Gastroenteritiden anderer Ätiologie. Bei schwerer Krankheit immundefizienter Patienten kann ggf. mit Penicillin G oder Meropenem behandelt werden. Lebensmittelbedingte Erkrankungen durch C. perfringens Typ A können durch die Vermeidung der Kontamination von Lebensmitteln (Küchenhygiene, Desinfektion), durch ausreichendes Erhitzen, rasches Abkühlen bei Zwischenlagerung (unter 10 °C, Standzeit unter 3 Stunden) und ausreichendes Wiedererwärmen vorgegarter Speisen (mindestens 65 °C im Speisekern) verhindert werden.

Namentliche Meldung bei Verdacht, Erkrankung und Tod zusätzlich bei Toxinnachweis (§ 7).

Enteritis necroticans (Darmbrand) durch C. perfringens Typ C

Klinisches Bild

Nach einer **Inkubationszeit** von 5 – 6 Stunden treten plötzlich unerträgliche Bauchschmerzen, blutige Durchfälle und Fieber auf. Ein septisch-toxisches Herz-Kreislauf-Versagen, Ileus, Darmperforation, entzündliche Strikturen des Darmlumens, gastrointestinale Massenblutung und neurologische Symptome (Tetraplegie, Bulbärparalyse) können sich bei der perakuten Form innerhalb von Stunden bis wenigen Tagen einstellen. Die Erkrankung ist akut lebensbedrohlich und endet auch bei rascher Therapie in 15 – 25 % letal.

Ätiologie und Epidemiologie

Nach Aufnahme von mit C. perfringens Typ C kontaminierten Lebensmitteln (meist Schweinefleisch) führt, insbesondere bei Menschen mit proteinarmer, kohlenhydratreicher Diät („Lübecker Darmbrand durch kontaminierte Fischprodukte nach dem 2. Weltkrieg, endemische „pig-bel"-Erkrankung im Hochland von Papua Neuguinea), die im Darmlumen stattfindende Produktion des β-Toxins zu einer nekrotisierenden Entzündung des gesamten Dünndarms. Die Empfindlichkeit gegenüber dem durch Trypsin abbaubaren Toxin wird durch über die Nahrung (Süßkartoffel) oder durch den Befall des Darms mit Ascaris lumbricoides vorhandene Trypsininhibitoren gesteigert.

Diese Zusammenhänge erklären, warum heute in der einheimischen europäischen Bevölkerung keine Fälle von Darmbrand auftreten. Der häufigere Verzehr von tierischem Eiweiß in verarmten Ländern und Notstandsgebieten könnte das Risiko der Enteritis necroticans deutlich senken.

Diagnose, Therapie und Prophylaxe

Bei einer in Europa derart seltenen Erkrankung sind die Chancen auf eine rechtzeitige Diagnose gering. Der Erreger und das Toxin können in Kulturen von Erbrochenem, Mageninhalt, Stuhl oder in Darmresektaten nachgewiesen werden. Eine enge Zusammenarbeit zwischen pädiatrischen Intensivmedizinern und Kinderchirurgen muss wie in der Betreuung von pädiatrischen Patienten mit nekrotisierender Enterokolitis anderer Ätiologie gewährleistet sein. Über den Einsatz von Penicillin und Chloramphenicol wurde berichtet, kontrollierte Studien zur Therapie des Darmbrandes liegen nicht vor. Ein zeitweise verfügbares Antitoxin erwies sich als wirkungslos. In Endemiegebieten wurde auch die aktive Immunisierung gegen das β-Toxin erfolgreich eingesetzt (Evidenzgrad I).

Literatur

Arnon SS, Schechter R, Maslanka SE et al. Human botulism immune globulin for the treatment of infant botulism. N Engl J Med. 2006; 354: 462 – 471

Buts JP, Corthier G, Delmee M. Saccharomyces boulardii for Clostridium difficile-associated enteropathies in infants. J Pediatr Gastroenterol Nutr 1993; 16: 419 – 425

Deutsche Gesellschaft für Neurologie. Leitlinien. Botulismus. http://www.dgn.org; Stand: Juli 2008

Infant Botulism Treatment and Prevention Program. http://www.infantbotulism.org; Stand: Juli 2008

Monaghan T, Boswell T, Mahida YR. Recent advances in Clostridium difficile-associated disease. Gut 2008; 57(6): 850 – 860

Morinville V, McDonald J. Clostridium difficile diarrhea in 200 Canadian children. Can J Gastroenterol 2005; 19: 497 – 501

Rotz LD, Khan AS, Lillibridge SR et al. Report summary public health assessment of potential biological terrorism agents. Emerging Infect Dis 2002; 8: 225 – 230 (http://www.cdc.gov/ncidod/EID/vol8no2/01-0164.htm; Stand: Juli 2008)

Simon A, Ammann RA, Bode U et al. Healthcare-associated infections in Pediatric Cancer Patients: Results of a Prospective Surveillance Study from University Hospitals in Germany and Switzerland. BMC Infect Dis 2008; 23(8): 70

Smith-Slatas CL. Clostridium septicum Infections in Children: A case report and review of the literature. Pediatrics 2006; 117: 4

Zar FA, Bakkanagari SR, Moorthi KM et al. A comparison of vancomycin and metronidazole for the treatment of Clostridium difficile-associated diarrhea, stratified by disease severity. Clin Infect Dis 2007; 45: 302 – 307

 Koordinator:
A. Simon

Mitarbeiter:
M. Büttcher

Coronavirus-Infektionen

Klinisches Bild

Humane Coronaviren verursachen bei Kindern und Erwachsenen häufig Infektionen des oberen Respirationstraktes wie Rhinitis oder Pharyngitis, die mit einer typischen Symptomatik einhergehen (Husten, Kopfschmerzen, Fieber und zervikale Lymphadenopathie). Bei Kleinkindern kann es zu einer Tonsillitis oder Otitis media kommen. Weniger häufig sieht man im Kindesalter Infektionen des unteren Respirationstraktes wie Bronchitis oder Pneumonie. Humane Coronavirus-Infektionen sind auch als Auslöser von obstruktiver Bronchitis, Bronchiolitis oder infektgetriggertem Asthma bekannt. Bei Kindern und Erwachsenen mit chronischen Lungenkrankheiten gibt es einen signifikanten Zusammenhang zwischen Coronavirus-Infektionen und akuten Exazerbationen von Atemwegserkrankungen (Evidenzgrad III).

In den Jahren 2002–2003 verursachte ein neues humanpathogenes Coronavirus, das im Weiteren als SARS-Coronavirus (SARS: „severe acute respiratory syndrome") bekannt wurde, eine Epidemie mit schweren akuten Atemwegserkrankungen. Im Allgemeinen beginnt SARS mit hohem Fieber. Kopf- und Gliederschmerzen, selten auch Diarrhö, können begleitend auftreten. Nach 2–7 Tagen erkranken die meisten Patienten an einem trockenen Husten und in der Folge an einer häufig schweren atypischen Pneumonie mit Tachydyspnoe und Hypoxie. Ein Teil der Patienten entwickelt im weiteren Verlauf ein ARDS („acute respiratory distress syndrome") mit Beatmungspflichtigkeit. SARS geht mit einer ungewöhnlich hohen Letalität einher; beim Ausbruch im Jahr 2003 wurden von der WHO in ca. 10 % der Fälle letale Verläufe registriert. Interessanterweise waren die Krankheitsverläufe bei Kindern milder als bei Erwachsenen.

Wahrscheinlich werden auch gastrointestinale Erkrankungen durch humane Coronaviren verursacht. Coronavirusähnliche Partikel, die man als humane Enteritis-Coronaviren bezeichnet, werden bei Patienten mit Erbrechen, Bauchschmerzen und Durchfall nachgewiesen.

Ätiologie

Humane Coronaviren sind umhüllte RNA-Viren, die zur Familie der Coronaviridae gehören. Man unterscheidet mindestens 3 Gruppen von humanpathogenen Coronaviren: die beiden Stämme *229E und OC 43* sind seit Mitte der 1960er-Jahre bekannt. Der Stamm 229E verursacht häufiger Infektionen des oberen, der Stamm OC 43 des unteren Respirationstraktes. Zudem wird der Stamm OC 43 häufiger bei schwereren klinischen Formen gesehen. Seit 2002 ist zudem das SARS-Coronavirus als Verursacher schwerer epidemisch verlaufender Atemwegserkrankungen bekannt. Man nimmt an, dass sich das Virus aus einem ursprünglich tierpathogenen Coronavirus entwickelt hat. In den Jahren 2004 und 2005 wurde von weiteren 4 humanpathogenen Coronaviren berichtet, die mit respiratorischen Erkrankungen assoziiert waren: NL 63, NL, HCoV-NH und HKU1.

Das humane Enteritis-Coronavirus wird aufgrund seiner strukturellen Ähnlichkeit mit dem humanen Coronavirus zur Familie der Coronaviridae gezählt.

Epidemiologie

Die humanen Coronaviren 229E und OC 43 gehören weltweit mit 5–35 % zu den häufigsten Viren, die eine Infektion des oberen Respirationstraktes erzeugen. Das Hauptdurchseuchungsalter ist das 1. bis 5. Lebensjahr. Die Antikörperprävalenz für beide humanen Coronavirus-Typen liegt bei 6–37 % der unter einem Jahr alten Kinder, bei 54–80 % der 1–5 Jahre alten Kinder und bei bis zu 100 % der über 5 Jahre alten Kinder. Erwachsene zeigen eine Seropositivität von 85 %. Die Hauptdurchseuchungszeit sind die Winter- und Frühjahrsmonate. 50–70 % der humanen Coronavirus-Infektionen verlaufen symptomatisch. Trotz vorbestehender Antikörper gibt es eine hohe Rate von Reinfektionen, die wahrscheinlich mit einer mangelnden Bildung von protektiven Antikörpern oder viraler Antigenheterogenität zu erklären ist. Am wichtigsten scheinen sekretorische IgA-Antikörper gegen Oberflächenglykoproteine zum Schutz vor humanen Coronavirus-Infektionen zu sein (Evidenzgrad III).

2002 brach in China eine Epidemie mit einem neuen Coronavirus, später als SARS-CoV bezeichnet, aus, welche sich bis 2003 über 29 Länder in Nord- und Südamerika, Europa und Asien ausbreitete. Über 8000 infizierte Personen wurden identifiziert, davon verstarben 774 Patienten. Interessanterweise konnte man in China eine relativ hohe Durchseuchungsrate von 20–40 % bei Personen, die beruflich mit Tieren zu tun hatten, selber jedoch nie SARS-ähnliche Symptome hatten, feststellen. Die letzte Serie von dokumentierten Fällen stammt aus dem Jahr 2004 und wurde durch eine Laborinfektion verursacht.

Welche epidemiologische Rolle die neueren Coronaviren (NL 63, NL, HCoV-NH und HKU1) spielen, ist bislang noch nicht ausreichend untersucht. NL 63 scheint jedoch, ähnlich wie Parainfluenzaviren, häufig zu leichten Atemwegsinfektionen zu führen. In regionalen Erhebungen im Rahmen der deutschen PRI-DE-Studien war dieses Virus zudem für 5 % der unteren Atemwegsinfektionen in den ersten 3 Lebensjahren verantwortlich.

Humane Coronaviren und humane Enteritis-Coronaviren können nur von Mensch zu Mensch übertragen werden, das SARS-Coronavirus dagegen auch von Tieren auf Menschen. Die humanen Coronaviren werden mit Tröpfchen über den Respirationstrakt und humane Enteritis-Coronaviren wahrscheinlich fäkal-oral übertragen.

Die **Inkubationszeit** von humanen Coronavirus-Infektionen beträgt 2–4 Tage.

Die Patienten sind mit Symptombeginn und in der Regel bis zum 4. Tag infektiös, das heißt sie scheiden in dieser Zeit das Virus über den Respirationstrakt bzw. bei gastrointestinalen Symptomen auch über den Stuhl aus. In seltenen Fällen, vor allem bei schweren klinischen Formen, kann die Virusausscheidung über mehrere Tage bis Wochen persistieren. Im Gegensatz dazu wird das humane Enteritis-Coronavirus unabhängig vom klinischen Bild über mehrere Monate ausschließlich im Stuhl ausgeschieden.

Diagnose

Da humane Coronaviren nur schwer in Zellkultur zu züchten sind, gibt es keine kommerziell erhältlichen Testkits auf dem Markt. In der Regel erfordert der milde klinische Verlauf einer humanen Coronavirus-Infektion auch keine Labordiagnose. In Ausnahmefällen und bei epidemiologischen Studien können humane Coronavirus-Infektionen serologisch mittels der indirekten Immunfluoreszenz, ELISA, Komplementbindungsreaktion, Hämagglutinationshemmtest (Stamm OC 43) und Neutralisationstest nachgewiesen werden. Neuere Ansätze, eine serologische Routinediagnostik zu ermöglichen, bietet die Anwendung von bakteriell exprimierten, rekombinanten Strukturproteinen im ELISA oder Western-Blot. Zudem steht heute durch die PCR ein geeignetes System zum Genomnachweis im Nasen-Rachen-Sekret oder in Stuhlproben zur Verfügung. Die Diagnostik von humanen Coronavirus-Infektionen bleibt jedoch immer noch wenigen Speziallaboratorien vorbehalten. Das Patientenmaterial sollte rasch verschickt werden.

Für den Nachweis von humanen Enteritis-Coronavirus-Infektionen gibt es derzeit keine diagnostischen Tests.

Therapie

Es existiert keine spezifische Therapie. Die Behandlung erfolgt symptomatisch. Für SARS-Coronaviren sind spezifische Fusionsinhibitoren in Erprobung, aber noch nicht allgemein verfügbar.

Prophylaxe

Treten humane Coronavirus-Infektionen mit respiratorischen oder gastrointestinalen Symptomen auf, kann man sich mit den üblichen Hygienemaßnahmen (Hände waschen usw.) schützen. Der Verdacht auf SARS erfordert strenge Isolationsmaßnahmen einschließlich Masken und Schutzkleidung.

Literatur

Centers for Disease Control and Prevention. Severe Acute Respiratory Syndrome (SARS). http://www.cdc.gov/ncidod/sars; Stand: Juli 2008
Robert Koch-Institut. Infektionskrankheiten A–Z. Schweres akutes respiratorisches Syndrom (SARS). http://www.rki.de; Stand: Juli 2008

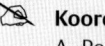 **Koordinator:**
A. Pohl-Koppe

Mitarbeiter:
U. Heininger

Dengue-Fieber

Synonyma: Dengue-Fieber (DF), Dengue-hämorrhagisches Fieber (DHF), Dengue-Schock-Syndrom (DSS)

Klinisches Bild

Dengue ist weltweit die häufigste, durch Mücken übertragene virale Infektion des Menschen. Die Symptomatik der Dengue-Virus-Infektion variiert in Abhängigkeit von Serotyp/Virulenz des Virus und Alter, (Teil-)Immunität, Ernährungszustand, Geschlecht und möglicherweise individueller genetischer Disposition. Sie reicht von der asymptomatischen Infektion über einen grippeähnlichen Verlauf (DF) bis zum schweren hämorrhagischen Fieber (DHF) und Schocksyndrom (DSS) (Abb. 1). Die Weltgesundheitsorganisation (WHO) klassifiziert symptomatische Dengue-Virus-Infektion als: (1) undifferenziertes Fieber, (2) klassisches Dengue-Fieber (DF) und (3) Dengue-hämorrhagisches Fieber (DHF) (Tab. 39).

Klassisches Dengue-Fieber beginnt abrupt mit hohem (kontinuierlichem) Fieber über 5 – 7 Tage und schweren frontalen/retroorbitalen Kopfschmerzen, Muskel- und Gelenkschmerzen (vor allem Rücken; „break-bone fever"), Anorexie und Erschöpfung. Etwa 50 % der Patienten entwickeln ein makuläres oder makulopapuläres, oft konfluierendes, nicht selten juckendes oder schuppendes Exanthem über 2 – 4 Tage, das vor der Entfieberung auftritt, zunächst auf Hand- und Fußrücken, dann stammbetont unter Auslassung des Gesichts. Bei < 20 % wird nach etwa 24-stündiger Remission ein 2. Fieberschub mit Intensivierung des skarlatiniformen oder makulopapulären Exanthems beschrieben. Zusätzliche Symptome: generalisierte Lymphknotenschwellungen, Splenomegalie, Konjunktivitis, Pharyngitis, Atemwegssymptome, Diarrhö.

Säuglinge und Kleinkinder erkranken oft mit uncharakteristischem Fieber über 1 – 5 Tage und Zeichen einer Atemwegsinfektion oder Gastroenteritis, mit oder ohne makuläres oder makulopapuläres Exanthem während der ersten 24 – 48 Stunden des Fiebers. Leichte Hämorrhagien (Epistaxis, Petechien der Haut und Schleimhäute) können bei DF auftreten, verbunden mit Leukozytopenie (< 1,5/nl, Neutropenie und Lymphozytopenie) und Thrombozytopenie (3.– 8. Tag), häufig geringer Transaminasenerhöhung oder Hyponatriämie.

Die Konvaleszenzphase kann durch wochenlange Inappetenz und Depression kompliziert sein. Genesung führt zu lebenslanger Immunität gegen den jeweiligen Serotyp.

Das typische **Dengue-hämorrhagische Fieber** folgt generell einer Zweitinfektion mit einem anderen Dengue-Virus-Serotyp, überwiegend bei älteren, immunkompetenten Kindern und Jugendlichen, die in hyperendemischen Zonen leben, und wird vermutlich durch kreuzreagierende, nicht neutralisierende Antikörper ausgelöst. Das Risiko für schwere Verläufe (DHF, DSS, innere Blutung, ausgeprägte Thrombozytopenie) ist am größten in den Altersgruppen 0 – 11 Monate, bspw. bei (partieller) mütterlicher Immunität gegen Dengue-Virus, und 4 – 6 Jahre. Typische Symptome bei Säuglingen sind Schock aufgrund von Plasmaleck, bei älteren Kindern Hypotension und Epistaxis.

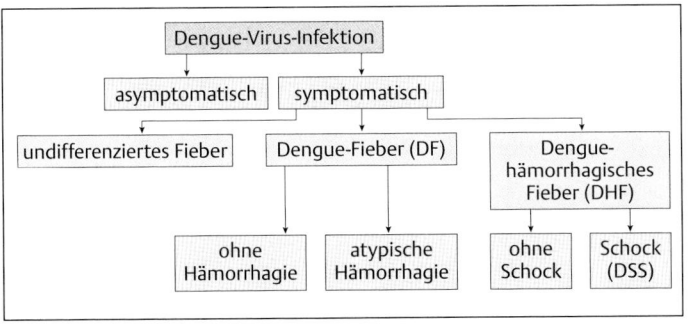

Abb. 1 WHO-Klassifikation von Dengue-Virus-Infektionen.

Tabelle **39**   WHO-Kriterien zur Definition von DF und DHF/DSS.

Dengue (WHO)	Definition
klassisches Dengue-Fieber (DF)	akutes Fieber mit ≥ 2 der folgenden Manifestationen: Kopfschmerzen, retroorbitale Schmerzen, Muskel- und Gelenkschmerzen, Exanthem, Blutung[1], Leukozytopenie
Dengue-hämorrhagisches Fieber (DHF)[1]	Anwesenheit aller 4 Kriterien:
	Fieber 2 – 7 Tage
	Blutungsneigung: positiver Rumpel-Leede-(Tourniquet-)Test oder spontane Blutungen
	Thrombozytopenie (≤ 100 × 10^9/l)
	Plasmaleck (Hämatokritanstieg[2], Pleuraerguss oder Aszites)
Dengue-Schock-Syndrom (DSS)	alle 4 DHF-Kriterien plus Schock

[1] Hämorrhagie ohne Plasmaleck (Hämatokritanstieg) qualifiziert nicht als DHF, auch wenn die Blutungsneigung klinisch bedeutsam ist, z. B. Epistaxis oder Magen-Darm-Blutung.
[2] generell um 20 % des Ausgangswertes

Dengue-hämorrhagisches Fieber liegt bei folgender Symptomenkonstellation vor: Fieber, positiver Rumpel-Leede-(Tourniquet-)Test oder spontane Hämorrhagien plus Thrombozytopenie (< 100/nl) plus „capillary-leak"-Syndrom um den Zeitpunkt des Fieberanfalls (Hämatokritanstieg um 20 % über Ausgangswert, Aszites oder Pleuraerguss) (Tab. 39). Traditionell genügt Hämorrhagie ohne Plasmaleck nicht zur Diagnose eines DHF. Klinisch imponieren Schwäche und Blutungen (Epistaxis, Ekchymosen, gastrointestinale Schleimhäute, Arachnoidea), die zum Schock führen können. Warnzeichen für DHF sind Bauchschmerzen, Unruhe und plötzlicher Wechsel von Fieber zu Hypothermie. Häufig besteht eine Hepatomegalie. Sonografisch lassen sich darüber hinaus bei Patienten mit DF und DHF eine Verdickung der Gallenblasenwand (Ödema), Aszites und Pleuraergüsse nachweisen. Reversible kardiale Komplikationen (Myokarditis, verminderte Ejektionsfraktion) sind beschrieben worden. In 25 % der DSS-Fälle kommt es zur disseminierten intravasalen Gerinnung. Unbehandelt beträgt die Letalität des DHF bis 30 – 40 %. Bei adäquater symptomatischer Therapie ist die Prognose gut.

Es bleibt anzumerken, dass neuere Daten die Trennung von DF und DHF infrage stellen. In größeren Serien wurde gezeigt, dass Blutungen und Thrombozytopenie bei Kindern ohne Vollbild des DHF vorkommen, während Hämorrhagien und Plasmaleck bei Kindern mit DSS fehlen können. Eine praktikable Neufassung der gegenwärtigen WHO-Klassifikation (Abb. 1) ist zu erwarten.

Dengue-Virus galt allgemein nicht als neurotrop. Zunehmend wird jedoch über neurologische Symptome bei Dengue berichtet mit einer Prävalenz von 0,3 – 4 % bei nicht letalen Infektionen und bis zu 40 % bei letalem Verlauf. Bei DF werden Meningoenzephalitis mit lymphatischer Pleozytose und Virusnachweis im Liquor (Letalität 30 %), isolierte motorische Paresen mit restitutio ad integrum und Guillain-Barré-Syndrom beschrieben, bei DHF Enzephalopathie und intrazerebrale Blutungen. Neuerdings werden – auch bei rückkehrenden Reisenden – ophthalmologische Komplikationen mitgeteilt, vor allem Makula-Ödem, retinale Einblutung oder Vaskulitis, die mit zentralem Sehverlust zum Zeitpunkt des Thrombozytenabfalls einhergehen und erst nach Monaten ausheilen können.

Schwangerschaft und Neugeborene. Dengue-Infektionen während der Schwangerschaft können zu Frühgeburt oder Abort führen. Spezische, dengueassoziierte Embryo- oder Fetopathien sind nicht bekannt. Infektionen in der Woche vor Entbindung gefährden Mutter und Neugeborenes wegen des erhöhten Risikos hämorrhagischer Komplikationen.

Ätiologie

Dengue-Virus ist ein umhülltes Virus mit einsträngiger, unsegmentierter RNA, das zusammen mit dem Gelbfiebervirus, Japanisches-Enzephalitis-Virus, Frühsommer-Meningoenzephalitis-Virus und West-Nil-Virus zur Familie der Flaviviridae gehört. Es gibt 4 Serotypen (DEN-1 bis DEN-4). Zwischen den Serotypen besteht zwar eine antigene Kreuzreaktivität, aber keine Kreuzimmunität. Dengue-Virus vermehrt sich in regionalen Lymphknoten und verbreitet sich über das lymphatische System. Replikation im retikulohistiozytären System, in Endothelzellen und der Haut resultiert in Virämie. Dem DHF liegen eine antikörpervermittelte verstärkte Virusreplikation in Makrophagen (ADE: „antibody-dependent immune enhancement") sowie eine atypische T-Zell-Reaktion mit Freisetzung von vasoaktiven Zytokinen und Stickstoffradikalen (z. B. NO) zugrunde. Die Disposition hierzu kann durch eine 2 – 20 Jahre zurückliegende heterologe Erstinfektion erworben werden.

Epidemiologie

Weltweit gilt DF/DHF als eine der wichtigsten „emerging" Tropenkrankheiten des 21. Jahrhunderts, die > 2,5 Milliarden Menschen bedroht, primär wegen der enormen Verbreitung des Vektors, Aedes aegypti. Dengue ist in den meisten tropischen und subtropischen Regionen endemisch, einschließlich populärer touristischer Reiseziele, wie Südostasien, Südpazifik und Karibik. Zyklisch auftretende Ausbrüche sind charakteristisch und beruhen auf dem Wechsel der Immunitätslage der betroffenen Bevölkerungen. In Deutschland ist die Zahl der registrierten Fälle von 121 (im Jahr 2004) stetig auf 263 (im Jahr 2007) angestiegen (ca. 20 % Kinder und Jugendliche). Dengue-Erkrankungen werden überwiegend aus Süd- und Südostasien (55 %) und in geringerem Maße aus Mittel- und Südamerika importiert. Damit ist Dengue nach Malaria (540 gemeldete Fälle für 2007) zur zweithäufigsten Ursache der Krankenhausbehandlung von Tropenreisenden avanciert. Nach Angaben des Europäischen Netzwerks zur Überwachung importierter Infektionskrankheiten wurden hämorrhagische Verlaufsformen in 0,9 % der eingeschleppten Fälle von Dengue diagnostiziert.

Das Reservoir von Dengue-Virus sind infizierte Menschen während der Virämiephase. In Asien wurden Affen als Amplifikationswirte beschrieben. Die für den Menschen wichtigsten Überträger von Dengue sind tagaktive, in offenen Wasserspeichern brütende, infizierte weibliche Mücken der überwiegend urbanen Spezies Ae. aegypti und zunehmend Ae. albopictus, die hauptsächlich in der Dämmerung stechen und deren Stich kaum gefühlt wird. DF mit 100 Millionen Infektionen pro Jahr ist ein zunehmendes Gesundheitsproblem, vor allem in den rasch wachsenden Städten Afrikas, Südostasiens, der Pazifikregion, Mittel- und Südamerikas und neuerdings auch im östlichen Mittelmeerraum. Begünstigende Umweltbedingungen für die Übertragung von Dengue finden sich zwischen 30°N und 40°S. In einigen asiatischen Ländern ist DHF inzwischen zur häufigsten Diagnose bei Krankenhausaufnahmen und wichtigsten Todesursache bei Kindern geworden (weltweit 250 000 DHF-Fälle pro Jahr, Letalität 10 %). Übertragung durch Bluttransfusionen ist beschrieben worden. Details zur aktuellen Verbreitung und neuen Ausbrüchen können in den angegebenen Webseiten eingesehen werden.

Die **Inkubationszeit** beträgt 4 – 7 (3 – 14) Tage.

Diagnose

- Dengue sollte bei Patienten vermutet werden, die in einer Region der Welt leben, oder innerhalb der Inkubationszeit aus einer Region kommen, in der Dengue endemisch ist (vor allem Südostasien, Südpazifik, Mittel- und Südamerika). Dengue kann in der Regel ausgeschlossen werden, wenn das Fieber > 14 Tage nach Verlassen des Endemiegebietes begann oder > 10 Tage anhält.
- Die Diagnose wird meistens *serologisch* gestellt (signifikanter Anstieg von Dengue-Virus-serotypspezifischen Antikörpern in Serumpaar oder IgM-Nachweis).
- Schnelltests mit relativ guter Sensitivität und Spezifität stehen kommerziell zur Verfügung.
- Aufgrund von Kreuzreaktionen zwischen allen 4 Dengue-Serotypen und anderen Flaviviren lautet der Befund gelegentlich „akute Flavivirusinfektion".
- IgM-Nachweis wird 4 – 5 Tage nach Fieberbeginn positiv, IgG nach 7 – 10 Tagen. IgM Antikörper können über 3 – 6 Monate nachgewiesen werden, IgG lebenslang. Hohe IgG-Antikörpertiter während der Frühphase der Erkrankung sind verdächtig auf eine Zweitinfektion.
- *Virusisolierung* aus klinischem Material (Serum, Liquor, Autopsiematerial) wird *in praxi* nicht durchgeführt (Sensitivität < 50 %) und ist nur während der frühen Krankheitsphase sinnvoll (während der ersten 3 – 7 Tage). Material muss kühl gehalten werden (4 °C).
- Nachweis von Dengue-*RNA* in Serum und pathologischem Material (RT-PCR, In-situ-Hybridisierung). Die Sensitivität der PCR aus Serum/Plasma ist 75 – 90 % in der 1. Woche nach Fieberbeginn, danach < 10 %.
- Denguespezifischer Virus und IgM-Nachweis in Liquor.
- Oft ist eine ätiologische Labordiagnose zum Zeitpunkt der Erkrankung nicht möglich und die Diagnose muss klinisch gestellt werden.

- Differenzialdiagnosen: Gelbfieber und andere durch Insekten übertragene Flavivirus- (West-Nil-Virus) und Alpha-Virus-Infektionen (Chicungunya-Virus), Malaria, Masern, Typhus.

Therapie

Es gibt kein spezifisches Therapeutikum gegen Dengue. Die Behandlung beruht auf promptem und korrektem Ausgleich von Flüssigkeitsverlusten und Elektrolytstörungen. Mildes/klassisches DF wird mit Azetaminophen (Paracetamol), Bettruhe und (in der Regel oraler) Flüssigkeitszufuhr behandelt, bspw. mit oralen Rehydratationslösungen, unter täglicher Blutplättchen- und Hämatokritkontrolle. Azetylsalizylsäure (Aspirin) und nicht steroidale antiinflammatorische Substanzen (z. B. Ibuprofen) sollten wegen der erhöhten Blutungsneigung vermieden werden. Die Zeit um die Entfieberung ist kritisch: Thrombozytenabfall und Hämatokritanstieg erfordern stationäre Aufnahme oder intensivmedizinische Behandlung. Plasmakonzentrate (FFP) bewirken einen nur kuzfristigen Anstieg der Thrombozytenzahlen (Evidenz I). Obwohl gelegentlich praktiziert (wegen der vermuteten Immunpathogenese von DHF), gibt es bisher keine ausreichende Evidenz für die prophylaktische oder therapeutische Gabe von Glukokortikoiden bei Dengue (Evidenz IV). Von der WHO herausgegebene Behandlungsrichtlinien und hilfreiche Algorithmen finden sich in der angegebenen Literatur.

Prophylaxe

Eine effektive Vakzine ist bisher nicht erhältlich. Ein abgeschwächter tetravalenter Lebendimpfstoff gegen alle 4 Dengue-Serotypen ist in Erprobung (z. B. ChimeriVax-DEN). Die wichtigste und zzt. einzig wirksame Prophylaxe für Reisende in Dengue-Endemiegebiete ist die Vermeidung von Mückenstichen während des Tages (bevorzugt am Morgen und späten Nachmittag) durch DEET-haltige Insektenvertreibungsmittel, schützende Kleidung (Imprägnierung mit Permethrin) und Insektizide. Das Expositionsrisiko ist am größten in Städten und besiedelten Gegenden. Aedesmücken halten sich auch in abgedunkelten Teilen des Hauses auf (Schränke, Toiletten, Vorhänge), wo sie durch Insektizide erreichbar sind.

■ Meldepflicht

Es gelten § 6 und 7 IfSG: namentliche Meldung an das Gesundheitsamt durch den behandelnden Arzt innerhalb von 24 Stunden bei Verdacht, Erkrankung oder Tod durch virusbedingtes hämorrhagisches Fieber. Meldung durch das Labor bei direktem oder indirektem Nachweis von Erregern hämorrhagischer Fieber.

Literatur

Dengue-Diagnostik und -Behandlung:

Treatment. http://www.who.int/csr/resources/publications/dengue/en/024-33.pdf; Stand: Oktober 2008

Outpatient flow chart. http://www.who.int/csr/resources/publications/dengue/en/074.pdf; Stand: Oktober 2008

Hospital flow chart. http://www.who.int/csr/resources/publications/dengue/en/075.pdf; Stand: Oktober 2008

WHO. Guidelines for Treatment of Dengue Fever/Dengue Haemorrhagic Fever in Small Hospitals. New Delhi: World Health Organization, Regional Office for South-East Asia; 1999; http://www.searo.who.int/LinkFiles/Dengue_Guideline-dengue.pdf; Stand: Oktober 2008

Informationen über Dengue-Endemiegebiete und neue epidemiologische Trends werden regelmäßig von den „Centers for Disease Control and Prevention", der Weltgesundheitsorganisation und dem Europäischen Netzwerk zur Überwachung importierter Infektionskrankheiten herausgegeben:

Centers for Disease Control and Prevention. Informationen zu Impfungen, endemischen Krankheiten und Epidemien, Gesundheitsregulation usw. einschl. Hinweisen für Kinder. http://www.cdc.gov/ncidod/dvbid/dengue; Stand: Oktober 2008

European Network for Diagnostics of Imported Viral Diseases. http://www.enivd.de/VHFDISEASES/fs_vhfdiseases.htm; Stand: Oktober 2008

Robert Koch-Institut. Infektionskrankheiten A–Z. Dengue-Fieber. http://www.rki.de; Stand: Oktober 2008

WHO. Dengue haemorrhagic fever: diagnosis, treatment, prevention and control. 2nd edition. Geneva: World Health Organization; http://www.who.int/csr/resources/publications/dengue/Denguepublication/en/; Stand: Oktober 2008

WHO. Dengue. http://www.who.int/topics/dengue/en; Stand: Oktober 2008

WHO. http://www.searo.who.int/LinkFiles/Dengue_Guideline-dengue.pdf; Stand: Oktober 2008

http://www.gesundes-reisen.de/hintergrund/index2_krankheiten.html; Stand: Oktober 2008

Adressen von Tropeninstituten im deutschsprachigen Raum:

Robert Koch-Institut. http://www.rki.de; Stand: Oktober 2008

Andere Referenzen:

Deen JL, Harris E, Wills B et al. The WHO dengue classification and case definitions: time for a reassessment. Lancet. 2006; 368(9530): 170 – 173

Moxon C, Wills B. Management of severe dengue in children. Adv Exp Med Biol 2008; 609: 131 – 144

Wilder-Smith A, Tambyah PA. Severe dengue virus infection in travelers. J Infect Dis 2007; 195: 1081 – 1083

 Koordinator:

M. Bitzan

Mitarbeiter:

H. W. Kreth, J. ter Meulen

Dermatophytosen

Synonyma: Tinea, Haut- oder Ringflechte, „ringworm" (engl.)

Allgemeines

Durch Dermatophyten verursachte Infektionen der Haut und der Hautanhangsgebilde (Nägel und Haare) werden unter dem Begriff Dermatophytosen zusammengefasst. Der vielfach synonym gebrauchte Begriff „Dermatomykose" umfasst hingegen alle Pilzerkrankungen der Haut einschließlich der durch Hefen (Candida spp., Malassezia spp.) oder Schimmelpilze (z. B. Onychomykose durch Scopulariopsis brevicaulis) hervorgerufenen Haut- und Nagelmykosen.

Dermatophyten sind obligat pathogene Fadenpilze (Hyphomyzeten), die direkt und indirekt übertragen werden können. Sie parasitieren in der Regel in den obersten Hautschichten (Stratum corneum) ihres Wirtes und besitzen keratinolytische Enzymaktivitäten (keratinophile Pilze). Es werden 3 anamorphe (asexuelle) Genera (Trichophyton, Microsporum und Epidermophyton) unterschieden mit etwa 40 Arten. Davon haben allerdings in Mitteleuropa nur eine geringe Anzahl Spezies eine größere klinische Bedeutung. Die einzelnen Erreger zeichnen sich ferner durch eine charakteristische geografische Verbreitung, Grad der Anpassung an ihren Wirt und Präferenz für bestimmte Befallslokalisationen aus (siehe Tab. 40).

Klinisches Bild und häufigste Erreger
■ Epidermo- und Onychomykosen

Epidermomykosen entstehen durch Eindringen und Ausbreitung ubiquitärer Pilze im Str. corneum, die durch Mikroläsionen ermöglicht und durch keratolytische Enzyme der Erreger erleichtert wird.

Die **Tinea corporis** ist gekennzeichnet durch rundliche, erythematöse, juckende Herde mit randständiger Schuppung. Auch vesikulöse und hyperkeratotisch-verruköse Formen und Verläufe werden beobachtet, sind jedoch nicht erregerspezifisch.

Tinea pedis. Bei der häufigen (Prävalenz ≥ 10 %) Tinea pedis (syn.: Epidermomycosis pedis, „athlete's foot") kommt es entweder zur interdigitalen Mazeration (Interdigitalmykose) und/oder zur diffusen plantaren Schuppung, die nur selten mit entzündlichen dyshidrotischen Bläschen einhergeht. Die Tinea pedis ist häufig mit einem Nagelbefall (*Tinea unguium* oder *Onychomykose*) assoziiert, deren klinische Symptomatik von leichter gelblicher Dyskoloration bis zum vollständigen krümeligen Zerfall der Nagelplatte reichen kann.

Tinea manuum. Seltener ist die Tinea manuum, die durch eine wesentlich feinere, den Handlinien folgende Schuppung gekennzeichnet ist.

Häufigste Erreger der Epidermomykosen sind Trichophyton rubrum und T. mentagrophytes (neu: T. interdigitale).

■ Trichomykosen

Trichomykosen entstehen durch Ausbreitung der Erreger entlang der Haarfollikel in die Subkutis. Man unterscheidet *ektotriches* Wachstum, bei dem die Pilze das Haar von außen durchdringen und den Haarkortex umscheiden, von *endotrichem* Wachstum, bei dem die gesamte Haarmedulla durchsetzt wird, die Kutikula aber intakt bleibt. Die **oberflächliche Trichophytie** ist durch einzelne oder mehrere rundliche Plaques mit einzelnen Vesikeln und follikulären Papeln gekennzeichnet, die zumeist stark jucken. Diese Trichophytie-Form geht mit reversiblem Haarausfall einher und heilt folgenlos ab. Prädilektionsstellen sind Gesicht und Extremitäten. Die Erreger sind meist zoophile Pilze (Microsporum canis, T. mentagrophytes). Erreger von endotrichen Infektionen sind anthropophile Erreger wie T. tonsurans (insbesondere Nordamerika, auch zunehmend Westeuropa) und T. violaceum. Im Bereich des behaarten Kopfes sind diese Infektionen insbesondere gekennzeichnet durch im Follikel steckende Haarstümpfe („blackdots", Trichomalazie durch endotrichen Befall), die Erkrankung kann entzündlich, aber auch nahezu asymptomatisch ablaufen (seborrhoischer Typ der Tinea capitis).

Die **tiefe Trichophytie** wird in entzündliche und nicht entzündliche Formen unterteilt.

Die **entzündliche tiefe Trichophytie** (Kerion celsi) geht mit eitriger Einschmelzung der Haarwurzel einher, die sich als umschriebene oder ausgedehnte suppurative Follikulitis zeigt und meist

Tabelle **40**   Charakteristika bedeutsamer, in Mitteleuropa isolierter Dermatophyten.

Spezies	Wirt	Geografische Verbreitung	Erkrankung
Microsporum audouinii[1]	anthropophil	weltweit	Tinea capitis (Ektothrix-Typ), derzeit selten bei Kindern (meist importiert aus Afrika)
Microsporum canis[1]	zoophil (Katze, Hund)	weltweit	Tinea capitis (ektotrich) und Tinea corporis bei Kindern
Microsporum gypseum	geophil	weltweit	sehr selten: Tinea capitis (ekto-trich) und Tinea corporis
Trichophyton tonsurans	anthropophil	weltweit	zunehmend häufiger: Tinea capitis (Endothrix-Typ) und Tinea-corpo-ris-Erreger
Trichophyton violaceum	anthropophil	Osteuropa (Türkei) und Nordafrika	Tinea capitis (endotrich)
Trichophyton mentagro-phytes (neue Nomenklatur: T. interdigitale)	anthropophile und zoophile (Nagetiere) Varianten	weltweit	häufiger Dermatophytose-Erreger, Tinea pedis, T. corporis, T. cruris, T. unguium und seltener T. capitis (ektotrich)
Trichophyton verrucosum	zoophil (Kälber)	weltweit	Tinea capitis (ektotrich) und Tinea corporis
Trichophyton schoenleinii[1]	anthropophil	Nordafrika, Süd- und Osteuropa	Tinea capitis (Favus; keine Sporen im Haar) und Tinea corporis
Trichophyton rubrum	anthropophil	weltweit	häufig isolierter Erreger, Tinea pedis, unguium und corporis, extrem selten Haarbefall (Endo-Ektothrix-Typ)
Trichophyton soudanense	anthropophil	Afrika	Tinea capitis (endotrich) et corpo-ris, immer zugrunde liegender direkter oder indirekter Kontakt zu Afrika/Afrikanern
Epidermophyton floccosum	anthropophil	weltweit	derzeit seltener Erreger von Tinea pedis/cruris, befällt nie Haupthaar

[1] Infiziertes Haar zeigt meist Fluoreszenz unter Wood-Licht-Bestrahlung.

zu Vernarbung und dauerhaftem Haarverlust führt. Typische Erreger sind T. mentagrophytes und T. verrucosum. Die Herde sind druckschmerzhaft. Die Halslymphknoten sind deutlich palpabel vergrößert; gelegentlich treten systemische Entzündungszeichen auf.

Die **nicht entzündliche tiefe Trichophytie** (Mikrosporie) manifestiert sich in feinst schuppenden Alopezieherden mit abgebrochenen Haaren; sie ist reversibel. Häufigste Erreger sind M. canis und M. audouinii.

Der **Favus** stellt eine im Bereich des Capillitiums lokalisierte chronisch-persistierende, mäßig entzündliche tiefe Trichophytie durch T. schoenleinii dar, die in Südosteuropa relativ häufig beobachtet

wird. Oft erfolgt eine intrafamiliäre Übertragung („Erbgrind"). Klinisch ist diese Form durch schwefelgelbe, übelriechende Schuppenkrusten gekennzeichnet; der Entzündungsprozess führt zu einem bleibenden Haarverlust.

Epidemiologie

Die Übertragung geschieht direkt von Mensch zu Mensch, vom erkrankten Tier und in Ausnahmefällen durch das Erdreich (Gartenarbeit). Eine Reihe von Dermatophyten ist endemisch in bestimmten Regionen der Welt oder befällt fast ausschließlich Angehörige einer bestimmten Volksgruppe (siehe Tab. **40**). Bei klinischem Verdacht einer Hautpilzerkrankung gehören deshalb sowohl

Fragen nach Tieren in der Umgebung des Erkrankten (z. B. Meerschweinchen bei einem Kind mit Tinea corporis) als auch Fragen zur Abstammungsnationalität und nach Auslandsaufenthalten zur Anamnese. Eine Meldepflicht für isoliert auftretende M.canis-Infektionen besteht seit 1980 nicht mehr. Wohl aber sind Ausbrüche von Dermatopyteninfektionen in Krankenhäusern, Entbindungsheimen und Säuglingstagesstätten gemäß IfSG den Gesundheitsbehörden anzuzeigen.

Tinea capitis. In Mitteleuropa stellt der für Kinder hochkontagiöse Dermatophyt M. canis die häufigste Ursache einer Tinea capitis dar. Es handelt sich bei M. canis um einen zoophilen Hautpilz, der primär Katzen befällt bzw. bei diesen über lange Zeit als asymptomatischer Besiedler vorkommen kann.

In den letzten 20 Jahren ist ein dramatischer Anstieg der M.canis-Infektionen im Süden Europas zu verzeichnen. Bei Urlaubern, die aus Mittelmeeranrainerstaaten zurückkehren, ist daher verstärkt mit einer M.canis-Infektion zu rechnen, vor allem dann, wenn Kontakt zu einer streunenden Katze bestanden hat.

Tinea gladiatorum. In Europa wurde T. tonsurans als Erreger von Dermatomykosen in den letzten 4 Jahrzehnten ausgesprochen selten isoliert. Erst neuerdings wird wieder über T.tonsurans-Infektionen in einigen europäischen Ländern berichtet, u. a. auch in Deutschland. Möglichkeiten der Übertragung auf direktem und indirektem Wege aufgrund des engen körperlichen Kontaktes sind im besonderen Maße bei einer Sportart wie Ringen gegeben. Seit 1992 gab es wiederholt Berichte über das Auftreten von epidemischen Dermatophytosen bei Ringern, ausschließlich verursacht durch T. tonsurans (Tinea gladiatorum). Die anthropophile Varietät von T. mentagrophytes (var. interdigitale), aber auch die zoophilen Varietäten (var. asteroides, var. granulosum) werden aufgrund der molekularbiologischen Klassifizierung bzw. der genotypischen Zuordnung mittels Sequenzierung variabler ribosomaler Genabschnitte heute zu einer gemeinsamen Speziesbezeichnung zusammengefasst, nämlich zu T. interdigitale.

Die zoophilen Varietäten von T. interdigitale treten in letzter Zeit zunehmend als Erreger von Dermatophytosen bei Kindern auf. Infektionsquelle sind kleine Nagetiere, u. a. Meerschweinchen, Zwergkaninchen, Goldhamster, aber auch Mäuse, Ratten, Frettchen und selten sogar Chinchillas.

Diagnose

Nach Bestrahlung mit langwelligem UV-Licht (Wood-Lampe bei 365 nm) kann der klinische Verdacht einer Dermatophytose bereits klinisch erhärtet werden: Bei Infektionen mit bestimmten Microsporum-Arten zeigt sich eine hellgrüne, bei T.schoenleinii-Infektionen eine schwachgrüne Fluoreszenz (siehe Tab. **40**) befallener Läsionen, jedoch schließt ein negativer Ausfall der Wood-Licht-Untersuchung eine Pilzinfektion nicht aus.

Die Diagnose stützt sich auf den mikroskopischen und kulturellen Laborbefund. Nach ausreichender Haut-, Haar- und Nageldesinfektion (70 % Alkohol bzw. Azeton zur Nageldesinfektion) wird vom Rand der Entzündungsherde Material gewonnen. Bei Nagelinfektionen sollten insbesondere auch die stärker erregerhaltigen tiefen Nagelplattenbereiche zur Materialgewinnung herangezogen werden. Befallenes Haar wird mit einer sterilen Pinzette gänzlich herausgezupft. Das so gewonnene Material wird auf speziellen Pilznährmedien kulturell angelegt; zusätzlich wird das keratinhaltige Material nach Behandlung mit Kalilauge (10–30 % KOH) entweder direkt mikroskopiert oder aber erst nach zusätzlicher Behandlung mit einem chitinfärbenden Fluoreszenzfarbstoff (optische Aufheller wie Calcofluor white) in der Fluoreszenzmikroskopie betrachtet. Die Mikroskopie erlaubt die Feststellung der Diagnose einer Hyphomyzeteninfektion. Lediglich bei mikroskopischer Betrachtung infizierten Haares kann je nach Befallstyp (Endothrix- oder Ektothrix-Typ: Sporenbefall innerhalb oder außerhalb des Haares) eine weitergehende vorläufige Speziesdiagnose erfolgen (siehe Tab. **40**). Die endgültige Artdiagnose liefert aber erst das zum Teil recht langwierige (2–6 Wochen) Kulturverfahren. Molekulargenetische, PCR-gestützte Methoden, die mittlerweile Direktnachweis und -identifikation aus dem Untersuchungsmaterial erlauben, gewinnen jedoch zunehmend an Bedeutung. Pilzkulturen werden nach makroskopischen, mikroskopischen und in Sonderfällen nach physiologischen Kriterien beurteilt. Serologische Verfahren und Hauttests haben keine Bedeutung in der Diagnostik.

Therapie

Eine erfolgreiche lokale und systemische Therapie setzt eine exakte Diagnose möglichst mit Pilznachweis im Nativpräparat und kulturell voraus. Bei Nachweis einer zoophilen Art ist das Tier, das ein kranker oder aber asymptomatischer Überträger sein kann, zu eruieren und tierärztlich behandeln zu lassen.

■ Topische Therapie

Zur topischen Therapie steht eine Vielzahl fungizider und fungistatischer Wirkstoffe zur Verfügung: fungistatisch wirksame Imidazolderivate wie Clotrimazol (Canesten), Econazol (Epi-Pevaryl), Isoconazol (Travogen), Bifonazol (Mycospor), Sertaconazol (Zalain) und Oxiconazol (Oceral); fungizide Allylaminderivate wie Terbinafin (Lamisil); das fungi- und sporozide Pyridon-Derivat Cyclopiroxolamin (Batrafen) und das fungizide Morpholin-Derivat Amorolfin (Loceryl). Nur gegen Dermatophyten wirksam ist das fungizid wirkende Tolnaftat (Tonoftal).

Das Externum wird 2-mal täglich auf die erkrankte Stelle und den angrenzenden Bereich (1 cm Randzone) aufgetragen. Um Rückfälle zu verhüten, wird empfohlen, die örtliche Behandlung nach vollständiger Abheilung der Hauterscheinungen noch für mindestens 2 Wochen fortzusetzen. Bifonazol und Terbinafin haben eine lange Persistenz auf der Haut und werden nur 1-mal täglich angewandt. Terbinafin scheint ferner hoch wirksam gegen Dermatophyten zu sein und verkürzt möglicherweise die Behandlungsdauer. Cyclopiroxolamin und Amorolfin zeigen ein vergleichsweise gutes Penetrationsvermögen und werden deshalb in Form von Nagellacken zur Behandlung distaler Onychomykosen (befallene Nagelfläche ≤ 30 %) über mindestens 6 Monate angewendet. Als adjuvante Therapeutika werden häufig noch Triphenylmethan-Farbstoffe bei entzündlichen oder exsudativen Mykosen eingesetzt. Speziell zur unterstützenden Behandlung einer Tinea capitis werden antimykotisch wirksame Shampoos (Selendisulfid, Ketoconazol, Ciclopiroxolamin) verwandt. Die chirurgische Nagelextraktion ist obsolet, wohingegen die atraumatische Entfernung infizierten Nagelmaterials (z. B. durch Harnstoffsalben oder durch Abschleifen) als unterstützende Maßnahme bei der Behandlung einer Tinea unguium empfohlen werden kann.

Topisch anwendbare Antimykotika haben nur eine geringe Tiefenwirkung. Sie sind daher bei hyperkeratotischen, pustulösen und stark infiltrierten Formen der Dermatomykosen (insbesondere der Tinea capitis) sowie bei Onychomykosen (wenn > 50 % des Nagels und/oder die Nagelmatrix befallen ist) allein nicht ausreichend wirksam, sollten jedoch in diesen Fällen zusätzlich zur oralen Therapie eingesetzt werden, um die Kontagiosität zu vermindern, ehe der orale Therapieeffekt greift.

■ Systemische Therapie

Nach den aktuellen Leitlinien (Seebacher 2007) kommt Griseofulvin in der Behandlung der Tinea capitis immer noch ein hoher Stellenwert zu. Es ist a) als einziges systemisch wirksames Antimykotikum in Deutschland zur Behandlung von Kindern zugelassen, b) insbesondere bei Mikrosporie Mittel der Wahl (20 mg/kgKG 8 – 12 Wochen [Ziel negative Kultur]). Bei Infektionen durch Erreger aus der Gattung Trichophyton sollte es durch die stärker wirksamen Azole oder Terbinafin ersetzt werden. Vergleichsuntersuchungen zur Behandlung der Tinea capitis durch Trichophyton spp. zeigten, dass eine 3- bis 4-wöchige Behandlung mit Terbinafin, Itraconazol oder Fluconazol einer 6-wöchigen Behandlung mit Griseofulvin ebenbürtig, jedoch mit deutlich weniger Nebenwirkungen verbunden ist (Evidenzgrad I).

Zugelassen zur systemischen Therapie bei Kindern älter als 1 Jahr ist Fluconazol (Diflucan Derm), wenn keine therapeutische Alternative zur Verfügung steht. Allerdings ist mangels größerer klinischer Studien die Datenlage zur Wirksamkeit bei tineaerkrankten Kindern schlechter als für Itraconazol und Terbinafin. Daher erstreckt sich die Zulassung von Fluconazol derzeit nicht auf die gerade im Kindesalter häufige Tinea capitis. Die therapeutische Dosis liegt bei 3 – 5 mg/kgKG/Tag mit einer Obergrenze von 50 mg/Tag. Die Effektivität gegen Infektionen mit T. mentagrophytes (T. interdigitale) ist etwas geringer als gegen Microsporum spp.

Das bereits u. a. in der Schweiz und Österreich zugelassene Terbinafin (Lamisil) ist in Deutschland noch nicht zur Behandlung von Dermatomykosen bei Kindern zugelassen. Es wirkt fungizid und scheint auch bei Kindern sehr gut verträglich zu sein (Dosierung: siehe Tab. **41**). Zu den häufigsten Nebenwirkungen zählen gastrointestinale Unverträglichkeit und Hautausschlag (in 3 – 5 %), seltener (reversible) Geschmacksstörungen. Die Behandlungsdauer liegt je nach Erreger zwischen 2 – 4 Wochen (Trichophyton spp.) und 6 – 8 Wochen (Microsporum spp.) (Evidenzgrad I). Im Falle von Microsporum-Infektionen empfehlen manche Autoren primär eine Verdopplung der für Kinder üblichen, gewichtsangepassten Dosis (Evidenzgrad I) (Devliotou-Panagiotidou 2004).

Ebenfalls nicht zur Behandlung bei Kindern zugelassen ist das Triazolderivat Itraconazol (Sempera), das sowohl fungizid als auch (überwiegend) fungistatisch wirkt. Die Dosierung liegt bei 5 mg/kgKG 1-mal täglich. Statt der 4-wöchigen Behandlung ist auch eine Pulstherapie (z. B. eine Woche Therapie pro Monat für 2 – 3 Monate) speziell bei der Onychomykose, aber auch der Tinea capitis wirksam (Evidenzgrad II). Bei der Tinea capitis durch Microsporum spp. kann eine Behandlungsdauer bis zu 12 Wochen erforderlich sein (Evidenzgrad II). Aufgrund der Metabolisierung über P450 können verstärkt Nebenwirkungen von z. B. Antihistaminika (z. B. Terfenadin), Makroliden (z. B. Erythromycin) und Cyclosporin auftreten, während die Wirksamkeit anderer Medikamente (H2-Blocker, Phenytoin, Rifampicin) vermindert ist. Die Erfahrungen mit einer Verabreichung von Sempera liquid sind noch begrenzt; die Cyclodextrin-Beimengung kann zu Durchfällen führen.

Die Therapie zielt nicht allein auf klinische Heilung, sondern auf die Erregerelimination. Wiederholte mykologische Kulturen sollten daher am Ende der Standard-Behandlungsperiode (4 Wochen) erfolgen und im Falle der erforderlichen Fortführung der Therapie alle 2 Wochen. Neben der oralen Behandlung sollte immer auch eine topische mit den o. g. topischen Fungistatika erfolgen. Eine Übersicht über die therapeutischen Optionen mit systemischen Antimykotika im Kindesalter gibt Tab. **41**.

Prophylaxe

Allgemein expositionsprophylaktisch wirksam sind Desinfektionsmaßnahmen in gemeinschaftlich genutzten Wasch-, Dusch- und Umkleideräumen, denn Dermatophyten sind in keratinhaltigen Partikeln auch außerhalb des Menschen zum Teil monate-, teilweise jahrelang lebensfähig. Zur Wisch- und Sprühdesinfektion sind quaternäre Ammonium-Verbindungen (Didecyldimethyl-ammoniumchlorid, Benzalkoniumchlorid) geeignet.

Auch das Waschen von Kleidungsstücken bei 90 °C tötet Dermatophyten zuverlässig ab. Insbesondere bei anthropophilen Erregern wie T. tonsurans und T. violaceum sollten Familienmitglieder und andere nahe Kontaktpersonen untersucht werden (mögliche asymptomatische Überträger). Kinder mit Tinea capitis, die eine geeignete systemische und adjuvante topische Therapie erhalten, können die Schule wieder besuchen. Haare schneiden, Haarrasur oder Tragen einer Kappe sind nicht notwendig (Evidenzgrad III).

Dispositionsprophylaktische Maßnahmen in Form einer aktiven oder passiven Immunisierung kommen bei der Dermatophytose des Menschen nicht zum Einsatz.

Mit Insol Dermatophyton steht ein Impfstoff zur aktiven Immunisierung von Pferden, Hunden und Katzen gegen alle relevanten Dermatophytosen (u. a. Mikrosporie und Trichophytosen) zur Verfügung (Grundimmunisierung erfolgt durch 2 intramuskuläre Injektionen in 14-tägigem Abstand mit Nachimmunisierung alle 9 Monate durch jeweils 2 weitere Injektionen). Der Impfstoff kann auch zusätzlich als therapeutische Maßnahme zur Beschleunigung der Abheilung der klinisch sichtbaren Hautveränderungen bei an einer Dermatophytose erkrankten Tieren eingesetzt werden.

Tabelle **41**   Systemische antimykotische Therapie im Kindesalter: Therapieoptionen.

Präparat	Zulassung für Kinder[1]	Darreichung	Dosis (mg/kgKG /Tag)	Therapiedauer	Anmerkungen
Griseofulvin	ja	Tbl. (125, 500 mg)	10 – 25	6 – 10 Wochen	Einnahme *mit* den Mahlzeiten
Fluconazol	mit Einschränkung	Kps., Saft (50 mg)	3 – 5	2 – 7 Wochen	cave: Arzneimittelinteraktionen
Itraconazol	nein	Kps. (100 mg) Saft (10 mg/ml)	3 – 5	4[3] Wochen	cave: Arzneimittelinteraktionen
Terbinafin	nein	Tbl. (250 mg)	< 20 kgKG: 62,5[2] 20 – 40 kgKG: 125[2] > 40 kgKG: 250[2]	2 – 4 Wochen[3]	

[1] in der Bundesrepublik Deutschland
[2] Gesamtdosis
[3] länger bei Infektionen mit Microsporum spp.

Literatur

Devliotou-Panagiotidou D, Koussidou-Eremondi TH. Efficacy and tolerability of 8 weeks' treatment with terbinafine in children with tinea capitis caused by Microsporum canis: a comparison of three doses. J Eur Acad Dermatol Venereol 2004; 18:155 – 159

Fleece D, Gaughan JP, Aronoff SC. Griseofulvin versus terbinafine in the treatment of tinea capitis: a meta-analysis of randomized, clinical trials. Pediatrics 2004; 114: 1312 – 1315

Higgins EM, Fuller LC, Smith CH. Guidelines for the management of tinea capitis. Brit J Dermatol 2000; 143: 53 – 58

Möhrenschlager M, Seidl HP, Ring J et al. Pediatric tinea capitis: recognition and management. Am J Clin Dermatol 2005; 6: 203 – 213

Seebacher C, Abeck D, Brasch J. Tinea capitis: ringworm of the scalp. Mycoses 2007; 50: 218 – 226

 Koordinator:
P. Höger

Mitarbeiter:
D. Abeck, P. Mayser, P. Nenoff

Diphtherie

Klinisches Bild

Das klinische Bild der Diphtherie wird bestimmt vom Immunisierungsgrad des Patienten, dem Manifestationsort und davon, ob Diphtherie-Toxin in die Blutbahn eingedrungen ist.

■ Lokal begrenzte Formen

Tonsillen-/Rachendiphtherie. Die Tonsillen zeigen das Bild einer Angina lacunaris mit konfluierenden zunächst grauweißen, später durch Einblutungen bräunlich verfärbten Belägen. Hinweisend sind die Pseudomembranen, die sich nur schwer entfernen lassen und eine blutende vulnerable Schleimhaut freigeben, sowie der süßlich-faulige Mundgeruch.

Nasendiphtherie. Typisch ist ein blutig-seröser Schnupfen bei wenig reduziertem Allgemeinbefinden.

Kehlkopfdiphtherie (Krupp). Charakteristisch sind die zunehmende Heiserkeit bis hin zur Aphonie, bellender Husten, Dyspnoe mit inspiratorischem Stridor und Einziehungen, Zyanoseanfälle, ausgeprägte Unruhe und Ängstlichkeit. Lebensbedrohlich ist die Verlegung des Kehlkopfes durch abgelöste Pseudomembranen.

Hautdiphtherie. Prinzipiell ist die lokale Form der Diphtherie an allen Schleimhäuten und vulnerablen Stellen der Haut möglich (Nabeldiphtherie, Wunddiphtherie). Typisch sind schmierige Beläge.

■ Systemische Formen

Zusätzlich zu den lokal begrenzten Diphtherieformen kann es zu schweren systemischen Formen kommen, der toxischen (malignen, Gravissima-) Diphtherie. Sie entwickelt sich meist aus der Diphtherie des Rachens und der Tonsillen (sekundär toxische Diphtherie), kann jedoch auch primär entstehen (primär toxische Diphtherie). Im Vordergrund stehen die Zeichen einer schweren Allgemeinerkrankung mit Über- oder Untertemperatur, ausgeprägter Blässe, Apathie und kardiovaskulärer Dysregulation bis hin zum kardiogenen Schock. Lokal werden die Beläge schmierig, bräunlich (als Zeichen der Einblutung) und später nekrotisch. Sie beziehen Zunge und Nase mit ein. Typisch ist eine kloßige Sprache sowie der ausgeprägt süßlich-faulige Fötor. Beidseitige teigige Ödeme, ausgehend von Lymphknoten des Kiefer-

winkels, greifen auf Ohr, Kinn, Hals und Nacken über und verleihen ein mumpsartiges Aussehen (Caesarenhals). Mukokutane Blutungszeichen, Proteinurie und Hepatomegalie weisen auf eine Schädigung weiterer Organsysteme hin.

Die früher als diphtherischer Herztod bekannte toxische Schädigung des Myokards kann bei schweren Formen der toxischen Diphtherie auf der Höhe der Krankheit am 8.–10. Krankheitstag auftreten, jedoch auch erst nach 4–6 Wochen. Klinisch zeichnet sich die Myokarditis durch Tachykardien und Arrhythmien verbunden mit arterieller Hypotonie ab; im EKG finden sich Erregungsausbreitungs- und Erregungsrückbildungsstörungen. Auch bei der Spätmanifestation in der 4.–6. Krankheitswoche kann es perakut zur kardialen Dekompensation mit Linksherzversagen und plötzlichem Herztod kommen.

Ein 1. Zeichen der neurologischen Beteiligung ist die Gaumensegelparese, die sich nach 1–2 Krankheitswochen mit den typischen Symptomen der näselnden Sprache und der zurücklaufenden flüssigen Nahrung aus der Nase ausbildet. Ab der 3.–4. Krankheitswoche können dann Akkommodationsstörungen, Augenmuskel- und Fazialislähmung folgen. Die Landry'sche Paralyse mit Parästhesien und ausgedehnten schlaffen Lähmungen der Körpermuskulatur sowie die Schluck- und Zwerchfelllähmung sind besonders gefürchtet.

Die Letalität der Erkrankung liegt heute bei 5–10 %, die meisten Todesfälle ereignen sich am 3.–4. Krankheitstag.

Die Prognose der toxischen Wirkungen ist, wenn sie überstanden sind, gut.

■ Seltene septische Formen

In seltenen Fällen wird C. diphtheriae auch als septischer Erreger, z. B. bei Endokarditiden von intravenös Drogenabhängigen, nachgewiesen. Auch bei primär Gesunden kann C. diphtheriae in der Blutkultur isoliert werden. Hierbei handelt es sich meist um toxinnegative (non-toxigene) Stämme. Eine Infektion mit toxinnegativen Stämmen ist nicht impfpräventabel und nicht meldepflichtig nach Infektionsschutzgesetz (IfSG).

Ätiologie

Der Erreger der Diphtherie ist Corynebacterium diphtheriae, ein grampositives, sporenloses, unbekapseltes, unbewegliches, an den Enden kolbig aufgetriebenes Stäbchen. Der natürliche Wirt ist der Mensch. Der Nasen-Rachen-Raum gesunder Personen kann mit toxigenen und (häufiger) nontoxigenen C.diphtheriae-Bakterien besiedelt sein. Alle Krankheitsformen werden nicht durch den Erreger direkt, sondern durch die Wirkung des Diphtherietoxins hervorgerufen. Das Diphtherie-Toxin-Gen wird durch einen lysogenen Bakteriophagen in das Genom des Diphtherie-Bakteriums eingeschleust. Daher können nur phagentragende C.-diphtheriae-Stämme das Diphtherie-Toxin produzieren. Dies bedeutet, dass zum Nachweis der Diphtherie immer auch der Nachweis der Toxinproduktion des Isolats gehört. Das Diphtherie-Toxin gehört zu den wirksamsten bekannten Zellgiften.

Neben C. diphtheriae können auch die bei Haus- und Nutztieren auftretenden Spezies C. ulcerans und C. pseudotuberculosis Diphtherie-Toxin produzieren und diphtherieähnliche Symptome hervorrufen.

C.ulcerans-Stämme werden zunehmend auch in Deutschland als Erreger der Rachendiphtherie (2007: 2 Fälle) und der Hautdiphtherie bei älteren Menschen (kein oder unzureichender Impfschutz) beschrieben. Im Falle von toxigenen Stämmen kann die Krankheit lebensbedrohlich sein. Im Gegensatz zu den Infektionen mit toxigenen C.diphtheriae-Stämmen (hier liegt meist eine Auslandsanamnese vor) wurden bisher alle am Konsiliarlaboratorium untersuchten Fälle mit toxigenen C. ulcerans-Stämmen in Deutschland erworben. Ein besonderes Augenmerk für diese Fälle scheint insbesondere wegen des zoonotischen Potenzials von C. ulcerans (Besiedlung toxigener Stämme in Haustieren wie Hund und Katze mit beschriebener Übertragung auf den Menschen) notwendig zu sein.

Epidemiologie

Die Diphtherie ist eine weltweit verbreitete Infektionskrankheit. Die Übertragung erfolgt in der Regel durch Tröpfchen bei engem Kontakt mit einem Kranken oder asymptomatischen Bakterienträger, selten durch Schmierinfektion. Ein Patient oder ein Keimträger gilt erst nach 3 negativen Abstrichen als nicht mehr ansteckend. Die durchgemachte Diphtherie hinterlässt keine sichere Immunität. Neugeborene immuner Mütter sind nur wenige Wochen lang geschützt.

Nach Einführung der Impfung ist die Diphtherie in Europa in den letzten Jahrzehnten deutlich zurückgegangen. In den 1990er-Jahren kam es jedoch zu einer Epidemie in den Nachfolgestaaten der ehemaligen Sowjetunion. Im Jahr 1999 traten 727 von 730 gemeldeten Erkrankungen in der GUS auf. In Deutschland wurden in den letzten Jahren nur Einzelfälle von „klassischer" Diphtherie gemeldet. Dabei handelte es sich entweder um Immigranten oder Personen, die Kontakt zu Immigranten oder zu Verwandten aus Endemiegebieten hatten (2 Fälle 1997, je 1 Fall 1998, 1999, 2002 und 2005). In den Industrienationen inkl. Deutschland ist Haut- bzw. Wunddiphtherie heute häufiger als die „klassische" Diphtherie. Gegenwärtig verfügen weniger als 50 % der Erwachsenen in Deutschland über ausreichende Antikörpertiter! Die Immunitätslücke wird ab dem 25. Lebensjahr größer. Daher besteht nach wie vor das Risiko der Einschleppung der Diphtherie aus europäischen und außereuropäischen Endemiegebieten.

Die **Inkubationszeit** beträgt 2 – 5 (seltener 1 – 7) Tage.

Diagnose

Die Diagnose der Diphtherie muss *klinisch* gestellt werden, da jede zeitliche Verzögerung der Therapie schwerwiegende Risiken für den Patienten mit sich bringt. Die Falldefinition des RKI beinhaltet das klinische Bild, gekennzeichnet durch Halsschmerzen, festhaftenden pseudomembranösen Belägen auf Tonsillen oder im Nasen-Rachen-Raum, ggf. Fieber. Der labordiagnostische Nachweis bestätigt die klinischem Diagnose und schließt die Erregerisolierung (Anzucht auf Spezialnährböden aus geeignetem klinischem Material) plus Nachweis des Diphtherie-Toxins aus dem isolierten C.diphtheriae-Stamm mittels PCR (Nachweis des Diphtherie-Toxin-Gens) und Elek-Ouchterlony-Immunpräzipitationstest (Nachweis des sezernierten Toxins; dieser Test ist erforderlich, da PCR-positive, nicht sezernierende Stämme beschrieben sind) ein. Unterschieden wird

- klinisch-epidemiologisch bestätigte Erkrankung (klinisches Bild und Nachweis eines epidemiologischen Zusammenhangs ohne labordiagnostischen Nachweis),
- klinische und labordiagnostisch bestätigte Erkrankung (klinisches Bild und labordiagnostischer Nachweis),

- labordiagnostisch bestätigte asymptomatische Infektion (labordiagnostischer Nachweis bei fehlendem klinischem Bild),
- labordiagnostisch bestätigte Infektion bei unbekanntem klinischem Bild (Angaben zum klinischen Bild fehlen).

Konsiliarlaboratorium für Diphtherie; Bayerisches Landesamt für Gesundheit und Lebensmittelsicherheit, Veterinärstraße 2, 85764 Oberschleißheim, Tel: 0 89/315 60-8 14, Fax: 0 89/3 15 60-4 58, E-Mail: andreas.sing@lgl.bayern.de).

Therapie

Antitoxinbehandlung. Jeder Patient mit Verdacht auf eine Diphtherie muss aufgrund der drohenden Komplikationen sofort stationär eingewiesen werden. Da die Eliminierung des freien, das heißt noch nicht zellgebundenen Toxins entscheidend ist, muss die Antitoxinbehandlung *sofort* bzw. *schnellstmöglich* erfolgen (Evidenz IV). In den einzelnen Bundesländern sind durch die jeweiligen Landesapothekerkammern sog. *Notfalldepots* (siehe Rote Liste) angelegt, die einen Mindestbestand von lebensnotwendigen Arzneimitteln bevorraten, zu denen auch das Diphtherie-Antitoxin gehört.

Bei Verwendung des antitoxischen heterologen Diphtherie-Serums (Pferd) ist auf mögliche anaphylaktische Reaktionen zu achten. Aus diesem Grunde ist die vorherige Testung einer Serumverdünnung (0,1 ml 1:10 verdünnt) intrakutan notwendig. Danach wird das Antitoxin einmalig intravenös gegeben. Dosierung:

- (10 000 –)20 000 IE bei milder Form der Nasendiphtherie,
- (20 000 –)40 000 IE bei Tonsillen- und Rachendiphtherie,
- (40 000 –)60 000 IE bei mittelschweren nasopharyngealen Formen,
- (80 000 –)120 000 IE bei schwerer Rachen- und Kehlkopfdiphtherie, bei Patienten mit einer länger als 48 Stunden dauernden Krankheitsgeschichte, bei klinischem Bild der toxischen Diphtherie mit Cäsarenhals.

Eine **antibiotische Therapie** mit Penicillin 100 000 IE/kgKG/Tag zunächst parenteral, später gegebenenfalls auch oral über insgesamt 14 Tage (bei Allergie: Erythromycin 40 – 50 mg/kgKG/Tag, maximal 2 g/Tag oral) dient der Eradikation der Erreger, beeinflusst aber nicht die durch das Toxin hervorgerufenen Organschäden. Asympto-

matische Keimträger werden ebenfalls mit Penicillin (bei Allergie mit Erythromycin) behandelt.

Weitere Maßnahmen in den ersten 3 – 4 Krankheitswochen (unter Umständen auch länger!) sind Bettruhe und Vermeiden von Aufregung und Anstrengungen. Übliche Pflegemaßnahmen wie Baden, Aufsetzen zum Essen und so weiter sollten unterbleiben oder auf ein Minimum reduziert werden. Bei Krupp ist frühzeitig eine notfallmäßige Freilegung der Atemwege in Betracht zu ziehen.

Prophylaxe

Die wirksamste Prophylaxe ist die Impfung, die entsprechend den geltenden STIKO-Empfehlungen durchgeführt und unbedingt alle 10 Jahre aufgefrischt werden sollte. Dabei ist zu bedenken, dass die Impfung mit Toxoid nur gegen die Wirkung von Diphtherie-Toxin schützt, also die Erkrankung weitgehend verhindert, nicht jedoch eine Infektion oder Besiedelung mit C. diphtheriae. Auch Geimpfte können daher Keimträger toxigener und nontoxigener Stämme sein und als Reservoir für Diphtherie-Bakterien dienen (daher die Empfehlung zur antibiotischen Keimeradikation bei Kontaktpersonen unabhängig vom Impfstatus, siehe unten).

Personen mit Kontakt zur Atemluft des Erkrankten oder mit Körperkontakt zum Patienten, sind wie folgt zu behandeln:

- Bei unvollständigem Impfstatus ist die Impfung zu vervollständigen; liegt die 3. Impfung > 5 Jahre zurück, erfolgt eine Auffrischimpfung.
- Die Kontaktperson ist für die Dauer von 7 Tagen täglich ärztlich zu kontrollieren. Sie soll während dieser Zeit den Kontakt zu anderen Personen möglichst meiden, sie darf Kindereinrichtungen, Schulen und andere ausgewählte Einrichtungen nicht besuchen.
- Jede Kontaktperson erhält unabhängig vom Impfstatus eine präventive antibiotische Therapie mit Penicillin oder Erythromycin über 7 Tage. Vor Beginn und 24 Stunden nach Beendigung der Therapie wird ein Nasen-Rachen-Abstrich zur Erregersuche abgenommen.
- Eine Wiederzulassung zu Gemeinschaftseinrichtungen kann erfolgen bei behandelten Kontaktpersonen am 3. Tag nach Beginn der antimikrobiellen Therapie, bei unbehandelten, wenn in 3 Nasen- und Rachenabstrichen (Abstand 2 Tage) ein negatives Untersuchungsergebnis vorliegt.

Nach § 6 IfSG besteht Meldepflicht für Krankheitsverdacht, Erkrankung und Tod an Diphtherie sowie nach § 7 für den Nachweis von toxinbildenden C. diphtheriae (namentliche Meldung). Für die Leiter von Gemeinschaftseinrichtungen besteht gemäß § 34 die Pflicht, das zuständige Gesundheitsamt unverzüglich zu benachrichtigen und krankheits- und personenbezogene Angaben zu machen. Das Einhalten der Meldevorschriften ist bei der Diphtherie besonders wichtig, weil das RKI auf der Grundlage von § 12 und internationaler Regelungen verpflichtet ist, die Meldung unmittelbar an die WHO weiterzugeben. Alle Erkrankten müssen isoliert werden.

Literatur

Health Protecting Agency. http://www.hpa.org.uk/cdph/issues/CDPHvol2/no4/guidelines.pdf; Stand: Juli 2008

Robert Koch-Institut. http://www.rki.de; Infektionskrankheiten A–Z. Diphtherie. Stand: September 2008

Robert Koch-Institut. Zur Charakterisierung von C.-diphtheriae-verdächtigen Isolaten. Epidem Bull 2008; 3: 23 – 25

 Koordinator:
R. Berner

Mitarbeiter:
H. Scholz, A. Sing

Diphyllobothriasis

Synonyma: Fischbandwurmbefall, Dibothriozephalose

Klinisches Bild

Die meisten Infektionen sind asymptomatisch. Bei einem Teil der Infizierten bestehen uncharakteristische abdominale Beschwerden, besonders bei Befall mit mehreren Würmern. Durch Konkurrenz des Parasiten mit dem Wirt um freies Vitamin B_{12} in der Nahrung kann es gelegentlich zu einer megaloblastären Anämie mit Blässe, Dyspnoe, Tachypnoe und Glossitis kommen, selten zu Neuropathien mit Parästhesien und Sensibilitätsstörungen.

Ätiologie

Fischbandwurminfektionen des Menschen werden durch Diphyllobothrium latum und verschiedene andere Diphyllobothrium-Arten (siehe unten) verursacht. D. latum hat einen kleinen (2–3 mm dicken) Kopf mit 2 Sauggruben, an den sich eine Gliederkette (Strobila) mit 3000–4000 Bandwurmgliedern (Proglottiden) anschließt. Der adulte Wurm kann bis über 15 m lang und über 20 Jahre alt werden. Die reifen Endglieder sind breiter als lang (10–15 × 3–5 mm) und enthalten einen rosettenförmigen Uterus, aus dem die Eier, oft in sehr großen Mengen, in den Darm gelangen und mit dem Kot ausgeschieden werden. In das Wasser gelangt, schlüpft die Larve aus dem Ei und wird von Kleinkrebsen (1. Zwischenwirt) aufgenommen, die wiederum verschiedenen Süßwasserfischen (2. Zwischenwirt) als Nahrung dienen. Die sich im Krebs entwickelnde Vorfinne (Procercoid) dringt in das Muskelfleisch und Bindegewebe der Fische ein und wandelt sich zum Plerocercoid (Vollfinne) um. Auch Raubfische können befallen sein, da Plerocercoide aus Beutefischen in die Muskulatur einwandern (Stapelwirt).

Der Mensch infiziert sich durch den Genuss von rohem bzw. ungenügend erhitztem oder geräuchertem Fisch und Fischrogen (Kaviar). Aus dem Plerocercoid entwickelt sich im Dünndarm sehr rasch der adulte Bandwurm, der bereits nach 3–6 Wochen mit der Eiproduktion beginnt.

Epidemiologie

D. latum kommt vor allem in Russland (besonders Sibirien, Wolgamündung), der östlichen Ostsee (Haff- und Boddengegenden, Baltikum, Skandinavien), im Donaudelta und in den letzten Jahren wieder vermehrt an den südalpinen Seen in Oberitalien, Frankreich und der Westschweiz vor, außerdem in der Mandschurei, Japan und auch in Kanada und Nordamerika. Zahlreiche Süßwasserfische können infiziert sein einschließlich solcher, die einen Teil ihres Lebens im Süßwasser verbringen (z. B. Lachse). Epidemiologisch bedeutsam sind vor allem Infektionen des Menschen, obwohl sich adulte Würmer auch in zahlreichen fischfressenden Säugern entwickeln können wie Katze, Hund oder Bär.

Andere Diphyllobothrium-Arten sind vor allem zoonotisch verbreitet, können jedoch ebenfalls zu Infektionen beim Menschen führen wie D. pacificum in Peru und Chile (zirkuliert zwischen Seefischen und Robben), D. klebanovskii in Sibirien und D. nihonkaiense in Japan (pazifischer Lachs/ Meeressäugerzyklus) sowie die in allen subarktischen Regionen vorkommende Art D. dendriticum (Süßwasserfisch/Möwenzyklus).

Diagnose

Mikroskopischer Nachweis der meist ausgeschiedenen Eier in angereicherten oder gefärbten Stuhlproben. Gelegentlich werden mehr oder weniger lange Bandwurmanteile mit dem Stuhl ausgeschieden. Diese sollten asserviert (Probengefäß mit NaCl-Lösung oder Wasser) und einem kompetenten Labor zur mikroskopischen Diagnose und Differenzierung vorgelegt werden.

Therapie (Evidenzgrad II)

Mittel der Wahl ist Praziquantel (Cesol) in einer Dosierung von 10 mg/kgKG als 1-malige orale Gabe. Alternativen sind Niclosamid und Mebendazol (Dosierung siehe S. 499), zusätzlich Vitamin B_{12} bei Megaloblastenanämie. Kontrolle des Erfolges mit einer Stuhluntersuchung nach 4–7 Wochen.

Prophylaxe

Kein Genuss von Gerichten aus ungenügend gekochtem oder geräuchertem Fisch. Einfrieren (mindestens 2 Tage bei –18 °C) tötet die Plerocercoide ab.

Sparganose

Dieses seltene Krankheitsbild, das in Ost- und Südostasien, aber auch in Afrika, Mittelamerika und Südeuropa vereinzelt vorkommt, wird von Spargana (veralteter Name für Plerocercoide), zoonotisch verbreiteter Bandwürmer der Gattung Spirometra, hervorgerufen (Sp. mansoni u. a.). Endwirte sind Caniden und Feliden, 1. Zwischenwirte Kleinkrebse wie beim Fischbandwurm, 2. Zwischenwirte Reptilien und Amphibien (Frösche, Schlangen) aber auch zahlreiche andere Tiere (z. B. Vögel, Nager, Schweine, jedoch keine Fische). Der Mensch infiziert sich durch den Verzehr von rohem Fleisch infizierter Tiere oder durch das Auflegen von rohem Frosch- oder Schlangenfleisch auf Wunden oder Auge (traditionelle Medizin in Asien) sowie wahrscheinlich auch durch Trinken von Wasser, das infizierte Kleinkrebse enthält. Der Mensch ist hierbei ein zusätzlicher Zwischen-, aber kein Endwirt, da sich die Plerocercoide nicht zu Adultwürmern entwickeln, sondern je nach Eintrittspforte als lokale oder wandernde, ca. 4–10 cm lange Spargana zu tumorartigen und entzündlichen Erscheinungen führen. Bei manchen Arten (z. B. Sp. proliferum) kann sich auch eine proliferative Form der Sparganose entwickeln mit Sprossung und Abschnürung weiterer Spargana, die zu entfernten Organen wandern und weiter proliferieren können.

Klinisches Bild

Entzündliche Knoten zumeist in Muskulatur und subkutanem Gewebe (z. T. als wandernde Schwellung), gelegentlich auch in der Darmwand, im Auge oder ZNS. Die Diagnose wird meist erst bei der chirurgischen Therapie gestellt (Nachweis vitaler Spargana, Histologie).

Therapie

Exzision bzw. operative Entfernung; Anthelminthika sind unwirksam.

Literatur

Dupouy-Camet J, Peduzzi R. Current situation of human diphyllobothriasis in Europe. Euro Surveill 2004; 9: 31–35

 Koordinator:
T. Löscher

Mitarbeiter:
J. Richter

Echinokokkose

Die Echinokokkose des Menschen bezeichnet 2 klinisch völlig unterschiedliche Erkrankungen, nämlich die zystische Echinokokkose (CE) und die alveoläre Echinokokkose (AE). Gemeinsam ist beiden Erkrankungen lediglich, dass es sich um eine Infestation mit dem Larvenstadium eines Bandwurms aus der Gattung Echinococcus handelt.

Klinisches Bild
■ Zystische Echinokokkose
Alle Altersgruppen sind betroffen, auch Kinder und Jugendliche. Die Infektion kann über lange Zeit symptomlos bleiben; Zufallsbefunde im Rahmen einer Bildgebung sind häufig, ebenso die Aufdeckung einer mitunter bereits sehr großen Zyste im Rahmen der Abklärung unspezifischer Oberbauchbeschwerden. Die Symptomatik ist äußerst variabel und abhängig von Lokalisation, Ausdehnung und Komplikationen. Bei der Mehrzahl der Patienten ist nur ein einziges Organ befallen. Am häufigsten finden sich einzelne oder mehrere Zysten in der Leber (70 %) und in der Lunge (25 %). Zysten können isoliert jedoch auch in allen anderen Organen auftreten. Durch Größenzunahme und Kompression des umgebenden Gewebes verursachte Symptome von Leber- und Lungenzysten treten meist erst dann auf, wenn diese bereits eine beträchtliche Ausdehnung erreicht haben. Am häufigsten werden diesbezüglich bei Leberzysten Symptome und Befunde einer Gallenwegsobstruktion beobachtet. Diese kommt entweder durch eine äußere Kompression der Gallenwege oder, bei Vorliegen von Fisteln, durch Abgang von Zystenmaterial zustande. Durch sekundär bakterielle Infektion kommt es zusätzlich zur Cholangitis oder zum Leberabszess. Bei Lungenzysten können Atelektasen durch äußere Kompression der Bronchialwege oder, bei Vorliegen von zystobronchialen Fisteln, bronchiale Obstruktion durch abgehendes Zystenmaterial auftreten. Zerebrale Zysten können Anfälle verursachen, ein Knochenbefall kann zu pathologischen Frakturen und im Wirbelsäulenbereich zu neurologischen Folgeerscheinungen führen.

Eine spontane oder traumatische Zystenruptur kann akute allergische Reaktionen und ggf. einen anaphylaktischen Schock auslösen. Durch Aussaat der Larve entwickelt sich die Sekundärechinokokkose.

Der natürliche Verlauf der zystischen Echinokokkose ist sehr variabel; die Wachstumsrate der Zysten, vor allem in unterschiedlichen Organen, ist sehr unterschiedlich. Spontane Involution tritt früh oder spät ein. Bleiben die oben aufgeführten Komplikationen aus, verläuft die Erkrankung gutartig.

■ Alveoläre Echinokokkose
Das mittlere Erkrankungsalter liegt zwischen 50–60 Jahren; Erkrankungen bei Kindern und Jugendlichen sind extrem selten und wurden bislang überwiegend bei angeborener oder erworbener Immunschwäche beobachtet. Primär ist fast immer die Leber befallen. Häufiges Leitsymptom sind Schmerzen im rechten Oberbauch. Nicht selten wird die Krankheit bei uncharakteristischen Allgemeinsymptomen und/oder auffälligen, aber unspezifischen Laborbefunden zufällig bei bildgebenden Untersuchungen festgestellt.

Bei einem Teil der Patienten verläuft die Krankheit unter dem klinischen Bild eines Leberkarzinoms und wird meist erst dann diagnostiziert, wenn eine schon ausgedehnte Infiltration vorliegt. Bei einem per continuitatem oder durch lymphogene bzw. hämatogene Metastasierung entstandenen Befall anderer Organe stehen die organbezogenen Beschwerden im Vordergrund.

Der Verlauf ist stets progredient. Die alveoläre Echinokokkose hat viele Charakteristika einer malignen Krankheit und weist unbehandelt eine hohe Letalität auf.

Ätiologie
Der kleine Hundebandwurm E. granulosus zirkuliert in einem Hund-Wiederkäuer-Zyklus, der kleine Fuchsbandwurm E. multilocularis in einem Fuchs-Nagetier-Zyklus. Die adulten Bandwürmer parasitieren in großer Zahl im Dünndarm der Endwirte Hund bzw. Fuchs (selten auch Katze). Zur weiteren Entwicklung müssen die mit dem Kot ausgeschiedenen Eier von geeigneten Zwischenwirten aufgenommen werden (Schafe, Rinder und andere Huftiere bei E. granulosus, Mäuse bei E. multilocularis). Der Mensch ist ein Fehlwirt.

Die im Dünndarm aus dem Ei freigesetzte Haken-larve (Onkosphäre) penetriert die Mukosa und ge-langt über den Portalkreislauf in die Leber, bei E. granulosus auch in die Lunge und in andere Orga-ne. Aus der Hakenlarve entwickelt sich bei E. gra-nulosus eine kontinuierlich wachsende Zyste (sog. Hydatide), die mit Flüssigkeit gefüllt ist und Toch-terzysten und Brutkapseln enthalten kann. Bei E. multilocularis entsteht eine teils solide, teils ve-sikuläre (alveoläre) Sprossung des Keimepithels mit tumorartigem, infiltrativem Wachstum direkt in das umgebende Lebergewebe. Ausgehend von den Brutkapseln bzw. vom Keimepithel werden Bandwurmkopfanlagen (Protoscolices) gebildet, die im Darm des Endwirtes wieder zu Bandwür-mern heranwachsen können. In Mittel- und Süd-amerika kommen vereinzelt Erkrankungen durch E. vogeli und sehr selten durch E. oligarthrus (PE: polyzystische Echinokokkose) vor.

Epidemiologie

Die zystische Echinokokkose ist weltweit verbrei-tet. Eine besonders hohe Prävalenz findet sich in Ostafrika, im Nahen und Mittleren Osten, in Ost-europa und in Asien. Bei den in Deutschland diag-nostizierten Krankheitsfällen handelt es sich über-wiegend um importierte Infektionen. Die alveoläre Echinokokkose kommt in Mitteleuropa (Süd-deutschland, Alpenländer, Nord- und Ostfrank-reich), Polen, Russland, China, Japan, Alaska und Kanada vor. Die Zahl der jährlich in Deutschland neu diagnostizierten Erkrankungen in allen Alters-gruppen beträgt etwa 100 Fälle mit zystischer Echinokokkose und 20 – 25 mit alveolärer Echino-kokkose (Europäisches Echinokokkose-Register Ulm, http://www.uni-ulm.de/echinokokkose).

Der Mensch infiziert sich durch die orale Auf-nahme der vom Endwirt (Hund, Fuchs, selten Katze) mit dem Kot ausgeschiedenen Eier, entwe-der bei direktem Kontakt (Tierfell), als Schmierin-fektion oder über kontaminierte Nahrungsmittel. Bei E. multilocularis ist wahrscheinlich auch der Kontakt mit kontaminierter Erde bedeutsam (Häu-fung bei in der Landwirtschaft tätigen Personen in Süddeutschland und in der Schweiz). Der Genuss von Waldbeeren war in keiner epidemiologischen Studie ein Risikofaktor.

Die **Inkubationszeit** der zystischen Echinokok-kose kann von wenigen Monaten bis zu vielen Jah-ren reichen. Die Inkubationszeit der alveolären Echinokokkose ist unbekannt. Symptome treten Jahre (5 – 15 Jahre) nach der Infektion auf.

Diagnose

Entscheidend für Verdachtsdiagnose und Lokalisa-tion des Organbefalls sind bildgebende Verfahren.

Bei der **zystischen Echinokokkose** zeigt sich ein pulmonaler Befall meist bereits radiologisch durch die scharf begrenzte, glattwandige Kapsel; ebenso sind Zysten in der Leber und in anderen parenchy-matösen Organen sonografisch, computer- und kernspintomografisch durch die scharfe Begren-zung und die starke bindegewebige Wirtskapsel charakterisiert. Verkalkungen finden sich häufig bei Leberzysten und selten bei Lungenzysten. Ty-pisch, aber nicht beweisend, ist der Nachweis von Tochterzysten (Zysten in der Zyste), Septen oder Hydatidensand. Eine WHO-Stadieneinteilung der Leberzysten steht zur Verfügung und basiert auf dem sonomorphologischen Befund (WHO-Klassifi-kation 2001).

Die **alveoläre Echinokokkose** der Leber stellt sich sonografisch und computertomografisch als heterogene, vorwiegend echoreiche, teils hypo-, teils hyperdense Raumforderung mit häufigen schollen- und stippchenförmigen Verkalkungen dar. Zentrale Nekrosehöhlen stellen sich in der Bildgebung als Pseudozysten dar und bereiten dif-ferenzialdiagnostisch erhebliche Schwierigkeiten. Die WHO-Klassifizierung nach PNM (P = parasitä-res Gewebe in der Leber, N = Infiltration in be-nachbarte Organe und hepatischer Lymphknoten-befall, M = Fernmetastasen) wurde kürzlich vorge-schlagen. Die Spezifität der mit Suchreaktionen (ELISA) nachgewiesenen Antikörper muss mittels Immunoblot in damit erfahrenen Laboratorien be-stätigt werden. Von immundiagnostischem Scree-ning ohne Zystennachweis oder Verdacht einer Echinokokkose ist abzuraten, da Sensitivität und Spezifität immunologischer Suchverfahren nicht speziell für Kinder validiert ist. Serologisch kön-nen bei Patienten mit zystischer und bei Patienten mit alveolärer Echinokokkose spezifische Antikör-per nachgewiesen werden (ELISA, IHA, Immuno-blot) und erlauben meist die serologische Artdiffe-renzierung. Bei der zystischen Echinokokkose ist die Altersstratifizierung der Patienten sowie der Zysten selbst zu beachten. Kinder haben bis > 50 % falsch negative serologische Befunde. Bei über 90 % der Patienten mit alveolärer Echinokok-kose sind allerdings Antikörper nachweisbar.

Die Diagnose einer alveolären und zystischen Echinokokkose kann im Operations- oder Biopsie-material parasitologisch und histologisch bestätigt werden. Eine diagnostische Punktion der E.granulosus-Zysten sollte ausschließlich in Zentren erfolgen, die über ausreichend Erfahrung in der Behandlung der Erkrankung verfügen. Bei Lungenzysten mit Anschluss an das Bronchialsystem können gelegentlich Protoscolices oder Häkchen mikroskopisch im Sputum nachgewiesen werden. Im Gegensatz zu E. granulosus ist das Larvengewebe von E. multilocularis beim Menschen fast immer steril (keine Bildung von Protoscolices). Der Nachweis von echinokokkusspezifischer DNA und mRNA aus Punktaten und Bioptaten ist in Speziallaboratorien etabliert. Konsiliarlabor ist das Institut für Hygiene und Mikrobiologie in Würzburg (http://www.echinococcus.de). Die Echinokokkose geht typischerweise nicht mit einer Bluteosinophilie einher.

Therapie
■ Zystische Echinokokkose
Zur früher üblichen ausschießlich chirurgischen Behandlung sind heute in Abhängigkeit von Zystenstadium und -lokalisation und unter Berücksichtigung der jeweiligen Kontraindikationen medikamentöse und perkutan sterilisierende Therapieverfahren hinzugetreten. Für Zysten, die weitgehend oder komplett involutiert sind und regionalanatomisch kein Komplikationspotenzial haben, bewährt sich zunehmend das „watch and wait"-Konzept, wobei über mehrere Jahre jährlich die Richtigkeit dieser Entscheidung bildgebend (Ultraschall) überprüft wird.

Seit 10 Jahren kommen perkutan sterilisierende Therapieverfahren von unkomplizierten Leberzysten zur Anwendung: allen voran in Form der PAIR-Technik (Punktion-Aspiration-Injektion-Reaspiration). Dabei werden nach der sonomorphologischen WHO-Stadieneinteilung geeignete Leberzysten ultraschallgesteuert punktiert und durch Instillation von 95%igem Ethanol über 15–20 Minuten sterilisiert. Voraussetzungen für die komplikationslose Durchführung sind ausreichende Leberparenchymdeckung (mindestens 2 cm Parenchym zwischen Zyste und Leberkapsel) zur Vermeidung einer Ruptur sowie der zweifelsfreie Ausschluss zystobiliärer Fisteln mittels Bilirubin-Nachweis in der Zystenflüssigkeit und antegrader Kontrastmitteldarstellung. Der retrograde Fistelausschluss (ERCP) ist nicht sicher, da es bei hohem Zysteninnendruck nicht gelingt, die Fisteln „aufzuspritzen". Wird eine Fistel nicht erkannt und eine Sterilisierung mit Alkohol oder einer anderen protoskoliziden Substanz durchgeführt, tritt eine chemische sklerosierende Cholangitis ein, die in allen bis

heute berichteten Fällen innerhalb eines Jahres zum Leberversagen führt und eine Lebertransplantation erforderlich macht. Zudem sollte bei der Durchführung von perkutan sterilisierenden Techniken (z.B. PAIR) ein Anästhesist zugegen sein und ein Operationsteam im Notfall zur Verfügung stehen. Periinterventionell wird mit Benzimidazolen (mindestens 4 Tage vor und bis 1–3 Monate nach PAIR) behandelt. Zum Viabilitätsnachweis des abpunktierten Zystenmaterials muss ein parasitologisches Labor zur Verfügung stehen (Evidenzgrad III).

Nach den WHO-Leitlinien ist die operative Entfernung angezeigt bei großen Leberzysten mit multiplen Tochterzysten, bei einzelnen, oberflächlich lokalisierten Leberzysten, die spontan oder als Folge eines Traumas rupturieren können, bei Zysten, die infiziert sind, bei Zysten, die mit dem Gallenwegssystem in Verbindung stehen und/oder Druck auf angrenzende vitale Organe ausüben, bei Zysten in Lunge, Gehirn, Nieren, Knochen und anderen Organen sowie bei Versagen einer medikamentösen oder perkutan sterilisierenden Behandlung.

Bei planbaren Eingriffen ist eine perioperative Chemotherapie mit Albendazol zur Prävention einer Sekundärechinokokkose empfehlenswert (Evidenzgrad IV). Der Stellenwert einer längerfristigen präoperativen Chemotherapie ist derzeit noch unklar. Liegt keine der oben aufgeführten Operationsindikationen vor, wird in Abhängigkeit des Zystenstadiums und der Zystenlokalisation und unter Berücksichtigung der jeweiligen Kontraindikationen zunächst medikamentös oder perkutan sterilisierend behandelt.

Die Chemotherapie mit Benzimidazolen (Albendazol oder Mebendazol) ist Therapie 1. Wahl bei inoperablen und nicht radikal operierten Patienten mit primärer Leber- oder Lungenechinokokkose, bei Patienten mit multiplen Zysten in 2 oder mehreren Organen und bei Patienten mit Peritonealzysten. Diese Medikamente entfalten meist innerhalb einer 3- bis 6-monatigen Behandlung einen parasitoziden Effekt (Evidenzgrad II); es kann jedoch bis zu 1 Jahr und länger dauern, bis sich dies in einem bildgebend erkennbaren Involutionsprozess dokumentiert. Weitere Indikationen sind die periinterventionelle Prävention einer Sekundärechinokokkose (Beginn 4 Tage präoperativ), die periinterventionelle Therapie sowie die präoperative Behandlung mit dem Ziel, den Zysteninnendruck zu senken und so die chirurgische Entfernung der Endozyste zu erleichtern (Evidenzgrad IV).

Albendazol (Eskazole), 10 – 15 mg/kgKG/Tag verteilt auf 2 Einzeldosen, (normalgewichtige Erwachsene: 2 × 400 mg täglich) wird zur besseren Resorption mit möglichst fetthaltigen Mahlzeiten eingenommen. Der Hersteller empfiehlt 3 Behandlungszyklen von je 4 Wochen Dauer, unterbrochen durch jeweils 14-tägige Pausen. Bei guter Verträglichkeit ist die kontinuierliche Behandlung über mindestens 3 – 6 Monate vorzuziehen (Evidenzgrad I). Das schlechter resorbierbare Mebendazol (Vermox forte) wird ebenfalls mit fetthaltigen Mahlzeiten in einer Tagesdosis von 50 mg/kgKG verteilt auf 3 Einzeldosen gegeben (Evidenzgrad III). Aufgrund der sehr variablen Bioverfügbarkeit sind Plasmaspiegelbestimmungen (Mindestwirkspiegel 250 nmol/l 4 Stunden nach Einnahme) und entsprechende Dosisanpassung empfehlenswert. Mögliche Nebenwirkungen der Benzimidazole sind Appetitlosigkeit (häufig), Haarausfall (selten), toxische Hepatitis (sehr selten) und Agranulozytose (äußerst selten). Transaminasen und Blutbild müssen regelmäßig kontrolliert werden (bewährtes Schema: zunächst Tag 0, 5, 14 und 28, dann weiter in 14-tägigen und später in monatlichen bzw. längeren Abständen). Zu Beginn können die Transaminasen um das bis zu 2- bis 3-Fache der Norm erhöht sein als Zeichen der Wirksamkeit (perzystische Hepatitis).

Nach den Ergebnissen einer Studie kommt es bei ca. 30 % der mit Benzimidazolen behandelten Patienten während oder nach medikamentöser Therapie zu einer vollständigen Regression der Zysten, bei 30 – 50 % zu einer Degeneration und/oder Größenreduktion, bei 20 – 40 % ergeben sich keine morphologischen Änderungen. Diese Ergebnisse sind jedoch noch nicht ausreichend validiert.

Bei nicht ausreichendem Ansprechen auf eine 1. medikamentöse Therapiephase von 3 – 6 Monaten oder bei Rezidiven kann eine erneute medikamentöse Therapie erfolgreich sein. Auch die Erfolgsrate dieses Vorgehens ist noch nicht ausreichend validiert. Benzimidazole sind während der Schwangerschaft, insbesondere im 1. Trimenon, kontraindiziert.

Aufgrund der Seltenheit der zystischen Echinokokkose in Deutschland und der bis heute nicht ausreichend standardisierten Behandlungsoptionen wird empfohlen, Patienten mit dieser Erkrankung in ausgewiesenen Zentren zu betreuen, zumindest aber die Diagnostik und Therapie mit einem solchen Zentrum abzustimmen.

■ Alveoläre Echinokokkose

Zum Zeitpunkt der Diagnosestellung sind bereits viele Patienten (50 bis über 90 %) nicht oder nicht mehr radikal operabel. Bei Begrenzung auf einzelne Lebersegmente kann durch Hemihepatektomie eine Heilung erzielt werden (Vorgehen wie bei radikaler Tumoroperation). Allerdings sind Rezidive auch bei anscheinend radikaler Entfernung häufig. Eine interdisziplinäre Therapieplanung verbessert die Prognose erheblich. Partielle Resektionen und palliative Maßnahmen zur Galleableitung können die Überlebenszeit auch bei nicht radikal operablen Patienten verlängern.

Die medikamentöse Therapie mit Benzimidazolen wirkt nur parasitostatisch, verbessert aber Lebenserwartung und Lebensqualität in den meisten Fällen (Evidenzgrad III). Sie ist wegen der hohen Rezidivrate auch bei anscheinend radikaler Operation angezeigt und sollte über 2 Jahre postoperativ fortgeführt werden (Evidenzgrad IV).

Bei Inoperabilität, nach nicht oder fraglich radikaler Operation sowie nach Lebertransplantation ist eine lebenslange Dauertherapie erforderlich (Evidenzgrad IV). Langfristige Nachkontrollen sind in jedem Fall erforderlich. Zur Verlaufskontrolle hat sich die kombinierte Positronen-Emmissionstomografie/Computertomografie (PET/CT) bewährt.

Aufgrund der spärlichen Erfahrung mit der Behandlung der alveolären Echinokokkose und der bis heute nicht ausreichend standardisierten Behandlungsoptionen wird empfohlen, Patienten mit dieser Erkrankung in ausgewiesenen Zentren zu betreuen, zumindest aber die Diagnostik, Therapie und Langzeitnachsorge mit einem solchen Zentrum abzustimmen.

Prophylaxe

Die Vorbeugung besteht im hygienischen Umgang mit Hunden und Katzen, Vorsicht beim Abbalgen von Füchsen (Handschuhe). Die Bekämpfung umfasst neben der Aufklärung der Bevölkerung die regelmäßige Entwurmung von Hunden und Katzen und die sichere Beseitigung von Schlachtabfällen.

Literatur

Europäisches Echinokokkose-Register Ulm. http://www.uni-ulm.de/echinokokkose; Stand: Juli 2008

Institut für Hygiene und Mikrobiologie in Würzburg. http://www.echinococcus.de; Stand: Juli 2008

Kern P, Bardonnet K, Renner E et al. European echinococcosis registry: human alveolar echinococcosis Europe, 1982–2000. Emerg Infect Dis 2003; 9: 343–349

Kern P, Wen H, Sato N et al. WHO-classification of alveolar echinococcosis: principles and application. Parasitol Int 2006; 55: 283–287

Mohlitz U, Razum O, Junghanss T. Zystische Echinokokkose: Eine Befragung von Pathologen dient der Surveillance und führt zu praktischen Schlussfolgerungen. Epid Bull 2005; 38: 347–349

WHO. Guidelines for treatment of cystic and alveolar echinococcosis. WHO Informal Working Group on Echinococcosis. Bull WHO 1996; 74: 231–242

WHO. PAIR: An option for the treatment of cystic echinococcosis. Geneva: WHO/CDS/CSR/APH 2001

 Koordinator:
P. Kern

Mitarbeiter:
T. Löscher, M. Frosch, T. Junghanss

Ehrlichiosen/Anaplasmosen

Synonyma: humane granulozytäre Ehrlichiose (HGE), humane granulozytäre Anaplasmose (HGA), humane monozytäre Ehrlichiose (HME)

Klinisches Bild

Ehrlichien rufen beim Menschen 2 Krankheitsbilder hervor: die humane granulozytäre Ehrlichiose, jetzt Anaplasmose, und die humane monozytäre Ehrlichiose bieten ein weitgehend identisches klinisches Bild. Früher wurde auch das in Südostasien auftretende Sennetsu-Fieber, das sich mit einem mononukleoseähnlichen Bild präsentiert, zu den Ehrlichiosen gezählt. Da diese Krankheit außerhalb der endemischen Regionen in Asien allenfalls als importierte Infektion angetroffen wird und der Erreger als Neorickettsia reklassifiziert wurde, wird sie im Folgenden nicht weiter dargestellt.

Die überwiegende Mehrzahl der Infektionen mit Ehrlichien/Anaplasmen verläuft asymptomatisch oder mit so milden, unspezifischen Symptomen, dass die Diagnose nicht gestellt wird. Das klassische Krankheitsbild zeigt Fieber, oft über 39 °C, Müdigkeit, Abgeschlagenheit, Lymphknotenschwellungen sowie Muskel- und Gelenkschmerzen. 80 % der Erwachsenen haben Kopfschmerzen, jedoch nur ein Drittel der betroffenen Kinder. Häufig bestehen bei diesen Patienten zentralnervöse Veränderungen wie Verwirrtheit, Irritabilität und Wesensänderung, aber auch fokale Zeichen einer Enzephalopathie mit Ataxie, Hirnnervenlähmungen oder Krampfanfällen. Die Untersuchung von Liquor bietet in diesen Fällen meist das Bild einer lymphozytären Meningitis (Liquor: Lymphozyten, Schrankenstörung, erhöhte Eiweiß- und normale Glukosekonzentration). Organspezifische Symptome wie interstitielle Pneumonie mit Reizhusten, Hepatosplenomegalie oder gastrointestinale Beschwerden mit Übelkeit, Erbrechen und Durchfall treten bei jeweils 20–30 % der Erkrankten auf. In 50–67 % der Fälle weisen Kinder mit HME ein meist makulopapulöses, scharlachähnliches Exanthem auf, das sich bei der HGA nur in etwa 10 % findet.

Diagnostisch wegweisend sind die Blutbildveränderungen. So findet sich bei Kindern bis zu 92 % eine Thrombozytopenie, meist assoziiert mit einer Leukopenie (40–80 %) mit Linksverschiebung und bei 3–15 % mit atypischen Lymphozyten. Bei 30–50 % tritt, bei zusätzlicher Anämie, das Bild einer Panzytopenie auf, was in Zusammenhang mit den gelegentlich auftretenden Symptomen Gewichtsabnahme und Nachtschweiß an eine onkologische Krankheit denken lässt. Milde Anstiege von Transaminasen, alkalischer Phosphatase und LDH sind die Regel (60–90 %).

Gewöhnlich heilt die Infektion, insbesondere bei adäquater Therapie, folgenlos aus. Während komplizierte Verläufe und schwere Erkrankungen eher bei der HME beobachtet werden, scheinen opportunistische Infektionen eher im Rahmen der HGA aufzutreten. Bei Kindern sind in Einzelfällen ARDS und Multiorganversagen, persistierende neurologische Defizite sowie opportunistische Infektionen beschrieben.

Ätiologie

Ehrlichien und Anaplasmen sind gramnegative, kokkoid-pleomorphe, obligat intrazelluläre, den Enterobacteriaceae verwandte Bakterien aus der α-Subdivision der Purpurbakterien. Sequenzanalysen des 16S-rRNA-Gens, das enge Beziehungen zu den Rickettsien belegt, führen zu einer Unterteilung in 2 Genogruppen (siehe Tab. **42**). Bezüglich der humanen granulozytären Ehrlichiose hat sich aufgrund molekularbiologischer Untersuchungen eine taxonomische Neuordnung ergeben. So konnte gezeigt werden, dass sich hinter den tierpathogenen Ehrlichien E. phagocytophila und E. equi sowie dem bislang als „human-granulocytic-ehrlichiosis"-Agens bezeichneten Erreger der gleiche Organismus verbirgt, der nunmehr als Anaplasma phagocytophilum benannt ist. Dementsprechend wird die Erkrankung jetzt als humane granulozytäre Anaplasmose bezeichnet.

Die Erreger des Sennetsu-Fiebers wurden taxonomisch neu in die Gruppe Neorickettsia eingeordnet.

Die Übertragung erfolgt über Schildzecken, in Mitteleuropa durch den gemeinen Holzbock (I. ricinus). Eine perinatale Transmission von HGA konnte zumindest in einem Fall belegt werden.

Tabelle **42**   Charakteristika humanpathogener Ehrlichien.

Genogruppe	Erreger	Erkrankung	Verbreitung	Wirt	Hauptvektor
Ehrlichia canis	E. chaffeensis, E. ewingii	humane mono-zytäre Ehrlichiose (HME)	USA, Mittel- & Südamerika, Südeuropa	Mensch, Hund, Wild, Pferd, Fuchs	Amblyoma americanum
Anaplasma pha-gocytophilum	Anaplasma pha-gocytophilum, ehemals HGE-Agens	humane granulo-zytäre Anaplas-mose (HGA)	USA, Europa, Asien	Mensch, Hund, Pferd, Nagetiere	Ixodes spp. (I. scapularis, I. ricinus)
Neorickettsia sennetsu	N. sennetsu	Sennetsu-Fieber	Japan, Malaysia	unbekannt	wahrscheinlich Trematoden

Epidemiologie

In der Veterinärmedizin sind die Ehrlichien bereits seit 1940 bekannt. Der 1. publizierte Fall einer Ehrlichiose beim Menschen, eine HME, fand sich 1986 in den USA. E. chaffeensis wurde 1990 isoliert und seither in über 2400 klinischen Fällen in den USA nachgewiesen. Dagegen steht der sichere Nachweis einer HME in Europa noch aus. In deutschen Zecken gelang mittels PCR bisher kein Nachweis von Erregern der HME. Das HGE-Agens wurde 1994 entdeckt und 2002 als A. phagocytophilum taxonomisch eingeordnet. Weltweit sind mittlerweile über 3000 Fälle von Erkrankung beim Menschen dokumentiert. Die ersten nachgewiesenen klinischen Fälle von HGA in Europa traten 1997 in Slowenien auf. A. phagocytophilum konnte in sehr variablem Ausmaß in Zecken in ganz Europa nachgewiesen werden. Von 492 untersuchten Zecken aus Bayern waren 1,6 %, von 287 Zecken aus Franken und Baden-Württemberg 2,2 % mit Erregern der Genogruppe E. phagocytophilum infiziert. Andere europäische Untersuchungen zeigten eine lokale Prävalenz des HGA-Agens von bis zu 24,4 %.

Die Seroprävalenz von Antikörpern gegen A. phagocytophilum liegt bei deutschen Blutspendern bei 1,9 – 2,6 %, bei Risikogruppen (z. B. Waldarbeiter) bei bis zu 20 %. Bei einer Untersuchung von 361 Bundeswehrsoldaten in Saarlouis zeigte sich eine Seroprävalenz von 14,9 % bei Antritt des Wehrdienstes. 10 Monate später hatte eine Serokonversion bei 5,9 % stattgefunden, wobei bei keinem der Betroffenen für die Erkrankung typische Symptome aufgetreten waren. Gleichzeitig waren 6,6 % zu negativen Titern rekonvertiert.

Wie für alle zeckenübertragenen Krankheiten gilt eine jahreszeitlich unterschiedliche Inzidenz, mit Auftreten der Erkrankung zwischen April und Oktober und einem Häufigkeitsgipfel zwischen Mai und Juli.

Risikofaktoren für eine symptomatische Infektionsmanifestation sind zunehmendes Alter und supprimierte Immunität.

Die **Inkubationszeit** beträgt wenige Tage (im Mittel 5 – 6 Tage) bis zu 4 Wochen.

Diagnose

Bei Auftreten von unklarem Fieber, charakteristischen Blutbildveränderungen und Zeckenbissanamnese sollte die Diagnostik die HGA mit einschließen. Aber auch ohne erinnerliche Zeckenexposition sollte zumindest im Sommerhalbjahr bei entsprechendem klinischem Bild an eine Ehrlichiose gedacht werden. Im Routinelabor finden sich neben den erwähnten Blutbildveränderungen und milden Hepatitiszeichen meist erhöhte Entzündungsparameter (CRP, BSG) und insbesondere bei Kindern mit HME relativ häufig (30 – 42 %) eine Hyponatriämie.

Die erregerspezifische Diagnostik umfasst mehrere sich ergänzende Verfahren: Im Ausstrich des peripheren Bluts (verlängerte Giemsa-Färbung) werden ca. 1000 Leukozyten auf Vorliegen von Morula durchgemustert. Der Nachweis der Erreger gelingt dabei für die HGA in 20 – 80 %, für die HME in weniger als 1 %. Relativ schnell und zuverlässig (80 – 96 % Sensitivität) ist die PCR aus EDTA-Blut. Sie sollte bei dringendem Verdacht durch die teure und aufwendige Anzucht in Zellkulturen ergänzt werden, die allerdings nur von wenigen spezialisierten Labors (z. B. in Freiburg) angeboten wird. Eine Serokonversion ist erst 1 – 4 Wochen nach Infektion zu erwarten. Dennoch sollten serologische Untersuchungen im Akutgeschehen und 4 – 6 Wochen später durchgeführt werden. Diagnostisch beweisend ist ein Titeranstieg auf das 4-

Fache oder ein isolierter Titer von ≥ 1:128, ein Titer von ≥ 1:64 macht die Diagnose wahrscheinlich. Bei frühzeitiger, suffizienter Behandlung kann die Serokonversion ausbleiben.

Therapie (Evidenzgrad II)

Bei Erwachsenen und Kindern ab 9 Jahren wird Doxyzyklin in einer Dosierung von 3 – 4 mg/kgKG/Tag in 2 Einzeldosen, maximal 2 × 100 mg/Tag verabreicht. Eine Entfieberung als Zeichen der Wirksamkeit ist innerhalb der ersten 24 – 48 Stunden zu erwarten. Alternativ kann Tetrazyklin, 25 mg/kgKG/Tag in 4 Einzeldosen (maximal 4 × 500 mg/Tag), verabreicht werden.

Wegen der Tetrazyklin-Nebenwirkungen (persistierende Verfärbung der Zähne) stellt die Behandlung von Kindern < 9 Jahren ein Problem dar. Rifampicin und Chloramphenicol haben in vitro Wirksamkeit bewiesen, allerdings existieren bislang kaum klinische Anwendungsdaten. Im amerikanischen Raum wird in Anbetracht dieser Situation auch für Kinder < 9 Jahren bei schweren klinischen Manifestationen die Anwendung von Doxyzyklin, allerdings möglichst kurz (3 Tage über Fieberfreiheit), empfohlen (S. 89). Die Behandlung sollte im Allgemeinen nach dem Entfiebern mindestens 3 Tage fortgesetzt werden, eine Gesamtdauer von 5 – 7 Tagen nicht unterschreiten und bei Kindern ab 9 Jahren 10 – 14 Tage betragen.

Prophylaxe (Evidenzgrad IV)

Die Prophylaxe beschränkt sich auf Schutzmaßnahmen gegenüber den Vektoren, also langärmelige, helle Kleidung und Verwendung von Repellents bei Aufenthalt in Wäldern oder hohem Gras. Sehr wichtig ist die Inspektion bezüglich Zecken und ihre rasche Entfernung, da die Übertragungswahrscheinlichkeit mit Dauer des Saugakts zunimmt. Klare Endemiegebiete sind für Europa bislang nicht definiert.

Eine Impfung existiert nicht. Studien an Tieren und Fallberichte bei Menschen haben gezeigt, dass Reinfektion trotz vorhandener Antikörpertiter möglich ist.

Literatur

Baumgarten UB, Röllinghoff M, Bogdan C. Ehrlichien. Dtsch Ärztebl 2000; 97: A2456 – 2462

Woessner R, Gaertner BC, Grauer MT et al. Incidence and prevalence of infection with Human Granulocytic Ehrlichiosis Agent in Germany. A prospective study in young healthy subjects. Infection 2001; 29: 271 – 273

 Koordinator:
S. Urschel

Mitarbeiter
V. Fingerle, B. Wilske

Enterobiasis

Synonyma: Oxyuriasis, Madenwurmbefall

Klinisches Bild

Die Madenwurminfektion ist überwiegend asymptomatisch.

Das häufigste Symptom ist der Pruritus ani, am ehesten verursacht durch die perianal abgelegten Wurmeier. Er kann Schlafstörungen mit ihren vielfältigen Folgeerscheinungen verursachen (Pavor nocturnus, Reizbarkeit, Müdigkeit, Nervosität, Konzentrationsschwäche, Inappetenz, Blässe, halonierte Augen). Die Oxyuriasis kann aber auch zu einer unspezifischen Kolitis mit intermittierenden abdominalen Beschwerden, rektalen Blutungen, chronischer Diarrhö und Gewichtsverlust führen. Bei Mädchen kann ein Pruritus vulvae (Vulvovaginitis) bestehen und die Exkoriationen können ekzematisieren. Wanderungen adulter Würmer über die Vagina bis ins Retroperitoneum kommen vor. Dies führt zu einer eosinophilen Entzündung mit einem begleitenden Aszites. Diskutiert wird auch eine durch Oxyuren verursachte Appendizitis, da sie im exstirpierten Material gelegentlich gefunden werden.

Ätiologie

Enterobius vermicularis ist ein Nematode (Fadenwurm). Die Weibchen werden bis zu 13 mm, die Männchen bis zu 5 mm lang bei einer Breite von 0,5 mm. Die adulten Oxyuren leben im unteren Dünndarmbereich, im Zökum, in der Appendix und im Kolon. Insbesondere nachts wandern die Weibchen aus dem Rektum, um die 25×55 µm großen Eier auf der perianalen Haut abzulegen (bis zu 11 000 Eier/Weibchen).

Im Ei entwickelt sich bei Körperwärme, Sauerstoff und Feuchtigkeit in 4 – 8 Stunden die infektiöse Larve, sodass eine Autoinfektion möglich und vermutlich regelhaft ist. Die infektiösen Eier werden oral über kontaminierte Hände aufgenommen, können aber auch über Staub, Bettwäsche und ggf. durch über Hände kontaminierte Nahrungsmittel übertragen werden. Bei ausreichender Luftfeuchtigkeit können die Wurmeier über Tage infektionstüchtig bleiben. Aus dem aufgenommenen Ei schlüpft die Larve im oberen Dünndarm, um innerhalb von 3 Wochen zum adulten Wurm

zu reifen. Deren Lebensspanne beträgt bis zu 3 Monate.

Epidemiologie

Die Enterobiasis ist die häufigste Parasitose der gemäßigten Zonen, jedoch gibt es keine Untersuchungen zur Prävalenz und Inzidenz in Deutschland.

Bevorzugt sind Kindergarten- und Schulkinder befallen. Aufgrund der hohen Infektiosität ist aber eine Infektion weiterer im Haushalt lebender Personen anzunehmen. Symptomlose Haushaltsangehörige können Infektionsquelle von hartnäckigen, sog. therapieresistenten Fällen sein. Haustiere hingegen werden von dem ausschließlich humanpathogenen Enterobius vermicularis nicht befallen und kommen daher als Infektionsquelle auch nicht in Betracht!

Diagnose

Durch morgendliches Aufkleben durchsichtiger Klebestreifen auf die perianale Haut, Ablösen und Aufkleben auf einen Objektträger können die typischen ovalen, an einer Seite abgeflachten Eier bereits mit dem 5- bis 10er-Objektiv mikroskopiert werden. Typisch ist die Doppelkontur der Eier und bei stärkerer Vergrößerung sind meist Bewegungen der Larven zu beobachten. Eine Verwechselung mit Luftblasen, die weder Doppelkontur noch Inhalt aufweisen, kommt vor.

Die Untersuchung sollte bei negativem Befund, aber anhaltendem Verdacht mehrfach wiederholt werden. Die parasitologische Untersuchung von Stuhlproben ist zum Nachweis einer Oxyuriasis ungeeignet. Gelegentlich werden Eier mit dem Urin an der Vulva abgespült und im Sediment gefunden.

Therapie

Effektive oral zu applizierende Therapeutika sind Pyrantel (1-malig 10 mg/kgKG, ab 7. Lebensmonat, maximal 1 g), Pyrviniumembonat (1-malig 5 mg/kgKG, ab 4. Lebensmonat, führt zur Stuhlverfärbung) und bei Kindern ab 2 Jahren auch Mebendazol (1-malig 100 mg). Bei erneutem oder persistierendem Befall sollte eines der Medikamente in oben angegebener Dosierung 3-mal an den Tagen

1, 14 und 28 gegeben werden, um Rezidiven bei Autoinfektion vorzubeugen. Studien bei Kindern in den Tropen belegen die Wirksamkeit der genannten Medikamente (Evidenzgrad II), jedoch fehlen vergleichende Therapiestudien bei Kindern in Deutschland.

Bei anhaltendem Befall sollten die Familienangehörigen im selben Intervall mit 3 Dosen wie oben angegeben therapiert werden. Hygienemaßnahmen, wie kurzgeschnittene Fingernägel, häufiges Waschen der Analregion, Wechsel der Bett- und Nachtwäsche am Tag nach abendlicher Einnahme der Tabletten sollten zum Sanierungserfolg führen. Alleinige Hygienemaßnahmen führten in einer australischen Studie aber nicht zu einer erfolgreichen Eradikation.

Bei rezidivierenden Infektionen wird ein Therapieversuch mit Mebendazol, 100 mg 1-mal wöchentlich über 8 Wochen, bei den Infizierten und ggf. allen Haushaltsmitgliedern empfohlen. Eine Alternative ist das für diese Indikation nur in der Schweiz zugelassene Albendazol (Kautabletten und Suspension) in einer Dosierung von 15 mg/kgKG (maximal 400 mg), 1-mal monatlich für 6 Monate, ggf. nach entsprechender Aufklärung.

Bei Vulvovaginitis durch Oxyuren, die Ursache für einen hartnäckigen Befall sein kann, wird eine Therapie mit Albendazol empfohlen, da nur Albendazol in ausreichender Menge enteral resorbiert werden kann. Die Einzeldosis für Kinder ≥ 2 Jahre und > 10 kg KG beträgt 400 mg, Kinder im 2. Lebensjahr und < 10 kg KG erhalten die halbe Dosis. Für eine erfolgreiche Sanierung sollte die Therapie an den Tagen 1, 14 und 28 nach erweiterter Aufklärung und unter Beachtung der Kontraindikationen gegeben werden.

Literatur

Brown MD. Images in clinical medicine – enterobius vermicularis. N Engl J Med 2006; 354: 13

Jardine M, Kokai GK, Dalzell AM. Enterobius vermicularis and colitis in children. J Pediatr Gastroenterol Nutr 2006; 43: 610–612

Joish M, Ashtekar CS, Jain A et al. Do we need to treat vulvovaginitis in prepubertal girls? Br Med J 2005; 330: 186–188

 Koordinator:
R. Bialek

Mitarbeiter:
A. Müller

Enterovirus-Infektionen (ohne Poliomyelitis)

Klinisches Bild

Infektionen durch Enteroviren (Coxsackie-, Echoviren und die neueren Enterovirustypen) sind gerade im Kindesalter häufig (zur Poliomyelitis siehe S. 433). In den allermeisten Fällen (> 95 %) verlaufen die Infektionen klinisch stumm. Andererseits können sie eine Fülle verschiedenartigster Krankheitsbilder auslösen (siehe Tab. 43). Obwohl sich diese Viren nach Infektion primär über den Respirationstrakt im oberen Gastrointestinaltrakt vermehren, treten gastrointestinale Beschwerden (Bauchschmerzen, Brechdurchfall) eher in den Hintergrund. Am häufigsten sind unspezifische, fieberhafte Erkrankungen der oberen Luftwege mit Kopf- und Gliederschmerzen, Pharyngitis, Tonsillitis, Laryngitis, Lymphadenopathie und Bronchitis („Sommergrippe").

Daneben gibt es auch mehr oder minder erregerspezifische Krankheitsassoziationen. Die Zuordnung ist aber nicht strikt. Gar nicht so selten verursachen verschiedene Serotypen ein- und dasselbe Krankheitsbild.

Coxsackie-A-, Echo- und die neueren Enteroviren besitzen einen Tropismus für Haut- und Schleimhäute, Coxsackie-B-Viren einen Tropismus für Skelett- und Herzmuskulatur. Auch hier gibt es weite Überlappungen.

Klassische Coxsackie-A-Virus-Krankheiten sind Herpangina und Hand-Fuß-Mund-Krankheit, des Öfteren insbesondere durch CoxA16 bedingt. Die in den Sommer- und Herbstmonaten auftretenden röteln- und masernähnlichen Exantheme sind häufig durch Echoviren (z. B. Echo 9) oder Coxsackie-A-Viren (A9 und A16) bedingt. Ein relativ neues Krankheitsbild, das zunächst außerhalb Europas beobachtet wurde, ist die hämorrhagische Konjunktivitis durch Enterovirus 70. Myositis epidemica, epidemische Pleurodynie (Bornholmer-Krankheit) und Peri-/Myokarditis sind typische Krankheitsmanifestationen durch Coxsackie-B-Viren.

Neben den Polioviren sind auch alle anderen Enteroviren potenziell neurovirulent. Coxsackie- und Echoviren sind die häufigsten Ursachen für aseptische Meningitiden im Kindesalter. Der Verlauf ist bei älteren Kindern in der Regel gutartig. Schwerwiegende ZNS-Manifestationen wie Enzephalitis, Myelitis oder poliomyelitisartige spinale Muskellähmungen sind sehr selten.

Tabelle **43**   Durch Coxsackieviren, Echoviren und die neueren Enteroviren hervorgerufene Erkrankungen.

Herpangina	Cox A2, A4, A5, A6, A8, A10
Hand-Fuß-Mund-Krankheit	Cox A16, EV 7
fieberhafte rubeoliforme, morbilliforme, urtikarielle oder petechiale Exantheme	Echo 4, 9, 16; Cox A5, A9, B5; EV 71
hämorrhagische Konjunktivitis	EV 70; Cox A24
Myalgia epidemica	Cox B1 –B6; Echo 6, 9
Myokarditis, Perikarditis	Cox B1 –B5; Cox A4, A9; Echo 6, 9
Meningitis	Cox A7, A9, B2, B4, B5; Echo 4, 6, 9, 30, 33, EV 71
spinale Muskellähmungen	Cox A4, A7, A9, B2, B3; Echo 9, 11, 20; EV 70, 71
Enzephalitis	Cox A9, B5; Echo 4, 6, 9, 11, 30; EV 71
Ataxie	Cox A4, A7, A9; Echo 9
schwere Neugeborenenerkrankungen	Cox B1 –B5; Echo 9, 11, 17, 19, 31
chronische Meningoenzephalitis bei Agammaglobulinämie	Echo 6, 9, 11, 18 u. a.

Cox = Coxsackieviren
Echo = Echoviren
EV = Enteroviren

Bei **Neugeborenen** können Enterovirusinfektionen besonders schwer verlaufen. Das Virus wird entweder vertikal von der oft kurz vor der Geburt subklinisch erkrankten Mutter übertragen oder im Rahmen einer nosokomialen Infektion auf der Neugeborenen- oder Entbindungsstation erworben. Die Krankheitsmanifestationen sind Pneumonie, Myokarditis, Hepatitis und Meningoenzephalitis. In schwerster Ausprägung gleicht das klinische Bild dem einer bakteriellen Sepsis bis hin zum Schock mit disseminierter intravasaler Gerinnung.

Normalerweise rufen Enteroviren nur akute Infektionen von zeitlich begrenzter Dauer hervor. Es gibt aber auch Hinweise auf persistierende Infektionen, z. B. durch Coxsackie-B-Viren (bestimmte Formen der chronischen Kardiomyopathie) und durch Echoviren (chronische Meningoenzephalitis). Letztere Erkrankung tritt fast ausschließlich nur bei Jungen mit Agammaglobulinämie oder schwerer Hypogammaglobulinämie auf. Der Verlauf ist oft schleichend. Zwischen der initialen Virusinfektion und dem 1. Auftreten zentralnervöser Symptome können Monate bis Jahre liegen (initiale Symptome: Kopfschmerzen, Innenohrschwerhörigkeit, Verhaltensstörungen; spätere Symptome: zerebrale Krampfanfälle, Tremor, Ataxie, Bulbärparalyse). Hinzu kommen zuweilen Symptome, die an eine Dermatomyositis erinnern.

Ob Infektionen mit Coxsackie-Viren (z. B. Cox A9, B2, B3, B4) bei Schwangeren im 1. Trimenon gelegentlich zu Embryopathien führen, ist wissenschaftlich nicht gesichert.

Ätiologie

Coxsackie- und Echoviren (ECHO: „entero-cytopathogenic-human-orphan") sind kleine, hüllenlose RNA-Viren. Sie gehören zusammen mit den Polioviren zum Genus Enterovirus innerhalb der Familie Picornaviridae. Zur Gruppe der Coxsackie-A-Viren zählen 22, zur Gruppe der Coxsackie-B-Viren 6 und zur Gruppe der Echoviren 29 Serotypen. Neue Virusisolate werden inzwischen nicht mehr der Coxsackie- oder Echovirusgruppe zugerechnet, sondern fortlaufend durchnummeriert (derzeit Enterovirus 68 – 71 und Enterovirus 73 – 78). Die Vielfalt der Erreger wird noch dadurch gesteigert, dass es innerhalb eines Prototyps zahlreiche Varianten gibt, die sich bspw. hinsichtlich ihrer Virulenz unterscheiden.

Epidemiologie

Enteroviren kommen weltweit vor. Zu einem gegebenen Zeitpunkt sind meist nur einige wenige Virustypen prävalent. Der Häufigkeitsgipfel der Erkrankungen liegt in unseren Breiten in den Sommermonaten Juni bis September. Einziges Erregerreservoir ist der Mensch. Von wenigen Ausnahmen abgesehen, erfolgt die Übertragung fäkal-oral und zwar durch Kranke, Rekonvaleszente und gesunde Virusträger. Aber auch kontaminiertes Wasser und kontaminierte Lebensmittel (insbesondere Meeresfrüchte) können Infektionen auslösen. Einige Virustypen können von immungesunden Kindern und Erwachsenen bis zu 4 – 6 Wochen nach Beginn der Infektion im Stuhl ausgeschieden werden.

Die Infektion hinterlässt eine solide, vermutlich lebenslange, allerdings typenspezifische Immunität.

Die **Inkubationszeit** kann von 2 – 35 Tagen variieren; in der Regel beträgt sie 3 – 6 Tage.

Diagnose

Nur in Ausnahmefällen, bei klassischen Krankheitsmanifestationen, ist es möglich, die Diagnose klinisch zu stellen. Beispiele sind Herpangina, Hand-Fuß-Mund-Krankheit oder Myalgia epidemica.

Es existieren keine für Enterovirus-Infektionen pathognomische Laborparameter. Die Entzündungszeichen (BSG, CRP) können hoch sein; oft besteht Granulozytose mit Linksverschiebung. Verwechslungen mit bakteriellen Infektionen sind daher möglich.

Virusisolierung mit anschließender Typisierung ist die Methode der Wahl. Hierbei ist aber zu beachten, dass sich diverse Serotypen nur schlecht oder aber gar nicht anzüchten lassen. Insbesondere einige Serotypen unter den Coxsackie-A-Viren bereiten Schwierigkeiten. Die Virusisolierung aus Liquor, Blut, Bläscheninhalt und Biopsiematerial ist immer ätiologisch beweisend. Vorsicht ist dagegen bei Virusisolierungen aus Stuhl geboten. Da Enteroviren besonders im Kindesalter sehr weit verbreitet sind, kann die Virusisolierung aus Stuhl einen Nebenbefund darstellen, der mit der eigentlichen Erkrankung überhaupt nichts zu tun hat.

Eine „blinde" **Serodiagnostik** auf Enteroviren ist bei der Vielfalt der Erreger völlig sinnlos! Serologische Untersuchungen sind nur indiziert, wenn ein bekanntes Isolat von einem Patienten vorliegt oder ein typisches Krankheitsbild auf ein limitiertes Erregerspektrum hinweist (z. B. Peri-/Myokarditis durch Coxsackie-B-Viren) oder bei einer Epidemie mit einem speziellen Serotyp. Wegen der weiten antigenen Kreuzreaktionen („homotypische" und „heterotypische" Reaktionen) ist die Bewertung der serologischen Befunde oft ausgesprochen schwierig. Bei einer akuten Symptomatik spricht ein 4-facher Titeranstieg – bevorzugt sollte hier der Neutralisationstest (NT) zur Anwendung kommen – für eine frische Infektion. Hierfür wird allerdings ein im Abstand von 7 – 10 Tagen entnommenes Serumpaar benötigt.

Polymerase-Kettenreaktion. Der Nachweis von spezifischen RNA-Sequenzen mittels der Polymerase-Kettenreaktion (RT-PCR) aus einem betroffenen Organ oder Körperflüssigkeit hat enorm an Bedeutung gewonnen, weil dadurch der Primärbefund Enterovirus positiv/negativ innerhalb von wenigen Stunden gestellt werden kann. Die PCR erlaubt jedoch zunächst keine Aussage über den Serotyp. Durch Sequenzanalyse von PCR-Produkten kann eine Zuordnung in verschiedene genetische Gruppen erreicht werden. Für die genaue Identifizierung des Serotyps sind jedoch nach wie vor Virusisolierungen aus Patientenmaterial notwendig.

Therapie

Es gibt keine etablierte spezifische antivirale Therapie. Bei Virusmyokarditis ist Zurückhaltung mit Steroiden und nichtsteroidalen Antiphlogistika geboten, da diese Medikamente die Nekrosen im Herzmuskel verstärken können.

Bei Neugeborenen und Patienten mit Agammaglobulinämie und chronischer enteroviraler Meningoenzephalitis ist ein Behandlungsversuch mit hochtitrigen typenspezifischen Immunglobulinen angezeigt.

Prophylaxe

Impfstoffe gegen Enteroviren (außer Poliovirus) stehen nicht zur Verfügung. Bei Ausbrüchen von schweren Enterovirusinfektionen auf Neugeborenenstationen ist eine Prophylaxe mit Immunglobulinen für die gesunden Kinder zu erwägen. Hierbei ist jedoch zu bedenken, dass man oft nicht weiß, ob überhaupt ausreichende Mengen an spezifischen Antikörpern gegen den ursächlichen Serotyp in dem verwendeten Immunglobulinpräparat enthalten sind.

Enteroviren sind bei normaler Umgebungstemperatur sehr stabil. Händedesinfektion ist daher äußerst wichtig, um nosokomiale Infektionen zu verhindern.

 Koordinator:
H. W. Kreth

Mitarbeiter:
K. Korn, A. Pohl-Koppe, E. Schreier

Epstein-Barr-Virus-Infektionen

Synonyma: infektiöse Mononukleose, Pfeiffer'sches Drüsenfieber

Klinisches Bild

Die Erstinfektion mit dem Epstein-Barr-Virus (EBV) führt beim immunkompetenten älteren Kind und Erwachsenen typischerweise zum Krankheitsbild einer akuten infektiösen Mononukleose mit hohem Fieber, Lymphadenopathie, Angina, Pharyngitis und weiteren, unterschiedlich häufigen Symptomen wie Splenomegalie, Hepatomegalie, Exanthem und Ikterus. Bei Kindern kann eine EBV-Infektion auch asymptomatisch sein oder unter dem Bild einer Infektion der oberen Luftwege verlaufen. Die Prognose der infektiösen Mononukleose ist meist gut, chronische Formen und Todesfälle sind selten. Komplikationen betreffen das Zentralnervensystem (Meningoenzephalitis, Guillain-Barré-Syndrom etc.), das Immunsystem (Hypo- und Hyperimmunglobulinämie, Autoantikörper, Lymphome, Milzruptur, Hepatitis), das hämatopoetische System (Anämie, Thrombozytopenie, Neutropenie, hämophagozytische Lymphohistiozitose), das Herz (Myo- und Perikarditis), die Haut (ampicillininduziertes Exanthem bei einer Mononukleose, Urtikaria, Vaskulitis) und die Nieren (Nephritis).

Bei Kindern mit angeborenen Immundefekten (wie z. B. mit X-chromosomal-rezessiver lymphoproliferativer Erkrankung [XLP], „common variable immunodeficiency" [CVID], schwerem kombiniertem Immundefekt [SCID], Ataxia teleangiectatica, Wiskott-Aldrich-Syndrom) oder erworbenen Immundefekten (wie z. B. nach einer HIV-Infektion, Organtransplantation, zytostatische Therapie/Immunsuppression) führt eine EBV-Primärinfektion oder EBV-Reaktivierung nicht selten zu schweren, häufig letalen, lymphoproliferativen Krankheitsbildern bis hin zu malignen B-Zell-Lymphomen.

Verschiedene Malignome (Burkitt-Lymphom, Morbus Hodgkin, Nasopharynxkarzinom, Leiomyosarkom, bestimmte T-Zell-Lymphome) sind teilweise mit EBV assoziiert; ein pathogenetischer kausaler Zusammenhang ist bisher aber noch nicht erwiesen.

Die Haarleukoplakie, eine produktive EBV-Infektion im Epithel der Zunge bei Patienten mit AIDS, kommt im Kindesalter praktisch nicht vor.

Ätiologie

Das Epstein-Barr-Virus gehört zur Familie der Herpesviren. Es existieren 2 immunologisch und genetisch unterscheidbare Virustypen, EBV-1 und EBV-2.

EBV infiziert primär lymphoepitheliales Gewebe im Rachenraum mit Freisetzung von infektiösen Viruspartikeln (lytische Infektion). Sekundär werden im Blut zirkulierende B-Lymphozyten infiziert und durch Expression latenter EBV-Gene transformiert, sodass sie sich nahezu unbegrenzt teilen können (Immortalisation). Bei immunkompetenten Menschen wird dieser zunächst rasch wachsende B-Zell-Pool durch natürliche Killerzellen und virusspezifische zytotoxische $CD8^+$-T-Lymphozyten weitgehend eliminiert. Nach einer durchgemachten EBV-Infektion persistiert das Virus lebenslang in ruhenden B-Zellen mit einer eingeschränkten Expression von latenten EBV-Genen (latente Infektion). Hier kann EBV jederzeit reaktiviert werden (z. B. im Rahmen einer immunsuppressiven Therapie oder nach einer Organtransplantation) und dann zu schweren lymphoproliferativen Krankheitsbildern und Lymphomen führen.

Epidemiologie

Erregerreservoir für EBV ist nur der Mensch.

Die Übertragung erfolgt meist durch infektiösen Speichel („kissing disease"), selten durch Organ- oder durch Knochenmarktransplantation.

Die höchste Inzidenz der klinisch manifesten infektiösen Mononukleose liegt im Adoleszentenalter (15 – 19 Jahre). EBV-Infektionen im Kleinkindesalter sind zum Teil klinisch inapparent. Ab dem 30. Lebensjahr beträgt die Durchseuchung über 80 %. Kinder von seropositiven Müttern erhalten für die ersten 6 Lebensmonate einen relativen Nestschutz durch diaplazentar übertragene maternale EBV-neutralisierende Antikörper. Konnatale EBV-Infektionen sind extrem selten.

Eine saisonale Krankheitshäufung existiert nicht. Die Ausscheidung von infektiösem EBV im

Speichel kann auch nach Verschwinden der Krankheitssymptome noch für Monate bis Jahre persistieren und periodisch wieder auftreten.

Die **Inkubationszeit** schwankt zwischen 10 und 50 Tagen.

Diagnose

Die Diagnose einer infektiösen Mononukleose kann bei älteren Kindern mit einer typischen Symptomatik durch den Nachweis von aktivierten Lymphozyten („Reizlymphozyten") im Blutausstrich gestellt werden. Anderenfalls wird eine vermutete EBV-Infektion durch die spezifische Virusserologie bestätigt. Anhand des individuellen „serologischen Profils" kann in den meisten Fällen entschieden werden, ob z. B. eine akute Mononukleose (anti-VCA-positiv, anti-EBNA-negativ), oder eine bereits länger zurückliegende EBV-Primärinfektion vorliegt. Auch manche EBV-assoziierte Malignome weisen ein charakteristisches serologisches Profil auf. Schwierig ist dagegen die Abgrenzung einer „chronisch-aktiven" EBV-Infektion von der normalen Viruspersistenz, wie sie nach jeder EBV-Primärinfektion etabliert wird. Als serologische Indikatoren können deutlich erhöhte Anti-VCA- und Anti-EA-Titer und/oder das gleichzeitige Vorhandensein von Anti-VCA-IgM und Anti-EBNA dienen (siehe Tab. **44**). Der Goldstandard für den Antikörpernachweis ist die indirekte Immunfluoreszenz (IFT). Neuere ELISAs erreichen zum Teil eine ähnliche Spezifität und Sensitivität.

Bei Kindern mit schweren Immundefekten kann die Antikörperbildung gegen EBV unter Umständen eingeschränkt sein oder vollkommen fehlen (z. B. bei XLP). In diesen Fällen kann nur der direkte EBV-Nachweis in Blut, Körperflüssigkeiten oder Gewebe eine EBV-Infektion beweisen.

Bei älteren Kindern und Erwachsenen finden sich bei einer infektiösen Mononukleose in ca. 90 % der Fälle sog. heterophile Antikörper im Serum (Paul-Bunnell-Test, Monospot); bei kleineren Kindern (< 5 Jahre) ist dieser Test meist negativ.

Die Bestimmung der Viruslast im Blut mittels quantitativer PCR ist bei immunsupprimierten Patienten, die durch EBV-assoziierte lymphoproliferative Komplikationen gefährdet sind, sinnvoll. Ebenfalls hilft die Viruslastbestimmung im peripheren Blut bei immunkompetenten Patienten mit unklaren klinischen und serologischen Konstellationen aktive EBV-Infektionen zu erkennen. Bei chronisch-aktiver EBV-Infektion ist die EBV-Last im peripheren Blut für länger als 6 Monate erhöht.

In Familien mit X-chromosomal-rezessiver lymphoproliferativer Erkrankung (XLP, Purtilosyndrom), in denen betroffene Knaben an den Folgen einer immunologisch nicht bewältigten, akuten infektiösen Mononukleose häufig versterben, können Knaben mit erhöhtem Risiko für XLP sowie potenzielle Überträgerinnen mithilfe von molekulargenetischen Methoden (Analyse des SH2D1A- und Xiap-Gens) diagnostiziert werden.

Therapie

Eine antivirale Therapie für die akute infektiöse Mononukleose existiert nicht. Aciclovir ist unwirksam (Evidenzgrad I).

Im Akutstadium einer unkomplizierten Mononukleose genügen meist vorübergehende Bettruhe und ggf. die symptomatische Gabe von nichtsteroidalen Antiphlogistika. Bei Komplikationen (Dyspnoe durch massive Tonsillenhypertrophie, Thrombozytopenie und Anämie) können Steroide einen günstigen Einfluss haben. Eine Tonsillektomie im Akutstadium einer infektiösen Mononukleose sollte möglichst vermieden werden. Eine antibiotische Therapie ist nicht indiziert. Insbe-

Tabelle **44**   Typische Antikörpermuster bei verschiedenen EBV-Erkrankungen.

	Anti-VCA-IgG	Anti-VCA-IgM	Anti-EA(D)	Anti-EBNA
keine frühere EBV-Infektion	-	-	-	-
akute infektiöse Mononukleose	+	+	+/-	-
länger zurückliegende EBV-Infektion	+	-	-	+
chronisch-aktive Mononukleose	+++	-/+	+++	-/+
lymphoproliferative Krankheitsbilder nach Organtransplantation (EBV-Reaktivierung)	++	-/+	++	-/+

VCA: Viruskapsidantigen
EA(D): „early antigen"-homogene Immunfluoreszenz
EBNA: Epstein-Barr-Kernantigen

sondere Ampicillin sollte wegen des bei infektiöser Mononukleose häufigen Exanthems vermieden werden.

Bei der seltenen Milzruptur ist unter Umständen eine Splenektomie erforderlich.

Bei fulminanter akuter infektiöser Mononukleose (z. B. im Rahmen des Immundefekts XLP) ist der *frühzeitige* Einsatz von Rituximab (MabThera, monoklonaler anti-CD20-Antikörper) unter Umständen lebensrettend.

Bei einem schweren, lebensbedrohlichen EBV-assoziierten Hämophagozytose-Syndrom (EB-VAHS) kann ein Therapieversuch mit Etoposid (VP-16; 150 mg/m^{2}KO intravenös 2 × wöchentlich über 2 Wochen, anschließend 1 × wöchentlich) und Steroiden (Dexamethason initial 10 mg/m^{2}KO/Tag per os oder intravenös) zur Remission führen.

Eine etablierte Therapie bei chronisch-aktiver EBV-Infektion existiert nicht. In Einzelfällen mit sehr schwerem Verlauf hat sich die Stammzelltransplantation oder der adoptive Transfer von in vitro kultivierten EBV-spezifischen CD8$^+$-zytotoxischen T-Zellen als wirksam erwiesen.

Bei Patienten, die unter immunsuppressiver Therapie (z. B. Methotrexat, Ciclosporin) EBV-induzierte lymphoproliferative Krankheitsbilder entwickeln, kann eine Dosisreduktion oder das Absetzen des verwendeten immunsuppressiven Medikaments zu einer Rückbildung der Lymphome führen.

Frühzeitig eingesetzt ist Rituximab (Dosierung 375 mg/m^{2}KO/Woche) ein wirksames Mittel zur Behandlung von EBV-induzierten lymphoproliferativen Krankheitsbildern nach Stammzell- oder Organtransplantationen. Alternativ oder ergänzend kann die Infusion von in vitro kultivierten EBV-spezifischen zytotoxischen T-Zellen (adoptive Immuntherapie) EBV-positive Lymphome zur Rückbildung bringen oder die Neuentstehung von Lymphomen verhindern. Diese Therapie ist derzeit noch Spezialkliniken vorbehalten. Die Erfahrung bei Kindern ist sehr begrenzt. Bei Versagen dieser Maßnahmen kann eine niedrig dosierte Chemotherapie mit Cyclophosphamid, Vincristin, Methotrexat und Prednisolon versucht werden.

Die Wirksamkeit von Virostatika (Ganciclovir, Aciclovir, Cidofovir) bei der Behandlung von EBV-assoziierten lymphoproliferativen Erkrankungen ist umstritten.

Prophylaxe

Eine Isolierung von Kindern mit infektiöser Mononukleose ist nicht erforderlich (Evidenzgrad IV). Seronegative Kinder mit schweren Immundefekten (z. B. XLP) können nach Exposition ggf. intravenöse Immunglobulinpräparate erhalten (Evidenzgrad IV). Bei angeborenen Immundefekten (XLP) kann eine frühzeitige Stammzelltransplantation (Nabelschnurblut, Knochenmark) zu einer Immunrekonstitution führen und so spätere Komplikationen durch EBV verhindern.

Frühzeitig eingesetzt kann Rituximab als prä-symptomatische Therapie („preemptive therapy" = Therapiebeginn, wenn EBV-Last im Blut signifikant ansteigt, aber noch keine klinischen Symptome bestehen) EBV-assoziierte lymphoproliferative Syndrome bei transplantierten Patienten verhüten. Zum Therapiemonitoring wird regelmäßig die Viruslast im Blut bestimmt. Die Erfahrungen bei Kindern und Jugendlichen sind allerdings noch begrenzt.

Die präsymptomatische Therapie mit Ganciclovir reduziert bei Kindern nach Organtransplantation (v. a. Lebertransplantation) wahrscheinlich die Häufigkeit von EBV-assoziierten lymphoproliferativen Komplikationen.

Ein wirksamer Impfstoff steht nicht zur Verfügung.

 Koordinator:
V. Schuster

Mitarbeiter:
K. Korn, H. W. Kreth, H. J. Wagner

Escherichia-coli-Infektionen

Escherichia-coli-Infektionen haben ein vielfältiges Krankheitsspektrum. Die wichtigsten Krankheiten sind Sepsis, Enteritis, Harnwegsinfektion und hämolytisch-urämisches Syndrom.

Neonatale Sepsis und Meningitis

Klinisches Bild
Durch E. coli hervorgerufene neonatale Sepsis und Meningitis können durch ihr klinisches Bild nicht von Infektionen, die durch andere bakterielle Erreger verursacht werden, unterschieden werden. Die ersten Anzeichen einer Sepsis können minimal ausgeprägt sein und sich kaum von nichtinfektiösen Prozessen unterscheiden. Klinische Anzeichen einer Sepsis können sich als Veränderungen folgender Funktionen bzw. Organe äußern: Atmung (Atemnotsyndrom, Dyspnoe bzw. Tachypnoe, ansteigender oder erhöhter Sauerstoffbedarf), Körpertemperatur (Fieber bzw. Hypothermie), ZNS (Krampfanfälle, Irritabilität bzw. Lethargie, gespannte Fontanelle, Berührungsempfindlichkeit), Kreislauf (Blässe, Zyanose, verlängerte Rekapillarisierungszeit [> 3 s], Tachykardie [≥ 180/min]), Haut (graublass, marmoriert, ikterisch) und Magen/Darm (geblähtes Abdomen, Trinkschwäche, Hepatomegalie, Appetitlosigkeit, Erbrechen, Durchfall, Magenreste). Eine Sepsis kann bei Neugeborenen auch ohne hinweisende ZNS-Symptome mit einer Meningitis einhergehen.

Ätiologie
Nach Berichten aus verschiedenen Ländern hat E. coli einen Anteil von 11 – 47 % unter den nachgewiesenen Erregern bei neonataler Sepsis und Meningitis. 30 – 40 % der E.coli-Isolate von Neugeborenen mit Sepsis tragen das Kapselantigen K1, bei Meningitis liegt der Anteil der K1-Stämme bei 75 – 88 %.

Epidemiologie
E.coli-K1-Stämme kommen bei ca. 20 % der gesunden Menschen aller Altersgruppen im Stuhl vor. Bei neonatalen Infektionen mit E. coli stellt in der Regel die Mutter die Infektionsquelle dar, präpartal als Chorionamnionitis sowie intra- und postpartal. Daneben sind jedoch auch nosokomial erworbene Infektionen, z. B. durch Kontaktpersonen oder kontaminierte Inkubatoren, beschrieben worden. Bei ca. 2 Drittel der Patienten mit neonataler Sepsis und Meningitis liegen 1 oder mehrere disponierende Faktoren vor. Hierzu zählen bei der Mutter bspw. Harnwegsinfektion im letzten Monat der Schwangerschaft (siehe S. 684), Blasensprung ≥ 18 Stunden vor der Geburt, Fieber während der Geburt (≥ 38,5 °C), Tokolyse und vaginale Manipulationen (Cerclage), lange Geburtsdauer und postpartale Endometritis. Beim Neugeborenen sind vor allem geringes Geburtsgewicht (≤ 1500 g), Frühgeburt ≤ 32. Schwangerschaftswoche, häufig bereits als Folge einer Infektion, und konnatale Stoffwechselstörungen wie Galaktosämie bzw. Immundefekte als Risikofaktoren zu nennen.

Diagnose
Bereits bei Verdacht auf ein Amnioninfektionssyndrom sollten Plazenta, Magensaft, Rachen- und Ohrabstriche beim Neugeborenen bakteriologisch untersucht werden. Besteht Verdacht auf Sepsis, müssen Blutkulturen angelegt werden. Bei Verdacht auf Meningitis sollten Liquorkulturen, bei beatmeten Patienten Kulturen aus dem Trachealsekret angelegt werden. Wenn Urinkulturen notwendig sind, sollte nur der durch Blasenpunktion gewonnene Urin verwertet werden.

Therapie
Zur antibiotischen Therapie der neonatalen E.coli-Sepsis und -Meningitis wird auf das Kapitel Neonatale bakterielle Infektionen S. 684 verwiesen. Die bei unbekanntem Erreger empfohlene Kombinationen Ampicillin (150 – 200 mg/kgKG in 3 Dosen) + Cefotaxim (150 – 200 mg/kgKG in 3 Dosen) oder Gentamicin (5 mg/kgKG in 1 Dosis; Dosisvariation je nach Gestationsalter; Spiegelkontrolle am 3. Tag) sind wirksam. Allerdings nehmen die Resistenzraten gegen Ampicillin zu. Eine gleichzeitige Resistenz gegen Ampicillin und Gentamicin ist extrem selten. Wegen der schlechten Liquorgängigkeit sollte Gentamicin nicht bei der Meningitis eingesetzt werden.

Trotz antibiotischer Therapie sind tödlicher Verlauf oder eine neurologische Defektheilung möglich.

Eine Prophylaxe ist nicht bekannt. Bisher ist es trotz der Prophylaxe gegen Streptokokken der Gruppe B mit Ampicillin nicht zu einem „replacement" oder einer dadurch bedingten Erhöhung der Resistenz gegen Ampicillin gekommen.

Durchfallerkrankungen und hämolytisch-urämisches Syndrom (HUS)

Klinisches Bild
Derzeit sind 5 verschiedene Gruppen darmpathogener E.coli-Stämme bekannt (siehe Tab. 45). Wenn auch das klinische Bild durch die Eigenschaften der verschiedenen Erreger bestimmt wird, so sind Verlauf und Schwere der Erkrankung vom Alter sowie dem Allgemein- und Ernährungszustand des Kindes abhängig. Faktoren, die E.coli-Enteritiden begünstigen, sind fehlende Muttermilchernährung, andere Infektionen, Stoffwechselstörungen und Immunmangelkrankheiten.

■ Enteropathogene E. coli (EPEC)
EPEC erzeugen leichte bis sehr schwere, teilweise länger anhaltende Durchfallerkrankungen, vor allem bei Säuglingen und Kleinkindern bis zu einem Alter von ca. 2 Jahren. Der Durchfall kann unbehandelt 10–14 Tage dauern und ist oft wässrig mit bis zu 10–20 Entleerungen pro Tag auf dem Höhepunkt der Krankheit. Ferner treten Nahrungsverweigerung, Erbrechen und bei ca. 60% der Patienten Fieber auf. Mögliche Komplikationen sind Toxikose und postenteritische Malabsorption.

■ Enterotoxinbildende E. coli (ETEC)
ETEC verursachen wässrige, nicht blutige Durchfälle von 7- bis 14-tägiger Dauer. Schwere sekretorische, choleraähnliche Diarrhöen mit bedrohlichem Flüssigkeits- und Elektrolytverlust werden beobachtet, gelegentlich auch Abdominalkrämpfe, Erbrechen und Fieber. ETEC-Infektionen können Menschen aller Altersgruppen betreffen.

Tabelle **45**   Einteilung der darmpathogenen Escherichia coli.

Pathogruppe	Virulenzmerkmale	Pathogenesemechanismus	Erkrankungen
enteropathogene E. coli (EPEC)	Adhärenzfaktoren: AE-Faktor, LEE-(„locus of enterocyte effacement") und Fimbrien (bfp: „bundle forming pili")	Anheftung an die Enterozyten, Ablösung der Mikrovilli und Aktinpolymerisation in den Epithelzellen	oft wässrige Durchfälle, vor allem bei Säuglingen und Kleinkindern
enterotoxin-bildende E. coli (ETEC)	Adhärenzfaktoren (Fimbrien, CFA, CS), hitzelabile (LT) und hitzestabile (ST) Enterotoxine	Kolonisierung des Dünndarmepithels, Flüssigkeits- und Elektrolytverlust durch Enterotoxinwirkung	wässrige Durchfälle bei Menschen aller Altersgruppen
enteroinvasive E. coli (EIEC)	Epithelzellinvasivität (Inv-Plasmide, chromosomale Virulenzfaktoren)	Zerstörung von Epithelzellen des Kolons, Entzündungsreaktion mit Geschwürbildung	Durchfall und Dysenterie bei Menschen aller Altersgruppen
enteroaggregative E. coli (EAEC)	Adhärenzfaktoren (Fimbrien, AAF/I) und Enterotoxine (EAST 1)	histopathologische Schäden der Darmschleimhaut; der Pathogenesemechanismus ist noch nicht völlig bekannt	akute und chronische Durchfälle bei Kindern
enterohämorrhagische E. coli (EHEC)	Adhärenzfaktoren (AE-Faktor, siehe EPEC); Shiga-Toxine (Stx1, Stx2 und Varianten); EAST 1 (siehe EAEC), Enterohämolysin (EHEC-Hämolysin); weitere Faktoren vermutet	vermutlich durch Zusammenwirken mehrerer Virulenzfaktoren: hämorrhagische Schäden und Ödeme in der Lamina propria mucosae, Ischämie der Darmschleimhaut, lokale Entzündungsreaktionen; Endothelschädigung durch Shigatoxine (HUS)	wässrige, teilweise blutige Durchfälle bei Menschen aller Altersgruppen, hämorrhagische Kolitis, HUS überwiegend bei Kindern

AAF/I – „aggregative adherence fimbriae I"; AE – „attaching and effacing factor"; CFA – „colonization factor A"; CS – „coli surface antigen"; EAST 1 – „enteroaggregative heat-stabile enterotoxin 1"; HUS – hämolytisch-urämisches Syndrom

■ **Enteroinvasive E. coli (EIEC)**

EIEC können ein shigelloseähnliches Krankheitsbild (Dysenterie) hervorrufen.

■ **Enteroaggregative E. coli (EAEC)**

EAEC sind als Verursacher von akuten und länger andauernden, wässrigen Durchfällen (> 14 Tage) und chronischen Bauchschmerzen bei Kindern bekannt geworden. Infektionen durch EAEC können mit Fieber, wässrigen Durchfällen und Erbrechen einhergehen. Bei persistierender Infektion sind chronischer Durchfall und Dystrophie möglich.

■ **Enterohämorrhagische E. coli (EHEC)**

EHEC können als Erreger leichte bis schwer verlaufende Durchfallerkrankungen, hämorrhagische Kolitis (HC) und ein hämolytisch-urämisches Syndrom (HUS) verursachen. Die Erkrankung beginnt typischerweise 3–9 Tage nach Infektion mit schmerzhaften, kolikartigen Bauchkrämpfen und wässriger Diarrhö. Binnen 1–3 Tagen kann der Durchfall in frequente (> 20/Tag) schmerzhafte Entleerungen kleinvolumiger, blutiger Stühle, gelegentlich auch in profuse Blutungen übergehen. Fieber ist bei unkompliziertem Verlauf selten. Die Symptomatik kann als hämorrhagische Kolitis imponieren. In der Regel heilt die Durchfallerkrankung nach 6–10 Tagen ohne Residuen ab.

Obwohl Infektionen durch EHEC bei Patienten aller Altersgruppen vorkommen, sind Kinder (Altersgruppe 0–6 Jahre) besonders gefährdet. Etwa 5–15 % der Kinder mit EHEC-Infektionen entwickeln ein HUS, das sich etwa eine Woche (3–12 Tage) nach Beginn des Durchfalls manifestiert, oft mit oder nach Sistieren des Durchfalls (D$^+$-HUS). Das HUS ist durch eine intravasale Hämolyse mit typischer Fragmentierung der Erythrozyten (hämolytische Anämie), Thrombozytopenie und Nierenfunktionseinschränkung mit Hämaturie und Proteinurie definiert. Bei etwa 2 Drittel der Patienten kommt es zur dialysepflichtigen Niereninsuffizienz. Gelegentlich werden Bluthochdruck, zerebrale Krampfanfälle und multiple Organbeteiligungen gefunden. Ca. 10–30 % der Erkrankungen enden mit terminaler Niereninsuffizienz. Die Letalität liegt bei 1–5 %. Ein HUS kann auch durch andere Faktoren ausgelöst werden und in diesem Fall auch ohne Durchfall einhergehen (D–HUS).

Ätiologie

Die darmpathogenen E. coli werden traditionell anhand ihrer Oberflächenantigene eingeteilt: (Lipopolysaccharide [O] und Geißelantigene [H]). Da diese Charakterisierung aber keine eindeutige Zuordnung zu den 5 Gruppen erlaubt, ist der Nachweis von Virulenzfaktoren notwendig. Die dazu gehörigen Daten der Pathogenese finden sich in Tab. **45**. Klinisch ist der Nachweis von Virulenzfaktoren meist nur bei EHEC bedeutsam.

EHEC sind durch die Produktion von verschiedenen hitzelabilen Zytotoxinen, die als Verotoxine (VT) oder als Shiga-Toxinfamilie (Stx) bezeichnet werden, gekennzeichnet. Die ältere Bezeichnung „shiga-like toxine" (SLT) ist nicht mehr gebräuchlich. Als EHEC gelten solche VT/Stx-bildende E.-coli-Stämme, die die gleichen klinischen, epidemiologischen und pathogenetischen Eigenschaften zeigen wie der Prototyp der EHEC, E. coli O157:H7. Weitere Virulenzfaktoren sind das plasmidvermittelte EHEC-Hämolysin und der Intimin-AE-Faktor.

Epidemiologie

EPEC sind weltweit verbreitet und haben einen Anteil von ca. 5 % an der Gesamtzahl der Gastroenteritiden im Säuglingsalter. Keimträger finden sich bei 0,5–2,0 % gesunder Kinder und Erwachsener. Bei einem Aufenthalt in warmen Ländern mit schlechtem Hygienestandard besteht ein erhöhtes Infektionsrisiko.

In Deutschland auftretende ETEC-Infektionen sind in der Regel aus Endemiegebieten eingeschleppt (Reisediarrhö). EIEC-Infektionen sind im Allgemeinen auf importierte Infektionen zurückzuführen. EAEC sind als Verursacher von langwierigen Durchfallerkrankungen bei Kindern, vor allem in Entwicklungsländern, aber auch in den hoch entwickelten Industriestaaten, beschrieben worden. In Deutschland kommen diese Erreger bei Durchfallerkrankungen und Bauchschmerzen im Kindesalter sporadisch vor. Infektionen durch EHEC können über Kontakt mit infizierten Menschen und Tieren (fäkale Kontamination), durch Genuss bakteriell kontaminierter roher oder unzureichend gegarter Lebensmittel tierischen Ursprungs (Fleisch- und Milchprodukte) sowie von ungewaschenem rohem Gemüse und durch Aufnahme von fäkal verunreinigtem Trinkwasser erfolgen. Die Erreger sind hochinfektiös (bei EHEC O157 reicht die Aufnahme von < 100 Keimen, um eine Infektion auszulösen) und resistent gegenüber Umwelteinflüssen. Das Hauptreservoir sind große und kleine Wiederkäuer (insbesondere Rinder) sowie infizierte Menschen, welche die Erreger über den Kot ausscheiden. EHEC sind weltweit verbreitet. In Deutschland können bis zu 2–3 % der sporadischen Durchfallerkrankungen auf EHEC zurückgeführt werden. In der Umgebung Erkrankter kommt es durch Schmierinfektion häufig zur Weiterverbreitung von Infektionen mit kleineren Ausbrüchen von Erkrankungen in Familien und Gemeinschaftseinrichtungen. Inapparent infizierte Kontaktpersonen und Rekonvaleszenten können die Keime über längere Zeiträume mit dem Stuhl ausscheiden und stellen damit Infektionsquellen dar. EHEC zählen zu den Haupterregern des enteropathischen HUS (D⁺-HUS). Im Kindesalter sind ca. 90 % der HUS-Erkrankungen auf ein D⁺-HUS zurückzuführen. Obwohl Infektionen durch EHEC bei Menschen aller Altersgruppen vorkommen, sind Komplikationen, vor allem in Form des D⁺-HUS, bei Kindern unter 5 Jahren und bei älteren Menschen am häufigsten.

Diagnose

Ein spezifischer Nachweis von EPEC kann nur durch Bestimmung der EPEC-spezifischen Virulenzeigenschaften (Adhärenztests an Zellkulturen, genetischer Nachweis des AE-Faktors und des bfpA-Gens) erfolgen, jedoch wird dieser bisher nur in einigen spezialisierten Laboratorien durchgeführt. ETEC können sicher durch den Nachweis der von ihnen gebildeten Enterotoxine bzw. der Enterotoxingene diagnostiziert werden.

EAEC können durch den Nachweis ihres spezifischen Adhärenzmusters an HEp-2-Zellkulturen, durch DNA-Hybridisierung mit einer plasmidspezifischen Gensonde (pCVD 432) und durch PCR identifiziert werden.

EHEC können durch mikrobiologische, serologische, biochemische und molekulargenetische Verfahren identifiziert werden. Ein direkter Nachweis durch Anzucht der Erreger sollte, unabhängig davon, welches diagnostische System verwendet wird, immer angestrebt werden. Problematisch kann sein, dass die EHEC nur im Prozent- oder Promillebereich unter apathogenen E. coli vertreten sind. Die Bildung von VT/Stx kann im Zytotoxizitätstest mit Verozellkulturen oder durch Fertigtests (Verotoxin-ELISA und VTEC-RPLA [„reversed passive latex-agglutinationtest"]) geprüft werden. Bei direkter Toxinbestimmung im Stuhl sollten unbedingt Bestätigungstests an den aus dem Stuhl angezüchteten Bakterienkulturen vorgenommen werden. Der Nachweis der für die Toxinbildung notwendigen Gene kann durch DNA-Hybridisierung bzw. durch Genamplifizierung (PCR) erfolgen. Zur spezifischen Anreicherung und Identifizierung von EHEC der Serogruppe O157 werden serologische (immunmagnetische Separation, Latex-Agglutinationstests, O157-ELISA) und spezielle mikrobiologische Fertigtests angeboten.

Die Ausscheidung von EHEC ist gewöhnlich von kurzer Dauer. Oft sistiert sie bereits, wenn das HUS klinisch in Erscheinung tritt. Eine möglichst frühzeitige Untersuchung einer größeren Anzahl von E.coli-Kolonien aus der Stuhlprobe des Patienten und die Einbeziehung seiner unmittelbaren Kontaktpersonen in die Stuhluntersuchung ist daher dringend zu empfehlen. Wenn keine Erreger mehr angezüchtet werden können, ist die Untersuchung von Patientenseren auf IgG- und IgM-Antikörper gegen das O-Antigen von E. coli O157 als weiteres diagnostisches Verfahren von Bedeutung.

Spezielle Verfahren zum Nachweis von E.coli-Virulenzfaktoren sind mittlerweile in einigen Laboratorien etabliert. Auskünfte und Hilfestellung zu speziellen Fragen bei der Erkennung und Bewertung pathogener Escherichia coli können vom Robert Koch-Institut, Nordufer 20, 13353 Berlin, Tel.: (0 30) 45 47-4 erteilt werden.

Therapie

Die Therapie der Gastroenteritis besteht im Ersatz der verlorenen Elektrolyte und Wasser mittels Rehydratation. Eine antibiotische Therapie ist nicht sinnvoll. Für die bei Erwachsenen empfohlene Therapie und Prophylaxe der ETEC-Infektion mit Cotrimoxazol auf Fernreisen gibt es bei Kindern kaum Daten. Die Infektion mit EHEC sollte nicht antibiotisch behandelt werden, da dies die Toxinfreisetzung verstärken und häufiger zu einem HUS führen könnte.

Prophylaxe

Bei allen Formen von durch E. coli verursachten enteralen Krankheiten und beim HUS sind strikte hygienische Maßnahmen (Händewaschen, Desinfektion etc.) zur Vermeidung von Kontaktinfektionen notwendig. Wichtig ist die Trennung (Isolierung) von Infizierten und Nichtinfizierten bei möglichem Kontakt mit abwehrgeschwächten Kindern (Neugeborene, Immunsupprimierte). Diese Maßnahmen müssen für die gesamte Dauer der Krankheit aufrechterhalten werden. Sofern ein Erregernachweis möglich ist, sollte der Ausscheiderstatus durch regelmäßiges Anlegen von Stuhlkulturen bestimmt werden, um im positiven Fall

Maßnahmen zur Verhütung der Weiterverbreitung durch Kontaktinfektionen (Mensch-zu-Mensch-Übertragung) einzuleiten.

Der Verzehr von rohen bzw. halbgaren Fleisch- und Milchprodukten (sog. Vorzugsmilch) sowie von ungewaschenem rohem Gemüse stellt ein Risiko hinsichtlich einer Infektion mit EHEC dar. Dies trifft besonders auf Menschen zu, die disponiert sind, als Folge einer EHEC-Infektion ein D⁺-HUS zu entwickeln (Kinder, Abwehrgeschwächte, alte Menschen). Da EHEC nachgewiesenermaßen auch direkt durch Tierkontakte übertragen werden können, muss hierbei auf strenge Hygiene geachtet werden (nicht gleichzeitig essen, Händewaschen nach Tierkontakten).

Das deutsche Infektionsschutzgesetz fordert die Meldung des D⁺-HUS. Namentlich sind hierbei Krankheitsverdacht, Erkrankung sowie Tod an die zuständigen Gesundheitsämter zu melden. Weiterhin ist der Nachweis enterohämorrhagischer E. coli (EHEC) sowie anderer darmpathogener E.-coli-Stämme (EPEC, ETEC, EIEC und EAEC) meldepflichtig.

Bei Ausbrüchen in Krankenhäusern, Familien und Gemeinschaftseinrichtungen sollten Umgebungsuntersuchungen bei den Kontaktpersonen (Personal etc.) erfolgen, da asymptomatisch infizierte Menschen zur Infektionsverbreitung beitragen können. Personen, die in Einrichtungen für Säuglinge und Kleinkinder, in der Krankenpflege oder im Lebensmittelbereich tätig sind, dürfen für die Dauer der Ausscheidung ihren Beruf nicht ausüben.

In den 1. Lebensmonaten hat die Ernährung mit Muttermilch einen hohen prophylaktischen Wert zur Vermeidung von enteralen Infektionen durch E. coli. Für die Prophylaxe der Reisediarrhö können folgende Sicherheitsmaßnahmen empfohlen werden: Trinkwasser darf nur abgekocht bzw. als Flaschengetränk konsumiert werden, der Verzehr von Speiseeis, Salaten und von Getränken, die mit Eiswürfeln gekühlt werden, muss vermieden werden; Frischobst und Gemüse sollte vor Verzehr geschält werden. Eine Antibiotikaprophylaxe bei Reisen in Endemiegebiete wird nicht empfohlen. Geeignete Impfstoffe gegen pathogene E. coli gibt es zzt. nicht.

Harnwegsinfektion und weitere durch Escherichia coli verursachte postneonatale extraintestinale Infektionen des Menschen

Hierzu gehören Harnwegsinfektionen, Zystitis und Pyelonephritis, Cholezystitis und Cholangitis, Appendizitis, Peritonitis, Wundinfektionen, Pneumonie und Adnexitis. Generell besteht bei diesen Krankheiten immer die Gefahr einer Sepsis, besonders bei immungeschwächten Patienten. Weiterhin ist E. coli auch als Erreger von nosokomialen Infektionen von Bedeutung.

Ätiologie

Stämme von E. coli, die extraintestinale Erkrankungen verursachen können, entstammen fast immer der Darmflora des Menschen. Die Erreger zeichnen sich durch bestimmte Virulenzmerkmale wie Polysaccharid-Kapseln, MR-Fimbrien, α-Hämolysin und Aerobactin aus, die einzeln oder in Kombination vorliegen können. Die Kapsel schützt die Bakterien vor der humoralen Immunantwort des Wirtes und trägt somit zum Überleben des Erregers im extraintestinalen System bei. Oberflächenstrukturen wie Lipopolysaccharide und Kapseln schützen die Erreger gegen die Serum-Bakterizidie (Komplementsystem). Die spezifische Adhärenz der Erreger an Epithelzellen der Blase und Niere wird durch erregertypische Fimbrien (MR-Fimbrien, P-Fimbrien) vermittelt. P-Fimbrien erhöhen die Virulenz von E. coli als Erreger von Pyelonephritis; etwa 70 % der E. coli von Patienten mit Pyelonephritis bzw. Urosepsis tragen P-Fimbrien. Die Bildung von Aerobactin und α-Hämolysin ermöglicht den Erregern durch Freisetzung und Aufnahme von Eisen ein verbessertes Wachstum im extraintestinalen System. α-Hämolysin schädigt zusätzlich das Immunsystem durch Zerstörung von Granulozyten und Phagozyten, stimuliert entzündliche Prozesse und wirkt schädigend auf Nierenepithelzellen.

Epidemiologie

Die Darmflora des gesunden Menschen stellt das Hauptreservoir von E. coli, die extraintestinale Infektionen verursachen können, dar. Bei extraintestinalen Infektionen durch E. coli muss zwischen endogener und exogener Infektion unterschieden werden. Bei den nosokomialen extraintestinalen Infektionen kann eine exogene Infektionsquelle (z. B. durch kontaminierte Infusionsbestecke, Katheter sowie Infektion durch Intubation und durch hygienisch ungeschultes Pflegepersonal) vorliegen. Bei endogen verursachten extraintestinalen Infektionen stammen die Erreger dagegen aus der Darmflora der Patienten. Endogene aszendierende Infektionen sind bei Cholezystitis, Cholangitis und Harnwegsinfektionen von Bedeutung. Bei aufsteigenden Harnwegsinfektionen gelangen die Erreger über die Urethra in die Blase (Zystitis) und unter Umständen weiter in die Nieren (Pyelonephritis). Harnwegsinfektionen im Kindesalter sind bei Mädchen ca. 5-mal häufiger als bei Jungen. Neben den aufsteigenden sind hämatogene Infektionen verschiedener Organe durch E. coli ausgehend von der Darmflora möglich.

Bei Harnwegsinfektionen und Cholezystitis/ Cholangitis steht E. coli als Erreger in der Häufigkeit an 1. Stelle. Bei Wundinfektionen (z. B. nach chirurgischen Eingriffen) können oft Mischinfektionen durch E. coli zusammen mit anderen Enterobacteriaceae, Staphylokokken oder Bacteroides vorliegen.

Diagnose

Bei Verdacht auf eine Infektion durch E. coli müssen mikrobiologische Kulturen aus dem Untersuchungsmaterial (Blut, Urin, Liquor, Wund- und andere Abstriche, Sputum u. a.) angelegt werden.

Zur Therapie und Prophylaxe der Harnwegsinfektion siehe S. 622.

Literatur

Expertengremium Mikrobiologische-Infektiologische Qualitätsstandards (MIQ), Fachgruppe „Gastrointestinale Infektionen" der Deutschen Gesellschaft für Hygiene und Mikrobiologie. Kist M, Bockemühl J, Aleksic S et al. Infektionen des Darmes. München, Jena: Urban & Fischer; 2000

Robert Koch-Institut. http://www.rki.de; Infektionskrankheiten A – Z. EHEC-Infektionen. Stand: September 2008

 Koordinator:
H.-I. Huppertz

Mitarbeiter:
L. Beutin, I. Engelsberger,
H. Karch, L. B. Zimmerhackl

Filariosen, Drakunkulose

Filariosen

Klinisches Bild

Unter dem Begriff Filariosen oder Filariasis werden extraintestinale Infektionen mit Fadenwürmern (Nematoden) zusammengefasst. Infektiöse Larven dieser auch als Filarien bezeichneten Würmer werden über Vektoren, typischerweise blutsaugende Insekten, übertragen. Im Menschen entwickeln sich die Larven zu adulten Würmern und paaren sich. Nach einer meist monatelangen Präpatenzzeit gebärt das Weibchen lebende Larven (Mikrofilarien), die im Körper wandern. Sie werden von den Vektoren aufgenommen, in denen sie sich zu infektiösen Larven weiterentwickeln und so den Zyklus schließen. Die Symptomatik ist abhängig von der Filarienart. Je nach Spezies sind die adulten Würmer oder die Mikrofilarien für die Symptomatik wesentlich.

Bei der Onchozerkose entwickeln sich die Larven in der Haut zu adulten Würmer, die in meist schmerzlosen subkutanen Knoten – bevorzugt im Kopf-, Schulter- und Beckenkammbereich – liegen. Die freigesetzten Larven wandern in der Haut. Diese Migration und die Reaktion auf Stoffwechselprodukte führt zum Juckreiz, zur chronischen Dermatitis mit Verdickung, Depigmentierungen (Leopardenhaut), Lichenifizierung bis zur Hautatrophie. Eine besondere Form ist die hyperreaktive Onchodermatitis, die „Sowda". Da die Larven auch in alle Augenabschnitte wandern können, kann es bei unbehandelter chronischer Infektion zu Erkrankungen aller Augenabschnitte, wie sklerosierende Keratitis, Uveitis, Retinitis kommen, was zur Erblindung führen kann.

Bei der lymphatischen Filariose liegen die adulten Würmer in den Lymphbahnen des kleinen Beckens und der unteren Extremitäten, wodurch es langfristig zu einer entzündungsbedingten Hyperproliferation des lymphatischen Endothels und damit zur Lymphdilatation mit insuffizientem Lymphtransport sowie schließlich zur mechanischen Abflussbehinderung mit Lymphödemen in den abhängigen Partien kommt. In den 1. Monaten und Jahren nach Infektion kann sich die lymphatische Filariasis als episodische Lymphadenitis und -angitis, zum Teil mit begleitendem, reversiblem Lymphödem äußern. Charakteristisch ist die zentrifugale Ausbreitung von einem vergrößerten inguinalen Lymphknoten über Lymphbahnen des Oberschenkels zu Lymphknoten in distalen Partien. Die Symptomatik kann von Fieber („Filarienfieber") begleitet sein.

Bei der Infektion mit Wuchereria bancrofti kann die intraabdominale Lymphangitis zu uncharakteristischen Bauchschmerzen führen. Im akuten Stadium sind ab der Pubertät häufig die Lymphgefäße der männlichen Genitalien befallen, die zu einer sehr schmerzhaften Epididymitis oder Orchitis führen. Die chronische Entzündung führt zur Verdickung von Lymphbahnen, Lymphknoten und Skrotum. Durch Ruptur von obstruierten kleinen Lymphgefäßen können Chylurie und Lymphurie entstehen. Durch fortschreitende Entzündung und Verdickung der Lymphgefäße kommt es sekundär zu bleibenden Ödemen und Hautveränderungen, die besonders an den unteren Extremitäten („Elephantiasis"), dem Skrotum oder den Mammae zum Teil zu grotesken Vergrößerungen der betroffenen Abflussgebiete führen. Diese Endstadien der chronischen Infektion werden jedoch meist nur bei erwachsenen Bewohnern endemischer Gebiete angetroffen.

Bei der Loiasis wandern die adulten Würmer im subkutanen Gewebe. Frühsymptom ist ein prall-elastisches, schmerzloses, flüchtiges etwa 5 – 20 cm großes Ödem (Kalabar-Schwellung), das vornehmlich an den Extremitäten oder im Gesicht lokalisiert ist. Die Wanderung des Parasiten durch die Konjunktiven kann dort zu Schwellung, Schmerzen und vorübergehenden Sehstörungen führen. Nur selten kommt es zur Visusbeeinträchtigung oder zum Sehverlust. Als Reaktion auf Stoffwechselprodukte der wandernden Würmer und auf absterbende Larven wird häufiger ein generalisierter Pruritus beklagt.

Die tropische pulmonale Eosinophilie wird durch eine Hyperreaktivität gegenüber Blut-Mikrofilarien hervorgerufen und geht mit anhaltendem, insbesondere nächtlichem Husten mit mukopurulentem Sputum einher. Bei diesem asthmaartigen Krankheitsbild können pulmonale Hypertension und Kardiomyopathien als Komplikationen auftreten.

Infektionen mit tierpathogenen Filarienlarven, wie Dirofilaria repens oder D. tenuis können zu subkutanen, häufig im Gesicht lokalisierten Granulomen führen.

Ätiologie

Der Erreger der Onchozerkose ist Onchocerca volvulus, während die lymphatische Filariose durch Wuchereria bancrofti, Brugia malayi oder B. timori verursacht wird. Erreger der Loiasis ist Loa loa.

Epidemiologie

Die Onchozerkose kommt in endemischen Foci in Zentral-, Südamerika und Afrika vor. Hauptverbreitungsgebiete sind West- und Zentralafrika. Sie wird durch Kriebelmücken der Gattung Simulium übertragen. Da diese ihre Eier entweder auf Blättern absetzen, die dann in fließenden Gewässern treiben (S. damnosum in West- und Zentralafrika), bzw. auf Flusskrebsen (S. neavei, Ostafrika) ist das Vorkommen der Erkrankung an Flüsse gebunden, was zu dem Namen Flussblindheit („river blindness") führte. Beim Saugakt werden die Mikrofilarien mit dem Gewebesaft der Haut aufgenommen.

Die lymphatische Filariose kommt weltweit (ausgenommen Australien) in feucht-warmen tropischen Regionen vor. Hauptverbreitungsgebiete sind die Äquatorialregionen Afrikas (W. bancrofti), Indien und der südostasiatische Inselraum (Brugia spp.). Stechmücken verschiedener Gattungen nehmen die im Blut zirkulierenden Mikrofilarien beim Saugakt auf (Culex, Anopheles oder Aedes bei W. bancrofti, Mansonia oder Anopheles bei B. malayi und B. timori).

Larven von Loa loa werden durch Bremsen der Gattung Chrysops in den Regenwäldern und Sümpfen West- und Zentralafrikas übertragen, die die Mikrofilarien beim Saugakt mit dem Blut aufnehmen.

Subkutane Infektionen mit tierpathogenen Filarien können weltweit erworben werden.

Filariosen werden nur sehr selten nach Deutschland importiert, typischerweise von Bewohnern endemischer Gebiete. In der Reisemedizin, nach Urlaubs- oder auch berufsbedingten Aufenthalten ist die Filariose sowohl bei Erwachsenen als auch bei Kindern eine Rarität.

Diagnose

Die Präpatenzzeit, also die Zeit von der Infektion bis zum Nachweis von Mikrofilarien, beträgt Monate bis Jahre. Entweder eine persistierende Schwellung, Juckreiz ungeklärter Ätiologie oder eine Routineuntersuchung nach Tropenaufenthalt führen zur Diagnostik. Typisch sind Eosinophilie

und Antikörper gegen Filarienantigene im Serum. Ist beides nicht nachweisbar, kann eine Filariose weitgehend ausgeschlossen werden.

Besteht der Verdacht aufgrund der genannten Laborveränderungen, wird der Nachweis von Mikrofilarien versucht. Im peripheren Blut sind Mikrofilarien von Loa loa und Erregern der lymphatischen Filariose mittels Ausstrich, dickem Tropfen, Mikrohämatokritanreicherung (QBC-Methode) und am sensitivsten durch Filtration von saponinlysiertem Blut nachweisbar. Zum Nachweis der O.volvulus-Mikrofilarien werden sog. „skin snips", also oberflächliche Hautbiopsien, mit einer Spezialstanze aus Schulter- und Beckenkammbereich entnommen. Diese Hautstückchen werden für mindestens 6 Stunden in physiologischer Kochsalzlösung inkubiert, um die austretenden bis zu 300 μm langen und 10 μm breiten Mikrofilarien lichtmikroskopisch nachzuweisen.

Die Nachweisrate von Mikrofilarien bei Onchozerkose kann prinzipiell durch die Applikation von Diethylcarbamazin (DEC) verbessert werden. Die Abtötung von Mikrofilarien durch DEC und die Freisetzung von Zerfallsprodukten führt innerhalb von 24–72 Stunden zu einer allergischen Hautreaktion, der Mazzotti-Reaktion. Da die systemische Gabe von DEC am Auge zu einer ausgeprägten Entzündungsreaktion mit Sehbeeinträchtigung bis zur Erblindung führen kann, wird der Mazzotti-Test mit systemischer DEC-Gabe heute als obsolet angesehen. Guten diagnostischen Wert hat dagegen der sog. Mazzotti-Test in seiner topischen Variante, bei dem 10% DEC in Nivea-Milch auf Areale von ca. 10 × 10 cm aufgetragen wird. Bei Mikrofilarienträgern entwickelt sich im Verlauf von 24–48 Stunden eine papulös-pustulöse Dermatitis, zuweilen mit Ödembildung.

Bei der tropischen pulmonalen Eosinophilie werden Antikörper in hoher Konzentration gegen Filarien sowie eine ausgeprägte Eosinophilie nachgewiesen, aber fast nie Mikrofilarien. Als Ätiologie der Erkrankung wird eine Elimination von Mikrofilarien in den Lungengefäßen vermutet, die zu einer ausgeprägten eosinophilen-granulomatösen Entzündung führt. Radiologisch werden pulmonale Infiltrate nachgewiesen.

Bei der lymphatischen Filariose können gelegentlich morphologische Veränderungen in den Lymphbahnen sonografisch erkennbar sein. Regelhaft findet man bei jungen Männern ab der Pubertät, aber nicht bei Knaben, in der Sonografie des Skrotalbereichs adulte Würmer in sog. Wurmnestern (Durchmesser 2 mm–2 cm), die sich dort lebhaft bewegen. Bei Kindern und Frauen sind andere Bereiche (z. B. Lymphbahnen und -knoten im Oberschenkel, im Hüftbereich etc.) betroffen, wo man sie in ca. 30 % der Fälle nachweisen kann.

Als weitere Besonderheit kann bei der durch W. bancrofti hervorgerufenen lymphatischen Filariose ein hitzestabiles zirkulierendes Antigen (CFA) in Serum oder Plasma nachgewiesen werden, welches bereits von erwachsenen Würmern, also in der Präpatenzzeit, gebildet wird. Antigenpositive Männer sind in der Regel auch im Ultraschall positiv, bei Kindern ist die Nachweisrate von CFA höher. In Endemiegebieten sind alle mikrofilarienpositiven Individuen auch CFA-positiv, daneben gibt es aber etwa ebenso viele Individuen mit kryptischer Infektion, die CFA-positiv, aber mikrofiliennegativ sind. Deshalb reicht heute die alleinige Untersuchung auf Mikrofilarien zum Ausschluss einer lymphatischen Filariose (durch W. bancrofti) nicht mehr aus. Der CFA detektiert allerdings keine Infektionen mit Brugia-Würmern; diese sind zwar im Ultraschall prinzipiell nachweisbar, allerdings nicht ortsständig wie W. bancrofti und somit nur unzuverlässig zu detektieren.

Bei Infektionen mit tierpathogenen Filarien wird die Diagnose nach initialer serologischer Abklärung meist anhand der exstirpierten subkutanen Knoten gestellt, was gleichzeitig auch die ausreichende Therapie darstellt.

Therapie

Kontrollierte Studien bei Kurzzeitexponierten fehlen, sodass die Therapie nur im Analogieschluss zu Erfahrungen bei Bewohnern endemischer Gebiete eingesetzt werden kann. In der Therapie bewährt haben sich Ivermectin (Stromectol, Mectizan) (150 – 400 µg/kgKG), das sowohl bei Onchozerkose als auch lymphatischer Filariose mikrofilarizid wirkt und die Reproduktionsfähigkeit von adulten Weibchen für etwa ein halbes Jahr hemmt.

Das früher häufig verwendete Diethylcarbamazin (Hetrazan) wird wegen der Gefahr von irreversiblen Augenschäden heute bei Onchozerkose nicht mehr verwendet. Eingesetzt wird es aber als Mittel der 1. Wahl bei lymphatischer Filariose (wenn eine gleichzeitige mit Onchozerkose ausgeschlossen ist). Bei lymphatischer Filariose wirkt Diethylcarbamazin partiell (zu ca. 30 – 50 %) auf die adulten Würmer, also makrofilarizid. Dosierung: 6 mg/kgKG/Tag über 12 Tage, bei hohen Mikrofilarienlasten nach einem einschleichenden Dosierungsschema (1. Tag: 1 × 50 mg, 2. Tag 3 × 50 mg, 3. Tag 3 × 100 mg, ab 4. Tag 3 × 150 mg

(entspricht 6 mg/kgKG). Von den Beobachtungen zur Wirksamkeit der Massenchemotherapie (1 × 6 mg/kgKG/Jahr) in Endemiegebieten lässt sich ableiten, dass die 1-malige DEC-Gabe von 6 mg/kgKG wahrscheinlich eine äquivalente Wirkung zum 12-Tage-Schema hat; kontrollierte, vergleichende Studien hierüber fehlen aber (Evidenzgrad III).

Albendazol wirkt wahrscheinlich teilweise auf die adulten Würmer (15 mg/kgKG/Tag, Evidenzgrad III); in einer Cochrane-Metaanalyse fand sich aber keine verbesserte Wirkung der Kombinationstherapie mit DEC und Albendazol im Vergleich zur DEC-Monotherapie bei Erwachsenen mit lymphatischer Filariose (Evidenzgrad I). Für die Behandlung der Loiasis wird das o. a. 12-Tage-Schema mit DEC empfohlen.

Weder Ivermectin noch DEC sind in Deutschland und Albendazol ist nicht für diese Indikation zugelassen.

Einen neuen chemotherapeutischen Ansatz für die Onchozerkose und die lymphatische Filariose stellt bei Kindern ab 9 Jahren die Doxyzyklin-Behandlung dar. Doxyzyklin zerstört die essenziellen Endobakterien der Gattung Wolbachia, die bei den Erregern der lymphatischen Filariose und der Onchozerkose vorkommen, nicht jedoch bei Loa loa. Eine 6-wöchige Gabe von 1 × 100 mg Doxyzyklin/Tag bei Erwachsenen sterilisiert bei der Onchozerkose die weiblichen Würmer, sodass die Mikrofilarien nicht nachproduziert werden und es nicht zu erneutem Auftreten von Juckreiz kommt. Direkt im Anschluss an die Doxyzyklin-Therapie und 3 – 4 Monate danach sollte je 1 Einmaldosis Ivermectin folgen, da Doxyzyklin die Mikrofilarien nicht direkt abtötet; Dosierung: 150 µg/kgKG. Eine 6-wöchige Therapie mit 1 × 200 mg/Tag Doxyzyklin (bei Erwachsenen) tötet bei der lymphatischen Filariose die adulten Würmer ab, wirkt also makrofilarizid (Evidenzgrad I). Bei der Onchozerkose ist diese höhere Dosis zu 60 – 70 % makrofilarizid. Erste Pilotstudien zeigen, dass wohl auch eine 4-wöchige Therapie mit Rifampicin die Filarien sterilisiert (Evidenzgrad II), sodass Rifampicin für die Therapie von lymphatischer Filariose und Onchozerkose derzeit genauer evaluiert wird. Bei der lymphatischen Filariose verbessert die Doxyzyklin-Therapie auch die Lymphgefäßdilatation sowie frühe Formen des Lymphödems. Ursächlich für diese Wirkung ist wohl die Entfernung der Endobakterien, die in letzter Zeit als wesentliche Induktoren von lymphatischen Entzündungsprozessen und Lymphendothelproliferation gesehen werden.

Es sind zwar sehr vereinzelt konnatale Übertragungen beschrieben worden, aber diese stellt eher eine Ausnahme dar. Die oben angegebenen Medikamente sollten bei bekannter Schwangerschaft nicht eingesetzt werden.

Prophylaxe

Mit Ausnahme der Expositionsprophylaxe, also dem Schutz vor den übertragenden Stechmücken, sind keine effektiven individuellen Schutzmaßnahmen evaluiert. Im Tierversuch verhindert eine Doxyzyklin-Therapie während und nach dem Infektionsereignis die Entwicklung der übertragenen Wurmlarven zu adulten Würmern, wirkt dort also prophylaktisch. Dies kann bei der Auswahl einer Chemoprophylaxe gegen Malaria berücksichtigt werden, wenn ein höheres Risiko einer Infektion mit den Erregern der lymphatischen Filariose oder Onchozerkose zu erwarten ist (Evidenzgrad IV).

Im Rahmen der Bekämpfungsprogramme bei Filariosen wurden und werden Insektizide zur Reduktion der Überträger eingesetzt und Massenbehandlungen mit den angegebenen Medikamenten sehr erfolgreich durchgeführt. Die Sanierung von Wasserstellen sowie die Filtrierung von Wasser zur Rückhaltung der übertragenden Krebse haben die Drakunkulose in Asien eliminiert; es existieren noch Herde in Bürgerkriegsgebieten Afrikas.

Drakunkulose

Bei der Drakunkulose, die nicht zu den Filariosen gehört, verursacht das bis zu 80 cm lange Weibchen eine subkutane Schlängelung bevorzugt an der unteren Extremität. Vor Durchbruch der Haut entsteht eine initial meist juckende Blase, die unter Schmerzen rupturiert und im Folgenden ein Ulkus bildet. Bei Wasserkontakt setzt das Weibchen Larven über das zerreißende und im Ulkus erscheinende Hinterende frei.

Ätiologie

Verursacht wird die Drakunkulose durch den Medinawurm („guinea worm"), der zu einer anderen Familie von Nematoden gehört als die Filarien.

Epidemiologie

Die ins Wasser abgegebenen Larven von Dracunculus medinensis entwickeln sich in Süßwasserkrebsen der Gattung Cyclops. Nach oraler Aufnahme dieser 2 – 4 mm großen Gliederfüßler in kontaminiertem Trinkwasser werden die Larven im Darm freigesetzt. Sie durchbohren die Darmwand und wandern aktiv durch die Bauchhöhle ins subkutane Gewebe. Auf dem Weg reifen sie, paaren sich, das Männchen stirbt und das Weibchen verursacht die Drakunkulose. Durch erfolgreiche Bekämpfungsprogramme der WHO ist diese zuvor in eher trockenen Gebieten Afrikas und in Asien von der arabischen Halbinsel bis nach Indien endemische Erkrankung weitgehend ausgerottet.

Diagnose

Die Diagnose wird durch Inspektion gestellt.

Therapie

Die Therapie erfolgt durch die Exstirpation des subkutan gelegenen Wurmes.

Prophylaxe

Meiden von kontaminiertem Trinkwasser.

Literatur

Critchley J. Albendazole for lymphatic filariasis. Cochrane Database Syst Rev 2005; CD 003 753

Debrah AY, Mand S, Specht S et al. Doxyzykline reduces plasma VEGF-C/sVEGFR-3 and improves pathology in lymphatic filariasis. PLOS Pathogens 2006; 2(9): e92

Dreyer G, Noroes J, Figueredo-Silva J. New insights into the natural history and pathology of bancroftian filariasis: implications for clinical management and filariasis control programmes. Trans R Soc Trop Med Hyg 2000; 94: 594 – 596

Hoerauf A, Volkmann L, Hamelmann C et al. Endosymbiotic bacteria in worms as targets for a novel chemotherapy in filariasis. Lancet 2000; 355: 1242 – 1243

Hoerauf A. Filariasis – new drugs and opportunities for lymphatic filariasis and onchocerciasis. Curr Opin Infect Dis 2008; 21: 673 – 681

Saint Andre A, Blackwell NM, Hall LR et al. The role of endosymbiotic Wolbachia bacteria in the pathogenesis of river blindness. Science 2002; 295: 1892 – 1895

Taylor MJ, Makunde WH, McGarry HF et al. Macrofilaricidal activity following doxyzykline treatment of Wuchereria bancrofti: a double-blind randomised controlled trial. Lancet 2005; 365: 2116 – 2121

Witt C, Ottesen EA. Lymphatic filariasis: an infection of childhood. Trop Med Int Health 2001; 6: 582 – 606

 Koordinator:
A. Hörauf

Frühsommer-Meningoenzephalitis (FSME)

Synonyma: FSME, Zecken-Enzephalitis, „central european encephalitis" (CEE), Tickborne-Enzephalitis (TBE)

Klinisches Bild

Nicht jeder Stich einer infizierten Zecke führt zu einer Infektion. Nach erfolgter Infektion treten nach etwa 3 – 14 Tagen bei 10 – 30 % der Infizierten Krankheitserscheinungen auf. Der Krankheitsverlauf ist mono- oder biphasisch. Es kommt zunächst zu grippeähnlichen Symptomen mit mäßigem Fieber (in der Regel nicht über 38 °C), Kopfschmerzen, Erbrechen, Schwindelgefühl. Nach einem symptomfreien Intervall von etwa 1 Woche (bis zu 20 Tagen) kommt es bei etwa 6 – 10 % (– 30 %) der vorher grippeähnlich Erkrankten zu zentralnervösen Symptomen. Dies sind hohes Fieber, Kopfschmerzen, Übelkeit, Erbrechen, Schwächegefühl, Müdigkeit, Apathie bis zum Koma und tonisch-klonische Krampfanfälle. Bei Kleinkindern können zusätzlich Bauchschmerzen im Vordergrund stehen. Im Kindesalter werden häufig unkomplizierte meningitische Krankheitsbilder beobachtet, während die schwerer verlaufenden Enzephalitiden mit Koma, neurologischen Ausfällen, Defektheilungen und Todesfällen vorwiegend im Erwachsenenalter auftreten.

Ätiologie

Der Erreger der Frühsommer-Meningoenzephalitis (FSME) ist ein RNA-Virus, das wie das Gelbfieber-, das japanische Enzephalitis- und die 4 Typen des Dengue-Fieber-Virus zum Genus Flavivirus (etwa 70 Viren) innerhalb der Familie der Flaviviridae gehört. Neben dem Virus der japanischen Enzephalitis ist das FSME-Virus der wichtigste und häufigste Erreger der durch Arthropoden übertragenen Viruskrankheiten des zentralen Nervensystems.

Das für die Induktion schützender Antikörper verantwortliche Oberflächenprotein E ermöglicht die Unterscheidung zwischen einem europäischen, zentralsibirischen und einem fernöstlichen Subtyp (prävalent im Osten Russlands). Wegen der geringen antigenen Differenz zwischen den Varianten (3 – 6 %) kann die Impfung mit dem europäischen Virusstamm eine Kreuzimmunität gegen die beiden anderen Subtypen induzieren.

Das Virus zirkuliert in sog. Naturherden zwischen Zecken und Kleinsäugern. Die Kleinsäugetiere erkranken selbst nicht, dienen aber der Virusvermehrung und als Virusreservoir. An ihnen infizieren sich Larve, Nymphe und Imago (= Adulte) der Zecken anlässlich der Blutmahlzeit, die sie zum Übertritt ins nächste Stadium bzw. die adulte weibliche Zecke für die Eiablage benötigen. Die infizierte Larve bzw. Nymphe nimmt eine 1-mal erworbene Infektion in ihrer weiteren Entwicklung mit in das nächste Stadium. Sogar eine transovarielle Übertragung ist möglich. Naturherde mit FSME-infizierten Zecken (bis zu 5 %) finden sich in Europa vorwiegend in Busch- und Waldgebieten mit jährlichen Durchschnittstemperaturen von mehr als 8 °C (in Europa etwa bis zu 1000 Metern über dem Meeresspiegel).

Wichtigster Überträger für die Verbreitung des westlichen Subtyps des FSME-Virus ist Ixodes ricinus, der „gemeine Holzbock", eine Schildzecke. Außer den Menschen können auch einige Säugetiere, wie Ziegen, an enzephalitischen Symptomen erkranken und FSME-Viren mit der Milch ausscheiden. In Osteuropa und Zentraleuropa wurden alimentär übertragene Infektionen nach Genuss von nicht pasteurisierter Ziegenmilch berichtet.

Epidemiologie

Die FSME stellt vor allem in Russland, den baltischen Ländern, Polen, Österreich, Tschechien, der Slowakei, Ungarn, Slowenien, Kroatien, aber auch in Deutschland und Schweden ein gesundheitliches Problem dar. Kleinere Naturherdgebiete finden sich ferner in der Schweiz, in Finnland, Italien, Albanien und Griechenland. Großbritannien, Spanien, Portugal und die Beneluxländer sind FSME-frei.

Die Endemiegebiete sind, seit es darüber Aufzeichnungen gibt, nur geringen Änderungen unterworfen.

Die jährlichen Schwankungen der Zahl der Erkrankten werden auf unterschiedliche Witterungsverhältnisse zurückgeführt. So begünstigen warme Winter sowohl das Überleben der Zecken als auch das ihrer wichtigsten Wirtstiere. Dauer und Intensität der Zeckenaktivität sind jahreszeitlichen Schwankungen unterworfen, die zum Teil ebenfalls witterungsabhängig sind. Feuchtwarmes Wetter begünstigt die Zeckenaktivität, trockenes Wetter reduziert sie.

Das Risiko für Nichtimmune, nach Zeckenstich in einem Hochrisikogebiet zu erkranken, wird mit 1:600 bis 1:2000 angegeben. Eine Freiburger Studie hat für das dortige Hochrisikogebiet Dreisamtal eine Erkrankung auf 1000–2000 Zeckenstiche errechnet (Epid Bull 12/1999).

Die Zahl der gemeldeten Erkrankungen hat sich in den verschiedenen Ländern in letzter Zeit unterschiedlich entwickelt. Diese zum Teil gegenläufige Entwicklung der Zahl der registrierten Krankheitsfälle liegt einerseits in der unterschiedlichen Impfstrategie (z.B. kontinuierliches Absinken der Erkrankungsfälle in Österreich nach Übergang von Indikationsimpfungen zur flächendeckenden Impfung der gesamten exponierten Bevölkerung), andererseits daran, dass in Ländern mit anfangs geringerer Fallzahl die Sensitivität für die Ätiologie und damit die routinemäßige Diagnostik aller infrage kommenden Krankheitsbilder erst entwickelt werden musste. Die Zunahme der FSME-Fälle in diesen Ländern, wie z.B. Deutschland und die Schweiz, beruht wahrscheinlich sowohl auf einer echten Zunahme von Erkrankungen als auch auf der Zunahme der diagnostizierten Fälle.

In Deutschland werden gegenwärtig 200–300 Erkrankungen jährlich gemeldet, in der Schweiz etwa 200. Die STIKO hat in ihren Impfempfehlungen von 2008 (Epid Bull 30/2008) die Risikogebiete detailliert ausgewiesen (siehe Tab. **3**).

In Österreich sind vor allem die südöstlichen Landesteile (Steiermark, Niederösterreich, Burgenland, Kärnten) und das Inntal (Tirol) ausgewiesene Endemiegebiete.

Für Details zu FSME-Endemiegebieten in der Schweiz siehe http://www.bag.admin.ch.

Die **Inkubationszeit** beträgt 1–3 Wochen.

Diagnose

Von großer Bedeutung für die Sicherung der Diagnose sind serologische Verfahren. Dabei können aus dem Serum spezifische FSME-Antikörper vom IgM- und IgG-Typ fast ausnahmslos bereits zum Zeitpunkt der Krankenhauseinweisung, das heißt am Beginn der neurologischen Symptomatik, nachgewiesen werden. Im Liquor findet man das relativ uncharakteristische Bild einer viralen Meningoenzephalitis mit Zellzahlvermehrung (ca. 30–500 Leukozyten/µl, zu Beginn davon bis zu

70% Granulozyten, später vorwiegend Lymphozyten) und oftmals auch mit Eiweißerhöhung. Spezifische Antikörper sind im Liquor zunächst nur bei etwa der Hälfte der Patienten nachweisbar, ab dem 10. Krankheitstag aber nahezu in jedem Falle positiv. Die Virusisolierung und der Nachweis viraler Nukleinsäure mittels RT-PCR ist nur während der 1., noch uncharakteristischen Krankheitsphase aus Blut oder Liquor möglich. Ab dem Zeitpunkt der zentralnervösen Symptome wird die PCR sowohl im Serum als auch im Liquor wieder negativ. Sie ist damit für den diagnostischen Einsatz wenig hilfreich.

Die Diagnosestellung dient vornehmlich der Abgrenzung gegenüber anderen akuten Erkrankungen des zentralen Nervensystems mit ähnlicher Symptomatik und epidemiologischen Zwecken.

Von Bedeutung ist die Differenzialdiagnose gegenüber der Neuroborreliose, weil in Europa Zecken nicht nur mit FSME-Viren, sondern auch mit Borrelien infiziert sein können. Doppelinfektionen sind möglich. Die Neuroborreliose ist, im Gegensatz zur FSME, einer spezifischen antibiotischen Therapie zugänglich (siehe S. 350).

Therapie

Eine spezifische Behandlung ist bisher nicht möglich. Die neurologischen Symptome erfordern eine symptomatische Behandlung.

Prophylaxe

Sie ist wegen fehlender kausaler Behandlungsmöglichkeiten von besonderer Bedeutung.

■ Expositionsprophylaxe (Evidenzgrad IV)

Eine Expositionsprophylaxe ist als alleinige Maßnahme nur bei kurzem Aufenthalt in Endemiegebieten sinnvoll. Bei Wanderungen, die durch Strauchwerk oder hohes Gras führen, empfiehlt sich eine Kleidung, die möglichst viel Körperoberfläche bedeckt. Auch die Anwendung von Repellents und Insektiziden zur Kleidungsimprägnierung (Permethrin) bietet einen zeitlich begrenzten Schutz. Der Zeckenstich selbst ist schmerzlos (lokal anästhesierende Substanzen im Zeckenspeichel). Stiche von Larven und Nymphen werden selten bemerkt. Die adulte Zecke sucht aktiv die endgültige Stichstelle oft in Hautfalten oder am behaarten Kopf.

Nach naturnahem Aufenthalt in Risikogebieten ist ein sorgfältiges Absuchen des Körpers nach Zecken ratsam. Bei Zeckenbefall soll die Zecke möglichst rasch entfernt werden. Quetschen der Zecke ist möglichst zu vermeiden. Eine Zeckenpinzette ist dabei von Vorteil. Bei unvollständiger Entfernung können verbleibende Zeckenbestandteile eine harmlose, lokale Entzündung hervorrufen.

■ Immunprophylaxe (Evidenzgrad II–IV)

Impfung. Der 1. Impfstoff zur aktiven Immunisierung gegen FSME wurde 1976 in Österreich zugelassen. Derzeit sind Impfstoffe von 2 Herstellern auf dem Markt:

- FSME-Immun: für Erwachsene, enthält mindestens 2,4 µg inaktivierte FSME-Viren (auf Hühnerembryonalzellen gezüchtet), dazu Aluminiumhydroxid als Adjuvans und Humanalbumin als Stabilisator. Der Impfstoff ist ab dem Alter von 16 Jahren zugelassen. Für Kinder ab dem 1. Geburtstag bis 15 Jahren ist er mit halber Antigenmenge (1,2 µg in 0,25 ml) als FSME-Immun 0,25 ml junior verfügbar.
- Encepur: für Erwachsene enthält 1,5 µg inaktivierte FSME-Viren (auf Hühnerfibroblasten-Zellkulturen gezüchtet) in 0,5 ml Impfdosis und Aluminiumhydroxid als Adjuvans sowie Spuren von Formaldehyd, Chlortetrazyklin, Gentamicin und Neomycin. Polygelin (allergisierend) ist nicht mehr enthalten. Der Impfstoff ist ab dem Alter von 12 Jahren zugelassen. Für Kinder ab dem 1. Geburtstag und unter 12 Jahren ist er mit halber Antigenmenge (0,75 µg in 0,25 ml) als Encepur Kinder verfügbar.

Die Impfstoffe besitzen eine ausgezeichnete Immunogenität und sind gut verträglich (Evidenzgrad II). Fieber > 38 °C tritt bei 1- bis 2-jährigen Impflingen bei 15 % auf, bei älteren Kindern nur bei 5 %. Systemische Nebenwirkungen (Fieber, Kopf- und Gliederschmerzen, Abgeschlagenheit) unterscheiden sich in ihrer Häufigkeit nicht wesentlich von der in der Population zu erwartenden Hintergrundmorbidität. Eine nachgewiesene Hühnereiweißallergie ist keine absolute Kontraindikation für die Impfung, es muss aber (insbesondere bei früheren anaphylaktischen Reaktionen auf Hühnereiweiß) die Möglichkeit einer Schockbekämpfung gesichert sein und eine Nachbeobachtung des Patienten über mindestens 30 Minuten erfolgen.

Das empfohlene Impfschema der Grundimmunisierung lautet bei Encepur-Impfstoffen 0,1 – 3 Monate, 9 – 12 Monate, bei FSME-Immun-Impfstoffen 0,1 – 3 Monate, 5 – 12 Monate; danach sind Auffrischimpfungen nach 3 und dann alle 5 Jahre empfohlen. In Österreich wird grundsätzlich

die 4. Dosis 3 Jahre nach der 3., alle weiteren Dosen bis zum Alter von 60 Jahren in 5-Jahres-Abständen empfohlen, ehe das Auffrischintervall wieder 3 Jahre beträgt (Evidenzgrad III). In der Schweiz werden 10-Jahres-Auffrischintervalle empfohlen.

Bei entsprechender Dringlichkeit kann der Abstand zwischen der 1. und 2. Dosis auf 14 Tage verkürzt werden. Für Encepur-Impfstoffe ist ein Schnellimmunisierungsschema (an den Tagen 0, 7 und 21) zugelassen. Hier ist die Grundimmunisierung mit einer 4. Teilimpfung nach 1 Jahr abzuschließen.

Passive Immunprophylaxe. Hierfür stehen keine Präparate mehr zur Verfügung.

Impfindikation. Für Deutschland empfiehlt die STIKO die FSME-Impfung für Personen, die sich in Risikogebieten im In- oder Ausland aufhalten und für Personen, die durch FSME beruflich gefährdet sind, wie Forstarbeiter, Jäger, Landwirte und exponiertes Laborpersonal.

In Österreich wird die Impfung für alle Personen in Endemiegebieten ab dem Alter von 1 Jahr empfohlen, in der Schweiz ab dem Alter von 6 Jahren.

Die Impfung sollte rechtzeitig geplant werden, da ein schützender Antikörperspiegel erst 14 Tage nach der 2. Dosis erreicht wird. Bei fehlender Auffrischimpfung im empfohlenen Intervall kann eine postexpositionelle Impfung im Einzelfall erwogen werden; sie sollte binnen 48 Stunden nach Zeckenstich erfolgen (Evidenzgrad IV). Die postexpositionelle aktive Immunisierung bei vorher inkomplett grundimmunisierten Personen vermag nicht vor dem Ausbruch einer FSME zu schützen. In dieser Situation sollte erst 4 Wochen nach Zeckenstich eine aktive Immunisierung erfolgen, um Koinzidenz von Impfung und evtl. Ausbruch einer FSME zu vermeiden.

■ Meldepflicht

Nach § 7 des IfSG ist der direkte oder indirekte Nachweis des FSME-Virus zu melden, wenn auch klinische Hinweise für eine Infektion vorliegen. In der Schweiz und Österreich ist der Labornachweis einer FSME-Infektion ebenfalls meldepflichtig (in der Schweiz mit ergänzenden Angaben zur Erkrankung).

Literatur

Internet-Adressen zu den FSME-Endemiegebieten in Österreich, der Schweiz und in Deutschland:

ARGE Gesundheitsfürsorge (Österreich). http://www.zecken.at; Stand: Juli 2008

Robert Koch-Institut. RKI-Ratgeber/Merkblätter. Frühsommer-Meningoenzephalitis (FSME). http://www.rki.de; Stand: Juli 2008

Schweizerische Eidgenossenschaft. Bundesamt für Gesundheit. Infektionskrankheiten A–Z. Frühsommer-Meningoenzephalitis (FSME). http://www.bag.admin.ch/themen/medizin/; Stand: Juli 2008

 Koordinator:
U. Heininger

Mitarbeiter:
J. Forster, Hp. E. Gnehm, H. Kollaritsch, R. Noack

Gonokokken-Infektionen

Klinisches Bild

Gonokokken-Infektionen treten vorwiegend bei sexuell aktiven Jugendlichen und Erwachsenen auf, mittlerweile nur noch sehr selten im Neugeborenenalter.

Bei den **Neugeborenen** manifestiert sich die Infektion als Gonoblennorrhö (Ophthalmia neonatorum). Es handelt sich dabei um eine vertikale Transmission von Mutter zum Fetus unter der Geburt. In den ersten Lebenstagen beginnt diese mit Lidschwellung und exsudativer Chemosis und schreitet fort zu einer mukopurulenten, manchmal blutigen Augenentzündung. Im Gegensatz zu Infektionen des Auges mit anderen Erregern (Streptokokken der Gruppe B, Haemophilus influenzae, Streptococcus pneumoniae u. a.) kann die Gonokokken-Infektion des Neugeborenen (siehe S. 604) rasch zu Ulzerationen der Hornhaut und zur beidseitigen Erblindung führen. Weitere, noch seltenere Manifestationen bei Neugeborenen sind Skalpabszesse, Bakteriämie, septische Arthritis und Meningitis.

Kinder und Jugendliche. Im *präpubertären Alter* sowie bei *sexuell aktiven Jugendlichen* prädominieren Gonokokken-Infektionen des Genitaltraktes. Die häufigste Manifestation bei Mädchen und Frauen ist die Vaginitis, die mit grünlich-eitrigem bzw. schleimigen Fluor und Vulvaerythem einhergeht. Eine Beteiligung der zervikalen Mukosa ist nach der Pubertät zu erwarten. Die Hälfte der betroffenen Frauen ist asymptomatisch. Bei einer aszendierenden Infektion sind Symptome wie Unterbauchschmerzen, Dyspareunie, Menorrhagien, aufsteigende Infektionen der inneren Genitalorgane (Endometritis, Salpingitis, Adnexitis) zu beobachten. Seltener kommt es zu einer Peritonitis sowie Bakteriämie (ggf. mit nachfolgender Arthritis und eitrigen Hautpusteln). Ein sog. „pelvic inflammatory disease" (PID) kommt bei 10 – 40 % aller Frauen mit zervikaler Gonorrhö vor. Durch eine aszendierende Infektion kann es bei Männern zur Epidydimitis und Prostatitis kommen.

Die gonorrhoische Urethritis ist bei Mädchen und Frauen häufig asymptomatisch, kann jedoch auch mit Dysurie einhergehen; bei Jungen und Männern besteht ein Fluor („Tripper"). Anorektale und tonsillopharyngeale Läsionen kommen eben-falls vor. An die Möglichkeit weiterer sexuell übertragbarer Infektionen ist zu denken (siehe unten)!

Ätiologie

Neisseriae gonorrhoeae (Gonokokken) sind aerobe gramnegative, nicht sporenbildende Diplokokken.

Epidemiologie

Gonokokken sind ausschließlich humanpathogen. Sie werden durch sexuellen Kontakt (Geschlechtsverkehr u. a. Praktiken), perinatal und intrauterin (vorzeitiger Blasensprung) über Exsudate von infizierten Schleimhautoberflächen übertragen.

Die **Inkubationszeit** beträgt 2 – 5 (7) Tage.

Die Gonorrhö ist nach wie vor die häufigste gemeldete Geschlechtskrankheit in Deutschland mit jährlich ca. 2000 – 4000 Fällen. Die wahre Zahl der Erkrankungen dürfte um den Faktor 10 höher sein, wobei die Inzidenz bei Frauen höher als bei Männern ist. Beim männlichen Geschlecht liegt der Altersgipfel der Erkrankungshäufigkeit bei 20 – 30 Jahren, bei Frauen zwischen 20 – 25 Jahren. Risikofaktoren für Gonokokken-Infektionen sind multiple Geschlechtspartner, *orale* Kontrazeption, Drogenabusus und frühere Genitalinfektionen (insbesondere Gonorrhö), und niedriger sozioökonomischer Status.

Wegen der antigenen Variation des Erregers besteht nach einer durchgemachten Infektion keine Immunität.

Diagnose

Sie erfolgt in 1. Linie durch den kulturellen Erregernachweis (Identifizierung gramnegativer Diplokokken in Leukozyten, sog. Goldstandard). Am besten geeignet sind – in Abhängigkeit von der Symptomatik und Klinik – Abstriche von Auge, Endozervix, Vagina, Rektum bzw. Anus, Urethra und Haut (Pusteln) sowie Blut- und Liquorkulturen.

Es ist zu beachten, dass Neisseria gonorrhoea gegen Abkühlung und Austrocknung sehr empfindlich ist. Eine telefonische Absprache mit dem mikrobiologischen Labor ist empfehlenswert. Die Diagnostik erfolgt durch Anzüchten auf vorgewärmten, speziellen Nährböden. Bei Versand sind spezielle Transportmedien notwendig. Die Abimpfung erfolgt durch Material aus Bindehautexsudat

(Neugeborene), Zervix, Urethra, ggf. auch aus Menstrualblut. Gonokokken wachsen auf Spezialnährböden unter CO_2-angereicherten Bedingungen, sind oxidasepositiv und vergären charakteristischerweise nur Dextrose. Resultate sind üblicherweise nach 48 Stunden erhältlich.

Die serologische Untersuchung (Antikörpernachweis) ist unsicher und nur bei Verdacht auf chronische Infektion oder disseminierte Erkrankung sinnvoll. Die DNA-Amplifikation und Hybridisierungsverfahren aus Erststrahlurin, Punktat sowie Abstrichmaterial sind die sensitivsten Nachweismethoden. Ein weiterer Vorteil liegt im unproblematischen Transport. Wegen zunehmender Resistenzbildung (plasmidvermittelte Penicillinresistenz, chromosomale Resistenzen) muss bei jeder nachgewiesenen Infektion auch eine Resistenzprüfung durchgeführt werden.

Sexueller Missbrauch. Bei allen Kindern und Jugendlichen mit einer Gonokokken-Infektion sollte an einen evtl. vorausgegangenen sexuellen Missbrauch gedacht werden und vor Beginn einer antibiotischen Therapie Abstriche (genital, rektal, oral) entnommen werden.

Bei 20 – 40 % der Patienten ist die Gonorrhö mit einer Chlamydien-Infektion der Zervix oder der Urethra assoziiert, nicht selten auch mit einer Infektion durch Mycoplasmataceae. Ferner sollten serologische und/oder kulturelle Untersuchungen auf andere sexuell übertragbare Krankheiten oder Erreger (z. B. Lues, Chlamydia trachomatis, Herpessimplex-Viren, HIV, Hepatitis B) veranlasst werden.

Differenzialdiagnostisch muss bei Mädchen mit Fluor auch an einen Fremdkörper oder an weitere Infektionen gedacht werden, die mit Vulvovaginitis einhergehen können (Streptokokken der Gruppe A und B, Candida albicans, Herpes-simplex-Virus-Typ-2, Trichomonaden, Enterobius vermicularis u. a.). Eine Salpingitis bei postpubertären Mädchen muss von einer Appendicitis acuta, einer Harnwegsinfektion, einer ektopen Schwangerschaft, Endometriose sowie Torsion einer Ovarialzyste unterschieden werden.

Therapie (Evidenz bei Kindern und Neugeborenen IV, bei Jugendlichen II)

Penicillinresistente Gonokokken-Stämme (durch β-Laktamase-Produktion) finden sich in Deutschland in sehr variabler Häufigkeit von bis zu 30 %. Deshalb ist Penicillin nicht mehr Mittel der 1. Wahl, sondern Cephalosporine der Gruppe 2 und 3 sowie Chinolone (Erwachsene). Bei nachgewiesener Penicillinempfindlichkeit des Erregers kann weiterhin mit Penicillin behandelt werden (100 000 – 200 000 IE/kgKG/Tag).

Lokale Infektionen (Auge, Urethra, Anus/Rektum) gelten als *unkompliziert*; aufsteigende (Salpingitis, Adnexitis u. a.) und disseminierte (Blut, ZNS, Haut, Gelenke) Infektionen als *kompliziert*.

■ Neugeborene

Neugeborene sollten stationär behandelt werden. **Lokale Infektionen** werden mit Ceftriaxon (25 – 50 mg/kgKG/Tag, maximal 125 mg, intravenös oder intramuskulär in 1 Dosis pro Tag) oder Cefotaxim (100 mg/kgKG/Tag intravenös oder intramuskulär in 2 – 3 Dosen pro Tag) über 7 Tage behandelt. Ceftriaxon sollte bei Neugeborenen mit Hyperbilirubinämie sowie bei Frühgeborenen nicht eingesetzt werden (hohe Eiweißbindung und Verdrängung von Bilirubin). Cefotaxim wird bei diesen Kindern empfohlen. Bei Kindern mit Gonoblennorrhö (Ophthalmia neonatorum) werden zudem häufige Spülungen mit isotoner Kochsalzlösung durchgeführt. Eine zusätzliche (oder alleinige) lokale antibakterielle Therapie ist nicht sinnvoll.

Bei **disseminierten Infektionen** (z. B. septische Arthritis) wird die Gabe von Cefotaxim oder Ceftriaxon über 7 Tage, bei Meningitis und Sepsis über mindestens 10 – 14 Tage empfohlen.

Da Gonokokken-Infektionen von Neugeborenen praktisch immer während der Geburt erworben werden, sollten stets auch die Mutter und entsprechende Sexualpartner untersucht und ggf. antibiotisch behandelt werden.

■ Infektionen bei Kindern und Jugendlichen

Unkomplizierte Infektionen werden entsprechend den Angaben in Tab. **46** behandelt. Bei allen Fällen mit Verdacht auf eine begleitende Infektion mit C. trachomatis wird zusätzlich Doxyzyklin (bei Kindern > 9 Jahre) oder Azithromycin, bzw. bei Kindern unter 9 Jahren und Schwangeren Erythromycin (vorzugsweise Estolat) über 7 Tage gegeben. Es muss zudem eine Umgebungsuntersuchung auf Gonorrhö durchgeführt werden, der sich alle Familienmitglieder (männlich wie weiblich) unterziehen müssen.

Komplizierte Infektionen. Die sehr seltenen komplizierten Gonokokken-Infektionen werden mit Ceftriaxon (< 45 kg: 50 mg/kgKG/Tag intravenös oder intramuskulär in einer Dosis bis maximal 2 g;

Tabelle **46**   Behandlung der unkomplizierten Gonokokken-Infektionen jenseits der Neonatalperiode.

Krankheit	Präpubertäre Kinder mit einem Gewicht < 45 kg	Kinder und Jugendliche mit einem Gewicht ≥ 45 kg und einem Alter ≥ 9 Jahre
Pharyngitis Endozervizitis Vulvovaginitis Urethritis Proktitis	Ceftriaxon 125 mg (i. m. oder i. v.) 1-malig *oder* Spectinomycin 40 mg/kgKG (maximal 2 g) i. m. 1-malig *und* evtl. Erythromycin (Estolat) 50 mg/ kgKG/Tag (max. 2 g/Tag) in 4 Einzeldosen über 7 Tage	Ceftriaxon 125 mg (i. m. oder i. v.) 1-malig *oder* Cefixim 400 mg p. o. 1-malig *oder* Spectinomycin 2 g i. m. 1-malig *und* Doxyzyklin 2 × 100 mg/Tag p. o. über 7 Tage *oder* Azithromycin 1 g p. o. als Einzeldosis

> 45 kg: 2 g in einer Dosis täglich, intravenös oder intramuskulär, für 7 Tage) oder alternativ mit Cefotaxim (100 mg/kgKG/Tag intravenös in 2 – 3 Dosen zu je maximal 2 g) über 7 – 14 Tage, bei Meningitis oder Sepsis mindestens 10 Tage, behandelt. Bei Kontraindikation durch Cephalosporin-Allergie kann alternativ mit Ciprofloxacin (400 mg intravenös, 2-mal täglich über 7 Tage) oder Ofloxacin (400 mg intravenös, 2-mal täglich über 7 Tage) behandelt werden. Da Chinolone in Deutschland vor dem 18. Geburtstag nicht zugelassen sind, bedarf es der besonderen Aufklärung und Einverständnis des Patienten (siehe S. 93).

Cephalosporine der Gruppe 3 dürfen auch bei disseminierten Gonokokken-Infektionen in der Schwangerschaft und Stillperiode angewendet werden. Chinolone und Tetrazykline sollten hingegen nicht während der Schwangerschaft und Stillzeit verabreicht werden.

Prophylaxe

Alle Schleimhautläsionen bzw. Exsudate von Patienten mit Gonokokken-Infektionen sind kontagiös und erfordern entsprechende hygienische Vorkehrungen (Handschuhpflege!). Eine Isolierung des Patienten ist nicht nötig.

■ Gonoblennorrhö (Ophthalmia neonatorum) (Evidenz II)

Zur Prophylaxe können 1 %ige Silbernitrat- oder 1 %ige Silberacetat-Lösung in den unteren Konjunktivalsack appliziert werden (Credé-Prophylaxe). Sie sollte baldmöglichst nach der Geburt gegeben werden, wird aber seit einigen Jahren kaum noch angewendet. Die Credé-Prophylaxe wirkt auch gegen andere bakterielle Erreger einer Konjunktivitis, jedoch nicht ausreichend gegen Chlamydia trachomatis. Nachteilig ist, dass die Silbernitrat-Lösung selbst eine schmerzhafte, etwa 2 Tage lang anhaltende Konjunktivitis verursachen kann. Deshalb kann die Credé-Prophylaxe durch antibiotikahaltige Salben wie 1 %ige Tetrazyklin- oder 0,5 %ige Erythromycin-Salbe ersetzt werden.

Vielerorts ist man dazu übergegangen, Mütter über die Prophylaxemöglichkeit aufzuklären und über die Durchführung mitentscheiden zu lassen. Sie sollte allerdings unabhängig von der Entbindungsart innerhalb 1 Stunde nach Geburt erfolgen, da auch eine Entbindung durch Sectio caesarea nicht zuverlässig vor aufsteigenden Infektionen aus dem Geburtskanal schützt.

Bei Gabe der Credé-Prophylaxe ist das Risiko einer Gonoblennorrhö sehr gering. Da bei mütterlicher Gonokokken-Infektion dennoch eine disseminierte Infektion auch beim Kind auftreten kann, insbesondere bei vorzeitigem Blasensprung, ist eine 1-malige Gabe von 25 – 50 mg/kgKG (maximal 125 mg) Ceftriaxon intravenös (oder intramuskulär), alternativ auch Cefotaxim, indiziert.

■ Schwangerschaft und Stillzeit

Bei allen Schwangeren sollte bei der Erstvorstellung im Rahmen ihrer Vorsorgeuntersuchungen ein endozervikaler Abstrich auf Gonokokken abgenommen werden. Eine 2. Kultur sollte nur bei Patientinnen mit erhöhtem Risiko (< 25 Jahre, mehr als ein Geschlechtspartner, „Kondomabstinenz", Drogenmissbrauch, sexuell übertragbare Erkrankungen in der Vorgeschichte) im 3. Trimenon durchgeführt werden oder bei vorzeitiger Wehentätigkeit/vorzeitigem Blasensprung < 37 Schwangerschaftswoche.

Kinder von Müttern mit Gonokokken-Infektionen können unter Einhaltung der genannten Prophylaxe- und Therapiemaßnahmen gestillt werden, sofern nicht andere übertragbare Krankheiten eine Kontraindikation darstellen.

Eine Meldung von Gonokokken-Infektionen ist nach dem Infektionsschutzgesetz nicht mehr erforderlich. Impfstoffe stehen nicht zur Verfügung.

Literatur

Bignell CJ. European guideline for the management of gonorrhoea. International Journal of STD & AIDS 2001; 12(3): 27 – 29

Centers for Disease Control and Prevention. Treatment guidelines. Updated recommended treatment regimens for gonococcal infections and associated conditions – United States, April 2007. http://www.cdc.gov/std/default.htm; Stand: September 2008

Robert Koch-Institut. Gonorrhö und genitale Chlamydiose in Deutschland nach Daten des STD-Sentinels des RKI. Epid Bull 2004; 39: 331 – 335

Woods CR. Gonococcal infections in neonates and young children. Semin Pediatr Infect Dis 2005; 16 (4): 258 – 270

 Koordinator:
M. Büttcher

Mitarbeiter:
U. Heininger, O. Lapaire, I. Hösli

Haemophilus-influenzae-Infektionen

Klinisches Bild

Haemophilus influenzae kann eine Vielzahl von Krankheitsbildern hervorrufen: Sinusitis, Otitis media, Mastoiditis, Bronchitis, Pneumonie, Konjunktivitis, präpubertale Vulvovaginitis, Phlegmone, Empyeme, Abszesse, Arthritis, Osteomyelitis, Sepsis, Endokarditis, Meningitis, Epiglottitis.

Ätiologie

Haemophilus influenzae ist ein kleines, gramnegatives, oft kokkoides, unbewegliches und sporenloses Stäbchen aus der Familie der Pasteurellaceae. Es sind bekapselte und unbekapselte Stämme bekannt. Je nach chemischem Aufbau der Kapselpolysaccharide werden 6 Serotypen (a–f) und aufgrund enzymatischer Ausstattung und Fähigkeiten 8 Biotypen (I–VIII) unterschieden. Vor Einführung der Impfung wurde ein großer Anteil der invasiven H.influenzae-Infektionen, wie Sepsis, Meningitis oder Osteomyelitis, vom Kapseltyp b (Hib)/Biotyp I oder II hervorgerufen. Unbekapselte Stämme verursachen häufig Otitis media, Sinusitis, Konjunktivitis, Bronchopneumonie sowie (bei Erwachsenen) Exazerbationen einer chronischen Bronchitis. Der Anteil invasiver H.influenzae-Infektionen durch nicht bekapselte Stämme und durch andere Kapseltypen beträgt in Deutschland derzeit etwa 75 %. Etwa 6 % der Stämme produzieren β-Laktamase.

Epidemiologie

H. influenzae kommt weltweit und ausschließlich beim Menschen vor. Unbekapselte Stämme gehören zur Normalflora des Nasen-Rachen-Raumes. Weniger als 1 % der geimpften Menschen sind Träger von Hib-Stämmen.

Invasive Infektionen kommen besonders bei Säuglingen und Kleinkindern vor. Die Inzidenz betrug vor Einführung der Impfung ca. 23 pro 100 000 und Jahr bei Kindern unter 16 Jahren. Inzwischen ist sie auf unter 1 pro 100 000 und Jahr gesunken; für H. influenzae Typ b beträgt sie < 0,5 pro 100 000 und Jahr. Die höchste Inzidenz findet sich in der Altersgruppe unter 1 Jahr. Der Häufigkeitsgipfel der Hib-Meningitis liegt in den ersten beiden Lebensjahren, bei der Hib-Epiglottitis dagegen im 3.–4. Lebensjahr. Beide Krankheitsbilder zusammen verursachen etwa 75–90 % aller invasiven Hib-Erkrankungen, wobei die Fallzahlen seit Einführung der Hib-Schutzimpfung in Deutschland seit 1991 um etwa 97 % gesunken sind. Von allen Hib-Infektionen manifestieren sich derzeit in Deutschland 67 % als Meningitis, 9 % als Epiglottitis, 8 % als Pneumonie und 6 % als septische Arthritis.

Unter allen invasiven Infektionen durch unbekapselte H. influenzae machen Meningitiden mit 40 % den größten Anteil aus. Sepsis kommt in 23 % der Fälle, Pneumonie und Epiglottitis zusammen in < 20 % der Fälle vor. Auch ambulant erworbene Pneumonien durch unbekapselte H. influenzae treten zunehmend auf.

Die Übertragung der Erreger erfolgt mittels Tröpfcheninfektion oder durch direkten Kontakt von Mensch zu Mensch. Die Immunität ist kapseltypenspezifisch und durch Impfung (Hib) und/oder Trägertum induziert.

Diagnose

Ein kultureller Nachweis ist bei allen Kindern mit Verdacht auf eine invasive Infektion anzustreben. In Abhängigkeit vom Krankheitsbild sind Blut, Liquor, Punktate, Eiter oder Wundabstriche mikrobiologisch zu untersuchen.

Der kulturelle Erregernachweis erfolgt auf Kochblutagar. Weiterhin kann als Schnelltest zum direkten Antigennachweis ein Latexagglutinationstest (Liquor, Urin) durchgeführt werden, der allerdings nur Infektionen durch Hib nachweist.

Wird H. influenzae bei einer invasiven Infektion isoliert, ist die weitere Typisierung des Erregers aus epidemiologischen Gründen anzustreben. Das Nationale Konsiliarlaboratorium für H. influenzae in Würzburg bietet kostenlos eine Kapseltypisierung von H.influenzae-Isolaten mittels Serumagglutination und PCR an (weitere Informationen: Nationales Konsiliarlaboratorium für Haemophilus influenzae, Prof. Dr. M. Frosch, Frau Dr. H. Claus, Institut für Hygiene und Mikrobiologie, Geb. E1, Josef-Schneider-Str. 2, 97080 Würzburg, Telefon 09 31/201-4 69 06 oder 4 60 36).

Therapie (Evidenzgrad II–IV)

Zur Therapie einer invasiven H.influenzae-Infektion eines Kindes sind Cephalosporine der 3. Generation (Cefotaxim 150 – 200 mg/kgKG/Tag oder Ceftriaxon 75 – 100 mg/kgKG/Tag) geeignet. Cephalosporine der 2. Generation (Cefotiam, Cefuroxim, 150 mg/kgKG/Tag i. v.) sind bei Hib-Infektionen ebenfalls wirksam, werden bei Meningitis aber nicht empfohlen.

Die intravenöse antibakterielle Therapiedauer richtet sich nach der klinischen Manifestation und dem Verlauf. Bei Osteomyelitis, Arthritis sowie Perikarditis beträgt sie im Allgemeinen mindestens 3 Wochen, bei Epiglottitis reichen zumeist 4 Tage. Bei Meningitis sollte die Dauer der Antibiotikatherapie mindestens 7 Tage betragen. Als ergänzende Therapie kann bei Meningitis die Verabreichung von Dexamethason (2 × 0,4 mg/kgKG für 2 Tage) erwogen werden (siehe S. 720).

Prophylaxe
■ Patient

Für ein Kind mit einer invasiven Hib-Erkrankung wird im Krankenhaus die Isolierung für 24 Stunden nach Beginn einer wirksamen antibiotischen Therapie empfohlen. Ist das erkrankte Kind jünger als 2 Jahre, sollte es ca. 8 Wochen nach Genesung trotz Hib-Infektion die Hib-Schutzimpfung erhalten, bzw. sollte die Grundimmunisierung ergänzt werden, da die Infektion keinen adäquaten Immunschutz hinterlässt.

Eine Chemoprophylaxe mit Rifampicin beim Indexpatienten ist sinnvoll, wenn er nicht mit Ceftriaxon oder Cefotaxim behandelt und in einen Haushalt oder in eine Kindereinrichtung mit Kleinkindern zurückkehrt, die nicht oder inkomplett die Hib-Schutzimpfungen erhalten haben. Diese 3 Antibiotika eliminieren den Erreger auch aus dem Nasen-Rachen-Raum, nicht jedoch z. B. Ampicillin. Der Sinn dieser Maßnahmen liegt vor allem in der Verhütung einer Keimübertragung durch den Indexpatienten.

■ Kontaktpersonen (Evidenzgrad II)

Mit der Rifampicin-Chemoprophylaxe kann die Keimträgerrate reduziert werden. Sie dient dem Schutz vor Erkrankungen von Kontaktpersonen. Die Chemoprophylaxe sollte so früh wie möglich erfolgen. Da die meisten Sekundärerkrankungen in der 1. Woche nach Hospitalisierung des Indexfalls beobachtet werden, ist sie bis zum 7. Tag nach Kontakt eine sinnvolle Maßnahme. Eine Prophyla-

xe von Säuglingen im 1. Lebensmonat ist nicht erforderlich.

Kontraindikationen für eine Rifampicin-Prophylaxe: Schwangere, Personen mit schwerer Lebererkrankung oder akuter Hepatitis. Rifampicin kann eine orangefarbige Verfärbung von Speichel, Tränen, Urin, Schweiß oder von weichen Kontaktlinsen verursachen.

Die Chemoprophylaxe bei Kontaktpersonen im Haushalt oder der Kindereinrichtung ist unter folgenden Bedingungen empfehlenswert:

- In einem Haushalt mit Kindern bis zu 4 Jahren, die unvollständig oder nicht gegen Hib immunisiert sind, sollten alle Personen die Rifampicin-Prophylaxe erhalten. Sind die Kontaktkinder komplett immunisiert, kann auf eine Chemoprophylaxe verzichtet werden. Immunsupprimierte Kinder sollten jedoch prophylaktisch behandelt werden.
- In einer Gemeinschaftseinrichtung ist die Rifampicin-Prophylaxe aller exponierten, ungeimpften Kinder bis 4 Jahre empfehlenswert und möglichst mit dem Gesundheitsamt abzustimmen. Insbesondere ist hierbei der Schutz der unter 2 Jahre alten Kinder zu beachten. Eine Chemoprophylaxe des Personals einer Kindereinrichtung wird generell nicht mehr empfohlen. Sie kann aber bei Mehrfacherkrankungen (≥ 2 invasive Hib-Infektionen) erforderlich werden. Die Rifampicin-Dosierungen für die Chemoprophylaxe sind der Tab. 47 zu entnehmen.

■ Hib-Impfung

Die Hib-Impfung wird bei Säuglingen ab Beginn des 3. Lebensmonats im Abstand von 4 Wochen durchgeführt. Es stehen hierfür in 1. Linie DTaP-Hib-IPV-HBV-Kombinationsimpfstoffe u. a. zur Verfügung, deren Effektivität in Deutschland hoch ist. Der Hib-Impfschutz muss im 2. Lebensjahr aufgefrischt werden. Nach dem 6. Lebensjahr sind invasive Hib-Infektionen eine Rarität, eine Impfung ist daher in der Regel nicht mehr sinnvoll. Für Risikogruppen (z. B. nach Splenektomie) ist eine 1-malige Dosis empfohlen. Ob im weiteren Verlauf Wiederholungsimpfungen sinnvoll sind, ist wegen fehlender Daten nicht bekannt.

Als vollständig immunisiert gelten Kinder, die ≥ 3 Impfdosen ohne Pertussisantigen oder 4-mal einen Hib-Kombinationsimpfstoff mit Pertussisantigen bis zum 15. Lebensmonat erhalten haben, wobei die 3. bzw. 4. Impfung möglichst ab dem 12. Lebensmonat gegeben werden sollte. Nach dem 15. Lebensmonat ist eine 1-malige Hib-Impfung ausreichend.

Der Beginn der Hib-Immunisierung im frühen Säuglingsalter sollte nicht verzögert werden. Durch die Wahrnehmung des frühestmöglichen Impftermins kann die Erkrankungsrate an systemischen Hib-Infektionen weiter reduziert werden. Trotz kompletter Immunisierung sind Erkrankungen möglich, kommen jedoch äußerst selten vor. Die Impfung schützt nicht oder nur wenig vor nicht invasiven H. influenzae-Infektionen (z. B. Otitis media) und Infektionen durch unbekapselte Stämme oder andere Kapseltypen außer b.

Tabelle **47**   Hib-Chemoprophylaxe mit Rifampicin.

Alter der Kontaktpersonen	Rifampicin-Dosis	Dauer
1 Monat bis 12 Jahre	20 mg/kgKG/Tag (maximal 600 mg) in 1 Einzeldosis	4 Tage
> 12 Jahre	600 mg/Tag in 1 Einzeldosis	4 Tage

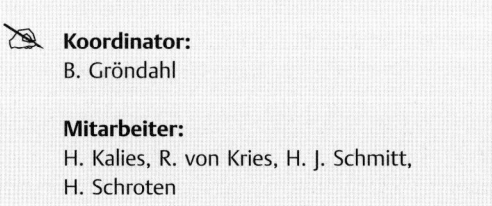

Koordinator:
B. Gröndahl

Mitarbeiter:
H. Kalies, R. von Kries, H. J. Schmitt, H. Schroten

Hämorrhagische Fieber durch Viren

„Virales hämorrhagisches Fieber" (VHF) ist ein klinisches Syndrom, welches durch hohes Fieber, Blutungsneigung und Schock als Todesursache gekennzeichnet ist. Die Infektion mit Viren aus unterschiedlichen Familien, deren natürliches Reservoir zumeist kleine Nagetiere oder Insekten sind, führt zum Austritt von Plasma aus kleinen Blutgefäßen (Kapillarleck) und zu Hämorrhagien. Eine Leberbeteiligung findet sich bei vielen VHF, Ikterus nur bei einigen. Differenzialdiagnostisch kommen in Betracht: schwere Malaria, Leptospirose, Shigellose, Typhus, Rickettsiosen, Virushepatitiden, Meningokokkensepsis und Sepsis durch gramnegative Bakterien.

Klinisches Bild

Das Spektrum der verschiedenen Formen des VHF reicht von leichten, grippeähnlichen Verläufen bis zu hoch fieberhaften Erkrankungen mit Multiorganversagen. In endemischen Gebieten verläuft die Mehrzahl der sporadischen Infektionen symptomlos oder mit unspezifischer Symptomatik (nicht: Ebola, Marburg). Mortalität und Schwere der Erkrankung können bei epidemischen Ausbrüchen und bei Personen aus nicht endemischen Gebieten erhöht sein.

Alle HF-Viren können Myalgien, Kopfschmerzen, Konjunktivitis und ein Erythem hervorrufen. „Klassische" Krankheitsverläufe sind durch hämodynamische Instabilität gekennzeichnet, oft mit ausgeprägtem Kapillarschaden und Schock, akutem Nierenversagen und disseminierter intravasaler Koagulopathie. Etliche HF-Viren sind neurotrop und können Meningoenzephalitis, Retinitis, sensorische Taubheit, Intentionstremor, psychiatrische Symptome oder Guillain-Barré-Syndrom auslösen.

Mehr oder weniger systematische Untersuchungen zur klinischen Präsentation bei Kindern liegen für Dengue-, Gelbfieber, Lassa und Hantavirus-Infektionen vor. Spezifische pädiatrische Krankheitsbilder sind das Dengue-Schock-Syndrom (DSS) und das „swollen baby"-Syndrom bei Lassafieber.

Im Folgenden werden die wichtigen Formen des hämorrhagischen Fiebers mit Ausnahme der Dengue- und Hantavirus-Infektionen (siehe S. 203 und S. 264) berücksichtigt. Weitere Details können Tab. **48** und Tab. **49** entnommen werden.

■ Lassafieber

Lassafieber beginnt schleichend mit grippeartigem Prodromalstadium. Nach einigen Tagen Auftreten von hohem Fieber (bis 40 °C) und ausgeprägter Pharyngitis (exsudativ oder ulzerierend) und trockenem Husten, Gelenk-, Muskel- und retrosternalen Schmerzen, gastrointestinalen Beschwerden und Haut- und Schleimhautblutungen. Laborchemisch imponiert bei 2 Dritteln der Patienten eine ausgeprägte Proteinurie (nur selten mit Nierenversagen). Hämatologisch findet sich meist eine unauffällige Leukozytenzahl mit früher Lympho- und mäßiger Thrombozytopenie, aber gelegentlich – bei schwereren Verläufen – relative oder absolute Neutrophilie bis 30×10^9/l und eine Thrombozytenfunktionsstörung aufgrund eines unbekannten biochemischen Defekts. Radiologisch findet sich eine diskrete interstitielle Zeichnungsvermehrung bei unauffälligem Auskultationsbefund. Ca. 75 % der Patienten erholen sich in der 2. Krankheitswoche, von denen 1 Drittel in der Rekonvaleszenz Hörstörungen entwickelt. Andere Spätkomplikationen sind Haarausfall, Gleichgewichtsstörungen und Tinnitus. Besserung in der Hälfte der Fälle nach 1 – 3 Monaten.

Schwere Krankheitsverläufe (≤ 10 % der Infizierten) sind durch Blutungen der Schleimhäute, Kapillarschaden und hypovolämischem Schock in der 2. Krankheitswoche gekennzeichnet. Hinzu kommen Enzephalitis mit Tremor, Bewusstseinsstörung und Krampfanfälle. Bis zu 70 % der Patienten zeigen EKG-Veränderungen, vor allem unspezifische ST- und T-Strecken-Veränderungen, die nicht mit dem klinischen Schweregrad oder „outcome" korrelierten. Die Krankheit verläuft schwerer bei Schwangeren (Abort bei 80 %). Transaminasenerhöhung (> 150 U/l) und generalisierte Ödeme gelten, insbesondere bei Kindern, als prognostisch ungünstig („swollen baby"-Syndrom). In Endemiegebieten versterben 15 % der hospitalisierten Patienten.

Vorkommen: nur in Westafrika, insbesondere Nigeria, Sierra Leone, Liberia und der Republik Guinea. Schätzungen belaufen sich auf jährlich 300 000 Neuerkrankungen an Lassafieber und 5000 Todesfälle.

■ Gelbfieber

Die Erkrankung verläuft bei der Bevölkerung endemischer Gebiete typischerweise mit plötzlichem Fieber und Kopfschmerzen, begleitet von Myalgien, Übelkeit und leichter Proteinurie und kompletter Genesung innerhalb weniger Tage. Schwere Formen treten vor allem im Rahmen von Epidemien und bei ungeimpften Reisenden aus nicht endemischen Gebieten auf. Sie sind durch die klassische Trias von Hepatitis, Nephropathie (Proteinurie bis anurisches Nierenversagen) und gastrointestinaler Hämorrhagie charakterisiert und weisen eine Letalität von bis zu 50% auf, meist innerhalb

Tabelle **48**   Virale hämorrhagische Fieber.

Virus	Krankheits-bezeichnung	Endemie-gebiete	Reservoir (R), Ampli-fikationswirt (A), Transmission (T)	Charakteristische Symptome und Befunde[1]
Familie Arenaviridae				
Lassa	Lassafieber	Westafrika (v. a. Nigeria, Liberia, Sierra Leone, Guinea)	R: Nager; T: Nagerexkremente, Mensch – Mensch bei engem Kontakt und v. a. nosokomial (Rachensekret, Blut, Urin)	gradueller Beginn; exsudative Pharyngitis, retrosternaler Schmerz, Gesichtsödem, Blutungen begrenzt auf Schleimhäute, Hepatitis, Myokarditis. Rekonvaleszenz: Tinnitus und Taubheit. „swollen baby“-Syndrom (anasarkaähnlich)
Junin[2]	argentinisches hämorrhagisches Fieber	Argentinien	idem	gradueller Beginn, Petechien an Gaumen und Axilla, Zahnfleischblutungen, Intentionstremor von Zunge, Pharynx und Händen, Ekchymosen, Hepatitis
Machupo[2]	bolivianisches hämorrhagisches Fieber	Bolivien	idem	idem
Guanarito[3]	venezolanisches hämorrhagisches Fieber	Venezuela	idem	nur einige klinische Fälle beschrieben, ähnlich wie oben
Familie Bunyaviridae				
Hantaviren[4]	hämorrhagisches Fieber mit renalem Syndrom (HFRS)	Ostasien, Europa, Afrika, Südamerika	R: Ratten, Mäuse; T: Exkrete, keine Mensch – Mensch-Transmission	5 klassische Phasen: Febrile P., hypotensive P., oligurische P. mit/ohne Hämorrhagien und Ekchymosen, diuretische P., Konvaleszenz evtl. mit renalen Sequelae
CCHF („crimean-congo hemorrhagic-fever-virus“)[5]	Krim-Kongo-hämorrhagisches Fieber	Osteuropa, vorderer Orient, Zentralasien, Afrika südlich der Sahara[6]	R: Zecken; A: Huftiere, Strauße, Nager; T: Zeckenstich, Blutkontakt (Schlachthöfe), nosokomial	Flush von Gesicht und Thorax, ausgeprägte Muskelschmerzen/Lumbalgien, Ekchymosen, Hepatitis, Enzephalopathie, psychiatrische Symptomatik
RVF („rift-valley-fever“)	Rift-Valley-Fieber	Ägypten, östliches Afrika, seit 2002 Yemen, Saudi-Arabien	R: verschiedene Mückengattungen; A: Huftiere; T: direkter Kontakt mit infizierten Tieren (Schlachtfleisch), Mückenstich bei Epidemien	Retinitis, Meningoenzephalitis, fulminante Hepatitis

Fortsetzung ▶

Tabelle **48** Fortsetzung.

Virus	Krankheits-bezeichnung	Endemie-gebiete	Reservoir (R), Ampli-fikationswirt (A), Transmission (T)	Charakteristische Symptome und Befunde[1]
Familie Flaviviridae				
Dengue[6]	Dengue-Fieber	Südostasien, Ozeanien, (sub-)tropisches Amerika, Afrika, östlicher Mittelmeerraum	R: Mücken der Gattung Aedes; A: Affen, Menschen (bei Epidemien)	biphasisches Fieber, retroorbitaler Kopfschmerz, biphasisches Exanthem
	Dengue-hämorrhagisches Fieber (DHF) Dengue-Schock-Syndrom (DSS)			wie Dengue, plus: Hämorrhagien und Schock im Fieberabfall
Gelbfieber	Gelbfieber	Afrika, tropisches Südamerika	idem	klassische Trias: Ikterus (fulminante Leberdystrophie), Nierenversagen, Hämorrhagien
Omsk	Omsker-hämorrhagisches Fieber	Zentralsibirien, Rumänien (regional begrenzt)	Zecken	papulovesikuläres Enanthem
KFD („Kyasanur-forest-disease")	Kyasanur-Wald-Fieber	Indien (regional begrenzt)	Zecken	papulovesikuläres Enanthem, gingivale Hyperplasie, Pneumonie, ZNS-Symptome
Familie Filoviridae				
Ebola[7]	Ebola-hämorrhagisches Fieber (EHF)	Zentral- und Westafrika, Sudan	R: Fledermäuse; T: Kontakt mit Blut und Sekreten von infizierten Affen und Menschen, nosokomial	Konjunktivitis, Enanthem, makulopapulöses, schuppendes Exanthem (Gesicht, Hals und zentrifugal). Extreme Anorexie, Orchitis, Uveitis, Enzephalopathie. Fulminanter Verlauf mit massiven Blutungen
Marburg	Marburg-Viruskrankheit (afrikanisches hämorrhagisches Fieber)	Zentralafrika	idem	ähnlich wie Ebola

[1] typische, nicht eigens aufgeführte Symptome für die meisten hämorrhagischen Fieber: akuter Beginn (nicht bei Arenaviren), oft mit hohem Fieber und grippeähnlicher Symptomatik, abdominale Beschwerden/Diarrhö, Lymphadenopathie, Kreislaufinstabilität, Hämorrhagien

[2] Seit den großen Epidemien in den sechziger Jahren wurden nur noch vereinzelte Fälle beobachtet.

[3] in ländlichen Gebieten Venezuelas beschrieben

[4] siehe Kapitel Hantavirus-Infektionen S.264

[5] zum Genus Nairovirus gehörig

[6] 4 unterscheidbare Serotypen; Details siehe Kapitel Dengue-Fieber S. 203

[7] 4 Subtypen (oder Virusspezies) sind bekannt: Ebola-Zaire, Ebola-Sudan, Ebola-Côte-d'Ivoire, Ebola-Reston

von 10–14 Tagen. Das 3- bis 4-tägige virämische Fieber („akute Phase") kann in eine 2- bis 24-stündige Remission übergehen, gefolgt von der „toxischen Phase" mit Rückkehr des Fiebers, variabler abdominaler Symptomatik und Hämatemesis, Gelbsucht (Aminotransferasen bis > 10 000 U/l, fulminante Leberdystrophie) und Oligurie. Anzeichen eines bedrohlichen Verlaufs sind anhaltende Blutungen, Blutdruck- und Temperaturabfall, Nierenversagen und Koma. Späte Todesfälle sind durch kardiale Komplikationen oder chronisches Nierenversagen bedingt. Überlebende Patienten genesen in der Regel ohne bleibende Folgen.

Vorkommen: tropisches Afrika und Südamerika, bisher *nicht* in Asien.

Tabelle **49** Prophylaxe und Inkubationszeiten der viralen hämorrhagischen Fieber.

Krankheitsbe-zeichnung	Virus (Virusfamilie)	Impfung[1]	Andere Maßnahmen	Inkubations-zeit [Tage]
argentinisches hämorrhagisches Fieber (AHF)	Junin (Arenaviren)	Lebendvakzine zugelassen nur in Argentinien (Candid 1)	Expositionsprophylaxe (Ratten-exkremente), Vektorkontrolle	8 – 12 (7 – 14)
bolivianisches hämorrhagisches Fieber (BHF)	Machupo (Arenaviren)	keine	idem	8 – 12 (9 – 15)
Dengue-hämorrha-gisches Fieber (DHF)	Dengue[3] (Flaviviren)	Impfstoff in klinischer Phase-II-Studie (Chimeri-Vax-DEN)	Mückenprophylaxe, Mückenbe-kämpfung bei Epidemien	4 – 7 (3 – 14)
Ebola-Fieber	Ebola (Filoviren)	Impfstoff in klinischer Phase I (NIH/USA)	Expositionsprophylaxe (Fleder-mäuse, tote Affen)	2 – 21
Gelbfieber	Gelbfieber (Flaviviren)	17-D-abgeleitete Lebend-vakzine[2], Reiseimpfung, etliche Produzenten	Mückenprophylaxe, Mückenbe-kämpfung bei Epidemien	3 – 6
hämorrhagisches Fieber mit renalem Syndrom (HFRS)	Hanta[4] (Bunyaviren)	Totimpfstoffe zugelassen nur in Südkorea (Hanta-vax) und China	Expositionsprophylaxe (Ratten-exkremente)	9 – 40
Krim-Kongo-hämorrhagisches Fieber (CCHF)	CCHF (Bunyaviren)	keine	Zeckenprophylaxe, orale Ribavi-rin-Prophylaxe nach Exposition, z. B. Nadelstichverletzung	3 – 9 (1 – 12)
Kyasanur-Wald-Fieber (KFD)	KFD (Flaviviren)	keine	Zeckenprophylaxe	3 – 13
Lassafieber	Lassa (Arenaviren)	Impfstoffe in präklinischer Entwicklung	orale Ribavirin-Prophylaxe nach Exposition, z. B. Nadelstichver-letzung; Expositionsprophylaxe (Rattenexkremente) in Ende-miegebieten	6 – 17 (6 – 21)
Marburg-Virus-krankheit	Marburg (Filoviren)	Impfstoffe in präklinischer Entwicklung	Expositionsprophylaxe (Fleder-mäuse, tote Affen)	7 – 9 (2 – 14)
Omsker-hämorrha-gisches Fieber (OHF)	Omsk (Flaviviren)	keine	Zeckenprophylaxe	3 – 8
Rift-Valley-Fieber (RVF)	RVF (Bunyaviren)	Totimpfstoff für Huftiere verfügbar	Mückenprophylaxe	2 – 7

[1] Bisher ist nur die Gelbfieberimpfung allgemein verfügbar.
[2] Impfvorschriften und aktuelle epidemiologische Situation beachten
[3] siehe Kapitel Dengue Fieber S. 203
[4] siehe Kapitel Hantavirusinfektionen S. 264

■ Ebola-hämorrhagisches Fieber (EHF) und Marburg-Fieber

Beide Krankheiten beginnen abrupt mit hohem, etwa 9 Tage dauerndem Fieber, Pharyngitis, Kopf- und Muskelschmerzen, gefolgt von Konjunktivitis, Durchfall und Erbrechen. Etwa am 5. Krankheits-tag erscheint ein livides, makulopapulöses, im Ver-lauf schuppendes Exanthem, das sich vom Stamm auf Gesicht und Extremitäten ausbreitet. Akute hä-morrhagische Diathese mit Haut- und profusen Darmblutungen ist häufig. Generalisierte Blu-tungsneigung und neurologische Manifestationen gelten als prognostisch ungünstig. Die Entwick-lung von Schock, Lungen- und Nierenversagen be-dingt die hohe Letalität von 50 – 90 %.

Schwangerschaft/Neugeborenenperiode: Perinatale Ebolavirus-Infektionen sind mit extrem hoher Sterblichkeit der Mutter und des Neugeborenen belastet.

Vorkommen: Zentralafrika (Demokratische Republik Kongo und Republik Kongo), Westafrika (Gabon, Elfenbeinküste), Ostafrika (Sudan, Uganda).

Ätiologie

Mindestens 12 verschiedene 1-strängige RNA-Viren mit zahlreichen Serovarietäten und/oder Subspezies wurden als Erreger hämorrhagischer Fieber identifiziert. Nach der gegenwärtigen Nomenklatur werden sie 4 Familien zugerechnet: Arenaviridae, Bunyaviridae, Flaviviridae und Filoviridae (siehe Tab. **48**).

Die Erreger infizieren ihre jeweiligen Reservoire asymptomatisch, bei Wirtswechsel auf den Menschen verursachen sie zoonotische Erkrankungen. Alle Viren vermehren sich zunächst in Zellen des retikuloendothelialen Systems, wobei sie durch Infektion von dendritischen Zellen Immunsuppression bewirken können. Der weitere Organbefall führt zu unterschiedlich ausgeprägter Pathologie bei zum Teil geringem Gewebeschaden (Ausnahme: Filoviren, Gelbfieber-Hepatitis). Schwere Verläufe mit überschießender Zytokinantwort („cytokine storm") sind sepsisähnlich. Die hämorrhagische Diathese wird unterhalten durch „tissue factor"-Expression auf infizierten Makrophagen, verminderte Produktion von Gerinnungsfaktoren bei Leberbeteiligung, Interaktion von Gerinnungsfaktoren mit Zytokinen, virus- oder zytokinvermittelter Schädigung des Endothels sowie Thrombozytenfunktionsstörungen. Mit Ausnahme von Lassafieber kann bei allen anderen VHF eine disseminierte intravasale Koagulopathie vorliegen.

Epidemiologie

Virale HF kommen ubiquitär oder regional begrenzt vor und sind in tropischen Regionen endemisch, können aber importiert und (selten) zum Ausgangspunkt sekundärer Infektionen werden (Beispiel Marburg-Viruskrankheit).

Weltweit übertreffen Dengue- und möglicherweise Hantavirus-Infektionen (siehe S. 203 und S. 264) zahlenmäßig die übrigen Erkrankungen. Die Bedeutung des Lassafiebers wird unterschätzt – in Westafrika sterben jährlich bis zu 10 000 Personen an Lassavirus-Infektionen. Das Reservoir der wichtigsten Arena- und Bunyaviren sind Nager, insbesondere Ratten und Mäuse. Die Viren werden durch Inhalation oder direkten Kontakt mit Urin oder Speichel von chronisch infizierten Nagetieren übertragen (z. B. über Hautverletzungen). Das Vordringen der Nager in die Nähe menschlicher Siedlungen und berufliche Exposition, vor allem landwirtschaftliche Tätigkeit, erhöhen das Infektionsrisiko. Beispiele sind das argentinische HF, Hantavirus-Infektionen und das Rift-Valley-Fieber. Die wesentlichen Endemiegebiete verschiedener hämorrhagischer Fieber können Tab. **48** entnommen werden.

Das Reservoir von Dengue- und Gelbfieberviren sind Mücken der Gattung Aedes, als Amplifikationswirte dienen infizierte Menschen und Primaten während der Virämiephase. *Gelbfieber* ist im tropischen Afrika (zwischen 15°N und 10°S) und Südamerika verbreitet (Schwerpunkt in Bolivien, Brasilien, Ecuador, Kolumbien und Peru). In Asien ist Gelbfieber bisher nicht aufgetreten. Die epidemiologischen Voraussetzungen (vektorkompetente Mückenspezies) sind jedoch vorhanden.

Fledermäuse sind vermutlich das Reservoir der Filoviren in den Regenwäldern des tropischen Afrika. *Ebola*-Epidemien in der Elfenbeinküste, der Demokratischen Republik Kongo und Gabun zwischen 1994 und 1996 und die *Marburg*-Epidemie in Nordangola 2005 zeigten, dass aufgrund des sozialen Strukturwandels und der hohen Kontagiosität der Viren nicht nur ländliche, sondern auch städtische Zentren betroffen werden können. Filoviren werden durch engen, ungeschützten Kontakt übertragen. Sie sind hoch kontagiös bei parenteraler Inokulation. Das sekundäre Infektionsrisiko ist besonders hoch bei unmittelbaren Familienangehörigen, Krankenpflege- und Laborpersonal.

Generell sind nosokomiale Infektionen ein Problem bei Arena- und Filoviren sowie bei Krim-Kongo-Fieber (Bunyaviren). Hauptendemiegebiete, natürliches Reservoir und Übertragungsmodi der HF-Erreger sind in Tab. **48** zusammengefasst.

Die **Inkubationszeiten** sind in der Regel kurz (Tage), siehe Tab. **49**.

Diagnose

„Hämorrhagisches Fieber" ist eine *klinische* Diagnose, die bereits bei Verdacht meldepflichtig ist. Dieser Verdacht erfordert eine sofortige Rücksprache mit dem RKI (Tel. 0 30 18 75 40). Ebenso wichtig wie bei anderen tropischen Erkrankungen ist die Erhebung einer genauen Anamnese unter Berücksichtigung der individuellen Risikofaktoren (Reisestil), der geografischen Risikofaktoren (Endemiegebiete) und der Inkubationszeit. Die Verdachtsdiagnose ist zu stellen, wenn:

- der Patient innerhalb der Inkubationszeit aus einem Endemiegebiet kommt,
- anamnestisch Kontakt mit einem Vektor (Nagetier, Mücke, Zecke, Affe) oder einem VHF-Patienten erhoben wird,
- Fieber > 38,5 °C, Blutungsneigung, Ödeme und/oder ZNS-Symptome vorliegen,
- Transaminasenerhöhung, Leuko- und Thrombozytopenie und/oder Thrombozytenfunktionsstörungen und Hämokonzentration gefunden werden.

Die spezifische Diagnose erfordert die Isolierung des Virus aus Blut während der akuten, febrilen Phase (Zellkultur) oder den Nachweis von Virusantigen bzw. Virus-RNA (RT-PCR) in Blut oder Gewebe. Die serologische Diagnose erfolgt über den Nachweis virusspezifischen IgMs, z. B. im IgM-capture-ELISA. Bei fulminanten Verläufen mit letalem Ausgang werden jedoch häufig keine Antikörper gebildet. Hohe Antikörpertiter bzw. ein 4-facher Titeranstieg in gepaarten Serumproben in der Immunfluoreszenz und im Hämagglutinationstest sprechen ebenfalls für eine kürzlich erfolgte Infektion. Die Diagnostik der Gelbfieber-Infektion stellt eine Ausnahme dar, da hier aufgrund internationaler Konvention der Nachweis spezifischer IgM-Antikörper in einer einzigen Blutprobe beweisend ist. In endemischen Gebieten wird die Diagnose eines einzigen Patienten zudem mit einer Epidemie gleichgesetzt.

Plasma aus der Akutphase sollte asserviert und für die spätere Virusisolierung bei –80 °C oder darunter aufbewahrt werden. Einige Erreger dieser Krankheitsgruppe, vor allem Arena-, Krim-Kongo- und Filoviren, können gefährliche Laborinfektionen hervorrufen. Der Umgang mit potenziell infektiösem Material erfordert daher strenge Sicherheitsvorkehrungen.

Es muss eine Isolierung des Patienten im Einzelzimmer, möglichst mit Schleuse, am besten in Räumen mit Unterdruck und Schleuse, erfolgen. Die Regeln des „barrier nursing" (Schutzkittel und -brille, Handschuhe, Mundschutz [möglichst Filterklasse P3]) müssen strikt eingehalten werden. Alle Körpersekrete, vor allem Blut, sind als infektiös zu betrachten. Auf entsprechende Desinfektion (alkoholische Desinfektionsmittel ausreichend) und Entsorgung ist zu achten.

Der Versand von nicht inaktiviertem Untersuchungsmaterial muss entsprechend der gesetzlichen Bestimmungen für den Transport von Gefahrgut erfolgen. Für Deutschland relevante Vorschriften und Empfehlungen finden sich auf der Internetseite des Robert Koch-Institutes (www.rki.de).

Therapie

Die symptomatische Behandlung zielt auf den Ausgleich von Flüssigkeits- und Elektrolytverlusten. Kapillarschaden und drohender Kreislaufkollaps erfordern eine rasche, ggf. intensivmedizinische Behandlung. Ribavirin ist wirksam bei Infektionen durch Arenaviren, besonders Lassafieber und argentinisches hämorrhagisches Fieber, und durch Bunyaviren, vor allem Hantaan-HFRS (siehe S. 268) und Krim-Kongo-HF (Evidenzgrad IV). Der frühzeitige Therapiebeginn ist entscheidend: 1×30 mg/kgKG intravenös gefolgt von 15 mg/kgKG alle 6 Stunden für 4 Tage, anschließend 7,5 mg/kgKG alle 8 Stunden für weitere 6 Tage. Ribavirin kann zerebrale Krampfanfälle induzieren. Ein im Tierversuch wirksamer Inhibitor der „tissue factor"-initiierten Blutgerinnung befindet sich derzeit in klinischer Prüfung bei Ebola-Infektion. Azetylsalizylsäure (Aspirin) ist bei allen Infektionen mit VHF-Erregern kontraindiziert wegen der erhöhten Blutungsneigung. Kortikosteroide werden nicht empfohlen (Evidenzgrad I).

Prophylaxe

Mücken- und Zeckenstiche können durch schützende Kleidung, Insektenvertreibungsmittel und Moskitonetze reduziert werden. Die Vektorkontrolle wird durch das Versprühen von Insektiziden und die Dezimierung von infizierten Nagern mit wechselndem Erfolg versucht. Zerstörung oder Abdichtung von Mückenbrutplätzen (Frischwasserreservoirs) oder Einsatz von Larviziden im Trinkwasser kann Dengue- und Gelbfieber wirkungsvoll eingrenzen. Wegen des Risikos der Übertragung zoonotischer Erreger sollte bei Reisen in die Tropen der Kontakt mit Tieren (gesund, krank oder tot) generell vermieden werden.

■ Aktive Immunisierung

Die Gelbfieber-Impfung (17 D) ist zurzeit die einzige, generell verfügbare und empfohlene Impfung (siehe Tab. 49). Sie vermittelt einen lang andauernden Schutz, der 10 Tage nach der Impfung beginnt. Der subkutan injizierte Lebendimpfstoff enthält geringe Mengen von Hühnereiweiß. Die Impfung ist für viele Endemiegebiete vorgeschrieben und sollte in Abhängigkeit von der aktuellen epidemiologischen Gelbfieber-Situation auch bei Reisen in

Länder angeboten werden, die offiziell gelbfieberfrei sind, aber zum endemischen Gelbfieber-Gürtel gehören (z. B. Gambia, Senegal).

Wegen des Risikos einer vakzineassoziierten Enzephalitis sollen Säuglinge unter 6 Monaten nicht geimpft werden, und Säuglinge zwischen 7 und 9 Monaten nur bei hohem Expositionsrisiko. Bei Schwangeren wird die Impfindikation streng gestellt, jedoch sind Fetopathien bisher nicht dokumentiert.

Bei Hühnereiweißallergie werden Hauttests vor der Impfung empfohlen (siehe Beilage des Impfstoffherstellers) und, bei verminderter Impfdosis, ggf. die Testung auf neutralisierende Antikörper.

Schwere Nebenwirkungen bis hin zu Multiorganversagen sind beschrieben worden und die Häufigkeit ernster Vorfälle wird auf 1:400 000 Impfungen geschätzt. Der einzige bisher identifizierte Risikofaktor für diese sehr seltenen Nebenwirkungen ist Alter > 60 Jahre.

Die Entwicklung von Impfstoffen gegen andere HF-Viren ist vielversprechend, jedoch gegenwärtig noch im experimentellen Stadium.

■ Patienten

Zur Vermeidung nosokomialer Infektionen bei Lassa- und Krim-Kongo-Fieber, Marburg-Krankheit und Ebola-HF müssen Patienten für die Dauer der Erkrankung strikt isoliert werden. Das Risiko der Ansteckung ist am größten bei Patienten mit spontanen Blutungen oder Affektionen der Atemwege. Auch Infektionen über die Muttermilch sind beschrieben. Geeignete Schutzvorkehrungen für das medizinische Personal sind essenziell, insbesondere Schutzkittelpflege, Schutzhandschuhe und Mund-Nasen-Schutz (siehe S. 57, Tab. **20**).

Personen mit Gelbfieber-Verdacht müssen in den Tropen zur Eindämmung der weiteren Übertragung in moskitosicheren Räumen oder unter Netzen isoliert werden.

■ Kontaktpersonen

Für enge Kontaktpersonen, bei Nadelstichverletzungen oder wenn eine direkte Kontamination mit Sekreten von Patienten mit Lassa- oder Krim-Kongo-Fieber stattgefunden hat, werden die prophylaktische (orale) Gabe von Ribavirin (30 mg/kgKG/Tag in 4 Einzeldosen über 10 Tage; Erwachsene 2 g/Tag in 4 Einzeldosen), tägliches Fiebermessen für 21 (Lassa, Ebola) bzw. 14 Tage (Krim-Kongo-HF) und die Vermeidung von engem Kon-

takt empfohlen. Alle Arenaviren sind als Aerosole hoch infektiös und stellen eine unmittelbare Gefahr für das Laborpersonal dar. Blut und Gewebe von Krim-Kongo-HF-, Rift-Valley-HF- und filovirusinfizierten Menschen oder Tieren sind ebenfalls hoch kontagiös.

■ Meldepflicht

Es gelten § 6 und 7 IfSG: Namentliche Meldung an das Gesundheitsamt durch den behandelnden Arzt innerhalb von 24 Stunden bei Verdacht, Erkrankung oder Tod durch virusbedingtes hämorrhagisches Fieber. Meldung durch das Labor bei direktem oder indirektem Nachweis von Erregern hämorrhagischer Fieber (siehe auch S. 261).

Zutrittsbeschränkungen einschließlich Personen aus einer Wohngemeinschaft mit Erkrankung oder Verdacht siehe S. 57 Tab. **18**.

Literatur

Bernhard-Nocht-Institut für Tropenkrankheiten. http://www2.bni.uni-hamburg.de/; Stand: Oktober 2008

Centers for Disease Control and Prevention (CDC). (Informationen zu Impfungen, endemischen Krankheiten und Epidemien, Gesundheitsregulation usw. einschl. Hinweisen für Kinder). http://wwwn.cdc.gov/travel/contentYellowBook.aspx; Stand: Oktober 2008

Centers for Disease Control and Prevention (CDC). Yellow Fever Vaccine Recommendations of the Advisory Committee on Immunization Practices (ACIP), 2002. http://www.cdc.gov/mmwr/preview/mmwrhtml/rr5117a1.htm; Stand: Oktober 2008

Robert Koch-Institut. http://www.rki.de; Infektionskrankheiten A–Z. (Darstellungen spezifischer Krankheitsbilder und Situationsberichte). Stand: Oktober 2008

Weltgesundheitsorganisation. Haemorrhagic fevers, viral. (Allgemeine Informationen und spezielle „fact sheets" über [virale] hämorrhagische Fieber [nach Erreger, Regionen etc.] und aktuelle Epidemien). http://www.who.int/topics/haemorrhagic_fevers_viral/en/; Stand: Oktober 2008

 Koordinator:
M. Bitzan

Mitarbeiter:
H. W. Kreth, J. ter Meulen, H. Schmitz

Hantavirus-Infektionen

■ Krankheitsformen

Hämorrhagisches Fieber mit renalem Syndrom (HFRS), Nephropathia epidemica (NE), Hantavirus-pulmonales Syndrom (HPS), Hantavirus-kardiopulmonales Syndrom (HCPS).

Klinisches Bild

Das **hämorrhagische Fieber mit renalem Syndrom** (HFRS) ist klinisch durch die Trias Fieber, Hämorrhagien und Nierenversagen definiert. Der Verlauf ist komplex und besteht aus 5 Phasen. Die Schwere der Erkrankung variiert mit dem auslösenden Hantavirus und ist demzufolge abhängig vom natürlichen Wirt des jeweiligen Virus und der geografischen Region, in der er vorkommt (siehe Tab. 50). Das „klassische" HFRS, an dem während des Koreakrieges etwa 3000 UN-Soldaten erkrankten, wird durch das Hantaanvirus verursacht. Eine mildere Form der Hantavirus-Infektion ist in Skandinavien seit den 1930er-Jahren als *Nephropathia epidemica* bekannt (NE).

Hämorrhagisches Fieber mit (kardio-)pulmonalem Syndrom. In den vergangenen 10 Jahren wurden schließlich verschiedene Hantaviren als Erreger des hämorrhagischen Fiebers mit (kardio-)pulmonalem Syndrom (HPS, HCPS) identifiziert, das auf Nord- und Südamerika begrenzt ist.

Das HFRS beginnt akut mit hohem Fieber, Schüttelfrost und Lethargie, Kopfschmerzen, Bauch- und Rückenschmerzen, Schwindelgefühl, Benommenheit und Sehstörungen, Haut- und Schleimhautblutungen oder Petechien und einem Erythem der oberen Körperhälfte. Gegen Ende der 1. Woche können konjunktivale Blutungen, Epistaxis, Melena und Metrorrhagien auftreten. Die *2. Phase* (Tage 5 – 8) beginnt mit akutem Blutdruckabfall und Thrombozytopenie. Sie dauert wenige Stunden bis Tage und kann zu irreversiblem Schock führen. Typische Laborbefunde sind neutrophile Leukozytose $> 20 \times 10^9$/l mit Linksverschiebung, Anämie und Thrombozytopenie $< 30 \times 10^9$/l, Anstieg von C-reaktivem Protein (CRP) und Serumtransaminasen, und Gerinnungsstörung mit intravasalem Faktorenverbrauch, Prothrombin- und partieller Thromboplastinzeitverlängerung und Fibrinogenspaltproduktvermehrung. Die *3., oligurische Phase* (Tage 9 – 12) ist durch eine akute tubulointerstitielle Nephritis und Nierenversagen mit obligat tubulärer Proteinurie und Hämaturie gekennzeichnet, gelegentlich mit Lungenödem oder ARDS. Die Nierenfunktion bessert sich bei den überlebenden Patienten in der Regel nach 3 – 10 Tagen mit Übergang in die polyurische Phase. Chronische Niereninsuffizienz ist selten. Das komplette Bild des HFRS mit Haut-, Schleimhaut- und internen Blutungen tritt nur bei einem Drittel der Patienten mit Hantaanvirus-Infektion auf (Tage 13 – 21). Die Letalität des durch Hantavirus-Infektion bedingten HFRS beträgt 5 – 20 %. Todesursachen sind Nieren- und Kreislaufversagen, zerebrovaskuläre Blutung/Hirnödem oder Lungenödem.

Die **Nephropathia epidemica** (NE) ist eine Form des HFRS, die in der Regel milder als das klassische (ostasiatische) HFRS verläuft. Sie imponiert als 2-phasige grippeähnliche Krankheit. Häufige Symptome sind Fieber, kolikartige, oft einseitige Flankenschmerzen, Übelkeit und Diarrhö, Kopfschmerzen und Genickstarre, gelegentlich mit Sehstörungen (Myopie, Fotophobie) und konjunktivalen Einblutungen. Transiente Proteinurie (0,1 – > 20 g/l) und Mikrohämaturie werden fast immer gefunden, generalisierte Blutungsneigungen extrem selten. Akutes oligurisches Nierenversagen tritt im Mittel nach 7 (3 – 19) Tagen auf mit generell mäßigem Anstieg von Serumkreatinin, CRP und Leukozytenzahl, und Thrombozytopenie $< 100 \times 10^9$/l sowie tubulärer Proteinurie mit Vermehrung von α-1-Mikroglobulin im Urin. Histologisch findet sich eine interstitielle Nephritis mit mononukleärem Infiltrat und, gelegentlich, interstitieller (medullärer) Hämorrhagie. Bei unkompliziertem Verlauf ist in der Regel eine Nierenbiopsie nicht erforderlich. Dialyse ist in < 10 % der Fälle indiziert. Die Letalität ist < 1 %. NE wird in der Regel durch Infektionen mit dem Puumalavirus ausgelöst. In jüngerer Zeit wurden in Deutschland auch ähnliche Krankheitsbilder nach Infektion mit Dobravaviren beschrieben.

Bei Kindern mit HFRS/NE stehen initial Fieber, Kopf- und Halsschmerzen, Myalgien, gastrointestinale Symptome mit Bauch- und Flankenschmerzen, Erbrechen, Oligurie und Bluthochdruck im Vordergrund. Haut- und Schleimhautblutungen

Tabelle **50**   Epidemiologie der Hantavirus-Infektionen und klinische Korrelation.

Virus[1]	Endemiegebiete	Schweregrad	Natürlicher Wirt[2]
hämorrhagisches Fieber mit renalem Syndrom (HFRS) einschl. Nephropathia epidemica			
Puumala(PUUV)	Europa	leicht	Rötelmaus (Clethrionomys glareolus)
Dobrava[2] (DOBV)			
DOBV-Af	Südosteuropa (Balkan)	mäßig	Gelbhalsmaus (Apodemus flavicollis)
DOBV-Aa	Mitteleuropa	leicht/mäßig	Brandmaus (A. agrarius)
DOBV-Ap	Russland (Schwarzmeergebiet)	leicht/mäßig	Schwarzmeer-Waldmaus
Hantaan[3] (HTNV)	Ostasien (China, Korea, Ostsibirien)	schwer	Brandmaus (A. agrarius)
Seoul[4] (SEOV)	Ostasien, seltener weltweit	mäßig	Ratten (Rattus norvegicus, R. rattus)
Hantavirus-pulmonales Syndrom (HPS)			
Sin Nombre[5] (SNV)	Nordamerika	schwer	Weisspfötchenmäuse (Peromyscus spp.)
Andes[6] (ANDV)	Südamerika	schwer	Reisratte (Oligoryzomys longi-caudatus)

[1] Auswahl aus der Gruppe humanpathogener Hantaviren
[2] Generell weisen die verschiedenen Hantaviren eine ausgeprägte Wirtsspezifität auf. DOBV-Subspezies kommen mit unterschiedlichen Wirtsspezies assoziiert vor und möglicherweise unterschiedlicher Schwere der klinischen Symptomatik.
[3] HTNV-Infektionen sind auch als „koreanisches" oder „epidemisches hämorrhagisches Fieber" bekannt.
[4] weltweite Verbreitung mit dem Wirt, Rattus norvegicus, vor allem in Hafenstädten
[5] Weitere Fälle von HPS, z. T. auch mit (stärkerer) renaler Beteiligung, durch andere nordamerikanische Hantaviren wurden beschrieben, z. B. New-York-Virus, Monogahela-Virus, Bayou-Virus und Black-Creek-Canal-Virus.
[6] In Südamerika werden zunehmend Fälle von HPS berichtet, die nicht nur durch Andes-Virus (Chile, Argentinien, Bolivien), sondern auch durch weitere durch Neuweltmäuse (Sigmodontinae) übertragene Viren hervorgerufen werden, z. B. Choclo-Virus (Panama), Juquitiba-Virus (Brasilien), Laguna-Negra-Virus (Paraguay, Bolivien), Lechiguanas-Virus (Argentinien), Oran-Virus (Argentinien) und Rio-Mamore-Virus (Peru).

(Petechien, gastrointestinale Blutungen) schweres Nierenversagen sind die Ausnahme. Es muss angemerkt werden, dass Kinder relativ selten an HFRS erkranken und dass auch die Seroprävalenz (Vorkommen von Hantavirus-Antikörpern) im Kindesalter noch gering ist.

Das **Hantavirus-pulmonale-Syndrom (HPS)** ist die typische Krankheitsform in Nord- und Lateinamerika durch dort endemische Hantaviren (siehe Tab. 50). Die oft akut, in bis zu 50 % tödlich verlaufende Erkrankung ist charakterisiert durch Fieber und Myalgien, Schüttelfrost, gastrointestinale Symptome wie Übelkeit, Erbrechen, Bauchschmerzen und Diarrhö gefolgt von Dyspnoe, Thrombozytopenie, Kreislaufinstabilität und Lungenödem. Trotz verlängerter PTT und PT sind manifeste Blutungen selten. Eine renale Beteiligung mit tubulärer Proteinurie und/oder Hämaturie, aber nur geringer Nierenfunktionseinschränkung, findet sich bei etwa 50 % der Patienten. HPS kommt in Europa nur als importierte Erkrankung vor.

Ätiologie

HFRS und HPS werden durch einzelsträngige RNA-Viren aus der Familie der Bunyaviridae, Genus Hantavirus, hervorgerufen. Hantaviren variieren hinsichtlich der geografischen Verteilung, des spezifischen Nagetierreservoirs und des Verlaufs der assoziierten Erkrankung. Die in Nord- und Mitteleuropa endemischen Hantaviren, Puumala und verschiedene Dobrava-Subtypen, sind die Erreger des europäischen HFRS (NE). Details sind in Tab. 50 aufgeführt.

In vitro führen Hantaviren nur zu geringer Zellschädigung. Im Patienten beeinflussen sie vor allem die Funktion der Endothelzellen und induzieren Infiltrate aus aktivierten (CD8$^+$-)T-Zellen, Monozyten und Makrophagen im Interstitium. Der akute Krankheitsbeginn und das geringe Ausmaß nachweisbarer Gewebeschädigung korrelieren mit der Aktivierung proinflammatorischer und vasoaktiver Substanzen.

HFRS und HPS hinterlassen wahrscheinlich eine lang andauernde, zell- und antikörpervermittelte Immunität und Schutz vor erneuter Erkrankung.

Epidemiologie

Hantaviren sind in weiten Gegenden Eurasiens endemisch. Bekannte europäische Endemiegebiete sind Skandinavien, der europäische Teil der ehemaligen Sowjetunion und der Balkan, vor allem Serbien und Nordgriechenland. Zunehmend werden Fälle auch aus Deutschland, der Tschechischen Republik, der Slowakei, Belgien und Nordfrankreich berichtet. Mit 1687 gemeldeten Erkrankungen gehörten Hantavirus-Infektionen im Jahr 2007 zu den 5 häufigsten meldepflichtigen Viruserkrankungen in Deutschland.

Während Hantavirus-Infektionen in Nord- und Mitteleuropa (meist durch Puumulavirus, zunehmend auch Dobrava-Subtypen) in der Regel leicht(er) verlaufen, sind schwere Formen mit Todesraten bis zu 12 % vor allem im ehemaligen Jugoslawien beschrieben worden. Auf dem Balkan sind Dobrava- und Puumalaviren endemisch. HFRS-Epidemien wurden u. a. aus der Schwäbischen Alb, dem belgisch-französischem Grenzgebiet und aus Bosnien-Herzegowina und Kroatien berichtet.

Das Reservoir der Hantaviren sind in der Regel Nagetiere der Muridae-Unterfamilien Murinae (DOBV, HTNV, SEOV), Arvicolinae (PUUV) und Sigmodontinae (SNV, ANDV). Weitere Wirte, z. B. Bisamratten, können infiziert sein. Hantaviren sind an spezifische Nager adaptiert, bei denen sie eine vermutlich symptomlose, chronische Infektion verursachen. Die enge Virus-Wirt-Beziehung erklärt die regionalen Unterschiede in den klinischen Erscheinungsformen. Die Übertragung geschieht über Exkremente, insbesondere Urin. Die Inzidenz ist höher in ländlichen Gegenden. Wahrscheinlich bedingt durch Exposition und berufliche Tätigkeiten, sind Männer häufiger als Frauen betroffen (2:1 bis 3,5:1), bevorzugt zwischen 20 und 49 Jahren. Infektionen treten zu jeder Jahreszeit auf mit einem Gipfel im Herbst. Es wird angenommen, dass die Infektion in bis zu 90 % der Fälle asymptomatisch verläuft. Hantaviren werden nicht von Mensch zu Mensch übertragen. Eine mögliche

Ausnahme ist das Andesvirus, für das einzelne Fälle einer Übertragung zwischen Menschen beschrieben wurden. Für Laborpersonal besteht Infektionsgefahr durch Kontakt mit Material von Patienten oder infizierten Versuchstieren.

Die **Inkubationszeit** wird mit 10 – 30 Tagen angegeben.

Diagnose

Wenn eine Leptospirose (schwerer Ikterus) ausgeschlossen ist, lässt sich die Verdachtsdiagnose HFRS gelegentlich aufgrund der klinischen und epidemiologischen Angaben stellen, jedoch ist das klinische Bild oft unvollständig und die Symptome nicht spezifisch. Die Virusanzucht ist schwierig und meist erfolglos. Infolgedessen gewinnt der Nachweis virusspezifischer Nukleinsäuren in Blut, Speichel oder Urin und Gewebeproben mittels Polymerase-Kettenreakion (RT-PCR), ggf. mit nachfolgender Sequenzierung, zunehmende Bedeutung. Die Virämiephase bei HFRS-Patienten ist jedoch sehr kurz, sodass der Nachweis von viraler RNA aus dem Blut nur während der akuten Phase und auch hier nur bei einem Teil der Patienten gelingt. Zur retrospektiven Diagnostik bieten sich immunhistologische Techniken an, z. B. in fixiertem Gewebe.

Die Diagnose wird daher in der Regel serologisch durch den Nachweis spezifischer IgM- oder IgG-Antikörper mittels Enzymimmunoassay (ELISA) oder Western-Blot gestellt unter Verwendung von (rekombinanten) Nukleokapsid-(N-) Proteinen als diagnostischem Antigen oder mittels indirektem Immunfluoreszenztest. Dabei muss in Europa sowohl mit Puumala- als auch mit Dobrava-Antigenen getestet werden. Die Mehrzahl hantavirusinfizierter Patienten hat bereits bei Beginn der klinischen Symptome nachweisbare IgM-Antikörper. IgG-Antikörper werden in 80 – 90 % der in den ersten 5 Tagen entnommenen Serumproben gefunden. Der IgM-Nachweis ist vor allem in Endemiegebieten wichtig wegen der Prävalenz virusspezifischen IgGs.

Man beachte, dass mit hochsensitiven Tests IgM-Antikörper noch bis zu 2 Jahre nach der Erkrankung nachgewiesen werden können. Mit zunehmendem Wissen um die Epidemiologie der Hantaviren wird es möglich und nötig sein, trotz der ausgeprägten Kreuzreaktionen vor allem zwischen den Viren der Hantaan-Gruppe (HTNV/ SEOV/DOBV) virusspezifische Antigene einzubeziehen. Zur definitiven Differenzierung von Hantavirus-Antikörpern müssen aufwendige Neutralisationstests durchgeführt und/oder auf RT-PCR-Ergebnisse zurückgegriffen werden.

Zusammenfassend soll festgestellt werden, dass die akute Infektion laborseitig durch Nachweis von IgM oder signifikantem Titeranstieg (Serumpaar) von IgG diagnostiziert wird. In Nichtendemiegebieten wird schon der 1-malige gesicherte Nachweis von IgG im Zusammenhang mit der klinischen Symptomatik als beweisend für die Infektion angesehen. Die Bestätigung von ELISA-Daten durch ein unabhängiges Verfahren zum Antikörpernachweis (Immunoblot, IFA) wird empfohlen.

Therapie

Die Behandlung konzentriert sich auf die Beherrschung von Blutungen, die Stabilisierung des Kreislaufs und die Korrektur der Folgen der akuten Niereninsuffizienz. Patienten sollten frühzeitig in ein Zentrum mit allen Möglichkeiten der intensivmedizinischen und Nierenersatztherapie verlegt werden.

Eine wirksame antivirale Therapie des HFRS ist mit Ribavirin möglich. In einer prospektiven, randomisierten, plazebokontrollierten Studie zwischen 1985 und 1987 an 242 chinesischen Patienten mit serologisch gesichertem HFRS führte eine frühzeitige intravenöse Ribavirin-Therapie zur signifikanten Senkung der Inzidenz von Nierenversagen, hämorrhagischen Komplikationen und Letalität. Der „loading dose" mit 30 mg/kgKG folgte die Gabe von 15 mg/kgKG alle 6 Stunden über 4 Tage, dann 8 mg/kgKG alle 8 Stunden über weitere 3 – 6 Tage. Ribavirin wurde über 30 Minuten intravenös infundiert.

Systemische Ribavirin-Therapie kann dosisabhängig zu einer reversiblen hämolytischen Anämie und Knochenmarksuppression führen. Der Nutzen der virostatischen Therapie bei der in der Regel leichteren mitteleuropäischen Form des HFRS (NE) und beim HPS ist nicht bewiesen. Interferon-α scheint das Risiko der Hämorrhagien, nicht jedoch die Letalität zu beeinflussen.

Die überstandene Infektion führt wahrscheinlich zu virustypspezifischer, lang anhaltender Immunität.

Prophylaxe

Aktive oder passive **Impfstoffe** stehen in Europa bisher nicht zur Verfügung. Südkorea hat 1992 eine Hantaanvirus-Vakzine aus formalininaktiviertem Hirnextrakt von infizierten Mäusen (Hantavax) in das nationale Impfprogramm aufgenommen (2 Dosen im Abstand von 1 Monat, Auffrischimpfung nach 12 Monaten; über 6 Mio. Dosen verimpft). Nach der 2. und 3. Dosis wurden neutralisierende Antikörper nur bei 17% bzw. 33 – 50% der freiwilligen Impflinge erzielt. Adäquate, kontrollierte und randomisierte Studien fehlen bisher. Der Schutzeffekt in der Bevölkerung ist unbekannt und Kosten-Nutzen-Analysen stehen noch aus. Zwar wurde derselbe Impfstoff während der Jahre 1996 – 1998 in einer Feldstudie im früheren Jugoslawien mit „gutem Erfolg" an insgesamt 3900 Probanden getestet, erhebliche methodische Mängel mindern jedoch den Wert dieser Untersuchung.

Phase-1- und Phase-2-Studien mit einem rekombinanten Vakzinia-Lebendimpfstoff mit HTNV-Membranglykoproteinen G1 und G2 und dem Nukleokapsidantigen zeigten, dass die Impfung bei 72% der gesunden, vakziniaungeschützten Freiwilligen neutralisierende Antikörper induzierte, die jedoch nur 3 – 6 Monate nachweisbar waren. Eine Schutzwirkung gegenüber der in Mitteleuropa vorherrschenden NE durch Puumula- und Dobrava-Virus ist mit keinem der oben genannten Impfstoffe zu erwarten.

Erste tierexperimentelle Studien zeigen, dass eine passive Immunisierung mit hantavirusspezifischen (monoklonalen) Antikörpern die Induktion von Zytokinen und Krankheitssymptomen mildert.

Die **Expositionsprophylaxe** (Vermeidung des Kontaktes mit Mäusen und deren Ausscheidungen) ist von zentraler Bedeutung für die Verhinderung von Infektionen mit Hantaviren. Dazu gehört die Bekämpfung von Mäusen innerhalb und in der Umgebung menschlicher Wohn- und Arbeitsplätze. Bei Tätigkeit in Räumlichkeiten, in denen Mäuse gehaust haben können (z. B. Stallungen, Schuppen, Reinigung von Sommerhäusern nach der Winterpause) sollten Einweghandschuhe und möglichst Mundschutz getragen werden; eine Aufwirbelung von Staub bei der Entfernung von Mäusekot oder Nestmaterial ist zu vermeiden. Beim Aufenthalt im Freien (z. B. Camping, Tätigkeit in Wald und Feld) sollten ebenfalls Kontakte mit Mäusenestern und Mäuseausscheidungen vermieden werden. Weitere Maßnahmen sind die sichere Aufbewahrung von Nahrungsmitteln innerhalb und außerhalb menschlicher Wohnungen sowie die Desinfektion und Entsorgung von gefangenen bzw. toten Mäusen. Einzelheiten können einem gemeinsamen Informationsblatt des Nationalen Konsiliarlaboratoriums für Hantaviren an der Charité und des Robert Koch-Institutes entnommen werden.

Schwangerschaft. Die Zahl publizierter Fälle von Hantavirus-Infektionen in der Schwangerschaft ist gering und lässt keine zuverlässige Risikoeinschätzung zu. Letale Verläufe sind wahrscheinlich selten, jedoch muss bei diaplazentaren Infektionen mit fetalen Komplikationen gerechnet werden. Berichtet wurden vaginale Blutungen, spontaner Abort, Frühgeburt mit Atemnotsyndrom und Tod des Neugeborenen unmittelbar nach der Geburt. Bei der Mehrzahl der (wenigen) Fälle von Puumulavirus- und Hantaanvirus-Infektion während der Schwangerschaft wurden jedoch keine offensichtlichen Auswirkungen auf den Feten oder das Neugeborene dokumentiert.

Meldepflicht nach § 6 und 7 IfSG: Namentliche Meldung an das Gesundheitsamt innerhalb von 24 Stunden durch das Labor bei direktem oder indirektem Nachweis einer akuten Infektion durch Hantaviren (siehe S. 57).

Literatur

Centers for Disease Control and Prevention. Hantavirus Pulmonary Syndrome (HPS). http://www.cdc.gov/ncidod/diseases/hanta/hps/; Stand: Juli 2008

European Network for Diagnostics of „Imported" Viral Diseases (ENIVD). http://www.enivd.de/VHFDISEASES/fs_vhfdiseases.htm; Stand: Juli 2008

Konsiliarlaboratorium für Hantaviren (Institut für Virologie der Charité). Wie vermeide ich Hantavirusinfektionen? http://www.charite.de/virologie/hanta-praev.pdf; Stand: Oktober 2008

Robert Koch-Institut. http://www.rki.de; Infektionskrankheiten A–Z. Hantavirus-Infektionen. Stand: Oktober 2008

 Koordinator:
M. Bitzan

Mitarbeiter:
J. H. H. Ehrich, D. H. Krüger, H. Schmitz

Helicobacter-Infektionen

Helicobacter-pylori-Infektion

Klinisches Bild

Primärinfektionen des Menschen mit H. pylori finden ganz überwiegend im Kindesalter statt. Die akute Erkrankung beginnt mit einer superfiziellen Gastritis. Diese kann in eine chronisch-aktive Antrumgastritis mit Entstehung peptischer Ulzera übergehen. Die 2., wesentlich seltenere klinische Form führt zu einer atrophischen, korpusdominierten Gastritis mit im Erwachsenenalter erhöhtem Malignomrisiko (Adenokarzinom und MALT-Lymphom des Magens). Symptomatologisch verlaufen H.pylori-Infektionen heterogen. Die Majorität der infizierten Kinder bleibt trotz einer histologisch nachweisbaren Gastritis symptomfrei. 10 – 20 % entwickeln Symptome: dyspeptische Oberbauchschmerzen, Übelkeit, Nüchternbrechen, Hämatemesis, Gewichtsstillstand bzw. -abnahme, Eisenmangelanämie. Ein enteraler Proteinverlust gehört zu den nur selten beschriebenen Symptomen. 10 – 15 % der Besiedelten haben lebenslang keine Symptome.

Inwieweit eine H.pylori-Eradikationstherapie eine gastroösophageale Refluxkrankheit begünstigt, muss wegen fehlender Studien bei Kindern und differierender Studienergebnisse bei Erwachsenen offen bleiben.

Die bei Kindern häufigen rezidivierenden Bauchschmerzen sind a priori nicht auf eine chronische H.pylori-Infektion zurückzuführen.

Ätiologie

H. pylori ist ein gramnegatives, Urease produzierendes Spiralbakterium mit angerundeten Enden und 4 – 6 unipolaren Geißeln. Es besiedelt ausschließlich die Magenschleimhaut, besitzt die Fähigkeit zur meist lebenslangen Persistenz und ist mikroaerophil kultivierbar (Spiralform). Die kokkoide Form ist in vitro avital. Die genetische Variabilität ist groß.

Epidemiologie

H.pylori-Infektionen kommen ubiquitär, allerdings mit erheblichen geografischen Häufigkeitsunterschieden vor. Die höchsten Prävalenzraten findet man in Osteuropa, Asien und Südamerika (> 80 % der Bevölkerung). In entwickelten Industrienationen begünstigen beengte Lebensverhältnisse, Heimunterbringung und niedriger sozioökonomischer Status die Infektion. Die Übertragung erfolgt überwiegend intrafamiliär gastrooral oder fäkaloral. Das natürliche Reservoir ist der Mensch. Infektionen durch Keimübertragung von Haustieren, Fliegen, Lebensmitteln und auch Trinkwasser sind in unseren Breiten nur hypothetisch.

Die **Inkubationszeit** ist nicht bekannt.

Diagnose

Ziel der H.pylori-Diagnostik ist die Suche nach einer organischen Ursache für ein mit der Infektion korrelierendes Symptom, z. B. eine Eisenmangelanämie, die differenzialdiagnostisch noch unklar geblieben ist. Bei den häufigen rezidivierenden Bauchschmerzen im Kindes- und Jugendalter besteht keine primäre Indikation zur Suche nach H. pylori. Wird bei Kindern mit einer Oberbauchsymptomatik aus diagnostischen und/oder differenzialdiagnostischen Gründen eine Gastroduodenoskopie durchgeführt, sollten Biopsien für Histologie und ggf. Urease-Schnelltest sowie mikrobiologische Kultur gewonnen werden. Ein invasiver oder nicht invasiver diagnostischer Test auf eine H.pylori-Infektion sollte bei Kindern und Jugendlichen nur durchgeführt werden, wenn eine Symptomatik wie bei Gastritis oder Ulkus (z. B. epigastrischer Schmerz mit Besserung nach Nahrungsaufnahme) vorliegt und im Falle eines positiven Testergebnisses eine Therapie vorgesehen ist. Ein nicht invasiver diagnostischer Test auf H. pylori bei asymptomatischen Kindern und Jugendlichen sollte allein aufgrund einer jetzigen oder früheren H.pylori-Infektion bei Personen einer Hausgemeinschaft nicht durchgeführt werden.

Für die Langzeitprognose ist die Kontrolle des Erfolges einer Eradikationstherapie durch einen nicht invasiven Test wichtig.

■ ¹³C-Harnstoff-Atemtest

Der Test hat eine Sensitivität und Spezifität von jeweils > 96 % und ist nach wie vor die Methode der Wahl für Kinder > 5 Jahren. Er wird mit stabil markiertem ^{13}C-Harnstoff durchgeführt. H. pylori ist bei sonst Gesunden die einzige Ureasequelle im Magen. Die bakterielle Urease spaltet den oral zugeführten markierten Harnstoff und $^{13}CO_2$ kann in der aufgefangenen Exspirationsluft gemessen werden.

Vorteilhaft sind die einfache Durchführung und die hohe diagnostische Sicherheit für Erstdiagnose und Therapiekontrolle. Neben der apparativ aufwendigen Massenspektroskopie steht mit der Infrarotspektrometrie eine „bed side"-Methode zur Verfügung. Falsch positive Resultate ergeben sich aus orogastraler Fehlbesiedlung oder Ernährung mit Lebensmitteln aus sog. C4-Pflanzen (z. B. Mais) mit ihrem relativ hohen Anteil von ^{13}C. Falsch negative Tests können durch Hemmung der Stoffwechselaktivität von H. pylori (Säurehemmung, Bakteriostatika) oder fehlende Ansäuerung der Testmahlzeit sowie bei nicht ausreichend kooperativen Kleinkindern < 5 Jahren resultieren. Eine Antibiotikatherapie muss bei Testdurchführung mindestens 4 Wochen zurückliegen und die Gabe von Protonenpumpenhemmern (PPI) oder H_2-Rezeptorenblockern 7 Tage vor dem Test beendet werden.

Auch ein positiver H.pylori-Nachweis im Stuhl oder positiver ^{13}C-Atemtest sind bei fehlender klinischer Symptomatik keine Indikation für eine Gastroskopie oder gar Therapie.

■ Antigennachweis im Stuhl (EIA)

Die diagnostische Validität dieses Verfahren hängt wesentlich von den Transportbedingungen und den verwendeten Antikörpern ab. Mit neuen Enzymimmunoassays auf der Basis monoklonaler Antikörper lassen sich Sensitivität und Spezifität (jeweils > 98 %) deutlich verbessern. Für Kleinkinder und andere nicht kooperative Patienten ist der Stuhltest Methode der Wahl.

■ Antikörperdiagnostik im Serum, Urin oder Speichel

Diese Verfahren sind für das Kindesalter aufgrund ihrer unzureichenden Validität nicht geeignet und wissenschaftlichen Studien vorbehalten.

■ Gastroduodenoskopie

Die Gastroduodenoskopie als invasives Diagnostikverfahren stellt den sog. diagnostischen Goldstandard dar. Makroskopisch sind H.pylori-assoziierte Erytheme, Erosionen, Ulzera und die besonders bei Kindern nahezu pathognomonische lymphofollikuläre Hyperplasie („Gänsehautmagen") sowie differenzialdiagnostisch wichtige, nicht H.-pylori-assoziierte Veränderungen zu detektieren.

Biopsien können für den Helicobacter-Urease-Schnelltest (pH-abhängiger Farbumschlag im „bed side"-Testmedium) sowie für histologische, immunhistochemische und mikrobiologische Untersuchungen verwandt werden. Sensitivität und Spezifität betragen zusammen mit der Biopsie der Magen- und Bulbusschleimhaut praktisch 100 %. Histologisch werden Aktivität und Chronizität der Entzündung bestimmt und zusätzliche Befunde (Metaplasie, fokale Entzündungen, Lymphfollikel) beschrieben. Immunhistochemisch gelingt die Abgrenzung anderer Helicobacter-Spezies (H. heilmannii). Die kulturelle Anzucht von H. pylori und Resistenzbestimmung gegen Clarithromycin und Metronidazol mittels minimaler Hemmkonzentration (MHK) vor Beginn einer Therapie ist indiziert, um die Gefahr eines Therapieversagens und die Entwicklung einer Resistenzentwicklung zu vermeiden. Misslingt die kulturelle Anzucht, kann auch gentechnisch eine Clarithromycin-Resistenz (bei Metronidazol nicht möglich) nachgewiesen werden. In Deutschland sind H.pylori in 20 % gegen Clarithromycin und in 25 % gegen Metronidazol resistent. Resistenzen gegen beide Antibiotika treten bei Kindern in 5 %, nach erfolgter Therapie in 15 % auf.

Die Anwendung eines invasiven Diagnostikverfahrens, wie z. B. eine Gastroduodenoskopie, setzt eine kindgerechte Untersuchungstechnik (erfahrener Untersucher, Analgosedierung, kindgerechte Geräte) voraus. Zudem sollte ein Maximum an diagnostischer Ausbeute sichergestellt sein. Bei mikrobiologischen Untersuchungen bedeutet dies, den schwer anzüchtbaren Keim H. pylori unter optimalen Bedingungen („bed side"-Übernahme des Untersuchungsmaterials) zu kultivieren.

Neben der H.pylori-Diagnostik ist eine primäre endoskopische Untersuchung unumgänglich bei Verdacht oder Bestehen einer gastrointestinalen Blutung und auch bei massiven epigastrischen Schmerzen.

Therapie

Ziel der Behandlung ist die Heilung einer H.pylori-assoziierten Läsion (Gastritis, Ulkus) durch Eradikation von H. pylori. Eine Keimsuppression ist unzureichend. Absolute Therapieindikationen sind schwere erosive Gastroduodenitis, Riesenfaltengastritis, Ulcus duodeni und ventriculi sowie die Ulkusblutung. Eine H.pylori-Infektion bei rezidivierenden Bauchschmerzen als alleinigem Symptom, bei gastroösophagealem Reflux oder vor einer geplanten Antirheumatikatherapie oder H.-

pylori-positive Familienmitglieder sind weder diagnostische noch therapeutische Indikationen. Die „test and treat"-Strategie, d. h. Screening mit einem noninvasiven Test und Therapie im Falle eines positiven Testergebnisses, sollte bei symptomatischen Kindern und Jugendlichen u. a. wegen der zunehmenden Antibiotikaresistenz nicht durchgeführt werden.

Auch aus diesem Grund sollte vor Behandlung einer H.pylori-Infektion bei Kindern und Jugendlichen eine Antibiotikaempfindlichkeitstestung nach kultureller Anzucht des Keimes durchgeführt werden.

Die Therapie besteht aus einer Kombination von Antibiotika und effektiver Säureblockade mit PPI. Geeignete antimikrobielle Wirkstoffe (Amoxicillin, Makrolide, Imidazole, Tetrazykline, Wismutsalze) zeigen niedrige MHK-Werte, hohe Säurestabilität und gute Penetration durch den Schleim in die Mukosa. Die bei Kindern am besten untersuchten und auch effektiven Säurehemmer sind Omeprazol und dessen Isomer Esomeprazol. Mit Standardkombinationen aus Amoxicillin, Clarithromycin und PPI bzw. Amoxicillin, Metronidazol und PPI sind Eradikationsraten > 85 % zu erreichen. Zu beachten ist, dass die Resistenz von H. pylori gegen die angewendeten Antibiotika zunimmt. Bei Resistenz gegen Clarithromycin wird anstatt dessen Metronidazol 20 mg/kgKG/Tag in 2 ED eingesetzt. Bei Doppelresistenz kann bei Jugendlichen > 8 Jahre Doxycyclin eingesetzt werden. Die Therapiedauer beträgt 7 Tage. Eine Tripletherapie ohne Resistenztestung hat nur eine Erfolgsquote um 70 %, eine Resistenzen berücksichtigende Therapie führt in > 90 % zur Eradikation von H. pylori. Bei fehlenden Ergebnissen einer Antibiotikaempfindlichkeitstestung sollte länger (bis zu 2 Wochen) behandelt werden. Die Wahl sollte dann frühere Therapien und das Herkunftsland des Kindes berücksichtigen. Der Atemtest zur Therapiekontrolle oder alternativ ein geeigneter Stuhltest auf H.pylori-Antigen ist frühestens 4–6 Wochen nach Therapieende zu wiederholen.

Bei Kindern und Jugendlichen mit alleiniger H.pylori-Gastritis, die nach Therapie weiter infiziert sind, aber keine Symptome mehr haben, muss eine erneute Therapie nicht durchgeführt werden.

Bei Kindern und Jugendlichen mit nachgewiesener H.pylori-Infektion und folgenden Komplikationen oder Konstellationen muss eine Keimeradikation erfolgen: Ulcus ventriculi oder duodeni, Malt-Lymphom, erosive Gastritis und Duodenitis, Eisenmangelanämie, Ulkus oder Magenkarzinom bei Verwandten 1. Grades. Bei Kindern und Jugendlichen mit endoskopisch nachgewiesener H.pylori-Infektion ohne Ulkus/Erosion ist keine Eradikationstherapie indiziert.

Eine endoskopische Kontrolle sollte nur nach kompliziertem Ulkus erfolgen oder wenn andere Differenzialdiagnosen als Ursachen vermutet werden (z. B. eosinophile Gastroenteropathie, Morbus Crohn) oder wenn Biopsien für kulturelle Anzucht erforderlich sind.

Die Antibiotikaresistenzlage von H.pylori-Stämmen von Kindern und Jugendlichen in Deutschland sollte überwacht werden.

Tabelle **51**   Dosierung von Medikamenten zur H.pylori-Eradikationstherapie für Kinder.

Medikament	[mg/kgKG/Tag]	per os
Amoxicillin	70	2 ED, maximal 2 × 1 g
Clarithromycin	25	2 ED, maximal 2 × 500 mg
Metronidazol	20	2 ED, maximal 2 × 500 mg
Tetrazyklin[1]	50	2 ED, maximal 2 × 1 g
Bismutsubsalizylat	20	4 ED, maximal 4 × 600 mg
Omeprazol	1–2	2 ED, maximal 2 × 40 mg
Esomeprazol	1–2	2 ED, maximal 2 × 40 mg
Pantoprazol[2]	2	2 ED, maximal 2 × 40 mg
Lansoprazol[2]	1,5	2 ED, maximal 2 × 30 mg

ED: Einzeldosis
[1] für Kinder < 9 Jahren kontraindiziert
[2] fehlende Dosisfindungsstudien für Kinder

Bei individuell komplizierten diagnostischen oder/und therapeutischen Fragestellungen empfiehlt sich eine Kontaktaufnahme mit einem kindergastroenterologischen Zentrum (http://www.gpge.de).

Prophylaxe

Reinfektionen sind selten (Ausnahme: enger Kontakt, z. B. Großfamilie, Heimunterbringung). Das Infektionsrisiko in Kindereinrichtungen und Schulen ist gering. Eine Impfung ist in nächster Zeit nicht zu erwarten. Inwieweit prolongiertes Stillen einer H.pylori-Infektion vorbeugt oder die Gabe probiotischer Bakterien (Bifidobakterien, Laktobazillen) sowohl Prophylaxe als auch Eradikationserfolge optimieren können, wird derzeit intensiv untersucht.

Helicobacter-heilmannii-Infektion (Gastrospirillium hominis)

Neben H. pylori spielen aus der Gattung Helicobacter weitere humanpathogene Vertreter, wie H. heilmannii, H. cineadi und H. fennelliae eine Rolle, Letztere besonders bei Kindern mit Bauchschmerzen und Durchfällen.

Klinisches Bild

H. heilmannii verursacht wie H. pylori eine Gastritis. Symptome sind rezidivierende Oberbauchschmerzen, Erbrechen, Hämatemesis und Durchfall. Im Vergleich zur H.pylori-Infektion sind Duodenitis, Ulzera und Karzinome seltener, das MALT-Lymphom ist häufiger.

Ätiologie

H. heilmannii (3,5 – 10 × 1 µm) ist ein gramnegatives, inkonstant Urease produzierendes Spiralbakterium mit 4 – 7 Windungen und 12 Geißeln an beiden Enden. Wie Helicobacter pylori besiedelt es die Magenschleimhaut und besitzt die Fähigkeit zur Persistenz. Der Keim ist bisher nicht anzüchtbar. Er ähnelt sehr H. felis (Katze) und unterscheidet sich von H. pylori durch Größe und Zahl der Spiralen (> 4).

Epidemiologie

Infizierte haben häufig Kontakt zu Katzen, Hunden oder Schweinen. Haus- und Raubkatzen gelten als Reservoir. Der genaue Übertragungsweg ist unbekannt. Die Prävalenz ist niedrig: Industriestaaten 0,5 %, Osteuropa und Asien 1 – 6 %. Koinfektionen sind häufig, z. B. mit H. pylori oder H. felis.

Diagnose

Ein sicherer nicht invasiver Test fehlt. Die Diagnose wird durch Gastroduodenoskopie und Biopsie mit histologischer und histochemischer Untersuchung gestellt.

Therapie

Durch Eradikation von H. heilmannii werden Ulkus und Erosionen geheilt. Da klinische Studien fehlen, wird die gleiche Therapie wie bei H.pylori-Infektion empfohlen. Die Dauer sollte 10 Tage nicht unterschreiten und bei Nichtansprechen ist die Kombination Bismut + PPI + 1 oder 2 Antibiotika zu empfehlen.

Prophylaxe

Allgemeine Hygiene und Vermeidung engen Tierkontakts.

Literatur

Faber J, Bar-Meir M, Rudensky B et al. Treatment regimens for Helicobacter pylori infection in children: Is in vitro susceptibility testing helpful? J Pediatr Gastroenterol Nutr 2005; 40: 571 – 574

Ford AC, Qume M, Moayyedi P et al. Helicobacter pylori „test and treat" or endoscopy for managing dyspepsia: An individual patient data meta-analysis. Gastroenterology 2005; 128: 1838 – 1844

Gesellschaft für Pädiatrische Gastroenterologie und Ernährung (GPGE). http:// www.gpge.de; Stand: Juli 2008

Hino B, Eliakim R, Levine A et al. Comparison of invasive and non-invasive tests, diagnosis, and monitoring of Helicobacter pylori infection in children. J Pediatr Gastroenterol Nutr 2004; 39: 519 – 523

Koletzko S, Konstantopoulos N, Bosman D et al. Evaluation of a novel monoclonal enzyme immunoassay for detection of Helicobacter pylori antigen in stool from children. Gut 2003; 52: 804 – 806

Mégraud F. (on behalf of the European Paediatric Task Force on Helicobacter pylori). Comparison of non-invasive tests to detect Helicobacter pylori infection in children and adolescents: results of a multicenter European study. J Pediatr 2005; 146: 198 – 203

 Koordination:
M. Radke

Mitarbeiter:
K.-M. Keller, T. Lang

Hepatitis

Das klinische Bild einer Hepatitis kann von Hepatitisviren, von verschiedenen anderen hepatotropen Viren, von Bakterien und Protozoen sowie durch Toxine hervorgerufen werden und kann Folge einer Autoimmunerkrankung sein. Die „klassischen" Hepatitisviren, von denen bisher 5 charakterisiert sind, vermehren sich primär in der Leber und verursachen die Hepatitis A, B, C, D und E (zur Nomenklatur siehe Tab. **52**). Die relativ neu entdeckten Viren, Hepatitis-G-Virus (GBV-C), TT-Virus und SEN-Virus, sind hinsichtlich ihrer Pathogenität ohne nennenswerte klinische Relevanz.

Hepatitis A

Klinisches Bild

Bei Kindern überwiegen asymptomatische und leichte anikterische Formen. Die klinisch apparente Hepatitis beginnt akut mit Fieber, mit und ohne Symptome einer respiratorischen Infektion, Übelkeit, Erbrechen, Oberbauchschmerzen, Inappetenz, dunklem Urin und entfärbtem Stuhl; ein Ikterus, manchmal mit Juckreiz, kann das Krankheitsbild ergänzen. Eine fulminante Hepatitis kommt in Europa bei < 0,1 % der Patienten mit einer apparenten Hepatitis A vor. 2- und mehrphasige Verläufe sind nicht selten. Ein Trägerstatus und chronische Formen sind nicht bekannt.

Schwangerschaft. Die Hepatitis A hat keinen Einfluss auf die Schwangerschaft und die Frucht. Einzelne Fälle von vertikaler Übertragung sind beschrieben.

Ätiologie

Das Hepatitis-A-Virus (HAV) ist ein 27 – 32 nm großes RNA-Virus mit hoher antigener und genetischer Stabilität. Seine außerordentliche physikalische Resistenz bildet die Grundlage für das Überleben in der Umwelt und die Übertragung. Das HAV toleriert pH-Veränderungen zwischen pH 3 und pH 10 und Temperaturen von 60 °C über mindestens 60 Minuten.

Epidemiologie

Seit den 1950er- und 1960er-Jahren ist die Durchseuchungsrate der deutschen Bevölkerung deutlich rückläufig. Sie beträgt für Kinder in den ersten 10 Lebensjahren weniger als 5 % und für ältere Kinder und Jugendliche etwa 8 %. Kinder und Jugendliche sind gegenwärtig also meistens nicht immun, was bei Reisen in endemische Länder zu beachten ist. Deutsche erkranken gegenwärtig am häufigsten im 2. bis 4. Dezennium. Kinder sind hierzulande besonders gefährdet, wenn eine Hepatitis A in der Familie, in Kindertagesstätten und in Heimen auftritt. Mehr als die Hälfte aller gemeldeten Erkrankungen werden jedoch im Ausland erworben. Das gilt ganz besonders für in Deutschland aufwachsende Kinder von Ausländern.

Die Übertragung des HAV erfolgt gewöhnlich auf dem fäkal-oralen Weg. Schlechte hygienische Verhältnisse stellen eine Hauptgefahrenquelle dar. Andere Übertragungswege sind in Mitteleuropa eher selten, so etwa die Übertragung durch Genuss von kontaminierten Austern, Meeresfrüchten, Flusskrebsen etc. oder von kontaminiertem Wasser sowie durch Transfusionen von Blut und Blutprodukten (Humanplasma) oder mittels sexueller Kontakte (erhöhte Morbidität bei Homosexuellen). Ein infizierter Patient ist gewöhnlich 2 Wochen vor bis 1 (– 2) Wochen nach Ausbruch der Krankheit (bzw. des Ikterus) ansteckend. Die Virämie kann aber mehrere Monate bestehen. Neugeborene scheinen das HAV bis zu 4 – 5 Monate im Stuhl ausscheiden zu können, was wiederholt zu Hepatitis-A-Ausbrüchen, vor allem beim Personal auf neonatologischen Stationen geführt hat. Eine saisonale Häufung ist für die Hepatitis A in Deutschland gegenwärtig nicht typisch. Gelegentlich werden im Herbst Epidemien in Kindereinrichtungen als Folge einer Reisehepatitis mitgeteilt.

Die **Inkubationszeit** beträgt durchschnittlich 28 (14 – 48) Tage.

Diagnose

Mit Ausbruch der Krankheit wird Anti-HAV-IgM gebildet. Die IgM-Antikörper sind etwa 3 Monate (bis > 1 Jahr) lang im Serum nachweisbar. Ihr Nachweis bestätigt gewöhnlich die Diagnose

Tabelle **52** Hepatitisviren: Antigene und Antikörper.

Hepatitis A	
HAV	Hepatitis-A-Virus (Picornavirus)
Anti-HAV-IgG	Antikörper gegen HAV der IgG-Klasse
Anti-HAV-IgM	Antikörper gegen HAV der IgM-Klasse
Hepatitis B	
HBV	Hepatitis-B-Virus (Hepadnavirus)
HBsAg	Hepatitis-B-Oberflächen-(surface-)Antigen
Anti-HBs	Antikörper gegen HBsAg
HBcAg	Hepatitis-B-Kern-(core-)Antigen
Anti-HBc-IgG	Antikörper gegen HBcAg der IgG-Klasse
Anti-HBc-IgM	Antikörper gegen HBcAg der IgM-Klasse
HBeAg	sezerniertes Spaltprodukt des HBcAg
Anti-HBe	Antikörper gegen HBeAg
DNA-Polymerase	Desoxyribonukleinsäurepolymerase
HBV-DNA	Hepatitis-B-Virus-DNA
Hepatitis C	
HCV	Hepatitis-C-Virus (Flavivirus)
HCV-RNA	Hepatitis-C-Virus-Ribonukleinsäure
Anti-HCV-IgG	Antikörper gegen HCV der IgG-Klasse
Anti-HCV-IgM	Antikörper gegen HCV der IgM-Klasse
Hepatitis D	
HDV	Hepatitis-D-Virus (Virusoid)
HDV-RNA	Hepatitis-D-Virus-Ribonukleinsäure
Anti-HDV-IgG	Antikörper gegen HDV der IgG-Klasse
Anti-HDV-IgM	Antikörper gegen HDV der IgM-Klasse
Hepatitis E	
HEV	Hepatitis-E-Virus (Calicivirus)
HEV-RNA	Hepatitis-E-Virus-Ribonukleinsäure
Anti-HEV	Antikörper gegen HEV

einer akuten Hepatitis A. Anti-HAV-IgG persistiert (jahre- bis) lebenslang und ist Ausdruck von Immunität. Der Hepatitis-A-Antigen- oder HAV-Nachweis im Stuhl ist für die Routinediagnostik nicht sinnvoll.

Therapie
Eine kausale Therapie gibt es nicht; Bettruhe nach Bedarf und durch Selbstregulation des Kindes. Leberschonkost, Leberschutzcocktails und Kortikosteroide sind obsolet – auch bei der cholestatischen Form. Lebertoxische Medikamente, z. B. Valproinsäure, sind zu vermeiden.

◼ Prognose
Die Prognose ist gut. Vereinzelt ist die Heilung protrahiert. Bei diesen Kindern lassen sich bis zu 1 Jahr (und darüber hinaus) Transaminasenerhöhungen manchmal mit einem Rezidiv der Cholestase nachweisen. Bei wenigen Patienten kann es nach einer initialen Normalisierung zu einem sekundären passageren Anstieg der Transaminasen kommen, bis dann auch bei diesen Kindern die Restitutio ad integrum eintritt. Die Letalität der fulminanten Hepatitis beträgt etwa 40 % (und ist somit niedriger als die der nekrotisierenden Hepatitis B).

Prophylaxe
◼ Hygiene
Es gilt vor allem, Schmierinfektionen zu verhindern. Einwandfreie persönliche Hygiene, ganz besonders sorgfältiges Händewaschen und -desinfektion nach Kontakt mit vermutlich kontaminierten Gegenständen (Windeln) und vor Kontakt mit Nahrungsmitteln, ist erforderlich. Eine Behandlung zu Hause ist möglich. Im Krankenhaus sollte der Patient je nach Schwere der Krankheit für 1 Woche oder ggf. länger isoliert werden. Die akute Virushepatitis (A, B, C, D, E) ist namentlich bei Verdacht/Erkrankung/Tod meldepflichtig, außerdem ist der direkte und indirekte Erregernachweis vom Labor namentlich zu melden.

◼ Aktive und passive Immunprophylaxe
Kinder und Jugendliche sollen bei einem engen Kontakt zum Erkrankten, wie er bspw. im Haushalt, in Kindertagesstätten, in Kinderheimen und vereinzelt auch in Schulen vorkommt, so früh wie möglich, spätestens innerhalb 1 Woche geimpft werden (Riegelungsimpfung, siehe unten). Personen mit erhöhtem Komplikationsrisiko bei einer Hepatitis können gleichzeitig, Säuglinge und Immunsupprimierte ausschließlich eine *postexpositionelle* Prophylaxe mit Immunglobulin erhalten. Geeignet sind Präparate mit einem Antikörpertiter von mindestens 100 IU/ml. Dosis: 0,02 – 0,06 ml/kgKG intramuskulär. Das Gleiche gilt für Personen

mit sexuellen Kontakten mit einem infektiösen Partner. Eine Exposition ist anzunehmen bei einem Kontakt in der Zeit von 2 Wochen vor bis 2 Wochen nach Ausbruch der Krankheit. Das Immunglobulin sollte bei Indikation sofort nach der Exposition gegeben werden. Erfolgt die Prophylaxe später als 10 (– 14) Tage nach der Exposition, ist ein Schutzeffekt nicht mehr zu erwarten.

Eine Immunglobulinprophylaxe des *Neugeborenen* erscheint nur sinnvoll, wenn die Mutter in der Zeit von 3 Wochen vor bis 3 Wochen nach der Geburt an einer Hepatitis A erkrankt. Stillen ist erlaubt.

Hepatitis A in Kindertagesstätten, Kinderheimen und in der Familie. Neben hygienischen Maßnahmen und serologischen Kontrollen (Anti-HAV-IgM, Transaminasen) ist eine frühzeitige aktive Immunisierung der gefährdeten Kinder und (nicht immunen) Erwachsenen zu empfehlen. Darüber hinaus ist der Gesundheitszustand jeder exponierten Person für mindestens 28 Tage zu überwachen. Kontaktpersonen können erst 4 Wochen nach dem letzten Kontakt wieder Gemeinschaftseinrichtungen besuchen, „sofern nicht die strikte Einhaltung von hygienischen Maßnahmen zur Verhütung einer Übertragung gewährleistet ist" (Robert Koch-Institut). Daraus kann man ableiten, dass bei Einhaltung von hygienischen Maßnahmen die „Isolierung" bereits früher aufgehoben werden kann.

Hepatitis A in Schulen. Die o. g. Maßnahmen sind gewöhnlich nur bei engen Kontaktpersonen anzuwenden. Kinder und Erwachsene mit einer Hepatitis A können, wenn sie klinisch gesund sind, spätestens 2 Wochen nach den ersten Symptomen die Schule wieder besuchen. Dies gilt auch für andere Gemeinschaftseinrichtungen.

Reisen in Endemiegebiete. Bei kurzfristigen Reisen in Endemiegebiete ist eine *präexpositionelle Prophylaxe* mit Immunglobulin heute nur noch Kindern in den ersten 12 Lebensmonaten anzuraten (0,02 ml/kgKG oder 2 ml intramuskulär), da die Impfung für dieses Alter noch nicht zugelassen ist. Der Schutzeffekt setzt sofort ein und hält etwa 3 Monate vor, bei einer Dosis von 0,06 ml/kgKG etwa 5 Monate. Ältere Kinder sollten rechtzeitig aktiv immunisiert werden (siehe unten). Zusätzlich gilt, möglichst keine potenziell kontaminierten Nahrungsmittel einschließlich Wasser (d. h. auch Eiswürfel) zu sich zu nehmen.

■ Aktive Immunprophylaxe

Die Hepatitis-A-Impfung ist allen gefährdeten Personen zu empfehlen (siehe Tab. 3). Für Kinder ist sie ab 12 Monaten (Havrix 720 Kinder, HAVpur) zugelassen. Der Impfschutz beginnt bei mehr als 95 % der Geimpften 2 Wochen nach der 1. Impfung. Die Impfung kann mit der passiven Immunprophylaxe kombiniert werden. Außerdem gibt es auch einen Kombinationsimpfstoff gegen Hepatitis A und B (Twinrix Kinder) für Kinder nach dem 1. Lebensjahr (Evidenzgrad I).

Die Impfung überholt – ähnlich wie die Masernimpfung – die natürliche Infektion. Bei Hepatitis-A-Ausbrüchen ist nach Empfehlungen der Ständigen Impfkommission der Riegelungsimpfung gegenüber der passiven Immunprophylaxe der Vorzug zu geben. Bei früher aktiver Immunisierung und ggf. zusätzlicher Gabe von Immunglobulinen innerhalb von 10 Tagen kann in 80 – 90 % der Fälle eine Infektion verhindert werden. HBsAg- und HCV-Träger und andere Risikogruppen sollten im Bedarfsfall zusätzlich eine passive Immunglobulinprophylaxe erhalten, wobei die Risikogruppen aber bei Bekanntwerden ihrer Grunderkrankung rasch aktiv immunisiert werden sollten.

Hepatitis B

Klinisches Bild

Klinisch kann die akute Hepatitis B der Hepatitis A ähneln. Asymptomatische und subklinische Formen sind häufig. Das gilt besonders für das Neugeborenenalter. Nicht selten treten extrahepatische Manifestationen auf, wie Arthralgien, Exantheme (u. a. Gianotti-Crosti-Syndrom), Myalgien, Vaskulitis, Kryoglobulinämie, Glomerulonephritis (vor allem bei Kindern) und Myoperikarditis.

Die fulminante Hepatitis kommt bei etwa 1 % der Patienten mit einer apparenten Hepatitis B vor. Ein geringer Teil dieser Patienten ist gleichzeitig durch das HDV infiziert (siehe S. 284). Trägerstatus und chronische Formen sind häufig.

Schwangerschaft. Eine akute Hepatitis B in der Frühschwangerschaft stellt für Mutter und Kind kein erhöhtes Risiko dar. Eine akute Erkrankung in der Spätschwangerschaft kann die Frühgeburtenrate erhöhen und ebenso wie eine chronische Hepatitis B zu einer vertikalen Transmission der Viren führen.

Ätiologie

Das Hepatitis-B-Virus (HBV) ist ein 42 nm großes DNA-Virus (Dane-Partikel), das 2 immunogene Strukturproteine enthält. Im Inneren befindet sich das HBcAg, das die virale DNA umgibt. Das HBcAg wird von einer lipidhaltigen Hülle umschlossen, die das HBsAg (HB-Oberflächenantigen, früher Australia-Antigen) enthält. Ein lösliches Antigen (HBeAg) wird von infizierten Leberzellen sezerniert. Es entspricht in seiner Aminosäuresequenz weitgehend dem HBcAg.

Aufgrund von 4 antigenen Determinanten (d, y, w, r) und weiterer Untergruppen können mindestens 9 serologische Subtypen des HBsAg unterschieden werden. Gruppenübergreifend enthält das HBsAg bei allen Viren die „a"-Determinante, gegen die mit der Impfung Antikörper induziert werden. Unabhängig von den HBsAg-Subtypen können die Hepatitis-B-Viren in 8 Genotypen (A–H) unterteilt werden, die sich in mehr als 8 % ihrer Nukleinsäuresequenz voneinander unterscheiden. In der Bundesrepublik überwiegt der Subtyp adw gefolgt von ayw bzw. die Genotypen A und D.

Neben dieser natürlichen genetischen Variabilität der Wildviren gibt es verschiedene Klassen von *Virusmutanten*. Diese können nebeneinander mit Wildviren im Patienten vorliegen. Klinisch bedeutsam sind vor allem die Prä-Core-Mutanten (siehe S. 277), die nicht für HBeAg codieren können. Hiermit infizierte Personen sind HBeAg-negativ, können aber trotzdem hohe Viruskonzentrationen im Serum aufweisen. Bei immunsupprimierten Patienten sind Core-Promotor-Mutanten und Mutanten innerhalb des Core-Gens bekannt. Schließlich sind Mutanten mit Veränderungen im HBsAg, die S-Varianten (siehe S. 280), beschrieben. Die Mutanten können auch die „a"-Determinante betreffen mit der möglichen Folge einer Überwindung des Impfschutzes und fehlender Nachweisbarkeit mit derzeitig verwendeten HBsAg-Testkits („Escape-Mutanten").

Gegen jedes Antigen können Antikörper gebildet werden. Die für die Praxis wichtigen Antikörper sind Anti-HBs, Anti-HBc (IgG + IgM) und Anti-HBe. Anti-HBs zeigt die Immunität und damit in der Regel die Ausheilung an. In Einzelfällen kann auch bei anti-HBs-positiven Patienten HBV-DNA in kleinen Mengen nachgewiesen werden.

Epidemiologie

Mehr als ein Drittel der Weltbevölkerung trägt Marker einer HBV-Infektion und schätzungsweise 350 Mio. Menschen sind HBsAg-Träger. Diese Personengruppe stellt ein ständiges Virusreservoir und damit eine fortwährende Infektionsquelle dar. Ca. 0,4 % der bundesdeutschen Bevölkerung ist Träger des HBsAg. In Nordwesteuropa beträgt der Anteil HBsAg-positiver Personen 0,1 %, in Südosteuropa bis 8 % (nicht selten mit einer Koinfektion mit HDV), in vielen Regionen Asiens und Afrikas über 8 %. Nach wie vor ist die Inzidenz in den neuen Bundesländern niedriger als in den alten (geringerer Anteil der Risikogruppen). Die Gesamtzahl der HBV-Träger in Deutschland wird auf 500 000 geschätzt, nur 5 % sind Kinder, aber fast ein Drittel der Träger hat die Infektion im Kindesalter erworben.

Das HBV kommt vor allem in Blut und Blutprodukten vor, weiterhin in Speichel, Sperma und Vaginalsekret; aber auch Muttermilch, Tränenflüssigkeit, Körpersekrete (Wundexsudat, Peritonealdialysat, Liquor etc.) und Gewebeproben können geringe Mengen HBV enthalten. Die *Übertragung* des HBV erfolgt vor allem durch Intimkontakte (30 – 50 % der Erkrankten sind hierzulande Jugendliche und junge Erwachsene), durch mukokutanen Kontakt mit infektiösem Material und perinatal. Bei hoher Konzentration von HBV im Blut reichen für eine Infektion minimale Blutmengen von 0,1 µl aus. Die Übertragung der Viren kann somit immer auch über Haut- und Schleimhautläsionen erfolgen. Das HBV kann durch medizinische und zahnärztliche Eingriffe, Tätowieren, Piercing etc. übertragen werden. Transfusionen und die Gabe von Blutprodukten (Gerinnungspräparate, Immunglobuline, Humanalbumin, tiefgefrorenes Frischplasma etc.) stellen dagegen in Deutschland kein nennenswertes Risiko mehr dar. Kontakt mit Stuhl und Urin von infizierten Personen ist für die Übertragung von HBV praktisch ohne Bedeutung.

Besonders gefährdet sind Personen, die häufig mit infektiösem Material in Kontakt kommen, wie medizinisches Personal (Nadelstichhepatitis) und Laborpersonal, Hämodialysepatienten und Bluter, Immunsupprimierte, Personen mit engen Kontakten zu einem HBsAg-Träger im Haushalt (Geschwister und Ehepartner), weiterhin Kinder mit chronischen Hautkrankheiten, Kinder in Einrichtungen für geistig Behinderte, Rauschgiftsüchtige, Homosexuelle, Prostituierte usw.

Bei der *vertikalen Transmission* erfolgt die Infektion des Kindes in der Regel sub partu. Bis zu 5 % der Neugeborenen infizierter Mütter werden intrauterin infiziert. Bei diesen Kindern kann bereits am 1. Lebenstag im Venenblut (nicht Nabelschnurblut) HBsAg, meist auch HBV-DNA und Anti-HBc-IgM nachgewiesen werden. Die Sub-partu-Infektionsrate der Neugeborenen HBeAg-positiver Mütter beträgt 70–95 %. Die Infektionsrate ist niedriger, wenn die Mütter HBeAg-negativ (20–25 %) bzw. anti-HBe-positiv (ca. 10 %) sind. Ist die HBeAg-Negativität der Mutter Folge einer Infektion mit einer Prä-Core-Mutante, muss mit einer fulminanten Hepatitis beim Kind – typischerweise im Alter von 2–4 Monaten – gerechnet werden. Mütter von vertikal infizierten Kindern sind meistens asymptomatische chronische HBsAg-Träger; eine akute Hepatitis B liegt nur selten vor.

Die **Inkubationszeit** beträgt etwa 90 Tage (40–180 Tage).

Diagnose

Akute Hepatitis. Eine akute Hepatitis B lässt sich durch den Nachweis von HBsAg im Serum beweisen. Etwa 2 Monate nach Ausbruch der Krankheit wird HBsAg aus dem Serum eliminiert. Bei ca. 10 % der Patienten erfolgt die Elimination aber bereits in der 1. Krankheitswoche. Diese Patienten, die noch anti-HBs-negativ sind, können durch den Nachweis von Anti-HBc-IgM identifiziert werden. Persistiert HBsAg länger als 6 Monate, liegt ein *Trägerstatus* vor.

Anti-HBc-IgM persistiert in der Regel 2 Wochen bis 6 Monate (und länger). Der Nachweis der IgM-Antikörper ist auch in der Diagnostik der fulminanten Hepatitis B – das gilt ebenso für die nekrotisierende Hepatitis anderer Ätiologie – wichtig, weil es bei der fulminanten Hepatitis schnell zu einer Viruseliminierung und damit zur HBsAg-, HBeAg- und HBV-DNA-Negativität kommt.

Differenzialdiagnostisch ist bei HBsAg-positiven, anti-HBc-IgM-negativen Patienten mit einer akuten Hepatitissymptomatik an eine Zweiterkrankung durch HCV oder HDV zu denken. Auch bei einer HBV-Infektion unter Immunsuppression kann die Entwicklung von anti-HBc ausbleiben.

Die für die Praxis wichtigsten Marker der aktiven Virusreplikation und damit der Infektiosität sind HBeAg und HBV-DNA. Die quantitative Bestimmung der HBV-DNA ist zwar aufwendig, aber für die Beurteilung der Infektiosität der eindeutig bessere Parameter. Das HBeAg ist bei der akuten Hepatitis 4–8 Wochen lang nach Auftreten der

Symptome nachweisbar und wird bei Elimination durch anti-HBe ersetzt. HBV-DNA persistiert im Serum 4–6 Wochen. Bei einer Persistenz über mehr als 8–10 Wochen liegt der Verdacht nahe, dass sich eine chronische Hepatitis entwickelt. Zur Bestimmung der Viruslast wird die quantitative PCR eingesetzt, mit der bereits weniger als 10 HBV-Genome/ml Serum nachgewiesen werden können.

Chronische Hepatitis. Die chronische Hepatitis B ist durch eine HBsAg-Trägerschaft von mehr als 6 Monaten gekennzeichnet. In der 1. Phase der chronischen Hepatitis ist die Rate der Virusreplikation hoch mit teilweise > 10^9 HBV-Genome pro ml Serum. In der 2. Phase ist die Virusreplikation niedriger mit HBV-DNA-Titern < 10^5 HBV-Genome/ml. In dieser Periode kann es zur Serokonversion von HBeAg zu Anti-HBe kommen, die gewöhnlich von einer Normalisierung der Leberenzyme, einer verringerten entzündlichen Aktivität im Lebergewebe und einer reduzierten Infektiosität begleitet ist.

Bei anti-HBe-positiven, HBeAg-negativen Kindern mit erhöhten Transaminasen oder mit ausgeprägter Virämie besteht der Verdacht auf das Vorliegen von Prä-Core-(„HBe-minus"-)Mutanten. Solche Patienten können eine geringe Spontanremissionsrate haben, erkranken oft schwerer und zeigen manchmal eine rasche Progredienz zur Leberzirrhose. Zu beachten ist, dass eine „HBe-minus"-Mutante einen Patienten zusammen mit dem Wildvirus infizieren kann, sodass es, wenn auch selten, HBeAg-positive Konstellationen einer Infektion mit der Prä-Core-Mutante gibt.

Histologisch wurden früher die chronisch aktive, chronisch persistierende und minimale Hepatitis unterschieden. Die Einteilung richtete sich nach dem Ausmaß der entzündlichen Infiltration und der Leberzellnekrosen, wobei die Übergänge fließend sind. Man hat daher zur einheitlichen Beurteilung verschiedene Aktivitätsindices etabliert, bei denen neben der entzündlichen Aktivität (Grading) auch der Fibrosegrad (Staging) mit in die Bewertung einbezogen wird (z. B. HAI: „hepatitis activity index", Knodell-Score).

Bei vollständiger Immuntoleranz bestehen keine wesentlichen histologischen Veränderungen; der Patient ist HBeAg-positiv und hat in der Regel normale Serumtransaminasen mit hohen HBV-DNA-Konzentrationen im Serum. Man muss die Patienten regelmäßig kontrollieren, da die Transaminasen jederzeit ansteigen können, was einer Verstärkung der entzündlichen Aktivität entspricht.

Therapie

Eine effektive kausale Therapie der akuten und chronischen Hepatitis B gibt es nicht; über die symptomatische Behandlung siehe Hepatitis A. Kortikosteroide sind nicht indiziert (können Chronifizierung induzieren). Lebertoxische Medikamente, z. B. Valproinsäure, sind zu vermeiden. Sollte eine fulminante Hepatitis entstehen, ist die Indikation zur Therapie mit einem Nukleosidanalogon wie Lamivudin gegeben. Es gibt auch für Kinder Berichte, dass damit die Überlebensprognose verbessert wird.

Man kann eine chronische Hepatitis B mit α-*Interferon* behandeln (Evidenzgrad I). Indikationen für eine Behandlung sind: HBeAg-positive chronische Hepatitis B mit Erhöhung der Serumtransaminasen sowie in Einzelfällen HBeAg-negative chronische Hepatitis mit oder ohne Erhöhung der Serumtransaminasen und HBV-DNA > 10^5 Kopien/ml. Letztere Gruppe kann auch mit einem Nukleosidanalogon behandelt werden. Anti-HBe-positive Kinder mit normalen Transaminasen und DNA-Werten < 10^4 Kopien/ml werden nicht behandelt. Als Kontraindikationen gelten Autoimmunerkrankungen, dekompensierte Leberzirrhose, ausgeprägte Thrombo-/Leukozytopenie und Gravidität. Die tägliche Dosis Interferon sollte 5 Mio. IE/m^2 KO, maximal 10 Mio. IE/Tag, an 3 Tagen der Woche betragen. Dauer der Behandlung: 6 Monate. Die Serokonversion von HBeAg zu Anti-HBe ist abhängig von der entzündlichen Aktivität vor Therapie und anderen Faktoren und kann mit 25 – 45 % veranschlagt werden. Eine Ausheilung, das heißt Serokonversion zu Anti-HBs, wird nur bei 6 – 10 % der Patienten erreicht. Bei Erwachsenen zeigt die Anwendung von pegyliertem Interferon (nur 1 Injektion/Woche) gleiche Ergebnisse. Für Kinder liegen bisher keine publizierten Daten vor. Zur Behandlung von Kindern und Jugendlichen mit chronischer Hepatitis B kann von therapieerfahrenen Ärzten Peg-Interferon „off label" angewendet werden. Erfahrungen gibt es mit Peg-Interferonalpha-2 b in einer Dosis von 1,5 μg/kgKG/Woche. Eine Kombinationsbehandlung mit einem Nukleos(t)idanalogon hat gegenüber der Monotherapie mit Interferon keine Vorteile.

Fast alle Kinder zeigen Nebenwirkungen, meistens sind es grippeähnliche Symptome. Schwere Nebenwirkungen wie Neutropenie, Krämpfe und Epistaxis sind selten und klingen nach Absetzen von Interferon ab. Der Nachweis von Autoantikörpern ohne klinische Symptome einer Autoimmunkrankheit zwingt nicht zum Absetzen der Therapie. Auf die Schilddrüsenfunktion ist besonders zu achten, u. a. sollten TSH-Werte und Schilddrüsen-Autoantikörper wiederholt untersucht werden, weil noch Monate nach Beendigung der Interferon-Therapie eine Induktion einer Autoimmunthyreoiditis möglich ist.

Bei einer wirksamen Interferon-Behandlung können die Transaminasen vorübergehend ansteigen. Danach folgt die Serokonversion von HBeAg zu Anti-HBe mit und ohne Verlust von HBsAg; die HBV-DNA-Konzentrationen sinken unter 10^{4-5} Kopien/ml ab und es kommt zu einer histologischen Besserung. Bei einigen Patienten tritt die Serokonversion erst mehrere Monate nach Beendigung der Therapie ein.

Kinder mit einer vertikalen Transmission von HBV, geringer entzündlicher Aktivität im Lebergewebe, Patienten mit einer zusätzlichen HDV-Infektion und Kinder mit Immundefizienz sprechen schlechter auf die Interferon-Therapie an.

Nach Beendigung der Interferon-Therapie kann es zu einer Reaktivierung (wahrscheinlich ca. 5 %) kommen. Eine Zweitbehandlung mit Interferon ist von geringer Effektivität.

Außer Interferon und Peginterferon sind bei Erwachsenen *Nukleosidanaloga* wie Lamivudin, Adefovir und Entecavir erprobt. Diese Medikamente haben, zum Teil in Kombination mit Interferon, in der Behandlung der chronischen, aktiven Hepatitis B bezüglich der Serokonversion zu Anti-HBe keine besseren Resultate ergeben. Bei lamivudinrefraktären Patienten kann bei Erwachsenen ein Versuch mit Entecavir und Adefovir angezeigt sein. Die Gabe von Kortikosteroiden ist nicht indiziert, auch nicht vor einer geplanten Interferon-Behandlung.

Lamivudin (Erwachsene: 100 mg/Tag), kann bei Kindern (1 × 3 mg/kgKG/Tag per os, maximal 100 mg/Tag) „off label" (zugelassen in den USA) angewendet werden (Evidenzgrad I). Die Medikation wird mindestens über 1 Jahr verabreicht und hat eine Serokonversion von HBeAg zu anti-HBe von 15 – 25 % zur Folge. Sie liegt pauschal etwa 10 % unterhalb der Serokonversionsrate bei α-Interferon-Behandlung. Auch hier spielt die entzündliche Aktivität vor Behandlungsbeginn eine Rolle. Bei einem Viertel der behandelten Patienten kommt es innerhalb von 12 – 18 Monaten zur Resistenzentwicklung aufgrund einer Mutation im Polymerase-Gen des Virus. Das Nukleosidanalogon

Adefovir induziert weniger HBV-Resistenzen und ist für Erwachsene und in den USA auch für Kinder ab 12 Jahren zugelassen. Die replikationsmindernde Wirkung ist geringer als bei Lamivudin. Zu Erreichung einer anti-HBe-Serokonversion muss es jahrelang gegeben werden. Einheitliche Empfehlungen sind schwierig und können derzeit noch nicht ausgesprochen werden. Weitere Nukleos(t)-idanaloga sind für Erwachsene zugelassen: Entecavir (Baraclude), Telbivudin (Sebivo), Tenofovir (Viread).

Bei einem fulminanten oder chronischen Leberversagen kann 1 orthotope Lebertransplantation angezeigt sein. In diesen Fällen sollte vorher auf jeden Fall ein therapeutischer Versuch mit Lamivudin unternommen werden.

◾ Prognose

Die Letalität der fulminanten Hepatitis ist sehr hoch (bis 80 %). Die Chronifizierungsrate ist altersabhängig. Sie beträgt bei Neugeborenen bis zu 95 %, bei 1- bis 5-jährigen Kindern etwa 25 – 40 % und bei Schulkindern und Erwachsenen ca. 5 % (– 10 %). Ein Teil der chronisch infizierten Kinder entwickelt eine Leberzirrhose oder ein hepatozelluläres Karzinom. Darüber hinaus sind Patienten mit einer HBV-Infektion einschließlich der HBsAg-Träger durch eine Superinfektion mit HDV und einer damit verbundenen Progredienz der Krankheit gefährdet.

Die chronische Hepatitis B kann über viele Jahre stabil sein, dann aber, besonders wenn die Kinder HBeAg-positiv bleiben, auch in eine chronisch-aktive Hepatitis übergehen. Die Prognose der chronisch-aggressiven Hepatitis B wird von der entzündlichen Aktivität bestimmt. Es gibt milde, progrediente Formen, die sich bessern, und Formen, bei denen bis zur Hälfte der Patienten eine Leberzirrhose mit den weiteren Folgen, Leberkoma und primäres Leberkarzinom, entwickelt. Nach Infektion in den ersten Lebensjahren dürfte das Leberzirrhoserisiko in Deutschland bis zum Erreichen des Erwachsenenalters kaum mehr als 5 % betragen.

Letztendlich wird die Prognose der chronischen Hepatitis vom Zeitpunkt der Serokonversion von HBeAg zu Anti-HBe bestimmt. Die spontane jährliche Serokonversion beträgt bei Kindern etwa 8 – 10 %, sie ist aber bei denjenigen mit einer vertikalen Transmission und nach einer immunsuppressiven Therapie deutlich niedriger. Eine spontane Serokonversion zu Anti-HBs und damit eine Heilung der chronischen Hepatitis wird bei weniger als 0,5 % der Kinder/Jahr beobachtet. In seltenen Fällen kann es bei serokonvertierten Kindern zu einer Reaktivierung von Anti-HBe zu HBeAg kommen, meist mit Progredienz der Krankheit.

Alkoholkonsum, hepatotoxische Medikamente und Drogen (Ecstasy) verschlechtern die Prognose der akuten und chronischen Hepatitis B.

Prophylaxe
◾ Hygiene

Hygienische Maßnahmen verhindern die perkutane oder mukokutane Übertragung. Gefährdete Kinder sind daher frühzeitig zu einer sorgfältigen persönlichen Hygiene zu erziehen.

Eine Isolierung des Patienten ist nicht notwendig. HBsAg-positive Kreißende sollten aber separat entbunden werden mit anschließender sachgerechter Desinfektion des Raumes. Eine Wassergeburt ist abzulehnen.

Das Krankenhauspersonal und andere Risikogruppen sind regelmäßig zu unterrichten. Beim Umgang mit Blut und anderem infektiösem Material sind Handschuhe zu tragen und Einmalgeräte zu verwenden. Zur Blutentnahme und für Venenverweilkanülen sind nadelstichsichere Systeme einzusetzen. Kanülen sind in durchstichsicheren Behältern zu sammeln; sie sind nicht in die Hülle zurückzustecken. Keine Verwendung von Gemeinschaftsrasierern, -nagelscheren usw. ohne vorherige Desinfektion.

HBsAg-positives Personal stellt für die Patienten normalerweise kein Infektionsrisiko dar, sofern die bei medizinischen Tätigkeiten als selbstverständlich anzusehenden Hygienemaßnahmen eingehalten werden. Davon auszunehmen sind jedoch einzelne Tätigkeiten mit höherem Risiko der Freisetzung und Übertragung infizierter Körperflüssigkeiten, wie bspw. Herzoperationen. Für einen Arbeitsplatzwechsel gibt es keine gesetzlichen Vorschriften.

HBsAg-positive Kinder können Kindereinrichtungen besuchen. Ihre Ausgrenzung ist heute nicht mehr zu tolerieren. Empfohlen wird,
- alle Gruppenmitglieder zu impfen,
- Kinder in den ersten 3 Lebensjahren, über 3 Jahre alte Kinder mit mangelnder Hygiene, Kinder mit aggressiven Verhaltensweisen (Beißen, Kratzen), immunsupprimierte Kinder und Kinder mit einer vermehrten Blutungsneigung und entzündlichen Hautkrankheiten nur dann aufzunehmen, wenn alle empfänglichen Kinder geimpft sind oder eine Beaufsichtigung in kleinen Gruppen möglich ist,

- das Personal und die Eltern über die Übertragungswege etc. aufzuklären,
- bei vermuteter Infektion (Biss, penetrierende Verletzung) sofort zu impfen (siehe unten).

Der Schulbesuch HBsAg-positiver Kinder ist uneingeschränkt möglich. Zur Meldepflicht siehe S. 57 Tab. **17**.

■ Passive Immunprophylaxe

Die **präexpositionelle Immunprophylaxe** hat durch die Möglichkeit der Impfung erheblich an Bedeutung verloren.

Die **postexpositionelle Immunprophylaxe** sollte bei *empfänglichen Personen* immer sofort, spätestens innerhalb von 12 Stunden nach einer Inokulation mit virushaltigem Material erfolgen, so z. B. bei Blutkontakt der Schleimhäute (Auge, Verschlucken von Blut), bei Blutkontakt einer verletzten Haut (Beißen, Kratzen, Ekzem), nach Nadelstich- oder Schnittverletzung, nach Sexualkontakt oder bei einer vermuteten vertikalen Transmission. Verwendet wird ein spezifisches Hepatitis-B-Immunglobulin, 0,06 ml/kgKG (maximal 5 ml) intramuskulär oder 0,12–0,2 ml bzw. 6–12 IE/kgKG (Neugeborene 0,4 ml/kgKG) intravenös. Gleichzeitig sollte aktiv geimpft werden.

Verhalten im Falle einer *Exposition bei früher geimpften Kindern* (perkutaner oder mukokutaner Kontakt mit HBsAg-positivem Material):

- Bei Kenntnis einer stattgehabten Serokonversion, weil z. B. nach der letzten Impfung die Antikörperkonzentration untersucht wurde, sollte der Anti-HBs-Spiegel bestimmt werden. Ist die Konzentration < 10 IE/l, wird nachgeimpft, obwohl wahrscheinlich auch bei dieser Konstellation eine Immunität vorliegen dürfte.
- Ist die Immunreaktion nach der Impfung unbekannt oder ist eine Bestimmung des Anti-HBs-Gehalts nicht innerhalb von 12 Stunden möglich, sollte das Kind spezielles Immunglobulin, 0,06 ml/kgKG, maximal 5 ml, erhalten. Überflüssiges Immunserum sollte nicht verworfen, sondern bis zu einer Dosis von 0,5 ml/kgKG injiziert werden.
- Bekannte Hypo- und Nonresponder erhalten sofort spezielles Immunglobulin.

Verhalten im Falle einer *fraglichen Exposition bei früher geimpften Kindern* (Kontakt mit Verdacht auf HBsAg-positives Material):

- Stets sofort die vermutlich infektiöse Person auf HBsAg untersuchen lassen. Liegt das Ergebnis nicht innerhalb von 12 Stunden vor, wird wie bei Kontakt mit HBsAg-positivem Material vorgegangen (siehe oben).

■ Aktive Immunprophylaxe (Evidenzgrad I)

Hierzulande wird vorwiegend HBVAXPRO (5 µg oder 10 µg HBsAg/0,5 ml) oder Engerix-B bei Kindern (10 µg HBsAg/0,5 ml) verwendet. Die Grundimmunisierung besteht aus 3 Impfungen, die intramuskulär in den Oberarm oder bei Säuglingen in den lateralen Anteil des Oberschenkels verabreicht werden. Der Impfstoff darf nicht ins Fettgewebe und nicht intradermal injiziert werden. Deshalb ist die Glutäalregion als Impfort nicht geeignet. Außerdem gibt es einen Kombinationsimpfstoff gegen Hepatitis A und B (Twinrix Kinder) für Kinder nach dem 1. Lebensjahr. Die HBV-Impfung ist in die Grundimmunisierung für Säuglinge und Kleinkinder integriert.

Postvakzinale Titerbestimmungen sind nur bei Risikopatienten indiziert. Bei über 95 % der Kinder und Erwachsenen tritt eine Serokonversion mit einem Anti-HBs-Antikörperspiegel > 10 IE/l ein. Der Impfschutz hält im Regelfall über 10 Jahre an und wird auch von der zellulären Immunität getragen. Spätere Infektionen kommen in Einzelfällen vor; sie verlaufen aber in der Regel asymptomatisch. Auch im Kindesalter gibt es Hypo- und echte Nonresponder. Bei diesen Kindern ist entweder von vornherein die Einzeldosis zu verdoppeln, so z. B. bei immundefizienten Kindern und Hämodialysepatienten, oder eine zusätzliche Impfung vorzunehmen. Kinder, die 4–8 Wochen nach der letzten Impfung Antikörperspiegel zwischen 10 und 100 IE/l entwickeln, sollten eine weitere Impfung erhalten. Kinder, die keine Antikörper bilden, können bis zu 3-mal zusätzlich geimpft werden.

Die Impfung schützt nicht gegen eine Infektion mit den seltenen HBV-Varianten, die eine *Mutation des HBsAg* (S-Varianten) aufweist. Infektionen mit dieser HBV-Mutante sind bei Kindern beschrieben, die nach einer Impfung Anti-HBs gebildet haben.

Neue Impfstoffe, wie die PräS-Vakzine, befinden sich im Stadium der klinischen Prüfung. Diese Impfstoffe verfügen über eine erhöhte Immunogenität und führen bei etwa 80 % der Nonresponder zu einer Serokonversion.

Nebenwirkungen der Impfung treten bei etwa 5 % der geimpften Kinder auf. Sie sind gewöhnlich leicht: Temperaturerhöhung, Unwohlsein, lokale Reaktionen. Eine Allergie gegen Hefe und Thiomersal kann vorkommen. Ein Kausalzusammenhang zwischen Hepatitis-B-Impfung und demyelinisierenden Krankheiten einschließlich multipler Sklerose und Erblindung ist nicht bewiesen.

Impfindikation: Die Hepatitis-B-Impfung ist eine empfohlene Impfung für alle Kinder und für Jugendliche. Vor allem die konsequente Impfung von Jugendlichen kann zu einer weiteren Senkung der Inzidenz der Hepatitis B führen (siehe Übertragungsweg). Unabhängig davon sollen alle Personen, die durch Kontakt zu einem HBsAg-Träger in Familie und Gemeinschaft gefährdet sind, geimpft werden. Darüber hinaus sind weitere Risikogruppen zu impfen (siehe Tab. 3). Die Immunisierung bereits immuner Kinder oder Patienten mit einer nicht bekannten chronischen HBV-Infektion ist nutzlos, aber unschädlich. Eine Schwangerschaft ist keine Kontraindikation.

Die **aktiv-passive Simultanimpfung** sollte immer dann vorgenommen werden, wenn eine passive Immunprophylaxe unumgänglich erscheint. Bewährt hat sich die Simultanimpfung bei Neugeborenen HBsAg-positiver Mütter (nach den Mutterschaftsrichtlinien sind alle Schwangeren möglichst nahe am Geburtstermin auf HBsAg zu untersuchen). Die Kinder erhalten sofort nach der Geburt, am besten noch im Kreißsaal, spätestens 12 Stunden postnatal, spezielles Immunglobulin, 0,5 ml/kgKG (mindestens 1 ml) intramuskulär oder 0,4 ml/kgKG intravenös, und kontralateral die 1. Impfdosis. Die alleinige passive Immunisierung Neugeborener HBsAg-positiver Mütter ist obsolet (Evidenzgrad I).

Bei Frühgeborenen ist die Serokonversionsrate niedriger als bei Reifgeborenen. Durch Anwendung eines Impfschemas mit 4 Dosen (Zeitpunkt: 0-1-2-12 Monate) konnte die Erfolgsrate von 76 auf 90% gesteigert werden. Natürlich muss auch bei Frühgeborenen HBsAg-positiver Mütter direkt nach Geburt eine Simultanimpfung durchgeführt werden. 4 – 8 Wochen nach Abschluss der Grundimmunisierung sollte eine Kontrolle von Anti-HBs und Anti-HBc erfolgen. Zu beachten ist ferner, dass der mütterliche HBsAg-Status bei Frühgeborenen häufiger unbekannt ist, da das Routine-Screening erst in der 32. Schwangerschaftswoche durchgeführt wird. Bei Frühgeburtsbestrebungen sollte deshalb umgehend der HBsAg-Status der Mutter bestimmt werden.

Ist der HBsAg-Status der Mutter bei der Geburt nicht bekannt, sollte *immer sofort*, spätestens innerhalb von 12 Stunden post natum, das Neugeborene aktiv immunisiert *und* von der Mutter der HBsAg-Status bestimmt werden. Fällt der Befund positiv aus, wird dem Kind nachträglich baldmöglichst Hepatitis-B-Immunglobulin verabreicht.

Neugeborene, die geimpft werden, können von Anfang an gestillt werden. Überflüssig abgepumpte Milch ist zu verwerfen. Mutter und Kind brauchen nach der Geburt nicht isoliert oder voneinander getrennt zu werden.

Patienten mit einer chronischen Hepatitis B und fehlender Immunität gegen Hepatitis A sollten gegen Hepatitis A geimpft werden.

Hepatitis C

Klinisches Bild

Die Infektion bleibt meist asymptomatisch oder äußert sich mit unspezifischen Symptomen. Eine akute Hepatitis C unterscheidet sich nicht wesentlich von einer akuten Hepatitis A oder B. Eine fulminante Hepatitis kommt wahrscheinlich nur selten vor (und dann wohl häufig in Kombination mit einer HBV- oder HIV-Infektion). Wie bei der Hepatitis B treten bei HCV-infizierten Patienten extrahepatische Manifestationen auf (u. a. Glomerulonephritis, Kryoglobulinämie, Arthritis). Chronische Formen sind sehr häufig. Klinisch können Abgeschlagenheit, rasche Ermüdbarkeit, Inappetenz, Völlegefühl und gelegentlich Oberbauchbeschwerden bestehen.

Schwangerschaft. Ein Einfluss der HCV-Infektion auf die Schwangerschaft und die Kindesentwicklung ist bisher nicht bewiesen. Über vertikale Transmission siehe unten.

Ätiologie

Die Hepatitis C wird durch ein 38 – 45 nm großes RNA-Virus aus der Flavivirengruppe hervorgerufen. Es existieren mindestens 6 Genotypen und über 90 Subtypen. In Mitteleuropa sind die häufigsten Genotypen 1 a und 1 b (> 75%), gefolgt von den Typen 2 und 3. Die Genotypen 4 – 6 kommen nur selten vor. Die Mutationsrate des HCV ist hoch.

Epidemiologie

Gegenwärtig wird die Anzahl der HCV-Infizierten in der Welt auf etwa 150 Mio. und in Europa auf ca. 4 Mio. geschätzt. In der Bundesrepublik Deutschland entfallen 10 – 15% der gemeldeten Hepatitispatienten auf die Hepatitis C, etwa 0,4 – 0,5% der Einwohner sind anti-HCV-positiv. Das HCV wird überwiegend durch intravenösen Drogengebrauch und Sexualkontakte übertragen, seltener durch Dialyse und Haushaltskontakte, kaum noch durch Blut und Blutprodukte oder, wie in der Vergangenheit, durch Immunglobulinpräparate. Bei einigen Patienten ist der Infektionsweg unbekannt. Eine vertikale Übertragung kommt bei etwa 3 – 8 % der Kinder HCV-RNA-positiver Mütter vor. Eine hochgradige Virämie zzt. der Entbindung und eine HIV-Infektion sind disponierende Faktoren. Die Art der Entbindung beeinflusst die Rate der vertikalen Transmission nach dem gegenwärtigen Kenntnisstand nicht. Geringe Mengen von HCV können auch in der Muttermilch, vor allem im Kolostrum, nachgewiesen werden. Es gibt aber keine Beweise für eine Übertragung von HCV durch Stillen.

Risikogruppen sind vor allem intravenös Drogensüchtige und in früheren Jahren Patienten mit Hämophilie, langjähriger Hämodialyse und Bluttransfusion. Durch Sexualkontakt, häufigen Blutkontakt, wie bei Arbeiten im Labor, und durch enge Kontakte mit HCV-infizierten Patienten (horizontale Übertragung), wie sie bspw. im Haushalt gegeben sind, wird das HCV selten übertragen. Das Infektionsrisiko nach einer Nadelstichverletzung ist aufgrund der geringen Konzentration von HCV im Blut – für eine Virusübertragung sind Volumina von > 1 µl Blut erforderlich – geringer als im Falle einer Hepatitis B. Die Serokonversionsrate nach perkutaner Exposition mit HCV-haltigem Blut liegt bei 1,8 % (0 – 7 %). Die Serokonversionsrate nach Schleimhautkontakt ist unbekannt.

Die **Inkubationszeit** beträgt 8 Wochen (2 – 26 Wochen).

Diagnose

In der Routinediagnostik wird anti-HCV mit ELISA-Tests nachgewiesen. Diese Tests haben eine hohe Sensitivität und Spezifität und ermöglichen, das diagnostische Fenster zwischen Infektion und Serokonversion (etwa 6 – 8 Wochen) zu verkleinern. Sie erlauben aber keine Differenzierung zwischen akuter und chronischer Hepatitis C und Trägerstatus. Daher ist bei einem Nachweis von Anti-HCV eine PCR angezeigt, um die Virämie zu bestätigen oder auszuschließen. Darüber hinaus sollte der Genotyp bestimmt werden. Dies ist vor allem zur Beurteilung der potenziellen Ansprechrate einer Therapie wichtig.

Die Untersuchung der Transaminasen hat nur einen begrenzten diagnostischen Wert, weil die Werte der Transaminasen bei Patienten mit einer chronischen Hepatitis C wiederholt oder sogar monatelang normal sein können.

Therapie

Es gibt keine spezifische Therapie. Eine akute Hepatitis C, z. B. nach einer Nadelstichverletzung, sollte, sofern keine Kontraindikationen (Autoimmunkrankheiten, dekompensierte Leberzirrhose, unkontrollierte zerebrale Anfälle, maligne Krankheiten) vorliegen, innerhalb von 4 Monaten für 24 Wochen mit α-Interferon oder Peg-α-Interferon behandelt werden. Bei Erwachsenen kann eine Chronifizierung bei 90 % verhindert werden. Für Kinder und Jugendliche liegen keine Daten vor.

Bei Nachweis einer chronischen Hepatitis C mit persistierendem HCV-RNA-Nachweis kann eine Interferon-Therapie in Kombination mit Ribavirin unabhängig von der Höhe der Transaminasen durchgeführt werden.

Prädiktoren für einen Therapieerfolg sind der HCV-Genotyp, die Dauer der Krankheit und die HCV-Konzentration im Serum. Die Erfolgsaussichten sind mit über 90 % sehr gut bei einer Infektion mit den Genotypen 2 oder 3. Die Aussichten auf einen Therapieerfolg liegen bei der Infektion mit Genotyp 1 bei etwas über 50 % (Evidenzgrad II).

Dosierung: α-Interferon-2 b 3 Mio. IE/m^2, 3 × / Woche subkutan in Kombination mit Ribavirin 15 mg/kgKG/Tag. Dauer: 48 Wochen für Genotyp 1 und 24 Wochen für die Genotypen 2 und 3. Eine Therapie gilt als wirksam, wenn 3 – 4 Monate nach Beginn der Interferon-Therapie keine Virus-RNA im Plasma mehr nachweisbar ist und nach Therapieende eine anhaltende Viruselimination fortbesteht. Mit einem Rezidiv ist innerhalb weniger Wochen oder Monate zu rechnen. Die Therapie ist in Deutschland für Kinder ab 3 Jahren zugelassen; Ribavirin steht als Saft zur Verfügung.

Die Standardtherapie bei Erwachsenen besteht in der Gabe von Peg-Interferon, das nur 1-mal/ Woche verabfolgt werden muss, und Ribavirin. Diese Behandlung kann auch bei Kindern und Jugendlichen „off label" durchgeführt werden, da in Deutschland bisher keine Zulassung besteht (Dosierung: Peg-α-Interferon-2 b 1,5 – 2 µg/kgKG/ Woche, Ribavirin 15 mg/kgKG/Tag). Die Zulassung wird erwartet.

Über Nebenwirkungen der Interferon-Behandlung siehe S. 278. Kontraindikationen für die Ribavirin-Therapie sind Anämie, Hämoglobinopathien und unzuverlässige Kontrazeption.

Bei Erwachsenen werden gegenwärtig neue Medikamente (Proteaseinhibitoren, z. B. Telaprevir) und Nukleosidanaloga getestet, die bei Nonre-

spondern der obigen Therapie neue Behandlungsmöglichkeiten eröffnen könnten.

■ Prognose

Die Chronifizierungsrate ist bei Erwachsenen mit
60 – 80 % sehr hoch; im Kindesalter könnte sie
nach gegenwärtigem Kenntnisstand geringer sein.
Die HCV-Infektion ist heute die häufigste Ursache
einer chronischen Virushepatitis in den westlichen
Ländern. Bei etwa 20 % der erwachsenen Patienten
mit einer chronischen Hepatitis C entsteht innerhalb von 10 – 20 Jahren eine Leberzirrhose, von
denen bis zu 35 % innerhalb von 5 – 10 Jahren ein
hepatozelluläres Karzinom entwickeln. Risikofaktoren für eine erhöhte Progredienz sind Koinfektion mit anderen Hepatitisviren oder HIV, Alkoholkonsum und die Einnahme von hepatotoxischen
Medikamenten.

Prophylaxe

Da es bisher keine Impfung gibt, ist die Expositionsprophylaxe ausschlaggebend. Zu fordern ist
eine strenge Indikation für Bluttransfusion und
Gabe von Blutprodukten. Es sollten möglichst gentechnologisch hergestellte Blutfaktoren verwendet
werden. Das Quarantäneverfahren mit Nachtes-
tung der Spender und die Verordnung, alle Blut-
und Plasmaspenden mittels PCR auf HCV-RNA zu
testen, hat das Risiko, HCV zu übertragen, weiter
reduziert. Das RNA-Virus wird durch Hitze, 60 °C
für 30 Minuten oder 100 °C für mindestens 2 Minuten, inaktiviert. Über allgemeine hygienische
Maßnahmen und Meldepflicht siehe Kapitel Infektionskontrolle S. 67.

Schwangerschaft. Bei anti-HCV-positiven
Schwangeren sollte auf HCV-RNA untersucht wer-
den, am besten quantitativ. Die Entbindung kann
vaginal erfolgen. Kinder von HCV-RNA-positiven
Müttern sollten auf HCV-RNA untersucht werden.
Die Rate positiver Kinder fällt von 13,3 % mit 4
Monaten auf 3,3 % mit 24 Monaten ab. Die Gründe
hierfür sind unklar. Da positive Befunde bei jungen
Säuglingen passager sein können, sollte die HCV-
RNA auf jeden Fall im Alter von 6 Monaten bestimmt werden. Die Untersuchung von Nabelschnurblut ist nicht sinnvoll. Mütterliches Anti-
HCV kann 12 – 18 Monate beim Kind persistieren.
95 % der nicht infizierten Kinder sind nach dem
13. Lebensmonat anti-HCV-negativ. Kinder von
anti-HCV-positiven, HCV-RNA-negativen Müttern
sollten mit 15 Monaten auf Anti-HCV untersucht
werden. Bei einer vertikalen Infektion ist eine
langjährige, sorgfältige Nachbeobachtung erfor-

derlich. Die Therapiemöglichkeit kann ab einem
Alter von 3 Jahren erwogen werden.

Mütter mit chronischer Hepatitis C und niedriger Viruslast oder negativem Nachweis von HCV-
RNA können nach entsprechender Aufklärung ihr
Kind stillen, auch wenn nach heutigem Kenntnisstand ein Restrisiko bleibt. Da die Viruslast im Verlauf auch kurzfristig variieren kann, ist eine quantitative Grenzwertangabe gegenwärtig nicht sinnvoll. Bei Müttern, die im letzen Schwangerschaftsmonat mit HCV infiziert wurden oder während
der Geburt an einer akuten Hepatitis C leiden, ist
das Übertragungsrisiko von HCV während des
Stillens wegen der hohen Viruslast wahrscheinlich
hoch, sodass das die Stillentscheidung nur individuell getroffen werden kann.

Im Falle einer perkutanen Exposition oder einer
Exposition der Schleimhäute, z. B. bei Nadelstichverletzung von Mitarbeitern im Gesundheitswesen
bzw. Kontamination der Konjunktiven mit Blut,
sollte wie folgt vorgegangen werden:

- Die ursächliche Quelle auf Anti-HCV untersuchen.
- Bei der exponierten Person sofort und nach 6
  Monaten Anti-HCV und Transaminasen untersuchen. Zu beachten ist, dass es bei allen serologischen Methoden falsch positive und falsch
  negative Befunde geben kann. Deshalb sollte
  man stets eine PCR anfordern und mehrfach
  untersuchen.
- Eine Gabe von Immunglobulin oder von Interferon ist nicht sinnvoll. Wird jedoch während
  der Nachuntersuchung eine akute Hepatitis C
  diagnostiziert, sollte diese frühzeitig mit α-Interferon oder Peg-α-Interferon über 24 Wochen
  behandelt werden.

Die **Zulassung zu Gemeinschaftseinrichtungen**
kann nach einer Erkrankung erfolgen, sobald das
Allgemeinbefinden den Besuch der Einrichtung
wieder erlaubt, unabhängig davon, ob der Erreger
zu diesem Zeitpunkt noch im Blut nachweisbar ist.
Sinngemäß gilt dies auch für HCV-Träger. Eine
Ausnahme stellen Kinder mit ungewöhnlich aggressivem Verhalten (Beißen, Kratzen), einer Blutungsneigung oder einer generalisierten Dermatitis dar. In diesen Fällen muss die Entscheidung
über die Zulassung zu einer Gemeinschaftseinrichtung individuell getroffen werden. Ein Ausschluss
von Kontaktpersonen ist nicht erforderlich.

Patienten mit einer chronischen Hepatitis C und
fehlender Immunität gegen Hepatitis A und B sollten *gegen Hepatitis A und B* geimpft werden.

Hepatitis D

Klinisches Bild

Eine HDV-Infektion kann nur zusammen mit einer HBV-Infektion eine Hepatitis hervorrufen, entweder als gleichzeitige Infektion (Koinfektion) oder häufiger als eine auf eine chronische HBV-Infektion aufgepfropfte Infektion (Superinfektion). Schwere akute und chronisch aktive Hepatitisformen sind nicht selten, auch eine fulminante Form ist beschrieben. Die Koinfektion verläuft gewöhnlich biphasisch. Durch eine Superinfektion kann sich aus einem asymptomatischen HBsAg-Trägerstatus schnell eine chronisch aktive Hepatitis und eine Leberzirrhose entwickeln.

Ätiologie

Das HDV ist ein 36 nm großes defektes RNA-Virus (δ-Antigen), das vom HBsAg umhüllt wird und zur Replikation auf das HBV angewiesen ist. Auch beim HDV gibt es mindestens 3 Genomvarianten.

Epidemiologie

Die Hepatitis D ist endemisch in Italien, Ost- und Südosteuropa, im Nahen Osten, Afrika, Südamerika. In Deutschland sind sicher nicht mehr als 2 – 3 % der HBsAg-positiven Personen von einer HDV-Infektion betroffen. Risikogruppen sind vor allem Hämophile, Drogensüchtige, Homosexuelle und Personen aus Endemiegebieten.

Die Übertragungswege ähneln denen der Hepatitis B: parenteral, perkutan, mukokutan, Intimkontakt und (bei Kindern überwiegend) horizontal durch engen Kontakt, z. B. in der Familie. Die vertikale Transmission ist ebenfalls möglich. Diese setzt aber voraus, dass auch HBV übertragen wird.

Die **Inkubationszeit** beträgt wahrscheinlich bei einer Koinfektion 4 – 8 Wochen bzw. bei einer Superinfektion 90 (50 – 180) Tage.

Diagnose

Eine Hepatitis D wird durch den Nachweis von Anti-HDV und Anti-HDV-IgM (HDAg bzw. HDV-RNA nur bei besonderen Fragestellungen) diagnostiziert. Gleichzeitig sollte zwischen akuter und chronischer HBV-Infektion differenziert werden. Deshalb ist immer auch auf Anti-HBc-IgM zu untersuchen. In den seltenen Fällen einer HBsAg-Negativität sind weitere Parameter einer HBV-Infektion zu bestimmen.

Therapie

Eine kausale Behandlung ist nicht möglich. Bei Patienten mit gleichzeitigem Nachweis von HBeAg und HBV-DNA sollte wegen der schlechten Prognose eine Behandlung mit α-Interferon versucht werden, vorausgesetzt, die chronische Hepatitis hat noch nicht das Stadium der Leberzirrhose erreicht (Evidenzgrad II). Die Rezidivrate ist jedoch nach Absetzen der Therapie hoch. Die Serokonversion zu Anti-HBe kann wahrscheinlich die Prognose verbessern. Eine Behandlung mit einem Nukleos(t)idanalogon zur Reduktion der hohen Viruslast der Hepatitis-B-Virus-Infektion ist durchaus möglich, hat aber keinen Einfluss auf die HDV-RNA-Konzentration im Serum.

Prophylaxe

Siehe Hepatitis B. Es gibt keine spezifische Immunprophylaxe. Eine Impfung gegen Hepatitis B schützt gegen eine HDV-Koinfektion. Deshalb sollte präexpositionell aktiv und postexpositionell simultan geimpft werden. HBsAg-Träger sind gut beraten, bei Reisen in Endemiegebiete entsprechende Vorsichtsmaßnahmen gewissenhaft einzuhalten (siehe S. 275). Über allgemeine hygienische Maßnahmen und Meldepflicht siehe S. 57.

Hepatitis E

Klinisches Bild

Das klinische Bild ähnelt dem der Hepatitis A. Die akute Erkrankung kann durch hohes Fieber über Wochen gekennzeichnet sein. Die Hepatitis E ist in Westeuropa bisher selten und praktisch immer importiert. Chronische Formen sind nicht bekannt. Eine fulminante Hepatitis kommt selten vor.

Schwangerschaft. In Endemieländern ist die Hepatitis E in der Spätschwangerschaft mit einer hohen Letalität (20 %) assoziiert. Vermutlich sind dafür zusätzliche Faktoren (Unterernährung) verantwortlich, sodass in Mitteleuropa bei einer gleichen Konstellation nicht unbedingt mit einer schlechten Prognose gerechnet werden muss.

Ätiologie

Das HEV ist ein 32 nm großes RNA-Virus aus der Gruppe der Caliciviren. Wahrscheinlich gibt es wenigstens 2 Genotypen.

Epidemiologie

Die Übertragung erfolgt ähnlich wie bei der Hepatitis A fäkal-oral, vorwiegend über kontaminiertes Wasser. Schlechte hygienische Verhältnisse erleichtern die Übertragung. Das Virus wird bis zu 2 Wochen nach Erkrankungsbeginn im Stuhl ausgeschieden. Die Hepatitis E ist möglicherweise eine Zoonose. Das würde auch erklären, warum eine HEV-Übertragung von Mensch zu Mensch relativ selten vorkommt.

Epidemien sind aus Indien, Südostasien, Mittelamerika und Zentralafrika bekannt geworden. Durch den Reiseverkehr und die Einwanderung von Personen aus endemischen Gebieten kann es auch in Europa zu einem lokalen Ausbruch einer Hepatitis E kommen. Einzelfälle sind bereits beschrieben worden.

Die **Inkubationszeit** beträgt wahrscheinlich 45 (14 – 63) Tage.

Diagnose

Die Hepatitis E wird durch den Nachweis von Anti-HEV-IgG oder -IgM (ELISA oder Immunoblot) diagnostiziert. HEV-RNA kann im Stuhl bestimmt werden, was aber aufgrund des kurzfristigen Vorkommens (späte Inkubationszeit bis 2 Wochen nach Krankheitsbeginn) nicht empfohlen wird.

Therapie

Es gibt keine kausale Behandlungsmöglichkeit.

Prophylaxe

Eine spezifische Immunprophylaxe steht noch nicht zur Verfügung, eine Impfung ist aber in der Entwicklung. Schwangere sollten nicht in endemische Länder reisen. Über allgemeine hygienische Maßnahmen und Meldepflicht siehe S. 57.

Neu entdeckte Hepatitisviren

Das **Hepatitis-G-Virus (HGV)** ist ein RNA-Virus, das zur Familie der Flaviviren gehört. Man kann 3 Genotypen und mehrere Subtypen differenzieren. Die pathogenetische Bedeutung ist für den Menschen äußerst gering. Eine klinische Relevanz könnte möglicherweise bei immunsupprimierten Patienten bestehen. Das HGV ist weltweit verbreitet. Die Prävalenz (mittels PCR) beträgt bei Blut-spendern 1 – 2 %. Es wird parenteral und auch vertikal übertragen. Risikogruppen sind Patienten mit Transfusionen, Hämodialyse und Drogenabusus. Die Diagnose einer HGV-Infektion erfolgt durch den Nachweis von HGV-RNA und Anti-HGV.

TT-Virus. Ende 1997 wurde ein neues DNA-Virus entdeckt, das TT-Virus *(TTV)*. Das Virus gehört in die Familie der Circoviren. Es scheint weit verbreitet zu sein und wird parenteral, höchstwahrscheinlich aber auch oral und sicher auch vertikal übertragen. Es wird bei vielen Gesunden nachgewiesen. Ein langjähriger Trägerstatus ist beschrieben. Der kausale Zusammenhang mit Lebererkrankungen beim immunkompetenten Menschen ist jedoch ebenso wie beim HGV nicht relevant.

SEN-Virus. Das Gleiche gilt für das 1999 erstmals beschriebene SEN-Virus, ebenfalls aus der Familie der Circoviren. Es gibt 8 Genotypen. Auch das SEN-Virus kann bei vielen Gesunden nachgewiesen werden, sodass die klinische Bedeutung für akute und chronische Lebererkrankungen eine vernachlässigbare Rolle spielt.

Literatur

Burdelski M, Wirth S, Laufs R. Virale Hepatitis bei Kindern und Jugendlichen. Z Gastroenterol 2004; 42: 731 – 733

Cornberg M, Protzer U, Dollinger MM et al. Prophylaxis, Diagnosis and Therapy of Hepatitis-B-Virus-(HBV-) Infection: upgrade of the guideline, AWMF-Register 021/011. Z Gastroenterol 2007; 45: 525 – 574

Empfehlungen für die Wiederzulassung in Schulen und sonstigen Gemeinschaftseinrichtungen. Aktualisierte Fassung vom Juli 2006. Bundesgesundheitsblatt – 2001; 44: 830 – 843

Robert Koch-Institut. Empfohlene Maßnahmen zur Hepatitis-B-Prophylaxe nach Kanülenstichverletzung oder anderen Blutkontakten. Epid Bull 2000; 1: 1 – 2

Robert Koch-Institut. Erkrankungen an Hepatitis A und Hepatitis E in den Jahren 2001 bis 2003. Epid Bull 2004; 33: 269 – 275

Robert Koch-Institut. Zur Situation der Hepatitis A in Deutschland. Epid Bull 2005; 14: 19 – 123

Robert Koch-Institut. Virushepatitis B, C und D im Jahr 2006. Epid Bull 2007; 49: 457 – 465

 Koordinator:
S. Wirth

Mitarbeiter:
H.W. Kreth, T. Lang, R. Repp, H. Scholz

Herpes-simplex-Virus-Infektionen

Klinisches Bild
■ Konnatale HSV-Infektionen
In sehr seltenen Fällen kann es zu einer diaplazentaren Infektion des Fetus mit Herpes-simplex-Viren (HSV) kommen.

Die infizierten Kinder sind meist hypotroph, zeigen häufig bullöse rezidivierende Exantheme, Mikrozephalie und -ophthalmie, Chorioretinitis, Katarakt und andere Stigmata.

■ Neonatale HSV-Infektionen
Neonatale Infektionen sind fast immer symptomatisch. Sie können sich zu etwa je 1 Drittel in 3 Formen manifestieren: 1. lokalisierte Infektion (Herpesbläschen) von Haut, Augen und Schleimhäuten, vor allem am bei vaginaler Geburt vorangehenden Teil (Kopf, Brust etc.). 2. Infektion des ZNS (u. a. mit lymphozytärer Meningitis, fokalen oder generalisierten Krampfanfällen, Lethargie, Trinkschwäche). 3. Disseminierte systemische Infektion mit oder ohne ZNS-Beteiligung. Mischformen sind möglich, insbesondere manifestiert sich bei einer scheinbar auf die Haut begrenzten Infektion im weiteren Verlauf auch eine ZNS-Beteiligung. Klinisch können die Initialsymptome einer neonatalen HSV-Infektion (Hyperexzitabilität, Lethargie, Erbrechen, Apnoen, Zyanose, Ateminsuffizienz durch interstitielle Pneumonie, Hepatitis etc.) ganz unspezifisch sein und zunächst einer bakteriellen Sepsis ähneln.

Etwa 2 Drittel aller symptomatisch erkrankten Neugeborenen zeigen ein bullöses Exanthem, welches in seltenen Fällen einem Zoster ähneln kann. Über 30 % der Kinder haben Herpes-Läsionen in Mund und Rachen. Eine Mitbeteiligung des ZNS äußert sich u. a. durch Krampfanfälle, Lethargie, Koma, Opisthotonus.

Der Erkrankungsbeginn liegt meist in den ersten 2 Lebenswochen, Spätmanifestationen sind aber in seltenen Fällen bis zur 6. Lebenswoche möglich.

Die Prognose der neonatalen HSV-Infektion wird entscheidend vom Zeitpunkt des Therapiebeginns (Aciclovir) und von der Manifestationsart der Infektion beeinflusst. Eine schlechte Prognose trotz frühzeitiger Aciclovir-Therapie haben Kinder mit disseminierter HSV-Infektion.

■ Infektionen bei Klein- und Schulkindern
Die meisten HSV-Infektionen verlaufen klinisch inapparent. Die Stomatitis aphthosa (Gingivostomatitis) ist die häufigste klinische Manifestation einer Primärinfektion mit HSV-1 bei Kindern im Alter zwischen 10 Monaten und 3 Jahren. Charakteristisch sind zahlreiche Bläschen und schmerzhafte Aphthen (Wangenschleimhaut, Zahnfleisch, Gaumen, Lippen und perioral).

Betroffene Kinder haben meist hohes Fieber und starke Schluckbeschwerden.

Die **Inkubationszeit** beträgt bei dieser Krankheit nur wenige Tage.

Bei älteren Kindern und Jugendlichen kann sich eine primäre HSV-Infektion als mononukleoseähnliches Krankheitsbild (Pharyngotonsillitis) manifestieren.

Bei Kindern mit Neurodermitis kann eine primäre (seltener auch eine sekundäre) HSV-Infektion zu einem Ekzema herpeticatum Kaposi von größeren Hautarealen führen. Auch Kinder mit Hautverbrennungen sind diesbezüglich gefährdet. Ein Herpes-Panaritium („herpetic whitlow") mit schmerzhaften Bläschen am Daumen oder an anderen Fingern entsteht meist durch sekundäre Inokulation mit HSV, wenn bspw. ein Kind mit florider Herpes-Stomatitis am Daumen lutscht.

In einigen Fällen kann ein Erythema exsudativum multiforme durch HSV-1 ausgelöst werden.

HSV-Infektionen des Auges sind wegen der möglichen Mitbeteiligung von Hornhaut (Narbenbildung), Uvea und Retina gefürchtet.

Eine primäre symptomatische HSV-Infektion im Genitalbereich (Vulvovaginitis, Balanitis) betrifft meist ältere Jugendliche und Erwachsene. Die Ansteckung mit dem Virus (überwiegend HSV-2) erfolgt praktisch ausschließlich durch Geschlechtsverkehr. Bei genitalen HSV-Infektionen im Kleinkindalter muss ein sexueller Missbrauch ausgeschlossen werden.

Eine Enzephalitis kann sowohl im Rahmen einer HSV-Primärinfektion als auch einer HSV-Reaktivierung auftreten. In ca. 95 % der Fälle wird dieses schwere Krankheitsbild durch HSV-1 hervorgerufen. Nach unspezifischen Symptomen (Fieber, Krankheitsgefühl) kommt es nach 1 bis 7 Tagen zu einer schweren und progressiven neurologischen Symptomatik mit meist fokalen Krampfanfällen bis hin zum Koma. Unbehandelt sterben 70 % der Patienten. Eine Herpes-Enzephalitis kann initial einem Infektkrampf ähneln, verursacht aber im Gegensatz zu diesem fokale Krampfanfälle. Prädispositionsfaktoren für eine Herpes-Enzephalitis sind u. a. Mutationen im Toll-like-Rezeptor-3 (TLR3)- und UNC-93B-Gen.

Eine aseptische Meningitis, die nicht selten rekurrieren kann (Mollaret-Meningitis) ist eine Komplikation bei primärer genitaler HSV-2-Infektion, vor allem im Erwachsenenalter. Im Kindes- und Adoleszentenalter ist diese Komplikation sehr selten. Die Prognose ist meist gut.

Gelegentlich kann auch eine isolierte Fazialisparese durch eine HSV-1-Infektion bedingt sein.

Bei Patienten mit eingeschränkter (zellulärer) Immunität (medikamentöse Immunsuppression, Stammzelltransplantation, AIDS) können HSV-Primärinfektionen, aber auch -Reaktivierungen sehr schwer und disseminiert (ZNS, Auge, Lunge, Gastrointestinaltrakt, Leber etc.) verlaufen.

HSV persistiert lebenslang im Wirtsorganismus. HSV-Reaktivierungen manifestieren sich in Form von Bläschen im Lippen- (Herpes labialis, meist HSV-1) oder Genitalbereich (häufig HSV-2).

Ätiologie

HSV-1 und HSV-2 gehören zur Gruppe der humanpathogenen Herpesviren. Infektionen mit HSV-1 betreffen meist Haut und Schleimhaut in Regionen oberhalb des Nabels. Bevorzugte Lokalisation von Infektionen mit HSV-2 sind Genitale und Hautregionen unterhalb der Gürtellinie. Beide HSV-Typen können allerdings – nach entsprechendem Kontakt – auch an praktisch jeder Hautregion zu einer Infektion führen. Infektionen des Fetus und des Neugeborenen werden meist durch HSV-2 verursacht.

Epidemiologie

HSV kommt ubiquitär vor. Die Übertragung von Mensch zu Mensch erfolgt vor allem durch engen Körperkontakt (Geburt, Geschlechtsverkehr). Die neonatale HSV-Transmission erfolgt sehr selten pränatal (ca. 5 %), meistens sub partu (85 %). In seltenen Fällen (bis zu 10 %) ist auch eine postnatale Ansteckung durch eine infektiöse Kontaktperson möglich.

Alle infizierten Personen, auch die mit einer klinisch inapparenten Erkrankung, stellen ein Erregerreservoir dar. Nach der Neonatalperiode scheiden Patienten mit einer primären Infektion (Gin-

givostomatitis, Herpes genitalis) das Virus 1 bis mehrere Wochen aus, bei einer rekurrierenden Infektion dauert die Virusreplikation meist nur jeweils wenige Tage.

In ärmeren Bevölkerungsschichten sind bis zu 90 % der Erwachsenen HSV-1-seropositiv, in wohlhabenderen Bevölkerungsgruppen sind es deutlich weniger. Die Häufigkeit von HSV-2-Infektionen ist vor allem abhängig von der sexuellen Aktivität der untersuchten Bevölkerungsgruppe.

Die **Inkubationszeit** schwankt zwischen 1 und 26 Tagen (Median 6 – 8 Tage), sie kann aber in seltenen Fällen auch bis zu 6 Wochen lang sein.

Die Inzidenz der neonatalen HSV-Infektion wird auf 1:3000 bis 1:20 000 aller Lebendgeborenen geschätzt. Das Risiko einer HSV-Infektion für vaginal geborene Neugeborene beträgt bei primärer HSV-Infektion der Mutter ca. 30 – 50 %, bei rekurrierender HSV-Infektion der Mutter < 5 %. Die Unterscheidung zwischen primärer und rekurrierender maternaler HSV-Infektion kann allerdings schwierig oder unmöglich sein.

Diagnose

Die Diagnose einer HSV-Infektion kann bei Auftreten der typischen bläschenförmigen Effloreszenzen („gruppierte Bläschen") im Mund- und Genitalbereich klinisch gestellt werden.

HSV wird relativ leicht aus Bläscheninhalt, Schleimhautabstrichen und bioptischem Material isoliert. Die Virusisolierung ist für diese Untersuchungsmaterialien immer noch der Goldstandard in der Diagnostik. Daneben gibt es Schnelltests zum Nachweis von HSV-Antigen (EIA, direkte Immunfluoreszenz) oder HSV-Genom (PCR) in infiziertem Material. Eine Typisierung angezüchteter HSV-Stämme (HSV-1 oder HSV-2) wird mittels monoklonaler Antikörper durchgeführt. Mit geeigneten PCR-Verfahren ist auch eine Identifizierung des HSV-Typs direkt aus dem Probenmaterial möglich.

Bei Verdacht auf eine neonatale Infektion sollte Material aus Hauteffloreszenzen, Mund, Nasopharynx, Konjunktiva, Blut, Liquor, Urin und Stuhl kulturell oder mittels PCR (Blut, Liquor) untersucht werden.

Die Isolierung von HSV aus Liquor von Patienten mit HSV-Enzephalitis gelingt nur selten. Die hochempfindliche PCR zum Nachweis von HSV-DNA ist in diesen Fällen die diagnostische Methode der Wahl. Diese Methode sollte allerdings nur in erfahrenen Laboratorien durchgeführt werden.

Klinisch verdächtig für eine HSV-Enzephalitis bei älteren Kindern ist der Nachweis fokaler Veränderungen im Bereich der Temporallappen mittels MRT und EEG. Bei Säuglingen und Kleinkindern sind die Veränderungen oft diffuser und in tieferen Hirnarealen lokalisiert. Die HSV-Serologie ist bei Beginn der Enzephalitis nicht hilfreich. Durch Nachweis von intrathekal synthetisierten oligoklonalen HSV-Antikörpern nach ca. 10 Tagen ist es allerdings meist möglich, die HSV-Ätiologie nachträglich zu beweisen.

Der Nachweis von HSV-Antikörpern im Serum (KBR, indirekte Immunfluoreszenz, ELISA) spielt in der Diagnostik nur eine sekundäre Rolle: meist gelingt es hiermit nicht, zwischen primärer und rekurrierender Infektion zu unterscheiden. Aufgrund der z. T. spät auftretenden Serokonversion gerade bei klinisch bedeutsamen HSV-Erkrankungen (Enzephalitis, disseminierte Infektion bei Immunsuppression) ist die Serologie für eine schnelle Diagnose nicht hilfreich.

Therapie

Für HSV-Infektionen im Kindes- und Adoleszentenalter ist *Aciclovir* weiterhin das Mittel der 1. Wahl (siehe Tab. 53). Bei Patienten ≥ 18 Jahren kann ein genitaler Herpes (Primärinfektion, Rezidive) auch mit Famciclovir oder Valaciclovir behandelt werden.

Bei aciclovirresistenten HSV-Stämmen (immunsupprimierte Patienten) kann ein Therapieversuch mit Foscarnet (120 mg/kgKG/Tag intravenös in 3 ED über 2 Wochen, anschließend Erhaltungstherapie: 60 – 120 mg/kgKG/Tag intravenös in 1 ED) unternommen werden.

Für die Behandlung eines primären Herpes genitalis ist die alleinige topische Therapie mit Aciclovir ungeeignet.

■ Neonatale Infektionen

Die Empfehlungen über die Dauer der Therapie und die Aciclovir-Dosierung variieren weltweit. Die meisten älteren Studien beziehen sich auf eine Aciclovir-Dosis von 30 mg/kgKG/Tag intravenös in 3 ED für 7 – 10 Tage. Wegen der Möglichkeit von Rezidiven und der noch immer schlechten Prognose bei der disseminierten HSV-Infektion geht der Trend in Richtung einer längeren (2 – 3 Wochen) und einer höher dosierten Aciclovir-Therapie. In einer „open-label"-Studie konnte gezeigt werden, dass eine Aciclovir-Therapie mit 60 mg/kgKG/Tag in 3 ED über 21 Tage die Letalität (gegenüber der früheren Therapie mit 30 mg/kgKG/Tag in 3 ED über 10 Tage) signifikant senkt (Evidenzgrad II).

Aufgrund der insgesamt guten Verträglichkeit von Aciclovir empfiehlt die DGPI bei einer konnatalen HSV-Infektion des ZNS oder einer disseminierten konnatalen HSV-Infektion Aciclovir in einer Dosis von 60 mg/kgKG/Tag in 3 ED intravenös für die Dauer von 21 Tagen. Bei einer rein mukokotanen neonatalen HSV-Infektion wird Aciclovir in einer Dosis von 45 mg/kgKG/Tag intravenös in 3 ED für die Dauer von 21 Tagen empfohlen (Evidenzgrad III). Entscheidend ist ein *frühzeitiger Therapiebeginn* innerhalb der ersten 24 Stunden nach Auftreten der 1. Symptome. Bei Auftreten einer Neutropenie (< 500/µl) sollte die Gabe von G-CSF oder eine Reduktion der Aciclovir-Dosis erwogen werden. Der Therapieerfolg sollte mittels Liquoruntersuchung (HSV-PCR) kontrolliert werden.

Derzeit wird in Phase-III-Studien (National Institute of Allergy and Infectious Diseases, USA) untersucht, ob eine anschließende Suppressionstherapie mit Aciclovir in einer Dosis von 900 mg/m^2/Tag in 3 ED per os über 6 Monate die Rate von Rezidiven senkt und die Prognose verbessert. Entscheidend ist es, bei *jeder* unklaren Neugeboreneninfektion mit Bläschenbildung immer auch an eine HSV-Infektion zu denken und sofort (wie bei der Enzephalitis) zu behandeln. Bestätigt sich die Diagnose nicht, wird die Aciclovir-Therapie abgebrochen!

■ Herpes-Keratokonjunktivitis

Zur topischen Behandlung stehen mehrere wirksame Substanzen zur Verfügung: Idoxuridin-Augensalbe, Trifluridin-Augentropfen und -salbe, Aciclovir-Augensalbe. Die topische Therapie erfolgt im Allgemeinen bis 3 Tage nach vollständiger Abheilung der Keratitis. Die Salbenpräparate werden meist 5 × täglich (tagsüber alle 4 Stunden) verabreicht, die Tropfenpräparate werden 2- bis 3-stündlich appliziert (Evidenzgrad II bei Erwachsenen). Bei Kindern ist die *zusätzliche* orale Gabe von Aciclovir 60 – 80 mg/kgKG/Tag, maximal 1000 mg/Tag, über 10 Tage sinnvoll (Evidenzgrad III).

Die Therapie einer Herpes-Keratitis sollte immer in enger Zusammenarbeit mit einem erfahrenen Ophthalmologen erfolgen.

■ Enzephalitis

Eine Aciclovir-Therapie *muss* schnellstmöglich bei *jedem* Verdacht auf eine Herpes-Enzephalitis begonnen werden. Es darf nicht auf „typische" CT- oder MRT-Befunde gewartet werden. Bei Nichtbe-

Tabelle **53**   Therapie und Prophylaxe bei HSV-Infektionen im Kindes- und Adoleszentenalter mit Aciclovir.

Art der HSV-Infektion	Tagesdosis [mg/kgKG][1]	Appl.	ED	Dauer [Tage]	Evidenz im Kindesalter
Therapie					
Enzephalitis	45	i. v..	3	21	IV
Herpes neonatorum					
reifes Neugeborenes	(45)– 60	i. v.	3	21	III
Frühgeborenes (> 32 GW)	(45)– 60	i. v.	3	21	III
Gingivostomatitis	75	p. o.	5	7	I
Herpes labialis	ggf. 5 %ige Creme,	topisch	5	5	IV
	ggf. 1000 mg	p. o.	5	5	IV
Ekzema herpeticatum	(15 –)30	i. v.	3	7	IV
HSV-Infektion bei Immunsuppression	(15 –)30	i. v.	3	10 – 14	IV
Herpes genitalis					
Erstinfektion, schwere Form	15	i. v.	3	5 – 10	IV
Erstinfektion, leichte Form, Rezidiv	1000	p. o.	5	5 – 10	IV
Suppressionstherapie bei häufigen Rezidiven	800	p. o.	2 – 4	6 Mon. bis 2 J.	IV
Prophylaxe					
Transplantationen	1000	p. o.	5	3 Tage vor bis 6 Wochen nach der Transplantation	IV

[1] Bei eingeschränkter Nierenfunktion muss die Dosis reduziert werden (siehe Fachinformation zu Aciclovir).

stätigung der Diagnose wird die Therapie abgebrochen.

Die Letalität der mit Aciclovir behandelten Kinder und Erwachsenen mit HSV-Enzephalitis liegt bei ca. 29 %, eine Restitutio ad integrum findet sich bei nahezu 40 % aller mit Aciclovir behandelten Patienten; bei Kindern liegt die Rate höher. Die bisherigen internationalen Studien beziehen sich meist auf eine Therapiedauer von 7 – 10 Tagen und eine Aciclovir-Dosierung von 30 mg/kgKG/Tag intravenös in 3 ED (Evidenzgrad I).

Aufgrund der Möglichkeit von Rezidiven (in bis zu 26 % der Fälle, meist innerhalb von 2 Wochen nach Abschluss der Aciclovir-Therapie) geht der Trend zu einer Therapiedauer von 14 – 21 Tagen und einer Dosis von 30 – 45 mg/kgKG/Tag intravenös. Die DGPI empfiehlt deshalb, auch wegen der allgemein guten Verträglichkeit des Medikaments, bei HSV-Enzephalitis Aciclovir in einer Dosis von 45 mg/kgKG/Tag intravenös in 3 ED für 21 Tage zu verabreichen (Evidenzgrad IV).

■ Mukokutane Infektionen

Die frühzeitige antivirale Therapie der Stomatitis apththosa (Gingivostomatitis) mit Aciclovir (75 mg/kgKG/Tag p. o. in 5 ED für 7 Tage, maximale Tagesdosis 1000 mg) ist wirksam (Evidenzgrad I). Zusätzlich erfolgt eine symptomatische Behandlung (z. B. Bepanthen-Lösung oder -Salbe).

Bei Komplikationen (z. B. Ekzema herpeticatum, Herpes-Panaritium), bei schweren Formen der genitalen Herpes-Virus-Infektion und bei einer HSV-Infektion immunsupprimierter Kinder ist Aciclovir das Mittel der Wahl. Es sollte therapeutisch wegen der schlechten Bioverfügbarkeit (15 – 30 %) möglichst immer intravenös (15 – 30 mg/kgKG/Tag in 3 ED) gegeben werden (siehe Tab. **53**). Bei der seltenen oralen Therapie ist hoch zu dosieren (z. B. bei Kindern < 2 Jahre: 5 × 100 mg; bei Kindern ≥ 2 Jahre: 5 × 200 mg). Ein Therapiebeginn innerhalb von 24 Stunden nach Beginn der Krankheit ist auch hier immer anzustreben. Das gilt ganz besonders für die topische Behandlung eines Herpes-labialis-Rezidivs mit einer Aciclovir-Creme, deren Wirkung letztlich aber nicht bewiesen ist.

Prophylaxe
■ Exponierte Personen

Alle schwangeren und gebärenden Frauen und ihre Geschlechtspartner sollten bezüglich früherer und aktueller HSV-Infektionen befragt werden.

Schwangere mit einer genitalen **HSV-Primärinfektion** sollten mit Aciclovir (1200 mg/Tag per os in 3 ED) behandelt werden (Evidenzgrad II).

Bei einer floriden genitalen HSV-Infektion der Schwangeren nach der 36. Gestationswoche, vor allem bei einem primären Herpes genitalis zum Entbindungstermin, soll per elektiver Sectio entbunden werden (Evidenzgrad II), vorausgesetzt ein vorzeitiger Blasensprung ist nicht > 4 – 6 Stunden vor Geburt eingetreten. Der Kaiserschnitt kann das Risiko einer neonatalen HSV-Infektion zwar reduzieren, aber nicht vollständig eliminieren. Die meisten Experten empfehlen bei einer primären Herpes-Infektion der Mutter bei vaginaler Geburt bzw. vorzeitigem Blasensprung von 4 – 6 Stunden eine prophylaktische Aciclovir-Therapie für das Neugeborene (60 mg/kgKG/Tag intravenös in 3 ED für 10 Tage). Sollte in dieser Zeit tatsächlich eine HSV-Infektion auftreten, wird die Behandlungsdauer auf insgesamt 21 Tage verlängert (Evidenzgrad IV). Das Neugeborene soll isoliert werden.

Bei Frauen mit **rezidivierendem Herpes genitalis** in der Spätschwangerschaft senkt eine Aciclovir-Suppressionstherapie (1200 mg/Tag per os in 3 ED ab 36. SSW) die Häufigkeit von HSV-2-Rezidiven zum Zeitpunkt der Geburt (Evidenzgrad II) und wahrscheinlich die HSV-2-bedingte Sectiorate. Möglicherweise ist eine Suppressionstherapie mit Valaciclovir (1000 mg/Tag per os in 2 ED) in Zukunft eine gleichwertige Alternative.

Beim Neugeborenen sollte dann ein Nasopharyngeal- und Konjunktivalabstrich (siehe S. 287) 24 und 48 Stunden nach der Geburt (ggf. wöchentlich zu wiederholen) auf HSV untersucht und das Kind 6 Wochen engmaschig überwacht werden. Bei positivem HSV-Nachweis (Kultur, PCR) wird eine Aciclovir-Therapie empfohlen, auch wenn entsprechende klinische Symptome zunächst fehlen und auch später nicht mehr auftreten.

■ Patienten und medizinisches Personal

Im Krankenhaus sollten **Mütter**, die HSV ausscheiden oder die an einer aktiven mukokutanen (z. B. Herpes labialis), nicht aber genitalen HSV-Infektion erkrankt sind, möglichst isoliert werden. Der Kontakt des Neugeborenen mit infektiösen Hauteffloreszenzen muss durch geeignete Maßnahmen (regelmäßige Händedesinfektion, Abdecken von betroffenen Hautpartien, Mundschutz) verhindert werden. Das Küssen des Kindes muss vorübergehend unterbleiben, das Stillen des Neugeborenen ist allerdings möglich, falls die Brust frei von frischen HSV-Effloreszenzen ist und andere aktive Läsionen abgedeckt sind. Familienangehörige mit floridem Herpes labialis müssen bei Kontakt zu einem Neugeborenen immer einen Mundschutz tragen und dürfen das Kind nicht küssen (Evidenzgrad IV).

Eine **primäre mukokutane HSV-Infektion** beim medizinischen Personal und bei Besuchern verbietet jeglichen Patientenkontakt. Bei Rezidiven (z. B. Herpes labialis) muss durch geeignete Maßnahmen (Mundschutz, Händedesinfektion, ggf. Tragen von Handschuhen) eine Infektion von Patienten ausgeschlossen werden.

In ausgewählten Fällen, bspw. enger Kontakt von Risikokind (Frühgeborenes in den ersten 2 Lebenswochen, keine maternalen HSV-Antikörper) mit Person mit floridem Herpes labialis, kann auch eine präsymptomatische Aciclovir-Therapie bis zum Erhalt des Befundes der HSV-Diagnostik (HSV-Genom im Liquor und Blut etc.) erwogen werden (Evidenzgrad IV). Hintergrund für diese Empfehlung ist die hohe Letalität bei den insgesamt sehr seltenen, nicht genital übertragenen neonatalen HSV-Infektionen. Kontrollierte randomisierte Studien gibt es hierzu nicht.

Medizinisches Personal mit floridem Herpes labialis sollte besonders gefährdete immundefiziente Patienten, Patienten mit Verbrennungen sowie Kinder mit ausgeprägter Neurodermitis nicht betreuen (Evidenzgrad IV).

Neugeborene mit den klinischen Zeichen einer HSV-Infektion sowie klinisch unauffällige Neugeborene mit positiver HSV-Kultur werden im Krankenhaus für die Dauer der Erkrankung isoliert (Evidenzgrad IV).

Kinder mit einer sehr ausgeprägten **Stomatitis aphthosa** sollten vom Kindergarten- oder Schulbesuch fernbleiben. Ein unkomplizierter Herpes labialis dagegen ist keine Kontraindikation für den Kindergarten- oder Schulbesuch (Evidenzgrad IV).

■ Impfung

Eine HSV-Glykoprotein-D-Vakzine hat in Phase-III-Studien bei seronegativen Frauen die Häufigkeit von genitalen Herpes-simplex-Episoden deutlich verringert. Bisher ist allerdings nicht klar, ob hiermit auch die Rate von Schnittentbindungen und konnatalen HSV-Infektionen signifikant reduziert werden kann.

Literatur

Centers for Disease Control and Prevention. Sexually transmitted diseases treatment guidelines 2006. MMWR Recomm Rep 55(RR11):1 – 94

Elbers JM, Bitnun A, Richardson SE et al. A 12-year prospective study of childhood herpes simplex encephalitis: is there a broader spectrum of disease? Pediatrics. 2007; 119: e399 – 407

Kimberlin D. Herpes simplex virus, meningitis, and encephalitis in neonates. Herpes 2004; 11(2): 65 – 76; http://www.ihmf.org/journal/download/11Kimberlin(65A)sup265A.pdf; Stand: Juli 2008

Swiss Herpes Management Forum. Schweizer Empfehlungen für das Management des Herpes genitalis und der Herpes-simplex-Virus-Infektion des Neugeborenen. 2005; http://www.hiv.ch/rubriken/news/2005-13-464.pdf; Stand: Juli 2008

 Koordinator:
V. Schuster

Mitarbeiter:
K. Korn, H. W. Kreth,
H. Scholz, R. Roos, A. Pohl-Koppe

HIV-Infektion

Klinisches Bild

Das humane Immundefizienz-Virus (HIV: „human immunodeficiency virus") verursacht eine chronische Infektionskrankheit, die durch einen zunehmenden Immundefekt gekennzeichnet ist. Der Immundefekt ist immunologisch durch eine Abnahme der CD4-positiven T-Zellen, eine Aktivierung des Immunsystems und klinisch durch das Auftreten von Infektionen und Symptomen charakterisiert, die als milde, mäßig und schwer klassifiziert werden (siehe Tab. 54). Die klinische Symptomatik ist abhängig vom Ausmaß des Immundefekts. Bei fortgeschrittener Erkrankung und ausgeprägtem Immundefekt treten opportunistische Infektionen, Malignome und weitere HIV-bedingte Erkrankungen auf, die der Definition AIDS (erworbenes Immundefektsyndrom, AIDS: „acquired immunodeficiency syndrome"; siehe Tab. 55) entsprechen.

Bei bis zu 25 % der peripartal infizierten Kinder kommt es im natürlichen Verlauf schon im Säuglingsalter zu schweren Infektionen. Der überwiegende Teil infizierter Kinder erkrankt aber unbehandelt erst nach etwa 6 – 7 Jahren an AIDS. Die am meisten gefürchteten Komplikationen im Säuglingsalter sind die Pneumocystis-jiroveci-Pneumonie (PCP) und die HIV-bedingte Enzephalopathie mit oft progressivem Verlust schon erworbener Fähigkeiten und zum Teil schwerer Entwicklungsverzögerung. Bei jedem Säugling mit Husten, Tachypnoe und Fieber muss rasch die Diagnostik für eine PCP eingeleitet werden und im Zweifelsfall die empirische Chemotherapie begonnen werden. Petechien sollten an eine HIV-assoziierte Thrombozytopenie, Gewichtsverlust und Diarrhöen an eine HIV-assoziierte Enteropathie denken lassen. Eine persistierende und ätiologisch ungeklärte Lymphadenopathie oder Hepatosplenomegalie, rezidivierende Atemwegsinfektionen, Belastungsdyspnoe und radiologische Zeichen einer lymphoiden interstitiellen Pneumonie oder der Verlust bereits erlernter kognitiver und motorischer Fähigkeiten sollten ebenso wie die mit den in Tab. 54 und Tab. 55 genannten Erkrankungen einhergehenden Symptome Anlass sein, eine HIV-Infektion differenzialdiagnostisch zu erwägen.

Tabelle 54   Symptome der HIV-Infektion im Kindesalter.

Symptome, die zur Kategorie A der CDC-Klassifikation zählen
Lymphadenopathie (> 0,5 cm an mehr als 2 Lymphknotenstationen; symmetrischer Befall = eine Lymphknotenstation)
Hepatosplenomegalie
Dermatitis
Parotisschwellungen, Parotitis
rezidivierende oder persistierende Infektionen der oberen Luftwege, Sinusitis oder Otitis media
Mäßig schwere Symptome, die zur Kategorie B der CDC-Klassifikation zählen
persistierendes Fieber, Dauer > 1 Monat
Anämie < 8 g/l, Neutropenie < 1000/μl, Thrombopenie < 100 000/μl für > 30 Tage
Kardiomyopathie/Karditis
lymphoide interstitielle Pneumonie
Hepatitis
Nephropathie
Durchfälle (rezidivierend oder chronisch)
CMV-Infektion, Beginn < 2. Lebensmonat
Herpes-simplex-Virus-Stomatitis (> 2 Episoden/Jahr)
Herpes-simplex-Virus-Bronchitis, -Pneumonie, -Ösophagitis, Beginn < 2. Lebensmonat
Zoster (> 2 Episoden an > 1 Dermatom)
disseminierte Varizellen (komplizierte Windpocken)
eine Episode einer bakteriellen Meningitis, Pneumonie oder Sepsis
Nokardiose
oropharyngeale Kandidose > 2 Monate Dauer bei Kindern > 6 Monate
Toxoplasmose, Beginn < 2. Lebensmonat
Leiomyosarkom

Das Krankheitsstadium wird nach der derzeit gültigen CDC-(Centers for Disease Control-)Klassifikation der HIV-Infektion bei Kindern unter 13 Jahren von 1994 anhand klinischer und immu-

Tabelle **55** AIDS-definierende Erkrankungen bei Kindern < 13 Jahre (klinische Kategorie C der CDC-Klassifikation).

bakterielle Infektionen

mindestens 2 kulturell nachgewiesene Septikämien, Pneumonien, Meningitiden, Knochen- oder Gelenkinfektionen oder Abszesse in einer Körperhöhle oder an einem Organ mit gewöhnlichen Bakterien innerhalb von 2 Jahren, Tuberkulose extrapulmonal oder disseminiert, nicht tuberkulöse Mykobakteriosen (NTM), extrapulmonal oder disseminiert

Pilzinfektionen

Pneumocystis-jiroveci-Pneumonie
Kandidose von Ösophagus, Trachea, Bronchien, Lunge
Histoplasmose, extrapulmonal oder disseminiert
Kryptokokkose, extrapulmonal
Kokzidioidomykose, extrapulmonal

Virusinfektionen

HSV	Bronchitis, Pneumonie oder Ösophagitis bei Kindern > 1 Monat oder ein mukokutanes Ulkus, das länger als einen Monat persistiert
EBV	lymphoide interstitielle Pneumonie[1]
CMV	Zytomegalie außerhalb von Leber, Milz und Lymphknoten, die nach dem 1. Lebensmonat beginnt, z. B. Retinitis, Ösophagitis, Kolitis
HIV	Enzephalopathie Wasting-Syndrom nach Ausschluss anderer Ätiologie
JC-Viren	progressive multifokale Leukenzephalopathie

parasitäre Infektionen

ZNS-Toxoplasmose bei Kindern > 1 Monat
Kryptosporidiose, Diarrhö > 1 Monat Dauer
Isosporidiose, Diarrhö > 1 Monat Dauer

Tumoren

maligne Lymphome, inkl. primärer ZNS-Lymphome
Kaposi-Sarkom

[1] Die lymphoide interstitielle Pneumonie wird aufgrund ihrer vergleichsweise guten Prognose zur klinischen Kategorie B gezählt, gilt aber weiterhin als AIDS-definierende Erkrankung.

nologischer Kategorien definiert (siehe Tab. **56** und Tab. **57**).

Ätiologie

Die HIV-Infektion wird in Europa fast ausschließlich durch das humane Immundefizienzvirus Typ 1 (HIV-1) hervorgerufen. In Einzelfällen wurden auch Infektionen mit HIV-2 beobachtet. Von HIV-1 sind die Subtypen A–K und verschiedene rekombierte Formen (CRF) innerhalb der Gruppe M sowie Virusstämme der Gruppen O, M, N bekannt. Diese Subtypen weisen weltweit eine unterschiedliche Verbreitung auf, während HIV-2 vorwiegend in Westafrika vorkommt. Die durch HIV-2 verursachte Erkrankung verläuft milder bzw. langsamer und die Infektion wird viel seltener als HIV-1 vertikal übertragen.

HIV-1 und -2 sind Retroviren, die zur Familie der Lentiviren gehören. Nach Anheftung an den CD4-Rezeptor und Korezeptor CCR5 (X5-Stämme) auf Monozyten (M-trope Viren) oder CXCR4 (R4-Stämme) auf T-Zellen (T-trope Viren) und Penetration in die Zielzelle bilden sie mithilfe ihrer reversen Transkriptase aus der viralen RNA zunächst einen DNA-Strang, der mittels eines spezifischen Enzyms (Integrase) in das Genom der Zelle eingebaut wird und dort persistiert, sodass es zu einer lebenslangen Infektion kommt. Nach einer zu Beginn der Infektion sehr hohen Virusreplikation kommt es zunächst zu einer Kontrolle durch die humoral und zellulär vermittelte Immunantwort. Bei Säuglingen dauert die Phase bis ein „setpoint" der Viruslast, das heißt ein stabiles Gleichgewicht von Vermehrung und Abbau von HIV erreicht ist, ca. 3 Jahre, bei Erwachsenen hingegen nur 6 Monate. In der anschließenden, früher als „latente Infektion" bezeichneten, klinisch meist asymptomatischen Krankheitsphase kommt es jedoch wei-

Tabelle **56**   CDC-Klassifikation der HIV-Infektion bei Kindern < 13 Jahre (CDC, 1994).

Immunologische Kategorie	Klinische Kategorie			
	N: keine Symptome	A: milde Symptome/Befunde	B: mäßige Symptome/Befunde	C: schwere Symptome/Befunde
kein Immundefekt	N1	A1	B1	C 1
mäßiger Immundefekt	N2	A2	B2	C 2
schwerer Immundefekt	N3	A3	B3	C 3

Tabelle **57**   Altersabhängige Wertung relativer und absoluter CD4-Zellkonzentrationen.

Immunologische Kategorie	Alter		
	0 – 11 Monate [CD4/µl] (CD4 in %)	1 – 5 Jahre [CD4/µl] (CD4 in %)	> 5 Jahre [CD4/µl] (CD4 in %)
kein Immundefekt	> 1500 (> 25)	> 1000 (> 25)	> 500 (> 25)
mäßiger Immundefekt	750 – 1500 (15 – 25)	500 – 1000 (15 – 25)	200 – 500 (15 – 25)
schwerer Immundefekt	< 750 (< 15)	< 500 (< 15)	< 200 (< 15)

terhin zur Virusvermehrung in den Zielzellen, insbesondere in den Lymphknoten. Dies führt zur Zerstörung der Struktur und der Funktion der Lymphknoten und anderer Immunorgane wie des Thymus und des darmassoziierten Immunsystems. Wie auch bei anderen RNA-Viren kommt es bei HIV häufig zu Fehlern bei der Ablesung der genetischen Information, was zu einer hohen Mutationsrate und damit zu immunologischen Escape-Mutanten und unter Therapie zur Selektion resistenter Viren führen kann.

Epidemiologie

Nach Angaben von UNAIDS (Dezember 2007) wurden allein im Jahre 2007 etwa 370 000 Kinder bis 15 Jahre weltweit mit HIV infiziert. Es lebten Ende 2007 etwa 2 Millionen Kinder dieser Altersgruppe mit der HIV-Infektion und ca. 270 000 verstarben an AIDS. 16 Millionen Kinder wurden bisher aufgrund von AIDS zu Waisen. In einigen afrikanischen Staaten südlich der Sahara, in denen etwa 70 % aller neuen HIV-Infektionen beobachtet werden, wird sich in den nächsten Jahren HIV-bedingt die Kindersterblichkeit verdoppeln (*www.unaids.org*).

In Deutschland sind seit 1984 kumulativ etwa 600 an AIDS erkrankte Kinder und Jugendliche im AIDS-Zentrum am Robert Koch-Institut in Berlin gemeldet worden. Das sind etwa 3 % aller gemeldeten AIDS-Erkrankungen in Deutschland.

Die im Rahmen von anonymisierten Testungen ermittelte HIV-Seroprävalenz bei Neugeborenen in Deutschland liegt bei durchschnittlich 0,27 Promille. Ausgehend von 800 000 Geburten jährlich kann daher angenommen werden, dass pro Jahr etwa 220 HIV-exponierte Kinder geboren werden.

Die Mehrzahl der HIV-Infektionen im Kindesalter werden vertikal, das heißt von Mutter auf Kind, und insbesondere während der Geburt übertragen. Da HIV postnatal über Muttermilch übertragen werden kann, *ist bei Kenntnis der mütterlichen HIV-Infektion dringend vom Stillen abzuraten*. Die horizontalen Infektionswege über Geschlechtsverkehr, Blut- und Blutprodukte, sexuellen Missbrauch sowie intravenösen Drogengebrauch haben für die HIV-Infektion bei Kindern und Jugendlichen in Deutschland derzeit eine nur geringe Bedeutung. Eine Ausnahme bildeten Kinder rumänischer Einwandererfamilien, die in den 1980er-Jahren in Rumänien geboren wurden und eher nosokomial aufgrund kontaminierter Kanülen oder Blutprodukte infiziert wurden. Aufgrund der geänderten medizinischen Infrastruktur ist heutzutage kaum mehr mit diesem Übertragungsmodus zu rechnen.

Bei unklaren Beschwerden sollte bei Kindern aus Rumänien und aus Ländern der ehemaligen

Sowjetunion, die Ende der 1980er-Jahre, d. h. vor der politischen Wende im Ostblock, geboren wurden, an eine HIV-Infektion gedacht werden.

Diagnose

Die diagnostischen Methoden müssen dem Alter des Kindes und dem Übertragungsmodus angepasst werden. Neugeborene HIV-infizierter Mütter besitzen diaplazentar übertragene HIV-spezifische Antikörper, die bis zu 24 Monate persistieren können, sodass die üblichen immundiagnostischen Verfahren (ELISA, Western-Blot) den frühzeitigen Ausschluss einer HIV-Infektion nicht erlauben. Der Nachweis des spezifischen p24-Antigens ist deutlich weniger sensitiv als die molekularbiologischen Verfahren und hat nur noch bei speziellen Fragestellungen (Patienten mit seltenen HIV-Stämmen und v. a. Primermismatch in der PCR) eine Bedeutung.

Der Nachweis HIV-spezifischer DNA aus kindlichen Lymphozyten oder HIV-spezifischer RNA aus EDTA-Plasma mithilfe der PCR ist eine sehr sensitive und spezifische Methode. Sie erlaubt den Nachweis/Ausschluss der kindlichen Infektion innerhalb der ersten 4–6 Lebenswochen mit einer Sicherheit von über 90 %. Hierzu sollten mindestens 2 Tests mit gleichem Resultat von unabhängigen Proben vorliegen. *Die Untersuchung von Nabelschnurblut ist aufgrund möglicher Kontamination durch mütterliches Blut nicht sinnvoll.* Auch in den ersten Lebenstagen ist die Sensitivität der PCR auch ohne mütterliche HAART noch deutlich < 90 %.

Bei Kindern, die postnatal oder deren Mütter während der Schwangerschaft antiretroviral behandelt wurden, kann sich die Zeit bis zum 1. positiven Nachweis auf bis zu 4 Monate postnatal verschieben. Wiederholt negative PCR-Untersuchungen in den ersten 3 Lebensmonaten sind bei diesen Säuglingen nach 4–6 Lebensmonaten zu wiederholen. Bei geeigneter Wahl der Primer werden inzwischen nahezu alle Subtypen zuverlässig erfasst. In Zweifelsfall sollte die PCR-Diagnostik bei der Mutter als Kontrolle durchgeführt werden, um falsch negative Befunde beim Säugling auszuschließen. Zum Abschluss sollte beim 18–24 Monate alten Kind der HIV-Antikörper-Test durchgeführt werden, der dann negativ ausfallen muss.

Die HIV-Infektion bei Kindern > 2 Jahre sowie bei Säuglingen mit V. a. horizontale Infektion wird zunächst über HIV-Antikörper im Serum nachgewiesen. *Die Durchführung der HIV-Diagnostik setzt das Einverständnis der Erziehungsberechtigten und/* *oder altersabhängig des Patienten voraus.* Die Spezifität der im Enzymimmuntest (Suchtest) nachgewiesenen Antikörper muss in einem sog. Bestätigungstest, in der Regel mit Western-Blot, bewiesen werden. Vor Mitteilung der Diagnose müssen diese spezifischen Antikörper in einer 2. unabhängigen Blutprobe bestätigt werden. Aufgrund der Labormeldepflicht muss das positive Ergebnis vom Labor anonymisiert an das Robert Koch-Institut gemeldet werden. Dagegen ist die anonymisierte Meldung eines AIDS-erkrankten Patienten durch den behandelnden Arzt freiwillig.

Therapie

Die moderne HIV-Therapie besteht in der möglichst effektiven Unterdrückung der HIV-Replikation. Dies benötigt die regelmäßige Einnahme einer Kombination aus mindestens 3 antiretroviral wirksamen Substanzen. Empfehlungen hierzu wurden in internationalen (http://www.aidsinfo.nih.gov, http://www.pentatrials.org) und nationalen Konsensus-Statements publiziert (Niehues 2006). Sie bedürfen jedoch aufgrund der rasanten Entwicklung neuer Substanzen und aufgrund neuerer Studienergebnisse der ständigen Überarbeitung. Daher sollte die antiretrovirale Behandlung immer in Zusammenarbeit mit einem in der HIV-Therapie von Kindern erfahrenen Zentrum erfolgen.

Obwohl die Pathogenese der HIV-Infektion sowie die Wirkmechanismen der Medikamente bei Erwachsenen und Kindern prinzipiell gleich sind, können aufgrund der erheblichen Unterschiede in der Pharmakokinetik und auch der Nebenwirkungen Studien an Erwachsenen nicht ohne Weiteres auf Kinder übertragen werden. Im Rahmen der vertragsärztlichen Versorgung zu Lasten der gesetzlichen Krankenversicherung wurde der „offlabel-use" wenig geprüfter Medikamente im Kindesalter immer mehr eingeschränkt. Zwar sind Anti-HIV-Medikamente derzeit von diesen Einschränkungen noch nicht betroffen, dennoch sollten möglichst viele Patienten im Rahmen von Studien, wie in den europaweiten *PENTA-Studien* (PENTA: Pediatric European Network on the Treatment of AIDS) behandelt werden, um eine Zulassung, insbesondere auch für Kleinkinder, zu erreichen. Durch ein im Rahmen des Kompetenznetzes HIV angelegtes Kindermodul können zudem bundesweit die Daten individueller Therapien erfasst und die Ergebnisse für Wirksamkeits- und Nebenwirkungsanalysen genutzt werden.

Die prognostische Bedeutung der Viruskonzentration im Plasma für den Krankheitsverlauf wurde bei Erwachsenen und Kindern in vielen kontrollierten Studien nachgewiesen (Evidenzgrad I, zu Evidenzkriterien siehe Niehues 2006). Daraus resultiert das Therapieziel, die *Viruskonzentration im peripheren Blut (sog. Viruslast [„viral load"])* unter die Nachweisgrenze des Assays (meist 50 Kopien/ml) zu senken. Eine Viruselimination (= Entfernung des HIV-Genoms aus dem menschlichen Genom) ist auch bei frühzeitiger antiretroviraler Therapie nach derzeitiger Datenlage nicht möglich. Die Frage, ob ein frühzeitiger Therapiebeginn langfristig Vorteile hat, wird noch kontrovers diskutiert. Eine neuere Studie belegt aber, dass bei Fehlen schwerer Nebenwirkungen eine für das Kindesalter beeindruckend lange und effektive Viruslastreduktion (72 % über 4 Jahre), insbesondere dann erreicht wird, wenn die Therapie im Alter von < 3 Monaten begonnen wird (Evidenzgrad II).

■ Allgemeine Prinzipien

Eine antiretrovirale Monotherapie führt sehr schnell zu einer Resistenzentwicklung. Es muss deshalb die Therapie immer als Kombinationstherapie mit mindestens 3 antiretroviralen Substanzen eingeleitet werden. Therapieentscheidungen sollen auf der Messung zweier unabhängig voneinander entnommener Blutproben basieren. Blutuntersuchungen sollten unbedingt im Abstand von mindestens 14 Tagen zu einer Infektion oder Impfung gemacht werden, da sowohl Infektionen wie Impfungen die Virusreplikation stimulieren und damit die Viruslast falsch hoch erscheinen lassen.

Da die meisten Kinder vertikal, also durch Mutter-Kind-Transmission, mit HIV infiziert werden, besteht die Möglichkeit, dass sie mit einem resistenten HI-Virus angesteckt wurden. Zu Beginn einer antiretroviralen Therapie ist daher eine genotypische Resistenztestung zu empfehlen, um eine optimal wirksame Therapie für das Kind zu wählen (siehe Abschnitt Monitoring).

Bei Beginn der Therapie werden Eltern (und wenn möglich das Kind) detailliert über die Therapie aufgeklärt und die Medikamentengaben so gut wie möglich in den Tagesablauf des Kindes und der Eltern eingepasst. Eine anhaltende Senkung der Viruskonzentration ist nur zu erreichen, wenn eine regelmäßige (> 95 %) Einnahme mehrerer Medikamente dauerhaft gewährleistet ist. Diese „Adhärenz" ist fraglos die größte Herausforderung an das betreuende multiprofessionelle Team. Bei unterschiedlichen Einnahmeformen und -zeiten setzt dies eine kontinuierliche Mitarbeit der Kinder und der Eltern voraus. Da eine unregelmäßige Einnahme nicht nur den Erfolg der Behandlung gefährdet, sondern auch die Resistenzentwicklung fördert, sind regelmäßige Gespräche mit den betreuenden Personen und den Kindern über die Medikamenteneinnahme zu führen. Medikamentenpläne mit genauen Anweisungen, das Mitteilen und Erklären der Laborwerte haben sich als sehr hilfreich erwiesen. Bei Kleinkindern haben sich Rollenspiele mit speziellen Puppen für eine Förderung der Therapieadhärenz bewährt.

Eltern und Kind werden darüber informiert, vor der Einnahme anderer verschreibungspflichtiger und nicht verschreibungspflichtiger Medikamente – aufgrund potenzieller Wechselwirkungen mit der antiretroviralen Therapie – ihren HIV-Behandler zu konsultieren. Darüber hinaus sollte ein Notfallausweis mit der derzeitigen Therapie ausgehändigt werden.

Bezüglich des Monitorings der HIV-Infektion und der antiretroviralen Therapie schließen wir uns den Empfehlungen in anderen Industrieländern an, *alle 3 Monate die Viruslast, CD4-Zellzahl und Routinelaborparameter zu kontrollieren* und die Entwicklung der Kinder zu beurteilen. Sehr wichtig ist auch das Erkennen von Nebenwirkungen der ART. Es besteht für alle NNRTI und PI die Möglichkeit, Serumspiegel zu messen. Zur Vermeidung subtherapeutischer bzw. toxischer Serumspiegel der antiretroviralen Medikamente und damit der Resistenzentwicklung, sollte ein therapeutisches „drug monitoring" (TDM) erfolgen.

Die Dosis der Medikamente muss bei einer Abweichung des Gewichts um mehr als 10 % an das veränderte Gewicht angepasst werden. Die Therapie wird als effektiv angesehen, wenn die Viruskonzentration innerhalb von 3 Monaten um eine Log-Stufe und von 6 Monaten unter 40 – 50 Kopien/ml reduziert werden konnte (Niehues 2006). Als klinisches Therapieversagen werden die Progression in der CDC-Klassifikation zur nächsten Kategorie, eine Enzephalopathie, Gedeihstörungen oder andere schwere Komplikationen der Grunderkrankung angesehen (vgl. Tab. 54 und Tab. 55). Fällt die CD4-Zellkonzentration um mehr als 30 % vom Ausgangswert innerhalb von 6 Monaten oder sinkt die relative Konzentration um mehr als 5 % in diesem Zeitraum, ist ebenso wie bei primären Nonrespondern und beim klinischen Therapieversagen eine Therapieumstellung erforderlich. Bei alleinigem Wiederanstieg der Viruskonzentration um mehr als eine Log-Stufe über den Nadir (niedrigste Viruskonzentration unter der Therapie) sollte eine Therapieumstellung erwogen werden. Zunächst allerdings sollte die Therapieadhärenz überprüft werden. Eine Therapieumstellung ohne eine Überprüfung und ggf. Verbesserung der Adhärenz ist nicht sinnvoll und kann aufgrund rascher Resistenzentwicklung zu einem schnellen „Aufbrauchen" der wenigen zur Verfügung stehenden Substanzen führen.

Unbehandelte HIV-infizierte Kinder bedürfen regelmäßiger Kontrollen in Abständen von höchstens 3 Monaten.

■ Therapieindikation

Unerlässliche Voraussetzung für den Einsatz antiretroviraler Medikamente ist die zweifelsfrei gesicherte Diagnose einer HIV-Infektion. Eine Therapieindikation ergibt sich aus dem Lebensalter, klinischen, immunologischen oder virologischen Kriterien.

Die derzeitigen Empfehlungen basieren im Wesentlichen auf den Daten der HIV Pediatric Prognostic Markers Collaborative Study Group (HPPCMS). In einer Metaanalyse der longitudinal erfassten Daten von 3941 unbehandelten oder nur mit Zidovudin behandelten Kindern aus 8 Kohorten erwiesen sich Viruslast und CD4-Zahl als unabhängige prognostische Marker. In Abhängigkeit von Viruslast und CD4-Zahl wird das Risiko für verschiedene Altersgruppen errechnet, innerhalb eines Jahres an AIDS zu erkranken oder zu versterben. Die Richtwerte (Viruslast bzw. CD4-Zellen) wurden so gewählt, dass die Therapie dann begonnen werden sollte, wenn entsprechend der HPPCMS-Studie das Risiko innerhalb eines Jahres an AIDS zu erkranken 10 % bzw. das Letalitätsrisiko 5 % übersteigt. Tab. **58** fasst die derzeitigen Empfehlungen zum Beginn der Therapie zusammen.

▶ **Klinische Kriterien**

Im Säuglingsalter besteht ein hohes Risiko an AIDS-definierenden Symptomen, besonders an HIV-Enzephalopathie oder an einer HIV-Hepatopathie zu erkranken. CD4-Zellzahl und Viruslast sind in dieser Altersgruppe in Bezug auf die Krankheitsprogression wenig aussagekräftig. Konsens ist, alle Kinder < 1 Jahr unabhängig von der Viruslast und unabhängig von der CD4-Zahl zu behandeln (Evidenz II). Für die anderen Altersgruppen gelten die Kriterien von Tab. **58**.

▶ **Immunologische Kriterien**

Bei Kindern älter als 12 Monate korreliert das Risiko, an AIDS zu erkranken, und die Letalität der HIV-Infektion eng mit der CD4-Zellzahl (siehe Tab. **58**).

▶ **Virologische Kriterien**

Die Viruslastbestimmung sollte immer mit derselben Methode (RT-PCR, z. B. HIV-Amplicor Monitor, Roche Diagnostics; bDNA-Assay z. B. Quantiplex, Chiron Corp.) durchgeführt werden. Bei unbehandelten Kindern konnte eindeutig und übereinstimmend eine inverse Beziehung zwischen Viruslast und individueller Prognose belegt werden. Aufgrund dieser Daten kann sich ausschließlich auf der Basis virologischer Grundlagen die Indikation für eine antiretrovirale Therapie ergeben. In den ersten 2 Lebensjahren zeigt sich beim Kind eine im Median um ca. eine Log-Stufe höhere Viruslast, verglichen mit Erwachsenen, bei vergleichbarem Risiko. In Anlehnung an die Arbeit der HPPCMS-Studie und in Anbetracht einer lebenslang notwendigen Therapie, einer begrenzten Anzahl an verfügbaren Therapiekombinationen und der möglichen Nebenwirkungen wurden die Viruslastgrenzwerte erarbeitet (siehe Tab. **58**).

Tabelle **58** Virologische und immunologische Kriterien für den Beginn einer antiretroviralen Therapie.

Marker	Altersspezifische Empfehlung für den Beginn der ART			
	< 12 Monate	**1 – 2 Jahre**	**3 – < 4 Jahre**	**≥ 5 Jahre**
Stadium	alle[2]	CDC C & schweres B[1]	CDC C & schweres B[1]	CDC C & schweres B[1]
CD4-% und CD4-Zahl		< 25 % oder < 750 Zellen/μl	< 20 % oder < 500 Zellen/μl	≤ 350 Zellen/μl oder ≤ 15 %
Viruslast		> 100 000	> 100 000	> 100 000

[1] in Anlehnung an die Penta-Empfehlungen 2009 [im Druck]
[2] Behandlung aller Kinder < 1 Jahr unabhängig von Viruslast (Kopien/ml) und CD4-Zahl (siehe S. 297)

Tabelle **59** Empfohlene Dosierungen antiretroviraler Medikamente und wichtigste Nebenwirkungen.

Medikament	Dosierung/Tag (K): Kinderformulierung verfügbar	Wichtigste Nebenwirkungen	Bemerkungen
NRTI:			
Zidovudin (ZDV)	2 × 180 mg/m² (K) Neugeborene/Tag: 4 × 2 mg/kgKG	Anämie, Leukopenie, Myopathie	
Lamivudin (3TC)	2 × 4 mg/kgKG (K) Neugeborene/Tag: 2 × 2 mg/kgKG, > 3 Jahre 1 × 8 mg/kgKG/Tag	selten Leukopenie	wirksam auch gegen Hepatitis B
Combivir	Dosis siehe oben		3TC– + ZDV-Kombinationstablette
Didanosin (DDI)	1 × 200 mg/m² (K) Neugeborene/Tag: 2 × 50 mg/m²	Pankreatitis, periphere Neuropathie	Nüchterneinnahme, EC-Kapsel verfügbar
Stavudin (D4T)	2 × 1 mg/kgKG (K)	periphere Neuropathie, Lipodystrophie, Laktatazidose?	
Abacavir (ABC)	2 × 8 mg/kgKG (K), > 3 Jahre 1 × 16 mg/kgKG/Tag	Hypersensitivitätsreaktion! (ca. 3 %, v. a. bei HLA-B5701-Träger)	HLA-B5701 vor 1. Einnahme testen
Tenofovir (TDF)	Für Kinder < 18 Jahren nicht zugelassen!!!: 1 × 175 mg/m²/Tag	Nephrotoxizität, Osteopenie	1-mal tägliche Einnahme, keine Kombination mit DDI; keine Kombination mit ABC ohne ZDV; wirksam auch gegen Hepatitis B
Emtricitabin (FTC)	für Kinder < 18 Jahre: 1 × 6 mg/kgKG/Tag (K)	Kopfschmerzen, Diarrhö, Übelkeit, Hautausschlag, Hepatitis-B-Exazerbation nach Absetzen möglich!!	wirksam auch gegen Hepatitis B
Truvada	Dosis siehe oben		FTC– + TDF-Kombinationstablette
PI:			
Nelfinavir (NFV)	2 × 55 mg/kgKG (K) Neugeborene/Tag: ≈ 2 × 75 mg/kgKG	Diarrhö, Cholesterol und Triglyzerid-Anstieg	Kalzium bessert die Diarrhö (zeitweise vom Markt genommen)
Fosamprenavir (FPV)	pädiatrische Dosis: 25 – 33 kgKG: 18 mg/kgKG FPV + 3 mg/kgKG Ritonavir 34 ≤ 39 kgKG: 18 mg/kgKG FPV + 100 mg Ritonavir Kinder > 39 kgKG Erwachsenendosis: ART-naive: 2 × 700 mg FPV + 2 × 100 mg Ritonavir	Diarrhö, Übelkeit, Erbrechen, periorale Parästhesien, Kopfschmerz, Hautausschlag bis Stevens-Johnson-Syndrom (1 %)	unabhängig vom Essen; Zulassung für Kinder ab 6 Jahre
Ritonavir (RTV/r)	2 × 50 – 75 mg/m² (K)	gute Verträglichkeit der niedrigen Dosierung	nur noch Verwendung als Booster-Medikament für andere PI
Saquinavir (SQV)	2 × 50 mg/kgKG	Diarrhö, Übelkeit	mit Ritonavir kombinieren, keine Applikationsform für Kinder

Fortsetzung ▶

Tabelle **59** Fortsetzung.

Medikament	Dosierung/Tag (K): Kinderformulierung verfügbar	Wichtigste Nebenwirkungen	Bemerkungen
Lopinavir/r (LPV/r)[1]	2 × 230 – 300 mg/m^2 (K)[1]	Diarrhö, Cholesterol und Triglyzerid-Anstieg	Lösung schmeckt nicht gut, keine Zulassung < 2 Jahre
Atazanavir (ATV)	Dosis ≥ 16 Jahre: 1 × 300 mg+100 mg RTV bzw. 600 – 900 mg/Tag ohne RTV, < 16 Jahre: 205 mg/m^2 + 3 mg/kgKG RTV oder 620 mg/m^2/Tag ohne RTV	Erhöhung indirektes Bilirubin, Ikterus, Kopfschmerz, in 1 % Nierensteine	bessere Absorption mit Essen, keine Applikationsform für Kinder, keine Komedikation mit Protonenpumpenhemmer
Tipranavir (TPV)	2 × 290 mg/m^2 plus RTV 2 × 115 – 150 mg/m^2	Diarrhö, Übelkeit, Erbrechen,	bei mehreren PI-Mutationen noch wirksam, keine Zulassung < 2 Jahre
Darunavir (DRV/r)	Zulassung ab 18 Jahre: 20 – 30 kgKG: 2 × 375/50 mg; 30 – 40 kgKG: 2 × 450/60 mg; ≥ 40 kgKG: 2 × 600/100 mg	Diarrhö, Übelkeit, Exanthem (Sulfonamid)	bei mehreren PI-Mutationen ggf. noch wirksam
NNRTI:			
Nevirapin (NVP)	Dosierung Säuglinge: Einschleichen über 14 Tage: 1 × 120 mg/m^2, dann 2 × 120 mg/m^2, dann 2 × 200 mg/m^2 Kinder > 1 Jahr: Einschleichen über 14 Tage: 1 × 120 mg/m^2, dann 2 × 120 – 200 mg/m^2 (K)	Exanthem, Lebertoxizität, SJS	erniedrigt Spiegel von Protease-Inhibitoren
Efavirenz (EFV)	10 – 15 mg/kgKG abhängig vom Alter (K)	Exanthem, Alpträume, Aggressivität	200 mg Efavirenz kann in 15 ml Orasweet oder ca. 3 ml MCT-Öl gelöst werden, erniedrigt Spiegel von PI
Etravirin	2 × 200 mg/Tag (Erw.) Kinder: 2 × 5,2 mg/kg Zulassung > 18 Jahre	Diarrhö, Kopfschmerzen, Müdigkeit, Erytheme, SJS	Abbau über p450, auf Interaktionen achten, Einnahme mit einer Mahlzeit, nur unter Studienbedingungen
Fusionsinhibitoren			
Enfuvirtide (T-20)	Kinder > 6 Jahre: 2 × 2 mg/kgKG s. c. max.: 2 × 90 mg s. c.	lokale Reaktionen an Injektionsstellen (98 %) mit Schmerz, Induration, Erythem, Juckreiz	s. c. Injektion! Gelöstes Lyophilisat 24 Stunden im Kühlschrank haltbar, bisher nur in der Salvage-Therapie
Integrase-Inhibitoren			
Raltegravir	2 × 400 mg/Tag (Erw.) bisher keine Kinderzulassung	Übelkeit, Erbrechen (selten)	neue Substanzklasse, sehr gute Verträglichkeit bei Erwachsenen (in USA und Schweiz zugelassen)
Elvitegravir	1 × 125 mg + 100 mg RTV (Erw.) (experimentell, Phase-III-Studien)		gute Verträglichkeit
Entry-Inhibitoren			
Maraviroc	Dosis je nach Nierenfunktion und Medikamentenpartner, keine Kinderzulassung	Diarrhö, Übelkeit, Kopfschmerzen, Schlaflosigkeit, Erhöhung der Leberwerte	neue Substanzklasse, wirkt nur gegen sog. X5-Viren, für Erw. zugelassen

Nicht alle Medikamente sind in Deutschland oder zur Therapie im Kindesalter zugelassen; Neuzulassungen sind zu beachten; evtl. Heilversuche mit nicht zugelassenen Präparaten sind entsprechend Arzneimittelrecht anzuzeigen.
[1] fixe Kombination mit Ritonavir als Booster-Medikament
SJS: Stevens-Johnson-Syndrom

■ Durchführung der Therapie
▶ Antiretroviral wirksame Medikamente
(siehe Tab. 59)
Therapeutisch werden Substanzen eingesetzt, welche die virusspezifische reverse Transkriptase oder Protease hemmen. Nukleosidanaloga (NRTI) hemmen die reverse Transkription oder führen zum Kettenabbruch, die Non-Nukleosid-Inhibitoren (NNRTI) hemmen die reverse Transkription durch sterische Veränderung des aktiven Zentrums. Die Protease-Inhibitoren (PI) blockieren die für den Aufbau infektiöser Viren verantwortliche viruseigene Protease, Entry-Inhibitoren blockieren den essenziellen Korezeptor CCR5, Fusionsinhibitoren die Verschmelzung von Virushülle und Zellmembran und Integrase-Inhibitoren hemmen die viruseigene Integrase (siehe S. 81).

▶ Empfehlung von initialen Medikamentenkombinationen
In Tab. 60 wurden die Empfehlungen für die initiale Therapie zusammengestellt. Im Wesentlichen gibt es derzeit 2 wahrscheinlich gleichwertige Optionen. Welche der beiden Optionen langfristig besser ist, wird derzeit in einer Multizenterstudie (Penpact-1: http://www.pentatrials.org) geprüft.

2 NRTI+1 PI (Evidenz I). Protease-Hemmer der 1. Wahl ist Lopinavir/r (mit Ritonavir geboostert), da mit diesem PI in allen Altersstufen die meisten und besten Erfahrungen vorliegen. LPV/r kann aufgrund der Zulassungssituation bei Kindern < 2 Jahre nur im „off label-use" verwendet werden.

Die Wirksamkeit von 2 NRTI + Nelfinavir ist bei älteren Kindern in einigen Studien belegt (Evidenz I).

In der Studie PENTA 7 wurden 20 Kinder bei HIV-1-Diagnose in den ersten 3 Lebensmonaten sofort mit einer antiretroviralen Dreifachtherapie 2 NRTI + Nelfinavir therapiert. Es kam sehr häufig zu einem virologischen Therapieversagen aufgrund möglicher Unterdosierungen.

Nelfinavir wurde zwischenzeitlich aufgrund einer Verunreinigung im Produktionsprozess mit dem kanzerogenen Ethylmethansulfonat (EMS) die Zulassung entzogen. Durch Änderungen im Produktionsprozess konnte der Gehalt an EMS so weit gesenkt werden, dass inzwischen Nelfinavir wieder zugelassen wurde. Da die Substanz sich nicht mit Ritonavir boostern lässt, ist es allerdings fraglich, ob sie noch einmal eine Bedeutung in der HIV-Therapie erreichen wird.

2 NRTI + 1 NNRTI (Evidenz I). Die Kombination 2 NRTI + Nevirapin ist wegen der Verfügbarkeit von Nevirapin-Suspension und Dosisempfehlungen auch für kleine Säuglinge gut anwendbar und war in kleinen Studien bei Kindern erfolgreich (Evidenz II).

Mit dem sog. „baby-cocktail" (AZT + 3TC + ABC + NVP) konnte bei jungen Säuglingen mit sehr hoher Viruslast (bis zu mehreren Millionen HIV-Genomkopien/ml) bei 15 von 17 Säuglingen eine Viruslastreduktion unter die Nachweisgrenze erreicht werden (Evidenz III). Die Kombination von 2 NRTI + Efavirenz (Evidenz II) zeigt ebenfalls eine anhaltende Suppression der Viruslast. Trotz Vorliegens

Tabelle **60**   Antiretrovirale Initialtherapie eines HIV-infizierten Kindes.

Beurteilung	Medikamentenkombination	Bewertung
empfohlen	2 NRTI + 1 NNRTI	AII[1]
	2 NRTI + 1 PI/r	AI
nicht empfohlen	AZT + 3TC + ABC (3 NRTI)[2]	DI (Erw.[4])
	1 – 2 NRTI + 1 PI + 1 NNRTI[3]	CIII
auf keinen Fall empfohlen	3 NRTI (TDF + 3TC + DDI oder TDF + 3TC + ABC)	EI (Erw.[4])
	alle 2 NRTI-Therapien	EI
	NRTI-/ NNRTI-Monotherapie	EI

Die beiden NRTI bezeichnet man auch als NRTI-Rückgrat der antiretroviralen Therapie.
AZT: Zidovudin; 3TC: Lamivudin; ABC: Abacavir; TDF: Tenofovir
[1] für Empfehlungskriterien siehe Niehues 2006
[2] Die Kombination von **AZT + 3TC + ABC (3 NRTI)** wird nur in seltenen Ausnahmefällen als Ersttherapie verwendet. Sie ist bei Kindern und Erwachsenen (Erw.: Evidenz I; Kinder: Evidenz II) deutlich weniger wirksam.
[3] Die antiretrovirale Therapie mit 1 – 2 NRTI + 1 PI + 1 NNRTI zeigte in einer neueren randomisiert-kontrollierten Studie eine sehr gute Wirksamkeit (Evidenz I), wird aber wegen erhöhter Nebenwirkungsrate und daraus resultierenden Adhärenzproblemen, vor allem aber wegen mangelnder Alternativen bei Therapieversagen mit Kreuzresistenz nicht empfohlen. Überlegenswert ist ein Induktionserhaltungsschema, bei welchem der NNRTI oder PI nach Erreichen der Virussuppression < 50 Kopien/ml abgesetzt wird.
[4] Hier beruht die Empfehlung auf Daten von Erwachsenen.

einer Suspension ist Efavirenz unter 3 Jahren nicht zugelassen und es existieren keine Dosisempfehlungen für kleine Säuglinge (< 6 Monate oder < 7 kg).

Auch die 1-mal tägliche Gabe von Emtricitabin, Didanosin und Efavirenz hat sich als sehr wirksam erwiesen.

▶ **Vorschläge für Therapiealgorithmen bei Versagen der Initialtherapie**

Bei Wiederanstieg der Viruslast oder Nichterreichen der Nachweisbarkeitsgrenze von 50 Kopien/ ml nach 6 Monaten sollte nach Überprüfung der Adhärenz und suffizienter Plasmaspiegel die Therapiekombination umgestellt werden, wenn die Adhärenz und die Plasmaspiegel keinen Grund für das Therapieversagen liefern.

Prinzipien der Umstellung einer ART: Erhielt der Patient zuvor 2 NRTI und 1 NNRTI sollte auf 2 neue (nicht kreuzresistente) NRTI und 1 PI umgestellt werden. Erhielt der Patient 2 NRTI und 1 PI sollte auf 2 neue (nicht kreuzresistente) NRTI plus 1 NNRTI umgestellt werden. Weitere Möglichkeiten sind 2 NRTI und 1 „geboosteter PI". Gute Daten gibt es für den Wechsel von Nelfinavir zu Lopinavir/r.

Im Folgenden werden konkrete Therapieabfolgen genannt, für die ein Wirksamkeitsnachweis in Studien vorliegt und/oder die sich in der Praxis im Kindesalter bewährt haben.

Für therapienaive Patienten:
- Beginn mit ZDV-3TC-NVP oder 3TC-ABC-NVP (< 3 Jahre) oder ZDV-3TC-LPV/r oder ABC-3TC-LPV/r. Bei Kindern > 3 Jahre kann statt NVP EFV genommen werden.

Wenn nach einer konsequent durchgeführten Therapie nach 6 Monaten die Viruslast deutlich > 50 Kopien/ml ist und/oder immunologisch/klinisch keine Besserung zu verzeichnen ist,
- 2 neue, nicht kreuzresistente NRTI + NNRTI bei PI-Vortherapie oder + PI bei NNRTI-Vortherapie.

Gelingt es trotz mehrerer Therapieumstellungen nicht, die Viruslast unter die Nachweisgrenze von 50 Kopien/ml zu senken, sollte bei stabiler CD4-Zellzahl diese Kombination beibehalten werden, um die Vermehrung des meist pathogeneren Wildtyp-Virus zu vermeiden (Evidenzgrad II).

Mit zunehmender Anzahl der Vortherapien wird es generell immer schwieriger eine Kombination zu finden, die zu einer anhaltenden Senkung der Viruslast führt. Je intensiver und länger vortherapiert wurde, umso geringer ist die zu erwar-

tende Reduktion. Durch Neuentwicklungen von Substanzen gelingt es aber manchmal auch hoch resistente HIV-Stämme zu behandeln. Sehr gute Daten liegen bei Erwachsenen über Doppel-Protease-Inhibitor-Kombinationen wie Lopinavir/r + Saquinavir + 2 – 3 NRTI oder Kombinationen des PI Tipranavir + Enfuvirtide bei optimiertem NRTI-Rückgrat vor. Der Fusionsinhibitor Enfuvirtide führt zu einer besonders ausgeprägten Steigerung der CD4-Zellzahl und Lebensverlängerung, selbst wenn die Hemmung der viralen Replikation aufgrund von Resistenzen eher geringer ausfällt. Ein Problem ist fraglos die 2-mal tägliche Injektion. In näherer Zukunft werden auch für Kinder und Jugendliche neue Substanzklassen zur Verfügung stehen, die sich bei Erwachsen als hoch wirksam erwiesen haben (Integrase- und Entry-Inhibitoren, siehe Tab. **60**).

Wegen der zunehmenden Komplexität der antiretroviralen Therapie sollte spätestens beim 1. Therapieversagen Kontakt zu einem in der Betreuung von HIV-infizierten Kindern erfahrenen Zentrum aufgenommen werden.

▶ **Anmerkungen zum NRTI-Rückgrat**

Die meisten pädiatrischen Erfahrungen bestehen für die Kombinationen von ZDV + 3TC, ZDV + DDI (Evidenz I). Bei Kombinationen mit *ABC* (z. B. ABC + ZDV und ABC + 3TC) ist auf eine mögliche *Hypersensitivitätsreaktion* zu achten. Nach neuesten Erkenntnissen ist eine Testung auf HLA-B5701 empfohlen, da bei diesem HLA-Typ die Hypersensitivitätsreaktion deutlich häufiger auftritt. Wegen der immer noch bestehenden, dann aber sehr geringen Wahrscheinlichkeit ihres Auftretens muss auch HLA-B5701-negativen Patienten ein Merkblatt über Symptome der Hypersensitivitätsreaktion und die Telefonnummer des betreuenden HIV-Spezialisten für Anfragen bei unklaren Symptomen des Kindes übergeben werden (siehe Produktinformation). Dazu gehört die Übergabe eines Merkblatts über Symptome der Hypersensitivitätsreaktion und der Telefonnummer des betreuenden HIV-Spezialisten für Anfragen bei unklaren Symptomen des Kindes (siehe Produktinformation). ABC und 3TC können nach neueren pharmakokinetischen Studien auch 1-mal täglich verabreicht werden. DDI + 3TC oder DDI + D4T werden wegen der additiven, pankreastoxischen Wirkung beider Medikamente und der erhöhten Inzidenz für metabolische Komplikationen (Hyperlaktatämie, Laktatazidose, Hepatotoxizität) nur noch in Ausnahmefällen eingesetzt. Außerdem sollten bestimmte Kombinationen von NRTI aufgrund der Potenzierung von unerwünschten Arzneimittelnebenwirkungen oder Antagonismen vermieden werden: z. B. ZDV und D4T, DDC und DDI, D4T und DDC sowie 3TC und DDC (Evidenzgrad III).

▶ Das Immunrekonstitutionssyndrom (IRIS)

Das IRIS ist gekennzeichnet durch eine Verschlechterung des Gesundheitszustands mit Fieber, Malaise und Verschlechterung von Organfunktionen (z. B. Lunge, Auge etc.) wenige Tage bis ca. 3 Monate nach Beginn einer ART. Die Häufigkeit beträgt ca. 10–25 %. Es tritt insbesondere bei Patienten auf, deren Therapie erst bei schwerem Immundefekt initiiert wurde und die bei Beginn der ART eine opportunistische Infektion aufwiesen. Besonders Patienten mit Tuberkulose oder Infektion mit nicht tuberkulösen Mykobakterien sowie aktiver CMV-Infektion neigen zu dieser Komplikation. Ursächlich könnten regulatorische CD4CD25$^+$-T-Zellen eine Rolle spielen. Je höher die T-Zellen vor Behandlung waren, umso wahrscheinlicher trat ein IRIS kurz nach Behandlungsbeginn auf. Die Therapie besteht v. a. in der zusätzlichen Gabe von Kortikosteroiden.

■ Supportive Therapie

Bei allen Säuglingen mit HIV-Infektion und bei älteren Kindern mit CD4-Zellzahlen unterhalb bestimmter Grenzwerte ist eine PCP-Prophylaxe erforderlich (siehe S. 420). Sowohl bei Kindern wie auch bei Erwachsenen konnte gezeigt werden, dass unter effektiver HAART („highly active antiretroviral therapy") nach Ansteigen der CD4-Zellen über die jeweiligen Grenzwerte (CDC, siehe S. 420) für den Beginn einer Chemoprophylaxe gegen opportunistische Infektionen, diese Medikamente gefahrlos abgesetzt werden können, solange die Immunrekonstitution anhält.

Bei Auftreten rezidivierender viraler und bakterieller Infektionen wurde früher die intravenöse Gabe von Immunglobulinen (400 mg/kgKG alle 4 Wochen) versucht. In Studien konnte zwar eine Reduktion der Morbidität in Krankheitsstadien der immunologischen Kategorien 1 und 2 gezeigt werden, jedoch keine Reduktion der Letalität. Diese Ergebnisse wurden vor der Verfügbarkeit hochaktiver antiretroviraler Kombinationstherapien erzielt. Unserer Erfahrung nach ist der Einsatz von intravenösen Immunglobulinen nur in seltenen Einzelfällen gerechtfertigt, z. B. bei deutlich symptomatischen Kindern, bei denen die antiretrovirale Therapie ausgeschöpft und die CD4-Zellzahl unter 200/μl abgefallen ist.

■ Resistenztestung

Der Wert von genotypischen oder phänotypischen Resistenztests zur Optimierung der Therapie ist bei Kindern unklar. Eine randomisierte Multizenterstudie bei Kindern ergab keinen Vorteil der Resistenztestung hinsichtlich einer besseren Senkung der Viruslast. Bei Erwachsenen wurde in mehreren Studien durch Resistenztests eine mittlere Reduktion der Viruslast um durchschnittlich 0,5 log gefunden (Evidenzgrad I). Interessanterweise hatte dies keinen Einfluss auf die CD4-Zellzahl in den unterschiedlichen Behandlungsgruppen. Diese Verbesserung der Viruslast hängt hingegen signifikant von der Adhärenz der Patienten ab. Derzeit erscheint ein kurz- bis mittelfristiger Nutzen der genotypischen Resistenztestung möglich; der langfristige Nutzen ist bisher nicht erwiesen. Notwendig ist Expertenwissen für die Interpretation der Testergebnisse. Wir empfehlen vorläufig nur bei Erstdiagnose wegen der möglichen Ansteckung mit HI-Viren, die schon Resistenzmutationen tragen (Übertragung durch z. B. vorbehandelte Mutter) eine genotypische Resistenztestung durchzuführen.

■ Geplante Therapieunterbrechungen

In Anbetracht der Unmöglichkeit der Eradikation von HIV und Langzeitnebenwirkungen, wie Lipodystrophie, Insulinresistenz und mitochondriale Störungen, erscheinen temporäre Therapiepausen attraktiv. Am aussichtsreichsten erschienen CD4-gesteuerte Pausen. Die retrospektive Auswertung ungeplanter Therapieunterbrechungen zeigte eine Abnahme der CD4-Prozentzahlen um 6,6 % pro Jahr. In solchen Studien wird die Therapie bei guten CD4-Zellzahlen unterbrochen und bei Unterschreiten gewisser Grenzwerte erneut aufgenommen. Die PENTA-Gruppe führt zurzeit eine Studie zu CD4-gesteuerten Therapieunterbrechungen bei Kindern durch (PENTA 11). Bei Unterbrechung der Therapie müssen die unterschiedlichen Halbwertszeiten der einzelnen Medikamente in Betracht gezogen werden, um funktionelle Monotherapien und Resistenzentstehung zu vermeiden.

Bei HIV-infizierten Erwachsenen wurde kürzlich eine große Studie mit ähnlichem Design wegen signifikanter Krankheitsprogression im Unterbrechungsarm abgebrochen. Die erwähnte Kinderstudie wurde vom „data safety and monitoring board" sofort geprüft und es wurde die Empfehlung ausgesprochen, sie weiterzuführen. Aufgrund der unklaren Datenlage sollte deshalb die antiretrovirale Therapie nur innerhalb kontrollierter Studien unterbrochen werden.

Eine weitere unbeantwortete Frage ist, ob und wann bei Kindern, die allein aufgrund ihres Alters (v. a. bei Therapiebeginn im Säuglingsalter) eine antiretrovirale Therapie erhielten, die Behandlung ausgesetzt werden kann.

Prophylaxe
■ Prophylaxe der Mutter-Kind-Transmission von HIV

In Deutschland werden derzeit jährlich 200 – 250 Kinder von HIV-1-positiven Schwangeren entbunden. Die Transmissionsrate konnte durch die Kombination von Medikamenten, durch die elektive Schnittentbindung vor Wehenbeginn und Stillverzicht gemäß den Maßnahmen von Tab. 61 und Tab. 62 signifikant gesenkt werden. Grundvoraussetzung für den Erfolg der HIV-Transmissionsprophylaxe ist die Kenntnis der maternalen HIV-Infektion, sodass die routinemäßige HIV-Testung vor oder spätestens in der Frühschwangerschaft gefordert werden muss.

In der alltäglichen Praxis kommt es in Deutschland weiterhin zu ca. 10 – 20 vertikalen Neuinfektionen, weil der HIV-Test in der Schwangerschaft immer noch nicht regelhaft durchgeführt wird. Einige dieser Säuglinge haben in der Folge schwere neurologische Komplikation oder versterben, weil die Therapie nicht mehr rechtzeitig gegeben werden kann. Anzustreben wäre eine OPT-OUT-Strategie beim HIV-Test in der Schwangerschaft.

Seit 1995 beträgt die Rate der vertikalen HIV-1-Transmission in Deutschland, wenn die HIV-1-Infektion in der Schwangerschaft bekannt war, nur noch 1 – 2 %.

Bei der postnatalen Versorgung des Neugeborenen sind vom medizinischen Personal Handschuhe zu tragen. Vor Unterstützung der Vitalfunktionen sind Mund- und Nasenöffnungen von Blut- und Fruchtwasserresten mit in steriler 0,9 %iger Kochsalzlösung getränktem Tupfer zu reinigen. Nach Stabilisierung der Vitalfunktionen sind alle anderen Körperöffnungen in gleicher Weise zu reinigen. Um eine postnatale Infektion durch Muttermilch zu vermeiden, ist vom Stillen eindringlich abzuraten.

Die postnatale HIV-1-Infektionsprophylaxe des Neugeborenen mit Zidovudin kann bei peripartaler Zidovudin-Infusion der Mutter wegen des transplazentaren Übergangs des Medikamentes 4 – 6 Stunden nach Geburt begonnen werden. Ist keine mütterliche peripartale HIV-1-Transmissionsprophylaxe mit Zidovudin erfolgt oder müssen bei einem sehr hohen HIV-1-Transmissionsrisiko zusätzliche Medikamente eingesetzt werden, ist die antiretrovirale Prophylaxe des Kindes so schnell wie möglich, am besten innerhalb von 1 – 2 Stunden nach Geburt, zu beginnen. Es werden risikoadaptiert für 3 Risikogruppen (je nach Komplikationen in der Schwangerschaft und bei Geburt) 3 verschiedene Behandlungsschemata bei HIV-1-exponierten Neugeborenen empfohlen (siehe Tab. 62).

Tabelle 61   Aktueller Stand der Maßnahmen zur Verhinderung der vertikalen HIV-1-Transmission in Deutschland.

1	risikoadaptierte antiretrovirale Therapie (HAART) der Schwangeren:
	bei komplikationsloser Schwangerschaft und bisher **nicht therapiebedürftiger** HIV-1-Infektion der Schwangeren ab der abgeschlossenen 32. SSW je nach Viruslast Zidovudin-Prophylaxe oder antiretrovirale Mehrfachtherapie (HAART)
	bei **Therapiebedürftigkeit** sofortiger Therapiebeginn der ART oder alternativ Beginn ab der 14. SSW nach der Organogenese des Kindes
	bei **Schwangerschaft unter laufender antiretroviraler Therapie** wegen der Organogenese evtl. Therapiepause bis zur 14. SSW und evtl. Therapiemodifizierung wegen Embryotoxizität einzelner Medikamente
2	i. v. Therapie der Schwangeren mit Zidovudin ab 3 h vor Sectio und während der Geburt
3	primäre Sectio am wehenlosen Uterus in der 37.– 38. SSW, evtl. vaginale Geburt bei Viruslast kurz vor Geburt unter der Nachweisgrenze und ohne geburtshilfliche Risiken!
4	adäquate Kreißsaalversorgung
5	risikoadaptierte Postexpositionsprophylaxe des Neugeborenen mit antiretroviralen Substanzen
6	Stillverzicht

Tabelle **62**   Dosierung und Dauer der antiretroviralen Prophylaxe bei HIV-1-exponierten Neu- und Frühgeborenen nach Transmissionsrisiko (Evidenzgrad II).

	Niedriges HIV-1-Transmissionsrisiko	**Erhöhtes HIV-1-Transmissionsrisiko**	**Sehr hohes HIV-1-Transmissionsrisiko**
klinische Kriterien	komplikationslose (Mehrlings-) Schwangerschaft und Viruslast kurz vor Geburt < 3000 HIV-Kopien/ml	vorzeitige Wehen Frühgeburt in < 38 + 0 SSW – ≥ 33 + 0 SSW Viruslast kurz vor Geburt 3000 – 10 000 HIV-Kopien/ml	Anstieg der mütterlichen Viruslast am Ende der SS > 10 000 HIV-Kopien/ml, z. B. auch wegen fehlender präpartaler Prophylaxe Amnioninfektionssyndrom Frühgeburt < 33 + 0 SSW Schnittverletzung des Kindes Absaugen von blutigem Magen- bzw. Trachealsekret beim NG/FG
Therapie	Zidovudin	Zidovudin	Zidovudin + Lamivudin + eine oder 2 Gaben Nevirapin
Dosierung bei Neonaten + FG ≥ 33 + 0 SSW	4 × 2 mg/kgKG oral	4 × 2 mg/kgKG oral	4 × 2 mg/kgKG Zidovudin oral (oder 2 × 1,5 mg/kgKG i. v.) + 2 × 2 mg/kgKG Lamivudin oral + 1 oder 2 Gaben Nevirapin 2 mg/kgKG oral
Dosierung bei FG < 33 + 0 SSW	–	< 36 + 0 SSW ≥ 33 + 0 SSW 2 × 2 mg/kgKG Zidovudin oral (oder 2 × 1,5 mg/kgKG i. v.)	2 × 2 mg/kgKG Zidovudin oral (oder 2 × 1,5 mg/kgKG i. v.) FG ≥ 30 + 0 SSW: ab 2. Lebenswoche: 3 × 2 mg/kgKG oral FG < 30 + 0 SSW: ab 4. Lebenswoche: 3 × 2 mg/kgKG oral + 2 × 2 mg/kgKG Lamivudin oral + 1- oder 2-malig 2 mg/kgKG Nevirapin oral
Therapiebeginn mit Lamivudin (+ Zidovudin)	innerhalb von **6 h** nach Geburt	innerhalb von **6 h** nach Geburt	**sofort** bis innerhalb von 1 – 2 h nach Geburt (maximal 72 h nach Geburt)
Therapiedauer	4 Wochen oral	6 Wochen oral	Zidovudin + Lamivudin: 6 Wochen oral
Therapiebeginn Nevirapin			wenn die Mutter präpartal kein Nevirapin erhalten hat: 1. Gabe sofort nach Geburt + 2. Gabe am 3. Lebenstag wenn die Mutter spätestens 2 h vor Geburt Nevirapin erhalten hat: eine Gabe am 3. Lebenstag

■ Schutzimpfungen

Zur Impfprävention bei Kindern mit HIV-Infektion liegen detaillierte Empfehlungen der STIKO vor. Alle Impfungen sollten möglichst frühzeitig durchgeführt werden. 2 MMR-Impfungen werden für asymptomatische Kinder im Alter von 12 und 13 Monaten dringend empfohlen, sofern nicht eine schwere Immunsuppression vorliegt (untere Grenzwerte an CD4$^+$-Zellen/µl: Säuglinge 750, 1 – 5 Jahre: 500, über 5 Jahre: 200). Ebenfalls frühzeitig wird die Varizellen-Impfung empfohlen, sofern die relative CD4$^+$-Zellzahl ≥ 25 % liegt. Als Indikationsimpfungen werden eine jährliche Influenzaimpfung ab dem Alter von 6 Monaten, die Pneumokokkenimpfung (bis zum Alter von 5 Jahren als Konjugat-Impfstoff) und die Meningokokkenimpfung empfohlen. Bei HIV-infizierten Kindern ist je nach Ausmaß des Immundefekts mit verminderten und kürzer anhaltenden Impfantworten zu rechnen, sodass der Impferfolg in regelmäßigen Abständen kontrolliert werden sollte. Bei manchen Kindern ist selbst nach zusätzlichen Impfungen für einige Erreger kein Impfschutz zu erreichen. Hier sollte bei entsprechender Exposition eine passive Prophylaxe erfolgen. Haushaltskontaktpersonen sollten die Regelimpfungen vollständig durchführen. Gegebenenfalls sind die Varizellen- oder MMR-Impfung nachzuholen. Zusätzliche sollen Haushaltskontaktpersonen eine jährliche Influenzaimpfung erhalten.

◼ Prophylaxe bei Stich-/ Schnittverletzungen mit möglicherweise HIV-haltigem Material

Eine HIV-Exposition umfasst Stich-/Schnittverletzungen mit kontaminierten Kanülen, Skalpellen, Messern etc. oder Kontakt von HIV-haltigem Blut mit Schleimhäuten. Das mittlere Risiko nach Stich-/Schnittverletzungen beträgt ca. 0,3 %, das Risiko nach Schleimhautkontakt ca. 0,09 %. Das Risiko steigt mit der Höhe der Viruslast des Indexpatienten und seinem Immunzustand (je geringer die CD4-Zahl und je fortgeschrittener das Krankheitsstadium, umso höher das Risiko). Des Weiteren steigt das Risiko mit der Größe des inokulierten Blutvolumens. Neben Blut sind auch Samen und Vaginalflüssigkeit, Liquor, Aszites, Pleura/Perikardergussflüssigkeit und Fruchtwasser potenziell infektiös. Stuhl, nasale Sekretion, Sputum, Schweiß, Tränen, Urin und Erbrochenes sind – sofern sie nicht blutig tingiert sind – nicht infektiös.

In den meisten Fällen, die wegen einer befürchteten HIV-Exposition vorgestellt werden, handelt es sich um Verletzungen mit herumliegenden Nadeln. Bisher ist keine systematische Analyse bekannt, bei der eine HIV-Infektion auf diesem Wege übertragen wurde.

Bei Stich-/Schnittverletzungen mit HIV-haltigen oder möglicherweise kontaminierten Körperflüssigkeiten ist wie folgt vorzugehen (entsprechend den aktuellen Empfehlungen des Robert Koch-Instituts):

1. evtl. Fremdkörper entfernen, Blutung 1 – 2 Minuten durch Pressen anregen
2. Wunde spreizen und für 3 Minuten mit alkoholischem Desinfektionsmittel desinfizieren
3. untersuchen, ob die HIV-Infektion des Patienten, mit dessen Blut die Kontamination stattfand, gesichert oder sehr wahrscheinlich ist. Wenn verfügbar und wenn hierbei keine we-

sentliche Zeit verloren geht, sollte die Viruslast und die HIV-Resistenz des Indexpatienten überprüft werden, um die Prophylaxe optimal zu gestalten.

Wenn der Indexpatient HIV-infiziert ist und *nur* dann: sofortige orale Einnahme (d. h. möglichst rasch, am besten innerhalb 24 Stunden) von 2 Nukleosid-Analoga und 1 Protease-Hemmer oder Efavirenz.
Beispiele für Kombination von 2 Nukleosid-Analoga: Zidovudin + Lamivudin, Stavudin + Lamivudin, Tenofovir + Emtricitabine.
Beispiele für Protease-Hemmer: Lopinavir/r bzw. anderer mit Ritonavir geboosteter PI.
Beispiele für nicht nukleosidalen Reverse-Transkriptase-Hemmer: Efavirenz.
Nevirapin sollte wegen Hepatotoxizität in der Postexpositionsprophylaxe nicht verwendet werden.
Bezüglich der Dosierung siehe Tab. **59**. Dauer der Gabe: 4 Wochen.

Anschließend erfolgen Dokumentation, Meldung bei der Berufsgenossenschaft, Blutabnahme für HIV- und Hepatitis-B/C-Test etc. Neben der HIV-Postexpositionsprophylaxe muss geprüft werden, ob eine aktiv-passive Hepatitis-B- und eine Tetanusprophylaxe erforderlich sind. Weitere Untersuchungen auf HIV (HBV, HCV) sollten nach 6 Wochen, 12 Wochen und 6 Monaten erfolgen.

Während der Einnahme der Virostatika muss bei Frauen unbedingt eine bestehende Schwangerschaft ausgeschlossen bzw. für mindestens 6 Monate kontrazeptive Maßnahmen angewandt werden!

In den letzten 25 Jahren wurde aufgrund der relativ geringen HIV-Durchseuchung von Drogengebrauchern, des kompletten Verlusts der Infektiosität von HIV in/an Fixernadeln innerhalb von 4 Stunden und der geringen Infektionswahrscheinlichkeit bei Stichen mit gefundenen Fixernadeln keine diesbezügliche HIV-Infektion in Deutschland beobachtet. Daher wird in allen Postexpositionsprophylaxe-Leitlinien bei Verletzungen an Fixernadeln mit unbekanntem HIV-Status, z. B. auf Spielplätzen, keine antiretrovirale Therapie empfohlen. Eine Untersuchung der Nadel auf HIV mit PCR wird ebenfalls nicht empfohlen. Bestehen die Eltern des Kindes oder das Kind selbst trotz ausführlicher Aufklärung auf einer solchen Therapie, sollte sie jedoch durchgeführt werden.

Literatur

Buchholz B, Beichert M, Marcus U et al. German-Austrian recommendations for HIV-Therapy in pregnancy and in HIV-exposed newborn – Update 2008. Eur J Med Res 2008 [in press]; Aktuelle Internetversion unter http://www.awmf-online.de (Leitlinienbank; Buchstabe „A" unter „AIDS"; „HIV-1-Therapie in der Schwangerschaft")

Dunn D. HIV Paediatric Prognostic Markers Collaborative Study Group. Short-term risk of disease progression in HIV-1-infected children receiving no antiretroviral therapy or zidovudine monotherapy: a meta-analysis. Lancet 2003; 362: 1605–1611

Niehues T, Baumann U, Buchholz B et al. Empfehlungen zur antiretroviralen Therapie bei HIV-infizierten Kindern. Monatsschr Kinderheilkd 2006; 154(6): 565–573

Pädiatrische Arbeitsgemeinschaft AIDS (PAAD). http://www.kinder-aids.de; Stand: Oktober 2008

STIKO. Hinweise zu Impfungen für Patienten mit HIV-Infektion (Stand Juli 2008). Epid Bull 2008 (30): 235–254

Urschel S, Ramos J, Mellado M et al. The European PCP-withdrawal Study Group. Withdrawal of Pneumocystis jirovecii prophylaxis in HIV-infected children under highly active antiretroviral therapy. AIDS 2005; 19: 2103–2108

 Koordinator:

U. Wintergerst

Mitarbeiter:

U. Baumann, B. Buchholz, M. Funk, I. Grosch-Wörner, C. Königs, T. Niehues, G. Notheis, V. Wahn

Humanes-Herpesvirus-Typ-6-Infektionen

Synonyma: Exanthema subitum, kritisches Dreitagefieber (-Exanthem), Roseola infantum, „sixth disease"

Klinisches Bild

Das Exanthema subitum ist eine Erkrankung des Säuglings- oder frühen Kleinkindesalters und wird meist durch eine Humanes-Herpesvirus-Typ-6-(HHV-6-)Primärinfektion verursacht. Darüber hinaus kann das Krankheitsbild auch durch eine primäre Herpesvirus-Typ-7-Infektion (HHV-7) ausgelöst werden.

Der typische Verlauf ist charakterisiert durch hohes Fieber, welches für 3–5 (maximal 2–8) Tage persistiert. Bei Entfieberung tritt ein makulöses oder leicht papulöses Exanthem auf, welches typischerweise im Bereich von Stamm und Nacken lokalisiert ist. Es kann konfluieren und sich auf Extremitäten und Gesicht ausbreiten. Zu den Begleitsymptomen und Komplikationen, die meist schon im Frühstadium (Tag 1–4) auftreten, gehören Gastroenteritis (68 %), Lidödeme (30 %), Nagayama'sche Flecken (Papeln auf dem weichen Gaumen und der Uvula; 65 %), Husten (50 %), zervikale Lymphadenopathie (31 %), vorgewölbte (gespannte) Fontanelle (26 %) sowie Fieberkrämpfe (8 %).

Die Angaben über die Häufigkeit des Auftretens eines Exanthema subitum nach einer Primärinfektion mit HHV-6 schwanken zwischen 10 und 98 %. Dies ist möglicherweise durch Unterschiede im Studiendesign (Definition des Exanthema subitum) mitbedingt. Die HHV-6-Infektion ist die häufigste Exanthemkrankheit des Säuglings- oder frühen Kleinkindesalters. Sie wird vermutlich oftmals fehldiagnostiziert als „Arzneimittelallergie" und/oder „postvakzinales Exanthem" (z. B. nach MMR-Impfung als Impfröteln oder Impfmasern).

Primärinfektionen mit HHV-6 stellen weiterhin eine häufige Ursache (14 %) von hoch fieberhaften Erkrankungen bei Kleinkindern dar. Bis zu 30 % dieser Kinder zeigen eine mehr oder weniger ausgeprägte obstruktive Erkrankung der Atemwege (Bronchitis, Bronchiolitis). Eine primäre HHV-6-Pneumonie ist selten. Sekundäre bakterielle Bronchopneumonien (2. Woche nach primärer HHV-6-Infektion, CRP-Anstieg!) kommen vor.

Eine HHV-6-Meningoenzephalitis oder ein HHV-6-assoziiertes Guillain-Barré-Syndrom sind sehr selten.

Bei älteren Kindern kann eine Primärinfektion mit HHV-6 gelegentlich auch ein mononukleoseähnliches Krankheitsbild mit und ohne Begleithepatitis auslösen.

HHV-6, allein oder in Kombination mit anderen Erregern (Bakterien, Viren), spielt möglicherweise, vor allem bei immunsupprimierten Patienten, eine Rolle bei der Entwicklung einer interstitiellen Pneumonie.

Bei immunsupprimierten Patienten (nach Stammzell- oder Organtransplantation) werden folgende Krankheitszustände nach einer HHV-6-Infektion (Primärinfektion, Reaktivierung) beobachtet: interstitielle (CMV-negative) Pneumonie, Hepatitis, Diarrhö, Enzephalitis, Retinitis, Knochenmarksuppression, Graft-versus-Host-Reaktion (GvHD) mit und ohne Exanthem.

Eine HHV-6-Reaktivierung bei immunkompetenten Kindern scheint klinisch stumm zu verlaufen. Ein Zusammenhang zwischen HHV-6-Infektionen und demyelinisierenden ZNS-Erkrankungen (Multiple Sklerose) wird sehr kontrovers diskutiert.

Konnatale HHV-6-Infektionen sind recht häufig (ca. 1 % aller Neugeborenen) und verlaufen fast immer subklinisch. In den meisten Fällen ist hierbei das HHV-6-Genom in das Wirtsgenom fest integriert. In sehr seltenen Fällen kann eine konnatale HHV-6-Infektion vermutlich auch zu einem schweren sepsisähnlichen Krankheitsbild führen.

Ätiologie

Das humane Herpesvirus Typ 6 ist ein doppelsträngiges DNA-Virus, das strukturell mit CMV eng verwandt ist. Es existieren 2 Serotypen (6A und 6B), von denen in Europa praktisch nur Typ 6B mit Erkrankungen im Kindesalter assoziiert ist. Inwieweit sich beide Typen in ihrem biologischen Verhalten in vivo tatsächlich unterscheiden, ist unklar. Nach Abklingen der akuten Infektion persistiert HHV-6 lebenslang in latenter Form im Körper (Speicheldrüsen, periphere mononukleäre Blutzellen). Die latente Infektion kann jederzeit reaktiviert werden (z. B. bei Immunsuppression).

Epidemiologie

Erregerreservoir für HHV-6 ist nur der Mensch. Die Übertragung erfolgt überwiegend durch infektiösen Speichel, möglicherweise auch aerogen durch Tröpfchen. Eine Übertragung durch Organtransplantation, Transfusion von Blutprodukten, Geschlechtsverkehr und Muttermilch ist sehr selten. Symptomatische HHV-6-Infektionen nach einer Bluttransfusion wurden bisher nicht beschrieben. Das Risiko einer symptomatischen konnatalen Infektion dürfte nach den bisher vorliegenden Erkenntnissen sehr gering sein (über 95 % aller Frauen im gebärfähigen Alter sind immun).

Gesunde HHV-6-seropositive Kinder und Erwachsene können intermittierend HHV-6 im Speichel ausscheiden. Hauptinfektionsquelle für eine primäre HHV-6-Infektion beim Kleinkind sind wahrscheinlich die Eltern.

Eine HHV-6-Infektion tritt meistens im 1. Lebensjahr auf. Bis zum Ende des 2. Lebensjahres sind fast 100 % aller Kinder seropositiv. Eine HHV-6-Infektion führt bei immunkompetenten Personen zu einer lebenslangen Immunität.

Die **Inkubationszeit** beträgt 5 – 15 Tage.

Diagnose

Bei Auftreten der typischen Symptomatik eines Exanthema subitum wird die Diagnose klinisch gestellt. Das Blutbild kann eine Leukozytopenie mit relativer Lymphozytose zeigen.

Bei Fieberkrämpfen im Säuglingsalter muss immer eine (bakterielle) Meningitis ausgeschlossen werden. Der Liquor von Säuglingen mit Exanthema subitum plus Fieberkrämpfen ist zytologisch und biochemisch meist normal; nicht selten lässt sich HHV-6-DNA nachweisen. Gelegentlich findet sich im Liquor aber auch eine leichte Pleozytose mit mononukleären Zellen.

Ansonsten wird eine vermutete Primärinfektion mit HHV-6 durch den Nachweis von HHV-spezifischen IgM-Antikörpern und/oder einer Serokonversion von HHV-6-IgG-Antikörpern mittels indirekter Immunfluoreszenz (IFT) oder ELISA bestätigt.

Eine HHV-6-Reaktivierung (z. B. bei Organtransplantierten) kann aufgrund plötzlich ansteigender HHV-6-IgG-Antikörpertiter (bei bekannten Ausgangstitern) vermutet werden.

HHV-6 kann in Vollblut oder Plasma, Speichel, Urin und Liquor, nicht aber in Muttermilch nachgewiesen werden (Anzüchtung in Nabelschnurlymphozyten; HHV-6-Genomnachweis mittels Polymerase-Kettenreaktion). Der Nachweis gelingt bei einer akuten Infektion, bei einer Reaktivierung, unter Umständen aber auch bei einer subklinischen Persistenz. Daher ist ein positiver Befund immer nur in Verbindung mit der entsprechenden klinischen Symptomatik (und positiver Serologie bei immunkompetenten Patienten) als Hinweis für eine aktive HHV-6-Erkrankung zu werten. Die Höhe der Viruslast im Blut (und/oder Plasma) scheint mit der Ausprägung der klinischen Symptomatik zu korrelieren.

Therapie

Die meisten akuten HHV-6-Infektionen erfordern keine Therapie. Bei hohem Fieber und Auftreten von Fieberkrämpfen erfolgt eine adäquate symptomatische Fiebersenkung und ggf. eine antikonvulsive Therapie bzw. Prophylaxe.

Bei immunsupprimierten Patienten mit schwerer HHV-6-assoziierter Pneumonie oder Enzephalitis kann ein Therapieversuch mit *Ganciclovir und/ oder Foscarnet* erwogen werden. Beide Substanzen sind in vitro wirksam. Gegebenenfalls ist nach Organ- oder Stammzelltransplantation auch die Infusion von HHV-6-spezifischen zytotoxischen T-Zellen (adoptiver Zelltransfer vom Donor) erfolgreich (speziellen Zentren vorbehalten).

Prophylaxe

Eine Isolierung von Kindern mit akuter HHV-6-Infektion sowie von exponierten Personen ist nicht erforderlich. Eine Impfung gegen HHV-6 existiert nicht. Über die prophylaktische oder therapeutische Wirksamkeit von Immunglobulinen liegen bisher keine gesicherten Erkenntnisse vor.

Eine Prophylaxe mit Ganciclovir vor und nach Stammzelltransplantation reduziert möglicherweise die Häufigkeit von HHV-6-Reaktivierungen.

 Koordinator:
V. Schuster

Mitarbeiter:
H. W. Kreth, H. J. Wagner,
S. K. W. Wiersbitzky

Humanes-Herpesvirus-Typ-7-Infektionen

Synonyma: Exanthema subitum, Dreitagefieber (-Exanthem), Roseola infantum, „sixth disease"

Klinisches Bild

Humanes Herpesvirus Typ 7 (HHV-7) ist (neben HHV-6) der Erreger des Exanthema subitum (Dreitagefieber, Roseola infantum). Das mittlere Alter bei symptomatischen HHV-7-Infektionen liegt bei 26 Monaten. Im Vergleich zu HHV-6 scheint es im Rahmen einer HHV-7-Infektion häufiger zu Fieberkrämpfen zu kommen. In sehr seltenen Fällen kann im Rahmen einer HHV-7-Infektion auch eine Enzephalitis auftreten.

Gelegentlich führt eine HHV-7-Infektion bei älteren Kindern und jungen Schulkindern zu einem mononukleoseähnlichen Krankheitsbild.

In den meisten Fällen verlaufen HHV-7-Infektionen subklinisch. Möglicherweise ist HHV-7 mit dem Krankheitsbild einer Pityriasis rosea assoziiert.

Auch bei HHV-7 muss nach erfolgter Primärinfektion mit lebenslanger Viruspersistenz und somit auch mit dem Auftreten von Reaktivierungen gerechnet werden. Wie solche Krankheitsbilder aussehen könnten, ist bisher noch unzureichend untersucht. Welche Rolle HHV-7 bei Stammzell- oder Organtransplantationen spielt, ist unklar.

Ätiologie

HHV-7 gehört zur Gruppe der menschenpathogenen Herpesviren. Nach einer Infektion persistiert HHV-7 lebenslang im Organismus des Wirtes (mononukleäre Blutzellen, lymphatisches Gewebe, Epithelien des Rachenraums).

Epidemiologie

HHV-7 kommt ubiquitär vor. Die Durchseuchung in der Bevölkerung liegt zum Teil bei über 90 %. In den ersten 6 Lebensmonaten ist eine HHV-7-Infektion sehr selten; am Ende des 1. Lebensjahres sind bis zu 30 %, am Ende des 6. Lebensjahres bis zu 86 % der Kinder seropositiv.

Die Primärinfektion mit HHV-7 erfolgt im Allgemeinen deutlich später als die mit HHV-6. Es gibt Anhaltspunkte dafür, dass eine frühere HHV-6-Infektion einen gewissen immunologischen Schutz gegen eine spätere HHV-7-Infektion bietet. In manchen Fällen kann es schwierig oder unmöglich sein, die klinische Symptomatik eindeutig auf eine HHV-7-Infektion (anstelle von HHV-6) zurückzuführen. Die Übertragung erfolgt über infektiösen Speichel, u. a. innerhalb der Familie, und möglicherweise auch über infizierte Muttermilch. Konnatale Infektionen sind bislang nicht beschrieben worden.

Diagnose

Die Diagnose eines Exanthema subitum erfolgt bei typischer Symptomatik klinisch. Allerdings erlaubt die klinische Diagnose keine Differenzierung zwischen einer HHV-7- oder einer HHV-6-Infektion. Nur in Ausnahmefällen scheint eine weitere virologische Abklärung gerechtfertigt.

HHV-7 kann mittels Polymerase-Kettenreaktion im Speichel, im peripheren Blut, im Liquor, in lymphatischem Gewebe und teilweise auch in der Muttermilch nachgewiesen werden. Der Nachweis von HHV-7-spezifischen Serumantikörpern erfolgt mittels indirekter Immunfluoreszenz oder ELISA. Hierbei ist zu bedenken, dass Antikörper gegen HHV-7 teilweise auch mit HHV-6 kreuzreagieren können.

Therapie

Eine wirksame spezifische antivirale Therapie gibt es noch nicht. Bei einer schweren Enzephalitis mit positivem HHV-7-Nachweis im Liquor wäre ein Therapieversuch mit *Foscarnet* oder *Cidofovir* zu erwägen. Belege für eine klinische Wirksamkeit dieser Substanzen bei einer HHV-7-Erkrankung gibt es aber noch nicht.

Prophylaxe

Eine Schutzimpfung gegen HHV-7 existiert nicht.

 Koordinator:
V. Schuster

Mitarbeiter:
H. W. Kreth, H. J. Wagner,
S. K. W. Wiersbitzky

Humanes-Herpesvirus-Typ-8-Infektionen

■ Assoziierte Krankheitsbilder

Bei immunkompetenten Kleinkindern kann sich eine Primärinfektion mit dem humanen Herpesvirus Typ 8 (HHV-8) als fieberhaftes Krankheitsbild mit makulopapulösem Exanthem manifestieren, bei älteren Kindern und Jugendlichen auch als mononukleoseähnliches Krankheitsbild. Eine primäre HHV-8-Infektion bei immunsupprimierten Patienten kann zu schweren klinischen Manifestationen mit Fieber, Arthralgien, Lymphadenopathie, Splenomegalie und Zytopenien führen.

HHV-8 ist möglicherweise an der Entstehung interstitieller Lungenerkrankungen und Lymphomen bei Patienten mit variablem Immundefekt (CVID) beteiligt.

HHV-8 ist an der Entstehung des Kaposi-Sarkoms beteiligt. Betroffen sind überwiegend immunsupprimierte Personen (AIDS-Kranke oder Patienten nach Organtransplantation). In bestimmten Regionen Zentral- und Ostafrikas findet sich das Kaposi-Sarkom auch in endemischer Form.

HHV-8 ist darüber hinaus mit bestimmten B-Zell-Lymphomen („body-cavity-based lymphoma") und der Castleman-Krankheit, einer lymphoangioproliferativen Erkrankung, assoziiert. Kaposi-Sarkome, „body-cavity-based"-Lymphome sowie die Castleman-Krankheit treten überwiegend im Erwachsenenalter auf; Manifestationen im Kindesalter sind die Ausnahme.

Ätiologie

HHV-8 gehört zur Gruppe der menschenpathogenen Herpesviren. HHV-8 infiziert B-Zellen, Makrophagen und Endothelzellen. Nach Primärinfektion ist mit einer lebenslangen Persistenz des Virus im menschlichen Organismus zu rechnen.

Epidemiologie

HHV-8 kommt ubiquitär vor. Die Seroprävalenz in der Bevölkerung ist in afrikanischen Ländern und in Japan (bis zu 100 %) deutlich höher als in Europa und in den USA (< 5 % bis zu 30 %). Nahezu alle Patienten mit Kaposi-Sarkom sind HHV-8-seropositiv. HHV-8 wird bei Adoleszenten und Erwachsenen überwiegend durch sexuellen Kontakt über-

tragen. Die Ansteckung von Kindern und noch nicht sexuell aktiven Jugendlichen erfolgt über infektiösen Speichel. HHV-8 kann durch transplantierte Organe und vertikal übertragen werden. Eine Infektion über kontaminierte Blutprodukte scheint sehr selten zu sein.

Diagnose

HHV-8 kann mittels Polymerase-Kettenreaktion im Speichel, im peripheren Blut sowie in betroffenem Tumorgewebe nachgewiesen werden. Der Nachweis von spezifischen Serumantikörpern gegen (lytische und latente) HHV-8-Antigene erfolgt mittels indirekter Immunfluoreszenz oder ELISA.

Therapie

Da Kaposi-Sarkome größtenteils bei immunsupprimierten Patienten auftreten, ist die Reduktion der Immunsuppression die Therapie der Wahl (Evidenzgrad IV). Bei bestehender HIV-Infektion kann eine effiziente antiretrovirale Therapie (HAART) zu einer Rückbildung von Kaposi-Sarkomen führen (Evidenzgrad IV). Eine spezifische antivirale Therapie existiert nicht. In vitro ist HHV-8 gegenüber Cidofovir und Ganciclovir sensibel. Valganciclovir unterdrückt auch in vivo die HHV-8-Replikation. Ob hierdurch ein klinischer Effekt bei HHV-8-assoziierten Erkrankungen zu erzielen ist, ist derzeit vollkommen unklar. Kaposi-Sarkome sprechen teilweise auf eine Therapie mit α-Interferon oder Chemotherapeutika (z. B. Doxorubicin, Daunorubicin) an. HHV-8-assoziierte Lymphome (Castleman-Krankheit) sprechen teilweise auf eine Behandlung mit Rituximab (anti-CD20) an (Evidenzgrad IV).

 Koordinator:
V. Schuster

Mitarbeiter:
H. W. Kreth, H. J. Wagner,
S. K. W. Wiersbitzky

Hymenolepiasis

Synonym: Zwergbandwurmbefall

Klinisches Bild

Die Infektion verläuft nicht selten asymptoma-tisch. Bei stärkerem Befall können Allgemeinsymp-tome wie Abgeschlagenheit und Kopfschmerzen sowie abdominale Beschwerden, Durchfall und Analpruritus auftreten.

Ätiologie

Der Zwergbandwurm Hymenolepis nana und der Rattenbandwurm Hymenolepis diminuta kommen in Nagetieren und Menschen (Endwirte) vor. Die ausgeschiedenen Eier werden von Käfern, Scha-ben, Flöhen oder anderen Arthropoden aufgenom-men. In diesen Zwischenwirten reifen die Larven (Zystizerkoide) zu infektiösen Stadien. Nach akzi-denteller Ingestion der Zwischenwirte, z.B. mit Getreide oder Wasser, stülpen die Larven ihren Skolex (Haftteil) aus und heften sich mithilfe ihrer 4 Saugnäpfe an die Dünndarmwand, um zu zwittrigen adulten Bandwürmern innerhalb von 2 Wochen heranzuwachsen. Dem Skolex folgt der sog. Halsteil, in dem neue identisch aufgebaute Proglottiden (Bandwurmglieder) gebildet werden. Die Geschlechtsorgane tragenden Proglottiden rei-fen innerhalb von Tagen heran, entsprechend sind die unmittelbar an den Hals grenzenden Band-wurmglieder unreif, die weiter hinten liegenden reif, und die letzten, graviden Proglottiden tragen infektiöse Eier. Die erwachsenen Zwergbandwür-mer sind 25–60 mm lang, nur 1 mm breit und bestehen aus bis zu 200 Proglottiden. Die Lebens-spanne beträgt etwa 6 Wochen. Als einziger beim Menschen vorkommender Bandwurm benötigt H. nana keinen Zwischenwirt, das heißt, die aus den Geschlechtsporen der Proglottiden freigesetzten Wurmeier können sich im Menschen über infekti-öse Larven wieder zu adulten Bandwürmern ent-wickeln, sodass es trotz der nur 6-wöchigen Le-bensspanne ohne erneute Ingestion von Zwischen-wirten zu einer anhaltenden Infektion kommen kann. Da die ausgeschiedenen Eier infektiös sind, kann es zur Übertragung von Mensch zu Mensch (fäkal kontaminierte Finger) wie auch zur Autoin-fektion kommen.

Der Rattenbandwurm kann bis zu 60 cm lang werden, weist eine Breite von 4 mm auf und kann bis zu 1000 Proglottiden besitzen. Die Lebensspan-ne reicht bis zu 1 Jahr, aber die Entwicklung be-nötigt einen Zwischenwirt, sodass Autoinfektionen und Übertragungen von Mensch zu Mensch nicht möglich sind.

Epidemiologie

Die Hymenolepiasis kommt weltweit vor, sie ist die häufigste Bandwurminfektion in den USA, und Kinder sind häufiger als Erwachsene infiziert.

Diagnose

Mikroskopischer Nachweis der Wurmeier in ange-reicherten, z.B. mit Jod gefärbten Stuhlproben.

Therapie

Mittel der Wahl ist Praziquantel, das 1-malig mit 15–25 mg/kgKG oral dosiert wird; alternativ Nic-losamid 2 g für Patienten > 6 Jahre, 1 g für Kinder von 2–6 Jahren und 0,5 g für Kinder < 2 Jahre. Die Tabletten (0,5 g Niclosamid) müssen gründlich zu einem feinen Brei zerkaut werden oder in Wasser komplett aufgelöst und dann vollständig nach der Mahlzeit eingenommen werden. Die Rattenband-wurminfektion sistiert typischerweise nach 1-ma-liger Therapie. Die Eradikation der Zwergband-wurminfektion erfordert nicht selten eine mehrtä-gige Therapie (Niclosamid in o. a. Dosierung täg-lich für 7 Tage) oder eine wiederholte Therapie im Abstand von 2 und 4 Wochen, da die Medikamen-te nur auf heranwachsende und adulte Würmer wirken, aber nicht auf infektiöse Eier.

 Koordinator:
R. Bialek

Influenza

Influenza (nicht aviär)

Synonym: Virusgrippe

Klinisches Bild
Krankheitsverlauf und Krankheitsspektrum der Influenza weisen in den verschiedenen Altersstufen unterschiedliche Charakteristika auf.

■ Jugendliche und junge Erwachsene
Die Krankheit beginnt meist abrupt mit hohem Fieber, Schüttelfrost, Abgeschlagenheit, Kopf-, Rücken- und Gliederschmerzen, häufig auch retrosternalen Schmerzen. Der Rachen ist gerötet, am weichen Gaumen kann man eine bogenförmige, dunkelrote bis livide Verfärbung erkennen. Häufig sind Lichtscheue, Tränenfluss, schmerzhafte Augenbewegungen sowie Nasenbluten. Der trockene Husten kann einen pertussiformen Charakter aufweisen und tritt in der Regel erst in den Vordergrund, wenn nach 5–6 Krankheitstagen die schweren Allgemeinsymptome abklingen. Es schließt sich eine bisweilen wochenlange Rekonvaleszenz an, häufig verbunden mit quälendem Reizhusten. Gefürchtet sind perakute Formen, die durch akutes Herz-Kreislauf-Versagen oder infolge einer foudroyanten Pneumonie (siehe unten) innerhalb von 24–48 Stunden zum Tode führen können.

■ Schul- und Kleinkinder
Charakteristisch für das frühe Kindesalter sind die stenosierende Laryngotracheitis oder die Laryngotracheobronchitis; ebenfalls Bauchschmerzen, Durchfall, Appetitlosigkeit, Übelkeit und Erbrechen. Gelegentlich beobachtet man ein flüchtiges, skarlatiniformes Erythem an Rumpf und Extremitäten, in bis zu 30 % der Fälle eine akute Otitis media. Häufig treten aufgrund des plötzlichen Fieberanstiegs Fieberkrämpfe auf.

■ Säuglinge
Säuglinge erkranken häufig unter dem klinischen Bild einer Bronchiolitis oder obstruktiven Tracheobronchitis. Neugeborene und junge Säuglinge zeigen manchmal sehr schwere Krankheitsverläufe, die an eine bakterielle Sepsis erinnern mit sehr hohem Fieber bei wenig ausgeprägten respiratorischen Symptomen. In der Influenzasaison 2003/2004 war die populationsbezogene Mortalität in den USA am höchsten bei Säuglingen < 6 Monate (0,88 pro 100 000 Kinder).

■ Komplikationen
Besonders gefährdet sind Patienten mit eingeschränkter Lungenfunktion (z. B. bronchopulmonale Dysplasie, Asthma bronchiale oder Mukoviszidose), chronischen Herz- und Nierenleiden, neurologischen und neuromuskulären Krankheiten, Diabetiker, Patienten mit angeborenen oder erworbenen Immundefekten, Menschen über 60 Jahre, Schwangere sowie Kinder in den ersten 2 Lebensjahren, insbesondere junge Säuglinge ohne mütterliche Leihimmunität.

Eine besonders gefürchtete Komplikation stellt die bald nach Krankheitsbeginn auftretende fulminante Influenzapneumonie dar. Eine nekrotisierende Lungenentzündung mit Mikroabszessen und dem gleichzeitigen Nachweis von Influenza-A-Virus und S. aureus ist hierbei charakteristisch. Es gibt gute epidemiologische Hinweise darauf, dass ein wesentlicher Anteil der Sterblichkeit bei Influenza auf schwere Koinfektionen mit Influenzavirus und S. aureus zurückzuführen sind. Wesentlich häufiger sind jedoch die im späteren Krankheitsverlauf – insbesondere während der frühen Rekonvaleszenz – auftretenden sekundären bakteriellen Pneumonien durch Pneumokokken, seltener auch durch H. influenzae und S. pyogenes, mit einer erheblich besseren Prognose.

Nach Infektionen mit Influenza-A- und -B-Viren kann es besonders bei Kindern zwischen 5 und 14 Jahren bei gleichzeitiger Gabe von Salizylsäure-Medikamenten zur Ausbildung eines Reye-Syndroms mit Leberversagen und diffusem Hirnödem mit einer hohen Letalität kommen. Daher sind Salizylate bei der Influenza kontraindiziert.

Myokarditis, Perikarditis, Enzephalitis und/oder Myelitis sowie die Myositis bis hin zur Rhabdomyolyse sind seltene Komplikationen. Die Myositis betrifft insbesondere die Wadenmuskulatur.

Ätiologie

Influenzaviren gehören zur Familie der Orthomyxoviren. Sie lassen sich in 3 Typen (A, B, C) unterteilen. Influenza-A- und -B-Viren sind für menschliche Infektionen von größerer Bedeutung als Influenza-C-Viren. Letztere wurden bisher nur im Rahmen von lokalen Ausbrüchen bei Kindern beschrieben.

Das Genom besteht aus 8 (Influenza A und B) bzw. 7 (Influenza C) Segmenten linearer, einzelsträngiger RNA. Zusammen mit Virusstrukturproteinen bilden diese das helikale Nukleokapsid, das von einer aus der Wirtszellzytoplasmamembran hervorgegangenen Lipidhülle umgeben ist. Die Hülle trägt die viralen Glykoproteine Hämagglutinin (H) und Neuraminidase (N).

Das Hämagglutinin ist für die Bindung des Virus an Rezeptoren der Zelloberfläche und die Fusion der zellulären mit der viralen Membran verantwortlich. Es ist Träger der wichtigsten Epitope des Virus für eine protektive immunologische Reaktion. Bei Influenza-A-Viren können verschiedene Hämagglutininsubtypen unterschieden werden. Von den 16 bekannten Subtypen zirkulieren in den letzten Jahren beim Menschen H1 und H3. Die Neuraminidase spielt bei der Freisetzung neu gebildeter Viren aus der infizierten Zelle eine wichtige Rolle. Eine Hemmung der Neuraminidase führt zu einer Verzögerung der Virusfreisetzung und damit auch der Virusausbreitung und Infektiosität.

Das Influenzavirus unterscheidet sich von vielen anderen Viren durch ständige Veränderung seiner Oberflächenantigene und die Fähigkeit zum Reassortment (Austausch) der Genomsegmente.

Durch Punktmutationen entstehen bei den zirkulierenden humanen Viren kontinuierlich kleinere Veränderungen der Oberflächenantigene (Antigen-Drift). Diese sind die Ursache für die häufigen Virusvarianten. Die jährliche Anpassung der Impfstoffzusammensetzung ist durch die Antigen-Drift bedingt. Alle 3 – 5 Jahre treten größere Influenzaepidemien auf. Sie erklären sich aus der Antigenvariabilität eines Influenza-A- oder -B-Subtyps (Antigen-Drift). Von den 3 Influenzavirustypen ist Typ A die häufigste Ursache von schweren Epidemien und ausschließlich verantwortlich für Pandemien.

In unregelmäßigen Zeitabständen von 10 – 30 Jahren überziehen Influenza-Pandemien die Kontinente. Im letzten Jahrhundert traten Pandemien unterschiedlichen Ausmaßes 1918/19, 1957 und 1968 auf. Besonders schwer verlief die Pandemie 1918, bei der mehr als 20 – 40 Millionen Menschen starben. Tab. 63 zeigt den Antigen-Shift der Influenza-A-Subtypen als Ursache für die letzten Pandemien. Dabei lösen in der Regel neue Influenza-A-Subtypen die bisher zirkulierenden ab.

Sprunghafte Veränderungen der Antigenspezifität (Antigen-Shift) führen in größeren Zeitabständen zur Entstehung völlig neuer Influenza-A-Subtypen, die in der Bevölkerung keine Immunität vorfinden und somit eine Pandemie (siehe unten) auslösen können. Bei vergangenen Pandemien wurden 2 Mechanismen für das Auftreten neuer Subtypen beim Menschen beobachtet. Durch Mutation und Selektion von Influenza-A-Subtypen aus dem natürlichen Reservoir der Influenzaviren bei Wildvögeln kann es zu einer schrittweisen Anpassung an den Menschen kommen. Der segmentale Aufbau des viralen Genoms erlaubt zudem eine Mischung von Gensegmenten neuer Influenza-A-Subtypen mit aktuell beim Menschen zirkulierenden Varianten. Bei Doppelinfektion einer Wirtszelle mit einem humanen und einem aviären Influenzastamm kann es zu beliebigen Neukombinationen, dem Reassortment, kommen (Beispiel: humaner Subtyp H3N2 mit aviärem Subtyp H5N1 zu H3[human]N1[aviär]). So kann in einem Schritt die Anpassung an den Menschen erfolgen.

Die Subtypen und Varianten werden durch den ersten Fundort, eine laufende Nummer, die Jahres-

Tabelle **63** Antigen-Shift der Influenza-A-Subtypen der letzten Pandemien.

Jahr	Influenza-A-Subtypen
1918	H1N1 (aviäres Virus)
1957	H2N2 (Reassortment zwischen aviärem und humanem Virus)
1968	H3N2 (Reassortment zwischen aviärem und humanem Virus)
1977	Wiederauftreten von H1N1
seither	parallel H3N2 und H1N1

zahl und durch eine Antigenformel bezeichnet, welche sich von den Antigenen Hämagglutinin (H) und Neuraminidase (N) ableitet, z. B. Influenza A/USSR/90/77 (H1N1). Die Charakterisierung neu beim Menschen auftretender Influenzaviren und die jährliche Produktion von Saatviren, Referenzantigenen und -seren für den saisonalen Impfstoff erfolgt an den WHO-Referenzzentren in Atlanta (CDC), London und Melbourne.

Epidemiologie

Die Virusübertragung erfolgt durch Tröpfchen, die z. B. beim Sprechen, Husten und Niesen entstehen und über geringe Distanzen auf die Schleimhäute von Kontaktpersonen übertragen werden können. Einzelne Publikationen legen zudem eine aerogene Übertragung durch sog. Tröpfchenkerne (< 5 µm) nahe, die längere Zeit in der Luft schweben können. Zudem kann eine Übertragung auch durch Kontakt mit Viren stattfinden, die an Gegenständen oder Händen haften und durch Berührung von Nase und Mund auf die Schleimhäute kommen.

Die Kontagiosität ist hoch, sie ist mit Krankheitsbeginn bzw. unmittelbar vor Auftreten der typischen klinischen Symptomatik (24 Stunden, bei Kleinkindern noch früher möglich) am höchsten und hält ca. 3 – 4 Tage an. Die Virusausscheidung im Nasen-Rachen-Sekret wird zunehmend geringer und dauert bis zu 7 Tage; bei Säuglingen und Kleinkindern auch bis 21 Tage. Die typische Grippesaison in Europa dauert von Dezember/Januar bis März/April, gelegentlich ist der Beginn auch später. Auf der Südhalbkugel zirkulieren Influenzaviren in den Sommermonaten. Über die Erfassung der jährlichen Influenzaaktivität in Deutschland siehe S. 317.

Die **Inkubationszeit** beträgt durchschnittlich 2 (1 – 4) Tage.

Der Beginn der jährlichen Influenzawelle (Epidemie) ereignet sich häufig in einer nicht bzw. teilimmunen Kindergruppe, z. B. in Kindergärten oder Schulklassen, und deren Betreuern. Nachfolgend erfasst die Erkrankungswelle die älteren Mitglieder der Familien und Risikopersonen, wie Menschen über 60 Jahre, Menschen mit chronischen Grundleiden, Schwangere und Säuglinge. Die Ausbreitung der Influenzaviren hängt von der infektiösen Dosis und der Empfänglichkeit der exponierten Menschen ab. Kindergarten- und Schulkinder spielen für die Verbreitung in der Bevölkerung eine zentrale Rolle. Da die Immunität subtyp- bzw. variantenspezifisch ist, kann der Mensch während seines Lebens mehrfach an Influenza erkranken.

Pandemie. Im Falle einer Pandemie mit einem mutierten Influenzavirus ergibt sich eine Situation, in der die gesamte Bevölkerung immunologisch nicht auf den neuen Erreger vorbereitet ist und dieser sich effektiv von Mensch zu Mensch ausbreiten kann. Der Beginn einer Pandemie ist nicht an das saisonale Auftreten im Winterhalbjahr geknüpft. Das Ausmaß wird erst abschätzbar sein, nachdem das pandemische Virus identifiziert ist und ersten Erfahrungen zu seiner Virulenz vorliegen. Das Robert Koch-Institut (RKI) hat im Januar 2005 einen gemeinsam von Bund und Ländern getragenen Nationalen Influenzapandemieplan veröffentlicht, dessen aktualisierte Version aus dem Mai 2007 über das Internet abrufbar ist (www.rki.de). Die Hauptziele des Plans bestehen in einer Reduktion der Morbidität und Mortalität in der Bevölkerung.

Diagnose

Akute Erkrankungen der Luftwege können durch zahlreiche Viren und Bakterien hervorgerufen werden. Eine Abgrenzung gegenüber der Influenza ist außerhalb der saisonalen Epidemie klinisch meist nicht eindeutig möglich, sondern an den direkten (oder indirekten) Virusnachweis gebunden. Für die differenzialdiagnostischen Überlegungen ist daher immer die aktuelle epidemiologische Situation in Betracht zu ziehen. Bei schweren Verläufen und dem Auftreten von Komplikationen sollte immer eine labordiagnostische Sicherung des Erkrankungsfalles angestrebt werden.

Methode der Wahl für eine rasche Diagnostik ist der direkte Nachweis viraler Antigene mittels Immunfluoreszenz, ELISA oder sog. Schnelltests (patientennahe Tests) aus klinischen Materialien des oberen (Nase, Rachen) oder unteren Respirationstraktes. Mit neueren Schnelltests, basierend auf monoklonalen Antikörpern, lassen sich Influenza-A- und -B-Viren mit einer Sensitivität und Spezifität von jeweils 60 – 80 %, > 90 % bei Verwendung von Rachenspülwasser, nachweisen.

Der Nachweis viraler RNA mithilfe der RT-PCR hat sich als ein zuverlässiges und schnelles diagnostisches Nachweisverfahren erwiesen, ist aber nur in spezialisierten Laboratorien verfügbar. Für den PCR-Nachweis eignet sich natives Material (z. B. Abstrichtupfer mit Nasen- oder Rachensekret in sterilem Gefäß und etwas physiologischer Kochsalzlösung, um eine Austrocknung zu verhindern).

Aus epidemiologischen Gründen und im Einzelfall zur weiteren Charakterisierung und Resistenztestung ist das Vorgehen der Wahl die Virusisolierung in den ersten 3 Krankheitstagen nach Symptombeginn. Nasen-Rachen-Sekret oder Rachenabstrich bei jüngeren Kindern, Rachenspülwasser bei älteren Kindern und Erwachsenen werden in einem geeigneten Transportmedium möglichst gekühlt zur Kultivierung geschickt. Die Anzüchtung gelingt in 2–6 Tagen, bleibt in der Regel jedoch Speziallaboratorien vorbehalten.

Eine positive Serodiagnostik (KBR, HAH, ELISA) verlangt einen virusspezifischen, mindestens 4-fachen Titeranstieg innerhalb von 2 Wochen. Die Serologie ist daher epidemiologischen Untersuchungen vorbehalten und nicht hilfreich in der Akutdiagnostik.

Die influenzatypische Symptomatik (ILI: „influenza-like illness") bei älteren Kindern und Erwachsenen ist charakterisiert durch einen akuten Krankheitsbeginn mit Fieber > 38,5 °C, (trockenem) Husten, Muskel- und/oder Kopfschmerzen (über Symptome bei Säuglingen und Kleinkindern siehe S. 312).

Therapie

In den meisten Fällen ist die saisonale Influenza eine selbstlimitierende Krankheit. Die Behandlung erfolgt in 1. Linie symptomatisch. Dazu gehört vor allem die Gabe von reichlich Flüssigkeit sowie ggf. die medikamentöse Fiebersenkung mit Paracetamol oder Ibuprofen. Wegen eines möglichen Reye-Syndroms sind Salizylate kontraindiziert.

■ Amantadin, Rimantadin

Amantadin und Rimantadin hemmen die Replikation der Influenza-A-Viren (keine Wirkung bei einer Influenza-B-Virus-Infektion). Aussicht auf eine klinisch relevante Wirkung besteht allerdings nur, wenn die Behandlung innerhalb der ersten 24 (–48) Stunden nach Krankheitsbeginn begonnen wird. In Deutschland ist nur Amantadin erhältlich. Als Nebenwirkungen werden Schwindel, Nervosität, Gedächtnis-, Konzentrations- und Schlafstörungen berichtet. Zu bedenken ist die sehr rasche Resistenzentwicklung (wenige Tage) unter Amantadin und Rimantadin, insbesondere bei therapeutischer Gabe. Kontraindikationen sind Allergien auf den Wirkstoff, schwere nicht kompensierte Herzinsuffizienz, Kardiomyopathie und Myokarditis, AV-Block Grad II und III, vorbekannte Bradykardie, bekanntes langes QT-Intervall oder angeborenes Long-QT-Syndrom, Vorgeschichte von ventrikulären Arrhythmien, Hypokaliämie oder Hypomagnesämie, gleichzeitige Therapie mit QT-verlängernden Arzneimitteln. Besondere Warnhinweise gelten für Patienten mit Engwinkelglaukom, Prostatahyperplasie, Erregungs- und Verwirrtheitszuständen, deliranten Syndromen. Die Warnhinweis bezüglich Anwendung bei Niereninsuffizienz (Dosisanpassung!) und in der Schwangerschaft (nur nach sorgfältiger Nutzen-Risiko-Abwägung) sind besonders zu beachten.

Dosierung: Kinder ab 5 Jahren erhalten 1-mal täglich 100 mg Amantadin, Kinder ab 10 Jahren oder ab 45 kg Körpergewicht 2-mal täglich 100 mg. Therapiedauer bis 2–3 Tage nach Abklingen der Krankheitssymptome oder insgesamt 10 Tage. Zu bedenken ist, dass die gleichzeitige Anwendung von Arzneimitteln, für die eine Verlängerung der QT-Zeit bekannt ist (wie z. B. Erythromycin), kontraindiziert ist. Insgesamt ist die Indikation zur Therapie mit Amantadin sehr zurückhaltend zu stellen.

Influenza-A-Viren (H5N1) sind zum Teil gegenüber Amantadin resistent (ansteigende Resistenzraten von Influenza-A/H3-Viren weltweit seit 2005; in der Saison 2007/2008 in den USA zirkulierende Influenza-A/H3N2-Subtypen sind nach neuen Daten in > 99 % gegen M2-Inhibitoren resistent; Resistenzraten bei Influenza-A/H1-Viren sind variabel.

■ Neuraminidasehemmer

In Deutschland ist für die Therapie ab 5 Jahren Zanamivir (Relenza) und ab 1 Jahr Oseltamivir (Tamiflu) zugelassen. Beide Substanzen hemmen selektiv die Neuraminidase von Influenzaviren A und B, humane und bakterielle Neuraminidasen werden nicht inhibiert. Die Neuraminidaseinhibitoren hemmen die Virusfreisetzung und verhindern damit die Virusausbreitung im Organismus (Evidenz I). Dosierung: Zanamivir, 2 × 10 mg (= 2 Hub)/Tag per inhalationem; Oseltamivir, 2 × 30 mg/Tag (< 15 kgKG), 2 × 45 mg/Tag (15–23 kgKG), 2 × 60 mg/Tag (24–40 kgKG), 2 × 75 mg/Tag (> 40 kgKG oder ≥ 13 Jahre) per os.

Bisher ist nicht gezeigt worden, dass die Anwendung der Neuraminidase-Hemmstoffe in der Schwangerschaft sicher ist. Daher sollten sie nur angewendet werden, wenn der erwartete Nutzen für die Mutter größer ist als das mögliche Risiko für den Fetus. Beide Medikamente passieren im Tiermodell die Plazenta und treten in die Muttermilch über.

Die Wirkung der Neuraminidasehemmstoffe setzt einen Therapiebeginn innerhalb von 24–48 Stunden nach Beginn der Influenza voraus. Immunkompetente Patienten ohne Risiko für einen schweren Verlauf, bei denen der Beginn der klinischen Symptomatik länger als 48 Stunden zurückliegt, sollten nicht mehr antiviral behandelt werden.

Zuverlässige klinische Daten über die Wirkung von Oseltamivir bei der Behandlung von Erkrankungen durch aviäre Influenzaviren vom Subtyp A/H5N1 existieren nicht. In-vitro-Untersuchungen und Tierversuche zeigen eine Wirksamkeit der Neuraminidasehemmer gegenüber Subtyp A/H5N1. Diese Versuchsreihen unterstreichen die Bedeutung von Studien zur Bestimmung der optimalen Behandlungsdauer und Dosierung beim Menschen. Aufgrund der hohen Morbidität und Letalität (> 50 %) bei den labordiagnostisch gesicherten Erkrankungen wird von der WHO empfohlen, Patienten mit Verdacht auf eine Infektion mit Influenza-A-Virus-H5N1 sofort mit einem Neuraminidaseinhibitor zu behandeln. Kasuistiken deuten darauf hin, dass eine frühzeitige Behandlung mit Oseltamivir mit einem Überlebensvorteil einhergeht.

■ Antibiotika

Bei Verdacht auf eine bakterielle Sekundärinfektion sollte ein staphylokokkenwirksames Antibiotikum rechtzeitig verabreicht werden (Cefaclor, Cefuroxim, Amoxicillin-Clavulansäure).

Prophylaxe
■ Schutzimpfung

Der sicherste Schutz ist durch die *jährliche*, vorzugsweise von September–November vorzunehmende Impfung zu erwarten, die mit einem Impfstoff mit aktueller, von der WHO empfohlener Antigenkombination durchgeführt wird (Evidenz I). Verwendet werden Totimpfstoffe ohne Aluminiumzusatz, die vor allem Antigene der Virusoberfläche enthalten (Spaltimpfstoffe). Der Impfschutz beginnt 2 Wochen post vaccinationem. Aufgrund der Antigen-Drift ist die Schutzdauer auf etwa 1 Jahr begrenzt. Mittlerweile sind inaktivierte Impfstoffe mit gereinigten Oberflächenantigenen auf Virosombasis zugelassen, die weder Thiomersal noch Formaldehyd enthalten. Attenuierte Lebendimpfstoffe, die eine gute Schleimhautimmunität hervorrufen, befinden sich in klinischer Erprobung. In den USA ist bereits ein nasaler Lebendimpfstoff für gesunde Kinder und Erwachsene (außer Schwangere) zwischen 2 und 49 Jahren zugelassen.

Die Influenzaimpfung gehört zu den Indikationsimpfungen. Folgende Personengruppen sollten laut STIKO-Empfehlung einer jährlichen Impfung unterzogen werden:

- Personen über 60 Jahre,
- Kinder, Jugendliche und Erwachsene mit erhöhter gesundheitlicher Gefährdung infolge eines Grundleidens wie z. B. chronische Lungen- (einschließlich Asthma bronchiale), Herz-Kreislauf-, Leber- und Nierenkrankheiten, Diabetes und andere Stoffwechselkrankheiten,
- Personen vor oder unter immunsuppressiver Therapie,
- Patienten, die an einer Immunschwäche leiden (z. B. angeborener Immundefekt, HIV-Infizierte, Transplantatempfänger) mit immunologischer Restfunktion,
- Personen mit erhöhter Gefährdung, z. B. medizinisches Personal, Personen in Einrichtungen mit umfangreichem Publikumsverkehr sowie Personen, die als mögliche Infektionsquelle für von ihnen betreute ungeimpfte Risikopersonen fungieren können.

Wenn Epidemien aufgrund von Erfahrungen in anderen Ländern drohen oder nach deutlicher Antigen-Drift bzw. einer Antigen-Shift zu erwarten sind und der Impfstoff die neue Variante enthält, kann eine breitere Anwendung entsprechend den Empfehlungen der Gesundheitsbehörden indiziert sein.

Bei Schwangeren müssen die Risiken einer Influenza gegen die möglichen Risiken der Impfung sorgsam abgewogen werden und sind in begründeten Fällen jenseits des 1. Trimenons möglich. Daten aus größeren tierexperimentellen Studien für eine umfassende Bewertung fehlen. Die bisher verfügbaren Daten lassen ein teratogenes oder fetotoxisches Risiko der Impfung während der Schwangerschaft unwahrscheinlich erscheinen. Wegen der großen Gefährdung der Säuglinge im 1. Lebenshalbjahr (für dieses Alter ist kein Impfstoff zugelassen) wird daher in manchen Ländern die Influenzaimpfung während der Influenzasaison und einer Epidemie auch Schwangeren jenseits des 1. Trimenons angeraten. In den USA ist die Impfung von Frauen, die schwanger sind oder während der Influenzasaison schwanger werden wollen, mit inaktiviertem Impfstoff empfohlen. Impfungen während der Stillperiode sind möglich.

Aufgrund der Hinweise auf eine häufigere Hospitalisierung von jungen Kindern in den ersten beiden Lebensjahren und der besonderen Bedeutung von Kindern und Jugendlichen bei der Entstehung und Ausbreitung einer Influenzaepidemie sollte die Indikation zu einer jährlichen Influenzaimpfung bei Kindern zwischen 6 und 23 Lebensmonaten großzügig gestellt werden. In den USA wurde die Empfehlung der Impfung für Kinder zwischen 6 Monaten und 5 Jahren ab der Saison 2008/09 auf alle Kinder und Jugendliche zwischen 6 Monaten und 18 Jahren ausgedehnt. Die Impfquoten im Kindesalter in den USA sind jedoch noch deutlich niedriger als in den Risikogruppen der Erwachsenen.

◼ Impfschema
Erwachsene und Kinder ab 36 Monaten erhalten 1-mal 0,5 ml Impfstoff intramuskulär, Kinder im Alter von 6 – 35 Monaten erhalten 1-mal 0,25 ml. Kinder unter 12 Jahren, die noch nie gegen Grippe geimpft wurden, sollten zum Aufbau eines wirksamen Impfschutzes eine 2. Dosis erhalten. Diese kann frühestens 4 Wochen nach der 1. Impfung erfolgen. Die Fachinformation der Impfstoffhersteller ist zu beachten. Die Impfung ist ab dem Alter von 6 Monaten zugelassen.

Die Nebenwirkungen der modernen Influenzaimpfstoffe sind gering: abgesehen von vorübergehenden Lokalreaktionen an der Impfstelle (Schmerz, Rötung) treten nur ausnahmsweise geringe Allgemeinsymptome wie subfebrile Temperaturen, Muskel- und Gliederschmerzen oder Unwohlsein über 2 – 3 Tage auf. In Einzelfällen wurde über das Auftreten von meist vorübergehenden Störungen des zentralen oder peripheren Nervensystems (z. B. Guillain-Barré-Syndrom) berichtet. Bei den zurzeit gebräuchlichen Impfstoffen wurde allerdings kein erhöhtes Risiko für ein Guillain-Barré-Syndrom festgestellt.

Als einzig bedeutsame Kontraindikation gilt die Unverträglichkeit gegenüber Hühnereiweiß, da der Impfstoff üblicherweise Reste von Hühnereiweiß enthält. Ein auf humandiploiden Zellkulturen hergestellter Impfstoff steht zz. nicht zur Verfügung.

◼ Chemoprophylaxe
Die prophylaktische Gabe von Amantadin sollte wegen des hohen Risikos einer Resistenzentwicklung nur in Ausnahmefällen erwogen werden. Dosierung: Kinder < 5 Jahre 5 mg/kgKG, Kinder ab 5 Jahren erhalten 1-mal täglich 100 mg Amantadin,

Kinder ab 10 Jahren oder ab 45 kg Körpergewicht 2-mal täglich 100 mg.

Oseltamivir ist für die prophylaktische Anwendung für Jugendliche und Kinder ab 1 Jahr zugelassen. Dosierung: 1 × 30 mg/Tag (< 15 kgKG), 1 × 45 mg/Tag (15 – 23 kgKG), 1 × 60 mg/Tag (24 – 40 kgKG), 1 × 75 mg/Tag (> 40 kgKG oder > 13 Jahre) per os. Im Gegensatz zu Amantadin ist die Prophylaxe mit Neuraminidasehemmern gegen Influenza A *und* B wirksam. Zur Prophylaxe mit Zanamivir erhalten Erwachsene, Jugendliche und Kinder ab 5 Jahren 1 × 10 mg (= 2 Hub) pro Tag.

Die Chemoprophylaxe ist kein Ersatz, sondern nur eine Ergänzung zur Impfung. Indikationsgruppen für eine Chemoprophylaxe sind daher neben nicht geimpften Personen, für die eine Impfindikation besteht (siehe oben), Risikopersonen mit verspäteter Impfung bis zum Erreichen einer Immunität (z. B. im Rahmen eines Ausbruchsgeschehens), darüber hinaus Patienten, bei denen mit einer inadäquaten Antikörperantwort auf die Impfung gerechnet werden muss, Personen, die nicht geimpft werden konnten (Hühnereiweißallergie) oder wurden, sowie die Unwirksamkeit der Vakzine infolge neuer Virusvarianten (siehe auch Stellungnahme der DAKJ, www.dakj.de). Influenzaimpfung und Chemoprophylaxe schließen sich also nicht aus, sondern sollten Teile eines Gesamtkonzeptes werden.

Ob eine Therapie mit Neuraminidasehemmern Oseltamivir oder Zanamivir epidemiologisch die Ausbreitung der Influenza beeinflussen können, ist nicht geklärt. Es konnte gezeigt werden, dass die nasale Ausscheidung der Influenzaviren durch die Gabe von Oseltamivir und Zanamivir reduziert werden konnte, allerdings gibt es Daten bei Kindern, dass die Dauer der Ausscheidung sogar verlängert werden kann. Der gezielte prophylaktische Einsatz von Neuraminidasehemmern kann jedoch bspw. bei einer epidemischen Ausbreitung oder zu Beginn einer drohenden Pandemie indiziert sein.

◼ Nicht pharmazeutische Prävention und Meldepflicht
Eine Isolierung des Patienten, insbesondere die Trennung von Risikopersonen, ist für den Zeitraum der intensiven Ansteckung von (bis zu) 1 Woche sinnvoll, eine Kohortenisolierung möglich. Die Schließung z. B. von Schulklassen oder Kindergärten kann je nach epidemiologischer Situation und Maßgabe der örtlichen Gesundheitsbehörden angezeigt sein. Informationen zu Hygienemaßnah-

men bei Patienten und Desinfektion finden sich auf den Internetseiten des RKI (www.rki.de > Infektionsschutz > Krankenhaushygiene > Informationen zu ausgewählten Erregern > Influenza).

Eine Expositionsprophylaxe ist schwierig, weil die Influenzaviren in großer Konzentration ausgeschieden und übertragen werden, noch bevor der Infektiöse eindeutige Krankheitssymptome zeigt. Dennoch empfiehlt sich bei beruflicher Exposition und bekannter Erkrankung sowie engem Kontakt das Anlegen eines Mund-Nasen-Schutzes sowie Händedesinfektion.

Eine erfolgreiche Influenzabekämpfungsstrategie beinhaltet neben systematischen Impfungen von Risikopersonen und Chemoprophylaxe auch die Verfügbarkeit eines Überwachungs- und Frühwarnsystems, das in Deutschland über die Meldepflicht nach Infektionsschutzgesetz (IfSG), die Untersuchungen des Nationalen Referenzlabors (NRZ) für Influenza und die Arbeitsgemeinschaft Influenza (AGI) (klinisch-epidemiologische Surveillance; www.influenza.rki.de/agi) wahrgenommen wird.

Namentliche Meldepflicht gemäß § 7 Abs. 1 IfSG für den direkten Nachweis von Influenzaviren an das zuständige Gesundheitsamt besteht nicht nur für das Labor, sondern auch für den Nachweis mittels Schnelltest durch den behandelnden Arzt. Nach einer Meldung durch ein Labor kontaktieren die Gesundheitsämter die behandelnden Ärzte, um weitere Daten zu erheben.

Die „Aviäre-Influenza-Meldepflicht-Verordnung vom 11. Mai 2007 (BGBl. I S. 732)" ergänzt die Meldepflicht nach § 6 Abs. 1 IfSG um den Verdacht, die Erkrankung und den Tod an aviärer Influenza. Entsprechende Meldungen sind vom Gesundheitsamt nach § 12 IfSG im Rahmen der Internationalen Gesundheitsvorschriften unverzüglich an das Robert Koch-Institut zu übermitteln.

Aviäre Influenza

Neben dem jährlichen saisonalen Ausbruch der humanen Influenza muss mit der Möglichkeit gerechnet werden, dass auch Menschen bei direktem Kontakt mit erkrankten oder toten Tieren oder mit deren Ausscheidungen durch hoch pathogene aviäre Influenzaviren („Vogelgrippe") erkranken können. Das Reservoir für aviäre Influenza-A-Viren sind vor allem Wasservögel. Es kommt aber immer wieder zu Ausbrüchen aviärer Influenza bei Hausgeflügel, das sich bei wilden Wasservö-

geln infiziert hat. Die aviäre Influenza ist eine Tierseuche. Sie tötet in ihrer hoch pathogenen Form bei Hausgeflügel nahezu 100 % der infizierten Tiere in kurzer Zeit.

Die aktuelle Situation mit dem hoch pathogenen aviären Influenzavirusstamm H5N1-Asia zeichnet sich durch die enorme Zahl an infizierten Nutz- und Wildvögeln in weltweit mehr als 60 Ländern auf 3 Kontinenten aus. Mitte Februar 2006 wurden die ersten Fälle von H5N1-infizierten Wildvögeln in Deutschland bestätigt. Seitdem ist es auch in Deutschland wiederholt zum Nachweis bei Wildvögeln und Hausgeflügel gekommen. Inwieweit H5N1-Asia die Fähigkeit zur weiteren Anpassung an den Menschen und damit das Potenzial einer pandemischen Verbreitung erlangen kann, ist nicht bekannt.

Seit 2003 wurden weltweit fast 400 Erkrankungen in 15 Ländern beim Menschen belegt mit einer Sterblichkeit von mehr als 60 % (Stand 10. September 2008: 387 Erkrankungen und 245 Todesfälle). Bis auf wenige, seltene Ausnahmen handelte es sich dabei um Personen, die einen sehr engen Kontakt mit infizierten Vögeln oder deren Ausscheidungen hatten.

Das klinische Bild ist geprägt von plötzlich einsetzendem hohem Fieber, begleitet oder gefolgt von respiratorischen Symptomen, insbesondere der unteren Atemwege (u. a. Atemnot).

Die **Inkubationszeit** ist mit durchschnittlich 4 (bis zu 8) Tagen länger als bei der saisonalen Influenza. Gastrointestinale Symptome sind häufig und können den respiratorischen Symptomen vorausgehen. Im Blutbild findet sich häufig eine Leuko-, Lympho- und Thrombozytopenie.

Die Wahrscheinlichkeit für das Auftreten einer aviären Influenza beim Menschen in Deutschland ist gering. Trotzdem besteht die Möglichkeit, dass eine Person nach entsprechendem engem Tierkontakt erkrankt und ärztliche Hilfe in Deutschland in Anspruch nimmt. Falls ein Patient sich innerhalb der letzten 7 Tage in einem Gebiet mit bekannten Erkrankungen durch H5N1 bei Wildvögeln oder Geflügel aufgehalten hat (betroffene Gebiete: siehe www.oie.int, aktuelle Informationen für Deutschland über das zuständige Veterinäramt und das Friedrich-Löffler-Institut www.fli.bund.de), sollte überprüft werden, ob die Kriterien der Falldefinition des RKI für einen Verdachtsfall erfüllt sind, die sich je nach neuesten Erkenntnissen ändern können und entsprechend aktualisiert werden. Gegenwärtig gilt die Falldefinition vom 1. 8. 2007 (Aktualisierung der Angaben findet sich auf der Internetseite des Robert Koch-Institutes, www.rki.de > Infektionskrankheiten A – Z > Influenza, Pandemieplanung, Vogelgrippe):

Bei *Erfüllung der Kriterien der Falldefinition eines Verdachtsfalles* sind nach gegenwärtigem Wissensstand folgende Maßnahmen einzuleiten. Es ist jedoch darauf hinzuweisen, *dass die jeweils aktualisierten Empfehlungen über die Internetseite des RKI abzurufen sind und ggf. erheblich von den hier aufgeführten Maßnahmen abweichen können* (www.rki.de > Infektionskrankheiten A – Z > aviäre Influenza).

- Infektionsschutz für medizinisches Personal bei Untersuchung, Probenentnahme und Transport (z. B. mehrlagiger Mund-/Nasenschutz, Schutzkittel, Schutzbrille, Handschuhe, Händedesinfektion); Vermeidung des direkten Kontakts des Betroffenen zu anderen Patienten innerhalb der Praxis/Klinik.
- Entnahme von Rachen- und Nasenabstrichen für einen Nachweis von Influenza-A-Virus mittels Schnelltest. Falls keine Influenzaschnelltest verfügbar ist, sollte das Probenmaterial in ein nahe gelegenes Labor mit den Möglichkeiten für einen labordiagnostischen Virusnachweis gesandt werden.
- Bis zum Vorliegen des Untersuchungsergebnisses sollte der Patient über Verhaltensmaßnahmen zur Reduktion des Übertragungsrisikos aufgeklärt werden. Hierzu zählen insbesondere eine sorgfältige Händehygiene, Hustenhygiene (ggf. Mundschutz) und Vermeiden von großen Menschenansammlungen und Gemeinschaftseinrichtungen.

Bei *positivem Influenza-A-Schnelltest* sind folgende Maßnahmen einzuleiten:

- Zur Differenzierung des Influenzavirus sollte unter adäquaten Schutzmaßnahmen ein 2. Abstrich entnommen und an ein Labor mit der Möglichkeit der Subtypisierung und molekularen Identifizierung und Differenzierung versandt werden. Vorab sollte in jedem Fall eine telefonische Information an das NRZ für Influenza in Berlin erfolgen. Die Probenentnahme und der Probenversand sollten gemäß den Empfehlungen des RKI bzw. der WHO (Aufbewahrung und Transport, Behandlung) erfolgen.
- Meldung des positiven Nachweises durch das Labor oder (bei positivem patientennahem Schnelltest) vom behandelnden Arzt, der den Test durchgeführt und abgelesen hat, an das zu-

ständige Gesundheitsamt und von dort über die Landesbehörde an das RKI.
- Gegebenenfalls Therapie mit einem Neuraminidasehemmer entsprechend der klinischen Indikation nach Abnahme der Rachen- und Nasenabstriche.
- Maßnahmen zum Infektionsschutz zu Hause oder im Krankenhaus.
- Das Gesundheitsamt entscheidet, welche weiteren Maßnahmen getroffen werden.

Bei weiter bestehendem klinischem Verdacht (z. B. atypische oder ungewöhnlich schwere klinische Symptomatik oder intensive Exposition) sollte auch bei einem negativen Influenza-A-Schnelltest die Diagnostik kurzfristig mit einer sensitiveren Labormethode, wie PCR, aus einer erneuten Probe, aus Material möglichst aus den tieferen Atemwegen wiederholt werden.

Sollte das *Ergebnis der Subtypisierung positiv für Influenzavirus-A-H5N1* sein, muss
- dieses Ergebnis umgehend durch das NRZ in Berlin bestätigt werden. Weiterhin sollte jedes Probenmaterial und jedes Virusisolat, bei dem Influenza A/H3 oder Influenza A/H1 ausgeschlossen wurde, unverzüglich zur weiteren Charakterisierung an das NRZ in Berlin gesandt werden. NRZ: Robert Koch-Institut, Nordufer 20, 13353 Berlin. Tel. 0 30-1 87 54-24 56/ 24 64/-25 37. Fax. 0 30-1 87 54-26 05
- Unabhängig davon, ob bereits eine Meldung nach § 7 Infektionsschutzgesetz (IfSG) erfolgte, muss eine Ergänzungsmeldung an das zuständige Gesundheitsamt und von dort über die Landesbehörde an das RKI erfolgen.
- Bei Einweisung in ein Krankenhaus sollte dieses vorab informiert werden. Der Krankentransport ist ebenfalls vorab über die (Verdachts-)Diagnose zu informieren, um auch hier die entsprechenden infektionspräventiven Maßnahmen ergreifen zu können (siehe Empfehlungen des Robert Koch-Institutes für die Hygienemaßnahmen bei Patienten mit Verdacht auf bzw. nachgewiesener Influenza; www.rki.de > Infektionskrankheiten A – Z > Influenza > Prävention und Bekämpfungsmaßnahmen).
- Der Patient sollte eine Therapie mit einem Neuraminidasehemmer erhalten.
- Das Gesundheitsamt koordiniert weitere Maßnahmen, z. B. zur Durchführung einer Postexpositionsprophylaxe mit Neuraminidasehemmern bei engen Kontaktpersonen.

Literatur

Bhat N, Wright JG, Broder KR. Influenza-associated deaths among children in the United States, 2003 – 2004. N Engl J Med 2005;353: 2259 – 2267

Glezen WP. Modifying clinical practices to manage influenza in children effectively. Pediatr Infect Dis J 2008;27:738 – 743

Maxwell SRJ. Tamiflu and neuropsychiatric disturbance in adolescents. BMJ 2007:334:1232 – 1233

Robert Koch-Institut. www.rki.de > Infektionskrankheiten A – Z > aviäre Influenza; Zugriff: Juli 2008

Robert Koch-Institut. www.rki.de > Infektionskrankheiten A – Z > Influenza; Zugriff: Juli 2008

Weltgesundheitsorganisation (WHO). www.who.int/csr/disease/avian_influenza/en; Zugriff: Juli 2008

Weltgesundheitsorganisation (WHO). www.who.int/csr/disease/influenza/pandemic/en; Zugriff: Juli 2008

Zaman K, Roy E, Arifeen SE, Rahman M, et al. Effectiveness of maternal influenza immunization in mothers and infants. N Engl J Med. 2008;359:1555 – 1564

 Koordinator:
R. Berner

Mitarbeiter:
J. Forster, W. Haas, U. Heininger, D. Neumann-Haefelin, H. Scholz

Kingella-kingae-Infektionen

Klinisches Bild

Kingella kingae führt vorwiegend bei Kleinkindern und älteren Säuglingen zu bakterieller Arthritis, Spondylarthritis, Osteomyelitis und Bakteriämie mit Fieber ohne Fokus. Häufig geht eine Infektion der oberen Luftwege voraus. Die Arthritis durch Kingella kingae betrifft vorwiegend das Knie- oder Hüftgelenk, die Osteomyelitis den Femur und die Spondylarthritis den Lumbalbereich. Die betroffene Körperregion ist in schmerzbedingter Schonhaltung, charakteristischerweise wird das Laufen verweigert. Darüber hinaus besteht Fieber. Auffallendstes Entzündungszeichen im Blut ist die ausgeprägte Blutsenkungsbeschleunigung, meistens mit geringgradiger Leukozytose und CRP-Erhöhung.

Seltenere Manifestationen sind Endokarditis und Meningitis.

Ätiologie

Kingella kingae ist ein unbewegliches, plumpes, gramnegatives, in Paaren und kurzen Ketten angeordnetes Bakterium. Man geht davon aus, dass den von Bakteriämie begleiteten systemischen Organinfektionen eine Besiedelung der Nasopharyngealschleimhaut vorausgeht. Zudem sind invasive Infektionen häufig mit aphthösen Schleimhautläsionen im Oropharynx assoziiert.

Epidemiologie

Kingella kingae findet sich im Kleinkindesalter mit einer Prävalenz von etwa 1 % in der Nasopharyngealflora. Infektionen sind bislang vorwiegend in Europa, Israel und den USA beschrieben worden. Die überwiegende Mehrheit der osteoartikulären Infektionen betrifft Kinder bis zum Alter von 5 Jahren. In Israel wurde Kingella kingae in einer Serie als der häufigste Erreger der septischen Arthritis in den ersten beiden Lebensjahren identifiziert. Der Erreger wird über den Speichel (Tröpfchen) übertragen.

Diagnose

Bildgebende Untersuchungen (Sonografie, Röntgen, CT, MRT) der betroffenen Körperregion sichern den klinischen Verdacht auf Knochen- bzw. Gelenkinfektion, siehe S. 657. Mit Nadelpunktion lässt sich Biopsiematerial bzw. Gelenkflüssigkeit zur Erregeranzucht gewinnen. Der Direktausstrich mit Gramfärbung ist dagegen wenig aussichtsreich. Kingella kingae stellt hohe Anforderungen an Kulturmedien.

Deshalb ist die mikrobiologische Diagnostik nicht selten unergiebig. Bei klinischem Verdacht sollte das Labor die Kultur bis zu 4 Wochen bebrüten. Am erfolgreichsten ist die Anzucht aus Gelenkflüssigkeit und Blut in Blutkulturmedium (vorzugsweise Bactec-System). In jüngster Zeit ist der Nachweis von 16S-ribosomaler DNA von Kingella kingae mittels PCR aus Gelenkpunktat gelungen.

Therapie (Evidenzgrad IV)

Kingella kingae zeigt in vitro gute Empfindlichkeit gegenüber β-Laktamantibiotika wie Penicillin G, Ampicillin und Cephalosporinen (Cefuroxim, Ceftriaxon). Empfohlen wird eine mindestens 14-tägige intravenöse Applikation von z. B. Penicillin G, evtl. gefolgt von einer mehrwöchigen oralen Anschlussbehandlung bis zur Ausheilung. Die Prognose ist mit Ausnahme der Endokarditis gut.

 Koordinator:
U. Heininger

Mitarbeiter:
H. W. Kreth

Kryptokokkose

Klinisches Bild

Die Kryptokokkose ist eine akute oder chronische Pilzinfektion, die sich in klassischer Form als Meningoenzephalitis manifestiert und meist als opportunistische Erkrankung bei immunsupprimierten Patienten auftritt. Die Kryptokokkose zählt zu den AIDS-definierenden Erkrankungen, aufgrund der heute zur Verfügung stehenden effektiveren antiretroviralen Therapie ist jedoch ein signifikanter Rückgang der Erkrankung zu registrieren.

Primärstadium. Im Primärstadium gelangen inhalierte Pilzsporen zunächst in die Lunge. Bei immunkompetenten Patienten treten in den allermeisten Fällen allenfalls passagere Rundherde in der Lunge auf, die sich gewöhnlich spontan und ohne antimykotische Therapie wieder auflösen. Das klinische Bild beim immunsupprimierten Patienten ist unspezifisch und meist am Anfang symptomarm. Zu diesem Zeitpunkt ist das Kryptokokkenantigen im Serum noch nicht nachweisbar. Die häufigsten Symptome sind Fieber, Übelkeit, Nachtschweiß, Husten, evtl. Hämoptoe, Dyspnoe und pleuritische Beschwerden. Die Röntgenthoraxaufnahme zeigt lokale oder diffuse Infiltrate, eine Rundherdbildung (Kryptokokkom) und Lymphknotenvergrößerungen. Alle diese Befunde lassen jedoch auch anderen Differenzialdiagnosen zuordnen.

Sekundärstadium. Im Sekundärstadium können durch hämatogene und lymphogene Streuung nahezu alle Organe befallen sein. Die häufigste klinische Manifestation ist die Cryptococcus-Meningitis oder Meningoenzephalitis, die sich akut innerhalb weniger Tage oder nach langsam schleichendem Beginn über 2–4 Wochen mit einem vielfältigen neurologischen Krankheitsbild entwickeln kann. Leitsymptome sind Fieber, Kopfschmerzen und Nackensteifigkeit. Je nach Schweregrad der ZNS-Erkrankung kann es u. a. zu Bewusstseinsstörungen, Persönlichkeitsveränderungen, Gedächtnisschwäche bis hin zur Demenz, Hirnnervenausfällen, Hirndruckzeichen (z. B. Erbrechen, Papillenödem), Augensymptomen (Lichtscheu, Doppelbilder, Ptosis, Nystagmus, Anisokorie, primäre Optikusatrophie u. a.), zerebralen Anfällen und zu Bewusstseinsverlust und Koma kommen. Die genannten Symptome können über Wochen bis Monate mit wechselnder Intensität vorhanden sein.

Bemerkenswert ist, dass die Augensymptome bereits im frühen Sekundärstadium auftreten und damit hinweisend für die Erkrankung sein können. Fokale neurologische Störungen können bei Vorliegen eines ZNS-Kryptokokkoms auftreten. Charakteristisch ist bei HIV-assoziierter Cryptococcus-Meningitis eine relative Symptomarmut trotz massivem Befall der Meningen. Bei Kindern ist neben der beschriebenen Symptomatik auch bei Störungen der psychomotorischen Entwicklung die Kryptokokkose differenzialdiagnostisch in Betracht zu ziehen. Eine chronische lymphozytäre Liquorpleozytose sollte immer Anlass sein, eine Kryptokokken-Infektion auszuschließen.

Weitere wichtige klinische Manifestationen der Kryptokokkose sind der septische Befall der Haut, des Knochens (Osteomyelitis), der Gelenke (septische Arthritis) sowie des Auges (Choreoretinitis). Der Hautbefall ist gekennzeichnet durch erythematöse, papulopustulöse oder akneiforme Effloreszenzen mit vorwiegender Lokalisation im Gesicht und auf der Kopfhaut. Exulzerationen sind möglich. Bei HIV-Infizierten ist eine Verwechslung mit den häufigeren Mollusca contagiosa möglich. Auch wenn keine neurologischen Symptome vorliegen, sollte beim Nachweis einer extrapulmonalen Cryptococcus-Infektion immer eine Meningitis ausgeschlossen werden, weil sich das therapeutische Vorgehen danach richtet.

Beim Jugendlichen und jungen Erwachsenen können Kryptokokken trotz einer effektiven antimykotischen Therapie in der Prostata persistieren und von dort zu endogenen Reinfektionen führen.

Seltene Komplikationen der Kryptokokkose sind Endokarditis, Nierenabszesse und Nebennierenrindeninsuffizienz. Die Cryptococcus-Infektion verläuft in der Regel subakut bis chronisch.

Ätiologie

Cryptococcus neoformans ist eine kapseltragende Hefe von 4–8 µm Durchmesser und gehört zu den Basidiomyzeten. In der Natur kommen bis zu 40 verschiedene Cryptococcus-Arten vor, allein Cryptococcus neoformans ist fakultativ pathogen. Davon gibt es jedoch 3 Subspezies, nämlich die

Varatio neoformans (Serotypen A und D), die Varatio gatti (Serotypen B und C) und neuerdings die Varatio grubii, die praktisch die Serovar A beinhaltet. In Europa werden Kryptokokken-Infektionen nahezu ausschließlich durch Varatio neoformans verursacht. In seltenen Fällen kommen eigentlich apathogene Kryptokokken als Erreger infrage und können auch bei Frühgeborenen zu Infektionen führen (C. albidus, C. laurentii). Die Kapsel mit ihren antiphagozytischen Eigenschaften spielt bei der Pathogenese eine bedeutende Rolle und ist gleichzeitig das typische morphologische Merkmal zur Erkennung der Cryptococcus-Zelle (Negativdarstellung im Tuschepräparat).

Epidemiologie

Der Erreger und die Erkrankung sind weltweit verbreitet. Ein wichtiges Erregerreservoir für C. neoformans var. neoformans sind trockene Vogelfäkalien (Tauben und Käfigvögel) und der umgebende Luftstaub bzw. ein an organischen Substanzen reicher Erdboden.

Vögel selbst erkranken nicht. Infektionen kommen bei Menschen und Tieren vor, direkte Übertragung von Tier zu Mensch und von Mensch zu Mensch wurden nicht beschrieben. Die häufigste Manifestation bei Tieren ist die Rindermastitis. Eine Übertragung der Krankheitserreger durch den Genuss roher Milch scheint aber keine Rolle zu spielen. Cryptococcus neoformans var. gatti kommt vor allem in tropischen und subtropischen Ländern in der Umgebung bestimmter Eukalyptusbäume vor.

Als Haupteintrittspforte der Infektion mit Cryptococcus neoformans gilt die Lunge; die Infektion erfolgt durch Inhalation von Sporen. Primäre Hautinfektionen durch direkte Inokulation des Pilzes sind eine Rarität.

Trotz häufiger Exposition mit Sporen ist die Erkrankung ausgesprochen selten. Die natürliche Resistenz gegenüber der Infektion ist offenbar Ergebnis einer funktionierenden zellvermittelten Abwehr (z. B. Vogel- und Taubenzüchter). Systemische Cryptococcus-Infektionen treten vor allem im Zusammenhang mit immunsuppressiven Erkrankungen (Leukämie, Lymphogranulomatose, Lymphomen, Sarkoidose, Cushing-Syndrom, angeborene und erworbene Immundefekte), Diabetes mellitus sowie unter systemischer Glukokortikosteroidtherapie und nach Organtransplantationen auf. Es sind jedoch auch Erkrankungen bei Immunkompetenten beschrieben.

Die **Inkubationszeit** ist nicht definiert und kann Wochen bis Monate betragen.

Diagnose

Zum Nachweis einer Cryptococcus-Infektion sollte der direkte Erregernachweis – mikroskopisch oder kulturell – bspw. im Liquor cerebrospinalis angestrebt werden. Für histologische Präparate eignet sich die PAS-Färbung, wobei die Kryptokokkenzellen rot und die Kapsel darum als ungefärbte Zone erscheinen, oder mittels Grocott-Gomori-Färbung, wobei die Zellen schwarz tingiert erscheinen. Für die Kultur besonders geeignet ist der Guizotia-abyssinica-Kreatinin-Agar, aber im Prinzip wachsen die Kryptokokken bei 30 bzw. 37 °C innerhalb von 2 – 4 Tagen auf Blut- oder Sabouraud-Agar. Mittels biochemischer Tests lassen sich die verschiedenen Arten gut differenzieren. Unter der antimykotischen Therapie ist zu erwarten, dass der Liquor steril wird. Eine Empfindlichkeitstestung von Cryptococcus-Isolaten gegen Amphotericin B (selten), Flucytosin, Fluconazol und evtl. weitere Azole ist möglich und möglicherweise hilfreich bei therapierefraktären Formen. Klinisch ist die Azol-Resistenz (AIDS) bedeutend. Des Weiteren gehört auch der Kapselpolysaccharid-Antigennachweis (Latexagglutination, ELISA) in Liquor, Serum, Urin und bronchoskopisch gewonnenem Material (BAL) zu den Standardmethoden. Wenn die Infektion noch auf die Lunge beschränkt ist, findet sich kein positiver Antigennachweis. Die Bestimmung des Antigentiters im Liquor ist zur Einschätzung der Schwere der Krankheit und der Prognose unter antimykotischer Therapie hilfreich, nicht aber als Verlaufsparameter. Der Kapselantigennachweis ist sensitiver als die Kultur und kann auch nach dem Sterilwerden des Liquors noch für längere Zeit positiv sein. Durch diesen Test werden ca. 90 – 100 % aller zerebralen Kryptokokkosen im Liquor zuverlässig angezeigt. Bei einer zerebralen Kryptokokkose werden im Serum meistens Werte von über 1:2000 erreicht. Im Anfangsstadium der Krankheit sind auch niedrigere Werte zu erwarten. Nicht kapseltragende C.neoformans-Stämme sowie apathogene Kryptokokken können aufgrund des fehlenden Kapselantigens mit dieser Methode nicht nachgewiesen werden. Nicht in der Routine, aber in Einzelfällen kann eine PCR mit Primern der 5.8S rRNA und 18S rRNA zur ergänzenden Diagnostik durchgeführt werden.

Die Cryptococcus-Meningitis verläuft bei Patienten ohne Abwehrschwäche als chronische lymphozytäre Meningitis; die Zellzahlen im Liquor sind nur mäßig erhöht (ca. 150 Leukozyten/mm³). In der Regel findet sich auch eine Erhöhung des Liquordruckes, des Eiweißspiegels und des Laktats sowie eine Erniedrigung des Glukosespiegels. Die Entzündungsparameter sind bei Patienten mit Abwehrschwäche (insbesondere bei HIV-Patienten) deutlich geringer ausgeprägt oder können sogar fehlen. Die kraniale Computertomografie zeigt vereinzelt homogene fokale Läsionen, meist können jedoch (wenn überhaupt) nur unspezifische Veränderungen gefunden werden. Bis zur Sanierung des Liquors sollte mindestens alle (1 –) 2 Wochen eine Lumbalpunktion vorgenommen werden.

Therapie

Die Behandlung der Kryptokokkose richtet sich nach der Schwere der Infektion. Als Standardtherapie der disseminierten Kryptokokkose gilt, unabhängig von der Grunderkrankung, noch immer für die Initialtherapie die Kombination von Amphotericin B intravenös, 0,5 – 1,5 mg/kgKG/Tag, und Flucytosin intravenös, 100 – 150 mg/kgKG/Tag in 4 ED. Die Dauer der Behandlung ist variabel und beträgt meist (4 –)8 – 10 Wochen. Sie richtet sich nach den Liquorbefunden (Kultur und Antigennachweis). Bei schweren Unverträglichkeitsreaktionen unter Amphotericin B (Fieber, Schüttelfrost) und Entwicklung einer Nierenfunktionsstörung steht als Alternative liposomales Amphotericin B zur Verfügung (3 – 7,5 mg/kgKG/Tag). Nach den bisherigen klinischen Erfahrungen treten bei gleicher Effektivität deutlich weniger Nebenwirkungen auf. Flucytosin sollte wegen der erheblichen Gefahr der Resistenzentwicklung nie als Monotherapie verwendet werden. Nach erfolgreicher Initialtherapie kann bei stabilen Patienten die Konsolidierungstherapie mit Fluconazol (5 – 6 mg/kgKG i. v. oder oral) für mindestens 8 Wochen durchgeführt werden. Eine Monotherapie mit Fluconazol oder Itraconazol erscheint nur bei isoliertem Lungenbefall gerechtfertigt. Fluconazol wäre hierbei die Substanz mit den günstigeren pharmakologischen Eigenschaften (Dosierung: [3 –]6 – 12 mg/kgKG täglich als Einmaldosis). Die Kombination von Fluconazol oder Itraconazol mit Flucytosin führt zu einer Wirkungssteigerung und bietet möglicherweise bei weniger schweren Infektionen eine therapeutische Option. Unter erfolgreicher HAART ist eine lebenslange Rezidivprophylaxe mit Fluconazol nicht mehr erforderlich. Aufgrund der geringen Fallzahlen von Cryptococcus-Infektionen bei Kindern liegen bisher nur minimale Therapieerfahrungen mit Azolen vor. Die neue Substanzklasse der Echinocandine (Caspofungin, Micafungin, Anidulafungin) ist gegen Kryptokokken nicht wirksam.

Bei schweren Meningoenzephalitiden mit Bewusstseinsstörungen ist primär die Anlage einer Hirndrucksonde und eine Liquordränage zu erwägen.

Die Lungenkryptokokkose muss bei funktionierender Immunabwehr primär nicht unbedingt behandelt werden. Therapie der Wahl bei HIV-Patienten ist die Behandlung mit einem Azol-Präparat.

Hauterscheinungen können mit Nystatin- oder azolhaltigen Dermatologika behandelt werden.

Bei HIV-infizierten Patienten kann es unter einer hochaktiven antiretroviralen Therapie mit Anstieg der CD4-Zellzahl zu einem Immunrekonstitutionssyndrom kommen. Das bedeutet, dass bei weiterhin steriler Liquorkultur erneut Inflammationszeichen wie bei einer akuten Meningitis auftreten. Die Therapie mit Glukokortikoiden und auch mit nichtsteroidalen Antirrheumatika sind therapeutische Optionen.

Prophylaxe

Eine spezielle Prophylaxe gibt es nicht. Abwehrgeschwächte Patienten sollten eine Exposition mit Vogelfäkalien vermeiden (keine Käfigvögel oder Taubenzucht). Neben der Expositionsprophylaxe kommt der Reduktion der Immunsuppression erhebliche Bedeutung zu.

Literatur

Mofenson LM, Oleske J, Serchuck L et al. Treating opportunistic infections among HIV-exposed and infected children. MMWR Recommendations and Reports 2004; 53(RR14): 1 – 63

Powderly WG. Current approach to the acute management of cryptococcal infections. J Infect 2000; 41: 18 – 22

Saag MS, Graybill RJ, Larsen RR et al. Practice guidelines for the management of cryptococcal disease. Clin Infect Dis 2000; 30: 710 – 718

Subramanian S, Mathai D. Cryptococcal infection. J Postgrad Med 2005; 51 (Suppl 1): S 21 – 26; http://www.jpgmonline.com; Stand: Oktober 2008

 Koordinator:
F.-M. Müller

Mitarbeiter:
G. Just-Nübling, M.-L. Kerkmann, Ch. Rudin

Kryptosporidiose

Klinisches Bild

Das klinische Bild variiert von asymptomatischer Infektion bis hin zu profusen wässrigen, mit großen Flüssigkeitsverlusten einhergehenden Durchfällen, die insbesondere bei Säuglingen und immundefizienten Patienten lebensbedrohlich sein können. Gelegentlich werden Schleimbeimengungen beobachtet, untypisch ist der Nachweis von Erythro- und Leukozyten im Stuhl. Typische Begleitsymptome sind Übelkeit und Erbrechen, Blähungen, krampfartige Bauchschmerzen und leichtes Fieber.

Bei Immungesunden dauert die Krankheit durchschnittlich 10–14 Tage. Die Ausscheidung infektiöser Oozysten im Stuhl sistiert meist binnen 1 Woche nach Ende der klinischen Symptomatik, kann jedoch im Einzelfall über Monate persistieren. Epidemiologische Daten weisen darauf hin, dass sich nach Erstinfektion eine protektive zelluläre Immunität entwickelt. Patienten mit Immundefekt (z. B. Agammaglobulinämie, angeborene T-Zell-Defekte und AIDS) können an einer schweren, choleraähnlichen Diarrhö erkranken, die über Monate anhält und mit Gewichtsverlust und Malabsorption einhergeht. Die Schwere und die Dauer der Erkrankung hängen vom Grad der Immunschwäche ab.

Nach Tagen bis Wochen kommt es häufig zu einer Infektion der Gallengänge und -blase, erkennbar an dem isolierten Anstieg der alkalischen Phosphatase. Eine gangränöse Cholezystitis kann folgen. Des Weiteren werden Pankreatitis und Appendizitis und selten parallel zur gastrointestinalen Symptomatik Zeichen einer Atemwegserkrankung beobachtet. Diese reichen von Sinusitis und Bronchitis bis hin zur Pneumonie. Bislang gibt es keinen Nachweis von Kryptosporidien außerhalb des Gastrointestinaltraktes, sodass die Ursache der Atemwegssymptomatik unklar bleibt.

Dank der seit 1996 eingeführten antiretroviralen Kombinationstherapien und der damit einhergehenden Restaurierung der Immunfunktion erkranken heute in den Industrieländern deutlich weniger AIDS-Patienten an einer chronischen Kryptosporidiose als vor Einführung dieser Therapien.

Ätiologie

Cryptosporidium sp. wurde 1976 erstmals als menschenpathogen beschrieben. Durch das gehäufte Vorkommen bei AIDS-Patienten und die verbesserte Diagnostik wurden Kryptosporidien als ein wichtiger Erreger des Intestinaltraktes sowohl bei immunkompetenten als auch immundefizienten Personen erkannt.

Die einzelligen Kryptosporidien werden den Kokzidien zugeordnet und sind mit den Gattungen Toxoplasma, Isospora, Plasmodium, Eimeria und Sarcocystis verwandt. Inzwischen werden 14 verschiedene Spezies aufgrund der Morphologie der Oozysten, molekularbiologischer Analysen, der Wirtsspezifität und der Infektionslokalisation unterschieden. Kryptosporidien sind wenig wirtsspezifisch. Die häufigsten humanpathogenen Spezies sind C. hominis (früher als C. parvum Genotyp 1 oder humaner Genotyp bezeichnet), C. parvum (vormals C. parvum Genotyp 2 oder boviner Genotyp) und C. meleagridis. Darüber hinaus wurden bei immundefizienten Patienten Infektionen mit C. canis, C. felis, C. muris und C. suis beschrieben.

Geschlechtliche und ungeschlechtliche Vermehrung finden in einem Wirt statt.

Nach Aufnahme infektiöser Oozysten aus Trinkwasser und Nahrung oder durch Kontakt mit infizierten Menschen oder Tieren kommt es im Dünndarm zur Freisetzung von Sporozoiten. Diese dringen in Enterozyten ein, wo sie eine intrazelluläre, aber extrazytoplasmatische Lage in einer partiellen parasitophoren Vakuole einnehmen. Kontakt besteht mit der Wirtszelle nur über eine elektronenmikroskopisch hyperdense Zone, die vermutlich dem selektiven Stoffaustausch mit der Wirtszelle dient. Durch Teilung (Schizogonie) entstehen mehrere Merozoiten, die nach Freisetzung umliegende Enterozyten invadieren. Während einige Merozoiten die ungeschlechtliche Vermehrung fortsetzen, gehen aus anderen Mikro- und Makrogameten hervor, die durch Verschmelzung eine Oozyste bilden (geschlechtliche Vermehrung). 5–21 Tage nach Infektion werden dickwandige Oozysten im Stuhl ausgeschieden. In feuchtem Milieu bleiben diese über Monate infektiös. Ebenfalls gebildete sog. dünnwandige Oozysten können bereits im Darm rupturieren, Sporozoiten freisetzen und den Entwicklungszyklus erneut beginnen (Autoinfektion).

Epidemiologie

Kryptosporidien sind weltweit verbreitet, ohne besondere Wirtsspezifität. Die Prävalenz beim Menschen variiert zwischen 1–3 % in Industrieländern und 5–10 % in Entwicklungsländern, kann aber bei bestimmten Bevölkerungsgruppen über 60 % betragen (z. B. Kinder in Peru und Venezuela). Besonders anfällig sind Kinder im Alter von 6–24 Monaten. Aus vielen Ländern (USA, Großbritannien, Australien, Frankreich, Portugal, Chile und Südafrika) wurde über durch Kryptosporidien verursachte Durchfallepidemien in Kindertagesstätten und Krankenhäusern berichtet.

Die Übertragung erfolgt durch Ingestion von Oozysten, die im Stuhl von infizierten Menschen oder Tieren ausgeschieden werden. Je nach Isolat liegt die ID 50 bei 10–1000 Oozysten. Größere Epidemien wurden in den USA über kontaminiertes Leitungswasser verursacht; so erkrankten 1993 in Milwaukee ca. 400 000 Menschen an einer symptomatischen Kryptosporidiose. Auch Bäche, Flüsse, Seen und Swimmingpools können eine Infektionsquelle darstellen.

Die **Inkubationszeit** beträgt zwischen 2 und 14 Tagen (median 7 Tage). Oozysten können noch Wochen nach Rückgang der Symptome ausgeschieden werden. In dieser Zeit besteht Ansteckungsfähigkeit.

Diagnose

Kryptosporidien werden vorzugsweise im Sediment einer angereicherten Stuhlprobe mikroskopisch nachgewiesen. Mit der üblichen Jodfärbung zum Nachweis von Protozoen und Wurmeiern kommen Kryptosporidien nicht zur Darstellung. Es ist eine zusätzliche Färbung, z. B. die Kinyoun-Färbung (modifizierte Ziehl-Neelsen-Färbung) erforderlich. Die meisten sporulierten Oozysten (5,3–6,5 µm groß) lassen sich als auffällige rote Kugeln im blau gefärbten Präparat erkennen.

In vergleichenden Untersuchungen waren kommerzielle Antigennachweisverfahren (EIA: Enzym-Immunoassay) und direkte Immunfluoreszenzverfahren den herkömmlichen Färbungen zum Nachweis der Kryptosporidien überlegen und PCR-Techniken zum Nachweis kryptosporidienspezifischer DNA aus dem Stuhl gleichwertig.

Da die Ausscheidung der Oozysten intermittierend sein kann, sollten 3 verschiedene Proben untersucht werden, bevor eine Kryptosporidiose ausgeschlossen wird. Gelingt bei chronischer Diarrhö ohne Fieber der Nachweis aus dem Stuhl nicht, kann versucht werden, die Diagnose histologisch

Tabelle **64** Behandlung der Kryptosporidiose immundefizienter Patienten.

Medikament	Dosierung
Loperamid (Imodium)	Erwachsene: zu Beginn 4 mg/Tag, dann nach jedem ungeformten Stuhl 2 mg, maximal 12 mg/Tag = 2 × 1–6 × Kapseln zu 2 mg oder entspr. Lösung; Dauer: nach Bedarf Kinder 2–8 Jahre: 0,04 mg/kgKG 1–4 × /Tag Kinder ab 8 Jahre: 1–4 Kapseln/Tag
Tinctura opii	Erwachsene: Varia (10 Tropfen entspr. 4,5 mg Morphin) 2 × 10–4 × 10 Tropfen; Dauer: nach Bedarf Kinder: keine Dosierungsempfehlung
Paromomycin (Humatin)	Erwachsene: 4 × 500 mg/Tag; Dauer 2–3 Wochen, Erhaltungstherapie 2 × 500 mg/Tag Kinder: 25–30 (–100) mg/kgKG/Tag in 3–4 ED
Azithromycin (Zithromax)	Erwachsene: 500–1000 mg/Tag; Dauer 14–21 Tage, evtl. Erhaltungstherapie mit 3 × 500 mg/Woche Kinder: 10 mg/kgKG (Tag 1) in einer ED, anschließend 5 mg/kgKG/Tag von Tag 2–10 in einer ED evtl. hochdosiert 30–40 mg/kgKG/Tag in 1 ED für 10–14 Tage und 20 mg/kgKG/Tag in 1 ED für 1 weitere Woche
Nitazoxanide (Alinia)	immungesunde Kinder 4–11 Jahre: 2 × 200 mg/Tag; Dauer: 3 Tage immungesunde Kinder 12–47 Monate: 2 × 100 mg/Tag; Dauer: 3 Tage
in Studien	HIV-infizierte Erwachsene: 2 × 500–1000 mg/Tag; Dauer: 14 Tage immungesunde Erwachsene: 2 × 500 mg/Tag; Dauer: 3 Tage

aus endoskopisch gewonnenen Gewebeproben zu stellen. Hierbei scheint die PCR-Diagnostik aus Gewebeproben der Lichtmikroskopie überlegen zu sein.

Differenzialdiagnostisch kommen alle Erreger von Diarrhöen in Betracht wie Lamblien, Isospora belli, Mikrosporidien, Amöben, Salmonellen, atypische Mykobakterien, Mycobacterium tuberculosis, Clostridium difficile, Zytomegalieviren, Rotaviren und viele andere.

Therapie

Die 1. therapeutische Intervention ist die orale oder intravenöse Rehydratation, Ausgleich von Elektrolytstörungen und bei immundefizienten Patienten die Einschränkung der Darmmotilität durch Gabe von Loperamid oder Tinctura opii (Erfahrungen bei erwachsenen AIDS-Patienten, kein Einsatz bei jungen Kindern) (siehe Tab. **64**). Bisher gibt es keine etablierte kausale Therapie. Viele Substanzen wurden erprobt, nur für wenige konnte in kontrollierten Studien eine gewisse Effektivität gezeigt werden.

Paromomycin (Evidenz III) ist ein Aminoglykosid, welches nach oraler Aufnahme normalerweise nicht absorbiert wird. Die Effektivität wird unterschiedlich bewertet. In vielen Kasuistiken und unkontrollierten Studien war es partiell wirksam (klinische Verbesserung, Reduktion der Oozystenausscheidung).

Fallberichte aus der Onkologie beschreiben den erfolgreichen Einsatz von hochdosiertem Azithromycin (Evidenz III) bei Kindern mit malignen Erkrankungen. Bei HIV-infizierten Kindern konnte mit wesentlich niedrigeren Dosierungen eine Besserung der Symptome erzielt werden.

Da es meist nicht zu einer dauerhaften Eradikation des Erregers kommt, wurde bei AIDS-kranken Erwachsenen versucht, nach einer Induktionsphase (20 – 40 Tage) von 500 – 1500 mg Azithromycin täglich einem Rezidiv mit einer Erhaltungstherapie (30 – 360 Tage) von 500 mg Azithromycin (3-mal wöchentlich bis 1-mal täglich) vorzubeugen. Klinisch sprachen alle 9 behandelten Patienten auf diese Behandlung an. Die Therapie wurde gut vertragen, nur bei der hohen Dosierung traten Nebenwirkungen auf.

Auch die Kombination von Azithromycin und Paromomycin (600 mg Azithromycin in 1 ED + 1 g Paromomycin 2-mal tägl.) konnte bei erwachsenen AIDS-Patienten mit chronischer Kryptosporidiose die Oozystenausscheidung deutlich reduzieren und die Symptomatik bessern.

Die Wirksamkeit von Nitazoxanide (Evidenz I) wurde in 3 prospektiven, randomisierten, doppelblinden, plazebokontrollierten Studien in Ägypten (50 Erwachsene, 50 Kinder, keine HIV-Infektion), Mexiko (66 erwachsene AIDS-Erkrankte) und Zambia (100 Kinder) nachgewiesen. In der Studie aus Zambia wurden die Kinder entsprechend ihres HIV-Status stratifiziert. Bei den HIV-seronegativen Kindern zeigte sich ein signifikanter Therapieerfolg unter Nitazoxanide, während die HIV-infizierten Kinder nicht von einer Nitazoxanide-Therapie zu profitieren schienen. Nitazoxanide, ein Nitrothiazol-Benzamid, ist dem Niclosamid (zur Therapie von Bandwürmern) verwandt. Es ist in den USA für die Therapie von immungesunden Kindern ab 12 Monaten bis ≤ 11 Jahren, die an einer durch Kryptosporidien verursachten Diarrhö erkrankt sind, als Suspension zugelassen. Ausreichende Daten zur Sicherheit und Effektivität bei jüngeren bzw. älteren Kindern sowie bei HIV-infizierten Kindern und Kindern mit anderen Immundefekten liegen nicht vor.

Erkrankt ein bisher nicht antiviral behandelter HIV-Patient an einer Kryptosporidiose, sollte unbedingt eine antiretrovirale Kombinationstherapie (HAART) begonnen werden, da hierdurch die Kryptosporidiose oft erfolgreich mitbehandelt werden kann. Die klinische Besserung korreliert mit dem Anstieg der CD4-Zellzahl. Auch ein direkter Einfluss der Proteaseinhibitoren auf den Lebenszyklus von C. parvum konnte im Tierversuch gezeigt werden. Bei schweren Verläufen ist zu Beginn jedoch auch eine symptomatische Therapie erforderlich.

In einer aktuellen Studie (Downey et al. 2008) war Pyrvinium in Zellkulturen und im Mausmodell hochgradig gegen Kryptosporidien wirksam. Dieser Farbstoff wird seit mehr als 50 Jahren erfolgreich in der Therapie der Madenwurminfektion eingesetzt. Er interagiert mit dem Glukosetransport, zeigt in vitro antitumoröse Eigenschaften und ist ausgesprochen wirksam gegen Plasmodien. Da er nach oraler Gabe aber nicht resorbiert wird, ist er zur Therapie systemischer Erkrankungen ungeeignet. Die Studiendaten könnten Therapieversuche bei Kryptosporidiose mit dieser bekannt nebenwirkungsarmen Substanz rechtfertigen.

Prophylaxe (Evidenz IV)

Möglicherweise reduziert eine Rifabutin-Prophylaxe gegen atypische Mykobakterien auch das Risiko an Kryptosporidien zu erkranken.

Gefährdete Personen sollten über die Ansteckungswege aufgeklärt sein: Vorsicht bei Kontakt mit infizierten Menschen und Tieren (Hunde, Kälber, Lämmer u. a.), Trinken von kontaminiertem Leitungswasser oder Wasser aus Flüssen, Seen, Swimmingpool. Die Übertragung der Oozysten kann durch Händewaschen (vor Nahrungszubereitung, nach Gartenarbeit, nach Windelwechsel) reduziert werden.

Im Falle einer Hospitalisation sollten Kryptosporidien-Träger nicht gemeinsam mit anderen immunsupprimierten Patienten untergebracht werden. Bei normaler Infektionsprophylaxe (Einmalhandschuhe, Händewaschen nach Ausziehen der Handschuhe) sind Infektionen immunkompetenter Personen kaum zu befürchten oder als selbstlimitierende Diarrhö zumindest unproblematisch.

Kryptosporidien-Oozysten sind widerstandsfähig gegen alle Desinfektionsmittel, auch gegen Chlor. Eine sichere Abtötung erfolgt durch Erhitzen auf über 60 °C für mindestens 30 Minuten.

Literatur

Downey AS, Chong CR, Graczyk TK et al. Efficacy of pyrvinium pamoate against Cryptosporidium parvum infection in vitro and in a neonatal mouse model. Antimicrob Agents Chemother 2008; 52: 3106–3112

U.S. Department of Health and Human Services. Guidelines for prevention and treatment of opportunistic infections among HIV-exposed and HIV-infected children. http://AIDSinfo.nih.gov; Stand: Oktober 2008

 Koordinator:
G. Notheis

Mitarbeiter:
R. Bialek, U. Wintergerst

Lambliasis

Synonym: Giardiasis

Klinisches Bild

Die Lambliasis manifestiert sich als akute oder chronische Diarrhö, zum Teil mit Bauchkrämpfen, Blähungen, Erbrechen und selten mit Fieber. Ein symptomloses Trägertum mit Ausscheidung von Zysten ist möglich. Die akute Form mit schaumig-wässrigen Stühlen, Blähungen und Anorexie tritt bei uns eher selten auf, bzw. wird nicht einer Lamblien-Infektion zugeordnet. Die akute Lambliasis limitiert sich oft selbst, bei vielen Kindern verläuft die Infektion asymptomatisch.

Häufiger diagnostiziert wird die chronische Form, vornehmlich bei Kindern mit Immundefekten, insbesondere bei einem Mangel an sekretorischem IgA und bei der differenzialdiagnostischen Abklärung einer Malabsorption.

Der Parasit haftet mit einer Saugscheibe an den Mikrovilli der Dünndarmepithelzelle. Mechanisch, biochemisch und immunologisch wird die Dünndarmmukosa lädiert und deren resorptive Kapazität gemindert. Der sekundäre Mangel an Disaccharidasen verursacht osmotische Diarrhöen. Die Malassimilation insgesamt führt zu einem Krankheitsbild, das insbesondere bei Kleinkindern mit Gedeihstörung, vorgewölbtem Abdomen, Muskelhypotrophie und chronischen Bauchschmerzen sehr dem der Zöliakie gleicht. Gelegentlich treten Blässe, eine hypochrome und mikrozytäre Anämie, eine Eosinophilie und generalisierte Ödeme auf. Eine chronische Pankreatitis, Achlorhydrie, Gastrektomie und Mukoviszidose können Infektionen mit Lamblien fördern.

Ätiologie

Giardia lamblia ist ein begeißeltes 7 × 14 μm großes Protozoon, das als Trophozoit durch seine beiden großen, augenähnlichen Kerne und durch eine Haftplatte auffällt. Der Trophozoit enzystiert im Darmlumen. Die infektiösen 8 – 12 μm großen Zysten (4 Kerne) werden mit dem Stuhl ausgeschieden. Sie sind im kalten Wasser lange, bei höheren Temperaturen nur kurz lebensfähig. Obwohl mikroskopisch identisch, weisen neuere Daten darauf hin, dass verschiedene Arten des Flagellaten mit gewisser Wirtsspezifität existieren.

Epidemiologie

Lamblien werden weltweit gefunden, besonders häufig in den Tropen, Subtropen und in Großstädten mit Slums. Das Auftreten von Lambliasis korreliert eng mit dem Grad der Trinkwasserhygiene und Abwasserentsorgung. Der Infektionsweg ist fäkal-oral, am häufigsten durch fäkal kontaminiertes Wasser. Eine Mensch-zu-Mensch-Übertragung ist unter Kindern häufig, auch zwischen Mutter und Kind (Windelwechsel). In Kindergärten traten Endemien durch Schmierinfektionen (Übertragung durch ausgeliehene Spielsachen) und Lebensmittelkontamination nach Windelwechsel auf. Eine Übertragung von Haustieren (Katzen, Hunde) und Vieh (Rinder, Schafe) ist aufgrund der angenommenen Wirtsspezifität eher selten. Bei Rucksacktouristen, Erlebnis- und Survivaltouristen können Lamblien-Diarrhöen nach Genuss von „natürlichem" Wasser auftreten. Die normale Wasserchlorierung reicht nicht immer aus, Lamblien und deren Zysten abzutöten. Auch in Bier und Limonade werden Lamblien-Zysten nachgewiesen. Lamblien können auch durch Sexualpraktiken (Analverkehr) übertragen werden.

Die **Inkubationszeit** beträgt 7 Tage (3 – 20 Tage).

Diagnose

Bei allen Patienten mit ungeklärten Durchfällen über 2 Wochen oder mit Malabsorption muss eine Lambliasis ausgeschlossen werden. Dies gilt insbesondere für Kinder, die Endemiegebiete bereist haben und für Kinder aus Tageseinrichtungen.

Zysten können im Stuhl nach Formol-Äther-Anreicherung nachgewiesen werden. Es sollten immer 3 Stuhlproben von verschiedenen Tagen untersucht werden. Trophozoiten finden sich nur im *frischen* Stuhl oder im Jejunalaspirat. Antibiotika, Laxanzien, Antazida und Kaolin stören den Zystennachweis im Stuhl. Auch ein Objektträgerabstrich des nativen Jejunalbiopsates mit anschließender Giemsa-Färbung ist geeignet, Lamblien nachzuweisen.

Ein Giardia-Antigen-ELISA zum Nachweis im Stuhl verspricht bei einer Sensitivität und Spezifität von über 95 % eine schnelle, sichere und einfache Diagnose. Serumantikörper spielen in der individuellen Diagnostik keine Rolle.

Therapie

Obwohl die meisten Lamblien-Infektionen selbstlimitierend verlaufen, sollte aus epidemiologischen Gründen immer behandelt werden. Bei uns werden bevorzugt Nitroimidazole eingesetzt, Metronidazol ist das Mittel der Wahl (Evidenzgrad IV). Kinder erhalten 15 mg/kgKG/Tag in 2 Dosen über 10 Tage. Das bisher alternativ verwendete Tinidazol (Kinder ab 6 Jahren 1 × 30 mg/kgKG in 2 Einzeldosen für 2 Tage und Erwachsene 2 g/Tag für 2 Tage) ist derzeit in Deutschland nicht, jedoch in der Schweiz erhältlich. Alternativ kommt das ebenfalls nur in der Schweiz zugelassene Ornidazol in gleicher Dosierung in Betracht. Bei Therapieversagen kann die Behandlung wiederholt oder mit Albendazol, 15 mg/kgKG für 5 – 7 Tage, versucht werden. In den USA zugelassen ist Nitazoxanid, das bei einer Behandlung über 3 Tage die gleiche oder sogar eine höhere Effizienz als Metronidazol aufweist. Die Dosierung für Kinder im Alter von 2 – 3 Jahren beträgt 2 × 100 mg, für Kinder von 4 – 11 Jahren 2 × 200 mg, für Erwachsene 2 × 500 mg.

Nebenwirkungen der Nitroimidazole sind Übelkeit, Kopfschmerzen, Ohrensausen und ein unangenehmer Metallgeschmack. Sie sollten im 1. Schwangerschaftstrimenon wegen fraglicher Mutagenität nicht eingesetzt werden. Die Substanz geht in die Muttermilch über.

Die chronische Lambliasis kann mit einer Laktose-Intoleranz assoziiert sein.

Prophylaxe

Bei uns reicht eine normale Trinkwasser- und Toilettenhygiene aus, vorausgesetzt es liegen hygienische Sanitärverhältnisse vor. Im Zweifelsfall (Brunnenwasser, Quellen, Oberflächenwasser) sollte, wenn keine stärkere Chlorierung (4 – 6 mg/l) oder andere Wasseraufbereitungsmaßnahmen möglich sind, das Wasser mindestens 1 Minute abgekocht werden. Ungekochte Nahrungsmittel, die in kontaminiertem Wasser gewaschen oder zubereitet wurden, müssen gemieden werden. In Kindergärten, Tagesstätten oder Behinderteneinrichtungen sollten durch Hygienemaßnahmen (Händedesinfektion, räumliche Trennung von Wickelraum und Küche/Speiseraum) fäkal-orale Infektionswege ausgeschlossen werden.

Der Nachweis von Lamblien ist nach §7 IfSG von daher meldepflichtig.

Literatur
Gardner TB, Hill DR. Treatment of Giardiasis. Clin Microbiol Rev 2001; 14: 114 – 128

 Koordinator:
P. Kern

Mitarbeiter:
Th. Zimmermann, R. Bialek

Larva migrans cutanea

Synonym: Hautmaulwurf, „creeping eruption"

Klinisches Bild

Ausgehend von einer kleinen, initial meist erythematösen Papel oder Vesikel entwickelt sich 1 bis mehrere Wochen nach Invasion eine 1–3 mm breite erhabene, gerötete, typischerweise stark juckende, serpiginöse gangförmige Effloreszenz von bis zu mehreren Zentimetern Länge. Diese Veränderung kennzeichnet den Wanderweg einer Larve im Subkutangewebe. Bevorzugt treten die Veränderungen an den Füßen auf, kommen aber auch an anderen exponierten Körperstellen vor. Oft erinnern die Hautveränderungen initial an eine Follikulitis. Nach kutanen Infektionen mit humanpathogenen Hakenwürmern können pulmonale Symptome auftreten. Durch Kratzen können Sekundärinfektionen entstehen.

Ätiologie

Die Erkrankung wird durch Larven des Hundehakenwurmes, Ancylostoma brasiliensis, seltener Larven anderer tier- oder humanpathogener Nematodenarten (Ancylostoma caninum, Ancylostoma duodenale, Uncinaria stenocephala, Necator americanus u. a.) verursacht. Bei Umgebungstemperatur reifen in den mit dem Kot ausgeschiedenen Wurmeiern Larven, die nach dem Schlüpfen monatelang auf dem Boden infektiös bleiben. Nach Durchbohren der intakten Haut oder Eindringen entlang der Haarfollikel gelangen sie in die Subkutis, wo sie nach einer variablen Latenzzeit mit einer Geschwindigkeit von etwa 2–5 cm/Tag zu wandern beginnen.

Epidemiologie

Die Infestation wird vor allem in Regionen mit unzureichend entwurmten Hunden und Katzen beobachtet, insbesondere an Badestränden warmer Länder mit vielen streunenden Hunden (Afrika, Karibik, Südostasien, aber auch in Mittel- und Südamerika und vereinzelt in den Südstaaten der USA). Es wurden auch Fälle in Sachsen und Mecklenburg-Vorpommern beobachtet.

Diagnose

Die Diagnose wird klinisch aufgrund des typischen Befundes gestellt. Eine Bluteosinophilie findet sich nur bei ausgeprägtem Befall. Bei nur wenige Millimeter langen linearen Hautveränderungen im Gesäß- oder Rumpfbereich sollten Infektionen mit humanpathogenen Hakenwürmern und eine Strongyloidiasis (Larva currens) differenzialdiagnostisch erwogen und eine entsprechende Stuhldiagnostik eingeleitet werden.

Therapie (Evidenzgrad II–III)

Da der Mensch für die Larven ein Fehlwirt ist, beschränkt sich ihre Lebenszeit auf wenige Monate, sodass die Erkrankung selbstlimitierend ist. Von lokal invasiven Therapieverfahren wie Kryotherapie oder Exzision ist abzuraten, da sich die Larven 1–2 cm jenseits des sichtbaren Gangendes befinden. Ebenso sollte von einer Therapie mit Chlorethylspray wegen der Gefahr von Erfrierungen, insbesondere bei Kleinkindern, abgesehen werden.

Aufgrund des starken Juckreizes ist jedoch meist eine Behandlungsindikation gegeben. Die orale Behandlung mit Ivermectin (200 µg/kgKG als Einzeldosis, evtl. wiederholt nach 1 Woche) scheint hinsichtlich Effizienz und Verträglichkeit der mit Albendazol (15 mg/kgKG/Tag in 2 ED für 1–5 Tage per os) überlegen zu sein. Thiabendazol sollte aufgrund häufiger Nebenwirkungen nicht mehr zur oralen Therapie eingesetzt werden. Alternativ oder ergänzend kann eine Lokaltherapie mit Thiabendazol- (10–15 % in Eucerin c. aqua) oder 10 % Albendazol-Salbe (2 × tägl. dünn aufgetragen) durchgeführt werden.

Prophylaxe

Vermeiden von Hautkontakt mit infektiösem Boden, besonders an Badestränden warmer Länder durch Verwenden von Decken als Liegeunterlage, Tragen von Schuhen und Strümpfen sowie regelmäßige anthelminthische Therapie der Hunde.

Koordinator: P. Höger

Mitarbeiter: R. Bialek

Legionellose

Synonym: Legionärskrankheit, Pontiac-Fieber

Klinisches Bild

Die Legionellose ist eine im Kindesalter seltene Erkrankung und tritt in 2 klinischen Bildern auf, der Legionärskrankheit, die in der Mehrzahl der Fälle asymptomatisch verläuft, und dem Pontiac-Fieber, einer nicht pneumonischen Verlaufsform.

Legionärskrankheit. Die pneumonische Form, auch Legionärskrankheit genannt, beginnt unspezifisch plötzlich mit hohem Fieber, Schüttelfrost, Kopfschmerzen, Schwäche, Arthralgien und Myalgien. Einige Tage nach Krankheitsbeginn kommen trockener Husten und Thoraxschmerzen hinzu. Selten produziert der Patient eitriges oder blutig tingiertes Sputum. Er ist dyspnoisch, auskultatorisch und perkutorisch findet man Befunde wie bei einer (Lobär-)Pneumonie. Klinisch ist die Legionellose *nicht* von einer Pneumonie durch andere Erreger zu unterscheiden. Für eine Legionellose sprechen zusätzliche gastrointestinale Symptome (Bauchschmerzen, Übelkeit, Erbrechen und Durchfall) und psychische Auffälligkeiten wie Verwirrung, Lethargie oder Agitation. Veränderungen im Röntgen-Thorax sind unspezifisch: Anfangs imponieren fleckige Infiltrate, die im Verlauf zu lobären Verdichtungen (ein- oder beidseitig) fortschreiten. Ein Erguss ist in 1 Drittel der Fälle nachzuweisen. Eine radiologische Befundzunahme unter der Therapie in der 1. Woche ist häufig.

Extrapulmonale Organbeteiligungen (Sinusitis, Phlegmone, Pankreatitis, Peritonitis, Pyelonephritis, Enzephalomyelitis, Endo-, Myokarditis) sind vor allem bei Immunsuppression möglich. Zu den unspezifischen fakultativen Laborveränderungen zählen eine Erhöhung der Leukozytenzahl im Blutbild, Erhöhung der Transaminasen, Laktatdehydrogenase, Kreatinkinase, Hyponatriämie, Hypophosphatämie, Proteinurie, Hämaturie und ein Kreatininanstieg im Serum. Die Kombination Pneumonie und Hyponatriämie sollte an die Diagnose Legionellose denken lassen. Die Letalität beträgt, sofern keine Grunderkrankung vorliegt, < 5 %, je nach Grad der Immunsuppression jedoch bis zu 50 %. Die Legionellose ist in 1. Linie eine Krankheit des Erwachsenenalters (2 – 15 % aller ambulant erworbenen Pneumonien mit Hospitalisierung). Neuere Daten (CAPNETZ-Studie) bei Erwachsenen in Deutschland zeigen eine Rate von 3,8 % bei ambulant erworbenen Pneumonien. Immunkompetente Kinder erkranken sehr selten (< 1 % der ambulant erworbenen Pneumonien), betroffen sind in erster Linie Jugendliche und Säuglinge. 2 Drittel der erkrankten Kinder leiden unter Grunderkrankungen mit Immunsuppression. Reinfektionen mit dem gleichen oder unterschiedlichen Serotypen sind möglich.

Eine besondere Empfänglichkeit für Legionellen besteht bei Menschen mit eingeschränkter Makrophagenfunktion (Aktivierung durch γ-Interferon ist wichtig für die intrazelluläre Kontrolle der Legionellen) und/oder einem T-Zell-Defekt (angeborene Immundefekte, Transplantatempfänger, systemische Kortison-Therapie, Rheumapatienten, die unter systemischer monoklonaler TNFα-Antikörpertherapie stehen), bei Diabetikern, Rauchern, Alkoholikern, bei Patienten mit einer chronischen kardiopulmonalen, renalen oder konsumierenden Grundkrankheit und im hohen Alter. Die Legionellose gilt als opportunistische Erkrankung. Neugeborene (v. a. Frühgeborene) können in seltenen Fällen an einer Pneumonie erkranken. Eine rasch progrediente respiratorische Insuffizienz weist in diesem Alter auf eine Infektion mit Legionellen hin. Die Letalität im Neugeborenenalter ist hoch.

Intrauterine Infektionen führen nicht zu Fehlbildungen.

Das **Pontiac-Fieber,** ein grippeähnlicher Infekt, ist durch plötzlich auftretendes Fieber, Kopfschmerzen, Myalgien, Arthralgien, Übelkeit, Schwindel und unproduktiven Husten (*ohne* Pneumonie!) gekennzeichnet. Im Gegensatz zur Legionärskrankheit erkranken vor allem Menschen ohne Grundkrankheit. Vermutlich ist die Krankheit eine Hypersensitivitätsreaktion auf bakterielle Toxine (z. B. LPS) von Legionellen. Lebende Erreger konnten bei dieser Krankheitsform nie kultiviert werden. Zur Diagnose eignen sich der Antigennachweis im Urin und die Serologie. Die Prognose ist gut, der Verlauf selbstlimitierend.

Ätiologie

Legionellen sind gramnegative, aerobe, sporenlose, unbekapselte Stäbchen. Sie sind obligat intrazelluläre Erreger und vermehren sich in (Alveolar-) Makrophagen, Fibroblasten und (respiratorischen) Epithelzellen.

In der Familie der Legionellaceae sind bisher 50 Arten mit 70 Serogruppen bekannt. Wenigstens 20 dieser Spezies können eine Pneumonie hervorrufen. Rund 90 % aller Legionellosefälle werden durch einen der 15 Serotypen von L. pneumophila hervorgerufen, wobei anteilsmäßig die Serogruppen 1 (70–80 %), 4 und 6 überwiegen. Weitere wichtige humanpathogene Spezies sind: L. micdadei (60 % der nicht durch L. pneumophila verursachten Legionellosen), L. bozemanii (15 %), L. dumoffii (10 %) und L. longbeachae (5 %). Die Speziesdifferenzierung erfolgt meist mittels spezifischer Antikörper. Wegen möglicher Kreuzreaktivitäten gilt die DNA-Sequenzierung bestimmter Genbereiche isolierter Legionellen als Goldstandard.

Epidemiologie

Legionellen kommen in verschiedenen natürlichen Süßgewässern vor. Natürliches Reservoir und Ort der Replikation sind Frischwasseramöben und andere Protozoen (Protozoonose). Nach Einleitung in artifizielle Wassersysteme wie Kühltürme, Klimaanlagen, Wasseraufbereitungsanlagen oder Badebecken vermehren sich die Legionellen rasch. Dies wird durch eine höhere Wassertemperatur (Optimum [25 –] 35–38 [–45]°C), Sedimentansammlung und die Anwesenheit von Nährstoffen (v. a. innerhalb von Biofilmen) erleichtert.

Die Übertragung von Legionellen auf den Menschen erfolgt durch Inhalation bzw. (Mikro-)Aspiration infektiöser Aerosole (z. B. Dusche, Whirlpool, Inhalationsgeräte, beim Trinken oder Gurgeln), durch Manipulationen am Respirationstrakt (z. B. Intubation oder Absaugen) und in Einzelfällen über Wundinfektionen. Eine besondere Stellung in Bezug auf die Übertragung hat der Erreger L. longbeachae, der besonders in Australien und Neuseeland im feuchten Boden vorkommt und über Kontakt mit Pflanzenerde übertragen wird. Die Manifestationsrate für die Legionärskrankheit nach Infektion ist niedrig (0,5–5 %), für das Pontiac-Fieber hoch (bis 95 %). Beide Krankheiten können sporadisch oder epidemisch auftreten. Sporadische Legionellen-Pneumonien werden nur in 3 % der Fälle korrekt diagnostiziert. Nosokomiale Übertragungen von Legionellen (z. B. aus dem Krankenhauswasser oder durch kontaminierte Inhalationsgeräte) sind möglich und für 20–25 % der Legionellen-Erkrankungen verantwortlich. Eine Übertragung von Mensch zu Mensch findet nicht statt. Die Inzidenz im Erwachsenenalter in Deutschland wird mit 5–6:100 000 Einwohnern angegeben, für das Kindesalter liegt sie deutlich niedriger (< 1:1 Mio.). Das Forschungsnetzwerk „Akute Atemwegsinfektionen im Kindesalter" (http://www.pid-ari.net) hat in den Jahren 2003–2006 keinen einzigen Fall einer Legionellen-Infektion im Kindesalter verzeichnet.

Die **Inkubationszeit** beträgt 2–10 Tage bei der Legionärskrankheit und 1–3 Tage beim Pontiac-Fieber.

Diagnose

Der Erregernachweis ist schwierig, da die verfügbaren diagnostischen Tests keine optimale Sensitivität haben und Ergebnisse zum Teil erst lange Zeit nach der Probenentnahme vorliegen.

Eine rasche Methode ist der Nachweis eines L.pneumophila-Serogruppe-1-Antigens im Urin am 1. bis 3. Erkrankungstag mittels ELISA oder Immunchromatografie (Sensitivität 40–85 % je nach Schweregrad der Erkrankung, bzw. nach Konzentrierung der Urinproben 80–90 %, Spezifität 99 %). Antigentests zur Erfassung weiterer Serotypen und anderer Legionellen-Arten sind in der Entwicklung.

Der direkte Erregernachweis aus Sputum, Trachealsekret oder am besten aus Material einer bronchoalveolären Lavage kann mittels direktem Immunfluoreszenztest erfolgen (Sensitivität 30–75 %, Spezifität 95 %). Allerdings ist der Test aufwendig und die Sensitivität nur in geübter Hand ausreichend. Die Kultur dieser Materialien hat bei rascher Probenverarbeitung auf einem Spezialmedium eine etwa gleich hohe Sensitivität und eine Spezifität von 100 %. Zur Anzucht ist eine 3- bis 7-tägige Bebrütung auf Selektivmedien (Kohle-Hefe-Extrakt, Supplementierung mit L-Cystein und Eisen) notwendig. Legionellen wachsen nicht in den kommerziell verfügbaren Blutkultursystemen. Eine Anzucht aus klinischen Proben ist Voraussetzung für einen kausalen Nachweis einer Infektionskette mittels molekularer Typisierung.

Mittels PCR gelingt der Erregernachweis aus Urin, bronchoalveolärer Lavage, Rachenabstrich bzw. Rachenspülwasser, Sputum und Serum mit vergleichbarer Sensitivität (60–80 % im Urin, 80–100 % für respiratorische Sekrete) und Spezifität (99–100 %).

Serologisches Standardtestverfahren zum Nachweis von IgG-, IgM- und IgA-Antikörpern ist der Immunfloreszenztest (IFT). ELISA und Agglutinationstests sind nur zum Screening geeignet. Eine IgM-spezifische Diagnostik ist wegen Kreuzreaktionen zu anderen Bakterien nicht etabliert. Es sollte ein Akutphaseserum asserviert werden, um bei fehlendem kulturellen Erregernachweis, aber bestehendem klinischem Verdacht, die Diagnose durch einen 4-fachen Titeranstieg (2. Titer, frühestens nach 4 Wochen abgenommen, sollte wenigstens einen Titer ≥ 1:128 im IFT erreichen) dokumentieren zu können (Sensitivität der Serologie 40 – 80 %; Spezifität 96 – 99 %). Ein signifikanter Titeranstieg findet sich aber oft erst 4 – 12 Wochen nach Erkrankungsbeginn. Daher spielt die Serologie in der Akutphase keine Rolle. Kreuzreaktionen mit einer Vielzahl von bakteriellen Erregern sind möglich (u. a. Coxiella burnetii, Mycoplasma pneumoniae, Campylobacter spp., Pseudomonas spp.). Einzeltiterbestimmungen sind unzuverlässig, da sie während der akuten Krankheitsphase oft negativ sind und Antikörpertiter über Jahre persistieren können.

Folgendes diagnostisches Vorgehen bei Verdacht auf Legionellen-Infektion wird empfohlen: *Screening-Untersuchung* mittels *Urin-Antigen-Test* und/oder *Kultur* bzw. evtl. PCR; *retrospektiv Bestätigung* der Diagnose durch *Serologie* möglich.

Therapie (Evidenzgrad IV im Kindesalter, III für Erwachsene)

Prospektive, kontrollierte Studien zur Antibiotikatherapie fehlen. Abgeleitet aus retrospektiven Therapiestudien ist jedoch unstrittig, dass die frühzeitige Therapie mit Makroliden oder Tetrazyklinen die Letalität reduziert.

Therapie der Wahl im Kindesalter sind *Makrolide*, z. B. Erythromycin 50 – 60 mg/kgKG, maximal 4 g/Tag initial bevorzugt intravenös, evtl. bei leichten Verläufen ohne gastrointestinale Symptomatik per os, im Verlauf nach Zustandsverbesserung (i. d. R. nach 3 – 5 Tagen) per os. Unkomplizierte Formen werden 10 – 14 Tage, schwere Verläufe 3 Wochen behandelt.

Die *neueren Makrolide* (Azithromycin, Clarithromycin) werden aus folgenden Gründen gegenüber dem Erythromycin favorisiert: höhere Aktivität bei In-vitro-Testungen, bessere Verträglichkeit, vor allem bei intravenöser Applikation, kürzere Therapiedauer, geringere Medikamenteninteraktionen und potenziell bessere Compliance. Unkomplizier-

te Formen werden mit Azithromycin (10 mg/kgKG/Tag in einer Tagesdosis für 5 Tage) oder Clarithromycin (15 mg/kgKG/Tag in 2 Tagesdosen für 10 Tage), schwere Verläufe und immunsupprimierte Patienten für 10 Tage mit Azithromycin bzw. 21 Tage mit Clarithromycin behandelt. Die Therapie sollte bei schweren Verläufen oder immunsupprimierten Patienten mit Rifampicin kombiniert werden. Daten aus retrospektiven, unkontrollierten Studien lassen den Schluss zu, dass bei schweren Erkrankungen oder Immunsuppression die Kombination mit Rifampicin sinnvoll ist.

Bei älteren Kinder (ab 9 Jahren) kann alternativ Doxyzyklin in Standarddosierung gegeben werden.

Im Erwachsenenalter werden die im Kindesalter nicht zugelassenen neueren Chinolone (v. a. Levofloxacin; Ciprofloxacin mit im Vergleich zu Levofloxacin geringerer In-vitro-Aktivität) alternativ zu den neuen Makroliden eingesetzt. Vorteile dieser Medikamentengruppe sind die geringeren Wechselwirkungen mit anderen Medikamenten und möglicherweise ein größerer klinischer Effekt im Vergleich zu den Makroliden (schnellere Entfieberung, kürzere Hospitalisierungsdauer). Bei Endokarditis oder fehlendem Ansprechen einer Monotherapie mit Makroliden oder Chinolonen ist eine Kombination von Makroliden und Chinolonen oder die zusätzliche Gabe von Rifampicin (15 – 20 mg/kgKG/Tag als Einzeldosis) indiziert. Weitere potenziell wirksame Antibiotika sind Trimethoprim-Sulfamethoxazol, Streptogramine (z. B. Quinupristin-Dalfopristin) und die neuen Ketolide (z. B. Telithromycin, zugelassen ab dem 12. Lebensjahr).

In der Schwangerschaft sind Erythromycin und Azithromycin die Medikamente der Wahl.

Experimentelle Therapieansätze sind der Einsatz von γ-Interferon oder Interleukin-12, die im Tierversuch ein verstärktes Abtöten der Bakterien bewirken.

Beim Pontiac-Fieber ist aufgrund des selbstlimitierenden Verlaufes keine Antibiotikatherapie notwendig.

Prophylaxe

Legionellen werden häufig (bis zu 70 %) bei mikrobiologischen Untersuchungen des Trinkwassers gefunden. Der Nachweis ist allerdings in den allermeisten Fällen nicht mit einer Legionellen-Infektion assoziiert. Eine routinemäßige Testung ist deshalb nicht sinnvoll, insbesondere da die empfohlenen Maßnahmen zur Dekontamination der

Wasserleitungssysteme aufwendig, teuer und teilweise nicht zuverlässig wirksam sind.

Für 1 sicher nachgewiesenen Fall oder bei mindestens 2 vermuteten Fällen innerhalb von 6 Monaten sollte jedoch eine umfassende mikrobiologische und epidemiologische Abklärung erfolgen, da die Mehrzahl (ca. 70 %) der Erkrankungen im Rahmen von lokalen Epidemien auftritt, die ansonsten unentdeckt bleiben. Diese nosokomial übertragenen Fälle sind mit einer höheren Letalität assoziiert.

Wichtige Infektionsquellen sind kontaminierte Atemluftanfeuchter, Klimaanlagen, Raumluftbefeuchter, Vernebler und Trinkwasseranlagen, die durch mikrobiologische/epidemiologische Untersuchungen identifiziert werden können. Aus den entsprechenden Untersuchungsmaterialien können die Bakterien kultiviert werden. Die Identität von Infektionserreger bzw. Umweltisolaten kann mit geeigneten Typisierungsmethoden nachgewiesen werden. Zur Sanierung von Wasserleitungssystemen ist die Hyperchlorierung mit > 10 mg/l sowie das kurzzeitige Erhitzen des Wassers auf > 70 °C für 30 Minuten mit Durchspülen *aller* Auslässe geeignet. Ein Langzeiteffekt ist mit diesen Methoden aber nicht zu erreichen. Ein Zusatz von Chlordioxid in Wassersystemen hat über einen Zeitraum von 17 Monaten in einer Studie die Keimlast und die Anzahl nosokomialer Übertragungen reduziert. Langzeitdaten fehlen jedoch zu dieser Methode. Sinnvolle Maßnahmen zur Verhinderung nosokomialer Legionellosefälle sind die ausschließliche Verwendung von sterilem Wasser in Verneblern und Atemluftanfeuchtern und die regelmäßige Wartung und Reinigung von Klimaanlagen und Wasserversorgungseinrichtungen.

Immunsupprimierte Patienten sollten in keinem Fall mit legionellahaltigem Wasser in Berührung kommen. Folgende präventive Maßnahmen sind bei diesem Kollektiv notwendig: Zur Gesichts- und Mundhygiene sollte nur steriles Wasser verwendet werden; Duschen sollten gemieden werden, stattdessen sollte dem Badewasser ggf. ein Desinfektionsmittel wie PVP-Jod zugegeben werden. Bei anderweitig nicht sanierbaren Leitungssystemen sollten auf Stationen mit immunsupprimierten Patienten endständige Einmal- oder autoklavierbare Wasserauslassfilter installiert werden.

Eine Isolierung im Krankenhaus ist nicht notwendig, da Übertragungen von Mensch zu Mensch nicht beschrieben sind. Nach § 7 IfSG besteht eine namentliche Meldepflicht für den Labornachweis von Legionella-Spezies.

Literatur

Von Baum H, Ewig S, Marre R et al. Community-acquired Legionella pneumonia: new insights from the German competence network for community acquired pneumonia. Clin Infect Dis 2008; 46: 1356–1364

Centers for Disease Control. http://www.cdc.gov/legionella/patient_facts.htm; Stand: Juni 2008

Eckmanns T, Lueck C, Rueden H et al. Prävention nosokomialer Legionellosen. Dtsch Arztebl 2006; 103: A 1294–1300

Greenberg D, Chiou CC, Famigilleti R et al. Problem pathogens: paediatric legionellosis – implications for improved diagnosis. Lancet Infect Dis 2006; 6: 529–535

Ofelia CT, Anderson LJ, Besser R et al. Guidelines for preventing healthcare-associated pneumonia, 2003. http://www.cdc.gov; Stand: Oktober 2008

Robert Koch-Institut. Legionellose in Deutschland 2004. Epid Bull 2005; 48: 447–451

Robert Koch-Institut. http://www.rki.de; Infektionskrankheiten A–Z. Legionellose. Stand: Mai 2008

The European Working Group for Legionella Infections. http://www.ewgli.org; Stand: Oktober 2008

University of Pittsburgh. http://www.legionella.org; Stand: Oktober 2008

 Koordinator:
M. Hufnagel

Mitarbeiter:
R. Berner, J. Hübner, C. Lück,
K. Magdorf, H. J. Schmitt, U. Sutter

Leishmaniosen

Klinisches Bild

Leishmaniasis (syn. Leishmaniosen) bezeichnet einen Komplex von Erkrankungen der inneren Organe, der Haut und/oder der Schleimhäute, die durch Protozoen der Gattung Leishmania verursacht werden. Unter klinischen Gesichtspunkten lassen sich 3 Krankheitsbilder voneinander abgrenzen.

■ Viszerale Leishmaniasis (Kala Azar)

Die viszerale Leishmaniasis ist eine systemische Erkrankung auf der Grundlage einer mangelhaften, T-Zell-vermittelten Immunantwort des Individuums gegenüber Leishmanien, die unbehandelt meist tödlich verläuft. Symptomlose Infektionen sind in endemischen Regionen wahrscheinlich bis zu 100-mal häufiger als klinisch apparente Erkrankungen und bilden als opportunistische Infektionen eine potenzielle Gefährdung für immunsupprimierte Patienten. Seit 1986 gilt Kala Azar als eine typische Komplikation der HIV-Infektion, vor allem in Südeuropa.

Der Krankheitsbeginn kann, nach einer **Inkubationszeit** von 6 Wochen bis zu 10 Monaten (Streubreite: 10 Tage bis 10 Jahre), plötzlich auftreten oder schleichend verlaufen.

Bei anfangs noch gering eingeschränktem Allgemeinbefinden beobachtet man ein mittelgradig hohes Fieber, meist täglich und nicht selten mit einem morgendlichen und abendlichen Gipfel auftretend. Schon frühzeitig entwickeln die Patienten eine ausgeprägte Hepatosplenomegalie, zum Teil auch eine generalisierte Lymphadenopathie. Mit zunehmender Krankheitsdauer wird der Allgemeinzustand deutlich reduziert und es treten Gewichtsverlust, Hautveränderungen auf, meist als fleckige Hyperpigmentierungen, und auch Myokard- und Nierenschädigungen werden beobachtet. Sekundärinfektionen (Pneumonie, Diarrhö) und/oder Blutungskomplikationen bei Leuko-, Thrombo- und/oder Panzytopenie sind bei unbehandelten Patienten häufig die unmittelbare Todesursache.

Die typischen Laborbefunde bei der viszeralen Leishmaniasis sind eine beschleunigte Blutsenkungsgeschwindigkeit, eine Panzytopenie sowie eine markante Hypergammaglobulinämie als Folge einer polyklonalen B-Zell-Aktivierung. Die oft sehr ausgeprägte Anämie basiert u. a. auf dem verstärkten Abbau von Erythrozyten in der Milz oder einer Störung der Erythropoese durch eine parasitäre Infiltration des Knochenmarks. Verminderte periphere Thrombozytenzahlen tragen mit zu den hämorrhagischen Diathesen bei, die zu den gefürchteten Komplikationen bei unbehandelter Erkrankung zählen.

■ Kutane Leishmaniose (Orientbeule)

Die kutane Form der Leishmaniose ist eine benigne, selbstlimitierende Erkrankung der Haut, die in weiten Teilen Südeuropas, Asiens, Afrikas sowie Mittel- und Südamerikas in unterschiedlicher Häufigkeit bei Kindern und Erwachsenen vorkommt. Im Anschluss an einen infizierenden Stich entwickelt sich Wochen bis Monate später eine juckende papulöse Hautefflorenszenz, die bis zu einem Durchmesser von 2 cm anwachsen kann. Im weiteren Verlauf wandelt sie sich zu einem meist scharf begrenzten, mehrere Zentimeter durchmessenden Ulkus mit erhabenem Randwall, das nach 3 – 18 Monaten abheilt und eine hypo- oder hyperpigmentierte Narbe zurücklässt. Eiterbildung und Schmerzen werden nur als Folge von Sekundärinfektionen beobachtet. Die Hautefflorenszenzen treten in typischer Weise an den unbedeckten Hautpartien einzeln oder in multipler Form auf. Bei persistierenden, nicht heilenden Hautefflorenszenzen nach Aufenthalten in Endemiegebieten, wie dem Mittelmeerraum, sollte immer auch an das Vorliegen einer kutanen Leishmaniose gedacht werden.

Spezielle Formen der kutanen Leishmaniose, die nicht spontan heilen, sind die diffuse kutane Leishmaniose, die Leishmaniasis recidivans und das Post-Kala-Azar-Hautleishmanoid.

■ Mukokutane Leishmaniasis (Espundia)

Die vorwiegend in Südamerika vorkommende Krankheit wird selten importiert. Charakteristisch ist ein Parasitenbefall der Schleimhäute des Nasopharynx mit progressiven Weichteil- und Knorpeldefekten.

Ätiologie

Leishmaniosen sind Zoonosen. Das Reservoir sind vor allem hundeartige Tiere sowie Nager, aber in einigen Regionen vorwiegend Menschen. Üblicherweise wird der Mensch durch Stich der weiblichen Schmetterlingsmücken der Gattungen Phlebotomus und Lutzomyia infiziert. Konnatale Infektionen sind ebenso wie Leishmaniosen durch kontaminierte Blutkonserven, Infusionsnadeln und durch Organtransplantationen vereinzelt dokumentiert worden. Leishmanien leben in Menschen und Wirbeltieren obligat intrazellulär als unbewegliche Amastigote, die sich nach einer Blutmahlzeit im Magen der Schmetterlingsmücke in begeißelte und damit bewegliche Promastigote umwandeln.

Die viszerale Leishmaniasis wird hervorgerufen insbesondere durch Leishmanien des sog. L.donovani-Komplexes, wie L. donovani, L. infantum, in Südamerika durch L. chagasi, aber auch durch L. amazonensis und L. mexicana (L.mexicana-Komplex). Die kutane Leishmaniose der „Alten Welt", also in Europa, im arabischen Raum und Afrika wird durch L. major, L. tropica und L. aethiopica verursacht. Die kutanen und mukokutanen Krankheitsbilder in Mittel- und Südamerika werden verursacht durch Leishmanien des L.mexicana-Komplexes sowie L. braziliensis und L. guayanensis, die zur Subgattung Viannia gehören.

Epidemiologie

Die Leishmaniasis kommt in mehr als 80 tropischen und subtropischen Ländern vor. Sie ist vor allem im südlichen Europa und Nordafrika, also im Mittelmeerraum, im Nahen Osten, in Süd- und Zentralasien sowie in Mittel- und Südamerika endemisch. Weltweit beträgt die Prävalenz der Leishmaniosen ca. 12 Millionen Fälle. Jedes Jahr erkranken ca. 1,5–2 Millionen Menschen an einer manifesten Leishmaniose, davon ca. 500 000 an Kala Azar, von denen ca. 70 000 versterben. 90 % der VL-Fälle finden sich in Indien, Bangladesh, Nepal, Sudan und Brasilien; 90 % der kutanen Infektionen werden in Afghanistan, Pakistan, Syrien, Saudi Arabien, Algerien, Iran, Brasilien und Peru beobachtet, während mukokutane Verlaufsformen vornehmlich aus Brasilien, Bolivien und Peru gemeldet werden. In Deutschland sind keine autochthonen Fälle von Leishmaniasis bekannt. Importierte Leishmaniosen stammen überwiegend aus typischen Feriengebieten deutscher Urlauber, wie Italien (u. a. Toskana), Südfrankreich, Griechenland sowie der spanischen und nordafrikanischen Mittelmeerküste. Im Jahr 2007 wurden dem freiwilligen Melderegister importierter Leishmanisisfälle am Institut für Tropenmedizin in Berlin 21 Fälle gemeldet, davon 4 Fälle viszeraler Leishmaniasis (3 davon aus Spanien importiert) und 17 kutane Leishmaniosen.

Die in Mittelmeeranrainerstaaten auftretende viszerale Leishmaniasis wird auch als mediterrane Form bezeichnet. Die Patienten sind überwiegend Kinder bis zum Schulalter. Das wichtigste Tierreservoir in dieser Region stellen Hunde und Füchse, aber auch kleine Nagetiere dar. Eine indische Form der Erkrankung dominiert auf dem indischen Subkontinent und in Teilen von China, wo fast ausschließlich der Mensch das Erregerreservoir bildet. Infiziert werden überwiegend ältere Kinder und Erwachsene. Eine afrikanische Form findet sich epidemisch und endemisch im Sudan und in weiten Teilen Ostafrikas. Die meisten Patienten sind im jungen Erwachsenenalter. Eine endemische Verbreitung von Kala Azar findet sich auch im Norden Brasiliens, einer Region, die auch Zielgebiet deutscher Touristen ist.

Diagnose

Die Diagnose der viszeralen Leishmaniasis beruht auf der spezifischen Auslandsanamnese charakteristischer Kombinationen unspezifischer Symptome und Laborbefunde. Die typische Milzvergrößerung lässt sich klinisch und sonografisch leicht erfassen. Einerseits sollte bedacht werden, dass die viszerale Leishmaniasis Ausdruck einer immunsupprimierenden Erkrankung ist, wie eine HIV-Infektion oder Tuberkulose. Andererseits ist die Erkrankung differenzialdiagnostisch bei Verdacht auf Leukämie, insbesondere bei Fieber unklarer Genese, zu erwägen. Die Diagnose kann durch eine Kombination von parasitologischen und serologischen Untersuchungen gesichert werden. Ein Antikörpernachweis im Serum mittels Indirekter Immunfluoreszenz (IIF) und Enzymimmuntest (ELISA) weist eine hohe Sensitivität und Spezifität bei der viszeralen Verlaufsform auf, versagt aber nicht selten bei Immunsuppression und ist unzuverlässig bei kutanen und mukokutanen Verlaufsformen. Kreuzreagierende Antikörper spielen bei importierten Fällen so gut wie keine Rolle. Insbesondere bei immundefizienten Patienten sollte zusätzlich der Nachweis spezifischer DNA mittels PCR aus peripherem Blut versucht werden. Knochenmarkausstriche sind bei der VL meist positiv, auch wenn mehrere Präparate komplett durchgemustert werden müssen. Auch bei importierten Fällen ist die histologische und kulturelle Untersuchung von Organbiopsaten (Milz, Leber, Lymphozyten, Lymphknoten) neben den serologischen Untersuchungsmethoden anzustreben. Bei der Beurteilung von Knochenmarkausstrichen, die bspw. zum Ausschluss einer onkologischen Erkrankung durchgeführt wurden, ist zu berücksichtigen, dass auch bei einer viszeralen Leishmaniose erythrozytenphagozytierende Histiozyten beobachtet werden können.

Die Diagnose einer kutanen oder einer mukokutanen Leishmaniose beruht primär auf dem direkten Erregernachweis in der Biopsie des nicht nekrotischen Ulkusrandes durch Anfärbung (Giemsa) oder durch die Anzüchtung der Parasiten im Nährmedium oder im Hamster (Espundia). Zusätzlich sollte eine PCR-Diagnostik mit Erregeridentifizierung durch Sequenzierung angestrebt werden, da die Therapie u. a. von der verursachenden Spezies abhängt.

Therapie

Das Mittel der 1. Wahl der viszeralen Leishmaniasis bei Kindern und Erwachsenen ist liposomales Amphotericin B (Ambisome). In einer Dosierung von 3 mg/kgKG an 4 aufeinanderfolgenden Tagen und am 10. Tag werden bei Infektionen mit Erregern aus der Alten Welt hohe Heilungsraten erzielt. Erreger aus Mittel- und Südamerika erfordern eine Dosierung von 3 – 4 mg/kgKG über 10 Tage. Die protrahierte Anwendung von Amphotericin B ist wegen ihrer geringeren Nebenwirkungsrate und ihrer überlegenen Wirkung den lange Zeit empfohlenen Antimon-Präparaten vorzuziehen. Antimonresistente L.donovani-Isolate werden aus Bihar in Indien berichtet. Das oral applizierte Miltefosine (Impavido) weist eine unterschiedliche In-vitro-Aktivität gegen die verschiedenen Leishmanien-Arten auf. Es wirkt sehr gut gegen L. donovani. Es ist für Kinder ab dem 3. Lebensjahr zugelassen und wird in einer Dosierung von 2,5 mg/kgKG/Tag über 28 Tage verabreicht. Die Behandlung komplizierender Zweiterkrankungen und die supportive Therapie richten sich nach dem individuellen Krankheitsbild, dem Alter des Patienten und den entsprechenden medizinischen Richtlinien. Die Behandlung einer VL sollte stationär in einer spezialisierten tropenmedizinischen oder infektionspädiatrischen Einrichtung durchgeführt werden. Zur Erfolgskontrolle gehören regelmäßige klinische und serologische Nachuntersuchungen. Sollte es nach 6 Monaten zu einem deutlichen Abfall der Antikörpertiter gekommen sein, ist eine Kontrolluntersuchung erst beim Auftreten erneuter Beschwerden erforderlich. Persistierende Antikörpertiter müssen an ein Therapieversagen denken lassen.

Die Arbeitsgruppe Leishmaniasis der Deutschen Gesellschaft für Tropenmedizin und Paul-Ehrlich-Gesellschaft hat in Zusammenarbeit mit der Deutschen Dermatologischen Gesellschaft eine Therapieleitlinie der kutanen Leishmaniose und mukokutanen Leishmaniasis anhand publizierter Studiendaten erstellt. Da viele verschiedene Leishmanien-Arten ursächlich sein können, die unterschiedliche In-vitro-Empfindlichkeiten gegen die verfügbaren Medikamente zeigen, ist es derzeit nicht möglich, Therapieempfehlungen für jede Erkrankung festzuschreiben. Bei der kutanen Leishmaniose der Alten Welt kann die üblicherweise nach 6 – 18 Monaten eintretende Spontanheilung abgewartet oder lokale Therapiemodalitäten versucht werden. Dazu zählen u. a. die lokale Applikation von Paromomycin (15 %) mit Methylbenzethoniumchlorid (12 %) in weißer Vaseline, periläsionale Injektionen von Antimon, aber auch Wärme- und Kryotherapie.

Die kutane Leishmaniose wird als komplex definiert, wenn folgenden Kriterien erfüllt werden:

- mehr als 3 Läsionen
- eine Einzelläsion mit einem Durchmesser > 4 cm
- Läsionen an kosmetisch und/oder funktionell problematischen Regionen, wie Gesicht, an den Händen oder Übergängen zur Schleimhaut
- Lymphangitis oder -adenitis bzw. Auftreten von Satellitenläsionen sowie
- therapierefraktäre Läsionen

Grundsätzlich sollten komplexe Läsionen, kutane Leishmaniosen der Neuen Welt, verursacht durch Spezies der Subgattung Viannia oder durch L. amazonensis, mukokutane Verlaufsformen sowie rezidivierende, disseminierte und diffus kutane Verläufe systemisch behandelt werden. Unverändert werden Antimon-Präparate von der WHO empfohlen, abhängig von der Spezies können auch liposomales Amphotericin B und Miltefosin wirksam sein.

Prophylaxe

Individuelle, vorbeugende Maßnahmen beim Aufenthalt in Regionen, in denen Leishmaniosen vorkommen, sollten vor allem dem Schutz vor dem Kontakt mit Phlebotomen dienen. Dazu gehört das Tragen langer Hosen und langärmliger Oberbekleidung, die zusätzlich mit Repellents wie DEET (Diethyltoluamid) oder Permethrin imprägniert werden können.

Verschiedene Impfstoffe gegen Leishmanien werden bisher nur in Studien getestet.

Literatur

Amato VS, Tuon FF, Bacha HA et al. Mucosal leishmaniasis – current scenario and prospects for treatment – review. Acta Tropica 2008; 105: 1 – 9

Bogdan C. Leishmaniosen im Kindesalter. Monatsschrift Kinderheilkunde 2006; 154: 221 – 228

Croft SL, Sundar S, Fairlamb AH. Drug resistance in leishmaniasis. Clin Microbiol Rev 2006; 19: 111 – 126

Deutsche Gesellschaft für Tropenmedizin und Internationale Gesundheit (DTG). Leitlinie: Diagnostik und Therapie der viszeralen Leishmaniasis (Kala Azar), 2006. http://www.awmf-online.de; Stand: Juli 2008

Deutsche Gesellschaft für Tropenmedizin und Internationale Gesundheit (DTG). Leitlinie: Diagnostik und Therapie der kutanen und mukokutanen Leishmaniasis in Deutschland. http://leitlinien.net/AWMF Reg-Nr.: 042/007. Stand: Dezember 2008

Murray HW, Berman JD, Davies CR et al. Advances in leishmaniasis. Lancet 2005; 366: 1561 – 1577

 Koordinator:
S. Hohenschild

Mitarbeiter:
R. Bialek, U.B. Graubner, T. Löscher

Lepra

Synonyma: Aussatz, Morbus Hansen, Hansenosis

Klinisches Bild

Lepra ist eine chronisch-infektiöse Krankheit, die bevorzugt Haut, Schleimhäute, periphere Nerven und die oberen Luftwege befällt. Das klinische Erscheinungsbild der Lepra wird durch die Fähigkeit des Erregers, in Makrophagen und Schwann'schen Zellen zu überleben und sich darin zu vermehren, bestimmt. Das Krankheitsbild ist abhängig von der individuellen Immunitätslage (zelluläre Immunreaktion) des Wirtes. Bei allen Erkrankungsformen sind Hautläsionen und häufig Verdickungen der peripheren Nerven typische Frühstadien der Erkrankung. Die charakteristischen Befunde der einzelnen Lepraformen sind in Tab. 65 zusammengefasst.

■ Indeterminierte Form

Früheste Form der Lepra; meist ein schlecht abgegrenzter hypopigmentierter oder erythematöser Fleck mit unspezifischer Entzündung der Blutgefäße, Schweiß- und Talgdrüsen, Haarfollikel und Hautnerven ohne Einschränkung der Funktion. Die Läsionen heilen meist spontan ab, insbesondere bei Kindern, können jedoch in alle ausgeprägteren Formen übergehen.

■ Tuberkuloide Form (TT)

Gutartige, wenig kontagiöse Form bei ausgeprägter zellvermittelter Immunantwort. Typisch sind makuläre und manchmal plaquebildende, manchmal erhabene Hautläsionen. Die Sensibilität ist stark eingeschränkt, es besteht Thermhyp-/-anästhesie, Anhidrose und Haarausfall. Periphere Nerven und Hautnerven sind in 3 Viertel tastbar verdickt mit resultierenden Funktionseinschränkungen. Spontanheilungen können vorkommen.

■ Lepromatöse Form (LL)

Sie ist die anerge Form mit schlechter Prognose und hoher Kontagiosität. Es handelt sich um eine generalisierte Infektion durch Mycobacterium leprae via Nervengewebe, Blutbahn und Lymphsystem, die nahezu alle Organe befallen kann, insbe-

Tabelle **65** Zusammenfassung der wesentlichen Befunde der einzelnen Lepraformen.

Form	Klinische Merkmale	Zelluläre Immunitätslage	Einteilung nach Bakterienzahl (bakterieller Index nach Ridley [0 – 6])	WHO-Einteilung (pauzibazillär [PB] ≤ 5 Hautläsionen; multibazillär [MB] > 5 Hautläsionen)
indeterminiert	unscharf begrenzte hypopigmentierte und erythematöse Maculae		negativ oder vereinzelt (0 – maximal 1)	PB
tuberkuloid (TT)	ein einzelner oder wenige unempfindliche, gut abgegrenzte Maculae und Plaques, häufig periphere Nervenbeteiligung		vereinzelt (0 – maximal 1)	PB
Borderline (BT, BB, BL)	zahlreichere Läsionen mit schlechterer Begrenzung, häufige Satellitenläsionen, oft periphere Nervenbeteiligung		BT – selten (0 – maximal 1)	PB/MB
			BB – mäßig (2 – ca. 4)	MB
			BL – mäßig/ausgeprägt (3 – 5)	MB
lepromatös (LL)	multiple, teils unempfindliche, makulöse oder papulöse, symmetrisch angeordnete Läsionen, erst spät Auftreten von Nervenläsionen, Spätkomplikationen		sehr ausgeprägt (meist 4 – 6)	MB

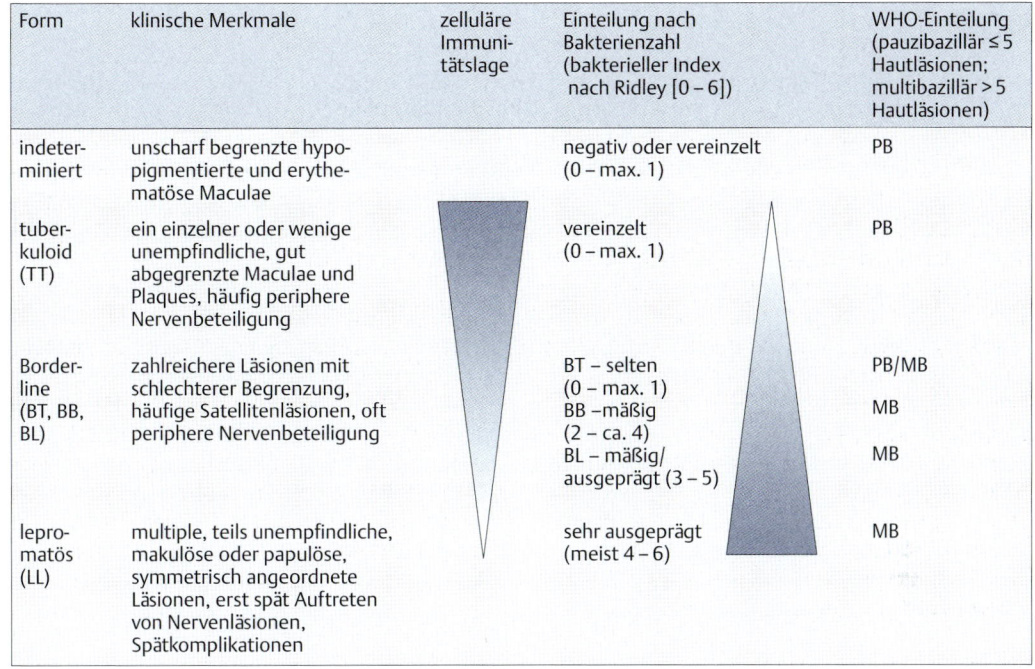

Form	klinische Merkmale	zelluläre Immuni-tätslage	Einteilung nach Bakterienzahl (bakterieller Index nach Ridley [0 – 6])	WHO-Einteilung (pauzibazillär ≤ 5 Hautläsionen; multibazillär > 5 Hautläsionen)
indeter-miniert	unscharf begrenzte hypo-pigmentierte und erythe-matöse Maculae		negativ oder vereinzelt (0 – max. 1)	PB
tuber-kuloid (TT)	ein einzelner oder wenige unempfindliche, gut abgegrenzte Maculae und Plaques, häufig periphere Nervenbeteiligung		vereinzelt (0 – max. 1)	PB
Border-line (BT, BB, BL)	zahlreichere Läsionen mit schlechterer Begrenzung, häufige Satellitenläsionen, oft periphere Nervenbeteiligung		BT – selten (0 – max. 1) BB –mäßig (2 – ca. 4) BL – mäßig/ ausgeprägt (3 – 5)	PB/MB MB MB
lepro-matös (LL)	multiple, teils unempfindliche, makulöse oder papulöse, symmetrisch angeordnete Läsionen, erst spät Auftreten von Nervenläsionen, Spätkomplikationen		sehr ausgeprägt (meist 4 – 6)	MB

Abb. 2 Zusammenfassung der wesentlichen Befunde der einzelnen Lepraformen (modifiziert nach Ridley und Joplin und WHO).

sondere die Haut, den Mund, die Nase und Schleimhäute der oberen Luftwege, den vorderen Augenanteil, die Hoden und periphere Nerven (Nervenlepra). Letztere Manifestation führt im Verlauf zu trophischen Muskel- und Knochenschä-den, aus denen die charakteristischen Extremitä-tendeformierungen resultieren. Trophische Stö-rungen des Os nasale können zu einem Zusam-menbruch des nasalen Knochengerüsts führen und die typische Stigmatisierung von Leprakran-ken verursachen. Charakteristisch sind außerdem aus Papeln hervorgehende Knoten (Leprome) und wulstartige Neubildungen durch diffuse Infiltrate (Facies leonina). Die Widerstandskraft gegen M. leprae ist gering, unbehandelte Fälle verlaufen progressiv.

■ Borderline-Formen (dimorphe Lepra) (BT, BB, BL)

Klinische und pathologische Kennzeichen sowohl der tuberkuloiden als auch der lepromatösen Form. Klinisch imponieren die Hautläsionen als papulöse und/oder makulöse Effloreszenzen, als Noduli und/oder Infiltrate. Die Schädigung der pe-ripheren Nerven führt zur Beeinträchtigung der Motorik, Sensibilität und zu trophischen Störun-

gen mit ihren Folgen. Der Verlauf hängt von der Immunitätslage ab und kann sich in Richtung tu-berkuloide oder lepromatöse Lepra fortentwickeln.

■ Funktionelle Läsionen (auch abhängig von Lepraform)

Aufgrund des Befalles von peripheren Nerven kommt es zu Funktionsverlust (Motorik), zur „Strumpf-/Handschuhanästhesie" und Schädigung der vegetativen Nerven, wodurch Ulzera und Mu-tilationen entstehen. Augenschäden mit Erblin-dung haben ihre Ursache im Funktionsverlust des N. trigeminus (Blinkreflex↓) und des N. facialis (Lagophthalmus) mit Traumen und Infektionen der Cornea.

■ Lepra-Reaktionen

Der klinische Verlauf wird oftmals durch Schübe akuter Reaktionen kompliziert: Bei der Reversal-Reaktion (Typ-1-Reaktion, nur bei Borderline-For-men) handelt es sich um eine akute Änderung der Immunreaktion (Erhöhung der zellvermittelten Immunität mit Lymphozytenanstieg, vergleichbar dem Immune Reconstitution Inflammatory Syn-drome [IRIS]) mit Auftreten von Erythemen, Öde-men, Infiltration und schmerzhaften Neuritiden, welche wegen ihrer potenziellen Nervenschädigung gefürchtet sind. Erythema-nodosum-leprosum-Reaktionen (ENL; Typ-2-Reaktion) werden bei lepromatösen Erkrankungsformen (BL und LL) bei bis zu 20 % beobachtet und gehen mit plötzlich hohem Fieber, schmerzhaften Hautknoten, Orchitis, Uveitis, Lymphadenopathie und Nervenschädigung einher, teilweise rezidivierend über Jahre. Auslöser dieser Reaktionen können die spezifische Chemotherapie, interkurrente Infektionen, emotioneller und psychischer Stress, Schwangerschaft und Stillperiode sein. Sie können auch bei Patienten mit nicht mehr nachweisbaren Erregern (Negativität) nach Therapieende auftreten.

Ätiologie

Der Erreger der Lepra ist das Mycobacterium leprae, ein grampositives, säurefestes Stäbchen, das bei Ziehl-Neelsen-Färbung lichtmikroskopisch sichtbar ist. Die mittlere Teilungszeit ist mit 11 – 13 Tagen ungewöhnlich lang, verglichen mit einer Generationszeit von 18 – 24 Stunden bei Mycobacterium tuberculosis. Temperaturen um 20 – 30 °C (periphere Körperpartien) sind für die Vermehrung besonders günstig. M. leprae vermehrt sich streng intrazellulär in den Makrophagen der Haut (Histiozyten) und der Nerven (Schwann-Zellen). M. leprae ist bis heute auf Nährböden nicht anzüchtbar, aber im Tierversuch (Maus, Gürteltier) und molekularbiologisch nachweisbar.

Epidemiologie

Die Übertragung erfolgt wahrscheinlich durch Tröpfchen (Nasensekret), hauptsächlich von Mensch zu Mensch. Hierbei geht von Ulzera der Schleimhäute und Hautläsionen der lepromatösen Form ein besonders hohes Übertragungspotenzial aus. In Endemiegebieten wurde aber bei ca. 20 % der Bevölkerung M.leprae-DNA in Nasensekret nachgewiesen, sodass auch hier ein großes Reservoir für weitere Ansteckungen gesehen wird. Daher wird versucht, die Infektiosität dieser Träger mittels Chemoprophylaxe zu verringern. Eine Übertragung durch infizierte Gegenstände oder aus feuchter Erde ist aufgrund der langen In-vitro-Vitalität des Erregers (bis zu 45 Tage) theoretisch möglich. Auch gibt es ein Reservoir bei Gürteltieren und bestimmten Affenarten.

Die Lepra kommt endemisch noch immer in zahlreichen Entwicklungsländern vor. Am meisten betroffen sind Indien (64 %), Brasilien, Indonesien, DR Kongo und Bangladesh (zusammen 80 % aller Fälle, Prävalenz > 1/10 000). Derzeit gibt es nach WHO-Angaben ca. 213 000 Leprakranke weltweit. 255 000 wurden 2007 offiziell neu diagnostiziert, die tatsächliche jährliche Inzidenz wird jedoch höher geschätzt. 2 – 14 % (im Mittel 3 %) aller Leprapatienten sind Kinder. Schlechte sozioökonomische Verhältnisse fördern die Ausbreitung der Lepra. Dennoch ist eine deutliche Abnahme der Inzidenz und Prävalenz in den letzten 10 Jahren zu verzeichnen.

In der Reisemedizin spielt die Lepra derzeit keine entscheidende Rolle. Berichte über Erkrankungen bei vorübergehender Exposition sind Raritäten. Bei ca. 70 % der Erkrankten ist die Kontaktquelle aufgrund der langen Inkubationszeit nicht eruierbar. In Deutschland wurden von 2001 – 2004 maximal 4 Fälle pro Jahr gemeldet.

In einzelnen, wenigen Fällen kann der Erreger von der erkrankten Mutter durch Infektion der Plazenta und durch Stillen auf den Säugling übertragen werden. Die pränatal infizierten Kinder sind bei Geburt untergewichtig und können 1. Krankheitszeichen im Alter von 9 – 17 Monaten erkennen lassen. Erkrankungen nach postnataler Infektion bei Kindern vor dem 5. Lebensjahr sind extrem selten.

Die **Inkubationszeit** ist mit 3 – 5 (1 – 30) Jahren sehr lang.

Diagnose

Die Diagnose wird, in Nichtendemiegebieten meist sehr spät, nach dem klinischen Erscheinungsbild gestellt. Ausreichend hierfür ist der Nachweis von entweder 1.) anästhetischen Hautläsionen in Verbindung mit Pigmentstörungen und Anhidrose und/oder 2.) von verdickten peripheren Nervensträngen und/oder 3.) der mikroskopische Keimnachweis (Ziehl-Neelsen-Färbung) in Ausstrichen der durch kleine Inzisionen gewonnenen Gewebeflüssigkeit der Haut (Gesamtsensitivität 97 %). Typische Entnahmequellen für die Ausstriche sind die Läsionsränder und das Ohrläppchen. Bei der indeterminierten und tuberkuloiden Form wird der Keimnachweis aufgrund der sehr geringen Keimdichte meistens negativ ausfallen. Die Anzahl der nachgewiesenen Keime je 100 Gesichtsfelder (bakterieller Index nach Ridley) korreliert mit der Schwere der Erkrankung und der Kontagiosität. Sie kann als Verlaufskontrolle im Rahmen der Therapie hilfreich sein.

Spezifische serologische Tests (PGL-1-Antikörper) sind mittlerweile zwar verfügbar, korrelieren aber hauptsächlich mit der lepromatösen Form der

Lepra und werden deshalb in der Routinediagnostik in den Endemieländern nicht extensiv eingesetzt, da bereits die Klinik hier wegweisend ist. Neuerdings kann die Diagnose in entsprechenden Laboratorien auch mittels molekularbiologischer Methoden (PCR) relativ rasch gestellt werden.

Therapie (Evidenzgrad II)

Die WHO empfiehlt zur Behandlung der Lepra folgende Medikamente: Dapson (Diamino-diphenyl-sulfon), Rifampicin und Clofazimine. Lepraformen mit bis zu 5 Hautläsionen (PB-Formen) werden mit einer Kombination von Dapson (1-mal täglich 1 mg/kgKG, Erwachsene 100 mg) und Rifampicin (1-monatlich 10 mg/kgKG, maximal 600 mg) über 6 Monate behandelt. Sind bei Diagnosestellung mehr als 5 Hautläsionen (MB-Formen) nachweisbar, so wird dieser Therapie noch Clofazimine (1-mal täglich 1 mg/kgKG, Erwachsene 50 mg; zusätzlich eine Boosterdosis pro Monat) hinzugefügt und die Therapiedauer auf 12 Monate verlängert. Besonders bei den multibazillären Patienten sind Biopsien nach den 12 Monaten Behandlung ratsam, um den Erfolg der Therapie zu verifizieren. Etwa 15 % dieser Patientengruppe benötigen eine längere Therapiedauer. Die Medikamente werden in Endemiegebieten sowohl für Erwachsene als auch Kinder in Blisterpackungen vorgepackt von der WHO geliefert und zurzeit noch kostenlos abgegeben. Für eine Therapie in Deutschland sind die Medikamente bei der WHO in Genf anzufordern oder sie sollte von einer erfahrenen Uniklinik durchgeführt werden.

Weitere Antibiotika mit guter Wirksamkeit gegen Mycobacterium leprae sind Ofloxacin, Minozyklin, Moxifloxacin und Clarithromycin.

Als Therapie der Leprareaktionen werden Steroide eingesetzt, teilweise über Monate und Jahre. Bei ENL werden auch Clofazimine und Thalidomid verwendet.

Aufgrund der Seltenheit der Erkrankung und den daraus resultierenden Schwierigkeiten in der Diagnosesicherung sollte bei Verdacht unbedingt ein tropenmedizinisches Institut involviert werden. Die Deutsche Lepra- und Tuberkulosehilfe e. V. (http://www.dahw.de/) bietet ebenso Hilfestellung an. Bei dem weiten Spektrum der mit der Lepra einhergehenden Störungen sind neben der Chemotherapie chirurgische, ophthalmologische, orthopädische, urologische und physiotherapeutische Maßnahmen erforderlich.

Prophylaxe

Eine Isolierung der Kranken erübrigt sich bei konsequenter Anwendung der Chemotherapie. Allgemeine Hygienemaßnahmen sollten streng befolgt werden. Eine Erfassung und Überwachung der Kontaktpersonen in der Umgebung vor allem „multibazillärer" Leprakranker sollte in Anlehnung an die Tuberkuloseüberwachung durchgeführt werden. Dabei sollten Familienmitglieder und enge Kontaktpersonen umfassend über die Symptome der Lepra informiert werden, eine regelmäßige Nachsorge auch bei diesem Personenkreis sollte zum Angebot gehören.

Zur Chemoprophylaxe von Kontaktpersonen gibt es noch keine einheitliche Empfehlung, es werden aber Studien durchgeführt, in denen die Effektivität einer Rifampicin-Prophylaxe untersucht wird. Eine aktive lepraspezifische Impfung ist noch nicht verfügbar, jedoch in Entwicklung. In Afrika und Südamerika wurde in Feldstudien gefunden, dass die BCG-Impfung partiell protektiv ist.

■ Meldepflicht

Der Erregernachweis ist vom Labor namentlich zu melden, bei Hinweis auf eine akute Erkrankung.

Literatur

Britton WJ, Lockwood DNJ. Leprosy. Lancet 2004; 363: 1209 – 1219

Hotez PJ, Molyneux DH, Fenwick A et al. Control of neglected tropical diseases. N Engl J Med 2007; 357: 1018 – 1027

Ridley DS, Joplin WH. Classification of leprosy according to immunity. A five-group system. Int J Lepr 1966; 34: 255 – 273

WHO. Expert committee on leprosy, 7th report. WHO Technical Report Series 1998; 874: 1 – 43; http://www.who.int/lep/en/; Stand: September 2008

 Koordinator:
C. Krüger

Mitarbeiter:
P. Höger, K. Magdorf, E. Post

Leptospirose

Klinisches Bild

Die Klinik der Leptospirose ist sehr vielfältig. Neben asymptomatischen Infektionen werden 2 klinische Formen unterschieden: anikterische Leptospirose und ikterische Leptospirose. Rund 90 % der symptomatischen Patienten leiden an der leichteren anikterischen Form der Krankheit, 10 % an der schweren ikterischen Form. Beide Formen verlaufen biphasisch und sind gekennzeichnet durch eine initiale Leptospirämie (Dauer: 3 – 7 Tage), gefolgt von einer 2. Phase, in der klinisch die Symptome der Organmanifestationen auftreten und spezifische Antikörper nachgewiesen werden können. Die Krankheit dauert 4 – 30 Tage.

■ Anikterische Leptospirose

Der Krankheitsbeginn ist abrupt mit hohem remittierendem Fieber, Schüttelfrost, allgemeinem Krankheitsgefühl, Kopfschmerzen, ausgeprägten Myalgien (typischerweise im Rücken, in der Wade oder prätibial lokalisiert), Arthralgien, Hals- und Bauchschmerzen, Übelkeit, Erbrechen, konjunktivalen Injektionen bzw. Blutungen (sehr typisch, aber nur bei 50 % der Patienten) und evtl. Kreislaufkollaps. Seltene klinische Symptome bzw. Befunde sind flüchtige Exantheme, Lymphknotenschwellungen, Diarrhö, Husten und Thoraxschmerzen. Nach 3 – 8 Tagen und vorübergehender Entfieberung schließt sich meist das 2. Krankheitsstadium an. Die Körpertemperatur ist jetzt nur noch geringfügig erhöht. Charakteristisch sind schwerste, vor allem frontale bzw. retrobulbäre Kopfschmerzen mit Fotophobie. Diese sind oft Vorboten einer Meningitis, der häufigsten klinischen Manifestation der anikterischen Leptospirose. Eine Augenbeteiligung, in 1. Linie als schmerzhafte Uveitis, wird bei 2 (– 40) % der Patienten beobachtet. Sie beginnt Wochen bis Monate nach der akuten Erkrankung, ist immunvermittelt und verläuft prolongiert oder chronisch-rezidivierend.

Die Prognose der anikterischen Leptospirose ist insgesamt günstig, wenn auch 16 % der Patienten eine bleibende Visusminderung zu beklagen haben. Eine asymptomatische Nierenbeteiligung ist häufig, vor allem in Form einer Proteinurie oder Mikrohämaturie. Seltene Komplikationen sind Pankreatitis (bei Kindern häufiger als bei Erwachsenen) und toxische Gallenblasendilatation.

Eine Leptospirose in der Schwangerschaft kann Abort, Totgeburt oder eine konnatale Leptospirose zur Folge haben. Fehlbildungen treten nicht auf. Eine Indikation zum Schwangerschaftsabbruch ist nicht gegeben.

■ Ikterische Form (Weil'sche Krankheit)

Bei der ikterischen Form ist die Trennung zwischen den Phasen der Leptospirämie und der Organmanifestation schwierig zu treffen. Die 2. Krankheitsphase ist gekennzeichnet durch Leber- und Nierenbeteiligung sowie eine hämorrhagische Diathese als Ausdruck einer immunvermittelten Vaskulitis. Leitsymptome der Leberbeteiligung sind Ikterus (ausgeprägte Bilirubin-Erhöhung bei nur mäßiger Erhöhung der Leberenzyme SGOT/SGPT). Klinisch ist die Leber leicht vergrößert. Ein akutes Leberversagen mit tödlichem Ausgang ist sehr selten. Die Cholezystitis ist eine seltene Komplikation, die eine operative Intervention erfordert. Eine Nierenbeteiligung in Form einer Proteinurie oder (Mikro-)Hämaturie ist bei der Weil'schen Krankheit obligat. Die Retentionsparameter Serumkreatinin und Harnstoff sind erhöht, das Kalium charakteristischerweise erniedrigt. In 16 – 50 % der Fälle tritt ein akutes, typischerweise nicht oligurisches Nierenversagen auf. Die Prognose quoad vitam ist bei Oligurie und Hyperkaliämie kritisch; in diesen Fällen ist eine frühzeitige Hämofiltration angezeigt. Die Schwere der Krankheit ist proportional zum Ausmaß der Vaskulitis. Häufig besteht eine Thrombozytopenie, die mit Nierenversagen assoziiert ist, und eine Verbrauchskoagulopathie. In 20 – 70 % der Fälle liegt eine pulmonale Beteiligung mit intraalveolärer Hämorrhagie vor, die zum ARDS führen kann und häufig letal verläuft.

Die Letalität liegt trotz Maximaltherapie bei 5 – 15 %. Die Prognose im Kindesalter ist günstiger. Todesursachen sind akutes Nierenversagen, Blutungen, Herzinsuffizienz oder Arrhythmien bei Myokarditis, Nebenniereninsuffizienz und zentralen Thrombosen. Eine komplette Erholung nach 2 – 4 Wochen ist die Regel. Selten persistieren Leber- oder Nierenfunktionsstörungen nach akuter Erkrankung.

Ätiologie

Leptospiren der Gattung Leptospira sind gramnegative, aerobe, langsam wachsende, bewegliche Bakterien und gehören zur Familie Leptospiraceae in der Ordnung Spirochaetales. Zur Gattung Leptospira gehören apathogene und mindestens 8 pathogene Spezies, von denen vor allem die Arten L. interrogans s.s., L. borgpetersenii und L. kirschneri von Bedeutung sind. Es gibt über 200 Serovare, die in mehr als 20 Serogruppen zusammengefasst sind. Die Serovare einer Serogruppe können dabei zu mehreren Spezies gehören. Aus klinischepidemiologischen Gründen hat die Einteilung nach Serovaren weiterhin ihre Bedeutung. Entgegen früherer Annahmen kann grundsätzlich jede Serovar jede der 2 oben genannten klinischen Formen hervorrufen.

Epidemiologie

Die Leptospirose ist die weltweit verbreitetste Zoonose und wird aufgrund gehäufter epidemischer Ausbrüche in den letzten Jahren als neue Bedrohung („emerging disease") angesehen. Die Zunahme wird auf klimatische Faktoren („Treibhauseffekt") und geänderte Freizeitaktivitäten (Sport, Schwimmen, „Abenteuerurlaub") zurückgeführt. Hauptreservoire sind Wild- und Haustiere. Ratten und Mäuse sind weltweit die wichtigsten Infektionsquellen für Menschen. Die meisten Krankheitsfälle treten in den Tropen auf, in Deutschland werden pro Jahr ca. 50 Fälle gemeldet. Männer sind deutlich häufiger und schwerer betroffen und über 90 % der gemeldeten Fälle treten im Erwachsenenalter auf. Die meisten Fälle in Deutschland sind autochthon erworben und treten gehäuft in den Monaten August bis November auf. Die Inzidenz in Deutschland ist mit 0,06:100 000 angegeben. Die tatsächliche Erkrankungshäufigkeit dürfte in Anbetracht vieler nicht erkannter bzw. nicht gemeldeter Fälle wesentlich höher sein. Die betroffenen Tiere sind in der Regel chronisch infiziert und symptomlos. Sie scheiden die Erreger über lange Zeit (Monate bis Jahre) mit dem Urin aus. Die Übertragung von Tier zu Tier bzw. vom Tier auf den Menschen erfolgt entweder direkt (über Urin, Blut, Tierkadaver) oder häufiger indirekt über kontaminiertes Wasser oder Erde (Risikofaktor Wassersport, Barfußlaufen). Eintrittspforten sind Haut, Konjunktiven und andere Schleimhäute des Respirations- und Gastrointestinaltraktes. Bauern, Tierärzte, -händler, Kanal-, Waldarbeiter, Fischer, Camper und Wassersportler sind besonders gefährdet. Die berufliche Exposition nimmt in Deutschland ab, Expositionen durch Freizeitaktivitäten hingegen nehmen zu. Direkte Übertragungen von Mensch zu Mensch sind sehr selten, in Einzelfällen wird von einer Übertragung durch Geschlechtsverkehr, diaplazentar und über Muttermilch berichtet. Epidemien können als Folge von Überschwemmungen (z. B. 1995 in Nicaragua: über 2000 Fälle) auftreten.

Die **Inkubationszeit** beträgt gewöhnlich 7 – 13 (Spanne: 2 – 30) Tage.

Diagnose

Die Diagnose kann entweder durch direkten Erregernachweis oder serologisch gestellt werden.

Die Anzüchtung der Erreger ist mittels spezieller Selektivmedien (aerob, bei 28 – 30 °C) mit Albumin und langkettigen Fettsäuren unter Zusatz von Agar und Kaninchenserum möglich. Als Untersuchungsmaterialien sind in der 1. Krankheitswoche Blut (am besten nicht geronnenes Vollblut) und Liquor geeignet, ab der 2. Krankheitswoche Urin. Die Kulturen müssen bis zu 16 Wochen bebrütet werden. Die mikroskopische Untersuchung des Direktpräparates ist unsicher. Ein Direktnachweis des Erregers aus Urin, Liquor, Serum und Gewebe mittels PCR oder DNA-Hybridisierung ist möglich und in den 1. Tagen der Infektion die einzige Nachweismöglichkeit.

Meist wird die Diagnose serologisch gestellt. Die mikroskopische Agglutinationsreaktion (MAR, englisch MAT) mit lebenden Leptospiren gilt als Goldstandard (Sensitivität 92 %, Spezifität 95 %). Titer $\geq$ 1:100 sind zu verfolgen, mindestens 4-fache Titeranstiege im Verlauf sind beweisend für eine akute Infektion. Aus Sicherheits- und organisatorischen Gründen ist die MAR Speziallaboratorien vorbehalten. Die MAR erfasst die Antikörper erstmals ab dem 5. Krankheitstag, die Titer steigen bis zur 3./4. Woche an und können jahrelang persistieren. Eine antibiotische Therapie reduziert die Antikörperproduktion, einige Patienten können seronegativ bleiben. Kreuzreaktionen bestehen mit verschiedenen Leptospiren-Serovaren. Weitere serologische Verfahren sind ELISA, Immunoblot, KBR und IHA. Die beiden letztgenannten Verfahren sind genussspezifisch, und mit dem ELISA können Antikörperklassen wie IgM und IgG getrennt erfasst werden. Die Sensitivität der ELISA ist jedoch niedriger als beim MAR.

Therapie (Evidenzgrad II im Kindesalter, I bei Erwachsenen)

Milde Verläufe können symptomatisch behandelt werden, bei schweren Kopfschmerzen kann eine Liquorpunktion Entlastung schaffen. Supportive Maßnahmen schließen bei schwerkranken Patienten ein adäquates Monitoring auf einer Intensivstation ein. Penicillin G ist Mittel der Wahl. Kinder erhalten 100 000 IE/kgKG/Tag in 4 ED, maximal 1,5 Mio. IE alle 6 Stunden für 7 (– 14) Tage. Alternativ können Breitspektrum-Penicilline, Cefotaxim, Ceftriaxon, Azithromycin oder Doxyzyklin eingesetzt werden. In Tiermodellen bzw. aus In-vitro-Studien sind außerdem folgende Antibiotika effektiv: Makrolide, Carbapeneme, Telithromycin, Fluorchinolone, Aminoglykoside, Clindamycin und Chloramphenicol.

Die Antibiotikatherapie verkürzt bei Erwachsenen den Krankheitsverlauf, vermindert den Kreatinin-Anstieg und die Dauer der Leptospirurie. Eine Senkung der Letalität konnte in 3 randomisierten Studien im Erwachsenenalter nicht erreicht werden, trotzdem gilt der Einsatz von Antibiotika als gerechtfertigt.

Im Kindesalter konnte in einer nicht randomisierten Studie eine schnellere Normalisierung der Surrogatmarker Thrombozyten und Kreatinin erreicht werden. Doxyzyklin ist dem Penicillin gleichwertig (nicht bei Kindern vor dem 9. Lebensjahr anwenden) und Mittel der Wahl bei Penicillinallergie.

Die Wirksamkeit einer antibiotischen Therapie ist umso geringer, je später sie begonnen wird. Bei Therapiebeginn ist mit dem Auftreten einer Jarisch-Herxheimer-Reaktion, einer Überempfindlichkeitsreaktion bei massivem Zerfall von Bakterien nach Einleitung einer bakteriziden Antibiotikatherapie, zu rechnen (evtl. Gabe von Steroiden).

Prophylaxe (Evidenzgrad IV im Kindesalter, I bei Erwachsenen)

Totimpfstoffe für Menschen existieren in einigen Ländern (z. B. Frankreich, Japan, China, Kuba, Russland), ihre klinische Effektivität ist jedoch gering, da nur einzelne Serovare erfasst werden und keine Kreuzprotektion mit heterologen Serovaren besteht. Jährliche Booster sind notwendig.

Bei beruflich bedingter Exposition sollte Schutzkleidung (Kittel, Handschuhe, Brille, Gummistiefel, Schwimmanzüge) getragen werden. Vermeidung von Kontakt mit Frischwasser oder Schlamm bzw. Nagern in Endemiegebieten ist eine wichtige Maßnahme, die in vielen Teilen der Welt aber nicht ohne Weiteres durchführbar ist. Eine Trinkwasserdesinfektion mit Chlor oder durch Erhitzen verhindert die Übertragung. Bei kurzfristigem, hohem Expositionsrisiko ist eine Doxyzyklin-Prophylaxe (1 × 200 mg/Woche per os) effektiv, allerdings ist diese Maßnahme bei Kindern nicht evaluiert.

Eine Isolierung des Patienten ist nicht notwendig. Blut und andere Körperflüssigkeiten des Patienten sollten als potenziell kontagiös behandelt werden. Der Nachweis von Leptospira interrogans spp. ist für Labors nach § 7 IfSG namentlich meldepflichtig.

Literatur

Centers for Disease Control. Leptospirosis (letztes Update 12. Oktober 2005). http://www.cdc.gov/DiseasesConditions/; Stand: Oktober 2008

Guidugli F, Castro AA, Atallah AN. Antibiotics for preventing leptospirosis. The Cochrane Database of Systematic Reviews 2000; 4: Art. No.: CD 001 305. DOI: 10 1002/1 465 1858.CD 001 305

Guidugli F, Castro AA, Atallah AN. Antibiotics for leptospirosis. The Cochrane Database of Systematic Reviews 2000; 2: Art. No.: CD 001 306. DOI: 10 1002/1 465 1858.CD 001 306

International Leptospirosis Society. http://www.lepto-net.net; Stand: Oktober 2008

Jansen A, Schöneberg I, Frank C et al. Leptospirosis in Germany, 1962 – 2003. Emerg Infect Dis 2005; 11: 1048 – 1054

Robert Koch-Institut. http://www.rki.de; Infektionskrankheiten A–Z. Leptospirose (letztes Update 07. Januar 2008). Stand: Oktober 2008

World Health Organisation. Human Leptospirosis: Guidance for Diagnosis, Surveillance and Control. Geneva: World Health Organisation; 2003

 Koordinator:
M. Hufnagel

Mitarbeiter:
R. Berner, M. Knuf, H. J. Schmitt, A. Schönberg

Listeriose

Klinisches Bild
■ Schwangerschaft

In der Schwangerschaft besteht ein erhöhtes Risiko, an Listeriose zu erkranken. Die Infektion verläuft überwiegend leicht (z. B. als grippaler „Infekt", unklares Fieber oder mit Symptomen wie bei einer Harnwegsinfektion oder infektiösen Mononukleose) oder asymptomatisch. Aber auch Kopf-, Rücken-, Bauch- und Muskelschmerzen sowie Diarrhö können auftreten, Sepsis und Meningitis sind sehr selten (die bei Menschen im höheren Alter nicht selten vorkommende Rhombenzephalitis kommt bei Schwangeren kaum vor).

Bei allen Formen können die Erreger hämatogen in die Plazenta gelangen und dort eine Chorioamnionitis und von dieser ausgehend eine Infektion des Fetus auslösen. Letztere kann Abort, Totgeburt oder Frühgeburt zur Folge haben.

■ Neonatalperiode

Die klinische Symptomatik ist je nach Zeitpunkt des Beginns und Schwere der Infektion unterschiedlich.

Frühinfektionen (1.–5. Lebenstag) verlaufen meist schwer, es handelt sich überwiegend um Frühgeborene mit konnataler Infektion. Im Vordergrund stehen septische bzw. respiratorische Symptome (RDS, Pneumonie, evtl. mit persistierender pulmonaler Hypertension), teilweise finden sich auch Hepatosplenomegalie sowie charakteristische Hautveränderungen (makulopapulös, vesikulopapulös, petechial), auch Meningitiden und blutige Diarrhö werden beschrieben. Die Letalität ist selbst bei adäquater Antibiotikatherapie hoch.

Spätinfektionen (> 5. Lebenstag) sind vorwiegend horizontale, z. T. auch nosokomiale Infektionen. Hier steht klinisch meist die ZNS-Symptomatik (Meningitis, Enzephalitis) im Vordergrund. Neben Frühgeborenen können auch reife Neugeborene betroffen sein. Bei den Müttern finden sich bezüglich Schwangerschaft und Peripartalzeit kaum Auffälligkeiten. Die Prognose ist besser als bei Frühinfektionen, es kann aber zu Defektheilungen kommen (z. B. Hydrozephalus, Krampfanfälle).

■ Jenseits der Neonatalperiode

Die häufigste klinische Manifestation bei Menschen mit normaler Immunabwehr ist eine sich selbst limitierende akute Gastroenteritis, die meist gar nicht als Listerien-Infektion erkannt wird.

Zu systemischen Infektionen kommt es überwiegend bei Menschen mit entsprechenden Dispositionsfaktoren. Je nach Lokalisation, bspw. Meningitis, Meningoenzephalitis (Sonderform: Rhombenzephalitis) oder Hirnabszess (sehr selten), und Schweregrad der Infektion treten verschiedene Symptome auf: meningitische Zeichen, Kopfschmerzen, Bewusstseinsstörungen, Hirnnervenausfälle, Ataxie, Tremor und andere.

Weitere klinische Manifestationen sind Sepsis, Arthritis (auch bei Patienten mit Gelenkimplantaten), Endokarditis (einschließlich Infektionen implantierter Herzklappen), Hepatitis, Leberabszess, Endophthalmitis, Lymphadenitis und andere.

Ätiologie

Listerien sind grampositive Stäbchen. Sie kommen in der Umwelt vor und lassen sich in der Darmflora vieler Tiere und auch im Stuhl von 1 – 3 % der Menschen nachweisen. Wichtigster Vertreter ist Listeria monocytogenes. Die am häufigsten vorkommenden Serovare (70 – 90 %) sind 4b, 1/2 a und 1/2b.

Listerien verursachen Infektionen beim Menschen und verschiedenen Tierspezies. Sie verfügen über spezielle Virulenzfaktoren, die das Eindringen und Überleben innerhalb der Wirtszellen erlauben. In dieser „Nische" sind sie vor der Immunabwehr und der Wirkung von Antibiotika bis zu einem gewissen Grade geschützt.

Epidemiologie

Je nach Land beträgt die Gesamtinzidenz in Mittel- und Westeuropa 1 – 4(– 10) Fälle pro 1 Mio. Einwohner und Jahr. 2005 und 2006 kam es in Deutschland zu einem deutlichen Anstieg der Inzidenz (512 bzw. 513 Fälle).

Die meisten Listeriosen sind sporadische Infektionen. Von Zeit zu Zeit kommt es aber zu lokalen Fallhäufungen (meist durch kontaminierte Nahrungsmittel). In Betracht kommen dabei Wurst,

Pastete, rohes Fleisch (Huhn, Pute), Salat, rohe Pilze, rohe Milch und daraus hergestellte Produkte, Weichkäse, Meeresfrüchte und geräucherter Lachs.

Häufig gelangen Listerien erst über den Staub in die Nahrungsmittel und können sich dann bei längerer Lagerung oder Reifezeit (Käse) vermehren. L. monocytogenes vermehrt sich auch bei Kühlschranktemperatur („Kälteanreicherung")! Als listerienfrei gelten Speisen unmittelbar nach dem Erhitzen, pasteurisierte Milch, Joghurt, Hartkäse, rohe Karotten, rohe Äpfel und rohe Tomaten.

Direktübertragungen von Mensch zu Mensch kommen nur als vertikale Infektion des Fetus bzw. Neugeborenen vor. Über die Muttermilch werden keine Listerien auf das Neugeborene übertragen. Übertragungen von Tier zu Mensch (z. B. berufsbedingt) sind selten und betreffen nicht das Kindesalter. Die Zeit zwischen Aufnahme bzw. Übertragung der Erreger und Auftreten klinischer Symptome kann Tage bis Wochen betragen. Dies bedeutet, dass Nahrungsmittel, die als Keimquelle vermutet werden, für Kontrolluntersuchungen meist nicht mehr verfügbar sind.

An einer Listeriose erkranken hauptsächlich 3 Gruppen: Schwangere (mit evtl. Übertragung der Erreger auf das Kind), Menschen mit beeinträchtigter Immunabwehr und Personen im höheren Alter. In der Schwangerschaft treten die meisten Infektionen in der 2. Hälfte bzw. im letzten Schwangerschaftsdrittel auf. Bei Neugeborenen überwiegen Frühinfektionen; nach der 1. Lebenswoche erkranken nur noch wenige Kinder. Frühinfektionen entstehen intrauterin, bei den Spätinfektionen können die Erreger von der Mutter (Übertragung bei oder nach Geburt) oder aus der Umgebung stammen (Übertragung von Erkrankten über Hände, Geräte, Instrumente), sodass es gelegentlich auf Neugeborenenstationen von Entbindungskliniken zu Hospitalinfektionen kommt.

Jenseits der Neonatalperiode sind invasive Listeria-Infektionen bei Kindern und Jugendlichen sehr selten. Zu einem deutlichen Anstieg der Inzidenz kommt es im Alter (mit oder ohne weitere Dispositionsfaktoren). Zu den Dispositionsfaktoren für invasive Listeriosen zählen Malignome, Therapie mit Immunsuppressiva oder Kortikosteroiden, Eisenüberladung (chronische Hämodialyse, Peritonealdialyse, Hämochromatose), Lupus erythematodes, Leberzirrhose, Zustand nach Transplantation bzw. Anlage von Implantaten. Ältere Kinder und jüngere Erwachsene ohne Dispositionsfaktoren erkranken extrem selten an einer Listeriose,

und wenn doch, dann am ehesten an einer Gastroenteritis (aber Einzelfälle von Meningitis wurden beschrieben).

Diagnose
■ Schwangere
Beim geringsten Verdacht Kulturen von Blut, unter Umständen auch von Zervix- und/oder Plazentaabstrichen, evtl. auch Untersuchung des durch Amniozentese gewonnenen Fruchtwassers.

■ Neugeborene, Kinder
Mit den derzeitigen Methoden lässt sich eine Listerien-Infektion der Mutter bzw. des Kindes nicht immer mit Sicherheit nachweisen. Blut- und Liquorkulturen sind am besten geeignet, aber auch im Mekonium lassen sich Listerien nachweisen (Mikroskopie, Kultur). *Cave*: Fehlinterpretation als Diphtheroide oder Enterokokken. Die histologische Untersuchung von bioptisch oder autoptisch gewonnenen Gewebeproben ergibt typischerweise keine eitrige, sondern eine granulomatöse Entzündung („Granulomatosis infantiseptica" bei konnataler Infektion). Ein mikroskopischer Erregernachweis (kurze, grampositive Stäbchen) im Gram-Präparat des Liquors ist nur bei etwa 40 % der Meningitiden möglich, es besteht die Gefahr der Fehlinterpretation als gramnegative Stäbchen (bei schlechter Anfärbung) oder als grampositive Kokken.

Eine Liquorkultur ist bei Meningitis unverzichtbar. Sie kann aber bei nicht meningealen ZNS-Infektionen (Enzephalitis) negativ sein.

Die Pleozytose kann gering- bis hochgradig sein. Bei einzelnen Patienten Überwiegen der mononukleären Zellen. Meist ähnelt das Zellbild jedoch demjenigen bei typischer bakterieller Meningitis. Veränderungen von Liquoreiweiß- und Glukosekonzentration sind oft nicht so ausgeprägt wie bei anderen bakteriellen Meningitiden, manchmal finden sich auch Normalwerte.

Im Blutbild sind Leukozytopenie (insbesondere bei neonataler Frühsepsis) oder Leukozytose sowie Linksverschiebung typisch. In Einzelfällen besteht eine Lymphomonozytose. BSR, CRP und andere Akute-Phase-Proteine weisen keine Unterschiede zu anderen bakteriellen Infektionen auf. CT, MRT sind indiziert bei Verdacht auf Enzephalitis (insbesondere Rhombenzephalitis) und Hirnabszess.

Ein Nachweis der Infektion mittels PCR aus Blut und Liquor ist möglich, aber nicht evaluiert. Es gibt keinen diagnostisch verlässlichen Test zum Nachweis von Listerien-Antikörpern in Blut und Liquor.

Selbst wenn ein solcher Test verfügbar wäre, käme er für die Diagnostik einer akuten invasiven Listeriose, die unter Umständen binnen Stunden oder Tagen letal enden kann, nicht in Betracht.

Konsiliarlaboratorium für Listerien: Institut für Medizinische Mikrobiologie und Hygiene, Theodor-Kutzer-Ufer 1 – 3, 68167 Mannheim, Telefon: 06 21 3 83-22 24.

Therapie
■ Schwangerschaft
Eine rechtzeitige und adäquate Therapie der Listeriose der Schwangeren kann eine Infektion des Fetus verhindern bzw. beherrschen, sodass ein gesundes Kind geboren werden kann. Leider ist der rechtzeitige Nachweis der Infektion oft nicht möglich.

■ Kind (Evidenzgrad IV)
Antibiotikatherapie der Wahl ist die Kombination von Ampicillin i. v. mit einem Aminoglykosid (Gentamicin i. v.), da in vitro und im Tierexperiment ein Synergismus nachgewiesen wurde. Die Ampicillin-Dosis beträgt 200 mg/kgKG/Tag, verteilt auf 4 Gaben. Gentamicin (nicht mit Ampicillin mischen): 1-mal 3 – 5 mg/kgKG/Tag als Kurzinfusion.

Cephalosporine sind gegenüber Listerien unwirksam. Bei Kontraindikation für Penicillin/Aminopenicillin: Cotrimoxazol intravenös (gute Diffusion in ZNS). Bei Kontraindikation für Aminoglykoside: Aminopenicillin oder Cotrimoxazol allein (evtl. auch als Kombination).

Meropenem ist in vitro gegenüber Listerien wirksam. Im Tiermodell (Listerien-Meningitis) erwies es sich als ebenso wirksam wie die Kombination Ampicillin + Gentamicin. Es wurde in einzelnen Fällen mit Erfolg bei Patienten mit Listeriose eingesetzt, aber auch über Misserfolge wurde berichtet. Bezüglich Vancomycin liegen Berichte über erfolgreiche Listeriosetherapie, aber auch solche über Therapieversagen vor. Vancomycin diffundiert nur unzureichend in den Liquor.

Die Therapiedauer beträgt bei Sepsis mindestens 2 Wochen, bei ZNS-Infektionen 3 Wochen (und länger). Wenn nötig, kann die Therapie allein mit Ampicillin (oder Amoxicillin p. o.) weitergeführt werden. Ein schlechtes Ansprechen auf die Therapie dürfte am ehesten darauf zurückzuführen sein, dass die Infektion bei Therapiebeginn schon weit fortgeschritten ist (Erreger intrazellulär!).

Rezidive sind bei korrekter Therapie selten. Die Letalität ist auch heute noch beträchtlich (um 30 %). Sie ist bei Frühinfektionen höher (40 – 60 %) als bei Spätinfektionen bzw. Infektionen jenseits der Neonatalperiode.

Prophylaxe
Risikopatienten (Schwangere, Immunsupprimierte) sollten möglichst Nahrungsmittel meiden, von denen bekannt ist, dass sie Listerien enthalten können (Verzehr und den Umgang damit in der Küche), z. B. Weichkäse, nicht pasteurisierte Milch oder aus Rohmilch hergestellte Produkte bzw. mit Rohmilch zubereitete Speisen und ungenügend gegartes Fleisch. Durch adäquate krankenhaushygienische Maßnahmen können horizontale Infektionen vermieden werden. Hierzu tragen rechtzeitige Diagnostik und korrekte Therapie von Listerien-Infektionen bei.

Stillen ist erlaubt.

■ Meldepflicht
Der Nachweis von L. monocytogenes aus Blut, Liquor oder anderen sonst sterilen Materialien oder von Neugeborenen ist meldepflichtig (Meldung durch das Labor).

Literatur
Hof H. Therapeutic options. FEMS Immunol Med Microbiol 2003; 35: 203 – 205
Hof H. An update on the medical management of listeriosis. Expert Opin Pharmacother 2004; 5: 1 – 9

 Koordinator:
H. Scholz

Mitarbeiter:
H. Hof

Lyme-Borreliose

Klinisches Bild

In der Systematik der vielfältigen Manifestationen der Lyme-Borreliose wird zwischen einem frühen und späten Krankheitsstadium sowie zusätzlich zwischen lokalen und generalisierten Symptomen differenziert (siehe Tab. **66**). Am häufigsten – in über 80 % der Fälle – führen B.burgdorferi-Infektionen zu einer frühen, lokalen Manifestation, dem Erythema migrans (Wanderröte). Manifestationen einer generalisierten Infektion werden aber nicht selten ohne erinnerbare dermatologische Frühsymptome beobachtet. Insgesamt berichten weniger als die Hälfte der Patienten von einem Zeckenstich. Die Lyme-Borreliose wird am häufigsten durch Zecken im Nymphenstadium übertragen, die bei einer Größe von nur 1 mm häufig unbemerkt bleiben. Zudem ist der Zeckenstich aufgrund der anästhesierenden Wirkung des Zeckenspeichels schmerzlos.

Das **Erythema migrans** entwickelt sich nach einer Latenz von 1–3 Wochen an der Stichstelle, breitet sich zentrifugal aus und zeigt häufig eine zentrale Abblassung oder livide Verfärbung. Das Erythema migrans kann mit Allgemeinsymptomen wie Fieber und Kopfschmerzen einhergehen. Eine Spontanremission ist häufig, aber Rezidive an gleicher Stelle oder anderen Körperregionen kommen vor. Zudem besteht bei unbehandelten Fällen das Risiko, dass die Infektion generalisiert. Auch multilokuläre Hautmanifestationen (multiple Erythemata migrantia) sind primär möglich. Während bei Erwachsenen das Erythema migrans bevorzugt an den unteren Extremitäten auftritt, ist bei Kindern am häufigsten der Kopf- und Halsbereich betroffen.

Beim **Borrelien-Lymphozytom**, das wesentlich seltener als das Erythema migrans beobachtet wird, handelt es sich um eine umschriebene Erkrankung der Haut mit Prädilektion der Ohren (Ohrmuschel oder Ohrläppchen) und der Mamillen, seltener des Skrotums oder anderer akral gelegenen Körperstellen (z. B. Nase). Die Effloreszenz imponiert mit einer lividen Rötung und derben Infiltration und kann gemeinsam mit einem Erythema migrans auftreten, folgt meist aber mit einer Latenz von Wochen bis Monaten. Im Unter-

schied zum Erythema migrans persistiert das Lymphozytom häufig über Wochen und Monate.

Die **Akrodermatitis chronica atrophicans** zählt zu den späten Manifestationen der Lyme-Borreliose, die erst Monate bis Jahre nach der Infektion auftritt. Im Kindesalter ist die Acrodermatitis chronica atrophicans eine Rarität. Es gibt einzelne Fallberichte von Jugendlichen. Prädilektionsstellen sind die Akren und die Haut über den großen Gelenken. Die Erkrankung verläuft biphasisch mit einem akut-entzündlichen (rötlich-livide Verfärbung der Haut) und einem chronisch-atrophischen Stadium („Zigarettenpapierhaut").

Die **akute periphere Fazialisparese** und die **seröse Meningitis** prägen mit einem Anteil von über 80 % der Erkrankungsfälle das klinische Spektrum der Neuroborreliose im Kindesalter. Die Lyme-Borreliose ist die häufigste verifizierbare Ursache der akuten peripheren Fazialisparese im Kindesalter. In Endemiegebieten ist in den Sommer- und Herbstmonaten jeder 2. Erkrankungsfall einer akuten peripheren Fazialisparese im Kindesalter auf eine Infektion mit B. burgdorferi zurückzuführen. In der Mehrzahl der Fälle manifestiert sich die Fazialisparese monosymptomatisch ohne meningitische Zeichen, obwohl fast immer eine Pleozytose im Liquor nachweisbar ist. Eine bilaterale periphere Fazialisparese, die sich konsekutiv mit mehrtägigem Intervall manifestiert, gilt als spezifischer Befund einer Neuroborreliose, ist insgesamt jedoch selten.

Die Borrelien-Meningitis ist mit einem Anteil von ungefähr 25 % die zweithäufigste Manifestation der Neuroborreliose im Kindesalter. Sie geht in der Regel mit einer lymphozytären Pleozytose einher. Neben den Enterovirus-Infektionen ist die Lyme-Borreliose die häufigste verifizierbare Ursache der serösen Meningitis im Kindesalter. Typische Merkmale der Borrelien-Meningitis im Unterschied zur viralen Meningitis sind eine längere Krankheitsgeschichte mit Allgemeinbeeinträchtigung, Kopfschmerzen und im Vergleich kaum ausgeprägte meningeale Reizzeichen sowie eher gering ausgeprägtes Fieber. Im Einzelfall sind die Unterscheidungskriterien aber wenig hilfreich, wenn nicht zusätzlich ein Erythema migrans eruierbar

Tabelle **66** Klinische Systematik der Lyme-Borreliose im Kindesalter.

Organsystem	Frühstadium		Spätstadium
	Lokalisiert	**Generalisiert**	
Haut	Erythema migrans[2]	Lymphozytom[2]	Acrodermatitis chronica atrophicans[1] (ACA)
Nervensystem		Fazialisparese[2] Meningitis[2] Meningopolyradikulitis[1]	chronische Enzephalomyelitis
Gelenke		Arthralgien[2]	akute Arthritis[2] chronisch-rezidivierende Arthritis
Herz		Karditis Myokarditis, Perikarditis	
Auge		Konjunktivitis	Uveitis, Keratitis
Sonstiges		Myositis	

[1] im Gegensatz zu Erwachsenen seltene Manifestation der Lyme-Borreliose im Kindesalter
[2] häufige klinische Manifestationen im Kindesalter

ist oder gleichzeitig eine Hirnnervenbeteiligung (Fazialisparese) vorliegt.

Die **lymphozytäre Meningoradikuloneuritis** mit Beteiligung des peripheren Nervensystems (Bannwarth Syndrom), die das typische Erkrankungsbild der Neuroborreliose bei Erwachsenen darstellt, ist bei Kindern nur vereinzelt zu beobachten. Dieses Krankheitsbild wird durch radikuläre Schmerzen (nächtliche Rückenschmerzen!) und/oder Sensibilitätsstörungen geprägt. Weitere, jedoch seltene Manifestationen einer Neuroborreliose umfassen isolierte Hirnnervenausfälle (vor allem Okulomotorius-, Trochlearis-, Abduzensparese, Vestibularisläsion), Pseudotumor cerebri, fokale Enzephalitis, akute zerebelläre Ataxie, akute Querschnittsmyelitis, Guillain-Barré-Syndrom und chronische Kopfschmerzen. Anamnestisch lässt sich im Einzelfall der Verdacht auf eine Lyme-Borreliose als Ursache akuter neurologischer Krankheitsbilder kaum eingrenzen. Ein Zeckenstich und/oder ein Erythema migrans in der Vorgeschichte sind nur bei einem Drittel bis der Hälfte der Kinder eruierbar. Das Zeitintervall zwischen Zeckenstich und Manifestation neurologischer Symptome variiert stark und reicht von 2 Wochen bis zu mehreren Monaten.

Die **Gelenkmanifestationen** der Lyme-Borreliose umfassen Arthralgien sowie akute und seltener chronische Arthritiden. Intermittierende Arthralgien wechselnder Lokalisation mit Beteiligung gelenknaher Strukturen (Sehnen, Muskeln) sind als Begleitsymptomatik im frühen Stadium der Lyme-Borreliose häufig. Die klassische Lyme-Arthritis,

die nach einer Inkubationszeit von Monaten bis Jahren nach einem Zeckenstich auftritt, besteht in einer akuten Monarthritis oder Oligoarthritis mit intermittierendem Verlauf. Sie manifestiert sich überwiegend an den großen Gelenken, am häufigsten an einem oder beiden Kniegelenken. Klinisch stehen Gelenkschwellung und deutliche Ergussbildung im Vordergrund. Selten kann sich eine Lyme-Arthritis auch mit dem klinischen Bild einer septischen Arthritis präsentieren. Der Verlauf ist häufig episodisch. Die Arthritis sistiert nach 1–2 Wochen, kehrt aber nach einem symptomfreien Intervall von Wochen oder Monaten wieder und kann schließlich auch in eine chronische Form übergehen. Die Arthritis kann zu jedem Zeitpunkt spontan ausheilen. Die relative Häufigkeit der Lyme-Borreliose als Ursache der Arthritis im Kindesalter ist – im Gegensatz zu den USA – in Europa geringer und beträgt 3–5 %.

Kardiale Manifestationen der Lyme-Borreliose sind bei Kindern selten. Die Lyme-Karditis manifestiert sich am häufigsten mit Herzrhythmusstörungen, typischerweise in Form einer atrioventrikulären Reizleitungsstörung mit rasch wechselnder Ausprägung. Auch eine Myokarditis und ein Perikarderguss werden als Komplikationen berichtet. Klinisch kann sich die Lyme-Karditis in unspezifischen Allgemeinsymptomen, synkopalen Anfällen, Schwindelgefühlen und Palpitationen äußern.

Eine Myositis als führendes Symptom einer Lyme-Borreliose wurde in Einzelfällen beobachtet.

Als **ophthalmologische Manifestationen** der Lyme-Borreliose wurden Konjunktivitis, Chorioretinitis, Keratitis, Uveitis intermedia, Iridozyklitis und Optikusneuritis beschrieben.

Transplazentare Übertragung von B. burgdorferi ist beschrieben. Es gibt jedoch keinen Hinweis, ob dies zu einem Schaden der Frucht führt. Ein Erythema migrans in der Schwangerschaft sollte in jedem Fall antibiotisch behandelt werden.

Ätiologie

Borrelia burgdorferi (Familie: Spirochaetaceae). In Europa sind mindestens 4 humanpathogene Spezies bekannt: B. burgdorferi sensu stricto, B. garinii, B. afzelii und neuerdings B. spielmanii (Genospezies A14S). B. garinii ist häufig mit neurologischen Manifestationen und B. afzelii mit dermatologischen Symptomen assoziiert. Bei Hautmanifestationen wurden alle 4 Spezies, bei Neuroborreliose und Arthritis B. burgdorferi sensu stricto, B. garinii und B. afzelii beschrieben. Borreliosen gehören zu den Zoonosen.

Epidemiologie

In Mitteleuropa gilt die Zecke Ixodes ricinus („Holzbock") als Hauptvektor von B. burgdorferi. Die Entwicklung von Ixodes ricinus vollzieht sich über 1 – 2 Jahre in 3 Phasen (Larve – Nymphe – Imago), die jeweils mit einer „Blutmahlzeit" verbunden ist. Als Lebensraum bevorzugt die Zecke eine feuchte Umgebung (Erdboden, Gräser, Büsche, Unterholz). Die Stechaktivität der Zecken ist an eine ausreichend hohe Luftfeuchtigkeit gebunden (bimodale saisonale Stechaktivität mit relativer Häufung im Frühjahr und Herbst). Das Infektionsrisiko mit B. burgdorferi ist von der Dauer des Saugaktes der Zecken abhängig und steigt bei einer Haftzeit von mehr als 24 Stunden deutlich an. Die Verbreitung von B. burgdorferi entspricht dem geografischen Lebensraum von Ixodes ricinus. Man muss fast überall in Mitteleuropa mit einer Übertragung rechnen, wobei wohl ein Süd-Nord-Gefälle besteht. In einer Studie aus Süddeutschland betrug die Durchseuchung mit Borrelien von Larven ca. 1 %, von Nymphen ca. 10 % und von adulten Ixodes-ricinus-Zecken ca. 20 % (in manchen Regionen Deutschlands beträgt die Durchseuchung von adulten Zecken auch > 30 %).

In der Inzidenz der Lyme-Borreliose bestehen geografische Unterschiede, die sich aus der regional unterschiedlichen Durchseuchung der Zecken mit B. burgdorferi erklären. In der jahreszeitlichen Verteilung der Lyme-Borreliose besteht eine saisonale Häufung im Frühsommer und Herbst für das Erythema migrans, das Borrelien-Lymphozy-

tom und die häufigsten Formen der Neuroborreliose. Späte Manifestationen wie die Lyme-Arthritis können während des gesamten Jahres auftreten.

Die Infektionsrate (Serokonversion) nach dem Stich durch eine Zecke beträgt etwa 10 %, die Wahrscheinlichkeit für die klinische Manifestation einer Lyme-Borreliose (Manifestationsindex) jedoch nur 2 – 4 %. Die Prävalenz von Antikörpern gegen B. burgdorferi reicht in Risikogruppen (Waldarbeiter, Jäger, Orientierungsläufer) bis 30 %. Ein deutlicher Anstieg der Prävalenz bei Kindern ist ab dem 6. Lebensjahr zu verzeichnen (im Schulalter ca. 5 %).

Da Ixodes ricinus auch Vektor für die FSME ist, sind Koinfektionen mit B. burgdorferi möglich, insgesamt treten diese jedoch selten auf.

Diagnose

Die Diagnose einer Lyme-Borreliose basiert auf anamnestischen Daten, klinischen Befunden, dem Nachweis spezifischer Antikörper gegen B. burgdorferi (beim Erythema migrans nur in 20 – 50 % nachweisbar) und in besonderen Fällen der Anzucht des Erregers oder dem Nachweis spezifischer DNA mittels PCR. Letztere ist jedoch bisher nicht standardisiert und sollte daher nur in dafür spezialisierten Laboratorien durchgeführt werden. Geeignete Materialien sind Hautbiopsien und Gelenkpunktate bzw. -biopsien (siehe unten). Anamnestische Hinweise auf einen Zeckenstich oder – bei Spätmanifestationen – auf ein Erythema migrans stützen die Diagnose. Eine diesbezüglich negative Anamnese besteht jedoch bei mindestens der Hälfte der Patienten und schließt eine Lyme-Borreliose nicht aus.

Die serologische Routinediagnostik zur Lyme-Borreliose stützt sich auf den Nachweis spezifischer IgM- und/oder IgG-Antikörper gegen B. burgdorferi im Blut und bei Verdacht auf Neuroborreliose auch im Liquor. In der Regel werden heute als Suchtests Enzym-Immunoassays (ELISA) angewandt, die, sofern es sich um gut evaluierte Testsysteme handelt, eine gute Sensitivität und Spezifität haben. Die serologischen Befunde sind stark abhängig vom Erkrankungsstadium: so lassen sich B.burgdorferi-spezifische Antikörper beim Erythema migrans nur in 20 – 50 % der Fälle nachweisen, während bei akuten systemischen Manifestationen (Neuroborreliose, Borrelien-Lymphozytom oder akute Lyme-Arthritis) in 70 – 90 % und bei Spätmanifestationen (Akrodermatitis, chronische Lyme-Arthritis) in nahezu 100 % Antikörper nachweisbar sind. Durch Verwendung vor allem in vivo exprimierter Antigene des Erregers (wie VlsE oder das C-6-Peptid) konnte die Sensitivität der Serologie vor allem bei der frühen disseminierten Infektion deutlich gesteigert werden. Grundsätzlich gilt, dass Antikörper umso besser nachweisbar sind, je mehr Zeit zwischen Infektion und klinischer Manifestation vergeht. Als Bestätigungstest – insbesondere zur Überprüfung der Spezifität – muss ein Immunoblot durchgeführt werden. Um die Sensitivität und Spezifität zu verbessern, werden in modernen Immunoblots rekombinante Proteine der verschiedenen Borrelien-Spezies verwendet.

Mit falsch positiven Befunden aufgrund von Kreuzreaktionen ist bei anderen Spirochätosen (Leptospirose, Syphilis, Rückfallfieber) zu rechnen. Falsch positive IgM-Befunde wurden bei Herpesvirus-Infektionen (EBV, VZV, CMV) sowie bei Vorliegen von Rheumafaktoren beschrieben.

Aufgrund der vielfältigen unspezifischen Reaktionen sollte eine Immundiagnostik nur bei klinischer Symptomatik durchgeführt werden. Bei der Interpretation der serologischen Befunde ist zu beachten, dass ein positiver Antikörperbefund im Blut (insbesondere isolierte positive IgG-Titer) auch Ausdruck einer zurückliegenden asymptomatischen Infektion sein kann. Da die serologischen Methoden in der Antikörperdiagnostik der Lyme-Borreliose nicht standardisiert sind, ist ein Vergleich der Befunde aus unterschiedlichen Laboratorien nicht oder nur bedingt möglich.

■ Dermatologische Manifestationen

Die dermatologischen Symptome einer Lyme-Borreliose sind charakteristisch und erlauben in der Regel eine klinische Diagnose. Beim Erythema migrans ist die Untersuchung auf spezifische Antikörper von geringer differenzialdiagnostischer Bedeutung (siehe oben). Obwohl beim Borrelien-Lymphozytom in der Mehrzahl der Fälle die Diagnose durch einen positiven Antikörperbefund bestätigt wird, zählt in erster Linie das klinische Bild. Bei der im Kindesalter seltenen Acrodermatitis chronica atrophicans lassen sich immer spezifische IgG-Antikörper gegen B. burgdorferi nachweisen. Bei allen dermatologischen Manifestationen lässt sich die Diagnose durch den Nachweis von B.burgdorferi-spezifischer DNA mittels PCR in der Hautbiopsie in 50–70 % der Fälle bestätigen.

■ Neuroborreliose

Im Unterschied zu den dermatologischen Manifestationen sind die neurologischen Symptome einer Lyme-Borreliose vielfältig und unspezifisch, sodass hier die erregerspezifische Diagnostik eine entscheidende Bedeutung hat. Neben der Antikörperdiagnostik im Serum spielt die Untersuchung des Liquors eine wichtige Rolle und ist für die Diagnose einer Neuroborreliose – auch in Fällen, bei denen klinische Hinweise auf eine meningeale Beteiligung fehlen – unerlässlich. Aus diesem Grund ist für die Diagnose einer Neuroborreliose eine lymphozytäre Liquorpleozytose und der Antikörpernachweis im Liquor zu fordern, wobei der Nachweis einer spezifischen autochthonen Antikörpersynthese im ZNS anzustreben ist.

Für die Antikörperdiagnostik bei der Neuroborreliose im Kindesalter gelten folgende Besonderheiten:

- Die Frühdiagnose der Neuroborreliose im Kindesalter stützt sich ganz wesentlich auf den Nachweis von IgM-Antikörpern gegen B. burgdorferi im Serum. Dabei sind die oben aufgeführten möglichen Kreuzreaktionen zu beachten. Eine initiale Titererhöhung der Serum-IgG-Antikörper besteht dagegen nur bei einem Teil der Kinder mit Neuroborreliose. Nur selten sind bei der akuten Neuroborreliose des Kindesalters keine Antikörper gegen B. burgdorferi im Serum nachweisbar, sodass der fehlende Nachweis spezifischer Antikörper im Serum eine Neuroborreliose nicht ausschließt.
- Eine Neuroborreliose ist fast immer mit einer lymphozytären Liquorpleozytose assoziiert. Die Diagnose einer Neuroborreliose gilt als gesichert, wenn neben der Liquorpleozytose spezifische IgM-Antikörper gegen B. burgdorferi im Liquor nachgewiesen werden, insbesondere wenn eine autochthone Synthese dieser Antikörper bewiesen ist. Allerdings kann die intrathekale Antikörperproduktion in der Frühphase der Erkrankung noch fehlen (siehe unten). Das Auftreten einer lymphozytären Pleozytose mit einem positiven Borrelien-IgM-Antikörpernachweis nur im Serum – nicht aber im Liquor – ist daher bei der frühen Neuroborreliose des Kindesalters nicht selten.
- Der Erregernachweis (PCR oder Kultur) im Liquor ist durchschnittlich nur in 10–30 % der Fälle positiv. Die PCR spielt daher in der Routinediagnostik eine untergeordnete Rolle, da eine

negative PCR eine Neuroborreliose nicht ausschließt.

- Die humorale Immunreaktion bei der Lyme-Borreliose ist durch eine Persistenz nicht nur der IgG-, sondern auch der IgM-Antikörper über mehrere Monate charakterisiert. Aus diesem Grund ist eine Nachuntersuchung der Liquorantikörper nach Abschluss der antibiotischen Therapie einer Neuroborreliose nicht erforderlich, sofern die Patienten beschwerdefrei sind.
- In einzelnen Fällen wurde bei der frühen Neuroborreliose mit positivem IgM- und negativem IgG-Nachweis nach erfolgreicher antibiotischer Therapie im weiteren Verlauf das Ausbleiben einer IgG-Serokonversion beobachtet.

Bei Verdacht auf falsch negative Ergebnisse ist die Antikörperdiagnostik innerhalb von 2 – 4 Wochen zu wiederholen.

Wegen therapeutischer Konsequenzen ist bei Verdacht auf Neuroborreliose, insbesondere bei jeder akuten peripheren Fazialisparese im Kindesalter, eine Liquoruntersuchung indiziert. Bei Nachweis einer lymphozytären Liquorpleozytose ist eine Lyme-Borreliose bis zum Beweis des Gegenteils anzunehmen und der Beginn einer antibiotischen Therapie auch schon vor Erhalt der Antikörperbefunde gerechtfertigt.

■ Lyme-Arthritis

Bei der Lyme-Arthritis sind spezifische IgG-Antikörper gegen B. burgdorferi im Serum in mittlerer bis hoher Konzentration nachweisbar. Im Vergleich zu Erwachsenen können bei Kindern auch – aufgrund der vergleichsweise kürzeren Inkubationszeit – die IgM-Antikörper noch nachweisbar sein. Die diagnostische Sicherheit wird durch den Immunoblot erhöht, in dem sich typischerweise eine Vielzahl von Banden darstellt, die die Spezifität der im ELISA nachgewiesenen Antikörper beweist. Die Diagnose einer Lyme-Arthritis kann durch eine positive PCR im Gelenkpunktat bzw. in der Synoviabiopsie verifiziert werden. Unter optimalen Bedingungen, bei neu ausgebrochener Lyme-Arthritis und ohne antibiotische Vorbehandlung, kann in 50 – 70 % der Fälle spezifische DNA mittels PCR nachgewiesen werden. Im Gegensatz dazu sind Mikroskopie und Kultur aufgrund geringer Sensitivität nicht zum Erregernachweis bei der Lyme-Arthritis geeignet.

Therapie

Die Prognose einer Lyme-Borreliose ist um so günstiger, je frühzeitiger die antibiotische Therapie begonnen wird. In-vitro- und In-vivo-Studien belegen eine gute Wirksamkeit von Tetrazyklinen, Cefotaxim, Ceftriaxon, Penicillin, Amoxicillin und bedingt für Cefuroxim und Azithromycin gegen B. burgdorferi.

Zur Festlegung der Evidenzgrade für die einzelnen therapeutischen Empfehlungen ist grundsätzlich anzumerken, dass systematische, rein pädiatrische Therapiestudien nicht vorliegen. So beziehen sich die aufgeführten Evidenzgrade auf Studienergebnisse und Erfahrungen, die vornehmlich für erwachsene Patienten gewonnen wurden.

Für die Behandlung von **dermatologischen Manifestationen**, in 1. Linie des Erythema migrans, hat sich die orale Therapie mit Doxyzyklin (Evidenzgrad I) oder – bei Kindern unter 9 Jahren – mit Amoxicillin (Evidenzgrad II) bewährt (siehe Tab. **67**). Zu beachten ist, dass beim Borrelien-Lymphozytom und bei der Acrodermatitis chronica atrophicans eine längere Behandlungsdauer empfohlen wird, wobei insbesondere beim Borrelien-Lymphozytom die klinische Rückbildung wesentlich länger (u. U. viele Wochen) dauern kann. Dies bedeutet jedoch nicht, dass die Therapiedauer bis zur Normalisierung des Befundes ausgedehnt werden muss. Die Makrolide sind Mittel der 2. Wahl. Sie sind signifikant weniger wirksam. Zur Verfügung stehen Azithromycin für 7 – 10 Tage oder Erythromycin für 14 Tage.

Bei der **Neuroborreliose** ist eine parenterale antibiotische Therapie mit Cephalosporinen der Gruppe 3 indiziert. Dies gilt auch für die monosymptomatische akute periphere Fazialisparese, sofern eine Liquorpleozytose vorliegt. Eine ambulante, intravenöse Therapie mit Ceftriaxon kann in den Fällen erwogen werden, in denen es den Patienten klinisch gut geht. Bei der peripheren Fazialisparese wird in den USA eine orale antibiotische Therapie mit Doxyzyklin für ausreichend erachtet. Für Europa ist diese Frage bisher nicht studienmäßig belegt. Die hochdosierte parenterale antibiotische Therapie führt zu einer raschen Remission der meningealen und radikulären Schmerzsymptomatik, während evtl. vorhandene Paresen für mehrere Wochen persistieren können. Die Therapie einer Neuroborreliose mit Penicillin G ist zwar grundsätzlich möglich, wegen der besseren Liquorgängigkeit und der besseren Praktikabilität

Tabelle **67**   Therapie der Lyme-Borreliose (Evidenzgrad in Klammern).

Orale Therapie
Indikation: Erythema migrans, Borrelien-Lymphozytom[1], Acrodermatitis chronica atrophicans[1] < 9 Jahre: Amoxicillin, 50 mg/kgKG/Tag 10 Tage[2] (II) Cefuroximaxetil 20 – 30 mg/kgKG/Tag 10 Tage (III) alternativ: Makrolide bei Penicillinallergie (III) ≥ 9 Jahre: Doxyzyklin, 1. Tag 4 mg/kgKG, dann 2 mg/kgKG/Tag 10 Tage[2] (I) (max. Tagesdosis 200 mg)
Parenterale Therapie
Indikation: Neuroborreliose, Lyme-Arthritis, Lyme-Karditis Ceftriaxon 50 mg/kgKG/Tag in 1 ED (maximal 2 g/Tag) 14 Tage[3] (II) oder Cefotaxim 200 mg/kgKG/Tag in 3 ED (maximal 6 g/Tag) 14 Tage[3] (II) oder Penicillin G 500 000 IE/kgKG/Tag in 4 ED (maximal 12 Mega-IE/Tag) 14 Tage[4] (II)

[1] Behandlungsdauer bei Borrelien-Lymphozytom 2 – 3 Wochen und Acrodermatitis chronica atrophicans 3 Wochen
[2] bei Persistenz eines Erythema migrans: Verlängerung der Therapie um weitere 10 Tage
[3] Lyme-Arthritis und Neuroborreliose: Behandlungsdauer mindestens 14 Tage
[4] nur zur Behandlung der Neuroborreliose

sind jedoch Cephalosporine der Gruppe 3 bevorzugt.

Die größten Probleme bestehen in der Behandlung der Lyme-Arthritis. Hier wird eine parenterale Therapie mit Cephalosporinen der Gruppe 3 bevorzugt, die bei 80 % der Kinder effektiv ist. Bei Erwachsenen wird als Alternative Doxyzyklin empfohlen. Im Kindesalter (ab dem 9. Lebensjahr) kann diese Therapie bspw. bei Cephalosporin-Allergie erwogen werden; es ist allerdings zu beachten, dass die Behandlung dann über 4 Wochen konsequent durchzuführen ist (was Probleme mit der Compliance als auch eine mögliche Fototoxizität von Doxyzyklin in den Sommermonaten mit sich bringt). Eine ungünstige Prognose gilt für Patienten, bei denen vor antibiotischer Therapie eine intraartikuläre Steroidtherapie erfolgte oder bei denen die Arthritis länger, das heißt mehr als 6 Wochen, bestanden hat. Aus diesem Grund sollte vor einer intraartikulären Steroidtherapie eine Lyme-Borreliose stets ausgeschlossen werden. Bei fehlendem Effekt einer antibiotischen Therapie sollte die Lyme-Arthritis antirheumatisch behandelt werden.

Insbesondere bei chronisch-rezidivierenden Manifestationen einer Lyme-Borreliose (Stadium III) eignen sich die Cephalosporine der Gruppe 3 (Evidenzgrad II).

Für die Therapie der Lyme-Borreliose in der Schwangerschaft sind Amoxicillin beim Erythema migrans und Cephalosporine oder Penicillin G bei systemischen Infektionen indiziert (Evidenzgrad IV).

Die Lyme-Borreliose im Kindesalter ist eine Erkrankung mit meist akutem Verlauf und guter Prognose. Der Therapieeffekt ist allein anhand der klinischen Symptomatik zu beurteilen, während Untersuchungen der Antikörper diesbezüglich keine prognostischen Rückschlüsse zulassen. Gelegentlich bilden sich die Symptome einer Gelenk- oder ZNS-Manifestation auch nach korrekter parenteraler Antibiotikatherapie nur langsam zurück. Sehr selten kann dabei eine Persistenz entzündlicher Liquorveränderungen beobachtet werden. Eine erneute Therapie sollte deshalb erst nach (frühestens) 3 Monaten erwogen werden. Eine Infektion mit B. burgdorferi hinterlässt keine bleibende Immunität. Gesicherte Reinfektionen wurden mehrfach beschrieben (z. B. ein neu aufgetretenes Erythema migrans während des Nachbeobachtungszeitraumes einer vorangegangenen Lyme-Arthritis).

Bei einigen Patienten wurde eine *Jarisch-Herxheimer-Reaktion* beschrieben, die durch Fieber, Schüttelfrost, Kopfschmerzen, Myalgien, Verschlechterung eines Erythema migrans und anderen Symptomen innerhalb der ersten 3 Tage nach Therapiebeginn charakterisiert ist. Insbesondere bei Patienten mit Lyme-Karditis sollte die Therapie unter EKG-Monitoring begonnen werden. Eine besondere Behandlung dieser Reaktion ist in der Regel nicht notwendig. Eine mögliche vorteilhafte Wirkung von Kortikosteroiden wird widersprüchlich diskutiert.

Prophylaxe

Zeckenstiche lassen sich durch geeignete hautbedeckende Kleidung vermeiden (Hosenstöße in die Strümpfe stülpen). Ebenso sollte in endemischen Gebieten kein offenes Schuhwerk getragen werden. Diese Maßnahmen sind aber bei Kindern wenig praktikabel. Da die Infektionswahrscheinlichkeit mit der Länge der Haftzeit der Zecken zunimmt, ist ein tägliches Absuchen der Haut auf Zecken am Abend empfehlenswert und eine sofortige Entfernung der Zecke (Pinzette, Finger, Zeckenzange) indiziert. Bei der Suche ist insbesondere auf intertriginöse Hautregionen und bei Kindern auch auf die behaarte Kopfhaut zu achten. Eine prophylaktische antibiotische Therapie nach einem Zeckenstich ist nicht indiziert (Evidenzgrad I). Diese Zurückhaltung gilt auch für den Fall, dass in der entfernten Zecke mittels PCR B. burgdorferi nachgewiesen wurde. Auch aus diesem Grund ist die PCR-Untersuchung einer Zecke weder sinnvoll noch notwendig.

Ein effektiver Impfstoff gegen B. burgdorferi sensu stricto wurde in den USA entwickelt, mittlerweile wegen des Verdachts auf impfstoffassoziierte Autoimmunreaktionen wieder vom Markt genommen. Die Verfügbarkeit eines Impfstoffes in Europa ist gegenwärtig jedoch nicht absehbar. Hierbei ist zu bedenken, dass diesbezügliche Erfahrungen in den USA aufgrund der Heterogenität der europäischen B.burgdorferi-Spezies nicht auf die Situation in Europa übertragen werden können.

In der Literatur wird kasuistisch über das Auftreten von B. burgdorferi in der Muttermilch berichtet (Nachweis von B.burgdorferi-DNA mittels PCR). Theoretisch besteht somit die Möglichkeit der Übertragung von B. burgdorferi mit der Muttermilch auf den Säugling über den Gastrointestinaltrakt. Dies erlaubt jedoch keinen Rückschluss auf das mögliche Infektions- und insbesondere Erkrankungsrisiko des gestillten Säuglings. Die Existenz vermehrungsfähiger Borrelien in der Muttermilch und die Übertragung einer Lyme-Borreliose mit der Muttermilch wurden bislang nicht beschrieben. Daher ist nach dem derzeitigen Kenntnisstand Stillen erlaubt. In jedem Fall sollte eine Mutter mit Lyme-Borreliose antibiotisch behandelt werden.

Literatur

Bayerisches Landesamt für Gesundheit und Lebensmittelsicherheit. Nationales Referenzlabor für Borrelien. http://www.lgl.bayern.de/nrz_borrelien/index.htm; Stand: Oktober 2008

Centers for Disease Control and Prevention. Lyme Disease. http://www.cdc.gov; Stand: Juli 2008

DGHM. Richtlinien für die mikrobiologische Diagnostik der Lyme-Borreliose der deutschen Gesellschaft für Hygiene und Mikrobiologie (nur für Mitglieder frei zugänglich). http://www.dghm.org; Stand: Oktober 2008

NIAID. Lyme Disease. http://www3.niaid.nih.gov; Stand: Oktober 2008

 Koordinator:
A. Pohl-Koppe

Mitarbeiter:
H.-J. Christen, U. Heininger, D. Hobusch,
H.-I. Huppertz, R. Noack, B. Wilske

Malaria

Klinisches Bild

Die Malaria beginnt uncharakteristisch mit grippeähnlichen Allgemeinsymptomen wie Abgeschlagenheit, Fieber, Kopf-, Rücken- und Gliederschmerzen. Während bei einer Malaria tertiana das Fieber rhythmisch alle 48 Stunden und bei der Malaria quartana alle 72 Stunden auftritt, ist es bei der Malaria tropica meist unregelmäßig, da es nicht zu einer Synchronisation der Parasitenentwicklung kommt. Begleitet werden die Temperaturanstiege von ausgeprägtem Schüttelfrost und Kältegefühl, jedoch sind auch afebrile Krankheitsverläufe möglich.

Je jünger der Patient, desto uncharakteristischer sind Fieberverlauf und Krankheitssymptome und desto häufiger treten gastrointestinale Symptome, wie Durchfall und Erbrechen als zusätzliche Symptome auf. Eine Verwechselung mit fieberhaften Gastroenteritiden ist daher nicht selten.

Schwere Verläufe sind bei der Malaria tertiana und M. quartana im Allgemeinen nicht zu erwarten. Bei der Malaria tropica kann es jedoch zu Bewusstseinstrübungen, Somnolenz, Koma, zerebralen Krampfanfällen, pulmonalen Störungen, Oligurie und Anurie durch glomeruläre und tubuläre Nierenschädigungen sowie zu Hypoglykämien kommen. Zeichen der Organschädigung treten typischerweise erst mehrere Tage nach Krankheitsbeginn auf, der jedoch gerade im Kindesalter nicht immer exakt bestimmbar ist. Da ein irreversibles Multiorganversagen droht, kommt der frühzeitigen Diagnostik und Therapie wesentliche Bedeutung zu. Die Malaria quartana kann zu einer immunkomplex-vermittelten Glomerulonephritis führen, die sich als Nephrotisches Syndrom manifestiert und in eine chronische Niereninsuffizienz übergehen kann.

Malaria in der Schwangerschaft und konnatale Malaria. Eine Malaria tropica in der Schwangerschaft stellt eine akut lebensbedrohliche Situation für Mutter und Kind dar. Insbesondere durch die Anämie und den gestörten diaplazentaren Austausch, treten bei allen Formen der Malaria gehäuft Fehl- und Mangelgeburten auf. Durch diaplazentare Infektion oder maternal-fetale Transfusion während der Geburt kann es vorwiegend bei Kindern von Frauen, die nur vorübergehend im Endemiegebiet waren (wie z. B. Touristen), zur konnatalen Malaria kommen. Die zunächst gesunden Neugeborenen fallen nach 4 – 12 Wochen durch uncharakteristische Symptome wie Trinkschwäche und Gedeihstörungen sowie Blässe durch die Anämie auf. Zusätzlich kann eine Hepatosplenomegalie bestehen und Fieber auftreten.

Immunität. In hoch endemischen Gebieten (subsaharisches Afrika) aufwachsende Kinder entwickeln in den 1. Lebensjahren durch wiederholte Infektionen eine Teilimmunität, die vor schweren Krankheitsverläufen schützt. Entsprechend werden letale Erkrankungen bei älteren Kindern im Endemiegebiet selten beobachtet. Fehlende Reinfektionen, bspw. durch Verlassen des Endemiegebietes, reduzieren die Teilimmunität, sodass schwerere Krankheitsverläufe auch bei ehemals Teilimmunen auftreten können.

Wie bei Erwachsenen ist eine Malaria tropica als lebensbedrohlich anzusehen, das Kind umgehend intensivmedizinisch zu betreuen und eine supportive Therapie zu starten, wenn mindestens einer der folgenden Befunde vorliegt:
- Bewusstseinstrübung,
- zerebraler Krampfanfall,
- respiratorische Insuffizienz, unregelmäßige Atmung, Hypoxie,
- Hypoglykämie < 40 mg/dl),
- Schocksymptomatik,
- klinische Zeichen einer Dehydratation,
- Spontanblutungen,
- Azidose (Basendefizit > 8 mmol/l),
- Hyperkaliämie (> 5,5 mmol/l),
- sichtbarer Ikterus.

Eine Malaria tropica ist als bedrohlich anzusehen und der Patient daher engmaschig zu überwachen bei Vorliegen mindestens einer der folgenden Befunde:
- schwere Anämie (Hb < 10 g/dl),
- Niereninsuffizienz (Kreatinin > 2,5 mg/dl),
- Transaminasenerhöhung über das 3-Fache der Norm,
- Ikterus (Bilirubin > 3 mg/dl bzw. > 50 μmol/l),
- Hyperparasitämie (> 5 % der Erythrozyten von Plasmodien befallen oder > 100 000 Plasmodien/μl),
- (bekannte) Sichelzellanämie.

In allen genannten Fällen, die die Malaria tropica als lebensbedrohlich oder bedrohlich ansehen lassen, ist die Malaria als kompliziert einzustufen!

Ätiologie

Die Malaria wird durch Protozoen der Gattung Plasmodium, verursacht. Es gibt 4 humanpathogene Arten: P. falciparum als Erreger der Malaria tropica, P. vivax und P. ovale verursachen die Malaria tertiana und P. malariae die Malaria quartana. Während für die letztgenannte Plasmodienart auch Affen als Reservoir beschrieben wurden, ist der Mensch das einzige Reservoir der ersten 3 Spezies. Er ist allerdings nur Zwischenwirt, in dem die ungeschlechtliche Vermehrung der Parasiten stattfindet, während sich die Plasmodien im Endwirt, den Anophelesmücken, geschlechtlich vermehren.

Mücken benötigen Blut nur für die Eiproduktion, sodass ausschließlich weibliche Mücken Blut saugen. Zur Gerinnungsinaktivierung wird Speichel injiziert, der die Sporozoiten der Plasmodien beinhaltet. Die auf diesem Weg ins Blut gelangten Stadien des Hämoparasiten dringen innerhalb von 30 Minuten in Hepatozyten ein, in denen eine ungeschlechtliche Vermehrung (exoerythrozytäre Schizogonie) stattfindet. Abhängig von der Plasmodienart kommt es nach frühestens 5 Tagen, aber möglicherweise erst nach Monaten, zur Freisetzung von Merozoiten aus den Leberzellen in den Blutkreislauf. Die Parasiten befallen die Erythrozyten, aus den Merozoiten werden Trophozoiten, die sich teilen und mehrkernige Schizonten bilden, die in Merozoiten zerfallen. Die freigesetzten Merozoiten befallen neue Erythrozyten und setzen den Zyklus fort. Einige Trophozoiten entwickeln sich zu Gametozyten (sexuelle Parasitenstadien), die keine Krankheitssymptome beim Menschen verursachen, da sie die ungeschlechtliche Vermehrung nicht wieder beginnen können. Sie dienen ausschließlich der geschlechtlichen Vermehrung in der Mücke. Das heißt nach Aufnahme der Gametozyten beim Saugakt an einem Menschen mit Parasitämie wird der Parasitenzyklus im Mückenmagen komplettiert. Dort führt die Verschmelzung von Mikro- und Makrogametozyten zur Zygote, aus der nach vielfacher Teilung Sporozoiten entstehen, die aktiv in die Speicheldrüse einwandern.

Das Platzen der Erythrozyten mit der Freisetzung von Merozoiten verursacht vermutlich das klassische Symptom der Malaria, Fieber mit Schüttelfrost. Die Organkomplikationen bei der Malaria tropica sind wesentlich darauf zurückzuführen, dass infizierte Erythrozyten an Endothelzellen der Kapillaren adhärieren (Sequestrierung), was zu Mikrozirkulationsstörungen und zur Freisetzung von Zytokinen führt.

Abhängig von der Außentemperatur und Plasmodienart ist die Mücke nach frühestens einer Woche infektiös.

Plasmodien können auch durch Transfusionen, kontaminierte Spritzen und Kanülen sowie diaplazentar übertragen werden. Selten werden Fälle sog. Flughafenmalaria beobachtet, die durch Transport infektionstüchtiger Anophelesmücken aus Endemiegebieten übertragen wird. Betroffen sind Mitarbeiter oder Anwohner von internationalen Flughäfen.

Rezidive können bei P. vivax und P. ovale aus ruhenden Parasitenformen in der Leber (Hypnozoiten) entstehen und noch mehrere Jahre nach Infektion Erkrankungen auslösen (siehe Rezidivprophylaxe, Tab. 68). Bei P. falciparum und P. malariae gibt es keine Hypnozoiten, jedoch werden bei der Infektion mit P. malariae Rekrudeszenzen (Wiederaufflackern) auch nach Jahrzehnten beobachtet. Diese werden auf persistierende asymptomatische geringgradige Parasitämien zurückgeführt.

Epidemiologie

Die Malaria ist eine der häufigsten parasitären Erkrankungen und kommt in über 100 Ländern der tropischen und subtropischen Regionen aller Kontinente, ausgenommen Australien, vor. P. falciparum ist im tropischen Afrika, Südostasien, dem Pazifik, Südamerika und Haiti verbreitet. P. vivax dominiert in Nordafrika, dem Vorderen Orient, Südasien und Mittelamerika.

Die geschätzte jährliche Inzidenz liegt weltweit bei 515 Millionen Fällen, mit mehr als 1 Million Todesfällen, hauptsächlich bei Säuglingen und Kleinkindern. Nach Schätzungen der Weltgesundheitsorganisation sterben täglich etwa 3000 Kinder an Malaria. Mehr als 12 000 Erkrankungen werden jährlich nach Europa importiert, davon etwa 500 nach Deutschland.

Pro Jahr werden etwa 40 Kinder mit Malaria in Deutschland stationär behandelt. Die Mehrheit erwirbt die Malaria, überwiegend Infektionen mit Plasmodium falciparum, in afrikanischen Ländern, wie Ghana, Nigeria und Kenia. Mehr als 90 % der Erkrankten stammen aus den Endemiegebieten und immigrieren nach Deutschland oder erwerben die Erkrankung im Rahmen von Verwandtenbesuchen. Eine adäquate Chemoprophylaxe wurde bei

Tabelle **68**   Malariatherapie.

Indikation	Substanz	Dosierung
Malaria aus Gebieten ohne Chloroquinresistenz	Chloroquin	Gesamtdosis 25 mg/kgKG oral initial 10 mg Chloroquin-Base/kgKG; 6, 24 und 48 Std. später je 5 mg Base/kgKG (maximal Gesamtdosis 1500 mg)
Malaria tertiana	Chloroquin oder	Chloroquin: siehe oben
	Mefloquin (Lariam)	Mefloquin: ab 3. Lebensmonat und 5 kg Körpergewicht: Gesamtdosis 25 mg/kgKG oral, initial 15 mg/kgKG; 6 – 24 Std. später 10 mg/kgKG
Malaria tropica (unkompliziert) aus Gebieten mit Chloroquin-Resistenzen	Atovaquon/ Proguanil (Malarone, Malarone junior) oder	≥ 5 – 8 kgKG: 2 Tabletten (à 62,5 mg/25 mg/Tablette) ≥ 9 < 11 kg KG: 3 Tabletten Malarone junior 11 – 20 kgKG: 1 Tablette Malarone (à 250/100 mg)/Tag; 21 – 30 kgKG: 2 Tabletten/Tag; 31 – 40 kgKG: 3 Tabletten/Tag; > 40 kgKG: 4 Tabletten/Tag orale Einzelgabe jeweils an 3 aufeinanderfolgenden Tagen
	Artemether/ Lumefantrin (20 mg/120 mg/ Tablette) Riamet oder	≥ 5 und < 15 kgKG: 1 Tablette/Dosis 15 – 24 kgKG: 2 Tabletten/Dosis ≥ 25 bis < 35 kgKG: 3 Tabletten/Dosis > 35 kgKG: 4 Tabletten/Dosis orale Einahme: initial 1 Dosis, dann 1 nach 8 Std. sowie 4 weitere Dosen im 12-Stunden-Abstand für 2 Tage: insgesamt 6 Dosen über 3 Tage
	Mefloquin	siehe oben
Malaria tropica (kompliziert)	Chinin + Clindamycin oder Doxyzyklin	initial 20 mg Chinin/kgKG in 5 – 10 ml 5 %iger Glukose/kgKG i. v. über 2 – 4 Std.; dann 10 mg/kgKG i. v. über 2 – 4 Std. bei Kindern < 2 Jahre alle 12 Std. bei Kindern ≥ 2 Jahre alle 8 Std. bis orale Medikation möglich ist zusätzlich Clindamycin 2 – 3 × 10 mg/kgKG i. v. oder oral oder bei Kindern > 8 Jahren Doxyzyklin 3 mg/kgKG pro Tag (maximal 200 mg) i. v. oder oral
Rezidivprophylaxe bei Malaria tertiana	Primaquin	Kinder > 1 Jahr: 0,5 mg/kgKG/Tag (maximal 30 mg/Tag), oral, für 14 Tage (cave: G6PD-Mangel)

keinem der in Studien registrierten Fälle durchgeführt.

Diagnose

Fieber nach Tropenaufenthalt sollte Anlass sein, an eine Malaria zu denken und eine entsprechende Diagnostik zu initiieren. Dabei sind der Fiebertyp, die Höhe des Fiebers oder mögliche Begleitsymptome nicht von Bedeutung. Entscheidend für die Diagnose ist der direkte mikroskopische Nachweis von Plasmodien im dünnen panoptisch gefärbten Blutausstrich bzw. im sog. „Dicken Tropfen". Während der Ausstrich eine Speziesdifferenzierung er-

laubt, liegt der Vorteil des Dicken Tropfens in der Anreicherung der Erreger, sodass er eine höhere Sensitivität aufweist. Bei teilimmunen Patienten oder zu Beginn der Erkrankung kann die Erregerdichte sehr gering sein, sodass ein 1-maliger negativer Befund eine Malaria nicht ausschließt. Hier sollten, unabhängig vom Fieberverlauf, Untersuchungen im Abstand von 12 – 24 Stunden wiederholt werden. Ist keine ausreichende Erfahrung in der Malariadiagnostik vorhanden, müssen ungefärbte Ausstriche und/oder EDTA-Blut ohne Verzögerung an entsprechend qualifizierte Laboratorien versendet werden, sodass die Diagnostik innerhalb von Stunden durchgeführt und das Ergebnis noch am selben Tag vorliegen kann. Schnelltests sollten wegen mangelnder Sensitivität und Spezifität niemals als alleiniges Diagnostikum verwendet werden. Antikörperbestimmungen sind zur Diagnose der Malaria ungeeignet.

Typische, aber unspezifische Laborzeichen einer Malaria sind Thrombozytopenie und Hyperbilirubinämie. Eine Anämie kann manchmal erst später im Krankheitsverlauf auftreten. Die LDH-Konzentration ist meist erhöht. Als Zeichen der Hämolyse kann die Haptoglobin-Konzentration vermindert sein, im Rahmen der Akute-Phase-Reaktion jedoch ebenso wie die CRP-Konzentration evtl. auch erhöht sein. Klinisch oder/und sonografisch kann eine Splenomegalie nachweisbar sein. Zur Beurteilung der Schwere der Erkrankung sollten die Erregerkonzentration, das Blutbild mit Differenzialblutbild und Thrombozytenkonzentration, die Konzentrationen von Blutzucker, Elektrolyten, Harnstoff, Kreatinin, Transaminasen, Bilirubin, der Säuren-Basen-Status, ggf. Laktat, der Gerinnungs- und Urinstatus bestimmt werden. Zusätzlich sind EKG und Röntgen-Thorax zu erwägen.

Therapie

Die Therapie richtet sich nach Infektionsgebiet, Erregerart und Schwere der Erkrankung unter Berücksichtigung des Alters, Vorerkrankungen sowie bekannter Allergien und Medikamenten-Unverträglichkeiten. Kontrollierte Therapiestudien bei europäischen Kindern liegen nicht vor, aber aufgrund von Studien bei Erwachsenen und Kindern aus Endemiegebieten entsprechen die nachstehenden Therapieempfehlungen den Evidenzgraden I und II.

Malaria tertiana und Malaria quartana werden mit Chloroquin behandelt. Bei Import der Malaria tertiana aus Indonesien oder der Pazifikregion ist Mefloquin wegen möglicher Chloroquin-Resistenz zu bevorzugen. Bei der Malaria tertiana muss eine Nachbehandlung mit Primaquin angeschlossen werden, um Hypnozoiten in der Leber abzutöten und damit Rezidiven vorzubeugen. Primaquin kann bei Personen mit Glukose-6-phosphat-Dehydrogenase-Mangel (G6PD-Mangel) zu einer schweren Hämolyse führen, sodass ein Enzymmangel vor Therapiebeginn ausgeschlossen werden muss.

Eine Malaria tropica ohne Organkomplikationen aus einem Gebiet ohne Chloroquin-Resistenz (z. B. Mexiko, Haiti, Dominikanische Republik) wird mit Chloroquin in der in Tab. 68 angegebenen Dosierung therapiert.

Die **unkomplizierte Malaria tropica,** die in einem Gebiet mit Chloroquin-Resistenzen erworben wurde, erfordert eine Behandlung mit Mefloquin (Lariam), Atovaquon/Proguanil (Malarone) oder Artemether/Lumefantrin (Riamet). Bei Import der Malaria aus Südostasien ist Atovaquon/Proguanil wegen möglicher Mefloquin-Resistenz zu bevorzugen.

Mefloquin ist ein gegen alle Malariaformen gut wirksames Medikament. Als häufigste Nebenwirkungen des Mefloquins sind Übelkeit und Erbrechen sowie tagelang anhaltendes Schwindelgefühl bekannt. Die Rate der Nebenwirkungen bei Kindern scheint geringer, wenn die therapeutische Dosis auf 2 Gaben im Abstand von 6–24 Stunden verteilt wird. Mefloquin ist kontraindiziert bei Epilepsie, psychischen und zentralnervösen Erkrankungen. Mefloquin ist in Deutschland zur Prophylaxe und Therapie der Malaria bei Kindern ab 5 kgKG und ab 3 Monaten zugelassen.

Die Kombination Atovaquon/Proguanil ist seit 1997 in Deutschland zugelassen und darf zur Therapie bei Kindern ab 5 kgKG (Tabletten mit geringerer Dosis bis 11 kgKG, Malarone junior) auch zur notfallmäßigen Selbstmedikation verwendet werden. Bei Herkunft der Malaria tropica aus Gebieten mit bekannter Multiresistenz kommt auch eine Therapie mit der fixen Kombination Artemether/Lumefantrin (Riamet) mittlerweile auch ab 5 kgKG in Betracht.

Halofantrin (Halfan) wird aufgrund unsicherer Resorption und möglicher kardialer Nebenwirkungen nicht mehr empfohlen.

Malaria tertiana und Malaria quartana können ambulant behandelt werden, die Malaria tropica ist stets stationär und die komplizierte Malaria tropica intensivmedizinisch zu behandeln.

Die **komplizierte Malaria** wird unverzüglich mit Chinin intravenös behandelt, das auch bei Schwangeren und Säuglingen verwendet wird. Als Nebenwirkungen des Chinins können Übelkeit, Erbrechen, Schwindelgefühl und Tinnitus (Cinchonismus) auftreten. Diese sind keine Indikation zum Abbruch der Therapie. Chinin verstärkt die Hypoglykämieneigung. Bei zu rascher Infusion können Herzrhythmusstörungen und Hypotonie auftreten. Sehr selten kommt es zu einer lebensbedrohlichen Hämolyse (Schwarzwasserfieber).

Chinin-Resistenzen sind aus Kambodscha, Thailand und Burma sowie aus Ostafrika bekannt. Unter Berücksichtigung der bekannten Einschränkungen werden zusätzlich Doxyzyklin oder Clindamycin gegeben. Beide Medikamente sind zwar sehr gut gegen Plasmodien wirksam, aber die Wirkung tritt verzögert ein, sodass sie niemals ohne Chinin gegeben werden dürfen.

■ Therapiekontrolle

Die Parasitämie ist zunächst täglich zu kontrollieren. Nach initialem Anstieg sollte es 48 Stunden nach Therapiebeginn zu einem deutlichen Abfall der Parasitenkonzentration, meist auf weniger als 10 % des Ausgangswertes gekommen sein. Andernfalls ist eine Therapieresistenz anzunehmen und eine Umstellung in Absprache mit einem Tropenmediziner erforderlich. Fieber kann auch Tage nach Therapiebeginn noch auftreten und ist ohne Wiederanstieg der Parasitämie kein Zeichen des Therapieversagens. 7 Tage nach Therapiebeginn sollten keine ungeschlechtlichen Parasitenformen (Trophozoiten und Schizonten) mehr nachweisbar sein, andernfalls könnte eine partielle Resistenz vorliegen, die eine Therapie mit einem anderen Antimalariamittel erfordert. Nach erfolgreicher Therapie wird eine wöchentliche Kontrolle für 4 Wochen empfohlen, um partielle Resistenzen und damit eine Rekrudeszenz der Parasitämie zu entdecken. Geschlechtliche Parasitenformen, Gametozyten, werden insbesondere bei der Malaria tropica noch bis zu mehreren Wochen im peripheren Blut beobachtet. Wie zuvor erwähnt, ist ihr alleiniger Nachweis keine erneute Therapieindikation.

Wichtig ist die supportive Therapie zur Vermeidung bzw. Unterbrechung von Krampfanfällen, Hypoglykämie, Hyponatriämie, Nieren- und Kreislaufversagen sowie einem Lungenödem, wobei in klinischen Studien gezeigt werden konnte, dass die Gabe von Steroiden und eine Heparinisierung keine positiven Effekte haben.

Leitlinien der Deutschen Gesellschaft für Tropenmedizin und Internationale Gesundheit zur Diagnose und Therapie der Malaria sind über deren Homepage und die Arbeitsgemeinschaft der Wissenschaftlichen Medizinischen Fachgesellschaften (AWMF) im Internet abrufbar (http://www.dtg.org, http://www.awmf-leitlinien.de/).

Prophylaxe

Da eine Impfung gegen Malaria nicht zur Verfügung steht, stützt sich die Vorbeugung auf den Schutz vor Moskitostichen (Expositionsprophylaxe) und die Einnahme von Malariamedikamenten (Chemoprophylaxe siehe Tab. 69). Beide Maßnahmen ergänzen sich. Sie bieten jedoch keinen absolut sicheren Schutz vor einer Erkrankung.

Die weiblichen Moskitos sind dämmerungs- und nachtaktiv. Daher bieten Moskitonetze, besonders wenn sie mit 1 % Permethrin-Lösung imprägniert sind, einen wirksamen Schutz. Die Kleidung sollte am Abend den Körper und die Extremitäten bedecken. Über 90 % der Mückenattacken zielen auf die Beine. Repellents (Diethyltoluamid [DEEt], Icaridin [Bayrepel], Citronella) sind hilfreich. In Einzelfällen wurden toxische Nebenwirkungen des DEEt bei Kindern nach topischer Anwendung und Ingestion beobachtet, sodass von einer Applikation bei Säuglingen und Kleinkindern eher abgeraten wird. Der Kontakt mit Schleimhäuten kann zu starker Reizung führen. Ebenfalls verwendet werden Pyrethroide, Insektizide, in Form von Sprays, Verdampfern und sog. Räucherspiralen. Beiprodukte können zu Schleimhautirritationen führen, sodass es insbesondere bei Säuglingen und Kleinkindern zu Atemwegsreizungen kommen kann. Sonnenschutz wird ggf. vor dem Repellent aufgetragen.

Seit 2001 wird eine kontinuierliche Chemoprophylaxe mit Mefloquin, Atovaquon/Proguanil oder Doxyzyklin für Kurzaufenthalte bis zu 4 Wochen in Gebieten mit hohem Malariarisiko (> 0,5 % bei 4-wöchiger Reisedauer) empfohlen. Dazu zählen alle afrikanischen Länder südlich der Sahara, einzelne Bundesstaaten Brasiliens sowie einzelne Provinzen Thailands und südostasiatische Regionen östlich und inkl. der Insel Lombok (siehe Abb. 3). Für alle

Tabelle **69** Dosierungen in der Chemoprophylaxe der Malaria.

Substanz	Präparat	Dosierung
Chloroquin	Resochin	5 mg/kgKG der Base oral, 1-mal/Woche
Mefloquin	Lariam	5 mg/kgKG 1-mal/Woche
Atovaquon/Proguanil (62,5/ 25 mg pro Tablette)	Malarone Junior Malarone	ab 11 kgKG: je 1 Tablette/10 kgKG/Tag (bis 40 kgKG) > 40 kgKG: 1 Tablette Malarone (250/100 mg)/Tag
Doxyzyklin(-monohydrat)	diverse	ab 8 Jahren: 1,5 – 2 mg/kgKG/Tag, maximal 100 mg/Tag

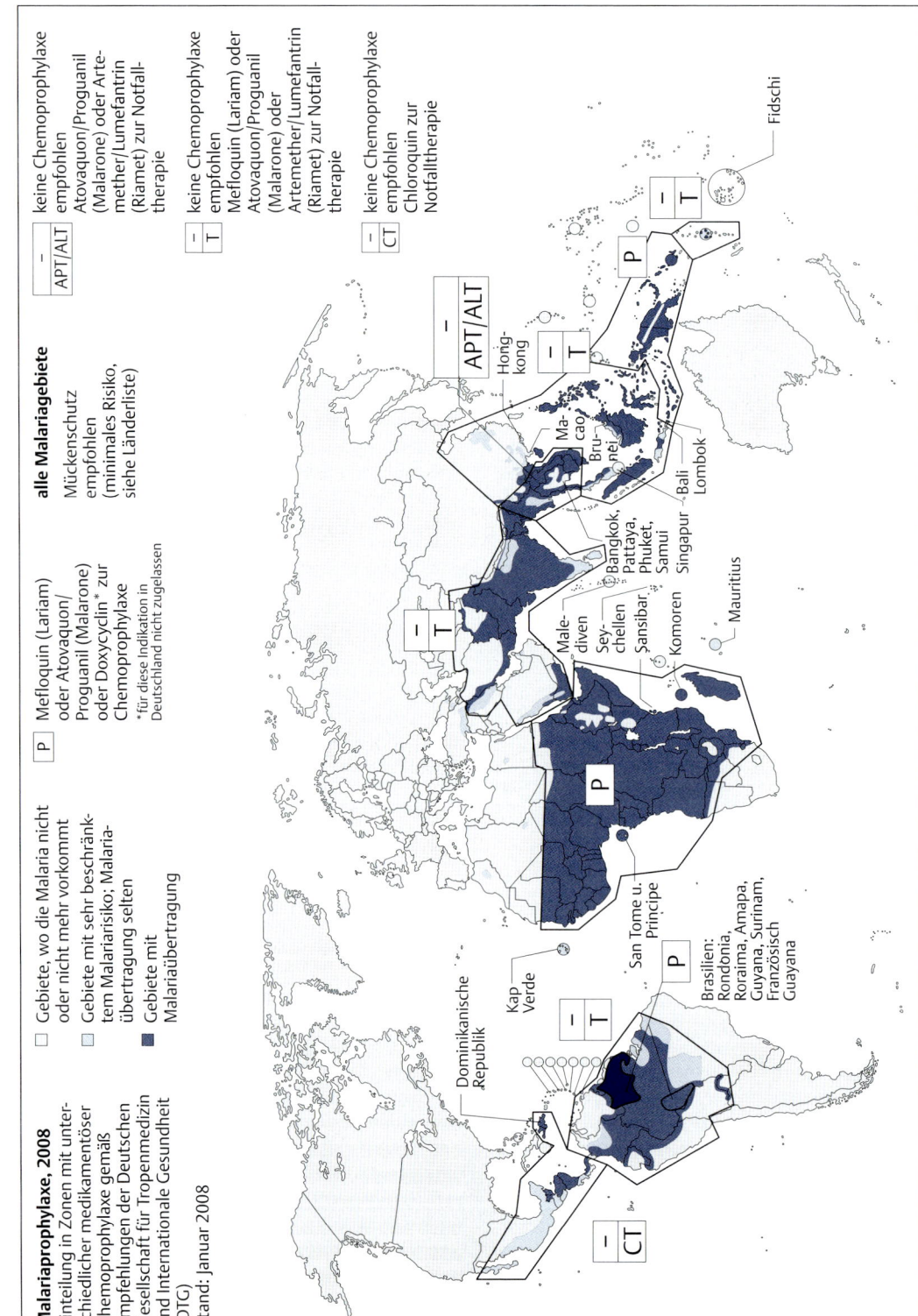

Malariaprophylaxe, 2008
Einteilung in Zonen mit unter-
schiedlicher medikamentöser
Chemoprophylaxe gemäß
Empfehlungen der Deutschen
Gesellschaft für Tropenmedizin
und Internationale Gesundheit
(DTG)
Stand: Januar 2008

☐ Gebiete, wo die Malaria nicht
oder nicht mehr vorkommt

▨ Gebiete mit sehr beschränk-
tem Malariarisiko; Malariaübertragung selten

■ Gebiete mit
Malariaübertragung

| P | Mefloquin (Lariam)
oder Atovaquon/
Proguanil (Malarone)
oder Doxycyclin* zur
Chemoprophylaxe

*für diese Indikation in
Deutschland nicht zugelassen

alle Malariagebiete

Mückenschutz
empfohlen
(minimales Risiko,
siehe Länderliste)

| − |
| APT/ALT |

keine Chemoprophylaxe
empfohlen
Atovaquon/Proguanil
(Malarone) oder Arte-
mether/Lumefantrin
(Riamet) zur Notfall-
therapie

| − |
| T |

keine Chemoprophylaxe
empfohlen
Mefloquin (Lariam) oder
Atovaquon/Proguanil
(Malarone) oder
Artemether/Lumefantrin
(Riamet) zur Notfall-
therapie

| − |
| CT |

keine Chemoprophylaxe
empfohlen
Chloroquin zur
Notfalltherapie

Abb. 3 Gebiete mit Malariaübertragung und Empfehlungen zur Malariaprophylaxe

anderen Regionen wird – wie in der Abb. 3 dargestellt – bei geringem Risiko nur noch eine „standby"-Therapie, also eine notfallmäßige Selbsttherapie empfohlen. Während die Expositionsprophylaxe die Infektion und die kontinuierliche Chemoprophylaxe die Erkrankung verhindern soll, dient die Notfalltherapie dazu, schwere Krankheitsverläufe bei insgesamt geringen, aber nicht auszuschließendem Malariarisiko zu vermeiden. Treten Symptome einer Malaria in einem Endemiegebiet auf und kann innerhalb von 24 Stunden kein Arzt zur Diagnosesicherung erreicht werden, dann sollte eine Notfalltherapie in üblicher therapeutischer Dosis (siehe Tab. **68**) begonnen werden. Da aber auch reisende Eltern eine Malaria nicht klinisch diagnostizieren können, muss trotz Therapiebeginn unverzüglich ein Arzt aufgesucht werden, um die Diagnose und Therapieindikation zu überprüfen und ggf. zu korrigieren. Die Karte der Deutschen Gesellschaft für Tropenmedizin und Internationale Gesundheit in Abb. 3 gibt die Empfehlungen wieder, die einheitlich im gesamten deutschsprachigen Raum gelten.

Die kontinuierliche Chemoprophylaxe mit Mefloquin wird 1 bis 3 Wochen, die mit Atovaquon/Proguanil und Doxyzyklin 1 Tag vor Reise in das Endemiegebiet begonnen und für 4 Wochen bzw. 7 Tage (nur Atovaquon/Proguanil) nach Verlassen des Gebietes fortgesetzt.

Proguanil als Einzelsubstanz, Chinin, Artemether-Lumefantrin und Artemisininderivate sind zur Prophylaxe ungeeignet.

Da sich die Resistenzlage relativ rasch ändert, können keine längerfristig gültigen Empfehlungen gegeben werden. Es ist deshalb im Zweifel immer anzuraten, aktuelle Informationen bei einer entsprechenden tropenmedizinisch erfahrenen Institution einzuholen. Darüber hinaus stehen im Internet über die DTG Prophylaxeempfehlungen zur Verfügung (www.dtg.org), die in regelmäßigen Abständen überarbeitet werden. Aktuelle Informationen zur Epidemiologie und Resistenzlage der Malaria bieten die Seiten der Weltgesundheitsorganisation (http://www.who.int/topics/malaria/en/) und Centers for Disease Control (http://www.cdc.gov/travel).

Literatur

Bialek R. Prophylaxe und Therapie der Malaria. Monatsschrift Kinderheilk 2006; 154: 229 – 236

DTG. Empfehlungen zur Malariavorbeugung. http://www.dtg.org; Stand: März 2008

Maitland K, Nadel S, Pollard AJ et al. Management of severe malaria in children: proposed guidelines for the United Kingdom. BMJ 2005; 331: 337 – 341

 Koordinator:
R. Bialek

Mitarbeiter:
G.-D. Burchard, H.-D. Nothdurft

Masern

Klinisches Bild

Typisch für Masern ist der 2-phasige Verlauf. Die Erkrankung beginnt mit Fieber und katarrhalischen Erscheinungen wie Konjunktivitis, Schnupfen, Halsschmerzen, Heiserkeit und trockenem Husten (Prodromalstadium). Pathognomisch sind zu diesem Zeitpunkt die Koplik'schen Flecken: feine, kalkweiße Stippchen auf hochroter, etwas granulierter Schleimhaut, bevorzugt an der Wangenschleimhaut gegenüber den Molaren. Gleichzeitig entwickelt sich ein fleckiges, dunkelrotes Enanthem. Das Prodromalstadium geht 3 – 4 Tage später unter erneutem, hohem Fieberanstieg in das Exanthemstadium über. Die makulopapulösen Effloreszenzen beginnen zunächst hinter den Ohren und im Gesicht, um sich dann rasch über den ganzen Körper auszubreiten. Auch bei gutartigem Verlauf können einzelne Stellen hämorrhagisch werden. Der Höhepunkt der klinischen Erscheinung ist in der Regel der 2. bis 3. Exanthemtag; danach folgen rasche Entfieberung und Abblassen des Exanthems. Oft besteht eine generalisierte Lymphadenopathie, einschließlich der hilären, paratrachealen und mesenterialen Lymphknoten.

Besondere Formen sind mitigierte und atypische Masern sowie Masern bei abwehrgeschwächten Patienten. *Mitigierte Masern* treten bei jungen Säuglingen auf, die noch maternale Antikörper besitzen, und bei Kindern nach Gabe von Immunglobulinen. *Atypische Masern* werden heute kaum noch beobachtet. Sie traten bei den Geimpften auf, die den vor 30 Jahren verwendeten Maserntotimpfstoff erhalten hatten und sich später mit dem Wildvirus auseinandersetzten. Charakteristisch sind ein makulopapulöses Exanthem, das distal an den Extremitäten beginnt und sich zentripetal ausbreitet, sowie eine hartnäckige, therapieresistente Pneumonie. *Masern bei Patienten mit primärer oder sekundärer Abwehrschwäche* können vom klassischen Krankheitsverlauf völlig abweichen. Bei schweren T-Zell-Insuffizienzen kann das Exanthem ganz fehlen („weiße Masern"). Es entwickelt sich eine Riesenzellpneumonie, die in der Regel zum Tode führt. Außerdem wird eine besondere Enzephalitisform beschrieben (MIBE: „measles inclusion body encephalitis"), die auf direkter Virusinvasion beruht, sich aber – im Gegensatz zur subakuten sklerosierenden Panenzephalitis (SSPE) – bereits nach einer Latenz von 5 Wochen bis zu 6 Monaten klinisch manifestiert. Kinder mit isoliertem humoralem Immundefekt (Agammaglobulinämie) überstehen Masern komplikationslos.

Komplikationen. Die Masernvirusinfektion hinterlässt regelmäßig eine transitorische Immunschwäche von mindestens 6 Wochen Dauer. Die Folgen sind bakterielle Sekundärinfektionen bei etwa 15 % der Erkrankten, am häufigsten Bronchopneumonien, Otitis media und Diarrhöen. Krupp, Laryngotracheobronchitis, Bronchiolitis und Masernpemphigoid werden heutzutage nur noch selten beobachtet. Weitere Komplikationen betreffen das zentrale Nervensystem. Fieberkrämpfe treten in 2 % der Fälle auf. Die akute *Masernenzephalitis* tritt bevorzugt am 3. bis 9. Tag nach Exanthembeginn auf (Häufigkeit 1:500 – 1:2000). Typisch sind Bewusstseinsstörungen (Somnolenz, Koma), zerebrale Krampfanfälle, neurologische Herdsymptome (Hemiplegien, Hirnnervenparesen) und gelegentlich auch myelitische Symptome. Die Masernenzephalitis hat auch heute noch eine Letalität von 10 – 20 % und eine Defektheilungsrate von ca. 20 – 30 %. Eine weitere, sehr seltene ZNS-Komplikation (Häufigkeit nach neueren Untersuchungen: 7 – 11 Fälle pro 100 000 Masernerkrankten) ist die *subakute sklerosierende Panenzephalitis*, eine persistierende Infektion des ZNS mit (defekten) Masernwildviren, die sich erst nach einer Latenz von 5 – 10 Jahren klinisch manifestiert. Die Krankheit verläuft in 3 Stadien (Verhaltensauffälligkeiten und Nachlassen intellektueller Leistungen → Myoklonien und zerebrale Anfälle → Dezerebrationsstarre). In ca. 80 % der Fälle finden sich charakteristische EEG-Muster, periodische, hochvoltige „slow-wave"-Komplexe, die nach Intervallen von 3,5 – 12 Sekunden wiederkehren (sog. Radermecker-Komplexe). Die Erkrankung führt meistens innerhalb von 3 – 5 Jahren nach Krankheitsbeginn zum Tode (siehe S. 712).

Ätiologie

Das Masernvirus ist ein Virus mit einsträngiger RNA aus der Familie der Paramyxoviren im Genus Morbillivirus. Es gibt nur einen Serotyp, aber mehr als 20 Genotypen, die sich hinsichtlich der Virulenz nicht unterscheiden.

Epidemiologie

Masern sind hoch kontagiös mit einem Manifestationsindex von nahezu 100 %. Stille, subklinische Infektionen sind bei älteren Kindern extrem selten.

Einziges Erregerreservoir ist der Mensch. Die Übertragung erfolgt durch Direktkontakt über Tröpfchen, sehr selten auch durch Luftzug über größere Entfernungen. Die Infizierten sind 3 – 5 Tage vor Exanthemausbruch bis 4 Tage danach infektiös, wobei die Infektiosität im Prodromalstadium am höchsten ist. Überstehen der Erkrankung hinterlässt lebenslange Immunität.

Früher traten alle 2 – 5 Jahre in nicht geimpften Populationen Epidemien von 3 – 4 Monaten Dauer auf, ganz überwiegend in den Winter- und Frühlingsmonaten. Im Gegensatz zu subtropischen und tropischen Zonen lag der Häufigkeitsgipfel der Erkrankungen in unseren Breiten im Vorschul- und Schulalter. Der Durchseuchungsgrad am Ende der Adoleszenz betrug 95 – 97 %. Nach Einführung der Masernlebendimpfung hat sich diese epidemiologische Situation wesentlich geändert. Durch konsequente Impfprogramme konnten Masern in einigen Ländern fast vollständig eliminiert werden (z. B. in Finnland, Schweden, England, Holland und Nordamerika). Aufgrund mangelnder Durchimpfungsraten traten Masern in Deutschland immer wieder in größeren Epidemien auf, zuletzt 1996 mit schätzungsweise 30 000 – 100 000 Erkrankungen und mindestens 10 Todesfällen. In den folgenden Jahren waren zahlreiche regional begrenzte Ausbrüche zu verzeichnen; einer der größten 2006 in Nordrhein-Westfalen mit 1750 Erkrankten. Die Durchimpfungsraten sind im Durchschnitt zwar auf 94 % (1. Masernimpfung) und 76,6 % (2. Masernimpfung) gestiegen, liegen aber in einzelnen Regionen deutlich darunter, was dann zu Ausbrüchen führt, wie auch wieder im Jahr 2006.

Die **Inkubationszeit** beträgt 8 – 12 Tage.

Diagnose

Im Rahmen einer Epidemie wird die Diagnose meistens klinisch gestellt. Bei einer Einzelerkrankung und bei Erkrankung Geimpfter sollte die Diagnose in jedem Falle serologisch bestätigt werden. Bei sehr geringer Inzidenz können weniger als 10 % der Verdachtsfälle im Labor als Masern bestätigt werden; so sind dann häufiger andere fieberhafte exanthematische Infektionen wie bspw. durch Rötelnvirus oder Parvovirus B19 nachzuweisen. Das masernvirusspezifische IgM ist in der Regel bereits nach den ersten 3 Exanthemtagen mittels Enzym-Immunoassay (ELISA) nachweisbar.

Bei trotz Impfung an Masern Erkrankten ist nur ein 4-facher Titeranstieg im IgG-ELISA diagnosesichernd (bei Geimpften findet sich oft keine IgM-Antwort) wie auch ein positiver Nachweis von Masernvirus-RNA in Rachenabstrich oder Urin, die bei Exanthembeginn zu entnehmen sind. In fraglichen Fällen, z. B. bei immunsupprimierten Patienten, Verdacht auf Riesenzellpneumonie oder MIBE, ist zur Diagnosestellung der Virusdirektnachweis erforderlich, und zwar mittels PCR oder Virusisolierung aus Lymphozyten, bronchoalveolärer Lavage, Urin, Liquor oder Hirnbiopsie. Treten Masern in zeitlichem Zusammenhang zur Impfung auf, kann über rechtzeitig veranlasste Labordiagnostik (Entnahme von Serum, Rachenabstrich, Urin) bei positivem Masernvirus-RNA-Nachweis über die Sequenzierung zwischen Impf- und Wildvirus unterschieden werden.

Die Diagnose einer Masernenzephalitis beruht allein auf dem zeitlichen Zusammenhang der Enzephalitis mit einer akuten Maserninfektion (IgM-Nachweis!). Charakteristische Liquorbefunde sind lymphozytäre Pleozytose (oft mit relativ hohem Anteil an Granulozyten) und Zeichen der Schrankenstörung. Spezifische Antikörper werden intrathekal nicht gebildet.

Typisch für die SSPE ist eine starke intrathekale IgG-Synthese gegen Masernvirus, wobei der überwiegende Teil der oligoklonalen Banden spezifisch für das Nukleokapsid-Protein ist. Die Serum-IgG-Antikörper sind in der Regel ebenfalls massiv erhöht. Eine Pleozytose fehlt, das Gesamteiweiß im Liquor ist nicht erhöht.

Therapie

Es existiert keine etablierte antivirale Therapie. Bei immunsupprimierten Patienten mit schweren Krankheitsmanifestationen (Masernpneumonie, MIBE) ist im Einzelfall ein Therapieversuch mit Ribavirin intravenös (in Kombination mit Immunglobulinen) zu erwägen (Evidenz IV). Es gibt allerdings keine kontrollierten Studien. In den Ländern der Dritten Welt wird Vitamin A bei akuten Masern empfohlen (Dosierung: Säuglinge 1 × 100 000 IE per os; Kleinkinder und ältere Kinder 1 × 200 000 IE per os). Dadurch konnte die Letalität beträchtlich gesenkt werden (Evidenz II).

Bakterielle Zweitinfektionen erfordern den Einsatz von Antibiotika, z. B. Cephalosporine, β-Laktamasehemmer-Kombinationen.

Prophylaxe
◼ Gesunde

Wichtigste Maßnahme zur Bekämpfung der Masern ist die aktive Masernimmunisierung. Das Ziel ist eine möglichst lückenlose, mehr als 95 %ige Durchimmunisierung aller Jahrgänge, um die Viruszirkulation zu unterbrechen und letztendlich die Elimination der Masern erreichen zu können.

Die in Deutschland zugelassenen Impfstoffe enthalten attenuierte, auf Hühnerfibroblasten gezüchtete Viren. Sie sind als Monovakzine oder in Kombination mit Mumps- und Rötelnviren (MMR) bzw. Mumps-, Röteln- und Varizellenviren (MMRV) im Handel erhältlich. Masernimpfstoffe sind temperatur- und lichtempfindlich (Transport in lückenloser Kühlkette, resuspendierte Vakzine vor Licht schützen und möglichst sofort subkutan applizieren). Kontraindikationen sind: Schwangerschaft, Neomycin-Überempfindlichkeit, akute hoch fieberhafte Erkrankungen sowie primäre und sekundäre Immunmangelzustände, mit Ausnahme der HIV-Infektion (siehe S. 292). Hühnereiweißallergie und Tuberkulose stellen keine Kontraindikationen dar.

Die Masernimpfung wird in Deutschland zwischen dem vollendeten 11.– 14. Lebensmonat empfohlen, möglichst jedoch bis zum Ende des 2. Lebensjahres, um rechtzeitig einen Impfschutz zu erreichen. Steht die Aufnahme eines Kindes in eine Gemeinschaftseinrichtung bevor, so kann die Impfung ab dem 9. Lebensmonat erfolgen. Die Nachimpfung (2. Dosis) muss dann in jedem Fall im 2. Lebensjahr erfolgen.

Die Impfung wird im Allgemeinen gut vertragen. Zwischen dem 7. und 12. Tag können Fieber, Exanthem und Konjunktivitis auftreten. Eine Thrombozytopenie wird bei ca. 1 : 30 000 Impflingen beobachtet. Ob nach der Impfung eine Enzephalitis auftreten kann, ist wissenschaftlich umstritten. Es besteht kein Zusammenhang zwischen Masernimpfung und entzündlichen Darmerkrankungen und Autismus. Hauttests vom verzögerten Typ (Tuberkulintest) sollten 4 – 6 Wochen post vaccinationem verschoben werden. Die Geimpften sind nicht ansteckend. Die Impfung führt bei > 95 % der Geimpften zur Serokonversion. Ursachen für primäres Impfversagen sind: Nichteinhalten der Kühlkette, Nichtbeachten der nötigen Abstände zu vorausgehenden Immunglobulin-Injektionen oder Blut-/Plasmatransfusionen und interkurrenten Infektionen, die mit der Replikation der Impfviren interferieren.

Die Dauer des Impfschutzes ist nicht genau bekannt. Ein kleiner Teil der Geimpften scheint den Impfschutz später wieder zu verlieren (sekundäre Impfversager).

Die seit 1991 in Deutschland empfohlene Wiederimpfung dient der Erfassung primärer und sekundärer Impfversager und bisher nicht geimpfter Kinder (Impflückenschluss). Um dies möglichst früh zu erreichen, soll die 2. Impfung entsprechend den STIKO-Empfehlungen (seit 2001) spätestens vor dem 2. Geburtstag erfolgen (jedoch frühestens 4 Wochen nach der 1. MMR-Impfung). Auch bei anamnestisch angegebener Masernerkrankung sollte die 2. MMR-Impfung durchgeführt werden, da Angaben zur Erkrankung ohne mikrobiologisch-serologische Dokumentation unzuverlässig sind. In der Fachliteratur gibt es keine Hinweise auf Nebenwirkungen nach mehrmaliger Masernimpfung. Für die Masernimpfung gibt es keine Altersbegrenzung. Auch seronegative Erwachsene können bedenkenlos geimpft werden.

Die Masernimpfung schützt mit großer Sicherheit vor dem Auftreten einer SSPE.

◼ Exponierte

Bei immungesunden Kindern kann der Ausbruch der Wildmasern durch den Lebendimpfstoff wirksam unterdrückt werden, wenn dieser innerhalb der ersten 3 Tage nach Exposition verabreicht wird (postexpositionelle Impfung entsprechend STIKO-Empfehlung).

Bei abwehrgeschwächten Patienten und chronisch kranken Kindern ist die Prophylaxe auch mit humanen Immunglobulinen möglich: 0,25 ml/kgKG Standard-Ig intramuskulär oder 1 ml/kgKG eines intravenös zu verabreichenden normalen Immunglobulins innerhalb von 2 – 3 Tagen nach Kontakt; bei späterer Gabe bis zum 6. Tag ist noch Mitigierung der Erkrankung möglich (spezielle Masernimmunglobuline sind zur passiven Immunisierung nicht verfügbar). Nach prophylaktischer Verabreichung von Immunglobulinen darf frühestens nach 3 Monaten aktiv immunisiert werden, nach Bluttransfusionen und nach hochdosierter IgG-Therapie erst nach 6 – 9 Monaten.

Zu beachten ist, dass passive Immunisierung zur Verlängerung der Inkubationszeit führen kann.

■ Patienten

Inkubierte immungesunde Kinder sind im Krankenhaus vom 7. Tag post injectionem bis zum 5. Exanthemtag zu isolieren. (siehe S. 75). Bei abwehrgeschwächten Patienten ist die Isolierung zu verlängern, ggf. bis zum vollständigen Abklingen der Erkrankung.

Kinder mit unkomplizierten Masern dürfen frühestens ab dem 5. Tag nach Exanthembeginn Gemeinschaftseinrichtungen wieder besuchen.

■ Meldepflicht

Seit dem 1. 1. 2001 sind der Verdacht auf Masern, die Erkrankung und der Tod sowie der Erregernachweis laut Infektionsschutzgesetz (IfSG) durch den behandelnden Arzt bzw. das untersuchende Labor an das Gesundheitsamt zu melden. Im IfSG ebenfalls aufgenommen sind die reguläre Erfassung der Durchimpfungsraten und die zentrale Erhebung von Impfkomplikationen.

Literatur

Arbeitsgemeinschaft Masern und Varizellen. http://www.agmv.de; Stand: Juli 2008
Robert Koch-Institut. http://www.rki.de; Infektionskrankheiten A–Z. Masern. Stand: Juli 2008

 Koordinator:
H. W. Kreth

Mitarbeiter:
R. Nanan, A. Tischer

Meningokokken-Infektionen

Klinisches Bild

■ Invasive Meningokokken-Infektionen

Das Spektrum der invasiven Meningokokken-Infektionen variiert von einer transienten Bakteriämie, die spontan abheilen kann, bis zu einer fulminanten Erkrankung, die innerhalb weniger Stunden zum Tod führen kann. Etwa die Hälfte der invasiven Infektionen verläuft als purulente Meningitis und je ca. 25 % als Sepsis und als Mischformen. Weiterhin sind Meningoenzephalitiden und singuläre Infektionen anderer Organsysteme beschrieben.

Die eitrige Meningitis („epidemische Genickstarre") beginnt akut mit hohem remittierendem Fieber, Schüttelfrost, Abgeschlagenheit, Muskelschmerzen und einem schweren Krankheitsgefühl. In weiterer Folge werden dann Meningismus, Kopfschmerzen, Erbrechen sowie Vigilanzstörungen bis hin zur Bewusstlosigkeit beobachtet. Die Symptome der Sepsis sind hohes Fieber, lang andauernder Schüttelfrost, Schmerzen in Extremitäten und Zeichen des Kreislaufschocks wie kalte, blasse Extremitäten, Tachykardie, Tachypnoe, Bewusstseinseintrübung und Multiorganversagen. Hauterscheinungen kommen bei bis zu 75 % der invasiven Erkrankungen vor. Transient urtikarielle, makulopapulöse, später hämorrhagische (petechiale, ekchymotische) Exantheme können sich entwickeln. Sie sind meist am Stamm und den Extremitäten lokalisiert, können aber auch im Gesicht und an Handinnenflächen und Fußsohlen auftreten. Auch an den Schleimhäuten können Petechien imponieren. Rötlich-braune Maculopapulae entstehen als Zeichen perivaskulärer Entzündungsherde; unregelmäßig scharf begrenzte, landkartenartige dunkelrote bis schwarze Sugillationen oder Suffusionen (Purpura fulminans) sind Ausdruck von Einblutungen oder Hautinfarkten.

Während sich bei der Meningitis typischerweise eine Leukozytose mit Linksverschiebung, eine CRP-Erhöhung und eine erhöhte Blutsenkung finden, können Patienten mit Sepsis anfangs eine normale oder verminderte Leukozytenzahl, ein normales CRP, jedoch bereits eine Thrombozytopenie und Verbrauchskoagolopathie zeigen. Die Diagnose einer Meningokokken-Sepsis erfolgt aufgrund des klinischen Bildes, der Behandlungsbeginn darf keinesfalls wegen normaler oder fehlender Laborbefunde verzögert werden.

Im Liquor imponiert bei der Meningitis meist eine massive Pleozytose mit weit mehr als 1000 Granulozyten/µl, eine Erniedrigung des Liquorzuckers bzw. der Liquor-/Blutzucker-Ratio und eine Eiweißvermehrung. Bei der Sepsis kann ein Status bacillosus bestehen, das heißt eine Keimzahl bis 10^8 Keime/ml bei fehlender oder nur gering ausgeprägter Liquorpleozytose.

Meningokokken können auch für lokale Infektionen des Nasen-Rachen-Raumes (Nasopharyngitis, Tonsillitis, Sinusitis), des Mittelohres, der Konjunktiven und auch der Urogenitalschleimhaut (Vaginitis, Urethritis, Zervizitis) verantwortlich sein sowie als septische Arthritis, Pneumonie, Perikarditis etc. imponieren. Der Verlauf der Erkrankung entspricht dem anderer bakterieller Erreger. Der Übergang in eine invasive Meningokokken-Infektion kann vorkommen.

■ Komplikationen einer invasiven, septischen Meningokokken-Infektion

Die schwerste Komplikation einer Meningokokken-Sepsis (die foudroyantesten Sepsisverläufe werden auch als Waterhouse-Friderichsen-Syndrom bezeichnet, wobei dieses Synonym keinen definierten eigenen Krankheitsverlauf darstellt) meist ohne Meningitis ist ein Multiorganversagen: toxische Myokardiopathie mit Herzinsuffizienz (histologisch: toxische Myokarditis), Schock, Nebennierenrinden-Blutungen, Nierenversagen, disseminierte intravasale Gerinnung, großflächige Sugillationen der Haut, Nekrosen der Haut der Akren und Gliedmaßen. Als weitere Komplikationen können Endophthalmitis, Arthritis (2 – 10 %), Perikarditis (3 – 5 %) sowie eine Pneumonie (8 – 15 %) und ein Lungenödem auftreten. Die Hautnekrosen können mit großflächigen Narben abheilen, die Nekrosen der Extremitäten können eine Amputation zur Folge haben.

■ Immunologische Spätreaktionen

Klinische Symptome können auch nach Elimination der Meningokokken am 5.– 7. Behandlungstag auftreten. Ursächlich zu sehen sind wahrscheinlich zirkulierende Immunkomplexe, die mit einer Polyarthropathie bei sterilem Gelenkpunktat, einem eher urtikariellen, aber auch makulopapulösen Exanthem, erneutem Fieberanstieg und Perikarditis, selten auch Episkleritis und Endophthalmitis einhergehen können.

Ätiologie

Der Erreger ist Neisseria meningitidis. Es handelt sich um unbewegliche, sporenlose, gramnegative Diplokokken, die charakteristischerweise eine semmelförmige Gestalt besitzen. Sie wachsen aerob und sind kapnophil. Die Keime besitzen eine Polysaccharidkapsel und tragen Pili.

Epidemiologie

Das Erregerreservoir stellt der Mensch dar. In Europa sind durchschnittlich etwa 10 % der Personen asymptomatische Träger von Meningokokken im Nasen-Rachen-Raum. Die überwiegende Zahl der von gesunden Trägern isolierten Meningokokken-Stämme ist als apathogen einzustufen. Die Übertragung erfolgt über Tröpfchen.

Die **Inkubationszeit** beträgt 1 – 10 Tage, meist weniger als 4 Tage.

Die Patienten sind bis 24 Stunden nach Beginn einer adäquaten antibakteriellen Therapie (mit Cephalosporinen) als infektiös zu betrachten.

Die Erkrankung findet sich am häufigsten bei Säuglingen und Kleinkindern (40 – 50 % aller Meningokokken-Erkrankungen). Der Erkrankungsgipfel liegt bei Kindern zwischen dem 6. und 12. Lebensmonat. Ein 2. Inzidenzgipfel tritt im Jugendalter auf.

Bei Haushaltskontaktpersonen eines an Meningokokken-Infektion erkrankten Patienten ist das Risiko für eine Meningokokken-Infektion ca. 500- bis 1200-fach erhöht. Weitere Risikofaktoren für eine Meningokokken-Erkrankung sind Komplement- (insbesondere C 5 – C 9) und Properdindefekte, bestimmte Varianten mannosebindender Lektine im Plasma, Splenektomie und vorausgegangene Infektionen mit Influenzaviren. Über die Rolle weiterer Virusinfektionen des Respirationstraktes finden sich in der Literatur widersprüchliche Angaben.

Der wichtigste Risikofaktor für die Meningokokken-Erkrankung ist der Kontakt mit einem Indexfall. Neben Einzelerkrankungen können bei Meningokokken-Infektionen auch lokale Ausbrüche auftreten, z. B. in Kinderkrippen, Kindergärten, Schulen, Studentenheimen, Kasernen und in der allgemeinen Bevölkerung. Die Inzidenz der invasiven Meningokokken-Erkrankungen betrug in Deutschland 2004 < 1 pro 100 000 Einwohner pro Jahr. 90 – 95 % aller invasiven Erkrankungen werden durch die Serogruppen B und C bedingt. In den Jahren 2002 – 2004 stieg der Serogruppe-C-Anteil auf ca. 30 % an.

Diagnose

Die Verdachtsdiagnose muss aufgrund der klinischen Symptomatik gestellt werden und wird durch Nachweis von Meningokokken in Kulturen von Blut, Liquor, Gelenkpunktat und aus Hautläsionen bestätigt. Bis zum Erhalt der kulturellen Ergebnisse gilt der Nachweis von gramnegativen, teilweise intrazellulär gelegenen, Diplokokken bei entsprechendem klinischem Bild als dringender Verdacht auf Meningokokken-Infektion. Differenzialdiagnostisch infrage kommen eine andere akute bakterielle Sepsis, eine andere bakterielle Meningitis, Endokarditis, akute allergische Vaskulitis, ein toxisches Schocksyndrom, Purpura Schönlein-Henoch, thrombozytopenische Purpura oder Leukämie. Auch virale Infektionen (Enteroviren, Parvoviren etc.) und die postinfektiöse Purpura fulminans (erworbener Protein-S-Antikörper) kommen differenzialdiagnostisch infrage.

Meningokokken zeigen eine hohe Empfindlichkeit gegen Austrocknung. Am sichersten gelingt der Nachweis, wenn die Proben sofort auf Blutagar- oder Kochblutagarplatten angelegt und bei 36 °C unter erhöhter CO_2-Spannung inkubiert werden. Ist dies nicht möglich, sollte die Liquorprobe sofort in Blutkulturmedium überführt und bei 36 °C im Brutschrank vorbebrütet werden. Wenn man ein Blutkulturmedium mit Liquor beimpft, sollte dem Labor dennoch eine kleine Menge nativen Liquors zur Mikroskopie und ggf. zum Antigennachweis bzw. zur Polymerase-Kettenreaktion (PCR) übersandt werden. Nativliquor sollte bei Raumtemperatur gelagert und transportiert werden.

Die Untersuchungen zum Nachweis bakterieller Antigene in Liquor, Serum, Urin und anderen Körperflüssigkeiten mittels Latexagglutination, Koagglutination, ELISA zeigen eine eingeschränkte Sensitivität und Spezifität. Es besteht eine Kreuzreaktion zwischen N. meningitidis der Serogruppe B und Escherichia coli K1. Bei negativer Kultur sind der Keimnachweis und eine Aussage über die Serogruppe des Erregers auch mittels PCR im Liquor, EDTA-Blut, Serum und Gewebe möglich.

Die serologische Typisierung erfolgt durch den Nachweis unterschiedlicher Kapselpolysaccharide. Entsprechend dem Kapseltyp unterscheidet man 12 verschiedene Serogruppen (A, B, C, X, Y, Z, W135, 29E, H, I, K und L).

Zur Feintypisierung werden mittlerweile überwiegend DNA-Sequenz-basierte Verfahren eingesetzt (Analyse von variablen Regionen äußerer Membranproteine durch DNA-Sequenzierung der codierenden Gene; Multilocus-Sequenz-Typisierung). β-Laktamase-bedingte High-Level-Resistenzen gegen Penicillin sind bei Meningokokken eine absolute Rarität. Herabgesetzte Empfindlichkeit gegen Penicillin durch Mutation des pen-A-Gens wurden 2007 in Deutschland in ca. 12 % der Fälle beobachtet.

Alle Meningokokken-Stämme und kulturell negative Materialien von Patienten mit hochgradigem Verdacht auf Meningokokken-Infektion sollten zur Typisierung und Antibiotikaresistenzbestimmung an das Nationale Referenzzentrum für Meningokokken (Institut für Hygiene und Mikrobiologie der Universität Würzburg, Josef-Schneider-Str. 2, 97 080 Würzburg, Tel. 0931/201-46 161, -46 949, Fax 0931/201-46 445, http://www.meningococcus.de) weitergeleitet werden.

Therapie (Evidenzgrad III–IV)

Die Behandlung richtet sich danach, ob es sich um eine Sepsis und/oder eine Meningitis handelt. Bei jeder Form der Sepsis steht die aggressive intensivmedizinische Behandlung des Kreislaufversagens im Vordergrund (siehe auch S. 704). Jegliche Verzögerung des Behandlungsbeginns durch Warten auf Laborwerte und unnötige diagnostische Maßnahmen verschlechtert die Prognose. Seit einigen Jahren bestehen gute Erfahrungen mit Behandlungsprotokollen, die ein Sepsismanagement mit frühzeitiger und großzügiger Volumen- und Katecholamin-Therapie sowie maschineller Beatmung bei fehlender Stabilisierung vorsehen. Darüber hinaus sollten Störungen weiterer physiologischer Parameter rasch korrigiert werden.

Die antibiotische Behandlung der Wahl besteht in der Gabe von Cephalosphorinen der Gruppe 3 (auch bei Penicillinallergie) wie Cefotaxim (200 mg/kgKG/Tag, 3 Einzeldosen; bei Jugendlichen und Erwachsenen 3 – 4 × 2 g/Tag) oder Ceftriaxon (initial 100 mg/kgKG/Tag, weiter mit 75 mg/kgKG/Tag als Einzeldosis, bei Jugendlichen und Erwachsenen 1 × 2 (– 4) g/Tag). Die Behandlungsdauer der Meningitis beträgt 4 – 7 Tage.

Penicillin G in einer Dosierung von 500 000 IE/kgKG/Tag intravenös bei Jugendlichen und bei Erwachsenen 20 – 30 Millionen IE/Tag, verteilt auf 4 – 6 Einzeldosen, kann bei nachgewiesener Empfindlichkeit ebenfalls verabreicht werden. Nur bei Behandlung mit Cephalosporinen der Gruppe 3 ist von einer sicheren Eradikation der nasopharyngealen Besiedlung der Patienten auszugehen.

Als ergänzende Therapie kann bei Meningitis die Verabreichung von Dexamethason (2 × 0,4 mg/kgKG für 2 Tage) erwogen werden, obwohl diese Therapie durch kontrollierte Studien nicht bewiesen ist (siehe S. 720). Zur Behandlung der disseminierten intravasalen Gerinnungsstörung ist der Einsatz von „fresh-frozen"-Plasma oder Heparin weit verbreitet, außerdem werden Therapiestrategien wie Prostazyklin, ATIII und rekombinanter Gewebeplasminogen-Aktivator (Actilyse) diskutiert. Der Einsatz dieser Methoden außerhalb kontrollierter Studien kann mangels überzeugender Daten bei Kindern gegenwärtig jedoch nicht empfohlen werden. Eine Studie mit aktiviertem Protein C ist wegen häufiger Blutungen im Kindesalter abgebrochen worden.

Bei gutem Ansprechen auf die Therapie kann es etwa ab Tag 3 – 5 zu erneutem Fieberanstieg kommen. Es müssen komplizierte Verläufe (Perikarderguss, Hygrom, Arthritis) ausgeschlossen werden. Eine inflammatorische Reaktion kann mit Glukokortikosteroiden beherrscht werden.

■ Prognose

Die Letalität der invasiven Meningokokken-Infektion liegt durchschnittlich bei ca. 10 %, die der isolierten Sepsis bei 50 % und die der isolierten Meningitis bei 1 %. Es gibt Hinweise auf eine höhere Letalität durch Serogruppe-C-Infektionen im Vergleich zu Serogruppe-B-Infektionen. Die Prognose hängt vom Erkrankungsalter, dem klinischen Zustand bei Vorstellung und der Keimzahl mit/ohne Entzündungszeichen ab.

Spätschäden einer Meningokokken-Meningitis sind psychomotorische Entwicklungsstörungen, Hörstörungen (9 %), Hirnnervenlähmungen, Hemiplegie, Krampfanfälle, Hydrozephalus, große Hautschäden und Amputationen von Gliedmaßen bei schwerer Sepsis.

Prophylaxe

Indexpatienten mit einer invasiven Meningokokken-Infektion müssen für die ersten 24 Stunden nach Behandlungsbeginn isoliert werden.

■ **Expositionsprophylaxe** (Evidenzgrad II)
Personen jeden Alters, die Kontakt mit einem an einer invasiven Meningokokken-Infektion erkrankten Patienten (Indexfall) hatten, müssen über die Frühsymptome einer Meningokokken-Erkrankung aufgeklärt werden und bedürfen einer sorgfältigen klinischen Überwachung. Bei Fieberanstieg ist daher bei unklarer Ätiologie – nach Abnahme entsprechender mikrobiologischer Diagnostik – der sofortige Beginn einer antibakteriellen Behandlung angezeigt.

Alle engen Kontaktpersonen, z. B. alle Haushaltsmitglieder und alle Personen mit haushaltsähnlichen Kontakten (z. B. in Internaten etc.) sowie Säuglinge, Kleinkinder und erwachsene Kontaktpersonen in Kindereinrichtungen, die in den letzten 7 Tagen vor Beginn der Krankheit des Indexpatienten Kontakt zu diesem hatten, erhalten schnellstmöglich nach Diagnosestellung beim Indexpatienten eine Chemoprophylaxe. Eine Prophylaxe ist darüber hinaus für alle Personen indiziert, die Kontakt mit oropharyngealen Sekreten des Patienten hatten, wie Intimpartner, enge Freunde (gemeinsamer Gebrauch von Zahnbürsten, Essgeräten etc.), Mund-zu-Mund-Beatmung sowie für den Indexpatienten, wenn er nicht mit Cephalosporinen behandelt wurde. Eine Prophylaxe für Schulkinder ohne Kontakt zu oropharyngealen Sekreten des Patienten, Arbeitskollegen, medizinisches Personal sowie bei indirektem Kontakt ist routinemäßig nicht indiziert. Beim Auftreten von Meningokokken-Erkrankungen in einer Schule ist vom zuständigen Gesundheitsamt in Abhängigkeit von der jeweiligen Situation zu entscheiden, welche Mitschüler in die Chemoprophylaxe einbezogen werden. Kulturen aus dem Nasen-Rachen-Raum sind für die Entscheidung zur Chemoprophylaxe unbrauchbar. Durch Chemoprophylaxe kann für Haushaltskontakte das Risiko einer Sekundärerkrankung um ca. 89 % gesenkt werden.

Zur Chemoprophylaxe wird als Mittel der Wahl Rifampicin (20 mg/kgKG/Tag, verteilt auf 2 Dosen; Jugendliche und Erwachsene 2-mal 600 mg/Tag) für 2 Tage angesehen. Bei Neugeborenen (dort kommen invasive Meningokokken-Erkrankungen extrem selten vor) im 1. Lebensmonat beträgt die Dosierung 10 mg/kgKG. Urin, Speichel, Stuhl und Kontaktlinsen können sich während der Behandlung orange verfärben.

Eine 1-malige Gabe von Ceftriaxon (125 mg bei Kindern unter 12 Jahren, 250 mg bei Kontaktpersonen über 12 Jahren) intramuskulär oder intravenös führt ebenfalls zur Sanierung von Keimträgern (Evidenz I). Schwangere und stillende Mütter sollten anstelle von Rifampicin Ceftriaxon erhalten.

Ein weiteres wirksames Mittel bei Personen über 18 Jahren ist Ciprofloxacin (1-malige orale Gabe von 500 mg). Orale β-Laktamantibiotika sind hingegen keine verlässlichen Präparate zur Eradikation des Keimträgertums.

Die Durchführung der Chemoprophylaxe ist bis 10 Tage nach letztem Kontakt mit dem Patienten sinnvoll (siehe auch Merkblatt Meningokokken-Erkrankungen des RKI).

■ **Immunprophylaxe**
Polysaccharid-Konjugatimpfstoffe gegen Meningokokken der Gruppe C sind seit einigen Jahren für den Einsatz ab dem Alter von 2 Monaten zugelassen und in Deutschland seit 2006 als Einmaldosis zu Beginn des 2. Lebensjahres von der STIKO empfohlen. Nachholimpfungen sind für alle bisher nicht Geimpften in der STIKO-Empfehlung nicht explizit gefordert, aber sinnvoll. Außer den 3 monovalenten MenC-Konjugatimpfstoffen sind in Deutschland unkonjugierte Polysaccharid-Impfstoffe gegen die Serogruppen A, C, Y und W135 für den Einsatz ab dem Lebensalter von 2 Jahren zugelassen und finden vor allem bei Reisenden Einsatz. Während in den USA außerdem seit einigen Jahren ein quadrivalenter Mengingokokken-Konjugatimpfstoff gegen dieselben Serogruppen verfügbar ist, wird die Zulassung ähnlicher Impfstoffe in Europa in der nahen Zukunft erwartet.

Gegen Meningokokken der in Mitteleuropa häufigsten Serogruppe B ist weiterhin kein genereller Impfstoff verfügbar. In Neuseeland verlief in den vergangenen Jahren eine Impfkampagne mit einem typspezifischen Membran-Vesikel-Impfstoff gegen den dort vorherrschenden hyperendemischen Serogruppe-B-Stamm des Sequenztyp-41/44-Komplexes erfolgreich. Dieser Impfstoff stellt die Grundlage für einen genetisch modifizierten Serogruppe-B-Impfstoff dar, der derzeit weltweit in klinischen Studien (Phase III) untersucht wird und wahrscheinlich in den nächsten 2 – 3 Jahren auf den Markt kommen könnte. Zu den derzeitigen Empfehlungen der STIKO für den Einsatz der verschiedenen Meningokokken-Impfstoffe siehe http://www.rki.de.

■ Meldepflicht

Nach §§ 6 und 7 des Infektionsschutzgesetzes (IfSG) sind der Erkrankungsverdacht, die Erkrankung und der Tod an Meningokokken-Meningitis und -Sepsis sowie jeder direkte Erregernachweis in normalerweise sterilen Untersuchungsmaterialien meldepflichtig. Die Meldung ist dem für den Aufenthalt des Betroffenen zuständigen Gesundheitsamt unverzüglich, spätestens innerhalb von 24 Stunden nach erlangter Kenntnis, zu erstatten.

Literatur

Prasad K, Singhal T, Jain N et al. Third generation cephalosporins versus coventional antibiotics for treating acute bacterial meningitis. Cochrane Database Syst Rev 2004; CD 001 832

Robert Koch-Institut. http://www.rki.de; Infektionskrankheiten A–Z. Meningokokken. Stand: Juli 2008

Van de Beek D, de Gans J, McIntyre P et al. Corticosteroids for acute bacterial meningitis. Cochrane Database Syst Rev 2007; CD 004 405

Koordinator:
H. Schroten

Mitarbeiter:
R. Adam, I. Ehrhard, M. Frosch,
U. Heininger, R. Noack, J. Rüggeberg,
H. Scholz, T. Tenenbaum,
U. Vogel, W. Zenz

Metapneumovirus-Infektionen

Klinisches Bild

Die klinische Symptomatik der Metapneumovirus-(hMPV-)Infektion unterscheidet sich nicht vom klinischen Bild anderer viraler Infektionen der Atemwege. Die hMPV-Infektion zeigt beim unkomplizierten Verlauf die Symptome/Krankheitsbilder der akuten respiratorischen Erkrankungen: subglottische stenosierende Laryngitis/Tracheitis, (Krupp-Syndrom), Bronchitis (mit/ohne Giemen/wheezing), Bronchiolitis (und ihre diversen Kombinationen miteinander) sowie Pneumonien. Röntgenologisch stellen sich häufig segmentale oder lobäre Atelektasen dar. Neben den katarrhalischen Symptomen im Bereich der oberen Atemwege führen nicht selten Nahrungsverweigerung/Trinkschwäche und Fieber zur stationären Behandlung. Seltener beschrieben werden Durchfall, Erbrechen, Exanthem oder Konjunktivitis. Auch wenn die 1. hMPV-Infektion in der Regel später auftritt als die RSV-Primärinfektion, meist erst im 2. Lebenshalbjahr, verlaufen hMPV-Infektionen nicht generell milder als RSV-Infektionen.

Vor allem Neugeborene, darunter ganz besonders Frühgeborene, sind durch ein Apnoe-Bradykardie-Syndrom gefährdet. In den meisten der bisher durchgeführten Studien wies etwa die Hälfte der hospitalisierten Kinder Risikofaktoren auf (Frühgeburtlichkeit, Geburtsgewicht unter 1500 g, chronische Lungenerkrankung des Frühgeborenen, angeborene hämodynamisch relevante Herzfehler, Immunsuppression). Das hMPV kann schwere, zum Teil tödlich verlaufende Infektionen bei hochgradig immunsupprimierten Patienten jeden Lebensalters verursachen.

Bei chronischen bronchopulmonalen Erkrankungen (Asthma bronchiale, chronische Bronchitis, zystische Fibrose u. a.) kommt es durch hMPV-Infektionen gehäuft zu akuten Exazerbationen.

Ob schwere hMPV-assoziierte Erkrankungen des Respirationstrakts (z. B. klinisch schwere Bronchiolitis im Säuglingsalter) zur Entstehung einer anhaltenden bronchialen Hyperreagibilität führen und somit zur Entwicklung eines Asthma bronchiale disponieren, ist bisher nicht geklärt.

Ätiologie

Das humane Metapneumovirus wurde erstmals 2001 in RSV-negativen Archivproben von Kindern mit Atemwegserkrankungen ungeklärter Ätiologie identifiziert. Es handelt sich um ein umhülltes RNA-Virus, das dem Genus Metapneumovirus in der Familie der Paramyxoviren zugeordnet wird. Zurzeit werden 2 Subtypen (A und B) unterschieden, die sich in jeweils 2 Untergruppen (A1/A2 und B1/B2) untergliedern. Die verschiedenen Genotypen müssen bei der Etablierung einer effizienten Diagnostik berücksichtigt werden.

Epidemiologie

Das humane Metapneumovirus ist weltweit verbreitet. Das hMPV kann in jeder Altersgruppe Atemwegserkrankungen auslösen. Seroprävalenzstudien zeigen, dass etwa 25 % der Kinder im Alter von 6 – 12 Monaten Antikörper gegen hMPV gebildet haben; im Alter von 5 Jahren sind nahezu alle Kinder seropositiv. Die Infektion erzeugt keine lebenslange Immunität. Reinfektionen (mit demselben oder einem anderen Genotyp) sind vermutlich häufig. Die Prävalenz von hMPV in respiratorischen Sekreten von Säuglingen und Kleinkindern ist stark vom Patientenkollektiv abhängig und variiert zwischen 3,9 und 29,5 %. In deutschen Studien betrug die Prävalenz bei hospitalisierten Kindern ca. 17 – 18 %.

Der Mensch scheint das einzige Erregerreservoir zu sein. Die Übertragung erfolgt vermutlich als Tröpfchen- oder Kontaktinfektion (über kontaminierte Gegenstände und Oberflächen). Virusausscheidung ist bis zu 4 Wochen nach Auftreten 1. klinischer Symptome möglich. Der zeitliche Verlauf und die Intensität einer hMPV-Epidemie weisen erhebliche Schwankungen von Jahr zu Jahr auf mit Aktivitätsgipfeln in den Winter- und Frühlingsmonaten. Einzelne hMPV-Infektionen werden während des gesamten Jahres, also auch während der Sommermonate, beobachtet.

Die **Inkubationszeit** ist bisher nicht genau bekannt (höchstwahrscheinlich 4 – 6 Tage).

Diagnostik

Die Methode der Wahl zum Nachweis von hMPV aus Nasopharyngealsekret oder Rachenspülwasser ist die RT-PCR. Die Virusanzucht ist nur in Speziallaboratorien möglich. Kommerzielle Antigennachweise sind seit Kurzem auf dem Markt, jedoch liegen noch keine Erfahrungen vor. Zum Verlauf laborchemischer Entzündungsmarker bei hMPV-Infektion gibt bisher nur unzureichende Daten.

■ Therapeutische Interventionen

Die Therapie erfolgt hauptsächlich symptomatisch (z. B. Sauerstoffapplikation bei Hypoxämie und ggf. antibiotische Therapie bei Verdacht auf bakterielle Superinfektion). In-vitro-Untersuchungen, Studien an Tiermodellen und Einzelfallberichte zeigten, dass Ribavirin, polyklonale Immunglobuline oder die Kombination von beiden die Vermehrung des hMPV in der Zellkultur hemmen. Ein individueller Heilversuch mit inhalativem Ribavirin über einen SPAG-Generator sollte nur unter sehr strenger Indikationsstellung erfolgen, bspw. bei schwer immunsupprimierten Patienten nach allogener Stammzelltransplantation.

Prophylaxe

Die größte Bedeutung kommt hygienischen Maßnahmen zu: kohortierte Pflege von Neugeborenen und Säuglingen in klinischen Einrichtungen von geschultem Personal und Einhaltung strikter Händedesinfektion. Das Virus ist empfindlich gegenüber viruziden Desinfektionsmitteln (siehe S. 57). Eine aktive oder passive Immunisierung steht bisher nicht zur Verfügung.

Literatur

Wilkesmann A et al. Human metapneumovirus infections cause similar symptoms and clinical severity as respiratory syncytial virus infections. Eur J Pediatr 2006; 165: 467–475

Robert Koch-Institut: www.rki.de (Infektionskrankheiten A–Z/Metapneumovirus)

 Koordinator
R. Bruns

Mitarbeiter
R. Mentel, O. Schildgen, H. Wiersbitzky, A. Simon, A. von Renese

Milzbrand

Synonyma: Anthrax, maligne Pustel, malignes Ödem

Klinisches Bild

Man unterscheidet Hautmilzbrand, Lungenmilzbrand, Darmmilzbrand und seltenere Formen (subklinische Form, Meningitis).

Am häufigsten ist der **Hautmilzbrand**. Das Anthrax-Geschwür entsteht dort, wo der Erreger in die Haut eindringt. Es ist meist an den oberen Extremitäten lokalisiert, beginnt mit einer Papel, aus der sich innerhalb von 1 – 2 Tagen ein Bläschen und danach ein 1 – 3 cm großes indolentes Ulkus mit einer schwarzen (anthrax: griechisch Kohle), harten, adhärenten Kruste entwickelt. Das Ulkus ist von einem Ödem umgeben, nicht selten wird es von mehreren Tochterbläschen bzw. -ulzera begleitet. Die Haut ist im Bereich des Ödems gewöhnlich nicht gerötet und nicht überwärmt. Eine Eiterbildung unter dem Ödem kommt nicht vor. Vom Primärherd ausgehend kann sich über eine meist schmerzhafte Lymphangitis eine Meningoenzephalitis oder foudroyante Sepsis entwickeln. Unbehandelt ist Hautmilzbrand in 5 – 20 % der Fälle tödlich.

Der **Lungenmilzbrand** beginnt bei Erwachsenen mit unspezifischen Symptomen, die an Influenza erinnern, wie Fieber, Husten, Brustschmerzen, Dyspnoe, Schweißausbrüche, Schwächegefühl und Kopfschmerzen, gefolgt von blutigem Auswurf, Zyanose und Tachykardie sowie einer hämorrhagischen thorakalen Lymphadenitis und einer hämorrhagischen Mediastinitis (Röntgenbild: verbreitertes Mediastinum oder Pleuraerguss). Die Symptome der Kinder im Frühstadium sind wenig bekannt. Es ist möglich, dass sie sich von denen bei Erwachsenen unterscheiden. Bei den wenigen beschriebenen Fällen werden Fieber, Husten, Dyspnoe, pathologische Lungenbefunde (einschließlich verbreitertes Mediastinum und Pleuraerguss im Röntgenbild), Kopfschmerzen, Übelkeit und Erbrechen genannt.

Der **Darmmilzbrand** äußert sich als Ulkus im Mund, Rachen oder Ösophagus mit regionaler Lymphadenopathie und Ödem (oropharyngeale Form: Dysphagie) und bei Infektion der Magen-Darm-Schleimhaut mit Fieber, Erbrechen, starken Bauchschmerzen, hämorrhagischer Gastroenteritis und Peritonitis (intestinale Form). Die Krankheit kann in einer Sepsis enden.

Meningoenzephalitis. Bei 20 – 40 % der Menschen mit Inhalation von Milzbrandsporen, Darmmilzbrand oder Hautmilzbrand entwickelt sich eine Meningoenzephalitis, die aber auch primär ohne bekannten Herd entstehen kann. Meist besteht eine hämorrhagische Meningitis mit multifokalen subarachnoidalen und intraparenchymalen Blutungen und Vaskulitis.

Die Letalität des Lungen- und Darmmilzbrandes sowie besonders der Meningoenzephalitis (über 90 %) ist trotz antibiotischer Therapie sehr hoch. Bei dem Unfall 1979 in Swerdlowsk, bei dem es in einer mikrobiologischen Produktionsstätte zur Freisetzung von Milzbrandsporen-Aerosol kam, starben 68 von 79 Patienten. Nach der Terrorattacke 2001 in den USA, in der Milzbrandsporen in Briefen verschickt wurden, verstarben 5 von 11 Patienten.

Ätiologie

Bacillus anthracis ist ein großes, aerobes grampositives, stäbchenförmiges Bakterium, das im Zentrum eine Spore bildet. Aus dieser entsteht im Tier oder im Menschen eine vegetative Form. Bakterien im Vermehrungsstadium bilden ein Toxin, das Blutungen, Ödem und Nekrose verursacht.

Epidemiologie

Anthrax kommt auf der ganzen Welt vor. In den meisten europäischen Ländern und in Nordamerika tritt er sporadisch auf, in Spanien, Griechenland und der Türkei ist er endemisch.

Die Sporen sind hoch resistent und können Jahrzehnte überleben, wie das Beispiel der infizierten Insel Gruinard an der schottischen Küste beweist.

Sie kommen vorwiegend in erkrankten Tieren (u. a. Haustieren, Kühen, Pferden, Schafen, Ziegen, Schweinen) und deren Ausscheidungen sowie auf landwirtschaftlichen Nutzflächen vor. Man findet die Sporen auch in vielen tierischen Produkten, so z. B. in Fellen, Wolle, Haaren, Knochen, Knochen- und Hornmehl. Mit diesen Produkten können die Sporen über die ganze Welt verbreitet werden. Die

Übertragung geschieht vorwiegend durch direkten engen Kontakt (Hautmilzbrand), seltener aerogen, und bei Infizierung der Magen-Darm-Schleimhaut auch mit der Textilverarbeitung oder per os durch Aufnahme von infiziertem rohem oder unzureichend zubereitetem Fleisch. Eine Übertragung von Mensch zu Mensch ist beim Lungenmilzbrand nicht beschrieben, beim Hautmilzbrand aber möglich.

Der Milzbrand ist in Deutschland meistens eine Berufskrankheit. Exponiert sind vor allem Arbeiter der tierverarbeitenden Industrie und Beschäftigte in der Tiermedizin sowie in der Land-, Forst- und Jagdwirtschaft, die mit infizierten Tieren in Berührung kommen.

Zukünftig sind weltweit Terroranschläge mit biologischen Waffen zu erwarten (Bioterrorismus). Als besonders gefährlich werden Bacillus anthracis, Clostridium botulinum, Francisella tularensis, Yersinia pestis sowie die Erreger des viralen hämorrhagischen Fiebers und der Pocken (Kategorie A nach CDC) eingestuft. Aber auch andere Erreger oder die o. g. Erreger mit neuen Resistenzfaktoren und Toxine sind als biologische Waffen in Betracht zu ziehen.

Milzbrandsporen können als Pulver gelagert, in Sprengköpfe, Briefumschläge etc. gefüllt oder als Aerosol versprüht werden. Im Fall von Bioterrorismus ist mit Lungenmilzbrand zu rechnen.

Die **Inkubationszeit** beträgt im Allgemeinen 1 – 7(–12) Tage, aber auch Inkubationszeiten bis zu mehreren Monate sind möglich (Lungen- und Darmmilzbrand).

Diagnose

Anamnestische Hinweise sind ganz besonders wichtig (Risikogruppen). Bei Hautmilzbrand weist das harte, schmerzlose und nicht eitrige Infiltrat, das oft von einem massiven Ödem umgeben ist, auf die richtige Diagnose hin. Eine sekundäre Infektion des Ulkus kann aber zu Schmerzen und Fieber führen. Bewiesen wird der Milzbrand durch den mikroskopischen oder kulturellen Erregernachweis aus Abstrichen, Biopsien oder Aspiraten von Hautläsionen sowie aus Blut (wichtig bei Verdacht auf Lungenmilzbrand und systemischer Beteiligung) und anderen erregerhaltigen Körperflüssigkeiten (z. B. Pleuraflüssigkeit, Aszites). Nasen-Rachen-Abstriche spielen, außer bei epidemiologischen Untersuchungen, keine wesentliche Rolle, da i. d. R. innerhalb von 24 – 48 Stunden nach Inhalation von Anthrax-Sporen keine Erreger mehr im Abstrich zu finden sind. In einigen Spe-

ziallaboratorien ist auch der Nachweis des Erregers mittels PCR oder der Antigennachweis mittels immunhistochemischer Methoden möglich. Schnelltests sind in der Entwicklungsphase. Gegebenenfalls ist der Tierversuch durchzuführen. Serologische Untersuchungen sind nur bei einer Serokonversion von diagnostischem Wert.

Wichtigste Differenzialdiagnosen:
- Hautmilzbrand: Staphylokokken- und Streptokokken-Infektionen und in endemischen Regionen auch Ecthyma.
- Lungenmilzbrand: virale Atemwegsinfektion, Influenza, Tularämie, Pest.
- Darmmilzbrand: Typhus, Mesenterialinfarkt.

Die Diagnose eines Lungenmilzbrandes ist sehr schwierig. Die ersten Symptome sind unspezifisch. Eine hämorrhagische, nekrotisierende Mediastinitis (Röntgen: breites Mediastinum, bei unklarer Deutung der Befunde CT-Thorax) oder Lymphadenitis im Thorax bei bislang gesunden Patienten sollte an Lungenmilzbrand denken lassen.

Zur Frühdiagnose einer terroristischen Attacke mit biologischen oder chemischen Waffen wird in den USA ein autonomes diagnostisches Netzwerk aufgebaut, das aus Laboratorien besteht, die Verdachtsproben auf Anthrax, Botulismus, Pest, Pocken, Tularämie, Ebola-Fieber etc. untersuchen, sowie aus Messstationen, in denen kontinuierlich Proben (u. a. aus der Luft) gesammelt und regelmäßig auf die entsprechenden Erreger untersucht werden.

Therapie (Evidenz III, bei Kindern IV)

Milzbrandbakterien sind gegen eine Vielzahl von Antibiotika sensibel, jedoch sind Resistenzen (konstitutive β-Laktamasen, experimentell entwickelte Resistenzen) zu beachten. Deshalb dürfen bei lebensbedrohlichen Formen von Milzbrand Penicillin und Ampicillin nur verordnet werden, wenn die Sensibilität der Milzbrandbakterien bewiesen ist. Cephalosporine und Cotrimoxazol haben keine ausreichende Wirksamkeit.

Für Kinder mit Inhalation von Milzbrandsporen, Lungenmilzbrand oder anderen invasiven Manifestationen gibt es keine spezifischen Empfehlungen. Alle Empfehlungen zum Einsatz von Antibiotika sind aus den bei Erwachsenen gewonnenen Erfahrungen abgeleitet worden.

Bei der Behandlung von Hautmilzbrand kann in der Antibiotikaauswahl zwischen „normalem“ Milzbrand und Milzbrand infolge von Bioterrorismus differenziert werden, wo immer die Inhalation von Milzbrandsporen möglich erscheint.

- Hautmilzbrand ohne systemische Symptome: Penicillin V (100 000 IE/kgKG/Tag in 4 ED per os, maximal 4 × 750 000 IE/Tag) oder Amoxicillin (80 mg/kgKG/Tag in 3 ED per os) bei gleichzeitiger Testung auf Sensibilität oder Doxyzyklin (4 mg/kgKG/Tag in 2 ED per os, maximal 2 × 100 mg/Tag); Dauer: 7 – 10 Tage.
- Hautmilzbrand mit systemischen Symptomen, ausgeprägtem Ödem oder bei Läsionen am Kopf oder Hals: Ciprofloxacin (20 mg/kgKG/Tag in 2 ED i. v., maximal 2 × 400 mg/Tag) oder Doxyzyklin (4 mg/kgKG/Tag in 2 ED i. v., maximal 2 × 100 mg/Tag) oder Amoxicillin bei nachgewiesener Sensibilität; Dauer: jeweils 7 – 10 Tage.
- Hautmilzbrand im Zusammenhang mit Bioterrorismus: Ciprofloxacin (30 mg/kgKG/Tag in 2 ED per os, maximal 2 × 500 mg/Tag); Dauer: 60 Tage (um Lungenmilzbrand zu verhindern). Alternative: Doxyzyklin.
- Lungenmilzbrand und Verdacht auf Inhalation von Milzbrandsporen: Ciprofloxacin (20 mg/kgKG/Tag in 2 ED intravenös, maximal 2 × 400 mg/Tag). Wegen schlechter Liquorgängigkeit nur als Alternative: Doxyzyklin (4 mg/kgKG/Tag in 2 ED intravenös, maximal 2 × 100 mg/Tag); Dauer: ≥ 60 Tage, wobei ein Wechsel zur oralen Gabe möglich ist. Zusätzliche Maßnahmen: intensivmedizinische Betreuung, Dränage des Pleuraergusses. Ob eine Kombination mit 1 – 2 weiteren Antibiotika (Clindamycin, Meropenem, Amoxicillin, Penicillin, Rifampicin, Vancomycin) sinnvoll ist, ist nicht bewiesen. Wegen der Risiken sollten Ciprofloxacin (siehe S. 93) und Doxyzyklin bei Kindern < 9 Jahre so bald wie möglich ersetzt werden. Entscheidend ist, dass die Antibiotikatherapie frühzeitig begonnen wird! Da bei Kindern die Symptome im frühen Stadium von Lungenmilzbrand variabel und einer Influenza ähnlich sein können, sollten im Falle von Bioterrorismus oder eines verlässlichen anamnestischen Hinweises auf eine inhalative Exposition mit Milzbrandsporen Kinder mit Fieber nach Anlegen einer Blutkultur empirisch bis zum Erhalt des Ergebnisses bzw. bis zum Ausschluss der Verdachtsdiagnose mit Ciprofloxacin (oder Doxyzyklin) behandelt werden.
- Meningitis: Ciprofloxacin intravenös. Bei Verdacht auf eine Milzbrandmeningitis sollte mit 1 – 2 weiteren Antibiotika kombiniert werden (Doxyzyklin, Meropenem, Penicillin G oder Ampicillin, Rifampicin, Vancomycin), um auch andere mögliche ursächliche Bakterien zu erfassen. Glukokortikoide können indiziert sein.

Im Falle eines Hautmilzbrandes kann eine Antibiotikatherapie die Heilung des Ulkus nicht beschleunigen, aber die Wahrscheinlichkeit reduzieren, dass sich eine Sepsis entwickelt. B. anthracis kann nach einer 5-(bis 48-)stündigen Penicillinbehandlung nicht mehr aus dem Ulkus isoliert werden. Eine lokale Antibiotikabehandlung der Wunde ist nicht notwendig.

Eine Inzision des Geschwürs, des sich oft nur sehr langsam zurückbildenden Ödems oder der Lymphadenitis ist nicht angebracht. Bei einem starken Ödem am Hals kann manchmal eine Tracheotomie notwendig werden. Ob in diesem Fall, sowie beim Lungenmilzbrand, Kortikosteroide helfen, ist nicht bewiesen. Narben im Gesicht (Augenlid) erfordern später eine plastische Operation.

Da Antibiotika keinen Effekt auf das bereits in das Gewebe abgegebene nekrotisierende Toxin haben, könnten spezifische Immunglobuline eine weitere Therapieoption bei lebensbedrohlichen Formen von Milzbrand sein. Eine systematische Auswertung aller Erkrankungen im Kindes- und Jugendalter zwischen 1900 und 2005 hat ergeben, dass die Letalität bei Gabe eines Antiserums am niedrigsten war. Dieses wird aber wegen der Nebenwirkungen (Anaphylaxie), außer in Russland und China, nicht mehr produziert. Getestet werden gegenwärtig Immunglobuline von Menschen, die gegen Milzbrand geimpft worden sind, und monoklonale Antikörper.

Prophylaxe (Evidenzgrad IV)
■ Impfung
In Deutschland ist kein Impfstoff verfügbar. In den USA ist eine Vakzine zugelassen, die aus einem zellfreien Filtrat eines unbekapselten attenuierten B.anthracis-Stammes hergestellt wird und an Aluminiumhydroxyd adsorbiert ist. Außerdem wird eine rekombinante Vakzine in klinischen Studien getestet. In Großbritannien wird eine Präzipitatvakzine verwendet. In der früheren Sowjetunion wurde eine Lebendvakzine eingesetzt. Die in den USA zugelassene Totvakzine wird über 18 Monate subkutan verabreicht, mit jährlicher Auffrischung. Die Vakzine scheint wirksam und ausreichend gut verträglich zu sein. Die bisher geimpften schwangeren Frauen und deren Neugeborene zeigten keine Auffälligkeiten. Für Kinder und Jugendliche sind Wirkung und Sicherheit des Impfstoffes nicht untersucht.

■ Expositionsprophylaxe

Ungeschütze Hautkontakte mit erkrankten Tieren oder kontaminierten Tierprodukten etc. sollten vermieden werden. Kontaminierte Tiermaterialien sind zu verbrennen, kontaminierte Kittel, Bettwäsche etc. sind zu sterilisieren. In Betrieben mit Milzbrandrisiko gelten Sondervorschriften für Hygiene und Arbeitssicherheit.

■ Postexpositionsprophylaxe

Personen, die mit B.anthracis-haltigem Material exponiert wurden, sollten, ganz besonders bei Inhalation von kontaminiertem Material, eine Chemoprophylaxe erhalten (S. 377), die in den USA bei Erwachsenen mit einer Impfung gegen B. anthracis (3 Dosen) kombiniert wird: Ciprofloxacin oder Doxyzyklin, jeweils in therapeutischer Dosis (siehe oben) und per os. Als Alternative kann auch Levofloxacin verordnet werden, Dosierung: Kinder < 50 kg 2 × 8 mg/kgKG/Tag, maximal 2 × 250 mg/Tag; Kinder > 50 kg und Jugendliche 1 × 500 mg/Tag, jeweils p. o. Dauer: 60 Tage. Eine Alternative ist Amoxicillin, wenn sicher ist, dass kein penicillinresistenter Stamm vorliegt.

Eine Isolierung ist nicht notwendig, da Milzbrand praktisch nicht von Mensch zu Mensch übertragen wird (seltene Ausnahme: Hautmilzbrand).

Bei einem Ausbruch ist nach Empfehlungen des Robert Koch-Institutes vorzugehen (www.rki.de –

Vorgehensweise bei Verdacht auf Kontamination mit gefährlichen Erregern, z. B. Verdacht auf bioterroristischen Anschlag).

■ Meldepflicht

Der Milzbrand ist bei Krankheitsverdacht, Erkrankung und Tod meldepflichtig. Laboratorien müssen direkte und indirekte Nachweise von B. anthracis melden. Zur Falldefinition siehe www.rki.de → Anthrax → Merkblatt.

Literatur

Bravata DM, Holty JEC, Wang E et al. Inhalational, gastrointestinal, and cutaneous anthrax in children. A systematic review of cases: 1900 to 2005. Pediatr Adolesc Med 2007; 161: 896 – 905

Centers for Disease Control and Prevention. http://www.bt.cdc.gov; Stand: Juli 2008

Robert Koch-Institut. http://www.rki.de; Infektionskrankheiten A–Z. Anthrax. Stand: Oktober 2008

Stern EJ, Uhde KB, Shadomy SV et al. Conference report on public health and clinical guidelines for anthrax. Emerg Infect Dis 2008; 14: 1 – 9; http://www.cdc.gov/eid/content/14/4/e1.htm; Stand: Oktober 2008

 Koordinator:
H. Scholz

Mitarbeiter:
K. Kohl

Molluscum contagiosum

Synonyma: Dellwarze, Epithelioma contagiosum

Klinisches Bild

Auf normaler Haut breitbasig aufsitzende, isoliert oder gruppiert stehende, perlenartige bis mittelderbe, zentral gedellte („Dellwarze") Knötchen von weißlicher, gelber bis blassrosa Farbe. Bevorzugt bei Kindern und Jugendlichen, insbesondere Atopikern, sowie immunsupprimierten oder immundefizienten Kindern und Erwachsenen (z. B. Wiskott-Aldrich-Syndrom, Leukämie, unter zytostatischer Therapie, AIDS). Prädilektionsstellen sind Gesicht, Hals, Stamm und hier insbesondere periaxillär, perigenital, perianal sowie die Extremitäten. Die Mollusca sind klein, oft milienartig, eingedellt, selten gestielt, traubenförmig konfluierend oder – insbesondere bei HIV-infizierten Personen – bis 1 cm groß als Molluscum contagiosum giganteum. Bei Patienten mit atopischem Ekzem können Mollusken durch Autoinokulation in großer Zahl auftreten („Ekzema molluscatum").

Ätiologie

Das Molluscum-contagiosum-Virus ist ein quaderförmiges DNA-Virus aus der Gruppe der Molluscipoxviren, streng epidermotrop, mit einer Größe von 240×320 nm.

Epidemiologie

Die Übertragung des Virus erfolgt von Mensch zu Mensch über kleine Epitheldefekte (Kratzeffekte) und durch Schmierinfektion.

Die **Inkubationszeit** beträgt Tage bis Wochen.

Diagnose

Die Diagnose wird klinisch gestellt. Zur Sicherung, insbesondere bei immunsupprimierten Patienten, gelten die durch mikroskopische Untersuchung des ausgequetschten Molluscum-Inhaltes dargestellten typischen Molluscum-Körperchen (alterierte, ballonartig aufgetriebene, runde bis ovale virushaltige Epithelzellen) als wichtigstes diagnostisches Zeichen.

Differenzialdiagnose: Milien, Hydrozystome, Verruca vulgaris. Bei Immunsupprimierten auch kutane Kryptokokkose oder Penicillium-marneffei-Infektion.

Therapie

Nicht selten kommt es innerhalb von Wochen bis Monaten zur spontanen Abheilung einzelner oder aller Läsionen; in Einzelfällen können Dellwarzen jedoch über Jahre persistieren. Indikationen für die Behandlung stellen, neben der Persistenz, der ausgedehnte Befall, eine kosmetische Beeinträchtigung und/oder eine Irritation umliegender Hautabschnitte (insbesondere bei periokulärer oder intertriginöser Lokalisation) dar.

Mittel der 1. Wahl ist dann die Kürettage der Dellwarzen. Sie sollte regelhaft unter Lokalanästhesie erfolgen (z. B. Emla-Creme; *cave*: Anwendung $< 10 \%$ Körperoberfläche bzw. bei Säuglingen maximal 1,0 g [3 – 5 kgKG] bzw. 2,0 g [5 – 10 kgKG], da sonst Gefahr der Met-Hb-Bildung). Dabei wird jede einzelne Dellwarze durch Ausdrücken mit einer gebogenen Pinzette (Eihautpinzette) oder, nach Anritzen mit einem Skalpell oder einer Injektionsnadel, durch Exkochleation mit einem scharfen Löffel bzw. mittels Ringkürette entfernt. Nach Blutstillung mittels Stiltupfer unter Verwendung von 30 %-H_2O_2-Lösung wird desinfiziert, bspw. mit Polihexanid (z. B. Lavasept), Octenidin (Octenisept) oder Chlorhexidin. Sehr zahlreiche Mollusca sollten in gleichartiger Weise in kurzer Allgemeinanästhesie entfernt werden.

Die Kryotherapie (Kontaktverfahren) stellt eine einfache und effektive Behandlungsform dar, die aber nur bei einzelnen Mollusken angewendet werden sollte. Neben speziellen Applikationsgeräten können auch Stiltupfer verwendet werden, die in flüssigen Stickstoff getaucht und 15 – 20 Sekunden mit der Warze in Kontakt gebracht werden. Ziel ist die subepidermale Blasenbildung; bei vorsichtigem Einsatz heilen die Hautveränderungen ohne Narbenbildung ab. Die Applikation lokaler Virustatika (Verrumal, Solco-Derman; in der Schweiz Solcoderm) ist Erfolg versprechend, wenn sie regelmäßig (2 ×/Tag) und mehrwöchig (6 – 8 Wochen) angewendet wird; sie kann jedoch bei unsachgemäßer Anwendung zu Verätzungen führen. Die Wirksamkeit einer 5 – 10 %igen Kaliumhydroxid-Lösung (2 × täglich über 30 Tage) ist in mehreren randomisierten Studien belegt. Die Wirkung ist allerdings vornehmlich keratolytisch und nicht virustatisch. Zudem sind lokale Irritationen sehr häufig, was die Anwendung im Gesicht ausschließt. In nicht kontrollierten Studien wurde auch über Therapieerfolge mit Cantharidin, welches lokal in Form einer Lösung appliziert wird, berichtet. Es handelt sich hierbei um einen Proteinphosphatase-Inhibitor, der durch Akantholyse eine Vesikelbildung induziert. Der Versuch, über die Induktion einer entzündlichen Irritation mit Vitamin-A-Säure-(Tretinoin)-Lösung oder -Gel (0,03 %) eine Viruselimination zu erreichen, ist nur selten erfolgreich. Akut ekzematöse Hautveränderungen stellen eine Kontraindikation für diese Therapie dar. Auch ist über die perkutane Resorption von Vitamin-A-Säure wenig bekannt, sodass die Indikation zur großflächigen Anwendung von Vitamin-A-Säure bei Kleinkindern zurückhaltend gestellt werden sollte.

Versuchsweise kann auch der Immunmodulator Imiquimod (Aldara 5 % Creme; 3 × wöchentlich über Nacht, mindestens 4 – 6 Wochen) eingesetzt werden; eine Zulassung für Kinder und Jugendliche unter 18 Jahren und für diese Indikation liegt jedoch nicht vor (Heilversuch). Im Unterschied zu einem Einsatz bei Verrucae vulgares ist die Wirksamkeit oft weniger ausgeprägt.

Insbesondere bei Kindern sind Mollusca contagiosa bei Erstvorstellung häufig superinfiziert, sodass sich zunächst die Anwendung lokal antiseptischer Maßnahmen ggf. in Kombination mit antiekzematösen Maßnahmen empfiehlt. Eine wirksame Prophylaxe ist nicht bekannt.

Literatur

van der Wouden JC, Menke J, Gajadin S et al. Interventions for cutaneous molluscum contagiosum. Cochrane Database Syst Rev 2006; 19: CD 004 767

 Koordinator:
P. Mayser

Mitarbeiter:
P. Höger, C. Sunderkötter

Moraxella-catarrhalis-Infektionen

Synonyma: Branhamella catarrhalis, Neisseria catarrhalis

Klinisches Bild

Moraxella catarrhalis kann bei Kindern Infektionen des Respirationstraktes auslösen. Dazu zählen eitrige Rhinitis, Otitis media, Sinusitis, Laryngitis, Tracheitis, Bronchitis und Pneumonie. Häufig ist M. catarrhalis im Säuglings- und jungen Kleinkindalter mit Krankheitsbildern wie stenosierender Laryngotracheitis oder obstruktiver Bronchitis assoziiert, gelegentlich imponiert der Husten pertussiform. M. catarrhalis wird oft zusammen mit respiratorischen Viren (z. B. RSV, Parainfluenza) aus dem Nasopharyngealsekret isoliert. Da M. catarrhalis bei Kindern zur Standortflora der Schleimhäute des oberen Respirationstrakts gehört, ist im Einzelfall nicht immer sicher zu entscheiden, ob es sich nur um eine Kolonisation handelt, oder ob M. catarrhalis als Krankheitsursache anzusehen ist. Schwere systemische Erkrankungen wie Sepsis, Endokarditis oder Meningitis sind extreme Raritäten und treten überwiegend bei immunsupprimierten Patienten auf. Ähnlich den Meningokokken können bei schweren invasiven Infektionen durch M. catarrhalis Hautblutungen auftreten bis hin zur Purpura fulminans. Beschrieben ist M. catarrhalis als Erreger der Neugeborenen-Konjunktivitis mit einem ähnlichen klinischen Bild wie bei Gonokokken.

Ätiologie

M. catarrhalis sind gramnegative Kokken, die oft paarweise zusammenliegen (Diplokokken) und morphologisch im Grampräparat von Neisserien nicht zu unterscheiden sind. Trotz unterschiedlicher Morphologie bestimmt die genetische Ähnlichkeit ihre Gattungszugehörigkeit zu den Moraxellen (gramnegative kokkoide Stäbchen). Aufgrund unterschiedlicher chemischer und antigenetischer Struktur des Lipooligosaccharids wurde eine Unterteilung in 3 Serotypen (A, B, C) vorgenommen.

Epidemiologie

Die Übertragung erfolgt von Mensch zu Mensch durch direkten Kontakt mit Sekreten des Respirationstrakts bzw. durch Tröpfcheninfektion. Der Mensch ist, soweit bekannt, der einzige Wirt. Die Epidemiologie ist bisher weitgehend unerforscht. Die Kolonisierungsrate von Kindern (im Gegensatz zu Erwachsenen) ist hoch (bis zu 75 %), unterliegt jedoch erheblichen lokalen und saisonalen Schwankungen. Erkrankungen sind in den Herbst- und Wintermonaten wesentlich häufiger als im Sommer.

Die **Inkubationszeit** ist unbekannt, ebenso die Dauer der Besiedlung bei Gesunden und Kranken sowie die Dauer der Übertragbarkeit. Nosokomiale Übertragungsketten werden zunehmend beschrieben. Infektionen können in allen Altersgruppen auftreten, sind jedoch besonders häufig beim Säugling und Kleinkind.

Diagnose

Der kulturelle Nachweis von M. catarrhalis aus Nasopharyngealsekret oder Nasenabstrich gelingt ohne Probleme auf konventionellen Medien (Blut- oder Schokoladenagar). Der Erregernachweis bedeutet allerdings nicht zwangsläufig, dass M. catarrhalis auch für die zugrunde liegende Symptomatik verantwortlich ist (siehe oben). Verdächtig ist die Isolierung von M. catarrhalis in Reinkultur, beweisend lediglich der kulturelle Nachweis aus a priori sterilen Körperflüssigkeiten wie Blut, Liquor oder Punktaten (z. B. auch Mittelohrflüssigkeit). Bei respiratorischen Infektionen wird M. catarrhalis häufig zusammen mit Viren, aber auch mit Streptococcus pneumoniae und/oder Haemophilus influenzae nachgewiesen.

Prinzipiell besteht die Möglichkeit des molekulargenetischen Nachweises von M. catarrhalis mithilfe der Polymerase-Kettenreaktion (PCR), jedoch ist die Indikationsstellung für die PCR wegen der unproblematischen kulturellen Anzucht des Erregers sowie der Tatsache, dass ein positives PCR-Ergebnis nicht zwischen Kolonisation und Infektion differenzieren kann, äußerst kritisch zu stellen. Kommerzielle Systeme für M.catarrhalis-PCR sind nicht auf dem Markt.

Die Möglichkeit einer serologischen Diagnostik für die klinische Routinesituation ist nicht gegeben.

Therapie

Die überwiegende Mehrzahl der M.catarrhalis-Stämme produziert eine chromosomal codierte β-Laktamase. Daher werden zur Therapie (orale) Cephalosporine oder Kombinationspräparate von Aminopenicillinen (Ampicillin, Amoxicillin) mit β-Laktamase-Inhibitoren (Clavulansäure, Sulbactam) empfohlen.

Die β-Laktamase-Aktivität bei M. catarrhalis ist in Abhängigkeit von dem codierenden β-Laktamase-Gen (BRO-1 oder BRO-2) unterschiedlich stark ausgeprägt, sodass deren klinische Relevanz umstritten ist. Für die Routinetestung wird die Prüfung der β-Laktamase-Aktivität empfohlen, die aus den genannten Gründen allerdings zu einer Fehleinschätzung der klinischen Resistenzlage führen kann. Bei fehlender β-Laktamase-Aktivität kann die Therapie mit einem Aminopenicillin allein erfolgen. Die β-Laktamase-Aktivität von M. catarrhalis wird auch angeschuldigt, für Misserfolge bei der Penicillintherapie von Infektionen durch bspw. S. pneumoniae oder S. pyogenes verantwortlich zu sein – ein Phänomen, das als indirekte Pathogenität bezeichnet wurde. Gegenüber Erythromycin und den neueren Makroliden ist M. catarrhalis in der Regel gut empfindlich trotz weltweit rasant zunehmender Makrolid-Resistenz.

Prophylaxe

Eine Prophylaxemöglichkeit besteht nicht. Die Isolierung hospitalisierter Patienten oder Kontrollmaßnahmen im Erkrankungsfall sind nicht notwendig.

 Koordinator:
R. Berner

Mitarbeiter:
Ch. Aebi, H. Schroten

Mucor-Mykose

Synonym: Zygomykose

Klinisches Bild

Die Mucor-Mykose ist nach der Candidose und Aspergillose die dritthäufigste opportunistische *Pilzinfektion* bei Patienten mit malignen hämatologischen Systemerkrankungen. Andere Risikopatienten sind Patienten mit unkontrollierter diabetischer Ketoazidose, Patienten nach Knochenmark- und Organtransplantationen, Kortikosteroid-Therapie, schweren Verbrennungen, Deferoxamin-Therapie sowie – selten – sehr unreife Neugeborene und Patienten mit fortgeschrittener HIV-Infektion. Zu unterscheiden sind 5 klinische Formen:

Die **rhinoorbitozerebrale Mucor-Mykose** stellt die häufigste Form dar und betrifft vor allem Kinder mit schlecht eingestelltem Diabetes mellitus und Ketoazidose sowie pädiatrisch-onkologische Patienten. Leitsymptome sind Schwellung, Rötung und Schmerzen im Gesichts- oder Orbitabereich, Kopfschmerzen, Fieber und Sehstörungen. Die in der Nasenhöhle beginnende Infektion führt über Infiltrationen der Sinus rasch zu einer akuten *Sinusitis* mit braun-blutigem Nasensekret und schwarzen nekrotischen Läsionen im Bereich der Nasenschleimhaut. Weitere Ausdehnung über Nervenbahnen, Gefäße, Knorpel und Knochen kann zur Beteiligung von Gesichtsweichteilen, Orbita, Meningen und Frontalhirn führen. Bei intrakranialer Ausdehnung kommt es zur Okklusion von zerebralen Arterien und Venen mit Infarkten und Thrombosen. Patienten mit dieser schwerwiegenden Komplikation präsentieren sich mit Bewusstseinsveränderungen, Krampfanfällen oder auch mit akutem Visusverlust. Die bildgebende Diagnostik (Magnetresonanztomografie) der Sinus zeigt Schleimhautverdickungen, Verschattungen der Sinus ohne Luft- oder Flüssigkeitsspiegel und ggf. Bereiche mit Knochendestruktionen, bei Orbitabefall sind eine pathologische Raumforderung, Exophthalmus und Gewebedestruktion nachweisbar.

Die **pulmonale Mucor-Mykose** betrifft als eine akute lebensbedrohliche Erkrankung insbesondere onkologische Patienten mit hämatologischen Systemerkrankungen. Die Infektion kann assoziiert sein mit rhinozerebraler Mucor-Mykose oder sie entwickelt sich nach Inhalation von Pilzkonidien. Pilzinfiltrationen von Lungengefäßen führen zu arteriellen pulmonalen Thrombosen und hämorrhagischen Infarkten. Führende Symptome sind Fieber, pleuritischer Thoraxschmerz, Hämoptoe, und Dyspnoe. Unspezifische röntgenologische Zeichen sind fleckige oder lobäre Infiltrationen, Höhlenbildungen, und Pleuraergüsse. Im Vergleich zur konventionellen Röntgenaufnahme erlaubt die hochauflösende Computertomografie wie bei der pulmonalen Aspergillose eine frühere und exaktere Darstellung von pulmonalen Infiltraten.

Auch die **disseminierte Mucor-Mykose** kommt vor allem bei Kindern mit malignen Systemerkrankungen vor. Sie kann assoziiert sein mit anderen schweren Infektionen. Meist in der Lunge beginnend, breitet sie sich von dort hämatogen in andere Organe, vor allem das ZNS, aus. Der Verlauf ist fast immer letal.

Die selten diagnostizierte **gastrointestinale Mucor-Mykose** tritt überwiegend bei Kindern mit ausgeprägter Mangelernährung bzw. unreifen Neugeborenen auf. Nekrotisierende Ulzerationen können im ganzen Intestinaltrakt vorkommen. Die Symptome sind akut, sie hängen vom Ort und vom Ausmaß der Pilzinfiltration des Gastrointestinaltraktes ab. Sie beinhalten Schmerz, Hämatemesis, blutige Diarrhö und können zu intestinaler Obstruktion (Ileus) und zur Perforation führen.

Die **kutane Mucor-Mykose** ist ebenfalls eine seltene Krankheitsmanifestation und im pädiatrischen Bereich bei hämatologisch-onkologischen Patienten, unreifen Neugeborenen und nach schweren Verbrennungen bzw. Grad-IV-„graft-versus-host disease" beschrieben. Charakteristisch sind schwärzlich belegte Nekrosen bzw. Ulzerationen im Bereich zuvor mazerierter Hautbezirke.

Ätiologie

Der Stamm der Zygomyzeten ist durch die Ausbildung von gering oder nicht septierten, breiten und polymorphen *Hyphen* charakterisiert. Die Zygomyzeten werden in 2 Ordnungen unterteilt, die Mucorales und Entomophthorales.

Entomophthorales (Conidiobolus und Basidiobolus spp.) sind pathogene Pilze und verursachen lokalisierte Infektionen der Submukosa von Nase bzw. Extremitäten und Körperstamm bei Bewohnern tropischer Regionen. Im Gegensatz zu Pilzen der Ordnung Mucorales sind sie nicht angioinvasiv. Die Mehrzahl von Infektionen durch Zygomyzeten sind den fakultativ pathogenen *Mucorales* („Mucor-Mykose") zuzuschreiben. Häufigste Erreger der Mucor-Mykose sind Pilzarten der Gattungen Rhizopus, Mucor, Rhizomucor, Absidia und seltener Cunninghamella, Apophysomyces und Cokeromyces.

Mucorales sind ubiquitär und wachsen bevorzugt im Erdreich, in verrottender Vegetation und anderem organischem Debris. Charakteristisch ist ein außerordentlich schnelles Hyphenwachstum in vitro und in vivo. Infektionen bei prädisponierten Patienten entstehen über eine Akquisition der *Konidien* („Sporen") auf aerogenem Weg über Inhalation (Respirationstrakt), Ingestion (Gastrointestinaltrakt) bzw. Kontamination (Hautläsionen). Charakteristisch für die Infektion ist die rasche Invasion von Geweben und Blutgefäßen durch die Hyphen des Erregers mit dem Resultat von Gewebsnekrosen, Gefäßthrombosen und Gewebeinfarkten.

Epidemiologie

Die Mucor-Mykosen gehören zu den seltenen opportunistischen Pilzinfektionen. Exakte Daten über ihre Häufigkeit existieren nicht. Fallserien aus großen Zentren in den USA legen eine absolute und relative Zunahme bei Patienten mit hämatologischen Neoplasien bzw. nach allogener Blutstammzelltransplantation nahe, u. a. auch nach lang dauernder Gabe von Voriconazol. Im Bereich der Neonatologie ist ihr Vorkommen sporadisch.

Diagnose

Klinische und radiologische Befunde der Mucor-Mykose sind nicht von denen anderer opportunistischer Fadenpilzinfektionen zu unterscheiden. Die *Diagnose* beruht deshalb auf dem direkten mikrobiologischen, molekularen bzw. histopathologischen Nachweis des Erregers aus infektionsverdächtigen Geweben. Blutkulturen sind aufgrund der Größe der Hyphen auch bei disseminierten Infektionen nur in Ausnahmefällen positiv.

Eine detaillierte Bildgebung mittels hochauflösender Computer- und Magnetresonanztomografie ist immer erforderlich zur Erfassung der Infektionsausdehnung und zur Planung möglicher bioptischer und chirurgischer Interventionen.

Therapie (Evidenzgrad III/IV)

Grundprinzip der Behandlung der Mucor-Mykosen ist das Debridement chirurgisch angehbarer Läsionen und die hochdosierte Gabe von liposomalem Amphotericin (≥ 5 mg/kgKG/Tag IV in 1 ED) bzw. Amphotericin-B-Lipid-Complex (≥ 5 mg/kgKG/Tag IV in 1 ED). Eine Therapie mit konventionellem Amphotericin-B-Deoxycholat (1,0 – 1,5 mg/kgKG/Tag IV in 1 ED) ist aufgrund der höheren Toxizität kaum mehr vertretbar. Eine Behandlungsoption nach Stabilisierung bzw. bei refraktären Infektionen oder nicht tolerierbarer Toxizität der Amphotericin-B-Therapie ist Posaconazol (800 mg p.o. in 2 bzw. 4 ED; in dieser Indikation und für Patienten < 18 Jahre nicht zugelassen). Fluzytosin, die Echinocandine und auch Voriconazol haben keine Aktivität gegenüber den Erregern der Mucor-Mykose. Ob die Kombination von Amphotericin B mit Caspofungin in der Initialtherapie, insbesondere der rhinoorbitozerebralen und zerebralen Mucor-Mykose, eine höhere Wirksamkeit hat als die Monotherapie mit Amphotericin B, kann bislang nicht sicher beurteilt werden. Gleiches trifft für die Kombination von Amphotericin B und Posaconazol zu. Für einen Nutzen adjunktiver Verfahren (i. e., hyperbare Sauerstofftherapie, Gabe von Zytokinen, Eisendepletion mit Deferasirox) gibt es bislang keine klinische Evidenz.

Die Dauer der Therapie ist individuell und von der kompletten Resolution aller klinischen und bildgebenden Befunde abhängig. Wesentlich für eine Erfolg versprechende Behandlung ist die Korrektur des zugrunde liegenden metabolischen bzw. immunologischen Defektes. Dies beinhaltet die Korrektur einer metabolischen Azidose, die Gabe von G-CSF bzw. GM-CSF bei granulozytopenen Patienten und die Reduktion bzw. das Absetzen von Glukokortikosteroiden.

Prophylaxe (Evidenzgrad III/IV)

Eine nachgewiesen effektive, spezifische Expositions- oder Chemoprophylaxe der Mucor-Mykosen existiert bislang nicht.

Literatur

Prabhu RM, Patel R. Mucormycosis and entomophthoramycosis: a review of the clinical manifestations, diagnosis and treatment. Clin Microbiol Infect 2004; 10 (Suppl. 1): S 31 –S 47

Reed C, Bryant R, Ibrahim AS et al. Combination polyene-caspofungin treatment of rhino-orbital-cerebral mucormycosis. Clin Infect Dis 2008; 47: 364 – 371

Roden MM, Zaoutis TE, Buchanan WL et al. Epidemiology and outcome of zygomycosis: a review of 929 reported cases. Clin Infect Dis 2005; 41: 634 – 653

Tragiannidis A, Groll AH. Hyperbaric oxygen therapy and other adjunctive treatments for zygomycosis. Clin Microbiol Infect 2008 [noch nicht publiziert]

van Burik JA, Hare RS, Solomon HF et al. Posaconazole is effective as salvage therapy in zygomycosis: a retrospective summary of 91 cases. Clin Infect Dis 2006; 42: e61 – e65

Zaoutis TE, Roilides E, Chiou CC et al. Zygomycosis in children: a systematic review and analysis of reported cases. Pediatr Infect Dis J 2007; 26: 723 – 727

 Koordinator:
A. H. Groll

Mitarbeiter:
U. B. Graubner, F. M. Müller, P. Nenoff, J. Ritter

Mumps

Synonyma: Parotitis epidemica, Ziegenpeter

Klinisches Bild

Mumps ist eine systemische Infektionskrankheit, die in jedem Lebensalter auftreten kann. Mindestens 30 – 40 % der Infektionen verlaufen klinisch inapparent oder subklinisch.

Mumps zeigt eine große Variabilität im klinischen Erscheinungsbild. Am häufigsten treten Fieber und eine ein- (20 – 30 %) oder doppelseitige (70 – 80 %) Parotitis auf. Nicht selten sind auch andere Speicheldrüsen betroffen. Häufig ist auch die Beteiligung des zentralen Nervensystems (ZNS) in Form einer aseptischen Meningitis (klinisch relevant in 3 – 15 % der Fälle, unbemerkt in bis zu 70 %). Die Meningitis kann bereits 1 Woche vor Ausbruch oder bis zu 3 Wochen nach Beginn der Parotitis manifest werden oder nicht selten isoliert auftreten. Bei jeder aseptischen Meningitis – vor allem bei leerer Impfanamnese – sollte an eine Mumpsvirus-Infektion gedacht werden. Häufig besteht auch eine Pankreatitis, die sich klinisch durch Erbrechen, Oberbauchschmerzen, Steatorrhö, mitunter transitorische Glukosurie und Azetonurie, äußert. Eine Epididymitis/Orchitis tritt im Kindesalter nur ausnahmsweise auf. Dagegen kommt es während oder nach der Pubertät bei 25 – 30 % der infizierten Adoleszenten und jungen Männern zur Mumpsorchitis. Sie beginnt in der Regel am Ende der 1. Krankheitswoche mit erneutem Fieberanstieg, starker Schwellung und Druckschmerzhaftigkeit des Hodens (oft nur 1-seitig). Auch hier kann eine vorangehende Parotitis mitunter fehlen.

Weitere seltene Manifestationen sind Oophoritis, Thyreoiditis, Uveitis, Myokarditis, Nephritis, Arthritis und Mumpsenzephalitis (Symptome: Bewusstseinsstörung, zerebrale Krampfanfälle, Hirnnervenlähmungen und Hemiplegien).

■ Komplikationen und Dauerschäden

Mumps ist in der Regel eine akute, selbstlimitierte, gutartige Erkrankung, auch bei immunsupprimierten Patienten. Todesfälle durch Mumps sind sehr selten. Nach Mumpsmeningitis kann in ca. 1:10 000 Fällen eine Innenohrtaubheit auftreten; wesentlich häufiger ist die Innenohrschwerhörigkeit.

Die Mumpsenzephalitis verursacht im Gegensatz zur Mumpsmeningitis in ca. 50 % der Fälle bleibende Schäden (z. B. Hemiparesen, Hydrocephalus internus aufgrund einer Aquäduktstenose).

Nach Mumpsorchitis kann es zu einer 1-seitigen Hodenatrophie kommen; Sterilität ist jedoch ungewöhnlich. Es besteht *kein* gesicherter kausaler Zusammenhang zwischen Mumps und Diabetes Typ 1.

Bei Mumps während der Schwangerschaft ist im 1. Trimenon mit einer erhöhten Rate an Aborten zu rechnen. Eine Mumpsembryopathie ist nicht bekannt. Neugeborene und junge Säuglinge erkranken selten (maternale Leihimmunität).

Ätiologie

Das Mumpsvirus ist ein umhülltes 1-strängiges RNA-Virus aus der Familie Paramyxoviridae im Genus Paramyxovirus. Es gibt nur einen Serotyp, aber mehrere Genotypen mit Unterschieden in ihren biologischen Eigenschaften (z. B. Neurovirulenz).

Mit modernen molekularbiologischen Methoden ist eine sichere Unterscheidung zwischen Wild- und Impfviren möglich.

Epidemiologie

Mumps kommt in allen Ländern endemisch vor. Der Mensch ist das einzige Erregerreservoir. Vor der Impfära lag das Prädilektionsalter für Mumps zwischen dem 2. und 15. Lebensjahr. Knaben erkrankten häufiger als Mädchen. Nach Einführung der Mumpsvakzine ging die Erkrankungshäufigkeit drastisch zurück.

Die Übertragung erfolgt vor allem aerogen über Tröpfchen, aber auch durch direkten Kontakt (z. B. Küssen) oder seltener durch speichelkontaminierte Gegenstände (Trinkgefäße, Essgeschirr, Spielzeug usw.). Das Virus wird auch im Urin und in der Muttermilch ausgeschieden.

Die Patienten sind bereits 3 – 5 (– 7) Tage vor Ausbruch der Erkrankung bis in die frühe Rekonvaleszenz (bis maximal zum 9. Tag nach Ausbruch der Erkrankung) infektiös. Auch klinisch inapparent Infizierte sind ansteckend. Überstehen der Erkrankung hinterlässt in der Regel eine lebenslange Immunität. Sog. Zweiterkrankungen haben meistens andere Ursachen. Von symptomatischen Reinfektionen wurde jedoch berichtet, die durch Infektion mit heterologen Mumpsvirus-Genotypen bedingt sein können.

Die **Inkubationszeit** beträgt 12 – 25 Tage, im Mittel 16 – 18 Tage.

Diagnose

Im Rahmen einer Epidemie ist bei typischer klinischer Symptomatik eine Labordiagnostik nicht erforderlich. Im Einzelfall und bei erkrankten Geimpften sollte die Diagnose serologisch bestätigt werden (z. B. durch Bestimmung spezifischer IgM-Antikörper mittels ELISA). In besonderen Fällen (z. B. bei ZNS-Manifestationen) ist auch die Virusanzucht aus Rachenabstrich, Speichel, Liquor, Urin oder Biopsiematerial möglich oder der Nachweis mumpsvirusspezifischer Nukleotidsequenzen mittels RT-PCR.

Bei Mumpsmeningitis zeigt der Liquor eine lymphozytäre Pleozytose (10 – 2000 Zellen/µl) bei normalem bis leicht erhöhtem Eiweiß und normalem bis leicht erniedrigtem Liquorzucker. Im Liquor treten 2 – 3 Wochen später virusspezifische, oligoklonale Mumpsantikörper als Ausdruck einer intrathekalen Immunreaktion auf.

Ein weiterer Befund, der auf Mumps hinweisen kann, ist die Erhöhung der Serumamylase.

Therapie

Es existiert keine antivirale Therapie. Auch eine symptomatische Behandlung ist selten erforderlich. Bei schweren Formen (Mumpsenzephalitis, Orchitis) sind unter Umständen Kortikosteroide indiziert (Evidenzgrad IV).

Prophylaxe
■ Gesunde

Alle Kinder sollten gegen Mumps geimpft werden, vorzugsweise mit Kombinationsimpfstoffen (MMR oder MMRV). Ziel ist es, die Zirkulation des Wildvirus zu unterbrechen und die Inzidenz auf < 1 Erkrankung/100 000 Einwohner zu senken. Der augenblicklich von der STIKO für Deutschland empfohlene Impfkalender sieht 2 Impfungen vor: eine 1. Impfung ab dem Alter von 11 Monaten und die 2. Dosis zum Ausschluss von Impfversagern und Impflücken möglichst bis vor Vollendung des 2. Lebensjahres, frühestens jedoch 4 Wochen nach der 1. Dosis. Darüber hinaus ist die Impfung dringend für alle noch empfänglichen bzw. unzureichend geimpften (< 2 Dosen) Jugendlichen und Erwachsenen indiziert. Es gibt keine Altersbegrenzung.

Der Impfstoff enthält attenuierte, auf Hühnerfibroblasten gezüchtete Mumpsviren (Stamm Jeryl Lynn bzw. Derivate). Er ist nur noch in Kombination mit Masern- und Rötelnviren als MMR-Impfstoff oder mit Masern-Röteln- und Varizellenviren als MMRV-Impfstoff im Handel erhältlich.

Die Impfung erzeugt sowohl eine humorale als auch eine zelluläre Immunität. Die exakte Dauer des Impfschutzes ist bisher nicht genau bekannt. Es liegen Erfahrungen über eine mehr als 15 Jahre anhaltende Impfimmunität vor. Die Impfung wird in der Regel sehr gut vertragen. Gelegentlich kann ein kurzdauerndes Fieber und eine blande Parotisschwellung auftreten. Eine Impfmeningitis kommt bei Verwendung der Jeryl-Lynn-Impfstämme nicht vor.

Kontraindikationen sind: Schwangerschaft, allergische Reaktionen auf Impfstoffbestandteile (hydrolisierte Gelatine, Neomycin u. a.) und angeborene oder erworbene T-Zell-Defekte. Eine allergologisch gesicherte, klinisch relevante Hühnereiweißallergie stellt keine Kontraindikation dar (Ausnahme: Anaphylaxie). Geimpft werden dürfen auch Patienten mit humoralen Immundefekten, Granulozyten-Funktionsstörungen, Asplenie oder asymptomatischer HIV-Infektion.

■ Exponierte

Durch eine Impfung in der frühen Inkubationszeit (Inkubationsimpfung) kann der Ausbruch der Krankheit in der Regel nicht verhindert werden. Die Impfung wird dennoch allgemein empfohlen, da sie vor Ansteckung bei nachfolgender Exposition schützt. In der aktuellen STIKO-Empfehlung ist die postexpositionelle Mumpsimpfung für alle ungeimpften bzw. nur 1-mal geimpften Kinder mit Kontakt zu an Mumps erkrankten Personen (innerhalb 3 Tagen) explizit ausgewiesen.

Spezielle Mumps-Immunglobuline zur passiven Immunisierung sind nicht verfügbar.

■ Patienten

Hospitalisierte Patienten mit Mumps sollten isoliert werden. Nach Abklingen der klinischen Symptome, frühestens 9 Tage nach Ausbruch der Erkrankung, können die Patienten wieder Gemeinschaftseinrichtungen besuchen. In den USA gelten seit Neuestem 5 Tage nach Beginn der Parotitis.

Literatur
Robert Koch-Institut. http://www.rki.de; Infektionskrankheiten A–Z. Mumps. Stand: Juli 2008

 Koordinator:
H. W. Kreth

Mitarbeiter:
U. Heininger, A. Pohl-Koppe, A. Tischer

Mykoplasmen-Infektionen

Klinisches Bild

Infektionen mit Mycoplasma pneumoniae führen in 1. Linie zu Erkrankungen der oberen (Rhinitis, Pharyngitis, Otitis media) und unteren Atemwege (Bronchitis, Pneumonie, im Gegensatz zur „typischen" Lobärpneumonie) nur eine von vielen Varianten darstellt. Simultan sind zahlreiche zusätzliche Manifestationen wie Arthritis, hämolytische Anämie, Glomerulonephritis, Myokarditis, Pankreatitis und andere möglich. Die häufigste extrapulmonale Manifestation betrifft das zentrale und/oder periphere Nervensystem (Facialis- und andere Hirnnervenparesen, Meningitis, Enzephalitis bzw. Enzephalopathie, transverse Myelitis, ADEM, [akute disseminierte Enzephalomeningitis] Pseudotumor cerebri, Thalamusnekrose, Hirninfarkt, SIADH, Hirnnervenparesen, Guillain-Barré-Syndrom, Miller-Fisher-Syndrom). Diese kann ohne, während (parainfektiös), meist aber 1 – 2 Wochen nach Beginn der Atemwegssymptomatik (postinfektiös) in Erscheinung treten. Ferner sind Asthmaexazerbationen mit Mykoplasmen-Infektionen assoziiert.

In 10 % der Fälle tritt ein makulopapulöses, teils konfluierendes Exanthem auf, welches vorwiegend den Stamm betrifft und oft durch Antibiotikagabe intensiviert wird. Auch Urtikaria wurden im Zusammenhang mit Mykoplasmen-Infektionen beschrieben. Als Komplikationen werden eine bullöse Dermatitis bzw. die Stevens-Johnson-Krankheit beobachtet. Besonders schwere, bisweilen sogar tödliche Krankheitsverläufe – vorwiegend Pneumonien – können bei immunsupprimierten Patienten (v. a. bei Asplenie und Hypogammaglobulinämie) auftreten.

M. hominis gilt als seltener Erreger von Entzündungen im Urogenitaltrakt (Pyelonephritis, Salpingitis, Chorioamnionitis u. a.) von Erwachsenen, meist Frauen. Darüber hinaus wird M. hominis eine kausale Bedeutung bei der postpartalen Endometritis und beim postpartalen Fieber zugesprochen. Während der Geburt kann das Neugeborene infiziert werden und (sehr selten) in der Neugeborenenperiode an einer Meningitis oder Abszessen verschiedenster Lokalisationen erkranken. Mütterliche Mykoplasmen-Infektionen in der Stillzeit führen nicht zu Erkrankungen des Kindes.

Ätiologie

Mykoplasmen sind kleine, zellwandlose, pleomorphe Bakterien. Es gibt mehr als 100 verschiedene Spezies, von denen die meisten nicht humanpathogen sind. Infektionen beim Menschen werden in 1. Linie durch M. pneumoniae und M. hominis verursacht. Zahlreiche andere Mykoplasmen kolonisieren Epithelzellen der oralen (z. B. M. orale, M. salivarium, M. buccale) oder genitalen Mukosa (z. B. M. primatum, M. genitalium) des Menschen und verursachen nur selten Erkrankungen. Über Infektionen mit U. urealyticum, ein eng verwandtes Bakterium, siehe S. 547.

Humanpathogene Mykoplasmen führen zu einer direkten Schädigung des Respirations- bzw. Urogenitalepithels und bedingen dadurch die entsprechende Symptomatik. Die übrigen Organmanifestationen werden sowohl durch immunologische Phänomene (kreuzreagierende bzw. Autoimmun-Antikörper) als durch direkte Erregerinvasion verursacht.

Epidemiologie

Die Übertragung von M. pneumoniae erfolgt von Mensch zu Mensch über Aerosole. Mykoplasmen-Infektionen zeigen keine ausgeprägten jahreszeitlichen oder geografischen Abhängigkeiten und sind weltweit verbreitet. Da die Infektion keine tragfähige, bleibende Immunität hinterlässt, können Personen jeden Alters infiziert werden. Eine *relative* Häufung findet sich ab dem späten Kleinkindesalter. So sind bei Schulkindern und jungen Erwachsenen mindestens 20 – 30 % aller Lungenentzündungen durch Mykoplasmen verursacht. Kleinraumepidemien können in Familien, Schulen und Kindergärten, aber auch in Hochschulen und Kasernen auftreten. In der Umgebung symptomatisch erkrankter Personen findet man häufig asymptomatische Keimträger.

Die **Inkubationszeit** beträgt 1 – 3 Wochen.

Die Übertragung von M. hominis erfolgt durch Geschlechtsverkehr sowie unter der Geburt durch Genitalsekret der Mutter (Besiedelungsrate ca. 20 – 40 %) auf das Neugeborene (ca. 10 – 20 %). Nur ein geringer Teil der besiedelten Neonaten erkrankt.

Diagnose

Infektionen durch M. pneumoniae werden vorwiegend serologisch durch Antikörpernachweis diagnostiziert. Dazu stehen Partikelagglutinationstest (PAT), ELISA sowie Immunoblot zur Verfügung. Die KBR wird wegen methodischer Mängel heute nicht mehr empfohlen. Der PAT ist aufgrund seiner guten Sensitivität als Screening-Verfahren gut geeignet. Titer von 1:40 und höher im Einzelserum gelten als verdächtig und sollten mit ELISA oder Immunoblot bestätigt werden, Titer von ≥ 1:640 erfordern keine Bestätigung.

Mit dem ELISA (Sensitivität 98 %, Spezifität 99 %) können spezifische IgM-, IgA- und IgG-Antikörper nachgewiesen werden. Mit dem Immunoblot (Sensitivität 98 %, Spezifität 99 %) lassen sich ebenfalls IgM-, IgA- und IgG-Antikörper nachweisen. Die Erfassung der verschiedenen Antikörperklassen ist wichtig, da das Spektrum von zunächst isoliert nachweisbaren IgM-Antikörpern (v. a. bei Kindern) bis hin zu erhöhten IgG- und IgA-Antikörpern ohne IgM-Nachweis (v. a. bei Erwachsenen) reicht. Am aussagekräftigsten ist ein signifikanter Antikörperanstieg (≥ 3 Titerstufen) bzw. die Serokonversion in einem Serumpaar (Abstand ca. 2 – 3 Wochen).

Positive Kälteagglutinine, die früher zur Diagnostik herangezogen wurden, sind unzureichend spezifisch (ca. 50 %) und sensitiv (33 – 76 %) und sollten deshalb nicht mehr eingesetzt werden. Blutbild und CRP sind ebenfalls wenig hilfreich. Als unspezifischer Infektionshinweis findet sich häufig eine erhöhte Blutkörperchensenkungsgeschwindigkeit.

Der Direktnachweis von M. pneumoniae durch Kultur oder Immunfluoreszenz aus Nasopharyngealsekret ist zeitaufwendig, methodisch anspruchsvoll (Kultur) und nur in 40 – 60 % erfolgreich. Weit Erfolg versprechender ist der Nachweis erregerspezifischer Nukleinsäuren (PCR; Sensitivität > 90 %, Spezifität 100 %), welcher bei neurologischen Manifestationen auch aus Liquorproben möglich ist und eine sinnvolle Ergänzung der Serodiagnostik darstellt.

Der Nachweis von Urogenitaltraktinfektionen durch M. hominis erfolgt kulturell durch Anzüchtung auf Spezialmedien. Wegen häufiger asymptomatischer Keimbesiedlung beweist der kulturelle Erregernachweis nicht immer eine Infektion. Patienten mit einer systemischen M.hominis-Infektion zeigen serologisch einen signifikanten Titeranstieg, der am besten mit dem Neutralisationstest bestimmt wird.

Therapie

Mykoplasmen-Infektionen sind meist selbstlimitierend. Die Therapie mit Antibiotika kann jedoch die Dauer der Krankheit verkürzen (Evidenz IV) und möglicherweise Komplikationen reduzieren. Mittel der 1. Wahl zur Behandlung von M.pneumoniae-Infektionen sind Makrolide wie Erythromycin (vorzugsweise Estolat), 30(– 50) mg/kgKG/Tag in 2 – 3 Einzeldosen bzw. Clarithromycin (15 mg/kgKG/Tag in 2 Einzeldosen). Kinder ab 9 Jahre können mit Doxyzyklin behandelt werden. Dosierung: 4 mg/kgKG/Tag am 1. Tag, ab dem 2. Tag 2 mg/kgKG, jeweils in einer Einzeldosis.

Die Dauer der Behandlung richtet sich nach dem klinischen Verlauf und beträgt bei der Pneumonie 10 – 14 Tage. Die Erreger können lange über die Behandlung hinaus persistieren. Der Erfolg einer antibiotischen Behandlung von ZNS-Infektionen ist in Anbetracht der ungeklärten Pathogenese umstritten. Man behandelt vorzugsweise mit liquorgängigen Antibiotika wie Doxyzyklin oder, in ausgewählten Fällen, auch mit einem Chinolon. In schweren Fällen mit neurologischen Manifestationen können zusätzlich zur Antibiotikabehandlung Kortikosteroide, Plasmapherese oder i. v. Immunglobuline versucht werden.

Zur Behandlung von M.hominis-Infektionen sind Clindamycin oder Doxyzyklin geeignet. Wegen häufiger Resistenzen v. a. gegen Tetrazykline ist bei Nachweis von M. hominis ein Antibiogramm empfehlenswert.

Prophylaxe

Eine wirksame Impfung gibt es bisher nicht. Die Isolierung der Patienten ist nicht sinnvoll. Bei Epidemien in Gemeinschaftseinrichtungen kann situationsabhängig eine Umgebungsprophylaxe mit den oben genannten Medikamenten erwogen werden. Eine generelle Chemoprophylaxe wird jedoch nicht empfohlen.

 Koordinator:
U. Heininger

Mitarbeiter:
M. Abele-Horn, S. Leiz, D. Nadal,
U. Wintergerst

Nocardiosen

Klinisches Bild

Nocardiosen sind akute oder chronische, zur Generalisation neigende Infektionskrankheiten, die durch exogen erworbene, obligat aerobe Aktinomyzeten der Gattung Nocardia verursacht werden.

Man unterscheidet pulmonale, systemische und oberflächliche Nocardiosen sowie die Nocardia-Aktinomyzetome. Als weitere, epidemiologisch eigenständige Form sind die nosokomiale, postoperative Nocardia-Wundinfektion und weitere durch Nocardien verursachte Hospitalinfektionen in Erscheinung getreten.

Am häufigsten ist die **Nocardiose der Lunge**, die allerdings oft rasch generalisiert (systemische Nocardiose). Sie imponiert als fulminante, diffus nekrotisierende Pneumonie oder häufiger als schleichend entstehendes, zunächst symptomarmes Lungeninfiltrat, das anfänglich eine Tuberkulose oder ein Malignom imitiert und erst im weiteren Verlauf zu Abszess-, Empyem- oder Kavernenbildung neigt.

Systemische Nocardiosen können mit multiplen Abszedierungen praktisch jedes Organ befallen, zeigen aber eine besondere Affinität zum Zentralnervensystem (Hirnabszess in etwa 30 % der Fälle, selten Meningitis). Außerdem werden Nocardia-Endokarditiden, insbesondere bei Herzklappenprothesen, beobachtet.

Oberflächliche Nocardiosen manifestieren sich in der Regel unter dem Bild einer uncharakteristischen, subakuten oder chronischen Hautaffektion mit und ohne Beteiligung des regionären Lymphsystems, oder sie imitieren als lymphokutanes Syndrom eine Pilzinfektion, die Sporotrichose (sporotrichoide Nocardiose).

Aktinomyzetome sind chronische, granulomatös-eitrige Infektionen der Haut und des subkutanen Bindegewebes, bei denen es regelmäßig zum Befall von Periost und Knochen kommt. Die durch Nocardia-Arten hervorgerufenen Aktinomyzetome unterscheiden sich klinisch nicht von den analogen Erkrankungen durch pathogene Actinomadura- (A. madurae, A. pelletieri) und Streptomyces-Spezies (S. somaliensis); das klinische Bild ähnelt weitgehend dem der durch Pilze verursachten Myzetome im engeren Sinne (Eumyzetome).

Die Letalität unbehandelter Nocardiosen beträgt zwischen unter 10 % (oberflächliche Form) und über 80 % (systemische Nocardiose und Aktinomyzetom). Sie konnte erst in letzter Zeit durch neuere Therapien spürbar gesenkt werden.

Ätiologie

Die wichtigsten Erreger der pulmonalen und oberflächlichen Nocardiosen in Deutschland sind Nocardia asteroides und N. farcinica. Die Häufigkeit der Infektionen mit den neu beschriebenen Spezies N. abscessus, N. paucivorans und N. cyriacigeorgici sowie mit N. nova ist noch nicht bekannt. N. brasiliensis führt weniger zu pulmonalen oder systemischen, sondern eher zu oberflächlichen Nocardiosen und Aktinomyzetomen. Menschliche Erkrankungen durch N. africana, N. otitidiscaviarum, N. transvalensis, N. pseudobrasiliensis und N. veterana werden seltener beobachtet, abgesehen von N. otitidiscaviarum lässt sich ihre humanmedizinische Bedeutung nicht abschließend beurteilen.

Epidemiologie

Alle humanpathogenen Nocardia-Arten sind natürliche Bewohner des Erdbodens. Dabei sind N. asteroides, N. farcinica, N. nova, N. otitidiscaviarum und wahrscheinlich auch N. abscessus, N. paucivorans, N. cyriacigeorgici und N. veterana Kosmopoliten, während N. brasiliensis fast nur in den Subtropen und Tropen angetroffen wird (*cave:* Blumenerde tropischer Zimmerpflanzen aus Trockengebieten). Die geografische Verbreitung von N. transvalensis, N. pseudobrasiliensis und N. africana bedarf noch der endgültigen Klärung. Nach Inhalation der Erreger entstehen primär *Lungen-Nocardiosen*, während nach perkutanem Eintritt über erdverschmutzte Wunden sich oberflächliche Nocardiosen oder Aktinomyzetome entwickeln.

Pulmonale und systemische Nocardiosen gelten bisher als vornehmlich opportunistische Infektionskrankheiten, die sich vor allem im Zusammenhang mit einer deutlichen Beeinträchtigung der zellulären Abwehr entwickeln (z. B. nach Organtransplantation, bei AIDS oder malignen Blutkrankheiten). Trotzdem lassen sich nur bei 40–60 % der Nocardiosepatienten disponierende Faktoren nachweisen. Bei den postoperativen Wundinfektionen ist meist nur die Operation selbst als bahnendes Ereignis auszumachen. Die oberflächlichen Nocardiosen und Aktinomyzetome benötigen ebenfalls nur eine häufig sogar unbedeutende Hautverletzung (z. B. durch Dornen oder Kaktusstachel) als Eintrittspforte und treten bei jungen, kräftigen Landarbeitern gehäuft als Berufskrankheit auf.

Für die Vereinigten Staaten von Amerika wurde die *Inzidenz* der Nocardiosen auf 500 – 1000 Fälle pro Jahr geschätzt. Anhand der Fallzahlen des Nationalen Konsiliarlaboratoriums für Aktinomyzeten am Institut für Medizinische Mikrobiologie und Immunologie der Universität Bonn dürfte die Häufigkeit der Erkrankung in Deutschland bei wenigstens 100 Fällen pro Jahr liegen.

Die **Inkubationszeit** der Nocardiosen ist ausgesprochen variabel. Sie schwankt zwischen wenigen Tagen und mehreren Wochen (bis Monaten).

Diagnose

Die Diagnose der Nocardiosen lässt sich nur durch bakteriologische Untersuchungsverfahren absichern. Sputum, Bronchialspülflüssigkeit, Exsudate, Eiter, Liquor, Urin sowie Biopsie- oder Autopsiematerial sind geeignete Untersuchungsmaterialien. Der Erregernachweis umfasst die Anzüchtung und anschließende, recht schwierige Identifizierung der Nocardien bis zur Speziesebene. In der Außenwelt kommt eine Vielzahl weiterer, ähnlicher Fadenbakterien vor, die als Kontaminanten in klinisches Untersuchungsmaterial gelangen können und deren Anwesenheit keinerlei diagnostische Bedeutung hat. Bei den Aktinomyzetomen finden sich im Eiter drusenähnliche Körnchen, die ausschließlich aus myzelialen Erregerkolonien ohne Begleitflora bestehen. Molekularbiologische Diagnoseverfahren wie die Amplifikation der 16S-rDNA mittels PCR und ihre anschließende Sequenzierung können zur Identifizierung angezüchteter Nocardien verwendet werden, vor allem wenn kostengünstigere physiologische und chemotaxonomische Standardverfahren im Labor nicht etabliert sind. Allerdings ist die Trennschärfe dieser Verfahren nicht immer ausreichend, sodass sie ggf. durch andere Identifizierungsmethoden ergänzt werden müssen. Zur diagnostischen Wertigkeit der unmittelbaren Amplifikation von Erreger-DNA aus klinischem Material liegen bisher keine Daten vor.

Tierversuche und serologische Untersuchungsverfahren haben keine praktische diagnostische Bedeutung erlangt. Die primär intrazellulären Erreger stimulieren die Antikörperbildung nicht ausreichend. Die Histologie bei den Nocardiosen ist noch vieldeutiger als bei den Aktinomykosen.

Therapie

Die bis vor Kurzem vor allem im angloamerikanischen Sprachraum als Mittel der Wahl empfohlenen Sulfonamide oder Cotrimoxazol haben sich bei den in Deutschland vorkommenden Nocardiosen als weitgehend unwirksam erwiesen. Nur Infektionen durch Nocardia brasiliensis und manche Stämme von N. asteroides bzw. des N.asteroides-Komplexes sprechen ausreichend auf Sulfonamide oder Cotrimoxazol an. Die weitaus besten Therapieerfolge bei den hierzulande häufigen N.asteroides- und N.farcinica-Infektionen wurden mit einer Kombination von Imipenem und Amikacin erzielt (beide in Höchstdosen – Imipenem beim Erwachsenen 3 × 2 g/Tag entsprechen etwa 90 mg/kgKG/Tag in 3 ED). Bei einem Teil der Erregerstämme findet sich auch Empfindlichkeit auf Amoxicillin plus Clavulansäure, aber kaum auf Ampicillin plus Sulbactam oder Meropenem, sodass die erstere Kombination anstelle von Imipenem eingesetzt werden kann.

Die Basis der antibiotischen Therapie stellt aber in jedem Falle das Aminoglykosidantibiotikum Amikacin dar. Manche Stämme pathogener Nocardien sind darüber hinaus auf Tetrazykline, insbesondere Minozyklin, empfindlich. Die verfügbaren Chinolone sind nicht ausreichend wirksam.

Die chirurgische Sanierung von Nocardia-Infektionsherden, soweit durchführbar, verbessert die Heilungschancen.

Aufgrund der Seltenheit und des sporadischen Auftretens der Nocardiosen gibt es keine kontrollierten oder gar randomisierten Studien zur Effizienz verschiedener Therapieverfahren bei der Nocardiose. Publizierte Daten zur In-vitro-Empfindlichkeit pathogener Nocardia-Arten gegenüber antibakteriellen Chemotherapeutika differieren erheblich voneinander und eine Absicherung der In-vitro-Befunde durch tierexperimentelle Untersuchungen wurde nur ausnahmsweise vorgenommen. So ist es nicht verwunderlich, dass auch in neueren Kasuistiken über widersprüchliche Erfahrungen mit verschiedenen Therapieansätzen berichtet wird. Es scheint sich allerdings abzuzeichnen, dass beim – offenbar recht häufigen – Versagen der vor allem im angloamerikanischen Sprachraum propagierten Sulfonamid- oder Cotrimoxazol-Therapie immer häufiger mit Erfolg die

Kombination von Imipenem und Amikacin, von Penicillinen mit β-Laktamase-Inhibitoren oder Minozyklin als Monotherapie eingesetzt werden. Für Deutschland gilt, dass bei den hier vorkommenden Erregerarten die Kombinationstherapie von Imipenem (nicht Meropenem!) mit Amikacin die besten und zuverlässigsten Heilerfolge bei der menschlichen Nocardiose erzielt. (Evidenzgrad IV).

Linezolid zeigt in vitro eine gute Wirksamkeit gegen Norcardien, einschließlich der resistenten Spezies N. farcinica und N. transvalensis. Klinische Studien mit Oxazolidinonen liegen allerdings noch nicht vor.

Prophylaxe

Alle Formen der Nocardiosen sind nicht von Mensch zu Mensch übertragbar. Wie die wenigen nosokomialen Nocardia-Infektionen gezeigt haben, kann aber eine gemeinsame Infektionsquelle zu endemischem oder epidemischem Auftreten der Krankheit führen. Hier sind deshalb prophylaktische Maßnahmen im Sinne einer Sanierung der lüftungstechnischen Anlagen, der Vermeidung von Staubbildung bei Abbrucharbeiten oder einer Intensivierung der Flächendesinfektion (zur Beseitigung der im Staub persistierenden Erreger) sinnvoll und angezeigt.

Sporadische Nocardiosen sind nicht meldepflichtig; Häufungen dieser Krankheit im Krankenhaus unterliegen denselben Bestimmungen wie andere nosokomiale Infektionen. Möglichkeiten zur aktiven oder passiven Immunisierung bestehen nicht.

 Koordinator:
D. Nadal

Mitarbeiter:
H. Schroten

Norovirus-Infektionen

Synonyma: „Norwalk-like"-Virus-Infektion, „vomiting disease"

Klinisches Bild

Akut beginnende Übelkeit, plötzlich auftretendes Erbrechen und akut einsetzender wässriger Durchfall (kein Blut, kein Schleim) sind die Hauptsymptome. Bei Kindern steht das Erbrechen im Vordergrund, bei Erwachsenen der Durchfall. Norovirus-Infektionen gehen oft mit Bauch- und Kopfschmerzen, abdominalen Krämpfen, Myalgien und manchmal mit (eher leichtem) Fieber einher. Die Erkrankung dauert üblicherweise 1 – 2 (3) Tage, ist selbstlimitierend und heilt in den meisten Fällen folgenlos aus. Schwere Verläufe mit massiver Dehydratation sind seltener als bei Infektionen durch Rotaviren. Allerdings können ältere Menschen und Kleinkinder mit teilweise sehr ausgeprägtem Flüssigkeits- und Elektrolytverlust lebensbedrohlich erkranken. Patienten unter dauernder immunsuppressiver Therapie oder mit Immundefekten können eine chronische Diarrhö entwickeln und das Virus über einen längeren Zeitraum ausscheiden.

Ätiologie

Noroviren (bis 2002 als norwalkähnliche Viren bezeichnet) sind einsträngige, hüllenlose RNA-Viren, die zur Familie der Calciviridae gehören. Aufgrund phylogenetischer Untersuchungen werden Noroviren derzeit in 5 Genogruppen (GGI–GGV) unterteilt. Nur GGI, GGII und GGIV, die sich wiederum in mindestens 20 Genotypen unterteilen lassen, sind humanpathogen. Ein Kennzeichen der Noroviren ist die extreme Genomvariabilität, durch die fortlaufend neue Virusvarianten entstehen. Durch das Fehlen der Hüllmembran sind Noroviren sehr widerstandsfähig gegenüber Umwelteinflüssen und Desinfektionsmitteln, was besondere Anforderungen an die hygienischen Maßnahmen stellt.

Epidemiologie

Der Mensch ist das einzige bekannte epidemiologisch relevante Erregerreservoir. Die Übertragung erfolgt hauptsächlich fäkal-oral, ist aber auch über virushaltiges Aerosol (z. B. durch Erbrechen) möglich. Übertragungen über kontaminierte Lebensmittel oder Gegenstände und Trinkwasser sind ebenfalls möglich. Die hohe Infektionsrate erklärt sich durch die hohe Viruskonzentration im Stuhl und Erbrochenen der Erkrankten, die niedrige infektiöse Dosis (< 100 Viruspartikel), die hohe Umweltstabilität des Erregers und eine nur kurzzeitig bestehende Immunität. Reinfektionen sind möglich und häufig.

Noroviren sind die häufigsten nicht bakteriellen Erreger von infektiös bedingten Durchfallerkrankungen bei Schulkindern, Jugendlichen und Erwachsenen. Bei Säuglingen und Kleinkindern stehen sie nach Rotaviren an der 2. Stelle. Am häufigsten erkranken Menschen über 60 Jahre, wobei der Anteil der Frauen deutlich überwiegt. Es handelt sich um eine typische Erkrankung der Winter- und Frühjahrsmonate. Obwohl der Anteil sporadischer Krankheitsfälle in letzter Zeit zunimmt, ist mit wiederholten epi- oder pandemischen Ausbreitungen neuer Norovirus-Varianten zu rechnen. Von den Ausbrüchen sind insbesondere Gemeinschaftseinrichtungen wie Krankenhäuser, Alten- und Pflegeheime, Kindergärten, aber auch Hotels, Gaststätten und Kreuzfahrtschiffe betroffen.

Die **Inkubationszeit** beträgt 6 – 48 Stunden. Kontagiosität besteht bis mindestens 48 Stunden nach Sistieren der Symptome. Die Letalität beträgt ca. 7,5/10 000 Fälle.

Diagnose

Noroviren sind bisher nicht in der Zellkultur anzüchtbar. Prinzipiell kommen für den direkten Virusnachweis die Elektronenmikroskopie (EM), der Nachweis über virale Nukleinsäure (Amplifikation durch PCR) bzw. virales Antigen (Antigen-EIA) infrage.

Die Bestätigung der klinisch vermuteten Norovirus-Infektion sollte durch den molekularen Nachweis viraler RNA im Stuhl mittels RT-PCR erfolgen. Die Methode ist hoch sensitiv und spezifisch. Neben dem molekularen Nachweis stehen Enzymimmunoassays (Antigen-EIAs, immunologischer Nachweis von Norovirus-Antigenen im Stuhl) zur Verfügung.

Im Kontext der Norovirus-Primärdiagnostik werden gegenwärtig fast ausschließlich Enzymimmunoassays oder aber die RT-PCR eingesetzt. Die

Elektronenmikroskopie unterstützt quasi als „catch-all"-System molekulare Techniken in Verbindung mit der Suche nach neuen genetischen Norovirus-Varianten.

Therapie

Die Therapie ist symptomatisch und muss eine ausreichende Flüssigkeits- und Elektrolytsubstitution garantieren. Bei Immunsupprimierten, die eine chronische Diarrhö entwickelt haben, muss überlegt werden, ob die immunsuppressive Therapie vorübergehend reduziert werden kann.

Eine medikamentöse virustatische Therapie gibt es derzeit nicht. Denkbar wären Medikamente, die Rezeptoren für Noroviren auf Enterozyten blockieren könnten.

Prophylaxe

In medizinischen und sozialen Einrichtungen sollen erkrankte Patienten isoliert werden (Einzelzimmerpflege oder Kohortenisolierung). Mit aufgenommene Begleitpersonen müssen in hygienische Verhaltensweisen eingewiesen werden (z. B. striktes Fernhalten von Mitpatienten). Eine Kontaktisolierung mit Schutzkittel, ggf. Mund-Nasen-Schutz (Aerosole!) und Handschuhen (bei Umgang mit infektiösen Patientenmaterialien) ist erforderlich. Die hygienische Hände- und Flächendesinfektion muss mit geeigneten viruswirksamen Desinfektionsmitteln (Wirkungsbereich B der RKI-Liste) erfolgen. Im angetrockneten Zustand kann das Virus bei 20 °C 14 – 21 Tage infektionsfähig bleiben.

Nach Infektionsschutzgesetz sind der Labornachweis (§ 7) von Noroviren sowie jede Häufung (≥ 2 Erkrankungen) von Enteritiden, bei denen ein epidemiologischer Zusammenhang mit diesen als Ursache vermutet werden kann (§ 6), meldepflichtig.

■ Aktive Immunisierung

Derzeit steht kein Impfstoff zur Verfügung. Nach oraler oder intranasaler Verabreichung rekombinant hergestellter virusähnlicher Partikel (VLP) lässt sich eine spezifische humorale und zelluläre Immunität induzieren. Ob solche Ansätze tatsächlich zu einem Schutz gegen immer wieder auftretende Varianten des Norovirus führen werden, ist bisher unklar.

Literatur

Robert Koch-Institut. http://www.rki.de; Infektionskrankheiten A–Z. Noroviren. Stand: Juli 2008

 Koordinator:
M. Borte

Mitarbeiter:
R. Bruns, W. Handrick, E. Schreier

Papillomavirus-Infektionen

Synonyma: Infektionen durch humane Papillomaviren (HPV), Viruswarzen

Klinisches Bild

Humane Papillomaviren verursachen Haut- und Schleimhautwarzen sowie laryngeale oder orale Papillome, die in den allermeisten Fällen gutartig sind. Darüber hinaus sind Infektionen mit bestimmten Papillomavirus-Typen von großer Bedeutung für die Entstehung von Zervix-, Vulva-, Penis- und Analkarzinomen. Warzen sind Manifestationen von großer klinischer und histologischer Vielfalt. Sie treten in jedem Alter auf. Allen gemeinsam ist der Basalzellbefall der Epidermis mit Induktion einer epidermalen Proliferation.

Gemeine und plantare Warzen (Verrucae vulgares, Verrucae plantares, HPV-Typen 1, 2, 3, 4, 7) dominieren als einzelne hautfarbene Knoten mit hyperkeratotisch-rauer, papillomatöser Oberfläche. Sie sind an allen Hautarealen, insbesondere in bradytrophen Arealen (akral) zu finden. Sonderformen sind die endophytisch wachsenden, gelegentlich schmerzhaften plantaren Warzen oder Dornwarzen z. B. der Fußsohle. Betroffen sind bevorzugt Kinder zwischen 5 und 15 Jahren. Bei periungualen Warzen besteht die Gefahr der Progression durch Traumen wegen der exponierten Lokalisation.

Filiforme Warzen stellen dünne Anhängsel mit einem Stiel und Basis dar. Bei Kindern sind sie häufig an den Lippen, Augenlidern und an der Nase zu finden.

Juvenile oder plane Warzen (Verrucae planae juvenilis, HPV-Typen 3, 10, 28, 41) treten meist multipel als flache, hautfarbene Papeln insbesondere im Bereich von Gesicht und Handrücken in Erscheinung.

Bei der **Epidermodysplasia verruciformis** handelt es sich um eine seltene, oft familiäre Erkrankung mit ausgedehntem kutanem Befall durch verschiedene klinische Warzentypen bzw. HPV-Typen (5, 8, 17, 20 u. a.). Der Erkrankung soll ein T-Zell-Defekt zugrunde liegen. In 30–50% der Fälle kommt es zur malignen Transformation.

Orale Papillome (HPV 13, 32) treten in Form multipler hautfarbener oder weißlicher Papeln der Mundschleimhaut (einschließlich Lippen und Zunge) auf (fokale epitheliale Hyperplasie, Morbus Heck). Sie sind meist asymptomatisch und müssen von oralen Leukoplakien abgegrenzt werden.

Larynxpapillome (HPV Typen 6, 11) betreffen vorwiegend Kinder zwischen dem 1. und 5. Lebensjahr (50% der pädiatrischen Fälle); die übrigen Fälle im Kindesalter sind bis zum 11. Lebensalter manifest. Etwa 2 Drittel aller Fälle wird bei Kindern und Jugendlichen, 1 Drittel bei Erwachsenen beobachtet. Larynxpapillome sind per se gutartig, schnell wachsend und wegen häufiger Rezidive schwer zu behandeln; die chronisch-rezidivierende Erkrankungsform wird unter der Bezeichnung JORRP („juvenile onset recurrent respiratory papillomatosis") geführt. Klinisch manifestieren sich Larynxpapillome durch eine raue, belegte Stimme, Heiserkeit, rezidivierenden kruppösen Husten und persistierenden inspiratorischen Stridor. Es kann sich eine lebensbedrohliche akute Atemwegsobstruktion entwickeln. Nicht selten bestehen bei den Müttern Condylomata im Bereich der Geburtswege. Bei den bereits im 1. Lebensjahr manifesten Erkrankungen (25%) dürfte es sich überwiegend um eine subpartale Infektion handeln. In der Mehrzahl der Fälle respiratorischer HPV-Infektionen ist der Transmissionsweg jedoch nicht bekannt.

Genitale Infektionen durch HPV können sich als Condylomata acuminata (HPV-Typen 6 und 11 u. a.) oder als nur mithilfe des Essigtests erkennbare Dysplasien (alle anogenitalen HPV-Typen) in der Genitoanalregion beider Geschlechter manifestieren. Condylomata acuminata werden auch als spitze Kondylome, Feigwarzen oder anogenitale Warzen bezeichnet. Eine sehr seltene Manifestationsform der Condylomata acuminata ist der destruierend wachsende Buschke-Löwenstein-Tumor, der einen Übergang zum differenzierten Plattenepithelkarzinom darstellt.

Condylomata acuminata befallen Perianal- und Genitalbereich, bei Mädchen den gesamten Genitaltrakt, besonders die Vulva, selten die Harnröhre, bei Knaben den Penis, besonders das innere Vorhautblatt, den Sulcus coronarius und die Frenulumregion sowie den Meatus urethrae. Die anogenitalen Warzen treten einzeln stehend, konfluierend oder beetförmig als gelappte, blumenkohlförmige Effloreszenzen in Erscheinung.

Besondere Bedeutung haben Infektionen mit den „onkogenen" Papillomaviren (HPV 16, 18, 31, 45 u. a.). Diese Virustypen verursachen Dysplasien oder intraepitheliale Neoplasien unterschiedlichen Schweregrads an der Zervix, Vagina, Vulva, am Penis und in der Perianalregion. HPV-DNA lässt sich bei fast 100 % (davon > 70 % HPV 16 und 18) aller weltweit auftretenden Zervixkarzinome nachweisen.

◼ Prognose

Die Spontanregressionsrate kindlicher HPV-Infektionen liegt bei etwa 65 % über einen Zeitraum von 2 Jahren. In Abhängigkeit von lokalen (Durchblutung, Koinfektion) und humoralen (Immunitätslage) Faktoren ist eine lokale Persistenz möglich. Da keine dauerhafte Immunität entsteht, sind Rezidive nicht selten. Bei Immundefizienten oder immunsupprimierten Patienten wird häufig eine mehrjährige, unter Umständen lebenslängliche Persistenz von HPV-Infektionen beobachtet, die in seltenen Fällen das Risiko einer malignen Transformation birgt.

Ätiologie

Papillomaviren gehören der Gruppe der Papovaviren an und sind 55 nm große, kugelförmige, nicht umhüllte Viren mit einer zirkulären Doppelstrang-DNA und einem Kapsid aus 72 Kapsomeren. Sie befallen durch Kontaktinfektion nur Epithelzellen mit der Fähigkeit zur monate- bis jahrelangen Persistenz ohne klinische Apparenz. Eine Virämie findet nicht statt.

Die Papillomaviren sind spezies-, gewebe- und zellspezifisch. Humane Papillomaviren befallen nur Menschen, tierpathogene HPV-Viren nur Tiere. Sie befallen vorzugsweise (Platten-)Epithelien von Haut und Schleimhaut, wo sie gutartige Tumoren (Papillome) hervorrufen, die sehr selten maligne entarten. Die humanen Papillomaviren umfassen über 100 Genotypen, identifiziert auf der Basis der klonierten DNA. Mit typenspezifischen DNA-Sonden gelingt die Zuordnung zu den verschiedenen klinischen und histologischen Bildern. Abhängig vom Virustyp unterscheiden sich Krankheitsform und Prognose. Die onkogene Potenz mancher Virustypen (HPV Typen 16, 18, 31, 45) bei genitaler Manifestation ist von besonderer Bedeutung im Erwachsenenalter.

Epidemiologie

Etwa 10 – 20 % der Schulkinder haben kutane Warzen. Die Inokulation der Viren erfolgt über direkten Kontakt, besonders an Stellen, die durch Mikrotraumen gefährdet sind. So können bspw. bei einem Warzenträger die Viren leicht durch Kratzen auf gesunde Hautpartien übertragen werden.

Die **Inkubationszeit** bei kutanen Warzen beträgt 6 Monate bis 2 Jahre.

Larynxpapillome sind selten (weltweite Inzidenz etwa 0,1 – 2,8 auf 100 000). 80 % der Patienten sind unter 7 Jahre alt, 5 – 30 % der Patienten erkranken bis zum 6. Lebensmonat. Auffällig ist die hohe Koinzidenz juveniler Larynxpapillome mit genitalen HPV-Infektionen der Mutter (gleicher Erreger HPV 6 und 11) zz. der Geburt mit langer asymptomatischer Viruspersistenz beim Kind.

Die Rate der positiven Abstriche bei Neugeborenen wird kontrovers diskutiert und schwankt zwischen 4 und 87 % mit einer Konkordanzrate des HPV-Typs zwischen Mutter und Kind von 57 – 69 %. HPV-Antikörper werden bei 10 – 57 % der Kinder beobachtet, es besteht aber kein Zusammenhang zwischen einem Antikörpernachweis und dem DNA-Nachweis auf der Mund- oder Genitalschleimhaut.

Genitale Infektionen stellen eine der häufigsten sexuell übertragbaren Krankheiten dar und betreffen vorwiegend Adoleszenten und junge Erwachsene. Sie werden durch Geschlechtsverkehr, aber auch durch Schmierinfektion übertragen. Bei Kindern im präpubertären Alter sollte ein sexueller Missbrauch als Übertragungsweg erwogen werden. Das Auftreten anogenitaler Warzen im Kindesalter ist jedoch nicht gleichbedeutend mit sexuellem Missbrauch. Vielmehr kann, insbesondere bei Kleinkindern, eine Übertragung von HPV-Viren von der Hand der Mutter während der Pflege erfolgen. Verschiedene HPV-Typen (z. B. HPV 2, 6, 11) können sowohl Verrucae vulgares als auch anogenitale Warzen (Condylomata acuminata) verursachen.

Die **Inkubationszeit** beträgt 4 Wochen bis mehrere Monate.

Diagnose

HPV lassen sich in der Zellkultur nicht anzüchten. Virale Antigene können immunhistochemisch erfasst werden, sind jedoch nicht virusspezifisch. Eine Analyse der viralen DNA aus der Läsion mittels Hybrid Capture oder Polymerase-Kettenreaktion ist zurzeit die Methode der Wahl, um humane Papillomaviren zu identifizieren oder zu typisieren.

Kutane Warzen werden klinisch diagnostiziert. Eine histologische Untersuchung bei Exzision ist anzustreben und ist ggf. von differenzialdiagnostischer Bedeutung.

Larynxpapillome werden durch direkte Laryngoskopie diagnostiziert und histologisch bestätigt.

Genitale Warzen bei Mädchen sollten Anlass für eine gynäkologische Untersuchung sein. Bei Verdacht auf sexuellen Missbrauch sind zusätzliche Untersuchungen auf Chlamydien, Trichomonaden, Gonokokken, Treponemen etc. anzustreben.

Präinvasive Vorstufen des Zervixkarzinoms können durch regelmäßige Teilnahme an Krebsvorsorgeprogrammen frühzeitig erkannt werden (Analyse von Abstrichen nach Papanicolaou, ggf. kombiniert mit einem zusätzlichen Test auf HPV-DNA).

Therapie (Evidenzgrade II und III)

Vor jeder Therapieentscheidung ist die hohe Spontanremissionsrate von Warzen im Kindesalter (siehe unten) zu bedenken. Die Nichtbehandlung stellt daher eine Option mit einer relativ hohen Erfolgsrate dar. Bei hyperkeratotischen Verrucae vulgares muss jeder antiviralen oder antiproliferativen Therapie eine (chemische und mechanische) Keratolyse vorangehen, weil sonst das eigentlich virusinfizierte Gewebe nicht erreicht wird. Therapeutische Optionen bestehen in einer unspezifischen Zerstörung des Gewebes (Salizylsäure, Podophyllotoxin, Kryotherapie, Lasertherapie, Kürettage, Exzision), einer antiproliferativen Therapie (Fluor-Uracil) oder einer immunologischen Stimulation.

■ Zerstörung des Gewebes

Warzen können kryochirurgisch entfernt werden (Stieltupfer-Kontaktvereisung für 10–30 Sekunden mit Flüssigstickstoff –195 °C). Alternativ kommen Touchierungen mit 20%iger Salizylsäure, 2–3 × pro Tag über 2–4 Wochen, zur Anwendung. Im Gesichtsbereich verwendet man Vitamin-A-Säure als 0,025%ige Creme. Für die Entfernung von Warzen im Bereich von Hyperkeratosen (z. B. plantare Warzen) sind Präparationen aus Salizylat und Laktat oder Pflaster mit 40%iger Salizylsäure (Wechsel alle 1–2 Tage) empfehlenswert. Filiforme Warzen können wegen der virusfreien Basis des Stiels scharf chirurgisch im Hautniveau exzidiert werden. Periunguale Warzen stellen eine besondere therapeutische Herausforderung dar. Neben der Salizylatapplikation und der Kontakt-

Kryotherapie kommt hier unter Umständen die Anwendung von Silbernitrat oder die Abtragung mit dem CO_2-Laser in Betracht.

■ Antiproliferative Therapie

Die topische Anwendung einer Kombination von Salizylsäure (10%) und 5-Fluoruracil (0,5%) hat sich bei der Therapie von Vulgärwarzen bewährt (Ansprechrate 64% nach bis zu 16-wöchiger Anwendung). Auch das aus der Psoriasistherapie bekannte Dithranol (2%) zeigt einen bei der Warzenbehandlung wirksamen antiproliferativen Effekt (Ansprechrate 56% in 2 Monaten).

■ Immunmodulation

Imiquimod wirkt über die Induktion proinflammatorischer Zytokine antiviral, bewirkt durch diese Entzündungsreaktion jedoch auch eine lokale Irritation. Die Wirksamkeit topisch applizierter Interferone (α, β) ist nur gering.

■ Epidermodysplasia verruciformis

Therapieversuch mit oralen Retinoiden für 3–6 Monate (Acitretin, 0,5 mg/kgKG/Tag). Allgemeine Maßnahmen schließen die Therapie von Hyperhidrosis, Durchblutungsstörungen und die Vermeidung von Manipulationen noch nicht abgetragener Warzen ein.

■ Larynxpapillome

Larynxpapillome erfordern bevorzugt eine operative Behandlung, besonders dann, wenn ein Stridor vorliegt und notfallmäßig bei Obstruktion der Atemwege. Methode der Wahl ist die Abtragung mit dem CO_2-Laser. Das Prozedere muss wegen der hohen Rezidivneigung alle 2–3 Wochen wiederholt werden. Es besteht die Gefahr der permanenten Stimmbandschädigung. Komplizierend können sich die Papillome entlang der Trachea bis in den Bronchialbereich ausbreiten. Deshalb wird, um die Papillomzahl zu verringern, die Wachstumsrate zu reduzieren und die Intervalle zwischen den Eingriffen zu verlängern, Interferon eingesetzt. Neuere Untersuchungen belegen die Wirksamkeit von Cidofovir bei Larynxpapillomen. Da eine Spontanregression während der Pubertät zu beobachten ist, besteht das Ziel der Therapie, Komplikationen, wie z. B. eine Atemwegsobstruktion, zu beheben und eine Progression zu verhindern.

■ Genitale Warzen

Bei genitalen Warzen muss zunächst eine bestehende Sekundärinfektion behandelt werden. Entsprechend der Lokalisation und Manifestation kommen zytotoxische, chirurgische, immuntherapeutische und antivirale Behandlungen infrage. Insbesondere die Therapie der anogenitalen Warzen ist schwierig und an den Erfahrenen gebunden. Empfohlen werden:

- lokal Imiquimod-Creme, die alle 2 Tage für 6 – 12 Wochen in den betroffenen Bereichen appliziert wird. Dabei kommt es regelhaft zu einer entzündlichen Reizung, die ggf. zur Verlängerung der Applikationsintervalle führen muss,
- Abtragung mit dem CO_2-Laser mit dem Ziel oberflächlicher chirurgischer Therapie und geringer Zerstörung umgebenden Gewebes, Interferon-α, -β oder -γ, systemisch bei multilokulärem Befall, intraläsonal und als Gel perkutan,
- eine adjuvante Therapie mit Interferon-α in hartnäckigen Fällen.

Imiquimod, das die Freisetzung körpereigener Zytokine stimuliert, hat sich in der Therapie anogenitaler Warzen bewährt, wird aber zunehmend auch bei therapierefraktären HPV-Infektionen anderer Lokalisation eingesetzt.

Prophylaxe (Evidenzgrade III und IV)

Bei genitalen Warzen sollten die Eltern auf das Schmierinfektionsrisiko hingewiesen werden. Bei sexuell aktiven Jugendlichen ist eine diesbezügliche Beratung (Kondom) und eine Partnerbehandlung notwendig. Wegen der Assoziation zwischen genitalen HPV-Infektionen Kreißender und Larynxpapillomen beim Kind ist eine Abtragung der Condylomata acuminata 4 Wochen vor Geburt zu empfehlen. Bei bestehenden Kondylomen ante partum wird von manchen Autoren die Indikation zur Schnittentbindung diskutiert.

Inzwischen ist es gelungen, durch molekularbiologische Methoden hoch immunogene und wirksame HPV-Impfstoffe herzustellen. Diese enthalten nicht infektiöse virusähnliche Partikel zusammen mit einem Adjuvans. 2006/07 wurden ein bivalenter (HPV-Typen 16 + 18) und ein quadrivalenter Impfstoff (HPV-Typen 6 + 11 + 16 + 18) zugelassen. Die STIKO empfiehlt die Impfung für Mädchen im Alter von 12 – 17 Jahren möglichst vor dem ersten Sexualkontakt.

Literatur

Grussendorf-Chnen EI, Jacobs S. Efficacy of imiquimod 5 % cream in the treatment of recalcitrant warts in children. Pediatr Dermatol 2002; 19: 263 – 266

Mao C, Koutsky LA, Ault KA et al. Efficacy of human Papillomavirus-16 vaccine to prevent cervical intraepithelial neoplasia: a randomized controlled trial. Obstet Gynecol 2006; 107: 18 – 27

Shehab N, Sweet BV, Hogikyan ND. Cidofovir for the treatment of recurrent respiratory papillomatosis: a review of the literature. Pharmacotherapy 2005; 25: 977 – 989

Sinclair KA, Woods CR, Kirse DJ, Sinal S et al. Anogenital and respiratory tract human Papillomavirus infections among children: age, gender, and potential transmission through sexual abuse. Pediatrics 2005; 116: 815 – 825

Sterling JC, Handfield-Jones S, Hudson PM. Guidelines for the management of cutaneous warts. Brit J Dermatol 2001; 144: 4 – 11

 Koordinator:
P. Höger

Mitarbeiter:
H. W. Kreth, P. Hillemanns

Parainfluenzavirus-Infektionen

Klinisches Bild

Parainfluenzavirus-Infektionen betreffen nahezu ausschließlich die Atemwege. Bei Erwachsenen und älteren Kindern äußert sich die Krankheit meist uncharakteristisch mit Halsschmerzen, Husten, allgemeinem Krankheitsgefühl und Fieber; eine Rhinitis ist eher selten, bis zu 20 % der Infizierten sind völlig asymptomatisch.

Bei Säuglingen und Kleinkindern im Alter von 0,5 – 4 Jahren ist die akute Laryngotracheobronchitis (Synonyma: stenosierende Laryngotracheitis, Laryngitis subglottica, Krupp-Syndrom) das häufigste durch Parainfluenzaviren (*vor allem Typ 1, seltener Typ 2*) hervorgerufene Krankheitsbild; diese Erreger sind für etwa 3 Viertel aller Fälle in dieser Altersgruppe verantwortlich. Klinisch äußert sich die akute Laryngotracheobronchitis durch einen charakteristischen bellenden Husten, Fieber, Tachy /Dyspnoe und einen meist ausgeprägten inspiratorischen Stridor.

Neben der Laryngotracheobronchitis können Parainfluenzaviren bei Kindern das gesamte Spektrum von Erkrankungen der oberen und unteren Atemwege hervorrufen, von der Rhinitis und Pharyngitis über die obstruktive Bronchitis bis zur Bronchiolitis und Pneumonie. Bei den beiden letzteren Krankheitsbildern, die vor allem im 1. Lebensjahr auftreten und häufig zur stationären Behandlung führen, sind Parainfluenzaviren (*besonders Typ 3*) nach dem Respiratory-Syncytial-Virus (RSV) und dem humanen Metapneumovirus (hMPV) die häufigsten Erreger. Die durch die unterschiedlichen Viren hervorgerufenen Krankheitsmanifestationen sind klinisch nicht zu unterscheiden; Koinfektionen verschiedener Viren, darunter auch das neu entdeckte humane Bocavirus (hBoV) können bei bis zu 1 Drittel der Erkrankungen nachgewiesen werden. In Einzelfällen wird über eine ZNS-Beteiligung (Meningitis, Guillain-Barré-Syndrom) im Rahmen von Parainfluenzavirus-Infektionen berichtet.

Parainfluenzaviren sind in seltenen Fällen Wegbereiter für bakterielle Superinfektionen (Otitis media, Tracheitis, Pneumonie), an die bei erneutem Fieberanstieg nach Abklingen der primären Infektion gedacht werden sollte. Bei Immundefizienz (primäre Immundefekte, onkologische Therapie, allogene Stammzelltransplantation) können Parainfluenzaviren (besonders Typ 3), ähnlich wie RSV, schwere und oft letale Erkrankungen hervorrufen. In diesen Fällen kann es auch zur generalisierten Infektion mit Virämie kommen. Nach Parainfluenzavirus-Infektionen entwickelt sich bei einigen Kindern, ähnlich wie nach RSV-Infektionen, eine lang anhaltende bronchiale Hyperreagibilität.

Ätiologie

Parainfluenzaviren gehören zur Familie der Paramyxoviridae und sind, im Gegensatz zu den Orthomyxoviridae (Influenzaviren), genetisch stabil. Die Viren sind sphärisch mit einem Durchmesser von etwa 125 – 250 nm, haben eine Hülle und besitzen eine einzelsträngige RNA. Man kennt bis heute 4 Virustypen, Parainfluenzavirus 1 – 4, die sich in den Epitopen der wichtigsten Membranglykoproteine, dem HN- und dem F-Protein, unterscheiden.

Epidemiologie

Bis auf den Typ 4, der nur beim Menschen nachgewiesen wurde, kommen Parainfluenzaviren auch bei einer Reihe von Tierspezies (z. B. Affen, Meerschweinchen, Kaninchen) vor, ohne dass dies von epidemiologischer Bedeutung ist. Die Übertragung erfolgt von Mensch zu Mensch durch Tröpfchen oder durch Kontakt mit infektiösen Atemwegssekreten, häufig wahrscheinlich durch Selbstinokulation. Parainfluenzaviren können in der Umgebung, z. B. auf Möbeloberflächen, mehrere Stunden überleben.

Die Ausscheidung von infektiösem Virus („viral shedding") dauert bei einer akuten Infektion in der Regel 4 – 7 Tage, in Ausnahmefällen bis zu 3 Wochen, bei immundefizienten Patienten unter Umständen noch länger.

Mit 2 Jahren haben fast alle Kinder mindestens 1 Infektion mit Parainfluenzaviren durchgemacht. Reinfektionen mit hetero- oder homotypischen Stämmen sind häufig, verlaufen aber meist milder als die Erstinfektion. Neugeborene, deren Mütter spezifische Antikörper besitzen, haben in den ersten 4 Lebensmonaten einen gewissen „Nestschutz" gegen Infektionen mit Parainfluenzavirus Typ 1 und 2, nicht jedoch gegen Typ 3.

Epidemien mit Parainfluenzavirus Typ 1 und Typ 2, oft angezeigt durch Häufungen von akuter Laryngotracheitis, treten meist in jährlichen, zum Teil auch mehrjährigen Zyklen mit Gipfel im Herbst und Winter auf, während der Typ 3 ganzjährig endemisch ist mit Aktivitätsgipfeln im Winter und Frühling. Der Typ 4 mit den Subtypen A und B ist weniger pathogen und verursacht nur leichte klinische Symptome, vorwiegend in Amerika, selten in Europa.

Die **Inkubationszeit** beträgt 3 – 6 Tage.

Diagnose

Eine spezifische Diagnostik ist bei Parainfluenzavirus-Infektionen nur unter speziellen Umständen (z. B. immundefizienter Patient, schwerkranker Säugling mit passendem klinischem Bild) oder unter epidemiologischen Gesichtspunkten notwendig. Der Erregernachweis erfolgt am einfachsten und schnellsten (innerhalb von Stunden) durch den Nachweis von viralem Antigen in den Atemwegssekreten (nasopharyngealer Abstrich, Nasenspülung) mittels Immunfluoreszenz oder ELISA. Vielversprechend erscheinen moderne PCR-basierte Assays, die als Multiplexverfahren die wichtigsten respiratorischen Viren gleichzeitig detektieren können. Virusanzüchtung und serologische Methoden sind für die Akutdiagnostik von untergeordneter Bedeutung.

Therapie

Die überwiegende Mehrzahl der Infektionen mit Parainfluenzaviren verläuft selbstlimitierend und benötigt keinerlei Therapie, insbesondere, wenn nur die oberen Atemwege betroffen sind. Bei Infektionen der unteren Atemwege spielt die supportive Therapie die wichtigste Rolle. Insbesondere sollte eine Hypoxämie vermieden werden. Hier hat sich die Pulsoxymetrie zur Überwachung gut bewährt; falls die Sauerstoffsättigungswerte unter 95 % liegen, sollte über eine Nasenbrille angefeuchteter Sauerstoff zugeführt werden. Bei gleichzeitiger Rhinitis muss die Nase durch regelmäßiges Absaugen und abschwellende Nasentropfen freige-

halten werden. Bei Verengungen der kleinen Atemwege (obstruktive Bronchitis, Bronchiolitis, siehe S. 585) kann eine Inhalationstherapie mit Salbutamol, Ipratropiumbromid oder racemischem Adrenalin versucht werden. Die Wirksamkeit ist durch pulsoximetrische Kontrollen und/oder durch die Auskultation zu überprüfen.

Über die Therapie der akuten Laryngotracheobronchitis siehe S. 570.

Bei immundefizienten Patienten mit nachgewiesener Parainfluenzavirus-Infektion ist im Einzelfall ein Therapieversuch mit inhalativem Ribavirin zu erwägen (Evidenzgrad IV).

Prophylaxe

Es gibt zurzeit gegen Parainfluenzaviren weder eine aktive noch eine passive Immunisierung. Dementsprechend stehen hygienische Maßnahmen zur Vermeidung einer Ansteckung im Vordergrund. Hier gelten die gleichen Richtlinien wie bei RSV-Infektionen (Handhygiene, Einzel-, ggf. Kohortenpflege).

Kinder mit erhöhtem Risiko für schwere Erkrankungen (z. B. Immundefizienz, immunsuppressive Therapie, chronische Atemwegserkrankungen) sollten während Parainfluenzavirus-Epidemien keine Gemeinschaftseinrichtungen besuchen.

Literatur

Stankova J, Carret AS, Moore D et al. Long-term therapy with aerosolized ribavirin for parainfluenza 3 virus respiratory tract infection in an infant with severe combined immunodeficiency. Pediatr Transplant 2007 Mar; 11(2): 209 – 213

 Koordinator:
J. Freihorst

Mitarbeiter:
R. Berner, H. W. Kreth

Parvovirus-B19-Infektionen

Synonyma: Ringelröteln, Erythema infectiosum, 5. Krankheit

Klinisches Bild

Bei der Mehrzahl der infizierten Individuen verläuft die Infektion klinisch stumm. In anderen Fällen finden sich Formen mit grippeähnlichen, respiratorischen Symptomen ohne Exanthem. Die typische Exanthemkrankheit wird nur bei 15 – 20 % aller Infizierten beobachtet und zwar hauptsächlich bei Kindern. Nach einem 2 – 3 Tage andauernden Prodomalstadium mit unspezifischen Symptomen wie Fieber, Abgeschlagenheit, Muskel- und Kopfschmerzen und einem anschließenden beschwerdefreien Intervall von ca. 1 Woche treten plötzlich an den Wangen große rote Flecken auf, die zu einer erysipelartigen Röte konfluieren („slapped cheek"). Häufig besteht dabei eine periorale Blässe wie beim Scharlach. An den folgenden Tagen treten an Schultern, Oberarmen, Oberschenkeln und Gesäß makulopapulöse, zur Konfluenz neigende Effloreszenzen auf. Durch zentrales Abblassen entstehen die typischen girlanden- oder gitterförmigen Muster. Die Hauterscheinungen können sehr variabel sein; sie können verschwinden und dann wieder auftreten (Dauer: 1 – 7 Wochen). Das Allgemeinbefinden der Patienten ist nur wenig beeinträchtigt.

Bei jungen Erwachsenen wurden auch vaskulitische Exantheme beschrieben, meist mit strenger Begrenzung auf die Hände und Füße („papular-purpuric gloves and socks syndrome").

Komplikationen. Gelegentlich kommt es zum Auftreten von Arthralgien und Arthritiden, insbesondere bei Mädchen und jungen Frauen mit bevorzugtem Befall der kleinen Gelenke (Dauer: 2 Wochen bis mehrere Monate). Der Verlauf der Parvovirus-B19-assoziierten Polyarthritis ist fast immer selbstlimitierend. Ob es gelegentlich Übergänge zur chronischen rheumatoiden Arthritis gibt, ist Gegenstand der Diskussion.

Andere Krankheitsmanifestationen erklären sich durch den speziellen Tropismus des B19-Virus für hämatopoetische Stammzellen. Durch lytische Infektion der Erythroblasten im Knochenmark resultiert ein Reifungsstopp der Erythropoese (Retikulozytopenie!), der ca. 5 – 10 Tage anhält.

Beim hämatologisch gesunden Patienten kommt es dadurch zu einem Absinken des Hämoglobins um 1 – 2 g/dl, was klinisch nicht in Erscheinung tritt. Dagegen können bei Patienten mit chronisch-hämolytischen Anämien und verkürzter Erythrozytenüberlebenszeit (Sphärozytose, Sichelzellanämie, Thalassämie u. a.) oder mit verminderter Erythrozytenproduktion (schwere Eisenmangelanämie u. a.) lebensbedrohliche aplastische Krisen ausgelöst werden. Eine aplastische Krise durch Parvovirus B19 ist oft die Erstmanifestation einer Sphärozytose. Ein Exanthem fehlt bei diesen Patienten fast immer. Bei Patienten mit angeborenen und erworbenen Immundefekten (Antikörpermangelsyndrome, AIDS, zytostatische/immunsuppressive Therapie) ist die Viruselimination gestört, wodurch es zu chronisch-rezidivierenden, hyporegeneratorischen Anämien kommen kann. Typischerweise fehlt bei diesen Patienten die spezifische Antikörperbildung gegen Parvovirus B19. Bei Kindern unter 2 – 3 Jahren kann die Parvovirus-B19-Infektion in seltenen Fällen eine transiente Erythroblastopenie (TEC: „transient erythroblastopenia of childhood") verursachen, die sich als Anämie und Retikulozytopenie äußert.

Eine weitere Komplikation ist die Parvovirus-B19-Infektion in der Schwangerschaft: Das Virus kann in ca. 30 % diaplazentar übertragen werden. Durch die Infektion des Fetus entsteht eine hochgradige Anämie, gelegentlich auch eine Myokarditis. Sowohl die Anämie, als auch die Herzinsuffizienz infolge einer Myokarditis können unter dem Bild eines nicht immunologisch bedingten Hydrops fetalis zu Abort oder Totgeburt führen.

Gegenwärtig gibt es keine Hinweise auf B19-assoziierte Embryopathien. Aus diesem Grund ist die B19-Virus-Infektion in der Schwangerschaft keine Indikation für die Schwangerschaftsunterbrechung.

Seltene Manifestationen durch Parvovirus B19 sind Hepatitis (v. a. bei Kleinkindern), Myokarditis, aseptische Meningitis und Enzephalitis. Ob und welche mögliche Rolle Parvovirus B19 bei Autoimmunerkrankungen spielt, ist noch nicht geklärt.

Ätiologie

Parvovirus B19 ist das kleinste, humanpathogene Virus überhaupt. Es handelt sich um ein nicht umhülltes Virus mit einzelsträngiger DNA aus der Familie der Parvoviridae im Genus Erythrovirus. Es existieren 3 Genotypen (B19, V9, A6) mit unterschiedlicher regionaler Verbreitung. In Mitteleuropa findet man überwiegend Infektionen mit Genotyp 1 (B19). Die klinische Manifestation ist bei allen Genotypen identisch. Das Virus vermehrt sich nur in mitotischen Zellen, bevorzugt in Erythroblasten. Als Rezeptoren sind die Blutgruppensubstanz P, das Ku80-Antigen und das Integrin-VLA-5 beschrieben. Das Blutgruppenantigen P findet sich außer auf Erythroblasten auch auf Endothelzellen, fetalen Leberzellen, Megakaryozyten, Plazenta- und Herzzellen. Individuen ohne P-Antigen sind resistent gegenüber Parvovirus-B19-Infektionen.

Epidemiologie

Einziges Erregerreservoir ist der Mensch. Die Übertragung erfolgt durch Direktkontakt über Tröpfchen, aber auch über kontaminierte Hände und in seltenen Fällen auch durch infizierte Blutprodukte.

Die Infektion geht mit extrem hohen Virämien einher (bis zu 10^{14} Viruspartikel/ml). Wie Infektionsversuche an Freiwilligen zeigten, ist die Infektiosität in den ersten 4 – 10 Tagen nach Inokulation am höchsten. Mit Auftreten des Exanthems sinkt die Virämie und die Ausscheidung der Erreger im Speichel rasch ab. Kinder im Exanthemstadium sind daher praktisch nicht mehr ansteckungsfähig. Die Infektion hinterlässt eine vermutlich lebenslange Immunität.

Die Durchseuchungsraten im Vorschulalter liegen bei ca. 5 – 10 %; im Erwachsenenalter bei 40 – 60 %. In den späten Winter- und Frühjahrsmonaten treten häufig kleine Epidemien in Kindergärten, Schulen oder anderen Gemeinschaftseinrichtungen auf. Die Inzidenz liegt während Endemiezeiten bei 0,65 – 1,5 % und kann bei Ausbrüchen der Infektion bis auf 40 % steigen.

Bei einer serologisch gesicherten Parvovirus-B19-Infektion bei Schwangeren beträgt das fetale Risiko zu erkranken insgesamt 4 – 9 %. Die Ausbildung eines Hydrops fetalis erfolgt gehäuft bei Infektion der Schwangeren zwischen der 8. und 20. Schwangerschaftswoche. Meist liegt zwischen der akuten Infektion der werdenden Mutter und dem Auftreten der Symptome beim Fetus ein Abstand von 4 – 8, in seltenen Fällen bis zu 20 Wochen.

Die **Inkubationszeit** beträgt in der Regel 4 – 14 Tage (bis maximal 3 Wochen).

Diagnose

Das typische Exanthem bedarf, insbesondere im Rahmen einer Epidemie, keiner serologischen Bestätigung. Eine charakteristische Blutbildveränderung ist die Retikulozytopenie. Häufig besteht auch eine Neutro- und Thrombozytopenie.

In diagnostisch unklaren Fällen (z. B. bei Vorliegen atypischer Exantheme) und Kontakt einer Schwangeren mit Exanthempatienten kann eine akute B19-Virus-Infektion serologisch nachgewiesen werden (Bestimmung virusspezifischer IgM- und IgG-Antikörper mittels ELISA oder Western-Blot). In besonderen Fällen kann B19-Virus-DNA auch mittels Polymerase-Kettenreaktion aus Blut, Knochenmark, Synovial- oder Amnionflüssigkeit nachgewiesen werden. Bei Schwangeren mit unbekanntem Immunstatus muss zum sicheren Ausschluss einer akuten Infektion neben der Antikörperbestimmung immer ein Nachweis der Virus-DNA über die PCR durchgeführt werden.

Bei fetalen Infektionen sind die spezifischen IgM-Antikörper bei Geburt häufig negativ. Bei einem nicht immunologisch bedingten Hydrops fetalis und Verdacht auf eine B19-Virus-Infektion sollte deshalb versucht werden, die virale DNA im Blut nachzuweisen.

Therapie

Eine spezifische Therapie existiert nicht; eine symptomatische Therapie ist in den allermeisten Fällen nicht erforderlich. Bei immuninsuffizienten Patienten mit chronischer Anämie und Parvovirus-B19-Persistenz sollten Immunglobuline (IVIG) therapeutisch eingesetzt werden (Dosierung: 0,4 g IgG/kgKG/Tag intravenös über 5 – 10 Tage).

Bei frischer B19-Virus-Infektion in der Schwangerschaft sind wöchentliche Ultraschallkontrollen (Dopplersonografie) zum Ausschluss einer fetalen Anämie und eines Hydrops fetalis angezeigt. Ist der Fetus anämisch (Hb < 8 g/dl), müssen intrauterine Erythrozytentransfusionen über die Nabelschnurvene vorgenommen werden. Diese Therapie ist bei 80 % der schweren Hydrops-fetalis-Erkrankungen erfolgreich. Die Kinder werden gesund und ohne nachfolgende Schäden innerhalb des normalen Zeitrahmens geboren.

Prophylaxe

Es gibt bisher keinen Impfstoff. Auch über die prophylaktische Wirkung von Immunglobulinen ist bisher nichts bekannt.

Zu Kontrollmaßnahmen siehe S. 57.

Kinder mit hämatologischen Grunderkrankungen und aplastischen Krisen sind über längere Zeit hoch infektiös. Sie müssen daher isoliert werden; die Aufnahme auf onkologischen Stationen darf nicht erfolgen. Dagegen geht die Infektiosität bei immunkompetenten und hämatologisch gesunden Kindern mit Auftreten des Exanthems rasch zurück. Sie dürfen Gemeinschaftseinrichtungen wieder besuchen, sofern ihr Allgemeinzustand dies zulässt.

Zu beachten ist ferner, dass Parvoviren außerordentlich stabil sind. Gründliche Händedesinfektion ist daher äußerst wichtig, um nosokomiale Infektionen zu verhindern.

Literatur

de Jong EP, de Haan TR, Kroes AC et al. Parvovirus B19 infection in pregnancy. J Clin Virol 2006; 36: 1 – 7

Young NS, Brown KE. Parvovirus B19. N Engl J Med 2004; 350: 586 – 597

 Koordinator:
H. W. Kreth

Mitarbeiter:
R. Roos, S. Modrow, R. Nanan

Pasteurella-multocida-Infektionen

Klinisches Bild

Infektionen durch Pasteurella multocida können exogen und endogen entstehen.

◼ Exogene Infektionen

Nach Tierbissen oder Kratzverletzungen, in 1. Linie durch Katzen oder Hunde, entsteht in etwa 10 – 20 % akut innerhalb von etwa 6 – 72 Stunden eine sehr schmerzhafte Wundinfektion mit Rötung und Schwellung, die im Verlauf oft phlegmonös imponiert. Bei spontaner oder chirurgischer Wunderöffnung entleert sich seröse Flüssigkeit. Die regionalen Lymphknoten sind typischerweise vergrößert, mäßiges Fieber kann auftreten. Die Infektion kann sich auf benachbarte Sehnen (Tendovaginitis), Knochen (Osteomyelitis) und Gelenke (Arthritis) ausbreiten. Septische Metastasen auch in entfernte Teile des Skelettsystems sind eine gefürchtete Komplikation. Weiterhin verursacht P. multocida Infektionen des Auges (Konjunktivitis, Endophthalmitis).

◼ Endogene Infektionen

Bei engem Tierkontakt kann P. multocida Bestandteil der Besiedlungsflora der Schleimhäute des oberen und unteren Respirationstraktes werden. Ähnlich wie bei H. influenzae oder S. pneumoniae sind von hier ausgehend akute und chronische bzw. chronisch-rezidivierende Infektionen möglich: Bronchitis (meist bei disponierenden Faktoren wie Bronchiektasen o. Ä.), Pneumonie, Lungenabszess, Pleuraempyem, Sinusitis, Otitis und Mastoiditis.

Wahrscheinlich sind die Atemwege auch die Eintrittspforte bei den sehr seltenen Meningitiden durch P. multocida. Diese können entweder hämatogen oder penetrierend nach einem Schädel-Hirn-Trauma entstehen. Meningitiden durch P. multocida können subakut und hoch akut verlaufen, die klinische Unterscheidung von bakteriellen Meningitiden anderer Genese ist im Einzelfall schwierig.

P. multocida ist wiederholt als Erreger von abdominalen Infektionen, (Appendizitis, Peritonitis, Leberabszessen) und Harnwegsinfektionen isoliert worden. Weiterhin kann P. multocida Ursache einer Endokarditis oder auch einer Bakteriämie ohne erkennbaren Fokus sein, insbesondere wenn eine chronische Lebererkrankung, z. B. eine Leberzirrhose, vorliegt. Ausgehend von einer vaginalen Kolonisierung treten Infektionen bei Schwangeren (mit septischem Abort), und Neugeborenen (Sepsis, ggf. mit Meningitis) auf.

Ätiologie

P. multocida ist ein gramnegatives, bekapseltes, nicht sporenbildendes, kokkoides Stäbchen. Die typische bipolare Anfärbung der Bakterien im Direktausstrich kann differenzialdiagnostisch wegweisend sein. Neben P. multocida können in seltenen Fällen auch andere Spezies des Genus Pasteurella Infektionen beim Menschen hervorrufen (P. septica, P. canis, P. stomatis, P. dagmatis).

Epidemiologie

P. multocida ist bei Säugetieren und Vögeln ubiquitär verbreitet. P. multocida bildet einen normalen Bestandteil der nasopharyngealen Flora bei Katzen (in bis zu 90 % der Tiere) und Hunden (bis zu 50 %), tritt aber auch bei Kleinnagern und vielen Nutztieren auf. P. multocida kann bei Tieren zum Teil seuchenhaft septische Erkrankungen verursachen. Typischerweise erfolgt die Übertragung auf den Menschen bei engem Tierkontakt, sodass Haustierhalter, Landwirte, Tierärzte und Schlachthofpersonal besonders gefährdet sind. Typische Eintrittspforten sind Biss- und Kratzverletzungen, aber auch kleinere Hautdefekte (bei Speichelkontakt). Allerdings sind auch Schmierinfektionen und Infektionen per inhalationem beschrieben worden. Übertragungen von Mensch zu Mensch sind nicht dokumentiert. Kinder sind neben alten Menschen besonders häufig von Infektionen betroffen.

Diagnose

Bei jeder der beschriebenen Infektionen sind anamnestische Hinweise auf Tierkontakt wichtig. Grundsätzlich sollte jede Biss- oder Kratzverletzung durch Katzen oder Hunde als durch P. multocida infiziert angesehen werden. Da die klinischen Bilder nicht spezifisch sind, kann nur die mikrobiologische Untersuchung zur Diagnose führen. Als Untersuchungsmaterialien kommen infrage: Wundsekret bzw. Eiter, Wundabstriche, Sputum, bronchoalveoläre Lavageflüssigkeit, Liquor, Blut zur Blutkultur. Zu beachten ist, dass bei infizierten Tierbisswunden neben P. multocida eine komplexe Mischflora aus anderen aeroben und anaeroben Keimen anzutreffen ist. Serologie und PCR-Diagnostik stehen als Routinemethoden derzeit nicht zur Verfügung.

■ Differenzialdiagnose
Nach Tierbissen: Infektionen durch andere Kommensalen des tierischen Nasopharynx, bei Katzen und Hunden bspw. Capnocytophaga spp., Neisseria spp., Staphylococcus aureus und intermedius und diverse Anaerobier. Je nach Anamnese sollten alternativ u. a. die Zoonosen Rattenbisskrankheit, Katzenkratzkrankheit, lymphozytäre Choriomeningitis und Pseudotuberkulose erwogen werden.

Therapie
Bei invasiven Infektionen, die ausschließlich durch P. multocida verursacht werden, ist Penicillin G Mittel der Wahl. Allerdings ist von penicillinresistenten Stämmen in Einzelfällen berichtet worden, daher sollte immer eine Resistenztestung durchgeführt werden. Cephalosporine der Gruppe 3 (Cefotaxim oder Ceftriaxon) sind wirksam gegen P. multocida in vitro, die klinische Erfahrung in der Behandlung von invasiven Infektionen ist jedoch relativ gering.

Bei Wundinfektionen nach Tierkontakt muss von polymikrobiellen, aeroben und anaeroben Erregern ausgegangen werden. Da 60 % der anaeroben Kommensalen des Nasopharynx von bspw. Hunden und Katzen β-Laktamase-Aktivität aufweisen, bilden Amoxicillin/Clavulansäure (oral) bzw. Ampicillin/Sulbactam (oral, intravenös) die 1. Wahl der antibiotischen Therapie. Therapie der 2. Wahl sind Kombinationen aus Cefuroximaxetil, Cefpodoxim oder Doxyzyklin (bei Kindern ≥ 8 Jahren) jeweils kombiniert mit Metronidazol. Flucloxacillin, Clindamycin, Cefaclor und Erythromycin sind in ihrer Wirkung unsicher und sollten daher für diese Indikation nicht verwendet werden. Bei Kindern < 8 Jahren und Unverträglichkeit von β-Laktamantibiotika können Cotrimoxazol und Azithromycin erwogen werden, allerdings ist der Therapieerfolg nicht sicher belegt. In Einzelfällen (Meningitis bei Unverträglichkeit gegen β-Laktamantibiotika) kann der Einsatz von Chloramphenicol gerechtfertigt sein.

Die empfohlene Therapiedauer ist 7 – 10 Tage für lokale und 10 – 14 Tage für ausgedehnte und invasive Infektionen.

Die regelrechte chirurgische Wundversorgung bildet einen essenziellen Baustein der Therapie.

Prophylaxe
Kinder sollten zu einem vernünftigen Verhalten gegenüber Tieren angeleitet werden. Bei Biss- oder Kratzverletzungen kann eine prophylaktische Gabe von Ampicillin bzw. Amoxicillin plus einem β-Laktamase-Inhibitor erwogen werden. Dies gilt insbesondere bei tiefen Wunden (besonders der Hände), bei Wunden, die bei Versorgung älter als 8 Stunden sind und bei Patienten mit einer das Immunsystem beeinträchtigenden Grunderkrankung. Allerdings fehlen Daten zu diesem Vorgehen.

Der Tetanusschutz sollte nach Verletzungen mit Tierkontakt geprüft und ggf. ergänzt werden, eine Tollwutimpfung ist zu erwägen (siehe S. 505).

 Koordinator:
P. Henneke

Mitarbeiter:
H. Hof

Pedikulose

Synonyma: Befall mit Kopflaus (Pediculus humanus capitis), Kleiderlaus (Pediculus humanus vestimentorum), Filzlaus (Phthirus pubis)

Die Läuse, die den Menschen befallen, sind streng humanspezifische Ektoparasiten; Läuse von Tieren können sich beim Menschen nicht entwickeln. Läuse haben 3 Paar, mit kräftigen Krallen versehene Beine (Klammerbeine). Sie ernähren sich vom menschlichen Blut und benötigen alle 4–6 Stunden eine Mahlzeit, zu der sie aus dem Haar an die Kopfhaut wandern. Befruchtete Weibchen kleben mit wasserunlöslichem Kitt aus der Anhangsdrüse des Ovars täglich, im Fall der Kopflaus bis zu 10 und in ihrem 1-monatigen Leben ca. 200 Eier in Form der ovalen 0,8 mm langen Nissen an die Kopf- oder Schamhaare (Kopf- und Filzläuse) oder in die Säume der auf der Haut anliegenden Kleidung (Kleiderläuse). Nach 7–10 Tagen schlüpfen die Larven und werden nach mehreren Häutungen innerhalb von 8–9 Tagen geschlechtsreif. Die Eiablage erfolgt ca. 2–3 Tage nach der Paarung, der gesamte Zyklus dauert 14–28 Tage.

Pediculosis capitis

Klinisches Bild

Im Bereich des Capillitiums sowie im Bereich der Bart- und selten auch der Schamhaare kann ein Befall erwartet werden. Im Kopfhaarbereich ist die retroaurikuläre Region die bevorzugte Lokalisation.

Durch Stich der Kopfläuse entstehen hochrote urtikarielle juckende Papeln (u. a. durch Immunreaktion gegen Speichelenzyme), durch anschließendes Kratzen Exkoriationen und punktförmige Krusten sowie sekundäre Impetiginisierung, bevorzugt im Nackenbereich. Eine schmerzhafte Lymphadenitis im Okzipital- und Halsbereich ist möglich. Die Haare sind verklebt oder verfilzt. Differenzialdiagnostisch muss man an Kopfekzem, Impetigo contagiosa oder Tinea capitis denken.

Ätiologie

Die Kopflaus (Pediculus capitis) ist 2–3,5 mm lang, befällt sowohl Kinder als auch Erwachsene; die Infektion erfolgt leichter, wenn lange Haare getragen werden. Die Übertragung erfolgt von Mensch zu Mensch.

Getrennt von ihrem obligaten Wirt können Kopfläuse nur 24–36 Stunden, in Ausnahmefällen bis zu 55 Stunden, überleben. Meist fallen aber nur bereits geschwächte und daher nicht mehr besonders kontagiöse Läuse ab.

Epidemiologie

Die Übertragung erfolgt fast ausschließlich von Mensch zu Mensch bei nahem Körperkontakt (daher bei Kindern häufiger). Andere Übertragungswege, bspw. von Gegenständen, stellen bei der Kopflaus einen sehr seltenen Ausnahmefall dar. Den Befall begünstigen Unterkunft in engen Lebensgemeinschaften, Kindergärten und Schulen; häufige Haarwäsche vermag das nicht zu verhindern.

Diagnose

Subjektives Leitsymptom ist erheblicher Pruritus, der aber erst Wochen nach der Ansteckung und bei weniger als 20 % der Betroffenen auftritt. Daher sind nach Diagnose einer Pediculosis capitis Familienmitglieder und andere Kontaktpersonen unabhängig vom Juckreiz genau zu untersuchen. Häufig gelingt der Nachweis von Nissen, die knospenartig an die Haare geklebt sind und sich im Gegensatz zu Kopfschuppen nicht vom Haar abstreifen lassen. Prädilektionsstellen sind die Haarpartien hinter den Ohren. Eier mit noch enthaltender Larve erscheinen dunkel und finden sich immer nah an der günstig temperierten Ablagestelle in Kopfhautnähe (28–32 °C), während die leeren Eihüllen weiß wirken. Da Haare 0,3–0,5 mm pro Tag (1 cm pro Monat) wachsen und die Larven bereits nach 8 Tagen schlüpfen, sind die gut sichtbaren, mit 1 cm Abstand vom Haaransatz sitzenden Nissen in der Regel leer. Letztere können auch nach Beseitigung der Läuse noch lange vorhanden sein und sind daher kein Indiz für einen akuten oder persistierenden Befall. Bevorzugter Sitz der Läuse im Bereich des Haarbodens ist der

Grund des Haarschafts. Das Auffinden wird durch Kämmen des angefeuchteten Haares mit einem Metallkamm (Zinkenabstand maximal 0,2–0,3 mm) und Verwendung einer Leuchtlupe deutlich erleichtert („wet combing").

Therapie
Die Läuse und ihre Eier müssen abgetötet werden. Kontaktpersonen sind zu untersuchen und ggf. ebenfalls zu behandeln.

■ Pyrethroide
Permethrin ist in Deutschland als 0,5 %ige alkoholische Lösung verfügbar (Infectopedicul-Lösung; in der Schweiz 1 %ig [Loxazol]). Permethrin wirkt ovozid und wird länger im Haar deponiert. Es muss daher nur 1-mal auf das feuchte Haar aufgetragen werden. Nach 30–45 Minuten Einwirkzeit kann das Haar mit Wasser, um tote Läuse zu entfernen, aber nicht mit Shampoo gewaschen werden. Eine 2. Behandlung nach 8–10 Tagen kann nach Studienlage entfallen, wird aber vom Robert Koch-Institut vorsorglich empfohlen, um Ausbrüchen in Gemeinschaftseinrichtungen erfolgreich zu begegnen. Die Haare sollten 30–45 Minuten nach Applikation mit einem engzahnigen Metallkamm ausgekämmt und in den 3 Folgetagen nicht mit Shampoo gewaschen werden. In einer deutschen Studie (Bialek et al. 2005) waren bereits einen Tag nach der 1. Anwendung 94 % der behandelten Patienten frei von Läusen und in einer weiteren Studie waren 98 % 2 Wochen nach Therapie lausfrei.

Laut Fachinformation sollte das Präparat während der Schwangerschaft und in der Stillzeit nur nach sorgfältiger Indikationsstellung durch den Arzt angewandt werden. Bei Säuglingen ist ein Einsatz ab 2 Monaten möglich. Hinweise auf toxische oder teratogene Eigenschaften bestehen laut WHO nicht.

Allethrin (als Jacutin Pedicul Spray oder Spregal-Spray; in der Schweiz nicht erhältlich) eignet sich zur Desinfektion von Matratzen, Bettwäsche etc. (1 × 30 Minuten), wenngleich Gegenstände für die Übertragung von Kopfläusen unbedeutsam sind. Sprays sollten von und bei Asthmatikern jedoch nicht angewandt werden. Allethrin ist bei Säuglingen und im 1. Trimenon der Schwangerschaft kontraindiziert, in der Stillzeit ist eine sorgfältige Indikationsstellung erforderlich.

Ein verwandtes Präparat ist Goldgeist forte (enthält u. a. Pyrethrum-Extrakte; in der Schweiz nicht erhältlich). Es sollte bei Kleinkindern in einer Dosis von maximal 25 ml über 30 Minuten zur Anwendung kommen. Säuglinge sind nur unter ärztlicher Aufsicht zu behandeln. Da die ovozide Wirkung gering ist, ist eine 2. Anwendung nach 8–10 Tagen zu empfehlen. Eine Verordnung in Schwangerschaft und Stillzeit sollte nur unter strengster Indikationsstellung erfolgen.

Malathion (in der Schweiz Prioderm = Malathion 1 %; in Deutschland nicht im Handel) ist ein stark lipophiler Alkylphosphatester. Es ist bei Säuglingen und Kleinkindern unter 2 Lebensjahren nur unter ärztlicher Aufsicht anzuwenden. Es sollte 1-mal wöchentlich über 3 Wochen appliziert werden.

■ Methoden mit physikalischem Wirkprinzip
Dimeticon (Polydimethylsiloxan) ist ein organisches Polymer auf Siliziumbasis (Silikon). 2 pedikulozide Wirkungsweisen werden diskutiert: Erstickungstod durch Eindringen des Dimeticons in die Tracheen der Läuse und Herzstillstand, denn durch das Aufweichen des Chitinpanzers kann das Herz nicht mehr kontrahieren, da es an dem Chitinpanzer befestigt ist. Aufgrund dieser physikalischen Wirkung wirkt es weniger reizend als die üblichen Behandlungen. Eine ovozide Wirkung ist nach derzeitigem Stand unvollständig.

Die in Deutschland verfügbaren Dimeticon-Präparate (EtoPril, Hedrin, Itax, Jacutin Pedicul Fluid, Nyda L, Paramitex) unterscheiden sich im Wesentlichen hinsichtlich ihrer Einwirkzeit und dem Einsatz in Schwangerschaft/Stillzeit und bei Säuglingen. Für die bis zum 12. Lebensjahr erstattungsfähigen Präparate ist dies in Tab. **70** zusammengefasst. In Deutschland durchgeführte Studien zur Wirksamkeit fehlen bisher.

Ähnliche „umhüllende" und damit erstickende Eigenschaften werden alternativen natürlichen und pflanzlichen Produkten wie Neembaum-, Teebaum-, Anis- oder Kokosnussöl nachgesagt. Sie sind den bisher gebräuchlichen Mitteln bezüglich Wirksamkeit, Sicherheit und Unbedenklichkeit unterlegen.

■ „Bug Busting"
Unter „Bug Busting" versteht man das standardisierte Auskämmen geschlüpfter Läuse aus dem angefeuchteten, mit einer Spülung vorbehandelten Haar ggf. unter Einsatz des Bug Buster Kits (4 Sitzungen mit jeweils 3 freien Tagen dazwischen, Gesamtdauer 13 Tage). In einer Studie von Hill et al. (2005) wurde die Wirksamkeit dieses Therapiean-

Tabelle **70**   Dimeticon-Präparate zur Therapie des Kopflausbefalls.

	Einwirkzeit[2]	Schwangerschaft/ Stillzeit	Alter	Besonderes
Nyda L Spray	8 – 18 Stunden; wiederholen nach 8 – 10 Tagen	nein	nicht < 2 Jahre	92 % Dimeticon
Jacutin Pedicul Fluid[1]	10 Minuten; ggf. wiederholen nach 10 Tagen	ja	jedes Alter	100 % Dimeticon
Etopril Lösung	> 8 Stunden; wiederholen nach 8 – 10 Tagen	geeignet	< 6. Monat unter ärztlicher Aufsicht	4 % Dimeticon + Cyclomethicon 5

[1] Jacutin Pedicul Spray enthält Allethrin.
[2] Kindergarten-, Schulbesuch nach 1. Anwendung möglich

satzes mit der 1-maligen Behandlung mit 0,5 % Malathion oder 1 % Permethrin verglichen. Die Heilungsrate beim Bug Buster Kit war erheblich höher als bei den Pharmaka (57 % gegenüber 13 %). Das Bug Buster Kit der britischen Community Hygiene Concern wird von der Deutschen Pediculosis Gesellschaft e. V. vertrieben (http:// www.pediculosis-gesellschaft.de/html/bug_buster _kit.html). Es wird insbesondere als giftfreie Behandlung angeboten.

Wesentliche Voraussetzung für ein erfolgreiches Nissenkämmen ist die Verwendung eines engzahnigen Kammes mit langen Zinken, die richtige Kämmtechnik und die Kämmbarkeit des Haares. Das bisher empfohlene Essigwasser war in Studien nutzlos, jedoch kann Anfeuchten und/oder die Verwendung von Conditionern das Auskämmen wesentlich erleichtern.

γ-Hexachlorcyclohexan (Lindan) darf gemäß Verordnung des Europäischen Parlaments (Nr. 850/2004 vom 29. 04. 2004) seit 01. 01. 2008 nicht mehr verwendet werden.

Eine orale Therapie mit Ivermectin (2-mal im Abstand von 10 Tagen, da nicht ovozid) hat sich auch in der Behandlung von Kopfläusen als wirksam erwiesen (Foucault). Eine Zulassung für Humandiagnosen existiert in Deutschland nicht, das Präparat ist über die internationale Apotheke zu beziehen.

■ Kontrollierte Vergleichsstudien

In einer Auswertung von 28 randomisierten Studien im Jahre 1995 zeigten Malathion und 1 % Permethrin die beste Wirksamkeit. Dawes et al. publizierten 1999 evidenzbasierte Daten und fanden Permethrin als am wirksamsten. Insgesamt finden sich nur wenige evidenzbasierte Studien (Evidenzgrad I – III) in der Behandlung der Pedikulose.

Burgess et al. erzielten mit einer 4 %igen Dimeticon-Lotio (entsprechend Hedrin bzw. Etopril) im Vergleich zu einer 0,5 %igen Phenothrin-Lösung (synthetisches Pyrethroid) (jeweils Anwendung > 8 Stunden, Wiederholung nach 7 Tagen) Heilungsraten (per Protokoll) von 69 % bei Dimeticon und 78 % bei Phenothrin. Reizungen traten wesentlich seltener bei Dimeticon auf.

In einer weiteren Studie fanden sich bei einem Vergleich von Dimeticon-Lotio 4 % und Malathion Liquid 0,5 % Heilungsraten von 69,8 vs. 33,3 %.

In einer Vergleichsstudie von Malathion Gel 0,5 %, Ovide Lotion (Malathion 0,5 %) und Nix Creme Spülung (Permethrin 1 %) zeigte Permethrin mit etwa 50 % nur halb so hohe Heilungsraten wie die Vergleichspäparate (97 – 100 %).

Therapieversagen ist meist auf ungenügende Behandlung, insbesondere auf die fehlende Mitbehandlung von Kontaktpersonen zurückzuführen.

Die klinische Bedeutung der auch in Deutschland nachweisbaren Mutationen im Gen des spannungsgesteuerten Natriumkanals bei Kopfläusen (kdr-like-Gen) und die damit verbundene mögliche Permethrin-Resistenz wird derzeit in Studien untersucht.

Prophylaxe

Nach § 34 Abs. 1 Infektionsschutzgesetz (IfSG) schließt der festgestellte Kopflausbefall eine Betreuung oder eine Tätigkeit in einer Gemeinschaftseinrichtung, bei der Kontakt zu den Betreuten besteht, bis zur Behandlung aus. Nach Angaben des Robert Koch-Instituts können daher Kopflausbefallene bereits nach der 1. korrekten Behandlung mit einem wirksamen Pedikulozid, bei Permethrin bereits am nächsten Tag, zur Gemeinschaftseinrichtung wieder zugelassen werden. Eine Kontrolle ist erforderlich und eine Zweitbehandlung nach 8 Tagen wird generell empfohlen. Nach § 34 IfSG haben die Erziehungsberechtigten von Kindern und Jugendlichen mit Kopflausbefall eine Mitwirkungspflicht. Zum einen müssen sie den Befall der Gemeinschaftseinrichtung umgehend melden, zum anderen sind sie verpflichtet, die Durchführung der Behandlung zu bestätigen. Ein ärztliches Attest ist nur bei wiederholtem Befall innerhalb von 4 Wochen erforderlich.

Nissen, die weiter als 1 cm von der Kopfhaut entfernt sind, stellen kein Infektionsrisiko dar, und sprechen damit nicht gegen die Wiederzulassung zur Gemeinschaftseinrichtung. Nissen, die an ausgefallenen Haaren kleben, können sich aufgrund der ungünstigen Temperatur- ($< 24\,°C$) und Feuchtigkeitsbedingungen nicht mehr weiter entwickeln. Frisch geschlüpfte Larven und Nymphen werden nicht als infektiös angesehen, da sie zu wenig mobil sind, um auf Haare von Kontaktpersonen zu wechseln. Obwohl – auch nach Angaben des Robert Koch-Instituts – die Gefahr, dass Läuse abseits vom Wirt existieren und lebensfähig bzw. übertragbar bleiben, als gering einzuschätzen ist, werden nachstehende Maßnahmen für sinnvoll gehalten: Waschen und Wechseln der Bettwäsche und möglicherweise Kleidung bei $> 60\,°C$. Alternative Entwesungsverfahren sind Aushungern durch Lagerung kontaminierter Gegenstände in dicht verschlossenen Plastiksäcken für eine Woche bei möglichst hoher Raumtemperatur oder Tiefkühlen bei $-20\,°C$ über 2 Tage. Kämme und Bürsten sollten für 30 Sekunden in $> 60\,°C$ heißes Wasser gelegt werden, jedoch wurden in Studien nie lebende adulte Läuse auf Kopfkissenbezügen, Kämmen und Bürsten gefunden.

Enge Kontaktpersonen sollten nur bei nachgewiesener Infestation mitbehandelt werden.

Pediculosis vestimentorum

Klinisches Bild

Als Reaktion der Haut auf die Bisse tritt insbesondere periaxillär, genitokrural sowie im Bereich des Rock- und Hosenbundes starker Pruritus mit erythematösen Papeln und sekundär impetiginösen Kratzeffekten auf. Dadurch entsteht das Bild der „Vagabundenhaut", die durch impetiginöse Läsionen verschiedenen Alters und zahlreiche Narben mit umgebender Hyper- und Depigmentierung gekennzeichnet ist.

Ätiologie

Die Kleiderlaus (Pediculus vestimentorum) ist mit 3–4,5 mm Länge größer als die Kopflaus und findet sich unter geordneten sozialen Verhältnissen nur selten. Sie sitzt nicht am Körper, sondern an anliegender Kleidung (rosenkranzartig an den Säumen der Kleider). Nur bei ihrer Übertragung fallen die hygienischen Verhältnisse maßgeblich ins Gewicht.

Kleiderläuse können Rickettsia prowazekii (Erreger des Fleckfiebers), Bartonella quintana (Wolhynisches Fieber) und Borrelia recurrentis (Läuserückfallfieber) übertragen.

Epidemiologie

Häufig unter Obdachlosen verbreitet. Infektion durch Körperkontakt.

Diagnose

Der Nachweis von Kleiderläusen und Nissen in den Nähten der Unterwäsche gelingt durch Entfernung mittels Pinzette und Betrachtung der Erreger in der Lupenvergrößerung.

Therapie

Reinigung der Wäsche durch Auskochen oder Desinfektion erforderlich. Anwendung von Kontaktinsektiziden in Sprayform (Jacutin-N). Lokale Behandlung der Hauterscheinungen je nach Akuität und Sekundärinfektion mit topischen Steroiden und Antiseptika.

Prophylaxe

Vermeidung des Kontaktes zu Personen mit Kleiderlausbefall und zu deren Kleidung.

Pediculosis pubis (Phthiriasis)

Klinisches Bild

Bevorzugte Lokalisation im Bereich der Schambehaarung sowie genitoanal, im Bereich der Achselhaare und der Brust- und Bauchbehaarung (insbesondere Regionen mit apokrinen Schweißdrüsen). Bei Kleinkindern ist selten auch Befall der Augenbrauen, Wimpern und des Haarbodens möglich. Der Pruritus ist nur gering ausgeprägt, nachts stärker als am Tage. Es finden sich nur wenige Exkoriationen. Als Folge der Filzlausbisse bilden sich verwaschene, schieferfarbene bis stahlblaue linsen- bis fingernagelgroße Flecke (Maculae coeruleae oder „taches bleues"), punktförmige Hämorrhagien mit Einlagerung abgebauten Hämoglobins, die unter dem Einfluss von Läusespeichel entstanden sind.

Ätiologie

Die Filzlaus (Pediculus pubis) ist kleiner als die Kopf- bzw. Kleiderlaus (1,5 – 2 mm Länge) und von breiter, schildförmiger Körperform. Filzläuse bewegen sich im Gegensatz zu Kopf- und Kleiderläusen wenig und sind daher schwerer zu erkennen. Die Eiablage, in Form der Nissen, ist jedoch leichter zu diagnostizieren.

Epidemiologie

Die Übertragung erfolgt bei engem Körperkontakt, häufig während des Geschlechtsverkehrs sowie von Eltern auf Kinder durch Benutzung gemeinsamer Bettwäsche, gemeinsamer Kleidung oder gemeinsamer Handtücher.

Diagnose

Nachweis der Läuse am Abgang des Haares über dem Haarboden sowie Nachweis der zahlreichen Nissen an den Haarschäften durch Entfernung mit Pinzette und Lupenbetrachtung.

Therapie

Gleichartige Anwendung von Antiparasitika wie bei Kopf- und Kleiderläusen. Schwieriger ist die Behandlung im Bereich der Augenbrauen und Wimpern von Kleinkindern, da die toxische Wirkung der genannten Präparate vermieden werden muss. Empfehlung (Evidenz IV): mechanische Entfernung der Läuse und Nissen mittels Pinzette nach mehrfach tägliche Anwendung von Öl oder weißer Vaseline über 7 – 10 Tage („Ersticken der Eier"). Alternativ wird die Verabreichung einer 1%igen Permethrin-Lösung mittels Wattetupfer über 10 Minuten und anschließendem Abwaschen empfohlen. Die Augen sollten während der Behandlung geschlossen bleiben. Ferner kann eine Kryotherapie durchgeführt werden; dazu werden die Augenlider mit Aqua dest. benetzt und kurzfristig mit der Kryosonde touchiert, bis die Läuse abgetötet sind. Dieses Verfahren setzt allerdings gute Kooperationsfähigkeit (Stillhalten) voraus.

Bei strengster Indikationsstellung und nach Versagen aller anderen Therapieformen ist auch die orale Gabe von Ivermectin (2 Einzeldosen 200µg/kgKG im Abstand von 7 – 10 Tagen) möglich.

Eine Mitbehandlung der Kontaktpersonen ist erforderlich.

Prophylaxe

Vermeidung des Körperkontaktes bei befallenen Personen; insbesondere keine gemeinsame Benutzung von Schlafstätten.

Literatur

Burgess IF, Brown CM, Lee PN. Treatment of head louse infestation with 4% dimeticone lotion: randomised controlled equivalence trial. BMJ 2005; 330: 1423

Burgess IF, Lee PN, Matlock G. Randomised, controlled, assessor blind trial comparing 4% dimeticone lotion with 0.5% malathion liquid for head louse infestation. PLoS ONE 2007; 2: e1127

Durand R, Millard B, Bouges-Michel C et al. Detection of pyrethroid resistance gene in head lice in schoolchildren from Bobigny, France. J Med Entomol 2007; 44: 796 – 798

Kristensen M, Knorr M, Rasmussen AM et al. Survey of permethrin and malathion resistance in human head lice populations from Denmark. J Med Entomol 2006; 43: 533 – 538

Meinking TL, Vicaria M, Eyerdam DH et al. A randomized, investigator-blinded, time-ranging study of the comparative efficacy of 0.5% malathion gel versus Ovide Lotion (0.5% malathion) or Nix Crème Rinse (1% permethrin) used as labeled, for the treatment of head lice. Pediatr Dermatol 2007; 24: 405 – 411

Robert Koch-Institut. RKI-Ratgeber Infektionskrankheiten – Merkblätter für Ärzte: Kopflausbefall (Pediculosis capitis). Aktualisierte Fassung vom März 2005. http://www.rki.de; Stand: Juli 2008

Roberts RJ, Casey D, Morgan DA et al. Comparison of wet combing with malathion for treatment of head lice in the UK: a pragmatic randomised controlled trial. Lancet 2000; 356: 540 – 544

 Koordinator:
P. Mayser

Mitarbeiter:
P. Höger, C. Sunderkötter

Pertussis

Synonym: Keuchhusten

Klinisches Bild

Pertussis ist eine Infektionskrankheit des Respirationstraktes, die durch Bordetella pertussis verursacht wird. Das klinische Bild des Keuchhustens kann aber auch durch Bordetella parapertussis und andere bakterielle und virale Erreger (siehe unten) verursacht werden. In ungeimpften Populationen tritt Pertussis überwiegend im Alter zwischen 2 und 6 Jahren auf. In Populationen mit einer hohen Pertussis-Durchimpfungsrate im Kindesalter wird eine Verschiebung von Pertussis-Erkrankungen in das frühe Säuglingsalter und Adoleszenten- und Erwachsenenalter beobachtet.

Der typische Verlauf des Keuchhustens wird in 3 Stadien eingeteilt. Nach Ablauf der Inkubationszeit, die in der Regel 7 – 10 Tage (maximaler Bereich: 6 – 30 Tage) dauert, beginnt die Krankheit mit dem Stadium catarrhale, dass durch leichte respiratorische Symptome wie Husten und Schnupfen gekennzeichnet ist und eine 1- bis 2-wöchige Dauer aufweist. Anschließend folgt das charakteristische Stadium convulsivum (Dauer 4 – 6 Wochen) mit anfallsweise auftretenden Hustenstößen in Serie (Stakkatohusten), gefolgt von inspiratorischem Ziehen („Keuchen"). Die oft nächtlichen Hustenattacken gehen typischerweise mit Hervorwürgen von zähem Schleim und anschließendem Erbrechen einher. In der Regel weisen die Patienten kein oder nur leichtes Fieber auf. Im Stadium decrementi klingen die Hustenanfälle allmählich ab. Der „typische" Keuchhusten dauert 6 – 12 Wochen.

Bei Neugeborenen und jungen Säuglingen manifestiert sich Keuchhusten nicht selten mit schweren, lebensbedrohlichen Apnoen und anfangs häufig ohne die typischen Hustenanfälle. An Pertussis erkrankte Jugendliche und Erwachsene haben oft nur einen lang dauernden, trockenen Husten, der oft als Bronchitis fehlgedeutet wird und zeigen nur selten die typischen pertussiformen Hustenattacken. Darüber hinaus werden insbesondere bei Personen, die bereits 1 oder mehrere Impfungen erhalten haben oder zu einem früheren Zeitpunkt an Pertussis erkrankt waren, kürzere und oligo- bis asymptomatische Verläufe beobachtet.

Zu den Komplikationen des Keuchhustens gehören Sekundärinfektionen wie Pneumonie oder Otitis media, meist hervorgerufen durch Pneumokokken und nicht bekapselte Haemophilus-influenzae-Bakterien. Bakterielle Sekundärinfektionen äußern sich u. a. durch Fieberanstieg und BSG- bzw. CRP-Erhöhung. Bei stationär behandelten Pertussispatienten in Deutschland sind Pneumonien (25 – 40 %) und Apnoen (10 – 30 %, v. a. bei Säuglingen unter 6 Monaten), Krampfanfälle (2 – 3 %) und Enzephalopathien (0,6 – 2,6 %) die häufigsten Komplikationen (ESPED-Studie 1997 – 1998). Die Letalität der Pertussis liegt in Deutschland wahrscheinlich unter 0,1 %; sie ist am höchsten bei jungen Säuglingen (bis zu 1,8 %). Bei einzelnen Fällen von plötzlichem Kindstod (SIDS) wurde eine Infektion mit B. pertussis nachgewiesen.

Ätiologie

Bordetella pertussis ist ein kleines, unbewegliches, bekapseltes, aerobes, gramnegatives Stäbchenbakterium, das eine Vielzahl von Virulenzfaktoren wie Toxine (Pertussistoxin, Trachea-Zytotoxin, hitzelabiles Toxin und Adenylatzyklase-Toxin) und Adhäsine (filamentöses Hämagglutinin, Pertactin) bildet. Auf der Oberfläche des Bakteriums befinden sich Membranproteine und Agglutinogene (Fimbrien); die Zellwand enthält Lipooligosaccharide. Die Vermehrung der Bordetellen erfolgt auf dem zilientragenden Epithel der Atemwegsschleimhäute. B. pertussis ist der hauptsächliche Erreger des Keuchhusten. Eine keuchhustenähnliche Symptomatik kann auch durch Bordetella parapertussis, Bordetella bronchiseptica, Mycoplasma pneumoniae, Chlamydophila pneumoniae sowie vor allem durch RSV und Adenoviren verursacht werden. In einigen Ländern sind bis zu 40 % der Fälle mit Keuchhusten durch B. parapertussis bedingt. In der Regel zeigen Infektionen mit B. parapertussis eine kürzere Dauer der Hustenerkrankung, jedoch können bei bis zu 60 % der Infektionen durch B. parapertussis paroxysmale Hustenanfälle auftreten. Bis auf die Expression von Pertussis-Toxin besitzen B. parapertussis und B. bronchiseptica zahlreiche gemeinsame Antigene mit B. pertussis, jedoch gibt es keine eindeutig gesicherte Kreuzimmunität zwischen Infektionen mit diesen Keimen. B. bronchiseptica wird nur selten bei Keuchhustenpatienten gefunden. Doppelinfektionen mit B. pertussis und B. parapertussis kommen in seltenen Fällen vor.

Epidemiologie

Der Mensch ist das einzige Reservoir für B. pertussis; B. parapertussis wird bei Menschen und Schafen gefunden; B. bronchiseptica ist vorwiegend bei Tieren verbreitet.

Die Übertragung der Bordetellen erfolgt durch Tröpfchen bei engem Kontakt mit Infizierten. Im Kindesalter sind beide Geschlechter etwa gleich häufig betroffen, während bei jugendlichen und erwachsenen Patienten das weibliche Geschlecht überwiegt. Die höchste Inzidenz wird in Deutschland im Spätsommer und Winter beobachtet, jedoch ist die Saisonalität nicht strikt ausgeprägt. Auch in Ländern mit hohen Durchimpfungsraten kommt B. pertussis noch endemisch vor, mit einem periodisch vermehrten Auftreten etwa alle 3 – 5 Jahre. Eine B.pertussis-Infektion hinterlässt ebenso wie die Pertussis-Impfung, keine lebenslängliche Immunität, sodass es zwischen 3 und 20 Jahren nach Erstinfektion zur erneuten Erkrankung kommen kann. Die erneute Exposition von bereits durch Impfung oder Erkrankung immunen Personen kann auch zur a- oder oligosymptomatischen Auffrischung der B.pertussis-spezifischen Immunität („stillen Feiung") führen.

Die Infektiosität beginnt am Ende der Inkubationszeit, erreicht ihren Höhepunkt im Stadium catarrhale und klingt im Stadium convulsivum allmählich ab. Unbehandelte Patienten können bis zu 3 Wochen nach Hustenbeginn noch ansteckend sein. Auch gegen Pertussis geimpfte Kinder können nach Keuchhustenkontakt vorübergehend mit Bordetellen kolonisiert sein, auch ohne selbst zu erkranken.

Pertussis ist sehr ansteckend; der Kontagionsindex bei engem Kontakt, bspw. im Haushalt, beträgt bei ungeimpften Kindern bis zu 90 %, bei Erwachsenen ist er deutlich niedriger. In überwiegend ungeimpften Populationen erkranken vor allem Kinder im Vorschulalter. In Ländern mit hohen Durchimpfungsraten im Säuglings- und Kleinkindalter erkranken zunehmend ältere Kinder und Jugendliche, aber auch in der Kindheit geimpfte oder erkrankte Erwachsene. In den neuen Bundesländern treten heute über 50 % der Pertussis-Erkrankungen bei Jugendlichen und Erwachsenen auf. Dort wurde auch trotz relativ hoher Durchimpfungsraten eine Zunahme der Pertussis-Inzidenz beobachtet (Deutlicher Anstieg von 2002 [9,7 Erkrankte/100 000 Einwohner] auf 2006 [34,7 Erkrankte/100 000 Einwohner]). Die Erkrankungen betrafen in den letzten Jahren ab dem Schulalter vor allem geimpfte Personen, möglicherweise durch Nachlassen des Impfschutzes gegenüber B. pertussis. Durch die Verschiebung zu älteren Personengruppen ist konsekutiv eine Zunahme an Erkrankungen und Komplikationen bei ungeimpften Säuglingen zu erwarten. Nach neueren Studien sind Adoleszente und Erwachsene in 20 – 60 % der Fälle die Ansteckungsquelle für pertussiserkrankte Säuglinge.

Die **Inkubationszeit** beträgt in der Regel 7 – 10 Tage (maximaler Bereich: 6 – 30 Tage).

Diagnose

Die klinische Diagnose kann bei Kindern oft erst im Stadium convulsivum anhand der typischen Hustenanfälle gestellt werden. Bei Säuglingen kann sich Pertussis primär durch Apnoen manifestieren. Bei Jugendlichen und Erwachsenen überwiegen atypische Verläufe. Letztlich ist hier jeder ungeklärte Husten auf Pertussis verdächtig. Eine Pertussis-Infektion konnte je nach Studie bei 5 – 20 % der über 2 Wochen hustenden Erwachsenen nachgewiesen werden.

Für die Bestätigung der Verdachtsdiagnose stehen die Erregeranzüchtung, die Polymerase-Kettenreaktion (PCR) und die Serologie zur Verfügung. Im Stadium catarrhale und im frühen Stadium convulsivum gelingt oft die Erregeranzüchtung. Hierfür gewinnt man Nasopharyngealsekret durch Absaugung oder mittels tiefem pernasalem Abstrich, wofür Dacron- oder Kalzium-Alginat-Tupfer geeignet sind. Das Sekret sollte möglichst bald auf cephalexinhaltigem Kohle-Pferdeblut-Agar ausgestrichen werden oder in einem cephalexinhaltigen Kohle-Pferdeblut-Transportmedium (nach Regan und Lowe) versendet werden.

Die Sensitivität der B.pertussis-Kultur ist von der korrekten Durchführung sowie vom Krankheitsstadium abhängig und liegt bei Säuglingen, nicht antibiotisch vorbehandelten und ungeimpften Kindern höchstens bei etwa 60 – 70 %, wenn die Entnahme zwischen dem 7. und 14. Tag nach Hustenbeginn erfolgt. Die Empfindlichkeit der Kultur bei geimpften älteren Kindern, Jugendlichen und Erwachsenen ist gering (< 10 %). Die Anzüchtung von B. pertussis dauert mindestens 3 Tage. B. parapertussis wächst frühestens nach 2 Tagen, B. bronchiseptica nach einem Tag.

Aufgrund vieler Vorteile wird heute der Nachweis von B. pertussis und B. parapertussis mittels Nukleinsäure-Amplifikationsverfahren (PCR) der Kultur meist vorgezogen. Die Pertussis-PCR ist schneller und sensitiver, erfasst auch bereits abgestorbene Keime, z. B. nach antibiotischer Anbehandlung, und ist auch dann Erfolg versprechend, wenn nur wenige Erreger vorhanden sind (z. B. frühe und späte Krankheitsstadien, bei Jugendlichen und Erwachsenen, geimpfte Personen). Die Nachweisrate gegenüber der Kultur kann etwa um das 2- bis 3-Fache gesteigert werden. Die Spezifität der PCR hängt ganz entscheidend von der Erfahrung des jeweiligen Labors ab. Kalzium-Alginat-Tupfer, die die PCR inhibieren können, sollten nicht verwendet werden.

Spezifische Antikörper gegen B.pertussis-Antigene im Serum sind bei Erstinfektion frühestens am Übergang vom Stadium catarrhale in das Stadium convulsivum nachweisbar, weswegen die *Serologie* für die Frühdiagnostik im Kindesalter ungeeignet ist. Der ELISA ist heute die serologische Methode der Wahl; er ermöglicht den getrennten Nachweis spezifischer Antikörper in den einzelnen Immunglobulinklassen. Enzymimmunassays, die einzelne Virulenzfaktoren als Antigen verwenden, haben eine höhere Sensitivität und Spezifität als Tests, die ganze Bordetellen als Antigen einsetzen. Es können IgA- und IgG-Antikörper gegen Pertussis-Toxin (PT) und gegen filamentöses Hämagglutinin (FHA) bestimmt werden. Pertussis-Toxin ist spezifisch für B. pertussis, FHA kommt auch bei anderen Bordetellen und anderen Bakterien vor. Um einen Titeranstieg zu erfassen, sollten möglichst 2 Seren in einem Abstand von 2 – 4 Wochen gewonnen werden. Ältere Kinder, Jugendliche und Erwachsene weisen häufig bereits Antikörper gegen Antigene von B. pertussis auf und zeigen bei einer Pertussis-(Re-)Infektion eine rasche Antikörperantwort. Daher können in diesem Fall bereits hohe Einzeltiter bei Pertussis-Verdacht als Hinweis auf eine Infektion gewertet werden.

In der Praxis sollte zur schnellen Diagnose der Pertussis bei Säuglingen und Kleinkindern in der Regel die PCR verwendet werden, während bei Jugendlichen und Erwachsenen die Serologie mit einer Einzelbestimmung Methode der Wahl ist.

Die für Pertussis typischen Blutbildveränderungen (Leukozytose mit Lymphozytose) findet man im Stadium convulsivum bei 20 – 80 % der ungeimpften Patienten, im Stadium catarrhale jedoch nur selten. Auch bei Infektionen durch B. parapertussis fehlen diese Blutbildveränderungen meist.

BSG und CRP sind nicht oder nur leicht erhöht. Bei Säuglingen wird selten eine extreme Hyperleukozytose (> 100 000/mm^3) beobachtet, vor allem bei schweren Komplikationen, wie pulmonaler Hypertension und Hypoxämie.

Therapie

Bei Säuglingen unter 6 Monaten und Patienten mit schweren Grunderkrankungen ist in der Regel eine stationäre Aufnahme zur Überwachung (Erfassung von Apnoen!) und zur unterstützenden symptomatischen Therapie zu empfehlen.

Durch eine frühzeitige antibiotische Behandlung, vor allem während des Stadiums catarrhale und zu Beginn des Stadium convulsivum, kann der Krankheitsverlauf verkürzt werden. Im späten Stadium convulsivum haben Antibiotika meist keinen entscheidenden Einfluss auf den Krankheitsverlauf, beenden jedoch die Erregerausscheidung und damit die Infektiosität des Patienten. Aus diesem Grund ist eine Einleitung der antibiotischen Therapie bis zu 3 Wochen nach Hustenbeginn sinnvoll.

Zur Therapie der Pertussis sind Makrolide die Mittel der Wahl. Die längste Erfahrung besteht mit Erythromycin (Erythromycin-Estolat: 30 [– 50] mg/kgKG/Tag in 2 Dosen, Erythromycin-Aethylsuccinat: [30 –] 50 mg/kgKG/Tag in 3 Dosen). Die übliche Therapiedauer beträgt 14 Tage. Eine neuere Studie ergab nach einer 7-tägigen Behandlung mit Erythromycin-Estolat gleich gute Ergebnisse wie bei einer 14-tägigen Therapie. Andere Makrolide, wie Clarithromycin, Roxithromycin und Azithromycin zeigten in Studien eine dem Erythromycin vergleichbare Wirksamkeit. Bei jungen Säuglingen wird selten unter Erythromycin-Therapie eine hypertrophe Pylorusstenose beobachtet. Da Pertussis bei Säuglingen eine lebensbedrohliche Erkrankung darstellt, bleiben Makrolide weiterhin die Standardtherapie. Die Eltern sollten jedoch entsprechend aufgeklärt werden. Es ist unklar, ob die Pylorusstenose auch unter anderen Makroliden auftritt. Makrolid-Resistenzen werden bei B. pertussis sehr selten beobachtet.

Bei Makrolid-Unverträglichkeit oder -Allergie kommt alternativ Cotrimoxazol bei Patienten im Alter über 2 Monaten infrage. Oral-Penicilline, sowie Cephalosporine sind nicht gegen B. pertussis wirksam. Fluorquinolone zeigen eine In-vitro-Aktivität; Wirksamkeitsstudien liegen nicht vor.

Einige Studien berichten über eine positive Beeinflussung der Zahl und der Schwere der Hustenattacken – besonders bei jungen Säuglingen – bei Therapie mit β-adrenergen Substanzen wie Salbutamol (0,3 – 0,5 mg/kgKG/Tag per os) und mit inhalativen Kortikosteroiden (hochdosiert über mindestens 5 Tage), jedoch sind optimale Dosis, Dauer und Applikationsform ungeklärt. Der Nutzen von Antitussiva, Sedativa, Mukolytika und Neuroleptika ist nicht erwiesen. Eine reizarme Umgebung, reichlich Flüssigkeitszufuhr und häufige kleine Mahlzeiten (ggf. Nachfüttern bei Erbrechen) sind wichtige unterstützende Maßnahmen.

Prophylaxe
■ Passive Immunisierung
Für das früher verwendete Pertussis-Hyperimmunglobulin gibt es keinen Beleg der Wirksamkeit, es ist nicht mehr im Handel.

■ Aktive Immunisierung
Ganzkeim-Pertussis-Impfstoffe, die aus inaktivierten Bordetellen bestehen, sind heute in Deutschland nicht mehr im Handel. Sie wurden Mitte der 1990er-Jahre durch die azellulären Pertussis-Impfstoffe abgelöst, die zwischen 2 und 5 Einzelkomponenten enthalten (siehe Tab. 71). Die Pertussis-Impfung gehört zu den öffentlich empfohlenen Impfungen für alle Säuglinge, Kleinkinder und Jugendlichen. Im 1. Lebensjahr werden 3 Injektionen im Alter von 2, 3 und 4 Monaten kombiniert mit der Impfung gegen Diphtherie, Tetanus, Hämophilus influenzae Typ B, Polio und ggf. Hepatitis B verabreicht. Die 1. Auffrischimpfung erfolgt im Alter von 11 – 14 Monaten. Seit Anfang 2006 empfiehlt die STIKO eine zusätzliche Auffrischimpfung mit antigenreduziertem Impfstoff zusammen mit

der Tetanus- und Diphtherieimpfung im Alter von 5 – 6 Jahren. Die bereits früher empfohlene, aber bisher nicht ausreichend verbreitete Impfung im Alter von 9 – 17 Jahren bleibt weiterhin empfohlen. Hiermit wird der sich verändernden Epidemiologie mit einer Zunahme des Auftretens von Pertussis bei Schulkindern, Jugendlichen und Erwachsenen sowie dem etwa nach 5 – 15 Jahren nachlassenden Impfschutz Rechnung getragen. Für die 5. und 6. Impfung stehen derzeit 4 antigenreduzierte azelluläre Pertussis-Impfstoffe in Kombination mit Diphtherie-, Tetanusimpfung (Boostrix; Covaxis) oder Diphtherie-, Tetanus- und Polioimpfung zur Verfügung (Boostrix-IPV, Repevax).

Ein monovalenter azellulärer Pertussis-Einzelimpfstoff ist vom Markt genommen worden. Ab dem Alter von 5 Jahren stehen daher keine zugelassenen Pertussis-Impfstoffe zur Grundimmunisierung mehr zur Verfügung. Nicht geimpfte Schulkinder und Jugendliche sollten dann zumindest eine Impfung mit antigenreduziertem Kombinationsimpfstoff erhalten. In einzelnen Studien konnte hierdurch bereits eine gute Immunantwort erzielt werden. Auffrischimpfungen sollten möglichst nicht früher als 5 Jahre nach der zuletzt verabreichten Dosis (TD, Td) erfolgen, um das vermehrte Auftreten unerwünschter Lokalreaktionen zu minimieren. Neuere Studien zeigen jedoch, dass auch bei kürzeren Impfabständen (> 18 Monate) nicht mit einer wesentlich erhöhten lokalen oder systemischen Reaktogenität zu rechnen ist. Demnach kann bei bestehendem Expositionsrisiko,

Tabelle **71** Verfügbare Pertussis-Impfstoffe und Impfstoffkombinationen in Deutschland (Stand 2006).

Handelsname	Pertussis-Antigene	Kombination mit anderen Antigenen	Zulassung (genaue Altersangaben siehe Fachinformation!)
Infanrix	PT, FHA, PRN	D-T	GI
Infanrix-IPV + Hib	PT, FHA, PRN	D-T-Hib-IPV	GI
Pentavac	PT, FHA	D-T-Hib-IPV	GI
Infanrix hexa	PT, FHA, PRN	D-T-Hib-IPV-HB	GI
Boostrix	pt, fha, 69kD	d-t	A
Covaxis™	pt, fha, prn, fim 2/3	d-t	A
Boostrix-IPV	pt, fha, 69kD	d-t-IPV	A
Repevax™	pt, fha, prn, fim 2/3	d-t-IPV	A

PT: Pertussis-Toxin
FHA: filamentöses Hämagglutinin
PRN: Pertactin
FIM: Fimbrien
GI: Grundimmunisierung im Säuglings-/Kindesalter
A: Auffrischimpfung im Alter von 5 – 6, 9 – 17 Jahren und bei Erwachsenen
Kleinbuchstaben geben reduzierte Antigenmengen an.

nach entsprechender Aufklärung und Einwilligung, eine TdaP-Impfung auch nach einem kürzeren Impfabstand bis zu 18 Monate nach der letzten DT-Impfung durchgeführt werden.

Seit 2001 wird die Pertussis-Impfung (1 Dosis) als Indikationsimpfung für das Personal in Pädiatrie, Schwangerenbetreuung und Geburtshilfe sowie für das Personal von Gemeinschaftseinrichtungen für das Vorschulalter empfohlen.

Darüber hinaus sollen vor allem ungeimpfte Säuglinge vor der Übertragung der Pertussis-Infektion durch Kontaktpersonen geschützt werden (sog. „cocooning"-Strategie). Sofern kein adäquater Immunschutz (Impfung oder Erkrankung in den letzten 10 Jahren) vorliegt, sollen Frauen mit Kinderwunsch präkonzeptionell, enge Haushaltskontaktpersonen (Väter, Geschwister) und Betreuer (z. B. Tagesmütter, Babysitter, ggf. Großeltern) möglichst 4 Wochen vor Geburt des Kindes eine Dosis Pertussis-Impfstoff erhalten. Erfolgte die Impfung nicht vor der Konzeption, sollte die Mutter bevorzugt in den ersten Tagen nach der Geburt des Kindes geimpft werden. Die Wirksamkeit der azellulären Pertussis-Impfstoffe beträgt für typischen Keuchhusten etwa 80–90 %, für leichtere Keuchhustenverläufe ist sie deutlich niedriger (50–70 %) (Evidenz I). Die Schutzdauer einer Grundimmunisierung mit azellulären Impfstoffen beträgt mindestens 5 Jahre, möglicherweise auch länger.

Azelluläre Pertussis-Impfstoffe werden wesentlich besser vertragen als die früher verwendeten Ganzkeim-Pertussis-Impfstoffe. Bei den ersten 3 Impfungen werden bei etwa 12–20 % der Geimpften vorübergehende lokale oder systemische Reaktionen beobachtet. Eine Rötung oder Schwellung von über 2 cm Durchmesser sowie Fieber über 38,5 °C treten bei weniger als 5 % auf. Zu unspezifischen, meist harmlosen Allgemeinreaktionen wie Erregbarkeit, Müdigkeit, Appetitlosigkeit und Erbrechen kommt es bei bis zu 20 % der Geimpften. Unter den seltenen Impfreaktionen wurde hohes Fieber in einer Häufigkeit zwischen 0,6 und 1,1/10 000 Impfungen, hypotone-hyporesponsive Episoden zwischen 0 und 4,7/10 000 Impfungen und Krampfanfälle (meist Fieberkrämpfe) zwischen 0 und 0,7/10 000 Impfungen beobachtet. Nach der 4. Impfung kommt es zu einer Zunahme der Lokalreaktionen, eine Schwellung oder Rötung >2 cm wird bei etwa 20 % der Geimpften beobachtet. Bei bis zu 2 % der Geimpften kann es zu einer Schwellung des gesamten Oberschenkels, bzw. des Oberarms kommen, in den die Impfung appliziert wurde. Diese seltenen ausgeprägten Lokalreaktionen sind in der Regel schmerzlos, gehen ohne wesentliche Beeinträchtigung des Impflings einher und bilden sich innerhalb einer Woche folgenlos zurück. Für weitere Auffrischimpfungen (ab der 5. Impfung) von Kindern sowie generell ab dem Alter von 5 Jahren ist die Impfung mit antigenreduzierten azellulären Pertussis-Impfstoffen zu empfehlen (siehe Tab. 71).

Für die einzelnen Impfungen der Grundimmunisierung sollte möglichst der gleiche Impfstoff mit identischer Zusammensetzung verwendet werden. Falls der Impfstoff unbekannt ist oder nicht zur Verfügung steht, kann jedoch auch ein anderer azellulärer Pertussis-Impfstoff verwendet werden.

Bei einem bereits gegen Pertussis geimpften Kind kann der Impfschutz nach Exposition durch Fortführung bzw. Komplettierung der Impfserie vervollständigt und somit der Ausbruch der Krankheit verhindert oder diese mitigiert werden. Grundsätzlich gilt, dass der Erfolg einer Inkubationsimpfung umso höher ist, je früher sie nach der Exposition erfolgt. Besonders Erfolg versprechend ist die Inkubationsimpfung, wenn sie zu einer sekundären Immunantwort mit raschem Antikörperanstieg führt. Dies ist der Fall, wenn die 3. Impfung zum Zeitpunkt der Exposition schon länger als 6 Monate zurückliegt und die Inkubationsimpfung der ohnehin fälligen Routine-Auffrischung entspricht. Die Chemoprophylaxe sollte begleitend zur Inkubationsimpfung erfolgen.

■ Isolierung und Wiederzulassung nach B.pertussis-Infektion

Eine Isolierung von hospitalisierten Patienten ist für 5 Tage nach Beginn einer antibiotischen Behandlung empfohlen. Frühestens 5 Tage nach Therapiebeginn können Patienten Gemeinschaftseinrichtungen, wie Kindergarten oder Schule, wieder besuchen. Ohne antimikrobielle Therapie ist eine Wiederzulassung frühestens 3 Wochen nach Beginn der Symptomatik erlaubt.

■ Chemoprophylaxe

Für enge Kontaktpersonen besteht die Empfehlung einer Chemoprophylaxe mit Makroliden analog zur Therapie (Dosis und Dauer siehe Tab. 72). Geimpfte Kontaktpersonen sind für einen Zeitraum von mindestens 5 Jahren vor der Erkrankung weitgehend geschützt, können aber vorübergehend mit Bordetellen besiedelt sein und damit eine Infektionsquelle darstellen. Diese Personen sollten vorsichtshalber eine Chemoprophylaxe er-

Tabelle **72**   Antibiotische Therapie und Postexpositionsprophylaxe bei Pertussis in verschiedenen Altersgruppen.

	Therapie der Wahl			Alternativ
Alter	Azithromycin	Erythromycin-Estolat	Clarithromycin	TMP-SMX[1]
< 1 Monat	10 mg/kgKG/Tag in 1 Dosis für 5 Tage	cave! hypertrophe Pylorusstenose (selten)	nicht empfohlen (zu wenige Daten)	kontraindiziert unter 2 Monaten
1 – 6 Monate	10 mg/kgKG/Tag in 1 Dosis für 5 Tage	40 mg/kgKG/Tag in 2 Dosen für 7 Tage	15 mg/kgKG/Tag in 2 Dosen für 7 Tage	kontraindiziert unter 2 Monaten. Für Kinder im Alter > 2 Monate: TMP: 8 mg/kgKG/Tag, SMX 40 mg/kgKG/Tag in 2 Dosen für 14 Tage
> 6 Monate, Kleinkinder, Kinder	10 mg/kgKG/Tag in 1 Dosis am Tag 1; 5 mg/kgKG/Tag an Tagen 2 – 5 (max.: 500 mg)	40 mg/kgKG/Tag in 2 Dosen für 7 Tage	15 mg/kgKG/Tag in 2 Dosen für 7 Tage (max.: 1 g/Tag)	TMP: 8 mg/kgKG/Tag, SMX 40 mg/kgKG/Tag in 2 Dosen für 14 Tage
Erwachsene	500 mg in 1 Dosis am Tag 1; 250 mg an Tagen 2 – 5	2 g/Tag in 2 Dosen für 14 Tage	1 g/Tag in 2 Dosen für 7 Tage	TMP: 320 mg/Tag, SMX 1600 mg/Tag in 2 Dosen für 14 Tage

[1] Trimethoprim-Sulfamethoxazol (TMP-SMX) kann bei Makrolidallergie, -unverträglichkeit, oder -resistenz (selten) als Alternativtherapeutikum eingesetzt werden.

halten, wenn sich in ihrer Umgebung gefährdete Personen, wie Säuglinge oder Kinder mit kardialen oder pulmonalen Grundleiden befinden.

Bei nicht oder unvollständig geimpften Kindern und Jugendlichen, bzw. bei einem Abstand von mehr als 5 Jahren zur letzten Pertussis-Impfung ist eine Chemoprophylaxe und ggf. eine Vervollständigung der Impfung gemäß den allgemeinen Empfehlungen der STIKO durchzuführen (Inkubationsimpfung). Ein Ausschluss der Kontaktpersonen von Gemeinschaftseinrichtungen ist nicht erforderlich, solange kein Husten auftritt. Bei nur fraglichem oder flüchtigem Kontakt sollte die exponierte Person mindestens für 3 Wochen hinsichtlich des Auftretens respiratorischer Symptome überwacht werden. Wenn sich respiratorische Symptome entwickeln, sind eine entsprechende mikrobiologische Diagnostik und Antibiotikatherapie indiziert.

■ Meldepflicht

Laut Infektionsschutzgesetz besteht keine allgemeine Meldepflicht für Erkrankung oder Tod durch Pertussis. In den neuen Bundesländern besteht eine länderspezifische Meldepflicht für die Erkrankung an Pertussis. Nach § 34 Ans. 6 besteht eine Informationspflicht: Die Leitung einer Gemeinschaftseinrichtung hat das zuständige Gesundheitsamt unverzüglich über zur Kenntnis gelangte Erkrankungsfälle zu informieren und

krankheits- und personenbezogene Angaben zu machen. Diese Informationspflicht ist bei Erkrankungen in Einrichtungen mit Kleinkindern besonders zu beachten.

Literatur

Altunaiji S, Kukuruzovic R, Curtis N et al. Antibiotics for whooping cough (pertussis). Cochrane Database Syst Rev 2005; 1: CD 004 404

CDC. Recommended Antimicrobial Agents for the Treatment and Postexposure Prophylaxis of Pertussis. MMWR Report 2005; 54: 1 – 16

Halperin SA, Sweet L, Baxendale D et al. How Soon After a Prior Tetanus-Diphtheria Vaccination Can One Give Adult Formulation Tetanus-Diphtheria-Acellular Pertussis Vaccine? Pediatr Infect Dis J 2006; 25(3): 195 – 200

Wendelboe AM, Van RA, Salmaso S et al. Duration of immunity against pertussis after natural infection or vaccination. Pediatr Infect Dis J 2005; 24: S 58 – S 61

 Koordinator:
J. G. Liese

Mitarbeiter:
U. Heininger, F.-M. Müller,
C. H. Wirsing von König

Pest

Klinisches Bild

Die Pest ist eine akute, unbehandelt häufig letal verlaufende Infektionskrankheit, die durch hohes Fieber, Schüttelfrost, abdominale Beschwerden und eine deutliche Beeinträchtigung des Allgemeinbefindens charakterisiert ist. In Abhängigkeit vom Übertragungsmodus, Eigenschaften des Bakterienisolates und der individuellen Immunität treten 3 typische Krankheitsbilder auf.

◼ Bubonenpest (Beulenpest)

Innerhalb von 1 – 14, im Durchschnitt 3 – 6 Tagen nach dem Flohstich, entwickelt sich im Abflussgebiet der Stichregion eine unilaterale schmerzhafte Lymphknotenschwellung (Bubo). Bevorzugt sind die femoralen und inguinalen (70 %), seltener zervikale und axilläre (je 10 – 20 %) Lymphknoten betroffen. Unwohlsein, Fieber, Schüttelfrost und Kopfschmerzen treten begleitend auf. Selten entsteht aus dem ursprünglichen Stich eine ulzerierende, evtl. gangränöse Hautläsion (Pestfurunkel). Entleert sich die Lymphadenitis nach außen, kommt es in vielen Fällen zur Spontanheilung. Häufiger kommt es jedoch zur Einschmelzung mit Bakteriämie, Sepsis, Pneumonie und evtl. Meningitis. Mit 75 % aller gemeldeten Pestfälle ist die Bubonenpest die häufigste klinische Form, die unbehandelt eine Letalität von etwa 50 % aufweist.

◼ Lungenpest

Nach Inhalation von Pestbakterien kommt es innerhalb von Stunden bis 2 Tagen zu einer primären Pneumonie mit hohem Fieber, Dyspnoe und Hämoptyse. Unbehandelt verläuft diese Erkrankung fast immer tödlich. Sekundär kann sich eine Pneumonie im Anschluss an eine Bubonenpest oder eine Pestsepsis entwickeln. Als Infektionsquelle kommen Menschen und Tiere, insbesondere Katzen mit Pestpneumonie, in Betracht. Mit 4 – 10 % aller gemeldeten Pestfälle ist die Pestpneumonie selten.

◼ Pestsepsis

Dieses durch Fieber, Schock und disseminierte Gerinnung gekennzeichnete Krankheitsbild ist von Septikämien durch andere gramnegative Bakterien nicht zu unterscheiden. Es kann sich primär nach Flohstich oder sekundär nach einer Bubonenpest entwickeln. Trotz frühzeitiger Therapie dieser mit 15 – 20 % zweithäufigsten Manifestation beträgt die Letalität 15 – 30 %. Die postmortal als schwärzliche Läsionen imponierenden Hautblutungen sind für den im Mittelalter gebräuchlichen Namen „Schwarzer Tod" verantwortlich.

Neben den typischen Krankheitsbildern kann die Pest als isolierte Pharyngitis mit zervikaler Lymphadenopathie oder als isolierte Meningitis auftreten. Bei Epidemien werden Pestbakterien auch aus Rachenabstrichen asymptomatischer Menschen isoliert.

Ätiologie

Der Erreger ist Yersinia pestis, ein unbewegliches, nicht sporenbildendes, bekapseltes, gramnegatives, kokkoides Stäbchen, das sich bipolar („Sicherheitsnadel") anfärbt. Das Bakterium besitzt mehrere chromosomal- und plasmidcodierte, teilweise temperaturabhängige Virulenzfaktoren. Es weist ein breites Temperaturoptimum auf, was eine Vermehrung sowohl im Floh als auch im Warmblüter ermöglicht.

Epidemiologie

Die Pest ist eine typische Zoonose, die weltweit bei über 200 Nagetierarten (u.a. Ratten, Eichhörnchen) und Karnivoren wie Bären, Katzen und Hunden vorkommt. Der Erreger kann durch mehr als 80 Flohspezies übertragen werden. Die von Blutmahlzeiten abhängigen Flöhe nehmen bei Bakteriämien die Yersinien auf, die den Darm besiedeln und ausgeschieden werden.

Die Bakterien bleiben über Wochen im Flohkot vital und sind noch nach Monaten aus dem Erdreich von Nagetierhöhlen isolierbar. Besitzen die Yersinien die Fähigkeit, das aufgenommene Blut im Vormagen zu koagulieren, kommt es zu einer Darmblockade, was zu vermehrten Saugversuchen des hungernden Flohs mit Regurgitationen des Darminhaltes und damit zur Übertragung der Yersinien führt. Die Flöhe sterben innerhalb von 1 – 2 Tagen.

Verschiedene Rattenspezies stellen ein wesentliches Reservoir dar, obwohl sie selbst auch an der Pest versterben können. Der damit verbundene Temperaturabfall veranlasst den sonst wirtsspezifischen Rattenfloh, Xenopsylla cheopsis, am nächstbesten Warmblüter eine Blutmahlzeit zu nehmen, wofür auch ein Mensch in Betracht kommt.

Im Falle einer Bakteriämie beim Infizierten können die ansitzenden Menschenflöhe, wie Pulex irritans, zu Überträgern werden.

Weitere Übertragungsmöglichkeiten sind die Ingestion von infiziertem Fleisch, der Kontakt von infizierten Tiergeweben mit Hautwunden, Nagetierbisse sowie die Inhalation von Tröpfchen bei Pestpneumonie oder Pharyngitis bei Mensch und Katze.

Die Ausbildung eines wesentlichen Virulenzfaktors, der Kapsel mit dem sog. F1-Antigen, ist temperaturabhängig und wird nur bei 37 °C beobachtet. Bei Infektionen mit bekapselten Yersinia pestis ist die Inkubationszeit wesentlich verkürzt, was die foudroyanten Krankheitsverläufe bei primärer Pestpneumonie und primärer Pestsepsis nach Kontakt von Hautwunden mit infizierten Tiergeweben erklärt.

Endemiegebiete der Pest sind ländliche Regionen in den Südweststaaten der USA, in Südamerika (Ecuador, Peru), in afrikanischen Ländern südlich der Sahara (Tansania, Mozambique, Madagaskar), in Russland, in Asien (Kasachstan, China, Mongolei, Indien) und in Südostasien (Vietnam).

Diagnose

Das klinische Bild zusammen mit einer entsprechenden Anamnese (Aufenthalt im Endemiegebiet) führen zur Verdachtsdiagnose, die durch den mikroskopischen Nachweis bipolar gefärbter gramnegativer stäbchenförmiger Bakterien aus Bubonenaspirat, Blut oder Sputum unterstützt wird. Die auf vielen in der Diagnostik üblichen Nährböden anzüchtbaren Yersinia pestis bilden meist erst nach 2 Tagen Kolonien. Der Kapselnachweis mit spezifischen fluoreszierenden Antikörpern, die biochemische Charakterisierung und die Phagentypisierung sichern die Identität des Erregers. Anzucht und Identifizierung des Erregers sind Laboratorien der biologischen Sicherheitsstufe 3 vorbehalten. Die übliche Labordiagnostik weist mit Ausnahme einer ausgeprägten Leukozytose keine Besonderheiten auf und ist daher nicht richtungsweisend.

Der Nachweis spezifischer Antikörper mithilfe verschiedener immundiagnostischer Tests, wie indirekte Hämagglutination, Enzym-Immuntest und Western-Blot hat für die Diagnostik der akuten Infektion keine Bedeutung, da sie frühestens nach 5 Tagen nachweisbar werden.

Die **Differenzialdiagnose** umfasst Tularämie, Milzbrand, Rattenbissfieber, Rickettsiosen, Bartonellosen, Pasteurella-multocida-Infektionen, Malaria, Sepsis, Pneumonien und Meningitiden.

Therapie

Bereits bei Verdacht ist nach Entnahme des Untersuchungsmaterials eine unverzügliche Antibiotikatherapie zu beginnen. Wirksame Medikamente sind intramuskulär appliziertes Streptomycin (30 mg/kgKG/Tag in 2 Dosen, maximal 2 g/24 Stunden), Gentamicin (7,5 mg/kgKG in 2 – 3 Dosen intravenös), Tetrazykline (30 – 40 mg/kgKG/Tag intravenös in 3 Dosen, oral: 25 – 50 mg/kgKG/Tag in 4 Dosen) sowie Doxyzyklin 2 × 100 mg/Tag (2 × 2 mg/kgKG); bei Meningitis altersunabhängig Chloramphenicol (initial 25 mg/kgKG, dann 50 – 100 mg/kgKG/Tag in 3 – 4 Dosen intravenös).

Cotrimoxazol und Sulfonamide sind zwar ebenfalls wirksam, wirken jedoch langsam, sodass sie bei Schwerkranken nicht alleine eingesetzt werden können. β-Laktam-Antibiotika gelten als unwirksam. In-vitro-Testungen und Tierversuche zeigen eine gute Wirksamkeit von Ciprofloxacin, jedoch fehlen klinische Erfahrungen, ebenso zu den neueren Cephalosporinen. Eine Therapiedauer von mindestens 10 (– 14) Tagen wird empfohlen.

Prophylaxe

Erkrankte und Verdachtsfälle müssen isoliert werden. Bei Lungenpest ist eine strenge Absonderung von mindestens 48 Stunden erforderlich. Bei Kontakt zu Patienten mit Pestpneumonie und Pestsepsis werden Ciprofloxacin 2 × 500 mg/Tag, Doxyzyklin 2 × 100 mg/Tag oder Cotrimoxazol 2 × 800 – 1600 mg/Tag für 7 Tage zur Prophylaxe empfohlen.

Ein formalininaktivierter Ganzkeimimpfstoff führt zu einem 6-monatigen Impfschutz, ist jedoch in Deutschland nicht zugelassen und kommt nur in Ausnahmefällen für Erwachsene in Betracht.

■ Schutzmaßnahmen für medizinisches Personal

Beim Umgang mit Pestverdächtigen, Kranken und Untersuchungsmaterial sind Schutzkittel, Handschuhe, Mund-Nasen-Schutz und Schutzbrille zu tragen. Patientenmaterialien sind als C-Abfall zu entsorgen.

Nach § 6 des Infektionsschutzgesetzes sind Verdacht, Erkrankung und Tod meldepflichtig. Das Auftreten von Pest ist unverzüglich über die oberste Landesbehörde dem Robert Koch-Institut zu melden.

Konsiliarlaboratorium für Yersinia pestis:
Max von Pettenkofer-Institut für Hygiene und Medizinische Mikrobiologie der LMU München
Pettenkoferstraße 9a, 80336 München
Tel.: 0 89/51 60-52 00, Fax: 089/51 60-52 02

Literatur
Centers for Disease Control. http://www.cdc.gov; → search: plague; Stand: Juli 2008
Centers for Disease Control. Prevention of plague: recommendations of the advisory committee on immunization practices. MMWR 1996; 45(14): 1 – 15
Robert Koch-Institut. http://www.rki.de; Infektionskrankheiten A–Z. Pest. Stand: Juli 2008

 Koordinator:
R. Bialek

Mitarbeiter:
S. Lugauer

Pneumocystis-jiroveci-Pneumonie

Klinisches Bild

Die Pneumocystis-jiroveci-Pneumonie (PCP) ist eine typische opportunistische Infektionserkrankung bei immundefizienten Patienten. Die Schwere der Pneumonie ist abhängig vom Grad der Abwehrschwäche und vom Alter des Patienten. Die typischen Symptome sind trockener Husten, zunehmende Belastungsdyspnoe, blass-livide Haut (bis Zyanose) und Fieber. Der Beginn kann schleichend sein, mit langsamer Verschlechterung über Wochen, oder fulminant mit rascher Progression über Tage.

Extrapulmonale Infektionsorte wie Lymphknoten, Nasennebenhöhlen, Retina, Gastrointestinaltrakt, Pankreas, Nebennieren und Herz sind sehr selten.

HIV-infizierte Säuglinge und Kinder mit PCP sind akut krank, die Sauerstoffsättigung (< 90 %) und der Sauerstoffpartialdruck (< 60 mmHg) sind vermindert. Die Laktatdehydrogenase (LDH) ist meist erhöht (320 – 2000 U/l). Es besteht meist eine Lymphopenie. Der Auskultationsbefund über der Lunge kann initial normal sein, gelegentlich sind feinblasige Rasselgeräusche zu hören. Radiologisch finden sich initial retikulogranuläre interstitielle Veränderungen, die sehr diskret sein können. Bei ca. 10 % der Patienten ist der initiale Röntgenbefund unauffällig. Bei fortgeschrittener Erkrankung sieht man alveoläre Infiltrate und ein positives Luftbronchogramm. Im Spätstadium können ganze Lungenfelder verschattet sein („weiße Lunge"). In der Computertomografie (HRCT) finden sich unscharfe, diffuse, milchglasartige Verdichtungen des Lungengewebes mit Aussparung einzelner Segmente oder Subsegmente. In der Regel werden nur bei Rezidiven und protrahierten Formen zystische Veränderungen nachgewiesen.

Unbehandelt ist die Letalität nahezu 100 %. Die mittlere Überlebenszeit nach einer durchgemachten PCP betrug vor 1996 für HIV-infizierte Säuglinge 20 Monate. Dank frühzeitiger Prophylaxe und verbesserter Therapiemöglichkeiten (HAART: hoch aktive antiretrovirale Therapie) der HIV-Infektion ist die PCP bei HIV-infizierten Säuglingen und Kindern in den Industrieländern deutlich seltener geworden.

Differenzialdiagnostisch ist die PCP von anderen interstitiellen Pneumonien wie Viruspneumonien, insbesondere durch Zytomegalievirus (CMV), atypischen Mykobakteriosen, Mykoplasmen, Mykosen und der lymphoiden interstitiellen Pneumonie (LIP) zu unterscheiden. Bei HIV-infizierten Säuglingen wurden häufig Doppelinfektionen mit P. jiroveci und CMV beobachtet.

Ätiologie

Aufgrund genetischer Homologien wird P. jiroveci den Schlauchpilzen (Ascomyceten) zugeordnet. Da ihm jedoch die für Pilze typische ergosterolhaltige Zellwand fehlt, sind die gängigen Antimykotika unwirksam. Lichtmikroskopisch werden bei dem parasitenartigen Pilz sporozoitenhaltige Zysten und Trophozoiten unterschieden. P. jiroveci ist bisher nicht kultivierbar, sodass In-vitro-Resistenzbestimmungen nicht möglich sind.

In molekularepidemiologischen Studien wurden bislang über 50 verschiedene humanspezifische Arten von P. jiroveci typisiert. Möglicherweise unterscheiden sich diese Genotypen hinsichtlich Pathogenität und Übertragbarkeit. Es gelang auch eine Anzahl von Antigenen zu identifizieren, von denen das wichtigste das „major surface glycoprotein" (MSG) ist. P. jiroveci hat die Fähigkeit seine „major surface"-Glykoproteine zu verändern und somit der Immunabwehr seines Wirtes zu entgehen.

Die Gene, die die Enzyme Dihydropteroat-Synthase (DHPS) und Dihydrofolat-Reduktase (DHFR) codieren wurden analysiert. DHPS wird durch Sulfamethoxazol und DHFR durch Trimethoprim inhibiert. Es wurden Mutationen im Gen für DHPS gefunden, die mit Zunahme einer PCP-Prophylaxe mit Sulfonamiden und Sulfonen gehäuft auftraten. Die Relevanz dieser Mutationen in Hinblick auf eine Resistenzentwicklung mit daraus resultierender Unwirksamkeit prophylaktischer und therapeutischer Regime kann noch nicht abschließend beurteilt werden. In einer Studie an 197 HIV-infizierten Patienten, die an einer PCP erkrankt waren, ließ sich ein Trend für mehr beatmungspflichtige Pneumonien und eine höhere Mortalität bei Patienten, die Mutationen im DHPS-Gen aufwiesen, erkennen.

Epidemiologie

P. jiroveci ist weltweit verbreitet und wurde sowohl beim Menschen als auch bei vielen verschiedenen Tierarten nachgewiesen. Er ist wirtsspezifisch. Der genaue Infektionsweg und das Reservoir sind weiterhin ungeklärt. Möglicherweise stellen Säuglinge ein natürliches Reservoir für P. jiroveci dar.

Seroepidemiologische Daten sprechen dafür, dass es bereits im Säuglings- und Kleinkindalter zu einem hohen Prozentsatz zur Infektion kommt.

Ob die Infektion mit P. jiroveci lebenslang persistiert oder immer wieder neu erworben wird, kann anhand der Datenlage nicht endgültig beantwortet werden. Viele Untersuchungsergebnisse weisen jedoch bei Erkrankten auf eine neu erworbene Infektion hin. Bei immungesunden Erwachsenen wird P. jiroveci in der Bronchiallavageflüssigkeit nur selten gefunden, ebenso bei erfolgreich behandelten Patienten nach durchgemachter PCP. Sequenzielle Analysen von mehreren Episoden einer Pneumocystis-jiroveci-Pneumonie bei HIV-Infizierten zeigten, dass es genetische Differenzen der einzelnen Isolate gibt, und bei Patienten ohne Sulfon- oder Sulfonamid-Prophylaxe wurden Mutationen im DHPS-Gen nachgewiesen, sodass eher Neuinfektionen statt Reaktivierungen einer persistierenden Infektion als Ursache in Betracht kommen.

Menschen mit angeborenen und erworbenen Immundefekten, wie schwere kombinierte Immundefekte, DiGeorge-Syndrom, Hyper-IgM-Syndrom, HIV-infizierte Patienten mit niedriger CD4-Zellzahl und Patienten unter immunsuppressiver Therapie (Tumorpatienten, Organtransplantierte, Kinder mit therapierefraktärer Epilepsie während ACTH-Therapie, Patienten mit nephrotischem Syndrom u. a.) sind besonders gefährdet, an einer PCP zu erkranken.

Unter den verbesserten Therapiemöglichkeiten (HAART) für HIV-infizierte Kinder und Erwachsene geht die Inzidenz der P.jiroveci-Pneumonie seit 1996 deutlich zurück. Die PCP tritt eher noch als Indikatorkrankheit bei Patienten mit unbekanntem HIV-Status und bei unbehandelten Patienten auf.

Trotzdem bleibt sie die häufigste opportunistische Infektion bei HIV-infizierten Kindern und Erwachsenen. Besonders betroffen sind Säuglinge zwischen dem 3. und 6. Lebensmonat, insbesondere wenn die Mutter in der Schwangerschaft nicht auf HIV getestet wurde und somit keine postpartalen Untersuchungen erfolgten. Während bei erwachsenen Patienten mit HIV-Infektion das Erkrankungsrisiko bei einer CD4-Zellzahl unter 200/µl signifikant zunimmt, gibt es für Säuglinge keinen sicheren Zusammenhang mit der CD4-Zellzahl.

Die PCP kommt bei Patienten mit generalisierten, lymphoproliferativen Malignomen häufiger vor als bei Patienten mit soliden Tumoren. Das Ausmaß der Chemotherapie und der Bestrahlung beeinflussen ebenfalls das Erkrankungsrisiko.

Diagnose

Der Direktnachweis des Erregers gelingt aus dem Sputum, der Bronchiallavageflüssigkeit oder aus dem Lungenbiopsat. Bei älteren Kindern und Erwachsenen kann zunächst versucht werden, die Erreger direkt im induzierten Sputum (Inhalation von 3 %iger Kochsalzlösung über einen Ultraschallvernebler so lange, bis ein starker Hustenreiz entsteht) nachzuweisen. Mit dieser Methode gelingt ein Erregernachweis in 60–95 % der Fälle. Der Goldstandard zur Diagnosestellung einer PCP ist die Bronchoskopie mit bronchoalveolärer Lavage (BAL) und Nachweis der Pneumozysten mittels Färbung und/oder fluoreszierender Antikörper.

Bei Verdacht auf eine PCP und fehlender Möglichkeit einer Bronchiallavage (z. B. schwerstkranke Patienten) kann eine PCR zum Nachweis Pneumocystis-jiroveci-spezifischer DNA aus induziertem Sputum und/oder Rachenspülwasser versucht werden (mit einer Sensitivität von 40–91 % und einer Spezifität von 77–94 %).

Bei Säuglingen und Kleinkindern sowie bei negativem Sputumbefund sollte eine bronchoalveoläre Lavage durchgeführt werden. Lässt sich mit diesen Methoden keine definitive Diagnose stellen oder lässt der klinische Zustand des Patienten keine BAL zu, sollte unverzüglich mit einer probatorischen Therapie begonnen werden. Die Pneumozysten lassen sich noch mindestens 72 Stunden nach Therapiebeginn nachweisen. Nur in seltenen Ausnahmefällen ist eine Lungenbiopsie indiziert.

Die Pneumozysten werden mit der Giemsa-, der Grocott-Färbung oder mithilfe von fluoreszenzmarkierten monoklonalen Antikörpern dargestellt.

In der Methenamin-Silbernitrat-Färbung nach Gomori und Grocott und der Toluidin-blau-Färbung können die Zysten nachgewiesen werden. Serologische Testverfahren sind ohne diagnostischen Nutzen, da bereits 75 % der 4-Jährigen und 90 % der Erwachsenen Antikörper gegen P. jiroveci aufweisen.

Therapie

Bei klinischem Verdacht auf eine PCP sollte sofort mit der Behandlung (siehe Tab. **73**) begonnen werden. Mittel der Wahl ist Trimethoprim-Sulfamethoxazol (TMP-SMX) (Evidenzgrad I) über 21 Tage. Die Behandlung sollte intravenös begonnen werden und kann bei klinischer Besserung oral weitergeführt werden. Folinsäure sollte (im Gegensatz zur Therapie der Toxoplasmose) nicht mit Trimethoprim-Sulfamethoxazol kombiniert werden, da dadurch möglicherweise die Effektivität von TMP-SMX beeinträchtigt wird.

Bei mittelschweren bis schweren Verläufen (PaO_2 < 70 mmHg oder alveolar-arterieller Gradient > 35 mmHg) wird zusätzlich der Einsatz von hochdosierten Steroiden empfohlen (Methylprednisolon Tage 1 – 7: 1 mg/kgKG alle 6 Stunden; Tage 8 – 9: 1 mg/kgKG 2-mal täglich; Tage 10 – 11: 0,5 mg/kgKG 2-mal täglich; Tage 12 – 16: 1 mg/kgKG 1-mal täglich. Alternativ kann auch folgendes Schema angewendet werden: Methylprednisolon Tage 1 – 5: 1 mg/kgKG 2-mal täglich; Tage 6 – 10: 0,5 mg/kgKG 2-mal täglich, Tage 11 – 21: 0,5 mg/kgKG 1-mal täglich.)

Bei Kindern kommt es unter Therapie mit TMP-SMX im Gegensatz zu Erwachsenen nur selten zu allergischen Reaktionen und Hämatotoxizität. Als Alternative bei Therapieversagen kann Pentamidin versucht werden (Evidenzgrad III); an Nebenwirkungen sind hier zu beachten: Hypotension, renale Dysfunktion, Hypoglykämie, Fieber und Neutropenie. Eine weitere Alternative zur Behandlung der schweren PCP ist Trimetrexat/Folinsäure. Mildere Formen können alternativ mit Clindamycin +

Primaquin, Trimethoprim + Dapson oder Atovaquone behandelt werden, wobei für diese Medikamentenkombinationen nur wenig Erfahrungen bei Kindern vorliegen.

Bei Patienten mit Glucose-6-phosphat-Dehydrogenase-Defizienz ist die Gabe von Sulfamethoxazol und Primaquin kontraindiziert (Auslösung einer hämolytischen Anämie).

Da sich die klinische Symptomatik oft während der ersten Behandlungstage (3 – 5 Tage) noch verschlechtern kann, empfiehlt sich ein Therapiewechsel wegen Nichtansprechens erst nach 5 Behandlungstagen. Kommt es trotz entsprechender Behandlung (medikamentös, Sauerstoff) zur akuten respiratorischen Insuffizienz, können oft durch die CPAP-Maskenbeatmung (ältere Kinder, Erwachsene) eine Intubation und maschinelle Beatmung vermieden werden.

Wird trotz dieser Maßnahmen eine maschinelle Beatmung unvermeidlich, konnte bei Kindern durch Surfactantgabe die Lungenfunktion gebessert und die Kinder rascher von der Beatmung entwöhnt werden. Bei der Surfactantgabe wurden keine unerwünschten Nebenwirkungen beobachtet. Über den erfolgreichen Einsatz der extrakorporalen Membran-Oxygenierung (ECMO) bei 4 Kindern mit malignen Erkrankungen und besonders schwerer PCP wurde berichtet.

Prophylaxe

Alle Patienten, die zu einer Risikogruppe für eine PCP gehören sowie alle Patienten mit durchgemachter PCP und anhaltender Immunsuppression, sollten eine Prophylaxe erhalten (siehe Tab. **74**). Bei HIV-infizierten Patienten richtet sich der Be-

Tabelle **73**   Behandlung der P.jiroveci-Pneumonie.

Primärtherapie	Trimethoprim-Sulfamethoxazol (TMP-SMX) TMP 15 – 20 mg/kgKG/Tag und SMX 75 – 100 mg/kgKG/Tag in 3 – 4 ED i. v.
Alternativen	Pentamidin 4 mg/kgKG/Tag in 1 ED i. v., bei klinischer Besserung kann nach 7 – 10 Tagen auf eine orale Therapie z. B. mit Atovaquone gewechselt werden
	Trimetrexat[1] 45 mg/m²KO i. v. in 1 ED + Folinsäure 20 mg/m²KO i. v. oder oral alle 6 Stunden für 24 Tage
Alternativen bei leichter bis mittelschwerer PCP	Atovaquone 30 – 40 mg/kgKG/Tag in 2 ED oral (mit fettreicher Mahlzeit) für Neugeborene bis zum 3. Lebensmonat und ≥ 24 Monate alte Kinder Atovaquone 45 mg/kgKG/Tag in 2 ED für Kinder 3 – 24 Monate
	Clindamycin 40 mg/kgKG/Tag in 4 ED i. v. + Primaquin 0,3 mg/kgKG/Tag in 1 ED oral (Clindamycin kann nach 10 Tagen auf oral umgesetzt werden)
	Dapson 2 mg/kgKG/Tag in 1 ED oral (Kinder < 13 Jahre) + Trimethoprim 15 mg/kgKG/Tag in 3 ED

[1] Trimetrexat ist in den USA unter dem Handelsnamen NeuTrexin (Fa. US Bioscience) zugelassen.

Tabelle **74** Prophylaxe der P.jiroveci-Pneumonie.

Kinder 1 Monat – 12 Jahre	Trimethoprim-Sulfamethoxazol (TMP-SMX) 150 mg TMP/m²/Tag + 750 mg SMX/m²/Tag oral: in 2 ED an 3 aufeinanderfolgenden Tagen/Woche (Evidenzgrad II) oder in 1 ED an 3 aufeinanderfolgenden Tagen/Woche (Evidenzgrad II) oder in 2 ED an 7 Tagen/Woche oder in 2 ED 3 × wöchentlich an alternierenden Tagen
Jugendliche > 12 Jahre und Erwachsene	160 mg TMP + 800 mg SMX oral in 1 ED 7 Tage/Woche (Evidenzgrad I) oder 80 mg TMP + 400 mg SMX oral in 1 ED 7 Tage/Woche (Evidenzgrad I) oder 160 mg TMP + 800 mg SMX oral in 1 ED 3 Tage/Woche (Evidenzgrad II)
Alternativen bei TMP-SMX-Intoleranz:	
Kinder > 5 Jahre, Jugendliche und Erwachsene	Inhalation mit Pentamidin-Isethionat 1 × 300 mg/4 Wochen, mit Respigard-II-Vernebler oder Portasonic-Ultraschallvernebler (Bewertung für Kinder Evidenzgrad IV, für Jugendliche und Erwachsene Evidenzgrad I)
Kinder ≥ 1Monat	Dapson 2 mg/kgKG/Tag oral (maximal 100 mg) oder 4 mg/kgKG/Woche (maximal 200 mg) (Evidenzgrad II)
Jugendliche und Erwachsene	Dapson 100 mg in 1 ED oder in 2 ED/Tag oral (I) **oder**, falls gleichzeitig eine Prophylaxe gegen Toxoplasmose erforderlich ist: Dapson 50 mg/Tag + Pyrimethamin 50 mg/Woche + Leucovorin 25 mg/Woche (Evidenzgrad I) oder Dapson 200 mg + Pyrimethamin 75 mg + Leucovorin 25 mg 1-mal wöchentlich (Evidenzgrad I)
Kinder 1 – 3 Monate	Atovaquone 30 mg/kgKG/Tag in 1 ED oral (Evidenzgrad II)
Kinder 4 – 24 Monate	Atovaquone 45 mg/kgKG/Tag in 1 ED
Kinder > 24 Monate	Atovaquone 30 mg/kgKG/Tag in 1 ED
Jugendliche und Erwachsene	Atovaquone 1500 mg/Tag in 1 ED (Evidenzgrad I)
Kinder 3 Monate – 19 Jahre	Atovaquone 30 mg/kgKG/Tag in 1 ED oral + Azithromycin 5 mg/kgKG/Tag in 1 ED oral

ginn der PCP-Prophylaxe nach der CD4-Zellzahl (siehe Tab. 75). Für Kinder wie für Erwachsene gilt als Mittel der 1. Wahl Trimethoprim-Sulfamethoxazol. TMP-SMX ist gleichzeitig wirksam gegen Toxoplasma gondii und gegen eine Vielzahl bakterieller Erreger. Bei Unverträglichkeit kann durch Desensibilisierung (langsame Dosissteigerung) doch bei vielen Patienten TMP-SMX eingesetzt werden. In einer randomisierten, doppelblinden, plazebokontrollierten Studie an 366 Kindern konnte gezeigt werden, dass die Kombination von Azithromycin + Atovaquone einer Prophylaxe mit TMP-SMX zumindest gleichwertig ist.

Bei vielen HIV-infizierten Patienten kommt es nach Beginn einer antiretroviralen Kombinationstherapie zu einer Immunrekonstitution mit Wiederanstieg der CD4-Zellzahl. Für HIV-infizierte Erwachsene und Jugendliche wird daher empfohlen, die Primär- (Evidenzgrad I) und Sekundärprophylaxe (Evidenzgrad II, Urschel et al. 2005) abzusetzen, wenn die CD4-Zellzahl mindestens 3 Monate > 200/µl liegt. Nur bei den Patienten, die mit einer

Tabelle **75** Indikation zur PCP-Prophylaxe bei HIV-infizierten Kindern.

Alter	CD4-Zellzahl (absolut und relativ)
1 Monat – ≤ 12 Monate	alle HIV-Infizierten, unabhängig von der T-Helfer-Zell-Zahl, in Ausnahmefällen (verzögerte HIV-Diagnostik, Nonadherence) auch HIV-exponierte Kinder, so lange, bis HIV-Status geklärt ist
1 – < 6 Jahre	< 500/µl oder < 15 %
ab 6 Jahre und Erwachsene	< 200/µl oder < 15 %

CD4-Zellzahl > 200/µl an einer PCP erkrankten, wird eine lebenslange Prophylaxe empfohlen (Evidenzgrad IV). Die CD4-Zellzahl muss regelmäßig (3-monatlich) überwacht werden, besonders auch bei Patienten mit strukturierten Therapiepausen. Auch bei Kindern konnte inzwischen gezeigt werden, dass die Primärprophylaxe nach Anstieg der

Tabelle **76** PCP-Prophylaxe bei neoplastischen Erkrankungen.

Patientenpopulation	Indikationen
allogene HSCT	alle Patienten, beginnend mit dem Engraftment für mindestens 6 Monate (Evidenzgrad II) immunsuppressiv behandelte Patienten (Evidenzgrad II) und Patienten mit chronischer GVHD (Evidenzgrad II) für die Gesamtdauer ihrer Abwehrschwäche bei Patienten mit verzögertem Engraftment erscheint der Beginn der Prophylaxe zum Zeitpunkt des erwarteten Engraftments sinnvoll (Evidenzgrad IV) Patienten, die vor HSCT keine PCP-Dauerprophylaxe erhielten, profitieren möglicherweise von einer 1- bis 2-wöchigen Prophylaxe vor Transplantation (zwischen Tag 14 und 2) (Evidenzgrad IV).
autologe HSCT	Patienten mit hämatologischen Neoplasien, intensiver Konditionierung, Graft-Manipulationen und Behandlung mit Fludarabin-Monophosphat, 2-Deoxycoformocin, 2-Chloro-2-Deoxyadenosin oder Kortikosteroiden, nach Engraftment für eine Mindestdauer von 6 Monaten (Evidenzgrad IV) Bei verzögertem Engraftment erscheint der Beginn der Prophylaxe zum Zeitpunkt des erwarteten Engraftments sinnvoll (Evidenzgrad IV). Patienten ohne PCP-Dauerprophylaxe vor der autologen HSCT profitieren möglicherweise von einer 1- bis 2-wöchigen Prophylaxe vor Transplantation (zwischen Tag 14 und 2) (Evidenzgrad IV).
hämatologische Neoplasien	Patienten mit dosisintensiver Chemotherapie für die Dauer der onkologischen Therapie (Evidenzgrad I). Diese Empfehlung gilt besonders für mit Kortikosteroiden behandelte Patienten. Aufgrund der nachgewiesenen anhaltenden Immunsuppression erscheint eine Fortführung der Prophylaxe für ≥ 3 Monate nach Beendigung der onkologischen Behandlung sinnvoll (Evidenzgrad IV). Eine PCP-Prophylaxe erscheint auch bei Patienten mit nicht neoplastischen hämatologischen Erkrankungen mit schwerer Lymphozytopenie angezeigt (Evidenzgrad IV).
solide Tumoren	Patienten mit dosisintensiver Chemotherapie, vor allem mit Cyclophosphamid und Ifosphamid (Evidenzgrad IV). Eine PCP-Prophylaxe sollte darüber hinaus bei allen Patienten erwogen werden, die für längere Zeit (> 1 Woche) kontinuierlich pharmakologische Dosen von Kortikosteroiden erhalten (Evidenzgrad III). Diese Empfehlung trifft insbesondere für Patienten mit Hirntumoren und Kortikosteroidgabe zu (Evidenzgrad II).
Vorgeschichte einer PCP	Aufgrund des hohen Rezidivrisikos bei fortbestehender Immunsuppression sollten alle Patienten mit erfolgreich behandelter PCP für die Dauer der Immunsuppression eine PCP-Prophylaxe erhalten (Evidenzgrad I). Eine Fortführung der Prophylaxe für ≥ 3 Monate nach Beendigung der Immunsuppression erscheint sinnvoll (Evidenzgrad IV).

HSCT: hämatopoetische Stammzelltransplantation
GVHD: Graft-vs.-Host-Disease

CD4-Zellen über die altersentsprechenden Grenzwerte abgesetzt werden kann. Auch bei Absetzen der Sekundärprophylaxe traten keine Pneumocystis-jiroveci-Pneumonien auf (allerdings kleine Fallzahl). In Tab. **76** ist die Indikation einer PCP-Prophylaxe für Patienten mit neoplastischen Erkrankungen zusammengefasst.

■ Expositionsprophylaxe
Die Übertragung (wahrscheinlich aerogen) von Mensch zu Mensch ist dokumentiert. Daher sollten immunsupprimierte Patienten nicht mit Patienten in Kontakt kommen, die an einer PCP erkrankt sind (Evidenzgrad IV).

Literatur
U.S. Department of Health an Human Services. Guidelines for prevention and treatment of opportunistic infections among HIV-exposed and -infected children. http://AIDSinfo.nih.gov; Stand: Oktober 2008

 Koordinator:
G. Notheis

Mitarbeiter:
B. H. Belohradsky, U. Wintergerst, S. Urschel

Pneumokokken-Infektionen

Klinisches Bild

Streptococcus pneumoniae (Pneumokokken) ist weltweit einer der häufigsten Erreger von Bakteriämien, Pneumonien, Meningitiden, Otitiden und Sinusitiden. Seltenere Infektionen sind Endokarditis, Osteomyelitis, Arthritis und Peritonitis.

Jenseits der Neugeborenenperiode werden akute bakterielle Meningitiden etwa zu 20% durch Pneumokokken verursacht. Beim Erwachsenen liegt der Anteil von Pneumokokken an der bakteriellen Meningitis bei 20–50%.

Pneumokokken sind die wichtigsten bakteriellen Erreger der ambulant erworbenen Pneumonie. Die Krankheit ist gekennzeichnet durch akuten Beginn, Schüttelfrost, Fieber über 39°C, produktiven Husten und schmerzhafte Atmung. Die klinische Untersuchung zeigt einen Patienten in deutlich reduziertem Allgemeinzustand mit Fieber, Tachykardie und Tachydyspnoe. Radiologisch findet sich vor allem im Schulkindalter oft eine Lobärpneumonie, bei jüngeren Kindern und alten Menschen häufig eine Bronchopneumonie. Eine Bakteriämie wird bei ca. 5–10% der Patienten mit Pneumokokken-Pneumonie beobachtet. Bei einer Unterlappenpneumonie können abdominale Schmerzen vorkommen, sodass sich die Patienten mit akutem Abdomen präsentieren können. Bei der Lobärpneumonie täuscht eine Nackensteifigkeit mit Kopfschmerzen manchmal eine Meningitis vor. Umgekehrt haben ca. 15% aller Patienten mit Pneumokokken-Sepsis auch eine Pneumonie. Komplizierend kann ein Syndrom der inadäquaten ADH-Sekretion (SIADH) auftreten. Die Laboruntersuchungen ergeben üblicherweise eine Leukozytose mit Linksverschiebung und eine deutliche Erhöhung anderer Entzündungsparameter wie BSG und CRP. Eine klinische Besserung unter antibiotischer Therapie ist meist nach 12–36 Stunden, in manchen Fällen aber erst nach 96 Stunden zu erwarten. Trotz adäquater antibiotischer Therapie kann es bei persistierendem Pleuraerguss zu länger dauerndem Fieber kommen. Zu einer kompletten radiologischen Remission kommt es nach 2–3 Wochen. Tritt die zu erwartende Besserung nicht ein, so sind eitrige Komplikationen (Pleuraempyem, Perikarditis und Lungenabszesse) auszuschließen.

Die Letalität der invasiven Pneumokokken-Erkrankungen ist hoch (1997–1999 in Deutschland: für Sepsis 1,2%, für Meningitis 9,8%). Bei 15% der Kinder werden nach einer invasiven Pneumokokken-Erkrankung bleibende Restschäden (Hörverlust, neurologische Schäden etc.) festgestellt. Laut ESPED-Erhebung sterben jährlich in Deutschland etwa 20 Kinder an einer invasiven Pneumokokken-Infektion, 21 erleiden einen Hörverlust und 24 bleibende neurologische Schäden.

Ätiologie

Streptococcus pneumoniae ist ein bekapseltes grampositives Bakterium. Bisher wurden anhand der Polysaccharid-Kapsel des Erregers 91 verschiedene Serotypen identifiziert. Hinsichtlich der Serotypenverteilung bestehen geografische Unterschiede. Die Serotypen, die im 7-valenten Pneumokokken-Konjugatimpfstoff vorhanden sind (4, 6B, 9V, 14, 18C, 19F und 23F), erfassen etwa 2 Drittel der schweren Infektionen bei Kindern. Weitere Serotypen mit epidemiologischer Relevanz in Deutschland sind 1, 3, 6A, 7F und 19A.

Epidemiologie

Die Inzidenz der invasiven Pneumokokken-Infektionen ist am höchsten in den ersten 2 Lebensjahren. In Deutschland wurden in den letzten Jahren folgende Inzidenzen ermittelt: Kinder bis 2 Jahre 19,8/100 000/Jahr, Kinder bis 5 Jahre 11,1/100 000/Jahr. Die Inzidenz der Pneumokokken-Meningitis beträgt in den ersten 5 Jahren 4,1/100 000 und liegt bei einem Vergleich mit internationalen Daten im mittleren Bereich. Als Folge des nationalen Impfprogramms ist die Inzidenz in den ersten 2 Lebensjahren in Deutschland seit Ende 2007 rückläufig.

Systemische Pneumokokken-Infektionen verursachen in Deutschland bei Kindern bis 5 Jahren jährlich mindestens 160 Meningitiden und etwa 270 weitere andere invasive Krankheiten, wobei aufgrund von Untererfassung die Anzahl Letzterer vermutlich eher 900 beträgt. Die Zahl der Pneumokokken-Pneumonien in den ersten 5 Lebensjahren wird auf 50 000/Jahr geschätzt.

In den Entwicklungsländern besitzt die Pneumokokken-Infektion eine erheblich höhere Morbidität und Letalität.

Die Pneumokokken sind häufig Bestandteil der residenten Flora des Oropharynx. In einigen Untersuchungen wurden bei bis zu 60 % der gesunden Kleinkinder (und bei etwa 10 % der gesunden Erwachsenen) Pneumokokken im oberen Atemwegstrakt nachgewiesen. Kleinkinder sind deshalb eine bedeutende Ansteckungsquelle für invasive Pneumokokken-Erkrankungen insbesondere bei älteren und immunsupprimierten Patienten.

Bei der Besiedlung im Nasen-Rachen-Raum kann es durch eine Änderung der „Wirtsfaktoren", wie z. B. infolge einer Virusinfektion, zu einer Ausbreitung der Erreger u. a. über die Tuba eustachii zu einer Otitis media oder Sinusitis kommen. Die Aspiration der Keime verursacht in den Alveolen ein entzündliches Ödem und führt über intraalveoläre und intravasale Ausbreitung zu einer Lobärpneumonie oder durch transbronchiale Infektion zur Bronchopneumonie.

Disponierend für eine Pneumokokken-Infektion sind Störungen der lokalen und systemischen Abwehrmechanismen, wie Hypertrophie der Adenoide, genetische und reaktive Störungen der Zilienfunktion, Defekte der humoralen und zellulären Immunabwehr, Asplenie oder nephrotisches Syndrom. Die Entwicklung der Immunität ist abhängig von der Bildung serotypenspezifischer Antikörper. Allerdings ist bisher keine absolute Schutzschwelle definiert.

Es ist davon auszugehen, dass Kinder unter 18 Monaten auch nach durchgemachter Pneumokokken-Infektion keine zuverlässige serotypenspezifische Immunität entwickeln.

Diagnose

Der direkte Erregernachweis erfolgt primär mit Gramfärbung („grampositive Diplokokken"), durch die Mikroskopie und durch kulturelle Anzucht des Erregers aus Sputum, Pleura und Liquor. Die Blutkultur ist bei invasiven Pneumokokken-Infektionen oft positiv. Im Liquor lässt sich Pneumokokken-Antigen durch direkte Latexagglutination nachweisen. Weiterhin ist ein Antigennachweis aus dem Urin verfügbar. Eine Serotypisierung von kulturell nachgewiesenen Pneumokokken ist vor allem bei invasiven Infektionen anzuraten und wird kostenfrei durch das Nationale Referenzzentrum für Pneumokokken in Aachen angeboten (Tel. 0241/8 089 946).

Therapie

Das Antibiotikum der 1. Wahl zur Behandlung einer *lokalen* Pneumokokken-Infektion ist Penicillin in altersgerechter Dosis. Gegenüber Penicillin-intermediär-resistenten Pneumokokken sind Amoxicillin in hoher Dosierung von 80 – 90 mg/kgKG/Tag sowie die Oralcephalosporine Cefalexin, Cefuroximaxetil und Cefpodoximproxetil (siehe auch S. 592) weitgehend wirksam. *Invasive* Infektionen können bei gegebener Empfindlichkeit mit Penicillin G intravenös behandelt werden. Als Alternative werden Cephalosporine wie Cefotaxim oder Ceftriaxon empfohlen. Bei schwer erreichbaren Herden wie Sinusitis, Empyem, Abszessen kann Rifampicin additiv erwogen werden.

Die Behandlung einer Pneumokokken-Kolonisation ist nicht notwendig.

■ Antibiotikaresistenz bei Pneumokokken

Pneumokokken waren jahrzehntelang hochsensibel gegen Penicillin G. Seit Ende der 1970er-Jahre werden vermehrt penicillinresistente Pneumokokken-Stämme nachgewiesen. Bei der eitrigen Meningitis gelten Stämme mit einer MHK von ≤ 0,06 mg/l als sensibel und solche mit einer MHK ≥ 0,1 mg/l als resistent, bei allen anderen invasiven Infektionen gelten Stämme mit einer MHK ≤ 2 mg/l als sensibel, MHK 4 mg/l als intermediär resistent und MHK ≥ 8 mg/l als resistent. Penicillinresistente Pneumokokken-Isolate werden in Europa vor allem in Frankreich, Rumänien, Spanien und Ungarn in 10 – 48 % der geprüften Stämme nachgewiesen. In Deutschland finden sich gegenwärtig 1 – 2 % resistente Isolate. Die resistenten Isolate sind teilweise gegenüber Ceftriaxon und Cefotaxim empfindlich. Bei einem Verdacht auf das Vorliegen von penicillinresistenten Pneumokokken-Stämmen soll bei einer schweren Infektion (Meningitis) neben Penicillin G oder einem Cephalosporin der Gruppe 3 zusätzlich ein Glykopeptid-Antibiotikum (Vancomycin, Teicoplanin) eingesetzt werden. Zunehmend wird auch in Deutschland eine Makrolid-Resistenz (aktuell 29 %) beobachtet, sodass der Einsatz von Makroliden bei Verdacht auf Pneumokokken-Infektion nicht mehr primär zu empfehlen ist. Besondere Vorsicht ist bei Patienten aus Hoch-Resistenz-Ländern geboten.

Prophylaxe

■ Immunprophylaxe bei Kindern unter 5 Jahren

Pneumokokken-Konjugatimpfstoffe. Aufgrund der funktionellen „Unreife" des Immunsystems insbesondere gegenüber Polysaccharid-Antigenen reagieren Kinder vor dem 2. Lebensjahr nur unzureichend auf den schwach immunogenen 23-valenten Pneumokokken-Polysaccharid-Impfstoff (PPV-23). Durch die Koppelung der Polysaccharid-Antigene an ein Trägerprotein wurde eine neue Generation von Pneumokokken-Impfstoffen entwickelt, wodurch nunmehr eine T-Zell-abhängige Immunantwort sowie Schleimhautprotektion und immunologisches Gedächtnis induziert werden. Der 7-valente Pneumokokken-Konjugatimpfstoff (PCV-7) Prevenar zeigt deshalb auch eine gute Immunogenität bei Säuglingen, Kleinkindern und Immunsupprimierten.

Die Wirksamkeit von PCV-7 gegen invasive Pneumokokken-Erkrankungen ist in 2 Doppelblindstudien belegt (Evidenz I):

- In der amerikanischen Studie wurde bei 97 % der vollständig geimpften Kinder eine serotypspezifische invasive Pneumokokken-Infektion verhindert. Unabhängig von der Serogruppe waren 89 % der Kinder gegen invasive Pneumokokken-Infektionen geschützt. Ferner lassen sich auch durch im Impfstoff enthaltene Pneumokokken-Serotypen bedingte Schleimhautinfektionen wie akute Otitis media signifikant reduzieren.
- In einer finnischen Studie wurde zwar eine 6 %ige (nicht signifikante) Abnahme von Episoden akuter Otitis media registriert, die durch die in der Vakzine enthaltenen Pneumokokken-Stämme verursacht wurden, gleichzeitig kam es aber zu einer gewissen Zunahme der Otitishäufigkeit durch Pneumokokken-Typen, die nicht in der Vakzine enthalten waren. Dennoch war insgesamt eine Reduktion um 34 % von pneumokokkenbedingten Otitis-media-Infektionen zu verzeichnen.

Eine relative Zunahme von invasiven Infektionen durch Nicht-Vakzine-Serotypen („Replacement", v. a. Serotyp 19A) ist in den USA beobachtet worden, wegen der ausgeprägten Reduktion von Infektionen durch Vakzineserotypen bislang aber von untergeordneter Bedeutung. Einer aktuellen Untersuchung zufolge konnten durch Impfung in den USA jährlich etwa 30 000 invasive Infektionen

verhindert werden, wohingegen die Zunahme durch Nicht-Vakzine-Serotypen lediglich ca. 4700 betrug. Eine kontinuierliche Surveillance ist notwendig, um zukünftige Serotypen-Verschiebungen zu erfassen.

Der Konjugatimpfstoff ist in Deutschland seit 2001 zugelassen. Die in ihm enthaltenen 7 Serotypen waren vor Einführung des Impfprogramms für ca. 70 % aller invasiven Pneumokokken-Infektionen in den ersten Lebensjahren verantwortlich. Die Impfung ist seit Juli 2006 als Standardimpfung für Kinder ab dem vollendeten 2. Lebensmonat bis zum vollendeten 2. Lebensjahr indiziert.

Säuglinge erhalten 3 Impfdosen im Abstand von jeweils einem Monat sowie eine 4. Impfung im 2. Lebensjahr. Alternativ kann ein sog. „2 + 1"-Impfschema angewendet werden (im Alter von 2, 4 und 12 Monaten), wenn dies die nationalen Impfempfehlungen vorsehen, was in Deutschland zurzeit nicht der Fall ist, aber z. B. in der Schweiz.

Bei verzögertem Impfbeginn gelten folgende Schemata: Säuglinge im Alter von 7 – 11 Monaten erhalten 2 Impfungen im Abstand von 1 Monat sowie eine 3. Impfung im 2. Lebensjahr. Kinder im Alter von 12 – 23 Monaten erhalten 2 Impfdosen im Abstand von 2 Monaten.

Bislang ungeimpfte Kinder im Alter von 24 – 59 Monaten mit erhöhter Gefährdung durch Pneumokokken-Infektionen (siehe Tab. **3**) erhalten eine Einzeldosis Konjugatimpfstoff. Darüber hinaus sollten diese Kinder ab dem 3. Lebensjahr (mindestens 2 Monate nach der letzten Impfung mit Konjugatimpfstoff) eine Dosis PPV-23 erhalten.

■ Immunprophylaxe bei Kindern ab 5 Jahren und Erwachsenen

Kapselpolysaccharid-Vakzine. Zur Prävention der Pneumokokken-Infektion kann ab dem Alter von 2 Jahren (bis 5 Jahre in Ergänzung zur Konjugatimpfung) mit PPV-23 geimpft werden (Pneumovax), wobei eine Impfdosis genügt. Die Schutzdauer beträgt ca. 5 – 8 Jahre, sodass Wiederholungsimpfungen nach 3 (Kinder < 10 Jahren) bis 6 Jahren (ab Alter 10 Jahren) empfohlen werden.

Der Impfstoff enthält jeweils 25 µg gereinigtes Kapselpolysaccharid von 23 Pneumokokken-Stämmen, die für ca. 90 % der systemischen Pneumokokken-Infektionen verantwortlich sind.

Die Pneumokokken-Schutzimpfung mit PPV-23 schützt vor allem vor invasiven Infektionen wie Bakteriämie oder Pneumonie, nicht aber vor Meningitis oder Schleimhautinfektionen wie Otitis media, Sinusitis und Bronchitis. Die Angaben zur

Schutzrate variieren zwischen 50–90 % und sind abhängig von der Immunkompetenz der Patienten. Bei einer Funktionsstörung des B-Zell-Systems wie bei Patienten nach Knochenmarktransplantation, mit Morbus Hodgkin, Plasmozytom und IgG-Subklassenmangel kommt es meist zu keiner ausreichenden Impfantwort.

Untersuchungen bei immundefizienten Kindern > 2 Jahren belegen, dass Risikokinder, die auf PPV-23 keine Antikörper entwickelten, mit einer guten Immunantwort auf den Konjugatimpfstoff reagierten. Im Gegensatz hierzu ist die Immunogenität von PPV-23 bei Störungen der T-Zell-Immunität, z. B. unter Immunsuppression mit Steroiden und Cyclosporin sowie bei HIV-Infektion, nicht eingeschränkt, da es sich um einen T-Zell-unabhängigen Impfstoff handelt. Wegen der besonderen Schutzbedürftigkeit dieser Patienten werden trotzdem sequenzielle Impfschemata empfohlen, das heißt Konjugatimpfung gefolgt von PPV-23 zur Ausweitung des Serotypenspektrums nach 2 Monaten (siehe oben). Bei Patienten mit Störungen des B-Zell-Systems sollte durch eine serologische Kontrolle der Impferfolg sichergestellt werden.

Die Impfung mit PPV-23 ist allgemein empfohlen für alle Personen ab dem Alter von 2 Jahren mit erhöhtem Risiko für Pneumokokken-Erkrankungen, wie

- Personen mit funktioneller oder anatomischer Asplenie,
- Personen mit bestimmten chronischen Erkrankungen (Herz- oder Atemwegserkrankungen, Diabetes mellitus, Immundefizienz, Morbus Hodgkin u. a.),
- Personen ab 60 Jahren.

■ Chemoprophylaxe nach Splenektomie und Asplenie

Zur Chemoprophylaxe nach Splenektomie und Asplenie siehe S. 122.

 Koordinator:
U. Heininger

Mitarbeiter:
R. v. Kries, J. Liese, R. R. Reinert, M. Rose

Pockenvirus-Infektionen

Pocken

Synonyma: Blattern, Variola, „smallpox"

Klinisches Bild

Die Krankheit beginnt abrupt mit Fieber bis 40 – 41 °C, starkem Krankheitsgefühl, Übelkeit, Erbrechen, Kopf-, Glieder- und Kreuzschmerzen (*Prodromalphase*, Dauer: etwa 2 – 3 Tage). Nach einer vorübergehenden Besserung mit Temperaturabfall beginnt nach ca. 2 Tagen das *Eruptionsstadium*. Dabei zeigen sich die ersten Effloreszenzen im Gesicht in Form blassroter, leicht erhabener Flecken. Es folgen der behaarte Kopf, die oberen Extremitäten, besonders die Hände, später Unterschenkel, Füße und Rumpf. In etwa 5 Tagen durchlaufen die Effloreszenzen folgende Entwicklung: Die Flecken vergrößern sich, werden erhaben mit konischer Spitze, die zu einem Bläschen umgebildet wird. Die Pockenbläschen sind rund, erbsengroß, perlmuttfarbig, mehrkammerig und im Zentrum eingedellt („Pockennabel"). Bei Ungeimpften ist charakteristisch, dass – im Gegensatz zu Varizellen – nur eine Eruption stattfindet, weshalb sich sämtliche Effloreszenzen – im Gegensatz zu den Varizellen – in ungefähr demselben Entwicklungsstadium befinden. Außer der Haut können die Hornhaut und die Schleimhäute von Mundhöhle, Kehlkopf, Magen-Darm-Trakt und Genitaltrakt befallen sein. Etwa am 8. bis 9. Krankheitstag beginnt unter erneutem Fieberanstieg das *Suppurationsstadium*: Der Bläscheninhalt trübt sich, die Pustel wird prall und der Nabel verliert sich. Das Allgemeinbefinden ist stark beeinträchtigt. Die Abheilung (Eintrocknung, Verschorfung) beginnt zuerst im Gesicht, später folgen Extremitäten und Rumpf. Der Schorfabfall setzt in der Regel nach dem 20. Krankheitstag ein und hinterlässt vor allem dort Narben, wo die Läsionen tief in das Corium eindringen konnten, was gewöhnlich im Gesicht der Fall ist.

■ Besondere Verlaufsformen und Komplikationen

Im Suppurationsstadium kann sich eine sekundär hämorrhagische Variola entwickeln. Diese ist zu unterscheiden von der Purpura variolosa, die durch eine Verbrauchskoagulopathie gekennzeichnet ist und unter schweren Hämorrhagien innerhalb des Initialstadiums ad exitum führt. Eine schlechte Prognose haben auch die sog. „flattype"-Pocken, die durch flache, meist konfluierende Pusteln charakterisiert sind. Häufige Komplikationen sind Enzephalitis (Häufigkeit ca. 1:500 Patienten mit Pocken) und bakterielle Sekundärinfektionen (Abszess, Phlegmone, Arthritis, Pneumonie, Osteomyelitis, Meningitis, Endokarditis, Sepsis). Pocken während der Schwangerschaft führen in der Mehrzahl der Fälle zum Abort, zur Totgeburt und zu konnatalen Pocken.

Die Letalität beträgt bei Variola major etwa 30 %, bei der milderen Form (Variola minor, Alastrim) < 1 %.

Ätiologie

Das Pockenvirus ist ein doppelsträngiges DNA-Virus, das zum Genus Orthopoxvirus innerhalb der Familie der Poxviridae gehört. Weitere Mitglieder dieses Genus, die Menschen infizieren können, sind Kuhpockenvirus, Affenpockenvirus und Vakziniavirus (Impfvirus). Pockenviren sind außerhalb des Körpers äußerst widerstandsfähig. Krusten enthalten noch ansteckungsfähiges Virus.

In den infizierten Zellen treten zytoplasmatische Einschlusskörperchen auf (Guarnieri-Körperchen). Bei Todesfällen finden sich Nekrosen mit Einschlusskörperchen in Lunge, Leber, Nieren, Gehirn und Rückenmark.

Pockenviren gehören neben den Erregern von Botulismus (siehe S. 194), Milzbrand (siehe S. 375), Pest (siehe S. 417), Tularämie (siehe S. 545) und den verschiedenen Viren des hämorrhagischen Fiebers (siehe S. 257) zu den gefährlichsten natürlichen Erregern, die als Biowaffen missbraucht werden könnten.

Epidemiologie

Der erkrankte Mensch ist das einzige Reservoir. Die höchste Infektiosität besteht vom 2. vor bis 12. Tag nach Krankheitsbeginn. Die Patienten sind nicht mehr infektiös, wenn sich alle Krusten abgelöst haben, was in der Regel 3 – 4 Wochen nach Krankheitsbeginn der Fall ist. Die Übertragung erfolgt hauptsächlich über Tröpfchen durch direkten und längeren Gesicht-zu-Gesicht-Kontakt, aber auch durch direkten Kontakt mit infizierten Körperflüssigkeiten (z. B. Bläschen- und Pustelinhalt), seltener durch kontaminierte Gegenstände wie Bettwäsche und Kleidung oder Abfall von Erkrankten. Eine Verbreitung der Viren über die Luft in geschlossenen Räumen, Bussen, Zügen etc. ist wohl grundsätzlich möglich, kommt jedoch wahrscheinlich nur selten vor. Eine Übertragung über Insekten oder Tiere ist unbekannt. Bei Nichtimmunen beträgt der Manifestationsindex nahezu 100 %. Die Krankheit hinterlässt eine lebenslange Immunität.

Pocken zählten einstmals zu den gefährlichsten Infektionskrankheiten des Menschen. Nach weltweit durchgeführten Maßnahmen im Rahmen des Intensified-Global-Eradication-Programms konnte die WHO im Mai 1980 verkünden, dass die Pocken weltweit ausgerottet sind. Offiziell existieren Pockenviren seitdem nur noch zu Forschungszwecken in je einem Hochsicherheitslaboratorium in den USA und in Russland.

Mit Abschaffung der Pflichtimpfung gegen Pocken nahm die Immunität gegen Pockenviren und verwandte Orthopoxviren ab, sodass Tierpocken (siehe S. 432) seitdem häufiger beobachtet werden. Es ist davon auszugehen, dass in Deutschland die Bevölkerung nicht mehr oder nicht mehr ausreichend gegen Pockenviren immun ist.

Die **Inkubationszeit** der Pocken beträgt 7 – 19, durchschnittlich 12 – 14 Tage.

Diagnose

Die Verdachtsdiagnose erfolgt in der Regel aufgrund des typischen klinischen Bildes. Die Diagnose muss so schnell wie möglich bestätigt oder ausgeschlossen werden. Rücksprache mit dem Robert Koch-Institut ist erforderlich. Als Schnelltest dient der direkte Nachweis von Pockenviren mittels Elektronenmikroskopie aus inaktivierter (10 % Formalin) Bläschenflüssigkeit oder abtrocknenden Krusten. Allerdings kann hierbei nicht zwischen den verschiedenen Orthopoxviren differenziert werden. Die weiteren Nachweismethoden (PCR und Virusanzucht aus nicht inaktiviertem Untersuchungsmaterial) dürfen nur in biologischen Sicherheitslaboren der Stufe 4 durchgeführt werden. Für den Transport von nicht inaktiviertem Untersuchungsmaterial gelten höchste Sicherheitsvorkehrungen.

Die serologische Diagnostik ist aufgrund von Kreuzreaktionen zwischen den verschiedenen Viren der Orthopoxgruppe von untergeordneter Bedeutung.

Differenzialdiagnostisch sind vor allem schwere Formen von Varizellen, Tierpocken, virale und bakterielle Exantheme (z. B. durch Coxsackie-Viren oder Rickettsien) und Arzneimittelexantheme (z. B. Steven-Johnson-Syndrom) abzugrenzen.

Therapie

Im Vordergrund steht die symptomatische Behandlung. Es existiert keine etablierte antivirale Therapie. Das Nukleotid-Analogon Cidofovir (siehe S. 81) hemmt die Vermehrung von Orthopoxviren sowohl in der Gewebekultur als auch im Tierversuch. Es gibt aber keine kontrollierten klinischen Studien.

Prophylaxe

■ Aktive Immunisierung

Wie die bisherige Erfahrung gezeigt hat, können Pocken durch die Schutzimpfung weitgehend verhindert werden. Mit der Impfung wird die Infektionsschwelle heraufgesetzt, sodass nur eine massive Infektion zu einer Erkrankung führen kann. Im Ernstfall kann auch wenige Tage nach Exposition geimpft werden. Eine Impfung innerhalb von 4 Tagen nach Exposition verhindert oder mildert die Erkrankung bei den meisten Personen.

Nach weltweiter Ausrottung der Pocken wurde die Impfung vor mehr als 25 Jahren vollständig eingestellt. Da die Zulassung des Impfstoffes mittlerweile ausgelaufen ist, ist die Vakzine zzt. nicht allgemein frei verfügbar. Die Bundesregierung besitzt jedoch größere Impfstoffreserven, die bei erneuten Ausbrüchen von Pocken – insbesondere nach absichtlicher Ausbringung der Erreger bei bioterroristischen Attacken – sofort eingesetzt werden können.

Der Impfstoff enthält weder Pocken- noch Kuhpockenvirus, sondern ein verwandtes und abgeschwächtes Virus tierischen Ursprungs, das sog. Vakzinia-Virus. Der Lebendimpfstoff wird mit einer speziellen 2-zinkigen Nadel lokal in die Haut des Oberarms eingebracht. Bei Erstimpflingen (und Personen mit nur noch geringer Restimmunität) entwickelt sich nach 3 Tagen eine Papel, die nach ca. 7 Tagen in eine Pustel übergeht. Die Pustel trocknet ein unter Bildung einer schwärzlichen Borke, die 3–4 Wochen nach Impfung abfällt und eine weißliche Narbe hinterlässt. Eine Woche nach der Impfung bestehen meist auch Allgemeinreaktionen wie Fieber, Unwohlsein und eine schmerzhafte Schwellung der axillären Lymphknoten. Gelegentlich treten Sattelitenpusteln auf. Ist eine Impfreaktion am Tag 8 post vaccinationem nicht zu sehen, kann sofort nachgeimpft werden.

Die **Komplikationsrate** der Pockenimpfung ist hoch. Die am häufigsten aufgetretene Komplikation ist die Vaccinia generalisata benigna. Es handelt sich um eine hämatogenbedingte Generalisation auf der Haut, gewöhnlich zu Beginn der 2. Woche nach Impfung. Die Prognose ist in der Regel gut. Besonders gefährdet sind Patienten mit einer angeborenen oder erworbenen Immundefizienz (Gefahr der Vaccinia progressiva sive gangränosa mit tödlichem Ausgang) und Patienten mit chronischen Hauterkrankungen (Gefahr der Disseminierung: Eczema vaccinatum). Gefürchtet sind ferner die zerebralen Komplikationen der Pockenschutzimpfung in Form der postvakzinalen Enzephalopathie/Enzephalitis und Enzephalomyelitis. Die neurologischen Nebenwirkungen scheinen jedoch nach neueren Untersuchungen in den USA bei immunkompetenten Personen meist selbstlimitierend und nicht mit einer schweren Krankheit assoziiert zu sein. Weitere seltene Komplikationen sind Myokarditis und kardiale Ischämie.

Rechnet man alle schweren und lebensbedrohlichen Komplikationen nach Erstimpfung zusammen, so ergibt sich nach älteren Analysen eine Komplikationsrate von 1254 pro 1 Million Geimpfter. Unter 1 Million Geimpfter wurde 39-mal mit einem Eczema vaccinatum, 12-mal mit einer Enzephalopathie/Enzephalitis (**Inkubationszeit:** 4–18 Tage), 1- bis 2-mal mit einer progressiven Vaccinia und 1–2 Todesfällen gerechnet. Unter der Annahme, dass die Zahl der immundefizienten Personen heute größer ist als zz. der Pockenimpfära, müssen diese Daten bei Verwendung eines Impfstoffes mit vergleichbarer Reaktogenität sogar als untere Grenzwerte angesehen werden. Bei Revakzinierung sind die Impffolgen deutlich milder ausgeprägt.

Das Virus kann vom Impfort und von kontaminierten Verbänden und Kleidungsstücken auch auf andere empfängliche Personen übertragen werden (Vaccinia translata). Durch sorgfältige Pflege (Verband, Händehygiene) lässt sich die Übertragung des Impfvirus weitgehend verhindern. Das Impfvirus wird nicht durch respiratorische Tröpfchen übertragen!

Die Dauer des Impfschutzes ist nicht genau bekannt (ca. 3–5 Jahre nach einer erfolgreichen Erstimpfung; möglicherweise länger [10–20 Jahre] nach erfolgreicher Wiederimpfung). Da man nicht davon ausgehen kann, dass alle Personen, die vor 30 und mehr Jahren geimpft wurden, vor den Pocken zuverlässig geschützt sind, muss auch diese Personengruppe im akuten Gefährdungsfall erneut geimpft werden.

Kontraindikationen für die Pockenschutzimpfung (solange keine neuen Pockenfälle bekannt sind):

- Patienten mit angeborener und erworbener Immundefizienz, u. a. mit onkologischen Krankheiten, schweren Organkrankheiten, Transplantation, immunsuppressiver Therapie, HIV-Infektion oder AIDS,
- Patienten mit Ekzem (z. B. atopische Dermatitis) und anderen exfoliativen Hautkrankheiten (Verbrennung, Impetigo, Psoriasis, Varizellen, Zoster, Herpes simplex, schwere Akne etc.), unabhängig vom Schweregrad und von der Aktivität,
- Personen, in deren Haushalt Patienten mit Hautkrankheiten oder Immundefizienz leben (erhöhtes Risiko für ein Eczema vaccinatum oder Vaccinia progressiva),
- Säuglinge,
- Schwangerschaft (Infektion des Fetus!) und bis 4 Wochen vor einer Konzeption (Schwangerschaftsverhütung sichern). Eine versehentliche Impfung während der Gravidität ist jedoch keine Indikation für einen Abbruch.
- Stillperiode,
- Patienten mit Herzerkrankungen mit/ohne akuten Beschwerden oder mit 3 oder mehr Risikofaktoren (Hypertonie, Diabetes mellitus, Hypercholesterinämie, Herzerkrankung bei einem Verwandten 1. Grades ab dem 50. Lebensjahr, Rauchen). Während des 2002 erneut eingeführten Impfprogramms in den USA wurden unerwartet Fälle von Myokarditis gemeldet, die zu dieser neuen relativen Kontraindikation führten.

Im Falle neu auftretender Pockenfälle muss im Einzelfall entschieden werden, ob und wie geimpft werden kann. Mit speziellem Vaccinia-Immunglobulin kann der Schweregrad einer Komplikation möglicherweise verringert werden.

An der Entwicklung sicherer Impfstoffe wird an mehreren Orten gearbeitet.

■ Passive Immunprophylaxe

Eine passive Immunprophylaxe mit speziellem Vaccinia-Immunglobulin ist möglich. Dieses ist gegenwärtig aber nicht im Handel und im Falle von Bioterrorismus möglicherweise nicht in ausreichendem Maße vorhanden.

■ Allgemeine Maßnahmen

Erkrankte sind in besonders dafür ausgestatteten Einrichtungen (Behandlungszentren mit Unterdruckisolation) zu behandeln.

Ebenso gilt die strenge Absonderung (Quarantäne) für alle Exponierten und Kontaktpersonen.

■ Meldepflicht

Pocken sind nach dem IfSG weder bei Krankheitsverdacht noch bei Erkrankung und Tod meldepflichtig. Auch Laboratorien müssen den direkten und indirekten Nachweis des Virus nicht melden. Dennoch sollte sich der Arzt, der bei einem Patienten den Verdacht auf Pocken diagnostiziert, umgehend mit dem zuständigen Gesundheitsamt in Verbindung setzen.

Für den Fall des Wiederauftretens von Pocken wurde vom Robert Koch-Institut in Berlin ein Notfallplan für Deutschland entwickelt.

Tierpocken

Pocken gibt es bei zahlreichen Tierarten (Katzen, Hunde, Kühe, Schafe, Pferde, Büffel, Affen etc.). Sie werden durch verwandte Orthopoxviren hervorgerufen, die von den Tieren auf den Menschen übertragen werden können. Das Reservoir sind wahrscheinlich wildlebende Nager. Die Säugetiere und der Mensch sind vermutlich Endwirte.

Mit Beendigung der Pockenimpfung und Abnahme der Immunität sind Tierpocken auch in Deutschland bekannt geworden. Am häufigsten sind Katzenpocken (Erstbeschreibung in Deutschland 1985). Am Kratzort entwickeln sich mehrere größere Pusteln, welche verkrusten und vernarben. Auch phlegmonöse Veränderungen mit Ulzerationen bis hin zu generalisierten Pocken sind bekannt. Häufig besteht eine Mischinfektion, die auf eine Antibiotikabehandlung nicht anspricht. Regionär ist eine Lymphadenitis nachweisbar. Fieber ist nicht selten. Gesunde Menschen erkranken in der Regel leicht. Schwere Erkrankungen mit zum Teil letalem Ausgang kommen bei primären und sekundären Immundefekten vor.

Die Affenpocken stellen eine besondere Form der Tierpocken dar (Erstbeschreibung 1958). Sie kommen im Wesentlichen in Zentralafrika vor. Im Jahre 2003 kam es auch zu einem Ausbruch von Affenpocken in den USA. Diese gelangten durch ein infiziertes Nagetier in US-amerikanische Tierhandlungen und verbreiteten sich dort über Präriehunde auf insgesamt 71 Menschen.

Literatur

Casey CG, Iskander JK, Roper MH et al. Adverse events associated with smallpox vaccination in the United States, January – October 2003. JAMA 2005; 294: 2734 – 2743

Centers for Disease Control and Prevention. Smallpox. http://www.bt.cdc.gov/agent/smallpox/index.asp; Stand: Juli 2008

Metzger W, Mordmueller BG. Vaccines for preventing smallpox. Cochrane Database Syst Rev 2007; 18: CD 004 913

Moore ZS, Seward JF, Lane JM. Smallpox. Lancet 2006; 367: 425 – 435

Robert Koch-Institut. http://www.rki.de: Infektionskrankheiten A–Z. Pocken. Stand: Juli 2008

 Koordinatoren:
H. W. Kreth

Mitarbeiter:
U. Heininger, K. Kohl, H. Scholz

Poliomyelitis

Klinisches Bild

Poliomyelitisvirus-Infektionen verlaufen meist asymptomatisch (90 – 95 %), aber unter Ausbildung von neutralisierenden Antikörpern (sog. stille Feiung). Bei 4 – 8 % der Infizierten treten 6 – 9 Tage nach Infektion unspezifische Krankheitszeichen wie Fieber von 1 – 3 Tagen Dauer mit Halsschmerzen, Abgeschlagenheit, oft Durchfall und Erbrechen auf („minor illness"). Kommt es zu einer Infektion des ZNS durch das Poliovirus, folgen dieser Vorkrankheit nach 3 – 7 Tagen Fieber- und Beschwerdefreiheit weitere Krankheitszeichen („major illness"). Diese treten bei 2 – 4 % der Infizierten in Form einer abakteriellen Meningitis (nicht paralytische Poliomyelitis) mit Fieber um 39 °C, Kopfschmerzen, Nackensteifigkeit und Liquor-Pleozytose auf (anfangs Granulozytose, dann Lymphozytose sowie geringe Eiweißvermehrung).

Paralytische Poliomyelitis. Nur bei 0,5 – 1 % aller Infizierten entwickelt sich 2 – 12 Tage nach den Prodromalerscheinungen eine klassische paralytische Poliomyelitis (Kinderlähmung) mit Adynamie und schlaffen Lähmungen. Die Lähmungen sind meist asymmetrisch in den proximalen Muskelgruppen, vor allem der unteren Extremitäten lokalisiert. Sensibilitätsstörungen treten nicht auf, jedoch können vegetative Symptome (Tachykardie, Hypertonie, Schweißausbrüche) dazukommen. Bei Beteiligung entsprechender Rückenmarksegmente können Rumpf-, Blasen- und Mastdarmmuskulatur, die Interkostalmuskulatur oder, bei Affektion des N. phrenicus, die Zwerchfellmotorik betroffen sein.

Bulbopontine oder bulbäre Form. Viel seltener ist die bulbopontine oder bulbäre Form: Unter hohem Fieber kommt es zu Hirnnervenlähmungen mit Schluckstörungen oder Atmungs- und Kreislaufdysfunktionen. Die bulbopontine und die enzephalitische Form haben eine hohe Letalität.

Post-Polio-Syndrom (PPS). Zusätzliche Belastungen, insbesondere am Beginn der Erkrankung (z. B. körperliche Überanstrengung, intramuskuläre Injektionen, Tonsillektomie), können Lähmungen provozieren. Nach der akuten Phase ist der Krankheitsprozess nicht immer abgeschlossen. Innerhalb von Monaten können bestimmte motorische Funktionen zu einem gewissen Grad wiedererlangt werden. Nach Jahrzehnten kann es aber erneut zu Muskelschwund, Ermüdungserscheinungen und Schmerzen in betroffenen und vorher nicht betroffenen Muskelpartien kommen. Die Ursache für dieses Post-Polio-Syndrom (PPS) ist noch nicht geklärt, der physiologische Alterungsprozess scheint aber eine maßgebliche Rolle zu spielen. Über die Häufigkeit des PPS liegen keine verlässlichen Daten vor, es scheint aber offenbar nicht die Ausnahme, sondern eher die Regel zu sein.

Ätiologie

Die Polioviren gehören zu der Gattung der Enteroviren innerhalb der Familie der Picornaviridae (Pico-RNA-Viren). Es existieren 3 Serotypen. Zwischen den 3 Typen gibt es keine Kreuzimmunität.

Epidemiologie

Vor den flächendeckenden Impfungen kam die Poliomyelitis weltweit vor, bevorzugt jedoch in gemäßigten Klimazonen mit guten Hygienestandards (als „Zivilisationserkrankung"); heute tritt sie vor allem in Entwicklungsländern auf. Weltweit ist die Poliomyelitis, insbesondere durch die seit 1988 durchgeführten Impfprogramme der Weltgesundheitsorganisation (WHO) im Rahmen der globalen Polioeradikation, in vielen Regionen verschwunden. Bis zum Jahr 2008 waren 3 der 6 WHO-Regionen als poliofrei zertifiziert: Amerika (seit 1994), Westpazifik (seit 2000) und Europa (seit 2002).

Endemisch kommt die Poliomyelitis (Stand Juli 2008) nur noch auf dem indischen Subkontinent (Afghanistan, Pakistan, Indien) und in Westafrika (Nigeria) vor. Von Januar bis Ende Juli 2008 traten nach WHO-Meldung weltweit noch ca. 1000 Poliomyelitisfälle auf. Aus diesen Endemie- oder Ausbruchsgebieten kann es zur Einschleppung von Poliowildviren, z. B. durch Migranten oder Urlaubs- und Geschäftsreisende, in andere, schon poliofreie Regionen kommen.

Das Virusreservoir ist der Mensch, zumeist der inapparent infizierte. Die Übertragung kommt unter schlechten hygienischen Verhältnissen in der Regel auf fäkal-oralem Wege, andernfalls durch Tröpfcheninfektion zustande. Die Infektiosität setzt schon wenige Stunden nach einer Infektion ein und hält im Rachen bis zu einer Woche, im Stuhl 3–6 Wochen an.

Die **Inkubationszeit** beträgt 7–14 Tage (3–35 Tage).

Diagnose

Klinisch ist der doppelgipflige Fieberverlauf der paralytischen Form („Dromedarkurve") charakteristisch. Zum Nachweis einer Poliovirus-Infektion dienen die kulturelle Anzüchtung der Viren aus Stuhl, Rachenabstrichen/-spülwasser oder Liquor und der molekularbiologische Nachweis viraler RNA mit der Polymerase-Kettenreaktion (PCR). Zum serologischen Nachweis einer frischen Poliovirus-Infektion ist die Untersuchung eines Serumpaares (mindestens 4-facher Antikörpertiter-Anstieg im Neutralisationstest bei 2 Seren, die im Abstand von 2 Wochen gewonnen sind) notwendig. Der Antikörpernachweis hat nur orientierenden Charakter und kann den direkten Erregernachweis nicht ersetzen.

Das WHO-Programm zur Polioeradikation beinhaltet neben der konsequenten Durchführung der Impfungen eine Überwachung der Poliovirus-Zirkulation. Mit der sog. AFP-Surveillance (AFP: „acute flaccid paralysis") sollen in Deutschland seit 1998 alle bei Kindern unter 15 Jahren neu auftretenden schlaffen Lähmungen einschließlich Guillain-Barré-Syndrom, transverse Myelitis etc. an die Geschäftsstelle der Nationalen Kommission für die Polioeradikation beim Niedersächsischen Landesgesundheitsamt gemeldet werden. Darüber hinaus ist bei Patienten mit AFP die virologische Untersuchung von 2 Stuhlproben (Mindestabstand der Probennahme 24 Stunden) innerhalb von 14 Tagen nach Lähmungsbeginn zum Ausschluss einer Poliomyelitis am Nationalen Referenzzentrum für Poliomyelitis und Enteroviren in Berlin durchzuführen (im Rahmen der AFP-Surveillance unentgeltlich). Zusätzlich wird allen Kliniken bundesweit seit 2006 die unentgeltliche Enterovirus-Diagnostik bei Patienten mit Verdacht auf virale Meningitis/Enzephalitis durch ein Labornetzwerk angeboten, um dadurch sowohl Informationen zu den zirkulierenden Enteroviren zu erhalten als auch Infektionen durch Polioviren ausschließen zu können. Weitere Informationen zu den genannten Überwachungssystemen unter: http://www.polioeradikation.nlga.niedersachsen.de.

Therapie

Symptomatische Pflege, Bettruhe, physikalische Therapie; Analgetika und Antiphlogistika. Bei Verdacht auf Schluck- oder Atemstörungen rechtzeitig Intensivüberwachung und -behandlung. Eine gute Nachbehandlung (Physiotherapie, wenn nötig mit orthopädischer Hilfsmittelversorgung) kann bis zu 2 Jahren nach der akuten Erkrankung noch eine Besserung der Motorik bringen, aber offensichtlich nicht das Post-Polio-Syndrom verhindern.

Prophylaxe
■ Impfungen

Seit Jahrzehnten gibt es 2 unterschiedliche Impfstoffe zum Schutz vor der Kinderlähmung: die inaktivierte Poliomyelitis-Vakzine nach Salk (IPV, Totimpfstoff) und die oral zu gebende Vakzine aus attenuierten und vermehrungsfähigen Viren nach Sabin (OPV, Lebendimpfstoff). Beide trivalenten Impfstoffe führen bei vollständiger Impfung zur Immunität und Schutz vor der paralytischen Poliomyelitis. Nachdem die Poliomyelitis weltweit durch Impfprogramme (vorwiegend mit OPV) zunehmend eliminiert werden konnte, verschob sich das Verhältnis der immer selteneren Wildpoliovirus-Infektionen zu den relativ häufigeren OPV-bedingten Impfpoliomyelitiden. Deshalb wurden in Nordamerika und vielen Ländern Europas die Impfstrategien von OPV- auf die IPV-Impfung oder auf sequenzielle IPV-/OPV-Impfung umgestellt, um das Risiko von vakzineassoziierten paralytischen Poliomyelitiden (VAPP) bei Impflingen oder Kontaktpersonen in Zukunft zu vermeiden.

Eine Impfpoliomyelitis (d. h. Erkrankung des Impflings) wurde in Deutschland in den westlichen Bundesländern zwischen 1963 und 1984 mit einer Rate von 1:4,4 Mio. Impfdosen bzw. in Amerika von 1:6,2 Mio. Impfdosen festgestellt. Die Zahlenangaben zur Häufigkeit einer Impfpoliomyelitis bei Personen, die Kontakt zu einem OPV-Impfling hatten, variierten erheblich (ca. 1:11 Mio. Impfdosen nach deutschen Erhebungen, 1:7,6 Mio. Impfdosen nach amerikanischen Untersuchungen). Das Risiko einer VAPP beim Impfling oder einer Kontaktperson war bei der OPV-Erstimpfung mit etwa 1:1 Mio. gegenüber Wiederimpfungen deutlich erhöht.

In Deutschland wird seit 1998 von der STIKO für alle Grundimmunisierungen von Säuglingen und Kleinkindern, für die Wiederimpfungen von Jugendlichen ab Beginn des 10. Lebensjahres und für Auffrischimpfungen von Erwachsenen die

IPV-Vakzine nach Salk empfohlen (siehe Tab. 3). Bei Personen mit beruflicher Exposition (Krankenhaus- und Laborpersonal!) oder bei Reisenden in Regionen mit Infektionsrisiko sollte eine Auffrischung mit IPV durchgeführt werden, wenn die letzte Impfung gegen Poliomyelitis mehr als 10 Jahre zurückliegt oder keine komplette Grundimmunisierung dokumentiert ist. Im Gegensatz zu anderen Reiseimpfungen gehört die Poliomyelitis-Impfung in den Pflichtleistungskatalog der Gesetzlichen Krankenkassen und wird von diesen bezahlt, da es sich hierbei um eine Maßnahme des „Bevölkerungsschutzes" handelt, durch die ein Reimport von Poliowildviren vermieden werden kann.

Für sog. Riegelungsimpfungen im Falle eines Poliomyelitis-Ausbruches wird nach den neuen Empfehlungen der STIKO (2008) auch die IPV-Vakzine empfohlen.

■ Isolierung

Bei Patienten mit Poliomyelitis oder vermuteter Ausscheidung des Wildvirus ist eine Isolierung nach den Empfehlungen für fäkal-orale Übertragung anzuraten (siehe S. 57, S. 75).

Literatur

Plotkin SA, Vidor E. Poliovirus Vaccine – Inactivated. In: Plotkin SA, Orenstein WA, eds. Vaccines. 5th ed. Philadelphia: Saunders; 2008

Robert Koch-Institut. http://www.rki.de; Infektionskrankheiten A–Z. Poliomyelitis. RKI-Ratgeber-Infektionskrankheiten – Merkblätter für Ärzte. Stand: Juli 2008

STIKO. Mitteilung der Ständigen Impfkommission am Robert Koch-Institut: Empfehlungen der Ständigen Impfkommission (STIKO) am Robert Koch-Institut/ Stand: Juli 2008. Epid Bull 2008; Nr. 30: 235 – 254

 Koordinator:
M. Weiß
Mitarbeiter:
B. H. Belohradsky, K. Beyrer, E. Schreier, A. Windorfer

Pseudomonas-Infektionen

Klinisches Bild

Infektionen mit Pseudomonas spp. sind beim gesunden Kind selten, da es sich um einen opportunistischen, fakultativ pathogenen Erreger handelt. Hingegen ist Pseudomonas aeruginosa ein häufiger Infektionserreger bei immunsupprimierten Kindern und bei nosokomialen Infektionen. Die erhebliche Morbidität und Letalität sowie der hohe Bedarf an Ressourcen kennzeichnen den Verlauf von P.aeruginosa-Infektionen bei Hochrisikopatienten. Hinzu kommt das zunehmend komplexe Problem der Behandlung multiresistenter Isolate, die gegen 3 oder mehr pseudomonaswirksame Antibiotika resistent geworden sind.

Unter Pseudomonas-Infektionen werden in diesem Kapitel nur Infektionen mit Erregern der Gattung Pseudomonas verstanden.

■ Infektionen bei Patienten mit Risikofaktoren

P. aeruginosa ist der häufigste bakterielle Erreger der nosokomialen Pneumonie bei länger als 7 Tage beatmeten Patienten und folgt an 2. Stelle hinter S. aureus als Erreger von Pneumonien bei Patienten mit Tracheostoma. Diese beatmungsassoziierte Pneumonie (VAP: „ventilator-associated pneumonia") ist von der nekrotisierenden, in der Mehrzahl letal verlaufenden Bronchopneumonie bei Patienten mit Neutropenie, AIDS oder anderen schweren Störungen der Immunabwehr abzugrenzen, bei der der Erreger die Lunge auf dem Blutweg erreicht.

Harnwegsinfektionen (HWI) durch P. aeruginosa werden vor allem bei Patienten mit obstruktiver Fehlbildungen der Harnwege, einer Refluxnephropathie oder mit neurogener Blasenfunktionsstörung und nach Nierentransplantation beobachtet. Die üblicherweise oral zur Rezidivprophylaxe verabreichten Antibiotika sind nicht gegen Pseudomonas wirksam (einzige Ausnahme: Chinolone). Nosokomial erworbene Harnwegsinfektionen sind in der Regel mit einem Harnwegskatheter assoziiert und werden in 20 – 30 % durch P. aeruginosa verursacht.

Bei den sehr seltenen HWI nach Miktionszystourethrografie (Inzidenz 2 %) muss an Pseudomonas spp. gedacht werden.

Großflächige, sekundär heilende Wunden nach Unfällen, Verbrühungen oder Verbrennungen sind häufig mit P. aeruginosa sekundär endogen (aus dem Gastrointestinaltrakt oder den Atemwegen des Kindes) oder exogen (Hände des Pflegepersonals, Reservoire in der unbelebten Umgebung, v. a. Wasser) kolonisiert oder infiziert. Auch als Erreger postoperativer Wundinfektionen – z. B. der Mediastinitis nach kardiochirurgischen Eingriffen – spielt P. aeruginosa eine Rolle (10 – 20 %).

Vital bei einer Sepsis durch P. aeruginosa besonders gefährdet sind Kinder und Jugendliche mit angeborener oder erworbener hochgradiger Granulozytopenie (< 500/µl). Als Eintrittspforte dienen meist Schleimhautulzerationen im Gastrointestinaltrakt oder anogenitale Läsionen nach zytostatischer Therapie mit oder ohne hochgradige Mukositis. In der multizentrischen Onkopäd-Studie zur Surveillance nosokomialer Infektionen bei pädiatrisch-onkologischen Patienten liegt z. B. der Anteil von P. aeruginosa an allen Bakteriämien und blutkulturpositiven Sepsisereignissen (n = 127) bei 7 %.

Angeborene Störungen der Granulozytenfunktion und des Komplementsystems, ein ausgeprägter Immunglobulinmangel (< 2 g/l) und die HIV-Infektion im Stadium AIDS stellen Risikofaktoren für Pseudomonas-Infektionen dar. Im 1. Jahr nach Lungentransplantation wurden 16 % aller Bakteriämien durch P. aeruginosa verursacht, nach allogener Stammzelltransplantation 5 – 10 % (meist in den ersten 30 Tagen).

Bei intensivmedizinisch behandelten, bei Geburt sehr unreifen Frühgeborenen wurden zahlreiche Ausbrüche von „late onset"-Infektionen durch P. aeruginosa (inzwischen auch einer durch die weniger virulente Spezies P. putida) beschrieben. Wie viele andere nosokomiale Erreger, die den Gastrointestinaltrakt bei intensivmedizinisch behandelten Frühgeborenen besiedeln, wurde P. aeruginosa in einzelnen Publikationen mit der nekrotisierenden Enterokolitis in Verbindung gebracht.

Die systemische Infektion durch P. aeruginosa entspricht dem Vollbild der Sepsis mit endotoxinvermitteltem Schock und Multiorganversagen. Hohes Fieber oder Hypothermie (cave: begleitende

Therapie mit Dexamethason bei Leukämiepatienten), Hypotension, Oligo-/Anurie mit Kreatinin-Anstieg, Leukozytose, disseminierte intravasale Gerinnung und Entwicklung eines ARDS („acute respiratory distress syndrome") können nur beherrscht werden, wenn die Patienten ohne Zeitverlust mit einer angemessenen Antibiotika- und einer zeitgemäßen intensivmedizinischen Supportivtherapie behandelt werden (siehe S. 704).

Eine begleitende Vaskulitis der kleinen Gefäße und septische Infarkte in der Kreislaufperipherie (Fingerkuppen, Zehen, Unterschenkel, Anogenitalregion) und hämorrhagische Nekrosen in inneren Organen kommen vor.

Die typische Hautläsion bei Pseudomonas-Sepsis ist das Ecthyma gangraenosum. Initial imponiert diese septische Absiedlung als schmerzhafte, rötlich-livide Induration („Knötchen") mit zentralem Vesikel. Im Verlauf bilden sich ein roter Hof und später eine zentrale Nekrose, aus der bei Punktion bzw. chirurgischer Sanierung P. aeruginosa isoliert werden kann.

Hirnabszesse und Meningitiden durch P. aeruginosa können bei Kindern mit Myelomeningozele, posthämorrhagischem Hydrozephalus und ventrikuloperitonealer Liquorableitung, Hautsinus sowie bei Patienten mit AIDS auftreten, aber auch als sehr seltene sekundäre Komplikation bei chronischer Sinusitis oder Mastoiditis. In den letzten Jahren nimmt bei älteren Kindern, die wegen rezidivierender Otitiden wiederholt mit Antibiotika behandelt wurden, der Anteil der Pseudomonas-Isolate an den Erregern der Mastoiditis zu (bis 20 %).

■ Infektionen bei Kindern und Jugendlichen ohne eine Störung der Immunabwehr

Da der warme und feuchte äußere Gehörgang ein geeignetes Habitat darstellt, wird P. aeruginosa bei der Otitis externa und bei der chronisch-eitrigen Otitis media („laufendes Ohr" mit Trommelfelldefekt) isoliert. Weitere weniger häufige Erkrankungen sind die akute, sehr schmerzhafte Dermatitis der Fußsohlen nach Schwimmbadbesuch („pseudomonas hot-foot syndrome") oder die Whirlpool-Dermatitis einer mit Juckreiz einhergehenden Follikulitis. Bei Kontaktlinsenträgern kann P. aeruginosa eine Keratokonjunktivitis mit kornealen Ulzerationen auslösen. Inzwischen beschreiben zahlreiche Publikationen durch P. aeruginosa verursachte Weichteil- und Knorpelinfektionen nach Piercing (vor allem der Ohrmuschel, aber auch von Zunge, Nabel oder Genitale).

Ätiologie

Pseudomonaden sind gramnegative, in der Regel bewegliche, oxidasepositive aerobe Bakterien. Bei den nosokomialen Pseudomonas-Infektionen kommt es bei Anwendung von Antibiotika mit unzureichender oder fehlender Pseudomonas-Wirksamkeit bei bereits zuvor besiedelten Patienten zu einem Selektionsvorteil und einer Besiedlung der respiratorischen und der gastrointestinalen Schleimhäute oder des Urogenitaltraktes. Sind dort Pseudomonas spp. in hoher Keimzahl vorhanden, so ist eine Sanierung durch systemische Antibiotika schwierig, insbesondere, wenn Fremdkörper wie Magensonden, PEGs, Trachealtuben oder Harnwegskatheter aus Kunststoff die Ausbildung von Biofilmen begünstigen.

Biofilme bestehen aus einer extrazellulären Polysaccharid-Matrix, die sog. mucinbildende Pseudomonaden als Alginat absondern. Biofilme schützen den Erreger vor den schädlichen Auswirkungen natürlicher (Trocknungsschäden, Abwehrzellen, opsonisierende Antikörper, Defensine) und iatrogener Umwelteinflüsse (Antibiotika, Antiseptika, Desinfektionsmittel).

Im anaeroben Milieu des Biofilms eingeschlossene, sessile Formen von Pseudomonas kommunizieren miteinander über Flüssigkeitskanäle und sog. „quorum sensing"-Moleküle.

Im Biofilm können in vitro als sensibel eingestufte Pseudomonas spp. durch Antibiotika nicht oder nur dann abgetötet werden, wenn sehr hohe Konzentrationen (> 100-fach MHK) des Antibiotikums vorliegen.

Die Kolonisation von Wunden mit Pseudomonas beeinträchtigt durch die Freisetzung von Toxinen und proinflammatorischen Substanzen die Wundheilung. Auch auf einer Wundoberfläche bilden Pseudomonas spp. innerhalb von Stunden Biofilme.

P. aeruginosa weist eine breite natürliche Resistenz auf, kann unter der Therapie Resistenzmechanismen wie ESBL („extended spectrum"-β-Laktamasen), chromosomal codierte Cephalosporinasen, Carbapenem spaltende Metallo-β-Laktamasen und Effluxproteine aktivieren oder diese von anderen gramnegativen Spezies durch Konjugation (über einen Plasmidtransfer) erwerben.

Epidemiologie

Pseudomonas spp. kommen in der Natur ubiquitär in feuchter Umgebung (Erdboden, Pflanzen, auch pflanzliche Lebensmittel wie Gemüse und Salat, Zwiebeln; Blumen, Schnittblumenwasser), im alltäglichen unbelebten Umfeld des Menschen, vor allem in Warmwasserleitungen, Perlatoren, Duschköpfen, Siphons und Überlauföffnungen von Waschbecken, vor.

Infektionen mit P. aeruginosa können primär endogen aus der körpereigenen Flora, sekundär endogen nach vorausgegangener Neubesiedelung mit Erregern aus der Umgebung im Krankenhaus oder exogen (direkt übertragen durch die Hände des Behandlungsteams oder über kontaminierte Gegenstände) verursacht werden.

Obwohl prinzipiell anfällig gegenüber Trocknungsschäden können Pseudomonas spp. auf Frotteewaschlappen oder Handtüchern bis zu 10 Stunden, auf Baumwolle, Polyethylen und Polyurethan bis zu 2 Stunden und auf Polyesteroberflächen bis zu 1 Stunde überleben.

Einzelne Studien, in denen die Transmission epidemischer Pseudomonas-Stämme unter Patienten mit Mukoviszidose untersucht wurde, haben auf die Möglichkeit einer aerogenen Übertragung hingewiesen (Nachweis in patientenfernen Raumluftproben). Insgesamt spielt diese jedoch eine untergeordnete Rolle und tritt wahrscheinlich nur bei Patienten mit starkem Husten in raumlufttechnisch problematischen Bereichen wie bspw. engen Warte- oder Patientenzimmern auf. Durch ihre spezifischen Aufgaben in der Atemtherapie sind Physiotherapeuten und die von ihnen verwendeten Hilfsmittel besonders für eine nosokomiale Übertragung von Pseudomonas prädestiniert, wenn nicht hygienische Schutzvorkehrungen (Händedesinfektion, Flächendesinfektion, Desinfektion oder Sterilisation von Hilfsmitteln zwischen den Patienten) strikt eingehalten werden.

Kontaminierte Infusions- oder Inhalationslösungen, kontaminiertes Beatmungs- und Inhalationszubehör (z. B. auch Temperatursensoren am Beatmungssystem), Spirometer, Bronchoskope, Endoskope, Ernährungssonden, Ernährungslösungen, Waschschüsseln aus Kunststoff, Reinigungs- und unzureichend konzentrierte Desinfektionslösungen (Chlorhexidin!) und Wasserbäder zum Aufwärmen von Blutprodukten können zur Quelle eines Ausbruchs werden. Ein pädiatrisch-onkologischer Ausbruch wurde durch Badespielzeug verursacht.

Diagnose

Der Nachweis von Pseudomonas spp. erfordert die aerobe Kultivierung von Blut, Liquor, Urin, Sputum, Trachealsekret, Wundabstrichen, Punktaten eines Lungenprozesses oder eines Hautabszesses. Die Gewinnung solcher Proben vor Beginn der antibakteriellen Therapie ist essenziell.

Eiter und Wundsekret bei Infektionen durch P. aeruginosa können an dem von mehr als 90 % der Stämme gebildeten blaugrünen Farbpigment (Pyocyanin) und am charakteristischen Geruch oft schon klinisch erkannt werden. Die Bestimmung von IgG-Antikörpern gegenüber Exotoxinen, verschiedenen O-Antigenen und Proteinen von P. aeruginosa spielt in der klinischen Routine keine Rolle.

Therapie

Prinzipiell geeignete Substanzen zur Therapie von Pseudomonas-Infektionen sind bestimmte β-Laktame (Ceftazidim, Cefepim, Piperacillin mit Tazobactam, Meropenem, als Kombinationspartner auch das Monobactam Aztreonam), Aminoglycoside (vor allem Tobramycin und Amikacin) sowie die Fluorochionolone Ciprofloxacin und Levofloxacin. Die zuletzt genannten Substanzen werden inzwischen auch bei Kindern als Reservetherapeutika zur Behandlung komplizierter Infektionen empfohlen und stellen die einzigen per os verfügbaren pseudomonaswirksamen Antibiotika dar. Auch bei Meningitis im Neugeborenenalter wurde Ciprofloxacin mit Erfolg eingesetzt und gut vertragen.

Bei der Behandlung von invasiven Pseudomonas-Infektionen (Sepsis, Atemwege, ZNS) erhöht eine angemessene initiale Kombinationstherapie mit einem β-Laktam-Antibiotikum und einem Aminoglykosid (s. o.) die Wahrscheinlichkeit des Überlebens (Evidenzgrad I).

Für bestimmte Substanzklassen charakteristische Zusammenhänge zwischen Pharmakokinetik und Pharmakodynamik sollten Beachtung finden. Geeignete Antibiotika sollten vor allem in den ersten 72 Stunden der Behandlung und immer bei Infektionen in ungünstigen Kompartimenten (z. B. ZNS, Lungenabszess) in der maximal empfohlenen Dosierung verabreicht werden. Mit Pseudomonas aeruginosa kontaminierte Materialien (zentrale Katheter, Harnwegskatheter, ventrikuloperitoneale Shunts) müssen umgehend entfernt werden.

Bei den β-Lactam-Antibiotika ist für die bakterizide Wirksamkeit die Expositionsdauer mit einer Konzentration 4- bis 6-mal über der minimalen

Hemmkonzentration (sog. T > MIC) wesentlich. Sie sollte bei Pseudomonas-Infektionen mindestens 80 % des Dosierungsintervalls betragen. Bei intermediär sensiblen Stämmen kann eine hoch dosierte Dauerinfusion von Vorteil sein, wenn die chemische Stabilität der Substanz gewährleistet ist (Evidenzgrad II).

Bei den konzentrationsabhängigen Substanzen (Aminoglykoside, Fluorochinolone) muss die Spitzenkonzentration um den Faktor 8 – 10 über der MHK liegen oder die Fläche der Konzentrationszeitkurve als Maß für die Exposition geteilt durch die MHK eine Ratio von 100 – 125 ergeben. Dies kann bei den Aminoglykosiden und beim Levofloxacin (Kinder über 5 Jahre) durch die tägliche Einmalgabe als Kurzinfusion über 30 Minuten erreicht werden. Kinder zwischen 1 und 5 Jahren weisen eine erhöhte Levofloxacin-Clearance auf und erhalten daher 20 mg/kgKG/Tag in 2 Einzeldosen. Ciprofloxacin (intravenös 20 – 30 mg/kgKG/Tag, per os 30 – 40 mg/kgKG/Tag) sollte mit einer Maximaldosis von 400 mg pro Einzelgabe 2- bis 3-mal täglich appliziert werden, weil es bei Verabreichung von zu hohen Einzeldosen zu neurotoxischen Nebenwirkungen kommen kann. Parenteral verabreichtes Fosfomycin ist bei pulmonalen Infektionen, Weichteilinfektionen und Harnwegsinfektionen ein geeigneter Kombinationspartner.

Bei günstigem Verlauf kann nach 7 – 10 Tagen auf eine orale Monotherapie mit Levofloxacin umgestellt werden. Levofloxacin per os weist eine höhere Bioverfügbarkeit auf und führt zu signifikant höheren Gewebespiegeln als Ciprofloxacin. Die Therapiedauer sollte mindestens 10 Tage, bei komplizierten Infektionen (intensivpflichtige Patienten) mindestens 14 Tage betragen (Evidenzgrad II).

Bei beatmungsassoziierten Pneumonien (auch bei Tracheostoma) sollte der zusätzliche Einsatz eines per Inhalation verabreichten Antibiotikums erwogen werden. Vorrangig kommt hier konservierungsmittelfreies Tobramycin (2-mal 100 – 300 mg bei Jugendlichen und Erwachsenen) in Betracht. Auf diese Weise werden ohne systemische Exposition lokal sehr hohe lokale Spiegel erreicht.

Zur Therapie multiresistenter Pseudomonas-Infektionen wurde in den letzten Jahren wieder Colistin sowohl inhalativ als auch intravenös und in Einzelfällen auch intrathekal eingesetzt (Falagas 2005).

Ciprofloxacin- und Polymyxin-B-haltige Tropfen und Salben werden lokal zur Behandlung der Otitis externa und der Kontaktlinsen-Konjunktivitis verordnet.

Der Einsatz von Aminoglykosid-Salben (fördern die Resistenzentwicklung) und von silbernitrathaltigen Salben (sind wirkungslos) zur Behandlung von Hautinfektionen oder besiedelten Wunden sollte unterbleiben.

Prophylaxe

Bei der Prävention von Pseudomonas-Infektionen steht die Expositionsprophylaxe gefährdeter Patienten im Vordergrund. Das kann vor allem erreicht werden durch

- die alkoholische Händedesinfektion vor und nach jedem Patientenkontakt,
- den zusätzlichen Gebrauch von Einmalhandschuhen bei Kontakt mit respiratorischen Sekreten sowie bei Manipulationen an Beatmungssystemen, Inhalationszubehör, Magensonden und so weiter,
- die Verwendung patientenbezogener Schutzkittel (bei engem Kontakt), ggf. auch eines Mund-Nasen-Schutzes und einer Schutzbrille (beim offenen Absaugen, bei der Pflege stark hustender Patienten),
- die sorgfältige Desinfektion (ggf. auch Sterilisation) aller Gegenstände, über die eine indirekte Übertragung möglich ist und die sachgerechte Aufarbeitung von Medizinprodukten (siehe Medizinproduktegesetz),
- die zumindest arbeitstägliche Umgebungsdesinfektion nach den Vorgaben des Hygieneplans und der Richtlinie der Kommission für Krankenhaushygiene und Infektionskommission am Robert Koch-Institut,
- Sanierung (z. B. Perlatoren, Siphons) und Minimierung (z. B. Schnittblumen) von Umgebungsreservoiren,
- Versorgung immunsupprimierter Patienten im Krankenhaus (extreme Frühgeborene, onkologische Patienten, beatmete Intensivpatienten, Verbrennungspatienten) mit steril filtriertem Wasser zum menschlichen Gebrauch durch den Einsatz von „point-of-care"-/„point-of-use"-Bakterienfiltern,
- Vermeidung potenziell pseudomonaskontaminierter Lebensmittel bei hochgradiger Immunsuppression (z. B. während der akuten Phase einer Stammzell- oder Organtransplantation).

Zumindest bei erwachsenen Patienten mit beatmungsassoziierter P. aeruginosa-Pneumonie konnten 48 Stunden nach Beginn der Behandlung im peripheren Bronchialsystem noch vermehrungsfähige Pseudomonas in relevanter Keimzahl nachgewiesen werden. Insofern sollten Patienten mit Pseudomonas-Pneumonie auch unter einer mit hoher Wahrscheinlichkeit effektiven Therapie für mindestens 48 Stunden isoliert werden (Vorkehrungen gegen Kontaktübertragung und gegen eine Tröpfcheninfektion bei offenem Absaugen).

Darüber hinaus ist auf eine gründliche Mund- und Rachenpflege bei Beatmungspatienten und Immunsupprimierten zu achten. Der Nutzen einer selektiven Darmdekontamination zur Vermeidung von Pseudomonas-Infektionen ist für pädiatrische Patienten nicht wissenschaftlich belegt.

Bei Patienten mit klinisch-relevantem IgG-Mangel sind Immunglobuline zu substituieren. Zur aktiven Immunisierung: siehe Kapitel Atemwegsinfektionen bei zystischer Fibrose S. 592.

■ Meldepflicht

Das gehäufte Auftreten nosokomialer Infektionen, bei denen ein epidemiologischer Zusammenhang wahrscheinlich ist oder vermutet wird, ist als Ausbruch nicht namentlich zu melden (§ 6 IfSG). Pseudomonas spp. gehören auch zu den Erregern, bei denen gemäß § 23 des Infektionsschutzgesetzes das Auftreten von Stämmen mit bestimmten Einzel- oder Multiresistenzen (für P. aeruginosa: gegen Imipenem/Meropenem, Ciprofloxacin), Amikacin, Ceftazidim, Piperacillin/Tazobactam) kontinuierlich in einer separaten Aufzeichnung zu dokumentieren und zu bewerten ist.

Literatur

Klepser ME. Role of nebulized antibiotics for the treatment of respiratory infections. Curr Opin Infect Dis 2004; 17: 109 – 112

 Koordinator:
A. Simon

Mitarbeiter:
G. Fleischhack, Th. Lehrnbecher

Q-Fieber

Synonym: Query-Fieber (fälschlicherweise auch Queensland-Fieber)

Klinisches Bild

Nur ca. 50 % (bei Kindern ca. 15 %) der Infektionen durch Coxiella burnetii verlaufen symptomatisch. In der Mehrzahl handelt es sich um eine milde, selbstlimitierende, fieberhafte Krankheit mit Kopfschmerzen. Für die Diagnosestellung ist die Umgebungsanamnese mit Einbeziehung der epidemiologischen Situation erforderlich.

Akute Infektion. Die akute Infektion beginnt oft grippeähnlich. Pneumonie (lobär oder diffus), Hepatitis (Hepatosplenomegalie), seltener Myo- oder Perikarditis sowie Meningitis/Enzephalitis sind die typischen ernsteren Manifestationen. Viele weitere Krankheitsbilder, u.a. Fieber unklarer Genese, hämolytische Anämie und Hautmanifestationen, werden beschrieben. Die Laborparameter sind uncharakteristisch; die Entzündungszeichen leicht bis mittelgradig erhöht. Die Letalität ohne Behandlung liegt bei ca. 1 %; in bis zu 1 % der Fälle Übergang in eine chronische Form.

Chronische Infektion. Am häufigsten ist die Endokarditis, die vor allem bei vorbestehender Herzerkrankung (Klappenfehler) beobachtet wird. Bei Kindern werden Osteoarthritiden und Osteomyelitiden unabhängig vom Immunstatus berichtet. Bei Schwangeren kann es zur Fehl- oder Frühgeburt kommen. Die Krankheitsausprägung und die Wahrscheinlichkeit einer Chronifizierung ist stammspezifisch (verschiedene Pathovare).

Ätiologie

Erreger des Q-Fiebers ist Coxiella burnetii, ein 0,2 – 0,7 µm langes, polymorphes, gramnegatives, intrazelluläres Bakterium. Es gehört zu den γ-Proteobakterien und ist mit den Legionellen enger verwandt als mit Rickettsien. Das Lipopolysaccharid der Zellwand kann in 2 Antigenphasen vorliegen: Phase II während der akuten und Phase I während der chronischen Infektion.

C. burnetii zählt zu den widerstandsfähigsten Mikroorganismen und kann in einem sporenähnlichen Stadium im Staub, an Wolle, Häuten und Stroh jahrelang infektionstüchtig bleiben.

Epidemiologie

Das Q-Fieber ist eine weltweit verbreitete Zoonose. Die wichtigsten Infektionsquellen für den Menschen sind die Lochien infizierter Tiere, vor allem Schaf, Rind und Ziege, seltener Katze, Hund und anderer Tiere. Die Übertragung erfolgt durch Aerosole. Es genügen 1 – 10 Erreger für eine Infektion (höchster Kontagiositätsindex). Zecken spielen nur für die Verbreitung des Erregers zwischen den Tieren eine Rolle. Die Ansteckung durch den Genuss von Rohmilch oder Rohkäse infizierter Tiere ist eher selten. Mensch-zu-Mensch-Übertragung wurde ausschließlich in Einzelfällen von infizierten Schwangeren auf den Geburtshelfer nachgewiesen.

Q-Fieber-Ausbrüche kommen nahezu jährlich in Deutschland vor, vor allem im Südwesten (Baden-Württemberg, Hessen). Von 2001 bis 2004 wurden in Deutschland 982 Fälle gemeldet, davon waren 29 (3 %) Kinder unter 15 Jahre. Die geografische Nähe (Windrichtung!) zu lammenden Schafherden ist dabei besonders wichtig. Daneben gibt es sporadische Infektionen. Gefährdet sind vor allem Berufsgruppen, die engen Kontakt zu Tieren haben.

C. burnetii gehört auch zu den potenziellen biologischen Kampfstoffen (Bioterrorismus).

Die **Inkubationszeit** beträgt 8 – 40 Tage

Diagnose

Wichtig ist eine gezielte Anamneseerhebung (Tierkontakt). Die Diagnose wird über den Nachweis spezifischer Antikörper gestellt. Typischerweise kommt es 2 Wochen nach Krankheitsbeginn zur Serokonversion. Der indirekte Immunfluoreszenztest (IFT) und ELISA sind sensitiver als die KBR. Bei einer akuten Infektion werden zuerst IgM-, dann IgA- und IgG-Antikörper gegen Phase-II-Antigene gebildet. Ein IgM > 1:50 und ein IgG > 1:200 an Phase II gelten als diagnostisch. Hohe Titer von spezifischem IgA und IgG (> 1:800) (bei Fehlen von IgM) gegen Phase-I-Antigen sind für das chronische Q-Fieber typisch. Stets sind dabei auch hohe Titer gegen Phase-II-Antigene vorhanden. Die Kultur des Erregers aus klinischem Untersuchungsmaterial ist Laboratorien der biologischen Sicherheitsstufe 3 vorbehalten (Alternative: PCR).

Therapie (Evidenzgrad III)

Die Erreger sind in vitro empfindlich gegen Tetrazykline, Rifampicin, Cotrimoxazol und manche Chinolone (u. a. Ciprofloxacin, siehe S. 81). Chloramphenicol und Erythromycin wurden ebenfalls erfolgreich eingesetzt. Andere Makrolidantibiotika sind zwar in vitro besser wirksam, jedoch unzureichend in Studien getestet. Das Mittel der Wahl ist Doxyzyklin (4 mg/kgKG/Tag, maximal 200 mg) für mindestens 14 Tage. Auch bei Kindern unter 8 Jahren sollte in schweren Fällen Doxyzyklin oder ein Chinolon Bestandteil des Therapieregimes sein.

Das chronische Q-Fieber und die Karditis erfordern eine 18-monatige Kombinationstherapie mit Doxyzyklin und entweder Hydroxychloroquin oder Rifampicin oder einem Chinolon (insbesondere bei Meningoenzephalitis). Hydroxychloroquin erhöht dabei den pH-Wert im Phagolysosom und hemmt so die Vermehrung der Bakterien. Eine 3-tägige adjuvante Gabe von Steroiden ist bei der Hepatitis indiziert.

Prophylaxe (Evidenzgrad III – IV)

Ein Impfstoff steht in Deutschland zurzeit nicht zur Verfügung. In Australien, den USA und Osteuropa wurden Impfstoffe erfolgreich bei gefährdeten Gruppen eingesetzt. Hitzebehandlung der Milch (Pasteurisierung) zerstört die Erreger zuverlässig.

Literatur

Maltezou HC, Raoult D. Q Fever in children. Lancet Infect Dis 2002; 2: 686 – 691

 Koordinator:
J. Weigl

Mitarbeiter:
R. Bialek, W. Hellenbrand, A. Jansen

Respiratory-Syncytial-Virus-(RSV-)Infektionen

Klinisches Bild

RSV verursacht unterschiedliche pulmonale Erkrankungen, deren Manifestationsform abhängig ist einerseits vom Alter, andererseits von gewissen Wirtsfaktoren wie Immundefizienz, CLD nach Frühgeburtlichkeit, zyanotische Herzvitien etc. Die typische RSV-Bronchiolitis wird vor allem im 1. Lebensjahr beobachtet; bei älteren Kindern steht das Bild einer obstruktiven Bronchitis im Vordergrund. Bei Säuglingen in den ersten 6 Monaten sowie bei Frühgeborenen kann sich die RSV-Infektion primär durch Apnoen äußern. Die Reinfektionen im Kleinkindes- und Erwachsenenalter verlaufen klinisch überwiegend als Infektionen der oberen Luftwege („common cold"; Erkältung), können jedoch bei Asthmatikern auch zu Exazerbationen des Asthmas führen. Bei Immunsupprimierten werden bisweilen tödliche Lungenentzündungen durch Reinfektionen gesehen. RSV wird auch bei ca. 25 % aller Kinder mit akuter Otitis media in der Paukenflüssigkeit gefunden.

Besonders gefährdet durch die initiale Erkrankung sind Frühgeborene mit vorgeschädigter Lunge (z. B. bronchopulmonale Dysplasie), Kinder mit Herzfehlern, insbesondere bei vermehrter Lungendurchblutung. Bei diesen liegt die Letalität nach Krankenhausaufnahme auch unter den heutigen intensivmedizinischen Möglichkeiten bei etwa 1 %. Ein noch höheres Risiko besteht für Patienten mit angeborenen Immundefekten oder unter Immunsuppression, vor allem nach allogener Stammzell- oder Lungentransplantation.

Ätiologie

Das RS-Virus ist ein großes RNA-Virus mit Glykoproteinhülle aus der Familie der Paramyxoviren im Genus Pneumovirus. Es gibt 2 serologisch unterscheidbare Gruppen A und B. 2 Oberflächenglykoproteine sind für die Pathogenität des RSV von Bedeutung: Das Glykoprotein G ist für die Zellbindung verantwortlich, das Glykoprotein F ermöglicht die Aufnahme des Virus in die Wirtszelle und deren Fusion mit benachbarten Zellen (Syncytien-Bildung) Das F-Protein ist in seiner Aminosäuresequenz zu 95 % identisch zwischen den beiden Subtypen A und B. Es ist daher primäres Ziel von Immunisierungsstrategien.

Epidemiologie

RSV kann in jedem Lebensalter Atemwegserkrankungen hervorrufen. Die größte Morbidität besteht jedoch in den ersten 2 Lebensjahren. Bis zum Ende des 2. Lebensjahres haben nahezu alle Kinder mindestens eine RSV-Infektion durchgemacht.

Menschen bilden das einzige relevante Erregerreservoir. Die Übertragung kann bei engem und lang dauerndem Kontakt durch Tröpfchen erfolgen. Schmierinfektionen und Autoinokulation eines Zwischenträgers, der klinisch nicht erkrankt und durch sein Nasopharyngealsekret die Infektion weiter verbreitet, spielen insbesondere in den nosokomialen Infektionsketten eine Rolle. In Sekreten (auf Tischen, Stethoskopmembranen, Kitteln u. a.) ist das Virus auch über Stunden vermehrungsfähig. Stillen bietet keinen Infektions- oder Erkrankungsschutz.

Das RS-Virus tritt in winterlichen Epidemien auf. Der Epidemiebeginn liegt zwischen Oktober und Dezember, das Ende zwischen März und Mai; üblicherweise alternieren früh im Herbst geradzahliger Jahre und spät im Herbst/Winter ungeradzahliger Jahre beginnende Epidemien. In den meisten Jahren dominiert Subtyp A, in größeren Abständen treten Subtyp-B-Epidemien auf. Reinfektionen treten lebenslang praktisch jährlich auf, bleiben aber wenig symptomatisch.

Die **Inkubationszeit** beträgt 3 – 6 Tage. Die Virusausscheidung (Virusisolierung in Zellkultur) dauert bei gesunden Kindern und Erwachsenen 3 – 8 Tage, bei Frühgeborenen 1 bis mehrere Monate, bei Immundefizienten noch länger.

Diagnose

Indikationen zum Virusnachweis sind u. a.: der Erregernachweis im Rahmen der allgemeinen winterlichen und der nosokomialen Epidemie (besonders auch für Kohortierungsmaßnahmen).

Der Goldstandard, die Virusisolierung in der Zellkultur, spielt im klinischen Alltag praktisch keine Rolle. Höchsten praktischen Wert wegen des rasch verfügbaren Ergebnisses haben die Antigennachweise (kommerziell erhältlich als Festphasen-ELISA; Test mit monoklonalen Antikörpern sind wegen insgesamt höherer Genauigkeit vorzuziehen). Material: Nasopharyngealsekret (Methode: Neugeborene bis Kleinkinder: transnasale Sekretabsaugung aus dem Epipharynx, ältere Kinder: auch Rachenspülwasser). Im Vergleich zur Zellkultur wird bei Kindern eine Sensitivität und Spezifität von 90 – 95 % erreicht. Trachealsekret und Sekret, das durch Bürstenabnahme gewonnen wird, bringen eine 10 – 20 % niedrigere Sensitivität.

PCR-Nachweis-Methoden werden zurzeit in Multiplex-Tests etabliert. Sie sind wegen ihrer hohen Empfindlichkeit insbesondere als Indikator des Saisonbeginns nützlich, wegen der Spezifität auch als Bestätigungstest. Die serologische Diagnostik ist möglich (z. B. ELISA), hat jedoch klinisch keine praktische Bedeutung.

Therapie

Die Behandlung ist vorwiegend symptomatisch. Einzig zuverlässiges Medikament zur Behandlung der Hypoxämie ist die Gabe von Sauerstoff. (Bei O_2-Bedürftigkeit muss auch zumindest kapillär pCO_2 gemessen werden, um eine sich anbahnende respiratorische Globalinsuffizienz zu erkennen.)

Eine Behandlung für RSV-assoziierte Apnoen gibt es nicht. Die Kinder müssen für die Zeit der Vitalgefährdung stationär überwacht werden.

Die nachfolgenden Therapiebewertungen stammen zum Teil aus Studien an Patienten mit klinisch und auch mit ätiologisch definierten Krankheitsbildern.

Bronchodilatatoren. β-2-Mimetika wirken nicht oder nur gering und kurzfristig (Evidenzgrad I), racemisches Epinephrin und Adrenalin geringfügig besser als β-2-Mimetika. Epinephrin intramuskulär kann zusätzlich gegeben werden. Anticholinergika können einen moderaten (additiven) Effekt haben.

Die Wirksamkeit von bronchodilatatorischer Behandlung variiert von Patient zu Patient. Die 1. Inhalation von Bronchodilatatoren sollte unter pulsoximetrischer Kontrolle durchgeführt werden, da in Einzelfällen adverse Effekte auftreten.

Kortikosteroide. Die systemische Gabe von Kortikosteroiden (0,6 – 6 mg/kgKG/Tag Prednison-Äquivalent zusätzlich zu Bronchodilatatoren) kann hinsichtlich Akutsymptomen, Symptomdauer sowie Krankenhausaufenthalt vorteilhaft sein. Eine inhalative Budesonid-Therapie hatte bei RSV-Bronchiolitis keine Wirkung (Evidenzgrad I).

Leukotrien-Antagonisten. Für Montelukast ist eine statistisch signifikante Reduktion von postinfektiös verlängertem Giemen beschrieben, der Effekt war allerdings klinisch zu vernachlässigen. Kein Nutzen wurde in der Akutbehandlung gefunden (Evidenzgrad I).

Antibiotika. Eine primäre Behandlung wird nicht empfohlen, wohl aber während der Intensivtherapie ein sorgfältiges Infektionsmonitoring.

Antivirale Therapie ist möglich durch die Inhalation von Ribavirin, wird aber wegen Fehlens eindeutiger Effekte nicht mehr empfohlen.

Intensivtherapie. Bei drohender respiratorischer Globalinsuffizienz sind die Kinder auf Intensivstation zu überwachen mit dem Ziel, weitere Maßnahmen so wenig invasiv wie möglich zu gestalten. Nach der O_2-Therapie werden entsprechend CPAP und danach erst Intubation und Beatmung eingesetzt.

Prophylaxe

Der höchste Stellenwert kommt Hygienemaßnahmen zu: RSV-positive Neugeborene und Säuglinge sollten im Krankenhaus kohortiert und nur von für diese Kinder zuständigem Pflegepersonal gepflegt werden. Daneben ist strikt auf das Händewaschen/hygienische Händedesinfektion jeweils beim Verlassen des einen und vor dem Berühren des nächsten Patienten zu achten (Evidenzgrad II). Maßnahmen zur Vermeidung unwillentlicher Berührungen des Rhinokonjunktivalbereiches durch die Pflegeperson und Kittelpflege sind prinzipiell wirksam, auf die Dauer jedoch nicht praktikabel.

■ Passive Immunprophylaxe

Eine Prävention von Infektion oder Erkrankung konnte für normale Immunglobuline nicht gezeigt werden. Dagegen ist eine Prophylaxe der RSV-Infektionen durch den monoklonalen F-Protein-Antikörper (Palivizumab = Synagis) möglich. Für Palivizumab – zugelassen in Europa – wurde in einer amerikanisch/kanadisch/englischen Studie ehemaliger Frühgeborener und Säuglinge mit bronchopulmonaler Dysplasie, ausgehend von einer RSV-Hospitalisierungsrate von 10,6 %, eine durchschnittliche Verminderung auf 5 % gefunden (Evidenzgrad I). Kein Einfluss zeigte sich auf den Schweregrad und die Letalität. Ähnliche Zahlen ergaben sich für Kinder mit einem angeborenen, hämodynamisch wirksamen Herzfehler.

DGPI, GNPI, DGPK und GPP beschreiben folgende Indikation (AWMF-LL):

Ein *hohes Risiko,* eine schwere RSV-Erkrankung (z. B. mit Hospitalisation) zu erleiden, haben

■ Kinder im Alter ≤ 24 Lebensmonaten zum Beginn der RSV-Saison, die wegen bronchopulmonaler Dysplasie oder anderer schwerer Beeinträchtigung der respiratorischen Kapazität bis wenigstens 6 Monate vor Beginn der RSV-Saison mit Sauerstoff behandelt wurden,

- Kinder im Alter ≤ 24 Lebensmonaten zum Beginn der RSV-Saison mit hämodynamisch relevantem Herzfehler.

Mittleres Risiko:
- Kinder im Alter von ≤ 12 Monaten bei Beginn der RSV-Saison, die als Frühgeborene mit einem Gestationsalter von 28 Schwangerschaftswochen oder weniger geboren wurden und keine BPD aufweisen.
- Kinder im Alter von ≤ 6 Monaten bei Beginn der RSV-Saison, die als Frühgeborene von 29.– 35. SSW geboren wurden, mit mindestens 2 der folgenden Risikofaktoren: a) Entlassung aus der neonatologischen Primärversorgung direkt vor oder während der RSV-Saison, b) Kinderkrippenbesuch oder Geschwister in externer Kinderbetreuung, c) schwere neurologische Erkrankung.

Die Kinder mit hohem Risiko sollen die Prophylaxe erhalten, Kinder mit mittlerem Risiko können die Prophylaxe erhalten.

Nach Aufklärung der Eltern muss eine individuelle Entscheidung gefällt werden, die den Wert der Vermeidung einer stationären Behandlung den Nachteilen der Prophylaxe (Aufwendungen, Injektionen für das Kind) gegenüberstellt.

Beginn und Ende der Prophylaxe kann den aktuellen epidemiologischen Bedingungen angepasst werden. Bei prolongiertem Saisonverlauf kann eine 6. Palivizumab-Injektion erwogen werden.

Zusätzliche Maßnahmen für Risikokinder unabhängig von der Größe des Risikos: In ihrer Umgebung soll nicht geraucht werden. Stillen ist zu empfehlen. Risikokinder sollten größere Personenansammlungen und Kinderkrippen vermeiden.

Im Krankenhaus sind Personal und Eltern besonders über infektionshygienische Allgemeinmaßnahmen zur Vermeidung der RSV-Exposition aufzuklären. Hierzu gehören v. a. das regelmäßige Händewaschen und die Kohortierung.

Neben den allgemein empfohlenen Impfungen soll auch die Indikationsstellung für eine Impfung gegen Influenza (ab vollendetem 6. Lebensmonat) unbedingt geprüft werden.

Die Fachgesellschaften Österreichs und der Schweiz haben abweichende Empfehlungen publiziert.

Die prophylaktische Gabe von Palivizumab bei besonders gefährdeten pädiatrisch-onkologischen Patienten wurde bisher nicht untersucht.

Dosierung: 15 mg/kgKG in 1 ED alle 4 Wochen während der RSV-Saison.

■ Aktive Immunisierung
Ein rekombinantes Protein aus dem Fusionsprotein (PFP2) hat sich als sicher und immunogen bei Kindern und Erwachsenen erwiesen. Es ist zur Immunisierung von Risikokindern (z. B. Mukoviszidose) vorgesehen und sollte in wenigen Jahren auf dem Markt sein. Für Säuglingsimpfungen werden gegenwärtig attenuierte Lebendimpfstoffe entwickelt, die allerdings mehrere Jahre bis zur allgemeinen Anwendung benötigen werden.

Literatur
Aebi C, Barazzone C, Günthardt J et al. Konsensus Statement zur Prävention von Respiratory-syncytial-Virus-(RSV)Infektionen mit dem humanisierten monoklonalen Antikörper Palivizumab (Synagis) – Update 2004. Paediatrica 2004; 15: 12 – 16
Österreichische Gesellschaft für Kinder- und Jugendheilkunde (ÖGKJ). Konsensuspapier zur Prophylaxe der RSV-Infektion mit Palivizumab und Post-RSV-Atemwegserkrankung. Monatsschr Kinderheilkd 2008; 156: 381 – 383
Pinter M, Geiger R. Empfehlungen zur RSV-Prophylaxe bei Kindern mit angeborenem Herzfehler. Konsensuspapier der AG für Kinderkardiologie der österreichischen Gesellschaft für Kinder- und Jugendheilkunde, 2004. Monatsschr Kinderheilkd 2005; 153: 878 – 880
Resch B, Urlesberger B, Berger A et al. Für die AG Neonatologie und Pädiatrische Intensivmedizin der ÖGKJ. Empfehlungen zur Respiratory-syncytial-Virus-Prophylaxe bei Frühgeborenen mit Palivizumab (Synagis) – Update 2003. Monatsschr Kinderheilkd 2004; 152: 223 – 224
Schmaltz AA. Stellungnahme der Deutschen Gesellschaft für Pädiatrische Kardiologie zur RSV-Prophylaxe mit Palivizumab (Synagis). http://www.kinder-kardiologie.org; Stand: Juli 2008
Konsensusleitlinie   http://www.uni-duesseldorf.de/AWMF. AWMF-Leitlinie Nr 048/012

 Koordinator:
J. Forster

Mitarbeiter:
R. Berner, A. Duppenthaler, H. W. Kreth, J. Liese, B. Resch, J. Weigl

Rhinovirus-Infektionen

Klinisches Bild

Das Rhinovirus verursacht in der Hauptsache sog. Erkältungskrankheiten mit vorwiegender Beteiligung der oberen Luftwege und eher geringem allgemeinem Krankheitsgefühl. Im Vergleich zu Erwachsenen haben Kinder häufiger eine Beteiligung der unteren Atemwege mit Symptomen einer allgemeinen Infektion wie Fieber. Im Säuglingsalter sind Rhinoviren nach RS-Viren die häufigsten Erreger von obstruktiven Erkrankungen der unteren Atemwege. Im Alter über 2 Jahren sind Rhinoviren die zahlenmäßig führenden Erreger bei infektionsassoziiertem Asthma.

Klinisch deutliche Erkrankungen dauern 8 – 10 Tage.

Chronische Infektionen mit leichter bis sehr schwerer Erkrankung der Luftwege sind bei Immunsupprimierten und Organtransplantierten möglich.

Ätiologie/Epidemiologie

Rhinoviren sind kleine Viren mit einsträngiger RNA (Picorna). Es sind mindestens 100 Subtypen mit wahrscheinlich hoher genetischer Variabilität bekannt. Rhinoviren zirkulieren nur unter Menschen. Die Übertragung geschieht hauptsächlich in Form von Aerosolen, seltener durch Aufnahme von infizierten Sekreten. Die Ansteckungsfähigkeit entspricht etwa der klinischen Krankheitsdauer.

Die Infektionsinzidenz beträgt in den ersten Lebensjahren 1 – 2 pro Jahr, nimmt dann beständig ab bis auf durchschnittlich 1 pro 4 Jahre in der Altersklasse über 60. Die Inzidenzrate für Frauen ist in der Regel höher durch den häufigeren Kontakt mit Kleinkindern.

Die Immunität wird serotypspezifisch erworben; sie ist kurzlebig. Durch wechselnde Dominanz verschiedener Serotypen entstehen jährlich im Herbst und Winter Epidemien.

Die **Inkubationszeit** beträgt 2 – 5 Tage.

Diagnose

Die Diagnose kann klinisch nur vermutet werden; prospektive Studien mit Ätiologienachweis haben keine klinische Unterscheidungsmöglichkeit zu Infektionen mit RS-, Parainfluenza- und Influenzaviren gezeigt.

Eine Labordiagnostik ist unüblich. Sie ist durch Virusanzüchtung aus Nasopharyngealsekret möglich (rascher Transport, günstigerweise bei 4 °C, keinesfalls einfrieren und wieder auftauen) und durch RT-PCR. Praktikable serologische Tests stehen augenblicklich nicht zur Verfügung.

Therapie

Es gibt keine kausale Therapie. Die symptomatische Therapie mit Antihistaminika der 1. Generation, bspw. Clemastin, Dimetinden, kann die Symptome vermindern (Evidenzgrad I bei Erwachsenen), sie hat jedoch eine hohe Zahl von signifikanten Nebenwirkungen (jeder 7. Patient). Antihistaminika der 2. Generation sind unwirksam.

Prophylaxe

Strikte Einhaltung der Hygieneregeln bei der therapeutischen Anwendung von Aerosolen (z. B. Bronchodilatatoren). Zur Vermeidung der Übertragung während der Pflege genügt das hygienische Händewaschen. Raumdesinfektion ist nicht nötig.

Literatur

Brownlee JW, Turner RB. New developments in the epidemiology and clinical spectrum of rhinovirus infections. Curr Opin Pediatr 2008; 20: 67 – 71

 Koordinator:
J. Forster

Mitarbeiter:
H. W. Kreth

Rickettsiosen

Synonyma: klassisches Fleckfieber (epidemisches Fleckfieber), murines Fleckfieber, Felsengebirgsfleckfieber („Rocky-Mountain-spotted fever"), Tsutsugamushi-Fleckfieber (japanisches Fleckfieber), Mittelmeerfleckfieber (Zeckenstichfieber, Boutonneuse-Fieber)

Klinisches Bild

Die in Mittel- und Südeuropa wichtigsten Erreger und die dazugehörigen Krankheitsbilder sind in Tab. 77 zusammengefasst. Daneben werden verschiedene weitere Subspezies in Europa beobachtet (R. conorii israelensis, R. slovaca, R. helvetica, R. massiliae, R. aeschlimannii). Vor allem in den Sommermonaten werden von Portugal bis Italien jährlich mehrere tausend Fälle von mediterranem Fleckfieber beschrieben. Die Hundezecke Rhipicephalus sanguineus ist der wichtigste Überträger von Rickettsia conorii.

Eine in Europa zunehmend beobachtete Rickettsiose ist das afrikanische Zeckenstichfieber (R. africae), welches bei einer zunehmenden Zahl von Rückkehrern aus dem südlichen Afrika beobachtet wird.

Darüber hinaus kennt man in den USA das vorwiegend im Südosten und in den Zentralstaaten vorkommende Felsengebirgsfleckfieber. Erreger ist R. rickettsii, die Übertragung erfolgt durch Zeckenstich.

Nach 2 – 14 Tagen treten hohes Fieber, Kopfschmerzen, Myalgien und ein zunächst fleckiges, später makulopapulöses, selten auch petechiales, von peripher nach zentral wanderndes Exanthem in Erscheinung. Bei frühzeitigem Therapiebeginn ist die Prognose gut. Beim mediterranen Fleckfieber und beim afrikanischen Zeckenstichfieber sind die als „tâche noire" oder „eschar" bekannten Schorfläsionen der Haut fast pathognomonisch für die Krankheit.

In Südostasien verbreitet ist R. tsutsugamushi, der Erreger des japanischen Fleckfiebers. Die Übertragung erfolgt durch Milben. Neben unspezifischen Allgemeinsymptomen dominieren nach einer Inkubationszeit von 7 – 21 Tagen plötzlich hohes Fieber, generalisierte Lymphadenopathie und ein zentrales, später generalisiertes makulöses (-papulöses) Exanthem.

Schwere Organmanifestationen wie Pneumonie, Meningitis, Sepsis und Myokarditis sind selten. Infektionen in der Schwangerschaft oder Stillzeit führen nicht zur Erkrankung des Kindes.

Ätiologie

Rickettsien sind kleine, gramnegative, rundlichovale Mikroorganismen, die sich vorwiegend intrazellulär durch Zellteilung vermehren. Sie verursachen verschiedene, regional mit unterschiedlicher Häufigkeit auftretende, durch Arthropoden direkt und indirekt übertragene Erkrankungen. Das früher den Rickettsiosen zugeordnete Fünftagefieber (Wolhynisches Fieber) wird durch Bartonella quintana hervorgerufen (siehe S. 162). Das Q-Fieber wird von Coxiella burnetii verursacht (siehe S. 441). Dieser Erreger wird ebenfalls nicht mehr den Rickettsien zugeordnet.

Diagnose

Klinisches Bild und Reiseanamnese sind wegweisend. Serologische Untersuchungen bestätigen den Verdacht. Sie werden in einigen wenigen, spezialisierten Laboratorien durchgeführt, z. B. in der Abteilung für Infektions- und Tropenmedizin der Universität München (Tel. 0 89/21 80-35 17).

Folgende Verfahren kommen zur Anwendung: KBR (klassisches Fleckfieber), indirekter Immunfluoreszenztest oder Mikro-Immunfluoreszenztest (Mittelmeerfleckfieber, murines Fleckfieber, Tsutsugamushi-Krankheit).

Die Diagnosestellung beruht auf signifikanten Titeranstiegen bzw. erhöhten Titern in Einzelbestimmungen, insbesondere bei Nachweis von IgM-Antikörpern.

Die älteste serologische Nachweismethode ist die Weil-Felix-Reaktion. Sie ist eine Agglutinationsreaktion, die in der 2. Krankheitswoche positiv wird und auf der Antigemeinschaft von Rickettsien-Arten mit bestimmten Proteus-Stämmen beruht. Wegen ihrer geringen Sensitivität und Spezifität ist diese Nachweismethode heute weitgehend verlassen.

Wegen des hohen Infektionsrisikos und des methodischen Aufwandes bleibt der direkte Erregernachweis (aus Blutkulturen) Spezialaboratorien vorbehalten. Darüber hinaus kann bei Patienten

Tabelle **77** Häufigste Rickettsiosen in Mitteleuropa.

	Mittelmeer-Fleckfieber	Klassisches Fleckfieber	Murines Fleckfieber
Verbreitung	(Süd-)Afrika, Mittelmeerländer, Indien, Schwarzes Meer	weltweit, epidemisch, selten	weltweit, sporadisch
Erreger	R. conorii, R. africae	R. prowazekii	R. Typhii
Vektoren	Zecken	Kleiderlaus	Rattenfloh
Übertragungsart	Zeckenstich	Kot (Hautkontakt)	Kot (Hautkontakt)
Reservoir	Hunde, Nagetiere	Mensch	Mensch, Maus, Ratte
Inkubationszeit	5 – 28 Tage	8 – 12 Tage	6 – 12 Tage
Symptome	Fieber, Kopfschmerzen, ulzerierender Primäraffekt, regionale Lymphknotenschwellung, selten Enzephalitis	Fieber, Kopfschmerzen, Myalgien, Enzephalitis, Pneumonie	Fieber, Kopfschmerzen, Myalgien
Exanthem	makulopapulös	90 %; makulös bis makulopapulös, gelegentlich petechial bis hämorrhagisch; Stamm > Extremitäten	60 %; papulös, ab 5.– 8. Krankheitstag; Stamm > Extremitäten
Verlauf	meist leicht	meist schwer	meist leicht
Besonderheiten	–	Spätrezidive als milde Verlaufsformen (= Brill-Zinsser-Krankheit) meldepflichtig!	–

mit Exanthem eine Hautbiopsie erfolgen und in darauf spezialisierten Laboratorien der Erreger mittels Immunhistologie oder PCR nachgewiesen werden.

Manche Manifestationen der Rickettsiosen lassen differenzialdiagnostisch an das Vorliegen eines Kawasaki-Syndroms denken (siehe S. 681).

Therapie (Evidenzgrad IV)

Medikament der 1. Wahl ist für Kinder ab 9 Jahren für alle Rickettsien-Erkrankungen das Doxyzyklin. Alternativen sind Azithromycin und Clarithromycin bei milden Verlaufsformen. Bei schweren Erkrankungen wird – auch bei Kindern unter 9 Jahren – mit Doxyzyklin intravenös behandelt. Die Therapie ist mindestens 3 Tage (bei klassischem Fleckfieber: 7 Tage) über die komplette Entfieberung hinaus fortzuführen. Der Nutzen von Kortikosteroiden ist umstritten und wird nicht allgemein empfohlen.

Prophylaxe (Evidenzgrad IV)

Eine Expositionsprophylaxe (Vermeiden von Zeckenkontakt, Entlausung von Kleidung) ist empfehlenswert. Verschiedene experimentelle Vakzinen wurden entwickelt, stehen aber bisher nicht allgemein zur Verfügung.

 Koordinator:
U. Heininger

Mitarbeiter:
S. Apostolidou, C. Hatz

Rotavirus-Infektionen

Synonyma: Winter-Gastroenteritis, akute Gastroenteritis

Klinisches Bild

Durchfall mit vorausgehendem Erbrechen und
eher niedrigem Fieber sind die Hauptsymptome.
In mehr als der Hälfte der Fälle sind unspezifische
respiratorische Symptome zu beobachten, bei
Früh- und Neugeborenen auch Apnoen. Wenige
Kinder entwickeln eine stationär behandlungsbedürftige Dehydratation. Der Schweregrad der
Krankheit kann mit unterschiedlichen Scores beschrieben werden, deren unterschiedliche Maxi-
malpunktzahl muss bei Vergleichen von Literatur-
daten beachtet werden.

Rotaviren können, unabhängig von den Symptomen der Dehydratation und Elektrolytverschiebung, in seltenen Fällen neurologische Erkrankungen wie poliomyelitisähnliche Syndrome, Krampfanfälle und Enzephalopathie mit bleibenden Schäden hervorrufen.

Vor allem Neugeborene und Erwachsene können inapparent erkranken und Infektionsquellen
sein.

Ätiologie

Rotaviren sind hüllenlose, umweltresistente Parti-
kel mit einem Genom aus 11 doppelsträngigen
RNA-Segmenten. Der Name leitet sich von der
Radspeichenstruktur des Kapsids her. Sie werden
nach Antigenen in die Gruppen A–F unterteilt.
Wesentliche Bedeutung haben nur diejenigen der
Gruppe A, gegen deren Antigen auch die ge-
bräuchlichen Schnelltests gerichtet sind.

Innerhalb der Gruppen werden Serotypen, welche jedoch keine wesentlich unterschiedliche Pathogenität haben, anhand von Neutralisationstests
unterschieden. International werden die Viren
jetzt nach den Proteinen der äußeren Kapsidschale
bezeichnet: G-Typen (VP7, Glykoprotein, arabische
Nummerierung entspricht den bisherigen Serotypen, häufigste humanpathogene Typen: 1 – 4, 8, 9)
und P-Typen (VP4, arabische Nummerierung – in
eckigen Klammern, wenn nur genomisch identifiziert).

Epidemiologie

Die Infektion geschieht praktisch nur von Mensch
zu Mensch. Interspeziesinfektionen sind möglich,
jedoch nur selten zu beobachten. Der Hauptinfek-
tionsweg ist fäkal-oral, wobei immungesunde Infizierte das Virus über 1 – 2 Wochen ausscheiden,
Frühgeborene, Immunsupprimierte und Kinder
mit onkologischen Erkrankungen jedoch über
mehrere Wochen bis Monate. Das Virus bleibt in
biologischem Material (Stuhl) mehrere Tage infektionstüchtig. Daneben wird auch eine Tröpfchen-
übertragung diskutiert.

Rotaviren sind die häufigsten Erreger von ambulant und im Krankenhaus erworbenen Durchfallerkrankungen in den ersten 2 Lebensjahren.
Diese Infektionen treten mit einem Maximum im
Winter auf, die endemischen Infektionen auf Neugeborenenstationen ganzjährig. Reinfektionen
kommen regelmäßig vor, die Stärke der Symptome
nimmt jedoch mit der Zahl der durchgemachten
Infektionen ab. Die Infektion hinterlässt nur eine
Teilimmunität.

Die **Inkubationszeit** beträgt 1 – 3 Tage.

Diagnose

Das Gruppenantigen kann mit dem Enzymimmuntest (hierauf beruhen die Schnelltests) aus dem
Stuhl nachgewiesen werden. Der ursprüngliche
Goldstandard, die Immun-Elektronenmikroskopie,
wird nicht mehr durchgeführt. Die Virusanzüchtung ist unergiebig und keine Routineme-
thode. Die Serotypisierung erfolgt durch PCR-Me-
thoden und ist epidemiologischen Fragestellungen
vorbehalten. Aussagekräftige serologische Stan-
dardtests existieren nicht. Bei Kindern mit Rotavi-
rus-Enzephalopathie wurde eine leichte Zellzahlvermehrung und mit der „nested"-PCR das Rotavi-
rus-Genom im Liquor nachgewiesen.

Therapie

Primär orale Rehydratationsbehandlung (Evidenzgrad I). Rehydratationslösungen, die Lactobacillus GG enthalten, verkürzen den Krankheitsverlauf
(Evidenzgrad I). Das Gleiche gilt für den Enkepha-
linase-Hemmer Racecadotril (Evidenzgrad I). Hier
kann jedoch noch keine valide Risikoabschätzung

gegeben werden. Eine medikamentöse virostatische Therapie existiert nicht.

Humane γ-Globuline (300 mg/kgKG) konnten bei Früh- und Neugeborenen, oral (!) verabreicht, sowohl die Symptome als auch die Zeit der Rotavirus-Ausscheidung verkürzen (Evidenzgrad I). Über den Einsatz von oralen Immunglobulinen bei immundefizienten Patienten mit schweren, protahierten Rotavirus-Erkrankungen liegen bisher keine kontrollierten Studien vor.

Prophylaxe

Im Krankenhaus sollen erkrankte Kinder kohortiert und von separaten Pflegepersonen versorgt werden. In der Normalpflege ist die hygienische Händedesinfektion ausreichend; die zusätzliche Verwendung von Handschuhen ist nur für den Windelwechsel notwendig. Der Wickelplatz und evtl. verunreinigte Gebrauchsgegenstände können mit phenol- und alkoholhaltigen (70 %) Desinfektionsmitteln behandelt werden (Evidenzgrad II). Mit aufgenommene Eltern müssen angewiesen werden, sorgfältige Handhygiene zu betreiben und sich von fremden Kindern strikt fernzuhalten!

Eine Rotavirus-Endemie unter Neugeborenen mit nur wenigen Erkrankungsfällen pro Station und Monat bedarf keinerlei zusätzlicher Hygienemaßnahmen. Hierbei handelt es sich in der Regel um sog. Neugeborenenstämme niederer Pathogenität. Die Kinder profitieren von dieser frühen Infektion insofern, als sie weniger schwere Krankheitsverläufe im Säuglingsalter durchmachen als solche, die nicht in der Neugeborenenzeit infiziert wurden.

■ Aktive Immunisierung

In Deutschland sind 2 orale Rotavirus-Vakzinen zur Anwendung parallel mit der Grundimmunisierung der Säuglinge zugelassen. Für beide sind die Schutzraten vor Hospitalisierung durch Rotavirus-Enteritis über 90 %, vor schwerer Rotavirus-Erkrankung über 70 % bei Epidemien mit den in Deutschland derzeit vorherrschenden Serotypen. Der Impfstoff Rotarix (GSK) enthält einen atte-

nuierten Humanstamm des Serotyps 1 und wird 2-mal verabreicht (ab 6 Lebenswochen, Abstand mindestens 4 Wochen, letzte Impfung spätestens mit 24 Wochen). Der Impfstoff RotaTec (Sanofi Psateur MSD) ist eine pentavalente Vakzine (Serotypen 1 – 4 und ein zusätzlicher reassortierter P-Serotyp[8]) auf einer bovinen Virusbasis. Dieser Impfstoff wird 3-mal verabreicht (ab 6 Lebenswochen, Abstand mindestens 4 Wochen, letzte Impfung spätestens mit 26 Wochen).

■ Meldepflicht

In Deutschland besteht Meldepflicht durch den behandelnden Arzt bei Erfüllung der klinischen Falldefinition (typische Erkrankung und Erregernachweis) und der epidemiologischen Falldefinition (typische Erkrankung im epidemiologischen Zusammenhang mit einem Fall, bei dem ein Erregernachweis geführt wurde).

Literatur

Arbeitsgemeinschaft der Wissenschaftlichen Medizinischen Fachgesellschaften e. V. Behandlung. http://www.uni-duesseldorf.de/WWW/AWMF/ll/; Stand: Juli 2008

Deutsche Akademie für Kinder und Jugendmedizin. Empfehlung zur Rotavirusimpfung. http://www.dgpi.de/pdf/IK_SN_Rotaviren_Endversion_060606.pdf; Stand: September 2008

STIKO. Mitteilungen der Ständigen Impfkommission (STIKO) am Robert Koch-Institut: Fragen und Antworten zur Möglichkeit einer Impfung gegen Rotavirus-Erkrankungen. http://dgk.de/fileadmin/user_upload/Veranstaltungen_pdf/STIKO_Fragen_und_Antworten_Rota_2_07.pdf; Stand: September 2008

 Koordinator:
J. Forster

Mitarbeiter:
D. Desgrandchamps, M. Frühwirth, U. Heininger, H. Scholz, R. Roos

Röteln

Synonym: Rubella

Klinisches Bild

Postnatal erworbene Röteln verlaufen im Allgemeinen leicht, bis zu 50 % der Infektionen sind bei Kindern sogar asymptomatisch. Charakteristisch sind ein diskreter makulöser oder makulopapulöser Ausschlag, der im Gesicht beginnt, sich über Körper und Extremitäten ausbreitet und nach 1 – 3 Tagen wieder verschwunden ist; Lymphknotenschwellungen okzipital und retroaurikulär; geringe oder keine Temperaturerhöhung. Manchmal gehen dem Ausschlag leichte grippeartige Prodromi voraus. Besonders bei Jugendlichen und Erwachsenen kann es, bevorzugt beim weiblichen Geschlecht, zu transienten Arthralgien und Arthritiden kommen, beginnend meist einige Tage nach dem Exanthem. Die Arthritis kann auch ohne Ausschlag auftreten. Selten sind eine selbstbegrenzte thrombozytopenische Purpura und eine Enzephalitis, deren Prognose meist günstig ist. Sehr selten tritt die schwere progressive Rubella-Panenzephalitis auf.

Die primäre Rötelnvirus-Infektion der werdenden Mutter in den ersten 4 Monaten der Schwangerschaft kann zu Abort, Frühgeburtlichkeit und konnatalen Röteln führen. Das Risiko für das Kind ist am größten, wenn die Mutter zwischen der 1. und 12. Schwangerschaftswoche erkrankt, wobei in bis zu 65 – 85 % Fehlbildungen auftreten. Aber auch eine Rötelnvirus-Infektion nach dem 4. Schwangerschaftsmonat kann den Fetus schädigen: isolierte Schwerhörigkeit oder Mikrozephalie. Das Risiko einer Schädigung des Kindes durch eine Infektion nimmt mit zunehmendem Schwangerschaftsalter ab. Röteln bis zu 10 Tagen nach der letzten Regel bedeuten kein Risiko.

Die Manifestationen des infizierten Neugeborenen sind mit ihrer Häufigkeit in Tab. **78** aufgelistet. Weitere mögliche Veränderungen sind: Ikterus, Myokarditis, interstitielle Pneumonie und Glaukom. Selten findet man ein komplettes Bild, oft erscheinen die Kinder nach der Geburt unauffällig. Die weitere Untersuchung kann aber doch Veränderungen zeigen. Schwere Formen können Intensivtherapie benötigen, Todesfälle sind möglich. Die

Tabelle **78** Häufigkeit wichtiger Manifestationen (in %) bei konnatal erworbenen Röteln (Gregg-Syndrom) (nach Cherry 2004[1]).

Intrauterine Dystrophie	50 – 85
Gedeihstörung	10
Katarakt	35
Retinopathie	35
Mikrophthalmie	5
Schwerhörigkeit/Taubheit	80 – 90
psychomotorische Retardierung	10 – 20
Meningoenzephalitis	10 – 20
Verhaltensauffälligkeiten	10 – 20
offener Ductus arteriosus	30
Pulmonalstenose	25
Hepatitis	5 – 10
Hepatosplenomegalie	10 – 20
thrombozytopenische Purpura	5 – 10

[1] Cherry JD. Rubella virus. In: Feigin RD, Cherry JD, Demmler GJ et al., eds. Textbook of pediatric infectious diseases. 5th ed. Philadelphia: Saunders; 2004: 2134 – 2162

häufigste monosymptomatische Form der konnatalen Röteln ist die isolierte Schwerhörigkeit.

Die postnatale Entwicklung der Kinder kann durch Gedeihstörungen und Verhaltensauffälligkeiten kompliziert sein. Auch zunächst symptomfreie Kinder können später schwere Komplikationen entwickeln, wie interstitielle Pneumonie, chronische Diarrhö, Immundefekte, einen insulinpflichtigen Diabetes mellitus oder eine Immunthyreopathie.

Ätiologie

Das Rötelnvirus ist ein umhülltes RNA-Virus und als einzige Spezies des Genus Rubiviren der Togavirus-Familie zugeordnet.

Epidemiologie

Das Rötelnvirus kommt nur beim Menschen vor und wird mit nasopharyngealen Sekreten übertragen. Epidemien treten meist im Winter und Frühling auf.

Die Infektiosität des Patienten besteht etwa für 7 Tage vor bis 7 Tage nach Beginn des Exanthems.

Durch die Impfung gegen Röteln sind Epidemien, die früher alle 7 – 10 Jahre auftraten, selten geworden; Röteln kommen aber weiterhin endemisch auf niedrigem Niveau vor. Es ist zu beachten, dass die Impfung gegen Röteln in den neuen Bundesländern erst seit 1990 verfügbar ist; die konsequente Anwendung der Impfung hat allerdings zu einem signifikanten Rückgang der Fallzahlen geführt. Das Altersmaximum der Nichtgeimpften hat sich in Deutschland von jungen Schulkindern zu Adoleszenten und jungen Erwachsenen verschoben. Ausbrüche in Schulen, Heimen, Freizeitgruppen und bei Rekruten und Studenten sind beschrieben worden. Die Durchimpfungsraten von Schulanfängern lagen in Deutschland 2004 bei 92 % (Spannweite 83 – 97 %) für die 1. Dosis und bei etwa 50 % für die 2. Dosis bei großen regionalen Unterschieden. Aktuell haben in Deutschland 1 – 6 % der Frauen im gebärfähigen Alter keine Antikörper gegen Rötelnviren. Dadurch sind weiterhin konnatale Röteln möglich.

Die konnatale Infektion erfolgt diaplazentar durch die Virämie bei der Erstinfektion der Schwangeren. Neugeborene mit konnatalen Röteln sind hoch infektiös. Die Kontagiosität nimmt während des 1. Lebensjahres ab, nach dem 8. Lebensmonat ist nur noch selten eine Virusausscheidung nachweisbar. Die Meldungen pro Jahr liegen bei 1 – 7 Fällen, eine gewisse Dunkelziffer ist anzunehmen.

Die **Inkubationszeit** für postnatal erworbene Röteln beträgt 14 – 21 Tage.

Diagnose

Die klinischen Symptome der Röteln sind oft wenig charakteristisch und mit anderen exanthematischen Erkrankungen durch HHV-6, Parvo-, Masern-, Entero-, Adeno- oder Epstein-Barr-Viren, Mykoplasmen oder mit Scharlach zu verwechseln. Bei einem konnatalen Infektionssyndrom oder bei Exposition der Frau in der Frühschwangerschaft muss die klinische Verdachtsdiagnose Röteln immer mit Labormethoden abgesichert werden.

Eine **akute Rötelnvirus-Infektion** wird durch den Nachweis von virusspezifischem IgM durch ELISA oder über den signifikanten Antikörperanstieg in der Verlaufsuntersuchung mittels Hämagglutinationshemmtest (HHT), Hemolysis-in-Gel-Test (HIG) diagnostiziert. HHT und HIG sowie der sehr aufwendige Neutralisationstest sind funktionelle Tests und weisen virusspezifische IgM- und IgG-Antikörper nach. Wenn der Rötelnvirus-IgM-Antikörper-Test während der Schwangerschaft positiv ist, sollten weitere Untersuchungen folgen, bevor ein Schwangerschaftsabbruch erwogen wird. Dazu wird ein 2., auf einem anderen Prinzip basierender Test auf rötelnspezifische IgM-Antikörper (z. B. „μ-capture"-Assay) eingesetzt und die Avidität der rötelnvirusspezifischen IgG-Antikörper getestet (niedrige Avidität spricht für akute Infektion). Weiter kann der Immunoblot zum Nachweis von Antikörpern gegen Strukturproteine des Rötelnvirus (Glykoprotein E1 und E2, Core-Protein C) eingesetzt werden. Antikörper gegen E2 werden frühestens 3 Monate nach der Infektion nachweisbar. Schließlich kann das Kind in utero untersucht werden: In der Amnionflüssigkeit oder der Chorionzottenbiopsie lässt sich mittels PCR das virale Genom nachweisen; im fetalen Blut können die nicht plazentagängigen IgM- und IgA-Antikörper gegen das Rötelnvirus nachgewiesen werden. Entnahme des fetalen Materials, Testung und Beurteilung der Ergebnisse erfordern spezielle Erfahrung. Der Nachweis von IgG-Antikörpern bei der Mutter (Titer ≥ 1:32 im Hämagglutinationshemmtest) bei negativem IgM-Antikörperbefund zeigt Immunität an und schließt im Allgemeinen eine Infektion des Fetus aus. Bei Röteln-HHT-Titer von < 1:32 muss eine Kontrolle bis zur 18. Schwangerschaftswoche erfolgen.

Die Diagnose der **konnatalen Röteln** beim Neugeborenen beruht überwiegend auf dem Nachweis des Erregers aus Nasen- oder Rachensekret oder anderen Körperflüssigkeiten wie Urin. Statt der technisch anspruchsvollen Virusanzucht erfolgt dies heute mittels PCR. Die PCR-Ergebnisse sollten nur im Gesamtzusammenhang aller Befunde interpretiert werden. Bei über 95 % der intrauterin infizierten Neugeborenen finden sich IgM-Antikörper gegen Rötelnvirus, die bei symptomatischen Kindern bis zum 6. Lebensmonat und länger, bei asymptomatischen Kindern oft nur 1 – 2 Monate nachweisbar bleiben. Das Vorhandensein von IgG-Antikörpern in den ersten 6 Lebensmonaten ist ohne diagnostische Bedeutung. Persistenz hoher IgG-Antikörpertiter über das 1. Lebenshalbjahr hinaus spricht aber für eine konnatale Infektion. Ohne Voruntersuchungen ist die Diagnose einer konnatalen Rötelnvirus-Infektion nach dem 1. Lebensjahr nur noch schwer zu stellen.

Therapie

Die postnatal erworbenen Röteln bedürfen meist keiner Therapie. Eltern und jugendliche Patienten sollten aber auf die mögliche Gefahr für nicht immune Schwangere hingewiesen werden.

Kinder mit konnatalen Röteln bedürfen einer umfassenden Betreuung. Operationen an Auge oder Herz können ebenso notwendig werden wie die Versorgung mit einem Hörgerät, logopädische Förderung und Krankengymnastik. Wenn Behinderung droht, sollte ein sozialpädiatrisches Zentrum eingeschaltet werden.

Prophylaxe
■ Patient

Ein Ausschluss von Erkrankten oder Kontaktpersonen von Gemeinschaftseinrichtungen aus epidemiologischen Gründen ist nicht erforderlich, die Gefahr für nicht immune Schwangere sollte aber beachtet werden. Wenn ein an Röteln Erkrankter aus einem anderen Grund im Krankenhaus ist, sollte er isoliert werden (siehe auch S. 74). Wenn Kinder mit konnatalen Röteln ins Krankenhaus aufgenommen werden, sollen sie im 1. Lebenshalbjahr von anderen Säuglingen isoliert werden, solange nicht mehrere Nasopharyngeal- und Urinkulturen negativ waren. Für Personal mit nachgewiesener Immunität besteht keine Gefahr, weshalb der Immunstatus, besonders bei Frauen mit Kinderwunsch und Schwangeren, bekannt sein sollte.

■ Exponierte Personen

Wenn eine Schwangere mit Röteln in Kontakt gekommen ist, bei ihr keine Impfung dokumentiert ist oder ein früherer Test auf spezifische Antikörper negativ war, sollte sofort ein Antikörpertest durchgeführt werden und der Indexfall identifiziert und diagnostiziert werden. Wenn eine Infektion der Mutter im 1. Trimenon nachgewiesen werden kann, sollte die Frau über die Möglichkeit von Abort, Totgeburt sowie ein Fehlbildungsrisiko von bis zu 85 % aufgeklärt werden und ein Schwangerschaftsabbruch unter Berücksichtigung der Dringlichkeit des Kinderwunsches diskutiert werden. Evtl. diagnostische und präventive Maßnahmen müssen die gesetzlichen Vorgaben eines Schwangerschaftsabbruchs berücksichtigen.

Rötelnimmunglobulin (Dosierung 0,3 ml/kgKG intramuskulär, mindestens 15 ml) innerhalb von 5 Tagen nach Exposition injiziert, kann die Infektion nicht immuner Schwangerer verhindern und

modifizieren. Häufig wird hierdurch nur die Ausbildung klinischer Symptome verhütet, nicht jedoch die Infektion. Da pränatale Infektionen aber nach inapparenter Rötelninfektion der Mutter auftreten können, kann die Verabreichung von Rötelnimmunglobulin nicht als Routinemaßnahme empfohlen werden. Sie bleibt Ausnahmefällen vorbehalten (z. B. bei Ablehnung eines Schwangerschaftsabbruchs).

Rötelnimmunglobulin zur passiven Prophylaxe wird in Deutschland nicht mehr hergestellt, kann über Auslandsapotheke bezogen und eigenverantwortlich injiziert werden.

Es sind auch Reinfektionen nach Wildvirus-Infektion und nach Rötelnimpfung aufgetreten; es ist aber unklar, ob dies auch eine Gefährdung für das ungeborene Kind darstellt.

■ Impfung

Die Lebendimpfung mit dem Stamm RA 27/3 wird entsprechend den Impfempfehlungen der STIKO als Masern-Mumps-Röteln-Impfung (MMR-Impfung) oder vorzugsweise kombiniert mit der Windpocken-Impfung als MMRV-Impfung im Alter von 11 – 14 Monaten und erneut im Alter von 15 – 23 Monaten (frühestens jedoch 4 Wochen nach der 1. Dosis) bei allen Jungen und Mädchen durchgeführt. Eine gesonderte Rötelnimpfung der Mädchen nach dem 11. Lebensjahr ist nicht notwendig, wenn 2 Masern-Mumps-Röteln-Impfungen vorangegangen sind. Besonders wichtig ist, den Impfstatus von weiblichen Adoleszenten und Frauen mit Kinderwunsch zu überprüfen und ggf. die Impfung zu komplettieren. Eine weitere Möglichkeit ist die Impfung ungeschützter Frauen direkt nach der Geburt. Mitarbeiter von Kindergärten, Schulen, Krankenhäusern, Arztpraxen, im öffentlichen Gesundheitswesen oder Heimen sollten ebenso geimpft sein wie Babysitter oder Jugendgruppenleiter. Auch bei nur anamnestischen Hinweisen ohne serologischen Beweis für durchgemachte Röteln soll geimpft werden. Säuglinge unter 11 Monaten sollen im Allgemeinen noch nicht geimpft werden, da die noch vorhandene mütterliche Leihimmunität mit dem Impferfolg interferieren kann. Sollen diese Kinder in einer Gemeinschaftseinrichtung betreut werden, wird eine zusätzliche Impfung ab 9 Monaten empfohlen. Die Lebendimpfung führt in mehr als 95 % der Fälle zur Serokonversion und verleiht eine lang anhaltende Immunität.

Bei Kindern kommt es fast nie zu Nebenwirkungen, die auf die Rötelnkomponente im MMRV-

Impfstoff zurückzuführen wären. Postpubertäre Mädchen haben nicht selten flüchtige Arthralgien. Selten kommt es zu einem kurzfristigen Exanthem, Lymphknotenschwellung, respiratorischen Schleimhautsymptomen, einem leichten Temperaturanstieg oder einer transienten Thrombopenie, die vermutlich häufig gar nicht bemerkt wird. Alle Nebenwirkungen der Impfung sind selten und milde. Vergleichbare Symptome treten häufiger und wesentlich schwerer bei der Wildvirus-Infektion auf.

Kontraindikationen gegen eine Rötelnimpfung sind selten: obwohl kein Fall einer intrauterinen Schädigung durch das Impfvirus bekannt geworden ist, sollte während der Schwangerschaft nicht geimpft werden, sondern die Impfung der nicht immunen Frau nach der Schwangerschaft vorgenommen werden. Die zu impfende Frau muss darüber informiert werden, dass sie in den folgenden 28 Tagen nicht schwanger werden darf. Die versehentliche Impfung in der Schwangerschaft ist keine Indikation für einen Schwangerschaftsabbruch.

Kinder mit Immunmangelkrankheiten oder unter immunsuppressiver Therapie, Bestrahlung oder systemisch wirksamen, in pharmakologischen Dosen verabreichten Steroiden sollten nicht geimpft werden (siehe S. 2).

Überlebende Kinder nach Therapie maligner onkologischer Erkrankungen sollten nach Abschluss der Chemotherapie auf die verbleibende Immunität getestet werden. Eine symptomatische HIV-Infektion ist keine Kontraindikation. Kinder, die in den letzten 3 Monaten Immunglobuline,

Plasma- oder Bluttransfusionen erhalten haben, sollten nicht geimpft werden, da der Impferfolg durch die wahrscheinlich erfolgte passive Immunisierung unsicher ist. Bei hoch dosierten Immunglobulinen kann dieser Zeitraum bis zu 9 Monaten betragen. Da die so übertragene passive Immunität von fraglicher Wirksamkeit ist, sollte im Einzelfall die Impfung doch durchgeführt werden und etwa 1 Jahr nach der letzten Immunglobulingabe die Impfung wiederholt werden.

Eine postexpositionelle Impfung ist bis 3 Tage nach dem Rötelnkontakt möglich, aber nicht gut evaluiert.

Die Gabe von Immunglobulinen innerhalb von 2 Wochen nach der Impfung kann den Impferfolg beeinträchtigen. Dagegen können andere Blutprodukte wie Anti-D-Immunglobulin gleichzeitig mit der Impfung gegeben werden. Das Impfvirus wird vom Geimpften nicht auf empfängliche Personen (z. B. seronegative Schwangere) übertragen.

■ Meldepflicht

Konnatale Röteln oder der direkte oder indirekte Nachweis des Rötelnvirus bei konnatalen Röteln ist nicht namentlich meldepflichtig.

 Koordinator:
H.-I. Huppertz

Mitarbeiter:
U. Heininger, H. Scholz, A. Mankertz

Salmonellose

Synonym: Salmonellen-Enteritis

Klinisches Bild

In Abhängigkeit von der klinischen Symptomatik unterscheidet man: akute Enteritis oder Enterokolitis, fokale Absiedlung als Folge einer Bakteriämie, frische, symptomlose Infektion und chronischer Trägerstatus.

■ Akute Enteritis/Enterokolitis

Sie ist die häufigste Erkrankungsform, beginnt plötzlich mit Bauchschmerzen und Durchfall (konsistenzverminderte Stühle bis fulminante, gelegentlich blutige Diarrhö), und geht oft mit Erbrechen, abdominalen Krämpfen und mäßigem Fieber einher. Choleraähnliche wässrige Stühle sowie Tenesmen mit makroskopisch blutigen Ausscheidungen sind möglich. Das Fieber, welches bei der Hälfte der Erkrankten vorkommt, dauert selten länger als 2 Tage, der Durchfall im Mittel 7 Tage. Länger andauernde, hohe Temperaturen oder anhaltender Durchfall lassen Komplikationen oder eine andere Diagnose vermuten. Schmerzen im rechten Unterbauch sind klinisch gelegentlich kaum von einer Appendizitis abzugrenzen. Salmonella-Kolitis kann chronisch-entzündliche Darmerkrankungen imitieren (z. B. Colitis ulcerosa/toxisches Megakolon oder Morbus Crohn). Schwerere Krankheitsverläufe sind häufiger bei Säuglingen, älteren Patienten und anderen Risikopatienten (siehe Tab. 79). Histologische und endoskopische Untersuchungen bei Patienten mit akuter intestinaler Salmonellen-Infektion zeigen oft eine aktive Kolitis mit Hyperämie, Schleimhautulzerationen und Mikroabszessen. Eine mögliche immunologische Komplikation, insbesondere bei Patienten mit dem HLA-B27-Antigen, ist die reaktive, nicht destruktive Arthritis, die sich etwa 10 Tage nach Beginn der Darmsymptomatik manifestiert und über Wochen oder Monate hinziehen kann (selten bei Kindern).

■ Sepsis und fokale Infektion

Salmonellen können intermittierende Bakteriämien auslösen. Typische Symptome, die über Tage oder Wochen andauern können, sind Fieber, Schüttelfrost, Schweißausbrüche, Muskelschmerzen, Anorexie und Gewichtsverlust. Fieber kann

Tabelle 79 Risikofaktoren für invasive Infektionen durch Enteritis-Salmonellen.

hämolytische Anämien, insbesondere Sichelzellanämie
Eisenchelat-(Deferoxamin-)Therapie
Immunsuppression
kongenitale oder erworbene Immunmangelsyndrome (z. B. Agammaglobulinämie, septische Granulomatose, AIDS)
vorangegangene Antibiotikatherapie
Mangelernährung
Alter (< 6 Monate, > 70 Jahre)
Antazidabehandlung/Achlorhydrie, Gastrektomie, Gastroenterostomie, verminderte Darmperistaltik/motilitätshemmende Mittel

der Darmsymptomatik folgen oder ihr vorausgehen. In Abhängigkeit vom Alter und den vorherrschenden Salmonella-Serovaren wird die Häufigkeit von Bakteriämien in prospektiven Studien mit 5 – 6 % der Infektionen durch Enteritis-Salmonellen angegeben, insbesondere durch die Serovare S. typhimurium und S. enteritidis. Die Inzidenz von Bakteriämien ist bei jungen Säuglingen am höchsten (bis zu 10 % aller Salmonellen-Infektionen). Bakteriämien führen in ca. 10 % zu fokalen Infektionen. Am häufigsten sind Osteomyelitiden (bevorzugt den Metaphysen der langen Knochen und Wirbel, insbesondere bei Kindern mit Sichelzellanämie), Hirnabszesse/Meningitiden und Pneumonien/Pleuraempyeme, gefolgt von Nierenabszessen, Endo-/Perikarditiden und eitrigen Arthritiden. Eine andere Komplikation ist die „Infektion" von endovasalem Plastikmaterial, z. B. von zentralvenösen Kathetern oder Kunststoffpatchprothesen nach Herzoperationen. Salmonella-Bakteriämien können die initiale klinische Manifestation von AIDS darstellen.

■ Frische asymptomatische Infektion

Kinder können passager durch geringe Salmonellen-Inokula infiziert werden. Bei fehlender klinischer Symptomatik wird die Infektion lediglich durch Stuhlkulturen identifiziert, bspw. bei epidemischen Ausbrüchen oder im Rahmen von Umgebungsuntersuchungen. Asymptomatische Verläufe kommen wahrscheinlich häufiger vor als symptomatische Infektionen.

◪ Konvaleszente Ausscheidung und Keimträgertum

Eine verlängerte Ausscheidung von Salmonellen im Anschluss an die Erkrankung wird vor allem bei jüngeren Kindern beobachtet. Ihre Frequenz nimmt mit zunehmendem Alter rasch ab. 45 % der Säuglinge und Kleinkinder scheiden Salmonellen noch 3 Monate nach der Infektion aus, verglichen mit 5 % älterer Kinder und Erwachsener. Dauerausscheidertum kommt bei Enteritis-Salmonellen extrem selten vor.

Ätiologie

Salmonellen sind gramnegative, in der Mehrzahl begeißelte, metabolisch aktive Bakterien aus der Familie der Enterobacteriaceae. Immunologisch, das heißt auf der Basis von O- und H-Antigenen, sind ca. 2500 Serovare beschrieben worden. Fast alle bekannten Serovare gehören zur Spezies Salmonella enterica (synonym: choleraesuis). Humanpathogene Salmonellen gehören zur Subspezies enterica, z. B. Salmonella enterica, subsp. enterica, ser. typhimurium (Kurzform Salmonella typhimurium). Vom mikrobiologischen Labor wird üblicherweise die Serogruppe, bspw. „Salmonellen der Serogruppe B", oder der Name des isolierten Serovars in der Kurzfassung mitgeteilt, z. B. „S. typhimurium" (siehe Tab. 80).

Für epidemiologische Fragestellungen oder zur Klärung von Fallhäufungen können Isolate in Speziallaboratorien u. a. mittels Phagentypisierung, Biochemotypie, Plasmidanalyse und DNS-Restriktionslängen-Polymorphismus weiter charakterisiert werden.

Die Schwere der Krankheit hängt wahrscheinlich weniger von der Größe des bakteriellen Inokulums ab als von der Expression bakterieller Pathogenitätsfaktoren (sog. Effektorproteine).

Humanpathogene Salmonellen vermögen durch das Schleimhautepithel des distalen Ileums einzudringen und sich intrazellulär in modifizierten Phagosomen (Salmonella containing vacuoles) zu vermehren und extraintestinal auszubreiten. Salmonellen bedienen sich des in humanpathogenen Enterobakterien verbreiteten Typ-III-Sekretionssystems, welches die Injektion von spezifischen bakteriellen Proteinen in die Wirtszelle erlaubt, die eine Reihe von Wirtsreaktionen provozieren, u. a. die Sekretion von Zytokinen, die dann zur Entwicklung der Enteritis beitragen.

Das Risiko einer systemischen Infektion ist bei Defekten des zellulären und humoralen Immunsystems erhöht, während bei Säuglingen, die gestillt werden, die Inzidenz von Salmonellosen verringert ist (Evidenz III). Weitere krankheitsmodifizierende Wirtsfaktoren können Tab. 79 entnommen werden.

Epidemiologie
◪ Erregerreservoir

Das Hauptreservoir von Salmonellen sind Tiere, insbesondere zum Verzehr gehaltene Arten wie Rinder, Schweine, Hühner, aber auch andere Geflügel- oder Haustierarten. Die Zunahme von S.enteritidis-Erkrankungen seit Mitte der 1980er-Jahre beruht im Wesentlichen auf der Infektion von Hühnern und deren Eiern.

◪ Übertragung

Salmonellen werden in der Mehrzahl durch Nahrungsprodukte übertragen, die von intra vitam infizierten Tieren stammen oder während des Schlacht- und Verarbeitungsprozesses oder bei der Zubereitung kontaminiert wurden (z. B. Auftauen von Gefrierfleisch; Eierschalen). Selten erfolgen Salmonella-Infektionen durch unmittelbaren Tierkontakt, bspw. mit Reptilien (Leguane, Schildkröten), die als Heimtiere gehalten werden. Direkte fäkal-orale Ausbreitung, z. B. innerhalb von Familien, ist selten. Salmonellen sind relativ widerstandsfähig gegen Abkühlung (Kühlschrank), Hitze und Austrocknung und können über lange Zeiträume in der Umwelt persistieren. Die Mehrzahl der Salmonellen wird durch sauren Magensaft (pH 2) oder durch Erwärmung (55 °C/60 Minuten, 60 °C/

Tabelle **80** Salmonella-Serogruppen und epidemiologisch bedeutsame Serovare.

Serogruppe[1]	Serovar[2]
A	S. Paratyphii A
B	S. typhimurium
	S. heidelberg
	S. agona
C 1	S. infantis
	S. thompson
	S. bareilly
C 2	S. newport
	S. hadar
	S. bovismorbificans
D 1	S. enteritidis
	S. Typhii

[1] entsprechend dem Kauffmann-White-Schema
[2] Die in Mitteleuropa häufigsten Serovare (derzeit > 90 % aller klinischen Isolate) sind Salmonella enteritidis und S. typhimurium.

15 Minuten) abgetötet, was jedoch für die sog. Epidemietypen nicht zuzutreffen scheint.

Epidemiologisch bedeutsame Nahrungsmittel sind unzureichend erhitztes Fleisch, Eier und Eiprodukte, vor allem, wenn sie hygienewidrig hergestellt, transportiert oder gelagert werden. Auch Konditoreiwaren, Salate (Sprossen), Milcherzeugnisse (Speiseeis, Mayonnaise) und Trinkwasser können kontaminiert werden. Epidemiologische Bedeutung hat in den vergangenen Jahren auch die Übertragung von Salmonellen durch Schokolade, Anis-Tee und kontaminierte Gewürze wie Paprika und Pfeffer erlangt.

Salmonellen-Infektionen haben einen Spätsommer-Herbst-Gipfel. Salmonellen sind die häufigste Ursache von nahrungsmittelassoziierten Epidemien. Die Inzidenz ist am größten bei Kindern < 5 Jahre (ca. 30 % aller Salmonellen-Infektionen in der Bevölkerung). Eine ätiologische Klärung erfolgt wahrscheinlich nur bei < 10 % der Infektionen. Invasive Infektionen werden vermehrt bei Patienten mit entsprechenden Dispositionsfaktoren beobachtet (siehe Tab. **79**).

Hospitalinfektionen werden vor allem durch mehrfach antibiotikaresistente Salmonellen-Stämme mit hoher Kontagiosität verursacht. Übertragungen durch infizierte medizinische Instrumente (Endoskope) sind beschrieben worden.

Die Infektionsdosis von Salmonellen wird mit ca. 10^5 Organismen angegeben. Unter besonderen Bedingungen, z. B. bei Aufnahme mit fetthaltigen Speisen, Achlorhydrie und bei Neugeborenen, führen bereits weniger als 10^2 vermehrungsfähige Bakterien zur Infektion. Die Neuerkrankungsziffer (Inzidenz) ist bei Kindern unter 5 Jahren und Erwachsenen über 70 Jahren am größten.

Erkrankte gelten als kontagiös, solange sie Salmonellen ausscheiden. Die Ausscheidungsdauer ist in der Regel kurz, wenige Tage bis 3 (– 5) Wochen. Sie kann aber auch Monate betragen, insbesondere bei Kleinkindern (siehe oben).

Die **Inkubationszeiten** beträgt 5 – 72 Stunden, meist < 24 Stunden, abhängig von der Infektionsdosis.

Diagnose

Die klinische Symptomatik der Salmonellen-Enteritis ist uncharakteristisch. Darminfektionen durch Campylobacter, Shigellen, Yersinien oder Rotaviren vermögen ähnliche Symptome hervorzurufen. Jahreszeit und Zusammenhang mit Fällen von gesicherter Salmonellose tragen zur Verdachtsdiagnose bei. Die definitive Diagnose erfordert die Erregeranzüchtung (aus Stuhl-, Blut-, Urin- oder Knochenmarkproben) und -identifizierung mit Antibiogramm (wegen zunehmender Resistenzen, z. B. gegen Ampicillin und Cotrimoxazol). Stuhlkulturen (bis zu 3 Proben) von Patienten mit Enterokolitis sind in der Regel initial positiv. Serologische Methoden zum Nachweis von salmonellaspezifischen Antikörpern, wie ELISA, sind beschrieben worden. Antikörpertests haben jedoch eine geringe praktische Bedeutung.

Der Nachweis von salmonellaassoziierten Antigenen (z. B. LPS, Vi-Antigen) in Kulturüberständen oder Körperflüssigkeiten und molekularbiologische Methoden, wie DNS-Hybridisierung und Polymerase-Kettenreaktion, gewinnen an Bedeutung, u. a. als Schnelltests in Nahrungsmitteln und zur Aufklärung von Infektionsketten.

Tabelle **81**   Antimikrobielle Therapie bei Salmonella-Infektionen.

Erkrankungsform	Antibiotika	Dosierung
akute Enteritis (Enterokolitis)	in der Regel keine[1]	symptomatische Therapie
fokale/bakteriämische Salmonellose[2] (Behandlungsdauer 2 Wochen, evtl. als Sequenztherapie)	Ampicillin[3]	200 mg/kgKG/Tag i. v. in 4 Dosen (maximal 12 g/Tag)
	Cefotaxim[4]	150 mg/kgKG/Tag i. v. in 3 Dosen (maximal 9 g/Tag)
	Ceftriaxon[4]	100 mg/kgKG/Tag i. v. in 1 Dosis (maximal 4 g/Tag)
	Ciprofloxacin[5]	20 mg/kgKG/Tag p. o. in 2 Dosen alle 12 Stunden (max 1 g/Tag)

[1] siehe Text und Tab. **79** hinsichtlich Risikopatienten
[2] Osteomyelitis, Abszess, immunsupprimierte Patienten; bei Meningitis verlängerte Behandlungsdauer (4 – 6 Wochen)
[3] sequenzielle orale Therapie mit Amoxicllin (50 mg/kgKG/Tag p. o. in 3 – 4 Dosen; maximal 4 g/Tag), Cotrimoxazol (TMP 10 mg/kgKG/Tag p. o. in 2 Dosen, maximal 160 mg TMP alle 12 Std.) oder orale Cephalosporine. Beachte zunehmende Resistenzen, insbesondere gegen Ampicillin/Amoxicillin und Cotrimoxazol
[4] Mittel der Wahl bei Salmonellen-Meningitis
[5] über Chinolone (z. B. Ciprofloxacin) siehe S. 93

Therapie

Die Therapie der Salmonellosen richtet sich nach dem Krankheitsbild. Enteritiden erfordern adäquate Flüssigkeits- und Elektrolytsubstitution. Vor allem Säuglinge und Patienten mit reduzierter Fähigkeit zu adäquater Kommunikation sind durch Flüssigkeitsverlust gefährdet. Die Gabe von Antibiotika oder motilitätshemmenden Mitteln ist bei akuten, unkomplizierten Infektionen nicht gerechtfertigt. Antibiotika vermindern weder die Dauer noch die Schwere der Diarrhö, können dagegen die Normalflora unterdrücken und die Dauer der Ausscheidung von Salmonellen verlängern. Antibiotika bergen das Risiko von Nebenwirkungen und von postenteritischen gastrointestinalen Symptomen nach der Elimination der Salmonellen. Sie sind jedoch angezeigt bei Enteritispatienten mit erhöhtem Risiko für invasive Infektionen (siehe Tab. **79**) bei schwer verlaufenden und komplizierten Erkrankungen und stets bei Säuglingen < 6 Monate.

Mittel der Wahl sind Cephalosporine der Gruppen 2 und 3. Gute klinische Ergebnisse werden mit Cefotaxim oder Ceftriaxon erzielt. Disseminierte oder fokale Infektionen, insbesondere Osteomyelitiden und Meningitiden, können sicher mit Ceftriaxon, Cefotaxim oder Ciprofloxacin behandelt werden (siehe S. 81).

Da Bakteriämie und diaplazentare Infektion im Rahmen einer Salmonellen-Enteritis klinisch nicht sicher ausgeschlossen werden können, ist bei Schwangeren die antibiotische Behandlung unter Berücksichtigung des Nebenwirkungsspektrums und des Schwangerschaftsstadiums indiziert.

Prophylaxe
■ Gesunde

Allgemeine hygienische Maßnahmen. Neben der Produktion salmonellafreier Lebensmittel und der Einhaltung der Hygienevorschriften zu Lagerung, Transport und Verkauf wirken individuelle Maßnahmen vorbeugend. Dazu gehören konsequente persönliche Hygiene, insbesondere Händedesinfektion, z. B. nach Windelwechsel bei einem durch Salmonellen erkrankten Kind, und hygienische Speisezubereitung: gründliche Reinigung der Hände und Küchenutensilien zwischen verschiedenen Arbeitsgängen bei der Essenszubereitung; Garzeit von mindestens 10 Minuten bei 90 °C; Vermeidung längerer Warmhaltung der Speisen bei Temperaturen von 20–60 °C; Vermeidung des Verzehrs von rohen Eiern, insbesondere während der Schwangerschaft und durch Kleinkinder.

Aktive oder passive Immunisierung: keine.

■ Patienten

Isolierung. Eine stationäre Behandlung erfolgt nur bei klinischer Indikation. Im Krankenhaus werden Patienten mit Salmonellose während der Dauer der Erkrankung nur bei mangelnder Compliance isoliert. Zu beachten sind alkoholische Händedesinfektion nach Toilettenbesuch oder Kontakt mit kontaminierten Gegenständen, wie Windeln, und deren geeignete Entsorgung. Händedesinfektion des Personals; Schutzkittel und Handschuhpflege bei Kontaminationsrisiko (siehe S. 57).

Zulassung zu Gemeinschaftseinrichtungen. Kinder < 6 Jahre mit Salmonellen-Enteritis oder Verdacht auf Salmonellen-Enteritis sind vom Besuch von Gemeinschaftseinrichtungen auszuschließen, solange sie als kontagiös angesehen werden, das heißt bis zum Ende des Durchfalls. Der Ausschluss asymptomatischer Kinder, die (noch) Salmonellen ausscheiden, ist dagegen nicht gerechtfertigt (siehe S. 57).

■ Meldepflicht

Nach dem Infektionsschutzgesetz (IfSG) hat der behandelnde Arzt den Verdacht auf und die Erkrankung an einer mikrobiell bedingten Lebensmittelvergiftung oder infektiösen Gastroenteritis an das Gesundheitsamt zu melden, wenn die betroffene Person eine Tätigkeit im Sinne des § 42 IfSG Abs. 1 ausübt (Lebensmittelverkehr, Küche in Gemeinschaftseinrichtungen), oder wenn 2 oder mehr gleichartige Erkrankungen auftreten, bei denen ein epidemiologischer Zusammenhang wahrscheinlich ist oder vermutet wird. Das Laboratorium meldet den direkten Nachweis von Salmonellen binnen 24 Stunden namentlich an das Gesundheitsamt (siehe Tab. **17**).

Bei Fallhäufungen sollen verdächtige Lebensmittel gesichert und zur mikrobiologischen Untersuchung eingesandt und das Lebensmittelüberwachungsamt benachrichtigt werden.

Literatur

Centers for Disease Control and Prevention. Patienteninformationen. Salmonellosis. http://www.cdc.gov/nczved/dfbmd/disease_listing.html; Stand: Oktober 2008

Robert Koch-Institut. http://www.rki.de; Infektionskrankheiten A–Z. Salmonellose. Stand: Oktober 2008

 Koordinator: M. Bitzan

Mitarbeiter: M. Büttcher, U. Heininger, H. Tschäpe

Schistosomiasis

Synonym: Bilharziose

Klinisches Bild

Wenige Minuten bis Stunden nach Exposition der Haut in kontaminiertem Süßwasser kann die Penetration der Zerkarien (Gabelschwanzlarven) durch die Haut ein juckendes, flüchtiges, makulopapulöses Exanthem (Zerkarien-Dermatitis = „swimmer's itch") hervorrufen. Dieses Phänomen kann auch in Deutschland durch tierpathogene Schistosomen hervorgerufen werden („Baggersee-Dermatitis"). 2 – 10 Wochen nach Infektion entwickelt ein Teil der Patienten in der Ausbreitungsphase der heranreifenden Würmer eine akute Bilharziose (Katayama-Fieber), die mit Fieber, Schwäche, Schmerzen, urtikariellen Hautveränderungen, Gesichtsödem, Hepatosplenomegalie und einer ausgeprägten Eosinophilie einhergehen kann.

Im Anschluss an diese selbstlimitierende Phase und etwa 10 Wochen nach der Infektion beginnt die *chronische Phase* der Bilharziose, deren klinische Symptome als Folgen einer Entzündungsreaktion, induziert durch Schistosomen-Eier, hervorgerufen werden. Ein nicht unbeträchtlicher Teil der Patienten bleibt asymptomatisch.

Die **urogenitale Schistosomiasis** (S. haematobium) betrifft vor allem die Harnblase, die Ureteren und die Nieren, aber auch die Geschlechtsorgane. Leitsymptom der Blasenbilharziose ist die Erythrozyturie. Ihr Ausmaß ist proportional der Infektionsintensität und somit der in den Urin ausgeschiedenen Eizahl. Neben der Makrohämaturie werden auch Miktionsbeschwerden, Leukozyturie und Proteinurie beobachtet. Die Eiausscheidung, Erythrozyturie und Leukozyturie folgen einem zirkadianen Rhythmus mit einem Maximum um die Mittagszeit.

Sonografisch finden sich in der Harnblase je nach Schweregrad eine Blasenwandverdickung, vesikale Polypen und Verkalkungen sowie an den oberen Harnwegen eine Harntransportstörung mit verminderter Peristaltik der Ureteren und Harnleiter- bzw. Nierenbeckendilatation. Die urogenitale Schistosomiasis stellt einen Risikofaktor für das Auftreten von Plattenepithelkarzinomen der Blase im Erwachsenenalter dar. Nach einer antiparasitä-

ren Therapie sind die beschriebenen sonografisch nachweisbaren Veränderungen reversibel.

Genitalläsionen werden vor allem durch S. haematobium und S. intercalatum hervorgerufen. Wegweisendes Symptom ist bei männlichen Jugendlichen Hämatospermie und Veränderungen der Konsistenz des Spermas. Das Auftreten einer Hydrozele, Prostatafibrosierungen und fibröser Raumforderungen im Skrotum, die einen Tumorverdacht wecken, sind auch bei Kindern und Jugendlichen beschrieben worden. Fibrosierung oder Verkalkungen der Samenbläschen und Prostata treten bei Erwachsenen auf. Bei Mädchen, häufiger bei erwachsenen Frauen, werden unspezifische papillomatöse Veränderungen und Ulzerationen an den äußeren Genitalorganen sowie fibröse Veränderungen der inneren Genitalorgane beobachtet. Gefährlichste Komplikation ist eine meist durch eine Bilharziose-Salpingitis hervorgerufene ektope Schwangerschaft.

Die **intestinale Schistosomiasis**, verursacht durch S. mansoni, S. intercalatum, S. japonicum oder S. mekongi geht mit Koliken, Obstipation, Tenesmus oder blutig-schleimigen Stühlen und selten mit einer Proteinverlust-Enteropathie einher. Endoskopisch finden sich im Darm Ulzerationen, Polypen und erhabene gelbliche Foci, die submukös angehäuften verkalkten Wurmeiern entsprechen („sandy patches").

Hepatolienale Schistosomiasis. Ein kleiner Teil der Kinder entwickelt eine hepatolienale Schistosomiasis mit portaler Leberfibrose (Symmers'sche Fibrose) und konsekutiver portaler Hypertension mit Splenomegalie und Ösophagusvarizen. Die Funktion der Hepatozyten bleibt bei der schistosomiasisinduzierten Leberfibrose weitgehend intakt. Die Todesursache bei hepatolienaler Schistosomiasis ist die Ösophagusvarizenblutung, die ab dem 10. Lebensjahr auftreten kann. Die Fibrose erstreckt sich nicht selten auch auf die Gallenblase. Bei Patienten ohne portale Hypertension kann die Leberfibrose nach antiparasitärer Therapie reversibel sein.

Bei allen Schistosomen-Spezies können ektope Eiablagerungen sowohl in der Akutphase, als auch im chronischen Stadium auftreten. Bei Auftreten von neurologischen Herdsymptomen ist die

Neuro-Bilharziose differenzialdiagnostisch zu be- rücksichtigen. Bei Patienten mit portosystemi- schen Shunt-Bildungen kann es zur pulmonalen Hypertonie und kardiopulmonalen Bilharziose kommen. Chronische Appendizitiden werden vor allem durch S. haematobium hervorgerufen. Sel- tenere Lokalisationen sind die weibliche Brust, das Pankreas, die Haut und vor allem endokrino- logische Störungen. Insbesondere ein retardiertes Wachstum und eine Verzögerung der sexuellen Entwicklung können bei schweren Infektionen auftreten.

Ätiologie

Humanpathogene Trematoden-Arten der Gattung Schistosoma verursachen die Krankheit. Als Wirt fungiert der Mensch; Zwischenwirt ist eine Süß- wasserschnecke. Primär humanpathogen sind S. haematobium, S. mansoni, S. intercalatum, S. ja- ponicum und S. mekongi.

Epidemiologie

Die Schistosomiasis gehört zu den wichtigsten Tro- penkrankheiten und ist über weite tropische und subtropische Gebiete verbreitet. Derzeit sind ca. 75 Millionen Menschen mit S. haematobium infiziert und 175 Millionen mit S. mansoni. S. haematobium kommt vorwiegend in Afrika, im Nahen und Mitt- leren Osten, S. mansoni im Subsahara-Raum, in Südamerika, der östlichen Karibik und auf der ara- bischen Halbinsel vor. Infektionen mit S. japonicum werden in China und Südostasien erworben. S. me- kongi betrifft das Mekongbecken in Laos und Kam- bodscha. Infiziert werden alle Alters- und Ethno- gruppen. Sozioökonomische Faktoren (ländliche arme Bevölkerung) und soziokulturelle Verhal- tensweisen begünstigen die Verbreitung der Bil- harziose. So führt der Bau von Staudämmen zur Schaffung von Lebensräumen der als Zwischen- wirt fungierenden Schnecken und damit zur wei- teren Ausbreitung der Infektion. Die Infektiosität wird durch die Kontamination der Gewässer mit Urin oder Fäkalien, die Kontakthäufigkeit der Menschen mit infiziertem Wasser sowie durch die Anzahl der Schnecken bestimmt. Bedeutung kommt auch der tageszeitlich abhängigen Zerka- rien-Freisetzung (höchste Intensität zwischen 9 und 15 Uhr, gleichzeitig die typische Badezeit) zu. Kinder ab dem 5. Lebensjahr spielen für die Aufrechterhaltung des Infektionskreislaufes eine besondere Rolle. Ein Rückgang der Reinfektionsra- te zwischen dem 15. und 30. Lebensjahr beruht auf einem verringerten Mensch-Wasser-Kontakt

und der sich ändernden Immunitätslage (konko- mitierende Immunität).

Die Schistosomiasis gewinnt durch den Touris- mus auch für den europäischen Raum an Bedeu- tung. Einreisende afrikanische Kinder sollten rou- tinemäßig auf Schistosomiasis untersucht werden. Bei europäischen Touristen haben vorrangig akute Infektionen Bedeutung.

Diagnose

Anamnestische Angaben (Reisen in endemische Gebiete, Baden in entsprechenden Gewässern, Hauterscheinungen, zeitliche Zuordnung der zu er- wartenden Phase der Infektion) führen zum Ver- dacht. In der akuten Phase stützt sich die Diagnose häufig allein auf die Anamnese und Klinik (febriles eosinophiles Syndrom mit Hepatosplenomegalie und evtl. urtikariellen Hautveränderungen), da noch keine Antikörper gebildet und keine Eier nachweisbar sind. Der Nachweis einer chronischen S.haematobium-Infektion wird durch die Filterung eines 24-Stunden-Sammelurins durch Mikrofilter („Nuclepore-Filter") erbracht. Die S.haemato- bium-Eisuche in geringeren Mengen Urin wird durch das zirkadiane Verhalten der Eiausschei- dung (maximal um die Mittagszeit) und die Harn- menge beeinflusst.

Bei pathologischen Urinbefunden (Erythrozyt- urie, Proteinurie und Leukozyturie) und fehlen- dem Ei-Nachweis im Urin (bedingt durch eine ge- ringe Eiausscheidung) ist die Eisuche zu wieder- holen. Der Verdacht auf einen Genitalbefall wird durch die kolposkopische Darstellung gelblicher erhabener Läsionen („sandy patches") erhärtet. Durch die Mikroskopie von Quetschpräparaten aus Genital- bzw. Cervixbiopsien werden Schisto- somen-Eier nachgewiesen. Bei männlichen Ju- gendlichen sind Eier im Ejakulat zu finden. Nicht immer sind bei der Genitalbilharziose auch im Urin Eier nachweisbar.

Der Ei-Nachweis im Stuhl bei intestinalen Infek- tionen ist durch die Untersuchung mehrerer Stuhl- proben mittels Anreicherungsverfahren (Mertio- lat-Jod-Formaldehyd-Zentrifugation) zu führen. Die Kato-Katz-Methode erlaubt eine Quantifizie- rung, ist aber weniger sensitiv. Bei negativer Eiaus- scheidung im Stuhl sind ggf. die Biopsie der Darm- schleimhaut und die Anfertigung eines Quetsch- präparates als sensitive Methode zu erwägen.

Bei einer hepatolienalen Bilharziose sind sono- grafisch charakteristische, vom Portalsystem aus- gehende echoreiche Veränderungen nachweisbar.

Eine bioptisch-histologische Untersuchung ist nicht erforderlich. Bei asiatischen Schistosomen kann entweder eine Portalfibrose oder eine septale Leberfibrose („network pattern") nachgewiesen werden. Bei schweren Leberfibrosen ist eine Ösophagogastroduodenoskopie indiziert, um das Ausmaß gastroösophagealer Varizen festzustellen.

Im Gegensatz zu Bewohnern endemischer Gebiete wird die Diagnose einer aktiven Infektion bei Kurzexponierten (Touristen) auch über den Nachweis von spezifischen Antikörpern gestellt. Der typischerweise geringe Wurmbefall führt nicht immer zu nachweisbarer Eiausscheidung. Dabei ist zu berücksichtigen, dass die Serokonversion bei beginnender akuter Symptomatik nicht immer schon stattgefunden hat. Die Verdachtsdiagnose wird durch Wiederholung der Serologie einige Wochen später bestätigt. Die mikroskopische Unterscheidung zwischen den Eiern der verschiedenen Schistosomen-Spezies ist aufgrund der unterschiedlichen Morphologie unproblematisch.

Therapie (Evidenzgrad III)

Das Katayama-Fieber wird, sofern erforderlich, symptomatisch mit Antihistaminika und ggf. mit Steroiden wie bei allergischen Krankheiten behandelt. Eine antiparasitäre Therapie zu diesem Zeitpunkt der unvollständigen Wurmentwicklung hätte nicht nur eine unzureichende Wirkung, sondern könnte auch durch Antigenfreisetzung die allergische Reaktion verstärken.

Das Mittel der 1. Wahl für alle durch Schistosoma verursachten Infektionen ist Praziquantel. Nach einer 1-maligen Gabe von 40 mg/kgKG (bei asiatischen Schistosomen 60 mg/kgKG) ist bei 80 % der Erkrankten eine komplette Eliminierung der Eiausscheidung zu erreichen. Eine annähernd 100 %ige Ansprechrate ist zu erzielen, wenn die Behandlung in der angegebenen Dosierung über 3 Tage durchgeführt wird. Eine Remission der Organveränderungen ist nach einer antiparasitären Therapie zu beobachten, sofern noch keine schweren Veränderungen, wie eine portale Hypertension, bestehen.

Prophylaxe

Die Expositionsprophylaxe, das heißt Vermeidung der Kontamination der Gewässer sowie individuell das Vermeiden des Kontaktes mit kontaminiertem Wasser in Endemiegebieten, ist von entscheidender Bedeutung. Eine frühzeitige Chemotherapie von Infizierten in Regionen mit hoher Prävalenz, Aufklärungskampagnen zum Miktions- und Defäkationsverhalten sowie eine Verbesserung der Wasserversorgung sind wesentliche Maßnahmen in der Massenbekämpfung der Schistosomiasis. Die isolierte Anwendung von Molluskiziden ist nur in sehr umschriebenen Herden (Oasen) erfolgreich.

Bei exponierten Personen ist aufgrund der geringen Toxizität des Praziquantels bei ausreichendem Infektionsverdacht aufgrund der Ergebnisse der Immundiagnostik trotz fehlendem Ei-Nachweis eine Behandlung gerechtfertigt.

Literatur

Richter J, Hatz C, Campagne G et al. Niamey Working Group, ed. Ultrasound in Schistosomiasis. A practical guide to the standardized use of ultrasonography for the assessment of schistosomiasis-related morbidity. World Health Organization/TDR/STR/SCH/WHO-Dokument 2000; 1 – 41; http://www.who.int/tdr; Stand: Juli 2008

 Koordinator:
J. Richter

Shigellose

Synonyma: bakterielle Ruhr, Dysenterie

Klinisches Bild

Die Shigellose ist durch akute, schleimige (muköse) und/oder blutige Durchfälle, Fieber und extraintestinale Symptome charakterisiert. Im typischen Fall beginnt die Krankheit abrupt, 12 Stunden bis mehrere Tage nach Aufnahme der Erreger, mit hoher Temperatur, Kopfschmerzen, ausgeprägtem Krankheitsgefühl und krampfartigen Bauchschmerzen. Der klassische Verlauf, der nur bei der Minderheit der Patienten beobachtet wird, ist gekennzeichnet durch profuse, voluminöse, wässrige Durchfälle, die nach 24–48 Stunden in häufige blutig-schleimige Ausscheidungen mit schmerzhaftem Stuhldrang übergehen. Gelegentlich beginnt die Erkrankung direkt mit blutiger oder muköser Diarrhö. Ohne antibiotische Therapie dauert die Krankheit 7–10 Tage. Milde Krankheitsverläufe mit wässrigen oder weichen Stühlen von wenigen Tagen Dauer oder asymptomatische Infektionen kommen vor. Intestinale Komplikationen sind Rektumprolaps (bei Kleinkindern) und toxisches Megakolon mit Darmperforation. Shigellen-Infektionen bei Neugeborenen und jungen Säuglingen verlaufen oft atypisch und weisen eine höhere Sterblichkeit auf.

Extraintestinale Manifestationen. Zentralnervöse Symptome, insbesondere Lethargie, Kopfschmerzen und Krampfanfälle. Letztere werden typischerweise bei hoch fiebernden Säuglingen und Kleinkindern am Beginn der Krankheit beobachtet ($\geq 10\%$ hospitalisierter Kinder mit nachgewiesener Shigellose). Wegen des atypischen Verlaufs bei jungen Säuglingen sollte ggf. eine Meningitis ausgeschlossen werden.

Selten entwickelt sich eine shigellaassoziierte toxische oder letale Enzephalopathie als Komplikation der Shigellose im Kindesalter, mit Kopfschmerzen als Leitsymptom. In einer Fall-Kontroll-Studie starben 12 von 15 Patienten an Hirnödem innerhalb von 48 Stunden nach Krankheitsbeginn. Im Vergleich mit unkomplizierter Shigellose unterschieden sich Patienten mit toxischer Enzephalopathie weder in der Höhe des Fiebers noch der Schwere der Diarrhö oder Dehydratation, noch der Häufigkeit von zerebralen Krampfanfällen. Die Pathogenese dieser Komplikation ist nicht geklärt. Shigella spp. oder Shigatoxin-Produktion korrelieren nicht mit ihrem Auftreten.

Septische Erkrankungen sind selten, fast immer mit Mangelernährung und S. dysenteriae Typ 1 assoziiert und dann oft durch andere Darmbakterien als Shigellen verursacht, wenn die Darmschleimhautbarriere durchbrochen wird. Andere Komplikationen sind Bronchopneumonie, Myokarditis, disseminierte intravasale Gerinnung und Multiorganversagen und – seltener – Arthritis und Reiter-

Tabelle **82**   Shigella-Subgruppen, Spezies und Serovare.

Subgruppe	Shigellen-Spezies	Anzahl bekannter Serovare
A	S. dysenteriae[1]	15
B	S. flexneri[2]	62
C	S. boydii[2,3]	18
D	S. sonnei[4]	1

[1] S. dysenteriae bilden eine biochemisch homogene Gruppe, die auf der Basis serologisch unterschiedlicher O-(Lipopolysaccharid)-Antigene in bis zu 15 Serovare eingeteilt werden. Serovar 1 bildet Shigatoxin.

[2] S. flexneri und S. boydii besitzen biochemische Gemeinsamkeiten, unterscheiden sich jedoch immunologisch. S. flexneri besitzen 6 untereinander kreuzreagierende Lipopolysaccharid-Antigene, die sich in 13 Subtypen aufteilen lassen, z.B. Serovar 1a, 1b, 2a, etc.

[3] S. boydii: In dieser Serogruppe werden 18 Serovare zusammengefasst, die biochemisch S. flexneri ähnlich sind, jedoch weder untereinander noch mit anderen Shigellen kreuzreagieren.

[4] S. sonnei werden aufgrund biochemischer und immunologischer Gemeinsamkeiten (einziger Serovar) von den übrigen Shigellen unterschieden.

Syndrom (reaktive Arthritis, Urethritis und Konjunktivitis), vor allem im Zusammenhang mit S.-flexneri-Infektionen und mit HLA B27, oder hämolytisch-urämisches Syndrom (HUS) durch S. dysenteriae Typ 1.

Ätiologie

Shigellen sind unbewegliche, gramnegative Bakterien aus der Familie der Enterobacteriaceae (Genus Shigella) mit naher genetischer Verwandtschaft zu Escherichia coli. Es werden 4 Subgruppen oder Spezies mit etwa 40 Serovaren unterschieden (siehe Tab. **82**). Am häufigsten werden in Mitteleuropa S. sonnei und S. flexneri isoliert.

S. dysenteriae, der Erreger der klassischen bakteriellen Ruhr, hat in Deutschland überwiegend als eingeschleppter Erreger Bedeutung. Shigellen sind in der Lage, in Schleimhautepithelzellen einzudringen, sich intrazellulär zu vermehren und unter Zerstörung der Wirtszelle auszubreiten. Die Produktion von Zytokinen führt zu typischen Entzündungsherden, Abszedierung und Granulozyten- und Monozyten-Infiltration, Gefäßläsionen mit der Bildung von Mikrothromben, Hyperämie und gelegentlich Pseudomembranen. Bevorzugt betroffen sind distales Kolon, Sigma und Rektum. Shigellen besitzen ein ca. 220 kb Virulenzplasmid, das die Determinanten codiert, die dem Erreger nicht nur Zellinvasion und Dissemination im Gewebe ermöglicht, sondern die auch als potenzielle Vakzine von Bedeutung sind. S. dysenteriae 1 bildet darüber hinaus ein wirksames Proteintoxin, Shigatoxin 1, das systemische (Darm) und generalisierte Komplikationen hervorrufen kann, z. B. Darmschleimhauthyperämie und -hämorrhagie, ZNS-Komplikationen und HUS (siehe auch Infektionen durch Shigatoxin produzierende E. coli, S. 236).

Epidemiologie

Die Shigellose ist eine Anthroponose. Tierreservoire sind nicht bekannt. Die Infektion erfolgt fäkal-oral. Die Übertragung erfolgt durch kontaminierte Lebensmittel bzw. Trinkwasser, Personenkontakt (z. B. Sekundärinfektionen in Familien, Kindergärten oder Schulen), sexuellen Analkontakt sowie gelegentlich medizinische Geräte und Badewässer. Wahrscheinlich spielt die Hausfliege in warmen Ländern eine gewisse Rolle als Überträger.

Weltweit wird die jährliche Inzidenz von Shigellen-Infektionen auf 165 Millionen geschätzt, davon etwa 1,5 Millionen (< 1 %) in den industrialisierten Ländern. In Deutschland erkranken jährlich 900 – 1200 Personen. Etwa 2 Drittel der gemeldeten Fälle werden nach Reisen ins Ausland diagnostiziert, vorwiegend nach Ägypten, Indien und der Türkei. Kinder unter 5 Jahren machen weltweit 69 % aller Erkrankungen und 61 % aller Todesfälle aus, gefolgt von der Gruppe der 5- bis 9-Jährigen. Nach der relativen Häufigkeit ergibt sich folgende Reihenfolge für die Shigella-Serogruppen: S. flexneri > S. sonnei > S. boydii > S. dysenteriae. Die häufigsten Typen in Deutschland sind S. sonnei (2007: 80 %), gefolgt von S. flexneri (2007: 15 %). Epidemien durch S. dysenteriae Typ 1 sind in verschiedenen Teilen der Welt beschrieben worden, zuletzt in Bangladesh und im westlichen und südlichen Afrika.

Im Gegensatz zu den Salmonellosen sind Erkrankungen durch Shigellen während der ersten 6 Lebensmonate sehr selten und dann vorwiegend während der ersten 3 Lebenstage durch fäkalorale Übertragung meist asymptomatischer Mütter. Beengte Wohnverhältnisse, geringer Hygienestandard und mangelhafte Fäkalienbeseitigung begünstigen die endemische und epidemische Ausbreitung von Shigellen. In Mitteleuropa ist die Übertragung in Kindergärten oder Heimen ein wichtiger epidemiologischer Faktor.

Shigellen sind hoch kontagiös: die Inokulation von nur 10 S.dysenteriae-Bakterien löst bei 10 % gesunder Freiwilliger eine Erkrankung aus. Eine ähnlich hohe Infektiosität (wenige hundert Organismen) weisen S. sonnei und S. flexneri auf. Shigellen vermögen bis zu 30 Tage außerhalb des Wirts zu überleben, z. B. in Nahrungsmitteln wie Milch, Mehl oder Eiern.

Solange Patienten Shigellen mit dem Stuhl ausscheiden, sind sie kontagiös. Chronische Ausscheidung ist selten, z. B. bei mangelernährten Kindern. Antibiotische Behandlung führt bei sonst gesunden Patienten zur raschen Elimination der Erreger. In der Regel sind Shigellen jedoch auch ohne Antibiotika spätestens 4 Wochen nach Beginn der Krankheit nicht mehr im Stuhl nachweisbar. Prolongierte Verläufe oder Rezidive trotz adäquater antibiotischer Therapie werden bei AIDS-Patienten beschrieben.

Die **Inkubationszeit** beträgt zwischen 1 und 7 Tagen (gewöhnlich 2 – 4 Tage).

Diagnose

Die Krankheitssymptome sind nicht pathognomonisch. Die Diagnose erfolgt über den Nachweis von Shigellen im Stuhl. Mehrere Proben sollten ohne Verzögerung dem Labor geschickt werden. Blutkulturen sind selten positiv. Periphere Leukozytopenie oder Leukozytose kann auftreten, die Leukozytenzahl ist jedoch bei der Mehrzahl der Patienten unauffällig. Leukämoide Reaktionen mit peripheren Neutrophilenzahlen über 50×10^9/l, vor allem bei Infektionen durch S. dysenteriae, sind oft mit extraintestinalen Komplikationen, wie HUS, assoziiert.

Zur epidemiologischen Charakterisierung der angezüchteten Stämme können Lysotypie, Bestimmung des Biochemotyps sowie molekularbiologische Techniken, z. B. Plasmidprofilanalyse oder Pulsfeld-Gelelektrophorese, herangezogen werden.

Serologische Techniken zum Nachweis shigellenspezifischer Antikörper haben keine praktische Bedeutung.

Therapie

Flüssigkeits- und Elektrolytverluste am Beginn der Erkrankung können bei Säuglingen und Kleinkindern zur Dehydratation führen. Ziel der Behandlung der Shigellose ist die Verhinderung oder die Korrektur von Flüssigkeits- und Elektrolytverlusten. Orale Rehydratation mit glukosehaltigen Elektrolytlösungen (siehe S. 614) ist oft wirksam und ausreichend (Evidenz I). Wenn im Wesentlichen der Dünndarm betroffen ist, sistiert die Symptomatik meist spontan nach 48 – 72 Stunden. An die Gabe von Antipyretika sollte gedacht werden. Das Sterblichkeitsrisiko von Säuglingen und Kindern mit hyponatriämischer Dehydratation ist signifikant erhöht im Vergleich mit normo- oder hypernatriämischen Kindern (Evidenz III).

Eine antibiotische Therapie verkürzt Schwere und Dauer der Erkrankung (Fieber, Diarrhö, intestinaler Proteinverlust) und Erregerausscheidung, zumindest bei Infektionen durch S. dysenteriae und S. flexneri (Evidenz I). Umstritten ist die antibiotische Behandlung von leichteren S.sonnei-Enteritiden, die oft selbstlimitierend verlaufen. Sie dient jedoch der Verhinderung der Erregerausbreitung und ist (nur) in der Frühphase der Erkrankung sinnvoll (Evidenz IV). Die Entwicklung von HUS oder postinfektiösen Komplikationen lässt sich durch Antibiotikagabe wahrscheinlich nicht verhindern.

Bei allen Shigellen-Spezies sind Resistenzplasmide nachgewiesen worden, sodass klinische Isolate immer auf ihre antibiotische Empfindlichkeit getestet werden sollen. Multiresistente Shigellen sind in Spanien, Osteuropa und Ländern des Nahen Ostens, Asiens, Afrikas und Südamerikas endemisch. Für empfindliche Erreger kann Ampicillin – oral, 100 mg/kgKG/Tag – gegeben werden (Evidenz I). Bei unbekannter Resistenzlage oder nachgewiesener Ampicillin-Resistenz kann Cotrimoxazol bei Kindern über 2 Monaten eingesetzt werden (10 mg TMP/kgKG/Tag in 2 Dosen), jedoch wird über eine zunehmende Resistenz von Shigellen auch gegen Cotrimoxazol berichtet. Alternativen sind Azithromycin (12 mg/kgKG am 1. Tag, gefolgt von täglich 6 mg/kgKG, maximal 500/250 mg/Gabe), Cefixim (15 mg/kgKG am 1. Tag, gefolgt von 8 mg/kgKG/Tag), Ceftriaxon, Cefotaxim und Ciprofloxacin (siehe S. 81).

Die übliche Dauer der antibiotischen Therapie von Shigellosen ist 5 Tage. Die Kurzzeitbehandlung mit nur 1 – 2 Dosen scheint bei Patienten über 4 Jahren ähnlich effektiv zu sein wie die konventionelle Therapie, allerdings gelingt die Elimination der Erreger bei jüngeren Kindern weniger zuverlässig (Evidenzgrad I).

Die symptomatische Behandlung von Kindern mit Antidiarrhoika zur Verringerung der Darmperistaltik wird abgelehnt, da sie Krankheitsdauer und Erregerausscheidung verlängern und die Komplikationsrate erhöhen kann (Evidenzgrad IV).

Prophylaxe
■ Gesunde

Die strikte Beachtung hygienischer Grundregeln, insbesondere häufiges Händewaschen, trägt wesentlich zur Begrenzung der Erregerausbreitung bei. Andere wichtige Maßnahmen sind hygienische Aufbereitung des Trinkwassers, hygienische Nahrungsmittelzubereitung, Abwässerbeseitigung und Aufklärung. Zu den epidemiologischen Risikogruppen zählen Kinder in Kinderkrippen und -gärten, Ferienlagern etc. (siehe S. 57). Prinzipiell sollen Personen, die Essen zubereiten oder verteilen, nicht die Windeln wechseln.

In endemischen Regionen ist die Ernährung mit Muttermilch eine effektive Strategie zur Verhinderung schwerer Infektionen von Säuglingen, da die Milch exponierter Mütter spezifische Antikörper gegen Virulenzantigene von Shigellen enthält (Evidenzgrad III).

■ Erkrankte

Isolierung. Eine stationäre Behandlung erfolgt bei klinischer Indikation. Im Krankenhaus werden Patienten während der Dauer der Ausscheidung isoliert, bis 3 negative Stuhlproben vorliegen. Kohortenpflege ist möglich (siehe S. 57). Die Schlussdesinfektion erfolgt als Scheuer-Wisch-Desinfektion.

Zulassung zu Gemeinschaftseinrichtungen (Kindertagesstätten, Schulen, Ferienlager etc.). Betreute Personen mit nachgewiesener Shigellose und Personen aus einer Wohngemeinschaft mit Erkrankung oder Erkrankungsverdacht dürfen für die Dauer der Ansteckungsgefährdung die Einrichtung nicht betreten. Ausscheider dürfen in die Gemeinschaftseinrichtung nur mit Zustimmung des Gesundheitsamtes und unter Beachtung der verfügten Schutzmaßnahmen zurückkehren. Ähnliches gilt für in Gemeinschaftseinrichtungen Beschäftigte (siehe S. 57).

■ Meldepflicht

Nach dem Infektionsschutzgesetz (IfSG) hat der behandelnde Arzt den Verdacht auf und die Erkrankung an einer mikrobiell bedingten Lebensmittelvergiftung oder infektiösen Gastroenteritis an das Gesundheitsamt zu melden, wenn die betroffene Person eine Tätigkeit im Sinne des § 42 IfSG Abs. 1 ausübt (Lebensmittelverkehr, Küche in Gemeinschaftseinrichtungen), oder wenn 2 oder mehr gleichartige Erkrankungen auftreten, bei denen ein epidemischer Zusammenhang wahrscheinlich ist oder vermutet wird. Das Laboratorium meldet den Nachweis von Shigellen binnen 24 Stunden namentlich an das Gesundheitsamt (siehe S. 57 und Tab. **17**).

Literatur

Robert Koch-Institut. http://www.rki.de; Infektionskrankheiten A–Z. Shigellose. Stand: Oktober 2008

Koordinator:
M. Bitzan

Mitarbeiter:
M. Büttcher, H. Scholz, H. Tschäpe

Skabies

Synonym: Krätze

Infektionen mit Krätzemilben

Klinisches Bild

Die Primäreffloreszenzen bestehen aus oft unregelmäßig gewundenen, wenige Millimeter bis 1 cm langen Gängen in der Haut. Prädilektionsstellen der Skabies sind die Interdigitalfalten der Hände und Füße, Axillarregion, Brustwarzenhof, Nabel, die Genitoanalregion, Knöchelregion und die inneren Fußränder, da Skabiesmilben Areale mit verhältnismäßig hoher Temperatur und dünner Hornschicht bevorzugen. Bei Säuglingen und Kleinkindern findet man daher im Gegensatz zu Erwachsenen befallene Effloreszenzen auch am behaarten Kopf, im Gesicht sowie palmoplantar, dort auch häufig als Pusteln.

Bei Erstinfektion oder 1. Infestation erscheinen die ersten Symptome nach 2 – 5 Wochen. Als Ausdruck einer zellvermittelten Immunantwort (Spätreaktion) gegen Milbenprodukte tritt zusätzlich eine Ekzemreaktion auf mit disseminierten, milbenfreien Bläschen und Papulovesikeln. Diese Reaktion verursacht auch den charakteristischen starken Pruritus. Er ist besonders ausgeprägt in der Bettwärme, wahrscheinlich weil die Wärme zu einer Senkung der Juckreizschwelle führt. Durch Kratzeffekte, Verkrustung und mögliche Impetiginisierung entsteht ein vielfältiges morphologisches Bild, das sehr unterschiedlich ausgeprägt sein kann.

Bei Reinfestation treten die ekzematösen Hautveränderungen aufgrund der bestehenden Sensibilisierung bereits nach 1 – 4 Tagen auf.

Die Immunreaktion sowie Waschen und Kratzen sind der Grund dafür, dass bei immunkompetenten Patienten trotz regelmäßiger Eiablage durchschnittlich nur 11 – 12 (eingegrabene) Milbenweibchen gefunden werden. Bei intensiver Körperhygiene ist die Anzahl mitunter noch geringer, ohne dass sich hierdurch der Pruritus verringert (oft fehldiagnostizierte, sog. „gepflegte Skabies"). Bei immunsupprimierten Patienten vermehren sich die Milben indes ungehemmt, sodass mehrere Millionen auf der Haut angesiedelt sein

können. Eine Immunsuppression kann bereits durch eine ausgedehnte lokale Kortikosteroid-Therapie hervorgerufen werden. Es entsteht das Bild einer Scabies norvegica sive crustosa (Borkenkrätze) mit einem großflächigen, psoriasiformen Bild bis hin zur Erythrodermie mit fein- bis mittellamellärer Schuppung sowie Hyperkeratosen mit Betonung der Plantae, Palmae und Fingerseitenkanten. Der ansonsten typische Juckreiz kann bei dieser Skabiesform gering sein oder gänzlich fehlen.

Auch nach erfolgreichen antiparasitären Maßnahmen können insbesondere bei Kindern vor allem axillär, inguinal und gluteal postskabiöse Papeln über Wochen und Monate bestehen bleiben und als Ausdruck einer Immunantwort vom Spättyp weiterhin starken Juckreiz verursachen. Milben lassen sich nicht mehr nachweisen.

Ein weiterer Grund für ein Persistieren juckender Effloreszenzen nach erfolgreicher skabizider Therapie ist ein durch das verwendete Mittel bedingtes irritatives Ekzem.

Ätiologie

Der Erreger ist die Krätzemilbe Sarcoptes scabiei variatio hominis, ein auf den Menschen spezialisierter Parasit. Milben haben als Spinnentiere im Nymphen- und Adultstadium 4 Beinpaare, als Larven 3 Beinpaare. Die Sauerstoffaufnahme erfolgt durch Diffusion über die Körperoberfläche (astigmate Milben), sodass der Parasit nicht tiefer als in die Hornschicht eindringen kann. Weibliche Skabiesmilben werden 0,3 – 0,5 mm groß (mit dem menschlichen Auge gerade noch als Punkt sichtbar), männliche Milben 0,2 – 0,3 mm.

Nach Begattung an der Hautoberfläche graben die Weibchen Gänge in das Stratum corneum. Dort legen sie pro Tag 2 – 3 Eier und scheiden reichlich Kotballen (Skybala) aus. Sie bleiben etwa 30 – 60 Tage lebensfähig und verlassen in dieser Zeit das Tunnelsystem in der Regel nicht mehr. Aus den Eiern schlüpfen nach 2 – 3 Tagen Larven, die an die Hautoberfläche ausschwärmen und sich dort in Falten, Vertiefungen und Haarfollikeln zu 8-beinigen Nymphen und nach etwa 2 – 3 Wochen zu geschlechtsreifen Milben entwickeln. Sie gelangen an die Hautoberfläche, wo sich der Zyklus wiederholt (von der Eiablage bis zur Reife also ca. 15 – 22 Tage).

Sarcoptes scabiei variatio hominis können kurze Zeit (selten länger als 48 Stunden) außerhalb des Wirtes leben, allerdings nur bei nicht zu warmen Temperaturen und vor allem bei einer relativen Luftfeuchte, die nahe der Sättigung liegen muss (z. B. 21 °C, 80 % Feuchtigkeit). Doch auch bei hoher Luftfeuchtigkeit und günstiger Temperatur sind Sarcoptes scabiei oft nicht mehr bewegungsfähig.

Epidemiologie

Erst durch intensiven Hautkontakt treten nach einer Inkubationszeit von 2 – 5 Wochen ersten Symptome auf, bei Reinfektion aufgrund der bestehenden Allergie häufig bereits innerhalb von 1 – 3 Tagen.

Eine Übertragung von Mensch zu Mensch tritt in der Regel erst bei intensivem Hautkontakt ein. Händeschütteln oder gemeinsame Nutzung von Gegenständen sind in der Regel nicht ausreichend. Die Übertragung wird begünstigt durch schlechte hygienische und sozioökonomische Verhältnisse und eine hohe Anzahl an Milben.

Letzteres erklärt die hohe Kontagiosität der Scabies norvegica sive crustosa, bei der abgelöste Hautschuppen mit Hunderten bis Tausenden von Milben sogar zu einer aerogenen Ansteckung führen können. Übertragung durch kontaminierte Bettwäsche, Wolldecken, Unterwäsche, Polster etc. ist sonst selten, aber bei der Scabies norvegica sive crustosa charakteristischerweise häufig.

Die **Inkubationszeit** beträgt 2 – 5 Wochen.

Diagnose

Die Diagnose wird gesichert durch den Nachweis von Milben, Eiern oder Skybala. Er erfolgt aus den Gängen an den Prädilektionsstellen (günstig: Hände/Handgelenke; nicht an den Ekzemeffloreszenzen). Der Milbengang muss dazu mit einer feinen Kanüle, Lanzette oder einem feinen Skalpell eröffnet werden. Der Inhalt wird auf einen Objektträger aufgebracht und nativ mit Deckgläschen in Lupenvergrößerung mikroskopiert. Einfacher und bei entsprechender Erfahrung hinreichend sicher ist die Diagnostik mittels Auflichtmikroskopie (Dupuy 2007). Gesucht wird nach einer bräunlichen Dreieckskontur, die vom Vorderleib der Milbe gebildet wird, in Verbindung mit dem lufthaltigen intrakornealen Gangsystem. Bei kleinen Kindern ist die Tesafilm-Abrissmethode oft praktikabler.

Bei Scabies norvegica sive crustosa lässt sich der Milbennachweis bereits an einzelnen Schuppen führen.

Therapie

Therapie der Wahl ist die lokale Behandlung mit 5 % Permethrin. Es hat sich in mehreren Untersuchungen als besser oder mindestens ebenso wirksam erwiesen wie Crotamiton oder Benzylbenzoat. Resistenzen sind zwar für alle genannten Mittel beschrieben worden, sind aber derzeit noch insgesamt selten. Ernste Nebenwirkungen durch die genannten Skabizide wurden in den größeren Studien (mit insgesamt 6445 behandelten Patienten) nicht erwähnt.

Präzipitatschwefel (10 %, bei Kindern 2,5 % in Vaselin 2-mal/Tag über 3 – 7 Tage jeweils nach einem Seifenbad) ist in der Wirksamkeit vergleichbar mit Benzylbenzoat, aber es ist mit Hautreizungen, komedogenen Effekten, Geruchsbelästigungen und potenzieller Toxizität durch H_2S zu rechnen. Eine Empfehlung für Schwefel wird daher nicht ausgesprochen.

Ivermectin (Stromectol, Mectizan) ermöglicht eine systemische Therapie der Skabies, ist aber in Deutschland und in der Schweiz für Humandiagnosen nicht zugelassen. Es ist über die internationale Apotheke zu beziehen. 0,2 mg/kgKG sollten 1-malig auf leeren Magen (2 Stunden vor/nach Gabe keine Mahlzeit) verabreicht werden. Eine „off-label"-Indikation besteht bei therapieresistenten Fällen, bei immunsupprimierten Patienten und bei Scabies norvegica sive crustosa. Bei Kindern unter 15 kgKG und Schwangeren ist Ivermectin kontraindiziert. Da es nicht ovozid ist, sollte die orale Gabe nach 10−14 Tagen wiederholt werden. Zudem sollte ein schriftliches Einverständnis des Patienten vorliegen.

Bei Säuglingen und Kleinkindern sind die Risiken von systemischen Nebenwirkungen der Lokaltherapeutika wegen der relativ großen Körperoberfläche und des möglichen Ableckens behandelter Areale erhöht. Bei exkoriierten Hautarealen ist mit gesteigerter Resorption des Antiskabiosums zu rechnen, weswegen eine entsprechende Vorbehandlung erfolgen sollte. Warmes Baden und die Anwendung von Cremes vor Beginn der Therapie kann die Resorption ebenfalls fördern und sollte daher vermieden werden.

InfectoScab 5 % (Permethrin) und Crotamitex (Crotamiton; in der Schweiz Eurax) sind die einzigen Antiskabiosa, die in Deutschland im Säuglingsalter laut Roter Liste nicht kontraindiziert sind (InfectoScab 5 % ab dem 3. Lebensmonat, Crotamitex hat keine Einschränkung für das Neugeborenenalter).

Benzylbenzoat ist bei Neugeborenen in den USA verboten, da dort Todesfälle nach Gebrauch von zentralen Kathetern und Infusionssystemen auftraten, die mit Benzylalkohol gespült worden waren. Die als Gasping-Syndrom bekannte Erkrankung geht mit progressiver Enzephalopathie, schwerer metabolischer Azidose, Knochenmarkdepression, schließlich Leber-, Nieren- und Kreislaufversagen einher.

γ-Hexachlorcyclohexan (Lindan) ist seit 01. 01. 2008 europaweit nicht mehr verfügbar (Verordnung des Europäischen Parlaments Nr. 850/2004 vom 29. 04. 2004).

■ Allgemeine Maßnahmen

Die folgenden Empfehlungen sind den Leitlinien der Deutschen Dermatologischen Gesellschaft zur Behandlung der Skabies (Sunderkötter 2007) entlehnt. Für alle Formen der Lokaltherapie werden folgende Maßnahmen empfohlen:

- Die behandelnden Personen sollten Handschuhe tragen, bei Kindern, pflegebedürftigen Patienten und vor allem bei Patienten mit Scabies norvegica sive crustosa auch Schutzkittel.
- Es empfiehlt sich, vor der Behandlung die Nägel zu kürzen, ein Ganzkörperbad zu nehmen und das Antiskabiosum erst nach Trocknen der Haut und Erlangung der normalen Körpertemperatur, also nach etwa 60 Minuten, anzuwenden. Zwingend erforderlich ist ein Bad vor der Behandlung nicht.
- Bei stark entzündlicher Haut, z. B. bei exsudativem Ekzem, kann vor oder mit Beginn der antiskabiösen Therapie für 2 – 3 Tage ein kortikosteroidhaltiges Externum verwendet werden, um die Resorption des Antiskabiosums zu verringern. Bei Impetiginisierung sind je nach Ausmaß und Erreger entweder ein systemisches Antibiotikum oder lokale Antiseptika einzusetzen (cave: nach Superinfektion mit hämolysierenden Streptokokken sind für 2 % der Fälle Glomerulonephritiden beschrieben worden).
- Schwere bakterielle Sekundärinfektionen (impetiginisierte Skabies) oder Versagen der Therapie im ambulanten Bereich können eine stationäre Behandlung erforderlich machen. Werden diese Patienten sofort bei der Aufnahme antiskabiös behandelt, ist eine Isolation auf Station nicht erforderlich. Neugeborene, Säuglinge und Patienten mit Scabies norvegica sive crus-

tosa sollten immer stationär behandelt werden (siehe dort). Bei älteren Kindern und Erwachsenen wird der gesamte Körper lückenlos vom Unterkiefer abwärts einschließlich der Retroaurikularfalten mit dem topischen Antiskabiosum behandelt. Bei Vorliegen verdächtiger Effloreszenzen sollten Kopfhaut und Gesicht unter Aussparung der Periokulär- und Perioralregion mitbehandelt werden (vor allem bei älteren Patienten kann diese Indikation großzügiger gestellt werden).

- Bei Säuglingen und Kleinkindern bis zum 3. Lebensjahr, bei Scabies norvegica sive crustosa und bei immunsupprimierten Patienten wird der Kopf, einschließlich der Kopfhaut, unter Aussparung der Periokulär- und Perioralregion immer in die Behandlung einbezogen.
- Nach Abwaschen bzw. Abduschen des Lokaltherapeutikums sollte jeweils vollständig neue Wäsche angelegt werden. Betten sind neu zu beziehen. Während der Einwirkzeit ist das Tragen von Baumwollhandschuhen zu empfehlen (ggf. zusätzlich darüber Plastikhandschuhe). Wenn die Hände gewaschen werden, muss die Substanz direkt anschließend erneut aufgebracht werden.
- Um ein irritatives bzw. Exsikkationsekzem zu vermeiden, sollte nach der spezifischen Therapie eine pflegende Behandlung mit blanden Salben, ggf. auch mit einem lokalen Kortikosteroid erfolgen. Lokale Kortikosteroide sind auch bei postskabiösen persistierenden Papeln das Mittel der Wahl. Wichtig ist es hierbei, den Patienten aufzuklären, dass die granulomatösen Läsionen keine Milben enthalten.
- Kleider, Bettwäsche, Handtücher oder andere Gegenstände mit längerem Körperkontakt (Blutdruckmanschette, Schuhe, Plüschtiere) sollten entweder bei 60 °C gewaschen oder, wenn dies nicht möglich ist, mindestens 4 Tage lang möglichst über Raumtemperatur (d. h. mindestens über 20 °C) und vor allem trocken in Plastiksäcken gelagert werden. Polstermöbel sollten mit dem Staubsauger gereinigt oder 4 Tage lang nicht benutzt werden. Bei Scabies norvegica sive crustosa, aber auch bei Reinfestation immunkompetenter Patienten, sollten sicherheitshalber alle Gegenstände, mit denen der Patient ungeschützten Kontakt hatte, gereinigt werden, auch wenn die Infestationsrate über Gegenstände sehr niedrig ist. Matratzen lassen sich entwesen (autoklavieren).

- Kontaktpersonen sollten ebenfalls auf Zeichen einer Skabies untersucht werden. Unabhängig davon, ob Hautveränderungen vorliegen oder nicht, müssen Personen, die mit dem Patienten engeren oder längeren körperlichen Kontakt hatten, im Regelfall also alle Mitglieder einer Familie oder Wohngemeinschaft, gleichzeitig behandelt werden. Im Falle der Patienten mit Scabies norvegica sive crustosa sollten alle Kontaktpersonen behandelt werden, also auch die Personen, die nur flüchtigen Kontakt zu dem Patienten hatten.
- Kontrolluntersuchungen auf neue gangartige Papeln sollten bis mindestens 4 Wochen nach Therapie erfolgen (Abschluss eines Zyklus der Milben).
- Nach Abschluss der 1. ordnungsgemäßen Behandlung können betroffene Kinder wieder in die Schule und Erwachsene zur Arbeit gehen. Bei Behandlung ansonsten gesunder, nicht immunsupprimierter Patienten mit Permethrin, also nach der 1., 8- bis 12-stündigen Behandlung.

■ Anwendung der Antiskabiosa
▶ Jugendliche und Erwachsene

Permethrin 5 % in einer Creme (z. B. InfectoScab) 1-malig für 8 – 12 Stunden auftragen, danach abduschen. Wenn nach 14 Tagen noch Zeichen einer aktiven Skabies bestehen, Behandlung wiederholen. In den meisten Fällen geht eine fortbestehende Infektion auf einen Fehler in der Anwendung zurück. Sind Handinnenflächen oder Fußsohlen befallen, sollte aufgrund der Dicke der Hornschicht nach 1 Woche erneut behandelt werden. Im Falle einer stärkeren Hornschicht an Palmae, Plantae und ggf. anderen Arealen (hyperkeratotischer Befall der Nägel) sollten diese Areale keratolytischen Maßnahmen unterzogen und vorsichtshalber ebenfalls nach einer Woche erneut behandelt werden.

Therapien der 2. Wahl sind:
- Benzylbenzoat (z. B. Antiscabiosum 25 % Emulsion, in der Schweiz nicht erhältlich) an 3 aufeinanderfolgenden Tagen (Abenden) auftragen, am 4. Tag abduschen oder abwaschen.
- Crotamiton (z. B. Crotamitex-Lotio, Eurax) an 3 – 5 aufeinanderfolgenden Tagen (Abenden) auftragen, ohne es vorher abzuwaschen.

▶ Kinder ab 3 Jahren

Empfehlung wie oben, allerdings gilt für Benzylbenzoat: die Anwendung einer niedrigeren Konzentration (z. B. Antiscabiosum 10 % Emulsion) und bei Kindern über 6 Jahren (laut Hersteller auch bei Kindern über 1 Jahr, wenn diese Kinder ansonsten hautgesund sind) an 3 aufeinanderfolgenden Tagen (Abenden) auftragen, am 4. Tag abduschen oder abwaschen.

▶ Kinder unter 3 Jahren, Säuglinge (außer Neugeborene)

Gemäß der Leitlinie ab 3. Lebensmonat Permethrin 5 % Creme 1-malig für 8 – 12 Stunden auf das gesamte Integument unter Aussparung von Mund- und Augenbereich, dann Abduschen. Gegebenenfalls Wiederholung nach 14 Tagen. Da toxikologische Daten zur Anwendung bei Neugeborenen und jungen Säuglingen jedoch nicht vorliegen, ist zu erwägen, bis zum 3. Lebensmonat eine auf 2,5 % reduzierte Permethrin-Konzentration (Verdünnung mit Ungt. emulsificans aquosum) zu verwenden.

2. Wahl Crotamiton wie oben (keine Altersbegrenzung).

Als Alternative bei Kindern über 1 Jahr gilt Benzylbenzoat 10 % (siehe oben).

Bei Säuglingen wird eine stationäre Therapie empfohlen.

Vorsicht bei exkoriierten Arealen, kein Baden vor Anwendung (erhöhte Resorption); Die Hände sollten verbunden werden (Belecken).

▶ Neugeborene

Eine stationäre Therapie wird empfohlen. Gemäß der Leitlinie Permethrin 5 % Creme 1-malig für 8 – 12 Stunden auf das gesamte Integument unter Aussparung von Mund- und Augenbereich, dann Abduschen. Gegebenenfalls Wiederholung nach 14 Tagen (für diese Indikation nicht zugelassen).

Zugelassen wäre Crotamiton Lotio (z. B. Crotamitex). Eine stationäre Therapie wird empfohlen.

▶ Schwangere

Keines der genannten Mittel ist laut Roter Liste für die Schwangerschaft zugelassen. Nach aktuellem Wissensstand kann zur Behandlung von Schwangeren mit Skabies am ehesten Permethrin empfohlen werden, gefolgt von Benzylbenzoat (Antiscabiosum 25 %) oder Crotamiton (Crotamitex), wie oben für Erwachsene empfohlen. Eine schriftliche Aufklärung/Einverständnis wird empfohlen (Heilversuch gemäß AMG). In der Studie von Mytton et al. traten keine Nebenwirkungen durch eine Behandlung während der Schwangerschaft mit topischem Benzylbenzoat 25 % bzw. Permethrin 4 % auf.

▶ **Stillende**

Bei Stillenden ist die Datenlage zur Skabiestherapie ähnlich schwierig wie bei Schwangeren. Pyrethroide gehen in die Muttermilch über (Rote Liste Gruppe La 3). Benzylbenzoat wird in der Roten Liste in Gruppe La 1 geführt, was bedeutet, dass nicht bekannt ist, ob die Substanz in die Milch übergeht.

Nach aktuellem Wissensstand können zur Behandlung von Schwangeren mit Skabies am ehesten Permethrin und Benzylbenzoat (Antiscabiosum 25 %) empfohlen werden, gefolgt von Crotamiton. Es sollte der Brustbereich ausgespart werden, wenn er nicht befallen ist, und eine Stillpause von 5 Tagen eingelegt werden. Eine schriftliche Aufklärung/Einverständnis wird empfohlen (Heilversuch gemäß AMG).

▶ **Patienten mit Scabies norvegica sive crustosa**

Auch hier wird Permethrin empfohlen, weil es in der Handhabung einfach und gut verträglich ist, insbesondere im Hinblick auf die erforderliche Mehrfachapplikation. Die Behandlung sollte nämlich nach 1 Woche und ggf. nach 1 weiterer Woche wiederholt werden, falls bei der letzten Auftragung Schuppung und Hyperkeratosen noch nicht vollständig entfernt waren. Außerdem empfiehlt sich bei Erwachsenen, möglicherweise auch bei Jugendlichen über 15 kgKG, synchron zur externen antiskabiösen Therapie die Gabe von Ivermectin 0,2 mg/kgKG per os mit 1- bis 2-maliger Wiederholung im Abstand von jeweils 10 – 14 Tagen. Eine schriftliche Aufklärung und Zustimmung des Patienten oder Erziehungsberechtigten ist vor Ivermectin-Gabe empfehlenswert, da es in Deutschland nicht zugelassen ist. Diese Erkrankungsform sollte stets stationär behandelt werden.

Epidemisches Auftreten und Scabies crustosa lassen sich durch eine Kombinationstherapie mit topischem Permethrin und 2 oralen Dosen Ivermectin à 200 µg/kgKG im Abstand von 10 – 14 Tagen wirkungsvoll behandeln.

Zusätzlich zu den oben aufgeführten „allgemeinen Maßnahmen" empfehlen sich bei Scabies norvegica sive crustosa: Infektionsschutz (Isolierung, Tragen von Schutzkleidung seitens der Kontaktpersonen, täglicher Wechsel der Kleidung, Hand-

tücher und Bettwäsche, tägliche Reinigung des Zimmers und der Gebrauchsgegenstände), Vollbad vor der 1. Lokaltherapie (ggf. Ölbad zur Lösung der Schuppen), keratolytische Behandlung (z. B. Salizylvaseline 3 – 5 %, an Händen und Füßen auch 10 %, zwischen der Lokaltherapien) sowie die Ermittlung und gleichzeitige Behandlung aller (auch flüchtiger) Kontaktpersonen.

▶ **Immunsupprimierte Patienten**

Permethrin 5 %, wie oben empfohlen, zusätzlich aber Wiederholung nach 10 – 14 Tagen. Die Empfehlung der Wiederholungsbehandlung gilt auch für die anderen topischen Antiskabiosa.

Bei Rezidiv zusätzlich zur antiskabiösen Lokaltherapie ggf. Ivermectin oral (0,2 mg/kgKG), Wiederholung nach 10 – 14 Tagen.

Prophylaxe

Die Vermeidung des Hautkontaktes zu Personen mit Skabiesinfektion ist zwingend. Im Übrigen bilden die oben genannten allgemeinen Empfehlungen die beste Prophylaxe. Die §§ 33 ff. IfSG sind zu beachten. Auftreten von Skabies in einer Gemeinschaftseinrichtung nach § 33 IfSG ist von der Leitung dem Gesundheitsamt anzuzeigen. Gehäuftes Auftreten in Krankenhäusern ist gemäß § 6 Abs. 3 IfSG dem Gesundheitsamt zu melden.

Infektionen mit anderen Milben

Milben sind weit verbreitete Parasiten von Tieren und Pflanzen. Bei Kontakten gehen sie auf den Menschen über, der für sie einen Fehlwirt darstellt (Scarcoptis-sabei-Varianten, Pelzmilben [Cheyletiellosis], Vogelmilben [Gamasidiose], Getreidekrätze) oder der Mensch ist Zwischenwirt (Thrombidiose oder Erntekrätze). Das Herauslösen von Hautzellen mittels Sekreten kann zu einem ausgeprägten Juckreiz führen, der ausschließlich symptomatisch lokal mit Antiprurigiosen und Antiseptika zu therapieren ist. Da diese Milben den Menschen spontan wieder verlassen, ist eine antiparasitäre Therapie nicht erforderlich.

Literatur

Chosidow O. Clinical practices. Scabies. N Engl J Med 2006; 354(16): 1718 – 1727

Dupuy A, Dehen L, Bourrat E et al. Accuracy of standard dermoscopy for diagnosing scabies. J Am Acad Dermatol 2007; 56: 53 – 62

Hamm H, Beiteke U, Höger PH et al. Treatment of scabies with 5 % permethrin cream: results of a German multicenter study. J Dtsch Dermatol Ges 2006; 4: 407 – 413

Mytton OT, McGready R, Lee SJ et al. Safety of benzyl benzoate lotion and permethrin in pregnancy: a retrospective matched cohort study. BJOG 2007; 114: 582 – 587

Roberts LJ, Huffam SE, Walton SF et al. Crusted scabies: clinical and immunological findings in seventy-eight patients and a review of the literature. J Infect 2005; 50(5): 375 – 381

Strong M, Johnstone PW. Interventions for treating scabies. Cochrane Database Syst Rev 2007; Jul 18(3): CD 000 320.

Sunderkötter C, Mayser P, Fölster-Holst R et al. Scabies. J Dtsch Dermatol Ges 2007; 5: 424 – 430

 Koordinator:
P. Mayser

Mitarbeiter:
P. Höger, C. Sunderkötter

Staphylokokken-Infektionen

Staphylokokken sind als Besiedler der Haut sowie der Schleimhäute des Oropharynx beim Menschen und bei Tieren weit verbreitet, als Infektionserreger sind sie bedingt pathogen. Aufgrund von biochemischen Eigenschaften und spezifischen DNA-Sequenzen konnten verschiedene Spezies des Genus Staphylococcus unterschieden werden. Aufgrund der Fähigkeit zur Bildung des Enzyms Koagulase unterscheidet man zwischen Staphylococcus aureus (weitere koagulasepositive Spezies mit geringer klinischer Bedeutung für den Menschen sind S. intermedius und S. hyicus) und der großen Gruppe der koagulasenegativen Staphylokokken. Da sich beide Gruppen in wesentlichen Parametern unterscheiden, werden sie im Folgenden getrennt besprochen.

Staphylococcus aureus (S. aureus)

Klinisches Bild
■ Pyogene und invasive Infektionen
Dazu gehören Furunkel, Karbunkel, Pyodermie, Abszesse, Empyeme, Wundinfektionen, eitrige Tracheitis, Otitis media, Sinusitis, eitrige Parotitis, Mastoiditis, (sekundäre) Meningitis, Pneumonie, Osteomyelitis, Endokarditis, Sepsis, Fremdkörperinfektionen, Pyomyositis.

Das klassische Beispiel für eine lokalisierte Infektion ist der Staphylokokken-Abszess mit Ausbildung einer Liquefaktionsnekrose, oft begünstigt durch eine Störung des Hautinteguments. Eine Abszessausbreitung entlang präformierter anatomischer Strukturen sowie eine hämatogene Streuung sind möglich. Eine Impetigo entsteht oft auf der Basis einer kleinen Hautabschürfung oder -mazeration und führt zu einem papulösen Erythem. Dieses wandelt sich über ein vesikuläres Stadium rasch in ein Stadium, das durch eingetrocknetes seröses Material charakterisiert ist. Eine gleichzeitige Infektion mit hämolysierenden Streptokokken der Gruppe A (S. pyogenes) ist möglich. Schwere Hautinfektionen durch Staphylokokken werden auch bei Varizellen-Effloreszenzen beobachtet.

Häufige Formen der kutanen Staphylokokken-Infektion sind die *Follikulitis* (im Bereich eines Haarfollikels) und *Hidradenitis* (Schweißdrüse), die überwiegend in den intertriginösen Bereichen auftreten. Der kutane Abszess wird als *Furunkel* und bei größeren Läsionen durch Vereinigen mehrerer Furunkel als *Karbunkel* bezeichnet. Je jünger der Patient, umso eher finden sich dann auch Zeichen einer systemischen Infektion. *Brustabszesse* treten beim Neugeborenen in der Regel bereits in den ersten beiden Lebenswochen auf und erfordern manchmal eine chirurgische Dränage. Im Erwachsenenalter findet man sie in 1. Linie bei stillenden Müttern in der frühen postpartalen Phase.

Im Bereich des Auges führen Staphylokokken zur *eitrigen Konjunktivitis* und zur Bildung eines *Hordeolums* (Infektion der Talgdrüsen und Haarfollikel der Augenlider). Infektionen in der Nähe des Auges müssen wegen ihrer möglichen periorbitalen (Orbitalphlegmone) oder bis zum Sinus cavernosus reichenden Ausbreitung immer als ernsthaft betrachtet werden. Im HNO-Bereich sind Infektionen durch S. aureus bei Personen ohne Grunderkrankung, wie z. B. Immundefekte oder zystische Fibrose, eher von untergeordneter Bedeutung.

Etwa 75 % aller primären *Staphylokokken-Pneumonien* treten typischerweise im Säuglingsalter auf. Im Frühstadium zeigt die Röntgenaufnahme des Thorax häufig keinen pathologischen Lungenbefund. Es kommt jedoch dann rasch zur Bildung von Pneumatozelen; die Entwicklung eines Pneumothorax ist eine häufige Komplikation. Vor allem bei immunsupprimierten Patienten können sekundäre Pneumonien auf der Basis septischer Embolien entstehen.

Aufgrund hämatogener Streuung von Staphylokokken kann es zur Sepsis oder Endokarditis (Letztere überwiegend bei Patienten mit Herzfehlern im Zusammenhang mit Herzkatheterisierungen und Operationen am Herzen sowie als Rechtsherzendokarditis bei intravenösen Drogenabhängigen) sowie zu Abszessen der inneren Organe, aber auch im Bereich der Muskulatur kommen. Meningitiden sind dagegen selten. *Osteomyelitiden* können sowohl hämatogen als auch ad continuitatem entstehen. Aufgrund der anatomischen Besonderheiten der Knochen im Säuglingsalter kann eine Osteomyelitis über eine Durchwanderung der Epiphyse das Gelenk erreichen und zu einer *Arthritis* führen.

Generell können alle Staphylokokken-Spezies gut an hydrophoben Oberflächen wie Plastikmaterialien und Edelstahllegierungen adhärieren. Dadurch sind sie als Risikokeime für Katheter- und Shunt-Infektionen sowie auch bei Gelenkersatz und Stabilisierungsmaßnahmen in der Traumatologie und Orthopädie zu betrachten. Entgegen früherer Auffassungen sind methicillinresistente S. aureus (MRSA) in Bezug auf invasive Infektionen nicht weniger oder mehr virulent als S. aureus allgemein.

■ Toxinvermittelte Krankheiten

Ein charakteristisches, durch 2 serologisch unterscheidbare exfoliative Toxine ETA und ETB induziertes Krankheitsbild ist das „staphylococcal scalded skin"-Syndrom (SSSS; Synonym: TEN: **staphylogene toxische epidemische Nekrolyse;** Morbus Ritter von Rittershain; Dermatitis exfoliativa neonatorum staphylogenes; Pemphigus neonatorum; bullöse Impetigo). Der Erkrankung liegt eine intradermale Spaltbildung mit nachfolgendem Ödem zwischen unterem Stratum spinosum und oberem Stratum granulosum zugrunde. Die Patienten weisen ein eingeschränktes Allgemeinbefinden mit Fieber, Hautspannung sowie ggf. eitrigem Schnupfen oder Konjunktivitis auf. Initial zeigt sich ein scarlatiniformes Exanthem sowie ein positives Nikolski-Zeichen. Innerhalb von 1–2 Tagen kommt es zur Ausbildung großer, schlaffer, leicht rupturierender Blasen am ganzen Körper, gefolgt von einer Austrocknung der Blasendecke mit groblamellöser Abschuppung. Die generalisierte Verlaufsform resultiert aus der Toxinausschwemmung über den gesamten Makroorganismus infolge des Fehlens einer ausreichenden Bildung spezifischer Antikörper. Überwiegend sind Säuglinge, seltener ältere und immunsupprimierte Patienten betroffen.

Das **toxische Schock-Syndrom** (TSS: „toxic shock syndrome"), eine lebensbedrohliche Komplikation, wird durch Superantigene TSS-Toxin-1 (TSST-1) ausgelöst. Die meisten Stämme produzieren außerdem ein Staphylokokken-Enterotoxin. Das TSS ist durch folgende Symptome gekennzeichnet: Fieber (über 39 °C), diffuses makulöses Exanthem, Hypotonie. TSS ist mit einem Multiorganversagen verbunden.

Für die Diagnosestellung TSS müssen 3 oder mehr der folgenden Organsysteme beteiligt sein: Gastrointestinaltrakt (Erbrechen, Übelkeit oder Diarrhö), Muskulatur (ausgeprägte Myalgien mit Erhöhung des Serumkreatinins bzw. der Phosphokinase), Schleimhäute (vaginale, oropharyngeale oder konjunktivale Hyperämie), Nieren (Erhöhung von Harnstoff oder Kreatinin im Serum, Pyurie ohne Nachweis einer Harnwegsinfektion), Leber (Erhöhung von Transaminasen, Bilirubin oder alkalischer Phosphatase), ZNS (Desorientiertheit, Bewusstseinsstörung). 1–2 Wochen nach Krankheitsbeginn kann eine groblamelläre Hautschuppung, vor allem an den Handflächen und Fußsohlen auftreten.

S.aureus-Stämme mit Fähigkeit zur Bildung von TSST-1 sind als natürliche Besiedler weit verbreitet. Voraussetzung für TSS ist ein vorübergehender Defekt der Bildung von Antikörpern gegen TSST-1.

An TSS erkranken fast immer jüngere Personen. Im späteren Erwachsenenalter besitzen mehr als 90 % aller Menschen Antikörper gegen TSST-1. Etwa 92 % der bisher beschriebenen Fälle traten bei menstruierenden Frauen (Durchschnittsalter 23 Jahre, vor allem im Zusammenhang mit Tampongebrauch) auf, die Häufigkeit liegt bei 3–6 Fällen auf 100 000 Frauen im sexuell aktiven Alter. Das TSS kann darüber hinausgehend von Hauterkrankungen, Verbrennungen, Insektenstichen, Varizella-Läsionen und chirurgischen Wunden, unabhängig von der Geschlechtszugehörigkeit ausgehen.

Lebensmittelintoxikation. Die Bildung von Enterotoxinen (A–H) durch etwa 30 % aller S.aureus-Stämme kann nach kurzer Inkubationszeit (2–6 Stunden) zu einer Lebensmittelintoxikation führen. Krampfartige Bauchschmerzen, rezidivierendes Erbrechen und profuse, wässrige Durchfälle stehen klinisch im Vordergrund. In den meisten Fällen ist die Erkrankung selbstlimitierend und endet nach 8–24 Stunden. In schweren Fällen kann es zu Hypovolämie und Hypotonie kommen.

Ätiologie

Staphylokokken sind nicht bewegliche, grampositive Kokken. Sie sind in der Regel leicht anzüchtbar und wachsen unter aeroben und anaeroben Kulturbedingungen. Ihr Durchmesser beträgt 0,7–1,2 μm. Mikroskopisch sind sie in Ausstrichen meist durch ihre paarige oder traubenartige (haufenartige) Anordnung zu identifizieren. Gegenüber Umwelteinflüssen, wie hoher Salzkonzentration (z. B. gepökeltes Fleisch), Temperaturen bis 50 °C oder Trocknung sind sie relativ resistent und können deshalb in Staub, Erde oder Kleidung über lange Zeit ihre Vitalität erhalten.

Staphylokokken produzieren ein großes Spektrum biologisch hochaktiver Exotoxine wie Hämolysine, Leukozidin, Hyaluronidase, Nukleasen, Proteasen, Katalase, Lipasen und andere. Das Leukozidin Luk F/S (Panton-Valentin) ist oft assoziiert mit tief gehenden Hautinfektionen und nekrotisierender Pneumonie. Das SSSS wird durch 2 biochemisch und immunologisch unterscheidbare Exfoliatine A und B ausgelöst. Das Vollbild eines TSS kann im Tierversuch durch TSST-1, ein ca. 24 kD schweres Protein mit Superantigenwirkung, das von bestimmten S.aureus-Stämmen gebildet wird, ausgelöst werden.

Für staphylokokkenassoziierte Nahrungsmittelintoxikationen können mindestens 7 verschiedene Enterotoxine (SEA-SEH), die in vitro als sog. Superantigene zu einer maximalen antigenunabhängigen T-Zell-Stimulation führen, verantwortlich sein. Sie sind hitzestabil und werden durch Kochen nicht zerstört.

Antibiotikaresistenz. Bei Staphylokokken wird die Resistenz gegen β-Laktam-Antibiotika durch 2 Mechanismen bewirkt. Die Mehrzahl (> 80 %) aller klinischen Staphylokokken-Isolate bilden Penicillinase, die klassische Penicilline sowie Amino- und Ureidopenicilline inaktiviert. Dagegen sind penicillinasefeste Penicilline wie Methicillin und Oxacillin sowie Cephalosporine und Carbapeneme in ihrer Wirkung im Wesentlichen nicht beeinträchtigt. Ein 2. Mechanismus der Resistenz gegen β-Laktam-Antibiotika ist die sog. Methicillin-Resistenz, die durch das mecA-Gen und weitere regulatorische Elemente (mecI, mecR1) determiniert wird. Diese stellt ein mobiles genetisches Element dar, die sog. „Staphylococcus cassette chromosome mec (SCCmec)", von der derzeit 5 Haupttypen bekannt sind und die in der Ausbildung eines veränderten Penicillinbindeproteins (PBP2a), mit geringer Affinität für β-Laktam-Antibiotika, resultiert. Hierdurch kommt eine klinische Kreuzresistenz von methicillinresistenten Staphylokokken gegen alle β-Laktam-Antibiotika einschließlich der Carbapeneme zustande (MRSA: methicillinresistenter S. aureus bzw. MRSE: methicillinresistente koagulasenegative Staphylokokken). Ein weiterer, wichtiger Resistenzmechanismus bei Staphylokokken ist die MLSB-vermittelte Resistenz gegen Makrolide und Lincosamide. In mehreren Ländern der Welt wird seit 1997 über ein vereinzeltes Auftreten von MRSA mit intermediärer Empfindlichkeit gegen Glykopeptide berichtet (GISA, MHK 8 – 16 mg/l für Vancomycin). Derartige Stämme sind bisher noch selten. Bei ungünstiger Infektlokalisation kann aufgrund der vergleichsweise niedrigen Gewebespiegel der Glykopeptide in Knochen- und Lungengewebe ein Therapieerfolg fraglich sein. Gegen Vancomycin hoch resistente Stämme (VRSA) wurden bisher erst in wenigen Fällen in den USA beschrieben.

Epidemiologie

S. aureus ist bei 15 – 40 % gesunder, nicht hospitalisierter Menschen Besiedler des Vestibulum nasi; weitere von S. aureus besiedelte Bereiche sind intertriginöse Hautbereiche (Axillen), das Perineum und die vordere Vagina. Die gesunde Haut wird von S. aureus aufgrund seiner Empfindlichkeit gegen kurzkettige Fettsäuren nur kurzfristig besiedelt. Häufig werden Staphylokokken-Erkrankungen von Stämmen ausgelöst, mit denen der Patient bereits besiedelt ist (endogene Infektion). Offene Wunden und Fremdkörper disponieren für eine Infektion. Besonders gefährdet sind Neugeborene, immunsupprimierte Personen und Patienten mit angeborenen Granulozyten-Funktionsstörungen (Chédiak-Higashi-Syndrom, Hyper-IgE-Syndrom, chronische Granulomatose).

Die wichtigste Quelle für die Ausbreitung sind offene Staphylokokken-Infektionen (z. B. Wunden, eröffnete Abszesse). Der wichtigste Übertragungsweg geht über kontaminierte Hände, auch von asymptomatischen Trägern. Die Widerstandsfähigkeit von Staphylokokken ermöglicht auch eine Übertragung auf dem Luftweg oder indirekt durch kontaminierte unbelebte Materialien oder Gegenstände (exogene Infektion). Infektionsausbrüche können sich in Krankenhäusern, Pflegeeinrichtungen, Familien, und Wohngemeinschaften entwickeln.

Prädisponierend für S.aureus-Infektionen wirken vor allem: Diabetes mellitus, Dialysepflichtigkeit (in beiden Fällen infolge der verminderten zellulären Abwehr), Vorhandensein von Fremdkörpern (Plastikmaterialien wie z. B. Venenkatheter, Metalllegierungen wie Gelenkersatz), Verletzungen der Haut als äußere Barriere, Immunsuppression, chronische Lungenerkrankungen, wie z. B. zystische Fibrose, oder bestimmte Infektionen, bspw. mit Influenza-A-Viren.

Bei staphylokokkenbedingter Nahrungsmittelintoxikation übertragen besiedelte oder infizierte Personen, die mit der Nahrung direkten Kontakt haben, die Bakterien auf das Nahrungsmittel – eine Übertragung zwischen Personen kommt hier nicht vor. Auf dem kontaminierten Nahrungsmittel findet die bakterielle Vermehrung und Enteroto-

xinproduktion statt. Die Hitzestabilität dieser Toxine fördert ihre Übertragung auch durch gegarte
Nahrungsmittel.

■ Epidemiologie von methicillin-resistenten S.aureus-Infektionen (MRSA)

Wie alle S.aureus-Stämme können auch MRSA Besiedler von Nasenvorhof, Rachen, Perineum, Axilla
und Leistengegend sein. Diese Besiedlung betrifft
bisher überwiegend hospitalisierte Patienten
sowie Bewohner von Alten- und Pflegeheimen.
Bei der gesunden Bevölkerung sind MRSA in Mitteleuropa noch selten (cMRSA: „community acquired MRSA").

▶ MRSA in Krankenhäusern

MRSA sind weltweit verbreitete Erreger von nosokomialen Infektionen. Der Anteil von MRSA an S.-
aureus-Infektionen liegt in deutschen Krankenhäusern bei etwa 20 % mit steigender Tendenz.
Aufgrund ihrer Multiresistenz sind sie schwer zu
therapieren und haben eine ausgeprägte Neigung
zur epidemischen Verbreitung in Krankenhäusern
und anderen stationären Einrichtungen. MRSA-
Stämme, die zu einer Infektion führen, können
vom betroffenen Patienten selbst stammen (endogene oder autogene Infektion) oder von anderen
Patienten oder aus der unbelebten Umgebung
übertragen werden (exogene Infektion). Die
Hauptgefahr besteht dabei in der Übertragung
durch kontaminierte Hände von Personal und Patienten (siehe S. 57).

Faktoren, die Bedeutung für die zunehmende
Verbreitung von MRSA haben:
- Selektionsvorteil der MRSA durch häufige und
  teilweise ineffiziente Antibiotikagabe,
- Fehler oder Inkonsequenz im Hygieneregime,
- Zunahme von MRSA-Infektionen bei prädisponierten Patienten,
- Zunahme intensivmedizinischer Maßnahmen
  und Implantationen synthetischer Materialien,
- mangelnde Information der Nachfolgeeinrich-
  tungen bei Verlegungen von MRSA-kolonisier-
  ten oder -infizierten Patienten innerhalb der eigenen Klinik oder in andere Einrichtungen.

▶ MRSA außerhalb der Krankenhäuser (cMRSA)

Seit Ende der 1990er-Jahre treten weltweit MRSA-
Infektionen auch außerhalb der Krankenhäuser
auf, ohne dass die für MRSA in Krankenhäusern
typischen Risikofaktoren vorliegen – die sog.
„community"-MRSA. Aufgrund der Fähigkeit zur

Bildung von Panton-Valentin-Leukozidin sind
cMRSA-Infektionen häufig mit tief gehenden und
nekrotisierenden Haut-Weichgewebe-Infektionen
(z. B. Furunkel, Panaritium) assoziiert, seltener
auch Ursache einer nekrotisierenden Pneumonie.

Bei von cMRSA-Infektionen betroffenen Patienten liegt oft auch eine nasale Besiedlung vor. Um
chronische Verläufe zu vermeiden und auch der
weiteren Verbreitung von cMRSA vorzubeugen,
ist bei entsprechendem Nachweis die Sanierung
des nasalen Trägertums dringend zu empfehlen,
bei Fortbestehen der Hautinfektionen sollte gleichzeitig eine resistenzgerechte antibiotische Behandlung z. B. mit Rifamycin/Cotrimoxazol erfolgen.

■ Inkubationszeit und Dauer der Ansteckungsfähigkeit

Bei Staphylokokken-Infektionserkrankungen beträgt die Inkubationszeit etwa 4 – 10 Tage, bei staphylokokkenbedingter Nahrungsmittelintoxikation jedoch nur 2 – 6 Stunden. Bei Personen mit
einer chronischen Besiedlung kann die Inkubationszeit bis zu Monaten andauern. Durch Persistenz von S. aureus in ursprünglichen Wund- oder
Operationsgebieten kann der Erreger auch noch
nach Monaten oder Jahren zu schweren Wund-
oder Allgemeininfektionen führen. Eine Ansteckungsfähigkeit besteht während der Dauer klinisch manifester Symptome aber auch durch klinisch gesunde Personen mit einer Staphylokok-
ken-Besiedlung.

Diagnose

Häufig kann eine Staphylokokken-Infektion bereits
aufgrund eines Grampräparates vermutet werden.
Die Isolierung des Erregers aus den typischen Materialien gelingt meist problemlos und mit den
gängigen Standardmethoden. Als Referenzmetho-
de für die genotypische Diagnostik von Staphylokokken-Spezies insgesamt gilt die Sequenzierung
der 16S rRNA. Für epidemiologische Fragestellungen stehen Phagentypisierung und der Nachweis
genomischer Polymorphismen (Pulsfeld-Gelelektrophorese, spa-Typisierung) zur Verfügung.

Für den Befund „MRSA" muss für das jeweilige
Isolat stets sowohl die Speziesdiagnose S. aureus
gesichert als auch dessen *Oxacillin- bzw. Cefoxitin-
Resistenz* nachgewiesen worden sein.

Die Diagnose des TSS wird primär aufgrund des
klinischen Bildes gestellt. Der Nachweis der TSST-
1-Bildung durch den isolierten S.aureus-Stamm
hat lediglich eine bestätigende Funktion, da auch

gesunde Personen Träger TSST-1-produzierender S.aureus-Stämme sein können.

Bei der staphylokokkeninduzierten Nahrungsmittelintoxikation kann S. aureus im Erbrochenen und im Stuhl nachgewiesen werden. Eine Infektionskette kann durch eine sorgfältige Umgebungsuntersuchung und den Nachweis des identischen Stammes bei gesunden (besiedelten) Personen und erkrankten Patienten, die mit der Nahrung Kontakt hatten, bestätigt werden.

Die Fähigkeit zur Bildung exfoliativer Toxine durch S. aureus erfolgt durch den PCR-Nachweis der entsprechenden Gene (eta, etb), oder unter Verwendung entsprechender Antikörper. Neben dem charakteristischen klinischen Bild kann eine histologische Untersuchung der Haut hilfreich für die differenzialdiagnostische Abklärung sein.

Therapie

Vor einer antibiotischen Therapie steht eine adäquate chirurgische Dränage des Eiterherdes sowie eine sorgfältige antiseptische Wundbehandlung (z. B. mit Octenidin/Phenoxyethanol). Bei oberflächlichen Infektionen kann diese bereits ausreichend sein, unter Umständen ergänzt durch eine topische Antibiotikatherapie mit Bacitracin, Fusidinsäure, Mupirocin oder Nitrofurazon. Da rezidivierende, chronische Staphylokokken-Infektionen der Haut nicht selten zur Resistenz und zum Rezidiv neigen, ist häufig eine längere und teilweise systemische antibiotische Therapiedauer notwendig; nicht selten sollte 4–6 Wochen behandelt werden. Auch eine lokale Sanierung des Nasenvorhofs durch mupirocinhaltige Salbe kann bei rezidivierenden Hautabszessen und S.aureus-Trägerstatus sinnvoll sein (2-mal täglich in beiden Nasenvorhöfen über 5–7 Tage).

Die meisten Staphylokokken sind Penicillinase-Bildner. Mindestens 30–50 % der S.aureus-Stämme bei ambulanten Patienten und zirka 80–90 % der Hospitalstämme sind penicillinresistent mit weiter zunehmender Tendenz. Mehrfachresistenz gegen antibakterielle Chemotherapeutika tritt vor allem bei Hospitalstämmen auf und kann bis auf die Glykopeptide alle anderen gegenwärtig zugelassenen Substanzgruppen umfassen. Mehrfachresistente S. aureus sind in der Regel resistent gegen Isoxazolylpenicilline und Methicillin. Diese (MRSA-Stämme) sind gegen penicillinasefeste Penicilline (z. B. Oxacillin, Flucloxacillin), alle Cephalosporine und Carbapeneme, oft auch gegen Makrolide, und Lincosamide resistent.

Unkomplizierte Staphylokokken-Infektionen können mit einem oralen Antibiotikum gut behandelt werden. Als penicillinasefeste Penicilline kommen hier Isoxazolylpenicilline infrage, außerdem orale Cephalosporine. Bei schwerwiegenden Infektionen ist immer eine intravenöse Therapie angezeigt. Hier bieten sich Cephalosporine der Gruppe 2 oder Clindamycin sowie Fosfomycin, Rifampicin und Fusidinsäure an. Die letzten 3 Antibiotika sollten wegen der Gefahr der schnellen Resistenzentwicklung nur in Kombination verwendet werden. Methicillinresistente Stämme erfordern meist den Einsatz der Glykopeptidantibiotika Vancomycin oder Teicoplanin. Eine Kombination mit Rifampicin, Clindamycin, Fosfomycin oder einem Aminoglykosid ist bei nachgewiesener Empfindlichkeit sinnvoll. Wichtige weitere Antibiotika sind Quinupristin/Dalfopristin (Synercid, ein Streptogramin) und Linezolid (Zyvoxid, ein Oxazolidinon) deren Wirkung auf der Hemmung der bakteriellen Proteinsynthese beruht (siehe S. 81). Telithromycin wurde insbesondere für die Therapie von MRSA-Infektionen entwickelt.

Patienten mit SSSS und TSS sollten isoliert werden und erhalten eine hochdosierte parenterale Antibiotikatherapie mit einem penicillinasefesten Penicillin, evtl. in Kombination mit einem Aminoglykosid oder, im Falle einer MRSA-Infektion, mit Vancomycin oder Teicoplanin. Zum raschen Beenden der Toxinbildung durch Hemmung der Proteinsynthese, kann auch der Einsatz von Clindamycin sinnvoll sein.

Sanierung einer MRSA-Besiedlung. Standardverfahren zur Sanierung einer nasalen MRSA-Besiedlung ist die Verwendung von Mupirocin-Nasensalbe. Zur Sanierung eines Befalls des Rachens bzw. einer Besiedlung der Haut mit MRSA sind zusätzlich desinfizierende Mundspülungen bzw. Ganzkörperwaschungen der intakten Haut unter Einschluss der Haare mit antiseptischen Seifen und Lösungen mit nachgewiesener Wirksamkeit zu empfehlen. Zur Erfolgskontrolle sind frühestens 3 Tage nach Abschluss der Sanierungsmaßnahmen bzw. nach Therapie Kontrollabstriche (z. B. Nase, Rachen, Leiste, perineal, falls vorhanden Wunde, Zugang zentraler Venenkatheter und ursprünglicher Nachweisort) vorzunehmen.

Prophylaxe

Eine Prophylaxe gesunder Personen vor Staphylokokken-Infektionen ist durch Impfung bisher nicht möglich. Die wichtigste Schutzmaßnahme besteht in der Vermeidung von Kontakten mit infizierten Personen oder potenziell kontaminierten Gegenständen. Im Krankenhaus kommt der Einhaltung der Basis-Hygiene-Maßnahmen (Händedesinfektion!) eine zentrale Rolle zu. Zur Vorbeugung des TSS kann nur eine optimale Menstruationshygiene empfohlen werden, außerdem wurden die Tampons verbessert. Hautinfektionen mit Staphylokokken können in der Regel durch eine sorgfältige körperliche Hygiene vermieden werden. Bei kolonisierten Kontaktpersonen und Behandlungspersonal, die eine mögliche Infektionsquelle für Risikopatienten darstellen, ermöglicht der Einsatz mupirocinhaltiger Salben eine nasale Dekontamination und damit eine Risikoreduktion.

Aufgrund der hohen Infektiosität offener Staphylokokken-Infektionen (dränierte Abszesse, Pneumonie und andere) sollten Patienten mit diesen Erkrankungen nach Beginn einer wirksamen antibiotischen Therapie mindestens für 2 Tage einer Kontaktisolierung unterworfen werden.

Die antibiotische Therapie von MRSA-Infektionen muss durch strenge hygienische Maßnahmen ergänzt werden. Dazu gehören Kontaktisolierung, Kohortierung sowie Eradikationsmaßnahmen bei Besiedlung. Zur Infektionskontrolle (MRSA) siehe S. 68 sowie die Empfehlungen des Robert Koch-Institutes (www.rki.de unter → Infektionsschutz → Krankenhaushygiene → Informationen zu ausgewählten Erregern).

■ Meldepflicht

Das Auftreten von Krankheitserregern mit speziellen Resistenzen und Multiresistenzen soll innerhalb einer Organisationseinheit fortlaufend aufgezeichnet und ausgewertet werden (§ 23 IfSG).

Einzelne S.aureus- oder MRSA-Erkrankungen oder -Besiedlungen sind nicht meldepflichtig. Gemäß § 6 Abs. 3 IfSG ist jedoch das gehäufte Auftreten nosokomialer Infektionen, bei denen ein epidemischer Zusammenhang wahrscheinlich ist oder vermutet wird, unverzüglich dem Gesundheitsamt als Ausbruch zu melden.

Koagulasenegative Staphylokokken (KNS)

Klinisches Bild

KNS können nosokomiale Infektionen in der Pädiatrie und Neonatologie hervorrufen und fast jedes infektiöse Krankheitsbild bei Neugeborenen verursachen. Außer bei immunsupprimierten Patienten aller Altersgruppen werden sie bei Infektionen im Zusammenhang mit invasiv platzierten Fremdkörpern (zentrale Venenkatheter, ZNS- und Peritoneal-Shunts, künstliche Herzklappen und Gelenke) nachgewiesen.

Ätiologie

Es gibt mindestens 15 humanpathogene Spezies koagulasenegativer Staphylokokken. Am häufigsten wird S. epidermidis nachgewiesen. Daneben hat vor allem S. haemolyticus in der Neonatologie und S. saprophyticus als Erreger von Harnwegsinfektionen bei jungen Frauen eine Bedeutung. S. lugdunensis kann bei Erwachsenen ähnlich verlaufende Infektionen wie S. aureus verursachen. Infektionen bei Kindern wurden 2001 erstmals beschrieben. KNS zeichnen sich durch eine hohe Haftfähigkeit an Plastikmaterialien aus und bei vielen Stämmen auch durch die Produktion einer extrazellulären Schleimsubstanz, die ihre Widerstandsfähigkeit gegen Antibiotika erhöht. Über die Bildung von Endotoxinen durch KNS gibt es bisher nur wenige Berichte.

Epidemiologie

KNS sind ubiquitär auf Haut und Schleimhäuten von Mensch und Tier zu finden. Ihre Epidemiologie gleicht der koagulasepositiver Staphylokokken.

Diagnose

Der kulturelle Nachweis von KNS gelingt meist problemlos; gelegentlich muss infiziertes Plastikmaterial (Katheterspitzen) direkt inkubiert werden.

Für epidemiologische Untersuchungen gibt es zahlreiche biochemische und molekularbiologische Spezialverfahren. KNS sind nicht nur die am häufigsten isolierten Erreger von Bakteriämien, sondern auch die häufigsten Kontaminanten von Blutkulturen. Die Diagnose von KNS als Verursacher einer Bakteriämie oder Sepsis sollte nach Möglichkeit durch den Nachweis der gleichen KNS-Spezies mit dem gleichen Antibiogramm aus mindestens 2 unabhängig voneinander entnommenen Blutkulturen bestätigt werden, bspw. aus zentralem Venenkatheter und peripher-venös.

Therapie

Auf der Haut vorkommende, nicht im Krankenhaus erworbene KNS-Stämme sind meist penicillinsensibel – dies gilt in der Regel auch für S. saprophyticus. Als Erreger nosokomialer Infektionen oder bei der Infektion von Fremdkörpern finden sich penicillin- und zunehmend auch methicillinresistente Stämme. Für eine sichere Therapie bis zum Vorliegen der Resistenztestung kommt deshalb nur die intravenöse Behandlung mit Vancomycin oder Teicoplanin, evtl. in Kombination mit Gentamicin oder Rifampicin, infrage (siehe S. 476). Eine intermediäre Empfindlichkeit gegenüber Glykopeptiden wird noch häufiger als bei S. aureus beobachtet. Eine Fremdkörperinfektion lässt sich oft nur durch dessen Entfernung erfolgreich behandeln.

Prophylaxe

Es gelten die gleichen Regeln wie bei anderen Staphylokokken-Infektionen. Eine Vermeidung von Katheterinfektionen durch prophylaktische Gabe von Vancomycin ist möglich, sollte jedoch wegen der Gefahr der Resistenzentwicklung gegen ein wichtiges Reserveantibiotikum (bspw. vancomycinresistente Enterokokken) generell nicht empfohlen werden. Versuche, veränderte Plastikmaterialien zu entwickeln, an die KNS nicht mehr anhaften können, haben bisher noch nicht zu allgemein einsetzbaren Produkten geführt. Versuche, zentralvenöse Katheter mit antiseptischen Substanzen, wie z. B. Taurolidin/Citrat-Katheter-Fülllösung zu blocken, haben bei Erwachsenen z. T. die Inzidenz zentraler Katheterinfektionen reduzieren können, bei Kindern liegen hier nur begrenzte Erfahrungen vor.

Wegen eines zunehmenden Anteils von teicoplaninresistenten S.haemolyticus-Stämmen sollte in Einrichtungen mit einem relevanten Anteil von S. haemolyticus an Infektionen durch koagulasenegative Staphylokokken Teicoplanin nicht als Therapie eingesetzt werden, sondern mit Vancomycin primär behandelt werden.

Beratung zu Präventiv- und Bekämpfungsmaßnahmen: Fachgebiet „Angewandte Infektions- und Krankenhaushygiene" des Robert Koch-Instituts

siehe auch: http://www.rki.de > Infektionsschutz > Krankenhaushygiene > Informationen zu ausgewählten Erregern > methicillinresistente Staphylococcus aureus (MRS)
Leitung: Prof. Dr. M. Mielke
Nordufer 20
13353 Berlin
Tel.: +49 (0)30/1 87 54-22 33; Fax:+49 (0)30/1 87 54-34 19

Diagnostik und Typisierung, Fragen zum Auftreten und zur Verbreitung von MRSA: Nationales Referenzzentrum für Staphylokokken
Robert Koch-Institut, Bereich Wernigerode
    Fachgebiet Nosokomiale Infektionen
    Leitung: Prof. Dr. W. Witte
    Burgstr. 37
    38 855 Wernigerode
    Tel.: 03 943/679-2 46, Fax: 03 943/679-207

Literatur

RKI. Empfehlung zur Prävention und Kontrolle von methicillinresistenten Staphylococcus-aureus-Stämmen (MRSA) in Krankenhäusern und anderen medizinischen Einrichtungen. Mitteilung der Kommission für Krankenhaushygiene und Infektionsprävention am RKI. Bundesgesundheitsblatt – Gesundheitsforschung – Gesundheitsschutz 1999; 42: 954 – 958

RKI. Screening bei MRSA-Risikopatienten in einem Berliner Krankenhaus. Epid Bull 2003; 19: 148 – 149

RKI. Fachtagung der AG Nosokomiale Infektionen am RKI zur Intensivierung der Umsetzung von Präventionsstrategien bei MRSA. Epid Bull 2005; 5: 31 – 38

RKI. „Infektionsprävention in Heimen" der Kommission für Krankenhaushygiene und Infektionsprävention, Bundesgesundheitsblatt – Gesundheitsforschung – Gesundheitsschutz 2005; 9: 1061 – 1080

RKI. Zum Management des MRSA-Screenings. Epid Bull 2005; 42: 385 – 389

RKI. Schnelle Diagnostik bakterieller Infektionserreger, Ergebnisse einer Fachtagung am Robert Koch-Institut. Epid Bull 2006; 6: 47 – 51

RKI. Infektionsschutz. Krankenhaushygiene. Informationen zu ausgewählten Erregern von Staphylokokken-Erkrankungen, insbesondere Infektionen durch MRSA. RKI-Ratgeber Infektionskrankheiten – Merkblätter für Ärzte. Robert Koch-Institut. http://www.rki.de; Stand: Juli 2008

 Koordinator:
    J. Liese

Mitarbeiter:
    G. Bierbaum, B. Ganster, H.-G. Sahl, W. Witte

Stenotrophomonas-maltophilia-Infektionen

Klinisches Bild

An Infektionen durch diese Erreger erkranken vor allem entsprechend disponierte Patienten (maligne Erkrankungen, Neutropenie, Mukoviszidose [siehe S. 592], Behandlung auf der Intensivstation). Klinisch können sich die Infektionen als Sepsis (z. T. Kathetersepsis), Pneumonie, Pyelonephritis, Haut-Weichteil- bzw. Wundinfektion, Endokarditis, Endophthalmitis, Meningitis, dialyseassoziierte Peritonitis oder Purpura fulminans manifestieren.

Zunehmend häufiger werden die Erreger im Respirationstrakt von CF-Patienten nachgewiesen. Die Meinungen über den Einfluss dieser Erreger auf den Krankheitsverlauf bei den CF-Patienten sind aber nicht einheitlich.

Ätiologie

Es handelt sich um gramnegative Stäbchenbakterien (frühere Bezeichnungen: Pseudomonas bzw. Xanthomonas maltophilia).

Epidemiologie

Die Erreger sind in der Umwelt (Wasser, Abwasser, Boden, Tiere, Pflanzen) weit verbreitet.

Es handelt sich überwiegend um nosokomiale Infektionen (über Fallhäufungen wurde berichtet), aber auch außerhalb der Kliniken können Stenotrophomonas-Infektionen vorkommen.

Diagnose

Der Erregernachweis erfolgt mittels bakteriologischer Kultur (Blut, andere Punktate, Trachealsekret, Eiter, Wundabstriche).

Therapie

Vor Therapiebeginn sollte immer überlegt werden, ob es sich im vorliegenden Fall tatsächlich um eine Infektion oder nur um eine Besiedlung durch Stenotrophomonas maltophilia handelt.

Die Erreger sind gegenüber vielen Antibiotika resistent. Mittel der Wahl ist Cotrimoxazol (8 – 10 mg/kgKG/Tag auf der Basis des TMP auf 3 Einzeldosen aufgeteilt über 14 Tage) (in den USA auch Ticarcillin-Clavulansäure, etwa 10 – 20 % weniger sensible Isolate auf Cotrimoxazol). Einzelberichte geben Hinweise für eine Wirksamkeit von Chloramphenicol in Kombination mit Sulphadoxine oder von Ciprofloxacin oder Ofloxacin. Die neueren Fluorochinolone wie Clinafloxacin, Levofloxacin, Gatifloxacin, Moxifloxacin und Sitafloxacin haben höhere In-vitro-Aktivitäten als die älteren Chinolone.

Gegenüber β-Laktam-Antibiotika sowie Aminoglykosiden besteht oft Resistenz. Von den β-Laktam-Antibiotika kommt für die Therapie am ehesten Cefepim (50 mg/kgKG/Tag i. v. auf 2 Einzeldosen verteilt) über 2 Wochen in Betracht. Minozyklin oder Tigezyklin zeigen in vitro eine gute Aktivität, die klinischen Erfahrungen sind aber begrenzt (siehe S. 570). Imipenem ist unwirksam. Auch Meropenem wird (trotz evtl. In-vitro-Sensibilität) nicht empfohlen. Colistin ist häufig in vitro empfindlich, klinische Studien gibt es aber kaum (Dosierung siehe S. 592).

Eine Monotherapie kann durchgeführt werden bei der Behandlung von nicht immunsupprimierten Patienten mit nicht lebensbedrohlicher Infektion. Bei schwerer Infektion oder immunsupprimierten Patienten sollten immer Kombinationen angewandt werden. Hier sollte möglichst nach Antibiogramm vorgegangen werden; es eignen sich Cotrimoxazol in Kombination mit Cefepime. Falls der Erreger resistent ist gegen Cotrimoxazol oder die Substanz nicht angewandt werden kann, kann auch anstelle von Cotrimoxazol einer der genannten neueren Gyrasehemmer eingesetzt werden. Bei chronischer Infektion, z. B. bei Patienten mit Mukoviszidose, kommt es rasch zu einer Resistenzentwicklung und die Antibiotika sollten vor allem im Rahmen von Exazerbationen eingesetzt werden.

Besteht Verdacht auf eine Katheterinfektion, sollte der verdächtige Katheter unbedingt entfernt werden (ebenso nekrotisches Gewebe).

Prophylaxe

Krankenhaushygienische Maßnahmen stehen bei der Expositionsprophylaxe im Vordergrund.

Literatur

Falagas ME, Valkimadi PE, Huang YT et al. Therapeutic options for Stenotrophomonas maltophilia infections beyond co-trimoxazole: a systematic review. J Antimicrob Chemother 2008; 62: 889 – 894

Muder RR. Optimizing therapy for Stenotrophomonas maltophilia. Seminars in respiratory and critical care medicine. 2007; 28: 672 – 677

Nicodemo AC, Paez JI. Antimicrobial therapy for Stenotrophomonas maltophilia infections. Eur J Clin Microbiol Infect Dis 2007; 26: 229 – 237

Paez JI, Costa SF. Risk factors associated with mortality of infections caused by Stenotrophomonas maltophilia: a systematic review. J Hosp Infect 2008; 70: 101 – 108

 Koordinator:
M. Griese

Mitarbeiter:
T. M. Eckstein, F.-M. Müller, F.-B. Spencker

Infektionen durch β-hämolysierende Streptokokken der Gruppe A (GAS)

Synonym: Infektionen durch Streptococcus pyogenes

Klinisches Bild

β-hämolysierende Streptokokken der Lancefield-Gruppe A (GAS) verursachen Tonsillopharyngitis, Scharlach, Erysipel und andere Haut- und Weichteilinfektionen. Seltener sind GAS Erreger von Otitis media, Mastoiditis, Sinusitis, Lymphadenitis und schweren invasiven Infektionen, welche in ein Streptokokken-Toxin-Schock-Syndrom übergehen können. Die häufigsten invasiven Infektionen sind Sepsis, Pneumonie und Pleuritis, Endokarditis, septische Arthritis, Myositis, nekrotisierende Fasziitis, puerperale Sepsis, Meningitis und Peritonitis.

Kinder in den ersten 3 Lebensjahren erkranken selten an einer GAS-Infektion des Respirationstraktes und dann meist mit Rhinitis, Fieber und Inappetenz und fast nie mit einer Tonsillopharyngitis.

■ Tonsillopharyngitis

Die GAS-Tonsillopharyngitis betrifft vorzugsweise Schulkinder und Adoleszente. Das klinische Bild ist gekennzeichnet durch plötzlichen Beginn, meist hohes Fieber, deutlich gestörtes Allgemeinbefinden mit Schluckbeschwerden, Kopfschmerzen, teilweise Erbrechen. Die Tonsillen sind entzündlich geschwollen und wie der Pharynx hochrot. Häufig findet man weiße bis gelbliche, stippchenförmige oder zusammenhängende Beläge (Angina follicularis/lacunaris). Die Kieferwinkel-Lymphknoten sind schmerzhaft geschwollen, die Sprache ist oft kloßig.

Streptokokken-Träger. Ein chronischer GAS-Träger des Nasen-Rachen-Raumes wird definiert als eine Person mit einem langfristigen Nachweis von GAS aus dem Pharynx ohne Zeichen einer Entzündung. Chronische Träger können GAS viele Monate bis über 1 Jahr beherbergen. In Endemiezeiten können bis zu 25 % der Kinder asymptomatische GAS-Träger sein.

Das Risiko der Keimträger des Nasen-Rachen-Raumes, GAS zu übertragen und Infektionen zu verursachen, ist gering. Daher können Kinder mit Trägerstatus die Schule besuchen. Auch das Risiko, dass ein Streptokokken-Träger selbst an Folgekrankheiten oder an einer invasiven Infektion erkrankt, ist klein. Allerdings können GAS-Träger an einer GAS-Infektion mit einem neuen M-Typ erkranken.

Die Antibiotikabehandlung des Trägerstatus ist wenig erfolgreich und kann meistens unterbleiben. Eine Tonsillektomie ist nicht indiziert. Über Indikationen zur Behandlung eines Trägerstatus siehe S. 486.

■ Scharlach

Scharlach ist gekennzeichnet durch feinfleckiges Exanthem, Enanthem, Tonsillopharyngitis und Himbeerzunge. Das Exanthem beginnt am Brustkorb, überzieht den ganzen Körper mit Betonung der Leistengegend und Aussparung der Mundpartie. In der 2. Woche beginnt die Desquamation, die anfangs kleieförmig (Gesicht) ist und später als großlamelläre Schuppung, besonders an Händen und Füßen, imponiert. Eine Sonderform ist der Wundscharlach, bei welchem das Exanthem in Nähe der infizierten Wunde lokalisiert ist, Angina und Enanthem fehlen.

Komplikationen von Tonsillopharyngitis und Scharlach. Nach einer Tonsillopharyngitis können sich Peritonsillar- und Retropharyngealabszess, Otitis media, Sinusitis und purulente Lymphadenitis colli entwickeln. Rezidive sind nicht selten. Der toxische Scharlach, heute Streptokokken-Toxin-Schock-Syndrom genannt, ist im Kindesalter selten (S. 482).

Gefürchtete Folgekrankheiten sind das akute rheumatische Fieber, die Chorea minor und die akute Glomerulonephritis. Das rheumatische Fieber, definiert nach den 1992 aktualisierten Jones-Kriterien, beginnt in der Regel etwa 3 Wochen nach der Primärinfektion. Abgesehen von Polyarthritis und Erythema marginatum steht die Herzbeteiligung wegen ihrer ernsthaften Folgen im Vordergrund. Betroffen sind das Peri-, Myo- und Endokard. Die Prognose ist abhängig von der

Endokardbeteiligung und der Schwere der Klappenschädigung.

Für die akute Glomerulonephritis ist die Prognose bei Kindern, im Gegensatz zu Erwachsenen, im Allgemeinen gut. Diagnostisch hinweisend sind eine Protein- und Erythrozyturie sowie der Nachweis von Zylindern im Urin und eine C3-Hypokomplementämie. Nicht selten tritt in der akuten Phase eine arterielle Hypertonie auf.

3 – 14 Tage nach einer akuten Tonsillopharyngitis kann sich eine sog. poststreptokokkenreaktive Arthritis (PSRA) entwickeln, die im Gegensatz zur Arthritis beim rheumatischen Fieber nicht „springend" ist und über mehrere Wochen anhält. Bei ca. 5 % der Kinder wird die PSRA durch eine Karditis kompliziert.

Unter dem Begriff PANDAS (Pediatric autoimmune neuropsychiatric Disorders associated with streptococcal Infections) werden neuropsychiatrische Krankheitsbilder, überwiegend Tics, das Tourette-Syndrom und Zwangssymptome zusammengefasst, die Wochen nach einer GAS-Infektion auftreten oder sich verschlechtern können. Möglicherweise handelt es sich bei PANDAS und der Chorea um 2 Phänomene der gleichen immunvermittelten (Autoantikörper) neuronalen Dysfunktion der Basalganglien. Die Diagnose erfordert bei Beginn der Krankheit oder während der Exazerbation den Nachweis der GAS-Infektion (positive Rachenkultur oder erhöhter Antikörpertitier). Im anderen Fall ist eine Antibiotikatherapie nicht gerechtfertigt.

■ Erysipel und andere Haut- und Weichteilmanifestationen

Das Erysipel ist charakterisiert durch eine gerötete, schmerzhafte, scharf abgegrenzte Hautverdickung. Es beginnt als geringgradige unauffällige Läsion, die sich innerhalb von Stunden ausbreitet. Die Krankheit geht gewöhnlich mit Fieber einher. Die Kontagiosität des Erysipels ist gering. Differenzialdiagnostisch ist u. a. an Phlegmone (Zellulitis), nekrotisierende Fasziitis und Erysipeloid (Schweinerotlauf) zu denken.

Andere Streptokokken-Infektionen der Haut sind Impetigo, Phlegmone (Zellulitis), Ekthyma, Faulecken, perianale Dermatitis, Vulvovaginitis, postoperative Wundinfektionen, infizierte Verbrennungswunden, neonatale Omphalitis und als invasive Infektion die nekrotisierende Fasziitis.

Eine Sonderform einer Schleimhautmanifestation ist die GAS-Proktitis, die als perianale Dermatitis in letzter Zeit gehäuft bei Kindern beobachtet wird. Dasselbe gilt für die Vaginitis.

Haut- und Weichteilinfektionen durch GAS führen nicht zum rheumatischen Fieber, können aber eine Glomerulonephritis zur Folge haben.

■ Schwere invasive Infektionen

In den letzten Jahrzehnten sind in den USA und in mehreren europäischen Ländern wiederholt Ausbrüche schwerer GAS-Infektionen beobachtet worden. Besonders gefürchtet sind die nekrotisierende Fasziitis und das Streptokokken-Toxin-Schock-Syndrom (Streptococcal toxic Shock Syndrome, STSS).

Nekrotisierende Fasziitis. Bei der nekrotisierenden Fasziitis sind das subkutane Gewebe sowie der Bereich der Faszien bis hin zur Muskulatur betroffen. Initial besteht eine diffuse, schmerzhafte Rötung. Die Haut kann sich bläulich-rot bis bläulich-grau verfärben und es bilden sich konfluierende Blasen mit visköser, rötlicher Flüssigkeit. Hohes Fieber und Weichteil-/Muskelschmerzen, die vor allem zu Beginn für den klinischen Lokalbefund übermäßig groß erscheinen, sowie eine starke Linksverschiebung im Blutbild sind Frühzeichen. Eine zunehmende Schocksymptomatik verdeutlicht das lebensbedrohliche Krankheitsbild.

Streptokokken-Toxin-Schock-Syndrom. Das Streptokokken-Toxin-Schock-Syndrom (STSS) ist definiert durch Hypotension/Schock, Befall von mindestens 2 Organen und Isolierung von GAS in sonst sterilem Gewebe. Weitere Symptome sind hohes Fieber und ein scharlachähnliches Exanthem mit Schuppung. Schock und der Befall mehrerer Organe wie Niere, Leber, Gerinnungssystem und Lunge definieren das Multiorganversagen. Hohes Fieber und zunehmende Schmerzen unklarer Ätiologie sowie eine starke Linksverschiebung im Blutbild sind Frühsymptome. Über das durch Staphylokokken bedingte TSS siehe S. 473.

Von den Risikofaktoren werden bei Kindern vor allem Hautverletzungen, meist traumatische und postchirurgische, seltener Insektenstich und Bissverletzung sowie Varizellen genannt. Bei etwa der Hälfte der Kinder liegen keine Risikofaktoren vor. Bei Erwachsenen sind Diabetes mellitus, intravenöser Drogengebrauch und Immunosuppression weitere Risikofaktoren.

Zur Erforschung der invasiven GAS-Infektionen gibt es seit 2002 ein europäisches Netzwerk (Strep-EURO), dem auch Deutschland angehört. Die ersten Ergebnisse zeigen, dass am häufigsten Säuglinge und Menschen ≥ 75 Jahre an invasiven

GAS-Infektionen erkranken. Die häufigsten Manifestationen sind gegenwärtig in Europa Haut- und Weichteilinfektionen (Phlegmone, nekrotisierende Fasziitis), Sepsis, Atemwegsinfektionen (Pneumonie), septische Arthritis und Meningitis. Die nekrotisierende Fasziitis ist bei Kindern selten.

Die Letalität kann bis zu 10 % betragen und ist bei Patienten mit nekrotisierender Fasziitis besonders hoch, gefolgt von Patienten mit Pneumonie, Sepsis und Phlegmone. Etwa 5 – 10 % der Patienten mit invasiven Infektionen können ein STSS entwickeln. Dessen Letalität ist bei Kindern niedrig, bei Erwachsenen beträgt sie bis 45 % innerhalb einer Woche nach Diagnosestellung. Zur Therapie siehe S. 486

Ätiologie

Es gibt mindestens 24 Streptokokken-Gruppen. Die grampositiven, mikroskopisch in kurzen Ketten angeordneten, β-hämolysierenden Streptokokken der Gruppe A (Streptococcus pyogenes) sind neben Pneumokokken (siehe S. 425) und Gruppe-B-Streptokokken (siehe S. 488) die wichtigsten humanpathogenen Vertreter dieser Gattung.

GAS können mittels T- und M-Typisierung serologisch klassifiziert werden. Da damit aber nicht alle Stämme typisierbar sind, sind zusätzliche molekularbiologische Methoden eine wertvolle Alternative. Als deren Goldstandard gilt gegenwärtig die Methode auf der Basis der emm-Sequenz-Typisierung.

Der wichtigste Virulenzfaktor ist das M-Protein, von dem über 100 verschiedene Typen bekannt sind. M-Protein-Antikörper vermitteln nur eine Immunität gegen den entsprechenden M-Typ. Gegen die anderen M-Typen ist der Infizierte nicht immun. Ein vermeintliches Rezidiv einer GAS-Infektion lässt sich somit nicht selten als Neuinfektion durch einen anderen M-Typ erklären.

Nicht jede Tonsillitis ist durch GAS verursacht. Weitere Erreger können andere Bakterien (z. B. Gruppe-C- und Gruppe-G-Streptokokken) und Viren (u. a. Adenoviren, EBV) sein.

Als weitere Virulenzfaktoren gelten die Zelloberflächenmoleküle Hyaluronsäurekapsel, C5a-Peptidase und Sic (Streptococcal Inhibitor of Complement) sowie die sezernierten Proteine Streptolysine, Streptokinase, Hyaluronidase, Cysteinproteinase und pyrogene Exotoxine, die früher als erythrogene Toxine bezeichnet wurden. Die pyrogenen Exotoxine sind für das Scharlachexanthem verantwortlich. Von ihnen gibt es wenigstens 4 (SPE-A, -B, -C und -D), die zudem keine lebens-

lange Immunität ausbilden. Ein Mensch kann somit mehrfach an Scharlach erkranken.

Die invasiven Infektionen sind häufig mit den Typen M1 und M3 assoziiert. Das STSS wird häufig durch Stämme verursacht, die bestimmte Streptokokken-pyrogene-Exotoxine (SPE) produzieren. In Europa sind das vorwiegend SPE-B und -C, in den USA ist es vorwiegend SPE-A.

Die SPE ähneln in der Struktur und der Antigenität den Exotoxinen, die durch S. aureus produziert werden und mit dem Staphylokokken-Toxin-Schock-Syndrom assoziiert sind. Wie die Staphylokokken-Exotoxine können SPE-A, -B, -C und -F wie Superantigene wirken. Anders als konventionelle Antigene binden Superantigene am T-Zell-Rezeptor außerhalb der spezifischen Bindungsregion und können damit polyklonal T-Zellen aktivieren. Das führt zu einer maximalen Aktivierung des Immunsystems mit überschießender Freisetzung von Zytokinen und freien Radikalen und damit letztendlich zum Schock und Multiorganversagen.

Epidemiologie

Infektionen durch GAS können in jedem Alter auftreten, besonders häufig sind sie im Alter von 4 – 10 Jahren. Die Tonsillopharyngitis tritt in den ersten 3 Lebensjahren praktisch nicht auf. Streptokokken-Infektionen der Haut kommen vorwiegend in den ersten 6 Lebensjahren und bevorzugt in warmen Klimazonen vor. Daher ist hierzulande bei Hauterkrankungen nach Tropenreisen besonders an GAS-Infektionen zu denken.

Tonsillopharyngitis und Scharlach gehören in Deutschland zu den häufigsten bakteriellen Infektionskrankheiten. Etwa 10 (– 20) % der Tonsillopharyngitiden sind durch GAS bedingt. Der Häufigkeitsgipfel liegt in den Wintermonaten.

Die Streptokokken werden vorwiegend durch Tröpfchen von an Tonsillopharyngitis Erkrankten und bei Hautinfektionen durch Kontakt übertragen. Zusammenleben auf engem Raum erhöht das Erkrankungsrisiko. Chronische GAS-Träger des Nasen-Rachen-Raumes sind kaum kontagiös. Dagegen müssen vaginale und anale Keimträger als Infektionsquelle gelten. Vereinzelt kann eine GAS-Infektion auch von kontaminierten Lebensmitteln (Milch) ausgehen. Haustiere sind nur ausnahmsweise Vektoren. Auch die Übertragung durch Gegenstände (z. B. kontaminierte Zahnbürsten) ist beschrieben.

Das rheumatische Fieber kommt in den Entwicklungsländern noch häufig vor, in den Industrieländern ist es selten geworden. Aufgrund der

Zunahme in einigen Regionen der USA seit Mitte der 1980er-Jahre sowie in einigen europäischen Ländern steht es aber wieder im Mittelpunkt des Interesses. In Deutschland liegt die Inzidenz des akuten rheumatischen Fiebers derzeit höchstens bei ca. 1 auf 5000 Erkrankte. Man sollte aber immer damit rechnen, dass lokal die Inzidenz des rheumatischen Fiebers ebenso wie die der schweren invasiven GAS-Infektionen plötzlich ansteigen kann.

Die durchschnittliche **Inkubationszeit** der Tonsillopharyngitis beträgt 2 – 4 Tage, für Impetigo etwa 1 Woche.

Diagnose

Für eine sichere Diagnose der Streptokokken-Tonsillitis reicht das klinische Bild meist nicht aus, da auch Viren ein ähnliches Bild hervorrufen können. Husten und Schnupfen sowie Fehlen von Fieber sprechen gegen eine GAS-Infektion. Bei einem vermeintlichen Rezidiv ist auch an eine virale Infektion der oberen Atemwege bei chronischem Trägerstatus und an eine Infektion durch einen anderen M-Typ zu denken.

■ Streptokokkenschnelltests

Ein positiver Streptokokkenschnelltest und/oder die Isolierung von GAS mittels Kultur (Goldstandard) klärt die Streptokokken-Ätiologie, lässt aber keine sichere Differenzierung zwischen bakterieller Tonsillitis und Tonsillitis viraler Ätiologie bei Streptokokken-Trägertum zu. Hohe Keimzahlen sprechen eher gegen einen Trägerstatus. Die Sensitivität der Schnelltests ist gegenüber der Kultur auf Blutagar mit 80 – 90 % immer noch zu niedrig, die Spezifität ist mit ≥ 95 % jedoch gut. Ein negativer Schnelltest erfordert, wenn die Ätiologie zweifelsfrei bestimmt werden soll, zusätzlich eine Kultur.

Wichtig ist, dass der Rachenabstrich korrekt erfolgt. Mit dem Tupfer sollte intensiv von beiden Tonsillen und der hinteren Rachenwand abgestrichen werden.

Der Nachweis von Serumantikörpern gegen Streptolysine und andere Antigene ist für die Diagnose der GAS-Tonsillopharyngitis nicht hilfreich und sollte unterlassen werden. Bei Verdacht auf Streptokokken-Folgeerkrankungen wie rheumatisches Fieber oder Glomerulonephritis kann der Nachweis von Serumantikörpern jedoch von Nutzen sein. Die Sensitivität des Antistreptolysin-O-Titers beträgt nur 80 %. Etwa 20 % der gesunden Bevölkerung weisen erhöhte Werte auf (Grenzwert für Kinder: 200 IE/ml). Werden die Serumreaktionen Antistreptokokken-DNAse-B und -Hyaluronidase einbezogen, erreicht die Sensitivität für eine abgelaufene Streptokokken-Infektion 95 %.

Bei Verdacht auf invasive GAS-Infektionen sollten Blutkulturen angelegt und angezüchtete Stämme an das Nationale Referenzzentrum für Streptokokken (52 057 Aachen, Pauwelstr. 30, Tel. 0241/ 8 089 510) zur Typisierung geschickt werden.

Therapie (Evidenzgrad I, bei Säuglingen IV)
■ Tonsillopharyngitis, Scharlach

Die Tonsillopharyngitis wird i. d. R. mit Antibiotika behandelt. Die Vorteile sind:

- Die Dauer der Ansteckungsfähigkeit wird reduziert. Spätestens nach 24 Stunden sind antibiotikabehandelte Patienten nicht mehr kontagiös. Demgegenüber sind Kinder ohne Antibiotikabehandlung noch nach 6 Tagen (bis 2 Wochen) ansteckend.
- Die Symptome der Tonsillopharyngitis und Fieber klingen schneller ab, jedoch ist dieser Effekt nur mäßig ausgeprägt. In einer Cochrane-Analyse betrug der Unterschied zwischen Antibiotika- und Plazebobehandlung 16 Stunden. Bei Erwachsenen betrug die Selbstheilungsrate am Tag 3 nach Einschluss in die Studie ca. 40 % und am Tag 7 ca. 85 %.
- Purulente Komplikationen und Folgekrankheiten werden verringert. Auch dieser Effekt ist gering. Seit 1975 beträgt die Rate der purulenten Komplikationen nur noch 0,7 %, was eine „number needed to treat" (NNT) von ca. 200 ergibt.
- Ähnliche Berechnungen können für die Folgekrankheiten angestellt werden. In Ländern mit hoher Inzidenz des rheumatischen Fiebers beträgt die NNT für den protektiven Wert der Antibiotikatherapie gegenüber dem akuten rheumatischen Fieber für die Behandlung mit Penicillin 60. In Deutschland dürfte der NNT-Wert unter den gegenwärtigen Bedingungen aber beträchtlich größer sein.

Den Vorteilen der Antibiotikatherapie müssen deren Nachteile gegenübergestellt werden. Das sind vor allem die Nebenwirkungen, der Selektionsdruck und die Kosten. Allein aus der großen Zahl von Patienten, die jährlich behandelt werden, ergibt sich eine nicht unerhebliche gesundheitsökonomische Belastung.

Somit begründet sich die Behandlungsindikation der GAS-Tonsillopharyngitis in der deutlich verkürzten Infektiosität und (gegenwärtig in

Deutschland) nicht mehr primär in der Verhinderung des akuten rheumatischen Fiebers und anderer Folgekrankheiten. Wenn die verkürzte Ansteckungsdauer vernachlässigt werden könnte und wenn der Patient auf die gering verkürzte Leidensdauer verzichtet, könnte bei gesicherter Nachuntersuchung im Einzelfall auch ohne Antibiotika behandelt werden.

Für die Antibiotikaauswahl kommen Penicilline, Cephalosporine, Makrolide und Clindamycin infrage. Seit Beginn der 1950er-Jahre gilt die 10-tägige Behandlung mit Penicillin V als Therapie der Wahl für die GAS-Tonsillopharyngitis. Ob das auch heute noch gerechtfertigt ist, wurde in den letzten Jahren vermehrt diskutiert. Die Sensibilität gegenüber Oralpenicillinen ist zwar weltweit erhalten geblieben, dennoch sind bakteriologische Versager nicht selten.

Mögliche Ursachen für Therapieversager sind:
- falsche Diagnose (Patient ist A-Streptokokken-Träger und leidet an Virusinfektion),
- mangelnde Compliance (deshalb 1- oder 2-mal tägliche Applikation ohne Reduktion der Tagesdosis und Kurzzeittherapie anstreben),
- zu niedrige Antibiotikumkonzentration in den Tonsillen durch zu niedrige Dosierung des Antibiotikums,
- β-Laktamase-bildende Bakterien der Mundflora,
- penicillintolerante Streptokokken.

Als Therapie der Wahl der GAS-Tonsillopharyngitis gilt nach wie vor die Gabe eines oralen Penicillins. Dosierung für Penicillin V: 100 000 IE/kgKG/Tag, maximal 2 Mio. (Erwachsene 3) IE/Tag, in 2 (– 3) Einzelgaben. Anstelle von Phenoxypenicillin-Kalium kann Phenoxypenicillin-Benzathin mit einer deutlich längeren Halbwertszeit verwendet werden (50 000 IE/kgKG/Tag in 2 Einzelgaben). Eine Therapiedauer von 10 Tagen ist nach den vorliegenden Studienergebnissen einzuhalten. Die Beratung der Eltern, dass das Verschwinden der Symptome noch nicht bedeutet, dass auch die Bakterien eliminiert sind, ist dabei von größter Wichtigkeit.

Eine Alternative ist Amoxicillin, das aber teurer als Penicillin V ist. Die neue 2-Komponenten-Formulierung, die in den USA erhältlich ist, macht die 1-mal tägliche Gabe von Amoxicillin p. o. über 10 Tage möglich und könnte die Compliance verbessern (S. 486).

Eine weitere Alternative ist die Behandlung mit Oralcephalosporinen über 5 Tage. Sie ist mindestens ebenso effektiv wie die 10-tägige Penicillin-V-Therapie. Eine Studie mit 4782 auswertbaren Kindern mit kulturell bestätigter GAS-Tonsillopharyngitis und 1-jähriger Nachbeobachtung hat bewiesen, dass eine 5-tägige Behandlung mit Cefuroximaxetil oder Loracarbef (oder Amoxicillin-Clavulansäure) ebenso wirksam ist wie die 10-tägige Therapie mit Penicillin V. Eine aktuelle Metaanalyse hat nachgewiesen, dass die Behandlung mit Oralcephalosporinen mikrobiologisch derjenigen mit Penicillin V überlegen ist. Die Behandlung mit Oralcephalosporinen ist jedoch teurer und zudem ist nicht bewiesen, ob die höhere bakteriologische Sanierungsrate von wesentlicher klinischer Relevanz ist. Daher sollte nur bei ausgewählten Indikationen der Behandlung mit einem Oralcephalosporin, möglichst mit schmalem Spektrum, der Vorzug gegeben werden. Die Indikationen sind vermutete schlechte Compliance, Versagen der Penicillin-V-Therapie, häufige Rezidive und Indikationen, die eine zuverlässigere Eradikation der GAS als angebracht erscheinen lassen.

Bei einer Penicillinallergie gelten ältere und neuere Makrolide als Alternative. Bei einer Entscheidung für diese Gruppe müssen jedoch die hohe Resistenzrate (10 – 12 %) und deren regionale Unterschiede in Deutschland berücksichtigt werden. Mit Azithromycin, 1 × 20 mg/kgKG/Tag, über 3 Tage wäre sogar eine Kurzzeittherapie möglich. Wegen der extrem langen Halbwertszeit sollte diese Behandlung aber die Ausnahme bleiben. Eine Alternative zu den Makroliden ist Clindamycin. Die Resistenzrate von GAS gegenüber Clindamycin beträgt in Deutschland ca. 5 %.

Von Cotrimoxazol und Tetrazyklinen ist wegen unzureichender Wirksamkeit und möglicher Nebenwirkungen abzusehen.

Bei adäquater Therapie sollten die Patienten nach 24 – 48 Stunden beschwerdefrei sein. Ist dies nicht der Fall, sind die Compliance zu hinterfragen und die Diagnose zu überprüfen. Ein Rachenabstrich nach Beendigung der Antibiotikatherapie ist, außer bei Patienten mit Risikofaktoren, (rheumatisches Fieber etc.) nicht notwendig.

Bei häufigen Tonsillopharyngitiden kann individuell eine Tonsillektomie erwogen werden. Durch Studien ist bewiesen, dass sowohl bei Kindern wie auch bei Erwachsenen durch die Tonsillektomie Gesundheitsstatus und Lebensqualität verbessert werden können.

Für Scharlach und andere leichte GAS-Infektionen gelten die gleichen Empfehlungen wie bei der Therapie der GAS-Tonsillitis.

■ Invasive Infektionen

Die Behandlung schwerer invasiver GAS-Infektionen erfordert

- die Abtötung der Streptokokken und durch Hemmung der bakteriellen Proteinsynthese die Reduktion der Toxinproduktion,
- die Neutralisierung der zirkulierenden Superantigene und
- chirurgische Maßnahmen zur Entfernung von infiziertem oder nekrotischem Gewebe. Eine frühzeitige (!) Therapie mit möglichst großzügigem Wunddebridement ist ein Hauptpfeiler einer erfolgreichen Therapie.

Das 1. Ziel soll durch die Behandlung mit Penicillin G, 200 – 400 000 IE/kgKG/Tag, und die zusätzliche Gabe von Clindamycin, 40 mg/kgKG/Tag, erreicht werden. Tierversuche haben gezeigt, dass durch Clindamycin die Zytokin- und die Superantigenproduktion gesenkt werden kann und damit auch die Letalität. Von einer Monotherapie mit Clindamycin wird wegen möglicher Resistenzen abgeraten. Bei noch unbekanntem Erreger: Ampicillin oder Cefotaxim oder Ceftazidim + Aminoglykosid + Clindamycin.

Das 2. Ziel soll durch Verabfolgung von gepooltem intravenösem Immunglobulin (IVIG) erreicht werden. Dieses enthält eine Vielzahl von Antikörpern und kann, so die Erwartung, eine große Anzahl unterschiedlicher Antigene neutralisieren. Weiterhin soll hiermit auch die Zytokin-Produktion verringert werden.

■ Hautinfektionen

Die Selbstheilungsrate der Impetigo contagiosa (Plazebotherapie) beträgt innerhalb der ersten 7 Tage bis zu 40 %. Eine Behandlung ausschließlich mit pflegerischen, hygienischen Maßnahmen kann daher nur eine Option bei sehr kleinen umschriebenen Herden immunkompetenter Patienten sein. Bei leichten Formen reicht die lokale Behandlung mit Wunddesinfektiva aus, z. B. Chlorhexidin, Lavasept, Octenidin, PVP-Jod, Triclosan oder Farblösungen. In der Praxis werden jedoch häufig antibiotikahaltige Salben bzw. Cremes bevorzugt. Sie sind zwar wirksamer als Plazebo, fördern aber die Resistenzentwicklung. Schwere Formen sind systemisch mit Antibiotika zu behandeln. Bei der Auswahl der Antibiotika ist zu beachten, dass die Impetigo und andere Hautinfektionen neben GAS auch durch S. aureus verursacht werden kann.

Die perianale Dermatitis sollte immer systemisch (nicht lokal) mit Antibiotika behandelt werden, vorzugsweise einem Cephalosporin (≥ 7 Tage).

Prophylaxe (Evidenzgrad III)

Die Prophylaxe bei Patienten nach rheumatischem Fieber kann mit einem oralen Penicillin in einer Dosierung von 2-mal täglich 200 000 IE oder mit Benzathinpenicillin G, 1,2 Mio. IE intramuskulär alle 4 Wochen (ausreichende Spiegel in den Tonsillen werden jedoch nur für 3 Wochen erreicht), vorgenommen werden. Bei mangelhafter Compliance von Eltern oder Patient ist die intramuskuläre Gabe vorzuziehen.

Das 1. Jahr nach der Erkrankung ist wahrscheinlich das entscheidende, da in dieser Zeit Rezidive am häufigsten vorkommen. Besonders bedeutsam ist die Prophylaxe bei Patienten nach rheumatischer Karditis, da diese eine hohe Rezidivrate aufweisen. Über die Gesamtdauer der Prophylaxe gehen die Meinungen auseinander. Sie sollte minimal 5 Jahre dauern, bei einem Rezidiv lebenslänglich. Bei Aufenthalt in Lagern, während des Militärdienstes etc., ist die Prophylaxe besonders wichtig und sollte keinesfalls unterbrochen werden.

Eine hexavalente Impfung gegen GAS auf der Basis von M-Proteinen wird derzeit erprobt. Die Impfung scheint ausreichend sicher und immunogen zu sein. Sie bewirkt eine Antikörperantwort gegen die in der Vakzine enthaltenen M-Serotypen.

Patienten mit Penicillinallergie vom Typ der Spätreaktion erhalten ein Oralcephalosporin (Patienten mit einer Frühreaktion müssen allergologisch untersucht werden) oder ein Makrolid. In diesem Fall ist jedoch unbedingt die regionale Resistenzsituation zu beachten!

Die Kontagiosität von Tonsillopharyngitis und Scharlach beschränkt sich auf das akute Stadium und ist bereits 24 Stunden nach Beginn einer wirksamen Antibiotikatherapie nicht mehr vorhanden. Ohne Antibiotikatherapie kann die Ansteckungsfähigkeit 6 Tage bis 2 Wochen anhalten. Kinder können demnach, soweit sie vom Allgemeinzustand dazu in der Lage sind, Gemeinschaftseinrichtungen bereits 24 Stunden nach Beginn der Therapie wieder besuchen. Gesunde GAS-Träger sind nur sehr selten Krankheitsüberträger und können am Schulunterricht teilnehmen.

Bei asymptomatischen Kontaktpersonen einschließlich sog. Haushaltskontakten und bei chronischem Trägerstatus sind weder eine mikrobiologische Umgebungsuntersuchung noch eine Antibiotikabehandlung indiziert; Ausnahme: Familien oder Gruppen, in denen eine Person mit Zustand nach rheumatischem Fieber oder Glomerulonephritis lebt, bei rezidivierenden Infektionen innerhalb einer Familie (Pingpong-Infektion), bei engem Kontakt (Haushaltskontakt) zu einer Person mit einer invasiven GAS-Infektion, bei einem Ausbruch von invasiven GAS-Infektionen oder des rheumatischen Fiebers und u. U. beim medizinischen Personal von Stationen mit immundefizienten Patienten. In diesen Fällen sollte der GAS-Träger möglichst mit Clindamycin, 20 mg/kgKG/Tag über 10 Tage, behandelt werden.

Literatur

Casey JR, Pichichero ME. Meta-analysis of cephalosporin versus penicillin treatment of group A streptococcal tonsillopharyngitis in children. Pediatrics 2004; 113: 866–882

Del Mar CB, Glasziou PP, Spinks AB. Antibiotics for sore throat. Cochrane Database of Systematic Reviews 2006; Issue 4, Art. No.: CD 000 023. DOI: 10 1002/1 465 1858:CD 000 023.pub.3.

George A, Rubin G. A systemic review and meta-analysis of treatments for impetigo. Brit J Gen Pract 2003; 53: 480–487

Robertson KA, Volmink JA, Mayosi BM. Antibiotics for the primary prevention of acute rheumatic fever: a meta-analysis. BMC Cardiovascular disorders 2005; 5: 11; http://www.biomedcentral.com/1471-2261/5/11; Stand: Oktober 2008

Scholz H, Adam D, Helmerking M. Kurzzeittherapie der Streptokokken-Tonsillopharyngitis. Dtsch Ärztebl 2001; 98: 1399–1402; http://www.aerzteblatt.de/v4/archiv/treffer.asp?pg=3; Stand: Oktober 2008

Strep-EURO. http://www.strep-euro.lu.se; Stand: Oktober 2008

 Koordinator:
H. Scholz

Mitarbeiter:
R. Berner, A. Duppenthaler

Infektionen durch β-hämolysierende Streptokokken der Gruppe B (GBS)

Synonym: Infektionen durch Streptococcus agalactiae

Klinisches Bild

Infektionen durch β-hämolysierende Streptokokken der Gruppe B (GBS) betreffen vorwiegend Neu- und Frühgeborene. Traditionell werden 2 verschiedene Formen unterschieden: die Frühform („early onset") wird in ca. 85 % der Fälle bereits in den ersten 24 Stunden (sehr selten erst am oder nach dem 3. Lebenstag) postnatal manifest, wohingegen die Späterkrankung („late onset") erst ca. 1 Woche nach der Geburt einsetzt und sich in den ersten 3 – 4 Lebensmonaten manifestieren kann.

Das klinische Spektrum der GBS-Infektionen in der Perinatalzeit reicht vom septischen Abort bis zur transitorischen, asymptomatischen Bakteriämie. Das Risiko Frühgeborener unter 1500 g Geburtsgewicht an einer GBS-Infektion zu erkranken ist etwa 20-mal höher als das reifgeborener Kinder. Je unreifer das Neugeborene ist, desto häufiger verläuft die GBS-Infektion als Sepsis. Bei reifen Neugeborenen findet sich dagegen meist eine Pneumonie, die oft nicht von einem Atemnotsyndrom zu unterscheiden ist.

In schweren Fällen beginnt die Erkrankung bereits intrauterin, sodass die Kinder bereits bei Geburt infiziert sind und einen foudroyanten klinischen Verlauf zeigen können. Nur bei reifen Neugeborenen kann es initial zu Fieber kommen. Wie bei jeder anderen Sepsis des Neugeborenen (siehe S. 704) sind Atemstörungen (Apnoe, Stöhnen, Tachy- und Dyspnoe) und eine gestörte Perfusion der Haut (Blässe, marmorierte Haut, Hypotonie) sowie Tachykardie Frühzeichen der Sepsis. Die respiratorische Insuffizienz (Atemnotsyndrom) und der septische Schock zwingen häufig zur Intubation und Beatmung. Eine Verbrauchskoagulopathie mit Petechien und Hautblutungen ist ein Spätsymptom und sehr selten. Die Letalität dieses Verlaufes ist hoch.

Durch hämatogene Absiedelung kann es insbesondere bei verzögertem Therapiebeginn zur Osteomyelitis, zur septischen Arthritis und Meningitis kommen. Die Meningitis bei blutkulturpositiven „early-onset"-Infektionen ist in 10 – 20 % der Fälle anzutreffen.

Die Spätform der GBS-Infektionen („late onset") verläuft vorwiegend (> 60 %) als Meningitis. Nicht selten wird eine kurze Periode von Fieber, Trinkunlust, Unruhe und Berührungsempfindlichkeit nicht richtig gedeutet. Später bildet sich das Vollbild einer Meningitis mit gespannter Fontanelle, Fieber, Lethargie bis zum Koma und tonisch-klonischen Krampfanfällen aus. Der Verlauf ist oft nicht so foudroyant wie der einer Frühsepsis.

Auch jenseits der Neugeborenenzeit spielen GBS bei Organinfektionen eine, wenn auch eher untergeordnete Rolle. So sind GBS als Erreger einer Endokarditis, Shunt-Infektion, Perikarditis, Osteomyelitis, Arthritis, Pneumonie, Otitis media, Peritonitis oder einer Harnwegsinfektion beschrieben. Auch eine Phlegmone oder eitrige Tonsillitis kann durch GBS bedingt sein.

Ätiologie

Der exakte bakteriologische Speziesbegriff ist Streptococcus agalactiae; im klinischen Sprachgebrauch hat sich Gruppe-B-Streptokokken (GBS) durchgesetzt. Es handelt sich um fakultativ grampositive Kettenkokken. Auf Hammelblutagar zeigen sie ein charakteristisches Wachstum in Form von flachen, grauen Kolonien, die von einem engen β-hämolytischen Hof umgeben sind, mit eher unscharfem Rand. Wie andere hämolysierende Streptokokken besitzt auch S. agalactiae ein antigenetisch klar definiertes Kohlenhydrat-Antigen, das eng an die Zellwand gebunden ist und die Gruppenzugehörigkeit (Gruppe B) bestimmt. Außerhalb davon befindet sich eine Kapsel aus typenspezifischen Kohlenhydraten, die kovalent an das Peptidoglykan der Zellwand gebunden sind und die Zugehörigkeit zu einzelnen Serotypen bestimmen. Die häufigsten Serotypen sind Ia, Ib, II, III, IV, V, VI, VIII. Daneben gibt es eine kleinere Anzahl nicht typisierbarer Stämme. In Deutschland gehören etwa 2 Drittel aller Isolate dem Serotyp III an, am zweithäufigsten werden die Serotypen Ia und V angetroffen. Zusätzlich gibt es die Proteinantigene C, R und X.

Epidemiologie

Bei der („early onset") Infektion des Früh- und Neugeborenen entstammen die GBS praktisch immer der mütterlichen Rektovaginalflora. Das eigentliche Reservoir ist der Intestinaltrakt. In Zervixabstrichen sind GBS seltener nachweisbar als im Vaginalabstrich. Die vaginale Kolonisationsrate liegt bei 5 – 25 %. Auch Männer sind intestinal in vergleichbarer Größenordnung kolonisiert. Individuen mit häufig wechselnden Sexualkontakten sind häufiger mit GBS besiedelt. Während der Schwangerschaft ist die vaginale Kolonisationsrate einer Frau nicht immer konstant.

Es gibt keine eindeutig bewiesene Beziehung zwischen vaginaler GBS-Besiedlung und Komplikationen während der Schwangerschaft wie Frühgeburtlichkeit, vorzeitigem Blasensprung; das heißt GBS führen nicht per se zum Amnioninfektionssyndrom, wohl aber komplizieren sie den Verlauf für Mutter und Kind. Postpartales Fieber der Mutter findet sich bei GBS-Kolonisation gehäuft.

Je dichter und je konstanter die Mutter vaginal mit GBS besiedelt ist, desto häufiger kommt es zur Besiedlung des Kindes. Die Übertragungsrate von kolonisierten Müttern nach vaginaler Geburt auf die kindliche Haut oder Schleimhaut liegt bei 50 – 60 %, das Erkrankungsrisiko eines reifen Neugeborenen aber „nur" bei ca. 0,2 – 0,5 %; das Risiko steigt bei einem Frühgeborenen auf 15 – 20 %, bei extremer Unreife (< 28 SSW) auf bis zu 100 %.

Bei „late-onset"-Infektionen spielt die horizontale (nosokomiale) Infektion eine größere Rolle. Rund 40 % der infizierten Kinder stammen von Müttern, bei denen die Besiedlung mit GBS nicht nachgewiesen wurde. Das Pflegepersonal und andere kolonisierte Neugeborene kommen als Quelle infrage.

Die **Inkubationszeit** ist bei perinatalen Infektionen schwer zu definieren, da einer Infektion häufig eine unbestimmbare Zeit der Kolonisation vorausgeht.

Diagnose

Beweisend für eine GBS-Infektion ist der Nachweis des Erregers in der Blut- oder Liquorkultur. Ein Nachweis in Haut- und Schleimhautabstrichen wie Ohrabstrichen, Magensekret, Nabelabstrich oder Mekonium beweist primär nur eine Besiedlung. Aus ihr leitet sich nur dann eine Behandlungsindikation für das Neugeborene ab, wenn zusätzlich klinische Symptome einer Infektion bestehen.

Sinnvoll und anzustreben ist ein Screening auf Besiedlung mit GBS aller Schwangeren im letzten Trimenon, da dies die Möglichkeit einer Prophylaxe bei erhöhtem Risiko einer GBS-Infektion eröffnet. Die bakteriologische Kultur ist nach wie vor die sicherste Methode, eine GBS-Besiedlung der Mutter festzustellen. Geeignet dazu ist ein kombinierter Abstrich aus dem Introitus vaginae und dem Anorektum. Zum Nachweis von GBS geeignet sind Kulturmedien, die durch einen Farbumschlag, allerdings erst nach 6 – 8 Stunden, GBS nachweisen lassen. Die Sensitivität dieser Kulturmedien (z. B. GBS-Selektivmedium Fa. Medco) liegt unter Studienbedingungen verglichen zur Standardkultur bei > 90 %, unter Routinebedingungen mit Nachweis einer auch nur geringen GBS-Besiedlung aber „nur" bei 60 %. Die Spezifität beträgt fast 100 %.

Alternativ verfügbare Enzymimmunoassays (ICON-Strep B oder Equate Strep B) haben eine deutlich geringere Sensitivität, die für die Routine nicht ausreicht. Der Strep-B-OIA-Test hat bezogen auf eine sehr dichte vaginale Besiedlung eine Sensitivität von ca. 90 % bei einer Spezifität von über 90 %. Ob dies für die praktische Anwendung zur Prophylaxe neonataler Infektionen ausreicht, muss noch überprüft werden. Ein PCR-Test zum Nachweis von GBS (X-Pert) ist verfügbar, Sensitivität und Spezifität des Tests sind derzeit noch nicht abschließend beurteilbar.

Die Diagnostik einer GBS-Infektion mittels Blutbild und CRP entspricht der jeder anderen Neugeborenensepsis (siehe S. 704). Bei infizierten Frühgeborenen entspricht das Röntgenbild dem eines Atemnotsyndroms, bei reifen Neugeborenen eher einer Pneumonie mit grobfleckigen bzw. lobären Verdichtungen.

Therapie

GBS sind gut empfindlich gegen alle β-Laktam-Antibiotika (Ausnahme Ceftibuten). Die In-vitro-Sensitivität von GBS gegen Penicillin ist zwar um den Faktor 10 geringer als die von Streptokokken der Gruppe A, für den klinischen Bedarf sind jedoch fast alle β-Laktam-Antibiotika gegen GBS ausreichend wirksam. Jedoch können GBS gegen Erythromycin resistent sein (ca. 16 %) ebenso wie gegen Clindamycin (ca. 5 %). Gegen Aminoglykoside sind GBS in vitro resistent, die Kombination mit Ampicillin ist aber sowohl in vitro als auch im Tierversuch synergistisch wirksam. Aus diesem Grund hat sich die Empfehlung durchgesetzt, GBS-Infektionen immer mit Penicillin (300 000 IE/kgKG/Tag in 4 – 6 ED) oder Ampicillin (200 mg/kgKG/Tag in 3 ED) in Kombination mit einem Aminoglykosid (z. B. Gentamicin) für mindestens 5 Tage zu behandeln. Cephalosporine sind gleich wirksam wie Penicilline. Bei der Meningitis werden die Dosen der β-Laktam-Antibiotika erhöht.

Die Gesamtdauer der antibiotischen Therapie einer GBS-Sepsis ist derzeit noch nicht gut evaluiert. Bei positiver Blutkultur beträgt sie derzeit 7 – 10 Tage, bei einer sog. klinischen Sepsis (ohne positive Blutkultur) reichen unter Umständen 5 – 7 Tage Therapie bei im Verlauf unauffälligem Kind aus (Evidenzgrad IV). Eine Meningitis sollte mindestens 14 Tage über den Zeitpunkt des Nachweises der Sterilisierung des Liquors behandelt werden (Evidenzgrad IV).

Ebenso wichtig wie die antibiotische Therapie ist die adjuvante Therapie durch intensivmedizinische Maßnahmen wie bei jeder anderen Form der Neugeborenensepsis (siehe S. 704). Bei GBS-Pneumonie und schwerer respiratorischer Insuffizienz kann intratracheal verabreichter Surfactant den Gasaustausch verbessern. Der Nutzen einer Immunglobulin-Behandlung (intravenös IgG) ist nicht erwiesen.

Trotz adäquater Überwachung und Therapie der („early onset") GBS-Sepsis liegt die Letalität aktuell in Deutschland bei etwa 5 %; in der Literatur und bei Frühgeborenen wird eine Letalität von 20 – 30 % beschrieben.

Die Prognose der „late-onset"-Meningitis ist schlechter. Ein hoher Anteil dieser Kinder entwickelt neurologische Spätschäden wie Hydrozephalus, mentale Retardierung oder zerebrale Bewegungsstörungen. Die Letalität liegt ebenfalls bei 5 %.

Prophylaxe

In den USA ist die Inzidenz der „early-onset"-Sepsis und -Meningitis durch GBS seit Einführung nationaler Richtlinien zur intrapartalen Chemoprophylaxe durch die CDC im Jahr 1996 um 2 Drittel zurückgegangen, von 1,7 auf 0,37 pro 1000 Lebendgeburten im Jahr 2005. Im Wesentlichen stehen 2 alternative Strategien zur Verfügung: eine risikobasierte und eine screeningbasierte Präventionsstrategie (Evidenzgrad I).

Bei der risikobasierten Strategie werden der Mutter unter der Geburt Antibiotika verabreicht, wenn einer oder mehrere der folgenden Risikofaktoren vorliegen:

- vorheriges Kind mit invasiver GBS-Infektion,
- Bakteriurie in der Schwangerschaft,
- drohende Frühgeburt vor vollendeten 37. Woche,
- hohe Keimdichte von GBS im Urogenitaltrakt der Mutter zum Zeitpunkt der Entbindung,
- Dauer zwischen Blasensprung und Entbindung ≥ 18 Stunden,
- Fieber ≥ 38 °C peripartal.

Der screeningbasierten Strategie liegt die bakteriologische Kultur eines kombinierten Abstrichs von Introitus vaginae und Anorektum der Schwangeren zwischen der 35. und 37. Woche zugrunde. Es sollten möglichst Selektivmedien zur Anzüchtung der GBS verwendet werden, da sich dadurch die GBS-Nachweisrate um bis zu 100 % erhöhen lässt. Bei Nachweis von GBS wird eine antibiotische Prophylaxe peripartal vorgeschlagen. Unabhängig vom Screening-Ergebnis werden aber auch hier Antibiotika verabreicht, wenn einer der 3 „major"-Risikofaktoren vorliegt: a) vorheriges Kind mit invasiver GBS-Infektion, b) Bakteriurie oder c) drohende Frühgeburt < 37 Wochen; im letzteren Fall ist die Prophylaxe nicht notwendig, wenn ein negativer GBS-Kulturbefund zwischen der 35. und 37. Woche vorliegt.

In einer aktuellen, allerdings retrospektiven Studie aus den USA konnte gezeigt werden, dass die screeningbasierte Präventionsmethode eindeutige Vorteile gegenüber der risikobasierten Strategie zu haben scheint (relatives Risiko 0,46; 95 % Konfidenzintervall 0,36 – 0,6) (Evidenzgrad II).

In Deutschland wird gegenwärtig die Anwendung der Prophylaxe bei Vorliegen der genannten Risikofaktoren empfohlen; liegt ein positiver Screening-Befund vor, soll der Mutter die Prophylaxe vorgeschlagen werden. Fehlt der Screening-Befund oder wurde das Screening nicht durchgeführt und tritt unter der Geburt Fieber auf oder liegt der Blasensprung mehr als 18 Stunden zurück oder droht eine Frühgeburt vor der vollendeten 37. Woche, so soll ebenfalls die Prophylaxe gegeben werden (Evidenzgrad IV).

Die antibiotische Prophylaxe wird durchgeführt mit Penicillin (zu Beginn 5 Mega-IE intravenös, anschließend 2,5 Mega-IE alle 4 Stunden bis zur Geburt) oder Ampicillin (zu Beginn 2 g intravenös, anschließend 1 g alle 4 Stunden bis zu Geburt), bei Penicillinallergie kommen auch Clindamycin (plazentagängig) oder Erythromycin (nicht plazentagängig) infrage. Da GBS gegen Clindamycin und

Erythromycin resistent sein können, muss in diesen Fällen eine Resistenztestung erfolgen. Die prophylaktische Gabe von Antibiotika bei Schwangeren mit GBS-Besiedlung noch vor Beginn der Wehentätigkeit oder vor dem Blasensprung hat sich als nicht effektiv erwiesen, da bis zu 70 % der behandelten Frauen zum Zeitpunkt der Geburt erneut mit GBS kolonisiert sind; sie wird daher nicht empfohlen. Ebenfalls nicht effektiv ist die Behandlung von GBS-besiedelten Schwangeren während der Gravidität, da es meist zu einer Wiederbesiedlung nach Beendigung der Antibiotikagabe kommt.

Bestehen schon Zeichen der fetalen Infektion, wie eine fetale Tachykardie > 180/min, nützt die Prophylaxe nichts mehr. Eine rasche Entbindung ist in dieser Situation dringend geboten, um schnellstmöglich eine antibiotische und intensivmedizinische Therapie des Kindes einleiten zu können.

Gelingt es, mindestens 2 Dosen eines der genannten Antibiotika an die Schwangere intrapartal zu applizieren, braucht ein asymptomatisches Frühgeborenes ab der 30. Schwangerschaftswoche nicht a priori antibiotisch behandelt zu werden. Diese Kinder werden auf der Frühgeborenenstation versorgt und dort engmaschig klinisch überwacht. Laborchemische Untersuchungen (Blutbild, CRP, aber auch IL-6/IL-8) sind bei asymptomatischen Kindern nicht ausreichend prädiktiv für eine Infektion (Evidenz IV). Normale Plasmaspiegel von IL-6 oder IL-8, z. B. im Nabelschnurblut, machen allerdings eine „early-onset"-Sepsis sehr unwahrscheinlich. Neu- und Frühgeborene > 35. SSW (die normalerweise in der Geburtsklinik bleiben) von Müttern mit den genannten Risikofaktoren, die 2 Dosen der genannten Antibiotika – also mindestens 4 Stunden vor der Entbindung beginnend – intrapartal erhalten haben, sollen dennoch mindestens 48 Stunden lang engmaschig überwacht werden. Diese Überwachung beinhaltet eine alle 4 Stunden dokumentierte Beurteilung des Neugeborenen durch eine erfahrene Pflegekraft (Evidenz IV). Bakteriologische Abstriche oder die Bestimmung von Blutbild, CRP oder IL-6/8 sind in diesen Fällen nicht erforderlich (Evidenz IV).

Ein Impfstoff ist derzeit nicht verfügbar.

Die Isolierung von Patienten ist nicht notwendig, ebenso wenig eine über das normale Maß hinausgehende Desinfektion, z. B. des Inkubators.

Literatur

AWMF-Leitlinien-Register Nr. 024/020. Prophylaxe der Neugeborensepsis – frühe Form – durch Streptokokken der Gruppe B. Überarbeitete Version, 07/2008

Centers for Disease Control and Prevention. Prevention of perinatal group B streptococcal disease. Morbid Mortal Wkly Rep 2002; 51(11): 1 – 25

Fluegge K, Supper S, Siedler A et al. Serotype distribution of invasive Group B Streptococcal isolates in neonates: results from a nationwide active laboratory surveillance study over 2 years in Germany. Clin Infect Dis 2005; 40: 760 – 763

Fluegge K, Siedler A, Heinrich B et al. Incidence and clinical presentation of invasive neonatal group B streptococcal infections in Germany. Pediatrics 2006; 117: e1139 – 1145

Schrag SJ, Zell ER, Lynfield R et al. Active Bacterial Core Surveillance Team. A population-based comparison of strategies to prevent early-onset group B streptococcal disease in neonates. N Engl J Med 2002; 347: 233 – 239

 Koordinator:
R. Berner

Mitarbeiter:
E. Herting, P. Henneke, J. Martius, R. Roos

Strongyloidiasis

Synonyma: Zwergfadenwurmbefall, Strongyloides-stercoralis-Infektion

Klinisches Bild

Nach Penetration können die Larven in der Haut wandern und eine wochenlang persistierende lokale Entzündung verursachen, die als Larva currens bezeichnet wird. Entsprechend der Eintrittspforten tritt sie an den Extremitäten aber auch perianal auf sowie durch Verschleppung der Larven mit den Händen bspw. auch im Gesicht.

Die Lungenpassage der Larven kann von Husten, allergischen Symptomen und Schmerzen begleitet sein. Sie kann aber auch, wie der intestinale Befall, weitgehend asymptomatisch bleiben. Letzterer kann intermittierend abdominale Beschwerden, selten Durchfall verursachen.

Bei Immunsuppression, vermutlich aber insbesondere bei Kortison-Therapie, kann es zu einer vermehrten Entwicklung von infektiösen Larven im Darm kommen. Diese können über die Darmwand in alle Organe einwandern und eine komplizierte Strongyloidiasis verursachen, was in der Literatur auch als Hyperinfektionssyndrom bezeichnet wird. Auftreten können abdominale Schmerzen, Diarrhöen, aber vor allem pulmonale Symptome, die von Husten über asthmoide Beschwerden bis zum akuten Lungenversagen reichen, sowie enzephalitische und meningitische Symptome bei ZNS-Befall. Die Larvenwanderung kann von einer Verschleppung von Darmbakterien, insbesondere von gramnegativen Stäbchen, begleitet sein, die eine Sepsis, Pneumonie und/oder bakterielle Meningitis hervorrufen können. Unbehandelt hat die komplizierte Strongyloidiasis eine hohe Letalität.

Ätiologie

Ursächlich sind die 2 mm langen und 50 µm durchmessenden Zwergfadenwürmer. Mehr als 50 Arten sind obligate Parasiten bei Säugern, Vögeln, Reptilien und Amphibien, aber nur 2 Spezies Strongyloides stercoralis und S. fuelleborni sind humanpathogen. Zwergfadenwürmer weisen einen parasitären und einen freilebenden Lebenszyklus auf. Die weiblichen Fadenwürmer leben im Dünndarm des Menschen, wo sie sich von Bakte-

rien ernähren und parthenogenetisch („Jungfernzeugung") pro Tag bis zu 10 Eier freisetzen. Aus denen schlüpfen innerhalb kurzer Zeit rhabditiforme, nicht infektiöse Larven, die mit dem Stuhl ausgeschieden werden. Nach Häutungen innerhalb der nächsten Tage entstehen filariforme, infektiöse Larven, die keine Nahrung aufnehmen. Finden sie innerhalb von 2 Wochen keinen passenden Wirt, sterben sie. Die Larven können sich aber auch zu adulten getrenntgeschlechtlichen Würmern entwickeln, die sich paaren. Die vom begatteten weiblichen Wurm abgelegten Eier können sich nur noch zu infektiösen Larven entwickeln, die zur weiteren Entwicklung einen Wirt benötigen.

Infektiöse Larven durchbohren die intakte Haut, gelangen wie andere humanpathogene Nematoden über Lymphe und Blutkreislauf in die Lunge, wo sie die Alveolenwand durchbrechen, um retrograd über die Trachea in den Intestinaltrakt zu wandern. Es wird vermutet, dass sie auch direkt ohne Lungenpassage dorthin gelangen können. Da bereits im Darm infektiöse Larven entstehen können, die durch die Darmwand oder nach Ausscheidung über die perianale Haut „zurück" in den Wirt wandern können, kann eine Infektion über Jahrzehnte persistieren. Eine Kortison-Therapie scheint die Reifung infektiöser Larven zu begünstigen.

Epidemiologie

Zwergfadenwürmer sind weltweit verbreitet, kommen aber insbesondere in feuchtwarmen Gebieten vor. Das Verbreitungsgebiet von S. fuelleborni beschränkt sich auf Afrika und Papua Neuguinea.

Diagnose

Sie gelingt über den Nachweis von Larven in angereicherten Stuhlproben. Die Sensitivität ist gering, da täglich nur eine kleine Zahl ausgeschieden wird. Das Auftragen einer Stuhlprobe auf Nährbögen und Inkubation bei 20–30 °C für mehrere Tage führt zum Auswandern der etwa 600 µm langen Larven, die eine Bakterienspur hinterlassen, sodass sie leichter aufzuspüren und mit der Lupe beurteilt werden können. Diese Strongyloides-Kultur erreicht bei Untersuchung von 3 Stuhlproben von verschiedenen Tagen eine Sensitivität von über 90 %. Bei komplizierter Strongyloidiasis gelingt der mikroskopische Nachweis von Larven auch in Sputum- oder BAL-Proben, aus Pleuraflüssigkeit, seltener aus Blut- und Liquorproben.

Eine Eosinophilie im peripheren Blut ist bei etwa der Hälfte der Immungesunden mit chronischer Strongyloidiasis nachweisbar. Immunsupprimierte mit komplizierter Strongyloidiasis weisen in weniger als 20 % der Fälle eine Eosinophilie, definiert als > 5 % eosinophile Granulozyten, auf. Das Fehlen einer Eosinophilie muss als negatives prognostisches Zeichen gewertet werden.

Der Nachweis spezifischer Antikörper mittels ELISA und Immunoblot hat bei Erwachsenen mit Immunsuppression eine Sensitivität von 68 %, eine Spezifität von 89 % und einen positiven Vorhersagewert von 48 %. Bei Kindern aus Gebieten mit hoher Prävalenz von Helminthen-Infektionen ist von diversen kreuzreagierenden Antikörpern auszugehen, sodass die Spezifität der Immundiagnostik vermutlich wesentlich geringer ist.

Therapie (Evidenzgrad II)

Es gibt kaum kontrollierte Therapiestudien, insbesondere nicht bei Kindern kaukasischer Abstammung. Die Gabe von Ivermectin war der üblicherweise empfohlenen Therapie mit Albendazol in einer Studie bei Kindern mit intestinaler Strongyloidiasis auf Sansibar deutlich überlegen. Ivermectin ist zwar in Deutschland nicht zugelassen, wird aber weltweit in allen Altersgruppen in der Therapie der Filariosen erfolgreich eingesetzt. Nach ausführlicher Aufklärung sollte daher mit Ivermectin (Stromectol, Mectizan), 200 µg/kgKG/Tag an 2 aufeinanderfolgenden Tagen, behandelt werden. Alternativ kommt Albendazol (Eskazole in Deutschland, Zentel in der Schweiz), 15 mg/kgKG/Tag in 2 ED (maximal 2 × 400 mg/Tag), für 5 – 10 Tage in Betracht. Die Gabe soll nach 2 – 3 Wochen wiederholt werden. 4 Wochen nach Abschluss der Therapie ist deren Erfolg durch erneute parasitologische Untersuchungen zu belegen.

Die komplizierte Strongyloidiasis sollte unverzüglich mit Ivermectin in oben angegebener Dosierung therapiert werden. In der Literatur wird von einer erfolgreichen Therapie mit subkutan appliziertem Ivermectin bei unzureichender enteraler Resorption berichtet. Nach Beipackzettel sollte Ivermectin auf nüchternen Magen eingenommen und 1 Stunde keine Nahrung zugeführt werden. Bei fehlender Eradikation unter therapieinduzierter Immunsuppression wird therapiebegleitend eine monatliche Gabe Ivermectin in oben angegebener Dosierung oder Albendazol, 400 mg für Patienten > 2 Jahren und > 10 kgKG (im 2. Lebensjahr und Gewicht < 10 kg: 200 mg), empfohlen.

Prophylaxe

Die beste Prophylaxe besteht in der Vermeidung von Hautkontakt mit kontaminierter Erde, Oberflächengewässern sowie infektiösem Material von Patienten mit komplizierter Strongyloidiasis (z. B. Sputum). Zahlreiche Experten empfehlen den Ausschluss einer chronischen Strongyloides-Infektion mittels Immundiagnostik, Differenzialblutbild und Stuhlkulturen vor einer immunsuppressiven, insbesondere hochdosierten Kortison-Therapie.

Literatur

Keiser PB, Nutman TB. Strongyloides stercoralis in the immunocompromised population. Clin Microbiol Rev 2004; 17: 208 – 217

Viney ME, Lok JB. Strongyloides spp. (May 23, 2007). In: WormBook, ed. The C. elegans Research Community, WormBook, doi/10 1895/wormbook.1141.1, http://www.wormbook.org; Stand: Oktober 2008

 Koordinator:
R. Bialek

Mitarbeiter:
C. Hatz

Syphilis

Konnatale Syphilis

Synonym: Lues connata

Klinisches Bild

Bei einer Schwangeren mit nicht bzw. unzureichend behandelter Syphilis besteht das Risiko einer Infektion des Fetus. Bei ausbleibender oder nicht rechtzeitig einsetzender Antibiotikatherapie der Schwangeren kann es daher zu Abort bzw. Totgeburt, zu einer Frühgeburt oder zur Geburt eines schwerkranken Kindes kommen, das unter Umständen kurz nach Geburt stirbt.

Aber etwa 50 – 70 % der lebend geborenen Kinder mit konnataler Syphilis sind bei Geburt klinisch unauffällig (die meisten werden in den folgenden Lebensmonaten klinisch auffällig).

Nur ein kleiner Teil zeigt unmittelbar post natum Symptome (meist Frühgeborene), z. B. respiratorische Anpassungsstörungen, Ödeme, Hydrops, Hepatosplenomegalie, Hautefloreszenzen, vorgewölbtes Abdomen, Anämie, Ikterus.

Zu den Symptomen, die bei den bei Geburt unauffälligen Kindern in den folgenden 4 – 5 Monaten auftreten können, zählen Fieber, makulopapulöse oder vesikuläre Effloreszenzen (meist an Handinnenflächen und Fußsohlen), Petechien, Fissuren, Blässe, Ikterus, Ödeme, Hepatosplenomegalie, Rhinitis, nachlassende Trinkleistung, Schleimhautulzera, Pseudoparalyse (durch schmerzhafte Periostitis), Lymphknotenschwellung, Condylomata lata, Enteritis (therapieresistent, z. T. hämorrhagisch), Laryngitis (Heiserkeit).

Meningitissymptome treten meist erst zwischen 3. und 6. Lebensmonat auf. Die ZNS-Beteiligung kann sich auch als Hydrozephalus, mit Hirnnervenausfällen oder Krampfanfällen manifestieren.

In Ausnahmefällen können klinische Symptome aber auch erst im Kleinkindalter (oder später) auftreten (Syphilis connata tarda), wie Uveitis, Keratitis, Tonnenzähne, Schwellung der Kniegelenke, Veränderungen an Tibia, Gaumen, Stirn, Nase („Sattelnase"), Taubheit, Rhagaden (perioral, perinasal, perianal), Hydrozephalus, Hirnnervenausfälle, Krampfanfälle.

Eine konnatale Syphilis kann in diesem Alter auch zufällig durch serologische Untersuchung erkannt werden, z. B. im Rahmen einer Umgebungsuntersuchung (nachdem bei der Mutter eine Syphilis festgestellt wurde). Die Kinder waren bis zu diesem Zeitpunkt klinisch unauffällig bzw. evtl. vorhandene klinische Symptome waren nicht als syphilisbedingt angesehen worden.

Ätiologie

Erreger der Syphilis ist T. pallidum.

Die transplazentare Infektion des Fetus kann in jedem Syphilisstadium der nicht oder ungenügend behandelten Mutter erfolgen. Die Übertragungsrate ist umso höher, je kürzer die seit der Infektion der Mutter vergangene Zeitspanne ist. Infiziert sich die Mutter während der Schwangerschaft, beträgt die Übertragungsrate bis zu 100 %.

Eine Therapie der Syphilis in den letzten Schwangerschaftswochen reicht oft nicht aus, um die Infektion des Fetus zu beherrschen.

Neben der transplanzentaren Infektion ist auch eine Infektion des Kindes bei Passage der Geburtswege möglich (dies ist dann im strengen Sinne keine konnatale Infektion).

Eine Übertragung der Erreger durch Stillen kommt nur in Betracht, wenn sich an der Brust eine syphilitische Läsion befindet.

Epidemiologie

Die Inzidenz der konnatalen Syphilis wird bestimmt von der Inzidenz bzw. Prävalenz der primären und sekundären Syphilis bei Frauen im fertilen Alter. In Deutschland kommt die konnatale Syphilis heute selten vor (etwa 7 Fälle werden jährlich gemeldet).

Diagnostik

■ Serologische Untersuchung

Die Serodiagnostik wird erschwert durch transplazentaren Transfer mütterlicher IgG-Antikörper (AK). Immer sollten Serum von der Mutter und dem Neugeborenen sowie eine Liquorprobe des Kindes untersucht werden.

Beim Kind sollte nur Venen- und kein Nabelschnurblut verwendet werden. Alle Untersuchungen (bei Mutter und Kind) sollten im selben Labor erfolgen (zur korrekten Erfassung von Titerveränderungen sowie für Titervergleiche).

► Treponemenspezifische Antikörper

TPHA/TPPA-Test. Der TPHA- bzw. TPPA-Test ist ein hoch sensitiver und -spezifischer Erythrozyten- beziehungsweise Partikel-Agglutinationstest, der sowohl IgG als auch IgM nachweist, etwa 4 Wochen nach Infektion reaktiv wird und nahezu lebenslänglich reaktiv bleibt.

Falsch positive Ergebnisse sind extrem selten (z. B. bei EBV-Infektionen), falsch negative Ergebnisse treten praktisch nicht auf.

Bei negativer Reaktion ist eine konnatale Syphilis wenig wahrscheinlich. Bei sehr kurzem Zeitabstand zwischen Infektion der Schwangeren und Entbindung kann es sein, dass das Kind zwar infiziert wurde, aber (bei Untersuchung unmittelbar nach Geburt) noch keine Antikörper nachweisbar sind. Deshalb empfiehlt sich in diesen Fällen eine Kontrolle nach 2 – 4 Wochen.

Bei zweifelhaftem oder positivem Reaktionsausfall besteht der Verdacht auf konnatale Syphilis. Diese kann durch den Nachweis spezifischer IgM-Antikörper gesichert werden. Lassen sich keine IgM-Antikörper nachweisen, handelt es sich mit hoher Wahrscheinlichkeit um passiv übertragene, mütterliche Antikörper. Unabhängig vom Ergebnis des IgM-Antikörpernachweises empfehlen sich weitere Kontrollen bis zur vollständigen Negativierung.

IgM-Nachweise. IgM-Antikörper können die Plazentaschranke nicht überwinden. Deshalb spricht der Nachweis spezifischer IgM-AK beim Kind immer für eine immunologische Auseinandersetzung des Kindes mit T. pallidum.

19S-FTA-ABS-Test. Dem Test gehen eine Absorption mit einem Ultrasonikat aus apathogenen Treponemen und eine anschließende Fraktionierung voraus. Dem schließt sich die Bearbeitung mit FITC-markierten Antikörpern an. Der Test ist von hoher Sensitivität und Spezifität, aber zeit- und materialaufwendig und unterliegt bei der Bewertung subjektiven Faktoren.

IgM-ELISA. Die Bestimmung spezifischer IgM-Antikörper im ELISA ist hoch sensibel und sehr spezifisch. Die Methode ist automatisierbar und liefert objektive Werte.

IgM-Western-Blot. Der Immunoblot ist eine ergänzende Methode höchster Spezifität und sehr guter Sensitivität. Quantitative IgM-Nachweise sind zur Therapiekontrolle geeignet. Falsch positive oder falsch negative Ergebnisse treten sehr selten auf.

IgG-Nachweise. Der Nachweis spezifischer IgG-Antikörper ist ebenfalls mittels ELISA oder Immunoblot möglich. Der IgG-Nachweis spielt eine vergleichsweise geringere Rolle als der Nachweis von IgM-Antikörpern.

Der alleinige Nachweis spezifischer IgG-Antikörper spricht gegen eine akute therapiebedürftige, sondern für eine länger zurückliegende Infektion. Aufgrund ihrer Plazentagängigkeit können spezifische IgG-Antikörper bei Unkenntnis zu Problemen bei der Diagnostik der konnatalen Syphilis führen.

FTA-ABS-Test. Der FTA-ABS-Test wird meist als Bestätigungsreaktion eingesetzt. Der Test erfasst (nach Absorption und ohne Fraktionierung) sowohl IgM- als auch IgG-Antikörper. Er wird etwa 3 Wochen nach Infektion reaktiv und bleibt es über Jahre. Er wird vor dem TPHA/TPPA-Test negativ.

Falsch positive Ergebnisse können bei Autoimmunerkrankungen, Krankheiten des rheumatischen Formenkreises oder Leberzirrhose auftreten. Falsch negative Ergebnisse sind sehr selten.

Der Test ist zeit- und materialaufwendig und unterliegt bei der Bewertung subjektiven Faktoren.

► Lipoidale Antikörper (CMT/VDRL)

Im CMT/VDRL werden lipoidale, gegen mitochondriale Antigene gerichtete Antikörper nachgewiesen. Diese Antigene werden bei Gewebezerfall freigesetzt und besitzen teilweise Kreuzantigenität mit T. pallidum. Es handelt sich überwiegend um IgM-Antikörper. Sie lassen sich vorwiegend in der Frühphase der Infektion und bei unbehandelter Syphilis nachweisen. Falsch positive Ergebnisse sind möglich, lassen sich aber meist anhand der nicht reaktiv ausfallenden spezifischen Tests erkennen. Falsch negative Testergebnisse sind sehr selten (Prozonenphänomen).

Die quantitative Bestimmung gilt als Methode der Wahl zur Therapiekontrolle.

■ Liquor-Diagnostik

Bei Kindern mit konnataler Syphilis (bzw. Verdacht) sollte der Liquor cerebrospinalis untersucht werden. Auch bei asymptomatischer Infektion kann eine ZNS-Beteiligung vorliegen. Für diese sprechen: Pleozytose, erhöhte Eiweißkonzentration und ein erhöhter Antikörperindex (lokale spezifische Antikörperbildung). Mit dem Liquor muss immer eine gleichzeitig entnommene Serumprobe untersucht werden.

Der spezifische Antikörperindex wird über Quotientenbildung aus Albumin, IgG, IgM und spezifischen Antikörpern unter Berücksichtigung der Schrankenfunktion ermittelt. Indices > 1,5 sprechen für das Vorliegen einer ZNS-Beteiligung. Werden zur Indexberechnung Titer eingesetzt, sprechen erst Indices von > 2 für eine ZNS-Beteiligung.

■ Erregernachweis

Darstellung im Dunkelfeld. Mikroskopischer Nachweis im Nativpräparat, das aus dem Sediment fraglich erregerhaltiger Flüssigkeit oder als Tupfpräparat aus Plazentamaterial angelegt wird.

Darstellung im Gewebe durch Versilberungspräparate. Das Verfahren ist nicht für die Akutdiagnostik geeignet.

PCR. Für Ausnahmefälle, die sich auf serologischem Wege nicht mit endgültiger Sicherheit klären lassen, stehen in Speziallaboratorien PCR-Techniken zur Verfügung. In der PCR werden T.-pallidum-spezifische Nukleotid-Sequenzen nachgewiesen. Ein negatives Ergebnis schließt das Vorliegen einer Infektion nicht aus. Potenzielle Indikationen für die PCR sind Verdacht auf konnatale Syphilis sowie ZNS-Beteiligung.

■ Bildgebende Diagnostik

Röntgenologisch erkennbare Knochenveränderungen finden sich bei 50 – 90 % der Kinder mit konnataler Syphilis: metaphysäre Osteochondritis, diaphysäre Periostitis, seltener Osteomyelitis. In der Regel sind mehrere Knochen betroffen. Die Veränderungen sind meist bilateral und symmetrisch und relativ frühzeitig nachweisbar. Am häufigsten betroffen sind Radius, Ulna, Tibia, Femur, Humerus und Fibula. In diesen Bereichen kann es zu pathologischen Frakturen kommen.

Bei manchen Kindern erweisen sich die Knochenveränderungen als einzige Hinweiszeichen einer konnatalen Syphilis.

Die röntgenologisch feststellbaren Knochenveränderungen sind hinweisend, aber nicht syphilisspezifisch. Sie erlauben keine Unterscheidung zwischen aktiver und überstandener Infektion.

Auch der Röntgenbefund der Lunge bei Lungenbeteiligung der konnatalen Syphilis ist unspezifisch.

CT, MRT und andere Untersuchungen kommen bei speziellen Fragestellungen zum Einsatz. Auch Leberverkalkungen wurden bei konnataler Syphilis nachgewiesen.

■ Weitere Laboruntersuchungen

Bei Kindern mit konnataler Syphilis findet man (mit abnehmender Häufigkeit) erhöhtes CRP, Anämie, erhöhte Transaminasen-Werte, Thrombozytopenie und Hyperbilirubinämie.

Manchmal kommt es zu Gerinnungsstörungen.

Ein negativer Coombstest bei einem hydropischen Neugeborenen mit hämolytischer Anämie sollte Anlass sein, an eine konnatale Syphilis zu denken und die entsprechende Diagnostik durchzuführen.

Therapie

Neugeborene mit konnataler Syphilis erhalten 200 000 – 250 000 IE/kgKG/Tag Penicillin G intravenös, verteilt auf 2 (1. Lebenswoche) bzw. 3 (2.– 4. Lebenswoche) Einzeldosen (ab 5. Lebenswoche 4 Einzeldosen).

Eine Herxheimer-Reaktion kommt bei Neugeborenen seltener vor als bei Säuglingen und Kleinkindern.

Die Therapiedauer beträgt 14 Tage (bei HIV-Patienten evtl. länger).

Benzathin-Penicillin kann nicht empfohlen werden (keine ausreichenden Liquorspiegel). Über Therapieversagen mit Benzathin-Penicillin bei konnataler Syphilis wurde berichtet.

Manche Neugeborene bzw. Säuglinge sind so schwer krank (Ateminsuffizienz, fulminante Hepatitis), dass sie auf einer Intensivstation behandelt werden müssen.

Bei effektiver Therapie sinken die Titer der Lipoid-Antikörper um mindestens 4 Stufen ab, daher kann der VDRL-Test zur Therapiekontrolle eingesetzt werden.

Die behandelten Kinder sollten nach 3, 6 und 12 Monaten serologisch kontrolliert werden. Nach 6 (– 12) Monaten sollten keine Lipoid-Antikörper mehr nachweisbar sein. Bei frühzeitig diagnostizierter konnataler Syphilis kommt es schneller zur Titernegativierung als bei Kindern mit später Diagnosestellung.

Bei Kindern mit pathologischem Liquorbefund muss auch der Liquor kontrolliert werden.

Prophylaxe

Die beste Prophylaxe der konnatalen Syphilis ist die rechtzeitige Erkennung und adäquate Therapie der Syphilis bei Schwangeren. Es gibt zahlreiche Berichte über Kinder mit konnataler Syphilis nach inadäquater Therapie der Syphilis während der Schwangerschaft.

Negative serologische Befunde der Mutter im 3./4. Schwangerschaftsmonat schließen eine konnatale Syphilis nicht aus, da es auch in den folgenden Schwangerschaftsmonaten noch zu einer Infektion von Mutter und Kind kommen kann. Bei Schwangeren mit erhöhtem Risiko sollten daher die Serotests auch am Beginn des 7. Schwangerschaftsmonats und bei Entbindung durchgeführt werden. Nicht wenige der Kinder mit konnataler Syphilis haben aber Mütter, die als Schwangere niemals einen Arzt aufgesucht haben. In diesen Fällen sollten bei der Entbindung immer Mutter und Kind untersucht werden.

Bei Kindern mit konnataler Syphilis besteht Ansteckungsgefahr, insbesondere bei Kontakt mit Blut und Wund- bzw. Nasensekret. Wenn die Penicillintherapie > 24 Stunden erfolgt ist, gelten die Kinder nicht mehr als kontagiös.

Kinder mit spät manifestierter konnataler Syphilis gelten nicht als kontagiös.

Erworbene Syphilis

Synonym: Lues

Klinisches Bild

Die klinische Symptomatik der erworbenen Syphilis bei Kindern und Jugendlichen unterscheidet sich nicht von derjenigen bei Erwachsenen.

Ätiologie

Eine Übertragung erfolgt praktisch nur durch sexuellen Kontakt (Infektionen durch nicht sexuelle Kontakte sind offensichtlich extrem selten, entsprechende Berichte sollten zurückhaltend bewertet werden). Ein enger Kontakt mit den syphilitischen genitalen oder oralen Läsionen des Infizierten ist für die Übertragung notwendig.

Eine erworbene Syphilis bei Kindern ist in etwa 95 % der Fälle Folge sexuellen Missbrauchs, bei postpubertären Adoleszenten kommen sowohl Missbrauch als auch freiwillige sexuelle Kontakte als Übertragungsmechanismen in Betracht. Letzteres ist der Grund dafür, dass bei Adoleszenten häufiger als bei Kindern eine Syphilis festgestellt wird.

Unter den verschiedenen sexuell übertragbaren Krankheiten gehört die Syphilis zu denjenigen, die relativ selten bei Opfern sexuellen Missbrauchs festgestellt werden. Neuere Daten aus den USA geben Übertragungsraten bis 1,8 % an. Dennoch sollte bei Opfern sexuellen Missbrauchs auch an Syphilis und bei Feststellung einer Syphilis bei Kindern und Adoleszenten an sexuellen Missbrauch gedacht werden.

Epidemiologie

Es gibt relativ wenig Daten über postnatal erworbene Syphilis bei Kindern und Adoleszenten. Die meisten Publikationen zu dieser Thematik stammen aus den USA.

Die **Inkubationszeit** beträgt 10 – 90 Tage.

Diagnostik

Die meisten Autoren sind der Meinung, dass bei Opfern sexuellen Missbrauchs trotz der relativen Seltenheit einer auf diese Weise übertragenen Syphilis in Anbetracht der ernsten Folgen für das betroffene Kind die Syphilisdiagnostik erfolgen sollte. Wichtig ist hierbei, die unter Umständen relativ lange Inkubationszeit zu beachten (10 – 90 Tage). Differenzialdiagnostisch ist an die sehr selten vorkommende Spätmanifestation einer konnatalen Syphilis zu denken.

Therapie

Es besteht Einigkeit darin, dass Penicillin auch bei der postnatal erworbenen Syphilis das Mittel der Wahl ist. Die Therapie kann mit Penicillin G intravenös erfolgen. Bezüglich Dosis, Applikationsform und Therapiedauer sollten das jeweilige Syphilisstadium (z. B. ZNS-, Augenbeteiligung) und weitere Besonderheiten des Patienten (HIV/AIDS, Schwangerschaft) berücksichtigt werden.

Bei Einsatz von Benzathin-Penicillin muss immer bedacht werden, dass damit keine wirksamen Liquorkonzentrationen erzielt werden können.

Bei Penicillinunverträglichkeit kommen Doxyzyklin (ungenügende Liquorkonzentrationen), Ceftriaxon (in etwa 5 % Kreuzallergie mit Penicillin) und evtl. eine Desensibilisierung in Betracht.

Nach Erfahrungen aus den letzten Jahren ist Ceftriaxon offensichtlich ein wirksames Mittel bei immunkompetenten Personen. Die Datenlage reicht aber noch nicht aus, um es offiziell zu empfehlen.

Auch Azithromycin ist bei Frühsyphilis offenbar ein wirksames Mittel, allerdings wurde bereits über resistente T.pallidum-Stämme berichtet.

Für die Therapie der Frühsyphilis (Infektion vor < 1 Jahr) gilt ebenfalls Penicillin G als die Therapie der Wahl. Da die täglich i. m. zu applizierenden Depotpräparate des Clemizol-Penicillins oder Procain-Penicillins nicht mehr verfügbar sind, muss auf das länger wirksame, 1-mal wöchentlich zu applizierende Benzathin-Benzylpenicillin zurückgegriffen werden, auch wenn damit keine wirksamen Liquorspiegel erreicht werden können (siehe Tab. **83**).

Tabelle **83**   Therapie der Frühsyphilis (bis zu 1 Jahr post infectionem). Nach AWMF. Leitlinien der Deutschen STD-Gesellschaft.

Benzathin-Benzyl-penicillin (Pendysin, Tardocillin, Reta-cillin compositum)	1-malig 2,4 Mio. IE i. m. (glutäal links/rechts je 1,2 Mio. IE) Kleinkinder > 1 Mio. u. Kinder: 50 000 IE/kgKG (maximal 2,4 Mio. IE/Dosis)
bei Penicillin-unverträglichkeit	
Doxyzyklin	2 × 100 mg/Tag p. o.; 14 Tage, nicht bei Kindern < 8 Jahren, nicht bei Schwangeren; Kinder > 50 kgKG: 2 mg/kgKg/Tag oder
Erythromycin	4 × 0,5 g/Tag p. o., Kinder 30 – 50 mg/kgKG/Tag; 14 Tage (z. T. erhebliche Nebenwirkungen beachten)
weitere Alternative	
Ceftriaxon	1 – 2 g/Tag i. v., Kurzinfusion 30 min; 10 Tage oder 1 g/Tag i. m.; 10 Tage; Kinder bis 12 Jahren: 30 – 80 mg/kgKG/Gabe

Tabelle **84**   Therapie der Spätsyphilis (nach mehr als 1 Jahr post infectionem). Nach AWMF, Leitlinien der Deutschen STD-Gesellschaft.

Benzathin-Benzyl-penicillin (Pendy-sin, Tardocillin, Retacillin composi-tum)	2,4 Mio. IE i. m. (glutäal links/rechts je 1,2 Mio. IE) am 1., 8., und 15. Tag Kinder siehe Tab. **83**
bei Penicillin-unverträglichkeit	
Doxyzyklin	2 × 100 mg/Tag p. o., Kinder siehe Tab. **83**; 4 Wochen oder
Erythromycin	4 × 0,5 g/Tag i. v., Kinder 20 – 30 mg/kgKG/Tag; 28 Tage (z. T. erhebliche Nebenwirkungen beachten)
evtl. Desensibilisie-rung gegen Peni-cillin	
weitere Alternative	
Ceftriaxon	2 g/Tag i. v., Kurzinfusion 30 min; Kinder siehe Tab. **83**; 14 Tage

Bei der Therapie der Spätsyphilis (Infektion vor > 1 Jahr) muss länger therapiert werden (siehe Tab. **84**).

Bei der Neurosyphilis bzw. bei syphilitischer Uveitis wird Penicillin G intravenös (6 × 4 – 5 Mio. IE/Tag über 3 Wochen) eingesetzt. Rezidive von okulärer Syphilis nach Therapie mit Benza-thin-Penicillin wurden berichtet (bei Immunkom-petenten und bei HIV-Patienten).

Auch bei der Syphilis in der Schwangerschaft ist Penicillin Mittel der Wahl.

Bei Penicillinunverträglichkeit kommt Ceftria-xon (wenig Daten) in Betracht, unter Umständen ist an eine Desensibilisierung zu denken.

Auch die Meinungen über die Syphilistherapie bei HIV-positiven Patienten sind nicht einheitlich. Die Behandlung sollte wie bei einer Spätsyphilis, bei den geringsten Anzeichen einer Neurosyphilis (evtl. auch bei negativen Liquorbefunden) wie bei einer Neurosyphilis erfolgen. Benzathin-Penicillin sollte keinesfalls eingesetzt werden.

Das Therapieergebnis sollte immer über längere Zeit durch entsprechende Untersuchungen nach-kontrolliert werden.

Prophylaxe

Die einzige Möglichkeit der Prophylaxe besteht in der Expositionsprophylaxe. Infektionen durch T. pallidum sind meldepflichtig (Meldung durch das Labor).

Literatur

Berman SM. Maternal syphilis: pathophysiology and treatment. Bull World Health Org 2004; 82: 433 – 438

Nenoff P, Handrick W, Herrmann J. Syphilis auf dem Vormarsch. Moderne Diagnostik und aktuelle Thera-pie. Uro-News 2008; 12: 47 – 53

Peeling RW, Ye H. Diagnostic tools for preventing and managing maternal and congenital syphilis: an over-view. Bull World Health Org 2004; 82: 439 – 446

RKI-Ratgeber Infektionskrankheiten – Merkblätter für Ärzte. Syphilis (Lues). Epid Bull 2003; 30: 229 – 233

Schöfer H, Brockmeyer NH, Hagedorn HJ et al. Syphilis. Leitlinie der Deutschen STD Gesellschaft (DSTDG) zur Diagnostik und Therapie der Syphilis (aktuelle Version). http://www.awmf.org; Stand: Oktober 2008

 Koordinator: M. Borte

Mitarbeiter:
R. Blatz, W. Handrick, H. Schroten, F.-B. Spencker

Taeniasis und Zystizerkose

Der intestinale Befall des Menschen als Endwirt mit dem Rinderbandwurm Taenia saginata wird als Taeniasis saginata, der mit dem Schweinebandwurm T. solium als Taeniasis solium bezeichnet. Als Zystizerkose wird der Befall des Menschen als Zwischenwirt mit dem Finnen- bzw. Larvenstadium (Cysticercus cellulosae) von T. solium bezeichnet.

Klinisches Bild

Der im Dünndarm sitzende Adultwurm (meist nur 1 Exemplar) verursacht keine oder nur geringe uncharakteristische Beschwerden wie Übelkeit, Erbrechen, Bauchschmerzen und gelegentlich Durchfall. Bei der Taeniasis solium droht die Gefahr der Zystizerkose als Folge einer Selbstinfektion (anal-orale Übertragung von Eiern, evtl. auch durch Hochwürgen von Bandwurmgliedern) sowie die Übertragung auf andere durch direkte und indirekte Schmierinfektion.

Die sehr variable Symptomatik der Zystizerkose wird durch Lokalisation, Anzahl und Zustand der Finnen (Zystizerken) bestimmt. In Haut und Muskulatur verursachen sie meist keine Beschwerden, von erheblicher Bedeutung ist jedoch die Neurozystizerkose: Am häufigsten sind parenchymatöse Zysten im Gehirn, die auch bei multiplem Befall asymptomatisch bleiben können. Sie verursachen vor allem Beschwerden, wenn sie nach Monaten bis Jahren degenerieren, die Zystenwand undicht wird und austretende Antigene eine umgebende Entzündungsreaktion mit perifokalem Ödem verursachen. Die häufigste Symptomatik sind partielle oder generalisierte Krampfanfälle und andere fokal-neurologische Symptome. Jedoch können auch abgestorbene und verkalkte Zystizerken noch Ursache epileptischer Anfälle sein. Bei multiplen Zysten (bis über 100 möglich) mit entzündlicher Reaktion kann es zur schwerwiegenden Zystizerkose-Enzephalitis kommen. Die bei Kindern seltene extraparenchymatöse Neurozystizerkose betrifft Lokalisationen im Ventrikelsystem, im Subarachnoidalraum, den Meningen und im Spinalkanal. Mögliche Folgen sind basale Meningitis, obstruktiver Hydrozephalus mit Kopfschmerzen und Erbrechen sowie radikuläre Symptomatik. Extraparenchymatöse Zystizerken in Ventrikeln oder im Subarachnoidalraum können zu multilobulären Riesenzysten heranwachsen und tumorartige Verdrängungserscheinungen verursachen, selten kommt es zu einer diffus infiltrierenden (razemösen) Proliferation in benachbarte Strukturen mit ausgeprägter Arachnoiditis und zerebralen Infarkten.

Bei okulärer Zystizerkose können Sehstörungen (unter Umständen Erblindung) auftreten.

Ätiologie

Taenia saginata besteht aus einem mit 4 Saugnäpfen versehenen Kopf (Skolex), einem dünnen, kurzen Halsteil und der 6–10 m lang werdenden Gliederkette (Strobila) aus 1000–2000 Gliedern (Proglottiden). T. solium wird selten länger als 3–4 m und ist ähnlich gebaut, jedoch mit diagnostisch wichtigen Unterschieden in der Strukturierung der einzelnen Glieder (z. B. geringere Zahl der Uterusäste) und des mit einem Rostellum (Hakenkranz) bewehrten Skolex.

Neben dem intestinalen Wurmbefall der Endwirte mit Taenien gibt es die somatische Absiedlung von Larven (Finnen) bei Zwischenwirten: Eier von T. saginata sind allein für Rinder infektiös, wo sie in der Muskulatur zu entsprechenden Finnen werden (Cysticercus bovis). Gelangen Eier von T. solium zum Zwischenwirt – neben Schweinen und anderen Haustieren kann es auch der Mensch sein –, so kommt es mit der Bildung der Finnen zur Zystizerkose.

Epidemiologie

Die Taeniasis ist weltweit verbreitet. In Europa scheint die Prävalenz von T. saginata sogar zuzunehmen: 1–2 % der Bevölkerung dürften befallen sein. T. solium ist überall dort stark zurückgedrängt, wo Fleischbeschau und -frostung korrekt gehandhabt werden. Dem Schweinebandwurmbefall läuft die Häufigkeit der Zystizerkose parallel.

Die Übertragung von beiden Taenien erfolgt mit der Nahrung (Aufnahme ungenügend erhitzter finnenhaltiger Fleisch- oder Wurstwaren). Es gibt keine Übertragung von T. saginata von Mensch zu Mensch. Anders bei T. solium: die Infektion kann mit Eiern aus dem Stuhl eines wurmbefallenen Menschen geschehen (auch als Selbstinfektion, siehe oben) oder indirekt über fäkal kontaminierte Nahrungsmittel. Ansteckungsfähigkeit besteht, solange der Wurm im Träger lebt (meist 4–5 Jahre, gelegentlich auch Jahrzehnte). Die Eier können monatelang infektionstüchtig bleiben.

Die Präpatenzzeit (von der Ingestion der Larve bis zum Beginn der Ausscheidung von Bandwurmgliedern bzw. Eiern) beträgt 8–12 Wochen.

Die **Inkubationszeit** der Zystizerkose ist extrem variabel (wenige Monate bis zu über 10 Jahren).

Diagnose

Die Diagnose der Taeniasis basiert vorwiegend auf der Entdeckung der Bandwurmglieder im Stuhl und ihrer Untersuchung (Asservierung in Probengefäß mit NaCl-Lösung oder Wasser, Beachtung der Infektiosität von T. solium). Die Glieder von T. saginata gehen spontan, aktiv sich bewegend oder im Stuhl ab, die von T. solium erscheinen meist zu mehreren zusammenhängend. Bereits im Darm freigesetzte Eier können auch bei der Stuhluntersuchung nachgewiesen werden.

Bei der Neurozystizerkose ist die Bildgebung entscheidend für Verdachtsdiagnose, Lokalisation und Therapieplanung, wobei das MRT sensitiver zur Darstellung kleiner Zysten und ihrer Viabilität ist, während das CT Verkalkungen besser erfasst. Intakte Zystizerken stellen sich als vesikuläre (hypodense bzw. T1/FLAIR-hypointense) Zysten von wenigen Millimetern bis zu mehreren Zentimetern Größe (meist 0,5–2 cm) dar. Der eingestülpte Skolex ist zum Teil als hyperdense/intense Struktur in der Zyste zu sehen. Degenerierende Zystizerken stellen sich als ringförmige oder runde Kontrastverstärkung dar, meist mit umgebendem Hirnödem, abgestorbene Zystizerken oft als kleine, rundliche Verkalkungen. Ventrikuläre und sonstige extraparenchymatöse Zysten sind am besten im kontrastverstärkten MRT darzustellen.

Bei peripheren Zystizerken (Haut- und Muskelbefall) lässt sich die Diagnose nach Exstirpation oder Probeexzision histologisch sichern. Okuläre Zystizerken können bei Sitz in der vorderen oder hinteren Augenkammer sichtbar sein.

Die serologische Untersuchung von Serum und/oder Liquor (ELISA, Immunoblot) ist bei Neurozystizerkose in 70–90% positiv.

Therapie (Evidenzgrad II)

Jeder intestinale Bandwurmbefall ist zu behandeln. Mittel der Wahl ist Praziquantel (Cesol) in einer 1-maligen Dosis von 10 mg/kgKG. Niclosamid (Yomesan), in den ersten 2 Lebensjahren 1

Tablette (0,5 g), im 2. bis 6. Lebensjahr 2 Tabletten, ab dem 6. Lebensjahr 4 Tabletten, ist ebenfalls wirksam. Die Dosis ist 1-malig nach dem Frühstück zu geben. Auch Mebendazol (Vermox) kann angewandt werden. Die Dosierung beträgt 2-mal 100 mg/Tag für 3 Tage.

Die Therapie der Zystizerkose hängt von Lokalisation, Stadium und Symptomatik beim jeweiligen Patienten ab. Bei symptomatischen, aber abgestorbenen Zysten (Verkalkungen, fehlende entzündliche Veränderungen) ist die Behandlung mit Antikonvulsiva ausreichend. Bei intakten (vesikulären) und degenerierenden parenchymatösen Zysten ist eine antiparasitäre Behandlung indiziert, da diese in verschiedenen kontrollierten Studien zu einer rascheren Resolution der Zysten und zur Reduktion generalisierter Anfälle führte. Allerdings ist der Stellenwert bei der im Kindesalter häufigsten Form, der singulären, rund oder ringförmig kontrastverstärkten (degenerierenden) Läsion, umstritten, da sich diese meist auch spontan zurückbildet und einige Studien keinen oder nur einen geringen Vorteil der antiparasitären Therapie zeigen konnten.

Mittel der Wahl ist Albendazol (Eskazole) in einer Dosierung von 15 mg/kgKG/Tag (verteilt auf 2 Dosen) über 7 Tage. Ebenfalls wirksam ist Praziquantel (Cysticide). Davon erhalten Kinder ab 2 Jahren 15 Tage lang 50 mg/kgKG/Tag in 3 Einzeldosen. In einigen Vergleichsstudien war Albendazol besser wirksam als Praziquantel. Zudem sind die Serum- und Liquorkonzentrationen von Praziquantel bei gleichzeitiger Steroidgabe signifikant erniedrigt, nicht jedoch bei Albendazol. In einigen therapierefraktären Fällen erwiesen sich auch längere (bis zu 4-wöchige), höher dosierte (Albendazol 30 mg/kgKG/Tag, Praziquantel 100 mg/kgKG als Eintagestherapie) oder alternierende bzw. kombinierte Therapieschemata als effektiv.

Zur Prophylaxe hyperergischer Reaktionen unter antiparasitärer Therapie ist die zusätzliche Gabe von Steroiden (1–2 mg Prednisolon-Äquivalent pro kgKG/Tag) empfehlenswert. Eine antiparasitäre Therapie ist wegen der Gefahr akuter Verschlechterungen und bleibender Schädigungen kontraindiziert bei Zystizerkose-Enzephalitis (Hirndruckgefahr), Hydrozephalus, Arachnoiditis, Angiitis und Ependymitis. Hier ist zunächst eine hochdosierte Steroidtherapie (z. B. 0,5–1 mg Dexamethason pro kgKG/Tag) erforderlich.

Bei Hydrozephalus ist oft ein Shunt erforderlich. Ventrikuläre Zysten und Riesenzysten sollten, soweit möglich, operativ (oder ggf. endoskopisch) entfernt werden.

Razemöse Zystizerkose sowie nicht operable Riesen- und ventrikuläre Zysten erfordern eine längerfristige Albendazol-Therapie (mindestens 1 Monat bzw. nach Verlauf) und gleichzeitige hochdosierte Steroidtherapie. In einer Studie erwies sich eine hochdosierte Albendazol-Therapie (30 mg/kgKG/Tag über 8 Tage) bei gleichzeitiger, 4 Tage zuvor begonnener, hochdosierter Steroidtherapie als effektiv bei ventrikulären und subarachnoidalen Zysten.

Okuläre Zysten sollten operativ entfernt werden. Eine antiparasitäre Therapie wird wegen des Risikos irreversibler Schädigungen nicht empfohlen.

Prophylaxe

Die Eier von T. solium sind unmittelbar nach Verlassen des Wirtes infektionstüchtig. Um den Patienten und seine Kontaktpersonen vor einer Eiaufnahme zu schützen, muss jeder T.solium-Träger behandelt werden. Dabei ist zu beachten, dass auch die nach Therapie abgehenden Bandwürmer bzw. Glieder infektiöse Eier enthalten und sicher zu vernichten sind. Schwerpunkte der Seuchenhygiene sind die korrekte Fleischbeschau und Überwachung von Schweinehaltungsbetrieben; die Tiere dürfen keinen Zugang zu menschlichen Fäkalien haben. Keine Düngung von Gemüse und Erdfrüchten mit menschlichen Fäkalien. Die persönliche Prophylaxe beruht auf dem Verzicht von rohen oder ungenügend erhitzten Fleisch- und Wurstwaren. Schnellräuchern und Pökeln töten die Finnen nicht ab.

Literatur

Garcia HH, Pretell EJ, Gilman RH. et al. and the Cysticercosis Working Group in Peru. A trial of antiparasitic treatment to reduce the rate of seizures due to cerebral cysticercosis. N Engl J Med 2004; 350: 249 – 258

Garcia HH, Del Brutto OH, Cysticercosis Working Group in Peru. Neurocysticercosis: updated concepts about an old disease. Lancet Neurol 2005; 4: 653 – 661

 Koordinator:
T. Löscher

Mitarbeiter:
R. Bialek

Tetanus

Synonym: Wundstarrkrampf

Klinisches Bild

Der Tetanus wird in 4 Formen eingeteilt: generalisiert, lokalisiert, zephalisch und neonatal.

Bei der häufigsten (ca. 80 %), der generalisierten Form, beginnt die meist afebrile oder subfebrile Krankheit mit tonischen Spasmen der Skelettmuskulatur. Aufgrund von anhaltenden tonischen Spasmen der mimischen Gesichts- und Kaumuskeln weisen die Patienten einen charakteristischen Gesichtsausdruck mit fixiertem Lächeln und hochgezogenen Augenbrauen (Risus sardonicus) auf. Der Mund kann bei bilateraler Beteiligung der Kiefermuskulatur nicht vollständig geöffnet werden (Kieferklemme, Trismus) und bei Einbeziehung der Pharynxmuskulatur entsteht eine Dysphagie; bedrohlich ist das Auftreten eines Laryngospasmus. Die Körperhaltung der Patienten ist opisthoton; plötzliche, durch mechanische, optische oder akustische Reize ausgelöste Kontraktionen ganzer Muskelgruppen können hinzukommen. Das Bewusstsein bleibt erhalten. Respiratorische Komplikationen, wie Obstruktion der Atemwege, Sekretstau, Pneumonie und Atelektasen, führen zu Ateminsuffizienz. Eine Beteiligung des sympathischen Nervensystems zeigt sich in Form von Blutdruckschwankungen, peripheren Durchblutungsstörungen und Schweißausbrüchen.

Beim zephalen Tetanus (Eintrittspforte: Kopfverletzung!) kommt es zum Befall von Hirnnerven. Beim lokalisierten Tetanus, der bei vorbestehender Teilimmunität beobachtet wird, bleiben die Spasmen auf die Umgebung der Inokulationsstelle beschränkt. Die Spasmen können ohne Progredienz über Wochen und Monate persistieren.

Die Letalität liegt selbst mit moderner Intensivtherapie bei 20 – 25 %. Todesursachen sind vor allem respiratorische Insuffizienz und kardiovaskuläre Komplikationen. Ein überstandener Tetanus hinterlässt keine Immunität.

Ätiologie

Clostridium tetani ist ein grampositives, sporenbildendes, strikt anaerob wachsendes Bakterium. Die ubiquitären Sporen lassen sich im Erdreich und in den Fäzes von Tieren und Menschen nachweisen.

Sie sind resistent gegen Hitze und gebräuchliche Antiseptika und überleben in Geweben für Monate, im Erdreich Jahre, wenn sie nicht dem Sonnenlicht ausgesetzt werden. Die vegetative Form von C. tetani bildet unter anaeroben Bedingungen 2 Exotoxine, Tetanolysin und Tetanospasmin, wobei das Letztere die typischen klinischen Symptome hervorruft. Dieses Toxin bindet irreversibel an den Motoneuronen und führt zu einer Verstärkung der Erregbarkeit durch Hemmung inhibitorischer Synapsen. Tetanospasmin gelangt vor allem über die peripheren Nerven ins Rückenmark und Gehirn. Außer auf diese Organe wirkt es auch auf die motorischen Endplatten in Skelettmuskeln und das sympathische Nervensystem.

Epidemiologie

Tetanus ist weltweit verbreitet. Vor allem in feuchtwarmen Ländern mit schlechter medizinischer Versorgung und niedrigem Durchimpfungsgrad erkranken und sterben auch heute noch viele Menschen an Wundstarrkrampf.

In den Industriestaaten Europas und Nordamerikas ist die Tetanusinzidenz dank der guten Durchimmunisierungsrate sowie der verbesserten Lebensbedingungen niedrig. In Deutschland traten in den letzten beiden Jahrzehnten jährlich etwa 15 Erkrankungsfälle auf, in den Jahren 1999 und 2000 waren es jeweils 8 Fälle, überwiegend bei älteren Erwachsenen (Ursache: fehlende oder mit dem Alter abnehmende Immunität). Mit Einführung des Infektionsschutzgesetzes (2001) war Tetanus nicht mehr meldepflichtig und die Zahl der Infektionen ist seitdem nicht bekannt.

Prinzipiell besteht bei jeder Verletzung einschließlich kleinster Riss-, Schürf- und Kratzwunden und Unfallverletzungen das Risiko einer Infektion mit C. tetani, besonders dann, wenn Schmutz, Erdreich (Gartenarbeit!) oder Spuren von Fäzes in die Wunde gelangen und diese ein anaerobes Milieu begünstigt (z. B. Stichwunde, gedeckte Wunde, Nekroseherde). Eine direkte Ansteckung von Mensch zu Mensch erfolgt nicht.

Die **Inkubationszeit** beträgt 3 Tage bis 3 Wochen mit Schwankungen zwischen 1 Tag und mehreren Monaten. Kürzere Inkubationszeiten bedeuten eine schlechtere Prognose. Die Inkubationszeit bei Neugeborenen beträgt 5–14 Tage.

Diagnose

Die Diagnose wird anhand des klinischen Bildes gestellt. Der kulturelle Erregernachweis aus Wundabstrichen dauert lange und gelingt nur etwa in 1 Drittel der Fälle; er ist zudem wenig aussagekräftig. Aussagefähig ist dagegen der Toxinnachweis im Tierversuch, bei dem Wundmaterial oder Patientenserum Mäusen intraperitoneal injiziert werden. Molekularbiologische Nachweisverfahren haben in der Tetanusdiagnostik bisher keine Bedeutung.

Therapie (Evidenzgrad IV)

Jede Verletzung muss so bald wie möglich adäquat chirurgisch versorgt werden (Debridement), um eine Proliferation von Tetanusbakterien und nachfolgende Toxinbildung zu vermeiden. Zur Neutralisierung von nicht gebundenem Toxin wird Tetanusimmunglobulin, 1-malig 3000–6000 IE, verabreicht (das im Axon aufsteigende Toxin kann jedoch nicht mehr neutralisiert werden).

Eine frühzeitige Antibiotikatherapie kann durch Abtötung der Clostridien eine weitere Toxinbildung verhindern. Metronidazol: 30 mg/kgKG/Tag intravenös oder per os in 3 Dosen über 4 Tage. Alternativ kann Penicillin G (100 000 IE/kgKG/Tag in 4 Dosen als Kurzinfusion intravenös über 10 Tage) verabreicht werden.

Intensivpflege und symptomatische Therapie entscheiden über den weiteren Krankheitsverlauf. Hierzu gehören vor allem eine ausreichende Sedierung, z. B. durch Benzodiazepine sowie – in schweren Fällen – die Gabe von Muskelrelaxanzien und mechanische Beatmung bei beginnender Ateminsuffizienz. Zur Spasmolyse kann zudem Botulinum-Toxin eingesetzt werden. Die Ernährung erfolgt in der Regel parenteral. Die Patienten sollten von Umgebungsreizen abgeschirmt werden. Sorgfältige Pflegemaßnahmen zur Vermeidung von Dekubitus und pulmonalen Infektionen haben eine große Bedeutung.

Prophylaxe (Evidenzgrad I)

Unbedingt sollte bei allen Säuglingen ab dem Alter von 2 Monaten eine aktive Immunisierung mit Tetanustoxoid begonnen werden. Auffrischimpfungen in Kombination mit Diphtherietoxoid (und ggf. anderen Impfantigenen gemäß allgemeiner Impfempfehlungen) erfolgen im Alter von 5–6 und 9–17 Jahren und danach in 10-jährigen Abständen lebenslang.

Tetanus hinterlässt keine zuverlässige Immunität, weshalb nach überstandenem Tetanus der Impfschutz durch Nachholimpfung(en) aktualisiert werden muss!

Bei Verletzungen verabreicht man in Ergänzung zur prophylaktischen passiven Immunisierung unzulänglich (< 3 Dosen) oder gar nicht geimpften Kindern und Jugendlichen mit tiefen und/oder verschmutzten Wunden sofort 250–500 IE humanes Tetanusimmunglobulin (siehe Tab. 5). Von manchen Autoren wird auch eine lokale Infiltration der Wundränder mit Tetanusimmunglobulin empfohlen, obwohl ein eindeutiger Nutzen dieser Maßnahme bislang nicht bewiesen wurde. Simultan erfolgt die aktive Impfung mit Tetanustoxoid bei unzureichend geschützten Personen, wobei grundsätzlich altersspezifische Kombinationsimpfstoffe verwendet werden sollten. Vollständig grundimmunisierte Personen (> 3 Dosen), bei denen eine oder mehrere Auffrischimpfungen versäumt wurden, erhalten eine aktive (aber keine passive) Immunisierung, ebenfalls mit einem altersspezifischen Kombinationsimpfstoff. Ärzte sollten bei Personen mit Verletzungen einschließlich Minimalverletzungen immer den Impfstatus kontrollieren. Das RKI hat bei der Erhebung und Analyse der Tetanusfälle in Deutschland zwischen 1991 und 1995 nachgewiesen, dass Ärzte nicht immer die empfohlenen prophylaktischen Maßnahmen einleiten.

Primäres Ziel der Weltgesundheitsorganisation ist die Eindämmung des Neugeborenentetanus durch die aktive Impfung der Mütter vor oder auch während der Schwangerschaft.

◼ Meldepflicht

Eine Meldepflicht ist nach dem Infektionsschutzgesetz nicht festgelegt. In einigen Bundesländern ist jedoch die Einführung einer Meldepflicht vorgesehen bzw. bereits erfolgt.

Neugeborenentetanus

Nach Angaben der WHO kommen neonatale Infektionen durch C. tetani in 48 überwiegend afrikanischen und asiatischen Ländern vor. Etwa 180 000 Kinder sterben jährlich an dieser Erkrankung. Eintrittspforte ist meist der Nabel infolge mangelhafter Hygiene bei der Durchtrennung der Nabelschnur und bei der Versorgung des Stumpfes.

Das Hauptproblem liegt im fehlenden passiven Impfschutz der Neugeborenen durch maternale Antikörper. Die Krankheit beginnt 3 – 10 Tage nach der Geburt und äußert sich durch Schwierigkeiten beim Saugen und Schlucken, anhaltendes Schreien, durch tonische Starre und Spasmen der Muskulatur sowie durch eine Beugehaltung der Extremitäten mit Faustbildung der Hände. Trismus und Opisthotonus werden häufig beobachtet. Die Letalität ist hoch; Komplikationen an Lungen, Leber und Gehirn sind die Haupttodesursachen.

Der Tetanus neonatorum ist durch konsequente Tetanusprophylaxe vor oder während der Schwangerschaft (die protektiven IgG-Antikörper passieren die Plazenta) und den verbesserten Hygienestandard bei der Entbindung in den Industrieländern und vielen anderen Regionen heute praktisch verschwunden. Neugeborene ausreichend geimpfter Mütter haben bis zum 3. bis 4. Lebensmonat eine zuverlässige passive Leihimmunität. Es sollten daher alle ungeimpften Schwangeren während der Schwangerschaft grundimmunisiert werden bzw. der Impfschutz vervollständigt werden. Kinder ungeimpfter oder unvollständig geimpfter Mütter erhalten bis zum Aufbau der eigenen Immunität (= 3 Impfdosen) bei gefährdenden Verletzungen Tetanusimmunglobulin (250 IE).

Tetanus und Schwangerschaft

Tetanusinfektionen und Erkrankungen in Zusammenhang mit einer Schwangerschaft spielen heute nur noch in wenigen Ländern eine Rolle und tragen dort zur peripartalen Müttersterblichkeit bei. Infektionsursachen sind hierbei septische Prozeduren während und nach der Geburt oder mechanische Eingriffe zur vorzeitigen Beendigung der Schwangerschaft. Hierbei werden nicht selten verunreinigte Instrumente oder pflanzliche Fremdkörper in den Genitaltrakt eingebracht. Nicht genitale Verletzungen spielen nur eine untergeordnete Rolle.

Bei Erkrankung während einer Schwangerschaft ist der Fetus durch Ausmaß und Schwere der mütterlichen Erkrankung bedroht. Sichere Hinweise auf eine vertikale Übertragung der Infektion oder eine plazentare Toxinübertragung bestehen nicht.

 Koordinator:
U. Heininger

Mitarbeiter:
D. Desgrandchamps, H. Scholz

Tollwut

Synonyma: Rabies, Lyssa, Hydrophobie

Klinisches Bild

■ Erkrankung der Tiere

Alle Säugetiere können an Tollwut erkranken. Asymptomatische Infektionen sind lediglich bei Fledermäusen gesichert. Nach stets akutem Beginn endet die Krankheit meistens innerhalb von 7 – 10 Tagen, maximal nach 2 Wochen, tödlich. Je nach Ausprägung und Lokalisation der Enzephalitis zeigen die Tiere mehr ein paralytisches oder unruhiges und unerwartet aggressives Verhalten – „rasende Wut". Verdächtige Verhaltensstörungen sind das Verkriechen, die verlorene natürliche Scheu, der Verlust der Tag- oder Nachtaktivität, ungewöhnliches Beißverhalten gegenüber Tieren der gleichen wie auch anderer Arten und gegenüber dem Menschen. Hilfsbedürftig erscheinende Tiere können plötzlich aggressiv reagieren. Lähmungen der Schlundmuskeln bewirken fortwährendes Sabbern und Schluckstörungen. Es kann auch jegliche Symptomatik fehlen. Im Gegensatz zum Menschen wird eine Hydrophobie nicht beobachtet. Die Tiere verenden mit Atemlähmungen.

■ Erkrankung des Menschen

Im Einzelfall können die Grenzen der systematischen Verlaufsstadien (Prodromalstadium – akute neurologische Phase [„wilde" und „stille" Wut] – Koma/Tod) verschwimmen. Prodromi sind allgemeines Krankheitsgefühl, Schlafstörung, Übelkeit und Fieber. Sie dauern 2 – 10 Tage. Als verdächtig sind Parästhesien an der alten Bissstelle anzusehen. Erregungszustände, häufig im Wechsel mit Depressionen sowie Halluzinationen, können eine Psychose vortäuschen. Reizbarkeit und Empfindlichkeit gegen Licht, Geräusche und Luftzug steigern sich. Die Körpertemperatur steigt allmählich an. Verdächtiger für eine Rabies-Enzephalitis wird das Krankheitsbild erst mit dem Beginn der Hydrophobie, der Hypersalivation und den aggressiven Beißbewegungen. Neben der Hydrophobie kann eine Aerophobie bestehen, das heißt die Angst vor Luftzug in das Gesicht, welcher Muskelspasmen im Kopf-Hals-Bereich auslöst.

Die neurologische Symptomatik beginnt variabel mit Muskelhypertonie, paroxysmalen Muskelkrämpfen, Tremor bei gleichzeitiger Abschwächung der Muskeleigenreflexe und Koordinationsstörungen. Das Sensorium bleibt zunächst ungetrübt. Phasen starker Erregung können mit ruhigen Intervallen abwechseln. Meist tritt der Tod nach 3 – 7 Tagen ein. Todesursachen sind die zentrale oder periphere Ateminsuffizienz oder das Herzversagen infolge der zum Krankheitsbild gehörenden Rabies-Myokarditis, die sich mit Rhythmusstörungen (Tachyarrhythmien) bereits in den ersten Krankheitstagen ankündigen kann.

Bei fast einem Fünftel der Patienten verläuft die Erkrankung primär paralytisch als stille Wut symptomengleich mit verschiedenen Myelitiden und insbesondere einer Polyneuritis Guillain-Barré.

Bei allen unklaren psychiatrischen und neurologischen Erkrankungen sollte die Tollwut in die Differenzialdiagnose eingeschlossen werden!

Bei Ungeimpften endet die Erkrankung an Tollwut stets tödlich!

In einem einzigen Fall wurde eine – allerdings nicht virologisch nachgewiesene – Erkrankung von einer ungeimpften Patientin überlebt (siehe unten). In 5 Fällen, in denen vor Beginn der Tollwuterkrankung eine Immunprophylaxe durchgeführt worden war, wurde die Erkrankung überlebt, zum Teil aber mit erheblichen Residuen.

Ätiologie

Die Erreger der Tollwut gehören zur Familie Rhabdoviridae, Genus Lyssavirus. Es handelt sich um behüllte Viren, deren Erbinformation als einsträngige RNA negativer Polarität vorliegt. Sie werden bislang in 7 Genotypen eingeteilt: Rabiesvirus (Typ I), Lagos-Bat-Virus (Typ 2), Mokolavirus (Typ 3), Duvenhagevirus (Typ 4), Europäisches Fledermaus-Tollwutvirus (EBLV: „european bat lyssavirus", Typ 1 und 2; sie entsprechen den Rabiesvirus-Genotypen 5 und 6) sowie das in Australien entdeckte Pteroid-Bat-Virus (Typ 7). Jüngst wurden in Fledermäusen weitere, noch nicht ausreichend klassifizierte rabiesähnliche Viren nachgewiesen (Aravan-Virus, Khujand-Virus, Irkut-Virus, West-Caucasian-Bat-Virus). Fast alle Erkrankungen des Menschen werden durch Rabiesvirus Typ I verursacht.

Epidemiologie

Die Tollwut ist als primäre Tierkrankheit weltweit verbreitet. Die silvatische Form (Wildtiere; in Europa meist Füchse in Osteuropa dazu der Wolf, aber auch Reh, Marder und Dachs) dominiert in den Industrieländern, während in Asien, Mittelamerika und Afrika die urbane Tollwut (Haustiere; überwiegend Hund, seltener Katze sowie Weidetiere) überwiegt. Auch bei der silvatischen Form spielen Hunde und Katzen als Expositionstiere für den Menschen eine wichtige Rolle. Hauptvektoren auf den anderen Kontinenten sind: in Afrika: Hund, Schakal, Katze und Mungo; in Nordamerika: Stinktier, Waschbär, Fuchs, arktischer Fuchs, Fledermaus, Haustiere; in Mittel- und Südamerika: Hund, Katze und Fledermaus (am häufigsten Vampir-Fledermaus); in Asien: Hund, Katze, Wolf, arktischer Fuchs; in Australien: Fledermaus.

Während in Osteuropa die Tollwut bei Wild- und Haustieren weiterhin ein Problem darstellt, gilt eine Reihe von Ländern Süd-, West-, Mittel- und Nordeuropas derzeit offiziell frei von Wild- und Fledermaustollwut. Hierzu wird auf fortwährend aktualisierte Quellen wie das „Rabies Bulletin Europe" (http://www.who-rabies-bulletin.org) verwiesen. Durch orale Immunisierung der Füchse konnte auch in Deutschland die Wildtollwut weitgehend eliminiert werden; der bisher letzte Nachweis erfolgte am 03. 02. 2006 bei Füchsen.

In Deutschland sind humane Tollwutinfektionen sehr selten. In Einzelfällen erfolgten Tollwutinfektionen bei Reisen in Länder, in denen die Tollwut häufig vorkommt, bspw. Indien und Sri Lanka. Auch aus Ländern mit hoher Tollwutprävalenz illegal importierte Haustiere, insbesondere Hunde, bergen ein potenzielles Tollwutrisiko. So wurden in den Nachbarländern Österreich und Frankreich in den letzten Jahren mehrere Erkrankungsfälle durch illegal aus Nordafrika eingeführte streunende Hunde beobachtet.

Seit einigen Jahren ist offenkundig, dass in Europa, auch in Deutschland, Fledermäuse ein Reservoir für die Fledermaustollwut darstellen. Diese wird durch europäische Fledermaustollwutviren hervorgerufen und ist auch für den Menschen lebensgefährlich.

Die Virusübertragung erfolgt durch Biss- und Kratzverletzungen (Wundinokulation) bzw. durch Schleimhautkontakt mit virushaltigem Speichel. Eine direkte Übertragung von Mensch zu Mensch wurde im Rahmen von Hornhaut- und Organtransplantationen beschrieben. Übertragungen bei der Behandlung und Pflege von Erkrankten sind bisher nicht dokumentiert. Patienten sind jedoch bereits vor Ausbruch und während der gesamten Krankheitsdauer als infektiös anzusehen. Auch Kadaver tollwutkranker bzw. -verdächtiger Tiere sind als infektiös zu betrachten.

Die Kontagiosität hängt wesentlich von der Lokalisation und dem Ausmaß der Verletzung ab. Bei Vorliegen mehrerer tiefer Bisswunden im Gesicht erkranken bis zu 60 %, bei oberflächlichen Bissverletzungen im Gesicht bis zu 10 % und bei oberflächlichen Bissverletzungen an der Hand bis zu 5 % der ungeimpften Personen.

Immunität. Nach direkter Inokulation in das periphere Nervengewebe kann infolge der intraneuronalen Ausbreitung der Lyssaviren das Immunsystem in der Inkubationszeit umgangen werden. Neutralisierende Antikörper lassen sich, wenn überhaupt, erst zwischen 8 und 10 Tagen nach Beginn der Enzephalitis, also erst im Finalstadium, feststellen. Ein Schutz vor der Erkrankung wird nur durch eine wirksame Vakzine erlangt.

Die **Inkubationszeit** ist variabel und beträgt beim Hund und bei der Katze durchschnittlich 10 Tage, bei Schaf, Ziege, Schwein 14 – 30 Tage, beim Rind 30 – 60 Tage und beim Pferd 60 – 150 Tage. Die Inkubationszeit des Menschen kann wenige Tage bis maximal Jahre betragen. In den meisten Fällen liegt die Infektion 3 Wochen bis 3 Monate zurück. Je näher der Infektionsort am zentralen Nervensystem liegt und je stärker er inerviert ist, desto kürzere Inkubationszeiten stellen sich ein. Daher ergeben sich für Kinder eher kürzere Inkubationszeiten.

Diagnose

Fragen zur Anamnese sollen die Begleitumstände der Infektion, das verdächtige Verhalten des Tieres, z. B. Verlust der natürlichen Scheu oder das Erscheinen nachtaktiver Tiere am Tag, seine Gewohnheiten, mögliche Berührungen mit der Wildbahn, evtl. letzte Verletzungen (siehe Inkubationszeiten) und den Impfstatus (Gesundheitszeugnis) des Tieres berücksichtigen. Liegt von dem geimpften Tier kein Antikörpernachweis vor, muss es in der Gefahreneinschätzung wie ein ungeimpftes Tier angesehen werden.

■ Untersuchungsmaterial vom tollwutverdächtigen Tier

Um die Diagnose zu sichern, sollte das Tier primär nicht getötet und darf der Kadaver nicht beseitigt werden. Der Amtstierarzt entscheidet, ob das Tier unter Beobachtung zu stellen oder zu töten ist. Er teilt mit, an welche Untersuchungsstelle das tote Tier ggf. gesandt werden soll. Ratschläge zur Gewinnung und zum Transport des Untersuchungsmaterials sollen bei den Veterinäruntersuchungsämtern vorher erfragt werden.

■ Untersuchungsmaterial von Patienten

Intra vitam:
- nuchale Hautbiopsie: ca. 5 mm breit und tief oberhalb der Haargrenze. Keine Fixierung. Gekühlter Transport in kleinem Gefäß, ggf. zur Vermeidung des Austrocknens mit physiologischer NaCl-Lösung angefeuchteten, sterilen Tupfer dazugeben.
- Speichel, Serum und Liquor cerebrospinalis. Für die PCR-Diagnostik sollte das Material gefroren, für das Einbringen in Zellkulturen gekühlt transportiert werden (+4 °C).

Postmortal:
- mehrere Hirngewebeproben aus verschiedenen Arealen (z. B. Hippocampus, Kleinhirn, Medulla oblongata); nativ.

Es sollte mit einem auf Tollwut spezialisierten Labor Kontakt aufgenommen werden, um schnellstmöglichen Versand und Verarbeitung sicherzustellen.

■ Nachweismethoden
- Virusantigennachweis durch direkte Immunfluoreszenz in Nackenhautbiopsien und Nervengewebe. Ergebnis innerhalb weniger Stunden.
- Rabiesvirus-RNA-Nachweis mit RT-PCR in Speichel, Rachensekret, Liquor cerebrospinalis, Nackenbiopsie und Hirngewebe. Ergebnis meistens innerhalb eines Tages.
- Virusanzüchtung in Zellkultur + direkte Immunfluoreszenz. Ergebnis nach einigen Tagen bis 2 Wochen.
- Neutralisierende Antikörper mit Fokushemmtest (RFFIT: „rapid fluorescent focus-inhibition test"). Antikörper treten, wenn überhaupt, erst spät im Krankheitsverlauf auf.

- Virusantigen- (Nukleokapsid, Glykoprotein) und Genomanalysen (RFLP, Sequenzierung) dienen epidemiologischen Untersuchungen.
- Negative Ergebnisse aller intra vitam eingesetzten diagnostischen Verfahren erlauben keinen Ausschluss der Tollwut. Die Bestätigung gelingt oft erst post mortem.

■ Enzephalitisdiagnostik

Blutbild, CRP, BKS, Liquorstatus, EEG, SEP, EKG, NMR oder CT. Für die Tollwut-Enzephalomyelitis und -myokarditis ergeben sich meist keine diagnostisch wegweisenden Befunde.

Therapie
■ Wundbehandlung

Frische und noch nicht geheilte Wunden gründlich mit viel Wasser und Seife oder Detergens reinigen und gründlich ausspülen. Anschließend entweder mit Ethanol (70 %) oder Jodlösung (z. B. Povidon-Jod) ausspülen. Wenn Letztere nicht verfügbar sind, können ein alkoholisches Desinfektionsmittel (Alkoholgehalt 40 – 80 %) oder eine 0,1 %ige quaternäre Ammoniumverbindung (erst nach vollständiger Entfernung der Seife) benutzt werden.

Zum Ausspülen der Wunde(n) verwendet man am besten den kleinsten Venenverweilkatheter mit einer Spritze.

Entscheidend ist, dass mit der großzügigen Um- und Unterspritzung der Wunde(n) mit Tollwutimmunglobulin eine möglichst lückenlose Barriere neutralisierender Antikörper erreicht wird. Nur so lässt sich das Eindringen der Viren in das Nervensystem verhindern. Ein verbleibender Rest wird kontralateral oder in großem Abstand zum Ort der aktiven Immunisierung intramuskulär injiziert.

Bei zahlreichen Wunden kann die gesamte Dosis mit physiologischer NaCl-Lösung bedarfsgerecht 2- bis 3-fach verdünnt werden. Eine Überschreitung der Dosisgrenze (20 IE/kgKG) soll mit Rücksicht auf die simultane aktive Impfung vermieden werden. Behutsame Wundrandexzision bei Bisswunden. Primäre Wundnaht möglichst vermeiden.

Die chirurgische Wundbehandlung ersetzt weder die rigorose Wundreinigung noch die passive Immunisierung. Tetanus-Prophylaxe überprüfen und ggf. auffrischen. Antibiotische Therapie wegen der Gefahr der bakteriellen Superinfektion einleiten.

◼ Behandlung des Tollwutkranken

Eine wirksame antivirale Therapie gibt es bisher nicht. Die Patienten müssen symptomatisch und intensivmedizinisch behandelt werden. Sie sind prophylaktisch zu isolieren.

2004 überlebte erstmals eine 15-jährige ungeimpfte Jugendliche in den USA eine klinisch und serologisch diagnostizierte, aber nicht virologisch gesicherte Tollwuterkrankung nach einem Fledermausbiss unter experimenteller neuroprotektiver und virostatischer Behandlung mit Ribavirin und Amantadin sowie mehrwöchiger Intensivtherapie mit Induktion eines künstlichen Komas. Das in diesem Fall eingeschlagene sog. „Milwaukee-Protokoll" erwies sich aber in der Zwischenzeit bei der Behandlung anderer Tollwutinfizierter als wirkungslos.

◼ Vorsichtsmaßnahmen für das medizinische Personal und Kontaktpersonen

Das Personal und die Angehörigen müssen über die mögliche Virusübertragung (Speichel, Tränenflüssigkeit) informiert werden. Es wird das Tragen von Schutzbrillen, Mund- und Nasenschutz sowie Schutzhandschuhen empfohlen. Bei direktem, ungeschütztem Kontakt mit verletzter Haut oder Schleimhaut zu Speichel oder Erbrochenem, Liquor, Organen (insbesondere Nervengewebe) oder Nadelstichexposition ist nach den Empfehlungen der STIKO eine postexpositionelle Simultanprophylaxe indiziert. Im speziellen Fall eines wahrscheinlich Infizierten (z. B. nach Transplantation eines infektiösen Organs) ist für exponierte Kontaktpersonen eine präexpositionelle Impfung zu erwägen. Alle Maßnahmen sind mit dem zuständigen Gesundheitsamt abzustimmen.

Prophylaxe
◼ Impfstoffe und Anwendungen
▶ Passive Immunisierung

Passive Immunisierung nur in Verbindung mit einer aktiven Immunisierung: siehe Tab. 85.

▶ Aktive Immunisierung

Verfügbare Impfstoffe mit inaktivierten Tollwutviren:

- „human diploid cell vaccine" (HDCV): Tollwut-Impfstoff (HDC) inaktiviert
- „purified chick embryo cell vaccine" (PCECV): z. B. Rabipur

Mit den HDC- und PCEC-Vakzinen (mindestens 2,5 IE inaktiviertes Tollwutvirus) werden schützende Antikörpertiter (> 0,5 IE/ml) zu 100 % erreicht. Die Impfung soll intramuskulär in den M. deltoideus, bei Säuglingen in den M. vastus lateralis (anterolaterale Zone eines Oberschenkels) erfolgen.

Intragluteal darf nicht injiziert werden, weil der Impfstoff partiell oder vollständig in das Fettgewebe gelangt und die Impfung gegen die tödliche Tollwut versagen kann. Im Fall einer Simultanimpfung mit Rabies-Immunglobulin muss die aktive Immunisierung kontralateral erfolgen. Hämophiliepatienten werden subkutan am Oberarm geimpft (Erfolgskontrolle durch Antikörpermessung). Alternativ kann bei entsprechender Erfahrung des Impfarztes ein prä- bzw. postexpositionelles intradermales Impfschema der WHO mit einem Impfstoff, dessen Wirksamkeit für diese Applikationsform nachgewiesen wurde (z. B. Rabipur), angewendet werden.

◼ Impfschemata
▶ Präexpositionelle Impfung (siehe Tab. 86)

Sie richtet sich nach dem Expositionsrisiko und der regionalen Tollwutprävalenz. Das kindliche Risiko ist naturgemäß höher einzuschätzen. In

Tabelle 85 Passive Immunisierung im Rahmen der postexpositionellen Tollwutprophylaxe.

Impfstoff	Einzeldosis	Indikation/Personenkreis	Anwendung
humanes Tollwut-immunglobulin	20 IE/kgKG[1]	postexpositionelle Simultanprophylaxe für Nichtgeimpfte bei Grad-III-Exposition (siehe Tab. 87), Immundefiziente bei Grad-II- und -III-Exposition (siehe Tab. 87)	so viel Volumen wie anatomisch möglich um und unter die Wunde(n) injizieren, ggf. den Rest kontralateral zur aktiven Impfung intragluteal geben

[1] humanes Tollwutimmunglobulin (1 ml = 150 IE): BERIRAB

Tabelle **86** Präexpositionelle Impfung.

Art der Impfung	Durchführung (Angaben der Hersteller sind zu berücksichtigen!)
Grundimmunisierung	je 1 Impfdosis an den Tagen 0, 7, 21 oder 28
Auffrischimpfungen	je 1 Impfdosis in den vom Hersteller empfohlenen Abständen[1] bzw. nach Titerkontrolle (bei erhöhter Gefährdung) bei kontinuierlichem Expositionsrisiko[2]: Titerkontrollen mindestens alle 2 Jahre empfehlenswert 1 Impfdosis, wenn Titer < 0,5 IU/ml im RFFIT i. d. R. Auffrischimpfungen alle 2 – 5 Jahre erforderlich bei erhöhtem Expositionsrisiko (z. B. mit Tollwutviren arbeitendes Laborpersonal): halbjährliche Antikörpertiterkontrollen 1 Impfdosis, wenn der Titer < 0,5 IU/ml im RFFIT

[1] Rabipur: alle 2 – 5 Jahre; Tollwutimpfstoff (HDC): 1 Jahr nach Grundimmunisierung, dann alle 5 Jahre
[2] Tierärzte, Jäger, Forstpersonal u. a. Personen mit Umgang mit Wildtieren sowie ähnliche Risikogruppen (z. B. Personen mit beruflichem oder sonstigem engem Kontakt zu Fledermäusen)

Deutschland besteht derzeit eine Indikation bei Tierärzten, Forstpersonal, Jägern sowie Personen mit Umgang mit Wildtieren oder mit Kontakt zu Fledermäusen. Zudem benötigt das Personal in Laboratorien mit möglicher Tollwutexposition eine präexpositionelle Impfung. Weiterhin sollte die Impfung Reisenden in Regionen mit hoher Tollwutgefährdung, z. B. durch streunende Hunde, empfohlen werden. Die präexpositionelle Grundimmunisierung erfolgt nach dem Schema 0-7-21 bzw. 28 Tage. Nicht in allen Ländern sind gut verträgliche Zellkulturimpfstoffe für eine postexpositionelle Immunisierung verfügbar! Auch humanes Tollwutimmunglobulin ist außerhalb von Industrieländern meist nicht erhältlich; zum Teil steht nur Tollwutimmunglobulin vom Pferd zur Verfügung.

▶ **Postexpositionelle Impfung** (siehe Tab. 87)
Die Impfstoffe sind die gleichen wie bei präexpositioneller Impfung.

Die aktive Immunisierung erfolgt gemäß den Angaben der Hersteller. Das übliche Impfschema sieht für Ungeimpfte oder unvollständig Geimpfte Impfungen an den Tagen 0, 3, 7, 14 und 28 vor. Wundbehandlung und aktive Impfung bzw. Simultanprophylaxe sind, wenn indiziert, *unverzüglich* durchzuführen; *kein Abwarten bis zur Klärung des Infektionsverdachts beim Tier!* Eine indizierte Postexpositionsprophylaxe sollte aber immer durchgeführt werden, unabhängig von der Zeit, die seit der Verletzung bereits verstrichen ist.

Sollte zum Zeitpunkt der 1. Impfung kein humanes Tollwutimmunglobulin verfügbar sein (z. B. in Entwicklungsländern), sollte es später als 7 Tage nach der 1. Impfung nicht mehr verabreicht werden (d. h. nicht später als mit der 3. Impfung). Auch bei verspätetem Beginn der Simultanprophylaxe darf die vorgeschriebene Tollwutimmunglobulin-Dosis nicht erhöht werden.

Bei besonders hohem Erkrankungsrisiko (z. B. zahlreiche Wunden, insbesondere an Kopf, Fingern und Zehen) sowie bei verspätetem Behandlungsbeginn kann die 1. Impfdosis verdoppelt werden (= je 1 Impfdosis in den rechten und linken M. deltoideus).

Vollständig geimpfte Personen erhalten bei Expositionsgrad II und III je 1 aktive Impfung an den Tagen 0 und 3. Die Gabe von Tollwutimmunglobulin ist nicht erforderlich. Als vollständig geimpft gelten alle Personen, die eine vollständige Grundimmunisierung und alle bis zum Zeitpunkt der Exposition notwendigen Auffrischimpfungen (entsprechend den Empfehlungen der Hersteller) erhalten haben.

■ Impfkonsequenz aus der Expositionsanamnese
Ein Tier ist nicht ansteckungsverdächtig, wenn es sich ausschließlich in einem tollwutfreien Bezirk aufgehalten hat, regelmäßig gegen Tollwut geimpft wurde oder ein Tierarzt den Verdacht auf Tollwut ausschließen kann. Das zuständige Veterinäramt gibt Auskunft, ob ein Gebiet amtlich als tollwutfrei gilt. Nagetiere, wie Eichhörnchen, Ratten oder Mäuse, können zwar an Tollwut erkranken, haben in Deutschland als Reservoir aber keine Bedeutung und bedingen, sofern kein auffälliges Verhalten vorliegt, in der Regel keine Impfindikation. Tollwutverdächtige, aber bekannte Hunde oder Kat-

Tabelle **87**   Postexpositionelle Impfung (nach den STIKO-Empfehlungen vom 25. 07. 2008).

Grad der Exposition	Art der Exposition		Immunprophylaxe (Angaben der Hersteller sind zu beachten!)
	durch ein tollwutverdächtiges oder tollwütiges Wild- oder Haustier[1]	durch einen Tollwut-Impfstoffköder	
I	Berühren/Füttern von Tieren Belecken der intakten Haut	Berühren von Impfstoffködern bei intakter Haut	keine Impfung
II	Knabbern an der unbedeckten Haut oberflächliche, nicht blutende Kratzer durch ein Tier Belecken der nicht intakten Haut	Kontakt mit der Impfflüssigkeit eines beschädigten Impfstoffköders mit nicht intakter Haut	Impfung
III	jegliche Bissverletzung oder Kratzwunden Kontamination von Schleimhäuten mit Speichel (z. B. durch Lecken, Spritzer)	Kontamination von Schleimhäuten und frischen Hautverletzungen mit der Impfflüssigkeit eines beschädigten Impfstoffköders	Impfung und **1-malig simultan** mit der 1. Impfung passive Immunisierung mit Tollwutimmunglobulin (20 IE/kgKG)

[1] Als tollwutverdächtig gilt auch eine Fledermaus, die sich anfassen lässt oder ein sonstiges auffälliges oder aggressives Verhalten zeigt oder tot aufgefunden wurde.

zen können für 10 Tage unter Beobachtung gestellt werden; sind sie infiziert, werden sie innerhalb dieses Zeitraums symptomatisch. Bleiben sie unauffällig, kann die begonnene Impfserie abgebrochen werden. Für andere Tierarten gilt diese Regel nicht, da diese erst erheblich später Symptome entwickeln können. Unter der Berücksichtigung, dass immer wieder Hunde und Katzen aus Ländern mit hoher Tollwutprävalenz illegal importiert werden, ist nach Verletzungen durch fremde oder streunende Hunde unter Umständen auch in tollwutfreien Bezirken eine postexpositionelle Impfung indiziert.

Da die Tollwut nach Ausbruch nahezu immer tödlich verläuft, ist im Zweifelsfall eine Impfindikation gegeben.

Für das Kindesalter ist zu beachten, dass verlässliche und detaillierte Angaben zum Tierkontakt meistens nicht möglich sind. In der Gefahreneinschätzung muss man daher von einem Kontakt zu Speichel und Tränenflüssigkeit ausgehen.

Wird eine Postexpositionsprophylaxe durchgeführt, ist die Meldepflicht nach §6 IfSG (siehe unten) zu beachten; dies gilt auch, wenn die Exposition im Ausland stattfand.

Verhalten nach Kontakt mit attenuiertem Impfstoff eines Tollwut-Impfstoffköders. Die derzeit in Deutschland zur Wildtierimmunisierung eingesetzten oralen Tollwutvakzinen zeigten zwar in Serienpassagen keine Virulenzreversion und erwiesen sich in entsprechenden Versuchen auch

für Primaten als ungefährlich, besitzen aber eine nicht zu vernachlässigende Restpathogenität für unterschiedliche Nagerspezies. Sie stellen daher für den Menschen eine nicht exakt abzuschätzende Bedrohung dar, sodass in Abhängigkeit von der Art der Exposition die in Tab. 87 genannten Maßnahmen einzuleiten sind.

■ Impfung bei Risikofaktoren

Impfung in der Schwangerschaft. Möglich sind postexpositionelle Impfung bzw. Simultanprophylaxe sowie bei erhöhtem Expositionsrisiko die präexpositionelle Impfung.

Impfung bei Immundefizienz. Bei reinen granulozytären Funktionsdefekten besteht keine Kontraindikation. Sind kombinierte Defekte gegeben, müssen Infektionsrisiko und die individuelle Restleistung des Immunsystems gewichtet werden. Nach Exposition ist eine sofortige und sorgfältige Wundbehandlung essenziell. Bei Expositionsgrad II und III ist die postexpositionelle Simultanprophylaxe durchzuführen. Sowohl bei angeborener als auch bei erworbener Immunschwäche wird die Verdoppelung der 1. Impfstoffdosis und ihre Verteilung auf 2 Importe empfohlen.

3 – 4 Tage nach der 3. Impfung soll bei der Postexpositionsprophylaxe der Antikörpertiter kontrolliert werden. Liegt der Titer unter 0,5 IU/ml im RFFIT, so ist sofort mit der doppelten Impfdosis weiterzuimpfen.

Impfung bei Immunsuppression. Bei temporärer Immunsuppression sollte die präexpositionelle Impfung wenn möglich zurückgestellt werden. Nach Normalisierung der peripheren Lymphozytenzahl ist die Impfung mit Tollwutvakzinen möglich. Der Impferfolg muss jedoch durch Antikörpertiter-Messung geprüft werden. Gegebenenfalls sind Boosterungen abweichend von obigen Impfschemata notwendig. Bei bestehender Immunsuppression und erhöhtem Expositionsrisiko kann aktiv immunisiert werden. Der Erfolg muss durch Titerkontrollen (> 0,5 IU/ml im RFFIT) und davon abhängigen Wiederholungsimpfungen gesichert werden. Für die Impfung nach der Exposition gilt das Gleiche wie bei immundefizienten Patienten.

Zeitabstand zu anderen Impfungen. Nach der Gabe von Tollwutimmunglobulin ist ein Abstand von 3 Monaten nur zu Impfungen mit abgeschwächten (attenuierten) Viren einzuhalten. Nach Verabreichung des Impfstoffs allein (präexpositionelle Immunisierung) sind keine Abstände zu anderen Impfungen erforderlich.

Nebenwirkungen der Tollwutimpfung. Die modernen Zellkulturimpfstoffe sind sehr gut verträglich. Lokale und die seltenen hyperergen Reaktionen entsprechen in der Häufigkeit denen anderer seit Langem praktizierter Impfungen. Sie sind kein Grund, die Impfung abzubrechen.

■ Meldepflicht

Nach § 6 IfSG besteht eine namentliche Meldepflicht bei Krankheitsverdacht, Erkrankung und Tod an Tollwut, für die Verletzung eines Menschen durch ein tollwutkrankes, -verdächtiges oder -ansteckungsverdächtiges Tier sowie die Berührung eines solchen Tieres oder Tierkörpers. Nach § 7 IfSG ist der direkte oder indirekte Nachweis von Rabiesvirus namentlich meldepflichtig.

Literatur

Centers for Disease Control and Prevention. Rabies. http://www.cdc.gov/ncidod/dvrd/rabies/; Stand: September 2008

Robert Koch-Institut. http://www.rki.de; Infektionskrankheiten A–Z. Tollwut. Ratgeber Infektionskrankheiten – Merkblätter für Ärzte. Stand: Juli 2008

World Health Organisation (WHO). WHO expert consultation on rabies. First report. WHO Technical Report Series 931. Geneva: WHO 2005; http://www.who.int/rabies/trs931_%2006_05.pdf; Stand: Juli 2008

 Koordinator:
E. Lutz

Mitarbeiter:
G. Dobler, H. W. Kreth, S. Roß, T. Löscher

Toxokariasis

Die Toxokariasis kommt in 2 klinisch unterschiedlichen Formen vor: Larva migrans viszeralis und okuläre Larva migrans.

Klinisches Bild

Die Wanderung der Larven des Hunde- bzw. Katzenspulwurms (Toxocara canis, Toxocara cati) im Körper insbesondere junger Kinder bleibt oft symptomlos. In Abhängigkeit von der aufgenommenen Menge embryonierter Wurmeier und davon, welche Organe von den geschlüpften und umherwandernden Larven befallen werden, kann es aber auch zu vielfältigen Gesundheitsstörungen kommen: lange anhaltende Störungen des Allgemeinbefindens mit unklaren Schmerzen, schlechtes Gedeihen, Anorexie und Fieber. Leber und Lunge werden relativ häufig befallen, daher sind eine Hepatomegalie mit Granulomen in der Leber und eine Lungenbeteiligung mit Giemen, Husten und Dyspnoe, gelegentlich auch mit Infiltraten und Auswurf, typisch. Weniger häufig werden eine Lymphadenitis (insbesondere abdominal) oder ein Befall der Haut (Urtikaria, Prurigo) und eher selten eine ZNS-Beteiligung (zerebrale Anfälle, fokale Ausfälle, eosinophile Meningoenzephalitis und Myelitis, zerebrale Immunvaskulitis), eine Myokarditis, eine Gastroenteritis oder eine Nierenbeteiligung (Glomerulonephritis) beobachtet.

Am schwerwiegendsten ist die zumeist einseitige okuläre Toxokariasis, welche sich als retinale Raumforderung (Differenzialdiagnose: Retinoblastom!), posteriore Uveitis, Chorioretinitis, Endophthalmitis oder Papillitis mit konsekutivem Auftreten von Strabismus, Glaskörperinfiltraten, Skotom oder vollständigem Visusverlust manifestiert.

Unter Immunsuppression kann es zu einer schweren disseminierten Erkrankung mit Todesfolge kommen.

Laborchemisch auffällig sind eine Hypergammaglobulinämie und eine Leukozytose mit leichter bis mäßig ausgeprägter Eosinophilie sowie eine leichte Anämie; diese sind bei der viszeralen Form sehr häufig vorhanden, können bei milder viszeraler (covert toxocariasis), zerebrospinaler und insbesondere bei okulärer Toxokariasis aber auch fehlen. Während die viszeralen Symptome einer Toxokariasis häufiger bei Kleinkindern beobachtet werden, wird die okuläre Form überwiegend bei Schulkindern diagnostiziert.

Ätiologie

Die Larven von T. canis (Hundespulwurm) sind viel häufiger die Ursache einer Toxokariasis als die von T. cati (Katzenspulwurm).

Epidemiologie

Die Krankheit kommt weltweit vor und betrifft vor allem junge Kinder. Bis zu 7 % der Kinder in Deutschland haben Toxocara-Antikörper; bei Kindern mit einem Hund als Haustier liegt die Antikörperprävalenz bei 15 – 20 %. Besonders gefährdet sind Kleinkinder, die zu Pica neigen.

Erregerreservoir sind Hunde, insbesondere junge Welpen, und Katzen. Die Infestation der natürlichen Wirte erfolgt durch Ingestion infektiöser Wurmeier. Im Dünndarm schlüpfen die Larven, penetrieren die Darmwand und wandern über Blut- und Lymphgefäße im Körper. Einige Larven gelangen in die Leber und von dort in die Lunge, brechen in die Alveolen ein, werden hochgehustet und verschluckt. Wieder im Darm reifen sie zu adulten Würmern, die nach der Kopulation Eier produzieren. Bei Hündinnen verharrt die Mehrzahl der Larven in Organen und der Muskulatur in einem hypobiotischen Zustand und wird erst während einer Trächtigkeit wieder aktiv. Junge Welpen werden vom befallenen Muttertier diaplazentar oder beim Säugen nahezu 100 %ig mit Larven infiziert. Im Darm der Welpen entwickeln sich die Larven innerhalb von 1 bis 2 Wochen zu adulten Würmern und produzieren dann große Mengen an Eiern, die mit dem Kot ausgeschieden werden. Bei Katzen sind die diaplazentare und laktogene Übertragung weniger ausgeprägt; es bestehen folglich weniger Geschlechts- und Altersunterschiede bezüglich der Infestation. In Deutschland sind Katzen in 18 – 50 % von T. cati und Hunde in bis zu 70 % von T. canis befallen.

Die Übertragung von Wurmeiern auf den Menschen geschieht direkt vom Tier aus oder indirekt mit Erde, die häufig erstaunlich stark mit eierhaltigem Hunde- oder Katzenkot kontaminiert ist. Etwa 10 – 80 % der Sandkästen auf öffentlichen Spielplätzen enthalten Toxocara-Eier. 10 – 40 Tage nach ihrer Ausscheidung werden die Eier infestationsfähig und bleiben es viele Monate lang. Auch beim Menschen werden im Dünndarm aus den verschluckten embryonierten Eiern die Larven freigesetzt, welche die Darmwand penetrieren, im Körper wandern und mehrere Jahre überleben können. Eine Reaktivierung eingekapselter, hypobiotischer Larven nach Jahren ist ebenso möglich. Der Mensch ist aber ein Fehlwirt, eine Ausreifung zu adulten Würmern erfolgt nicht. Eine Übertragung von Mensch zu Mensch findet normalerweise nicht statt.

Mehrfach konnten im Stuhl von Kleinkindern einzelne adulte Katzenspulwürmer nachgewiesen werden. Diese Würmer haben ihre frühen Entwicklungsstadien aber nicht im Menschen, sondern im natürlichen Wirt (Katze) durchgemacht, wurden später – wohl mit dem Stuhl – ausgeschieden und schließlich – im prämaturen oder maturen Zustand – von den Kindern ingestiert (Pica).

Die **Inkubationszeit** beträgt Wochen bis Monate, abhängig von der Intensität der Infestation.

Diagnose

Kontakt zu jungen Hunden oder Katzen sollte – bei entsprechender Symptomatik – an die Möglichkeit einer Toxokariasis denken lassen. Die Diagnose erfolgt in der Regel serologisch durch den Nachweis spezifischer IgG-Antikörper mit einem ELISA-Test; die Sensitivität liegt bei etwa 80 %, die Spezifität bei etwa 93 %. Bei Verwendung eines rekombinanten statt des herkömmlichen exkretorisch-sekretorischen Antigens oder eines IgG4-ELISA-Tests scheinen weniger Kreuzreaktionen aufzutreten. Der Antikörpernachweis muss mit einem Immunoblot bestätigt werden. Eine deutliche Eosinophilie im Blutbild oder eine Erhöhung des eosinophilen kationischen Proteins (ECP) sprechen für eine akute Infestation oder für eine Reaktivierung und gegen eine frühere, nicht aktive Infestation.

Bei rein zerebrospinaler Symptomatik sind Eosinophilie und spezifische Antikörper zuweilen nur im Liquor nachweisbar. Auch bei der okulären Larva migrans kann eine Eosinophilie im Blutbild fehlen und auch die Serodiagnostik versagen, weil die Zahl der ingestierten Parasiten sehr gering ist.

In unklaren Situationen kann der Nachweis von spezifischen Antikörpern im Kammerwasser bzw. in der Glaskörperflüssigkeit von Bedeutung sein. Mit bildgebenden Verfahren (Sonografie, CT, MRT) ist eine Differenzierung zwischen okulärer Toxokariasis und Retinoblastom möglich.

Eine Leberpunktion gehört nicht zur Routinediagnostik; wird sie z. B. im Rahmen der Abklärung einer hepatitischen Symptomatik durchgeführt, können bei der histopathologischen Untersuchung des Biopsats Granulome, eosinophile Zellen und – selten – auch Larven gefunden werden.

Differenzialdiagnostisch ist an die Toxoplasmose zu denken. Auch Infestationen mit Larven von Capillaria hepatica, Ancylostoma ssp., Ascaris suum, Baylisascaris procyonis, Gnathostoma ssp. und Dirofilaria ssp. können beim Menschen das klinische Bild einer viszeralen oder okulären Larva migrans hervorrufen.

Therapie (Evidenzgrad IV)

Empfohlen wird Albendazol (Eskazole), 15 mg/kgKG/Tag (maximal 2 × 400 mg/Tag) über 4 Wochen, bei okulärem und/oder ZNS-Befall in Kombination mit Kortikosteroiden. Eine Therapiekontrolle ist über den Rückgang der Bluteosinophilie oder einen fallenden ECP-Spiegel möglich. Die Therapie ist leider nicht immer erfolgreich. Über Nebenwirkungen siehe S. 81.

Prophylaxe (Evidenzgrad IV)

Besonders wichtig ist der Schutz von Kinderspielplätzen vor Verunreinigung durch Hunde- und Katzenkot. Sandkästen sollten nachts möglichst abgedeckt sein, der Sand sollte regelmäßig ausgetauscht werden. Zudem sollten Hunde, insbesondere trächtige und junge Tiere, sowie Katzen regelmäßig entwurmt werden.

 Koordinator:
E. Lutz

Mitarbeiter:
S. Hohenschild, H. W. Kreth

Toxoplasmose

Klinisches Bild

Unter einer Toxoplasmose versteht man im Allgemeinen die symptomatische Infektion mit Toxoplasma gondii. Die meisten Toxoplasma-Infektionen verlaufen klinisch inapparent. Ihr Verlauf hängt im Wesentlichen ab vom Immunstatus des Patienten, vom Genotyp des Parasiten und wahrscheinlich von der Infektionsdosis.

■ Toxoplasmose bei immunologisch Gesunden

Die postnatale Toxoplasma-Infektion führt bei weniger als 10 % zu Symptomen, am häufigsten zu lokalisierten Lymphadenopathien (v. a. zervikal). Fieber, Muskelschmerzen, makulopapulöse Exantheme oder eine Hepatosplenomegalie sind selten. Eine atypische Lymphozytose lässt eher an eine Mononukleose denken. Generalisierte, schwere Formen und Meningoenzephalitiden sind eine Rarität. Eine akute Retinochorioiditis tritt in vermutlich mehr als 30 % nach Reaktivierung einer pränatalen Infektion sowie nach postnataler Erstinfektion mit unterschiedlicher Latenz auf.

■ Toxoplasmose des immunsupprimierten Patienten

Beim Immunsupprimierten kann es zur Reaktivierung einer latenten Infektion kommen, Primärinfektionen sind selten. Bei diesen Patienten führt die Dissemination des Parasiten und seine schnelle Vermehrung mit nachfolgend multiplen nekrotisierenden Herden zu schweren Schädigungen einzelner oder multipler Organe. Bei AIDS-Patienten tritt häufiger eine Enzephalitis, bei stammzelltransplantierten Patienten eher eine pulmonale oder generalisierte Erkrankung auf. Die Aussagekraft der Immundiagnostik ist bei Immunsupprimierten limitiert, sodass sich die Indikation für eine Therapie hauptsächlich aus der klinischen Symptomatik und dem Nachweis des Parasiten oder seiner DNA mittels PCR ergibt.

■ Konnatale Toxoplasmose

Zur pränatalen Infektion des Fetus kann es kommen nach einer Primärinfektion der Mutter während der Schwangerschaft und Transmission des Parasiten über die Plazenta. Das Risiko für eine Transmission wird mit ca. 30 – 50 % angenommen, die Inzidenz der konnatalen Toxoplasmose in Europa mit ca. 1 – 15/10 000 Lebendgeburten geschätzt. Die Transmissionsrate steigt mit dem Gestationsalter von ca. 15 % im 1., auf ca. 44 % im 2. und ca. 71 % im 3. Trimester an. Mit zunehmender Schwangerschaftsdauer nimmt zwar das Risiko für intrakraniale Läsionen ab, während das Risiko für okuläre Läsionen offensichtlich weniger beeinflusst wird. Schwere Schädigungen des Fetus führen zum Abort oder zur Fetopathie. Fehlbildungen sind nicht zu erwarten, da eine sehr frühe Infektion den Trophoblasten offensichtlich so schädigt, dass es zum Abort kommt.

Klinische Symptome können bei konnataler Toxoplasmose bereits bei Geburt vorliegen oder erst nach einem zeitlichen Intervall von bis zu mehreren Jahren auftreten. Am häufigsten fallen bei Geburt uncharakteristische Symptome wie Untergewichtigkeit, eine leichte Hepatomegalie, ein prolongierter Ikterus, Trinkschwäche oder zerebrale Anfälle auf. Gelegentlich wird eine Toxoplasma-Infektion nur durch eine zufällig entdeckte Thrombozytopenie, Eosinophilie oder Transaminasenerhöhung diagnostiziert. Purpuraähnliche Hautblutungen sind vor allem bei einer ausgeprägten generalisierten Infektion zu beobachten, die mit einer interstitiellen Pneumonie, Myokarditis, Enteritis oder Enzephalitis einhergehen kann. Eine Retinochorioiditis ist nur bei maximal 3 – 5 % der Betroffenen bei Geburt zu erwarten. Die Multiorganbeteiligung kann zeitlich versetzt ablaufen, sodass bei Neugeborenen mit florider Enzephalitis die Entzündungsherde in anderen Organen bereits abgeheilt sein können. Die klassische Trias Hydrozephalus, Retinochorioiditis und zerebrale Kalzifikationen findet sich nur in etwa 5 % der Fälle.

Mögliche Folgen einer Enzephalitis sind die Mikrozephalie oder ein progredientes Kopfwachstum bei hydrozephaler Ventrikelerweiterung. Klinisch asymptomatische Neugeborene können als Säuglinge oder Kleinkinder durch eine Entwicklungsretardierung, zerebrale Anfälle oder Schielen auffallen. Ohne Vorbefunde lassen sich Intelligenzdefekte oder Verhaltensstörungen im Schulalter aber nur unter Vorbehalt einer pränatalen Toxoplasmose zuordnen. Langzeitbeobachtungen zeigen, dass infizierte Neugeborene im Verlauf ihres späteren Lebens eine oder mehrere Episoden von Retinochorioiditis mit Folgen der Visusverschlechterung oder Erblindung durchmachen können.

Ätiologie

Toxoplasma gondii, ein Protozoon der Klasse Sporozoa (Stamm: Apicomplexa), lebt in seiner vegetativen Form (Zwischenwirt) intrazellulär. Im Trophozoitenstadium kann der Parasit in Zellen des Monozyten-Makrophagen-Systems, in Fibroblasten und in Epithelzellen eindringen. Die 1., sich schnell teilende Vermehrungsform von bogenförmiger Gestalt, etwa 6 µm lang und 2 µm breit, wird als Tachyzoit bezeichnet, die intrazystische, sich langsam teilende Form als Bradyzoit. Das einzig freie Stadium des Parasiten entsteht nach geschlechtlicher Reproduktion im Darm von Katzen oder katzenähnlichen Tieren und wird als Oozyste mit dem Kot ausgeschieden.

Epidemiologie

Der Erreger kommt weltweit vor und kann ungewöhnlich viele verschiedene Haus- und Wildtiere infizieren (Zwischenwirte). Nur Feliden, z. B. Hauskatzen, können sowohl als Zwischenwirt wie auch Endwirt fungieren. In ihnen können sich die Toxoplasmen wie in anderen Zwischenwirten vegetativ vermehren (Zystenbildung in der Muskulatur), andererseits kann ein generativer Zyklus im Darm stattfinden. Die Oozysten werden mit dem Kot ausgeschieden, machen eine Reifung in der Außenwelt durch und sind aufgrund ihrer Widerstandsfähigkeit bei gemäßigtem Klima über mehr als 1 Jahr lang lebens- und infektionsfähig. Die Erstinfektion vor allem junger Katzen führt über etwa 2 Wochen zur Ausscheidung mehrerer Millionen Oozysten mit dem Kot.

Die **postnatale Toxoplasma-Infektion** des Menschen, auch der Schwangeren, erfolgt durch die orale Aufnahme von Oozysten aus der Umwelt oder den Genuss von zystenhaltigem, ungenügend gekochtem Fleisch bzw. Fleischprodukten, insbesondere von Schweinen, Schafen, Ziegen, aber auch Wildtieren und Geflügel. Rindfleisch ist selten zystenhaltig. Tieffrieren von Fleisch auf −20 °C und Erhitzen über 66 °C zerstört die Parasiten.

Der im Darm frei werdende Parasit gelangt über den Blutweg in andere Körperregionen, dringt in die Wirtszelle ein und verdoppelt sich dort innerhalb einer parasitophoren Vakuole durch Endodyogenie (Zweiteilung) etwa alle 5–9 Stunden, bis es zum Platzen der Wirtszelle mit Freisetzung

von Tachyzoiten kommt, die wieder neue Zellen befallen. Nach Eliminierung der im Blut zirkulierenden Stadien (Parasitämie) und Wandlung der intrazellulären Tachyzoiten in Bradyzoiten (Stadienkonversion) verbleiben Zysten als Dauerform im Gewebe, z. B. in Muskulatur oder Gehirn. Dort können sie lebenslang persistieren (latente Infektion) und garantieren eine Immunität.

Mit einer diaplazentaren Übertragung auf den Fetus ist nur bei fehlender oder unzureichender Immunität der Mutter zu rechnen, das heißt bei Erstinfektion während der Schwangerschaft oder um den Konzeptionszeitpunkt, selten bei Reaktivierung einer latenten Infektion. Eine mütterliche Erstinfektion mindestens 6 Monate vor der Schwangerschaft schützt vor einer pränatalen Infektion des Kindes.

Neben der oralen Aufnahme von Zysten oder Oozysten und dem diaplazentaren Infektionsweg kann eine Infektion auch durch Inokulation von Tachyzoiten (z. B. beim Umgang mit infektiösem Material – meist Laborinfektionen – selten durch Blut oder Liquor) entstehen. Theoretisch können Toxoplasmen zum Zeitpunkt der Parasitämie auch über Bluttransfusion übertragen werden.

Über die **Inkubationszeit** der Toxoplasma-Infektion liegen keine gesicherten Angaben vor. Sie wird mit 4–21 Tagen angegeben. Erste klinische Symptome sind ca. 10–14 Tage nach der oralen Infektion zu erwarten.

Diagnose

Laboruntersuchungen zum Nachweis einer frischen Toxoplasma-Infektion oder latenten Toxoplasmose richten sich nach dem Immunstatus des Patienten und der Verfügbarkeit von diagnostischen Proben. Bei Immunkompetenten stehen serologische Untersuchungen im Vordergrund, bei Immunsupprimierten und Patienten mit Retinochorioiditis der Nachweis des Erregers. In der Prä- und Postnataldiagnostik empfiehlt es sich, möglichst viele Methoden zu kombinieren.

Der mikroskopische Erregernachweis in Körperflüssigkeiten gelingt nur bei hoher Parasitendichte, wie sie bei Immunsupprimmierten zu erwarten ist. Eine diagnostische Anzüchtung kann im Labortier oder in Zellkulturen erfolgreich sein. Molekulare Methoden erlauben aber einen schnelleren Parasitennachweis. Die diagnostische Wertigkeit von DNA-Nachweismethoden (z. B. PCR) wird durch die relativ niedrige Parasitenkonzentration in den meisten Untersuchungsmaterialien limitiert. Ein positiver Befund, insbesondere aus Gewebe, erlaubt keine Aussage zum Infektionsstatus. Ob eine akute, latente oder reaktivierte Infektion vorliegt, lässt sich nur im Zusammenhang mit den klinischen und serologischen Daten beurteilen.

Beim immunkompetenten Erwachsenen werden Serumantiörper vorwiegend in automatisierten Testsystemen gemessen. Traditionelle, hoch sensitive Antikörpersuchtests, wie der Sabin-Feldman-Test und der direkte Agglutinationstest, stehen nur noch in Speziallaboratorien zur Verfügung. Im Allgemeinen sind Anti-Toxoplasma-Antikörper der IgM-Klasse ca. 1 – 2 Wochen, 1. Antikörper der IgG-Klasse in Abhängigkeit vom Testsystem 2 – 4 Wochen nach Infektion zu erwarten. Zur Eingrenzung des Infektionszeitpunktes wird die Antigenbindungsstärke von IgG-Antikörpern (IgG-Avidität) gemessen. Die Serokonversion oder ein signifikanter Anstieg von niedrig aviden IgG-Antikörpern (quantifiziert in IU/ml) und von spezifischen IgA-Antikörpern bestätigen eine frische Infektion. Der Nachweis von IgM-Antikörpern allein beweist keine frische Infektion, da diese jahrelang persistieren können. Hoch avide IgG-Antikörper im Serum sprechen für einen mehr als 3 – 4 Monate zurückliegenden Infektionszeitpunkt. Die Konstellation von hoch aviden IgG-Antikörpern und hoch titrigen IgA-Antikörpern kann bei Immunsupprimierten auf die Reaktivierung einer latenten Infektion hinweisen.

Die pränatale Diagnose stützt sich auf die serologischen Befunde der Mutter (Nachweis einer Serokonversion oder schwangerschaftsrelevaten Infektion), die klinischen Untersuchungen des Fetus und die parasitologische Untersuchung von Fruchtwasser (PCR). Ein positiver PCR-Befund beweist die fetale Infektion, ein negativer Befund schließt sie aber nicht aus. Eine Amniozentese, welche die Nabelschnurpunktion zur serologischen Diagnostik aufgrund niedrigerer Komplikationsraten ersetzt, ist nach der 16. SSW sinnvoll,

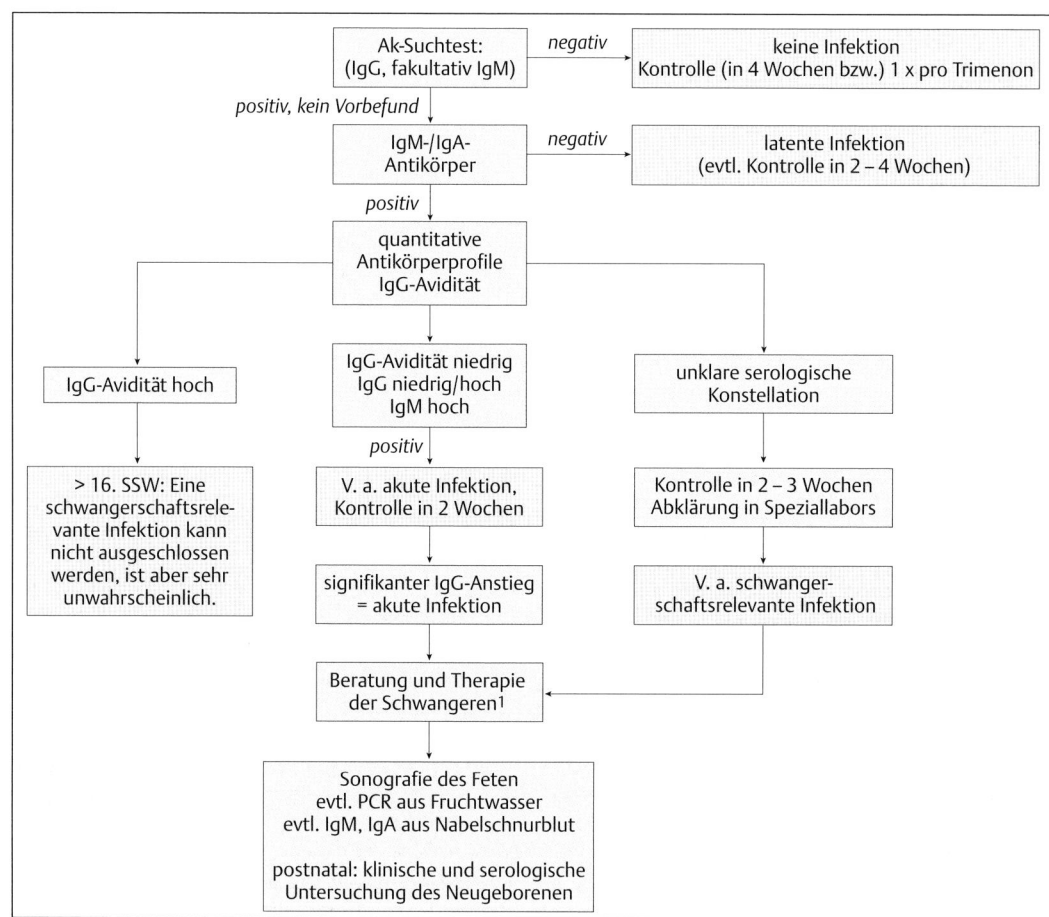

Abb. 4 Diagnostisches Vorgehen bei Verdacht auf Toxoplasmose während der Schwangerschaft ([1] differenzierte Therapieempfehlung siehe Text).

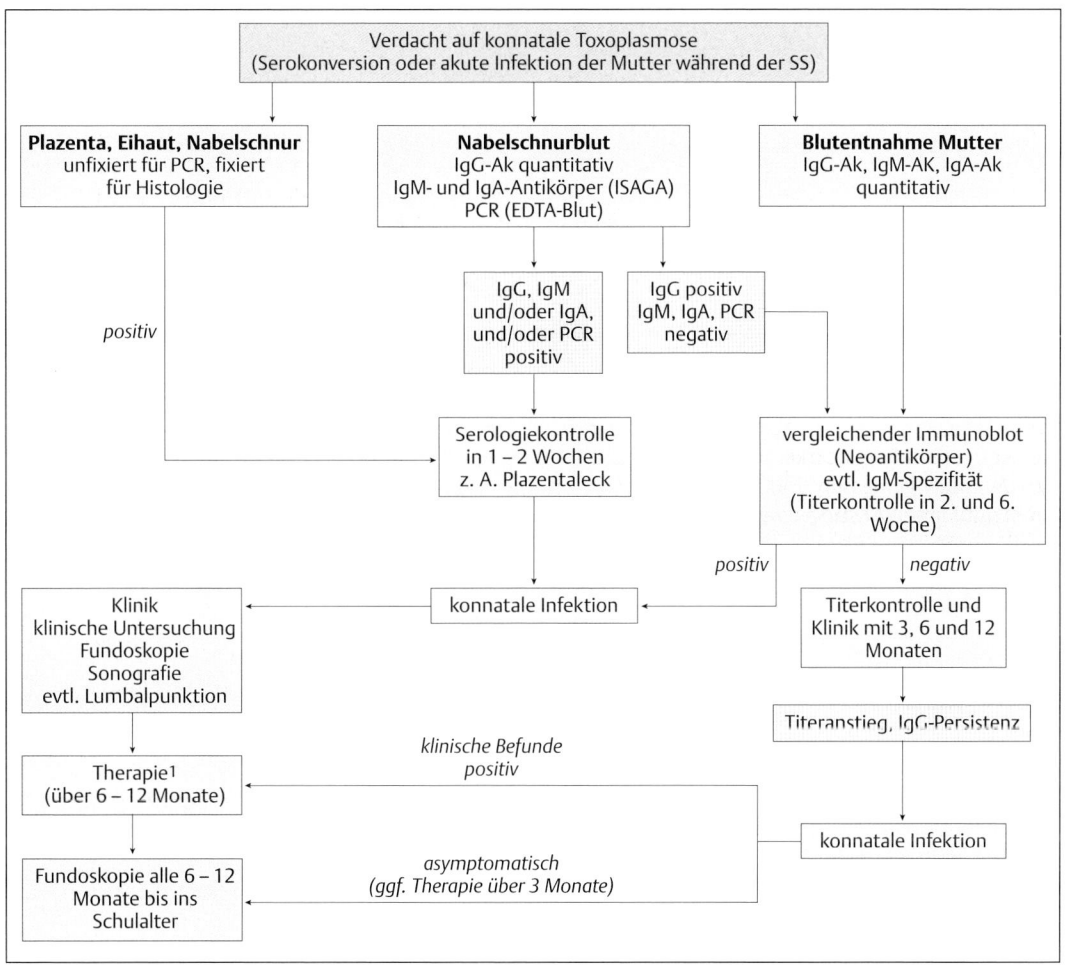

Abb. 5 Diagnostisches Vorgehen bei Verdacht auf konnatale Toxoplasmose (¹ differenzierte Therapieempfehlung siehe Text).

wenn keine spezifische Therapie mit Pyrimethamin und Sulfadiazin vorangegangen ist.

Die postnatale Diagnose sollte in Speziallaboratorien erfolgen, da die üblichen Testsysteme nicht für den Nachweis spezifischer Antikörper im Serum von Neugeborenen evaluiert sind. Alle Kinder von Frauen, bei denen während der Schwangerschaft eine Erstinfektion mit Toxoplasmen diagnostiziert wurde, sind, unabhängig vom klinischen Befund, überwachungspflichtig. Eine subklinische Infektion kann ausgeschlossen werden, sobald im kindlichen Serum keine toxoplasmaspezifischen Antikörper mehr nachweisbar sind. Hierbei ist es sinnvoll und kostensparend, nach einer in Abb. 4 und Abb. 5 dargestellten Stufendiagnostik vorzugehen.

In der 1. Lebenswoche sichern spezifische IgM- und/oder IgA-Antikörper, der Nachweis von sog. Neoantikörpern (nach Vergleich der Antikörperprofile von Mutter und Kind) oder der Parasitennachweis (PCR) im Blut des Kindes die konnatale Infektion. Ergänzend ist der direkte Erregernachweis in Plazenta, Nabelschnurgewebe und Nabelschnurblut anzustreben. Positive IgM-/IgA-Befunde aus Nabelschnurblut erfordern jedoch zum Ausschluss eines sog. Plazentalecks die Überprüfung aus peripherem Blut.

Ein spezifischer IgG-Titer beim Neugeborenen ist meist Ausdruck eines von der Mutter transferierten Leihtiters. Es ist zu beachten, dass auch bei nicht infizierten Neugeborenen oft höhere Anti-Toxoplasma-IgG-Werte als bei der Wöchnerin gemessen werden, weil die Gesamt-IgG-Konzentration postnatal beim Neugeborenen höher sein kann als bei der Mutter. Ein Abfall des Leihtiters sollte in regelmäßigen Abständen so lange dokumentiert werden, bis keine Antikörper mehr nachweisbar sind. Ein Anstieg von IgG-Antikörpern mit oder ohne IgM-/IgA-Befund bzw. persistierende IgG-Antikörper über das 1. Lebensjahr hinaus beweisen eine konntale Infektion. Beim infizierten Neugeborenen, dessen Mutter während der Schwangerschaft keine toxoplasmaspezifische Therapie erhalten hat, lässt sich eine konnatale Toxoplasmose durch Kombination aller labordiagnostischen Methoden in 80–90 % der Fälle nachweisen. Wenn die Mutter jedoch schon während der akuten Phase der Toxoplasma-Infektion (IgG-Anstieg) therapiert wurde (insb. mit Pyrimethamin/Sulfadiazin), dann verzögert sich in der Regel die fetale Antikörperproduktion und die Aussagekraft von serologischen Untersuchungen wird eingeschränkt. Neugeborene mit entsprechender Anamnese und unauffälligen postnatalen Laborbefunden sollten daher im 1. Lebenshalbjahr regelmäßig anlässlich der Vorsorgeuntersuchungen kontrolliert werden, um einen evtl. Antikörperanstieg frühzeitig zu erfassen. Die Bildung von toxoplasmaspezifischen Antikörpern wird beim jungen Säugling auch durch eine frühzeitige postnatale Therapie unterdrückt. Diagnostisch zu verwertende spezifische Antikörper lassen sich mitunter erst 3 Monate nach Absetzen der Therapie nachweisen („serological rebound").

Bei labordiagnostisch unauffälligen, asymptomatischen Neugeborenen ist eine routinemäßige Liquordiagnostik nicht erforderlich, da die Chancen für zusätzliche diagnostische Erkenntnisse sehr klein sind. Bei klinisch oder labordiagnostisch auffälligen Neugeborenen dagegen ist eine Liquordiagnostik einschließlich Antikörperbestimmung und PCR zum Nachweis einer ZNS-Infektion angebracht.

Die Labordiagnostik ist für die **Differenzialdiagnose** einer konnatalen Toxoplasmose entscheidend, da andere konnatale Infektionen wie die Zytomegalie klinisch nicht sicher zu unterscheiden sind. Im Stadium der Generalisation gleicht das Bild der konnatalen Toxoplasmose dem einer Sepsis, Meningitis oder konnatalen Lues.

Zur weiteren Diagnostik bei Verdacht auf **konnatale Toxoplasmose** gehören eine augenärztliche Untersuchung, eine Hörprüfung und die Sonografie des Schädels. Bei der Fundoskopie zeigen sich im frühen Stadium evtl. nur uncharakteristische entzündliche Veränderungen mit Ödem und Blu-

tungen in Retina und Papille. Solange das Kind nicht selbst über eine Visusverschlechterung berichten kann, also bis in das Schulalter hinein, sollten bei konnatalen Infektionen alle 6–12 Monate augenärztliche Untersuchungen erfolgen.

Im Gegensatz zur Zytomegalie ist bei konnataler Toxoplasmose das Risiko für eine sensorineuronale Hörminderung gering, möglicherweise auch nur therapiebedingt. Dennoch empfiehlt sich eine Hörprüfung. Sonografisch können, neben unregelmäßiger oder auffallend echodichter Ventrikelbegrenzung als Hinweis auf eine Ventrikulitis, die intrazerebralen Kalzifikationen durch periventrikuläre und parenchymatöse Echoverdichtungen erkennbar sein und ebenso in Form von streifenförmig echodichten Strukturen im Verlauf der lentikulostriatalen Gefäße. Bei Verwendung moderner Geräte ist die Sonografie im Nachweis zerebraler Verkalkungen in den ersten Lebensmonaten mittlerweile fast ebenso sensitiv wie die Computertomografie. Hierbei ist zu beachten, dass sich die Verkalkungen zum Teil auflösen und unter Umständen nach 1–2 Jahren nicht mehr erkennbar sind.

Therapie

Unumstritten ist die im Tierversuch und in vitro nachgewiesene Wirksamkeit von Medikamenten wie Pyrimethamin, Sulfonamide, Clindamycin, Makrolide (Spiramycin, Clarithromycin, Azithromycin), Tetrazykline und Atovaquone gegen Tachyzoiten. Der parasitenhemmende Effekt lässt sich in der klinischen Anwendung bei immunsupprimierten Patienten belegen, insbesondere wenn die Medikamente in der Frühphase der Infektion oder Reaktivierung eingesetzt werden. Keines der für die Toxoplasmose-Behandlung zugelassenen Medikamente verfügt in vivo über eine parasitizide Wirkung oder ist in der Lage, intrazelluläre Parasiten (Gewebezysten) zu eliminieren.

Die größte Bedeutung bei der Therapie von Schwangeren und Neugeborenen besitzen weiterhin Spiramycin und die Kombination von Pyrimethamin mit Sulfadiazin. Die Kombinationstherapie zeigt eine höhere Nebenwirkungsrate, insb. schwere Knochenmarksdepression, welche durch eine gleichzeitige Verabfolgung von Folinsäure (nicht Folsäure!) reduziert werden kann. Zu empfehlen sind engmaschige Blutbildkontrollen und eine Überwachung der Leberenzyme. Während sich in den letzten Jahren die diagnostischen Möglichkeiten wesentlich verbessert haben, wird die Wertigkeit der prä- und postnatalen Toxoplasmose-Therapie derzeit kontrovers diskutiert. Im Rahmen einer Metaanalyse konnte kürzlich gezeigt werden, dass eine frühzeitige maternale Therapie (innerhalb von 3 Wochen nach Serokonversion) das fetale Infektionsrisiko halbiert im Vergleich zu einer verzögerten Medikamentengabe (> 8 Wochen nach Serokonversion). Die Ergebnisse dieser Studie erlauben jedoch noch keine abschließende Beurteilung, ob die pränatale Therapie einen signifikanten Einfluss auf die Art der klinischen Manifestation bzw. das Ausmaß der Schädigung beim infizierten Fetus besitzt. Erst eine groß angelegte, kontrollierte, klinische Studie kann endgültig klären, in welchem Maße infizierte Kinder von einer prä- bzw. postnatalen Therapie profitieren.

■ Infektionen während der Schwangerschaft

Eine akute, subklinische Infektion der Schwangeren ist nur durch engmaschiges Screening sicher zu erfassen und rechtzeitig zu therapieren. Bei fehlendem Schwangerschafts-Screening werden therapeutische Maßnahmen häufig verspätet eingeleitet. Aufgrund der Teratogenität von Pyrimethamin erfolgt die Behandlung bis zur 16. SSW bislang mit Spiramycin (3 × 1 g/Tag). Die mit der üblichen Dosis erreichbare Plasmakonzentration liegt allerdings meist unterhalb der mittleren In-vitro-Hemmkonzentration (IC_{50} 15 – 20 µg/ml). Nach der 16. SSW wird Pyrimethamin (1. Tag 50 mg, danach 25 mg/Tag), Sulfadiazin (1. Tag 1,5 g, anschl. 4 × 0,5 g/Tag) und Folinsäure (1 × 1 Tablette Leukovorin) über 4 Wochen gegeben. Pyrimethamin ist plazentagängig und weist aufgrund seiner hohen Lipophilie eine gute Penetration in das ZNS auf. Bei nachgewiesener fetaler Infektion, das heißt positivem Erregernachweis in der Amniozenteseflüssigkeit, serologischem Nachweis im Fetalblut oder sonografischen Hinweisen ist eine Fortsetzung der Behandlung bis zur Geburt zu diskutieren, auch wenn derzeit nicht eindeutig belegt ist, dass sich hierunter das Ausmaß der fetalen Schädigung reduzieren lässt.

■ Konnatale Toxplasmose

Die Effizienz der Therapie des Neugeborenen mit konnataler Toxoplasmose wurde überwiegend über historische Vergleichskollektive beurteilt (Evidenzgrad III). Bis die Ergebnisse prospektiver kontrollierter Studien vorliegen, wird man allerdings auf die Behandlung von Schwangeren bzw. Neugeborenen mit symptomatischer Infektion nicht verzichten wollen, um ggf. das Ausmaß der klinischen Schädigung zu reduzieren. Bei Früh- und Neugeborenen mit symptomatischer Infektion erfolgt die Behandlung mit Pyrimethamin und Sulfadiazin über 1 Jahr. Bei asymptomatischer, labordiagnostisch aber zweifelsfrei gesicherter Infektion ist eine kürzere Therapie über 6 Monate zu erwägen. Bei akuter ZNS-Infektion (Liquoreiweiß ≥ 1 g/dl) oder Retinochorioiditis wird die gleichzeitige Gabe von Prednisolon empfohlen (siehe Tab. **88**). Eine kontinuierliche Kombinationsbehandlung über 6 Monate sollte durch Blutspiegelbestimmungen abgesichert werden. Den älteren Empfehlungen nach wurde die Kombinationstherapie zunächst über 6 Wochen verabreicht, danach erfolgte in 4-Wochen-Zyklen ein Wechsel zwischen Therapiepause und Kombinationstherapie. In Österreich wird bei diesem Schema in den Therapiepausen die Gabe von Spiramycin empfohlen. Seine Wirksamkeit auf eine zerebrale Infektion und das Auftreten von Augentoxoplasmose ist allerdings nicht gesichert. Die potenziellen Nebenwirkungen des Spiramycins erfordern vor Therapiebeginn zumindest die Ableitung eines EKG zum Ausschluss eines Long-QT-Syndroms. Einzelne Experten empfehlen für die Behandlung asymptomatischer Neugeborener als Alternative Fansidar (Pyrimethamin plus Sulfadoxin), welches aufgrund der langen Halbwertszeit des Sulfadoxins nur 1- bis 2-mal wöchentlich verabreicht werden muss (Dosis

Tabelle **88**   Standardtherapie der konnatalen Toxoplasmose.

Mittel	Dosierung	Gaben/Tag
Pyrimethamin (P)	1 mg/kgKG/Tag[1]	1
+Sulfadiazin (S)	(50 –)100 mg/kgKG/Tag	2
+Folinsäure (F)	2 × 5 mg/Woche	–

bei akuten Entzündungszeichen des ZNS oder am Auge zusätzlich 1 – 2 mg/kgKG/Tag Prednisolon bis zum Abklingen der akuten Symptome. Laborkontrollen: Blutbild, Transaminasen, Urinstatus initial wöchentlich, später alle 4 Wochen (bei Granulozytopenie < 1000/µl Therapieunterbrechung, Kristallurie unter Sulfonamidbehandlung, ggf. Alkalisierung des Urins), Serumspiegel Pyrimethamin 1 – 3 µg/ml
[1] an den 1. beiden Behandlungstagen 2 mg/kgKG/Tag

1 mg/kgKG Pyrimethaminanteil/Woche), obwohl in einzelnen Fällen klinische Rezidive und „serological rebounds" unter Fansidar beobachtet wurden.

Neugeborene, bei deren Müttern eine schwangerschaftsrelevante Toxoplasmose nachgewiesen wurde, die aber postnatal weder klinisch noch labordiagnostisch Hinweise auf eine konnatale Infektion zeigen, bedürfen erstmal keiner Therapie. Bei den üblichen Vorsorgeuntersuchungen U3 –U6 erfolgen weitere labordiagnostische Kontrollen. Ein signifikant ansteigender oder über das 1. Lebensjahr hinaus persistierender, spezifischer IgG-Wert beweist auch bei asymptomatischen Kindern die konnatale Infektion und indiziert zumindest weitere augenärztliche Kontrollen, damit eine auftretende Retinochorioiditis rechtzeitig behandelt werden kann. Aufgrund der noch eingeschränkten Immunkompetenz im frühen Säuglingsalter kann bei signifikantem Titeranstieg in den 1. Lebensmonaten eine Kombinationstherapie über mindestens 3 Monate erwogen werden.

■ Postnatale Toxoplasmose

Leichte Formen von postnatal erworbener Toxoplasmose (auch die Lymphadenitis) bedürfen keiner Therapie. Schwere Formen sind bei angeborenen oder erworbenen Immundefekten zu erwarten. Neben der Standardtherapie können die Kombinationen von Pyrimethamin mit Clindamycin, Clarithromycin oder Azithromycin eingesetzt werden (Evidenzgrad IV).

Für die Therapie der Augentoxoplasmose, postnatal erworben oder Folge einer Reaktivierung, gilt bis auf Weiteres Pyrimethamin und Sulfadiazin als Standardtherapie. Vergleichbare Ergebnisse wurden 1. Studien nach mit der Kombination von Clindamycin und Sulfadiazin sowie mit Cotrimoxazol (Evidenzgrad II) erzielt. Der Effekt einer zusätzlichen Gabe von Kortikosteroiden ist nicht eindeutig belegt und bei immunsupprimierten Patienten ohnehin nicht zu empfehlen. Die alleinige Gabe von Kortikosteroiden sollte unterbleiben, da der Chorioretinitis eine Infektion der Netzhaut (fokale nekrotisierende Retinitis) und keine ausschließliche Immunpathogenese zugrunde liegt. Die Behandlung erfolgt über 6 Wochen bzw. 2 – 4 Wochen über den Befundrückgang hinaus. Auch nach Behandlung ist in mindestens der Hälfte der Fälle mit einem Rezidiv innerhalb von 2 Jahren zu rechnen.

Prophylaxe

Wichtigste Maßnahme zur Vermeidung einer konnatalen Toxoplasmose ist die primäre Infektionsprophylaxe in der Schwangerschaft. Vor allem die seronegativen Schwangeren sind anzuhalten, kein ungenügend behandeltes Fleisch zu essen und Gemüse oder Früchte vor dem Verzehr zu waschen. Nach Gartenarbeit, dem Reinigen von Katzentoiletten, der Fleischzubereitung und vor dem Essen sind die Hände gründlich zu waschen. Bei schwer immunsupprimierten Patienten ist die Chemoprophylaxe der Pneumocystis-Pneumonie mit Trimethoprim/Sulfamethoxazol (150/750 mg/m²KO/Tag) in der Regel auch gegen Toxoplasma-Infektionen bzw. eine Reaktivierung wirksam und der Alternativbehandlung mit Atovaquone überlegen.

■ Meldepflicht

Nach dem Infektionsschutzgesetz besteht eine nicht namentliche Meldepflicht für das Labor bei Nachweis von Toxoplasma gondii im Rahmen einer konnatalen Infektion. Nach der 7. Berufskrankheitenverordnung ist der begründete Verdacht auf Toxoplasmose als Berufskrankheit meldepflichtig.

Laut Mutterschutzgesetz und der Verordnung über gefährliche Arbeitsstoffe darf der Arbeitgeber werdende oder stillende Mütter nicht mit entsprechenden gefährlichen Arbeitsstoffen, die erfahrungsgemäß Krankheitserreger übertragen können, beschäftigen.

Literatur

EUROTOXO-Group. http://www.eurotoxo.isped.u-bordeaux2.fr; Stand: Oktober 2008

Peyron F, Wallon M, Liou C et al. Treatments for toxoplasmosis in pregnancy (Cochrane Review). In: The Cochrane Library, Issue 1. Oxford: Update Software; 2002

Robert Koch-Institut. http://www.rki.de; RKI-Merkblatt Toxoplasmose. Stand: Oktober 2008

The SYROCOT Study Group. Effectiveness of prenatal treatment for congenital Toxoplasmosis: a meta-analysis of individual patient's data. Obstetrical & Gynecological Survey 2007; 62(5): 302 – 304

Koordinator:
L. Schrod

Mitarbeiter:
U. Groß, J. Garweg, H. Hlobil, A. Prusa, I. Reiter-Owona, C. Rudin

Trichinose

Synonym: Trichinellose

Klinisches Bild

Asymptomatische Verläufe sind bei Infektionen mit niedriger Parasitenlast häufig. Bei klinisch manifesten Infektionen unterscheidet man eine intestinale (enteritische) Phase, eine Migrationsphase und eine Enzystierungsphase.

Bei der intestinalen Phase kommt es ca. 1–7 Tage nach der Ingestion zu allgemeinem Krankheitsgefühl, Bauchschmerzen, Durchfall, Erbrechen. Bei der Migration der Larvenpopulation kann es durch hämatogene/lymphogene Aussaat zu Durchwanderungen innerer Organe mit entzündlichen Begleitreaktionen und einer peripheren Eosinophilie kommen. Migration und Absiedlung (Enzystierung) der Larven erfolgen bevorzugt in Muskulatur mit starker Durchblutung wie Kaumuskulatur, Zunge, Augenmuskeln, Zwerchfell, Herz (keine wesentliche Enzystierung) und in der Schwangerschaft der Uterus. Wird die Muskulatur befallen, treten Muskelschmerzen, Müdigkeit, Fieber und Augenschwellung auf. Weiterhin können Symptome wie Kopfschmerz, Gesichtsrötung, Urtikaria, Neigung zum Schwitzen, Konjunktivitis, Heiserkeit, Atemnot und Schluckbeschwerden über 5 Wochen und länger fortbestehen. Rezidivierendes Fieber bis zu 40–41 °C tritt vorwiegend abends und nachts auf und kann über 3–6 Wochen persistieren. Die Schwellung der Augenlider und des Gesichts, Chemosis und Konjunktivitis sind Leitsymptome, die etwa 7–11 Tage nach der Infektion auftreten. Darüber hinaus können Schmerzen in den Augen, insbesondere bei Bewegung des Augapfels, Fotophobie, eingeschränktem, Sehvermögen oder Doppeltsehen auf eine Trichinose hinweisen. Um den 12. bis 20. Tag folgen Muskelschmerzen, zunächst der äußeren Augenmuskeln, dann an der Kaumuskulatur, den Nackenmuskeln, der Zunge, den Beugemuskeln der Extremitäten, den Atemmuskeln und den Rückenmuskeln. Die betroffene Muskulatur ist druckempfindlich, die Patienten klagen über Müdigkeit, im Elektromyogramm finden sich Zeichen einer Polymyositis. Der Befall der Atemmuskulatur kann zu Atemnot und zu einer Pneumonie führen. Kopfschmerzen treten häufig supraorbital oder frontal auf. Symptome einer Meningitis, fokale Paresen bis zur Lähmung der Extremitäten, ein Ausfall der Sehnenreflexe und Bewusstlosigkeit, Müdigkeit, Tinnitus, Taubheit und periphere Neuropathien zeigen einen Befall des zentralen Nervensystems an. Eine Myokarditis ist eine seltene Komplikation der Trichinose; sie tritt zwischen der 4. und 8. Woche nach der Infektion auf. Gelegentlich können auf der Haut makulöse, makulopapulöse oder urtikariell-erythematöse Veränderungen und unter den Nägeln splitterförmige Einblutungen beobachtet werden. Die Leber reagiert mit Entzündungsreaktionen im periportalen Bereich und mit einer Verfettung der Leberzellen; an den Nieren wurden Glomerulonephritiden und tubuläre Schädigungen beobachtet.

Ohne Behandlung klingen das Fieber und die Muskelschmerzen in der 3. oder 4. Woche ab, in der Rekonvaleszenz stehen Muskelschwäche, Steifheit, Muskelschmerz und Gelenkkontrakturen im Vordergrund. Die Sterblichkeit wird mit bis zu 2 % angegeben.

Vertikale Infektionen des Fetus bei Infektion während der Schwangerschaft sind beschrieben.

Ätiologie

Trichinella spiralis und andere Trichinella spp. gehören zum Stamm der Nematoden. Die Erkrankung wird durch die Aufnahme von Trichinenlarven mit rohem bzw. ungenügend gekochtem Fleisch von Schweinen, Wildtieren (bes. Wildschwein, Bär) oder Pferden ausgelöst. Es wird angenommen, dass 70 Larven genügen, um einen Menschen an einer Trichinose erkranken zu lassen. Unter Einwirkung von Verdauungsenzymen werden die Larven freigesetzt. Sie siedeln sich anschließend im Dünndarm an. Nach Penetration durch das Epithel an der Zottenbasis bilden sich innerhalb weniger Tage geschlechtsreife Entwicklungsstadien.

Die 1,5–4 mm langen weiblichen Adultwürmer setzen während ihres 3–6 Monate langen Lebens etwa 2000 lebende Larven in der Mukosa ab. Diese Larven wandern über Lymph- und Blutgefäße, durchdringen Leber- und Lungenkapillaren und enzystieren sich in der quer gestreiften Skelettmuskulatur. Die betroffene Muskelzelle wird zur vielkernigen Riesenzelle. Die Zysten können nach Monaten bis Jahren verkalken. Mehr als 90 % der eingewanderten Larven werden vom Wirtsorganismus zerstört. Die verbleibenden Larven können über Jahre lebensfähig bleiben.

Bevorzugt wird die Muskulatur der Brust, der Arme und Beine und des Zwerchfells befallen. Nach 1 – 2 weiteren Wochen können Larven in den Fäzes gefunden werden. In seltenen schweren und auch tödlichen Fällen sind auch das Gehirn und der Herzmuskel befallen.

Epidemiologie

Trichinella spiralis kommt weltweit vor; überwiegend ist die nördliche Hemisphäre betroffen. Europäische Stämme von T. spiralis sind virulenter hinsichtlich des Befalles von Mensch und Hausschwein im Vergleich zu Stämmen z. B. aus Kenia.

In Südthailand, Frankreich und Neuseeland wurden Erkrankungen durch Trichinella pseudospiralis beobachtet, eine auch in Vögeln vorkommende Trichinenart, deren Larven sich nicht enzystieren sondern kontinuierlich wandern und zu protrahierten Erkrankungserscheinungen der Migrationsphase führen können. Weitere beim Menschen vorkommende Arten sind T. nativa in der Arktis, T. britovi in Europa und Asien, T. nelsoni in Afrika und Südeuropa und T. papuae, eine sich nicht enzystierende Art, in Papua-Neuguinea.

Bis 1937 war die Trichinose eine häufige Krankheit in Deutschland, seit Einführung der gesetzlich vorgeschriebenen Trichinenschau bei Schlachttieren werden meist nur noch wenige Fälle pro Jahr gemeldet, es treten aber immer wieder Ausbrüche bzw. Kleinepidemien auf.

Diagnose

Bei bestehendem Krankheitsverdacht ist es hilfreich, nach den Essgewohnheiten zu fragen. In der Anamnese wird möglicherweise über das Essen von rohen bzw. nicht ausreichend gegarten Fleisch- oder Wurstwaren berichtet, insbesondere von Wildtieren oder aus Eigenschlachtung ohne Fleischbeschau. Die Trias Lidödeme, Muskelschmerzen und Fieber ist typisch für Trichinose. Nach etwa 10 Tagen bis zur 4. Krankheitswoche tritt eine eosinophile (50 – 80 %) Leukozytose auf. Häufig sind die Muskelenzyme im Serum erhöht. In schweren Fällen kann um die 5. Krankheitswoche eine Hypalbuminämie auftreten, die Eosinophilie kann fehlen.

Serologische Tests (ELISA, Immunoblot u. a.) werden 2 – 6 Wochen nach einer Infektion positiv.

Trichinella-Antikörper entwickeln sich bei nahezu 100 % der Patienten. Etwa 2 – 5 Tage nach Infektion lassen sich manchmal Trichinen im Stuhl nachweisen. Entscheidend kann der Nachweis der Larven im Blut mit der Filtrationstechnik zwischen dem 7. und 28. Tag sein, der bei hoher Wurmlast häufig gelingt. Der mikroskopische Nachweis von Trichinen in der Muskelbiopsie (M. biceps, M. gastrocnemius, M. pectoralis, M. gluteus maximus u. a.) gelingt ab ca. dem 17. Tag nach Infektion.

Therapie (Evidenzgrad IV)

Albendazol (Eskazole) und Mebendazol (Vermox) wirken gegen intestinale und zirkulierende Trichinen bzw. Trichinen-Larven, weniger zuverlässig gegen bereits enzystierte Larven. Auch bei leichten Infektionen mit Trichinella soll versucht werden, die Zahl der Parasiten im Darm und damit die Zahl der Larven zu reduzieren, die sonst in die Blutbahn einwandern können. Bei Therapiebeginn kann eine Reaktion vom Herxheimertyp auftreten. Die gleichzeitige Gabe von Kortikosteroiden hilft, diese Reaktion zu unterbinden oder abzuschwächen. Für die Bekämpfung der geschlechtsreifen Würmer ist Albendazol am besten geeignet. Erwachsene erhalten 2-mal 400 mg täglich über 6 Tage, Personen unter 60 kgKG 15 mg/kgKG als Tagesdosis verteilt auf 2 Einzeldosen. Albendazol soll morgens und abends zu den Mahlzeiten mit etwas Flüssigkeit eingenommen werden. Zusätzlich ist 0,5 – 1 mg/kgKG/Tag Prednison in absteigender Dosis während der ersten 5 Behandlungstage zur Prävention allergischer Reaktionen empfehlenswert. Bei schweren Infektionen sind Steroide in hohen Dosen angezeigt.

Albendazol ist für Kinder unter 6 Jahren nicht zugelassen. In den USA werden auch Kinder ab 2 Jahren behandelt. Die Substanz wirkt in mehreren Tiermodellen bereits im Bereich humantherapeutischer Dosierungen teratogen (siehe S. 117). Schwangerschaft und Stillen werden in der Fachinformation als Kontraindikation angegeben.

Mebendazol:

- 1. Tag: 3 × 250 mg;
- 2. Tag: 4 × 250 mg;
- 3. bis 14. Tag: 3 × 500 mg;

Fettreiche Kost verbessert die Wirkstoffresorption. Mebendazol ist für Kinder unter 2 Jahren nicht zugelassen, wird jedoch bereits bei Kindern unter 2 Jahren bei schwerer Trichinose in einer Dosierung von 2-mal täglich 100 mg über 3 – 4 Tage eingesetzt. Es wird angenommen, dass Mebendazol

Aneuploidien verursachen kann. Zu Nebenwirkungen siehe S. 117. Der Hersteller rät ab, während der Therapie zu stillen (siehe Tab. **25**).

Prophylaxe

Fleisch sollte stets gekocht oder durchgebraten (Innentemperatur mindestens 77 °C) gegessen werden. Das Tiefgefrieren von Fleischscheiben auf −18 °C über 20 Tage ist eine weitere vorbeugende Maßnahme (nicht wirksam bei T. nativa).

■ **Meldepflicht**

Der direkte und indirekte Erregernachweis ist meldepflichtig, soweit er auf eine akute Infektion hinweist.

 Koordinator:
T. Löscher

Mitarbeiter:
Th. Zimmermann

Trichomonaden-Infektionen

Synonym: Trichomoniasis

Klinisches Bild

Trichomonaden-Infektionen bei Kindern und Jugendlichen betreffen vorwiegend Mädchen in Form einer Vulvovaginitis. Hauptsymptome sind Fluor, Pruritus, vaginales Erythem und Ödem. Der Fluor ist zumeist dünnflüssig, schaumig, graugrün bis gelblich und übelriechend. Häufiger als bei Erwachsenen besteht eine diffuse Vulvovaginitis in Verbindung mit einer Urethritis. Dys- und Pollakisurie, sterile Leukozyturie und Enuresis sind die führenden Symptome. Der Pruritus ist bei Kindern deutlich ausgeprägter als bei Erwachsenen und führt oft zur Diagnose. Die bei Frauen häufige fleckförmige Zervizitis wird bei Mädchen kaum beobachtet.

Bei Knaben dominiert eine Urethritis mit quälendem Juckreiz und Dysurie. Eine Prostatitis ist möglich. Neugeborene, insbesondere Frühgeborene, können mit einer Vulvovaginitis oder Urethritis erkranken.

Vereinzelt wurden rezidivierende urtikarielle Exantheme und Exanthema exsudativum multiforme in Assoziation mit asymptomatischen Trichomonaden-Infektionen beobachtet. Ein kausaler Zusammenhang ist ungesichert.

Schwangerschaft. Eine Gefährdung des Fetus ist bei mütterlicher Trichomoniasis in der Schwangerschaft nicht zu befürchten, abgesehen von einem erhöhten Risiko für vorzeitigen Blasensprung und Frühgeburtlichkeit (Evidenzgrad I).

Ätiologie

Trichomonaden sind mehrfach begeißelte, birnenförmige Flagellaten (Protozoen), welche die Schleimhäute des Urogenitaltraktes und des Darmes besiedeln. Neben den apathogenen Kommensalen Trichomonas hominis des Darmes und Trichomonas tenax der Mundhöhle, stellt Trichomonas vaginalis den im Urogenitaltrakt pathogenen Erreger der Trichomoniasis dar.

Trichomonas vaginalis ist 2 – 14 µm breit und 8 – 25 µm lang, es trägt 4 Geißeln an der Basis und eine Geißel über dem Achsenstab zum spitz auslaufenden Ende.

Trichomonaden sterben außerhalb des Körpers durch Austrocknung rasch ab. Sie lassen sich bei 35 – 37 °C und einem pH > 5,5 in Caseinhydrolysat-Serum-Medium kultivieren. In vivo scheint eine normale Vaginalflora die Infestation zu verhindern. Störungen von pH, Glykogengehalt und Flora, wie bei Infektionen durch Bakterien oder Pilze (insbesondere durch Candida Species) und während der Menstruation, prädisponieren zur Besiedlung. Symptomatische infizierte Frauen haben meist einen Scheiden-pH-Wert über 4,5. Es kommt zu einer nicht invasiven Epithelschädigung, die im zytotoxischen Effekt auf Zellkulturen reproduzierbar ist.

Bei Kindern wird ein Befall durch den hohen Scheiden-pH-Wert (6,5 – 7,4) begünstigt, durch den niedrigen Glykogengehalt erschwert.

Epidemiologie

Trichomonas vaginalis ist weltweit verbreitet und kommt vorwiegend bei Frauen im gebärfähigen Alter vor. In Risikogruppen besteht eine Assoziation von T. vaginalis und HIV. Bei der Geburt werden etwa 5 % der Neugeborenen infizierter Mütter besiedelt. Ab der 2. Lebenswoche bis zur Pubertät sind Trichomonaden-Infektionen selten. Die höchste Durchseuchung besteht im sexuell aktiven Alter (10 – 25 %).

Die Erreger werden bei Jugendlichen und Erwachsenen hauptsächlich durch Intimkontakt übertragen. Ein Nachweis von T. vaginalis bei präpubertären Mädchen sollte an sexuellen Missbrauch denken lassen. Ferner gibt es Hinweise auf nicht venerische Übertragung über feuchte Gegenstände (Schwämme, Handtücher), Badekleidung und direkten Körperkontakt. Durch nicht gechlortes Bade- und Thermalwasser können Trichomonaden wahrscheinlich ebenfalls übertragen werden. Im Leitungswasser sind die Erreger bis zu 24 Stunden lebensfähig, in gechlortem Wasser nur wenige Minuten.

Die **Inkubationszeit** beträgt 4 – 20 Tage, im Mittel 1 Woche.

Diagnose

Die Diagnose basiert auf dem direkten Nachweis im Nativpräparat mit frischem, warmem Material (Vaginal- oder Urethralabstriche, Vaginalfluor, Urin) durch die typische Beweglichkeit der Trichomonaden. Die Nachweisrate beträgt mit dem Phasenkontrastmikroskop bei angewärmtem Objektträger bis zu 70 %. Eine Giemsa-Färbung kann hilfreich sein. Kultur-Transportmedien gibt es in Speziallaboratorien.

Die kulturelle Anzüchtung ist aufwendig, die Sensitivität beträgt ca. 40 – 60 %. Mittels PCR lässt sich die Sensitivität auf über 95 % verbessern, sie ist jedoch nicht allgemein verfügbar. Die differenzialdiagnostische Abklärung der Vulvovaginitis erfordert spezifische Untersuchungen (z. B. Fremdkörper, Gonokokken, Streptococcus pyogenes, Chlamydien, Gardnerella vaginalis, Ureaplasma urealyticum, Candida albicans, Enterobius vermicularis und andere Erreger).

Therapie (Kinder: Evidenzgrad IV; Jugendliche und Erwachsene: Evidenzgrad I)

Die Infektion Neugeborener während der Geburt bedarf in Abhängigkeit von der Symptomatik nur ausnahmsweise einer Therapie mit Metronidazol (50 mg/Tag per os in 3 Dosen) über 5 – 7 Tage.

Ältere Kinder erhalten Metronidazol (15 mg/kgKG/Tag per os in 3 Dosen) über 5 – 7 Tage. Alternativ wird bei Kindern und Jugendlichen über 12 Jahren die Einmaltherapie mit 2 g oral bevorzugt. Sexualpartner sollten grundsätzlich mitbehandelt werden (Partnertherapie). Tinidazol (1 g als Einzeldosis ab 6 Jahren, 2 g ab 12 Jahren) ist ebenso effektiv. Bei rekurrierender Trichomoniasis wird die Therapie wiederholt. Neuerdings sind vermehrt klinisch-resistente Isolate aufgetreten.

Dann empfiehlt sich eine Hochdosisbehandlung mit Metronidazol (35 – 50 mg/kgKG/Tag, maximal 2 g pro Tag) oder Tinidazol (50 – 75 mg/kgKG/Tag, maximal 2 g pro Tag) über mindestens 3 Tage.

Bei ausgeprägten lokalen Symptomen können begleitend Sitzbäder (z. B. Kaliumpermanganat) angewendet werden. Wegen häufiger Resistenzentwicklung wird die lokale, intravaginale Metronidazol-Anwendung mit Cremes oder Salben nicht empfohlen. Während des 1. Trimenons der Schwangerschaft (Metronidazol und Tinidazol kontraindiziert!) können Clotrimazol oder Paromomycin topisch in Salbenform oder als Vaginalovula angewendet werden.

Die Prognose ist gut.

Ist während der Stillzeit die 1-malige Gabe von Metronidazol zur Behandlung einer Trichomoniasis erforderlich, so sollte für 24 Stunden das Stillen unterbrochen werden.

Prophylaxe

Vorbeugende Maßnahmen beschränken sich auf die allgemeine Hygiene (Händewaschen, persönliche Waschutensilien). Für Gemeinschaftseinrichtungen und Bäder bestehen Vorschriften für Reinigung, Desinfektion und Wasserchlorierung. Der prophylaktische Wert von Kondomen zur Verhinderung einer Trichomoniasis ist umstritten.

Literatur

Sobel JD. What's new in bacterial vaginosis and trichomoniasis? Infect Dis Clin North Am 2005; 19: 387 – 406

 Koordinator:
U. Heininger

Mitarbeiter:
T. Schneider

Trichuriasis

Synonym: Peitschenwurmbefall

Klinisches Bild

Leichtere Infektionen verursachen in der Regel keine Symptome. Bei stärkerem Befall (mehr als 200 Würmer) sind Bauchschmerzen und Tenesmen nicht selten. Vor allem bei Kindern mit schweren Infektionen kommt es zu einer chronischen Dysenterie mit schleimig-blutigen Durchfällen. Mögliche Folgen sind hypochrome Anämie und Gewichtsstillstand, in schweren Fällen auch Hypoproteinämie mit peripheren Ödemen. Die partiell in der Kolonschleimhaut liegenden Würmer treten nicht selten mit einem Rektalprolaps zutage. In der Vorgeschichte wird häufig ein anhaltender Stuhldrang angegeben. Eine Bluteosinophilie tritt am ehesten bei stärkeren Infektionen auf, fehlt bei leichteren Infektionen jedoch häufig.

Ätiologie

Die 3 – 5 cm langen und 0,5 mm breiten Adulten des zu den Fadenwürmern (Nematoden) gehörenden Peitschenwurms Trichuris trichiura besiedeln vorwiegend den Dickdarm und Blinddarm. Ihr dünnes, peitschenartiges Vorderende liegt in der Schleimhaut und verursacht ein kleines Ulkus mit geringfügigem, aber chronischem Blutverlust. Die weiblichen Würmer produzieren pro Tag bis zu 10 000 Eier, die mit dem Stuhl ausgeschieden werden. Erst nach 1 – 3 Wochen entwickelt sich in ihnen bei entsprechender Feuchte und Wärme im Boden die infektionstüchtige Larve. Die Eier werden durch Schmierinfektion, mit kopfgedüngtem Gemüse und so weiter oral aufgenommen und wachsen innerhalb von 2 – 3 Monaten zu den geschlechtsreifen Adulten heran. Die Lebensdauer der erwachsenen Parasiten beträgt bis zu 2 Jahre.

Epidemiologie

Der Peitschenwurmbefall ist weltweit verbreitet, vor allem in feuchtwarmen Gebieten. Ungenügende Hygienebedingungen mit fäkaler Umgebungskontamination fördern die Verbreitung. Wegen der lang anhaltenden Infektionstüchtigkeit der Eier sind kontaminierte Lebensmittel potenzielle Quellen für Infektionen.

Nach Schätzungen der WHO sind 600 – 700 Millionen Menschen infiziert.

Diagnose

Bei der parasitologischen Stuhluntersuchung sind die typischen 2-poligen, zitronenförmigen, 50 µm großen Eier mikroskopisch unschwer zu diagnostizieren. Bei schwachem Befall sind effektive Anreicherungsverfahren und ggf. mehrfach wiederholte Untersuchungen erforderlich. Bei einer Rektoskopie oder Untersuchung prolabierter Schleimhaut sind die fest in der Schleimhaut verankerten und ins Lumen hängenden Würmer deutlich sichtbar. Eine Eosinophilie und Anämie können richtungweisend sein.

Therapie (Evidenzgrad I)

Das Mittel der Wahl ist Mebendazol (Vermox) 2-mal 100 mg/Tag über 3 Tage. Die Dosierung gilt auch für Kinder und Kleinkinder. Auch Albendazol (400 mg/Tag über 3 Tage) ist wirksam. Die bei Massenbehandlung in Entwicklungsländern üblichen Einmalgaben von Mebendazol, Albendazol oder Ivermectin bewirken zwar eine erhebliche Reduktion der Wurmlast, weisen jedoch niedrige Heilungsraten auf.

Mebendazol ist in Deutschland ab dem 2. Lebensjahr und Albendazol ab dem 6. Lebensjahr zugelassen. Aufgrund der bisherigen Erfahrungen erscheint bei entsprechender Nutzen-Risiko-Abwägung und fehlenden therapeutischen Alternativen eine Anwendung der Benzimidazole ab dem 1. Lebensjahr gerechtfertigt. Bei der Behandlung von Kleinkindern, die jünger als 1 Jahr waren, wurde sehr selten über Konvulsionen berichtet. Wegen potenzieller Teratogenität und Mutagenität gelten Benzimidazole während Schwangerschaft und Stillzeit als kontraindiziert (ggf. Abstillen). Mebendazol zeigte nach dem 1. Trimenon keine Hinweise für frucht- oder schwangerschaftsschädigende Wirkungen, sodass eine Anwendung in dringend behandlungsbedürftigen Fällen und unter besonderer Nutzen-Risiko-Abwägung gerechtfertigt scheint.

Die Parasitose kann ausgesprochen hartnäckig sein, sodass nicht selten Behandlungswiederholungen erforderlich sind. In endemischen Situationen ist auf mögliche Reinfektionen zu achten. Bei symptomatischer Infektion mit Anämie sollte eine Eisen-Substitution erfolgen. Eine Stuhluntersuchung zur Kontrolle des Therapieerfolges ist nach 4 – 6 Wochen empfehlenswert.

Prophylaxe

Einhaltung persönlicher Hygiene zur Vermeidung der oralen Aufnahme der Eier mit kontaminierten Gemüsen und Trinkwasser. Generelle Maßnahmen zur Fäkalienbeseitigung oder -klärung.

Literatur

Bethony J, Brooker S, Albonico M et al. Soil-transmitted helminth infections: ascariasis, trichuriasis, and hookworm. Lancet 2006; 367: 1521 – 1536

Gyorkos TW, Larocque R, Casapia M et al. Lack of risk of adverse birth outcomes after deworming in pregnant women. Pediatr Infect Dis J 2006; 25: 791 – 794

Montresor A, Awasthi S, Crompton DWT. Use of benzimidazoles in children younger than 24 months for the treatment of soil-transmitted helminthiasis. Acta tropica 2003; 86: 223 – 232

 Koordinator:
T. Löscher

Mitarbeiter:
Th. Zimmermann

Tuberkulose und nicht tuberkulöse mykobakterielle Krankheiten

■ Definition

Als Tuberkulose werden alle Erkrankungen bezeichnet, die durch Erreger des Mycobacterium-tuberculosis-Komplexes verursacht werden (siehe Tab. **89**).

Nicht tuberkulöse Mykobakteriosen (NTM) sind Krankheitsbilder, die durch andere Mykobakterien-Arten (Mycobacteria other than tuberculosis, MOTT) mit Ausnahme von Mycobacterium leprae verursacht werden.

Synonym für die nicht tuberkulösen mykobakteriellen Erkrankungen: Umweltmykobakteriosen (früher: atypische Mykobakteriosen)

Tabelle **89**   Mikrobiologische Einteilung der wichtigsten pathogenen Mykobakterienspezies.

Mycobacterium-tuberculosis-Komplex:		
	M. tuberculosis	
	M. bovis (+ BCG-Impfstämme)	
	M. caprae	
	M. africanum	
	M. canetti[1]	
	M. microti[1]	
Andere Mykobakterien/NTM (Auswahl):		
Gruppe I	M. kansasii	fotochromogene
	M. simiae	Mykobakterien, die in
	M. marinum	Kultur nur bei Licht
		Farbstoffe bilden
Gruppe II	M. scrofulaceum	skotochromogene
	M. szulgai	Mykobakterien, die
	M. xenopi	sowohl in der Dunkelheit, als auch bei Licht
		Farbstoffe bilden
Gruppe III	M. avium	nonchromogene,
	M. intracellulare	langsam wachsende
	M. haemophilum	Mykobakterien
	M. malmoense	
	M. ulcerans	
Gruppe IV	M. fortuitum	schnell wachsende
	M. chelonae	Mykobakterien
	M. abscessus	

[1] nur in Ausnahmefällen humanpathogen

Klinisches Bild
■ Tuberkulose

Generell unterscheidet man Primärinfektion und Primärtuberkulose von der postprimären Tuberkulose. Letztere kann durch Reaktivierung einer Primärinfektion entstehen. Außerdem kann man – aus Gründen der Organlokalisation und klinischer Besonderheiten – pulmonale und extrapulmonale Tuberkuloseformen unterscheiden. Erstinfektionen manifestieren sich im Kindesalter gegenwärtig in Deutschland zu etwa 85 % als pulmonale Formen. Kinder haben im Rahmen der Primärinfektion ein deutlich erhöhtes Erkrankungsrisiko. Das betrifft vor allem Kleinkinder und Säuglinge. Auch Reinfektionen können vorkommen. Extrapulmonale Tuberkuloseformen entstehen meist durch eine hämatogene oder lymphogene Streuung. Dabei sind im Kindesalter klinisch die Miliartuberkulose und die Meningitis tuberculosa als Folge einer frühen hämatogenen Generalisation von besonderer Bedeutung. Zu den postprimären Formen gehören u. a. die Lungenparenchymtuberkulose ohne lymphadenogene Beteiligung, die Knochentuberkulose, die Tuberkulose der Nieren und der ableitenden Harnwege sowie die Tuberkulose der Haut. Postprimäre Erkrankungsformen kommen bei Kindern in Deutschland nur selten vor.

Die Tuberkulose der Abdominalorgane (Darm, zugehörige Lymphknoten, Peritoneum) wird entweder durch eine lymphogene bzw. hämatogene Streuung im Rahmen einer Primärinfektion verursacht, oder es handelt sich um eine intestinale Manifestation, die z. B. durch Ingestion von M.tuberculosis-haltigem Sputum bei offener Lungentuberkulose entstehen kann. Bei der Tuberkulose des Verdauungstraktes zeigt sich in mehr als der Hälfte der Fälle bei endoskopisch-bioptischen Untersuchungen ein Befall der Ileozökalregion, in 20 % der Fälle ein Befall des Kolons, in 5 % des Magens und in 2 % der Speiseröhre. Zu ingestiv verursachten Infektionen mit Mycobacterium bovis kommt es in Deutschland nur noch selten, wenn doch, dann vorwiegend bei Migrantenkindern.

Eine Primärinfektion im Bereich der Haut ist mit < 0,5 % aller Tuberkulosefälle in Europa sehr selten. Voraussetzung dafür ist eine Hautverletzung (Inokulationstuberkulose). Je nach immunologischer Reaktionslage werden Tuberculosis verrucosa cutis (bei guter Immunitätslage), Scrophuloderm (mittlere Immunitätslage) und Tuberculosis ulcerosa cutis et mucosae (schlechte Immunitätslage) unterschieden. Der Lupus vulgaris tritt überwiegend sekundär durch lympho- oder hämatogene Aussaat einer Organtuberkulose auf. Er ist durch einzelne oder wenige rötlichbraune Knötchen gekennzeichnet. Das Scrophuloderm (auch als Tuberculosis colliquativa cutis bezeichnet) entsteht aus einem befallenen Lymphknoten per continuitatem und stellt eine Tuberkulose der Subkutis dar.

HIV-positive Patienten sind schon lange vor dem Auftreten anderer opportunistischer Erkrankungen gegenüber einer Infektion mit dem M.tuberculosis-Komplex gefährdet. Darüber hinaus kann die Infektion wesentlich rascher zu einer manifesten Tuberkulose führen. Bei HIV-infizierten Patienten besteht nach M.tuberculosis-Infektion ein jährliches Tuberkuloserisiko von etwa 10%. Prophylaxe und Prävention sind deshalb bei diesen Patienten von besonderer Bedeutung. Auch Patienten, die unter einer Therapie mit TNFα-Antagonisten (z. B. Etanercept, Infliximab) stehen, z. B. Jugendliche mit schwerer juveniler idiopathischer Arthritis, sind wesentlich stärker als Gesunde gefährdet, lebensbedrohlich an einer Tuberkulose zu erkranken.

■ Nicht tuberkulöse Mykobakteriosen (NTM)

Zervikale Lymphadenitis. Mykobakterielle Erkrankungen der Halslymphknoten bei Kleinkindern werden nach Untersuchungen größerer Fallzahlen aus den USA zu ca. 85 % durch NTM (am häufigsten wird M. avium nachgewiesen) und nur in etwa 15 % durch den M.tuberculosis-Komplex verursacht.

Neben der Halslymphknotenmanifestation können sich NTM-Infektionen selten auch an anderen Organen (z. B. Bronchien, Lunge, Haut, Knochen) manifestieren.

Bei immundefizienten Individuen, wie Patienten im fortgeschrittenen Stadium einer HIV-Infektion, sind Erkrankungen mit verschiedenen Spezies von NTM, insbesondere mit M. avium/M. intracellulare, häufig. Diese können unter dem klinischen Bild klassischer Tuberkuloseformen (z. B. Miliartuberkulose) auftreten, aber auch mit seltenen oder untypischen Symptomen einhergehen:

intestinale, kutane, systemische Manifestationsformen.

Ätiologie

Die Gattung Mycobacterium gehört zu den Mycobacteriaceae. Mykobakterien haben eine lipidreiche Zellwand, die aus den Mykolsäuren (gesättigte Fettsäuren mit einer Kettenlänge von 30 – 100 Kohlenstoffatomen), den Mykosiden (Glykolipid-Peptide und mykolsäurehaltige Glykopeptide) sowie innerhalb der Phospholipide der Zellwand zu einem wesentlichen Teil aus Tuberkulostearinsäure bestehen. Diese lipidreiche Zellwand verursacht auch die für Mykobakterien charakteristische Säurefestigkeit, die für die Ziehl-Neelsen-Färbung und für die fluoreszenzoptische Auramin-Färbung genutzt wird.

Mykobakterien wachsen aerob. Sie weisen meist eine langsame Teilungsrate auf (Ausnahme: schnell wachsende NTM) und benötigen deshalb zum kulturellen Nachweis eine deutlich längere Zeit als die meisten anderen Bakterien.

Einige NTM lassen sich nur sehr schwer kultivieren (z. B. M. genavense, M. ulcerans). Die wichtigsten Mykobakterien Spezies, die für den Menschen pathogen sind, werden in der Tab. 89 zusammengefasst. Zusätzlich zu den genannten Arten sind in Einzelfällen Infektionen u. a. mit M. asiaticum, M. genavense, M. gordonae und M. smegmatis beschrieben worden.

Epidemiologie

Im Jahre 2007 wurden in Deutschland 5020 neue Erkrankungsfälle an Tuberkulose registriert (Inzidenz 6,1/100 000). Die Zahl der erkrankten Kinder betrug 180 (Inzidenz 1,4/100 000), lediglich 4 dieser Kinder erkrankten an einer Meningitis tuberculosa. 29,4 % aller neu erkrankten Kinder waren nicht deutscher Herkunft (Robert Koch-Institut). Vergleichbar valide epidemiologische Daten hinsichtlich der NTM-Erkrankungen liegen für Deutschland nicht vor. In einer diesbezüglichen Studie wurde die kumulative Inzidenz über 2,5 Jahre (2003 – 2005) auf 3,1/100 000 geschätzt, dies entspricht mehr als der Hälfte der kumulativen Inzidenz an Tuberkulose bei Kindern im gleichen Zeitraum (5,5/100 000) (Reuß et al. 2008). Auch in Deutschland war in dieser Studie Mycobacterium avium mit über 70 % der Fälle der am häufigsten nachgewiesene Erreger.

■ Infektionswege der Tuberkulose

M. tuberculosis kommt – wenngleich auch Tiere infiziert werden können – fast ausschließlich beim Menschen vor. M. bovis hingegen findet sich bei Rindern und kann von diesen auf den Menschen übertragen werden (selten wird M. bovis auch bei Pferden und Hunden nachgewiesen).

Eine primäre Erkrankung an extrapulmonaler Tuberkulose kann z. B. durch Aufnahme von mykobakterienkontaminierter Nahrung (z. B. M.bovis-kontaminierter Milch) erfolgen, obgleich dieser Infektionsweg in Industrienationen heute sehr selten geworden ist.

Die wichtigste Übertragungsform für die primäre Infektion ist die Inhalation von M.tuberculosis-haltigen kleinsten Aerosolpartikeln (2 – 5 μm große „droplet nuclei"). Von Kindern ausgehende Infektionen sind dabei sehr selten; selbst bei offener Lungentuberkulose ist die ausgeschiedene Bakterienmenge bei Kindern gering (paucibacilläre Tuberkulose). Fast immer sind Erwachsene mit offener Lungentuberkulose die Ansteckungsquelle (multibacilläre Tuberkulose). Eine frühzeitige Diagnose und Behandlung der Infektionsquelle ist deshalb entscheidend für die Kontrolle der Tuberkulose im Kindesalter.

Infektionen von Wunden können durch direkten Kontakt mit Mykobakterien vorkommen (primäre Inokulationstuberkulose oder kutaner Primärkomplex, auch als „tuberkulöser Schanker" bezeichnet).

An der Haut kann es außerdem neben der primären Inokulation lymphogen, per continuitatem oder hämatogen zum Lupus vulgaris bzw. Scrophuloderm kommen. Nach hämatogener Streuung kann es zu einer miliaren Hauttuberkulose (papulonekrotisches Tuberkulid, der häufigsten kutanen Tb-Manifestation beim Kind), subkutanen Abszessen oder dem (bei Kindern äußerst seltenen) klassischen Lupus vulgaris kommen. Daneben werden an der Haut verschiedene (parainfektiöse im Sinne einer Hypersensitivitätsreaktion, d. h. nicht kontagiöse) Tuberkulid-Formen unterschieden, auf die hier nicht eingegangen werden kann. Das Erythema nodosum ist eine zwar nicht tuberkulosespezifische, aber in Endemieregionen tuberkulosetypische parainfektiöse Erscheinung. Für weiterführende Informationen wird auf dermatologische Fachbücher verwiesen.

Eine hämatogene Übertragung von M. tuberculosis auf das Neugeborene über die Plazenta bei Lungentuberkulose der Mutter ist selten (cave Miliartuberkulose: Placentitis tuberculosa). Perinatale Infektionen können aber durch Verschlucken von infektiösem Fruchtwasser bei tuberkulöser Endometritis der Mutter stattfinden. Außerdem kann es bei einer Urogenitaltuberkulose der Mutter subpartal zu einer Infektion des Neugeborenen kommen. Bei einer offenen Lungentuberkulose mütterlicherseits ist eine aerogene postpartale Infektion des Neugeborenen möglich.

AIDS-Kranke mit Tuberkulose weisen meist eine höhere Keimzahl auf. Die Infektiosität ist bei ihnen jedoch in der Regel nicht erhöht. Bei ihnen wurden außerdem Doppelinfektionen mit verschiedenen M.tuberculosis-Stämmen, auch mit unterschiedlicher Antituberkulotika-Resistenz, beschrieben.

Es gibt M.tuberculosis-Stämme unterschiedlicher Virulenz. Inwieweit sich diese auf Kontagiosität, Organlokalisation, Resistenz und Impferfolg nach BCG-Impfung auswirkt, ist bisher nicht ausreichend systematisch untersucht worden.

Generell können bei Tuberkulosefällen Infektionsketten durch aktive Fallsuche unter den Kontaktpersonen (Umgebungsuntersuchung) und durch die molekulargenetische Typisierung der isolierten Mykobakterien, bspw. durch DNA-Fingerprinting, nachgewiesen werden.

■ Infektionswege der NTM-Infektion

Die Infektionswege von NTM-Infektionen sind noch weitgehend ungeklärt. Schmierinfektionen im Kleinkindesalter (z. B. Sandkasten, Staub, Wasser) erscheinen jedoch wahrscheinlich. NTM-Erkrankungen werden in Gebieten mit niedriger Tuberkuloseinzidenz heute häufiger diagnostiziert. Die Quelle von Infektionen mit Mykobakterien wie des M.avium-Komplexes (M. avium/M. intracellulare) ist nicht immer sicher nachvollziehbar; Übertragungen von Mensch zu Mensch sind bei immunkompetenten Personen nicht beschrieben. Diese Erreger sind gegenüber Umwelteinflüssen sehr resistent. Sie werden häufig in Leitungswasser, in Süß- und Salzwasser, in Boden- und Hausstaubproben sowie bei verschiedenen Tierspezies (Vögel, Hunde, Katzen, Schweine, Hühner, Insekten) nachgewiesen. In Wasser und Staub sind auch eine Reihe von schnell wachsenden NTM (M. fortuitum, M. chelonae, M. smegmatis) nachweisbar.

Diagnose
◼ Klinische Diagnose

Folgende Kriterien definieren (einzeln oder in Kombination, siehe unten) eine behandlungsbedürftige Tuberkulose im Kindesalter:

a. kultureller Nachweis von M. tuberculosis,
b. Kontakt zu infektiöser Tuberkulose (Indexfall),
c. positiver Tuberkulin-Hauttest bzw. positiver Interferon-γ Release Assay (IGRA),
d. die bildgebende Diagnostik *und/oder* die klinische Symptomatik *und/oder* der Verlauf sind hinweisend auf eine Tuberkulose.

Die Diagnose einer manifesten Tuberkulose ist als gesichert anzusehen, wenn ein kultureller Nachweis erbracht wurde (a.). Eine Diagnose kann ebenfalls angenommen werden, wenn Kombinationen von (b.), (c.) und (d.) oder (c.) und (d.) vorliegen. Ein bekannter Kontakt (b.) zusammen mit einem positiven Tuberkulin-Hauttest (bzw. IGRA) (c.) belegen eine Infektion und erfordern weitere Untersuchungen zum Nachweis oder zum Ausschluss einer manifesten Tuberkulose. Außerdem sollte bei Kindern mit Kontakt (b.) und primär negativem Tuberkulin-Hauttest bis zum Beweis des Gegenteils immer von einer Infektion ausgegangen werden.

Die klinische Symptomatik der Tuberkulose und anderer Mykobakteriosen ist initial meist blande bzw. unspezifisch, sodass ein Großteil der Tuberkulosen bei Kindern erst im Rahmen von Umgebungsuntersuchungen eines an Tuberkulose erkrankten Erwachsenen diagnostiziert werden. Eine Umgebungsuntersuchung ist auch bei jedem positiven Tuberkulin-Test eines Kindes notwendig.

◼ Bildgebende Diagnose

Zu den charakteristischen Zeichen bei Kindern gehören z. B. der Nachweis eines Primärkomplexes (Parenchymherd plus Lymphadenopathie) bzw. einer Hiluslymphknoten-Vergrößerung durch ein Thorax-Röntgenbild. Bei Verdacht auf Tuberkulose sollten Röntgenaufnahmen stets in 2 Ebenen erfolgen. Weitere radiologische Zeichen können ein einseitiger Pleuraerguss oder eine Dystelektase, verursacht durch Lymphknotenkompression eines Bronchus, sein. Allerdings kann die Röntgenmorphologie der Tuberkulose besonders im Kindesalter so vielgestaltig sein, dass hier auf einschlägige Fachbücher verwiesen werden muss. Eine umfassendere Übersicht kann darüber hinaus kostenlos von der Homepage der International Union against Tuberculosis and Lung Disease heruntergeladen werden (Diagnostic Atlas of Intrathoracic Tuberculosis in Children. http://www.iuatld.org).

◼ Tuberkulin-Diagnostik

Als valide Präventionsstrategie sollte bei entsprechendem Verdacht eine möglichst *gezielte* Tuberkulin-Testung durchgeführt werden, um frühestmöglich eine tuberkulöse Primärinfektion diagnostizieren und ggf. therapeutisch intervenieren zu können. Dieses Vorgehen gilt insbesondere für Kinder mit Kontakt zu Tuberkulose oder häufigem Kontakt zu Risikopopulationen (siehe Abb. 6).

Eine Infektion mit M. tuberculosis kann bei nicht BCG-geimpften Kindern dann durch den Tuberkulin-Hauttest nachgewiesen werden. Der Test wird 6 – 12 Wochen nach Infektion positiv. Bei jedem Verdacht auf Tuberkulose soll ausschließlich der Test mit der Methode nach Mendel-Mantoux durchgeführt werden. Hierbei werden 0,1 ml gereinigtes Tuberkulin (2 TU PPD-RT 23) mittels einer Tuberkulin-Spritze an der Volarseite des Unterarmes streng intrakutan appliziert und die Injektionsstelle markiert.

Für die Testung wird eine Dosierung von 2 TU (= 0,1 ml) des in Deutschland verwendeten Tuberkulins RT 23 des Statens Seruminstituts Kopenhagen empfohlen. Die Verwendung dieser Dosis trägt zu einer internationalen Vergleichbarkeit der Tuberkulin-Testergebnisse bei. Zur Erhöhung der Spezifität sollte zusätzlich ein IGRA erfolgen (siehe unten).

Das Ergebnis des Tuberkulin-Hauttests ist nach Ablauf von 72 Stunden abzulesen. Die Rötung allein ist in der Regel auf unspezifische Reaktionen auf die Begleitstoffe der Tuberkulin-Präparation zurückzuführen und hat keinen diagnostischen Wert. Als positive Reaktion gilt eine *Induration* von > 5 mm. Eine positive Tuberkulin-Reaktion sollte jedoch je nach der epidemiologischen Situation (Kontakt zu Risikopopulationen und direkter Tuberkulosekontakt etc.) und soziodemografischen Gesichtspunkten (z. B. schlechte soziale Verhältnisse) individuell unterschiedlich gewertet werden und ggf. eine diagnostische (Röntgen-Thorax-Untersuchung) bzw. therapeutische Intervention (z. B. Chemotherapie bei Erkrankung bzw. Chemoprävention bei latenter Infektion) nach sich ziehen (Abb. 6, Tab. **90**). Das gilt für folgende Fälle:

- Bei aktuellem Kontakt zu infektiöser Tuberkulose erfordert jegliche Induration eine Intervention (die primäre Intervention erfolgt hierbei

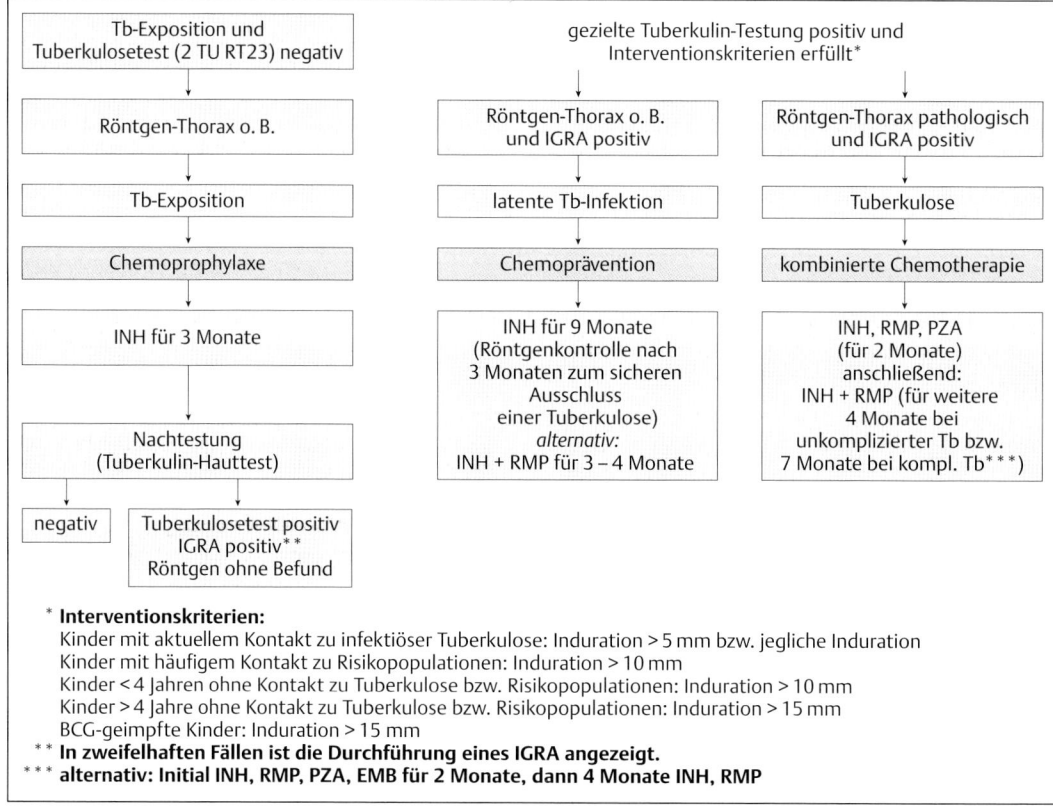

Abb. 6 Tb-Diagnostik und Intervention bei Kindern: Chemoprophylaxe, Chemoprävention, kombinierte Chemotherapie.

Tabelle **90** Risikopopulationen (Personengruppen, die eine erhöhte Tuberkuloseinzidenz aufweisen).

Personen in Gemeinschaftsunterkünften (z. B. Asylheime, Haftanstalten)
Personen aus Hochprävalenzländern
Obdachlose
HIV-Infizierte
Drogen- und Alkoholabhängige
Personen mit konsumierenden Krankheiten sowie Immunsupprimierte
Personal in medizinischen und anderen Einrichtungen mit erhöhter Tb-Exposition (z. B. Obdachlosenheime, Haftanstalten)

unabhängig von dem Ergebnis des Tuberkulin-Hauttests).

- Bei immunsupprimierten Kindern bzw. HIV-infizierten Kindern gilt eine Induration > 5 mm als eine interventionsbedürftige Reaktion.

- Bei häufigem Kontakt zu Risikopopulationen (siehe unten) gilt eine Induration > 10 mm als interventionsbedürftige Reaktion.
- Bei gesicherter Tuberkulin-Konversion innerhalb von 2 Jahren gilt eine Induration > 10 mm als interventionsbedürftige Reaktion.
- Bei Kindern unter 4 Jahren ohne Kontakt zu Tuberkulose bzw. Risikopopulationen gilt eine Induration > 10 mm als interventionsbedürftige Reaktion.
- Bei Kindern älter als 4 Jahre ohne Kontakt zu Tuberkulose bzw. Risikopopulationen gilt eine Induration > 15 mm (= Starkreaktion) als interventionsbedürftige Reaktion.
- Bei BCG-geimpften Kindern gilt ebenfalls eine Induration > 15 mm als interventionsbedürftige Reaktion.

Die genannten Intervention-„cut-offs" spiegeln die veränderte epidemiologische Situation wider und entsprechen weitgehend denen, die bspw. in den USA aufgrund von Erfahrungen von der American

Academy of Pediatrics, den Centers for Disease Control und der Amercian Thoracic Society empfohlen werden.

Bei einem negativen Tuberkulin-Testergebnis und dennoch weiterbestehendem hochgradigem Verdacht auf eine M.tuberculosis-Infektion sollte mit 2 TU RT 23 im Abstand von 1 (bis maximal 5) Wochen am kontralateralen Unterarm nachgetestet werden (Booster-Reaktion). Nur bei Verdacht auf verminderte Tuberkulin-Reaktivität (z. B. Immunsuppression) kann die Booster-Testung auch mit 10 TU/0,1 ml RT 23 durchgeführt werden. Außerdem sollte dann immer auch ein IGRA veranlasst werden.

Es ist zu bedenken, dass falsch negative Reaktionen der Tuberkulin-Testung passager bspw. nach Lebendschutzimpfungen und Virusinfektionen (bis zu 6 – 8 Wochen lang), als auch krankheitsbegleitend bei angeborenen oder erworbenen Immundefekten, bei Sarkoidose und bei malignen Erkrankungen des lymphatischen Systems auftreten können. Auch bei der Meningitis tuberculosa und der Miliartuberkulose kann eine Anergie bestehen.

Eine flächendeckende Regeltestung der Kinder wird unter den aktuellen epidemiologischen Bedingungen in Deutschland *nicht* empfohlen. Die Indikation zur Durchführung eines Tuberkulin-Tests besteht in folgenden Fällen:

- bei Kindern mit klinischem Verdacht auf eine M.tuberculosis-Infektion (z. B. unklare Hustensymptomatik, unklare Gedeihstörung, Nachtschweiß): sofortige Testung
- bei Kontakt zu infektiöser Tuberkulose: Einleitung einer Chemoprophylaxe und sofortige Testung sowie bei negativem Testausfall nochmals nach 3 Monaten
- bei längerem Aufenthalt in einem Hochprävalenzland und engem Kontakt mit der dortigen Bevölkerung: vor Reiseantritt und 2 – 3 Monate nach Rückkehr
- Immigrantenkinder aus Hochprävalenzländern: sofort sowie bei negativem Testausfall nochmals nach 3 Monaten
- Kinder mit erhöhtem Infektionsrisiko, bspw. Kinder mit häufigem Kontakt zu Risikopopulationen: ggf. jährliche Testung

In den USA erhobene Daten zeigen, dass man mit 1 epidemiologischen Fragebogen zumindest diejenigen Kinder charakterisieren kann, die nicht getestet werden müssen (negativer prädiktiver Wert bei dieser Untersuchung: 99,8 %). Folgende Fragen wurden dabei im Hinblick auf eine mögliche Testindikation gestellt:

- Hat Ihr Kind Kontakt zu infektiöser Tuberkulose gehabt?
- Ist jemand aus Ihrer Familie, Ihr Kind eingeschlossen, in einem Hochprävalenzland geboren oder hat sich (innerhalb der letzten 2 Jahre) für längere Zeit in einem Hochprävalenzland aufgehalten?
- Hat Ihr Kind regelmäßig Kontakt zu Risikopopulationen?
- Hat Ihr Kind eine HIV-Infektion oder einen Immundefekt?

Dieser Fragenkatalog kann im Sinne eines epidemiologischen Screenings – z. B. 1-mal/Jahr – für die Auswahl der zu testenden bzw. nicht zu testenden Kinder genutzt werden: Eine Testung sollte nur dann erfolgen, wenn zumindest eine der genannten Fragen positiv beantwortet wird.

Das DZK empfiehlt, dass additiv bei positiver Tuberkulin-Hauttestung im Sinne eines „stepwise testing" auch die IGRA Anwendung finden. Diese sind seit 2004 EU-weit zugelassen. Bei diesen In-vitro-Testverfahren handelt es sich zum einen um einen Vollblut-ELISA (QuantiFERON-TB Gold In-Tube; Hersteller: Cellestis, Australien) und zum anderen um einen Elispot (T-SPOT-TB; Hersteller: Immunotec, Großbritannien), bei dem isolierte Lymphozyten der Patienten eingesetzt werden. Beide Tests weisen nach aktueller Datenlage eine relativ hohe Sensitivität (70 – 90 %) und Spezifität (96 – 99 %) auf. Vor allem in Niedrigprävalenzländern sind sie in Bezug auf die Spezifität dem Tuberkulin-Hauttest überlegen. Die neuen Tests sind allerdings – ebenso wie der Tuberkulin-Hauttest – wenig sensitiv bei Lymphopenie bzw. bei zellulärem Immundefekt und bei immunsuppressiver Therapie, insgesamt jedoch sensitiver als der Tuberkulin-Hauttest.

Bei den IGRA wird nach Stimulation (16 – 24 Stunden) mit hoch spezifischen M.tuberculosis-Antigenen (ESAT-6, CFP-10) die γ-Interferon-Bildung quantitativ in IU/ml (QuantiFERON-TB Gold In-Tube) bzw. die Zahl der γ-Interferon-bildenden T-Lymphozyten der Patienten als „spots" (T-SPOT-TB) gemessen (cave: Kreuzreaktivität bei Infektionen mit M. kansasii, M. marinum, M. szulgae, M. flavescens; ansonsten keine Kreuzreaktivität). Die Durchführung dieser Tests setzt ein entsprechend ausgerüstetes und erfahrenes Labor voraus. Außerdem dürfen die Probenröhrchen beim Versand weder gefroren noch erhitzt werden; die vorgegebene Blutmenge sollte möglichst eingehalten werden; die Untersuchungen müssen so zeitnah wie möglich (maximal innerhalb von 24 Stunden) nach der Blutentnahme angesetzt werden, da bei beiden Tests vitale Zellen Voraussetzung für die Untersuchung sind. Die Tests sind teurer als der Tuberkulin-Hauttest, die Kosten-Nutzen-Relation ist jedoch mittel- und langfristig eindeutig positiv.

Zusätzlich zu einem Tuberkulin-Hauttest, sollten die IGRA bei folgenden Indikationen eingesetzt werden, um die diagnostische Sensitivität und Spezifität zu erhöhen:

- lebensbedrohliche Tuberkuloseformen (z. B. Meningitis tuberculosa)
- Verdacht auf Tuberkulose bei kutaner Anergie
- differenzialdiagnostische Problemfälle
- vor Organtransplantationen
- vor dem Einsatz von TNFα-Blockern (z. B. Etanercept, Infliximab)
- bei Säuglingen mit Verdacht auf Tb-Exposition
- latente Tb-Infektion (LTBI)
- Diskriminierung von Infektionen mit nicht tuberkulösen Mykobakterien (Tuberkulin-Hauttest positiv, In-vitro-Tests negativ) bzw. mit M. tuberculosis (Tuberkulin-Hauttest positiv, In-vitro-Tests positiv)

Generell ist jedoch zu bedenken, dass ein negativer IGRA ebenso wie der Tuberkulin-Hauttest eine M.tuberculosis-Infektion nicht völlig ausschließt. Auch bei lebensbedrohlichen oder generalisierten Tuberkuloseformen kann ein derartiger Test negativ ausfallen. Hier ist eine Testwiederholung sinnvoll.

Im Allgemeinen sind eine sorgfältige Infektionsanamnese und eine daraus resultierende Indikation zur gezielten Tuberkulin-Hauttestung und ggf. Durchführung eines IGRA, die primären Standardmethoden zur Detektion einer M.tuberculosis-Infektion.

Die serologischen Tuberkuloseschnelltests von DiaVita (TB-ST und TB-ST^{+2}) scheinen aufgrund unzureichender Sensitivität insbesondere für die Detektion einer latenten M.tuberculosis-Infektion und unzureichender Daten für das Kindesalter wenig geeignet zu sein.

■ Bakteriologische Diagnostik der Tuberkulose

Der **mikroskopische Nachweis** von säurefesten Bakterien im Direktpräparat nach Anreicherung durch Zentrifugation (z. B. Sputum oder Magensaft) bzw. im Gewebe-Quetschpräparat (z. B. Lymphknoten) sollte immer versucht werden, ist aber im Kindesalter wegen der geringen Keimdichte häufig negativ. Der Nachweis von säurefesten Stäbchen im Magensaft kann nur im Zusammenhang mit weiteren diagnostischen Hinweisen als bakteriologischer Nachweis gewertet werden, da manchmal auch andere säurefeste saprophytische Bakterien im Magensaft gefunden werden (Tab. 91). Gleiches gilt für den mikroskopischen Nachweis säurefester Stäbchen im Urin.

Kultureller Nachweis. Der Goldstandard der Mykobakterien-Diagnostik ist weiterhin der kulturelle Nachweis. Eine Kultur von M. tuberculosis benötigt aufgrund des langsamen Wachstums auf festen Nährmedien etwa 4 – 6 Wochen. Flüssigkulturen mit modernen Methoden zur Wachstums-

Tabelle **91** Beurteilungsschema der Mikroskopie nach DIN S 8943-32.

Bewertungsmaßstab	Anzahl der säurefesten Stäbchen	
	Hellfeld-Methode (100-fache Objektvergrößerung)	fluoreszenzmikroskopische Methode (40-fache Objektvergrößerung)
negativ	keine je Ausstrich (mindestens 100 Blickfelder)	keine je Ausstrich (mindestens 100 Blickfelder)
kontrollbedürftig[1]	1 – 3 je Ausstrich (mindestens 100 Blickfelder)	1 – 10 (mindestens 100 Blickfelder)
+	4 – 10 je 100 Blickfelder	10 – 50 je 100 Blickfelder
++	1 – 10 je 10 Blickfelder	5 – 10 je 10 Blickfelder
+++	1 – 10 je Blickfeld	5 – 10 je Blickfeld
++++	> 10 je Blickfeld	> 50 je Blickfeld

[1] Eine Wiederholungsuntersuchung sollte durchgeführt werden.

detektion (z. B. Bactec, MGIT 960) können diesen Zeitraum auf 1 – 2 Wochen verkürzen und sollten unbedingt Anwendung finden.

Da Kinder unter 10 Jahren spontan zumeist keine adäquaten Sputumproben produzieren können, war bisher die Gewinnung von Magensaft für den kulturellen Nachweis notwendig. Hierfür musste möglichst an 3 aufeinanderfolgenden Tagen nüchtern vor dem Aufstehen ein Magensaftaspirat gewonnen werden. Etwa 20 – 50 ml destilliertes Wasser wurden über eine Magensonde instilliert und mit einer sterilen 50-ml-Spritze wieder aspiriert. Material, das nicht sofort verarbeitet werden konnte, musste durch Zugabe von bspw. 1,5 ml 2 %iger Trinatriumphosphat-Lösung neutralisiert werden, da Mykobakterien im sauren Milieu rasch absterben.

Bei Kindern gelingt die kulturelle Isolation von M. tuberculosis aus Magensaftaspiraten allerdings nur bei etwa 40 – 50 %.

Nach neueren Daten weist die Untersuchung von provoziertem Sputum bei Kindern eine höhere Sensitivität auf. So entspricht die Sensitivität einer Probe nach Sputumprovokation derjenigen von Magensaftuntersuchungen an 3 aufeinanderfolgenden Tagen. Folgendes Vorgehen wird dabei empfohlen: Vor der Sputumprovokation sollten 200 μg Salbutamol inhaliert werden. Anschließend wird mit einem Inhaliergerät (z. B. Pari-Inhaliergerät) 5 ml einer 5,85 %igen sterilen NaCl-Lösung (kommerziell erhältlich) innerhalb von 15 Minuten inhaliert. Danach erfolgt das Abklopfen des Thorax. Anschließend wird mit einem Katheter über den Nasopharynx das Sputum abgesaugt und in einer Sputumfalle gesammelt. Es ist sinnvoll, von dieser Untersuchungsmethode Gebrauch zu machen – unter der Voraussetzung, dass sie technisch exakt durchgeführt wird.

Weitere klinische Materialien, die sich bei entsprechender Fragestellung für den kulturellen Nachweis von M. tuberculosis eignen, sind Bronchiallavageflüssigkeit, Liquor, Gewebeproben, Urin und, in speziellen Fällen wie bei Patienten mit AIDS, auch Blut und Stuhl.

Bei der Speziesdifferenzierung von bspw. M. tuberculosis, M. avium, M. intracellulare, M. kansasii und M. gordonae haben Gensonden die zeitaufwendige biochemische Identifizierung abgelöst. Die Kulturidentifizierung mithilfe von Gensonden kann routinemäßig innerhalb weniger Stunden mit einer Spezifität von nahezu 100 % durchgeführt werden.

Eine wichtige Entwicklung in der Diagnostik von Mykobakterien stellt der Direktnachweis aus klinischen Proben mithilfe von Nukleinsäure-Amplifikationstechniken (NAAT), z. B. der Polymerase-Kettenreaktion (PCR) und anderer molekularbiologischer Verfahren, dar. Diese Methoden erlauben den In-vitro-Nachweis von nur 10 Bakterien (gegenüber 6000 – 10 000 Bakterien pro ml für die Mikroskopie). Die Sensitivität der Methoden birgt die Gefahr falsch positiver Nachweise aufgrund geringster Verunreinigungen mit mykobakterieller DNA in sich. Falsch negative Ergebnisse der Amplifikationsreaktion können aufgrund von Hemmstoffen in klinischen Proben auftreten.

Die Indikation zur Durchführung der molekularbiologischen Diagnostik stellt sich vor allem bei stark gefährdeten Patienten (z. B. bei Immunsupprimierten) oder bei Verdacht auf eine Generalisierung der Tuberkulose (z. B. bei Miliartuberkulose oder Meningitis tuberculosa), um eine frühe Erregerspezifizierung zu erreichen. Dies gilt insbesondere auch für den Nachweis von M.tuberculosis-Komplex aus mikroskopisch positivem Material.

Gerade Untersuchungen bei Kindern zeigten, dass eine Kombination von Kultur mit der PCR häufiger zu einem Erregernachweis führt als die jeweilige Methode allein.

Von jedem kulturellen M.tuberculosis-Isolat sollte eine Resistenzbestimmung durchgeführt werden.

Für Resistenzen, deren molekulare Grundlage bekannt ist, können genotypische Methoden die Resistenztestung unterstützen und stark beschleunigen. Dies gilt insbesondere für den Nachweis einer Multiresistenz, die als Resistenz gegen mindestens Rifampicin und Isoniazid definiert ist. Mithilfe sog. „line-probe assays" können nach spezifischer Amplifikation von DNA- oder RNA-Abschnitten die Resistenzmutationen für Rifampicin und Isoniazid direkt aus der mikroskopisch positiven Sputumprobe nachgewiesen werden (z. B. HAIN Lifesciences GenoType MTBDR MDRTB and HAIN MDRTB plus). Damit wird es möglich, bei mikroskopisch positivem Nachweis von säurefesten Stäbchen, in über 90 % innerhalb von 1 – 2 Tagen sowohl die Tuberkulose labordiagnostisch zu bestätigen, als auch eine Multiresistenz zu diagnostizieren. Dieser Ansatz konnte in großen Studien der WHO auch für Hochinzidenzländer (u. a. in Südafrika, Nepal) etabliert werden und erwies sich gegenüber der Flüssigkultur und nachfolgender Resistenztestung als kosteneffektiv. Anfang 2008 wurde eine Empfehlung der WHO zum Einsatz dieser Technologie zur raschen Erkennung multiresistenter Erreger gegeben.

Dies ersetzt jedoch nicht die kulturelle Anzucht der Erreger. Für die Prüfung weiterer Resistenzen mit inkompletter oder fehlender Kenntnis über die zugrunde liegenden Mutationen – das gilt insbesondere für Resistenzen gegen Zweitrangmedikamente – und für alle mikroskopisch negativen Proben ist nur kulturell eine entsprechende Untersuchung möglich.

Das rasche Erkennen resistenter Isolate ist für eine suffiziente Therapie und die Unterbrechung der Infektionsketten von entscheidender Bedeutung. Der Einsatz von Medikamenten der 2. Wahl sollte immer auf den Ergebnissen der Resistenzuntersuchung basieren. Da in Deutschland ein Anteil von multiresistenten Erregern auch gegen weitere Medikamente der 1. Wahl resistent ist, sollte bei Nachweis einer Rifampicin-Resistenz immer sofort auch eine Resistenztestung gegen Medikamente der 2. Wahl angefordert werden.

Bei kulturellem Nachweis von NTM ist die Resistenzbestimmung mit Ausnahme von M. kansasii und einigen schnell wachsenden Mykobakterien nur bedingt verwertbar.

■ Diagnose der NTM-Infektion

Der diagnostische Beweis, dass eine mykobakterielle Infektion ursächlich durch NTM verursacht wird, kann schwierig sein, da manche NTM-Spezies als Kommensalen oder auch bei Gesunden, z. B. im Speichel oder Magensaft, auftreten können.

Eine NTM-Infektion ist anzunehmen:

- bei Erregerisolierung aus primär sterilem Gewebe (z. B. Lymphknoten, Knochen),
- bei Fistelungen, bspw. aus Knochen oder abszessähnlichen Veränderungen und Isolierung von Erregern, die häufiger entsprechende pathologische Veränderungen verursachen (z. B. M. chelonae oder M. abscessus),
- bei Patienten mit Hautgranulomen und dem kulturellen Nachweis von M. marinum aus den Granulomen („Schwimmbadgranulom"), bzw. bei Patienten aus Afrika oder dem pazifischen Raum mit Hautulzera und dem Nachweis von säurefesten Stäbchen im Quetschpräparat aus dem Ulkusrandsaum, molekularem und/oder kulturellem Nachweis von M. ulcerans (Buruli-Ulkus),
- bei mehr als 1-maliger Isolierung desselben mykobakteriellen Erregers aus dem Bronchialsekret und gleichzeitigen infiltrativen oder kaver-

nösen Veränderungen im Röngtenbild des Thorax nach Ausschluss anderer Ursachen,
- wenn bei einer Tuberkulose zusätzlich NTM aus dem Bronchialsekret isoliert wurde, 2 oder mehrere Antituberkulotika ausreichend lange verabfolgt wurden und das Thorax-Röntgenbild weiterhin kavernöse bzw. infiltrative Bezirke aufweist,
- wenn klinisch die Diagnose einer Tuberkulose oder einer nicht mykobakteriellen Infektion naheliegt und aus nicht sterilem Material (z. B. Sputum) in mindestens 2 Proben identische NTM-Isolate nachgewiesen werden (z. B. M. abscessus bei zystischer Fibrose).

Außerdem ist zu bedenken, dass M. xenopi und M. gordonae manchmal iatrogen durch Spülwasser in Untersuchungsproben (z. B. über Bronchoskope) eingebracht werden können; ihr Nachweis hat in der Regel keine pathogene Bedeutung. M. xenopi wird daneben nicht selten aus Bronchialmaterial bei eitriger Bronchitis oder Pneumonie isoliert. Diese Mykobakterien-Spezies verschwindet in der Regel nach antibiotischer Therapie der Bronchitis/Pneumonie. Pathogene Bedeutung kann M. xenopi bei immunkompetenten Patienten aufgrund einer vorbestehenden chronischen Lungenerkrankung haben.

Bei Patienten mit fortgeschrittener HIV-Infektion (CD4-Zellen < 100/μl) empfiehlt sich ein bakteriologisches Screening auf NTM.

Therapie

Alle Patienten mit (immunologisch, klinisch-radiologisch bzw. bakteriologisch) gesicherter Tuberkulose werden kombiniert behandelt. Außerdem ergeben sich Indikationen für die medikamentöse Prophylaxe (Chemoprophylaxe) bei Kindern mit Tuberkuloseexposition (THT noch negativ). Bei Kindern mit positiver Tuberkulin-Reaktion, positivem IGRA und ohne nachweisbaren Organbefund (latente Tb-Infektion), bei denen die o. g. Interventionskriterien erfüllt sind, ist eine präventive Monotherapie (Chemoprävention) notwendig. Alle manifesten Tuberkulosen werden primär jedoch zumindest mit einer 3-fach-Medikamentenkombination behandelt. Bei der Therapieplanung sollte, falls bekannt, das Ergebnis der Resistenztestung der Infektionsquelle berücksichtigt werden. Alle First-Line-Medikamente werden in einer Einmalgabe pro Tag verabfolgt.

Bei einigen Formen der Tuberkulose (Perikarditis, Pleuritis, Miliartuberkulose, Meningitis tuberculosa) kann der zusätzliche Einsatz von Glukokortikoiden notwendig bzw. sinnvoll sein.

Die Dosierungen der Antituberkulotika sowie ihre möglichen Nebenwirkungen sind der Tab. 92 zu entnehmen.

Treten während der Therapie **Transaminasenerhöhungen** (mehr als das 3-Fache der Norm) auf (bei Kindern wesentlich seltener als bei Erwachsenen), so müssen zunächst INH, RMP und Pyrazinamid so lange abgesetzt werden, bis sich die relevanten Parameter normalisiert haben. Danach kann die Therapie meist wieder fortgesetzt werden, indem man ein Medikament nach dem anderen (z. B. in wöchentlichen Abständen), mit geringen Dosen beginnend, dann bis zur Regeldosis steigernd, wieder einführt. Während der akuten hepatopathischen Phase kann man alternativ Streptomycin und ggf. zusätzlich Ethambutol einsetzen, wenn die Klinik es erfordert.

Bei bekanntem, vorbestehendem Leberschaden werden die Medikamente sukzessiv, mit niedriger Dosis beginnend, analog zum Standardregime eingeführt. Es ist allerdings unter diesen Umständen zu empfehlen, Blutspiegelkontrollen von INH und Rifampicin durchzuführen.

Hepatotoxische Nebenwirkungen werden am häufigsten in den ersten 3 – 6 Wochen der Therapie beobachtet.

Vor allem in Osteuropa, aber auch in einigen Metropolen der USA sowie in vielen Regionen Afrikas, Asiens und Südosteuropas treten M.tuberculosis-Stämme auf, die Resistenzen gegen ein oder mehrere Antituberkulotika aufweisen. In solchen Fällen ist eine strikte Isolierung dieser Patienten von anderen (auch tuberkulösen) Patienten, aber auch ein konsequenter Schutz des Pflegepersonals notwendig. In Deutschland sind multiresistente Tuberkulosestämme zurzeit noch selten (2 % in 2007). Bei Immigranten mit Tuberkulose – insbesondere aus Osteuropa und Russland – werden jedoch zunehmend multiresistente Mykobakterien-Stämme, d. h. zumindest Resistenz gegen Iso-

Tabelle **92**   Dosierung und Nebenwirkungen der Erstrang-Antituberkulotika.

Medikament	Dosierung pro Tag	Nebenwirkungen
Isoniazid (INH) 0 – 5 J. 6 – 9 J. 10 – 14 J. 15 – 18 J.	200 mg/m^2, entspricht: 10 – 8 mg/kgKG 8 – 7 mg/kgKG 7 – 6 mg/kgKG 6 – 5 mg/kgKG maximale TD 300 mg	Bei etwa 0,14 % der behandelten Patienten kann besonders zu Beginn der Therapie eine INH-Hepatitis auftreten. Monitoring der Transaminasen notwendig, initial z. B. wöchentlich **Cave:** primär chronisch-entzündliche Lebererkrankungen. Vitamin B$_6$ zusätzlich bei Säuglingen und kachektischen Patienten (10 – 15 mg/Tag)
Rifampicin (RMP) 0 – 5 J. 6 – 9 J. 10 – 14 J. 15 – 18 J.	350 mg/m^{2}KO, entspricht: 15 mg/kgKG 12 mg/kgKG 10 mg/kgKG 10 mg/kgKG maximale TD 600 mg	Orangefärbung der Körperflüssigkeiten. Bei etwa 0,5 % der behandelten Patienten kann besonders zu Beginn der Therapie eine akute Hepatopathie auftreten. Monitoring der Transaminasen notwendig, initial z. B. wöchentlich **Cave:** starker Enzyminduktor, Spiegelveränderungen folgender Medikamente sind zu erwarten: Antikonvulsiva, Azidothymidin, Theophyllin, Antikoagulanzien vom Cumarintyp, Kontrazeptiva, orale Antidiabetika, Digitoxin, Propanolol, Cyclosporin.
Pyrazinamid (PZA)	30 mg/kgKG/Tag, maximale TD 2 g bis 70 kgKG bzw. 2 g über 70 kgKG maximale Therapiedauer: 2 – 3 Monate	Bei etwa 0,5 % der behandelten Patienten kann besonders zu Beginn der Therapie eine akute Hepatitis entstehen. Monitoring notwendig. Bei vielen Patienten kommt es unter der Therapie zu einer asymptomatischen, nicht interventionsbedürftigen Erhöhung der Harnsäurewerte im Plasma (> 8 mg/dl = 480 µmol/l).
Ethambutol (EMB) 0 – 5 J. > 5 J.	850 mg/m^2 entspricht: 30 mg/kgKG 25 mg/kgKG maximale TD 1,75 g	Optikusneuritis möglich (besonders bei Leberschaden); Frühsymptom ist eine Störung des Rot-Grün-Farbsehens. Monatliches ophthalmologisches Monitoring (bei Kleinkindern besondere Farbtafeln verwenden).
Streptomycin (SM)	20 mg/kgKG/Tag, i. m. oder i. v., maximale TD 0,75 g; Gesamtdosis: 30 g/m^2	Ototoxizität (N. acusticus und N. vestibularis) Hörtestung vor, während und nach der Therapie notwendig

niazid und Rifampicin, nachgewiesen (z. B. NUS-Staaten: GUS-Staaten plus Baltische Staaten, 12–20 %, Kasachstan > 20 %). Außerdem ist der Anteil resistenter Erreger erhöht, wenn eine Tuberkulosetherapie in der Vergangenheit bekannt ist.

Bei nachgewiesener **Multiresistenz** der Keime muss eine Kombination von mindestens 3–4 Medikamenten eingesetzt werden, auf welche die Erreger empfindlich sind. Für einige der Zweitrang-Antituberkulotika gibt es keine kontrollierten Studien bzw. keine validen Dosisrichtlinien für das Kindesalter, sodass bei deren Einsatz auf mögliche Nebenwirkungen besonders geachtet werden muss (siehe Tab. 93).

Bei multiresistenter Tuberkulose und Tuberkulose mit kompliziertem Verlauf sollte die Therapie in einem spezialisierten Zentrum erfolgen.

■ Therapie verschiedener Tuberkulose-Formen (Evidenzgrad I)

▶ Unkomplizierte Primärtuberkulose

Die unkomplizierte Primärtuberkulose ist als eine Tuberkuloseform definiert, die mit einem röntgenologisch nachweisbaren Primärkomplex bzw. einer Hiluslymphknoten-Vergrößerung mit/ohne Nachweis von M. tuberculosis und einem in der Regel positiven Tuberkulin-Hauttest und positivem IGRA einhergeht.

Die Standardtherapie besteht aus einer 3-fach-Kombination mit Isoniazid, Rifampicin und Pyrazinamid. Sie wird folgendermaßen durchgeführt:

- 2 Monate Verabreichung von INH, RMP und PZA, anschließend
- 4 Monate Verabreichung von INH und RMP.

Tabelle **93** Dosierung und Nebenwirkungen vom Zweitrang-Antituberkulotika.

Medikament	Dosierung	Nebenwirkungen
Protionamid (PTH)	10 mg/kgKG/Tag, maximale TD 750 mg; höhere Dosierung möglich (bis 15 mg/kgKG/Tag)	gastrointestinale Nebenwirkungen bei höherer Dosierung häufig, Arthralgien weitere Nebenwirkungen siehe Isoniazid Anwendung nur bei bekannter INH-Resistenz nur in Kombination verwenden
Paraaminosalicyl-säure (PAS)	300 mg/kgKG/Tag, maximale TD 12 g oral oder i. v.	Übelkeit, Erbrechen, gastrointestinale Störungen, Hepatotoxizität, hämatologische Veränderungen, Elektrolytstörungen **cave:** potenzielle Erhöhung eines Phenytoin-Spiegels
Rifabutin (RIB)	5 mg/kgKG/Tag, maximale TD 300 mg	Uveitis, Arthritis, Störungen des hämatopoetischen Systems, Haut-Hyperpigmentierung, Hepatopathien, Enzyminduktor, zz. keine Zulassung für das Kindesalter
Terizidon (Kondensationsprodukt von Cycloserin)	10–15 mg/kgKG/Tag	zentralnervöse Symptome (Benommenheit, Kopfschmerzen, Tremor, Schwindel, Krämpfe, Psychosen), Einsatz frühestens ab Schulalter
Clofazimin	Dosis für Kinder nicht bekannt, möglich: halbe Erwachsenendosis (d. h. 50–100 mg/Tag) bei älteren Kindern	Orangefärbung der Haut, Übelkeit, Erbrechen, gastrointestinale Störungen sowie eosinophile Gastroenteritis
Amikacin	15 mg/kgKG/Tag i. v.	ähnlich wie Streptomycin (siehe Tab. 92)
Capreomycin (CM)	15 mg/kgKG/Tag i. m.	ähnlich wie Streptomycin (siehe Tab. 92)
Ciprofloxacin	30 mg/kgKG/Tag oral bzw. 15 mg/kgKG/Tag i. v.	keine Zulassung für das Kindesalter, Übelkeit und Erbrechen, zentralnervöse Störungen (z. B. Kopfschmerzen, Schlaflosigkeit, Tremor, Krämpfe), Fotosensitivität, möglicherweise toxischer Effekt am Gelenkknorpel in der Wachstumsphase **cave:** potenzielle Erhöhung eines Theophyllin-Spiegels
Moxifloxacin	7,5 mg/kgKG/Tag oral	ähnlich wie Ciprofloxacin
Linezolid	10 mg/kgKG/Tag oral bzw. i. v.	Hypertonie, Hyperthermie und ZNS-Störungen (Kopfschmerzen, Schwindel), Thrombozytopenie, gastrointestinale Störungen, Anwendungsbeschränkung für das Kindesalter

Die Therapie sollte somit 6 Monate lang (96 % Rezidivfreiheit) erfolgen. Die Medikamente werden in der Regel oral täglich als Einmalgabe appliziert. Hinsichtlich des Monitorings unerwünschter Arzneimittelwirkungen siehe Tab. 92.

Besteht der Verdacht auf eine Resistenz der Keime, muss bis zum Erhalt des Ergebnisses der Resistenztestung eine initiale Vierfachtherapie mit INH, Rifampicin, Pyrazinamid und Ethambutol bzw. Streptomycin angewendet werden (Pyrazinamid und Ethambutol für 2 – 3 Monate, bei Einsatz von Streptomycin längstens bis zum Erreichen der Gesamtdosis, siehe Tab. 92).

▶ **Komplizierte Primärtuberkulose**
Die komplizierte Primärtuberkulose wird als eine primäre Tuberkulose mit zusätzlichen Komplikationen wie Lymphknoteneinbruch und/oder Belüftungsstörungen – verursacht durch bronchiale Lymphknotenkompression – definiert.

Empfohlene Therapie:
■ Die Therapiedauer beträgt 9 Monate (99 % Rezidivfreiheit), das heißt 2 Monate lang INH, RMP und PZA, gefolgt von 7 Monaten INH und RMP. Alternativ kann nach neuen WHO-Empfehlungen initial 4-fach (INH, RMP, PZA, EMB) für 2 Monate, dann INH und RMP für 4 Monate (Gesamtbehandlungszeit 6 Monate) behandelt werden.
■ Die zusätzliche Anwendung von Glukokortikoiden bei der komplizierten Primärtuberkulose ist aufgrund inkonsistenter Daten nur in manchen Fällen (z. B. Bronchialkompression durch Lymphknoten) zu erwägen.

Bei Verdacht auf Lymphknoteneinbruch oder bei Belüftungsstörung ist eine Bronchoskopie aus diagnostischer und therapeutischer Indikation erforderlich.

▶ **Tuberkulöse Pleuritis/Perikarditis**
Liegt bei einer Tuberkulose zusätzlich ein Pleura- und/oder Perikarderguss vor, ist von einer tuberkulösen Pleuritis/Perikarditis auszugehen. Aus diagnostischen und therapeutischen Gründen sollte eine Punktion des Ergusses erfolgen. Eine Saugdränagenbehandlung, ggf. im Rahmen einer diagnostischen Thorakoskopie, kann bei ausgedehnten Pleuraergüssen notwendig werden. Folgende Parameter sind aus dem Exsudat zu bestimmen: Zellzahl und Zellmorphologie, Laktat, Gesamteiweiß, LDH, Triglyzeride, Glukose (simultan im Blut), falls verfügbar auch Adenosindeaminase, bakterio-

logische, kulturelle Untersuchung auch auf andere Erreger, mikroskopische und kulturelle Untersuchung auf Mykobakterien; im Plasma zusätzlich serologische Untersuchungen auf Mykoplasmen, Chlamydien, Legionellen (bei Legionellen möglichst Antigennachweis im Sputum und Urin).

Von einer tuberkulösen Pleuritis oder Perikarditis ist dann auszugehen, wenn die Zusammensetzung des Exsudats pathognomonisch (z. B. lymphozytenreich, niedrige Glukose-Konzentration, Laktat-Erhöhung, LDH-Erhöhung, Eiweißerhöhung) für eine Tuberkulose ist (mit oder ohne Erregernachweis) und eine positive Tuberkulin-Hautreaktion sowie IGRA vorliegen. Kürzlich wurde auch die Anwendung von IGRA bei der Untersuchung des Exsudats erfolgreich evaluiert.

Die Behandlung besteht aus einer Kombinationstherapie für 9 Monate (alternativ 6 Monate, siehe oben) wie bei der komplizierten Primärtuberkulose. Bisherige Studienergebnisse sind bezüglich der Verwendung von Glukokortikoiden bei einer tuberkulösen Pleuritis nicht eindeutig. Dennoch kann ihr Einsatz (2 mg/kgKG/Tag Prednisolon für 4 – 6 Wochen, in ausschleichender Dosierung) vor allem bei ausgedehnten Ergüssen in Erwägung gezogen werden. Die Pericarditis tuberculosa sollte in jedem Falle mit Steroiden über mindestens 4 – 6 Wochen behandelt werden.

▶ **Miliartuberkulose**
Die Diagnose der Miliartuberkulose richtet sich nach klinischen und röntgenologischen Kriterien. Der Tuberkulin-Test kann bei schwerem Krankheitsverlauf negativ sein (Memo: zusätzliche Anwendung von IGRA, die jedoch ebenfalls negativ sein können, siehe oben). Es müssen alle verfügbaren Materialien (Urin, Stuhl, Blut, Liquor u. a.) zum Ausschluss oder Beweis weiterer Organbeteiligungen auf M.tuberculosis-Komplex untersucht werden.

Initial wird eine 4-fach-Therapie mit Isoniazid, Rifampicin, Pyrazinamid und Ethambutol oder Streptomycin empfohlen. Die Therapiedauer sollte mindestens 9 – 12 Monate betragen. Bei der Miliartuberkulose ist eine Zusatztherapie mit Prednisolon (initial 2 mg/kgKG/Tag) für mindestens 6 Wochen wahrscheinlich sinnvoll, wobei frühestens nach 2 Wochen eine Dosisreduzierung erwogen werden kann.

▶ Tuberkulöse Meningitis

Aufgrund der engen Korrelation zwischen dem Zeitpunkt des Therapiebeginns und des Behandlungserfolges sollte bereits bei klinischem Verdacht auf eine tuberkulöse Meningitis mit der antituberkulotischen Therapie begonnen werden. Für die Sicherung der Diagnose einer tuberkulösen Meningitis ist der Nachweis von pathognomonischen Liquorveränderungen (mittelgradige Pleozytose mit lymphozytärem Zellbild bei erniedrigtem Glukosegehalt und mäßiger Eiweißerhöhung) zu fordern. Ein Spinngewebegerinnsel bildet sich nicht immer aus. Wegen der oft geringen Konzentration von Mykobakterien im Liquor kann die Mykobakterien-Kultur und/oder der molekularbiologische Nachweis negativ bleiben. Aufgrund der relativ häufig konsekutiv auftretenden Hyponatriämie sind stets Serumelektrolytbestimmungen notwendig.

Vor und während der Therapie muss ein kraniales MRT durchgeführt werden, um die Ausdehnung der entzündlichen Prozesse sowie ggf. Liquorzirkulationsstörungen (z. B. Hydrocephalus internus) beurteilen zu können.

Therapeutisch wird für die ersten 2 Monate eine 4-fach-Therapie mit Isoniazid, Rifampicin, Pyrazinamid und Streptomycin bzw. Ethambutol empfohlen. Ggf. kann wegen der besseren Liquorgängigkeit Prothionamid bei der Therapie mit verwendet werden. Anschließend wird die Therapie für weitere 10 Monate mit INH und RMP fortgeführt. Zusätzlich ist zumindest in den ersten 6 Wochen eine systemische Therapie mit Glukokortikoiden notwendig. Initial sollte dabei Dexamethason (0,6 mg/kgKG/Tag in 4 ED) über 4 Tage intravenös verabreicht werden; dann kann die Therapie ggf. oral mit Dexamethason oder auch Prednisolon für mindestens 6 Wochen fortgesetzt werden (DZK). Frühestens nach 2 Wochen kann mit einer Dosisreduzierung begonnen werden. Bei Auftreten eines Hydrozephalus sollten zusätzlich Diuretika (z. B. Azetazolamid bzw. Furosemid) in die Therapie mit einbezogen werden. Zusätzlich wird eine neurochirurgische Mitbetreuung empfohlen. Bei Auftreten eines einseitigen Hydrozephalus ist eine sofortige neurochirurgische Intervention erforderlich. Eine passagere externe Liquorableitung kann bei weiter persistierendem Hydrozephalus notwendig werden.

Die Ausbildung von Tuberkulomen unter Therapie erfordert meist einen erneuten Einsatz von Dexamethason.

Bei großen oder wachsenden Tuberkulomen, die durch ihre Lokalisation chirurgisch zugänglich sind, ist eine neurochirurgische Intervention in Betracht zu ziehen.

Bei Inoperabilität sollte in spezialisierten Zentren der Einsatz von Thalidomid als Heilversuch in Erwägung gezogen werden.

▶ Tuberkulose des Lungenparenchyms (postprimär)

Die postprimäre Lungenparenchymtuberkulose ist im Kindesalter eine eher seltene Manifestation. Sie betrifft in der Regel Adoleszente und entspricht dem klinischen und radiologischen Bild der postprimären Lungentuberkulose des Erwachsenen. Bei leichteren Verlaufsformen entspricht die Therapie derjenigen der komplizierten Primärtuberkulose. Bei schweren Verlaufsformen (z. B. Kavernen, „destroyed lung") sollte initial eine antituberkulotische 4-fach-Kombination, bestehend aus INH, RMP, PZA, EMB bzw. SM gewählt werden. Gegebenenfalls kann statt der täglichen Gabe von EMB bzw. von SM eine alternierende Therapie mit SM und EMB im täglichen Wechsel durchgeführt werden. Damit können bei gleicher Wirksamkeit der Therapie u. a. unerwünschte Arzneimittelwirkungen vermindert werden. Die 4-fach-Kombination wird für 2 Monate durchgeführt, danach erfolgt für zumindest weitere 4 Monate eine Therapie mit INH und RMP (WHO).

▶ Tuberkulose der Knochen

Die häufigste ossäre tuberkulöse Manifestation ist die Spondylitis tuberculosa, bevorzugt im Bereich der Lendenwirbelsäule.

Konsiliarisch sollten, auch bei anderen Lokalisationen, Orthopäden und (Neuro-)Chirurgen einbezogen werden.

Die medikamentöse Therapie entspricht der der komplizierten primären Tuberkulose.

▶ Abdominaltuberkulose und Nierentuberkulose

In der Regel sind bei der Abdominaltuberkulose sonografisch neben den verdickten Darmwänden die vergrößerten Lymphknoten nachzuweisen. Im Einzelfall kann die Diagnose wegen der Komplexität der Symptomatik schwierig sein. Bei Aszites, chronischem Subileus, Milzvergrößerung mit sonografisch inhomogenem Reflexionsmuster, Bauchschmerzen, chronischer Diarrhö, blutigen Stühlen, Meteorismus, hypochromer Anämie und Peritonitis muss differenzialdiagnostisch an eine

Abdominaltuberkulose gedacht werden. Entsprechende Materialien (Stuhl, Urin, Aszites, Gewebe) sind auf M.tuberculosis-Komplex zu untersuchen. Bei hochgradigem Verdacht sollten entsprechende endoskopische und bioptische Untersuchungen erfolgen.

Die Nierentuberkulose ist im Kindesalter sehr selten und verläuft meist lange subklinisch. Mikrohämaturie und Proteinurie können erste Zeichen sein. Eine bildgebende und bakteriologische Diagnostik (Urin) ist bei Verdacht notwendig.

Die Therapie der Abdominal- und der Nierentuberkulose entspricht derjenigen der komplizierten primären Tuberkulose, ggf. unter Miteinbeziehung von Steroiden (z. B. bei Peritonitis und Aszites) in o. g. Dosierung.

▶ Tuberkulose der peripheren Lymphknoten

Prädilektionsorte für die Manifestation der peripheren Lymphknotentuberkulose sind zervikale, submandibuläre und supraklavikuläre Lymphknoten. Ein pulmonaler Primärherd lässt sich in ca. 30 – 70 % der Fälle nachweisen. Klinische Allgemeinsymptome sind selten.

Die Diagnose bei isolierter Lymphknotentuberkulose erfolgt in der Regel durch Exstirpation eines betroffenen Lymphknotens und durch die histologische, vor allem aber durch die bakteriologische Aufarbeitung des exstirpierten Materials (DD: NTM). Die Therapie unterscheidet sich nicht von dem Vorgehen bei komplizierter primärer Tuberkulose.

Es ist zu bedenken, dass in der aktuellen epidemiologischen Situation in Industrieländern die NTM-Lymphadenitis bei in Deutschland geborenen Kindern (und Eltern) vermutlich häufiger auftritt als die periphere tuberkulöse Lymphadenitis. IGRA eignen sich dabei bei Verdacht und positivem Hauttest zur Diskriminierung (THT positiv, IGRA negativ im Falle einer NTM-Lymphadenitis).

▶ Tuberkulose der Haut

Die Behandlung der Hauttuberkulose entspricht der jeweils zugrunde liegenden Organtuberkulose. Solitäre Herde der Tuberculosis cutis verrucosa oder des Lupus vulgaris sollten, ebenso wie Abszesse beim Scrophuloderm, exzidiert werden. Bei zusätzlicher HIV-Infektion (cave: Medikamenteninteraktion) ist in jedem Falle ein erfahrener Spezialist hinzuzuziehen.

▶ Therapie von Impfkomplikationen nach BCG-Impfung im Ausland (Evidenzgrad II)

Impfulzera. Lokaltherapie mit Polyvidon-Jodsalbe. Eine orale INH-Gabe ist nicht notwendig. Nur bei gesicherter, unspezifischer Superinfektion wird die orale Gabe eines staphylokokkenwirksamen Antibiotikums empfohlen.

Lymphknotenschwellungen. In Assoziation zur Impfstelle (> 1 cm Durchmesser): Behandlung mit INH (200 mg/m^2 Körperoberfläche) für 6 – 8 Wochen. Bei Persistenz oder Progredienz der Lymphknotenvergrößerung ist eine chirurgische Intervention (Lymphknotenexstirpation) notwendig.

Suppurative BCG-Lymphadenitis. Die chirurgische Intervention (Totalexstirpation der eingeschmolzenen Lymphknoten) ist die Therapiemethode der Wahl. Eine zusätzliche INH-Behandlung hat keinen sicheren adjuvanten Effekt.

BCG-Osteitis (selten). Chirurgische Intervention mit Ausräumung des osteolytischen Prozesses und ggf. reparative Maßnahmen (Knochenspanfüllung) sowie eine kombinierte antituberkulotische Chemotherapie wie bei komplizierter Primärtuberkulose; allerdings ohne den Einsatz von PZA (obligate Resistenz von M.bovis-BCG), stattdessen ggf. Ethambutol-Gabe oder Streptomycin. Ein Immundefekt sollte bei Auftreten einer Osteitis oder einer disseminierten BCG-Infektion unbedingt ausgeschlossen werden (Memo: Immundefektdiagnostik!).

Disseminierte BCG-Infektion (BCGitis). Die Inzidenz korreliert mit der Häufigkeit von angeborenen schweren kombinierten Immundefekten und anderen Immundefekten (IFN-γR1- und -2-, IL-12 R-, IL-12RBeta1-, IL-12p40-, STAT 1-, NEMO-Defekte) in der jeweiligen Population. Die Prognose ist auch bei Einsatz der obligat notwendigen kombinierten antituberkulotischen Chemotherapie (keine PZA-Gabe, da M.bovis-BCG obligat resistent) äußerst ernst. Primäres Therapieziel ist die Behandlung der Grundkrankheit (z. B. durch Knochenmarktransplantation).

▶ Tuberkuloseexposition bei Geburt durch eine tuberkulosekranke Mutter (Evidenzgrad I)

Alle Neugeborenen, deren Mütter an offener Tuberkulose erkrankt sind und bisher nicht behandelt wurden, erhalten eine Chemoprophylaxe mit Isoniazid als Monotherapie. Die Behandlung erfolgt zunächst über 3 Monate; anschließend wird eine Tuberkulin-Testung durchgeführt. Bei negativem Test mit 2 TU RT 23 nach 3 Monaten, kann davon ausgegangen werden, dass eine Infektion verhindert wurde. Gegebenenfalls sollte zusätzlich ein IGRA durchgeführt werden. Ist der Test jedoch positiv, muss radiologisch eine Tuberkulose ausgeschlossen werden und die INH-Therapie auf eine Gesamtbehandlungszeit von 9 Monaten ausgedehnt werden.

Bei Neugeborenen, deren erkrankte Mütter aus dem asiatischen bzw. osteuropäischen Raum stammen, sind Isoniazid *und* Rifampicin zu geben, da in diesen Regionen häufiger entsprechende Einzelresistenzen auftreten.

Unter der Voraussetzung, dass umgehend eine antituberkulotische Behandlung der Mutter und eine wirksame chemoprophylaktische Therapie des Kindes erfolgen sowie eine engmaschige Kontrolle von Mutter und Kind gewährleistet ist, ist eine Trennung von Mutter und Kind nicht unter allen Umständen erforderlich. Eine Trennung kann jedoch bei einer hoch infektiösen bzw. multiresistenten Tuberkulose der Mutter notwendig sein. Das gilt so lange, bis die Ausstriche unter Therapie mikroskopisch negativ geworden sind. In der Regel ist damit nach ca. 2 – 4 Wochen zu rechnen.

▶ **Mycobacterium-bovis-Infektion**
(Evidenzgrad II)
Das klinische Bild der M.bovis-Infektion entspricht dem der M.tuberculosis-Infektion. M. bovis weist allerdings obligat eine primäre natürliche Pyrazinamid-Resistenz auf. In der Therapie ist deshalb Pyrazinamid durch Ethambutol oder Streptomycin zu ersetzen. Eine Ausnahme stellen Erkrankungen durch Mycobacterium bovis ssp. Caprae dar, das PZA-empfindlich ist. Die Gesamtdauer der Therapie beträgt 9 Monate.

▶ **Doppelinfektionen mit verschiedenen Mykobakterienspezies** (Evidenzgrad III)
In seltenen Fällen kann es zu Doppelinfektionen mit M. tuberculosis und NTM kommen. Die antituberkulotische Standardtherapie muss ggf. um NTM-wirksame Medikamente erweitert werden.

▶ **Tuberkulose bei HIV-Infektion** (Evidenzgrad I)
Die Therapie von HIV-Patienten entspricht der von Nicht-HIV-Patienten, jedoch sollte die Mindestdauer der Therapie 12 Monate betragen.

■ **Therapie der NTM-Infektionen**
(Evidenzgrad III)
Die Empfehlungen zur Therapie sind bis zum Vorliegen kontrollierter Studien als vorläufig zu betrachten. Die Therapie von NTM-Infektionen ist abhängig von der Organmanifestation und vom Erreger.

Bei der Behandlung von NTM-Infektionen mit Makroliden (Clarithromycin: 15 – 30 mg/kgKG/Tag oder Azithromycin: 10 – 12 mg/kgKG/Tag) können bei Einzelanwendung nach ca. 12 Wochen Therapiedauer, über die Induktion einer Methylase, Resistenzen entstehen. Daher sollten Makrolide nur in Kombination mit anderen Medikamenten (z. B. Ethambutol plus Rifampicin bzw. bei besonderer Indikation Rifabutin) eingesetzt werden (siehe unten).

Die Standardtherapie der relativ häufig auftretenden zervikalen NTM-Lymphadenitis ist die möglichst totale chirurgische Exstirpation der betroffenen Lymphknoten und der Fistelgänge. Ist eine chirurgische Entfernung nicht vollständig möglich, so sollte wegen der relativen Häufigkeit einer Infektion mit M.avium-Komplex bei diesem Krankheitsbild eine medikamentöse Therapie mit Clarithromycin oder Azithromycin in Kombination mit Rifampicin (in Ausnahmefällen ggf. Rifabutin, allerdings zurzeit für das Kindesalter nicht zugelassen) und Ethambutol durchgeführt werden. Die Therapiedauer beträgt dabei 6 – 12 Monate.

Bei allen anderen durch NTM verursachten Organmanifestationen ist eine medikamentöse Therapie notwendig, sofern die diagnostischen Kriterien einer NTM-Infektion erfüllt sind). Bei nicht HIV-infizierten Patienten richtet sich die Therapie nach der Art der angezüchteten NTM. Therapiebeispiele für einige klinisch wichtige NTM-Infektionen:

- Bei Infektionen mit langsam wachsenden Mykobakterien (M. avium, M. intracellulare, M. malmoense, M. kansasii, M. szulgai, M. haemophilum) erfolgt eine 3-fach-Therapie mit Clarithromycin (oder Azithromycin) plus Rifampicin (ggf. Rifabutin) plus Ethambutol. Gegebenenfalls kann statt Ethambutol auch Protionamid zum Einsatz kommen. Es besteht mit Ausnahme von M. kansasii keine ausreichende Korrelation (außer bei Makroliden) von In-vitro-Sensibilitätstestungen und dem klinischen Ansprechen auf die Therapie. Die Therapiedauer ist abhängig vom bakteriologischen und klinischen Verlauf und kann bis zu 18 bzw. 24 Monate betragen.

- Bei Infektionen mit schnell wachsenden Mykobakterien (M. chelonae, M. abscessus, M. fortuitum) sollte sich die Therapie nach der Sensibilitätstestung richten. Eine generelle Therapieempfehlung gibt es nicht; in Einzelfällen kam es zu einer Ausheilung unter der Behandlung entweder mit der üblichen 3-fach-Therapie wie bei Tuberkulose (M. chelonae) bzw. durch den Ersatz eines Antituberkulotikums durch ein Makrolid (M. fortuitum). Neuerdings hat sich auch Tigezyklin als wirksam erwiesen.
- Bei Infektionen mit M. ulcerans (Buruli-Ulkus) ist die chirurgische Exstirpation der betroffenen Hautareale einschließlich der angrenzenden gesunden Hautbereiche sowie Abtragung der Nekrosen auf dem Grund des Ulkus die Therapie der Wahl. Als adjuvant wirksame Therapie hat sich eine Kombination von Rifampicin und Streptomycin erwiesen.

Bei Erwachsenen mit AIDS und CD4-Zahlen < 100/µl führt nach vorliegenden Studien vor allem die prophylaktische Gabe von Rifabutin aber auch von Clarithromycin bzw. von Azithromycin zu einer Verminderung der Frequenz von Erkrankungen mit M. avium/intracellulare. Entsprechende Studienergebnisse liegen für Kinder jedoch nicht vor.

Bei NTM-Erkrankungen ist HIV-Patienten und Immundefizienten generell eine 3-fach-Therapie zu empfehlen:

Clarithromycin oder Azithromycin plus Ethambutol plus Rifampicin oder Rifabutin oder Ciprofloxacin ggf. Clofazimin.

Die Behandlung bei HIV-Infizierten und anderen immundefizienten Patienten mit NTM-Organmanifestationen muss längerfristig erfolgen, das heißt mindestens 24 Monate (ggf. sogar länger, abhängig vom individuellen bakteriologischen und immunologischen Status). Bei HIV-Patienten sind allerdings eine verstärkte Hepatotoxizität sowie ein Polyarthralgie-Syndrom bekannte Nebenwirkungen der Kombinationstherapie von Rifamycinen und Makroliden.

Prophylaxe (Evidenzgrad I)
■ BCG-Impfung

In Anbetracht der niedrigen Tuberkuloseinzidenz in Deutschland und aufgrund der deshalb ungünstigen Nutzen-Risiko-Relation wird die BCG-Impfung von der Ständigen Impfkommission am Robert Koch-Institut (STIKO 1998) zur Prävention der Tuberkulose nicht mehr empfohlen. Bei unaufschiebbarem längerfristigem Aufenthalt (Monate bis Jahre) mit Kleinkindern in Hochrisikoländern und engem Kontakt mit der Bevölkerung muss im Einzelfall entschieden werden, ob eine BCG-Impfung dort entsprechend den Vorgaben der WHO durchgeführt werden soll.

■ Chemoprävention: latente Tuberkulose-Infektion

Die latente Tuberkuloseinfektion ist definiert als tuberkulöse Primärinfektion ohne nachweisbaren Organbefund, ohne klinische Symptome, ohne Mykobakterien-Nachweis. Wenn die oben genannten Interventionskriterien erfüllt sind (siehe Abb. 6), werden alle Kinder unabhängig vom Alter präventiv behandelt (Chemoprävention):

- Die Behandlung erfolgt als Monotherapie mit INH für 9 Monate.
- Immundefiziente Patienten, z. B. HIV-Infizierte, werden 12 Monate behandelt.
- Bei wahrscheinlicher INH-Resistenz (Ansteckungsquelle mit bekannter INH-Resistenz) wird mit Rifampicin für mindestens 6 Monate behandelt.
- Alternativ: INH plus RMP für 3 – 4 Monate unter regelmäßiger Kontrolle der Transaminasen.
- Thorax-Röntgenkontrollen sollten vor Therapiebeginn, nach 3 Monaten sowie ggf. 1 Jahr nach Therapieende erfolgen.

■ Chemoprophylaxe: Tuberkuloseexposition

Nach Tuberkuloseexposition (z. B. Kontakt zu offener Tuberkulose) sollte Kindern jeder Altersgruppe, auch bei negativem Tuberkulin-Hauttest, eine Chemoprophylaxe mit INH zumindest für 3 Monate verordnet werden (Modifikationen können bei speziellen Resistenzsituationen – z. B. Neugeborene von tuberkulosekranken Müttern aus dem asiatischen bzw. osteuropäischen Raum – notwendig werden). Die Tuberkulin-Testung wird nach 3 Monaten wiederholt. Bei negativem Ausfall kann die INH-Therapie abgesetzt werden. Bei positivem Ergebnis der Tuberkulin-Nachtestung (zusätzlich kann ggf. ein IGRA durchgeführt werden) verlängert sich die INH-Behandlung, nachdem röntgenologisch ein pulmonaler Organbefund ausgeschlossen wurde, um weitere 6 Monate. Das entspricht dann einer Gesamtbehandlungszeit von 9 Monaten (siehe Chemoprävention).

■ Isolierung

Erkrankte Kinder ohne färberischen Tb-Nachweis gelten in der Regel nicht als infektiös und müssen deshalb nicht isoliert werden (paucibacilläre Tuberkulose). Können jedoch färberisch Mykobakterien nachgewiesen werden, sollte eine Isolierung für 2 – 3 Wochen nach Therapiebeginn erfolgen. Jugendliche mit postprimären Tuberkuloseformen (z. B. Kavernen) und färberischem Mykobakterien-Nachweis (multibacillärer Tuberkulose) müssen primär isoliert werden, ebenso wie Patienten mit Immundefekt und multibacillärer Tuberkulose. Unter einer wirksamen antituberkulotischen Kombinationstherapie sind Patienten, vollsensible Keime vorausgesetzt, innerhalb von 2 – 3 Wochen meist nicht mehr infektiös. Bei einem ausgedehnten Befund kann sich dieser Zeitraum jedoch verlängern.

■ Meldepflicht

Die aktive, behandlungsbedürftige Erkrankung an und der Tod durch Tuberkulose sowie der Abbruch der Behandlung sind meldepflichtig.

Literatur

American Thoracic Society, Centers for Disease Control and Prevention. Targeted tuberculin testing, and treatment of latent tuberculosis infection. Am J Respir Crit Care Med 2000; 161: 221 – 247

American Thoracic Society/Centers for Disease Control and Prevention/Infectious Disease Society of America. Treatment of Tuberculosis. Am J Resp Crit Care Med 2003; 167: 630 – 662

Askling J, Fored CM, Brandt L et al. Risk and case characteristics of tuberculosis in rheumatoid arthritis associated with tumor necrosis factor antagonists in Sweden. Arthritis Rheum 2005; 52: 1986 – 1992

Deutsches Zentralkomitee zur Bekämpfung der Tuberkulose. Richtlinien zur medikamentösen Behandlung der Tuberkulose im Erwachsenen- und Kindesalter. Pneumologie 2001; 55: 494 – 511

Detjen AK, Keil T, Roll S et al. Interferon-gamma release assays improve the diagnosis of tuberculosis and nontuberculous mycobacterial disease in children in a country with a low incidence of tuberculosis. Clin Infect Dis 2007; 45: 322 – 328

Diel R, Nienhaus A, Lange C et al. Cost-optimization of screening for latent tuberculosis in close contacts. Eur Respir J 2006; 28: 35 – 44

Diel R, Forßbohm M, Loytved G et al. Empfehlungen für die Umgebungsuntersuchungen bei Tuberkulose. Pneumologie 2007; 61: 440 – 455

Feja K, Saiman L. Tuberculosis in children. Clin Chest Med 2005; 26: 295 – 312

Griffith DE, Aksamit T, Brown-Elliott BA et al. An official ATS/IDSA statement: diagnosis, treatment, and prevention of nontuberculous mycobacterial diseases. Am J Respir Crit Care Med 2007; 75: 367 – 416

Iseman MD. Treatment of multidrug-resistant tuberculosis. N Engl J Med 1993; 329: 784 – 791

Knackstedt M, Detjen A, Wahn U et al. Mendelian susceptibility to mycobacterial disease. Monatsschr Kinderheilk 2006; 154: 142 – 151

Konietzko N, Loddenkemper R, Hrsg. Tuberkulose. Stuttgart, New York: Thieme; 1999

Magdorf K, Haas WH, Zimmermann T. N 15 Tuberkulose. In: Deutsche Gesellschaft für Kinder- und Jugendmedizin, Hrsg. Leitlinien Kinderheilkunde und Jugendmedizin. München: Elsevier, Urban & Fischer; 2006

Magdorf K, Detjen AK. Proposed management of childhood tuberculosis in low-incidence countries. Eur J Pediatr 2008; 167(8): 927 – 938

Menzies D. Interpretation of repeated tuberculin tests. Amer J Respir Crit Care Med 1999; 159: 15 – 21

Newton SM, Brent AJ, Anderson S et al. Paediatric tuberculosis. Lancet Infect Dis 2008; 8: 498 – 510

Ozuah PO, Ozuah TP, Stein REK et al. Evaluation of a risk assessment questionnaire used to target tuberculin skin testing in children. JAMA 2001; 285: 451 – 453

Pai M, Zwerling A, Menzies D. Systematic review: T-cell-based assays for the diagnosis of latent tuberculosis infection: an update. Ann Intern Med. 2008; 149: 177 – 184

Robert Koch-Institut. Bericht zur Epidemiologie der Tuberkulose in Deutschland für 2007. Berlin: 2009 (http://www.rki.de)

Rock RB, Olin M, Baker CA et al. Central Nervous System Tuberculosis: Pathogenesis and Clinical Aspects. Clin Microbiol Rev 2008; 21: 243 – 261

Sharma SK, Mohan A, Sharma A et al. Miliary tuberculosis: new insights into an old disease. Lancet Infectious Diseases 2005; 5: 415 – 430

 Koordinator:
K. Magdorf

Mitarbeiter:
R. Bialek, A. Detjen, W. H. Haas, P. Höger, H. W. Kreth,

Tularämie

Synonym: Hasenpest

Klinisches Bild

Das klinische Bild variiert in Abhängigkeit von der Eintrittspforte der Erreger. Allen Formen gemeinsam ist ein plötzlicher Beginn mit hohen Temperaturen und ausgeprägtem Krankheitsgefühl. Insgesamt werden 6 verschiedene Formen beschrieben: ulzeroglanduläre, glanduläre, okuloglanduläre, oropharyngeale, typhoidale und pulmonale Manifestation. Vereinzelt kommt eine Meningitis vor. Pulmonale und meningeale Manifestationsformen werden von einigen Autoren als Sonderformen der typhoidalen Form genannt.

Am häufigsten ist die **ulzeroglanduläre Form.** Voraussetzung dafür ist eine, wenn auch mitunter minimale, Läsion. Bei dieser Form kommt es zur Ausbildung einer Ulzeration an der Eintrittspforte der Erreger. Zusätzlich sind die regionalen Lymphknoten befallen, in 1. Linie die axillären oder die inguinalen Lymphknoten. Bei ulzerativen Prozessen der Haut mit Fieber, Übelkeit und lokal begrenzten Lymphknotenschwellungen ist, vor allem bei Zeckenstich, immer an eine Tularämie zu denken.

Bei der rein **glandulären Form,** die ca. 10 % aller Manifestationen ausmacht, fehlen die Ulzerationen an der Eintrittspforte.

Die **typhoidale Form** ist eine rein systemische Erkrankung ohne spezielle Organmanifestationen. Sie wird in ca. 10 % der Fälle beobachtet.

Die **okuloglanduläre Form** ist selten (ca. 1 %). Die Eintrittspforte liegt hier im Bereich der Augen. Hinweisend sind eine einseitige eitrige bzw. ulzerierende Konjunktivitis sowie präaurikuläre und zervikale Lymphknotenschwellungen.

Die **oropharyngeale Manifestation** ist ebenfalls selten. Ihr geht der Genuss von nicht ausreichend gekochten oder gebratenen infizierten Nahrungsmitteln voran. Zu den Symptomen gehören eine membranöse Pharyngitis und eine zervikale Lymphknotenschwellung.

Eine weitere seltene Manifestation ist die **pulmonale Form,** bei der die Erreger inhaliert werden. Am häufigsten wird sie bei Labormitarbeitern beobachtet. Dyspnoe, trockener Husten, Pleuritis und Zyanose sind die zu beobachtenden Symptome. Sichtbare Lymphknotenschwellungen fehlen hier ebenso wie bei der typhoidalen Form. Mediastinale Lymphknotenvergrößerungen und ein- bzw. beidseitige Pleuraergüsse können vorkommen.

In wenigen Fällen wird über eine **meningeale Manifestation** berichtet. Vorherrschende Symptome sind hier Kopfschmerzen, Erbrechen, Nackensteifigkeit und Verwirrtheit.

Ätiologie

Erreger der Tularämie ist das gramnegative Stäbchen Francisella tularensis. Es werden 4 Subspezies unterschieden: F. tularensis ssp. tularensis (Vorkommen: Nordamerika, vereinzelt auch in Mitteleuropa), F. tularensis ssp. holarctica (Vorkommen: Europa, Asien und vereinzelt auch in Nordamerika), F. tularensis ssp. mediaasiatica (Vorkommen: zentralasiatische Republiken der ehemaligen Sowjetunion) und F. tularensis ssp. novicida (ubiquitäres Vorkommen).

Die durch die Subspezies tularensis verursachten Formen sind wesentlich ausgeprägter und zeigen schwerere Verläufe als die durch die Subspezies holarctica hervorgerufenen Formen. Die Infektionen durch die anderen Subspezies sind klinisch nicht relevant.

Epidemiologie

Tularämie ist eine typische Zooanthroponose der nördlichen Hemisphäre. Haupterregerreservoir sind Hasen und andere Nager (u. a. Kaninchen, Mäuse, Ratten, Eichhörnchen). Hier können die Erreger persistieren, ohne zum Tode des Wirtes zu führen. Ausbrüche und Gruppenerkrankungen sind selten und an den Kontakt zu wild lebenden Hasen und anderen Nagern gebunden. Eine saisonale Häufung wird in Mitteleuropa in den Monaten Mai bis September beobachtet.

Seit 2001 werden in Deutschland jährlich 3 – 5 Fälle gemeldet. Ende Oktober 2005 erkrankten in Hessen nach einer Hasentreibjagd, an der über 27 Personen teilnahmen, 10 von ihnen an einer Tularämie. 9 der 10 Betroffenen hatten am Ausnehmen und Abbalgen der Hasen teilgenommen, wobei sich 2 Schnittverletzungen zufügten.

Die Übertragung des hoch ansteckenden Bakteriums erfolgt vorwiegend durch direkten und indirekten Kontakt mit lebenden oder toten infizierten Tieren, deren Organen, Blut oder Ausscheidungen. Kleine Hautdefekte können als Eintrittspforte fungieren. Zur Auslösung einer Erkrankung sollen nur wenige Bakterien (10 – 50) ausreichen. Weiterhin sind Übertragungen durch den Verzehr von nicht ausreichend erhitztem kontaminiertem Fleisch (Hasen), durch Aufnahme von anderen Lebensmitteln oder von kontaminiertem Wasser sowie durch Inhalation von infektiösem Staub möglich. In Endemiegebieten sind auch Stiche von verschiedenen Zeckenarten (Dermacentor reticulatus, Ixodes-, Harmaphysalis- und Rhipicephalus-Arten) bedeutsam. Eine Übertragung von Mensch zu Mensch ist nicht bekannt.

Zukünftig sind weltweit Terroranschläge mit biologischen Waffen zu erwarten. Als besonders gefährlich werden bakterielle Erreger wie Bacillus anthracis, Yersinia pestis, Clostridium botulinum und Francisella tularensis sowie Erreger des viralen hämorrhagischen Fiebers und der Pocken eingestuft (Kategorie A nach CDC). Die Erreger der Tularämie wurden bis in die 1990er-Jahre nachweislich in der Produktion von biologischen Waffen benutzt. Im Falle von Bioterrorismus ist mit der Verbreitung von F. tularensis via Aerosol zu rechnen, gefolgt von massenhaftem Auftreten febriler Erkrankungen innerhalb von 3 – 5 Tagen. Die Letalität der nicht behandelten pulmonalen Form beträgt 30 – 60 %.

Durch die Infektion wird eine lebenslange, zellvermittelte Immunität erworben.

Die **Inkubationszeit** beträgt 3 – 5 Tage (1 – 14 Tage).

Diagnose

Kultureller Nachweis und PCR: als Untersuchungsmaterial kommen Eiter, Lymphknotenpunktate, Gewebestücke, Sputum, Blut, Liquor und Urin infrage. Bewährt haben sich radiometrische Blutkultursysteme in der 1. Krankheitswoche. Antigennachweise können mittels ELISA und IFT erfolgen.

Serologischer Nachweis (u. a. ELISA, Western-Blot): mehr als 4-fache Titerbewegungen agglutinierender Antikörper gelten als beweisend. Das Maximum der Titerbewegung wird nach 6 – 8 Wochen erreicht.

Therapie

Da es keine kontrollierten Studien gibt, gelten die Empfehlungen einer Expertengruppe der Centers for Disease Control and Prevention (Evidenzgrad IV). Als Mittel der 1. Wahl werden Streptomycin, 30 mg/kgKG/Tag in 2 Dosen intramuskulär über 10 Tage (maximale Tagesdosis: 2 g), oder Gentamicin, 7,5 mg/kgKG/Tag in 3 Dosen intramuskulär oder intravenös über 10 Tage, empfohlen. Als Alternative gelten Doxyzyklin (bei einem Gewicht unter 45 kg 4,4 mg/kgKG/Tag oder bei einem Gewicht über 45 kg 200 mg/Tag, jeweils in 2 Dosen intravenös über mindestens 14 Tage) oder Ciprofloxacin (30 mg/kgKG/Tag in 2 Dosen intravenös, über 10 Tage, maximale Tagesdosis: 1 g/Tag).

Eine Postexpositionsprophylaxe empfiehlt sich bei Personen, die bei terroristischen Anschlägen mit den Bakterien in Kontakt gekommen sind und eine Erkrankung mit hoher Wahrscheinlichkeit zu erwarten ist. Mittel der Wahl ist Ciprofloxacin 30 mg/kgKG in 2 Dosen per os für 14 Tage. Als Alternative gilt Doxyzyklin (Dosierung siehe oben).

Prophylaxe

In Endemiegebieten ist Zeckenprophylaxe (Kleidung, Repellents) angezeigt. Beim Umgang mit krankem Wild sollten, besonders beim Ausweiden, Handschuhe getragen werden. Eine Isolierung der Erkrankten ist nicht notwendig.

■ Meldepflicht

Nach dem Infektionsschutzgesetz ist der direkte oder indirekte Nachweis von F. tularensis namentlich vom Labor zu melden.

Literatur

Center for Infectious Disease Research and Policy. University of Minnesota. Tularemia: Current, comprehensive information on pathogenisis, microbiology, epidemiology, diagnosis, treatment, and prophylaxis. http://www.cidrap.umn.edu/index.html; Stand: Juli 2008

 Koordinator:
T. Eckstein

Mitarbeiter:
H. Scholz

Typhus und Paratyphus

Synonyma: Typhus abdominalis, Bauchtyphus, „enteric fever", „typhoid fever", „paratyphoid fever"

Klinisches Bild
Typhus ist eine zyklische Infektion des retikulohistiozytären Systems, insbesondere des intestinalen lymphoiden Gewebes, verursacht durch Salmonella Typhi. Ähnliche Krankheitsbilder können durch S. Paratyphi A, B oder C (Paratyphus) hervorgerufen werden.

Der klassische Typhus wurde in der vorantibiotischen Ära in typische Stadien eingeteilt:
1. **Stadium incrementi** (1. Woche): gradueller Fieberanstieg mit uncharakteristischen Kopfschmerzen, Lethargie, Durst, Hepatosplenomegalie, Bauchschmerzen und häufig Obstipation.
2. **Stadium acmes** (2. Woche): (bakteriämisches) Generalisationsstadium mit Fieberkontinua (39 – 40,5 °C), Delirium oder Stupor (Typhusenzephalopathie) und relativer Bradykardie, blutig-krustigen Schleimhautbelägen und Splenomegalie, Roseolen (< 20 % der Patienten), Granulozytopenie mit Linksverschiebung, relativer Lymphozytose und Eosinopenie.
3. **Stadium decrementi** (3. bis 4. Woche): breiige Durchfälle, „lytische" Entfieberung.
4. **Rekonvaleszenz** (mehrere Wochen).
5. **Rückfälle** infolge Erregerpersistenz, das heißt erneuter Temperaturanstieg nach initialer Besserung (bei ca. 10 % der Patienten).

Komplikationen, insbesondere Darmperforation (terminales Ileum) und intestinale Blutung (bis zu 3 % der Patienten), Leberabszess, Pyelonephritis, Bronchopneumonie oder Meningitis treten ab der 3. Woche auf, nicht selten in einer Phase klinischer Besserung. Etwa 3 % der mit S. Typhi infizierten Patienten werden Dauerausscheider (symptomlose Ausscheidung des Erregers > 12 Monate).

Mit adäquater, früher antibiotischer Behandlung verkürzt sich die Krankheitsdauer, die Patienten entfiebern 3 – 5 Tage nach Therapiebeginn und die Letalität sinkt von 12 – 16 % auf < 1 %. Komplikationen, Rezidive und Dauerausscheidung von S. Typhi lassen sich durch Antibiotikatherapie nicht völlig verhindern. Paratyphus führt zu ähnlichen Symptomen wie Typhus, jedoch ist die Letalität etwas geringer.

Ätiologie
Typhus- und Paratyphuserreger gehören zur Spezies Salmonella enterica, subspecies enterica (I) Serotyp Typhi bzw. Paratyphi (Kurzformen: Salmonella Typhi und Salmonella Paratyphi). Der Erreger penetriert via M-Zellen und Enterozyten in die Mukosa des Dünndarms, wo er von Makrophagen aufgenommen wird oder in mesenteriale Lymphknoten diffundiert, gefolgt von der primären Bakteriämie und intrazellulären Vermehrung in Zellen des retikulohistiozytären Systems. Die sekundäre, andauernde Bakteriämie korreliert mit der Typhuserkrankung. Typhus-Salmonellen haben eine Prädilektion für die Gallenblase. Salmonellen des Serotyps Paratyphus B können enteritische und systemische Verlaufsformen hervorrufen. Die klinische Unterteilung in einen enteritischen und systemischen Pathovar korreliert mit unterschiedlichen molekularbiologischen und biochemischen Eigenschaften des Erregers.

S. Typhi exprimiert ein Kapselpolysaccharid (Vi-[Virulenz-]Antigen, Vi-KPS), das die Bindung des Komplementfaktors C 3 blockiert und Serumresistenz vermittelt. Vi-negative klinische Isolate existieren, jedoch spricht das extrem seltene Vorkommen in Patienten mit Typhus für ihre verminderte Fähigkeit, im Blutstrom zu überleben.

Epidemiologie
Weltweit erkranken jährlich ca. 20 – 25 Millionen Menschen an Typhus, mit > 200 000 Todesfällen. Das einzige bekannte Reservoir von S. Typhi und, mit wenigen Ausnahmen, von S. Paratyphi, ist der Mensch. Daher ist zur Infektion der direkte Kontakt mit an Typhus Erkrankten oder Dauerausscheidern erforderlich (fäkal-orale Übertragung). Dies geschieht in der Regel über Nahrungsmittel und Trinkwasser, die mit menschlichen Ausscheidungen (Stuhl, Urin) kontaminiert worden sind. Konnatale Infektionen können diaplazentar (Bakteriämie der Schwangeren) oder unter der Geburt erfolgen. Die Infektionsdosis von S. Typhi wird mit ca. 10^5 Organismen angegeben. Unter gewissen Umständen können weniger als 10^2 vermehrungs-

fähige Bakterien zur Infektion führen (siehe S. 455 und Tab. **79**). Dauerausscheider von S. Typhi und S. Paratyphi können pro Milliliter Galle > 10^6 (– 10^9) vermehrungsfähige Bakterien in das Duodenum sezernieren.

In Deutschland werden jährlich 60 – 80 Typhuserkrankungen diagnostiziert. Über 80 % der Fälle sind aus endemischen Regionen importiert: primär vom indischen Subkontinent, Südost- und Ostasien, der Türkei und dem Mittleren Osten, Afrika und Lateinamerika. Eine Reiseanamnese ist zur Diagnosestellung und wegen regionaler Unterschiede in der antibiotischen Resistenz wichtig. Gleichfalls werden > 60 % der 70 – 100 Erkrankungen an Paratyphus importiert, überwiegend aus der Türkei (meist S. Paratyphi B), Pakistan, Nepal und Indien (in der Mehrzahl S. Paratyphi A). Jeweils die Hälfte der in Deutschland erkrankten Personen sind mit S. Paratyphi A and B infiziert. In Endemiegebieten ist die Inzidenz von Typhuserkrankungen am größten bei Schulkindern und Jugendlichen. Aktive Surveillance-Studien demonstrieren jedoch weitaus höhere Infektionsraten bei Kleinkindern, bei denen der Verlauf oft, aber nicht immer, milder ist als bei älteren Kindern. In Asien (China, Pakistan) zeigt sich mit der erfolgreichen Impfung gegen Typhus ein Trend zu vermehrten Infektionen durch S. Paratyphi A, gegen die es zurzeit keine wirksame Vakzine gibt.

Die **Inkubationszeit** beträgt bei Typhus 8 – 14 (7 – 21) Tage (gelegentlich nur 3 oder bis zu 60 Tage) und bei Paratyphus 1 – 10 (– 14) Tage.

Ansteckungsgefahr für Typhus (durch Erregerausscheidung im Stuhl) beginnt 1 Woche nach Beginn des Fiebers. Nach Abklingen der Symptome kann sich die Ausscheidung noch Wochen fortsetzen oder (in 2 – 5 %) in eine lebenslange, symptomlose Ausscheidung übergehen (sehr selten im Kindesalter).

Diagnose

Die Diagnose Typhus ist eine Herausforderung an den Arzt – die Symptome sind variabel und unspezifisch, und es gibt bisher keine zuverlässigen Schnelltests zur Bestätigung des Verdachts. Hinzu kommt, dass viele Ärzte nie einen Patienten mit Typhus gesehen haben und daher mit der Symptomatik ungenügend vertraut sind. „Daran denken" ist entscheidend. Bedeutsam ist die Reiseanamnese. Fehlender Auslandsaufenthalt schließt die Diagnose jedoch nicht aus.

Frühzeitige Diagnose und Behandlung sind wichtig zur Vermeidung von Komplikationen und der weiteren Ausbreitung und ggf. zur Identifizierung der (lokalen) Streuungsquelle.

Die klinischen Befunde sind selten eindeutig und bei Kleinkindern ist das „klassische" klinische Bild noch seltener als bei älteren Patienten. Verdachtsmomente: Fieber unklarer Ätiologie (> 98 % der Patienten haben Fieber), relative Bradykardie, Roseolen (5 – 20 % der Patienten) und Splenomegalie. Roseolen sind septische Absiedlungen von Typhusbakterien in der Haut, vor allem am Rumpf, die als hellrote, nicht juckende Effloreszenzen von 2 – 4 mm Durchmesser imponieren. Häufig sind normozytäre, normochrome Anämie, Leukozytopenie (Neutropenie, Eosinopenie), transitorische Thrombozytopenie, Fibrinogenverbrauch ohne Blutungsneigung, und Anstieg von alkalischer Phosphatase, LDH, AST und Cholesterol. Erhöhte Transaminasenwerte können auf eine gleichzeitige Hepatitis A oder E hinweisen. Zur Erregeranzucht werden mehrere Blutkulturen und ggf. Kulturen aus Knochenmark, Abszessmaterial oder Hautbiopsien (Roseolen) angelegt. Während der 1. Krankheitswoche lassen sich die Erreger bei bis zu 90 % der Patienten aus Blut- oder Knochenmark anzüchten, während Stuhl- und Urinkulturen noch negativ sind. Danach nimmt die Rate positiver Blutkulturen rasch parallel zur Zunahme positiver Befunde aus Stuhl- und Urinproben. Aus der Literatur ergeben sich folgende Isolationsraten (ohne detaillierte zeitliche Angaben): Urin 7 – 10 %, Stuhl 35 %, Blut 40 – 54 %, Roseolen 65 %, Knochenmark 80 – 90 %.

Antikörpertests haben geringe praktische Bedeutung. Traditionelle serologische Tests, bspw. die vor über 100 Jahren eingeführte Gruber-Widal-Reaktion zum Nachweis agglutinierender Antikörper gegen O- oder H-Antigene von S. Typhi im Serum, aber auch die meisten moderneren Verfahren, sind von ungenügender Sensitivität und Spezifität. In der akuten Diagnostik gewinnen molekulardiagnostische Techniken (erreger- und virulenzgenspezifische PCR) rasch an Bedeutung.

Therapie (Evidenzgrad I und II)

Prompte (frühe) antibiotische Behandlung verringert die Letalität des Typhus und die Wahrscheinlichkeit von Komplikationen. Leichte Fälle können ambulant behandelt werden. Schwerere oder komplizierte Formen erfordern die stationäre Aufnahme.

Die früher übliche Behandlung mit Chloramphenicol (50 – 75 mg/kgKG/Tag in 3 – 4 Dosen, maximal 3 g/Tag) ist wegen der potenziellen Knochenmarkdepression (siehe S. 89) und Resistenzentwicklung von S. Typhi in vielen Regionen obsolet. Seit Ende der 1980er-Jahre treten zunehmend multiresistente S.Typhi-Stämme auf, insbesondere in Süd-, Südost- und Zentralasien, dem Mittleren Osten und Nordostafrika, sodass Amoxicillin/Ampicillin und Cotrimoxazol in diesen Gebieten häufig nicht mehr wirksam sind. Seit Ende der 1990er-Jahre werden allerdings auch S.Typhi-Stämme mit verminderter Empfindlichkeit (MHK 0,25 – 1 mg/l) gegenüber dem alternativ eingesetzten Ciprofloxacin isoliert. Deshalb kommt der gezielten Therapie gemäß vorliegendem Antibiogramm eine große Bedeutung zu.

Zur oralen Behandlung von Patienten aus Gegenden mit geringer Verbreitung von multiresistenten S.Typhi-Stämmen (Lateinamerika, Afrika südlich der Sahara) besteht die Wahl zwischen Amoxicillin und Cotrimoxazol für 14 Tage oder Fluoroquinolonen (siehe Tab. 94). Bei schwerer Erkrankung, Komplikationen, Bewusstseinstrübung etc. wird intravenös mit Ampicillin oder Cefotaxim behandelt. In Gegenden mit häufigem Vorkommen von multiresistenten S.Typhi-Stämmen ist Ciprofloxacin weiterhin Mittel der Wahl (siehe S. 93, Dosierungen in Tab. 24). Ähnlich wirksam sind Azithromycin (10 mg/kgKG/Tag in 1 Dosis; maximal 500 mg/Tag für 7 Tage) und Cefixim (20 mg/

Tabelle **94** Antimikrobielle Therapie von unkompliziertem Typhus (und Paratyphus)[1].

Erreger-empfindlichkeit	Antibiotika	Tägliche Dosierung	Anzahl von Dosen/Tag	Behandlungs-dauer (Tage)
voll empfindlich	Amoxicillin	75 – 100 mg/kgKG (p. o.) (maximal 4 g/Tag)	3	14
	Cotrimoxazol (TMP-SMX)	8 (– 12) mg TMP, 40 (– 60) mg SMX/kgKG (p. o.) (maximal 320/1600 mq/Taq)	2 (– 4)	14
	Ciprofloxacin[2]	30 mg/kgKG (p. o., i. v.)	2	5 – 7
	Chloramphenicol[3]	50 – 75 mg/kgKG (maximal 3 g/Tag)	3 – 4	14 – 21
vielfachresistent (multiple drug resistant)[4]	Ciprofloxacin[4,5]	30 mg/kgKG (p. o., i. v.)	2	5 – 7
	Cefixim[8]	(15 –) 20 mg/kgKG (maximal 400 mg/Tag)	2	7 – 14
	Azithromycin	8 – 10 mg/kgKG (maximal 0,5 g/Tag)	1	7
Quinolon-(Nalidixin-) resistent (NaR)[6,7]	Azithromycin	8 – 10 mg/kgKG p. o.) (maximal 0,5 g/Tag)	1	7
	Ceftriaxon	75 – 100 mg/kgKG (i. v.) (maximal 4 g/Tag)	1 (– 2)	10 – 14
	neuere Fluoroquinolone	z. B. Gatifloxacin, Moxifloxacin (p. o.)	1	10 – 14

[1] Wegen weit verbreiteter Resistenzen in vielen Regionen ist ein Antibiogramm unbedingt erforderlich.
[2] WHO-Empfehlung (endemische Regionen) Ciprofloxacin oder Ofloxacin 15 mg/kgKG/Tag
[3] weitgehend obsolet wegen verbreiteter Resistenz und ungünstigem Nebenwirkungsprofil (Knochenmarksdepression)
[4] weite Verbreitung von vielfachresistenten Stämmen in Ost- und Südasien, dem Mittleren Osten und Nordostafrika, jedoch selten in Afrika südlich der Sahara und in Südamerika
[5] In einer gut dokumentierten, randomisierten, kontrollierten Multizenterstudie aus Vietnam war Gatifloxacin 10 mg/kgKG über 7 Tage gleichermaßen effektiv und sicher wie Azithromycin 20 mg/kgKG über 7 Tage.
[6] Die optimale Behandlung von sog. quinolon-(nalidixin-)resistentem Typhus ist nicht bekannt. WHO-Publikationen empfehlen Azithromycin, Cephalosporine der 3. Generation oder hoch und länger dosierte Fluoroquinolone als effektive Therapie. NaR S. Typhi und S. Paratyphi A sind (noch) gut empfindlich auf neuere Fluoroquinolone wie Gatifloxacin, Gemifloxacin und Moxifloxacin.
[7] Vereinzelt wurden hoch resistente S.Typhi- und S.Paratyphi-Stämme gegenüber Ciprofloxacin aus Indien berichtet (MHK 8 bzw. 16 µg/ml).
[8] Shakur MS et al; Indian Pediatr. 2007; 44: 838 – 841

kgKG/Tag in 2 Dosen). Beide Substanzen erzielen klinische Heilung in > 90 % der Fälle mit Rückfall- und Dauerausscheiderraten < 4 % (Evidenz I). Ceftriaxon kann eingesetzt werden, wenn Cefixim keine Besserung zeigt oder wenn (bei fehlender Erregerisolierung) eine Infektion mit einem resistenten Stamm angenommen werden muss. Bei Vorkommen von quinolon-(nalidixin-)resistenten S.Typhi- und S.Paratyphi-A-Stämmen werden alternativ zunehmend Azithromycin oder neuere Fluoroquinolone (z. B. Gatifloxacin 10 mg/kgKG, Gemifloxacin oder Moxifloxacin) über 10–14 Tage als effektive orale Antibiotika empfohlen (siehe Tab. 94).

Patienten mit schweren Verläufen, mit ZNS-Beteiligung oder Schock, können von der intravenösen Gabe von Dexamethason profitieren. Möglicherweise erhöhen Steroide jedoch die Rückfallrate. Die initiale Dosis ist 3 mg/kgKG, gefolgt von 1 mg/kgKG alle 6 Stunden, für insgesamt 48 Stunden (Evidenz IV).

Unterstützende Behandlung: Flüssigkeit- und Elektrolytzufuhr, Kalorien, fiebersenkende Mittel (Paracetamol, Acetaminophen).

Die Sanierung von Dauerausscheidern ist schwierig. Mittel der Wahl sind Ceftriaxon (2 Wochen) oder Ciprofloxacin (4 Wochen). Erfolgreicher ist die Kombination von Cholezystektomie und Behandlung mit 2 synergistisch wirkenden Antibiotika, insbesondere bei Patienten mit Gallensteinen.

Prophylaxe
■ Gesunde

Expositionsprophylaxe. Da Typhus- und Paratyphuserreger in der Regel über verunreinigtes Trinkwasser übertragen werden, ist in Endemiegebieten der Genuss von unbehandeltem Wasser und damit hergestellten oder potenziell kontaminierten Nahrungsmitteln zu vermeiden.

Aktive Immunisierung (Evidenz I und II). Zur aktiven Immunisierung gegen Typhus wurden 2 primäre Vakzinetypen entwickelt: ein attenuierter Lebendimpfstoff, der auf der Stimulierung sekretorischen IgAs und zellabhängiger Immunität beruht mit dem Ziel der Eliminierung intrazellulärer Bakterien, und ein parenteraler Totimpfstoff zur Induktion schützender zirkulierender Antikörper (siehe Tab. 95).

Der oral verabreichte Lebendimpfstoff, Impfstamm Ty21a Berna (Typhoral, Vivotif), exprimiert die immunogenen Zellmembran-Polysaccharide, jedoch nicht das Virulenz-(Vi-)Antigen. Der kühl zu lagernde Impfstoff wird 3-mal als magensaftresistente Gelatinekapsel (mit $2{,}6 \times 10^9$ lebenden Bakterien) im Abstand von 2 Tagen, 1 Stunde vor der Mahlzeit eingenommen. Bei Kindern > 6 Jahre wurden Schutzraten von 42–96 % ermittelt. Daten zur Wirksamkeit bei jüngeren Kindern liegen nur ungenügend vor. Die Impfung wird bei erhöhtem Expositionsrisiko empfohlen. Dazu zählen Reisen nach Süd-/Südostasien, Südamerika und Afrika, enger (Haushalts-)Kontakt mit S.Typhi-Ausscheidern und Exposition im Labor. Nebenwirkungen, z. B. gastrointestinale Beschwerden, Kopfschmerzen oder Exanthem, sind selten. Der Impfschutz

Tabelle **95**   Schutzimpfung gegen Typhus.

Vakzine	Typ	Applikation	Alter	Empfohlene Wiederholung	Einschränkungen
Ty21a	lebend-attenuiert	oral (3 Dosen)	≥ 1 Jahre	3 Jahre (3 Dosen)	nicht bei Immundefizienz, gleichzeitiger Malaria-Prophylaxe oder Antibiotikagabe
Vi-Kapsel-Polysaccharid	Polysaccharid	i. m., s. c. (1 Dosis)	≥ 2 Jahre	3 Jahre (1 Dosis)	Wirksamkeit < 6 Jahren in Studien nicht gesichert
Hepatitis A/Typhus-Kombination (HAV/Vi-KPS)	HAV-Ag (inaktiviert)/Vi-Kapsel-Polysaccharid	i. m. (1 Kombinationsdosis)	≥ 2 Jahre[1]	HAV: 6 (– 12) Monate (zur vollen Immunisierung) Vi-KPS: 3 Jahre (Einzelkomponente)	Zulassung für Personen ≥ 15 Jahre

[1] keine adäquaten Daten für Kinder, altersbegrenzte Zulassung (≥ 15 Jahre)

ist zeitlich begrenzt (5 Jahre) und kann durch eine hohe Infektionsdosis durchbrochen werden. Schutz gegen gegen Paratyphus (S. Paratyphi B) wurde bei 49 % (8 – 73 %) der geimpften Kinder beobachtet. Bei kontinuierlichem oder erneutem Expositionsrisiko werden jährliche Auffrischimpfungen empfohlen (wiederum mit 3 Kapseln). Die kombinierte Verabreichung mit dem attenuierten Cholera-Impfstoff CVD 103-HgR ist möglich. Die gleichzeitige Gabe von Antibiotika oder Malariaprophylaxe vermindert die Immunantwort. Der Ty21-Berna-Impfstoff ist ungeeignet für Schwangere und Personen mit zellulären Immundefekten.

Zur parenteralen Immunisierung steht der Vi-Kapselpolysaccharid-(Vi-KPS-)Impfstoff zur Verfügung (z. B. Typhim Vi, Typherix). 85 – 95 % der geimpften Personen einschließlich Kinder > 2 Jahre produzierten schützende Antikörper nach 1-maliger parenteraler Injektion von 25 µg des gereinigten Impfstoffes. Das Vakzin ist auch für HIV-Infizierte und für Kinder < 6 Jahre geeignet. Da es sich bei dem Impfstoff um ein T-Zell-unabhängiges Antigen handelt, ist der Impferfolg bei Säuglingen und Kindern < 2 Jahre nicht gesichert. Der Impfschutz des Vi-KPS-Impfstoffes ist auf 2 – 3 Jahre begrenzt.

Neu zugelassen sind Hepatitis A/Typhus-Kombinationsimpfstoffe (z. B. Hepatyrix, Viatim). Der (geringe) Vorteil dieser Präparation liegt in der komfortablen Verabreichung von Vakzinen für überlappende Endemiegebiete und (fäkal-orale) Infektionsmodi.

Neue (Konjugat-)Impfstoffe, z. B. an rekombinantes Pseudomonas-aeruginosa-Exotoxin gekoppeltes Vi-Kapselantigen (Vi-rEPA), weisen ~ 90 % Schutzwirkung und gute Verträglichkeit auch bei Kindern im Alter von 2 – 5 Jahren auf. Andere orale Typhuslebendvakzine mit erhoffter besserer Immunogenität als Ty21 sind in klinischer Entwicklung (z. B. Ty800, CVD 908-htrA, spi-VEC).

Direkte Vergleichsstudien von Vi-Vakzinen und Ty21a oder anderen attenuierten Typhuslebendvakzinen stehen noch aus.

Man beachte, dass Vi-KPS-Impfstoffe nur gegen S. Typhi, nicht jedoch S. Paratyphi schützen.

■ Patienten

Isolierung. Eine stationäre Behandlung erfolgt bei klinischer Indikation. Im Krankenhaus werden Patienten während der Dauer der Ausscheidung isoliert (3 negative Stuhlproben). Kohortenpflege ist möglich (siehe Tab. **20**). Die Schlussdesinfektion erfolgt als Scheuer-Wisch-Desinfektion.

Zulassung zu Gemeinschaftseinrichtungen (z. B. Kindertagesstätten, Schulen, Ferienlager etc.). Betreute Personen, einschließlich Personen aus 1 Wohngemeinschaft, mit Erkrankung oder Erkrankungsverdacht dürfen für die Dauer der Ansteckungsgefährdung nicht in der Einrichtung betreut werden (siehe S. 57). Wiederzulassung zu Schulen und anderen Gemeinschaftseinrichtungen ist nach klinischer Genesung und Vorliegen von 3 aufeinanderfolgenden negativen Stuhlbefunden möglich (1. Stuhlprobe frühestens 24 Stunden nach der letzten Antibiotikagabe, Abstand der Proben 1 – 2 Tage). Ausscheider dürfen nur mit Zustimmung des Gesundheitsamtes und unter Beachtung der verfügten Schutzmaßnahmen die Gemeinschaftseinrichtungen betreten. Ähnliches gilt für in diesen Einrichtungen Beschäftigte (siehe Tab. **18** und Tab. **19**).

Gründliches Händewaschen, Verwendung von Einmalhandtüchern und Desinfektion mit alkoholischen Händedesinfektionsmitteln kann die Übertragung von S. Typhi und Paratyphi wirksam verhindern.

■ Meldepflicht

Nach dem Infektionsschutzgesetz (§ 6 IfSG) hat der behandelnde Arzt Krankheitsverdacht, Erkrankung und Tod an Typhus und Paratyphus binnen 24 Stunden namentlich an das Gesundheitsamt zu melden. Das Laboratorium muss nach § 7 IfSG den direkten Nachweis (Anzucht) von S. Typhi und S. Paratyphi melden (siehe Tab. **17**). Darüber hinaus stellt das Gesundheitsamt gemäß § 25 Abs. 1 IfSG ggf. eigene Ermittlungen an.

Literatur

Centers for Disease Control and Prevention (CDC). Yellow Book. Typhoid Fever. http://wwwn.cdc.gov/travel/yellowBookCh4-Typhoid.aspx; Stand: Oktober 2008

Effa EE, Bukirwa H. Azithromycin for treating uncomplicated typhoid and paratyphoid fever (enteric fever). Cochrane Database Syst Rev 2008 Oct 8; (4): CD 006 083

Fraser A, Goldberg E, Acosta CJ et al. Vaccines for preventing typhoid fever. Cochrane Database Syst Rev 2007 July 18; 3: CD 001 261

Pulickal AS, Pollard AJ. Vi polysaccharide-protein conjugate vaccine for the prevention of typhoid fever in children: hope or hype? Expert Rev Vaccines 2007; 6: 293 – 295

Robert Koch-Institut. http://www.rki.de; Infektionskrankheiten A–Z. Typhus. Stand: Oktober 2008

Thaver D, Zaidi AK, Critchley JA et al. Fluoroquinolones for treating typhoid and paratyphoid fever (enteric fever). Cochrane Database Syst Rev 2008; 4: CD 004 530

Threlfall EJ, de Pinna E, Day M et al. Alternatives to ciprofloxacin use for enteric Fever, United Kingdom. Emerg Infect Dis 2008; 14: 860 – 861

Victorian Government Health Information. The Blue Book. Typhoid & paratyphoid fevers. http://www.health.vic.gov.au/ideas/bluebook/typhoid.htm; Stand: Oktober 2008

World Health Organisation (WHO). Typhoid fever. http://www.who.int/topics/typhoid_fever/en/; Stand: Oktober 2008

World Health Organisation (WHO). Background document: The diagnosis, treatment and prevention of typhoid fever. 2003 http://www.who.int/vaccine_research/documents/en/typhoid_diagnosis.pdf; Stand: Oktober 2008

 Koordinator:
M. Bitzan

Mitarbeiter:
M. Büttcher, U. Heininger,
H. Scholz, H. Tschäpe

Ureaplasmen-Infektion

Klinisches Bild
■ Urogenitale Infektion
Ureaplasmen sind fakultativ pathogene Keime, die häufig den Genitaltrakt besiedeln. Beim Mann verursachen sie etwa 20–30 % der nicht gonorrhoischen Urethritiden (Urethritis) und Prostatitiden, bei der Frau werden sie aus Materialien von Bartholinitis, Salpingitis, Endometritis, tuboovarialen Abszessen und Douglas-Abszessen nachgewiesen (Evidenzgrad II).

Die Rolle von Ureaplasmen bei der Infertilität, sowohl bei Männern als auch bei Frauen, ist noch nicht genau definiert.

Bei agammaglobulinämischen Patienten wurden Ureaplasmen als Arthritiserreger isoliert.

■ Infektion in der Schwangerschaft
Die zervikale Besiedlung mit oder ohne Zervizitis kann während der Schwangerschaft auf die Plazenta, das Endometrium, das Chorion und die Amnionflüssigkeit übergreifen. Mit geeigneter Technik sind Ureaplasmen die häufigsten Keime, die in Amnionflüssigkeit und Plazenta isoliert werden können; sie sind mit einer ungestörten Schwangerschaft vereinbar. Ureaplasmen werden jedoch viel häufiger im Fruchtwasser von Schwangeren mit vorzeitigen Wehen oder Blasensprung gefunden als bei Schwangeren ohne Frühgeburtsbestrebungen (44 vs. 3 %). Die Keime können in der Amnionflüssigkeit persistieren und Wochen später eine immense inflammatorische Reaktion ohne Wehentätigkeit hervorrufen. Die Besiedlung des Chorions dagegen führt häufig zu einer Chorioamnionitis, die in einem hohen Maß mit intrauteriner Wachstumsretardierung, Abort und/oder Frühgeburt assoziiert ist (Evidenzgrad II).

Der Effekt auf die Auslösung einer Frühgeburt ist abhängig vom Grad der Kolonisation und gleichzeitig vorhandenen pathogenen Bakterien wie E. coli oder Streptokokken der Gruppe B.

■ Infektion bei Neu- und Frühgeborenen
Reife Neugeborene erkranken selten an einer Ureaplasmen-Infektion. In Einzelfällen können Ureaplasmen jedoch der Auslöser einer konnatalen Pneumonie sein, mit einem Bild, das der B-Streptokokken-Pneumonie ähnlich ist und ebenso zur persistierenden pulmonalen Hypertension und zum Tode führen kann (Evidenzgrad II).

Unreife Frühgeborene. Disponiert für Ureaplasmen-Infektionen, weil zu mehr als 30 % besiedelt, sind sehr unreife Frühgeborene mit einem Geburtsgewicht < 1000 g. Neben der konnatalen Pneumonie, die sich klinisch und radiologisch schwer von einem primären Atemnotsyndrom unterscheiden lässt, kann die Pneumonie auch noch im 1. Lebensmonat auftreten. Da typische Infektionszeichen wie Temperaturschwankungen, Mikrozirkulationsstörungen, Leukozytose und CRP-Erhöhung fehlen können, ist die Abgrenzung von einer sich gleichzeitig entwickelnden chronischen Lungenerkrankung Frühgeborener (BPD: bronchopulmonale Dysplasie) ohne Erregerdiagnostik nicht möglich (Evidenzgrad II). Wie in mehreren Metaanalysen gezeigt, besteht eine Assoziation zwischen der Ureaplasmen-Besiedlung des unteren Respirationstrakts und einer erhöhten Inzidenz der BPD bei Frühgeborenen mit niedrigem Geburtsgewicht und damit auch mit deren erhöhter Letalität (Evidenzgrad I). Ein kausaler Zusammenhang ließ sich bisher nicht beweisen.

Ureaplasmen können in dieser Patientengruppe auch im Blutstrom und im Liquor nachgewiesen werden. Das Vorhandensein im Liquor ist nicht immer mit entzündlichen Veränderungen (Pleozytose, Eiweißerhöhung) vergesellschaftet (Evidenzgrad III).

Wahrscheinlich besteht zwischen der Infektion in der Schwangerschaft und der Pneumonie bei Frühgeborenen bzw. der Entwicklung einer BPD insofern ein Zusammenhang, als in utero eine inflammatorische Kaskade beginnen kann, die über die Wechselwirkungen von Sauerstofftoxizität und Beatmungsnoxen zur BPD führt. Neben der „fetal inflammatory response"-Syndrom (FIRS) genannten intrauterinen immunologischen Reaktion, die auch negative ZNS-Folgen für das Frühgeborene hat, spielen genetische Polymorphismen des fetalen und maternalen Kompartiments wohl ebenso eine Rolle wie die generell verminderte Antikörperbildung und verminderte „down"-Regulation der Interleukin-Antwort beim Fetus und Frühgeborenen (Evidenzgrad II). Bei Frühgeborenen < 32 Wochen Reife mit für ureaplasmen/mykoplasmenpositiver Blutkultur (in 23 % einer Kohorte von 351 Neonaten der Fall) war das Risiko für FIRS und BPD auf etwa das Doppelte erhöht.

Jenseits der Neugeborenenperiode spielt der Erreger bis zur Pubertät, mit Ausnahme primärer Immundefekte der Antikörperbildung, keine Rolle mehr. Ureaplasmen können als Indikatorkeime beim Verdacht des sexuellen Missbrauchs herangezogen werden.

Ätiologie

Ureaplasma urealyticum gehört zum Genus II der Mykoplasmataceae, den kleinsten selbst replizierenden Prokaryonten. Ureaplasmen sind zellwandlos und dadurch nicht gegenüber zellwandsynthesehemmenden Antibiotika (Penicilline, Cephalosporine) sensibel. Beim Menschen werden 2 Arten unterschieden: Ureaplasma parvum, früher U. urealyticum, Parvo-Biovar, und U. urealyticum, früher U. urealyticum, T-960-Biovar. Beide Spezies unterscheiden sich in der Größe ihres Genoms. U. parvum wird häufiger aus Untersuchungsmaterialien isoliert (ca. 85 %).

Epidemiologie

Männer sind zu 34 % besiedelt; die Besiedlungsrate bei Frauen ist abhängig vom Lebensalter, vom sozioökonomischen Status, von der sexuellen Aktivität und von der Einnahme oraler Kontrazeptiva. Schwangere Frauen sind zu 40 – 80 % besiedelt. Ein Grund für die Schwierigkeit, die ätiologische Rolle von Ureaplasma urealyticum bei Abort- und Frühgeburtsneigung zu klären, liegt an der hohen asymptomatischen Kolonisationsrate bei gesunden Frauen, sodass prospektive randomisierte Studien zur Klärung der Ätiologie sehr große Fallzahlen erfordern. Die Transmissionsrate von besiedelten Müttern auf ihre reifen Neugeborenen beträgt bis zu 50 %, bei Frühgeborenen bis zu 80 %. Das heißt, dass je nach untersuchter Population 15 – 50 % aller Früh- und Neugeborenen nach der Geburt besiedelt sind. Die Transmission erfolgt entweder in utero, auch ohne vorzeitigen Blasensprung, oder während der Geburt, auch bei Sectioentbindung. Kolonisierte reife Neugeborene bleiben bis zu mehreren Wochen überwiegend symptomlos oberflächenbesiedelt; dann ist der Keim nur noch bei unter 10 % aller älteren Kinder nachzuweisen.

Diagnose

Klinisch ist die Diagnose einer Ureaplasmen-Infektion oft nicht eindeutig zu stellen, da ähnliche Krankheitsbilder auch von Chlamydien (siehe S. 181), Mycoplasma hominis (Urethritis, Zervizitis), CMV (Neugeborenenpneumonie, siehe S. 565) und B-Streptokokken (siehe S. 488) ausgelöst werden können.

Die Diagnose wird durch kulturelle Anzucht der Erreger aus Körperflüssigkeiten oder Abstrichmaterial (Erwachsene: Urethral-, Zervixabstrich, Amnionflüssigkeit, Gelenkpunktat; Neugeborene: Trachealsekret, Rachen-, Ohr-, Vaginal-, Analabstrich) gesichert. Die Kultur ist aber nur verlässlich, wenn Abstrich- oder Sekretmaterial in geeignetem Transportmedium (Amies- oder Stuart-Medium bzw. PPLO oder 10B-Mykoplasmen-Bouillon) innerhalb weniger Stunden in ein Speziallabor gebracht und dort sofort weiterverarbeitet wird.

Die Kultur ist aufwendig (Anzüchtung auf festen und flüssigen Spezialmedien und Differenzierung anhand mikroskopisch kleiner Kolonien) und benötigt 3 – 7 Tage. Eine PCR steht zur Verfügung. Antibiotika-Empfindlichkeitsbestimmungen werden von Referenzlaboratorien angeboten.

Therapie

Ureaplasmen sind empfindlich gegenüber Antibiotika, die in die Proteinbiosynthese eingreifen: Makrolid-Antibiotika, Tetrazykline und Chloramphenicol. Die beiden Letzteren sind bei Neugeborenen und Säuglingen nur mit strengster Indikationsstellung einzusetzen. Aminoglykoside zeigen eine gute In-vitro-Aktivität, sind aber in vivo nur mäßig wirksam. Auch Chinolone wie Ciprofloxacin, Levofloxacin und Moxifloxacin haben eine gute In-vitro-Empfindlichkeit, über die In-vivo-Wirksamkeit liegen bei Kindern keine Daten vor. Resistenzen sind beschrieben (10 – 40 % gegen Tetrazykline, 10 % gegen Chloramphenicol, < 5 % gegen Erythromycin). Die neueren Makrolide (Clarithromycin, Roxithromycin, Azithromycin) sind sehr gut gegen Ureaplasmen wirksam, jedoch bei Kindern für diese Indikation noch nicht zugelassen.

Bisher gibt es keine evidenzbasierten Empfehlungen für die antibiotische Behandlung von Ureaplasmen bei Neugeborenen. Eine Behandlung kann erwogen werden (Evidenz IV):

- bei beatmeten oder sauerstoffabhängigen unreifen Frühgeborenen mit positivem Ureaplasmen-Nachweis aus dem Trachealsekret und

Verschlechterung/fehlender Besserung der pulmonalen Situation: Erythromycin intravenös (40 mg/kgKG/Tag in 4 Einzelgaben, jede Gabe über 60 Minuten) für 10 – 14 Tage; cave: vereinzelt sind bei Frühgeborenen Herzrhythmusstörungen bei intravenöser Erythromycin-Zufuhr beobachtet worden. Eine erneute Ureaplasmen-Besiedlung nach Beendigung der Therapie ist wahrscheinlich (Evidenzgrad II). Über die Keimelimination nach Therapie mit den neueren Makroliden liegen bisher keine Daten vor.

- Bei Nachweis von Ureaplasmen im Liquor mit Zeichen der Meningitis: da Erythromycin schlecht liquorgängig ist, wird Chloramphenicol intravenös (25 mg/kgKG/Tag bis zum Ende der 2. Lebenswoche, danach 50 mg/kgKG/Tag in 1 Dosis; Spiegelbestimmung ist unerlässlich) oder bei Resistenz gegen Chloramphenicol Doxyzyklin intravenös (initial 4 mg/kgKG, dann 2 mg/kgKG/Tag in 1 Dosis) empfohlen.

Prophylaxe

Es ist nicht belegt, dass die prophylaktische Gabe von Erythromycin bei Schwangeren mit drohender Frühgeburt und Ureaplasmen-Besiedlung die Frühgeburtenrate senkt. Die Erythromycin-Behandlung in der Schwangerschaft kann oft nicht die Ureaplasmen aus der Amnionflüssigkeit eradizieren.

Ob Frühgeborene mit weniger als 1000 g Geburtsgewicht von einer prophylaktischen Erythromycin-Gabe zur Verminderung der Inzidenz oder Schwere einer BPD profitieren könnten, ist bisher ungeklärt.

 Koordinator:
M. Abele-Horn

Mitarbeiter:
J. Meng-Hentschel

Varizellen-Zoster

Synonyma: Windpocken, Gürtelrose

Klinisches Bild

Varizellen sind die klinische Manifestation der Erstinfektion mit dem Varicella-Zoster-Virus (VZV). Varizellen sind hoch kontagiös und durch ein schubweise auftretendes, Exanthem (makulös → papulös → vesikulös → Kruste) an Haut und Schleimhäuten gekennzeichnet. Komplikationen sind vielfältig: Zerebellitis (1:4000 Kinder mit Varizellen, meist gute Prognose), Enzephalitis (ca. 1: 25 000 Kinder mit Varizellen, schlechte Prognose), Meningitis, bakterielle Sekundärinfektionen, Impetigo, Abszesse, Phlegmone, nekrotisierende Fasziitis und Toxin-Schock-Syndrom, weiterhin Thrombozytopenie, Pneumonie (viral, aber auch sekundär bakteriell bedingt), Hepatitis, Arthritis, Myokarditis und Glomerulonephritis. Die Komplikationsrate ist bei immunkompetenten Patienten am höchsten im 1. Lebensjahr und steigt ab dem 4. Lebensjahr mit zunehmendem Alter an. Die häufigsten Komplikationen stationär behandelter Kinder, die vorwiegend immunkompetent sind, sind neurologische Komplikationen und Hautinfektionen.

Das mit einem Leberversagen einhergehende Reye-Syndrom wird auch bei Varizellen und gleichzeitiger Azetylsalizylsäure-Therapie (Aspirin) beschrieben.

Die zerebrale Vaskulitis kann bis zu mehrere Monate nach Varizellen oder Zoster auftreten (Anamnese!). Das klinische Bild äußert sich als zerebraler ischämischer Infarkt mit Hemiplegie, Aphasie und Visusausfällen. Weitere Symptome sind Kopfschmerzen, Erbrechen, Fieber und Krämpfe. Bei Erwachsenen wird dieses Krankheitsbild vorwiegend nach einem Zoster (auch Zoster sine herpete) beschrieben.

Bei abwehrgeschwächten Kindern (vorwiegend T-Zell-Defekt) können Varizellen häufig mit schweren, teilweise lebensbedrohlichen Komplikationen wie Pneumonie, Hepatitis, Pankreatitis und anderen Organmanifestationen sowie hämorrhagischen Effloreszenzen einhergehen. Oft treten protrahierte Formen auf. Schübe von neuen Effloreszenzen und hohes Fieber halten manchmal 2 Wochen und länger an. Kinder mit AIDS und angeborenen Immundefekten können „chronische" Windpocken, d. h. Windpocken mit immer neuen Effloreszenzen über Monate entwickeln und nicht selten können besondere Formen, wie z. B. verruköse Läsionen und „Riesenvarizellen", beobachtet werden. Über das Vorkommen von rezidivierenden VZV-Infektionen wird vereinzelt auch bei immunkompetenten Personen berichtet.

Eine systemische Therapie mit Kortikosteroiden kann zu schweren Varizellen führen. Die Inhalation von Kortikosteroiden ist nicht mit einem erhöhten Risiko assoziiert.

Durchbruchvarizellen. Zukünftig ist vermehrt mit Durchbruchvarizellen zu rechnen. Diese Form der Varizellen wird durch das Wildtypvirus verursacht und tritt frühestens 43 Tage nach der Impfung auf. Jedes Jahr nach der Impfung erkranken etwa 1 – 4 % der Geimpften. Durchbruchvarizellen verlaufen häufig deutlich milder als natürliche Varizellen. Es treten meist weniger als 50 Effloreszenzen auf und in etwa der Hälfte der Fälle bleibt das Exanthem makulopapulös. Fieber und Komplikationen werden selten beobachtet. Aufgrund der atypischen Symptomatik kann das Krankheitsbild fehlgedeutet werden. Die Kontagiosität der leichten Form von Durchbruchvarizellen ist geringer als die der Varizellen.

Fetales Varizellensyndrom. Bis zu 2 % der Kinder von Schwangeren mit Varizellen der ersten 20 Schwangerschaftswochen leiden an einem fetalen Varizellen-Syndrom (Varizellenembryofetopathie), danach ist es selten. Die häufigsten Fehlbildungen sind Hautdefekte (Narben), ZNS- (kortikale Atrophie, Ventrikeldilatation) und Augenanomalien (Chorioretinitis, Katarakt, Mikrophthalmus, Anisokorie) sowie Skelett- und Muskelhypoplasien. Die intrauterine VZV-Infektion kann aber auch asymptomatisch bleiben. Bei Vorliegen von Fehlbildungen ist die Prognose schlecht.

Zoster in graviditate stellt kein Risiko für den Fetus dar.

Neonatale Varizellen. Das klinische Bild der neonatalen Varizellen, das heißt von Windpocken in den ersten 10 (– 12) Lebenstagen, ist unterschiedlich. Es reicht von einzelnen bläschenförmigen Effloreszenzen bis zur Pneumonie und anderen lebensbedrohlichen Organmanifestationen. Erkrankt eine Mutter in der Zeit von 5 Tagen vor bis 2 Tage nach der Geburt an Varizellen (*nicht Zoster*), werden transplazentar keine ausreichenden Antikörpermengen auf das Neugeborene übertragen, sodass bis 30 % dieser Kinder zwischen dem 5. und 10. (– 12.) Lebenstag an Varizellen erkranken. Beginnen die Windpocken bei der schwangeren Frau vor dem 5. Tag vor der Entbindung, dann kann im Falle einer intrauterinen Infektion das Kind mit Windpocken geboren werden oder es erkrankt innerhalb der ersten 4 Lebenstage. Die Prognose dieser Form von neonatalen Varizellen ist bei Reifgeborenen gewöhnlich gut.

Exogen erworbene Varizellen in der Neonatalperiode kommen frühestens nach dem 10. (bis 12.) Lebenstag vor. Bei Reifgeborenen ist die Prognose meist gut. Bei Frühgeborenen mit einer deutlichen immunologischen Unreife können Varizellen jedoch, vor allem wenn sie in den ersten 6 Lebenswochen auftreten, bedrohlich sein. Bei vorhandenem Nestschutz erkranken Säuglinge in den ersten 6 Lebensmonaten meist nicht oder nur leicht.

Der **Zoster** ist eine meist einseitige Neuritis in einem oder in mehreren Dermatomen (zu 75 % im Thoraxbereich), die sich mit typischen, gruppiert angeordneten Effloreszenzen und selten (bei älteren Kindern) mit lokalisierten Schmerzen äußert. Ein Überschreiten der Mittellinie des Körpers (Zoster duplex) ist selten. Die postzosterische Neuralgie kommt bei immunkompetenten Kindern kaum vor. Komplikationen sind vor allem bei einem Zoster ophthalmicus und Zoster oticus zu erwarten. Eine Fazialisparese kann wenige Tage vor und nach Beginn des Zoster oticus auftreten (Ramsay-Hunt-Syndrom). Die Reaktivierung der latenten VZV-Infektion (an Zoster sine herpete denken) kann auch zu einer aseptischen Meningitis und Meningoenzephalitis führen. Weiterhin sind systemische Manifestationen möglich und am ehesten bei abwehrgeschwächten Kindern zu beobachten. Effloreszenzen außerhalb der Dermatome und eine viszerale Organbeteiligung sollten an einen generalisierten Zoster denken lassen. Bei Patienten nach einer Knochenmarktransplantation ist auch eine viszerale Infektion ohne Ausbildung von Hauteffloreszenzen beschrieben (akutes Abdomen). Chronische Formen (bei abwehrgeschwächten Patienten) und Rezidive kommen vor. Die Rezidive scheinen besonders häufig bei HIV-infizierten Patienten zu sein. Ein rezidivierender Zoster ist aber auch bei immunkompetenten Kindern beschrieben und kann auch durch einen VZV-Impfstamm verursacht werden.

Das Auftreten von Zoster bei sonst gesunden Kindern ist in aller Regel mit einer guten Prognose verbunden. Nur bei begründetem Verdacht sollte eine Diagnostik zum Ausschluss eines angeborenen oder erworbenen Immundefektes (z. B. HIV-Infektion, Morbus Hodgkin) erfolgen.

Ätiologie

Der Erreger der Varizellen ist das Varicella-Zoster-Virus, ein doppelsträngiges DNA-Virus, das zur Gruppe der Herpesviren gehört.

Nach Abklingen der Varizellen persistiert das VZV in den Spinal- und Hirnnervenganglien. Durch Reaktivierung der latenten Infektion entsteht der Zoster. Eine intrauterine VZV-Infektion kann das fetale Varizellensyndrom, neonatale Varizellen und Zoster in den 1. Lebensjahren hervorrufen.

Epidemiologie

Der Häufigkeitsgipfel der Varizellen liegt im Kindesalter. Säuglinge erkranken in den 1. Lebensmonaten selten, weil diaplazentar übertragene VZV-Antikörper sie vor einer Infektion schützen. Die Seroprävalenz in Deutschland sinkt nach der Geburt, beträgt bei 1-Jährigen 7 %, steigt dann schnell auf 88 % bei den 6- bis 7-Jährigen und bis 95 % bei den 16- bis 17-Jährigen an. Eine nahezu 100 %ige Durchseuchung wird erst mit 40 Jahren erreicht. Die Seroprävalenzrate bei Frauen im gebärfähigen Alter beträgt etwa 95 %. In Deutschland werden jährlich ca. 2000 Kinder und Jugendliche unter 17 Jahren wegen Varizellen stationär behandelt. Auf 10 000 Varizellenfälle kommen 27 Hospitalisationen. Die Letalität bei Kindern ist niedrig, dennoch ist mit mindestens 5 Todesfällen pro Jahr zu rechnen.

Zoster tritt gewöhnlich erst nach dem 5. Lebensjahrzehnt auf. Im Kindesalter erkranken überwiegend immunkompetente Personen. Eine höhere Komplikationsrate wird bei Patienten mit einer zellulären Immundefizienz (Leukämie 15 %, nach Knochenmarktransplantation, bei Lupus erythematodes 25 – 30 % u. a.) beobachtet. Nach älteren Erhebungen erkranken von 100 000 Kindern unter 10 Jahren durchschnittlich 75 pro Jahr an einem Zoster (bei alten Menschen kann die Inzidenz vergleichsweise auf 1000/100 000/Jahr ansteigen). Neuere prospektive Studien geben eine Inzidenz von 160 an. Nach einer VZV-Infektion in utero oder im 1. Lebensjahr können Kinder bereits in den 1. Lebensjahren an Zoster erkranken.

Das Erregerreservoir für das VZV ist ausschließlich der Mensch. Das Virus wird über Speichel und Konjunktivalflüssigkeit ausgeschieden. Die Übertragung von Mensch zu Mensch geschieht vorwiegend durch infektiöse Tröpfchen und durch direkten Kontakt mit Varizelleneffloreszenzen, seltener durch Kontakt mit Zostereffloreszenzen. Im Unterschied zum Zoster scheiden Patienten mit Varizellen das Virus 1 – 2 Tage vor Ausbruch des Exanthems aus. Eine aerogene Übertragung („Windpocken") von VZV ist eher selten.

Für eine hohe Übertragungsrate dürfte ein relativ intensiver Kontakt notwendig sein. Bei Kontakten in Haushalten erkranken über 90 % der nicht immunen exponierten Personen. Bei immunkompetenten Kindern ist eine Exposition bei einem längeren (mehrere Minuten), engen Kontakt (sog. Gesicht-zu-Gesicht-Kontakt) anzunehmen. Ein flüchtiger Kontakt (ein Kind mit Varizellen betritt für Minuten den Warteraum oder eine Station) reicht meistens nicht aus, ganz besonders dann nicht, wenn der Kontakt aus der „Ferne" (> 2 m) besteht, um alle empfänglichen Anwesenden als inkubiert zu betrachten. Für immuninkompetente Patienten, die „leichter" infiziert werden können, gelten diese Angaben nicht.

Patienten mit Varizellen sind bereits 1 – 2 Tage vor Ausbruch des Exanthems infektiös. Die Infektiosität besteht so lange, wie frische Bläschen vorhanden sind, in der Regel bei immunkompetenten Patienten bis zum 5. Tag nach Exanthemausbruch. Bei abwehrgeschwächten Patienten mit protrahierten Varizellen kann die Infektiosität über eine erheblich längere Zeit bestehen. Auch Patienten mit Zoster können durch direkten Kontakt mit den Effloreszenzen das VZV auf empfängliche Personen übertragen.

Die **Inkubationszeit** beträgt gewöhnlich 14 – 16 Tage – sie kann bis auf (8 –)10 Tage verkürzt bzw. bis zu 21 Tagen verlängert sein. Nach Gabe von Varicella-Zoster-Immunglobulin kann die Inkubationszeit bis zu 28 Tage dauern.

Diagnose

Die Diagnose einer VZV-Infektion ist meist klinisch zu stellen. Das Nebeneinander von frischen und älteren Effloreszenzen und eingetrockneten Bläschen sowie der Befall des behaarten Kopfes sind typisch. Für die selten notwendige Labordiagnostik werden serologische Methoden bevorzugt (ELISA, indirekter IFT). Der Fluoreszenz-Antikörpertest gegen Membranantigene (FAMA, hohe Spezifität und Sensitivität) ist sehr aufwendig. La-

textest (hohe Spezifität, geringe Sensitivität), KBR (geringe Sensitivität), Neutralisationstest (sehr aufwendig) und indirekter Hämagglutinationstest sind nicht oder nur noch in Ausnahmefällen zu empfehlen. Für die Therapieentscheidung sind die serologischen Methoden jedoch (bis auf den Nachweis des spezifischen IgA bei Zosterpatienten) wenig aussagekräftig. Besser sind hierfür die PCR (Sensitivität > 90 %, Spezifität nahe 100 %) oder der fluoreszenzoptische Nachweis von VZV-Antigen aus Bläscheninhalt (Sensitivität 80 %, Spezifität 70 %). Die Kultivierung des Virus aus frischen Bläschen dauert 1 – 4 Wochen. Mit der Restriktionsenzymanalyse kann zwischen Wild- und Impfvirus unterschieden werden. Das kann insbesondere zur Abklärung von Varizellen bei geimpften Personen sinnvoll sein und wird vom Robert Koch-Institut als Untersuchung angeboten.

Bei neurologischen Komplikationen ist aus dem Liquor der Nachweis von VZV-DNA und VZV-Antikörpern zu versuchen. Eine PCR sollte auch bei einer (idiopathischen) peripheren Fazialisparese und bei einem unklaren klinischen Bild (Zoster sine herpete, Varizellen und Zoster bei immunsupprimierten Patienten) angefordert werden. Bei einem unklaren klinischen Bild ist außerdem ggf. aus dem Bläscheninhalt eine PCR auf Herpessimplex- und Enteroviren zu empfehlen.

Therapie (Evidenzgrad zu Aciclovir i. v. I, p. o. II, andere Virostatika IV)

Zur symptomatischen Therapie wurden früher zinkhaltige Schüttelmixturen angewendet. Sie reduzieren den Juckreiz und fördern das Abtrocknen der Effloreszenzen, können aber bakterielle Infektionen bahnen. Heute haben sich synthetische Gerbstoffe, wie z. B. Tannosynt Lotio, bewährt. Bei starkem Juckreiz können systemische Antihistaminika (z. B. Fenistil) hilfreich sein. Gegen Schmerzen bei Herpes zoster helfen u. a. Paracetamol und Tramadol.

VZV-Infektionen können kausal durch selektiv wirkende Virostatika aus der Gruppe der Nukleosidanaloga behandelt werden. Diese Medikamente sind wirksam, wenn sie innerhalb von 48 (– 72) Stunden nach Krankheitsbeginn angewendet werden. Bei einer zu erwartenden schlechten Prognose sollte man deshalb *sofort* nach Auftreten der *ersten* Effloreszenzen virostatisch behandeln. Indikationen sind neonatale Varizellen (Exanthem zwischen dem 5. und 10. [– 12.] Lebenstag), Varizellen bei Frühgeborenen in den ersten 6 Lebenswochen, Varizellen oder Zoster bei abwehrgeschwächten Patienten, immunkompetenten Patienten mit Risikofaktoren (u. a. chronische Hautkrankheiten, Langzeittherapie mit Kortikosteroiden oder Salizylaten) und Patienten älter als 16 Jahre (Letalität: 31/100 000 an Varizellen erkrankte immunkompetente Erwachsene gegenüber 1,2/100 000 Säuglinge und 0,6/100 000 Kindern ab 1 Jahr). Darüber hinaus sollten alle Komplikationen durch VZV wie Enzephalitis (nicht jedoch Zerebellitis), Vaskulitis, Pneumonie etc. virostatisch behandelt werden.

Mittel der Wahl ist Aciclovir in einer Dosis von 30 (– 45) mg/kgKG/Tag intravenös, maximal 2,5 g/ Tag, oder in leichteren Fällen auch per os, (60 –) 80 mg/kgKG/Tag in 4 – 5 ED, maximal 5 × 800 mg/ Tag, für die Dauer von 7 – 10 Tagen. Als Alternative kämen Brivudin und Famciclovir infrage, die jedoch für Kinder und Jugendliche nicht zugelassen sind. Daher ist vor dem Einsatz dieser Virostatika das Nutzen-Risiko-Verhältnis sorgfältig zu prüfen, und Eltern (und Patient) sind wie unter Studienbedingungen aufzuklären. Dosierung: Brivudin: Erwachsene *mit Zoster* erhalten 1 × 125 mg/Tag. Die entsprechende Dosierung ist für Kinder nicht untersucht (möglich wären 1 × 2 mg/kgKG/Tag). Famciclovir: 3 × 125 – 250 mg/Tag (Jugendliche mit Immundefizienz oder Zoster ophthalmicus: bis 3 × 500 mg/Tag). Bei Nachweis von aciclovirresistenten Stämmen kann mit Foscarnet, 180 mg/ kgKG/Tag in 3 Infusionen, behandelt werden.

Kinder mit Varizellen sollten keine Salizylate erhalten, weil dadurch das Risiko eines nachfolgenden Reye-Syndroms vergrößert werden kann. VZV-exponierte Kinder sollten während der Inkubationsperiode auch nicht mit Kortikosteroiden behandelt werden. Das gilt ganz besonders für Patienten mit Immundefizienz.

Bei einer bakteriellen Sekundärinfektion, gewöhnlich durch Streptokokken oder Staphylokokken verursacht, ist eine rechtzeitige Antibiotikatherapie indiziert: Cephalosporine mit Wirksamkeit gegen Staphylokokken (siehe Abschnitt Oralcephalosporine S. 86) oder Aminopenicilline + β-Laktamase-Hemmer.

Prophylaxe
■ Expositionsprophylaxe (Evidenzgrad I)
Während eines stationären Aufenthaltes ist ein immunkompetentes Kind mit Varizellen oder Zoster in der Regel bis 5 Tage nach Beginn des Exanthems zu isolieren (siehe S. 556). Der Nutzeffekt des „Lüftens" ist wissenschaftlich nicht bewiesen.

Alle exponierten empfänglichen Patienten sollten vom 8. bis zum 21. Tag bzw. bei Erhalt von Varicella-Zoster-Immunglobulin bis zum 28. Tag nach Beginn der Exposition isoliert (oder vorübergehend nach Hause entlassen) werden. Neugeborene von Müttern mit Varizellen während der Perinatalperiode sind, sofern sie in der Klinik verbleiben müssen, bis 28 Tage post natum zu isolieren. Eine Trennung von Mutter und Kind ist nicht erforderlich. Stillen ist erlaubt. Neugeborene mit einem fetalen Varizellensyndrom brauchen nicht isoliert zu werden.

Immunkompetente Personen einschließlich Großeltern können Kontakt zu Kindern mit Varizellen pflegen, z. B. im Haushalt oder in der ambulanten Praxis. Durch wiederholten Booster-Effekt wird die Zosterinzidenz vermutlich sogar reduziert.

Kinder mit unkomplizierten Windpocken oder Zoster können Krippe, Kindergarten oder Schule wieder besuchen, wenn die kontagiöse Periode (S. 556) vorüber ist. Das Infektionsschutzgesetz fordert (§ 34), dass Personen, die u. a. an „Windpocken erkrankt oder dessen verdächtig" sind, nicht in Kindergemeinschaftseinrichtungen arbeiten dürfen „bis nach ärztlichem Urteil eine Weiterverbreitung der Krankheit (…) nicht mehr zu befürchten ist". Ob Kinder mit engem Kontakt (z. B. Haushaltskontakt) die Gemeinschaftseinrichtung besuchen dürfen, sollte nach einer Güterabwägung entschieden werden. Dem Anspruch der Allgemeinheit, vor Ansteckung geschützt zu werden, stehen das Recht des Einzelnen auf Bildung und die Grundsätze der Notwendigkeit und der Verhältnismäßigkeit der Mittel gegenüber.

■ Passive Immunprophylaxe (Evidenzgrad I)
Die Prophylaxe von Varizellen ist mit Varicella-Zoster-Immunglobulin möglich. Dessen Gabe ist gerechtfertigt, wenn eine risikogefährdete, empfängliche Person exponiert wurde *und* wenn die Gabe des Varicella-Zoster-Immunglobulins innerhalb von 96 Stunden nach Expositionsbeginn erfolgen kann, wobei zu bedenken ist, dass Varizellen bereits 1 bis 2 Tage vor Ausbruch des Exanthems kontagiös sind. Die Dauer des Schutzes beträgt ca. 3 Wochen. Bei einer unbekannten oder negativen Varizellenanamnese können VZV-spezifische IgG-Antikörper bestimmt werden. Diese Untersuchung darf aber nicht zur Verzögerung der Gabe von Varicella-Zoster-Immunglobulin über 96 Stunden nach Beginn der Exposition führen. Kinder mit einer schweren Immundefizienz und einer

positiven Varizellenanamnese sind bei einer Exposition nicht sicher geschützt.

Die Gabe des Varicella-Zoster-Immunglobulins erfolgt intravenös mit Varitect, 1 ml/kgKG, oder ausnahmsweise intramuskulär mit Varicellon, 0,2 (– 0,5) ml/kgKG, maximal 5 ml.

Die Indikationen für den Einsatz von Varicella-Zoster-Immunglobulin für die postexpositionelle Prophylaxe sind:

- exponierte empfängliche Kinder mit einer Abwehrschwäche (vor allem bei Exposition im Haushalt, bei Gesicht-zu-Gesicht-Kontakt; bei Zoster nach intensivem Kontakt zum Erkrankten),
- stationär: im Zimmer des Indexpatienten betreute empfängliche Patienten, wenn sie nicht spätestens am 8. Tag post expositionem entlassen oder isoliert werden können,
- seronegative schwangere Frauen (siehe unten) und Neugeborene (siehe Tab. 96).

Varizellen stellen für Schwangere ein größeres Risiko dar als für Nichtschwangere im gebärfähigen Alter.

Ob durch die Gabe von Varicella-Zoster-Immunglobulin innerhalb spätestens 4 Tagen nach der Exposition das fetale Varizellensyndrom verhindert werden kann, ist nicht bewiesen. Durch die Prophylaxe können Varizellen bei einer Schwangeren verhindert oder abgeschwächt werden, die Virämie, die wahrscheinliche Ursache für die Fehlbildungen, lässt sich jedoch nicht sicher vermeiden. Eine Abruptio ist aufgrund der niedrigen Fehlbildungsrate nicht indiziert.

Exponierte Schwangere im 10. Schwangerschaftsmonat sind nur dann prophylaktisch mit Varicella-Zoster-Immunglobulin zu schützen, wenn sie seronegativ sind und eine Erkrankung in der Perinatalperiode unbedingt verhindert werden soll.

Ein Neugeborenes ist, wenn seine Mutter in der kritischen Zeit an Windpocken erkrankt, passiv zu immunisieren und mindestens 10 (– 12) Tage engmaschig zu beobachten, damit bei Auftreten der *ersten* verdächtigen Effloreszenzen *sofort* intravenös mit Aciclovir behandelt werden kann.

Über das Vorgehen bei einer postnatalen Exposition siehe Tab. 96. Da Frühgeborene immuner Mütter, die vor der 28. Schwangerschaftswoche geboren werden bzw. unter 1000 g wiegen, nicht immer über eine ausreichende Menge an VZV-Antikörpern verfügen, sind auch sie großzügig bei einer eindeutigen Exposition passiv zu immunisieren oder ist ihr Antikörperstatus zu bestimmen.

Ein *Zoster* in graviditate hat für das Neugeborene keine negativen Folgen. Wenn eine Schwangere kurz vor der Entbindung oder während der Entbindung an einem Zoster erkrankt, ist zwar die Möglichkeit einer vertikalen Transmission des VZV nicht ausgeschlossen, jedoch verhindern die von der Mutter übertragenen spezifischen Immunglobuline fast immer eine Infektion des Kindes.

■ Impfung (Evidenzgrad I)

Für die Immunisierung steht eine Lebendvakzine zur Verfügung. Sie wird allen Kindern zwischen 11 und 14 Monaten und allen 9- bis 17-Jährigen mit negativer Varizellenanamnese empfohlen. Ferner sollten alle bislang nicht an Varizellen erkrankten Kinder im Alter von 15 Monaten bis 8 Jahren eine Nachholimpfung erhalten. Die bisherigen Indikationsimpfempfehlungen behalten darüber hinaus weiterhin Gültigkeit, z. B. sollten seronegative Frauen mit Kinderwunsch geimpft werden. Sowohl bei Anwendung der Mono- wie auch MMRV-Vakzine sind 2 Impfungen im Abstand von mindestens 4 Wochen vorgesehen. Das Ziel sollte sein, eine Durchimmunisierungsrate gegen Varizellen von > 90 % zu erreichen, die notwendig ist, um eine Reduktion der Komplikationsrate zu erreichen und eine Verschiebung der Varizellen in höhere Altersgruppen zu vermeiden.

Immunkompetente Kinder mit einer Steroid-Behandlung, als Inhalation oder systemisch mit einer Dosis < 2 mg/kgKG/Tag bzw. < 20 mg/Tag, können geimpft werden. Bei Gabe einer höheren Steroiddosis über mehr als 2 Wochen sollte erst 3 Monate nach Absetzen der Kortikoid-Therapie

Tabelle **96** Indikationen und Dosierung von Varicella-Zoster-Immunglobulin in der Neonatalperiode.

Intrauterine Exposition
Neugeborene, deren Mütter 5 Tage vor bis 2 Tage nach der Entbindung an Varizellen erkranken
Dosierung: 1 ml/kgKG i. v. (oder 0,5 ml/kgKG i. m.) sofort post natum bzw. nach Ausbruch des Exanthems bei der Mutter
Postnatale Exposition (1. – 6. Lebenswoche)
Frühgeborene bei negativer VZV-Anamnese der Mutter
Frühgeborene < 28. SSW oder < 1000 g Geburtsgewicht, unabhängig von der VZV-Anamnese der Mutter
Dosierung: 1 ml/kgKG i. v. (oder 0,5 ml/kgKG i. m.) innerhalb von 96 Stunden nach Expositionsbeginn

geimpft werden. Nach einer Blut- oder Plasmatransfusion oder nach einer Gabe von Immunglobulinen sind bis zur Varizellenimpfung mindestens 5 Monate abzuwarten.

Mit der 1-maligen Impfung wird bei immunkompetenten Kindern bis zum Alter von 12 Jahren eine Schutzrate gegen schwere Varizellen von über 95 % erzielt; bei abwehrgeschwächten Kindern sowie gesunden, VZV-empfänglichen Adoleszenten und Erwachsenen beträgt diese etwa 80 – 90 %. Ab 13 Jahren ist deshalb eine 2-malige Impfung im Abstand von mindestens 6 Wochen zu empfehlen. Die Impfung erzeugt eine lang andauernde Immunität (Schutzdauer nach Untersuchungen in Japan > 20 Jahre) mit allerdings abnehmender Effektivität, sodass mitigierte Durchbruchvarizellen nicht selten sind (siehe S. 557).

Manche Impflinge entwickeln ein leichtes Varizellenexanthem (< 20 Bläschen), sog. „Impfvarizellen". Bei diesen Kindern kann das Vakzinevirus in den Bläschen nachgewiesen werden. Eine Übertragung des Vakzinevirus ist ganz vereinzelt beschrieben worden.

Durch die Impfung werden die Morbidität sowie die Komplikations- und Hospitalisierungsrate der Varizellen reduziert. Weiterhin werden vermutlich durch die Herdenimmunität auch die Erkrankungsraten der Nichtgeimpften (Säuglinge, Schwangere, Patienten mit Risikofaktoren) sinken. Die Auswirkung der Varizellenimpfung auf die Zosterinzidenz in der älteren Bevölkerung ist gegenwärtig noch nicht endgültig geklärt. Bei geimpften Personen (latente Infektion mit dem Impfvirus) ist die Zosterinzidenz wahrscheinlich niedriger als nach einer Wildvirusinfektion. Außerdem verläuft der Zoster bei diesen Personen in der Regel leichter als bei Nichtgeimpften. Das Zosterrisiko von Personen, die mit dem Impf- und dem Wildvirus latent infiziert sind (z. B. bei Impfung nach inapparenten Varizellen oder Varizellen in utero), ist unbekannt.

Unterdessen ist die Möglichkeit gegeben, Personen ab einem Alter von 60 Jahren einschließlich derjenigen, die früher an einem Zoster erkrankt waren, mit einem Zosterimpfstoff (mit einem ca. 20-fach höheren Gehalt an plaquebildenden Einheiten als die Varizellenimpfstoffe) zu impfen. Durch diese Impfung kann die Zosterinzidenz signifikant gesenkt und der Krankheitsverlauf gemildert werden.

Die Varizellenimpfung ist auch für die postexpositionelle Varizellenprophylaxe von Wert (Inkubationsimpfung). Sie kann den Ausbruch von Varizellen verhindern oder den Schweregrad der Krankheit mildern. Die Impfung kann bei Exposition empfänglicher Personen (insbesondere solcher mit Kontakt zu Risikopersonen) innerhalb von 5 Tagen nach Exposition oder innerhalb von 72 Stunden nach Beginn des Exanthems beim Indexpatienten erwogen werden. Trotz Inkubationsimpfung darf auf die Isolierung nicht verzichtet werden.

■ Chemoprophylaxe
(Evidenzgrad I, bei Immundefizienten II)
Eine Prophylaxe einer exponierten Person ist grundsätzlich ab Tag 7 – 9 nach Exposition auch mit Aciclovir möglich: 40 (– 80) mg/kgKG/Tag per os über 5 – 7 Tage. Eine solche Prophylaxe ist jedoch bisher nur bei immungesunden Kindern erprobt. Sie wird aber immer häufiger und anscheinend auch erfolgreich bei immundefizienten Patienten, bspw. auf onkologischen Stationen, angewendet und ersetzt die passive Immunprophylaxe.

Literatur
ACIP. Prevention of varicella. Recommendations of the Advisory Committee on Immunization Practices (ACIP). Morb Mort Wkl Rep 2007; 56: 1 – 40

Heininger U, Seward JF. Varicella. Lancet 2006; 368: 1365 – 1376

Robert Koch-Institut. Komplikationen von VZV-Infektionen und Herpes zoster bei Kindern und Jugendlichen: Ergebnisse der ESPED-Varizellen-Studie 2003 – 2004. Epid Bull 2005; 13: 110 – 112

Robert Koch-Institut. http://www.rki.de; Infektionskrankheiten A–Z. Varizellen. Stand: Juli 2008

Wutzler P, Gross G, Doerr HW. Antivirale Therapie des Zoster. Dtsch Arztbl 2003; 100: A858 – 860

 Koordinator:
H. Scholz

Mitarbeiter:
M. Borte, U. Heininger, H. W. Kreth, J. Liese, P. Wutzler

Yersiniose

Synonyma: Infektion mit Yersinia enterocolitica oder mit Yersinia pseudotuberculosis

Klinisches Bild

In Europa erworbene Yersinien können beim Menschen eine Vielzahl von Krankheiten hervorrufen. Typische Krankheitsbilder sind die akute Enteritis und die mesenteriale Lymphadenitis sowie, als Komplikation, die reaktive Arthritis. Möglicherweise verlaufen viele Infektionen besonders beim erwachsenen Menschen inapparent. 3 Viertel aller symptomatischen Darminfektionen treten bei Kindern unter 15 Jahren auf.

Die akute **Enteritis** ähnelt der Salmonellose mit Durchfall, Übelkeit, Erbrechen, Fieber und heftigen, oft in den rechten Unterbauch lokalisierten Bauchschmerzen. Der Durchfall ist in der Regel wässrig, häufig schleimig und in bis zu 1 Viertel der Fälle blutig. Die Diarrhö dauert von 1 Tag bis zu 20 Tagen, meist nur wenige Tage; es wird eine mittlere Dauer von 9 Tagen angegeben. Besonders bei Säuglingen und Kleinkindern kann es zu Dehydratation und Elektrolytentgleisungen kommen, wie zur Hyponatriämie.

Die mesenteriale **Lymphadenitis** ist klinisch oft nur schwer von einer akuten Appendizitis zu unterscheiden. Die akut beginnenden Bauchschmerzen können diffus, aber auch lokalisiert im rechten Unterbauch am McBurney'schen Punkt sein. Fieber und erhöhte Leukozytenzahlen scheinen den Verdacht auf eine akute Appendizitis zu bestätigen. Bei der Laparoskopie findet sich jedoch eine unauffällige oder nur an der Serosa entzündete Appendix, während, besonders bei älteren Kindern und Jugendlichen, die mesenterialen Lymphknoten vergrößert sind. Gelegentlich ist auch das Ileum entzündet. Bis zu 10 % der Fälle mit der klinischen Verdachtsdiagnose akute Appendizitis sind durch eine Infektion mit Yersinien bedingt. Eine Ultraschalluntersuchung des Abdomens mit Darstellung der vergrößerten Lymphknoten und einer unauffälligen Appendix kann differenzialdiagnostisch hilfreich sein.

Oligosymptomatische und „atypische" Krankheitsbilder. Zwischen diesen beiden typischen Krankheitsbildern kommen Übergänge (oligosymptomatische und „atypische" Krankheitsbil-der) vor, z. B. Schmerzen im rechten Unterbauch, Invagination, Pharyngitis, Fieber unbekannter Ursache, allgemeines Krankheitsgefühl und Gliederschmerzen ohne Organmanifestation mit und ohne Fieber. Auch bei diffusen Bauchschmerzen oder Lymphknotenschwellungen unbekannter Ursache oder dem Verdacht auf eine entzündliche Darmerkrankung sollte man eine Yersiniose in Erwägung ziehen.

Sehr selten führt die Enteritis zur massiven intestinalen Blutung oder zur Perforation des Ileums. Die Infektion kann septische Komplikationen verursachen mit nachfolgenden Abszessen in Leber und Milz, besonders bei Patienten mit Thalassämie, Eisenüberladung oder Hämochromatose, aber auch unter immunsuppressiver Therapie oder erworbenem Immundefekt und bei Diabetes mellitus. Auch der bei Eisenüberladung und Dialysepatienten verwandte Eisen-Chelator Deferoxamin kann von Yersinien als Eisenquelle genutzt werden. Eisen ist ein wichtiger Wachstumsfaktor für Yersinien. Außerdem kommen immunpathologische Reaktionen wie ein Erythema nodosum, eine akute vordere Uveitis oder sehr selten eine akute tubulointerstitielle Nephritis vor.

Eine wichtige Komplikation ist die **reaktive Arthritis**, die sich einige Tage bis Wochen nach Beginn der Erkrankung als Oligoarthritis großer und manchmal auch kleiner Gelenke, besonders bei HLA-B27-positiven Kindern ab dem 7. Lebensjahr zeigt. Oft kommt es zu starken Schmerzen bei Bewegung der betroffenen Gelenke und Fieber. Fast immer ist die reaktive Arthritis selbstbegrenzend und endet nach einigen Wochen oder Monaten; der Übergang in eine chronische juvenile Spondylarthropathie ist besonders bei Trägern des HLA-B27 möglich.

Ätiologie

Yersinien gehören zur Familie der Enterobacteriaceae und sind gramnegative Stäbchen, die sich mikroskopisch nicht von anderen Enterobakterien unterscheiden lassen. Durch ihre Koloniemorphologie und Farbstoffspeicherung auf CIN-Agar bei 26 °C und ihr biochemisches Verhalten können sie zuverlässig identifiziert werden. Pathogene Stämme sezernieren mehrere plasmidcodierte

Proteine, die die Wirtsabwehr unterdrücken und als Antigenquelle zum Nachweis von Antikörpern im Immunoblot dienen. Yersinien vermehren sich bevorzugt in lymphatischen Geweben. Nach Zerstörung der M-Zellen kommt es zur Invasion der Peyer-Plaques.

Klassischerweise ruft Yersinia enterocolitica die akute Enteritis mit stärkstem Befall des terminalen Ileums hervor und Yersinia pseudotuberculosis die mesenteriale Lymphadenitis. Die uncharakteristischen Bilder können aber von beiden Spezies hervorgerufen werden. Yersinien werden nach den somatischen O-Antigenen differenziert, Yersinia enterocolitica kommt in Europa in abnehmender Häufigkeit als Serotyp O:3, O:9, O:5, O:27 vor, Yersinia pseudotuberculosis als 1a, 1b, 2a, 2b, 2c, 3, 4a, 4b, 5a, 5b, 6. In Deutschland wurde 2002 erstmalig auch Yersinia enterocolitica Serotyp O:8 (nordamerikanischer Serotyp) aus der Stuhlprobe eines Kindes mit Durchfall isoliert.

Zunehmend werden bei symptomatischen Infektionen auch weitere Spezies isoliert: Y. intermedia, Y. frederichsenii, Y. kirstensenii.

Bei der reaktiven Arthritis finden sich im Gelenk nur bakterielle Produkte und keine vermehrungsfähigen Erreger.

Epidemiologie

Der klassische Infektionsweg ist die Ingestion kontaminierter Nahrung. Es gibt jedoch vermutlich weitere, noch nicht gut bekannte Übertragungswege, die zudem bei Yersinia enterocolitica und Yersinia pseudotuberculosis verschieden sein können. Als Zoonose kommen Yersinien bei einer Vielzahl von Säugern, insbesondere Schweinen und Nagern, vor. Die menschliche Yersiniose kann wahrscheinlich direkt von Tieren wie Schweinen, Katzen oder Hunden übertragen werden, wobei neben dem Stuhl auch andere tierische Körperflüssigkeiten infektiös sein können. Meist kommt es zu einer Kontamination des nicht chlorierten Wassers oder von Lebensmitteln wie nicht pasteurisierter Milch, Milchprodukten, Fleisch, besonders vom Schwein, Gemüse oder Salaten. Die Infektionsdosis ist unbekannt und wird oft erst durch Vermehrung der Keime in der kontaminierten Speise erreicht, da sich Yersinien noch bei 4 °C vermehren können und das Temperaturoptimum bei 20 – 30 °C liegt. Eine verminderte Magensäureproduktion erhöht die Empfänglichkeit für eine Yersinien-Infektion. Eine fäkal-orale Übertragung von Mensch zu Mensch ist möglich. Es sind Ausbrüche in Familien und in Schulen sowie die Übertragung

im Krankenhaus auf das Pflegepersonal beschrieben worden. Die Ausscheidung der Yersinien mit dem Stuhl kann Wochen nach Ende des Durchfalls fortbestehen, im Durchschnitt 6 Wochen. Infektionen kommen im Gegensatz zur Salmonellose im Winter gehäuft vor. Eine Übertragung über kontaminierte Blutkonserven ist möglich. Yersinien sind der häufigste mit Blutkonserven übertragene gramnegative Erreger, ein tödlicher Ausgang ist möglich.

Infektionen mit Yersinia enterocolitica sind wesentlich häufiger als solche mit Yersinia pseudotuberculosis. Entsprechend den Meldehäufigkeiten kommen in Norddeutschland mehr Infektionen vor als in Süddeutschland.

Die **Inkubationszeit** beträgt 1 – 14 Tage, bei Yersinia pseudotuberculosis bis zu 20 Tage.

Diagnose

Anzucht des Erregers. Die Diagnose erfolgt bei der akuten Enteritis durch die Anzucht des Erregers, meist Yersinia enterocolitica, aus dem Stuhl oder, sehr selten, aus dem Rachenabstrich oder anderen Körperflüssigkeiten, bei septischen Krankheitsbildern aus dem Blut. Yersinia pseudotuberculosis kann aus den mesenterialen Lymphknoten isoliert werden und wird gelegentlich auch in Stuhlproben oder Blutkulturen gefunden. Der klinische Verdacht auf eine Yersiniose sollte dem Labor mitgeteilt werden, damit dieses dann spezielle Isolierungsmethoden wie CIN-Agar und Kälteanreicherung einsetzen kann. Polymerase-Kettenreaktion und In-situ-Hybridisierung wurden beschrieben, haben aber noch nicht Eingang in die Routinediagnostik gefunden.

Neben der Erregeranzucht kann der **Antikörpernachweis** die Diagnose sichern helfen, besonders bei Titeranstieg oder durch den Nachweis von IgA-Antikörpern in ELISA und Immunoblot gegen die virulenzplasmidcodierten Yop-Antigene. Die früher meist durchgeführte Agglutinationsreaktion ist oft nur kurzfristig positiv und kann durch Kreuzreaktionen falsch positiv ausfallen. Besonders bei älteren Jugendlichen muss man aber auch mit der Möglichkeit rechnen, dass ein positiver IgA-Antikörpernachweis auf eine zurückliegende, möglicherweise asymptomatische Yersiniose zurückzuführen ist. Dann werden die Beschwerden fälschlich der Yersinien-Infektion angelastet, obwohl eine andere Ursache vorliegt.

Die Ätiologie einer reaktiven Arthritis wird nur selten durch die Anzucht des Erregers aus dem Stuhl gesichert, sondern serologisch gestützt. Der fluoreszenzimmunologische Nachweis von Yersinien-Antigenen in der Synovialflüssigkeit stellt eine aufwendige Alternative dar.

Therapie

Die unkomplizierte Erkrankung wird symptomatisch durch orale oder intravenöse Rehydratation und Elektrolytausgleich behandelt. Antibiotika sind nur bei septischen Krankheitsbildern und Infektionen außerhalb des Gastrointestinaltraktes indiziert. Cotrimoxazol, Cephalosporine der Gruppe 3 und Aminoglykoside sind wirksam, nicht jedoch Ampicillin oder Erythromycin. Kinder ab 9 Jahren können auch Tetrazyklin (Doxyzyklin) und Erwachsene Ciprofloxacin erhalten.

Die reaktive Arthritis wird mit nicht steroidalen Antirheumatika behandelt, eine antibiotische Therapie ist nicht indiziert. In komplizierten Fällen ist eine kinderrheumatologische Beratung anzustreben.

Prophylaxe

Die Prophylaxe erfolgt durch Vermeidung der Kontamination von Nahrungsmitteln. Isolierung, Kittelpflege und sorgfältige Händedesinfektion sind bei der stationären Behandlung angezeigt. In Belgien konnte durch Vermeidung des Verzehrs von rohem Schweinefleisch die Inzidenz deutlich gesenkt werden.

■ Meldepflicht

Der direkte und indirekte Nachweis von Y. enterocolitica ist namentlich vom Labor zu melden.

Literatur

Abdel-Haq NM, Asmar BI, Abuhammour WM et al. Yersinia enterolitica infection in children. Pediatr Infect Dis J 2000; 19: 954–958

 Koordinator:
H.-I. Huppertz

Mitarbeiter:
J.P. Haas, J. Heesemann

Zytomegalovirus-Infektionen

Klinisches Bild

Bei Infektionen durch das Zytomegalovirus (CMV) unterscheidet man ein latentes Stadium, die aktive Infektion (Replikation des Virus ohne klinische Symptomatik) und eine CMV-Erkrankung (Zytomegalie).

Die klinische Manifestation von CMV-Infektionen ist abhängig von Alter und Immunitätslage des Wirts. Die meisten CMV-Infektionen, vor allem im Kindesalter, sind asymptomatisch. Gelegentlich kann bei Kindern und Erwachsenen ein mononukleoseähnliches Krankheitsbild mit Fieber, Pharyngitis und Lymphadenopathie auftreten. Bei Patienten mit eingeschränkter (zellulärer) Immunität (Organtransplantation, immunsuppressive Therapie, AIDS) führt eine CMV-Infektion gehäuft zu Retinitis, interstitieller Pneumonie und gastrointestinalen Komplikationen (Ösophagitis, Kolitis, Hepatitis).

Sehr unreife und dystrophe Frühgeborene, die durch CMV-haltige Blutprodukte oder insbesondere durch Muttermilch infiziert wurden, fallen vereinzelt durch Hepatosplenomegalie, respiratorische Insuffizienz, graues Hautkolorit und ein sepsisähnliches Krankheitsbild auf.

Reaktivierung einer latenten Infektion und Reinfektion mit einem neuen Stamm bleiben bei immunkompetenten Personen meist asymptomatisch, bei immundefizienten Personen (z. B. nach Transplantation) sind dagegen Manifestationen wie bei einer primären CMV-Infektion zu erwarten.

■ Konnatale CMV-Infektionen (Abb. 7)

Während es bei CMV-Erstinfektionen von Schwangeren bei etwa 5–10 % der infizierten Kinder zu schweren klinischen Manifestationen (konnatale Zytomegalie) kommt, führen rekurrierende maternale Infektionen im Allgemeinen nicht zu einer symptomatischen Zytomegalie beim Fetus. Über 90 % aller Neugeborenen mit konnataler CMV-Infektion sind bei Geburt klinisch asymptomatisch. 5–15 % von ihnen entwickeln bleibende Spätschäden (hauptsächlich einen Hörverlust und/oder geistige Retardierung). CMV-infizierte (asymptomatische) Neugeborene mit einer höheren CMV-Last im Blut (> 10^4 Kopien/ml) und/oder Urin (> 5×10^3 pfu/ml) haben ein erhöhtes Risiko für eine spätere Hörstörung.

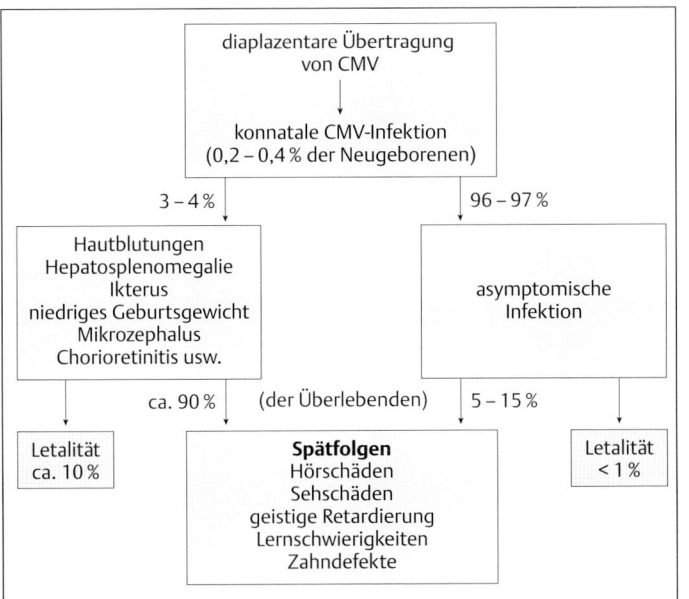

Abb. 7 Manifestationen der konnatalen CMV-Infektion.

Neugeborene mit einer konnatalen Zytomegalie fallen durch niedriges Geburtsgewicht, Hepatosplenomegalie, Ikterus, Hypotonie, Trinkschwäche, Krämpfe, Mikrozephalie, psychomotorische Retardierung, Pneumonie, petechiale Hautblutungen (infolge von Thrombozytopenie), hämolytische Anämie, Retinitis und intrazerebrale Verkalkungen auf. Bei schwerem Verlauf kann es zum Hydrops fetalis mit extramedullärer Blutbildung, z. B. in der Haut, kommen. Jedes dieser Symtome einschließlich der ZNS-Symptomatik kann aber auch fehlen. Peri- und postnatale CMV-Infektionen verlaufen bei immunkompetenten Kindern im Regelfall asymptomatisch oder mild.

Ätiologie

Das Zytomegalovirus (CMV) gehört zu Gruppe der Herpesviren. Zahlreiche Säugetiere haben ihre eigenen speziesspezifischen CMVs. Beim Menschen spielt nur das humane CMV eine entscheidende Rolle.

Epidemiologie

CMV wird vertikal (Mutter/Kind) und horizontal über infektiöse Körperflüssigkeiten (Speichel, Urin, Genitalsekrete, Muttermilch), Blut und Blutprodukte oder transplantierte Organe übertragen. Die Durchseuchungsrate in der Bevölkerung ist abhängig vom Alter und Lebensstandard. In Deutschland sind ungefähr 30 – 40 % der erwachsenen Gesamtbevölkerung seropositiv für CMV. Das Zytomegalovirus ist die häufigste Ursache einer konnatalen Infektion. Etwa 0,2 – 2 % aller Neugeborenen werden vertikal infiziert.

Die **Inkubationszeit** einer CMV-Infektion via infektiöser Körpersekrete liegt bei ca. 4 – 8 Wochen, bei einer Bluttransfusion bei 3 – 12 Wochen, nach einer Organtransplantation bei 4 Wochen bis 4 Monaten, bei Übertragung durch Muttermilch in gleicher Größenordnung.

Diagnose

Ein spezifischer Parameter für eine aktive CMV-Infektion ist der Nachweis des CMV-Antigens pp65 und der CMV-Genomnachweis (PCR, DNA-Hybridisierung) in Blut, Liquor, Urin, Muttermilch, bronchoalveolärer Lavageflüssigkeit und im bioptischen Präparat. Letztere Methoden erlauben eine Bestimmung der Viruslast und somit auch das Monitoring einer virostatischen Therapie. Die früher übliche CMV-Isolierung auf Fibroblasten-Kulturen und der Nachweis von Eulenaugenzellen werden mittlerweile in vielen Laboratorien durch den

oben genannten CMV-Antigen- oder -Genomnachweis ersetzt.

Cave: Nur in Verbindung mit der klinischen Symptomatik ist der Nachweis von CMV ein verlässlicher Hinweis für eine CMV-Erkrankung.

CMV-spezifische IgM- und IgG-Antikörper werden meistens mit dem ELISA oder der indirekten Immunfluoreszenz nachgewiesen. Eine CMV-Primärinfektion wird anhand einer Serokonversion dokumentiert. Bei fehlendem Ausgangstiter ist serologisch eine Unterscheidung Primärinfektion/Reaktivierung oft nicht eindeutig möglich.

Eine konnatale Zytomegalie kann am besten durch den Virusnachweis im Urin (oder durch den Nachweis des CMV-Genoms) in der 1. (– 3.) Lebenswoche diagnostiziert werden. Auch der frühe Nachweis von kindlichen CMV-IgM-Antikörpern kann auf eine konnatale CMV-Infektion hinweisen. Später kann die Diagnose einer konnatalen CMV-Infektion nur noch durch den CMV-Genomnachweis (PCR) in getrocknetem Blut aus der Guthrie-Karte möglich.

Therapie
■ Konnatale Zytomegalie

Beim Management der konnatalen Zytomegalie ergeben sich mehrere grundsätzliche Probleme, die zz. noch ungelöst sind: Ein Großteil der Kinder mit konnataler Zytomegalie zeigt bei Geburt schwere neurologische Auffälligkeiten, die bereits irreversibel sind. Die CMV-Replikation persistiert auch nach Geburt über mehrere Jahre. Neurologische Komplikationen können sich unter Umständen erst später in den 1. Lebensjahren manifestieren. Auch die Schwerhörigkeit kann sich erst später entwickeln.

Obwohl noch viele Fragen offen sind, ist bei einer konnatalen Zytomegalie ein Therapieversuch mit Ganciclovir (Cymeven) (2 × [4 –]6 mg/kgKG/Tag intravenös für 6 Wochen) berechtigt. Mit diesem Vorgehen konnte in einer Phase-II-Studie eine transitorische Unterdrückung der CMV-Virurie und bei 16 % der behandelten Kinder mit einer ZNS-Symptomatik eine Verbesserung oder Stabilisierung des Hörvermögens erreicht werden (Evidenzgrad II). Eine Phase-III-Studie an 100 Kindern mit konnataler Zytomegalie konnte zeigen, dass eine 6-wöchige intravenöse Ganciclovir-Behandlung eine Hörverschlechterung vermindern bzw. zu einer Hörverbesserung führen kann. 2 Drittel der behandelten Kinder entwickelten unter der Ganciclovir-Therapie eine Neutropenie. Ob eine anschließende Suppressionstherapie mit Ganciclovir per os (3 × 20 – 40 mg/kgKG/Tag; Spiegelkontrollen erforderlich!) über mehrere Monate zu einer weiteren klinischen Verbesserung führt, ist nicht erwiesen. Aufgrund der diesbezüglich unzureichenden Datenlage kann derzeit keine generelle Therapieempfehlung für die orale Nachfolgetherapie mit Ganciclovir gegeben werden.

Ob auch asymptomatische CMV-infizierte Neugeborene von einer intravenösen Ganciclovir-Therapie profitieren (Vermeidung von späteren Hörstörungen) ist derzeit unklar. In Einzelfällen (z. B. hohe CMV-Last im Blut und/oder Urin) kann eine solche Therapie erwogen werden.

In einer kürzlich abgeschlossenen pharmakokinetischen Studie an 42 Neugeborenen mit konnataler Zytomegalie führte eine orale Therapie mit Valganciclovir-Sirup (mittlere Dosis 16 mg/kgKG/Tag) zu vergleichbaren Ganciclovir-Serumspiegeln wie die intravenöse Ganciclovir-Therapie. Eine standardisiert hergestellte flüssige Valganciclovir-Präparation steht derzeit nicht zur Verfügung. Aufgrund unzureichender Datenlage kann derzeit keine generelle Therapieempfehlung für eine orale Valganciclovir-Therapie gegeben werden.

■ CMV-Infektionen bei Immunsuppression

Indikationen für eine Ganciclovir-Behandlung sind CMV-Erkrankungen (vor allem CMV-Retinitis, Pneumonie, Ösophagitis, Hepatitis und andere gastrointestinale Manifestationen, Meningoenzephalitis) bei immunsupprimierten Patienten. Nach einer Induktionstherapie mit 10 mg/kgKG/Tag intravenös (in 2 Dosen) für die Dauer von 14 – 21 Tagen kann zur weiteren Virussuppression eine Erhaltungstherapie mit 5 mg/kgKG/Tag intravenös an mindestens 5 Wochentagen versucht werden (bei Kindern Evidenzgrad IV). Bei toxischer Neutropenie kann ein Therapieversuch mit G-CSF erfolgreich sein, ansonsten muss ggf. die Dosis reduziert werden. Rezidive nach Absetzen der Therapie sind häufig. Die Erfahrungen mit Ganciclovir bei Kindern sind noch sehr begrenzt. Die genannten Empfehlungen beruhen zumeist auf Studienergebnissen bei Erwachsenen. In Zukunft wird wahrscheinlich Valganciclovir (Prodrug) Ganciclovir ersetzen.

Nur bei knochenmarktransplantierten Patienten mit CMV-Pneumonie ist möglicherweise eine Kombinationstherapie von Ganciclovir mit spezifischem CMV-Immunglobulin einer Ganciclovir-Monotherapie überlegen (Evidenzgrad II bei Erwachsenen, bei Kindern IV). Bei ganciclovirresistenten CMV-Stämmen oder Ganciclovir-Unverträglichkeit ist ein Therapieversuch mit Foscarnet (Foscavir) oder Cidofovir (Vistide) zu erwägen. Diesbezügliche Erfahrungen bei Kindern liegen nur begrenzt vor. Allerdings sind auch bereits bei Kindern unter Therapie Multiresistenzen (u. a. gegen Foscarnet und Cidofovir) beschrieben worden.

Prophylaxe
■ Expositionsprophylaxe

Jede gebärfähige Frau sollte möglichst noch vor einer Schwangerschaft ihren CMV-Antikörperstatus feststellen lassen. Dieser Test gehört leider noch nicht zu den von den Krankenkassen bezahlten Routineleistungen der Schwangeren-Vorsorgeuntersuchung.

CMV kommt im Krankenhaus vor allem auf Stationen vor, auf denen Kinder und immunsupprimierte Patienten betreut werden. Das Risiko für eine Ansteckung mit CMV von seronegativen schwangeren Frauen (medizinisches Personal, Patienten, Besucher) sowie immunsupprimierten Personen muss durch strikte hygienische Maßnahmen (Händedesinfektion) minimiert werden. Kinder, die CMV ausscheiden, müssen nicht vom Kindergarten oder vom Schulbesuch ausgeschlossen werden. Eine Isolierung im Krankenhaus ist im Allgemeinen nicht gerechtfertigt. Allerdings sollte Personal, das die Kinder betreut, auf regelmäßige Händedesinfektion achten.

■ Besonderheiten bei Blutprodukten, Muttermilch und Organspendern

Transfusionspflichtige Früh- und Neugeborene sowie immunsupprimierte Patienten sollten nur CMV-seronegative oder leukozytendepletierte Blutprodukte erhalten. CMV-seronegative Organtransplantatempfänger sollten möglichst das Organ von einem CMV-negativen Spender erhalten.

Seropositive Mütter können ihre reifgeborenen Kinder stillen. Das Risiko einer CMV-Infektion durch Muttermilchernährung bei Frühgeborenen ist nicht bekannt und auch die Folgen der Pasteurisierung von Muttermilch sind nicht hinreichend untersucht. Daher sollten bei jedem Frühgeborenen < 32. Schwangerschaftswoche oder mit einem Geburtsgewicht < 1500 g mit den Eltern die Vorteile (Inaktivierung von CMV) und Nachteile der Pasteurisierung der Muttermilch besprochen werden. Wenn eine Pasteurisierung der Milch durchgeführt wird, ist diese nur vorübergehend und bei Frühgeborenen mit genannten Merkmalen sinnvoll.

■ Antivirale Prophylaxe und Frühinterventionstherapie (sog. präemptive Therapie bei 1. CMV-Nachweis) nach Organ- und Stammzelltransplantation

Eine antivirale Prophylaxe (Ganciclovir intravenös oder per os, Aciclovir per os) kann die Rate von CMV-Infektionen und -Erkrankungen bei Kindern und Erwachsenen nach Organtransplantation signifikant senken (Evidenzgrad I). Eine Prophylaxe mit Ganciclovir per os (100 mg/kgKG/Tag in 3 Dosen über 100 Tage) kann bei Kindern die Häufigkeit von CMV-Erkrankungen nach Nierentransplantation signifikant senken und scheint einer Prophylaxe mit Aciclovir (80 mg/kgKG/Tag per os) plus CMV-Immunglobulin überlegen zu sein (Evidenzgrad III).

Bezüglich einer CMV-Prophylaxe oder einer präemptiven Therapie bei Kindern nach Knochenmark-/Stammzelltransplantation (KMT/SZT) liegen nur unzureichende Daten vor. Adoleszente oder erwachsene KMT/SZT-Patienten mit hohem Risiko für eine CMV-Erkrankung (CMV-seropositiver Organempfänger, CMV-seronegativer Empfänger und CMV-seropositiver Spender) können entweder bis Tag 100 post transplantationem eine Prophylaxe mit Ganciclovir (2×5 mg/kgKG/Tag intravenös für 5 – 7 Tage, anschließend 5 mg/kgKG/Tag an 5 Tagen/Woche) oder bei 1. Nachweis von CMV im Blut (pp65-Antigennachweis oder positive CMV-PCR) eine präemptive Therapie mit Ganciclovir (2×5 mg/kgKG/Tag intravenös für 7 – 14 Tage, anschließend 5 mg/kgKG/Tag an 5 Tagen/Woche) bis Tag 100 nach Transplantation erhalten (Evidenzgrad I). Derzeit ist noch unklar, ob die präemptive Therapie einer Prophylaxe mit Ganciclovir überlegen ist. Bei beiden Strategien können sich Probleme durch ganciclovirresistente Viren ergeben. Bei der Prophylaxe ist das Risiko einer späten CMV-Erkrankung (Tag 100 – 365 nach Transplantation) deutlich erhöht. Es ist zu erwarten, dass in Zukunft Valganciclovir (Dosierung: 15 – 18 mg/kgKG/Tag p. o.) die orale Prophylaxe mit Ganciclovir ablösen wird.

Bei erwachsenen KMT/SZT-Patienten zeigen Foscarnet und Cidofovir gegenüber CMV eine ähnliche Wirksamkeit wie Ganciclovir (präemptive Therapie) (Evidenzgrad II) und sind damit geeignete Alternativen zu Ganciclovir. Bei Kindern gibt es diesbezüglich noch keine Daten.

Für die Zukunft scheint die Prophylaxe und Therapie von CMV-Erkrankungen bei organtransplantierten Patienten mittels adoptivem Immun-transfer (Infusion von CMV-spezifischen zytotoxischen T-Zellen) eine Alternative darzustellen.

■ Passive Immunprophylaxe

Insgesamt gibt es derzeit keine klare Indikationsstellung für den prophylaktischen Einsatz von CMV-Immunglobulin bei Kindern. Bei erwachsenen Patienten wird eine prophylaktische CMV-Immunglobulingabe als Monotherapie nach Organ- oder Stammzell-/Knochenmarkstransplantation nicht empfohlen (Evidenzgrad II). Die Gabe von CMV-Immunglobulin bei Schwangeren mit einer floriden oder kürzlich zurückliegenden CMV-Primärinfektion kann das Risiko für eine konnatale CMV-Infektion signifikant reduzieren.

■ Impfung

Impfstoffe gegen CMV sind seit Jahrzehnten in der Entwicklung (Lebendimpfstoff, rekombinanter Totimpfstoff). Zielgruppe wären vor allem seronegative Frauen mit Kinderwunsch.

Literatur

Goelz R, Hamprecht K, Vochem M et al. Muttermilchernährung der sehr unreifen Frühgeborenen von HCMV-seropositiven Müttern. Stellungnahme. Z Geburtshilfe Neonatol 2004; 208: 118 – 121

Guidelines for Preventing Opportunistic Infections Among Hematopoietic Stem Cell Transplant Recipients: Recommendations of CDC, the Infectious Disease Society of America, and the American Society of Blood and Marrow Transplantation. MMWR Recomm Rep 2000; Oct; 49(RR-10): 1 – 125, CE1-7

Kimberlin DW, Acosta EP, Sánchez PJ et al. National Institute of Allergy and Infectious Diseases Collaborative Antiviral Study Group. Pharmacokinetic and pharmacodynamic assessment of oral valganciclovir in the treatment of symptomatic congenital cytomegalovirus disease. J Infect Dis 2008; 197: 836 – 845

Nigro G, Adler SP, La Torre R et al. Congenital Cytomegalovirus Collaborating Group. Passive immunization during pregnancy for congenital cytomegalovirus infection. N Engl J Med 2005; 353: 1350 – 1362

 Koordinator:
V. Schuster

Mitarbeiter:
H. W. Kreth, H. Scholz, M. Vochem, G. Jahn

Teil 3

Organbezogene Krankheiten

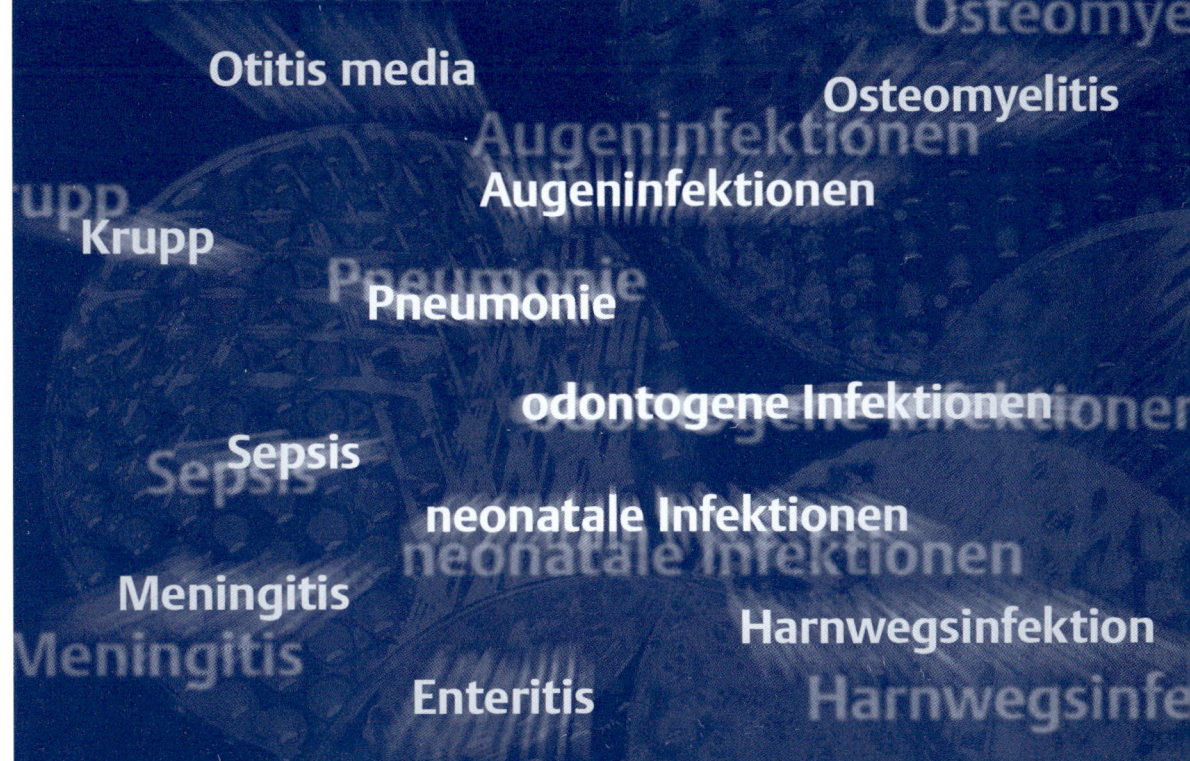

Otitis media

Osteomyelitis

Augeninfektionen

Krupp

Pneumonie

odontogene Infektionen

Sepsis

neonatale Infektionen

Meningitis

Harnwegsinfektion

Enteritis

Atemwegsinfektionen

Unkomplizierte Atemwegsinfektion

Synonyma: akute respiratorische Erkrankung (ARE), grippaler Infekt, fieberhafter Infekt, „respiratory tract infection", „common cold disease"

Klinisches Bild
Unter dem Begriff der unkomplizierten Atemwegsinfektion werden Rhinitis, Pharyngitis, Laryngitis, Tracheitis, Bronchitis sowie deren mögliche Kombinationen zusammengefasst. Die Bronchiolitis (siehe S. 585) und der Krupp (siehe S. 581) werden wegen der Schwere des Krankheitsbildes nicht zur unkomplizierten Atemwegsinfektion gerechnet; zu Streptokokken-Tonsillitis siehe S. 481 ff.

Ein gesundes Kind erkrankt in den ersten 10 Lebensjahren altersabhängig mit einem Häufigkeitsgipfel im 3. bis 5. Lebensjahr jährlich an durchschnittlich 3–8 unkomplizierten Atemwegsinfektionen. Die Krankheit ist in der Regel leicht und dauert selten länger als 7–9 Tage. Der Husten kann jedoch gelegentlich über Wochen persistieren. Eine „banale" Rhinitis im Säuglingsalter kann als schwere Krankheit imponieren und mit Komplikationen einhergehen (siehe S. 571). Wenn die Frequenz der Atemwegsinfektionen den alterstypischen Normbereich übersteigt, wird die Diagnose rezidivierende Atemwegsinfektion oder „infektanfälliges Kind" gestellt (siehe S. 572). Differenzialdiagnostisch sollte an ein sich früh manifestierendes Asthma bronchiale gedacht werden.

Ätiologie
Die unkomplizierte Atemwegsinfektion wird zu 90–95 % durch etwa 200 verschiedene Viren verursacht: Rhinoviren (> 100 Serotypen), Respiratory-syncytial-(RS-), Influenza-, Parainfluenza-, Adeno-, Coronaviren, humanes Metapneumovirus, Enteroviren (vorwiegend im Sommer) und das humane Bocavirus aus der Familie der Parvoviren.

Von den Atemwegsinfektionen sind 5–10 (–25) % primär oder sekundär bakteriell bedingt. Dabei sind vor allem S. pneumoniae, H. influenzae, M. catarrhalis, S. aureus, S. pyogenes, Mycoplasma pneumoniae, Chlamydophila pneumoniae und Chlamydophila psittaci zu erwähnen; darüber hinaus ist, insbesondere bei anfallsartigem anhaltendem Husten, an B. pertussis und B. parapertussis (siehe S. 411) zu denken. Die Häufigkeitsverteilung der Erreger variiert mit Ort, Jahreszeit und Alter der Kinder.

Im Säuglingsalter sind RS- und Rhinoviren neben Parainfluenza-, Adeno- und Metapneumoviren die häufigsten Erreger. Bei Schulkindern dominieren M. pneumoniae, Rhino- und Influenzaviren. Eine exsudative Tonsillopharyngitis kann durch Viren, insbesondere Adeno- und Epstein-Barr-Viren, Streptokokken und seltener auch durch andere Bakterien (z. B. N. meningitidis, Mykoplasmen) verursacht werden.

Epidemiologie
Atemwegsinfektionen bedingen etwa 70 % aller Konsultationen bei Ärzten im niedergelassenen Bereich und kommen gehäuft zwischen Herbst und Frühjahr vor. Das Zusammenleben vieler Menschen auf engem Raum fördert die Übertragung der Erreger. Diese erfolgt vorwiegend über Tröpfchen und durch direkten Kontakt mit infektiösen Sekreten (beim Händeschütteln usw.).

Die **Inkubationszeit** beträgt erregerabhängig Stunden bis wenige Tage (bei manchen Erregern bis 1 Woche und mehr).

Diagnose
Für die Diagnose entscheidend sind Anamnese, klinischer Befund und die epidemiologische Situation. Eine mikrobiologische Diagnostik ist nur in Ausnahmefällen gerechtfertigt wie z. B. bei Notwendigkeit der Patientenkohortierung in einer Klinik. Schnelltests zum Nachweis respiratorischer Viren aus dem Nasopharyngealsekret stehen nur in begrenztem Umfang (z. B. für RS-, Adeno-, Parainfluenza- und Influenzaviren) oder mit noch zu geringer Sensitivität und Spezifität zur Verfügung. Bewährt haben sich Immunfluoreszenztests und Immunoassays zum Antigennachweis und zunehmend die PCR zum Nukleinsäure-Nachweis respiratorischer Viren sowie von Mykoplasmen und Chlamydophila. Letztere lassen sich nicht nur im Nasopharyngealsekret, sondern auch im Rachenabstrichmaterial nachweisen. Neue Multi-

plex-PCR-Methoden können die häufigsten Erreger in einer Untersuchung erfassen. Die kulturelle Anzüchtung von Viren aus dem Nasopharyngealsekret ist aufwendig und dauert mehrere Tage. Der Nachweis von Bakterien wie S. pneumoniae, H. influenzae, M. catarrhalis und S. aureus im Nasopharyngealsekret sagt wenig aus, da diese Bakterien die oberen Atemwege kolonisieren können. Die serologische Diagnostik erlaubt nur eine retrospektive Diagnose und ist vor allem für epidemiologische Untersuchungen von Bedeutung.

Therapie

Die Behandlung der überwiegend viralen Infektionen erfolgt symptomatisch. Eine kausale Therapie steht nicht zur Verfügung. Antibiotika sind in der Regel nicht indiziert. Zur Therapie bei RSV-Infektionen und bei Influenza siehe S. 312 und S. 443. Eine Wirksamkeit von Echinacea-Präparaten ist nicht erwiesen.

◼ Prognose

Die Prognose der unkomplizierten Atemwegsinfektion ist fast immer gut, auch bei rezidivierenden Atemwegsinfektionen. Risikofaktoren für Komplikationen sind:

- 1. Lebensjahr
- Frühgeburtlichkeit
- Stadium der Rekonvaleszenz
- angeborene oder erworbene Immundefizienz
- schwere chronische Krankheiten

Prophylaxe

Wenn möglich, ist der Kontakt zu Patienten mit einer akuten Atemwegsinfektion zu vermeiden. Händewaschen und Händedesinfektion können die Übertragung von Erregern reduzieren. Der Gebrauch von Mundschutz (Klinik) bei Kontaktpersonen ist begrenzt wirksam.

◼ Erhöhung der natürlichen Resistenz

Die Erhöhung der natürlichen Resistenz ist zwar wünschenswert, aber nur schwer zu erreichen. Der klinische Effekt von Immunstimulanzien bakterieller oder pflanzlicher Herkunft ist nicht bewiesen oder höchstens vorübergehend wirksam. Vor allem von Immunstimulanzien pflanzlicher Herkunft ist meistens nicht bekannt, welche Wirkstoffe in den einzelnen Präparaten für die immunstimulierende Wirkung verantwortlich sein sollen.

◼ Passive Immunprophylaxe

Bei Kindern mit einem angeborenen schweren Mangel an IgG ist eine regelmäßige Substitution mit Immunglobulin, 400 mg/kgKG intravenös (oder ggf. subkutan), alle 3 – 4 Wochen indiziert. Auch einige Kinder mit einem IgG-2-Mangel können von der Immunprophylaxe profitieren. Bei Kindern mit transitorischer Hypogammaglobulinämie sind in der Regel keine Immunglobulingaben erforderlich. Intramuskuläre Gaben von Immunglobulinen sind nicht zu empfehlen.

◼ Aktive Immunprophylaxe

Gegen die meisten Atemwegsinfektionen gibt es keine Impfungen. Die Influenzaimpfung schützt saisonal gegen eine Infektion mit Influenzaviren der Typen A und B und kann die Rate der akuten Otitis media in dieser Periode senken. Die Hib-Impfung verhindert invasive Hib-Infektionen, u. a. die Epiglottitis. Für die Vermeidung anderer Komplikationen bei Atemwegsinfektionen ist die Hib-Impfung weitgehend unwirksam, da diese in der Regel durch unbekapselte H.influenzae-Stämme hervorgerufen werden. Zur Pneumokokken-Impfung siehe S. 24.

Infektiöse Rhinitis des Säuglings und Kleinkindes

Ätiologie und klinisches Bild

Die Rhinitis wird fast ausschließlich durch Viren, meist durch RS-, Parainfluenza-, Influenza-, Rhino-, Corona- und Adenoviren, hervorgerufen. Nur selten liegt primär eine bakterielle Infektion vor (z. B. konnatale Syphilis, A-Streptokokken-Infektion). Bei etwa 10 % der Kinder entwickelt sich sekundär eine bakterielle Infektion, die in eine akute Sinusitis oder akute Otitis media übergehen kann. Disponiert sind besonders Kinder mit Immundefizienz, kraniofazialen Fehlbildungen und zystischer Fibrose. Mittels endoskopisch gezielter Aspiration aus dem mittleren Meatus kann kulturell der Erregernachweis gelingen.

Die Anschwellung der Nasenschleimhaut schränkt die Luftdurchgängigkeit der engen Nasenhöhlen, deren Durchmesser beim Säugling nur 5 mm beträgt (Erwachsene: 15 mm), um über 50 % ein (Erwachsene: nur um 25 %). Hinzu kommt, dass Säuglinge und Kleinkinder im Wesentlichen nur durch die Nase atmen. Eine durch Rhinitis verstopfte Nase kann demzufolge die Atmung des kleinen Kindes so sehr behindern, dass es zu unregelmäßiger Atmung, zu Apnoeanfällen und Zyanose kommen kann. Darüber hinaus bildet der Sekretstau einen guten Nährboden für Bakterien. Ein gelbliches Nasensekret ist jedoch kein spezifisches Zeichen für eine bakterielle Infektion.

Die infektiöse Rhinitis gegen die allergische Rhinitis und andere Formen der Rhinitis abzugrenzen, ist beim Kleinkind nicht immer leicht. Die Selbstheilung tritt im Allgemeinen nach 7–10 Tagen ein. Dauern die Symptome länger als 10 Tage, sollte nach anderen Ursachen, vor allem nach einer fremdkörperbedingten Rhinitis, einer allergischen Rhinitis und nach einer Sinusitis (siehe S. 579), gefahndet werden.

Therapie (Evidenzgrad II)

Das Ziel der Behandlung besteht darin, die Schleimhäute zum Abschwellen zu bringen, die Schleimproduktion zu verringern und die mukoziliäre Funktion wiederherzustellen. Bei leichter Rhinitis ist meist eine Behandlung mit Kochsalz- oder Meersalzlösung (siehe S. 580) ausreichend. Bei stärkerer Rhinitis können Xylo- oder Oxymetazolin verabreicht werden. Für die Anwendung dieser Rhinologika bei Säuglingen müssen jedoch einige Besonderheiten beachtet werden.

Am besten appliziert man Kindern in den ersten 2 Lebensjahren Xylo- oder Oxymetazolin intranasal mit einem Dosiertropfer oder Dosierspray (Pumpspray), wobei für Säuglinge 0,025 % Xylometazolin oder 0,01 % Oxymetazolin verwendet werden sollten. 1-mal Drücken ergibt einen Tropfen, eine Überdosierung ist nicht möglich. Mit dem Dosierspray wird der Wirkstoff sehr fein vernebelt, die Schleimhaut wird nicht geschädigt. Die Wirkung tritt innerhalb weniger Minuten ein und hält bis zu 7 Stunden an. Beide Substanzen sind wegen drohender Atrophie der Nasenschleimhaut möglichst nicht länger als 5 Tage zu verabfolgen.

Nicht zu empfehlen sind mentholhaltige Nasentropfen, weil als Nebenwirkungen Laryngospasmus, Somnolenz und Kollaps beschrieben sind (S. 580), und Antihistaminika. Gewarnt werden muss auch vor kritiklosem Gebrauch von nicht verschreibungspflichtigen Arzneimitteln, wenn diese z. B. Phenylephrin, Diphenyhydramin oder Chlorphenamin enthalten (in den USA sind Todesfälle bekannt geworden).

Antibiotika sind bei einer Dauer von < 10 Tagen, auch bei purulenter Rhinitis, i. d. R. nicht indiziert (Evidenzgrad I).

Das „infektanfällige Kind"

Klinisches Bild

Unter einer erhöhten Infektionsanfälligkeit im Kindesalter wird das Auftreten einer über die altersentsprechende Norm hinausgehenden Zahl von Infektionskrankheiten verstanden. In der Regel handelt es sich um unkomplizierte Infektionen der Atemwege (siehe S. 570).

Ätiologie

Im Säuglings- und Kleinkindalter ist das gehäufte Auftreten von Infektionen vor allem durch die partielle Unreife immunologischer Funktionen bedingt. Darüber hinaus besteht eine Antigenunerfahrenheit, die zur Erkrankung nach Erstkontakt mit vielen ubiquitären Krankheitserregern führt. Anatomische altersentsprechende Besonderheiten, wie die Enge der Atemwege und der Wege im HNO-Bereich, bedingen zusätzlich eine erhöhte Infektionsanfälligkeit. Weitere entscheidende Einflüsse haben Kontakte von Säuglingen und Kleinkindern in Kinderkrippen und Kindergärten, da es dort zu einem häufigen Austausch von Infektionserregern kommt, und die Exposition gegenüber Zigarettenrauch.

Diagnose

Von entscheidender Bedeutung in der Diagnostik der erhöhten Infektionsanfälligkeit sind die Erhebung einer ausführlichen Anamnese und ein gründlicher klinischer Untersuchungsstatus. Das Führen eines Infektionskalenders hilft die Infektionshäufigkeit zu quantifizieren. Häufige Atemwegsinfektionen, die in normaler Zeit überstanden werden und ohne Komplikationen heilen, sprechen gegen einen Immunmangel und gegen anatomische Besonderheiten. Zigarettenexposition, Kindergartenbesuch und allergische Schleimhautentzündungen sind hier die häufigste Ursache.

Bei Verdacht auf eine pathologische Infektionsanfälligkeit können verschiedene Teile des Immunsystems mittels Blutbild, Differenzialblutbild und der Bestimmung von IgG-, IgA- und IgM-Spiegel im Serum sowie von Impfantikörpern untersucht werden. Die weiterführende immunologische Diagnostik sollte spezialisierten Zentren überlassen werden.

Therapie und Prophylaxe

Die physiologische Infektionsanfälligkeit bedarf keiner spezifischen Therapie oder Prophylaxe. Wichtig ist vor allem die ausführliche Aufklärung der Eltern über den natürlichen Verlauf. Die Wirksamkeit einer Stilldauer von 4 oder mehr Monaten gegenüber gastrointestinalen Infektionen und Otitis media ist in verschiedenen Studien gut belegt (Evidenzgrad I).

Durch die Vermeidung einer Passivrauchexposition kann die Inzidenz von Infektionen der oberen und unteren Atemwege um etwa 30 % reduziert werden (Evidenzgrad II). Die Vermeidung einer Exposition gegenüber Krankheitserregern in der Kinderkrippe oder im Kindergarten würde zwar die Häufigkeit von Infektionen deutlich reduzieren, ist aber oft nicht umzusetzen oder aus psychosozialen Gründen nicht sinnvoll.

Die allgemein empfohlenen Impfungen gehören zu den sichersten und am besten belegten infektionspräventiven Maßnahmen (Evidenzgrad I).

Zur Infektionsprophylaxe werden zahlreiche Medikamente propagiert, jedoch nur wenige wurden in klinischen Studien bei Kindern ausreichend untersucht. Aufgrund der vorliegenden randomisierten Studien lässt sich kein eindeutiger Effekt einer Behandlung mit echinacinhaltigen Präparaten, homöopathischen Medikamenten oder Vitamin C auf die Infektionsanfälligkeit bei Kindern belegen (Evidenzgrad I). Bei bakteriellen Extrakten gibt es verschiedene Studien, die einen prophylaktischen Effekt auf die Inzidenz von Atemwegsinfektionen möglich erscheinen lässt (Evidenzgrad II). Weitere Studien in unterschiedlichen Populationen sind hier notwendig, um die Konstanz und Größe der prophylaktischen Wirkung zu belegen.

Akute Otitis media

Synonyma: akute Mittelohrentzündung, „acute otitis media" (AOM)

Klinisches Bild

Meistens geht der Mittelohrentzündung eine akute virale Atemwegsinfektion voraus. Während oder nach der Atemwegsinfektion treten (erneut) Fieber und Ohrenschmerzen auf. Beim Säugling und Kleinkind äußern sich Schmerzen am Ohr in einer erhöhten Reizbarkeit oder Unruhe, in Greifen nach dem Ohr, Reiben am Ohr („Ohrzwang"), Schmerzreaktionen beim Berühren (Zug, Druck)

des äußeren Ohres oder des Warzenfortsatzes, weiterhin durch plötzliches schrilles Schreien oder Weinen, gelegentlich auch durch persistierendes Schreien und Nackensteifigkeit. Weitere Symptome sind Abgeschlagenheit, Nahrungsverweigerung, Erbrechen, Durchfall und purulente Konjunktivitis (Kinder in den ersten Lebensjahren). Etwa ab dem 4. Lebensjahr können Kinder auch über einen Hörverlust klagen. Bei älteren Kindern sind die Symptome weniger stark ausgeprägt, Fieber kann bei ihnen fehlen.

Otoskopisch findet man eine Hyperämie, eine Trübung der Trommelfelloberfläche (Reflexverlust) und eine Verwischung der Konturen (Entdifferenzierung des Trommelfellreliefs). Bei einigen Infektionskrankheiten (Influenza, Mykoplasma-Infektion) kann es zu einer hämorrhagischen Blasenbildung auf dem Trommelfell kommen. Auf dem Höhepunkt der exsudativen Entzündung sieht man eine Vorwölbung des Trommelfells oder bei Trommelfellperforation eine Otorrhö. Ein Erguss lässt sich u. a. mit der Tympanometrie nachweisen (flache Tympanometriekurve).

Die wichtigsten Komplikationen sind Persistenz des Ergusses, die Entwicklung einer rezidivierenden oder chronischen Otitis media und die Ausbreitung der Infektion auf benachbarte Regionen (Meningitis, Hirnabszess, periphere Fazialisparese, Mastoiditis, Labyrinthitis).

Von den Komplikationen ist besonders die Mastoiditis zu beachten, die bei etwa 2 Drittel der Kinder subakut oder chronisch verläuft. Fieber und andere akute Symptome sowie pathologische Trommelfellbefunde können dann fehlen. Ein deutlich beeinträchtigter Allgemeinzustand sollte nach Ausschluss anderer Ursachen vor allem bei (rezidivierenden) Otitiden in der Anamnese und bei Vorliegen von Grundkrankheiten (zerebrale Vorschäden) an eine chronische Mastoiditis denken lassen. Häufige Ursache ist eine inadäquate oder fehlende antibiotische Therapie der akuten Otitis media.

Ätiologie

Bei bis zu ca. 2 Dritteln der Kinder mit einer AOM können mit modernen Methoden im Mittelohr gemeinsam Viren und Bakterien nachgewiesen werden. Vermutlich handelt es sich dabei vorwiegend um eine virale Infektion, was auch die hohe Selbstheilungsrate erklären könnte.

Die bakteriellen Erreger sind, wie bei fast allen bakteriellen Atemwegsinfektionen, im Wesentlichen 5 Spezies: zu 50–60 % S. pneumoniae und

H. influenzae (Letztere zu 95 % nicht bekapselte Stämme), seltener M. catarrhalis, S. pyogenes und (vor allem bei Komplikationen) S. aureus. Ferner werden M. pneumoniae und Chlamydophila pneumoniae als weitere seltene bakterielle Erreger der AOM beschrieben. Bei Neugeborenen und immundefizienten Kindern kommen häufiger E. coli und andere Enterobacteriaceae, P. aeruginosa und Staphylokokken vor. Bei Kindern, die wegen einer akuten Otitis media stationär eingewiesen werden und in der Regel antibiotisch vorbehandelt sind, kann nicht selten S. aureus nachgewiesen werden. Die Rolle der anaeroben Bakterien (Propionibakterium, Peptostreptokokkus) in der Ätiologie der akuten Otitis media ist noch unklar.

Ein alleiniger Virusnachweis gelang in aufwendigen Studien bei etwa 15 % der Kinder mit einer AOM. Es handelte sich im Wesentlichen um Rhino-, Adeno-, RS-, Influenza-, Parainfluenza- und Coronaviren. In neueren Studien gelang auch der Nachweis von Metapneumo- und Bocavirus.

Die Erreger der Mastoiditis sind S. pneumoniae, H. influenzae und S. aureus (ca. 20 %), seltener S. pyogenes und M. catarrhalis. Bei einer chronischen Otitis media liegt nicht selten eine aerobe-anaerobe Mischinfektion vor. Von den aeroben Erregern sind vor allem P. aeruginosa (30 – 40 %), S. aureus (10 – 20 %) und Proteus spp. zu nennen. Bei den anaeroben Bakterien handelt es sich meistens um Peptostreptokokken, Bacteroides-Arten und Prevotella-Arten.

Epidemiologie

Die Otitis media ist eine der häufigsten Infektionskrankheiten in der pädiatrischen Praxis. Etwa 6 % aller neu erkrankten Kinder werden hierzulande einem Kinderarzt wegen einer AOM vorgestellt; 75 – 95 % aller Kinder erkranken in den ersten 3 Lebensjahren wenigstens 1-mal an einer Otitis media, 30 % sogar mindestens 3-mal. Der Altersgipfel liegt zwischen 6 Monaten und 6 Jahren. Die Otitis media tritt saisonal gehäuft von Dezember bis März auf.

Diagnose

Die klinischen Symptome der AOM sind wegen ihrer Vielfältigkeit diagnostisch nicht immer wegweisend. Ohrenschmerzen, Reiben am Ohr und „volles" Ohr sind otitisverdächtige Symptome. Sie sind allerdings nur bei etwa 2 Drittel der Kinder mit einer akuten Otitis media vorhanden. Andererseits liegt bei etwa 1 Viertel der Kinder mit Ohrsymptomen keine akute Otitis media vor. Weiter-

hin ist zu beachten, dass die Rötung des Trommelfells auch durch Schreien oder andere Faktoren hervorgerufen werden kann.

Wegen der oft unklaren klinischen Symptomatik und der nicht immer eindeutigen otoskopischen Befunde sind daher für eine *zuverlässige* Diagnose der AOM folgende Kriterien zu fordern:

- akuter Beginn der Krankheit,
- Nachweis von Entdifferenzierung des Trommelfells oder einer Otalgie mit einer das ganze Trommelfell betreffenden Rötung und
- Bestätigung eines Mittelohrergusses otoskopisch (Vorwölbung des Trommelfells, aufsteigende Luftblasen hinter dem Trommelfell) oder mittels Tympanometrie oder durch Auftreten einer Otorrhö innerhalb der letzten 24 Stunden.

Wenn alle 3 Kriterien erfüllt sind, kann die Diagnose als sicher gelten; sind nur 2 der genannten Kriterien erfüllt, ist die Diagnose fraglich.

Gehörprüfung und Tympanometrie sind wichtige Hilfsuntersuchungen im Krankheitsverlauf und bei Kontrolluntersuchungen, z. B. wegen eines persistierenden Ergusses. Röntgenaufnahmen des Mastoids oder kraniozerebrale Computertomografie sind bei Verdacht auf Komplikationen indiziert.

In Nordamerika und einigen anderen Ländern wird zwecks gezielter antibakterieller Therapie häufig versucht, den Erreger mittels Parazentese oder Punktion nachzuweisen. Dieses Vorgehen ist aus den verschiedensten Gründen in Deutschland nicht üblich. Bei ausgewählten Indikationen sollte jedoch der Erregernachweis angestrebt werden. Hierzu zählen schwere Otitis media, Komplikationen (Mastoiditis, Meningitis, u. a.), unzureichende Wirkung einer antibiotischen Therapie nach 48 (– 72) Stunden, immundefiziente Kinder und Neugeborene. Das gewonnene Material wird zur sofortigen Gramfärbung, Erregerisolierung und Sensibilitätstestung verwendet.

Therapie (Evidenzgrad I)

Antibiotikatherapie. Die wichtigste therapeutische Maßnahme ist die analgetische Therapie (z. B. mit Paracetamol oder Ibuprofen). Sie ist nahezu immer indiziert.

Über die Indikation der Antibiotikatherapie gibt es unterschiedliche Auffassungen. Die Selbstheilungsrate der AOM beträgt 70 – 90 %. Sie ist u. a. abhängig von der Ätiologie. Bei einer Pneumokokken-Infektion ist die Selbstheilungsrate (20 %) deutlich niedriger als bei einer H.influenzae-Infektion (50 %). Neuere Studien mit einer 2. Mittelohrpunktion wenige Tage nach Beginn einer antibakteriellen Behandlung verdeutlichen die Effektivität der Antibiotika gegenüber Plazebo (Evidenz I).

In mindestens 10 plazebokontrollierten Studien konnte ein Vorteil der Antibiotikatherapie gegenüber der Therapie mit Plazebo nachgewiesen werden (Evidenzgrad I). Die Vorteile waren jedoch nur gering bis mäßig und sind gegen die Nachteile (erhöhte Diarrhörate, größerer Selektionsdruck, zusätzliche Kosten) abzuwägen. Die Ergebnisse von Metaanalysen belegen, dass etwa 8 Kinder mit einem Antibiotikum behandelt werden müssen, um wirklich jenes Kind zu erfassen, das unbedingt mit einem Antibiotikum behandelt werden muss.

Die Ergebnisse dieser Studien werden unterschiedlich interpretiert. In den Niederlanden werden Kinder > 6 Monaten erst nach einer Beobachtungszeit von 72 Stunden mit Antibiotika behandelt. Die Resistenzraten der Bakterien sind in den Niederlanden niedrig, die Mastoiditisrate ist aber höher als in anderen Industriestaaten. Die Empfehlungen scheinen zudem ethisch bedenklich zu sein (kein konsequentes Abwarten von 72 Stunden).

Solange es keine Möglichkeiten gibt, Patienten mit einer Selbstheilung von denen zu unterscheiden, die Komplikationen oder Folgekrankheiten entwickeln können, sollte bei ausgewählten Indikationen (siehe Tab. 97) primär eine Antibiotikatherapie eingeleitet werden.

Symptomatische Behandlung. Kinder, die nicht zu den genannten Indikationen gehören, können symptomatisch behandelt werden, wenn eine

Tabelle **97** Indikationen zur primären Antibiotkatherapie bei akuter Otitis media.

schwere Otitis media (Fieber ≥ 39 °C in den letzten 24 Stunden und/oder starke Otalgie und/oder deutlich reduziertes Allgemeinbefinden)
Kinder in den ersten 3 Lebensjahren mit beidseitiger AOM
AOM mit Otorrhö (Perforation)
Kinder im Alter von 0 – 5 Monaten
Kinder im Alter von 6 – 23 Monaten mit sicherer Diagnose (3 Kriterien). Diese Indikation ist jedoch nicht bewiesen. Daher ist bei gesicherter Nachuntersuchung auch eine abwartende Entscheidung zur Antibiotikagabe indiziert.
Kinder mit Risikofaktoren, u. a. Immundefizienz, schwere Grundkrankheiten, Influenza, Rezidiv sowie Antibiotikatherapie innerhalb der letzten 30 Tage, kraniofaziale Fehlbildungen

Nachbeobachtung bzw. bei fehlender Besserung eine Nachuntersuchung nach 24 – 72 Stunden (und ggf. Verordnung einer Antibiotikatherapie) gesichert ist. Das konsequente Abwarten von 72 Stunden wird abgelehnt. Die symptomatische Therapie besteht aus schmerzlindernden und fiebersenkenden Medikamenten sowie abschwellenden Nasentropfen oder alternativ NaCl-Lösung. Die Wirksamkeit abschwellender Nasentropfen und von lokaler Wärme ist durch randomisierte Studien nicht belegt. Auch die Effektivität homöopathischer Maßnahmen ist durch wissenschaftliche Studien nicht bewiesen. Ohrentropfen haben keinen gesicherten Effekt. Antihistaminika und Kortikosteroide sind ebenfalls nicht indiziert. Ein Verschluss des äußeren Gehörganges mit Watte sollte unterbleiben.

Für die kalkulierte Therapie gilt Amoxicillin als Mittel der Wahl. Es erfasst die beiden häufigsten Erreger, S. pneumoniae und H. influenzae (siehe Tab. 98), allerdings keine penicillinresistenten Pneumokokken und keine β-laktamasebildenden H.influenzae-Stämme. Gegenüber Penicillin intermediärresistenten Pneumokokken ist Amoxicillin in hoher Dosierung von 80 – 90 mg/kgKG/Tag weitgehend wirksam. In Deutschland beträgt der Anteil der resistenten Pneumokokken gegenwärtig etwa 1 – 2 % (siehe S. 426) und der Anteil der β-Laktamase-Bildner von H. influenzae ca. 3 – 5 %.

Wenn 48 (–72) Stunden nach Beginn der Amoxicillin-Therapie keine deutliche Besserung eingetreten ist, sollte auf ein Oralcephalosporin, das alle 5 Erreger erfasst (Cefuroximaxetil, Loracarbef, Cefpodoximproxetil), oder eine Aminopenicillin-β-Laktamasehemmer-Kombination (z. B. 7:1-Formulierung von Amoxicillin-Clavulansäure) umgestellt werden.

Hat man sich entschlossen, zunächst nur symptomatisch zu behandeln und ergibt die Untersuchung 24 – 72 Stunden nach Beginn der Therapie eine Indikation für eine antibiotische Behandlung, ist Amoxicillin oder ein Antibiotikum zu wählen, das alle wichtigen Erreger einschließlich S. aureus erfasst (Cefuroximaxetil, Cefpodoximproxetil, Loracarbef, 7:1-Formulierung von Amoxicillin-Clavulansäure).

Makrolide sind wegen der auch in Deutschland zunehmenden Resistenz von Pneumokokken und A-Streptokokken, die gegenwärtig regional bereits bis 30 % bzw. ca. 10 % betragen kann, und wegen der unterschiedlichen Wirksamkeit gegen H. influenzae nur noch als Alternative zu empfehlen. Telithromycin, das gegen alle wichtigen Erreger einer

Tabelle **98** Wirksamkeit oraler Antibiotika bei den häufigsten Manifestationen und Komplikationen einer Atemwegsinfektion.

Antibiotikum	Wirksamkeit gegen					
	S. pneumoniae	H. influenzae	M. catarrhalis	S. pyogenes	Staph. aureus	MCL[1]
Penicillin V	+	-	-	+	-	-
Amoxicillin	+	+	-	+	-	-
Amoxicillin-Clavulansäure, Ampicillin-Sulbactam	+	+	+	+	+	-
Makrolide[2]	±	±	+	±	±	+
Cefuroximaxetil, Loracarbef, Cefpodoximproxetil	+	+	+	+	+	-
Cefixim, Ceftibuten, Cefetamet	+	+	+	+	-	-

+: wirksam
±: eingeschränkt wirksam
-: häufig resistent
[1] Mykoplasmen, Chlamydophila, Legionellen
[2] Azithromycin ist in vitro gegen H. influenzae am wirksamsten (entspricht +).

AOM einschließlich penicillin- und makrolidresistenter Streptokokken wirksam ist, ist für diese Indikation für Kinder und Jugendliche nicht zugelassen.

Cefixim und Ceftibuten sind wegen des breiten Spektrums und fehlender Aktivität gegenüber S. aureus für die Behandlung der akuten Otitis media nicht zu empfehlen. Sie können bei Verdacht auf eine Infektion mit Enterobacteriaceae oder bei Nachweis von H. influenzae indiziert sein. Penicillin G und V eignen sich nicht zur Erstbehandlung. Cotrimoxazol und Tetrazykline sind aufgrund der Wirkungslücken und unerwünschten Wirkungen im Kindesalter ebenfalls nicht empfehlenswert.

Bei Säuglingen in den ersten 6–8 Lebenswochen und bei immundefizienten Patienten mit einer akuten Otitis media ist möglichst eine gezielte antibiotische Therapie anzustreben.

Penicillinresistente Pneumokokken. Auch bei Verdacht auf penicillinresistente Pneumokokken (nach Aufenthalt u. a. in Spanien, Frankreich, Ungarn, Slowakei, USA) ist am besten nach Antibiogramm zu behandeln. Für die kalkulierte Therapie sind Amoxicillin, 80–90 mg/kgKG/Tag, oder alternativ Cefuroximaxetil, Cefpodoximproxetil oder Ceftriaxon, 1 × 50 mg/kgKG/Tag als Kurzinfusion (oder intramuskulär) über einen Tag oder 3 Tage, zu empfehlen. Die Ceftriaxon-Therapie ist darüber hinaus auch für andere ausgewählte Fälle (z. B. bei

Verweigerung der oralen Medikation) in der Ambulanz geeignet.

Die erforderliche Dauer der Antibiotikatherapie ist noch weitgehend unerforscht. Aufgrund von kontrollierten Studien scheint bei Kindern mit einer akuten Otitis media und Trommelfellperforation und bei Kindern jünger als 30 Monate, insbesondere wenn diese eine Kindertagesstätte besuchen, eine 5-Tage-Therapie nicht so erfolgreich zu sein wie eine 10-Tage-Therapie.

Nach derzeitigem Kenntnisstand sollten daher zumindest die Patienten mit einer schweren AOM oder mit einer Trommelfellperforation 10 Tage antibiotisch behandelt werden, ebenso Kinder in den ersten 2 Lebensjahren und Kinder mit Risikofaktoren. Entschließt man sich zu einer verkürzten Therapiedauer (verringert Selektionsdruck und Kosten), dann sollte eine Nachbeobachtung gesichert sein, um Komplikationen rechtzeitig zu erkennen.

Eine lokale Anwendung von Antibiotika ergibt bei Patienten mit einer AOM, auch wenn eine Perforation des Trommelfells vorliegt, keinen zusätzlichen Effekt zur systemischen antibiotischen Therapie.

Chronische Otitis media. Beim Kind wird ebenso wie beim Erwachsenen zwischen 2 Formen der chronischen Otitis media unterschieden: die chronische Schleimhauteiterung mit zentraler Trommelfellperforation und das Cholesteatom als chronische Knocheneiterung. Die chronische Otitis media erfordert eine HNO-ärztliche Diagnostik. Eine lokale (Polymyxin-Bacitracin, Kortikoid-Gentamicin-Salbe u. Ä.) oder systemische antibiotische Behandlung spielt insbesondere bei der akuten Exazerbation der chronischen Otitis media eine Rolle (zuvor Abstrich). Hier kann eine intravenöse Behandlung, z. B. mit Ceftazidim oder Cefepim, zusammen mit einer täglichen intensiven Ohrtoilette (Reinigung), durchaus erfolgreich sein.

Eine Indikation für eine Operation besteht bei einem Cholesteatom und bei der chronischen Otitis media mit persistierendem zentralem Trommelfelldefekt.

■ Prognose

Die Prognose der akuten Otitis media ist gewöhnlich gut. Zu beachten sind jedoch auch im Zeitalter der Antibiotika die Komplikationen (siehe S. 573). Weiterhin kann die Prognose durch die Persistenz des Mittelohrergusses beeinträchtigt werden. Bei einer akuten Otitis media lässt sich dieser bei 35 – 40 % der Kinder noch 1 Monat und bei 5 – 10 % der Kinder sogar noch 3 Monate nach Beginn der akuten Otitis media nachweisen. Bedeutsam ist, dass der persistierende Mittelohrerguss zu Rezidiven disponiert und wegen der Beeinträchtigung des Hörvermögens für Entwicklungsstörungen des Kindes verantwortlich sein kann. Eine Otitis media sollte also immer als eine ernste Krankheit aufgefasst werden. Das gilt ganz besonders für die Otitis media des Säuglings und Kleinkindes. Eine zu spät begonnene antibiotische Behandlung oder ein falsch gewähltes Antibiotikum können die Prognose verschlechtern. Über weitere Risikofaktoren siehe Tab. 99.

Prophylaxe

Über allgemeine prophylaktische Maßnahmen der Atemwegsinfektionen siehe S. 571. Die Prophylaxe von respiratorischen Virusinfektionen kann gleichzeitig eine Prophylaxe der akuten Otitis media sein. Die Influenzaimpfung kann die Häufigkeit der akuten Otitis media um ca. 30 % reduzieren.

Bei einem Kind mit einer *rezidivierenden Otitis media*, das heißt mit 3 oder mehr Erkrankungen in 6 Monaten bzw. mit 4 oder mehr Erkrankungen pro Jahr, muss immer für eine gute Belüftung des Mittelohres gesorgt werden. Außerdem kann eine Chemoprophylaxe versucht werden: Amoxicillin, 2 × 10 mg/kgKG/Tag, kontinuierlich über 6 Monate oder intermittierend im Rahmen jeder Atemwegsinfektion. Die Chemoprophylaxe kann, insbesondere bei Kindern mit einer partiellen Immundefi-

Tabelle 99   Risikofaktoren für die Entwicklung einer rezidivierenden Otitis media.

Patient
rezidivierende Otitis in der Familienanamnese 1. Otitis media als Säugling (1. Lebenshalbjahr) Krippe-, Kindergartenbesuch (große Gruppen) häufige Atemwegsinfektionen hyperplastische Adenoide orofaziale Fehlbildungen Immundefizienz Umweltfaktoren (passives Rauchen, Allergene) Stillen < 3 Monate männliches Geschlecht Abwehrschwäche (anatomische, immunologische) allergische Diathese

Erreger
antibiotikaresistente Bakterien (β-laktamasebildende Stämme, penicillinresistente Pneumokokken) viral-bakterielle Mischinfektion

Antibiotika
unzureichende Gewebespiegel fehlende Compliance

zienz (IgG-2-Mangel), sinnvoll sein. Kontrollierte Studien liegen jedoch nicht vor. In der Regel ist eine Adenotomie angezeigt, weil die Rachenmandel unabhängig von ihrer Größe als Erregerreservoir dienen kann.

Der Wert der Immunprophylaxe ist uneinheitlich. Die konjugierte Pneumokokken-Vakzine reduziert die Häufigkeit rezidivierender Otitis media in den ersten 2 Lebensjahren (Evidenz I). Die Hib-Impfung ist ohne größeren Nutzen. Ob die Prophylaxe mit Oligosacchariden (nasaler Spray) oder Xylitol (Sirup, Kaugummi) nützlich ist (soll das Attachment zwischen Bakterien und Zellrezeptoren unterbrechen), ist Gegenstand der Forschung.

Otitis media mit Erguss

Synonyma: akuter Tubenkatarrh, Sero-/Mukotympanon, „otitis media with effusion" (OME), „glue ear"

Klinisches Bild

Es besteht ein Mittelohrerguss ohne klinische Zeichen einer bakteriellen Infektion, kein Fieber, keine Schmerzen. Ältere Kinder klagen über Ohrensausen, Schwindel und ein „volles Ohr". Das Hörvermögen ist vermindert. Otoskopisch finden sich keine Zeichen einer akuten Entzündung. Die Beweglichkeit des Trommelfells ist eingeschränkt (Tympanometrie). Der Erguss ist serös oder mukös.

Je nach Dauer kann die Otitis media mit Erguss in eine akute (< 4 Wochen), subakute (4 Wochen bis 3 Monate) und chronische (> 3 Monate) Form eingeteilt werden.

Ätiologie

Die wesentliche Ursache ist eine Dysfunktion der Tuba eustachii. Darüber hinaus sind mechanische Verlegung der Tube, die bei Kindern am häufigsten Folge von hyperplastischen Adenoiden ist, Störung der Tubenmuskulatur oder der Zilientätigkeit und entzündliche Schwellung der Schleimhaut pathogenetisch bedeutsam. Weiterhin sind vergrößerte Rachenmandeln, die als Bakterienreservoir dienen können, immunologische Faktoren, eine allergische Diathese und möglicherweise auch ein gastroösophagaler Reflux von Bedeutung.

Die sonst lufthaltige Paukenhöhle ist mit serösem, mukösem oder viskösem Schleim gefüllt, dessen Konsistenz an Leim erinnern kann („glue ear"). Punktiert man einen solchen Erguss, findet man in bis zu 30 % der Fälle Bakterien (Pneumokokken, H. influenzae, M. catarrhalis).

Epidemiologie

Eine Otitis media mit Erguss ist eine häufige Krankheit. Etwa 80 – 90 % aller Kinder bis zum 8. Lebensjahr erkranken mindestens 1-mal daran.

Diagnose

Der Erguss wird mittels pneumatischer Otoskopie oder ohrmikroskopischer Untersuchung und Tympanometrie objektiviert. Eine Punktion des Mittelohres ist nicht notwendig. Jeder Hörverlust ist als bedeutsames Symptom aufzufassen und sollte quantifiziert werden. Differenzialdiagnostisch ist zwischen *akuter* Otitis media (Erguss infolge Entzündung) und Otitis media mit Erguss (Erguss infolge Tubenfunktionsstörung) zu unterscheiden, was nicht immer einfach ist, weil der Erguss nach einer akuten Otitis media noch 1 – 3 Monate nach Beginn der Otitis nachweisbar sein kann (siehe S. 577).

Therapie (Evidenzgrad I)

Hohe Spontanheilungsrate (75 – 95 %). Wichtigste Maßnahme ist, für eine gute Belüftung des Mittelohres zu sorgen: Aufblasen eines Luftballons mit der Nase (Otovent), 1- bis 2-mal täglich über 2 – 3 Wochen oder länger; bei älteren Kindern auch Valsalva-Versuch und Luftdusche nach Politzer. Eine antibiotische Behandlung ist nur ausnahmsweise indiziert, u. a. dann, wenn die Kinder wegen einer Otitis zuvor noch nicht mit Antibiotika behandelt worden sind. Versagt diese Therapie und bestehen eine chronische Otitis media mit Erguss und Schallleitungsstörung (> 30 dB) oder werden kurzfristig rezidivierende Ergüsse diagnostiziert, kann ein Paukenröhrchen eingesetzt und/oder eine Adenotomie vorgenommen werden. Sekretolytika sowie Antihistaminika und Kortikosteroide sind, außer bei einer allergischen Entzündung, nicht indiziert. Kortikosteroide scheinen die Rezidivrate sogar zu erhöhen.

■ Prognose

Die Prognose ist im Allgemeinen gut. Die Patienten sollten jedoch langfristig nachbeobachtet werden, um eine Hörminderung auszuschließen, die Ursache für eine Entwicklungsstörung sein kann.

Prophylaxe

Nicht möglich.

Otitis externa

Synonym: „swimmer's ear"

Klinisches Bild

Das Leitsymptom ist der Ohrenschmerz kombiniert mit Rötung, Schwellung, eitriger Sekretion, Juckreiz und Hörverlust. Ein wichtiges klinisches Symptom ist der Tragusdruckschmerz. Vielfach findet sich eine Schmerzverstärkung, wenn die Ohrmuschel nach hinten oben gezogen wird. Die Otitis externa kommt besonders häufig im Sommer vor und unter Bedingungen, die zu einer erhöhten Feuchtigkeit im Gehörgang führen.

Ätiologie

Disponierend für eine Otitis externa sind Gehörgangsekzeme, Allergien, Psoriasis, Seborrhö, Ichthyosis, Fremdkörper (Spielzeug, Insekten) und andere Irritationen (Trauma). Weiterhin scheint das Risiko, an einer Otitis externa zu erkranken, mit der Zahl der Schwimmtage assoziiert zu sein. Die häufigsten Erreger sind P. aeruginosa, S. aureus, Streptokokken der Gruppe A, Enterobacteriaceae und Pilze. Bei einer Virusätiologie ist an Herpes-simplex-Viren und an Varicella-Zoster-Virus zu denken.

Diagnose

Der Nachweis der bakteriellen Erreger erfolgt durch Gramfärbung und Kultivierung aus dem entnommenen Material. Viren können mittels PCR, Immunfluoreszenz und kulturell identifiziert werden.

Therapie (Evidenzgrad IV)

Eine schwere Otitis externa ist oft nicht leicht zu behandeln. Die wichtigsten Maßnahmen sind die Gabe eines Analgetikums und die sorgfältige Säuberung des Gehörganges durch den Arzt. Bei der Entfernung von Fremdkörpern ist große Vorsicht geboten, weil durch unsachgemäßes Hantieren, z. B. aufgrund ungeeigneten Instrumentariums, die Situation verschlechtert werden kann.

Eine bakterielle Infektion wird lokal mit Antiseptika oder Antibiotika behandelt. Zu empfehlen ist, Gazestreifen mit antibakteriellen oder antimykotischen Medikamenten in den Gehörgang einzulegen. Bei einer lokalen Infektionsausbreitung ist meist die systemische Gabe eines entsprechenden Antibiotikums notwendig.

Die seltenen abszedierenden Gehörgangsentzündungen bedürfen einer Inzision. Der Gehörgangsfurunkel ist ebenso wie der Nasen- oder Oberlippenfurunkel mit Isoxazolylpenicillin oder mit einem staphylokokkenwirksamen Oralcephalosporin zu behandeln.

■ Prognose

Die Prognose ist bei sachgemäßer Behandlung und guter Compliance gut.

Prophylaxe

Feuchtigkeit im äußeren Gehörgang fördert Rezidive. Deshalb sollten Kinder bis zur völligen Ausheilung nicht schwimmen. Beim Duschen und Baden ist darauf zu achten, dass der äußere Gehörgang trocken bleibt.

Akute Sinusitis

Synonyma: Nasennebenhöhlenentzündung, Rhinosinusitis

Klinisches Bild

Die Patienten klagen meist über anhaltenden Husten (besonders tagsüber), Krankheitsgefühl, eitrige Rhinitis, subfebrile oder febrile Körpertemperaturen, Kopf- und Zahnschmerzen und Druckgefühl über dem erkrankten Sinus. Das bedeutet für die Kieferhöhle den homolateralen Wangen- und Schädelbereich und für die Stirnhöhle den homolateralen Stirn- und Gesichtsbereich. Eine Sinusitis ethmoidalis kann sich durch eine tieffrontale, interorbitale Schmerzlokalisation bemerkbar machen; für eine Sinusitis sphenoidalis sind eher homolaterale, tiefdumpfe, drückende, undulierende Schmerzen mit Projektion in den temporalen und parietalen Bereich charakteristisch, wobei auch Projektionen nach frontal und okzipital vorkommen. Mundgeruch und Bauchschmerzen sind weitere häufige Symptome. Andererseits können Kinder aber auch weitgehend beschwerdefrei sein. Naseneingangsekzem und Konjunktivitis unklarer Ätiologie sollten ebenfalls an eine Sinusitis denken lassen.

Die gefährlichsten Komplikationen sind die Ausweitung der Entzündung auf die Orbita, welche mit einer Schwellung des Ober-, seltener des Unterlides und der Gewebe des medialen Augenwinkels einhergeht, außerdem Stirnbeinosteomyelitis (selten), Meningitis, Sinus-cavernosus-Thrombose und homolateraler oder beidseitiger Sehkraftverlust.

Ätiologie

Die Siebbeinzellen und die Kieferhöhlen sind bereits bei der Geburt angelegt, während die Keilbeinhöhlen im Alter von 3–7 Jahren und die Stirnhöhlen zwischen 7 und 12 Jahren stärker pneumatisiert werden und erkranken können.

Da die oberen Atemwege eine funktionelle Einheit darstellen, sind bei viralen Infektionen des Atemtraktes fast immer auch die Nasennebenhöhlen mitbetroffen. Meist liegt nicht eine Rhinitis, sondern eine Rhinosinusitis (sog. Begleitsinusitis) vor. Von dieser muss die akute Sinusitis unterschieden werden, welche im Kindesalter, im Unterschied zur akuten Otitis media, nicht sehr häufig ist. Die akute Sinusitis ist vorwiegend eine Krankheit des Erwachsenen.

Bei einer Rhinitis wird die Funktion der Ostien der Nasennebenhöhlen durch das Ödem der Nasenschleimhäute beeinträchtigt. Die Folge sind Sekreteabfluss- und Belüftungsstörung der Nasennebenhöhlen. Bei einer viralen (ca. 80%) oder allergischen (ca. 20%) Rhinosinusitis kann dieser Zustand nach einigen Tagen zu einer bakteriellen Infektion des normalerweise sterilen, aufgestauten Sekretes und damit zur purulenten Sinusitis mit der Gefahr des Übergreifens auf die Umgebungsorgane führen. Weitere Ursachen für eine Sinusitis sind Zahnwurzelinfektionen, Zilienfunktionsstörungen und nasale Obstruktion durch Fremdkörper und Polypen.

Die häufigsten bakteriellen Erreger sind S. pneumoniae, H. influenzae, M. catarrhalis, Staphylokokken und Streptokokken. Viren lassen sich seltener aus dem Exsudat isolieren. Bei Kindern mit zystischer Fibrose kann P. aeruginosa die sekretgefüllten Nasennebenhöhlen besiedeln, floride bakterielle Infektionen sind aber eher die Ausnahme. Bei immundefizienten Patienten ist auch an Aspergillus zu denken. Die Sinusitis der Patienten mit Asthma bronchiale ist nur selten bakteriell bedingt.

Orbitale Komplikationen und die seltene Stirnbeinosteomyelitis werden vorwiegend durch S. aureus, S. pneumoniae, H. influenzae, P. aeruginosa und Anaerobier hervorgerufen.

Die chronische Sinusitis wird meist durch S. aureus (30 – 50 %) und Anaerobier (10 – 30 %), seltener durch S. pneumoniae und H. influenzae verursacht. Disponierende Faktoren sind hyperplastische Adenoide, Schädigung der Nasenschleimhäute durch Allergie, Stäube, Gase und Dämpfe, Störung der Zilienfunktion, Immundefizienz, anatomische Fehlbildungen und Nebenwirkungen durch Medikamente.

Epidemiologie

Die virale Rhinosinusitis wird bei 0,5 – 2 (– 5) % aller Kinder durch eine bakterielle Infektion kompliziert. Allergien disponieren zu einer Sinusitis. Bei der primären ziliären Dyskinesie ist die chronische Sinusitis nahezu immer vorhanden und tritt häufig kombiniert mit rezidivierenden Otitiden und Bronchiektasen auf. Liegt außerdem ein Situs inversus vor – dies ist etwa bei der Hälfte aller Patienten mit primärer ziliärer Dyskinesie der Fall –, spricht man von einem Kartagener-Syndrom.

Diagnose

Die Diagnose wird meist klinisch gestellt. Persistieren bei einer Infektion der oberen Atemwege nasale Sekretion und/oder Husten, dieser vor allem tagsüber, über 10 Tage oder haben sich diese nach 5 – 7 Tagen verschlechtert, kann die Diagnose akute Sinusitis gestellt werden. Außerdem sollte jede schwere respiratorische Infektion mit hohem Fieber und purulenter nasaler Sekretion > 3 Tage an Sinusitis denken lassen. Eine sichere Unterscheidung zwischen viraler und bakterieller Ätiologie ist, ausgenommen durch endosko-

pisch gezielte Sekretabsaugung aus dem mittleren Nasengang und anschließender mikrobiologischer Untersuchung, meist nicht möglich. Röntgenaufnahmen haben nach einer Metaanalyse eine Sensitivität von 76 % und eine Spezifität von 79 % und sind damit meist nicht sinnvoll. Höher ist der Wert einer Röntgenaufnahme ohne pathologischen Befund (Ausschlussdiagnose). Mit der Sonografie können Flüssigkeitsansammlungen, insbesondere in den Sinus maxillares, erkannt werden. Vor allem bei Kleinkindern sind solche Flüssigkeitsansammlungen jedoch flüchtig und können auch ohne Sinusitis vorkommen. Zudem können Schleimhautschwellungen nicht differenziert werden. Fiberendoskopie, CT und MRT sind Methoden, die nur bei Komplikationen und der chronischen polypösen Sinusitis indiziert sind.

Das Material zum Nachweis des Erregers lässt sich am besten endoskopisch oder durch eine Sinuspunktion gewinnen (Gramfärbung, Kultur). Diese ist im Kindesalter jedoch nur selten notwendig. Sie ist vor allem bei Komplikationen und Nichtansprechen der Therapie anzuraten. Aus dem Nasensekret ist der ätiologische Erreger höchstens nach gezielter Absaugung zu isolieren. Bei einer Orbitalphlegmone und anderen schweren Komplikationen sind Blutkulturen zu empfehlen.

Differenzialdiagnostisch sind ggf. andere Ursachen wie Allergie, Fremdkörper, anatomische Defekte etc. auszuschließen.

Therapie (Evidenzgrad I)

Wie bei der akuten Otitis media ist die Spontanheilungsrate hoch (60 – 80 %), jedoch von Erreger zu Erreger unterschiedlich. Während Infektionen mit H. influenzae und M. catarrhalis in über 50 % der Fälle selbstständig ausheilen, geschieht dies nur bei 15 % der Pneumokokken-Infektionen. Da es aber bei der akuten Sinusitis keinen Parameter gibt, mit dem der Arzt entscheiden kann, ob die Sinusitis spontan heilt oder Komplikationen entwickeln wird, und da die medizinischen und ökonomischen Folgen einer inadäquaten Therapie beträchtlich sein können, sollte die Indikation zur Antibiotikatherapie eher großzügig gestellt werden, insbesondere bei Kindern mit Risikofaktoren. Zu diesen gehören die ersten 2 (bis 5) Lebensjahre, Kindergartenkinder, eine in den letzten 4 – 6 Wochen (bis 3 Monate) vorausgegangene Antibiotikatherapie, eine vorherige stationäre Behandlung, schwere Grundkrankheiten und immunsupprimierende Krankheiten oder Therapien. Auch Kinder mit einer schweren Sinusitis (hohes Fieber) sollten frühzeitig antibakteriell behandelt werden. Eine effiziente Behandlung reduziert die Gesamtkosten. Alle anderen Formen brauchen meistens nur symptomatisch therapiert zu werden.

Die **Antibiotikatherapie** erfolgt am besten mit Aminopenicillin ± β-Laktamase-Hemmer sowie alternativ mit Cefuroxim, Cefpodoxim oder Clindamycin (bei Nachweis von grampositiven Erregern). Bewährt haben sich auch Kombinationen von Amoxicillin oder Clindamycin mit Cefpodoximproxetil oder Cefixim. Weiterhin kann auch ambulant mit Ceftriaxon behandelt werden (siehe S. 574). Im Falle einer Allergie gegen β-Laktam-Antibiotika kommen Makrolide infrage. Aufgrund der gegenwärtigen Resistenzsituation ist dann jedoch mit einer erhöhten Versagerquote zu rechnen. Doxyzyklin und Cotrimoxazol sind nur eingeschränkt geeignet. Penicillin G und V sind zur Erstbehandlung der akuten Sinusitis überholt. Chinolone und Ketolide stehen für Kinder nicht zur Verfügung, können jedoch in Einzelfällen in Erwägung gezogen werden (siehe S. 93).

Dauer der Antibiotikatherapie: 7–14 Tage. Wenn nach 72 Stunden keine Besserung eingetreten ist, sollte die Diagnostik (Nasenendoskopie, Punktion) komplettiert und die Antibiotikaauswahl geändert bzw. bei bisheriger alleiniger symptomatischer Behandlung eine Antibiotikatherapie eingeleitet werden.

Bei orbitalen Komplikationen wird neben einer evtl. erforderlichen Operation mit einer β-Laktamasehemmer-Kombination oder mit einem pseudomonas- und anaerobierwirksamen Antibiotikum behandelt, bspw. mit Ceftazidim plus Metronidazol oder Clindamycin; Alternative: Meropenem.

Für die **symptomatische Behandlung** sind schleimhautabschwellende Nasentropfen für maximal 10 (–15) Tage, möglichst als Spray, alle 3–4 Stunden sinnvoll. Außerdem helfen Analgetika, nichtsteroidale Antiphlogistika per os, Inhalationen mit Thymian- oder Kamilleextrakt und Rotlicht. Kampfer, Menthol und andere ätherische Öle sollten bei Kindern in den ersten 2 Lebensjahren nicht verwendet werden, da sie selten schwere Nebenwirkungen (z. B. Laryngospasmus) hervorrufen können. Bei viraler Rhinitis sowie subakuter und chronischer Sinusitis kann anstelle von Xylometazolinderivaten körperwarme isotonische oder hyperosmolare NaCl-Lösung zur Nasenspülung verwendet werden (1 gestrichener Teelöffel Haushaltskochsalz auf 1 Glas oder 1 gehäufter Teelöffel auf 500 ml lauwarmes Wasser).

Bei der saisonalen (Heuschnupfen) und perennialen nasalen Allergie sollte eine allergologische Diagnostik eingeleitet werden. Neben Karenzmaßnahmen ist eine Hyposensibilisierung zu prüfen. Symptomatisch werden topisch Kortikosteroide, evtl. in Kombination mit systemischen Antihistaminika, angewendet.

Die **chronische Sinusitis** bedarf der Mitbehandlung durch einen HNO-Arzt. Therapieresistente, subakute und chronische Sinusitis und Komplikationen akuter und chronischer Sinusitiden sind Indikationen für eine endonasale mikroendoskopische Operation zur Sanierung der osteomeatalen Einheit mit Normalisierung der Belüftung und des Abflusses der Nasennebenhöhlen. Bei Kindern ist häufig eine Adenotomie indiziert, weil die vergrößerten Rachenmandeln sehr oft die Ursache für die Behinderung der Nasenatmung und damit auch für die Belüftungsstörung der Nebenhöhlen darstellen. Die Behandlung mit topischen Steroiden kann die Sekretdränage verbessern. Die Antibiotikatherapie sollte gegen Staphylokokken und Anaerobier wirksam sein und mindestens 2 Wochen dauern.

■ Prognose

Die Prognose der akuten Sinusitis ist bei adäquater Behandlung gut. Komplikationen wie Orbitalphlegmone, Meningitis, Abszesse oder Osteomyelitis sind selten geworden. Teilweise unbefriedigend ist der Therapieerfolg bei der chronischen Sinusitis. Hier ist vor allem nach disponierenden Faktoren zu fahnden (siehe S. 580).

Prophylaxe

Kaum möglich. Grundkrankheit behandeln. Über allgemeine prophylaktische Maßnahmen der Atemwegsinfektionen siehe S. 571.

Krupp

Synonyma: Krupp-Syndrom, akute stenosierende Laryngotracheitis, subglottische Laryngitis, spasmodischer Krupp; die Bezeichnung „Pseudokrupp", die häufig noch zur Abgrenzung vom selten gewordenen „echten" Krupp (Diphtherie) gebraucht wird, ist nicht mehr zeitgemäß.

Klinisches Bild

Meistens folgt dem Krupp eine Atemwegsinfektion mit Rhinitis, Pharyngitis, Tracheitis und Bronchitis. Aufgrund einer entzündlich bedingten Einengung des subglottischen Raumes setzt gewöhnlich abrupt, überwiegend in den frühen Nachtstunden, ein Krankheitsbild mit Heiserkeit, bellendem Husten, inspiratorischem Stridor und Atemnot ein. Der Übergang in ein lebensbedrohliches Krankheitsbild mit starker inspiratorischer Atemnot und sichtbaren jugulären, interkostalen, epigastrischen und sternalen Einziehungen sowie mit Zyanose oder Blässe und Tachykardie ist jederzeit möglich und nicht voraussehbar. Am häufigsten werden Kinder < 3 Jahren befallen; Kinder unter einem halben Jahr sowie über 6 Jahre erkranken selten. Jungen sind etwa 2,5-mal häufiger als Mädchen betroffen.

Es gibt auch beim Krupp alle Varianten von einer leichten bis schweren Form. Beim spasmodischen Krupp handelt es sich um eine besondere Form bei einem hyperreagiblen Bronchialsystem, die durch rezidivierende Attacken, bevorzugt in den Nachtstunden, ohne Fieber und ohne Rhinopharyngitis gekennzeichnet ist. Die Prognose ist besser als beim viralen Krupp, vereinzelt wird aber ein Übergang in ein Asthma bronchiale beschrieben.

Ätiologie

Die Erreger sind vorwiegend Viren, vor allem Parainfluenza- (meist Typ 1), Influenza- (Typ A oder B), RS-, Rhino-, Adeno- und Metapneumoviren, gelegentlich auch Masern-, Windpocken-, Herpessimplex- und Epstein-Barr-Viren. Eine sekundäre bakterielle Infektion ist möglich, jedoch selten. Begünstigende, aber keine ätiologischen Faktoren sind starke Luftverschmutzung, Witterungseinflüsse und passives Rauchen.

Beim rezidivierenden Krupp liegt evtl. eine lokale Disposition vor (Allergie, hyperreaktive Schleimhaut). Wenn im Intervall zwischen den Kruppanfällen zumindest ein Belastungsstridor bestehen bleibt, so ist dies ein Hinweis auf eine andere Ursache, z. B. ein subglottisches Hämangiom, Laryngo- oder Tracheomalazie, Fremdkörper bzw. Trachealstenose.

Epidemiologie

Der Krupp weist eine jahreszeitliche Häufung in den Monaten Oktober bis März auf. Die subglottische Laryngitis ist ungleich häufiger als die seit Einführung der Hib-Impfung extrem selten gewordene supraglottische Laryngitis (Epiglottitis).

Diagnose

Die Diagnose wird klinisch gestellt. Eine mikrobiologische Diagnostik ist überflüssig. Für das therapeutische Vorgehen wichtig ist eine eindeutige Unterscheidung von Epiglottitis, akuter Laryngitis, Tracheobronchitis, bakterieller Tracheitis, akuter Fremdkörperaspiration, Retropharyngeal- und Peritonsillarabszess, allergischem und toxischem Glottisödem (Insektenstiche), Diphtherie und kongenitalen Fehlbildungen.

Wegen der manchmal schwierigen Differenzialdiagnose (u. a. Epiglottitis) besteht für den Arzt die Pflicht zu besonders sorgfältiger Anamnese und Untersuchung. Die Eltern müssen über die potenziell schwere, evtl. lebensbedrohliche Krankheit eingehend aufgeklärt werden. Allgemeine Ratschläge, wie bei Verschlechterung einen Notarzt zu rufen oder sich an ein Krankenhaus zu wenden, reichen nicht. Vielmehr muss drauf hingewiesen werden, dass trotz Medikation eine schwere Atemnot in *kurzer* Zeit auftreten kann, die eine *sofortige* stationäre Einweisung erfordert.

Therapie (Evidenzgrad I)

Aufgrund der ungewissen Prognose ist eine stationäre Einweisung immer zu erwägen, bei Vorliegen einer ausgeprägteren Dyspnoe oder eines trotz Therapie persistierenden Stridors ist sie angezeigt. Entscheidende therapeutische Maßnahmen sind Beruhigung (möglichst keine Trennung von der Bezugsperson), Zufuhr von kühler, feuchter Luft (zur Schleimhautabschwellung) und Fiebersenkung.

Die Wirkung von Dexamethason (siehe Tab. **100**) und anderen Steroiden in wirkungsäquivalenten Dosen ist bewiesen – auch bei leichten Formen. Steroide beeinflussen den mittelfristigen Kruppverlauf günstig, sodass kaum noch Kinder intubiert werden müssen. Die Gabe kann intravenös, intramuskulär (*cave:* beim ateminsuffizienten Kind), per os, rektal und inhalativ erfolgen. Von den Glukokortikoiden gilt die 1-malige Gabe von Dexamethason p. o. als Mittel der Wahl. Die orale Gabe ist in Bezug auf Wirkung und den Wirkungseintritt selbst der intravenösen Applikation nahezu vergleichbar.

Tabelle **100**   Therapie des Krupp.

Beruhigung von Kind und Eltern, evtl. Sedierung
Fiebersenkung mit Paracetamol
Zufuhr von Frischluft (keine wissenschaftlichen Daten)
Prednisolon, 1 mg/kgKG per os oder 100 mg rektal, oder Dexamethason, 1 × 0,15 – 0,6 mg/kgKG per os oder i. m. (oder Budenosid-Inhalationen)
Epinephrin als Inhalation (Infectokrupp Inhal) oder als Gabe von Adrenalin/Suprarenin[1] 1:1000, 0,5 – 1,0 ml in 2 ml 0,9%iger NaCl-Lösung über Düsenvernebler. Notfalls kann Adrenalin/Suprarenin, 0,1 – 0,3 ml, auch s. c. verabfolgt werden. Dabei ist auf die Herzfrequenz zu achten.
Stationäre Einweisung bei ausgeprägter Dyspnoe oder rascher Progredienz unter Begleitung eines nahen Angehörigen im Sitzen, am besten auf dem Schoß, evtl. ärztliche Begleitung.

[1] zur Inhalation nicht zugelassen

Die topisch-inhalative Gabe von Kortikosteroiden ist bei leichten und milden Formen ebenso wirksam wie die systemische. Sie ist jedoch teurer, aufwendiger und bei Widerstand des Kindes nicht angebracht. Die Gabe muss mit dem Feuchtvernebler erfolgen; die Verwendung von Dosieraerosolen ist nicht ratsam. Die rektale Gabe ist weiterhin üblich und erprobt, hat aber den Nachteil der unsicheren Resorption. Es sollte daher immer die 100-mg-Zubereitung verwendet werden.

Auch der Wert der Inhalationsbehandlung mit Epinephrin (Infectokrupp Inhal) ist durch Doppelblindstudien gesichert. Die Wirkung setzt innerhalb von 10 Minuten ein, hält jedoch nur ca. 1 – 2 Stunden an. Ein Wiederauftreten des Krupps kommt nicht selten vor. Daher sind wiederholte topische Gaben von Epinephrin notwendig. Vor allem bei mittelschweren bis schweren Formen sollte diese Therapie durch eine Kortikosteroid-Gabe ergänzt werden. Bei Verordnung von Dexamethason reicht i. d. R. eine einmalige Gabe aus.

Eine antibiotische Behandlung ist nicht indiziert. Ob das Anfeuchten der Luft einen therapeutischen Nutzen hat, ist wissenschaftlich nicht belegt. Die Nebelzelttherapie ist obsolet. Eine Sauerstoffgabe ist bei nachgewiesener Hypoxämie erforderlich. Eine Behandlung mit einem Helium-Sauerstoff-Gemisch ist nicht zu empfehlen.

■ Prognose
Die Prognose ist gut, sofern rechtzeitig und angemessen behandelt wird. Der rezidivierende Krupp geht manchmal in ein Asthma bronchiale über. Er erfordert eine eingehendere Diagnostik und Betreuung des Kindes.

Prophylaxe
Eine Prophylaxe ist nicht möglich. Eine konsequente Diphtherieimpfung verhindert den Diphtheriekrupp.

Epiglottitis

Synonyma: supraglottische Laryngitis, Epiglottitis phlegmonosa

Klinisches Bild
Schwerkrankes, blasses bis zyanotisches, oftmals auffallend ruhiges Kind, das mit nach vorn gebeugtem Oberkörper sitzt und sich mit den Armen abstützt; bei 2- bis 6-jährigen Kindern häufig kloßige Sprache, Speichelfluss, Atemnot, Schluckstörung, Schmerzen und Fieber sowie inspiratorischer Stridor.

Im Unterschied zur subglottischen Laryngotracheitis fehlt der bellende Husten. Kinder in den ersten 2 Lebensjahren zeigen nicht selten untypische Symptome wie Husten (!) und Somnolenz.

Ätiologie
H. influenzae (meist Typ B), seltener auch β-hämolysierende Streptokokken, S. aureus, Pneumokokken und andere Bakterien. Die Epiglottitis ist nach Einführung der generellen Hib-Impfung selten geworden.

Diagnose
Die Diagnose wird klinisch gestellt und erfordert zur Abgrenzung anderer Krankheitsbilder eine Racheninspektion (seltene Krankheit, Unterscheidung zur Aspiration mit Verlegung des Kehlkopfes). Diese darf nur in Intubationsbereitschaft, das heißt in der Klinik und durch einen erfahrenen Arzt vorgenommen werden. Der Nachweis des Erregers gelingt mittels Blutkultur, Schnelltest und Kultur des Abstrichs von der Epiglottis bei Intubation.

Therapie (Evidenzgrad IV)

Eine sofortige stationäre Einweisung ist bereits bei *Verdacht* auf eine Epiglottitis zu veranlassen (siehe S. 582). Das Kind muss in Begleitung des Arztes oder Notarztes und auf dem Schoß der Bezugsperson sitzend transportiert werden.

In der Klinik muss die Inspektion der Epiglottis in Narkosebereitschaft und bei Vorliegen einer Epiglottitis eine schonende Intubation erfolgen. Bei Atemstillstand ist eine Mund-zu-Mund-Beatmung oder Maskenbeatmung fast immer erfolgreich. Die parenterale antibiotische Behandlung kann mit einem Cephalosporin der Gruppe 3 (Cefotaxim, Ceftriaxon) oder mit Amoxicillin-Clavulansäure/Ampicillin-Sulbactam erfolgen. Eine alleinige Behandlung mit Amoxicillin bzw. Ampicillin sollte unterbleiben, da in Deutschland 3–5% der H.influenzae-Stämme β-Laktamase bilden.

■ Prognose

Die Letalität ist bei nicht sachgerechter Therapie hoch, insbesondere bei verzögerter Klinikeinweisung.

Prophylaxe

Konsequente und vollständige Impfung gegen H. influenzae Typ B.

Akute Bronchitis

Synonym: Bronchitis simplex

Klinisches Bild

Die akute Bronchitis kommt im Kindesalter selten isoliert vor. Sie ist meist Teil einer unkomplizierten Atemwegsinfektion (siehe S. 570).

Die **akute banale Bronchitis** beginnt mit einem trockenen, nicht produktiven Husten, manchmal verbunden mit retrosternalen Schmerzen. Rhinopharyngitis, Erbrechen und eine mäßige Erhöhung der Körpertemperatur können das klinische Bild ergänzen. In den folgenden Tagen wird der Husten produktiv. Zeichen einer systemischen bakteriellen Infektion liegen nicht vor. Die Krankheit heilt in der Regel in 7–10 Tagen von selbst.

Die **komplizierte Bronchitis** zeichnet sich durch einen protrahierten Verlauf (> 7 Tage ohne Besserung) aus und ist im Allgemeinen eine bakteriell sekundärinfizierte primäre Virusbronchitis.

Die **obstruktive Bronchitis** ist eine Sonderform der akuten Bronchitis. Sie kommt am häufigsten bei Säuglingen und Kleinkindern vor. Das klinische Bild ist gekennzeichnet durch exspiratorischen Stridor, Giemen, Brummen, grob- und mittelblasige Rasselgeräusche. Auskultatorisch abgeschwächte oder fehlende Atemgeräusche („stumme Lunge") deuten auf eine hochgradige Obstruktion hin. Eine respiratorische Insuffizienz mit Unruhe, Blässe und Zyanose ist nicht selten. Es liegt fast immer eine primäre Virusinfektion vor, die infolge von dystelektatischen und atelektatischen Lungenbezirken und von Sekretretention nicht selten durch eine bakterielle Sekundärinfektion kompliziert wird. Häufig entspricht diese mit Dyspnoe einhergehende Form klinisch einem Asthmaanfall.

Eine **rezidivierende Bronchitis** ist im Kleinkindesalter häufig. Die Diagnose „infektanfälliges Kind" sollte man aber erst dann stellen, wenn die Zahl der Atemwegsinfektionen die alterstypische Norm übersteigt. Nach Allergie, Fremdkörperaspiration, Sinusitis, Aspiration, Immundefekten, Mukoviszidose, primärer ziliärer Dyskinesie, Bronchiektasen und Tuberkulose sollte gefahndet werden. Treten rezidivierende obstruktive Bronchitiden während der ersten Lebensjahre auf, muss, insbesondere bei positiver familiärer Allergieanamnese oder Neurodermitis, an ein frühkindliches Asthma bronchiale gedacht werden. Dieses ist definiert durch mehr als 3 obstruktive Bronchitiden in 6 Monaten und Nachweis einer atopischen Diathese. Ohne Risikofaktoren (z. B. atopische Familienanamnese) erkranken ca. 20% dieser Kinder bis zum 6. Lebensjahr an einem Asthma bronchiale.

Als **chronische Bronchitis** wird ein Krankheitsbild mit Husten und Sekretabsonderung über eine Dauer von mehr als 3 Monate bezeichnet, das häufig exazerbiert. Eine konsequente Diagnostik ist auch im Kindesalter indiziert und schließt u. U. eine Bronchoskopie, ggf. mit bronchoalveolärer Lavage, ein. Differenzialdiagnostisch sind vor allem Infektionen, weiterhin Asthma, zystische Fibrose, Ziliendysfunktion, Fremdkörperaspiration und ein gastroösophagaler Reflux auszuschließen.

Ätiologie

Die akute unkomplizierte Bronchitis wird fast ausschließlich durch Viren verursacht, am häufigsten durch RS-, Rhino-, Parainfluenza-, Influenza-, Adeno- und Metapneumoviren. Etwa 10% der Bronchitiden sind primär und weitere 15% sekundär bakteriell bedingt. Erreger sind S. pneumoniae, H. influenzae, M. catarrhalis und S. aureus sowie M. pneumoniae, C. pneumoniae, Bordetella pertussis und parapertussis. Bei der chronischen Bronchitis ist zusätzlich an Klebsiellen und andere Erreger zu denken.

Diagnose

Für den routinemäßigen Nachweis der häufigsten Erreger stehen noch keine einfachen Methoden zur Verfügung. Alle wesentlichen Erreger können aber aus Rachenspülwasser oder Nasopharyngealsekret mittels (Multiplex-)PCR innerhalb weniger Stunden nachgewiesen werden.

Therapie

Eine antibiotische Behandlung ist nur selten indiziert. Das gilt auch für die obstruktive und die rezidivierende Bronchitis. Die komplizierte Bronchitis, eine Bronchitis bei Vorliegen einer schweren Grundkrankheit und eine Bronchitis mit Fieber länger als 3 Tage und klinischen oder laborchemischen Hinweisen auf eine bakterielle Infektion, sollte jedoch mit geeigneten Antibiotika behandelt werden.

Manche Kinder können noch 4–6 Wochen nach Krankheitsbeginn wegen einer bronchialen Hyperreaktivität husten.

Es gibt keine einheitlichen Empfehlungen zur Therapie der obstruktiven Bronchitis im Säuglingsalter. Die inhalative Gabe eines kurz wirkenden β2-Mimetikums, evtl. mit Ipratropiumbromid, kann versucht werden (Evidenz I). Bei ansonsten gesunden Kindern mit einer 1. akuten Episode einer obstruktiven Bronchitis ist auch die orale Verordnung eines β2-Mimetikums, z. B. von Salbutamol-Tropfen, praktikabel und kostengünstig. Die systemische Steroidtherapie ist nur bei der schweren Form und beim Asthma gerechtfertigt (Evidenzgrad I). Für eine adäquate Flüssigkeitszufuhr ist Sorge zu tragen. Schleimhautabschwellende Nasentropfen sind bei behinderter Nasenatmung empfehlenswert. Für die Gabe von Sekretolytika sowie für die Atemluftbefeuchtung gibt es keinen Wirkungsnachweis.

Prophylaxe

Gegen Influenza (und Pertussis) gibt es wirksame Schutzimpfungen. Kinder mit einer rezidivierenden obstruktiven Bronchitis sollten möglichst Luftschadstoffe, bspw. Zigarettenrauch, meiden. Der Nutzen roborierender Maßnahmen ist nicht bewiesen.

Bronchiolitis

Klinisches Bild

Die Bronchiolitis ist eine bedrohliche, hochgradig obstruktive Ventilationsstörung und Entzündung der peripheren Bronchien und Bronchiolen. Die Bronchiolitis kommt bei Kindern in den ersten beiden Lebensjahren vor. Im Allgemeinen beginnt sie als unkomplizierte Atemwegsinfektion. Bald jedoch verschlechtert sich der Allgemeinzustand deutlich. Husten, in- und exspiratorische Dyspnoe und Tachypnoe stehen dann im Vordergrund. Die Körpertemperatur ist gewöhnlich nur geringgradig erhöht. Die Nahrungsaufnahme ist erschwert. Nasenflügelatmen, thorakale Einziehungen, Zyanose, Hyperkapnie und eine durch Überblähung der Lungen hervorgerufene scheinbare Hepatosplenomegalie verdeutlichen das schwere Krankheitsbild. Auskultatorisch fallen in der Regel ein leises Atemgeräusch, inspiratorisches Knistern und evtl. obstruktive Nebengeräusche auf. Schwere Formen kommen vor allem bei Frühgeburtlichkeit in den ersten Lebensmonaten und bei Säuglingen mit bronchopulmonaler Dysplasie, mit hämodynamisch signifikanten angeborenen Herzfehlern (besonders bei pulmonalem Hypertonus oder pulmonaler Hyperperfusion) und bei Kindern mit Immundefizienz vor. Bei jungen Säuglingen und insbesondere ehemaligen Frühgeborenen können in den ersten Krankheitstagen letal endende Apnoen auftreten.

Ätiologie

RS-, Parainfluenza-, Influenza- und Adenoviren sowie das humane Metapneumo- und Bocavirus.

Diagnose

Antigene von RSV und Influenzaviren können aus nasopharyngealem Sekret (oder Spülwasser) mit Antigenschnelltests innerhalb einer Stunde nachgewiesen werden. Die Tests haben eine Sensitivität und Spezifität von über 90 %. Andere Antigentests mit längerer Verarbeitungszeit stehen auch für Adeno- und Parainfluenzaviren zur Verfügung. Der Nachweis von Metapneumo- und Bocavirus erfolgt mittels PCR.

Therapie

Kinder mit einer Bronchiolitis sollten, vor allem bei einer Dyspnoe, rechtzeitig stationär eingewiesen werden. Im Vordergrund steht die symptomatische Therapie. Bei anhaltender Hypoxie ist die

Gabe von Sauerstoff sinnvoll. Bei behinderter Nasenatmung sind schleimhautabschwellende Nasentropfen empfehlenswert.

Die Wirksamkeit von Kortikosteroiden ist bei Kindern mit einer sonst unauffälligen Anamnese nicht erwiesen (Evidenzgrad I). Bronchodilatatoren unter pulsoximetrischer Kontrolle scheinen bei einer Ersterkrankung die klinischen Symptome kurzfristig verbessern zu können (Evidenzgrad I). Widersprüchliche Ergebnisse liegen zur Inhalation von Epinephrin vor, die evtl. versucht werden kann. Für die Gabe von Sekretolytika sowie für die Atemluftbefeuchtung gibt es keinen Wirkungsnachweis. Die Gabe von Antibiotika ist primär nicht indiziert. Zur Therapie bei RSV-Ätiologie siehe S. 444.

Prophylaxe

Da Krankenhausepidemien mit RSV-Infektion beschrieben sind, sollten Kinder mit einer nachgewiesenen RSV-Infektion möglichst isoliert oder kohortiert werden. Wichtig ist vor allem die Händedesinfektion. Kinder mit Risikofaktoren (siehe oben) können eine Prophylaxe mit Palivizumab erhalten (siehe S. 444).

Pneumonie

Klinisches Bild

Die klinischen Symptome sind bei *Neugeborenen* vielfältig, unspezifisch und beinhalten sämtliche klinische Zeichen der Atemnotsymptomatik. Man findet Hypothermie oder Fieber, Apnoen oder Tachypnoe, Blässe oder Zyanose. Ferner sind interkostale Einziehungen, Tachykardie, geblähtes Abdomen, kühle Akren, Trinkschwäche, Jammern und Pressen typisch. Bei beatmeten Kindern wird eine Pneumonie manchmal erst durch einen ansteigenden Sauerstoffbedarf und höhere Beatmungsparameter deutlich.

Bei **Säuglingen** liegen häufig Symptome einer viralen Atemwegsinfektion vor. Eine reduzierte Nahrungsaufnahme, Husten, hohes Fieber und Zyanose deuten auf eine Pneumonie hin. Klinisch findet man Nasenflügelatmen, juguläre und interkostale Einziehungen, Tachykardie und Tachypnoe, später auch Husten, feinblasige Rasselgeräusche und abgeschwächtes Atemgeräusch. Der Auskultationsbefund kann auch negativ sein.

Bei Säuglingen im Alter von 1 – 4 Monaten ist an eine Chlamydia-trachomatis-Pneumonie zu denken, wenn sich (evtl. nach einer eitrigen, meist einseitigen Konjunktivitis) eine Tachypnoe mit pertussiformem Husten ohne Reprise und zunehmender Atemnot ohne Fieber und evtl. absoluter Eosinophilie (> 600/µl) entwickelt; der Auskultationsbefund bleibt oft weitgehend normal.

Bei **älteren Kindern** deuten hohes Fieber, manchmal Schüttelfrost, Husten und Brust- oder Bauchschmerzen auf eine Pneumonie hin. Die klinische Untersuchung ergibt Tachypnoe, Dyspnoe, periorale Zyanose, manchmal auch juguläre und interkostale Einziehungen, Klopfschalldämpfung, abgeschwächtes Atemgeräusch, Bronchialatmen und feinblasige Rasselgeräusche. Bei atypischen Pneumonien können die Befunde gering ausgeprägt sein; der Auskultationsbefund ist oft negativ. Eine ausgeprägte Dyspnoe ohne Erguss deutet am ehesten auf ein obstruktives Geschehen hin (Differenzialdiagnose: Asthma). Bei Pneumonien durch z. B. S. pneumoniae sind auch teils ausgedehnte Pleuraergüsse möglich.

Das neu beschriebene schwere akute Atemnotsydrom (SARS) beginnt plötzlich mit Fieber, Kopf- und Muskelschmerzen und trockenem Husten. Häufig besteht eine Pneumonie. Die Krankheit kommt weltweit, vorwiegend in Südostasien, vor. Die Ursache sind vorwiegend Coronaviren (siehe S. 201).

Ätiologie

Die wichtigsten Erreger der Pneumonie im Kindesalter sind in Tab. **101** aufgeführt. Bei Kindern in den ersten 4 Lebensmonaten ist an C. trachomatis, Ureaplasma urealyticum und Pneumocystis jiroveci zu denken. S. aureus kann vor allem bei Kindern in den 1. beiden Lebensjahren als Erreger infrage kommen. Über das humane Metapneumonievirus siehe S. 373.

Die ambulant erworbene Pneumonie wird am häufigsten durch S. pneumoniae verursacht. Daneben ist im Kleinkindes- und Vorschulalter vor allem an Viren (RSV, Metapneumovirus) und im Schulalter besonders an M. pneumoniae und Chl. pneumoniae zu denken. Mischinfektionen, z. B. S. pneumoniae plus RSV oder M. pneumoniae, sind nicht selten.

Epidemiologie

Über die Inzidenz der Pneumonie bei Kindern gibt es bisher nur wenige zuverlässige Daten. Im Kleinkindes- und Vorschulalter ist die Pneumonie häufiger (etwa 40 Pneumonien/1000 Kinder/Jahr) als im Schulkindalter (etwa 10 – 15 Pneumonien/1000 Kinder/Jahr). Bestimmte ätiologische Formen

Tabelle **101** Häufigste Erreger der Pneumonie im Kindesalter.

Pneumonie	Bakterien	Viren	Pilze
Neugeborenen-Pneumonie	B-Streptokokken, E. coli, Klebsiellen, S. aureus und epidermidis, P. aeruginosa, S. pneumoniae, L. monocytogenes; C. trachomatis (Alter: 1 – 3 Monate), U. urealyticum	RSV, Adeno-, Rhino-, Parainfluenzaviren, CMV, HSV, VZV	Pneumocystis jiroveci
ambulant erworbene Pneumonie	S. pneumoniae, M. pneumoniae, Chl. pneumoniae, H. influenzae, B. pertussis selten S. aureus (erste 2 Lebensjahre)	RSV, Parainfluenza-, Influenza- und Adenoviren, humanes Metapneumovirus, selten Masernvirus und VZV	
nosokomiale Pneumonie[1]	E. coli, K. pneumoniae u. a. Enterobacteriaceae, S. aureus und epidermidis, P. aeruginosa, seltener S. pneumoniae, H. influenzae, L. pneumophila	RSV, Influenza-, Parainfluenza-, Adenoviren, CMV, HSV, VZV	Candida spp., Aspergillus
Aspirationspneumonie	Bacteroides, Peptostreptokokken, Peptokokken, Fusobakterien, Streptokokken, bei nosokomialer Ätiologie auch S. aureus und gramnegative Bakterien		
Pneumonie bei Immundefizienz	S. aureus und epidermidis, P. aeruginosa u. a. Pneumonieerreger, Opportunisten[2]	CMV, VZV, HSV, HHV-6, Masernvirus	Candida spp., Aspergillus

CMV: Zytomegalievirus
HSV: Herpes-simplex-Virus
RSV: Respiratory-syncytial-Virus
VZV: Varicella-Zoster-Virus
[1] Die nosokomiale Pneumonie manifestiert sich > 48 Stunden nach Krankenhausaufnahme oder innerhalb von 7 Tagen nach der Entlassung. Die Ätiologie ähnelt in den ersten 5 Tagen des stationären Aufenthaltes dem Erregerspektrum der ambulant erworbenen Pneumonie.
[2] einschließlich Parasiten (Pneumocystis jiroveci u. a.)

kommen saisonal gehäuft vor, so z. B. die Pneumonie durch RSV, Influenzaviren und M. pneumoniae (vorwiegend in der Wintersaison).

Risikofaktoren für eine Pneumonie sind schlechter sozialer Status, hohe Geschwisterzahl, passives Rauchen und niedriges Geburtsgewicht. Bis zu 20 % der Säuglinge von Müttern, die zervikal mit C. trachomatis kolonisiert sind, erkranken 1 – 3 Monate nach einer vaginalen Entbindung an einer C.-trachomatis-Pneumonie.

Risikofaktoren für eine nosokomiale Pneumonie, an der 0,03 – 0,3 % der stationär behandelten Kinder erkranken, sind niedriges Geburtsgewicht, künstliche Beatmung, Immundefizienz und schwere Grundkrankheiten. Die Aspirationspneumonie kommt gehäuft bei Tracheobronchialfistel, gastroösophagealem Reflux, Myopathie, geistiger Behinderung und zerebralen Bewegungsstörungen vor.

Diagnose

Die Diagnose wird primär klinisch gestellt. Eine Ruheatemfrequenz von unter 60/Min. (Alter < 6 Monate), 50/Min. (6 – 11 Monate) und 40/Min. (1 – 2 Jahre) schließt eine Pneumonie zu 98 % aus. Röntgenaufnahmen des Thorax sind nur indiziert anzufordern, bspw. zur Unterscheidung zwischen Pneumonie und Atelektase, bei Verdacht auf Tuberkulose, Tumor, Lungenödem und schwere Erkrankung. Die radiologischen Veränderungen erlauben jedoch keinen Rückschluss auf die mikrobiologische Ätiologie.

Bei bakterieller Pneumonie fällt im Blutbild meist eine Leukozytose mit Linksverschiebung auf, CRP und Procalcitonin sind meist deutlich erhöht. Bei einer viralen Infektion sind die Blutbild- und CRP-Befunde oft nur gering pathologisch verändert, können aber jenen der bakteriellen Pneumonie ähneln. Der Stellenwert der alleinigen Untersuchung von CRP zur Unterscheidung zwischen bakterieller und viraler Pneumonie ist nicht besonders hoch. Selbst bei einer Erhöhung von über 40 – 60 mg/dl beträgt der positive protektive Wert nur 64 %.

Eine Kombination von weitgehend unauffälligem Blutbild, beschleunigter Blutsenkung und niedrigem CRP-Wert lässt an eine Pneumonie durch M. pneumoniae, Chlamydophila pneumoniae oder C. psittaci denken. Kinder mit einer M.pneumoniae-Pneumonie sind in der Regel älter als 3 Jahre und präsentieren sich meist mit Fieber länger als 3 Tage. Eine Pneumonie beim jungen Säugling ohne Fieber und mit Eosinophilie im Blut ($> 0,6 \times 10^9$/l) deutet auf eine Infektion mit C. trachomatis hin. Differenzialdiagnose: u. a. Appendizitis (insbesondere bei basaler Pneumonie), Meningitis, Tuberkulose (Anamnese!).

Zum Nachweis der bakteriellen Erreger kann eine Blutkultur angelegt werden, auch wenn diese nur bei ca. 5 (– 30) % der Patienten positiv ist. Schnelltests gibt es für S. pneumoniae (siehe S. 425). Das nachgewiesene Antigen kann aber auch von Pneumokokken stammen, die den nasopharyngealen Raum kolonisieren. Die Kultur des Rachenabstrichs ist wertlos.

Bei älteren Kindern mit produktivem Husten, insbesondere bei Patienten mit zystischer Fibrose, kann von der Sputumdiagnostik Gebrauch gemacht werden: Nach einer Mundspülung mit Wasser (und unter Umständen nach Inhalation mit 5,8 %iger Natriumchlorid-Lösung zur Husteninduktion) wird aus der „Tiefe" Sputum expektoriert. Zum Erregernachweis eignen sich nur Sputa, wenn die mikroskopische Untersuchung bei einer 100-fachen Vergrößerung pro Blickfeld weniger als 10 Epithelzellen und möglichst mehr als 25 Leukozyten ergibt. Der Nachweis von mehr als 10 Epithelzellen/Blickfeld spricht für eine Kontamination durch den Rachenraum. Das Sputum wird nach Gram gefärbt und kultiviert.

Bronchoskopie, bronchoalveoläre Lavage und Sekretentnahme mit der geschützten Bürste sind spezielle Untersuchungen, die dem Erregernachweis bei nosokomialen Pneumonien, therapierefraktären Formen und Pneumonien immundefizienter Kinder vorbehalten bleiben sollten. Liegt eine Immundefizienz vor oder wird eine solche vermutet, sollten neben Gram- und Ziehl-Neelsen-Färbungen sowie Kulturen für Bakterien, Pilze und Viren auch Spezialfärbungen für P. jiroveci angefertigt werden. Bei Verdacht auf eine (rezidivierende) Aspirationspneumonie ist eine Bron-

choskopie (Ausschluss von Fisteln, evtl. Extraktion eines Fremdkörpers) indiziert.

Zum Nachweis von Mykoplasmen, Chlamydophila, Legionellen, Mykobakterien, Pilzen und Viren sind in der Regel spezielle mikrobiologische Verfahren erforderlich. Die PCR gewinnt zunehmende Bedeutung. Die Virusanzucht erfordert den gekühlten Transport von Nasopharyngealsekret, Rachenspülflüssigkeit, Trachealsekret und so weiter. Der Antigennachweis von RS-, Adeno-, Parainfluenza- und Influenzaviren aus respiratorischen Sekreten oder dem Rachenspülwasser und von Legionellen aus dem Urin gelingt innerhalb von wenigen Stunden. Diese Tests sind spezifisch, aber unterschiedlich sensitiv. Über Einzelheiten siehe S. 41. Die Isolierung eines Erregers aus dem oberen Respirationstrakt bedeutet nicht unbedingt, dass es sich um den Erreger oder um den einzigen Erreger der Pneumonie handelt.

Die serologische Diagnostik aus Einzelproben ist wenig ergiebig, ausgenommen bei der M.pneumoniae-Pneumonie und der seltenen Masern- und Varizellenpneumonie. Die sensitivere Analyse von Antikörpern in Serumpaaren aus der Initial- und der Rekonvaleszenzphase ist meist wissenschaftlichen Fragestellungen vorbehalten.

Therapie

(Evidenzgrad I für ambulant erworbene Pneumonie, sonst Evidenzgrad und III und IV, Dauer der Antibiotikatherapie: Evidenzgrad IV).

Die Mehrzahl der Kinder mit einer Pneumonie kann heute ambulant behandelt werden. Säuglinge in den ersten 6 Lebensmonaten, schwerkranke Kinder, vor allem bei Versagen der Makrolid-Therapie, und Kinder mit unzureichender häuslicher Pflege oder fehlender Bereitschaft zur Therapie per os sind rechtzeitig stationär einzuweisen. Bei Patienten mit Abwehrschwäche sollte man, auch wenn das im Kindesalter schwierig ist, einen Erregernachweis anstreben, um gezielt behandeln zu können (siehe Tab. **102** und Tab. **103**).

Die symptomatische Therapie beinhaltet Bettruhe, ausreichende Flüssigkeitszufuhr und fiebersenkende Maßnahmen; bei Hypoxie Sauerstoffgabe, bei deutlicher Obstruktion spasmolytische Medikamente, Inhalation mit Bronchodilatatoren und evtl. systemische Gabe von Steroiden.

Für die Initialtherapie der **ambulant erworbenen Pneumonie** gab es bisher im Wesentlichen 2 Therapieformen: Aminopenicillin mit oder ohne β-Laktamase-Hemmer oder ein staphylokokkenwirksames Cephalosporin und bei Unwirksamkeit

Tabelle **102**   Erreger und Antibiotikaauswahl bei Atemwegsinfektionen.

Erreger	Mittel der Wahl	Alternative
Anaerobier	Clindamycin	Imipenem, Metronidazol
Aerobier		
Chl. pneumoniae, Chl. psittaci, C. trachomatis	Makrolide[1]	Doxyzyklin[2]
E. coli	Cephalosporine Gr. 2 und 3[3,4]	Imipenem, Meropenem
H. influenzae	Aminopenicilline (+β-Laktamase-Hemmer)	Cephalosporine Gr. 2 und 3[3,4]
K. pneumoniae (u. a. Enterobacteriaceae)	Cephalosporine Gruppe 3[4] (+ Aminoglykosid[5])	Imipenem, Meropenem
L. pneumophila, (L. waltersii)	Erythromycin (+ Rifampicin)	neue Makrolide, Doxyzyklin[2]
M. catarrhalis	Aminopenicilline + β-Laktamase-Hemmer	Cephalosporine Gr. 2 und 3 [3,4]
M. pneumoniae	Makrolide[1]	Doxyzyklin[2]
P. aeruginosa	Ceftazidim + Tobramycin	Piperacillin (+Tazobactam), Imipenem, Meropenem, Chinolone[6]
S. aureus (und epidermidis)	Flucloxacillin, Cephalosporine Gr. 2[3], Aminopenicilline + β-Laktamase-Hemmer	Vancomycin, Teicoplanin
S. pneumoniae	Penicillin G, V	Cephalosporine, Makrolide[1]
penicillinresistent	Penicillin G, 150 – 250 000 IE/kgKG/Tag	Cefotaxim, Ceftriaxon, Vancomycin
S. pyogenes (et agalactiae)	Penicillin G, V (+ Aminoglykosid[5])	Cephalosporine
Pilze		
C. albicans	Amphotericin B (+ Flucytosin)	Fluconazol
Aspergillus	Amphotericin B (+ Flucytosin)	Itraconazol, Voriconazol
Pneumocystis jiroveci	Trimethoprim-Sulfonamid-Kombination	Pentamidin, Dapson, Atovaquon
Viren[7]		
CMV	Ganciclovir	Foscarnet
HSV	Aciclovir	Foscarnet
Influenzaviren	Oseltamivir, Zanamivir	Amantadin[8]
RSV	Ribavirin	
VZV	Aciclovir	Brivudin, Famciclovir, (Valaciclovir)

VZV: Varicella-Zoster-Virus
[1] Makrolide: Erythromycin (Estolat, Ethylsuccinat); Clarithromycin, Roxithromycin; Azithromycin
[2] nicht zu empfehlen für Kinder unter 9 Jahren; von den vorhandenen Tetrazyklinen sollte dem Doxyzyklin der Vorzug gegeben werden
[3] Cephalosporine der Gruppe 2: Cefotiam, Cefuroxim; Cefuroximaxetil, Loracarbef, Cefpodoximproxetil
[4] Cephalosporine der Gruppe 3: Cefotaxim, Ceftriaxon, Ceftazidim, Cefepim, Cefixim
[5] Aminoglykoside: Gentamicin, Netilmicin, Tobramycin, Amikacin
[6] Chinolone: Ciprofloxacin; gegenwärtig ist die Anwendung bei Kindern nur unter strenger Indikationsstellung möglich, z. B. bei zystischer Fibrose und Pseudomonas-Infektion oder bei einer Infektion durch multiresistente gramnegative Erreger (S. 93).
[7] CMV: Zytomegalievirus; HSV: Herpes-simplex-Virus; RSV: Respiratory-syncytial-Virus
[8] wirksam nur gegen Influenza-A-Viren

Tabelle **103**   Antibiotikaauswahl bei Pneumonie im Kindesalter.

Pneumonie	Mittel der Wahl	Alternative
Neugeborenenpneumonie	Ceftazidim/Cefotaxim + Aminoglykosid oder Vancomycin	Cephalosporin Gr. 2 oder 3 + Ampicillin oder Piperacillin, Meropenem oder Imipenem
ambulant erworbene Pneumonie	Aminopenicillin ± β-Laktamase-Hemmer (+ Makrolid)	Cefuroximaxetil oder Cefpodoximproxetil (+ Makrolid oder Doxyzyklin[1])
nosokomiale Pneumonie inkl. Pneumonie bei Beatmung	Cephalosporine Gr. 2 oder 3 + Aminoglykosid	Imipenem oder Meropenem, Fluconazol
Aspirationspneumonie[2]	Aminopenicilline + β-Laktamase-Hemmer, Cephalosporine Gr. 2 oder 3 + Clindamycin	Imipenem oder Meropenem, Piperacillin-Tazobactam[3]
Pneumonie bei Immundefizienz	Ceftazidim + Aminoglykosid (+ Antimykotikum), Cotrimoxazol bei Pneumocystis-jiroveci-Pneumonie-Verdacht	Ceftazidim oder Carbapenem + Vancomycin oder Teicoplanin + Antimykotikum; Makrolid, Ciprofloxacin (siehe S. 93)
abszedierende Pneumonie, Pleuropneumonie	Cefotiam oder Cefuroxim (+ Aminoglykosid)	Cephalosporin Gr. 3 + Clindamycin, Teicoplanin, Vancomycin, Meropenem

[1] nicht zu empfehlen für Kinder unter 9 Jahren; von den vorhandenen Tetrazyklinen sollte dem Doxyzyklin der Vorzug gegeben werden
[2] bei Kleinkindern an Aspiration von Erdnüssen, Plastikteilen etc. denken
[3] für Kinder unter 12 Jahren nicht zugelassen

umsetzen auf ein Makrolid oder kombinieren mit einem Makrolid. Die Alternative war der Beginn mit einem Makrolid und später die Kombination mit einem der zuvor genannten Antibiotika. Aufgrund der altersspezifisch unterschiedlichen Erregerwahrscheinlichkeit wurde bei Kindern unter 5 Jahren die 1. Variante und bei Kindern ab 5 Jahren die 2. Variante bevorzugt. Wegen der heute hohen Pneumokokken-Resistenz gegenüber Makroliden kann der Beginn der Therapie mit einem Makrolid nicht mehr angeraten werden, ausgenommen während einer Mykoplasmen-Epidemie.

An penicillinresistente Pneumokokken ist zu denken, insbesondere nach Aufenthalt im endemischen Ausland (siehe S. 425).

In den ersten Lebensmonaten ist bei einer vermuteten Infektion mit C. trachomatis mit Erythromycin (Nebenwirkung: selten QT-Verlängerung, Pylorushypertrophie) oder Clarithromycin zu behandeln.

Bei der **nosokomialen Pneumonie** muss sich die Behandlung nach den in der jeweiligen Institution vorkommenden Erregern und deren Resistenzraten richten. Die Pneumonie nach Fremdkörperaspiration (Erdnuss, Plastikspielzeug) erfordert die Entfernung des Fremdkörpers.

Die antiinfektive Behandlung wird stationär im Allgemeinen intravenös eingeleitet und baldmöglichst per os fortgesetzt (Sequenztherapie). Kinder

mit einer **abszedierenden Pneumonie** mit und ohne Pleuritis müssen stationär behandelt werden. Die ausgewählten Antibiotika sollten immer gegen Staphylokokken wirksam sein (Cefotiam oder Cefuroxim, evtl. plus Aminoglykosid) und bei begründetem Verdacht auch H. influenzae und P. aeruginosa einschließen (Ceftazidim oder Meropenem plus Clindamycin). Chirurgische Maßnahmen sind bei Kindern meist nicht notwendig. Auch ausgedehnte Befunde einschließlich Pleuraergüsse normalisieren sich meist unter konservativer Behandlung.

Die **Dauer der antibiotischen Behandlung** ist unzureichend untersucht. Die ambulant erworbene Pneumonie braucht bei immunkompetenten Kindern und gutem Ansprechen der Antibiotikatherapie i. d. R. nur ca. 5 Tage behandelt zu werden. Bei stationär zu behandelnden Pneumonien sollte die intravenöse Applikation so früh wie möglich, in der Regel nach 3 Tagen, auf eine orale Gabe umgesetzt und diese noch 3 – 5 Tage fortgesetzt werden. Bei einer abszedierenden Pneumonie werden mindestens 3 Wochen gefordert. Legionellen- und Mykoplasmen-Pneumonie sind mindestens 10 Tage zu behandeln. Bei schweren Formen (u. a. immunkompetente Kinder) muss die Dauer länger als 10 Tage sein. Die Pneumonie durch C. psittaci sollte 21 Tage behandelt werden.

Eine Viruspneumonie ist nur selten kausal behandelbar (Aciclovir, Ganciclovir, Oseltamivir). Kinder mit Viruspneumonien durch respiratorische Viren sind häufig leicht krank und bedürfen nicht unbedingt einer sofortigen antimikrobiellen Behandlung (evtl. 48 Stunden beobachten). SARS kann nicht kausal behandelt werden.

■ Prognose

Die Prognose der ambulant erworbenen Pneumonie ist gut, die der nosokomialen Pneumonie vorsichtig zu stellen. Die Letalität der nosokomialen Pneumonie und der Pneumonie bei Immundefizienz ist nach wie vor hoch. Komplikationen wie Empyem und Lungenabszess, Sepsis und Beteiligung anderer Organe verlängern und erschweren die Heilung. Ein Pleuraerguss bildet sich in aller Regel innerhalb weniger Wochen komplett zurück.

Prophylaxe

Eine Impfung gegen Pneumokokken und Influenza ist bei Vorliegen von Risikofaktoren zu empfehlen. Die Impfung gegen H. influenzae Typ B schützt nicht vor einer Infektion mit nicht bekapselten H.influenzae-Stämmen. Pneumonien durch RSV kann man bei Risikopatienten durch eine Prophylaxe mit Palivizumab versuchen zu verhindern.

Bei einer nosokomialen Pneumonie mit sog. Problemkeimen, zum Beipsiel mit multiresistenten gramnegativen Bakterien oder methicillinresistenten Staphylococcus-aureus-Stämmen, sind die Patienten zu isolieren, unter Umständen ist eine Kohortierung angebracht. Hygienische Maßnahmen wie Händewaschen, Händedesinfektion und Tragen von Schutzkitteln sind einzuhalten. Der Nutzen einer oralen Prophylaxe der nosokomialen Pneumonie mit Polymyxin-Tobramycin-Amphotericin-B ist für das Kindesalter nicht bewiesen.

Literatur

Agency for Health Research and Quality. Management of acute otitis media (meta-analysis). Rockville: 2001; Publication No. 01-E010 http://www.abrq.gov/

Arroll B, Kenealy T. Are antibiotics effective for acute purulent rhinitis? Systematic review and meta-analysis of placebo-controlled randomised trials. Brit Med J 2006; 333: 279 – 281

Modl M, Zach MS. Obstruktive Bronchitis/Bronchiolitis im Säuglingsalter. Aktuelle therapeutische Möglichkeiten. Monatsschr Kinderheilkd 2002; 150: 511 – 521

Morris P, Leach A. Antibiotics for persistent nasal charge (rhinosinusitis) in children (Review). Cochrane Database Syst Rev 2002; 4: CD 001 094

Ramadan HH. Pediatric sinusitis. Update. J Otolaryngol 2005; 34(1): 14 – 17

Rosenfeld RM, Singer M, Wasserman JM et al. Systematic review of topical antimicrobial therapy for acute otititis externa. Otolaryngol Head Neck Surg 2006; 134: S 24 – 48

Russell K, Wiebe N, Saenz A et al. Glucocorticoids for croup. Cochrane Database of Systematic Reviews 2004; 1: Art. No. CD 001 955. DOI: 10 1002/ 1 465 1858. CD 001 955. pub.2

Schlund GH. Differenzialdiagnose Pseudokrupp/Epiglottitis rechtlich sehr wichtig. Pädiat Prax 1998/99; 55: 389 – 392

 Koordinator:
H. Scholz

Mitarbeiter:
B. H. Belohradsky, U. Heininger, J. Liese, H. Luckhaupt, D. Nadal, T. Nicolai, B. Resch, F. Riedel, C. Rieger

Atemwegsinfektionen bei Mukoviszidose

Synonyma: Mukoviszidose, zystische Fibrose (CF)

Klinisches Bild

Bei den meisten Betroffenen führt die Kombination aus Gedeihstörung (mit Auftreten von massigen und fettigen Stühlen) und rezidivierenden bronchopulmonalen Infektionen zur Verdachtsdiagnose. Im weiteren Verlauf steht die Erkrankung der Atemwege im Vordergrund, die auch maßgeblich die Prognose der Patienten bestimmt: chronischer produktiver Husten, rezidivierende Pneumonien, bronchiale Hyperreaktivität mit asthmatischen Beschwerden, Pansinusitis und Nasenpolypen. Es etablieren sich eine chronische Infektion und Inflammation. Diese können sehr symptomarm verlaufen (stabiler Verlauf) oder es kommt, auch im Rahmen von Virusinfektionen, zu akuten Symptomen (Exazerbation). Eine chronische bakterielle Infektion der Lunge führt zu einer zunehmenden Destruktion der Atemwege und des Lungenparenchyms. Es entwickelt sich eine Ruhetachypnoe, zum Teil auch Dyspnoe, es kann zur Ausbildung von Trommelschlegelfingern und Uhrglasnägeln kommen sowie zu einer zunehmenden respiratorischen (Global-)Insuffizienz mit der Gefahr der Entwicklung einer pulmonalen Hypertonie und eines Cor pulmonale.

Ätiologie

Mukoviszidose ist eine autosomal-rezessive Erkrankung, die sich primär an Organen mit exokrinen Drüsen manifestiert. Die Mutation delta F 508 ist mit über 70 % in der mitteleuropäischen Population die häufigste der derzeit über 1500 bekannten Mutationen im CFTR-Gen (CFTR: „cystic fibrosis transmembrane conductance regulator"). Der angeborene CFTR-Defekt bewirkt eine Dehydratation des epithelialen Flüssigkeitsfilms mit erheblicher Beeinträchtigung der mukoziliären Clearance. Die gestörte Elimination des zähen Sekrets sowie weitere, im Einzelnen noch unbekannte Faktoren führen zu einer reduzierten Beseitigung von Mikroorganismen aus dem Atemtrakt der CF-Patienten.

Epidemiologie

Zur Epidemiologie einzelner Erreger siehe erregerspezifische Behandlung S. 593 ff.

Diagnose

Patienten mit CF sollten regelmäßig in einem Mukoviszidosezentrum vorgestellt werden. Dabei werden mindestens alle 3 Monate und bei akuten Exazerbationen mikrobiologische Analysen von Atemwegssekreten in einem CF-Speziallabor so durchgeführt, dass Keime wie Pseudomonas aeruginosa und Burkholderia cepacia mit hoher Sensitivität gefunden werden. Bei unklarer Ätiologie sollte gezielt nach seltenen pathogenen Erregern wie atypischen Mykobakterien oder Nokardien gesucht werden. Als Material ist am besten Sputum geeignet, ggf. induziert mit hypertoner Salzlösung.

Es wird durch möglichst häufige bakteriologische Analyse von Atemwegssekreten oder Rachenabstrichen versucht, die antimikrobielle Therapie auf eine rationale Basis zu stellen. Bei der Sekretgewinnung müssen aber aus praktischen Gründen meist Qualitätszugeständnisse gemacht werden: Bronchoalveoläre Lavageflüssigkeit kann nur in Ausnahmefällen gewonnen werden, meist steht aber alternativ Sputum zur Verfügung. Bei Patienten, die zu jung oder zu gesund sind, um zu expektorieren, muss meist auf tiefe Rachenabstriche nach Anhusten zurückgegriffen werden, die aber eine eingeschränkte Vorhersagekraft bezüglich des Keimspektrums unterhalb des Kehlkopfes besitzen.

Therapie

Eine kausale Therapie steht nicht zur Verfügung. Die symptomatische Therapie beruht auf mehreren Grundsätzen: Sekretolyse durch ausreichend hohe Flüssigkeitszufuhr, Inhalation und ACC; Sekretmobilisation durch Physiotherapie, Bronchodilatation, Bewegung und Sport; Entzündungshemmung, Pankreasenzymsubstitution und Optimierung des Ernährungszustandes sowie Bekämpfung der Atemwegsinfektion durch die im Folgenden ausgeführte antibiotische Therapie. In der Entwicklung und 1. klinischen Erprobung befinden sich neue Substanzgruppen, welche die Expression und Funktion des fehlerhaften CFTR-Proteins verbessern sollen.

■ Antibiotische Therapie
▶ Infektionsstadienspezifische Behandlung

Normalerweise sind die Atemwege unterhalb des Larynx keimfrei.

In der Therapie unterscheidet man 4 Behandlungsprinzipien:

- Prophylaktische Dauertherapie (kein Erregernachweis, keine Symptome)
- Frühtherapie (Eradikationsbehandlung) (Erregernachweis, fehlende Symptome)
- Exazerbationstherapie (bei Symptomen, mit oder ohne Erregernachweis)
- Suppressionstherapie bei etablierter chronischer bronchialer Infektion (chronischer Erregernachweis, keine oder chronische Atemwegssymptome)

Leider ist die Datenlage so unzureichend, dass bei der Besprechung der einzelnen Mikroorganismen dieses Konzept nicht durchgehend Anwendung finden kann.

Prophylaktische Dauertherapie. Vorteil dieser Vorgehensweise ist die ständige Wirkung des Antibiotikums im Atemtrakt. Wenn es z. B. im Rahmen von Virusinfektionen zu pulmonalen Exazerbationen oder bakteriellen Neubesiedelung mit Bakterien kommt, vergeht somit keine Zeit bis zum Wirkeintritt des Antibiotikums.

Frühtherapie. Vorteile einer frühen Eradikationsbehandlung sind die höhere Erfolgschance im Vergleich zur späteren Behandlung sowie das Vermeiden späterer Probleme, die durch diese Mikroorganismen hervorgerufen werden könnten. Es besteht noch kein Konsens, welche Erreger frühzeitig eliminiert werden sollten. Während für Pseudomonas allgemein Einigkeit herrscht, jeden Erstnachweis (manche fordern 2 Nachweise) zu behandeln (Evidenzgrad II) und dieses Vorgehen für Problemkeime (B. cepacia, M. abscessus etc.) naheliegt, divergieren jedoch vor allem aufgrund fehlender Studien, die Vorgehensweisen für viele weitere Keime. Als Ergänzung zum mikrobiologischen Erstnachweis werden zunehmend auch Änderungen der Titerhöhen von Serumantikörpern, bspw. gegen P. aeruginosa, zur Diagnostik herangezogen. Eine prospektive Evaluation der Wertigkeit dieses Vorgehens steht aber noch aus.

Exazerbationstherapie. Unbestritten ist, dass Exazerbationen angemessen zu behandeln sind. Problematisch ist jedoch, diese zu definieren und vor allem zu erkennen. Exazerbationen sind gekennzeichnet durch vermehrten Husten, vermehrtes Sputum, Änderung der Sputumfarbe, verminderte körperliche Belastbarkeit, Hämoptoe, Verschlechterung des FEV_1 um > 10 % des Vorwerts, Verschlechterung der O_2-Sättigung, Gewichtsabnahme, Ermüdung, Temperatur über 38 °C, neue Auskultationsbefunde, verändertes Röntgenbild. Liegen ein oder mehr dieser Symptome vor, ist von einer Exazerbation auszugehen und eine intensivierte Behandlung unter Einbeziehung von Antibiotika einzuleiten (Evidenzgrad I). Inwieweit inhalativ, oral oder intravenös behandelt werden soll, muss vom Schweregrad der Situation abhängig gemacht werden. Generell ist es besser, die Symptomatik rasch unter Kontrolle zu bringen, als lange abzuwarten.

Suppressionstherapie. Im Verlauf der Lungenerkrankung kann es zu einer chronischen Infektion der Atemwege mit Mikroorganismen kommen, die dann nicht mehr von dort eliminiert werden können. Es kann dann die Entscheidung getroffen werden, diese Erreger durchgängig oder repetitiv zu supprimieren. Vorteile einer derartigen Behandlung können sein, dass die Keimlast und damit die Inflammation und die konsekutive Schädigung der Atemwege reduziert werden. Dies sollte zu einer verbesserten Lungenfunktion und weniger Exazerbationen führen. Diese Zusammenhänge konnten so für die Behandlung von P. aeruginosa mit inhalativem Tobramycin (2 × 300 mg/Tag für 4 Wochen, dann 4 Wochen Pause) gezeigt werden (Evidenzgrad I). Mögliche Nachteile sind das Auftreten resistenter Keime, Toxizität durch das applizierte Medikament, Kosten und der Zeitaufwand für den Patienten. Auch hier wird, wie bei allen aufgeführten Therapiesituationen, klar, dass zu wenig Daten vorliegen, um diese wichtigen Fragen für alle verschiedenen Erreger endgültig und umfassend zu beantworten.

■ Erregerspezifische Behandlung
▶ Staphylococcus aureus

Epidemiologie. Staphylokokken besiedeln den Nasen-Rachen-Raum bei CF-Patienten deutlich häufiger als bei gesunden Personen (2 Drittel gegenüber 1 Drittel in der Normalbevölkerung) und dies nicht selten bereits im Kleinkindesalter. Bei mit Staphylokokken besiedelten Patienten ist bei gesunden Familienmitgliedern bei 55 % der identische Stamm im Nasen-Rachen-Raum nachweisbar. Die Staphylokken-Besiedelung kann mehrere Monate bis Jahre andauern. Dabei spielen vermutlich langsam wachsende Isolate von S. aureus, sog. „small colony variants", eine Rolle. Diese Bakterienvarianten ohne Zellwand entstehen unter antibiotischem Druck im Respirationstrakt von CF-Patienten und überleben intrazellulär. Dadurch entzieht sich speziell S. aureus sowohl dem Effekt der körpereigenen Abwehr wie auch der Wirkung der antimikrobiellen Therapie.

In den meisten europäischen Ländern ist der methicillinresistente S. aureus (MRSA) bei CF-Patienten noch ein relativ geringes Problem. Erfahrungen aus den USA zeigen, dass mit der generellen Zunahme der „community-acquired"-MRSA dieser multiresistente Erreger auch bei CF-Patienten weiter an Bedeutung gewinnen wird.

Prophylaktische Therapie. Die Vermeidung der Besiedlung und Infektion der Lunge mit S. aureus ist die bislang einzige systematisch untersuchte Intervention im Sinne einer prophylaktischen Dauertherapie. In den beiden publizierten Studien wurde ab dem Zeitpunkt der Diagnosestellung entweder mit Cefalexin oder Flucloxacillin behandelt. Diese Vorgehensweise führte zu einer Reduktion der S.aureus-Nachweisrate, verbesserte aber nicht klinische Parameter wie Lungenfunktion oder Körpergewicht und ging in einer Studie mit einem erhöhten Risiko einer P.aeruginosa-Infektion einher (Evidenzgrad I). In der Studie, in der die Kinder Flucloxacillin erhalten hatten, gab es weniger Hospitalisationen und weniger therapeutische, antibiotische Behandlungen und keinen Unterschied bezüglich der Häufigkeit einer Infektion mit P. aeruginosa. Aufgrund dieser Studienlage lassen sich leider keine definitiven Empfehlungen hinsichtlich der prophylaktischen Dauertherapie ableiten.

Für eine gegen S.aureus gerichtete Prophylaxe nach eingetretener chronischer P.aeruginosa-Infektion liegen keine Daten vor.

Frühtherapie. Aufgrund fehlender Studien können keine evidenzbasierten Empfehlungen beim Erstnachweis von S. aureus gegeben werden. Ist das Ziel die Eradikation, sollte unabhängig von klinischen Zeichen einer Exazerbation eine antibiotische Therapie, z. B. mit Cefalexin für die Dauer von 2 – 3 Wochen, durchgeführt werden. Bei wiederholtem Nachweis von S. aureus kann eine längere Behandlung oder eine Kombinationstherapie mit Cefalexin und einem 2. Antibiotikum wie Fusidinsäure (50 mg/kgKG in 3 Einzeldosen) oder Rifampicin versucht werden. Schließlich bleibt noch eine parenterale Behandlung mit Flucloxacillin und/oder Clindamycin oder Vancomycin. Inwieweit

eine topische nasale Therapie mit Mupirocin bei Nachweis von S. aureus in der Nase, aber nicht im Rachenabstrich oder Sputum, eine wirksame Maßnahme zum Schutz der unteren Atemwege ist, ist noch nicht für CF-Patienten, wohl aber in anderen klinischen Situationen gezeigt (Evidenzgrad II). Bei Nachweis von methicillinresistentem S. aureus sollte versucht werden, den Keim durch lokale Maßnahmen (siehe Kapitel Infektionskontrolle S. 57) und eine wirksame systemische Therapie wieder zu eliminieren.

Exazerbationstherapie. Bei den Symptomen einer mittelgradigen oder schweren akuten Exazerbation sollte eine parenterale antibiotische Behandlung angestrebt werden; diese sollte am Antibiogramm der zuletzt nachgewiesenen Erreger orientiert werden. Bei nicht Sputum produzierenden Patienten ist immer damit zu rechnen, dass bspw. nicht nachgewiesene Pseudomonaden ursächlich sein könnten. Diese sollten mit in die Auswahl der Antibiotika einbezogen werden. Zur intravenösen Applikation eignen sich außerdem Fosfomycin und bei Nachweis von methicillinresistentem S. aureus Vancomycin oder Teicoplanin.

Suppressionstherapie. Bei wiederholtem Nachweis von S. aureus, kontinuierlichen Symptomen und hohem Antistaphylolysin-Titer als Zeichen der chronischen Inflammationsreaktion erscheint eine Suppressionstherapie sinnvoll. Meist ist eine Eradikation leicht möglich.

▶ Haemophilus influenzae

Epidemiologie. Unbekapselte Stämme von H. influenzae gehören zur Normalflora des Nasen-Rachen-Raums; bekapselte Stämme werden bei 3 – 5 % der Gesunden gefunden. Bei CF-Patienten werden fast ausschließlich unbekapselte Stämme mit einer Prävalenz von etwa 10 % weitgehend altersunabhängig nachgewiesen. Diese Keime exprimieren kaum Toxine und andere Virulenzfaktoren, haben aber die Fähigkeit, sich dem Wirtsmilieu anzupassen und dessen Abwehrmechanismen auszuweichen („immune evasion").

Prophylaktische Dauertherapie. Cephalosporine der Gruppe 2 sind meist wirksam und können erfolgreich zur prophylaktischen Dauertherapie von Staphylokokken und parallel Haemophilus eingesetzt werden, nicht jedoch Cephalosporine der Gruppe 1, welche unwirksam sind. Zu beachten ist auch, dass die S.aureus-Wirksamkeit einiger oraler Cephalosporine der Gruppe 3, wie Cefixim, Ceftibuten und weniger Cefpodoxim, schlecht ist. Erythromycin und Aminoglykoside sind ebenfalls meist unwirksam, von den Makroliden zeigt Azithromycin die stärkste Aktivität. Ob ein Effekt auf die Langzeitprognose der Patienten erzielt wird, konnte bisher nicht gezeigt werden (Evidenzgrad IV).

Frühtherapie. Ob der alleinige Nachweis von H. influenzae in Atemwegssekreten von CF-Patienten ohne Hinweis auf eine pulmonale Exazerbation eine Therapie rechtfertigt, bleibt offen (Evidenzgrad IV).

Exazerbationstherapie. Bei pulmonaler Exazerbation und bekannter Besiedelung mit H. influenzae oder im Rahmen der Diagnostik neu nachgewiesener Besiedelung erfolgt die Therapie nach Antibiogramm über einen Zeitraum von mindestens 10 Tagen (Evidenzgrad III).

Suppressionstherapie. Eine dauerhafte Behandlung von H. influenzae zur Suppression ist nicht erforderlich, da der Erreger üblicherweise eliminiert werden kann. Allerdings können auch CF-Patienten nach Elimination rasch neue Stämme akquirieren; individuelle Klone persistieren auch ohne Therapie meist nur einige Monate.

▶ **Pseudomonas aeruginosa**

Epidemiologie. P. aeruginosa ist der wichtigste Erreger bei CF-Patienten. Dabei scheint die 1. Besiedelung nicht selten bereits im Kleinkindesalter zu erfolgen. Dies konnte in einer Studie gezeigt werden, bei der erhöhte Antikörper gegen P. aeruginosa im Median bei 15 Monate alten Kindern mit CF nachweisbar waren. Dieser Antikörpernachweis ging oft dem kulturellen aus respiratorischen Sekreten voraus. Risikofaktoren für eine frühzeitige P. aeruginosa-Infektion scheinen weibliches Geschlecht, homozygoter Genotyp für ΔF508 und eine S. aureus-Besiedelung zu sein. Als Infektionsquelle gelten allgemein P. aeruginosa-Stämme aus der Umwelt, die zur Erkennung nosokomialer Kreuzinfektionen erforderlichen Typisierungstechniken werden jedoch bislang nicht in der Routinediagnostik eingesetzt. Im weiteren Krankheitsverlauf entwickeln die Pseudomonaden Eigenschaften, die sie von invasiven P. aeruginosa-Stämmen bei nicht CF-Patienten unterscheiden. Dazu gehören u. a. das mukoide Wachstum, die dadurch verminderte Empfindlichkeit gegenüber Antibiotika sowie die Bildung von sog. Biofilmen. Einen Biofilm bilden Bakterienverbände, die auf Oberflächen durch eine polymere Alginat-Matrix, die sie selbst produzieren, anhaften. Durch die Biofilmproduktion ist das Bakterienwachstum verlangsamt, die Erregereradikation durch Antikörper in-

effektiv und die Penetration von Antibiotika vermindert.

Prophylaktische (Dauer-)Therapie. Durch die Kohortierung von pseudomonaspositiven Patienten, Hygienemaßnahmen und den Versuch einer Eradikation im Anfangsstadium (siehe Frühtherapie) lässt sich die Inzidenz an Neuerkrankungen senken. Eine weitere Möglichkeit könnte in der klassischen prophylaktischen Maßnahme einer Impfung liegen. Die bisher publizierten Impfstudien gegen P. aeruginosa bei Patienten mit CF deuten einen möglichen positiven Impfeffekt an (Evidenzgrad III). Ergebnisse aus Studien mit hinreichender Fallzahl und randomisiertem kontrolliertem Studienansatz stehen aus. 2 solcher Studien sind durchgeführt bzw. stehen kurz vor dem Abschluss. Die vorläufigen Berichte hierzu zeigen einen möglichen Vorteil hinsichtlich weniger chronischer Pseudomonas-Infektionen bei geimpften Patienten über einen längeren Beobachtungszeitraum (mehrere Jahre). Bisher sind die Impfstoffe systemisch appliziert worden. In Erprobung sind auch weitere Impfansätze z. B. mit nasaler Applikation des Impfstoffes.

In einer nicht randomisierten Beobachtungsuntersuchung (Evidenzgrad III) wurde mit der kontinuierlichen täglichen Inhalation von pseudomonaswirksamen Antibiotika (Gentamicin) an einer als besonders gefährdet definierten Population ein Aufschieben des Beginns der Pseudomonas-Infektion unter kontinuierlicher antibiotischer Therapie gezeigt.

In einer Beobachtungsstudie fanden sich Hinweise, dass eine tägliche lokale Applikation, d. h. Gurgeln einer Pseudomonas-Antikörperpräparation aus Eiweiß von Eiern, die von pseudomonasinfizierten Hennen gelegt wurden, eine Kolonisierung verhindern mag (Evidenzgrad III).

Frühtherapie. Der Beginn der Pseudomonas-aeruginosa-Frühtherapie geht auf eine Studie von 1981 zurück. Die Frühtherapie besteht aus einer Verabreichung von inhalativen Antibiotika (Tobramycin oder Colistin) und ggf. zusätzlich von systemisch wirksamen Medikamenten (Ciprofloxacin oral, u. U. intravenös) bei Erstnachweis von Pseudomonas. Eine ausschließlich intravenöse Therapie ist kein generell akzeptiertes Konzept in der Pseudomonas-Frühtherapie, wird aber auch angewandt. Sowohl die Zeitdauer der Intervention (zwischen 4 Wochen und 12 Monaten) als auch die verwandten Dosen der Medikamente schwanken erheblich. All diese Studien haben maximal einen Evidenzgrad II. Ihnen ist gemein, dass sie eine zumindest vorübergehende Eradikation in ca. 80 % der Fälle erreichen. Eine anschließende Pseudomonas-aeruginosa-freie Periode von meist mehreren Jahren konnte gezeigt werden. In einer Studie wurde auch gezeigt, dass ein erneuter Pseudomonas-Nachweis nach einer erfolgreichen initialen Eradikation bei 73 % von einem anderen als dem initialen Stamm herrührt.

In einer laufenden randomisierten prospektiven Studie zur Pseudomonas-Frühtherapie wird untersucht, ob eine kurzfristige (4 versus 8 Wochen) hochdosierte (2 × 300 mg/Tag) Tobramycin-Inhalation auch eine effiziente Therapie darstellt.

Eine Übersicht zu Medikation, Dosis und Therapiedauer verschiedener Pseudomonas-Frühtherapien gibt Tab. **104**; andere Schemata sind aber auch beschrieben.

Exazerbationstherapie. Das Ziel der Behandlung einer Exazerbation ist die Rückkehr zur Ausgangssituation. Alle mäßig und stark ausgeprägten Exazerbationen werden durch die intravenöse Behandlung mit 2 verschiedenen Antibiotika für die Dauer von 2 – 3 Wochen behandelt. In Einzelfällen sind Modifikationen oder Verlängerungen sinnvoll. Die Kombination Ceftazidim mit Tobramycin (höhere Dosis als normal: 7 – 10 mg/kgKG/Tag in 1 ED) ist für die intravenöse Therapie meist 1. Wahl; eine Orientierung am Antibiogramm sollte erfolgen. Der klinische Zustand der Patienten muss nach 7 Tagen reevaluiert werden und ggf. sollte, auch auf der Basis eines neu vorliegenden Isolates mit Antibiogramm, eine Änderung der applizierten Antibiotika vorgenommen werden. Allgemein gilt, dass in bakteriziden Medikamentenkombinationen, die Effekte der individuellen Medikamente additiv oder synergistisch sind. Weitere Medikamente, die infrage kommen, sind Piperazillin (evtl. + Tazobactam), Ticarcillin, Cefepim, Aztreonam, Fosfomycin, Meropenem oder Imipenem, üblicherweise in Kombination mit einem Aminoglykosid oder Colistin.

Grundsätzlich kann stationär im Krankenhaus oder zu Hause behandelt werden. Gründe für eine stationäre Durchführung sind alle schweren Exazerbationen, Hämoptyse, Notwendigkeit intensiver Physiotherapie, Ernährungstherapie oder komplexe psychosoziale Situationen. Generell hat eine Reihe von Studien gezeigt, dass stationäre Therapien effizienter sind als heimantibiotische Behandlungen (Evidenzgrad III). Heimantibiotische Therapie ist gerechtfertigt, wenn es sich um leichte oder allenfalls mäßiggradige Exazerbationen handelt, die Nierenfunktion normal ist, die Antibiotika gut vertragen werden, gute Venenverhältnisse vorliegen, die Compliance zu therapeutischen Interventionen gut ist und keine sonstigen supportiven Maßnahmen nötig sind, die über das zu Hause realisierbare Maß hinausgehen. Die 1. Infusion erfolgt in der Klinik; an die Bestimmung von Medikamentenspiegeln oder die Kontrolle von Unverträglichkeitsreaktionen ist zu denken. Außerdem ist eine gute Schulung des Patients unerlässlich und eine Notfallmedikation für den Fall einer Anaphylaxie sollte mitgegeben werden.

Leichte Exazerbationen können mit oralem Ciprofloxacin (zugelassen für CF-Patienten ab 5 Jahren) für 2 – 3 Wochen therapiert werden. Bei häufigerer Anwendung ist mit zunehmender Resistenz zu rechnen, sodass die Behandlung mit Ciprofloxacin allein über einen längeren Zeitraum als Therapieoption ungünstig scheint. Andauernde inhalative antibiotische Behandlungen sollten im Rahmen der Exazerbationstherapie beibehalten bzw. intensiviert werden. Allgemein ist jedoch der Nutzen einer zusätzlichen inhalativen Applikation während der Behandlung einer Exazerbation nicht ausreichend belegt.

Suppressionstherapie. Kann P. aeruginosa mithilfe der Eradikationstherapien nicht mehr aus dem Atemtrakt entfernt werden, ist von einer chronischen bronchopulmonalen Infektion auszugehen. Diese ist definiert durch den mikrobiologischen ununterbrochenen Nachweis von P. aeruginosa über einen Zeitraum von mindestens 6 Monaten in mindestens 3 Kulturen, die mit mindestens je 1 Monat Abstand voneinander gewonnen wurden. Diese Definition ist arbiträr, da Kulturen während oder kurz nach einer antibiotischen Therapie negativ sein können, niedrige Keimzahlen oft nicht erfasst werden oder das kultivierte Material aus einem Bereich der Atemwege stammen kann, der nicht infiziert ist. Daher sollen zusätzlich Ergebnisse von Antikörperuntersuchungen zur Einteilung des Pseudomonas-Status herangezogen werden.

Das Ziel der chronischen Supressionstherapie ist eine Reduktion der Zahl der Pseudomonas-Bakterien in der Lunge und damit konsekutiv der Inflammationsreaktion und der bronchopulmonalen Schädigung. Bisher wurden untersucht:

- eine regelmäßige 3-monatliche pseudomonaswirksame intravenöse Therapie über 14 Tage,
- die Inhalationstherapie mit kontinuierlich oder intermittierend angewandten Antibiotika über lange Zeit,
- die orale Gabe von Azithromycin.

Tabelle **104** Medikamentendosis und Anwendungsdauer bei verschiedenen Pseudomonas-Frühtherapien.

Ansatz	Tobramycin		Colistin		Ciprofloxacin	
	(mg/Tag)	Dauer	(10^6 U/Tag)	Dauer	(mg/kgKG/Tag)	Dauer
Langzeitinhalation	2 × 80	12 Monate	———	———	———	———
Eskalation	———	———	2 × 1	3 Wochen	30	3 Wochen
Rescue 1			2 × 2	3 Wochen	30	3 Wochen
Rescue 2			2 × 2	3 Monate	30	3 Monate
Kurzzeitinhalation	2 × 300	4 versus 8 Wochen	———	———	———	———
mittelfristige Inhalation	2 × 300	3 × 4 Wochen im On-off-Schema	———	———	30	3 Wochen

Intravenöse Therapie (Kopenhagener Schema). Regelmäßig 3-monatliche pseudomonaswirksame intravenöse Therapie mit 2 getesteten Antibiotika (Aminoglykosid plus Cephalosporin oder ein Carbapenem) über 14 Tage, unabhängig vom klinischen Zustand des Patienten (Evidenzgrad IV). Obgleich die bisherigen Berichte vielversprechend sind, sind sie nicht das Ergebnis einer klinischen Studie.

In einer randomisierten Studie an 60 Patienten wurde dieses Vorgehen über 3 Jahre mit einer reinen Exazerbationstherapie (pseudomonaswirksame intravenöse Therapie mit 2 getesteten Antibiotika über 14–21 Tage bei klinischen Symptomen) verglichen. Es fanden sich bezüglich des Ergebnisses keine Unterschiede, allerdings unterschied sich auch die Therapieintensität der elektiven Gruppe (4 Therapien/Jahr) kaum von derjenigen der symptomatischen Gruppe (3 Therapien/Jahr). Die 1-mal tägliche Applikation des Aminoglykosids ist gleichwertig der 3-mal täglichen Gabe; bei Kindern ergibt sich möglicherweise noch ein Vorteil hinsichtlich der verminderten Nephrotoxizität (Evidenzgrad II).

Inhalationstherapie. Eine Langzeitinhalationstherapie mit Antibiotika soll zu einer Stabilisierung des klinischen Zustandes führen. Die über ein halbes Jahr verblindet durchgeführte Inhalation von Tobramycin 2 × 300 mg täglich in Zyklen von 28 Tagen, jeweils gefolgt von 28 Tagen Medikamentenpause, hat bei Patienten über 6 Jahren eine Verbesserung der Lungenfunktion bewirkt (Evidenzgrad I).

Eine kontinuierliche Dauerinhalation von Colistin (1–2 Millionen Einheiten/12 Stunden) ist eine gewisse Alternative, die allerdings in einer direk-

ten, vergleichenden Studie unterlegen war. Bei Kindern unter 6 Jahren kann ebenfalls Colistin in der angegebenen Dosis inhaliert werden, alternativ Tobramycin (2 × 80 mg) kontinuierlich täglich ohne „off"-Zyklen (Evidenzgrad III).

Vergleichende Studien zwischen allein inhalativer, allein intravenöser sowie einer Kombination von intravenöser und inhalativer Suppressionstherapie liegen nicht vor.

Azithromycin oder andere Makrolide können auch bei mit Pseudomonas infizierten Patienten durch einen antiinflammatorischen Effekt zu einer Stabilisierung des Verlaufs und der Lungenfunktion führen, obgleich die Substanzen weder bakterizid noch bakteriostatisch gegenüber Pseudomonas wirken. 3 gut designte, randomisierte doppelblinde, plazebokontrollierte Studien zeigten kleine, aber signifikante Verbesserungen über Zeiträume von 3–6 Monaten (Sekundenluft [FEV_1] plus 3–6 % des Solls). Es wurde Azithromycin 250 mg oder bei über 40 kgKG 500 mg 1-mal täglich 3-mal die Woche verwendet (Evidenzgrad I). Neben Unsicherheiten hinsichtlich der Dosierung ist vor allem unklar, über welchen Zeitraum die Azithromycin-Behandlung durchgeführt werden kann. Bevor hierzu nicht mehr Daten vorliegen, sind kontinuierliche, längerfristige Anwendungen genau zu überwachen bzw. ist von ihnen abzusehen.

▶ **Burkholderia-Komplex**

Epidemiologie. Seit Mitte der 1980er-Jahre werden mit zunehmender Häufigkeit aus den Atemwegen von CF-Patienten multiresistente gramnegative Stäbchen nachgewiesen, früher als Pseudomonas cepacia, heute als Burkholderia cepacia bezeichnet. Korrekterweise spricht man vom B.cepacia-Komplex, da mindestens 10 Spezies unterschieden werden, wobei die Spezies B. cenocepacia (Genomovar III) und B. multivorans (Genomovar II) für die Atemwegsinfektion bei CF am relevantesten sind. Der mikrobiologische Nachweis gelingt mittels Kultur auf Selektivmedien, gefolgt durch eine phänotypische oder DNA-basierte Identifikation. Bedeutend für CF-Betroffene sind die Übertragbarkeit von Mensch zu Mensch und eine intrinsische Multi- bis Panresistenz.

International liegt die Prävalenz des B.cepacia-Komplexes zwischen 2 und 9%. Besiedelung bzw. Infektion mit B. cepacia hat auf den Krankheitsverlauf unterschiedliche Auswirkungen.

So ist ein intermittierender kultureller Nachweis ohne klinisch fassbare Verschlechterung möglich, aber auch ein über mehrere Jahre bestehender kontinuierlicher Nachweis mit beschleunigter Verschlechterung der Lungenfunktion.

Beim seltenen, aber oft letal verlaufenden Cepacia-Syndrom kommt es zu einer akuten, fulminanten Infektion mit nekrotisierender Pneumonie. Dieses Krankheitsbild kann sowohl bei CF-Patienten mit fortgeschrittener, aber auch mit milder CF auftreten. Das Risiko, nach einer Lungentransplantation eine B.cepacia-Sepsis durchzumachen, ist bei bereits infizierten CF-Patienten erhöht. Genomovar III ist hier mit einer verkürzten Überlebenszeit nach Transplantation assoziiert. Für eine bakterizide Wirkung gegen den B.cepacia-Komplex bedarf es einer mindestens 2- bis eher 3-fachen Kombinationstherapie. Meropenem ist die wirkungsvollste Substanz, die in Studien erfolgreich mit TMP-SMX, Piperacillin-Tazobactam, Doxyzyklin, Ceftazidim oder inhaliertem Tobramycin kombiniert wurde. Colistin ist immer wirkungslos. Ggf. ist eine Synergietestung neben der üblichen Resistenzprüfung empfehlenswert.

Frühtherapie. Bisher gibt es nur 2 Berichte von sehr kleinen Gruppen, bei denen mit dem Ziel der Eradikation sofort eine antibiotische Therapie initiiert wurde. In einer Untersuchung wurde eine Kombination aus 3 intravenös verabreichten Antibiotika (Tobramycin, Meropenem, Ceftazidim) und inhalativem Tobramycin verwendet. Initial kam es bei 4 von 4 Patienten zu einer Elimination, die bei 3 Patienten von längerer Dauer war. In anderen Falldarstellungen wurde inhalatives Tobramycin gemeinsam mit Amilorid (inhalativ) 3-mal täglich über 1–6 Monate gegeben; bei 3 von 4 Patienten kam es zu einer Elimination über mindestens 2 Jahre (Evidenzgrad III).

Je nach Resistenzlage kann auch mit Trimethoprim/Sulfamethoxazol (4–5 mg/kgKG TMP-Anteil oral oder intravenös alle 12 Stunden), Doxyzyklin oder Minozyklin (2 mg/kgKG intravenös oder oral alle 12 Stunden, Erwachsene 100 mg) kombiniert werden. Chloramphenicol (15–20 mg/kgKG p.o. oder intravenös alle 6 Stunden, kumulative Gesamtdosis 15–20 g!) kommt in Ausnahmefällen ebenfalls zum Einsatz. Eine Kombination mit Makrolid-Antibiotika kann die Empfindlichkeit der Erreger steigern (Evidenzgrad IV).

Exazerbationstherapie. Die Therapie der akuten Exazerbation ist immer eine Kombinationstherapie. Es werden mindestens 2, in vielen Zentren oftmals auch 3 Antibiotika in Kombination verwandt. Die Tab. 105 zeigt die In-vitro-Bakterizidie verschiedener 3er-Kombinationen (Evidenzgrad II).

Suppressionstherapie. Eine etablierte Suppressionstherapie der chronischen Atemwegsinfektion mit B. cepacia gibt es zurzeit nicht. Empfehlungen beinhalten u. a. die Gabe von Doxyzyklin oder Cotrimoxazol (Evidenz Grad III–IV).

▶ Stenotrophomonas maltophilia

S. maltophilia (früher Pseudomonas oder Xanthomonas maltophilia) ist ein aerobes, gramnegatives Stäbchen, das ubiquitär in Erde, feuchtem Milieu und Pflanzenbestandteilen vorkommt. S. maltophilia gilt als opportunistischer, niedrigvirulenter Erreger und kommt neben der zystischen Fibrose vor allem bei immunsupprimierten, langzeithospitalisierten Patienten vor. Obwohl eine Übertragung von Mensch zu Mensch möglich ist, ist eine solche wenig wahrscheinlich und aufgrund des ubiquitären Vorkommens wahrscheinlich wenig effektiv. S. maltophilia produziert wenige Virulenzfaktoren, die Toxizität des Bakterien-Lipopolysaccharids S ist gering.

Die pathogenetische Bedeutung des Nachweises von S. maltophilia bei CF-Patienten ist weiterhin unklar; oft sind S. maltophilia im Rahmen einer Mischinfektion nachweisbar. Der Nachweis ist häufig bei Patienten mit einer fortgeschrittenen CF-Erkrankung und chronischer Pseudomonas-Besiedelung. Eine Assoziation mit einer vorgängigen Chinolon-Therapie scheint wahrscheinlich, während orale Steroide oder länger dauernde Breitbandantibiotika-Therapien als Risikofaktoren kontrovers diskutiert werden. Einheitliche Empfehlungen zur Therapie fehlen. Für eine Frühtherapie (Eradikationsbehandlung), d. h. Erregernach-

Tabelle **105** In-vitro-Bakterizidie verschiedener 3er-Kombinationen.

3er-Kombination	B.cepacia-Sensitivität [%]
Tobramycin-Meropenem-Ceftazidim	93
Tobramycin-Meropenem-TMP/SMX	88
Tobramycin-Meropenem-Chloramphenicol	87
Tobramycin-Meropenem-Aztreonam	87
Amikacin-Meropenem-Ceftazidim	87
Tobramycin-Meropenem-Amikacin	85
Tobramycin-Meropenem-Piperacillin/Tazobactam	85
Tobramycin-Meropenem-Ticarcillin/Clavulansäure	82
Meropenem-Chloramphenicol-Ceftazidim	84
Amikacin-Meropenem-Azithromycin	73
Tobramycin-Azithromycin-Ceftazidim	67

weis, aber fehlende Symptome, gibt es keine kontrollierten Studien.

Eine Therapie ist indiziert bei S.maltophilia-Nachweis plus Hinweis auf Exazerbation, wenn keine andere Erklärung für die klinische Verschlechterung gefunden wird. Die Behandlung ist bei einer intrinsischen Resistenz gegenüber den meisten Antibiotikawirkstoffgruppen schwierig und soll immer entsprechend einer Resistenztestung erfolgen. Die wirksamsten Substanzen sind Ticarcillin/Clavulanat (in Deutschland derzeit nicht verfügbar), TMP-SMX (90% sensibel) und Doxyzyklin (80% sensibel) (Evidenz III). Eine synergistische Kombinationstherapie (z. B. TMP-SMX plus Ticarcillin-Calvulanat) scheint gegenüber einer Monotherapie effektiver zu sein. Trotz in vitro nachgewiesener Wirkung ist die Kombination von 2 bakteriostatischen Antibiotika nicht sinnvoll (TMP-SMX plus Doxyzyklin). Vermutlich aktivste Kombination ist Ticarcillin-Clavulanat plus Aztreonam (siehe S. 479).

▶ **Achromobacter (Alcaligenes) xylosoxidans**
Die Prävalenz von A. xylosoxidans (ubiquitär vorkommender Nonfermenter) wird mit 2,7% über 8,7% bis zu 12,7% angegeben. Die klinische Relevanz für die Progression der Lungenerkrankung ist derzeit noch unklar, lang dauernde Kolonisationen sind beschrieben. Übertragungen bei sehr engem Kontakt sowie in einer Rehabilitationsklinik sind aufgetreten, größere Ausbrüche bisher nicht. Folgende Wirksamkeiten von Antibiotika finden sich (Angaben in %, sensibel in Klammern, verschiedene Studien durch Komma getrennt): Imipenem (44, 59, 75), Azlocillin (85), Piperacillin (40, 50, 85), Piperacillin/Tazobactam (55), Ceftazidim (45, 85), Meropenem (51) Minozyklin (51), Cotrimoxazol (0, 66), Ciprofloxacin (9, 50), Colistin (92). In vitro additiv oder synergistisch wirksame Kombinationen waren Ciprofloxacin mit Imipenem oder Meropenem (32), Chloramphenicol mit Minozyklin (40), Imipenem mit Amikacin (30). Es besteht in der Regel Resistenz gegen Aminoglykoside.

▶ **Ralstonia spp.**
Es liegen bisher nur wenige Daten zur Prävalenz von Ralstonia spp. in der CF Population vor, sie scheint jedoch eher gering zu sein. Persistierende Kolonisationen mit Ralstonia spp. sind beschrieben, Übertragungen von Patient zu Patient bisher nicht.

▶ **Inquilinus limosus**
Inquilinus limosus, ein Vertreter der α–Proteobakterien (natürliches Habitat noch unbekannt), wurde erstmals im Jahr 2002 in den Atemwegssekreten von CF-Patienten beschrieben. Die Bedeutung für den Krankheitsverlauf ist noch unklar, schwere Krankheitsverläufe sind mit diesem Erreger in Zusammenhang gebracht worden. Aufgrund des mukoiden Wachstums und der schwierigen Diagnostik kann er mit P. aeruginosa verwechselt werden. I. limosus ist resistent gegen Colistin und zeigt hohe minimale Hemmkonzentrationen (MHK-Werte) gegen Cotrimoxazol, Aminoglykoside, Ampicillin, Cefotaxim und Pieracillin/Tazobactam, niedrigere Werte gegen Ceftazidim, Imipenem und Ciprofloxacin.

▶ **Pandoraea spp.**
Pandoraea apista (ubiquitär vorkommender Nonfermenter) wurde vor kurzer Zeit bei mehreren Patienten einer CF-Ambulanz isoliert, eine Übertragung von Patient zu Patient ist wahrscheinlich und daher sind strikte Hygienemaßnahmen ange-

zeigt. Das Auftreten des Erregers war in der Mehrzahl der Fälle mit einer deutlichen klinischen Verschlechterung assoziiert. Eine weitere Arbeit berichtet über eine klinisch manifeste Bakteriämie durch Pandoraea spp. bei einem CF-Patienten. Pandoraea spp. zeigen Resistenz gegen Ampicillin, Cefazolin, Chloramphenicol und Makrolide, oft auch gegen Breitspektrum-Cephalosporine, Aztreonam, Piperacillin, Aminoglykoside, Meropenem und Chinolone. Empfindlichkeit gegen Imipenem, Cotrimoxazol und Tetrazykline ist beschrieben.

▶ Enterobakterien

Enterobakterien (z. B. E. coli, S. marcescens, Enterobacter spp., Citrobacter spp., Proteus spp., Klebsiella spp.) können vorübergehend in geringen Keimzahlen den Respirationstrakt von CF-Patienten kolonisieren. Eine Persistenz oder Assoziation zu schweren Krankheitsverläufen wird jedoch nicht beobachtet, sodass in der Regel auch bei entsprechendem Nachweis nicht therapiert zu werden braucht. ESBL-bildende Enterobakterien (ESBL: „extended-spectrum"-β-Laktamase) sind resistent gegen alle β-Laktamantibiotika, manchmal ist auch eine Resistenz gegen Aminoglykoside assoziiert. Therapieoptionen in diesem Fall sind Carbapeneme oder Chinolone.

▶ Pneumocystis jirovecii

Mit molekularbiologischen Methoden kann P. jirovecii in Atemwegssekreten von immungesunden, nicht pulmonologisch erkrankten Menschen nachgewiesen werden. Auch CF-Patienten können mit P. jirovecii kolonisiert sein, ohne eine Pneumocystis-Pneumonie zu entwickeln. Die Prävalenz bei CF-Patienten betrug in einer Studie aus dem Jahr 2001 7,4 %, in einer neueren Arbeit (2005) 21,5 %.

▶ Nicht tuberkulöse Mykobakterien

Epidemiologie. Infektionen mit sog. atypischen Mykobakterien (Umweltmykobakterien: MOTT) bei CF werden in Mitteleuropa jenseits des 15. Lebensjahres zunehmend häufiger beobachtet. Im Vordergrund stehen dabei Infektionen durch M. abscessus, M. chelonae und M. avium. Die Prävalenz liegt bei Kindern unter 15 Jahren bei ca. 5 %, wobei Infektionen mit M. abscessus im Vordergrund stehen. Bei älteren Patienten (Prävalenz ca. 15 %) dominieren M.avium-Infektionen. Kreuzinfektionen von Mensch zu Mensch sind bisher nicht beschrieben, aber denkbar. Isolierungsmaßnahmen innerhalb der CF-Ambulanz und im stationären Bereich sind trotzdem erforderlich.

Therapie. Sporadische Nachweise von atypischen Mykobakterien im Sputum sind wahrscheinlich ohne Bedeutung; bei persistierendem Nachweis (mehr als 2) oder bei Nachweis in der Bronchiallavage und entsprechender pulmonaler Symptomatik ist eine pathogenetische Rolle sehr wahrscheinlich. Wenngleich die Datenlage hinsichtlich der Therapie unzureichend validiert ist, sollte die Behandlung bei einer Infektion mit M. abscessus wie folgt durchgeführt werden: 4 Wochen intravenöse Therapie mit Imipenem oder Cefoxitin plus Amikacin, gefolgt von einer oralen Doppeltherapie mit Clarithromycin und Ethambutol für zumindest 12 Monate, bei zusätzlicher Inhalation mit Amikazin. Neuerdings steht auch Tigezyklin (i. v.) zur Behandlung von M.abscessus-Infektionen zur Verfügung. Im Falle einer lokalen peripheren Läsion (z. B. Lymphadenitis) muss chirurgisch interveniert werden. Die Therapie der M.avium-Infektion sollte Rifampicin (bzw. Rifabutin bei Erwachsenen), Clarithromycin und Ethambutol beinhalten. Bei einer Clarithromycin-Resistenz können ggf. auch Chinolone (z. B. Moxifloxacin) bzw. Aminoglykoside eingesetzt werden. Die dabei angestrebte Therapiedauer beträgt ebenfalls 12 Monate.

Bei Nachweis von Umweltmykobakterien im Sputum vor einer geplanten Lungentransplantation muss auf jeden Fall behandelt werden, da sonst fatale postoperative Komplikationen auftreten können.

▶ Candida albicans

Sprosspilze wie Candida albicans lassen sich bei mehr als 75 % der CF-Patienten nachweisen. Wegen dieser weiten Verbreitung von Candida spp. als Kommensalen der Atemwege ist die gesicherte Diagnose einer Candida-Pneumonie, die sich nur auf mikrobiologische Befunde stützt, nicht möglich, sondern bedarf einer histopathologischen Bestätigung. In der Regel erfolgt die Therapie einer primären Candida-Pneumonie mit Amphotericin B. Für die Therapie einer milderen Infektion wie bspw. einer Laryngitis durch Candida spp. stellt auch Fluconazol eine Alternative dar. C. albicans ist in der Regel empfindlich gegenüber Fluconazol, wohingegen C. krusei, C. dubliniensis und viele Isolate von C. glabrata eine Fluconazol-Resistenz zeigen. Alternativen zur Therapie sind Amphotericin B oder Caspofungin.

Wangiella (Exophiala) dermatitidis. Dieser langsam wachsende schwarze Hefepilz lässt sich auf Spezialnährböden mit Bebrütung über 2 – 3 Wochen isolieren, ein PCR-Nachweis wurde kürzlich beschrieben. Die Prävalenz bei CF-Patienten beträgt zwischen 1 und 15 %, W. dermatitidis ist mit invasiven Atemwegsinfektionen assoziiert worden. Zur Behandlung kommen Amphotericin B (evtl. inhalativ) und/oder die modernen Azol-Antimykotika infrage.

▶ **Aspergillus fumigatus**
Epidemiologie. Die Prävalenz von A. fumigatus steigt von etwa 10 % in der 1. Lebensdekade auf über 40 % in der 4. Lebensdekade an. Die Bedeutung des Nachweises von A. fumigatus ist unklar; oft wird er nur als harmloser Besiedler angesehen. Jedoch beeinträchtigt er die mukoziliäre Clearance und kann ebenso wie P. aeruginosa Biofilme bilden. Mindestens 10 % der Patienten entwickeln eine allergische bronchopulmonale Aspergillose (ABPA), eine wichtige immunologische Reaktion der Lunge auf diesen Schimmelpilz. Invasive Aspergillosen bei CF-Patienten, zum Teil auch mit Todesfolgen bei zerebraler Beteiligung, sind äußerst selten. Die Ausbildung von Aspergillomen kommt allenfalls sehr selten vor.

Allergische bronchopulmonale Aspergillose (ABPA). An diese Diagnose ist, vor allem bei fehlendem Ansprechen auf eine antibiotische oder intensivierte Physiotherapie, zu denken, wenn es zu einer Verschlechterung des Allgemeinzustandes, Müdigkeit, erschwerter Atmung, Thoraxschmerz, obstruktivem Auskultationsbefund oder subjektivem Engegefühl, Husten, rostbraunem Sputum bzw. tabakartigen, bräunlichen Krümelbeimengungen, Körpergewichtsabnahme, subfebrilen Temperaturen und Fieber kommt.

Im Thoraxröntgen sieht man typische, meist flaue rundliche, peripher gelegene, flüchtige pulmonale Infiltrate, im Sputum oder Rachenabstrich (nicht obligat) Aspergillus fumigatus. Der Pricktest auf A. fumigatus-Extrakt ist positiv, das Gesamt-IgE > 2 Standardabweichungen der Altersreferenz, spezifisches A. fumigatus-IgE > Radioabsorbentassay (RAST) Klasse 1, spezifisches A. fumigatus-IgG > 40 IU/ml oder positive A. fumigatus-Präzipitine sind nachweisbar. Charakteristisch ist der Nachweis einer Sensibilisierung gegen die rekombinanten Aspergillus-Allergene rAspf4 und 6.

Eine Behandlung ist indiziert, wenn die klassischen ABPA-Kriterien mit Klinik, Gesamt-IgE > 1000 kU/l, positive Pricktests oder erhöhtes spezifisches IgE auf A. fumigatus-präzipitierende Antikörper und typische Veränderungen im Thoraxröntgen vorliegen. Als Minimalkriterien gelten eine akute oder subakute klinische Verschlechterung, die keiner anderen Ätiologie zuzuordnen ist, ein Gesamt-IgE > 500 kU/l, positive Pricktests oder erhöhtes spezifisches IgE auf A. fumigatus und entweder präzipitierende Antikörper auf A. fumigatus oder neue Veränderungen im Thoraxröntgen.

Die ABPA-Behandlung soll unter Fortsetzung der antibiotischen Therapie erfolgen, die aufgrund der Anwendung von Steroiden eher erweitert werden sollte.

Die medikamentöse Therapie ist individuell auf die klinischen Symptome und das jeweilige Stadium der Erkrankung, das Ansprechen auf die Therapie und die Entwicklung von Nebenwirkungen abzustimmen. Kortikosteroide sollten initial mit zwischen 0,5–2 mg/kgKG/Tag Prednison-Äquivalent für 1–2 Wochen eingesetzt werden, dann alternierend für 1–2 Wochen mit anschließender Reduktion, abhängig von der Klinik und dem Abfall des Gesamt-IgE, Rückgang der pulmonalen Infiltrate und Verbesserung der Lungenfunktion.

Es sollte angestrebt werden, die systemische Therapie nach spätestens 1–3 Monaten zu beenden und zu inhalativen Steroiden überzugehen. Wichtig ist die Umgebungsanamnese wegen Aspergillen-Exposition (Pflanzen im Schlafzimmer, Ökomüll). Itraconazol wird ebenfalls als initiale Therapie der ABPA empfohlen (Evidenzgrad II). Itraconazol hilft, Steroid einzusparen. Vor seinem Einsatz sollten die Leberwerte untersucht und während der Therapie nach 1 Monat und dann alle 3–6 Monate oder bei klinischen Auffälligkeiten kontrolliert werden. Zielspiegel für Itraconazol ist initial ca. 1000 µg/l, später zur Verhinderung eines Rezidivs über ca. 500 µg/l. Dauer der Itraconazol-Behandlung mindestens 6–12 Monate (Evidenz IV).

Aspergillome. Bisher sind in der Literatur ca. 10 CF-Patienten beschrieben, die Aspergillome entwickelt haben. Grundlage ist meist eine erheblich vorgeschädigte Lunge mit Hohlräumen, die einerseits als Ausgangspunkt dienen, andererseits mögliche operative Interventionen sehr limitieren. An erster Stelle steht die systemische Behandlung mit Itraconazol, Amphotericin B oder Voriconazol. Hier muss die Therapie mit Dosen, die zu ausreichenden Spiegeln (Kontrolle) führen, und ausreichend lange (nach klinischem Effekt) durchgeführt werden. Für CT-gesteuerte, perkutane, intrakavitäre Injektionen von Amphotericin-B-Gel sind Heilungsraten von 50–60 % berichtet worden.

▶ **Viren**

Bei 13 – 52 % der CF-Patienten mit vermehrten Symptomen vonseiten der unteren Atemwege können Viren aus den Atemwegssekreten isoliert werden. Es finden sich respiratorische Syncytialvirus (RSV) (9 – 58 %), Influenza A und B (12 – 77 %), Parainfluenza (12 – 43 %), Adenoviren (7 – 15 %) und Rhino-/Picornaviren (8 – 100 %). Interessant ist auch die Interaktion zwischen viralen und bakteriellen Infektionen bei CF: 60 – 68 % aller neuen bakteriellen Kolonisationen werden während der Saison der viralen Atemwegsinfektionen gefunden. 85 % aller neuen Pseudomonas-Nachweise erfolgen innerhalb von 3 Wochen nach einer Virusinfektion der oberen Atemwege.

Daher wird die jährliche Influenzaimpfung dringend empfohlen, auch wenn formal keine Belege der Wirksamkeit speziell für diese Patientengruppe vorliegen (Evidenzgrad III). Alternative ist die Behandlung mit Oseltamivir.

Prophylaxe

Es gibt detaillierte und evidenzbasierte Empfehlungen zu Hygienemaßnahmen der Cystic Fibrosis Foundation Consensus Conference on Infection Control. Die dort verwendeten Evidenzgrade umfassen:

- Kategorie IA – dringend empfohlen und durch sehr gut konzipierte Studien gestützt,
- Kategorie IB – dringend empfohlen und durch mehrere Studien gestützt und
- Kategorie II – empfohlen und gestützt durch eine theoretische Rationale.

Geräte und Zubehör zur Physiotherapie und zur Inhalation im privaten Umfeld des Patienten werden eingeteilt in semikritisch (Kontakt zu Schleimhaut ist möglich) und unkritisch (kein Schleimhautkontakt). Semikritisches Equipment wird nach Gebrauch zunächst gründlich mit Wasser und Seife gereinigt, um Atemwegssekrete zu entfernen. Anschließend wird eine Desinfektion empfohlen. Das geeignete Verfahren zur Desinfektion ist abhängig vom einzelnen Gegenstand (Material und Funktion; Herstellerangaben). Prinzipiell geeignete Verfahren sind z. B. das Abkochen in sprudelndem Wasser (≥ 5 Minuten), eine Desinfektion im Geschirrspüler (≥ 70 °C für ≥ 30 Minuten) oder eine Desinfektion im Tauchbad mit chemischen Desinfektionsmitteln (jeweilige Konzentration und Einwirkzeit beachten) mit anschließendem Abspülen der Chemikalien durch steriles oder gefiltertes (Porengröße ≤ 0,2 μm) Wasser. Standard

in Deutschland ist die Desinfektion in einem Vaporisator; chemische Mittel werden gemieden bzw. nicht empfohlen.

Nach Beendigung der Desinfektion wird das Zubehör an der Luft getrocknet. Zur Aufbereitung von unkritischem Zubehör genügt eine Reinigung mit Detergenzien. Alle Dinge, die potenziell Schleimhautkontakt haben können, wie Inhalatoren oder Zahnbürsten, dürfen ausschließlich personenbezogen verwendet werden. Eine Physiotherapie bei mehreren Betroffenen im eigenen Haus sollte nach Möglichkeit in verschiedenen Zimmern und zu verschiedenen Zeiten erfolgen.

Grundsätzlich können mehrere Patienten dieselbe Schule besuchen, doch sollten sie dort in verschiedenen Klassenräumen unterrichtet werden oder bei einem unvermeidbaren Zusammentreffen einen Abstand von wenigstens 1 Meter zueinander einhalten. Bauarbeiten, Gartenpflege und andere Bereiche, in denen mit einer erhöhten Luftkeimkonzentration von Schimmelpilzsporen wie bspw. Aspergillen zu rechnen ist, sollten grundsätzlich gemieden werden. Die Teilnahme an Freizeitaktivitäten mit Teilnahme mehrerer Mukoviszidosepatienten wird nicht mehr empfohlen. Stattdessen sollte die Zeit während Urlaub und Sport mit Personen ohne Mukoviszidose verbracht werden. Bei der Benutzung von Schwimmbädern ist dabei auf eine ausreichende Chlorierung zu achten.

Während eines stationären Aufenthaltes im Krankenhaus gelten für Patienten mit Mukoviszidose besondere Hygienemaßnahmen. Grundsätzlich muss vom Personal stets von einer relevanten bakteriellen Besiedelung des Patienten ausgegangen und daher auf eine adäquate Händehygiene geachtet werden. Die räumliche Trennung von CF-Patienten nach ihrem Pseudomonas-Status ist eine bewährte und erfolgreiche Präventionsmaßnahme, viele Kliniken isolieren Patienten mit multiresistenten Pseudomonas-Stämmen (MRPA) gesondert. Für Patienten, die mit Erregern des B.cepacia-Komplexes, mit methicillinresistentem Staphylococcus aureus (MRSA) oder vancomycinresistenten Enterokokken (VRE) besiedelt oder infiziert sind, wird eine Unterbringung im Einzelzimmer mit separatem Bad dringend angeraten. Für Patienten, die nicht Träger von B. cepacia, MRSA oder VRE sind, wird ebenfalls ein Einzelzimmer oder alternativ die Unterbringung in einem Zimmer zusammen mit Patienten ohne Mukoviszidose empfohlen. Soweit möglich, sollten alle Maßnahmen, die zur Freisetzung von Atemwegssekreten führen können, im Zimmer des Patienten durchgeführt werden. Das dafür erforderliche Zubehör aus dem Krankenhaus sollte entweder streng patientenbezogen eingesetzt werden, oder die Patienten bringen alle dafür notwendigen Gegenstände selbst von zu Hause mit. Nach Benutzung am Patienten werden Medizinprodukte, bspw. das Zubehör für Physiotherapie oder zahnärztliche Instrumente, wie gewöhnlich aufbereitet. Bei gleichzeitiger Betreuung von mehr als 1 CF-Patienten auf Station muss das komplette Zubehör zur Inhalation streng patientengetrennt verwendet und aufbewahrt werden.

Bei einer ambulanten Vorstellung des Patienten ist es von Vorteil, wenn stets die neuesten mikrobiologischen Befunde von Materialen der Atemwege einsehbar sind. Um die Wartezeit in öffentlichen Wartezonen vor Beginn der Untersuchung zu minimieren, sollten Patienten sofort nach ihrer Ankunft im Krankenhaus in ein separates Untersuchungszimmer gebracht werden. Da trotz alledem ein Kontakt zwischen mehreren Mukoviszidosepatienten manchmal unvermeidbar ist, müssen Patienten und die sie begleitenden Personen über die Notwendigkeit einer konsequenten Händehygiene aufgeklärt sein und in den Wartebereichen muss alkoholisches Händedesinfektionsmittel zur Verfügung stehen. Jeglicher direkte Körperkontakt zwischen Patienten, wie der sonst übliche Handschlag zur Begrüßung, sollte unterbleiben und stattdessen ein Mindestabstand von 1 Meter zueinander eingehalten werden. Von einem Kontakt zu Gegenständen, die in Wartezonen von mehreren Patienten benutzt werden können, bspw. Spielsachen, wird abgeraten, wenn diese Gegenstände nach Gebrauch nicht gereinigt werden können. Weitere Hygieneempfehlungen für die Versorgung von Mukoviszidosepatienten sind z.B. im Internet abrufbar (http://www.mh-hannover.de/merkblätter.html und http://www.kinderspital.de/, dort Ambulanz-Mukoviszidose).

Impfungen zur Prävention von Infektionen des Respirationstraktes wie gegen Pneumokokken, Keuchhusten oder das Influenzavirus werden sowohl für Mukoviszidosepatienten als auch für deren Familienmitglieder empfohlen. Gegen das RSV ist derzeit kein Impfstoff verfügbar und die Mukoviszidose wird bislang nicht als Indikation zur passiven Immunisierung junger Kinder mit Palivizumab angesehen. Impfstoffe gegen P. aeruginosa befinden sich in der Phase III der klinischen Erprobung.

■ Rehabilitation

Aufenthalte in speziellen Reha-Einrichtungen zur Verbesserung des körperlichen Zustandes, Schulung in Inhalations-, Ernährungs- und Physiotherapie sowie zur psychosozialen Stärkung der Patienten und ihrer Familien sind adjuvant wichtig für die Prognose.

Literatur

Balaguer A, González de Dios J. Home intravenous antibiotics for cystic fibrosis. Cochrane Database Syst Rev 2008 Jul 16; 3: CD 001 917

Festini F, Buzzetti R, Bassi C et al. Isolation measures for prevention of infection with respiratory pathogens in cystic fibrosis: a systematic review. J Hosp Infect 2006 Sep; 64(1): 1. – 6. Epub 2006 Jul 10

Smyth A, Elborn JS. Exacerbations in cystic fibrosis: 3-Management. Thorax 2008 Feb; 63(2): 180 – 184

Smyth AR, Tan KH. Once-daily versus multiple-daily dosing with intravenous aminoglycosides for cystic fibrosis. Cochrane Database Syst Rev 2006 Jul 19; 3: CD 002 009

Taccetti G, Campana S, Neri AS et al. Antibiotic therapy against Pseudomonas aeruginosa in cystic fibrosis. J Chemother 2008 Apr; 20(2): 166 – 169

Wood DM, Smyth AR. Antibiotic strategies for eradicating Pseudomonas aeruginosa in people with cystic fibrosis. Cochrane Database Syst Rev 2006 Jan 25; 1: CD 004 197

 Koordinator:
M. Griese

Mitarbeiter:
M. Ballmann, M. Barker, A. Duppenthaler, B. Ganster, M. Kappler, K. Magdorf, R. Vonberg

Augeninfektionen

Infektionserkrankungen am oder im Auge treten in einer Vielzahl von Formen auf. Neben den äußeren Anteilen des Auges (Bindehaut und Hornhaut) und den inneren Strukturen (Vorderkammer, Glaskörper, Aderhaut und Netzhaut) können auch die Adnexen (Lid, Orbita und Tränenwege) von pathogenen Keimen besiedelt werden. Die Symptome und Befunde, die sich bei den verschiedenen Krankheiten ergeben, stellen sich sehr unterschiedlich dar: extrem schmerzhafte Keratitis oder schmerzfreie Uveitis, mit Visusminderung verbundene Uveitis und Keratitis oder mit guter Sehschärfe bei Konjunktivitis und Tränenwegsinfektion, offensichtliche, dicke Gerstenkörner oder winzige Dellwarzen zwischen den Wimpern und viele andere.

Während einige häufige Augeninfektionen durch Anamnese und Inspektion zuverlässig diagnostiziert werden können, ist bei anderen die genaue ophthalmologische Untersuchung (z. B. Spaltlampenuntersuchung, Funduskopie, Motilitätsprüfung, Abklärung des Visus und des Binokularsehens) notwendig. In Tab. **106** sind Diagnosen, Symptome und Befunde aufgeführt, die eine *sofortige* augenärztliche Untersuchung erfordern.

Bei der Behandlung von Augeninfektionen im Kindesalter ist neben der Antibiotikatherapie immer auch an die Möglichkeit einer Amblyopie (Schwachsichtigkeit) zu denken. Besonders bei jungen Kindern (< 6 Jahre) und asymmetrischen Befunden kann sich ein Defizit der Sehentwicklung bilden, das durch stundenweise Okklusion des besseren Auges erfolgreich therapiert werden kann.

Konjunktivitis

Eine Bindehautentzündung zeichnet sich durch eine meist leicht schmerzhafte, oft follikuläre Rötung der Bindehaut aus, die limbusfern betont ist (bulbär), sofern die Hornhaut nicht mitbetroffen ist (siehe Keratitis in Tab. **106**). Ein vermehrter Tränenfluss und verklebte Lider (besonders morgens) finden sich häufig. Die Sehschärfe ist durch Tränenfluss nur leicht oder gar nicht reduziert. Eine infektiöse Genese (bakteriell, inkl. Chlamydien, viral, extrem selten mykotisch) muss von anderen Ursachen unterschieden werden: allergisch (Juckreiz, beidseitig symmetrisch u. a.), toxisch (Augentropfen, Anamnese), autoimmun oder sekundär bei Blepharitis, Fremdkörper oder anderen Traumen.

Eine kongenitale, tiefe Stenose der Tränenwege (Hasner'sche Klappe) sieht mit den dick verklebten Lidern auf den ersten Blick gelegentlich wie eine schwere Konjunktivitis aus. Jedoch ist die Bindehaut nicht gerötet. Das Sekret besteht aus den nicht richtig abfließenden Tränen, das evtl. sekundär bakteriell besiedelt ist. Auch wenn sich im Bindehautabstrich oft einige Bakterien nachweisen lassen, kann eine antibakterielle Therapie meist entfallen, solange die Bindehaut nicht infiziert ist. Die mechanische Reinigung mit sterilen Kompressen oder sauberem Waschlappen und Wasser sowie Massage des Tränensackes sind wichtig. Eine chirurgische Eröffnung der Hasner'schen Klappe ist mit 1,5 Jahren zu erwägen, sollte sich bis dahin der Kanal nicht wie bei den meisten Kindern spontan geöffnet haben.

Neugeborenenkonjunktivitis

Die Neugeborenenkonjunktivitis ist definiert als eine Konjunktivitis, die im 1. Lebensmonat auftritt.

Synonym: Ophthalmia neonatorum

Klinisches Bild
Gonokokken. 2 – 5 Tage nach Geburt tritt eine perakute, meist beidseitige Konjunktivitis mit reichlich purulentem Sekret und massivem Lidödem auf: Gefahr der schnellen, peripheren Ulzeration der Hornhaut mit folgender permanenter Vernarbung und Sehminderung.

Chlamydien. 5 Tage bis 2 Wochen nach Geburt tritt eine meist beidseitige Konjunktivitis mit mukopurulentem Sekret auf. Im Gegensatz zum Bild bei Erwachsenen finden sich bei Kindern noch keine Follikel. Gefahr der Bindehautnarben mit sekundärer, verzögerter Schädigung der Hornhaut, damit unter Umständen auch permanente Sehstörung.

Eine zusätzliche systemische oder die oberen Atemwege betreffende Infektion liegt bei ca. der Hälfte der Gonokokken- oder Chlamydien-Infektionen vor.

Ätiologie

- Neisseriae gonorrhoeae (gefährlichste)
- Chlamydia trachomatis, Serotypen D–K (häufigste spezifische Infektion in Industrieländern)
- Mischinfektionen (Chlamydien/Gonokokken)
- sonstige Bakterien (Staphylococcus aureus, E. coli, Pneumokokken, hämolysierende Streptokokken, H. influenzae und andere) (siehe bakterielle Konjunktivitis, S. 606)
- Herpes-simplex-Virus (mit Keratitis, meist 1 – 2 Wochen postnatal, siehe Keratitis)
- Candida und andere Pilze

Die häufigste Form der Neugeborenenkonjunktivitis in den Industrieländern ist Folge einer postnatalen Schmierinfektion (oft nosokomial) mit Staphylokokken, Streptokokken und Enterobakterien. Die heute sehr viel selteneren Infektionen mit Chlamydien oder Gonokokken werden ausschließlich während der vaginalen Geburt oder gelegentlich auch schon intrauterin bei einer aufsteigenden Infektion von der infizierten Mutter auf das Kind übertragen. Bei einer intrauterinen Infektion verkürzt sich das typische Intervall Geburt – Konjunktivitis, während eine prophylaktische Antibiotikagabe das Auftreten der Symptome verzögert.

Diese Infektionen müssen von einem möglichen chemischen Reiz nach der Gabe der Credé-Prophylaxe (siehe unten) unterschieden werden. Hierbei tritt der Reiz meist innerhalb von 24 Stunden nach der Gabe auf. Die bakterielle Konjunktivitis beginnt meist 5 Tage post partum.

Epidemiologie

Bei ca. der Hälfte der Geburten, bei denen eine pathologische Keimbesiedelung des Geburtskanales vorliegt, kommt es zur Konjunktivitis. Die Häufigkeit beträgt in Entwicklungsländern bis zu 20 % der Geburten, während sie in den Industrienationen mit ca. 0,5 – 1 % der Geburten viel seltener ist. Chlamydien-Infektionen sind hier die häufigsten. Bei bakteriellen Infektionen sind Staphylococcus aureus und Streptokokken die häufigsten Erreger. Gonokokken-Konjunktividen sind in Industriena-

tionen sehr selten geworden, finden sich aber bei bis zu 5 – 10 % der Geburten in Entwicklungsländern und tragen mit 1000 – 4000 Fällen pro Jahr nicht unerheblich zur Blindheit im Kindesalter in Afrika bei.

HSV- und Pilzkonjunktivitis sind bei Neugeborenen eher selten.

Diagnose

Das klinische Bild und die Inkubationszeit geben erste Hinweise auf die Ätiologie. Sie allein erlauben jedoch keine sichere Differenzierung. Daher muss unbedingt ein Bindehautabstrich erfolgen (Evidenz I): Direktpräparat mit Gramfärbung, Kultur, Resistenzbestimmung, bei Chlamydien-Verdacht PCR und Fluoreszenzantikörpertest (siehe auch S. 250 und S. 181). Das Auftreten der ersten Symptome kann durch eine intrauterine Infektion bei vorzeitigem Blasensprung früher oder durch die prophylaktische Gabe von Antibiotika später sein als es den oben genannten Inkubationszeiten entspricht.

Bei ca. 20 % der Kinder treten eine Pneumonie oder eine andere systemische Infektion auf. Die Mutter und ihr Sexualpartner müssen untersucht und behandelt werden.

Therapie

Die Behandlung wird direkt nach dem Bindehautabstrich, also vor Erhalt des Ergebnisses der Kultur, gegen den wahrscheinlichsten Keim eingeleitet.

Gonokokken. Systemische Antibiotikatherapie mit Cephalosporin der Gruppe 3, z. B. Ceftriaxon, 25 – 50 mg/kgKG/Tag intravenös (maximal 125 mg/Tag), oder Cefotaxim, 100 mg/kgKG/Tag intravenös in 2 – 3 Dosen für 7 Tage. Stündliches Spülen der Augen mit physiologischer Kochsalzlösung, bis kein Sekret mehr vorhanden ist (zum Vermeiden der Hornhautulzeration). Eine lokale Antibiotikagabe (z. B. Bacitracin- oder Erythromycin-Augensalbe oder Ciprofloxacin-Augentropfen) kann meist entfallen.

Ggf. empfiehlt sich die Therapie einer Chlamydien-Koinfektion, bspw. bei unzureichendem Ansprechen auf die Ersttherapie.

Chlamydien. Erythromycin, 30 bzw. 50 mg/kgKG/Tag per os in 2 – 3 ED, für 2 Wochen. Lokaltherapie mit Erythromycin-Augentropfen, 4-mal täglich.

Prophylaxe

Schwangerschaftsvorsorge, um potenziell keimübertragende Mütter zu identifizieren. Eine direkt postnatale 1-malige Gabe von Antibiotikaaugensalbe (z. B. Erythromycin 0,5 % oder Tetrazyklin 1 %) stellt eine gute Prophylaxe gegen Gonokokken, nicht aber Chlamydien dar. Auch die 1-malige Gabe von 2,5 % Povidon-Jod-Lösung stellt eine kostengünstige und effektive Prophylaxe dar, ist aber noch nicht an Populationen in Industrieländern ausreichend untersucht.

Die Credé-Prophylaxe (1 % Silbernitrat- oder Silberazetat-Lösung, 1-malig nach Geburt) wird nicht mehr empfohlen. Sie führt häufig zu einem mehrtägigen Reizzustand der Augen und ist gegen Chlamydien nicht ausreichend wirksam.

Bakterielle Konjunktivitis

Synonym: Bindehautentzündung

Klinisches Bild

Die bakterielle Konjunktivitis kann ein- oder beidseitig (simultan oder nacheinander) auftreten. Beidseitiges Jucken der Augen spricht eher für eine allergische Genese. Befunde: injizierte Konjunktiven (Hyperämie), (muko-)purulentes Sekret, verklebte Lider (besonders morgens). An der Spaltlampe: Bindehautödem, Follikel.

Ätiologie

- akute Konjunktivitis: Hämophilus influenzae, Streptococcus pneumoniae, Moraxella catarrhalis und andere Bakterien
- perakute Konjunktivitis: vor allem Neisserien

Disponierend sind Infektion der oberen Atemwege, Otitis media, kongenitale Tränenwegsstenose, sexueller Missbrauch.

Zur physiologischen Bindehautflora gehören im Wesentlichen koagulasenegative Staphylokokken, Staphylococcus aureus, Corynebacterium spp. und α-hämolysierende Streptokokken.

Diagnose

Anamnese und klinischer Befund sind zur Diagnostik meist ausreichend. Ein Abstrich mit Direktpräparat, Kultur und Resistenzbestimmung ist bei einer leichten und mittelschweren Konjunktivitis selten sinnvoll. Er sollte jedoch bei sehr schweren oder atypischen Formen (z. B. membranöse oder pseudomembranöse Konjunktivitis), Therapieversagern und ungeklärtem chronischem oder rezidivierendem Verlauf erfolgen.

Differenzialdiagnosen der bakteriellen Konjunktivitis sind u. a.:

- virale Konjunktivitis (Pharyngitis, Hauteffloreszenzen, siehe S. 607),
- allergische Konjunktivitis (Jucken, beidseitig, Papillen, Ödem > Rötung),
- toxische Konjunktivitis (z. B. bei übertherapierter chronischer Konjunktivitis),
- Blepharokonjunktivitis (von Lidentzündung ausgehender Bindehautreiz, siehe S. 609),
- Keratitis (siehe S. 608),
- kongenitale Tränenwegsstenose.

Die Differenzierung zwischen bakterieller Konjunktivitis und kongenitaler Tränenwegsstenose ist häufig notwendig. Beide Krankheitsbilder gehen mit verklebten Lidern einher. Bei der reinen Tränenwegsstenose ist die Bindehaut reizfrei, das heißt nicht gerötet. Eine Antibiotikatherapie ist meist nicht erforderlich, auch wenn in einem Abstrich geringe Mengen von Keimen nachgewiesen werden.

Therapie

Die bakterielle Konjunktivitis ist meist eine selbst limitierende Krankheit. Die Remission wird durch Antibiotikaaugentropfen signifikant beschleunigt (Evidenz I). Durch die Gabe von Augentropfen in den Bindehautsack können sehr hohe Wirkspiegel der Antibiotika erreicht werden. Daher ist die Wahl des gegen die Erreger aktiven Antibiotikums bei der unkomplizierten bakteriellen Konjunktivitis meist nicht entscheidend. Die Verträglichkeit der Augentropfen und Kostenfaktoren können im Vordergrund stehen. Bewährt haben sich Gentamicin, Azithromycin, Moxifloxazin aber auch Ofloxacin und Ciprofloxacin, die für Kinder jedoch nicht zugelassen sind.

Die Applikation sollte 4- bis 6-mal täglich erfolgen. Da eine Tropftherapie nachts nicht zweckmäßig ist, kann zur Nacht Augensalbe gegeben werden. Für Patienten mit allergischer Disposition bieten sich konservierungsmittelfreie Augentropfen in Plastikphiolen an, die jeweils die Tropfenmenge für 0,5 – 1 Tag beinhalten. Kombinationspräparate mehrerer Antibiotika sind meist nicht erforderlich und erhöhen das Allergierisiko (z. B. Polymyxin plus Bacitracin). Auch Kombinationspräparate mit Kortikoiden sind selten erforderlich. Wegen der hohen, oft bakteriziden Wirkspiegel ist das Risiko einer Resistenzentwicklung gering.

Eine systemische Therapie ist bei Gonokokken-Infektion notwendig. Bei Kindern bis 45 kg empfiehlt sich 1-malig Ceftriaxon 125 mg intramuskulär oder Spectinomycin 40 mg/kgKG (maximal 2 g) intramuskulär (siehe S. 250)

Prophylaxe
Ähnlich wie bei der Conjunctivitis epidemica ist die Schmierinfektion zu vermeiden (siehe unten).

Chlamydienkonjunktivitis

Synonyma: Einschlusskörperkonjunktivitis, Schwimmbadkonjunktivitis, Paratrachom

Klinisches Bild
Chronische, anfangs einseitige, in Europa erst im späteren Verlauf beidseitige Konjunktivitis, follikuläre Reaktion der tarsalen Bindehaut; präaurikuläre Lymphknotenschwellung.

Unbehandelt folgt eine chronische, persistierende Entzündung mit Vernarbungen der Bindehaut und Hornhaut sowie kornealen Neovaskularisationen im Spätstadium, die zu einer dauerhaften Visusminderung führen können.

Ätiologie
Chlamydia trachomatis, Typen D–K

Epidemiologie
Häufigste Form der einseitigen, infektiösen Konjunktivitis. Keimreservoir ist der Urogenitaltrakt, bei heutigen Desinfektionsmaßnahmen aber nicht mehr das Schwimmbad. Bei Kindern muss an die Möglichkeit sexuellen Missbrauchs gedacht werden.

Diagnose
Klinisches Bild und Bindehautabstrich. Der Abstrich muss durch kräftiges Reiben an der Bindehaut gewonnen werden, da nur so ausreichend Epithelzellen mit den intrazellulären Chlamydien gewonnen werden können. Zur Verfügung stehen Immunfluoreszenztest, PCR und die Kultur.

Therapie
Die Therapie der Chlamydien-Konjunktivitis muss systemisch erfolgen. Bei Kindern < 45 kgKG: Erythromycin, 30 bzw. 50 mg/kgKG/Tag per os auf 2 – 3 Dosen aufgeteilt, oder Azithromycin. Ab 45 kgKG Azithromycin 1-malig 1 g oral.

Eine zusätzliche Lokaltherapie kann mit Erythromycin- oder Azithromycin-Augentropfen 4-mal täglich erfolgen.

Prophylaxe
Zur Prophylaxe siehe S. 182.

Trachom

Das Trachom (siehe auch S. 181) ist eine häufige Erblindungsursache in den Tropen und Subtropen, wobei die Infektion meist im Kindesalter erfolgt. Als Folge einer ausgeprägten Bindehautvernarbung, Entropium und Trichiasis kommt es Jahre und Jahrzehnte später zu einer irreversiblen Hornhauttrübung. Das Trachom wird verursacht von Chlamydia trachomatis, Typen A–C. Die Behandlung erfolgt lokal mit Augentropfen, Azithromycin 2-mal/Tag für 3 Tage. Eine Prophylaxe ist durch bessere Einhaltung der Hygienemaßnahmen zu erreichen.

Virale Konjunktivitis

Eine unspezifische Konjunktivitis bei Kindern ist oft viralen Ursprungs. Influenza-, Epstein-Barr- oder Masernviren sind häufige Erreger und erfordern keine besondere Therapie.

Conjunctivitis epidemica

Synonyma: Adenoviren-Konjunktivitis, „Schnupfen der Augen"

Klinisches Bild
Akute follikuläre Bindehautreizung mit deutlicher Chemosis (Bindehautödem), Betonung der Karunkel (lymphatisches Gewebe im nasalen Lidwinkel), zum Teil ausgeprägtes Lidödem und eher seröses Sekret. Morgens meist verklebte Lider. Schwellung präaurikulärer Lymphknoten. Es kann auch zu petechialen Bindehautblutungen und Pseudomembranbildung kommen.

Meist sind nach Kontakt mit Infizierten zuerst 1 Auge und wenige Tage später auch das 2. Auge betroffen. Fremdkörpergefühl, auch mit Fotophobie. Die akute Konjunktivitis verläuft über 1 – 3 Wochen und heilt meist folgenlos ab. Im Verlauf kommt es bei 1 Viertel der Patienten zum Auftreten von zahlreichen subepithelialen, ca. 0,5 mm großen rundlichen Hornhautinfiltraten (Keratitis nummularis). Sie führen zu reduzierter Sehschärfe mit Blendung und können teilweise monatelang bestehen bleiben, bevor sie sich wieder auflösen.

Ätiologie

Adenovirus Typ 8, 19, 37 und andere.

Epidemiologie

Hoch ansteckende Viruskrankheit, die über Schmierinfektion übertragen wird. Besondere Vorsicht in Arztpraxen (Hände, Instrumente mit Augenkontakt). Epidemieartiges Auftreten mit Erkrankungsgipfel im Spätsommer.

Die **Inkubationszeit** beträgt 2 Tage bis 2 Wochen.

Diagnose

Die Anamnese und das klinische Bild sind meist typisch. Ein Virennachweis ist in den allermeisten Fällen nicht sinnvoll. Seit kurzer Zeit stehen immunologische Schnelltests mit guter Sensitivität und Spezifität (90 – 95 %) zur Verfügung. In Einzelfällen kann ihr Einsatz sinnvoll sein.

Therapie

Eine kausale Therapie besteht nicht. Zur Symptommilderung sind die Gabe von Tränenersatzmitteln in Form von Augengel und kühlen Kompressen hilfreich. Steroid-Augentropfen führen zwar vorübergehend zu einer Milderung des Entzündungsreizes, allerdings zu einem protrahierten Verlauf. Ihre Gabe wird daher – auch für die Behandlung der Keratitis nummularis – nicht empfohlen.

Prophylaxe

Die Keimübertragung kann durch entsprechende Hygienemaßnahmen, über die der Patient und die Eltern gut informiert werden müssen, deutlich reduziert werden. Das Reiben der Augen sollte vermieden werden. Häufiges Waschen der Hände und das Benutzen getrennter Handtücher sind effektive Maßnahmen. Beim Augenarzt muss nach Untersuchung jedes Patienten eine Desinfektion der Tonometerköpfe und bei Verdachtsfällen die Desinfektion der Spaltlampe und des Patientenstuhles erfolgen. Ein Patient gilt als potenziell infektiös, solange noch ein deutlicher Sekretfluss vorliegt (1 – 2 Wochen).

Pharyngokonjunktivales Fieber

Das pharygokonjunktivale Fieber ist eine hoch ansteckende Konjunktivitis, die durch Adenoviren Typ 3 und 7 verursacht wird und von okulärem Befund und Verlauf der Conjunctivitis epidemica ähnelt. Zusätzlich tritt jedoch eine fieberhafte Pharyngitis auf. Die Therapie ist ebenfalls symptomatisch mit Tränenersatz-Augentropfen (z. B. Augengel).

■ Konjunktivitis durch andere Viren

Das Herpes-simplex-Virus ist recht häufig bei Infektionen des äußeren Auges beteiligt. Meist tritt eine primäre Blepharitis mit Bindehautbeteiligung oder eine Keratitis auf. Die Behandlung mit Aciclovir-Augensalbe 5-mal täglich hat Triflurothymidin und Idoxuridin als Therapeutikum der 1. Wahl abgelöst.

Die hämorrhagische Keratokonjunktivitis ist eine epidemische Bindehautentzündung, die durch bestimmte Enteroviren (siehe S. 181) verursacht wird. Gegen die nur einige Tage dauernde Konjunktivitis mit zahlreichen, punktförmigen konjunktivalen Blutungen besteht keine spezifische Therapie.

Keratitis

Eine Hornhautinfektion ist eine eher seltene, aber potenziell sehr schwerwiegende Erkrankung der Augen, die wegen bleibender Hornhauttrübungen und Vernarbungen zu einer dauerhaften Sehminderung führen kann. Daher müssen Patienten mit einem Verdacht auf Keratitis (siehe Tab. **106**) unverzüglich dem Augenarzt vorgestellt werden. Nur mit der Spaltlampenuntersuchung und anderen augenärztlichen Untersuchungen sind eine sichere Differenzialdiagnose und adäquate Therapie möglich.

Tabelle **106** Indikationen für sofortige augenärztliche Untersuchung.

Verdachts-diagnose	Symptome, Befunde
Keratitis (Hornhautentzündung)	starke Schmerzen, Fotophobie, Blendung, Visusminderung, Hornhauttrübung, limbusnahe Betonung der Bindehautrötung, Risikofaktor: Kontaktlinsenträger
intraokulare Infektion	Visusminderung, subjektiv „schwimmende Trübungen"
orbitale Infektion	Bewegungsschmerz, Chemosis, Diplopie, Strabismus, Motilitätseinschränkung, Visusminderung
Dakryozystitis	Rötung, Schwellung und Druckschmerz über Tränensack
Therapieversager	ausbleibende Besserung nach 2 Tagen Therapie

Bei gesunden Kindern tritt eine Keratitis nur extrem selten auf. Disponierende Faktoren sind:

- das Tragen von Kontaktlinsen,
- (Mikro-)Traumen der Hornhaut, z. B. durch Wimpern (Trichiasis),
- Tränenwegsinfektionen,
- Immundefekt, schwere Systemerkrankungen,
- ausgeprägtes trockenes Auge,
- Exposition der Augen, z. B. Ektropium, Fazialisparese mit Lagophthalmus.

Blepharitis

Entzündungen der Lider sind häufig infektiöser Genese, wobei bakterielle und virale Infektionen anzutreffen sind. Das klinische Bild kann sehr unterschiedlich sein: von perakut (Phlegmone) bis chronisch (Lidrandentzündung, Mollusken), kleine lokale Befunde (Chalazion, Mollusken) oder das gesamte Lid betreffend (Phlegmone). Bei einigen Krankheitsbildern kommt es zu einem sekundären Reizzustand der Bindehaut (Blepharokonjunktivitis).

Bei Kontaktlinsenträgern finden sich oft gramnegative Bakterien (Pseudomonas, Serratia u. a.) oder Acanthamöben. Besondere Risikofaktoren sind schlechte Hygieneverhältnisse sowie weiche Hydrogel- oder Dauertragekontaktlinsen.

Am häufigsten handelt es sich um eine bakterielle Keratitis (z. B. Pseudomonas, Streptococcus viridans, Streptococcus pneumoniae). Aber auch Pilzinfektionen (z. B. Candida spp., Fusarium, Aspergillus spp.), virale Infektionen (z. B. HSV, VZV mit teils chronisch rezidivierendem Verlauf) oder Acanthamöbeninfektionen treten auf.

Die Anamnese und das klinische Bild erlauben meist eine Differenzierung der Keratitisarten. Ein Bindehautabstrich und Hornhaut-„scraping" mit mikrobiologischer Diagnostik vor Beginn der Antibiotikagabe ist indiziert. Besonders bei kleinen Kindern sind die diagnostischen Möglichkeiten eingeschränkt, da sich eine Spaltlampenuntersuchung schwer durchführen lässt.

Die Therapie besteht zum einen aus einer spezifischen intensiven, keimeliminierenden Tropftherapie und zum anderen in der Gabe von entzündungshemmenden Steroid-Augentropfen zur Reduktion der Hornhautdestruktion und -vernarbung. Eine systemische Therapie ist in der Regel nicht erforderlich. Die Therapie muss in den Händen eines auf diesem Gebiet erfahrenen Augenarztes liegen.

Hordeolum, Chalazion

Hordeola („Gerstenkorn") stellen häufige, lokal begrenzte, akute, purulente Infektionen des Lides dar. Sie resultieren aus einer Verlegung der im Lid liegenden akzessorischen Drüsen (Zeis-, Moll- oder Meibom-Drüsen), was zu einer sekundären Vermehrung von Staphylokokken und Streptokokken führt. Neben dem lokalen Knoten kann es zu einer Schwellung und Rötung des gesamten Lides kommen. Dieses muss von einer Lidphlegmone unterschieden werden. Die Therapie erfolgt mit trockener Wärme und antiseptischer Salbe (z. B. Bibrocathol). Ein Hordeolum kann in ein Chalazion übergehen.

Ein Chalazion („Hagelkorn") ist eine chronische, granulomatöse Entzündung der Meibom-Drüsen, die ebenfalls durch Sekretstau entsteht. Eine sekundäre Infektion kann eine antiseptische Therapie erfordern (z. B. Bibrocathol). Da bei kleinen Kindern eine operative Entfernung nur in Vollnarkose möglich ist, sollte die innerhalb von Monaten oft einsetzende spontane Rückbildung abgewartet werden. Bei hartnäckigen Befunden kann eine Inzision und Kürettage notwendig werden.

Da oft eine Disposition zur Verlegung der Ausführungsgänge besteht, sind Rezidive bei Hordeolum und Chalazion häufig.

Blepharitis marginalis

Eine Störung der Sekretzusammensetzung oder des Abflusses führt zu einer chronischen Besiedlung der Lidranddrüsen mit koagulasenegativen Staphylokokken (seltener S. aureus). Die von ihnen gebildeten Exotoxine rufen eine chronische, follikuläre Bindehautreizung hervor, die sich oft am Limbus besonders ausbildet. Die Therapie besteht aus einer täglichen Lidkantenpflege (2-mal täglich) mit möglichst warmen Umschlägen und anschließender Reinigung mit Wattestäbchen. Eine zusätzliche antibiotische (z. B. Aminoglykosid lokal) und entzündungshemmende Therapie (Steroid-Augentropfen) ist sinnvoll. Rezidive treten häufig auf. Eine systemische Therapie mit Doxyzyklin per os ist bei Kindern ab 9 Jahren bei hartnäckigen Formen indiziert.

Welche Rolle die oft beobachtete Besiedlung der Wimpernbälge mit Demodex folliculorum spielt, ist noch nicht geklärt. Eine spezifische Therapie gegen die Milbe besteht allerdings nicht. Quecksilberpräzipitatsalben, die ohne Bindehautkontakt auf die Wimpern appliziert werden, sind bei Kindern nur schwer einsetzbar.

Lidphlegmone

Häufige Ursachen für eine diffuse, subkutane, meist *einseitige* Infektion im Lid sind Traumen (oft Staphylococcus aureus, Streptokokken), Infektionen des äußeren Auges und besonders Fortleitung einer eitrigen Sinusitis (oft H. influenzae). Ggf. auch CT der Orbita und Nebenhöhlen veranlassen. Da die Lidhaut sehr locker ist, kann es innerhalb von Stunden zu einer massiven schmerzhaften Lidschwellung kommen. Im Gegensatz zum meist *beidseitigen* allergischen Lidödem ist die Schwellung bei der Phlegmone deutlich über-

wärmt und prall-elastisch. Eine orbitale Ausbreitung nach Durchbruch des Septum orbitale kann erfolgen (siehe S. 611).

Die Therapie der Wahl ist eine sofortige intravenöse Antibiotikagabe, z. B. Cefotaxim, 100 mg/kgKG/Tag in 2 ED für mindestens 5 Tage, und anschließend ein Oralcephalosporin der Gruppe 2, bspw. Cefuroximaxetil. Eine evtl. bestehende Sinusitis muss entsprechend behandelt werden (HNO-Konsil).

Molluscum contagiosum

Infektionen der Augenlider mit Molluscum contagiosum (siehe auch S. 379) zeigen die typischen Dellwarzen, die zum Teil verdeckt zwischen den Wimpern liegen. Sie können ein- oder beidseitig auftreten. Auf eine Beteiligung anderer Körperregionen muss geachtet werden. Für den Patienten unangenehm ist die Mitbeteiligung der Bindehaut. Hier kann es zu einer chronischen Keratokonjunktivitis mit Hornhautvaskularisationen (Pannus) kommen. Die Mollusken können über Monate bestehen, sich spontan zurückbilden oder auch für Jahre persistieren.

Die Therapie besteht aus der mechanischen Entfernung der Lidläsionen durch Ausdrücken mit einer anatomischen Pinzette in lokaler Betäubung oder Allgemeinnarkose bei kleinen Kindern oder verbreitetem Befall. Alternativ sind beschrieben: Inzision, Kürettage, Kauterisation, Laser- und Kryotherapie. Der Bindehautreizung kann noch Wochen weiterbestehen.

Verruca

Infektionen mit dem Papillomavirus können auch am Lid zu gestielten oder breitbasigen Papillomen führen. Eine begleitende Bindehautentzündung ist häufig, ebenso wie die spontane Regression der Warzen. Selten ist die operative Entfernung notwendig.

Pediculosis

Ein Befall der Wimpern mit der Filzlaus (Pediculus pubis) ist häufiger als mit der Kopflaus. Da viele chemische Behandlungen wegen der Nähe zu den Augen nicht möglich sind, stellt die mechanische Entfernung der Läuse mit der Pinzette die effektivste Therapie dar. Unter Umständen ist eine wiederholte Entfernung notwendig. Eine zusätzliche Behandlung der Wimpern mit 1 % Silbernitrat, Pilokarpin-Öl oder dickem Salbenauftrag kann entfallen.

Infektionen des Tränensystems

Zur kongenitalen Tränenwegsstenose siehe bakterielle Konjunktivitis, S. 606.

Besteht in den Tagen nach der Geburt eine Dakryozele (eine vermutlich durch einen Ventilmechanismus entstandene, livide, prall-elastische, nicht infizierte Schwellung des Tränensacks) ist eine feste Massage und evtl. eine Sondierung der Tränenwege unter systemischem Antibiotikaschutz (z. B. Cefuroxim) notwendig, um einer Dakryozystitis vorzubeugen. Ziel der Sondierung und Massage ist es, einen anhaltenden Sekretstau in den Tränenwegen zu vermeiden.

Dakryoadenitis

Bei der akuten, ein- oder beidseitigen Infektion der Tränendrüse kommt es zu einer schmerzhaften Schwellung am lateralen Oberlid, einer sog. Paragrafenform des Oberlides und präaurikulären Lymphknotenschwellung, oft mit Fieber und Leukozytose. Bakterien (Staphylokokken, Streptokokken, Gonokokken) und Viren (EBV, Mumpsvirus, VZV) kommen als Erreger infrage. Bei bakteriellen Infektionen kann es zu einem purulenten Bindehautsekret kommen, ein Bindehautabstrich ist

dann sinnvoll. Die systemische Antibiotikatharapie sollte mit Cephalosporinen durchgeführt werden. Eine lokale Therapie ist bei purulentem Sekret sinnvoll.

Kanalikulitis, Dakryozystitis

Eine Infektion in den ableitenden Tränenwegen zeigt sich mit einer schmerzhaften, geröteten Schwellung im nasalen Lidwinkel. Evtl. lässt sich purulentes Sektret aus den Tränenwegen exprimieren (Abstrich). Die Therapie erfolgt mit Cephalosporinen der Gruppen 2 oder 3. Zusätzlich werden Antibiotikaaugentropfen (z. B. Erythromycin) und abschwellende Augentropfen (z. B. Xylometazolin) gegeben. Eine Sondierung der Tränenwege im Akutstadium ist kontraindiziert, da es über via falsa zur Aussaat der Keime kommen kann.

Persistiert nach dem Abklingen der Entzündung ein Verschluss der Tränenwege mit Epiphora und verklebten Lidern oder kommt es zu chronischen/ rezidivierenden Dakryozystitiden, ist eine Tränenwegsondierung (mit Intubation) oder operative Rekonstruktion der Tränenwege erforderlich.

Orbitale Infektionen

Bei einer orbitalen Ausbreitung einer Infektion, z. B. einer Lidphlegmone oder einer Sinusitis, kommt es neben dem zunehmendem Lidödem zu Exophthalmus, Bindehautschwellung (Chemosis) und Motilitätseinschränkung. Gefährliche Komplikationen können eine Visusminderung durch Kompression des Sehnervs und eine intrakraniale Ausbreitung sein. Daher sind ein umgehendes HNO-Konsil und Untersuchungen mittels CT/MRT notwendig. Eine sofortige Therapie mit Ceftazidim oder Ceftotaxim (jeweils 100 – 150 mg/kgKG/Tag

intravenös in aufgeteilten Dosen) *zusammen mit* einem Isoxacillinpenicillin (100 – 200 mg/kgKG/ Tag) ist notwendig. Zeigt sich nach 2-tägiger Therapie keine Besserung, ist ein MRT der Orbitae und der Nasennebenhöhlen notwendig, um eine Abszessbildung (oft subperiostal) zu erkennen und die Indikation zur operativen Entlastung zu stellen.

Bei Kompression des Sehnervs ist die zusätzliche hoch dosierte Gabe von Steroiden zu überlegen.

Intraokulare Infektionen

Intraokulare Infektionen sind seltene, aber potenziell das Sehen bedrohende Ereignisse. Neben einer Vielzahl von Viren (HSV, CMV, HIV u. a.), die besonders bei Patienten mit geschwächter Immunabwehr zu einer schnell fortschreitenden, nekrotisierenden Retinitis führen, können Parasiten (Toxoplasma gondii, Toxocara) und selten auch Bakterien oder Pilze (Endophthalmitis, meist posttraumatisch oder postoperativ, sehr selten endogen) eine intraokulare Infektion hervorrufen. Eine Übersicht über die typischen Krankheitsbilder geben Tab. **107** und Tab. **108**.

Tabelle **107** Augenbeteiligung bei systemischen Infektionen – intrauterine Infektionen.

	Okuläre Manifestation
Röteln	Pigmentalteration der Netzhaut 40 %, Katarakt 25 %, Keratitis 20 %, Glaukom 10 %, Mikrophthalmus
Toxoplasmose	Chorioretinitis, oft beidseitig, Makula betroffen; seltener: Mikrophthalmus, Katarakt, Optikusatrophie Falls bei sicher infizierten Kindern der okuläre Erstbefund unauffällig ist, sind Kontrollen nach 1 Woche, dann 2 Wochen, 1 Monat und dann alle 3 Monate sinnvoll, da eine Chorioretinitis auch postnatal auftreten kann.
CMV	okuläre Beteiligung nicht häufig (6 % der Kinder von primär infizierten Müttern), Chorioretinitis, Mikrophthalmus, Katarakt, Keratitis, Optikusatrophie Chorioretinale Narben sind weniger pigmentiert als bei Toxoplasmose.
HSV	Blepharokonjunktivitis, Keratitis dendritica bei ZNS-Befall: periphere Chorioretinitis, Optikusatrophie, sekundäre Katarakt, selten nekrotisierende Retinitis
Varizellen	Chorioretinitis (ähnlich Toxoplasmose, starke Vernarbung, evtl. Traktionsablatio), Mikrophthalmus, Katarakt, Horner-Syndrom
Lues	interstitielle Keratitis (5.– 20. Lebensjahr) mit Iritis ; Chorioretinitis („Pseudoretinitis pigmentosa")

Tabelle **108** Augenbeteiligung bei systemischen Infektionen – erworbene und reaktivierte Infektionen.

	Okuläre Manifestation	Diagnostik	Therapie	Prognose
CMV, HSV	nekrotisierende Retinitis	klinisch	Vitrektomie, intravitreal und i. v. Ganciclovir (oder Foscarnet)	schnell fortschreitend; 80 % sprechen auf Therapie an
HIV	Mikroangiopathie (Blutungen, Infarkte), CMV, Toxoplasma-, VZV-Retinitis, Kaposi-Sarkom der Bindehaut, Molluscum contagiosum u. a.	Serologie, klinisches Bild	keine spezifische okuläre Therapie bei Kaposi-Sarkom: Exzision, Laser, Radiatio	
Varizellen	Lidbeteiligung, Konjunktivitis selten: Iritis mit Mydriasis und Akkommodationslähmung durch Befall des Ganglion ciliare, meist einseitig	klinisch	evtl. lokal Aciclovir systemisch Aciclovir	

Tabelle **108** Fortsetzung.

	Okuläre Manifestation	Diagnostik	Therapie	Prognose
Masern	interstitielle Keratitis, Iritis	klinisch	Tränenersatz-Augentropfen	
Mumps	Dakryoadenitis, interstitielle Keratitis, Iritis	klinisch	Tränenersatz	
Lyme-Borreliose	Uveitis, Augenmuskelparesen, Papillitis	siehe: Lyme-Borreliose (S. 350)	siehe: Lyme-Borreliose	
Toxocara canis	granulomatöse Uveitis (Endophthalmitis, makulär oder peripher), Alter 2 – 12 Jahre	klinisch, Ultraschall (DD: Retinoblastom), ELISA, nur selten Eosinophilie	Steroide p. o.	Spätstadium: evtl. traktive Makulaektopie, Ablatio retinae
Toxoplasma gondii	rezidivierende Chorioretinitis, meist einseitige Aktivierung einer konnatalen Infektion	klinisch bei rein okulären Aktivierungen meist keine/geringe Titerbewegungen	Remission des Schubes kann durch Therapie beschleunigt werden. Indikation: visusbedrohende Infektion (d. h. Makula oder papillennahe Lage) Pyrimethamin, Sulfadiazin, Folinsäure (S. 518), Prednisolon, 1 mg/kgKG/Tag, über 4 Wochen mit langsamer Reduktion	gut, solange nicht die Makula betroffen ist, rezidivierend

DD: Differenzialdiagnose

Literatur

American Academy of Ophthalmology. Preferred Practice Patterns. 2007; http://www.one.aao.org/CE/PracticeGuidelines/PPP.aspx; Stand: Oktober 2008

Sheikh A, Hurwitz B, Cave J. Antibiotics versus placebo for acute bacterial conjunctivitis. The Cochrane Library 2006; http://www.cochrane.org/reviews/en/ab001 211.html; Stand: Oktober 2008

Koordinator:
O. Ehrt

Mitarbeiter:
V. Klauss

Enteritis

Klinisches Bild

Leitsymptom ist der Durchfall. Dieser kann schleimig, wässrig, blutig, bei Säuglingen oft spritzend sein. Vorangehende oder begleitende Symptome sind Blässe, Appetitlosigkeit, Übelkeit, Erbrechen, Bauchschmerzen (Tenesmen), Blähbauch und ein verminderter Allgemeinzustand. Häufig besteht Fieber.

Das klinische Bild variiert je nach Art des Erregers und Schweregrad der Erkrankung. Bei ausgeprägten Durchfällen und Erbrechen können Wasser- und Elektrolytverluste, vor allem bei Säuglingen und Kleinkindern, zur Exsikkose unterschiedlichen Ausmaßes führen (siehe Tab. **109**). Die klinische Beurteilung der Dehydratation ist wichtig, da Daten zum aktuellen Gewichtsverlust nicht immer eruierbar sind. Blutdruckabfall und Tachykardie im Rahmen der intravasalen Hypovolämie können bis zum hypovolämischen Schock fortschreiten.

Die akute Dehydratation kann je nach Höhe des Serumnatriumwertes isoton, hypoton oder hyperton sein. Die iso- und hypotone Dehydratation zeigt unter Therapie meist eine gute Prognose. Bei überwiegendem Wasserverlust kann die seltene hypertone Dehydratation entstehen, welche oft eine zerebrale Symptomatik zeigt (akute hyperpyretische Toxikose, Neurotoxikose) und zu definitiven neurologischen Schäden führen kann. Als Zeichen einer Hypokaliämie sind Muskelhypotonie oder Ileussymptome zu werten. Eine schwere Exsikkose kann zu Somnolenz, Krampfanfall, Hyperpyrese, Koma und zum Tode führen; überlebende Kinder können bleibende ZNS-Läsionen aufweisen.

Seltene immunmediierte extraintestinale Manifestationen umfassen reaktive Arthritis (Salmonellen, Shigellen, Yersinien, Campylobacter, Kryptosporidien), Guillain-Barré-Syndrom (Campylobacter), IgA-Nephropathie (Campylobacter), Glomerulonephritis (Shigellen, Campylobacter, Yersinien), Erythema nodosum (Yersinien, Campylobacter, Salmonellen) oder eine hämolytische Anämie (Campylobacter, Yersinien).

Enterohämorrhagische E. coli und Shigellen können Auslöser eines hämolytisch-urämischen Syndroms sein. Spezifische Organmanifestationen sind z. B. Meningitis und Osteomyelitis bei Salmonellosen oder Leberabszesse bei der Amöbeninfektion.

Eine mesenteriale Lymphadenitis kann bei der Yersiniose auftreten und Schwierigkeiten bei der Abgrenzung einer akuten Appendizitis oder eines Morbus Crohn bereiten. Vulvovaginitis oder Harnwegsinfektionen können infolge lokaler Keimaus-

Tabelle **109** Klinische Einschätzung des Flüssigkeitsverlustes.

Dehydratation	Leicht	Mittelschwer	Schwer
Gewichtsverlust	< 5 %	5 – 10 %	> 10 %
Allgemeinzustand	wach, durstig, unruhig	sehr unruhig oder schwach	somnolent bis komatös, peripher kalt
Puls	normalfrequent	frequent, klein	tachykard
Blutdruck	normal	normal bis erniedrigt	erniedrigt
Hautturgor	normal bis gering reduziert	reduziert	stehende Hautfalten
Schleimhäute	feucht	trocken	sehr trocken
Fontanelle	im Schädelniveau bis leicht eingesunken	eingesunken	tief eingesunken
Augen	im Niveau bis leicht eingesunken	eingesunken	deutlich eingesunken
Tränen	normal	fehlend	fehlend
Urinproduktion	normal	Oligurie	Oligo- bis Anurie

breitung entstehen. Septische Formen sind möglich, vor allem bei Salmonellosen.

Der Verlauf des allergrößten Teils kindlicher Enteritiden ist unkompliziert und auf wenige Tage begrenzt. Protrahierte Formen (länger als 14 Tage) gibt es bei Lamblien-Infektionen und bei immunsupprimierten Patienten. Durch nachhaltige Mukosaläsionen kann nach jeder akuten Enteritis ein Malabsorptionssyndrom und eine enterale Laktose- oder Proteinintoleranz entstehen (Postenteritis-Syndrom). Protrahierte, teils sogar iatrogen induzierte Diäten können dies verstärken. Die erhöhte Darmmotilität im Rahmen einer Enteritis kann bei Kleinkindern Ursache für eine Invagination sein. In ca. 1 Drittel der Fälle kann sich ein postinfektiöses Reizdarmsyndrom entwickeln.

Ätiologie/Epidemiologie

Die Häufigkeit akuter Durchfallerkrankungen ist in den ersten 3 Lebensjahren sehr hoch und liegt bei durchschnittlich bis zu 3 Episoden pro Jahr. Das Erregerspektrum der infektiösen Enteritis umfasst Viren, Bakterien und Protozoen (siehe Tab. **110**). Der Anteil der Erreger schwankt je nach Jahreszeit, Lebensalter und epidemiologischer Situation. In Mitteleuropa werden 50–80 % aller Enteritiden des Säuglings- und Kleinkindalters durch Viren verursacht, allen voran Rotaviren. Deren Häufigkeitsgipfel liegt in den Herbst- und Wintermonaten. Weitere virale Enteritiserreger sind Adenoviren (Serotyp 40, 41), Noro- (früher Norwalk-), Astro- und Coronavirus.

Die vorrangigen enteropathogenen Bakterien sind Salmonellen, Campylobacter, darmpathogene E. coli und Shigellen, seltener sind Clostridium difficile und Yersinia enterocolitica. Unter den Protozoen nehmen in Mitteleuropa die Lamblien, vor allem bei Kindern im Schulalter, den 1. Rang ein.

Die Ansteckung erfolgt meist fäkal-oral, entweder über Personenkontakt oder über ein kontaminiertes Nahrungsmittel bzw. Wasser. Für bakterielle Erreger ist die Inokulationsmenge des Erregers entscheidend. E. coli, Salmonellen und V. cholerae führen ab einer Inokulationsmenge von 10^5–10^8 Keimen zur Erkrankung (Daten für gesunde Erwachsene, siehe S. 456), während bei Giardia lamblia, Shigellen und Amöben Keimzahlen von 10–100 ausreichen. Daher sind letztgenannte Erkrankungen schon durch Personenkontakt leicht übertragbar, während bspw. Salmonellen erst durch Vermehrung in einem kontaminierten Nahrungsmittel ihre infektiöse Keimzahl erreichen müssen. Bei Säuglingen und Kleinkindern, bei

Malnutrition und bei verschiedenen Grundkrankheiten, wie Zöliakie, Mukoviszidose, chronisch entzündliche Darmerkrankungen, bei Hypazidität des Magens unter Protonenpumpenhemmern, nach Zerstörung der physiologischen Darmflora (u. a. durch Antibiotika), besteht infolge unzureichender Abwehrmechanismen ein größeres Risiko, an einer Enteritis schon bei geringerer Inokulationsmenge des Erregers zu erkranken. Bei immunsupprimierten Patienten können auch opportunistische Erreger wie Bacillus cereus, Zytomegalievirus (z. B. foudroyante Verläufe bei Colitis ulcerosa), Kryptosporidien, Mikrosporidien, Isospora belli und atypische Mykobakterien eine Enteritis verursachen.

Ätiologisch ist auch an sekundäre (oder parenterale) Enteritis bei Grundkrankheiten wie Malaria, bakterielle Meningitis, Sepsis, Pneumonie, Otitis media zu denken sowie an Invagination und hämolytisch-urämisches Syndrom.

Diagnose

Die direkte erregerspezifische Diagnostik erfolgt in erster Linie aus Stuhlproben oder einem Rektalabstrich (siehe Tab. **110**). Besonders wichtig sind frühzeitige Stuhluntersuchungen bei schweren Allgemeinsymptomen, bei blutigen Durchfällen, bei Verdacht auf hämolytisch-urämisches Syndrom, bei immunsupprimierten Patienten, bei Ausbrüchen von Durchfallerkrankungen, nach Aufenthalt in subtropischen oder tropischen Ländern sowie unter Chemotherapie und Antibiotikagabe oder bei länger dauernden Durchfällen (> 1 Woche). Auf eine Erregersuche kann bei leichter, unkomplizierter Krankheit verzichtet werden, wenn sich daraus keine klinischen oder epidemiologischen Konsequenzen ergeben. In akuten Erkrankungsfällen reicht eine Stuhlprobe aus, werden Parasiten gesucht, erhöht sich die Nachweisrate bei 3-maliger Stuhluntersuchung. Allerdings ist bei der Suche nach Parasiten die Präpatenzzeit (Dauer von Infektion bis zum möglichen Nachweis von Parasiteneiern im Stuhl) zu berücksichtigen. Die Präpatenzzeit beträgt für den Großteil der humanpathogenen Parasiten mehrere Wochen. Für Gewebeparasiten besteht in dieser Zeit die diagnostische Möglichkeit in der serologischen Untersuchung.

Die verschiedenen E.coli-Stämme bedürfen zur Abgrenzung von der normalen Darmflora spezieller Nachweismethoden (Spezialagar, Serotypisierung, Toxinnachweis und -typisierung mittels ELISA oder molekularbiologischer Diagnostik), welche Speziallabors vorbehalten sind.

Tabelle **110** Epidemiologische Angaben zu ausgewählten Erregern der infektiösen Enteritis (siehe auch erregerspezifische Kapitel).

Erreger	Infektionsquelle	Inkubationszeit	Nachweis
Rotaviren	Erkrankte (v. a. Kindergruppen, Klinik)	1 – 3 Tage	Antigennachweis im Stuhl
Noroviren (früher Norwalkviren)	Erkrankte (Kindergarten, Altersheim, Schiffsreisen, Krankenhaus)	6 – 48 Stunden	RNA-Nachweis im Stuhl (RT-PCR)
Adenoviren	Erkrankte	5 – 8 Tage	Antigennachweis im Stuhl
E. coli enteropathogene (EPEC)	Erkrankte, kontaminierte Nahrung/Wasser, Rohmilch	2 Stunden– 6 Tage	PCR
enterotoxische (ETEC)	kontam. Nahrung, Reisediarrhö	Stunden bis wenige Tage	Toxinnachweis (ELISA, PCR)
enterohämorrhagische (EHEC)	Rohmilch, halbgegartes Fleisch, Erkrankte	3 – 9 Tage	Verotoxinnachweis (PCR), Kultur
Salmonella enteritica	Geflügel u. a. kontam. Nahrung, Erkrankte	5 – 72 Stunden	Stuhlkultur, Blutkultur, evtl. Nahrungsreste
Salmonella Typhi	Erkrankte, kontaminierte Nahrung/Wasser	1 – 3 Wochen	Blut-, Stuhl-, Urinkultur
Campylobacter jejuni	Geflügel, Rohmilch,Tiere	2 – 7 Tage	Stuhlkultur
Yersinia enterocolitica	Erkrankte, kontaminierte Nahrung/Wasser	4 Tage– 2 Wochen	Stuhlkultur
Shigellen	Erkrankte, kontaminierte Nahrung/Wasser	2 – 4 Tage	Stuhlkultur
Clostridium difficile	antibiotikainduziert	variabel	Antigen-ELISA
Clostridium perfringens	kontam. Nahrung	6 – 24 Stunden	Enterotoxinnachweis
Staphylococcus aureus	kontam. Nahrung	2 – 6 Stunden	Kultur aus Stuhl, Erbrochenem, Nahrung, Enterotoxinnachweis
Bacillus cereus	kontam. Nahrung	1 – 6 Stunden od. 8 – 16 Stunden[1]	Kultur aus Stuhl, Erbrochenem, Nahrung
Vibrio cholerae	Erkrankte, Wasser, Nahrung, Meerestiere	18 Stunden– 6 Tage	Stuhlkultur
Lamblien	Erkrankte, Wasser, Tiere	einige Tage	Mikroskopie (Stuhl, Duodenalsaft), ELISA (Stuhl)
Entamoeba histolytica	Erkrankte, kontam. Wasser und Nahrung	variabel (2 – 4 Wochen)	Mikroskopie, Antigen-ELISA
Kryptosporidien	Erkrankte, Wasser, Tiere	2 – 14 Tage	Mikroskopie, Antigen-ELISA

[1] je nach Aufnahme des Toxins oder der Sporen

Bei starker Beeinträchtigung und hohem Fieber ist immer eine Blutkultur anzulegen. Gramgefärbte Stuhlpräparate eignen sich nicht zur bakteriellen Erregerdiagnostik, mit Ausnahme von Staphylococcus aureus bei Enterokolitis.

Unter den Virusenteritiden können Rota-, Adeno-, Noro- und Astroviren durch den Antigennachweis im Stuhl diagnostiziert werden. Für alle anderen viralen Durchfallerkrankungen stehen oft keine Routineverfahren zur Verfügung. Die Diagnostik von Giardia lamblia, Amöben und Kryptosporidien erfolgt durch Mikroskopie des Stuhls inkl. Anreicherung und Spezialfärbungen (Trichrom- oder Kiuyoun-Färbung).

In vielen Fällen ist eine ätiologische Abklärung nicht möglich. Eine Verdachtsdiagnose ergibt sich vielfach anhand der sozioepidemiologischen Anamnese und des klinischen Bildes. Die Anamnese soll daher mögliche Ansteckungsquellen eruieren und Fragen nach Essgewohnheiten, Genuss von unpasteurisierter Milch, Milchprodukten, Geflügel, rohem oder unzureichend gegartem Fleisch, ungekochten Eiern, Speiseeis etc. einschließen. Weiterhin ist eine Reiseanamnese zu erheben, nach Erkrankungen bei Kontaktpersonen (Familie, Kindergarten, Schule), Vorerkrankungen sowie nach Medikamenteneinnahme und Tierkontakt zu fragen. Blutig-schleimige Stühle weisen eher auf eine entzündliche Kolonbeteiligung mit enteroinvasiven Erregern (Salmonellen, enterohämorrhagische und enteroinvasive E. coli, Yersinien, Amöben, Shigellen) hin. Virale Infektionen können mit Zeichen einer Infektion der oberen Luftwege und Myalgie einhergehen.

Neben der Erregerdiagnostik sind die Erfassung und Objektivierung der klinischen Symptome des Patienten bedeutsam. Klinisches Zustandsbild (siehe Tab. **109**), Körpergewicht und Miktionsverhalten sind am wichtigsten zur Abschätzung des Ausmaßes der Dehydratation. Labordaten wie Serumelektrolyte, Säure-Basen-Status, Hämatokrit, Kreatinin und Osmolarität sind bei leichtem Durchfall nicht erforderlich.

Die differenzialdiagnostischen Überlegungen einer akuten Durchfallerkrankung müssen *immer* auch eine schwere Grundkrankheit (z. B. bakterielle Meningitis, Pyelonephritis, Invagination, hämolytisch-urämisches Syndrom) einschließen, bei der eine Enteritis als Begleitsymptom auftreten kann. Bei rezidivierenden oder chronischen Durchfällen besteht ein breites differenzialdiagnostisches Spektrum (Malabsorptionssyndrome unterschiedlichster Genese, anatomische Fehlbildungen, Endokrinopathien, Immundefekte, Stoffwechselstörungen, Neoplasien u.v. a.).

Therapie

Die infektiöse Enteritis ist in den meisten Fällen eine innerhalb weniger Tage selbsteliminierende Krankheit.

Die Therapie beruht im Wesentlichen auf dem Ersatz von Wasser- und Elektrolyten (Rehydratation), neuerdings in Kombination mit Probiotika möglich, und der raschen Wiedereinführung der altersgemäßen Ernährung (Realimentation). Protrahierte Diäten sind unter allen Umständen zu vermeiden.

Die früher übliche Teepause schädigt die Darmzotten.

Die medikamentöse Therapie steht im Hintergrund. Antibiotische Behandlung ist nur in Einzelfällen erforderlich.

■ Rehydratation und Realimentation
(Evidenzgrad I)
▶ Rehydratation
Wenn **keine Dehydratationszeichen** ersichtlich sind, genügt die Steigerung der oralen Flüssigkeitszufuhr. Der Einsatz einer oralen Rehydratationslösung ist nicht erforderlich.

Bei einer **milden Dehydratation** von weniger als 5 % des Körpergewichtes ist die orale Rehydratation mit einer Rehydratationslösung angezeigt (Tab. **111**). Die intestinale Wasseraufnahme ist eng mit einem an Natrium gekoppelten Glukosetransport verknüpft. Eine optimale Flüssigkeitsresorption ist mit einer Lösung gegeben, die einen Natriumgehalt von 60 mmol/l und einen Glukosegehalt zwischen 75 und 110 mmol/l aufweist. Die Gesamtosmolarität soll bei 200 – 250 mOsm/l lie-

Tabelle **111** Zusammensetzung einiger kommerziell verfügbarer oraler Rehydratationslösungen.

Name	Natrium [mmol/l]	Kalium [mmol/l]	Chlorid [mmol/l]	NaHCO$_3$ [mmol/l]	Zitrat [mmol/l]	Glukose [mmol/l]	Osmolarität [mOsm/l]
WHO-Empfehlung	75	20	65	0	10	75	245
Elotrans	90	20	80	0	10	111	311
ESPGHAN-Empfehlung[1]	60	20	< 25	0	10	74 – 111	200 – 250
Oralpädon 240	60	20	60	0	10	90	240
GES 45	49	25	25	23	9	109	298

[1] Die Unterschiede der WHO- und ESPGHAN-Empfehlungen basieren auf den unterschiedlichen Gastroenteritiserregern und damit unterschiedlichen Elektrolytverlusten im Stuhl: Cholera: Natrium im Stuhl > 90 mmol/l, Rotaviren: Natrium im Stuhl 40 – 50 mmol/l.

gen. Solche oralen Glukose-Elektrolyt-Rehydratationslösungen sind als Fertigpräparate kommerziell erhältlich. Lösungen, die polymere Kohlenhydrate (z. B. Reisschleim, Stärke, Maltodextrin) enthalten, sind wegen ihrer geringeren osmotischen Wirkung zu bevorzugen.

Orale Rehydratationslösungen (ORL) sind bei hypo-, iso- und hypertoner Dehydratation einsetzbar. Nicht geeignet zur oralen Rehydratation sind Cola, Apfelsaft und andere Lösungen, welche durch ihre hohe Osmolarität eine Verstärkung des Durchfalls verursachen können. Auch Wasser und Tee ohne Zusätze sollten wegen der Gefahr der Hyponatriämie nicht verabreicht werden.

Das Kind soll bei leichter Dehydratation ca. 50 ml/kgKG in 6 Stunden trinken oder sondiert bekommen. Jeder zusätzliche Verlust (durch Stuhl, Erbrechen) ist zu ersetzen (10 ml/kgKG pro Stuhl, Abschätzen der Menge des Erbrochenen). Dabei ist das wiederholte Verabreichen kleiner Flüssigkeitsmengen günstig (z. B. 1 Teelöffel alle 1 – 2 Minuten ergibt eine stündliche Flüssigkeitszufuhr von 150 – 300 ml). Mit dem Rückgang der Dehydratation und der Korrektur der Serumelektrolyte nimmt die Häufigkeit von Erbrechen meist ab, sodass größere Flüssigkeitsmengen in größeren Zeitintervallen verabreicht werden können.

Bei einer **mittelschweren Dehydratation** (6 – 10 %) ist eine stationäre Behandlung zur Überwachung indiziert. Die Rehydratation (100 ml/kgKG über 6 Stunden plus Ersatz weiterer Flüssigkeitsverluste) sollte bei stabilem Allgemeinzustand primär oral erfolgen. Ein moderat dehydriertes durstiges Kind wird die angebotene ORL nicht primär ablehnen.

Persistiert trotz häufiger oraler Gabe kleiner Mengen ORL (teelöffelweise) das Erbrechen, kommt als nächste Stufe die Rehydratation über eine nasogastrale Sonde. Obwohl genügend Evidenz (Grad I) vorliegt, dass die nasogastrale Rehydratation gleich effektiv, komplikationsärmer und sogar ökonomisch günstiger ist als die intravenöse Rehydratation, wird das Verfahren der nasogastralen Rehydratation in Deutschland bisher zu selten angewandt. Hinzu kommt nach neuesten Erkenntnissen noch der Vorteil der nasogastralen Sonde, damit frühzeitig eine Kombination der ORL und Probiotika beginnen zu können.

Bei **schwerer Dehydratation** (> 10 %) ist die intravenöse Rehydrierung erforderlich. Initial wird die Bolusgabe von physiologischer Kochsalzlösung oder Ringer-Lactat empfohlen (z. B. 20 ml/kgKG innerhalb 1 Stunde). Dies kann bei Schock wieder

holt werden. Die weitere intravenöse Infusionstherapie muss in Abhängigkeit von Elektrolytwerten, Säure-Basen-Status und klinischem Zustandsbild erfolgen. Als Erhaltungsbedarf kann 100 ml/ kgKG/Tag für ein Körpergewicht von 1 – 10 kg, plus 50 ml/kgKG/Tag für ein Körpergewicht von 11 – 20 kg, plus 25 ml/kgKG/Tag für ein Körpergewicht von 21 – 30 kg angenommen werden (oder 1800 ml/m^2/Tag). Erlittene Verluste müssen zusätzlich gemäß Schätzung des Dehydratationsgrades ersetzt werden, davon das 1. Drittel in den ersten 8 – 12 Stunden, der Rest in den nächsten 36 Stunden. Bei der hypertonen Dehydratation muss auf einen besonders *langsamen* Ausgleich der Elektrolytentgleisung und des Wasserverlustes mittels isotoner (oder Halblösung: Natriumgehalt mindestens 75 mmol/l, d. h. 0,9 %-ige NaCl + Glukose 5 % = 1:1) Lösungen über 2 – 3 Tage geachtet werden, da ein rascher Ausgleich ein Dysäquilibrierungssyndrom mit Hirnödem und zerebralen Krämpfen zur Folge haben kann. Das Serum-Natrium sollte auf keinen Fall um mehr als 0,5 – 0,7 mmol/Stunde (Abfall Serumosmolarität maximal 1 mOsm/Stunde) abfallen.

Eine zwingende **Indikation zur stationären Behandlung** besteht bei mittelschwerer und schwerer Dehydratation, bei Säuglingen unter 6 Monaten, bei hohen Körpertemperaturen, bei stark blutigen Stühlen, unsicheren soziofamiliären Verhältnissen (Compliance), Grunderkrankungen (z. B. Diabetes mellitus, Kurzdarmsyndrom), Verdacht auf chirurgische Erkrankung und immunsupprimierten Patienten. Hierbei wird meistens auch eine intravenöse Rehydratation erforderlich werden.

▶ Realimentation
Eine vollständige Rehydratation kann 24 – 48 Stunden dauern. Sobald der Zustand des Kindes dies zulässt, das heißt so früh wie möglich, wird unverzüglich, notfalls per Magensonde, mit der Realimentation begonnen. Eine längere Nahrungskarenz („Teepause", Stillpause) ist zu vermeiden, da ein länger andauernder Mangel an Nährstoffen die Regeneration der durch die Entzündung geschädigten Darmepithelzellen erschwert und zur weiteren atrophischen Schädigung der Enterozyten führen kann.

Gestillte Säuglinge können während der Rehydratation weiter gestillt werden.

Nicht gestillte Säuglinge erhalten während der Rehydratation ihre gewohnte Milchnahrung unverdünnt oder verdünnt mit ORL in gesteigerter

Konzentration, sodass nach 3 – 4 Tagen, unabhängig von der Konsistenz der Stühle, ein voller Nahrungsaufbau erreicht ist. Flüssigkeitsverluste werden weiter durch die orale Rehydratationslösung ersetzt. Eine spezielle Heilnahrung mit reduzierten Nährstoffen ist nicht erforderlich. Ebenso sind Semielementardiäten bei üblichen Verläufen nicht indiziert. Nahrungsumstellungen und die Gabe neuer, dem Kind bislang nicht verabreichter Substanzen sollten vermieden werden.

Kleinkinder und ältere Kinder erhalten nach der Rehydratation eine altersgemäße Normalkost. Die Milchnahrung kann bei mildem Verlauf unverdünnt, bei schwererem Verlauf mit ORL verdünnt verabreicht werden. Nahrungsmittel mit polymeren Kohlenhydraten, wie Reis, Brot, Kartoffeln, Cerealien sowie Gemüse und mageres Fleisch, sollen bevorzugt angeboten werden. Eine Fettreduktion kann für wenige Tage jenseits des Säuglingsalters sinnvoll sein: fruktose- und sorbitbetonte Früchte und Fruchtsäfte werden meist schlecht vertragen.

■ Probiotika (Evidenzgrad I)

Probiotika sind definitionsgemäß apathogene lebende Bakterien oder Pilze, die den gastrointestinalen Transit inkl. Magensäure und Enzyme überleben, sich im Kolon ansiedeln und die Gesundheit des Wirts verbessern. Dies ist allerdings bei Weitem nicht für alle auf dem Markt befindlichen Präparationen nachgewiesen.

Mittlerweile liegen Studien vor, in denen es gelungen ist, die Durchfalldauer zu verkürzen und den Schwergrad des Durchfalls zu reduzieren. Einer der am besten untersuchten probiotischen Keime ist Lactobacillus GG (LGG). Mit ihm wurde auch die größte doppelblinde, randomisierte und plazebokontrollierte Multizenterstudie an 287 Kindern in Europa durchgeführt. In der LGG-Gruppe war die Durchfalldauer 14 Stunden kürzer, bei Rotavirusenteritis fast 24 Stunden. Protrahierte Durchfälle >1 Woche waren signifikant seltener (2,7 % versus 10,7 %). Bei bakterieller Enteritis war kein Effekt zu beobachten. Inzwischen liegen mehrere Metaanalysen und ein Cochrane-Review vor, allerdings nicht nur zu LGG, sondern auch zu L. reuteri und acidophilus, Saccharomyces boulardii und Kombinationen: Die Durchfalldauer bei viraler Gastroenteritis kann durch Probiotika um ca. 24 Stunden verkürzt werden. Die Studien sind allerdings sehr heterogen, sodass weiterer Studienbedarf besteht, insbesondere was bestimmte Subgruppen von Patienten (bakterielle versus virale Enteritis) und verschiedene Probiotika angeht.

Die Probiotika sind in ihrem Einsatz sehr sicher für immungesunde Kinder. Schlussfolgerungen, z. B. für immundefiziente Kinder, können noch nicht gezogen werden.

Gerade in den Zeiten der diagnose- und fallbezogenen Abrechnungsmodalitäten (DRG, Grenzverweildauer) bei stationären Patienten sollten die Effekte von ORL und Probiotika bei Gastroenteritis und zur Prävention nosokomialer Diarrhö nicht unterschätzt werden. Im ambulanten Sektor ist angesichts der Häufigkeit der Gastroenteritis und der ökonomischen Bedingungen im Gesundheitswesen jede vermiedene stationäre Aufnahme wegen Gastroenteritis ein Gewinn.

■ Antimikrobielle Therapie

(Evidenzgrad I und II)

Eine antibiotische Therapie ist nur Ausnahmefällen vorbehalten. Eine gezielte Therapie entsprechend des Antibiogramms ist anzustreben. Bei Reiserückkehrern ist dies speziell wichtig, da multiresistente Erreger zunehmend auftreten. Eine antimikrobielle Therapie ist indiziert bei:

- Nachweis von Shigellen, V. cholerae, Salmonella Typhi/Paratyphi, Giardia lamblia,
- septische Formen einer bakteriellen Enteritis, inkl. Osteomyelitis,
- vorbestehenden Grunderkrankungen, bspw. Immundefekt, immunsuppressive Behandlung, wobei nicht die Enteritis, sondern die mögliche Sepsis behandelt wird (z. B. yersinienwirksame antibiotische Therapie bei Hämochromatose).

Zu Medikamentenauswahl und Dosierung siehe die entsprechenden Kapitel.

Bei unkomplizierter Enterokolitis durch Salmonella ist die Gabe von Antibiotika kontraindiziert, der Verlauf der Infektion wird dadurch nicht begünstigt, hingegen werden die Entwicklung resistenter Keime und Ausscheidertum gefördert.

In mehreren Studien wurde über eine auffällige Assoziation zwischen einer antibiotischen Therapie für eine hämorrhagische, durch EHEC bedingte Kolitis und der Häufigkeit von hämolytisch-urämischem Syndrom berichtet. Bei einer hämorrhagischen Kolitis ist daher in Unkenntnis des Erregers die Indikation einer antibiotischen Therapie restriktiv zu stellen.

Für Virusenteritiden stehen keine antimikrobiellen Therapeutika zur Verfügung.

■ Symptomatische Medikamente

Antiemetika sind nicht erforderlich und sollten im Kindesalter wegen potenzieller Nebenwirkungen nicht verabreicht werden.

Adsorbierende Präparate zur Toxinbindung (Pektin, Carbo medicinalis, Kaolin), Präparate zum Aufbau einer physiologischen Darmflora und Sekretionshemmer sind bei den meisten Enteritisformen wenig wirksam und nicht indiziert. Viele dieser Medikamente weisen zudem im Kindesalter eine erhöhte Nebenwirkungsrate auf und sind für Kinder nicht zugelassen (Evidenzgrad I).

Medikamente zur Hemmung der Darmmotilität (Loperamid, Anticholinergika) sind aufgrund der beschränkten Wirksamkeit und der hohen Nebenwirkungsrate bei Kindern nicht indiziert. In Einzelfällen wurden lebensbedrohliche Komplikationen (Ileus, Koma) beschrieben. Opiate und Opiatanaloga sind zur symptomatischen Enteritisbehandlung bei Kindern kontraindiziert. Generell dürfen Hemmer der Darmmotilität bei Patienten mit hohem Fieber und blutig-schleimigen Stühlen nicht eingesetzt werden. Die Verzögerung der Darmpassage und längere Verweildauer der Erreger kann besonders bei invasiven Bakterien zur stärkeren Schädigung der Darmmukosa führen. Bei Shigellose, antibiotikaassoziierter Kolitis und enterohämorrhagischer Enteritis durch EHEC wurde eine Verschlechterung unter Motilitätshemmern beobachtet.

Neu ist das Therapieprinzip Racecadotril, ein Enkephalinasehemmer, der die intestinale Hypersekretion, nicht aber die Motilität des Darms vermindert. Als Ergänzung zur ORL hat es sich selbst bei Säuglingen mit wässriger Diarrhö als effektiv und sicher erwiesen (3 × 1,5 mg/kgKG per os), bisher jedoch bei den Kindern wenig Akzeptanz gefunden.

Prophylaxe

Vom Hygieneverhalten des Patienten, der Eltern und der Pflegepersonen hängt wesentlich ab, ob es zur Weiterverbreitung der Erreger kommt. Sorgfältiges Händewaschen ist die wichtigste Maßnahme zur Prophylaxe. Erkrankte und Betreuungspersonen müssen auf die Bedeutung der Händereinigung nach Toilettenbesuch, nach Kontakt mit kontaminierten Gegenständen (z. B. Windeln) hingewiesen werden. Handtücher sollen nicht von mehreren Personen gleichzeitig benutzt und müssen täglich gewechselt werden. Kontami-

nierte Gegenstände (z. B. Wickeltisch, Toilettenbrille) müssen gereinigt, ggf. desinfiziert werden.

Infektionskontrollprogramme in stationären Einrichtungen und eine regelmäßige Schulung des Personals helfen, die Keimverbreitung zu reduzieren. Dabei ist zu beachten, dass das Risiko einer Nahrungsmittelkontamination besonders hoch ist, wenn ein Kind mit Durchfallerkrankung von einer Person betreut wird, welche auch für die Nahrungszubereitung oder -verteilung zuständig ist. Einige Durchfallerreger, z. B. Rotaviren, können über längere Zeit auf Gegenständen und Händen überleben.

In Regionen mit niedrigem Hygienestandard ist neben der üblichen Händehygiene auch auf das Ess- und Trinkverhalten (keine ungekochten Speisen) zur Vermeidung von infektiösen Durchfallerkrankungen zu achten.

Stillen reduziert bei jungen Säuglingen die Frequenz an Durchfallerkrankungen und stellt somit die entscheidende Prophylaxe dar.

Nach dem Infektionsschutzgesetz (IfSG) hat der behandelnde Arzt den Verdacht auf und die Erkrankung an einer mikrobiell bedingten Lebensmittelvergiftung oder infektiösen Gastroenteritis an das Gesundheitsamt zu melden, wenn die betroffene Person eine Tätigkeit im Sinne des § 42 IfSG Abs. 1 ausübt (Lebensmittelverkehr, Küche in Gemeinschaftseinrichtungen) oder wenn 2 oder mehr gleichartige Erkrankungen auftreten, bei denen ein epidemischer Zusammenhang wahrscheinlich ist oder vermutet wird. Es ist umstritten, ob dies für 2 Kinder der gleichen Familie zutrifft.

Das Laboratorium meldet den direkten Nachweis von Salmonellen, Shigellen, Campylobacter, Yersinien sowie von Rota-, Adeno- und Noroviren binnen 24 Stunden namentlich an das Gesundheitsamt. Meldepflichtig sind auch serologisch positive Befunde für eine akute Infektion (z. B. Yersinien).

Kinder mit infektiöser Enteritis sollen während der Zeit des Durchfalls keine Gemeinschaftseinrichtungen (Schule, Kindergarten) besuchen (siehe S. 57). Der Besuch der Gemeinschaftseinrichtung ist wieder möglich, sobald geformter Stuhl austritt. Ein ärztliches Attest ist nicht nötig. Bei Enteritiden durch EHEC entscheidet das Gesundheitsamt über die Wiederzulassung.

Impfung gegen Rotavirus. Wegen impfbedingter Invaginationen wurde in den USA ein 1. Rotavirus-Impfstoff vom Hersteller zurückgezogen (2001). 2 neue orale Impfstoffe sind in großen

Studien als effektiv und sicher getestet worden. Im Februar 2006 wurde in Deutschland ein monovalenter attenuierter Lebendimpfstoff (Rotarix) gegen Rotaviren zugelassen. Er basiert auf Rotavirus des Typs G1P. Ab einem Alter von 6 Wochen werden 2 Dosen à 1 ml oral im Abstand von mindestens 4 Wochen verabreicht.

Der andere Impfstoff wurde in Deutschland im Sommer 2006 zugelassen. Es ist ein human-boviner reassortierter Impfstoff mit 5 Stämmen, die in je einem Rinder-Rotavirus die menschlichen Rotavirus-Gene für G1, G2, G3, G4 und P enthalten (Rotateq). Der Impfstoff wird in 3 Dosen à 2 ml oral im Abstand von mindestens 4 Wochen ab einem Alter von 6 Wochen gegeben. Beide Impfstoffe können zusammen mit den üblichen Kombinationsimpfstoffen im Säuglingsalter verabreicht werden. Die Rotavirus-Impfungen sollten in der 26. Lebenswoche abgeschlossen sein. Für beide Rotavirus-Impfungen wurden bisher keine erhöhten Assoziationen zu Invaginationen festgestellt. Die Schutzraten werden mit 85 bzw. 98 % gegen schwere Gastroenteritis und mit 100 % gegen schwere Dehydratation angegeben. Im Gegensatz zu Österreich, Belgien, Luxemburg und den USA sind in der Schweiz und in Deutschland beide Impfstoffe zwar zugelassen und erhältlich, aber durch die eidgenössische und deutsche Impfkommission (STIKO) nicht empfohlen.

Eine Chemoprophylaxe der Reisediarrhö ist nicht zu empfehlen. Die Wirksamkeit von Wismutsubsalicylat beträgt etwa 60 %, die von Cotrimoxazol 80 – 90 %. Zu beachten sind die Nachteile: Nebenwirkungen, Resistenzsteigerung, falsche Sicherheit, unsichere Therapie bei einer Durchbruchinfektion.

Literatur

Allen SJ, Okoko B, Martinez G et al. Probiotics for treating infectious diarrhoea. Cochrane Database Syst Rev 2003; 4 Art. No. CD003048. DOI: 10.1002/14651858. CD 003048.pub.2

Armon K, Stephenson T, MacFaul R et al. An evidence and consensus based guideline for acute diarrhoea management. Arch Dis Child 2001; 85: 132 – 142

Goriup U, Keller KM, Koletzko B et al. Therapie akuter Durchfallerkrankungen bei Kindern. Empfehlungen der Gesellschaft für Pädiatrische Gastroenterologie und Ernährung. Monatsschr Kinderheilkd 1994; 142: 126 – 130

Ruiz-Palacios GM, Perez-Schael I, Velasques FR et al. Safety and efficacy of attenuated vaccine against severe Rotavirus gastroenteritis. N Engl J Med 2006; 354: 11 – 21

Van Niel CW, Feudtner C, Garrison MM et al. Lactobacillus therapy for acute infectious diarrhoea in children: a meta-analysis. Pediatrics 2002; 109: 678 – 684

Vesikari T, Matson DO, Dennehy P et al. Safety and efficacy of a pentavalent human-bovine (WC 3) reassortant Rotavirus vaccine. N Engl J Med 2006, 354: 23 – 33

Koordinator:
K.-M. Keller

Mitarbeiter:
A. Duppenthaler, H.-I. Huppertz, M. Radke

Harnwegsinfektionen

Harnwegsinfektionen lassen sich nach ihrer Lokalisation, nach Symptomen und nach dem Vorliegen oder Fehlen komplizierender Faktoren einteilen (siehe Tab. 112). Bei einer Zystitis sind Infektion und Entzündungsreaktion auf die Blase begrenzt; bei einer Pyelonephritis ist das Nierenparenchym betroffen. Zystitis und Pyelonephritis verursachen in der Regel klinische Symptome. Von einer asymptomatischen Bakteriurie wird gesprochen, wenn bei mikrobiologischem Nachweis einer Harntraktbesiedlung keinerlei klinische Symptome und keine Leukozyturie bestehen.

Klinisches Bild

Beim **Neugeborenen** können Trinkschwäche, grau-blasses Hautkolorit und Berührungsempfindlichkeit Symptome einer Pyelonephritis oder einer beginnenden Urosepsis sein. Fieberschübe wie beim älteren Säugling können in dieser Altersstufe fehlen.

Säuglinge mit Harnwegsinfektionen fallen oft lediglich durch hohes Fieber auf. Bei Säuglingen mit „unklarem Fieber" werden bei 4 – 7 % Harnwegsinfektionen als Ursache gefunden. Durchfälle, Erbrechen oder meningitische Zeichen sind nicht selten und können anfangs zur Fehldiagnose verleiten. Eine fieberhafte Harnwegsinfektion verläuft wesentlich häufiger unter dem Bild einer Urosepsis als bei älteren Kindern: bei etwa 20 % werden positive Blutkulturen gefunden. Es kann zu Salzverlust, Elektrolytentgleisungen und Schock kommen.

Kleinkinder fallen bei einer Zystitis oft durch Pollakisurie und neu einsetzendes Einnässen nach erreichter Harnkontinenz auf. Schmerzen oder „Brennen" beim Wasserlassen sind weitere Hinweise. Bei einer Pyelonephritis fehlen diese Symptome häufig. Die fiebernden Kinder geben stattdessen oft Bauchschmerzen an; lokalisierte Flankenschmerzen können Kinder meist erst nach dem 4. bis 5. Lebensjahr äußern.

Ältere Kinder mit Zystitis leiden insbesondere unter Pollakisurie, imperativem Harndrang und ggf. Dranginkontinenz. Die Körpertemperatur kann leicht (ca. 38 – 38,5 °C) erhöht sein. Bei einer Pyelonephritis bestehen in der Regel Fieber über 38,5 °C und ein- oder beidseitige Flankenschmerzen.

Ätiologie
■ Erreger

Harnwegsinfektionen werden in der Regel durch Bakterien verursacht; Pilzinfektionen und virale Infektionen sind selten. Besondere Merkmale uropathogener Bakterien sind die Fähigkeit zur Besiedlung des Perineums und Präputiums, rasches Wachstum im Urin, Adhäsion an Uroepithelzellen und Aszension im Harntrakt. Gramnegative Bakterien aus dem Darmtrakt sind die häufigsten Erreger von Harnwegsinfektionen (siehe Tab. 113). In ca. 80 % der Fälle sind für die 1. symptomatische Harnwegsinfektion uropathogene Stämme von Escherichia coli verantwortlich.

Bei Säuglingen finden sich häufiger als in der weiteren Kindheit andere Bakterien, z. B. Enterokokken (Tab. 113). Bei komplizierten Harnwegsinfektionen im Zusammenhang mit Harnwegsanomalien oder Blasenfunktionsstörungen finden

Tabelle **112** Einteilung von Harnwegsinfektionen.

nach der Lokalisation	Zystitis, Pyelonephritis
nach der Symptomatik	asymptomatische Bakteriurie (nur isolierte Bakteriurie) asymptomatische Harnwegsinfektion (nur Bakteriurie und Leukozyturie) symptomatische Harnwegsinfektion
nach Komplikationsmöglichkeiten	unkomplizierte Harnwegsinfektion (bei normalem Harntrakt, normaler Blasenfunktion, normaler Nierenfunktion, Immunkompetenz) komplizierte Harnwegsinfektion (bei Nierenfehlbildung, Harntraktfehlbildung, vesikorenalem Reflux, Harnabflussbehinderung, Harnwegskonkrementen, neuropathischer Blasenfunktionsstörung, Immundefizienz, Diabetes mellitus, Fremdkörpern [z. B. transurethraler Katheter], Niereninsuffizienz, Zustand nach Nierentransplantation)

Tabelle **113**   Erreger der 1. Harnwegsinfektion in Abhängigkeit von Alter und Geschlecht in % (nach Winberg 1974).

Bakterien	Neugeborene	Mädchen 1 Monat bis 10 Jahre	Mädchen 11 – 16 Jahre	Jungen 1 – 11 Monate	Jungen 1 – 16 Jahre
E. coli	75	83	60	85	33
Klebsiellen	11	< 1	0	2	2
Proteus	0	3	0	5	33
Enterokokken	3	2	0	0	2
Staphylokokken	1	< 1	30	0	12
andere/unbekannte/Mischflora	9	10	10	8	17

sich häufiger Pseudomonas, Proteus oder andere seltenere uropathogene Keime als bei normalem Harntrakt. Dies gilt auch für nosokomiale Harnwegsinfektionen. Im Zusammenhang mit „Infektsteinen" im Harntrakt (Magnesium-Ammonium-Phosphat-Steinen) sind am häufigsten Proteus-Bakterien zu finden. Bei häufig rezidivierenden Harnwegsinfektionen und Durchbruchsinfektionen unter antibakterieller Infektionsprophylaxe ist mit Erregern zu rechnen, die Resistenzen gegen die zuvor verwendeten Antibiotika aufweisen. All diese Besonderheiten spielen für die kalkulierte antibakterielle Therapie eine große Rolle.

■ Infektionsweg
In den meisten Fällen handelt es sich um aszendierende Harnwegsinfektionen, denen eine erhöhte periurethrale Besiedlung mit dem uropathogenen Keim vorangeht. Hämatogene Pyelonephritiden und hämatogen verursachte Nierenabszesse bei sonst gesunden Individuen werden in erster Linie von Staphylococcus aureus verursacht, ausgehend z. B. von einer lokalen Infektion der Haut.

■ Wirtsfaktoren
Die Entstehung einer Harnwegsinfektion ist nicht nur von den Eigenschaften des Erregers, sondern auch von Wirtsfaktoren abhängig, welche die periurethrale Besiedlung, Aszension, Adhärenz am Uroepithel oder Wachstum der uropathogenen Keime begünstigen. Zu ihnen zählen z. B. Blasenfunktionsstörungen, Harnwegsanomalien oder eine gestörte antibakterielle Abwehrfähigkeit des Uroepithels. Vor allem Restharnbildung bei funktionellen infravesikalen Obstruktionen auf Sphinkter-externus-Ebene und abnorme intravesikale

Druckanstiege sowie die häufig assoziierte chronische Obstipation wirken infektionsbegünstigend.

Epidemiologie
3 – 8 % aller Mädchen und 1 – 2 % aller Jungen erleiden in ihrer Kindheit mindestens 1 Harnwegsinfektion. Ihre 1. symptomatische Harnwegsinfektion erleben mehr als die Hälfte dieser Kinder bereits in den ersten 3 Lebensjahren. Im 1. Lebenshalbjahr werden überwiegend Jungen von Harnwegsinfektionen betroffen, während in der weiteren Kindheit Mädchen 10- bis 20-fach häufiger als Jungen erkranken.

Mit einem Rezidiv muss bei mindestens 1 Drittel der Kinder gerechnet werden. Die Empfänglichkeit für ein Rezidiv ist in den ersten 2 – 3 Monaten nach einer Harnwegsinfektion am größten und korreliert direkt mit der Zahl vorangegangener Infektionen.

Bei Jungen treten frühe Rezidive etwa in der gleichen Häufigkeit wie bei Mädchen auf; spätere Rezidive jedoch sind seltener.

Diagnose
Die klinische Diagnose und Bewertung einer Harnwegsinfektion wird anhand dreier Kriterien getroffen:
■ klinische Symptome einer Harnwegsinfektion, die sehr uncharakteristisch sein können,
■ Hinweise für eine Entzündungsreaktion im Urin (Leukozyturie),
■ Bakteriennachweis in der Urinkultur.

In Tab. **114** sind Symptome bzw. Befunde aufgelistet, die zu einer Urinuntersuchung veranlassen sollten. Hinweise für eine Harnwegsinfektion können durch Nachweis einer Leukozyturie und einen

Tabelle **114** Indikationen zur Urinuntersuchung auf Harnwegsinfektion.

jedes Fieber beim Säugling
jedes Fieber unklarer Ätiologie unabhängig vom Alter
unklare Gedeihstörung beim Säugling
unklare Abdominalbeschwerden oder Flankenschmerzen (auch bei Verdacht auf Appendizitis)
Pollakisurie, Drangsymptomatik, (Drang-)Inkontinenz
Miktionsbeschwerden
übelriechender Urin
Hämaturie

positiven Nitrit-Streifentest erhalten werden. Die Diagnose wird durch die mikrobiologische Urinuntersuchung gestellt.

■ Uringewinnung

Mittelstrahlurin. Bei Kindern mit bereits vorhandener Blasenkontrolle kann der Urin als Mittelstrahlurin gewonnen werden. Das Intervall zwischen der letzten Miktion und dem Zeitpunkt der Uringewinnung sollte möglichst lang sein, damit den in der Blase befindlichen Keimen genügend Zeit zur Vermehrung gegeben wird.

Beutelurin. Bei Säuglingen und Kleinkindern wird der Spontanurin in einem Plastikbeutel aufgefangen ("Beutelurin"): nach Inspektion, gründlicher Reinigung und Abtrocknen des Genitales wird ein selbstklebender Urinbeutel befestigt. Idealerweise sollte anschließend bei reichlicher Flüssigkeitszufuhr die Miktion abgewartet und der Urin unmittelbar danach verarbeitet werden. Die so gewonnenen Urinproben enthalten zu 10 % auch ohne Vorliegen einer Harnwegsinfektion eine Bakterienzahl von mindestens 50 000/ml. Während ein negativer Befund eine Bakteriurie ausschließt, bedarf ein positiver Befund im Zweifelsfall also einer Bestätigung.

Blasenpunktion. Die suprapubische Blasenpunktion ist ein einfaches und wenig invasives Verfahren zur sterilen Uringewinnung. Bei Verdacht auf Pyelonephritis ist sie vor allem im Säuglingsalter empfehlenswert. Das Gleiche gilt, wenn mit einer Kontamination des Beutelurins geradezu gerechnet werden muss, z. B. bei Vorliegen einer Vulvovaginitis, anogenitalen Dermatitis oder einer Phimose.

Blasenkatheter. Die Uringewinnung mittels transurethralem Blasenkatheter ist vor allem bei weiblichen Säuglingen und Kleinkindern eine

mögliche Alternative zur suprapubischen Blasenpunktion. Bei Jungen hingegen sollte die transurethrale Katheterisierung möglichst zugunsten der suprapubischen Blasenpunktion vermieden werden.

Für die Interpretation des mikrobiologischen Kulturergebnisses ist die Art der Uringewinnung von besonderer Bedeutung. Die American Academy of Pediatrics empfiehlt bei Säuglingen und Kleinkindern die suprapubische Blasenpunktion insbesondere dann, wenn die Einleitung einer antibakteriellen Therapie aus klinischen Gründen dringlich erscheint. In den übrigen Fällen kann zunächst die Gewinnung eines Beutelurins zur Mikroskopie und Teststreifenuntersuchung erfolgen; ergeben sich daraus Hinweise für eine Pyelonephritis, wird zur Uringewinnung für die mikrobiologische Untersuchung die suprapubische Blasenpunktion empfohlen, bevor die kalkulierte antibakterielle Therapie eingeleitet wird.

■ Urinuntersuchung
▶ Mikroskopische Untersuchung

Die Untersuchung erfolgt in unzentrifugiertem, möglichst frischem Urin. Die Urinprobe wird geschüttelt und mit einer Pipette in eine Zählkammer (z. B. Fuchs-Rosenthal-Zählkammer) gebracht. Zelluläre Elemente (Leukozyten, Bakterien, Erythrozyten) lassen sich in einem Untersuchungsgang erkennen.

Die Leukozytenzahl pro Volumeneinheit wird durch Schwankungen des Harnzeitvolumens beeinflusst. Eine Leukozytenzahl bis 20/µl gilt als normal, zwischen 21 und 50/µl als verdächtig und über 50/µl als sicher pathologisch. Bei Jungen über 3 Jahre ist bereits eine Leukozytenzahl über 10/µl im Mittelstrahlurin als pathologisch zu betrachten. Eine *Leukozyturie* macht eine Harnwegsinfektion wahrscheinlich, hat aber als isolierte Untersuchung eine relativ geringe Spezifität – sie kann auch bei Urolithiasis oder als "sterile" Begleitleukozyturie bei fieberhaften Infektionen anderer Lokalisation auftreten. Andererseits schließt das Fehlen einer Leukozyturie eine Harnwegsinfektion nicht aus (z. B. bei Pyonephrose in Assoziation mit einer hochgradigen Ureterobstruktion).

Der Nachweis von Leukozytenzylindern gelingt am besten durch die mikroskopische Beurteilung eines Urinsedimentes. Zusammen mit dem Nachweis einer Bakteriurie beweist dieser Befund das Vorliegen einer Pyelonephritis.

▶ Teststreifenuntersuchung

Nitrit lässt sich auf Teststreifen durch eine Rosafärbung des Testfeldes nachweisen. Die Nitritprobe erfasst die Fähigkeit der meisten uropathogenen Keime, Nitrat zu Nitrit zu reduzieren. Dieser Vorgang nimmt relativ viel Zeit in Anspruch, sodass die Probe bei kurzen Blasenverweilzeiten des Urins trotz Anwesenheit nitritbildender Keime negativ bleiben kann. Die Sensitivität des Tests ist daher bei Säuglingen und Kleinkindern wegen ihrer häufigen Miktionen gering (30 – 50 %). Eine Harnwegsinfektion mit Bakterien, die kein Nitrit bilden, wird selbstverständlich durch den Nitrittest nicht erfasst.

Bei Mädchen jenseits des Kleinkindesalters liegt die Wahrscheinlichkeit einer Harnwegsinfektion bei positivem Nitrittest bei mehr als 98 %, sodass ein positiver Test zusammen mit einer Leukozyturie eine Harnwegsinfektion nahelegt.

Die **Leukozyten-Esterase-Reaktion** auf heute verfügbaren Teststreifen (z. B. Combur, Multistix) kann als zusätzliche Hilfe zur Erkennung einer Leukozyturie herangezogen werden, sollte jedoch die Mikroskopie nicht ersetzen. (Bei hochkonzentriertem Urin und „kollabierten" Leukozyten kann der mikroskopische Befund positiv, das Teststreifenergebnis jedoch falsch negativ ausfallen, wenn es zu keinerlei Lyse der Leukozyten kommt.)

▶ Bakteriologische Diagnostik

Jede Urinkultur sollte idealerweise aus einer frisch gewonnenen Urinprobe innerhalb von 4 Stunden angesetzt werden. Bis zum Transport in das mikrobiologische Labor ist der Urin bei 4 – 8 °C aufzubewahren. Alternativ lässt sich vor Ort eine Kultur mittels Eintauchnährboden anlegen, der direkt versandt oder bei 36 °C in der Praxis präinkubiert wird. Eintauchnährböden (Uricult etc.) sollten bei älteren Kindern im Sinne von „dip-stream"-Nährböden direkt in den Urinstrahl gehalten und auf diese Weise benetzt werden. Die meisten der Eintauchnährböden haben eine Beschichtung mit MacConkey-Agar (für grampositive Erreger) auf der einen und mit CLED-Agar (für gramnegative Erreger) auf der anderen Seite.

In Abhängigkeit von der Uringewinnung beweisen unterschiedliche Keimzahlen definitionsgemäß eine Harnwegsinfektion (siehe Tab. 115). Die sog. signifikante Keimzahl bei sauber gewonnenem Mittelstrahlurin liegt bei > 100 000/ml. Es werden jedoch auch geringere Keimzahlen im Mittelstrahlurin bei Patienten mit Symptomen einer Harnwegsinfektion gefunden, die durch Blasenpunktion bewiesen ist. Die signifikante Keimzahl ist daher kein absolutes Kriterium für die Diagnose einer Harnwegsinfektion. Dies ist u. a. durch folgende Faktoren begründet:

- unterschiedliche Wachstumsgeschwindigkeit verschiedener Keime (z. B. extrem langsames Wachstum von koagulasenegativen Staphylokokken),
- unterschiedliche Miktionsfrequenzen mit verschiedenen Blasenverweilzeiten,
- Harnabflussbehinderung (z. B. obstruktiver Megaureter, ureteropelvine Stenose) aus der betroffenen Niere bei Pyelonephritis.

Urinkulturen von einer einzigen Miktionsprobe können falsch positive Ergebnisse in bis zu 25 % erbringen. Wenn die klinischen Befunde nicht hinweisend sind und keine zwingende Indikation zur unmittelbaren Therapie besteht (z. B. bei einer asymptomatischen Bakteriurie), ist die Wiederholung der Untersuchung aus einer weiteren Urinprobe sinnvoll, bevor verfrühte diagnostische oder therapeutische Konsequenzen gezogen werden.

Zeichen für eine Kontamination der Urinprobe sind niedrige Keimzahlen, Mischkulturen, unterschiedliche Keime in seriellen Proben oder Keime, die gewöhnlich nicht bei Harnwegsinfektionen gefunden werden.

Bei komplizierten Harnwegsinfektionen ist unter Umständen die Anzüchtung mehrerer Erreger aus dem Blasenpunktions- oder Katheterurin möglich. In diesen Fällen kann durch das mikrobiologische Labor eine Keimzahlbestimmung und Resistenztestung aller gefundenen Keime durchgeführt werden.

Tabelle 115 Bedeutung der Keimzahlen in der Urinkultur für die Diagnose einer Harnwegsinfektion.

	Kontamination	Verdächtig	Sicher pathologisch
Mittelstrahlurin	< 10 000/ml	10 000 – 100 000/ml	> 100 000/ml
Katheterurin	< 1000/ml	1000 – 10 000/ml	> 10 000/ml
Blasenpunktat			jeder Keimnachweis

Tabelle **116** Hinweise für eine Pyelonephritis bei signifikanter Bakteriurie.

	Pyelonephritis wahrscheinlich	Pyelonephritis unwahrscheinlich
BSG (1. Stunde)	> 25 mmnW	< 25 mmnW
CRP	> 20 mg/l	< 20 mg/l
Fieber	> 38,5 °C	< 38,5 °C
Leukozytose und Links-verschiebung	vorhanden	nicht vorhanden
Leukozytenzylinder	beweisend für Pyelonephritis	-
Nierenvolumen	Vergrößerung (sonografisch > 2 Standard-abweichungen)	keine Vergrößerung

◼ Höhenlokalisation der Harnwegsinfektion

Eine sichere Differenzierung zwischen Zystitis und Pyelonephritis ist nicht immer möglich. Als Goldstandard zur Diagnose einer Pyelonephritis gilt heute der DMSA-Scan, mit dem sich hypoperfundierte Parenchymareale erkennen lassen; eine etwas geringere Sensitivität besitzt die Sonografie im farbkodierten Power-Doppler-Mode. Für die Praxis hat sich jedoch die gemeinsame Beurteilung von BSG, Leukozytenzahl und CRP zusammen mit der klinischen Symptomatik bewährt (siehe Tab. **116**).

◼ Weiterführende Diagnostik
▶ Anamneseerhebung

Gezielt sollte nach früheren Harnwegsinfektionen und nach ungeklärten Fieberschüben im Säuglings- und Kleinkindesalter gefragt werden.

Blasenfunktionsstörungen haben für (rezidivierende) Harnwegsinfektionen eine wesentlich höhere Bedeutung als bislang gemeinhin vermutet. Es sollte daher auf anamnestische Hinweise für Blasenfunktionsstörungen geachtet werden (siehe

Tabelle **117** Anamnestische Hinweise für Blasenfunktionsstörungen im infektionsfreien Intervall.

imperativer Harndrang
Pollakisurie
Miktionsmeidung, Miktionsaufschub
auffällige Haltemanöver
Miktionsstörungen („Stakkatomiktion", „Stottermiktion")
Harninkontinenz
Obstipationsneigung oder/und Enkopresis

Tab. **117**). Miktionsbeobachtung und das Führen eines Miktionsprotokolls (Dokumentation von Miktionsfrequenz und -volumina) können dabei behilflich sein.

▶ Körperliche Untersuchung

Die körperliche Untersuchung bei der 1. Harnwegsinfektion umfasst u. a. die gezielte Suche nach Genitalveränderungen (z. B. Phimose, Labiensynechie, Vulvitis) und nach möglichen neurogenen Ursachen für Blasenfunktionsstörungen (z. B. Spina bifida occulta, sakrale Dysgenesie).

▶ Sonografie

Eine sonografische Untersuchung der Nieren und ableitenden Harnwege kann innerhalb der ersten beiden Tage nach Diagnosestellung durchgeführt werden. Bei fieberhafter Harnwegsinfektion im Säuglingsalter erfolgt die Sonografie so früh wie möglich, um bis dahin unerkannte konnatale Uropathien oder eine Urolithiasis nicht zu übersehen.

▶ Refluxprüfung

Etwa 30 % aller Kinder mit symptomatischen Harnwegsinfektionen weisen einen vesikoureteralen Reflux auf. Zur Erkennung eines vesikoureteralen Refluxes ist das Röntgen-Miktionszystourethrogramm (MCU) geeignet. Es sollte frühestens nach Entfieberung und bei unauffälligem Urinstatus, idealerweise etwa 8 – 14 Tage nach Entfieberung, erfolgen.

Die Einstellung zum MCU als Teil der Basisdiagnostik bei Harnwegsinfektionen ist kontrovers. Übereinstimmung besteht dahingehend, dass das Risiko der Entstehung neuer Nierenparenchymnarben bei vesikorenalem Reflux im frühen Säuglingsalter am höchsten und das MCU daher in diesem Alter am ehesten indiziert ist. Angesichts der (Strahlen-)Belastung für das Kind und des Auf-

Tabelle **118**   Mögliche Indikationen zum Röntgen-Miktionszystourethrogramm.

nach der 1. Pyelonephritis beim Säugling und Kleinkind
rezidivierende Pyelonephritis im Kindesalter
Pyelonephritis und sonografische Hinweise für vesiko-renalen Reflux oder/und familiäre Belastung oder/und sonografische Hinweise für eine Refluxnephropathie („kleine Niere", Parenchymdefekte)

wandes wird eine Beschränkung der Diagnostik auf gezielte Indikationen vorgeschlagen (siehe Tab. 118). Für die Indikation zum MCU spielt auch die Familienanamnese eine Rolle: Die Wahrscheinlichkeit, dass ein vesikoureteraler Reflux gefunden wird, liegt für Kinder von Refluxpatienten bei über 60 % und für Geschwister von Refluxpatienten bei 30 %.

Die kontrastmittelunterstützte sonografische Refluxprüfung hat hinsichtlich der Erkennung eines höhergradigen VUR eine ähnlich hohe Sensitivität und Spezifität wie das radiologische MCU. Morphologische Details werden jedoch weniger deutlich dargestellt; insbesondere fehlt bei Jungen die Darstellung der Urethra. Dies gilt ebenso für die direkte Radionuklidzystografie.

■ Spezielle weiterführende Diagnostik
▶ $^{99\,m}$Technetium-DMSA-Scan
Zur exakten Bestimmung der seitengetrennten Nierenfunktion und zur Erkennung pyelonephritischer oder konnataler Parenchymdefekte ist diese nuklearmedizinische Untersuchungsmethode geeignet. In Sensitivität und Spezifität bei der Erfassung von Parenchymläsionen ist der DMSA-Scan dem intravenösen Urogramm, der Sonografie und allen anderen nuklearmedizinischen Methoden deutlich überlegen. Wird die Untersuchung innerhalb der ersten Monate nach einer Pyelonephritis durchgeführt, so sind reversible, passagere Perfusionsstörungen nicht von bleibenden Defekten zu unterscheiden. Erst mehrere Monate nach einer Pyelonephritis ist eine sichere Aussage über das Vorhandensein irreversibler Parenchymnarben im DMSA-Scan möglich. Bei gezielter Fragestellung nach bleibenden Parenchymdefekten sollte die Untersuchung daher frühestens 6 – 12 Monate nach einer Pyelonephritis durchgeführt werden.

In letzter Zeit wird vor allem von englischsprachigen und skandinavischen Arbeitsgruppen empfohlen, die Indikation zur Miktionszystourethro-grafie vom Nachweis umschriebener oder globaler Parenchymdefekte im DMSA-Scan abhängig zu machen, da diese sehr eng mit dem Vorhandensein eines dilatierenden Refluxes (Grad III–V) assoziiert sind. Dadurch sollen die meisten höheren Refluxgrade erkannt und Kindern mit geringerem Risiko für eine erworbene Refluxnephropathie das MCU erspart werden. Hierzulande hat sich diese diagnostische Strategie noch nicht durchsetzen können.

▶ Intravenöses Urogramm, Magnetresonanztomografie
Das intravenöse Urogramm wird in der Kinderradiologie heute nur noch selten durchgeführt, kann jedoch z. B. bei der Abklärung komplexer Anomalien wie bei Doppelnieren oder Hufeisenniere indiziert sein. In vielen Kliniken ist es für diese Fragestellungen bereits vom MRT abgelöst worden.

▶ Diureseszintigrafie
Bei sonografischen Hinweisen auf eine relevante Harnabflussstörung (z. B. Megaureter, ureteropelvine Stenose) liefert die Diureseszintigrafie mit technetiummarkiertem Mercaptoacetyltriglycin (99mTc-MAG3) Informationen über das Ausmaß der Abflussbehinderung und die seitengetrennte Nierenfunktion. Für die Detektion von Parenchymdefekten ist diese Untersuchungsmethode weniger geeignet.

▶ Urodynamische Untersuchung
Bei anamnestischen und klinischen Hinweisen für eine Blasenentleerungsstörung (Harninkontinenz, auffälliges Miktionsverhalten, Restharn, sonografisch verdickte Blasenwand) bringen Uroflowmetrie und Beckenboden-EMG als orientierende, nicht invasive Methoden weitere Klärung.

Eine Zystomanometrie bzw. die urodynamische Diagnostik auf dem „großen Messplatz" (Videourodynamik) ist speziellen Fragestellungen vorbehalten und kommt insbesondere bei neurogenen Blasenfunktionsstörungen zum Einsatz.

Therapie
■ Therapieziele
Neben der Beseitigung von Beschwerden und Krankheitssymptomen ist das Hauptziel der Therapie die Vermeidung von Nierenparenchymschäden.

■ Wahl des Antibiotikums

Meist erfordert eine akute, symptomatische Harnwegsinfektion eine antibakterielle Therapie, bevor der Erreger bekannt ist und das Ergebnis der mikrobiologischen Resistenztestung vorliegt. Die Antibiotikaauswahl erfolgt daher kalkuliert nach der größten Erregerwahrscheinlichkeit. Einige der in Deutschland gebräuchlichen Antiinfektiva zur Therapie von Harnwegsinfektionen sind in Tab. 119 aufgelistet.

Applikationsart. Die Entscheidung zur oralen oder parenteralen Therapie richtet sich u. a. nach dem Lebensalter und der Schwere der Krankheit (siehe Tab. 120).

Die **Auswahl nach aktueller Resistenzlage.** Die Resistenzlage kann von Region zu Region und von Zeit zu Zeit sehr unterschiedlich sein. E. coli zeigt gegenüber Aminoglykosiden, Nitrofurantoin und Chinolonen die geringsten Resistenzraten (weniger als 10 %). Dagegen hat die Resistenz gegenüber Ampicillin in den letzten 20 Jahren vielerorts deutlich zugenommen (über 50 % resistente E. coli); eine ähnliche Tendenz zeichnet sich in einzelnen Regionen auch bei Cotrimoxazol bzw. Trimethoprim, aber auch bei Cephalosporinen der älteren Generationen ab. Bei Pyelonephritis sollten Ampicillin allein sowie Cotrimoxazol/Trimethoprim nicht mehr zur kalkulierten Therapie eingesetzt werden.

Lokalisation der Harnwegsinfektion. Bei einer Pyelonephritis müssen ausreichende antibakterielle Parenchymspiegel erreicht werden. Während sich ein „Hohlraumtherapeutikum" wie Nitrofurantoin wegen seiner extrem hohen Urinkonzentration zur Behandlung der Zystitis und zur antibakteriellen Infektionsprophylaxe gut eignet, ist es wegen seiner unzureichenden Gewebespiegel bereits beim Verdacht auf Pyelonephritis nicht indiziert.

Zulassungsbeschränkungen im Kindesalter. Trimethoprim und Nitrofurantoin sind in den ersten 6 bzw. 12 Lebenswochen nicht zugelassen. Chinolone gehören im Erwachsenenalter zu den Mitteln der 1. Wahl bei Harnwegsinfektionen. Ciprofloxacin ist als Zweit- und Drittlinientherapie von komplizierten Harnwegsinfektionen und Pyelonephritiden bei Kindern und Jugendlichen im Alter von 1 – 17 Jahren zugelassen. Ciprofloxacin sollte jedoch nur dann eingesetzt werden, wenn mikrobiologische Tests nachgewiesen haben, dass die Infektion von empfindlichen Erregern ausgelöst wurde, für die Ciprofloxacin das Mittel der Wahl ist.

Nierenfunktion. Bei niereninsuffizienten Kindern müssen notwendige Dosisreduktionen bei einer ganzen Reihe antibakteriell wirksamer Substanzen erfolgen. Insbesondere der Einsatz von Aminoglykosiden erfordert eine Dosisreduktion bzw. Verlängerung des Dosisintervalls sowie ein Drugmonitoring. Bei deutlich eingeschränkter Nierenfunktion ist Nitrofurantoin kontraindiziert.

■ Antibakterielle Therapie bei Pyelonephritis

Entscheidend ist die rasche Einleitung einer wirksamen antibakteriellen Behandlung. Jede Verzögerung erhöht das Risiko segmentaler Nierennarben.

Oft ist initial eine parenterale Therapie ratsam, um rasch hohe Plasma- und Parenchymkonzentrationen des Antibiotikums zu gewährleisten. Nach Ansprechen auf die Therapie und nach Kenntnis des Resistogramms kann frühzeitig auf eine orale Behandlung umgestellt werden. Bei unkomplizierter Pyelonephritis jenseits des frühen Säuglingsalters erbrachte eine prospektive, randomisierte Studie keinen Unterschied zwischen einer 3-tägigen und einer 10-tägigen parenteralen Therapie bezüglich der Ausbildung pyelonephritischer Nierenschäden und späterer Rezidive. Die Gesamttherapiedauer (parenteral plus peroral) betrug in beiden Studienarmen 15 Tage.

Neugeborene und junge Säuglinge in den ersten 4 – 6 Lebensmonaten bedürfen bei fieberhaften Harnwegsinfektionen grundsätzlich einer sofortigen, parenteralen antibakteriellen Therapie unter stationären Bedingungen (siehe Tab. 121).

Die Kombinationsbehandlung mit Ampicillin und einem Aminoglykosid (Tobramycin, Gentamicin) oder mit einem Cephalosporin der Gruppe 3 bringt in dieser Altersstufe eine große therapeutische Treffsicherheit mit synergistischer Wirkung der beiden Antibiotika gegen übliche uropathogene Bakterien. Ein wichtiges Argument für Ampicillin in der Kombinationstherapie ist die „Enterokokken-Lücke" des Kombinationspartners, die durch Ampicillin geschlossen wird. Enterokokken sind bei Harnwegsinfektionen im Säuglingsalter deutlich häufiger anzutreffen als in der übrigen Kindheit; ihr Anteil in neueren Studien erreicht bis zu 20 % aller Erreger bei Jungen und bis zu 15 % bei Mädchen im Alter von 0 – 4 Wochen.

Bei **unkomplizierter Pyelonephritis jenseits des Säuglingsalters** kann die antibakterielle Behandlung mit einem Oral-Cephalosporin der Gruppe 3

Tabelle **119**   Gebräuchliche Antiinfektiva zur Therapie von Harnwegsinfektionen bei Säuglingen und Kindern bis 12 Jahre*.

Chemotherapeutikum	Tagesdosis	Applikation	Bemerkungen
parenterale Cephalosporine			
Cefotaxim	100 – 200 mg/kgKG (Jugendliche: 3 – 6 g)	i. v. in 2 – 3 ED	
Ceftazidim	100 – 150 mg/kgKG (Jugendliche: 2 – 6 g)	i. v. in 2 – 3 ED	
Oralcephalosporine			
Ceftibuten	9 mg/kgKG (Jugendliche: 0,4 g)	p. o. in 1 – 2 ED p. o. in 1 – 2 ED	
Cefixim	8 – 12 mg/kgKG (Jugendliche: 0,4 g)	p. o. in 1 – 2 ED	
Cefpodoximproxetil	8 – 10 mg/kgKG (Jugendliche: 0,4 g)	p. o. in 2 ED	
Cefuroximaxetil	20 – 30 mg/kgKG (Jugendliche: 0,5 – 1 g)	p. o. in 2 ED	
Cefaclor	50 – 100 mg/kgKG (Jugendliche: 1,5 – 4 g)	p. o. in 2 – 3 ED	
Trimethoprim oder Trimethoprim/Sulfamethoxazol	5 – 6 mg/kgKG bzw. 5 – 6 mg/kgKG (TMP-Anteil) (Jugendliche: 320 mg)	p. o. in 2 ED p. o. in 2 ED	
Ampicillin	100 – 200 mg/kgKG (Jugendliche: 3 – 6 g)	i. v. in 3 ED i. v. in 3 – 4 ED	Ampicillin und Amoxicillin für die kalkulierte Therapie nicht geeignet
Amoxicillin	50 – 100 mg/kgKG (Jugendliche: 1,5 – 6 g)	p. o. in 2 – 3 ED[1] p. o. in 2 – 3 ED	
Amoxicillin/Clavulansäure (parenteral)	60 – 100 mg/kgKG (Jugendliche: 3,6 – 6,6 g)	i. v. in 3 ED i. v. in 3 ED	
Amoxicillin/Clavulansäure (oral)	45 – 60 mg/kgKG (Amoxicillin-Anteil) (Jugendliche: 1500 + 375 mg)	p. o. in 3 ED p. o.in 3 ED	zum therapeutischen Einsatz und zur 7:1-Formulierung siehe S. 84
Tobramycin, Gentamicin	5 mg/kgKG (Jugendliche: 3 – 5 mg/ kgKG, maximal 0,4 g)	i. v. in 1 ED	Blutspiegelkontrollen erforderlich
Ciprofloxacin	Kinder und Jugendliche von 1 – 17 Jahren: 20 – 30 mg/ kgKG (maximale ED: 400 mg)	i. v. in 3 ED	zugelassen als Zweit- und Drittlinientherapie von komplizierten Harnwegsinfektionen und Pyelonephritiden „Reserve-Antibiotikum"! (siehe S. 93)
	Kinder und Jugendliche von 1 – 17 Jahren: 20 – 40 mg/ kgKG (maximale ED: 750 mg)	p. o. in 2 ED	
Nitrofurantoin	3 – 5 mg	p. o. in 2 ED	bei Niereninsuffizienz kontraindiziert

* Dosierung für Jugendliche jeweils in Klammern, falls abweichend
ED: Einzeldosis
[1] Säuglinge 2 ED, Kinder 1 – 12 Jahre 3 ED

Tabelle **120** Indikationen zur parenteralen antibakteriellen Therapie.

Säuglinge in den ersten 4–6 Lebensmonaten
Verdacht auf Urosepsis
deutlich reduzierter Allgemeinzustand
Nahrungs- und/oder Flüssigkeitsverweigerung
Erbrechen, Durchfall
Non-Compliance
komplizierte Pyelonephritis

ambulant erfolgen, sofern eine gute Compliance zu erwarten und die ärztliche Überwachung der Therapie gewährleistet ist. Der betreuende Kinderarzt sollte jedoch durch eine Ultraschalluntersuchung eine komplizierende Harnwegsfehlbildung oder eine Urolithiasis ausschließen, wenn er auf die Einweisung in die Klinik verzichtet.

Komplizierte, fieberhafte Harnwegsinfektionen. Im Zusammenhang mit obstruktiven Uropathien ist eine parenterale antibakterielle Behandlung der oralen Therapie vorzuziehen (Evidenzgrad IV). Im Falle eines Therapieversagens (z. B. bei Pyonephrose auf dem Boden einer hochgradigen Harntransportstörung) ist unter Umständen eine passagere perkutane Harnableitung (suprapubische Zystostomie, perkutane Nephrostomie) erforderlich. Bei funktioneller infravesikaler Obstruktion (z. B. bei neurogener Blasenentleerungsstörung) kann eine passagere Entlastung der Blase durch einen transurethralen Blasenverweilkatheter sinnvoll sein.

■ Therapie bei Nierenabszessen und Nierenkarbunkeln

Nierenabszesse und Nierenkarbunkel sind im Kindesalter äußerst selten.

Kortikomedulläre Abszesse werden als Komplikationen bei aszendierenden Harnwegsinfektionen mit vesikorenalem (intrarenalem) Reflux oder bei Harnwegsobstruktionen beobachtet, denen Pyelonephritis oder fokale bakterielle Nephritis durch gramnegative Keime, z. B. E. coli, vorangehen.

Nierenkarbunkel (kortikale Abszesse) entstehen dagegen durch hämatogene Streuung, ausgehend von einem anderen bakteriellen Infektionsherd, wie Hautinfektionen; häufigster Erreger ist Staphylococcus aureus. Die Urinkulturen sind bei kortikalen Abszessen meist steril. Die Diagnose erfolgt durch Sonografie und Magnetresonanztomografie. In den meisten Fällen ist eine mehrwöchige parenterale Kombinationstherapie unter Einschluss eines staphylokokkenwirksamen Antibiotikums, ggf. unterstützt durch eine perkutane Abszessdrainage, ausreichend wirksam. Seltener werden offene operative Revisionen oder die Nephrektomie erforderlich.

Tabelle **121** Empfehlung zur kalkulierten antibakteriellen Therapie einer Pyelonephritis in Abhängigkeit von Alter und Schweregrad.

Erkrankung	Therapievorschlag	Applikation	Gesamte Therapiedauer	Evidenzgrad
Pyelonephritis im 1. Lebenshalbjahr	Ceftazidim + Ampicillin[1] oder Aminoglykosid + Ampicillin[1]	3–7 Tage parenteral, bis mindestens 2 Tage nach Entfieberung, dann orale Therapie[2]; bei Neugeborenen: parenterale Therapie 7–14 Tage, dann orale Therapie[2]	10 (–14) Tage, Neugeborene 14 (–21) Tage	IV
unkomplizierte Pyelonephritis jenseits des Säuglingsalters	Cephalosporin Gruppe 3[2]	oral (initial ggf. parenteral)	(7–) 10 Tage	I
komplizierte Pyelonephritis/Urosepsis (jedes Alter)	Ceftazidim + Ampicillin[1] oder Aminoglykosid + Ampicillin[1]	7 Tage parenteral, dann ggf. orale Therapie2	mindestens 10–14 Tage	IV

[1] nach Erhalt der Resistenztestung ggf. Anpassung der Therapie
[2] i. v. z. B. Cefotaxim; oral z. B. Cefpodoximproxetil, Ceftibuten, Cefixim

■ Therapie bei Zystitis und Zystourethritis

Symptomatische afebrile Harnwegsinfektionen mit Dysurie, Algurie, Unterbauchschmerzen und/oder neu auftretender Inkontinenz bedürfen zur raschen Symptombeseitigung einer antibakteriellen Therapie, die hohe Antibiotikaspiegel im Urin garantiert (siehe Tab. **122**). Trimethoprim galt bislang als eines der Mittel der 1. Wahl. Der Sulfonamid-Anteil der Trimethoprim-Sulfonamid-Kombinationen ist verzichtbar, da durch ihn weder eine wesentliche Verbesserung der antimikrobiellen Wirkung noch ein Einfluss auf die Resistenzsituation erreicht wird und das Risiko unerwünschter Arzneimittelwirkung steigt. Mit steigenden Resistenzraten von E. coli gegen Trimethoprim und verwandte Substanzen rückt TMP als Mittel der 1. Wahl zunehmend in den Hintergrund. In Regionen mit hohen Resistenzquoten von E. coli gegen TMP ist eine kalkulierte Therapie mit einem Oral-Cephalosporin zu bevorzugen. Prinzipiell sollten bei der Therapie einer unkomplizierten Zystitis zur Vermeidung zukünftiger Resistenzentwicklungen Reserveantibiotika vermieden werden.

Bei (rezidivierenden) Zystitiden älterer Mädchen kann auch Nitrofurantoin eingesetzt werden. Als „Hohlraummedikament" ist es bei unkomplizierter Zystitis geeignet, hat jedoch Limitationen wegen gastrointestinaler Unverträglichkeitsreaktionen.

Die empfohlene Therapiedauer liegt bei 3 (– 5) Tagen (Evidenzgrad I). Kürzere Therapiezeiten gehen im Kindesalter mit einem höheren Rezidivrisiko einher. Die im Erwachsenenalter oft praktizierte „1-Dosis-Therapie" ist bei Kindern mangels unzureichender Therapieerfolge nicht zu empfehlen (Evidenzgrad I).

■ Therapie der asymptomatischen Bakteriurie

Asymptomatische Bakteriurien werden im Allgemeinen durch Bakterien niedriger Virulenz verursacht. In randomisierten Studien unterschieden sich unbehandelte Mädchen hinsichtlich des Nierenwachstums und des Risikos für neu auftretende Parenchymnarben nicht von behandelten Mädchen mit asymptomatischen Bakteriurien. Asymptomatische Bakteriurien ohne Hinweise für funktionelle Blasenkontrollstörungen, Harntraktfehlbildungen oder vorausgegangene Pyelonephritiden bedürfen keiner antibakteriellen Therapie (Evidenzgrad I).

■ Therapiekontrolle

Bei erfolgreicher Behandlung sollte der Urin 24 Stunden nach Therapiebeginn steril sein. Eine Entfieberung ist spätestens nach 48 – 72 Stunden zu erwarten; der mikroskopische Urinbefund sollte spätestens nach 1 Woche normalisiert sein. Das CRP normalisiert sich meist nach 4 – 5 Tagen, die BSG nach 2 – 3 Wochen. Bei fehlender Wirksamkeit der Therapie (persistierendes Fieber über mehr als 2 – 3 Tage, unverändert pathologischer mikroskopischer Urinbefund) muss außer an einen resistenten Keim auch an das Vorliegen einer konnatalen oder akuten Harnwegsobstruktion gedacht und unmittelbar eine sonografische Untersuchung veranlasst werden.

Tabelle **122** Therapie bei Zystitis und Zystourethritis (Dosierung für Kinder bis 12 Jahre).

Chemotherapeutikum	Tagesdosis	Applikation
Oralcephalosporine		
Cefaclor	50 (– 100) mg/kgKG	p. o. in 2 – 3 ED
Cefalexin	50 – 100 mg/kgKG	p. o. in 3 – 4 ED
Cefuroximaxetil	20 – 30 mg/kgKG	p. o. in 2 ED
Cefpodoximproxetil	8 – 10 mg/kgKG	p. o. in 2 ED
Ceftibuten	9 mg/kgKG	p. o. in 1 ED
Cefixim	8 – 12 mg/kgKG	p. o. in 1 – 2 ED
Trimethoprim oder Trimethoprim/Sulfamethoxazol	5 – 6 mg/kgKG 5 – 6 mg/kgKG (TMP-Anteil)	p. o. in 2 ED p. o. in 2 ED
Amoxicillin/Clavulansäure	37,5 – 75 mg/kgKG (Amoxicillin-Anteil)	p. o. in 3 ED
Nitrofurantoin	3 – 5 mg/kgKG	p. o. in 2 ED

ED: Einzeldosis

■ Prognose

Nach einer Pyelonephritis können jahrelang andauernde Verzögerungen des Nierenwachstums beobachtet werden. Irreversibel und daher prognostisch ungünstiger sind segmentale Nierennarben oder im Extremfall globale Dezimierungen des Parenchyms. Eine permanente Parenchymschädigung tritt bei etwa 5 % der Kinder nach fieberhaften Harnwegsinfektionen auf. Das Risiko einer Nierenparenchymschädigung korreliert mit der Zahl pyelonephritischer Rezidive und nimmt erheblich zu, wenn die Therapie um Tage verzögert wird. Ein erhöhtes Risiko tragen zudem Kinder mit einem dilatierenden vesikorenalen Reflux. Auf lange Sicht können Nierenparenchymnarben zu einer renalen arteriellen Hypertonie sowie zur Nierenfunktionseinschränkung führen.

Prophylaxe
■ Prophylaxe durch Regulation des Miktionsverhaltens

Finden sich Zeichen einer Blasenfunktionsstörung (z. B. Pollakisurie, Harninkontinenz, Miktionsauffälligkeiten) auch im infektionsfreien Intervall, so ist ihre Behandlung mitentscheidend für die Verhinderung weiterer Rezidive.

Detrusorüberaktivität. Imperativer Harndrang und Dranginkontinenz werden bei vielen Mädchen mit rezidivierenden Harnwegsinfektionen beobachtet. Die Symptomatik ist meist Folge einer Störung in der Füllungsphase der Blasenfunktion, die urodynamisch als Detrusorüberaktivität imponiert. Anamnese, Miktionsprotokoll und Befunde bei der Basisdiagnostik können bereits wegweisend für den Typ der begleitenden Blasenfunktionsstörung sein. Wenn eine neurogene Ursache ausgeschlossen werden kann, ist ein Therapieversuch bei ausreichenden Hinweisen auf eine isolierte Detrusorüberaktivität auch vor Durchführung

einer kompletten urodynamischen Diagnostik gerechtfertigt (siehe Tab. **123**). Neben einem kognitiven Blasentraining kann eine probatorische medikamentöse Therapie mit Anticholinergika, z. B. Propiverinhydrochlorid oder Oxybutinin, begonnen werden. Es ist ratsam, gleichzeitig eine antibakterielle Infektionsprophylaxe und regelmäßige sonografische Restharnkontrollen durchzuführen. Bei Behandlungserfolg sollte die Prophylaxe zusammen mit der anticholinergischen Behandlung über mindestens 3 – 4 Monate fortgesetzt werden.

Detrusor-Sphinkter-Dyskoordination. Wesentlich seltener als eine Detrusorüberaktivität findet sich eine Detrusor-Sphinkter-Dyskoordination im Sinne einer Blasenentleerungsstörung. Sie stellt ein besonderes Risiko für Nierenparenchymschäden dar. Medikamentöse Therapie und verhaltenstherapeutische Maßnahmen (Beckenboden-EMG-Biofeedback) reduzieren signifikant die Häufigkeit von Harnwegsinfektionen.

Blasenkontrollstörungen bei Kindern mit rezidivierenden Harnwegsinfektionen sind nicht selten mit einer chronischen habituellen Obstipation assoziiert. Mit der wirksamen Regulation des Stuhlverhaltens kommt es nachweislich zu einer Verminderung der Infektionshäufigkeit.

■ Chemoprophylaxe

Die Verhütung von Harnwegsinfektionen ist insbesondere bei erhöhtem Risiko für pyelonephritische Schäden erstrebenswert. Durch die antibakterielle Infektionsprophylaxe wird das Wachstum uropathogener Bakterien im Blasenurin und in der Periurethralregion verhindert. Zur Effizienz einer Langzeitinfektionsprophylaxe im Kindesalter existieren nur wenige randomisierte, prospektive Studien. So ist bis heute nicht definitiv geklärt, dass beim vesikorenalen Reflux die antibakterielle Infektionsprophylaxe einer Akuttherapie von Harnwegsinfektionen hinsichtlich der Langzeitprognose (Nierenparenchymnarben, Nierenfunktionsein-

Tabelle **123**   Medikamente zur Behandlung der Detrusorhyperaktivität.

Medikament	Altersgruppe	Dosierung
Propiverin-Hydrochlorid (z. B. Mictonetten, Mictonorm)	Kinder	2 × 0,4 mg/kgKG/Tag
Oxybutinin (z. B. Oxymedin, Dridase, Oxybase)	Kinder 5 – 10 Jahre	2 × 2,5 mg/Tag oder 0,3 mg/kgKG/Tag
	Kinder > 10 Jahre	2 × 5 mg/Tag Dosisanpassung nach Effekt und Nebenwirkungen

schränkung etc.) überlegen ist. Die derzeitige Datenlage spricht beim niedriggradigen Reflux (Grad I–II) nicht für einen signifikanten Einfluss der antibakteriellen Prophylaxe auf die Rezidivrate von Harnwegsinfektionen bzw. auf das Neuauftreten von Nierenparenchymnarben. In Tab. **124** sind wesentliche Indikationen für eine Dauerinfektionsprophylaxe aufgeführt.

Nitrofurantoin und Trimethoprim gelten heute als Mittel der 1. Wahl zur Infektionsprophylaxe im Kindesalter (siehe Tab. **125**). Sie verbinden eine gute Wirksamkeit gegenüber den meisten Erregern von Harnwegsinfektionen mit einem minimalen Effekt auf die Darmflora. In den letzten Jahren ist eine zunehmende Resistenzentwicklung gegen Trimethoprim zu beobachten. Dies gilt nicht für Nitrofurantoin, sodass diese Substanz derzeit eine gewisse Renaissance in der antibakteriellen Harnwegsinfektionsprophylaxe bei Kindern erfährt. Nachteile der heute erhältlichen Nitrofurantoinpräparate sind ihr schlechter Geschmack und die Häufigkeit gastrointestinaler Nebenwirkungen. Die makrokristalline Darreichungsform hat sich als wesentlich verträglicher erwiesen und sollte daher bei Kindern bevorzugt werden. Im Gegensatz zum Erwachsenenalter wird über schwerwiegende Nebenwirkungen von Nitrofurantoin im Kindesalter selten berichtet.

Bei männlichen Säuglingen kann eine Bevorzugung von Trimethoprim gegenüber Nitrofurantoin sinnvoll sein, da bei ihnen aufgrund der Keimbesiedlung des Präputiums eher mit Proteus mirabilis zu rechnen ist, die gegenüber Nitrofurantoin resistent sind.

Cephalosporine der Gruppe 2 und 3 haben gegenüber Cefaclor den Vorteil einer besseren Wirksamkeit gegenüber Proteus mirabilis. Prinzipielle Nachteile der Oral-Cephalosporine gegenüber Nitrofurantoin sind der stärkere Einfluss auf die Darmflora (z. B. Pseudomonaden und Enterokokken), das höhere Risiko der Resistenzentwicklung, der höhere Preis und die begrenzte Haltbarkeit der zubereiteten Suspension.

Tabelle **124**   Indikationen zur antibakteriellen Infektionsprophylaxe nach Harnwegsinfektionen.

Indikation	Empfohlene Dauer
nach Therapie der 1. fieberhaften Harnwegsinfektion	mindestens bis zum Abschluss der bildgebenden Diagnostik
dilatierender vesikorenaler Reflux (VUR) (Grad III–V) unter konservativer Überwachung; VUR Grad II ggf. im Säuglings- und Kleinkindalter	bis zum Nachweis, dass kein dilatierender vesikorenaler Reflux mehr besteht; zumindest bis zum Ende des 5. Lebensjahres bei Mädchen und bis zum Ende des 1. Lebensjahres bei Jungen mit persistierendem Reflux
häufig rezidivierende, symptomatische Harnwegsinfektionen	6 Monate
häufig rezidivierende, symptomatische Harnwegsinfektionen mit Zeichen der Blasenkontrollstörung auch im infektionsfreien Intervall	6 Monate bzw. bis zum erfolgreichen Abschluss der Behandlung der Blasenkontrollstörung

Tabelle **125**   Antiinfektiva zur antibakteriellen Infektionsprophylaxe.

Antiinfektivum	Einmalige Tagesdosis [mg/kgKG]	Anwendungsbeschränkung bei jungen Säuglingen
Nitrofurantoin	1	< 3. Lebensmonat
Trimethoprim	1 (– 2)	< 6 Lebenswochen
bei Unverträglichkeit und in den 1. Lebenswochen:		
Oral-Cephalosporine in reduzierter Dosis (ca. 1/5 der therapeutischen Dosis), z. B.		
Cefaclor	10	keine
Cefixim	2	Früh- und Neugeborene[1]
Cetibuten	2	< 3 Lebensmonaten[1]
Cefuroximaxetil	5	< 3 Lebensmonaten[1]

[1] keine ausreichenden Erfahrungen

Tabelle **126** Kalkulierte Initialtherapie bei Durchbruchsinfektionen unter antibakterieller Infektionsprophylaxe.

Reinfektionsprophylaxe mit	Wahrscheinlicher Keim	Therapievorschlag
Trimethoprim	resistenter E. coli	Cephalosporin
Nitrofurantoin	Pseudomonas, Proteus, Klebsiellen	Ceftazidim, Ciprofloxacin oder Gentamicin
Cephalosporin	Enterokokken Pseudomonas spp.	Amoxicillin Ceftazidim, Ciprofloxacin oder Gentamicin

Unter antibakterieller Infektionsprophylaxe treten gelegentlich Durchbruchinfektionen mit resistenten Erregern auf. Dabei ist das zu erwartende Erregerspektrum vom verwendeten Antibiotikum abhängig. Bis zum Vorliegen des Antibiogramms kann eine kalkulierte Therapie erforderlich sein (Tab. **126**).

Zu den möglichen Ursachen von Durchbruchinfektionen zählen die unzureichende Beseitigung infektionsbegünstigender Faktoren wie Miktionsaufschub, Restharn, erhöhte Blasenbinnendrücke und mechanische infravesikale Obstruktion, z. B. Labiensynechie oder relevante Phimose.

Nicht immer handelt es sich bei Harnwegsinfektionen unter antibakterieller Dauerinfektionsprophylaxe um Durchbruchinfektionen im engeren Sinn: etwa 30 % der Kinder nehmen die verordneten Medikamente nicht oder nur unregelmäßig ein. Es kann daher sinnvoll sein, die tatsächliche Medikamenteneinnahme durch die Kontrolle der antimikrobiellen Aktivität im Urin mit speziellen Teststreifen zu überprüfen. Eine sachliche, verständliche Information der Eltern über das Ziel und die Notwendigkeit der Prophylaxe sowie ihre Kontrolle kann wichtiger sein, als bei ungeklärten Durchbruchinfektionen die Medikation zu verdoppeln oder sie ohne vorheriges Antibiogramm zu wechseln.

■ Prophylaxe mit Harndesinfizienzien

Nitroxolin (5-Nitro-8-chinolinol) ist ein Nitrochinolinolderivat mit bakteriostatischer bis bakterizider Wirkung gegenüber zahlreichen grampositiven und -negativen Keimen sowie gegen Hefen. In vitro kommt es bereits in geringen Konzentrationen zur Hemmung der bakteriellen Adhärenz an Uroepithelien. Für Jugendliche ab 14 Jahren wird vom Hersteller eine Einzeldosis abends von 150 mg empfohlen.

■ Prophylaxe mit L-Methionin

L-Methionin ist die einzige essenzielle Aminosäure, die Schwefel enthält. Bei ihrem Abbau zu Schwefelwasserstoff und Schwefelsäure werden H-Ionen frei, die zur Ansäuerung des Urins führen. Die Erniedrigung des Urin-pH wirkt bakteriostatisch, insbesondere auf gramnegative Erreger. Im Übrigen konnte sich experimentell eine pH-unabhängige Verminderung der bakteriellen Adhärenzfähigkeit am Uroepithel nachweisen lassen. Zur Senkung des Urin-pHs auf 6–6,5 ist bei älteren Kindern eine Tagesdosis von 3 × 500 mg im Allgemeinen ausreichend – für jüngere Kinder existieren keine Dosisempfehlungen.

■ Prophylaxe mit Preiselbeerkonzentrat („Cranberry")

Als Hausmittel wird Preiselbeersaft zur Prophylaxe von Harnwegsinfektionen seit Langem eingesetzt. Preiselbeersaft hemmt die Adhärenz uropathogener E. coli am Uroepithel. Im Erwachsenenalter ließ sich ein protektiver Effekt von Preiselbeersaftkonzentrat auf die Rezidivrate symptomatischer Harnwegsinfektionen nachweisen; für das Kindesalter stehen entsprechende Studienergebnisse aus. Da die Wirksamkeit offensichtlich an die regelmäßige Einnahme großer Konzentratmengen gebunden ist, werden an die Compliance der Patienten relativ hohe Anforderungen gestellt.

■ Prophylaxe durch Zirkumzision

Zirkumzidierte Knaben haben gegenüber nicht zirkumzidierten Knaben im 1. Lebensjahr ein etwa 10-fach erniedrigtes Risiko für eine Harnwegsinfektion. In Einzelfällen (z. B. hochgradiger VUR, ausgeprägter Megaureter und rezidivierende Harnwegsinfektionen) kann daher bei Phimose eine großzügige Indikationsstellung zur Zirkumzision sinnvoll sein. Inwieweit die konservative Behandlung einer („physiologischen") Phimose im Säuglingsalter durch niedrig dosierte Betamethason-Salbengemische (0,05 %) den gleichen protektiven Effekt hat, ist noch nicht geklärt.

■ Prophylaxe durch orale Vakzinierung

Die Wirkungsweise einer oralen Gabe lysierter Fraktionen uropathogener E.coli-Stämme soll in einer Stimulation immunkompetenter Zellen der Darmschleimhaut, von B- und T-Lymphozyten sowie einer Zunahme der spezifischen sIgA-Konzentration im Urin bestehen. Diese Vorstellungen sind sehr umstritten. Bis heute existieren noch keine randomisierten, prospektiven Studien für das Kindesalter, die eine signifikante Reduktion von Rezidiven eindeutig belegen. Da zudem E.coli-Stämme gerade bei Kindern mit Harnwegsanomalien oder Blasenfunktionsstörungen als Erreger der Rezidive gegenüber anderen Keimen in den Hintergrund treten, würde hierbei eine allein auf hochvirulente E.coli-Keime beschränkte Prophylaxe einen unzureichenden Schutz darstellen.

Literatur

Beetz R, Bachmann HJ, Gatermann S et al. Harnwegsinfektionen im Säuglings- und Kindesalter. Consensus-Empfehlungen zu Diagnostik, Therapie und Prophylaxe. Monatsschr Kinderheilkd 2007; 155: 261 – 271

Bouissou F, Munzer C, Decramer S et al. On behalf of the French Society of Nuclear Medicine and Molecular Imaging, Chantal Loirat, on behalf of the French Society of Pediatric Nephrology. Prospective, randomized trial comparing short and long intravenous antibiotic treatment of acute pyelonephritis in children: Dimercaptosuccinic Acid Scintigraphy evaluation at 9 months. Pediatrics 2008; 121: e553 – e560

Garin EH, Olavarria F, Garcia Nieto V et al. Clinical significance of primary vesicoureteral reflux and urinary antibiotic prophylaxis after acute pyelonephritis: a multicenter, randomized, controlled study. Pediatrics 2006; 117: 626 – 632

Montini G, Toffolo A, Zuchetta P et al. Antibiotic treatment for pyelonephritis in children: multicentre randomised controlled non-inferiority trial. BMJ 2007; 335: 386 – 392

Neuhaus TJ, Berger C, Buechner K et al. Randomized trial of oral versus sequential intravenous/oral cephalosporins in children with pyelonephritis. Eur J Pediatr 2008, 167: 1037 – 1047

Roussey-Kesler G, Gadjos V, Idres N et al. Antibiotic prophylaxis for the prevention of recurrent urinary tract infection in children with low grade vesicoureteral reflux: results from a prospective randomized study. J Urol 2008; 179: 674 – 679

Winberg J, Anderson HJ, Bergström T et al. Epidemiology of symptomatic urinary tract infection in childhood. Acta Pediatr Scand 1974; 252: 1 – 20

 Koordinator:
R. Beetz

Mitarbeiter:
E. Kuwertz-Bröking, J. Misselwitz, D. Nadal, W. Rascher, W. Rösch, H. Scholz, H. Schulte-Wissermann, R. Roos

Immunologische Diagnostik von Kindern mit auffälligem Infektionsprofil

Ein auffälliges Infektionsprofil ist die wichtigste Manifestationsform von angeborenen und erworbenen Immundefekten. Eine rechtzeitige Basisdiagnostik und Kontaktaufnahme mit einem pädiatrischen Immunologen (Arbeitsgemeinschaft Pädiatrische Immunologie, API: http://www.kinderimmunologie.de) können lebensrettend sein.

Prinzipien der Immundefektdiagnostik

Infektanfälligkeit im Kindesalter ist häufig, primäre Immundefekte sind selten. Die kumulative Inzidenz der inzwischen über 130 definierten primären Immundefekte liegt mit Einschluss der symptomatischen IgA-Defizienz bei etwa bei 1:5000. Leitsymptome von Immundefekten sind vor allem häufige, schwere, chronisch rezidivierende oder atypische/opportunistische Infektionen. Die rechtzeitige Erkennung eines solchen Defektes ist entscheidend und oft lebensrettend. Eine kausale Therapie ist in vielen Fällen möglich. Aus diesem Grund ist die Kenntnis der Präsentation von Patienten mit primären Immundefekten für jeden Infektiologen unerlässlich.

Mit dem kontinuierlichen Rückgang mütterlicher Antikörper nach der Geburt nimmt die Infektanfälligkeit von Säuglingen deutlich zu und bleibt bis zum 6. bis 8. Lebensjahr im Vergleich zu anderen Altersgruppen erhöht. Diese „physiologische" Infektionsanfälligkeit ist Ausdruck der Auseinandersetzung des immunologisch naiven Kindes mit der Umwelt und wird durch Faktoren wie Anzahl der Geschwister, Besuch einer Tagesstätte oder eines Kindergartens und Zigarettenrauchexposition noch erheblich erhöht. Im Alter zwischen 2 und 4 Jahren sind bis zu 10 (durchschnittlich 3 – 8) fieberhafte Infektionen der Atemwege pro Jahr normal und bedürfen nicht grundsätzlich einer ausführlichen immunologischen Abklärung. Zur „physiologischen" Infektanfälligkeit zählt auch die Disposition für Infektionen mit Hämophilus influenzae Typ b, Pneumokokken und Meningokokken in den ersten beiden Lebensjahren, die sich durch die verzögerte Reifung der Antikörperbildung gegen Polysaccharid-Antigene erklärt.

Vor einer immunologischen Abklärung ist zunächst eine solide Ausschlussdiagnostik nicht immunologischer Erkrankungen erforderlich, die insgesamt häufiger sind als primäre Immundefekte. Hierzu gehören vor allem Erkrankungen, die die mukoziliäre Clearance des Respirationstrakts beeinträchtigen wie

- Kartagener-Syndrom,
- zystische Fibrose,
- gastroösophageale Refluxkrankheit,
- tracheoösophageale Fisteln,
- pulmonale Fehlbildungen,
- chronisch obstruktive Lungenkrankheiten,
- neurologische Erkrankungen mit Beeinträchtigung des Husten- oder Schluckreflexes.

Ebenso muss differenzialdiagnostisch immer auch eine sekundäre Immundefizienz, insbesondere eine Infektion mit dem humanen Immundefizienz-Virus (HIV), ausgeschlossen werden.

Die immunologische Diagnostik bei Infektanfälligkeit wird geleitet durch eine präzise Infektionsanamnese. Hierzu gehören Häufigkeit, Lokalisation, Ausmaß und Dauer von Infektionen, das Spektrum nachgewiesener Erreger, die inflammatorische Antwort (Fieber, Entzündungswerte), Komplikationen sowie das Ansprechen auf die Therapie. Monotope rezidivierende Infektionen sprechen eher für eine lokale Ursache als für einen angeborenen Immundefekt. Eine polytope Infektionsanfälligkeit ist hingegen ein Hinweis auf das Vorliegen eines angeborenen Immundefekts. Die Infektionsanamnese muss exakt und möglichst auch prospektiv dokumentiert werden. Häufig kann bereits aus dem Erregerspektrum auf die zugrunde liegende immunologische Störung geschlossen werden (siehe Tab. **127**).

Primäre Immundefekte sind genetische Erkrankungen. Hieraus ergibt sich einerseits die Bedeutung einer ausführlichen Familienanamnese (Infektionsanfälligkeit, Immundefekte, Autoimmunität, unklare Todesfälle im Kindesalter) mit Erstellen eines Stammbaumes unter besonderer Berück-

Tabelle **127** Hauptkategorien von Immundefekten und ihr Infektionsprofil.

Immundefekt	Infektionsprofil
T-Zell-Defekte	Pneumocystis-jiroveci-Pneumonie (PCP) schwere, persistierende oder rekurrierende Virusinfektionen (RSV, Parainfluenza, CMV, HSV, EBV, Adenoviren u. a.) disseminierte oder pulmonale Infektionen mit Mykobakterien therapieresistente Candida-Infektionen Infektionen mit intrazellulären Bakterien (Mykoplasma spp., Listeria, Legionella)
B-Zell-Defekte	rekurrierende Otitis media rekurrierende sinopulmonale Infektionen chronische Enterovirus-Infektionen (Poliomyelitis-, Echoviren)
Komplementdefekte	schwere, rekurrierende Infektionen mit bekapselten Erregern (Meningokokken, Pneumokokken, Hämophilus influenzae Typ b)
Phagozytendefekte	pyogene invasive Infektionen (v. a. Pneumokokken, Staphylokokken) Abszesse Haut/Organe (v. a. Staphylokokken) Pilzinfektionen (v. a. Aspergillus)
Defekte der γ-Interferon/IL-12-Achse	Mykobakterien-Infektionen Salmonellen-Infektionen

sichtigung einer Konsanguinität der Eltern. Andererseits ergibt sich durch die Tatsache, dass viele betroffene Gene nicht nur die Differenzierung und Funktion von Abwehrzellen, sondern auch von anderen Körperzellen beeinflussen, dass eine Reihe von Immundefekten syndromale Erkrankungen sind. Faziale Dysmorphie, Mikrozephalie, Knochendysplasien, ektodermale Dysplasie, Entwicklungsverzögerung, Alopezie, Albinismus, Teleangiektasien oder ein Herzfehler sind Beispiele für syndromale Aspekte von Immundefekten, die die weitere Diagnostik steuern können.

Primäre Immundefekte sind häufig verbunden mit Immundysregulation. Folgen der Fehlsteuerung des Immunsystems sind z. B. Ekzeme, Eosinophilie und starke IgE-Erhöhung, Autoimmunzytopenien, Arthritis, Colitis/crohnähnliche Erkrankung, Nephritis, Lymphoproliferation, Hämophagozytose oder unklare Fieberschübe. Zusätzliche Warnzeichen, die auf einen Immundefekt hinweisen, sind chronische Durchfälle, eine Gedeihstörung, schlechte Wundheilung, verzögerter Nabelschnurabfall, chronische Peridontitis, eine Blutungsneigung oder Thrombopenie sowie Bronchiektasen.

Das Spektrum der genetisch definierten primären Immundefekte erweitert sich ständig. Dies bedeutet, dass der Ausschluss eines Immundefektes immer nur nach dem aktuellen Stand des Wissens erfolgen kann. Bei auffälligem Infektionsprofil sollte man hartnäckig bleiben und sich mit Globaltests

zur Untersuchung von B- oder T-Zellen und Komplementsystem nicht zufrieden geben. Viele Patienten mit Immundefekten sind nicht in der Lage, spezifische Antikörper zu bilden, was bei der Infektionsdiagnostik berücksichtigt werden muss (PCR-Diagnostik). Es sollte außerdem Kontakt mit einem pädiatrischen Spezialisten (Arbeitsgemeinschaft Pädiatrische Immunologie, API: http://www.kinderimmunologie.de) aufgenommen werden.

Diagnostik von Kindern mit auffälligem Infektionsprofil

Rezidivierende Infektionen
■ Rezidivierende Infektionen der Atemwege
Rezidivierende sinopulmonale Infektionen sind der häufigste Grund für eine immunologische Abklärung. Mehr als 2 Pneumonien, mehr als 2 Sinusitiden oder mehr als 8 Episoden einer Otitis media pro Jahr, insbesondere auch eine Kombination verschiedener dieser Infektionen, sind wichtige Warnzeichen für einen Immundefekt.

Das Spektrum der Immundefekte, die sich mit einer solchen Anamnese präsentieren, ist groß. Am häufigsten sind Antikörpermangel-Syndrome. Zu einer rationalen Basisdiagnostik gehören: großes Blutbild mit absoluten Zahlen für Granulozyten, Monozyten und Lymphozyten, Komplementdiagnostik, Bestimmung der Immunglobuline im Serum (IgG, IgM, IgA, IgE) und vor allem der spezifischen Antikörpertiter als funktionelle Untersuchung des B-Zell-Systems einschließlich der B/T-Zell-Kooperation. Altersentsprechende Normwerte müssen berücksichtigt werden (siehe http://www.immundefekt.de).

Zur Untersuchung T-Zell-abhängiger B-Zell-Antworten eignet sich die Bestimmung von Impfantikörpern gegen Proteine, bspw. gegen Tetanus, Polio oder H. influenzae Typ b, Masern oder Varizellen. Je nach Abstand zur letzten Impfung sollte zuvor eine diagnostische Booster-Impfung durchgeführt werden. Eine zuverlässige Beurteilung der Fähigkeit zur Bildung T-Zell-unabhängiger polysaccharidspezifischer Antikörper ist erst nach dem 2. Lebensjahr möglich. Hierzu eignet sich die Bestimmung pneumokokkenspezifischer Antikörper vor und nach Impfung mit dem Pneumokokken-Polysaccharid-Impfstoff (Pneumovax). Die Impfung mit einem Pneumokokken-Konjugatimpfstoff (Prevenar) führt zu einer T-Zell-abhängigen B-Zell-Aktivierung, sodass nach Anwendung dieses Impfstoffs die Bestimmung von Pneumokokkenantikörpern keine andere diagnostische Wertigkeit hat als die Bestimmung proteinspezifischer Antikörper. Als Alternative kommt der Vi-Kapselpolysaccharid-Impfstoff gegen Typhus infrage. Nach dem 6. Lebensmonat geben Isohämagglutinin-Titer einen Hinweis auf die Fähigkeit, polysaccharidspezifische IgM-Antworten zu generieren. Die Bestimmung von IgG-Subklassen gibt vor allem bei vermindertem Gesamt-IgG-Spiegel oder einem klinisch symptomatischen IgA-Mangel diagnostisch relevante zusätzliche Informationen. In seltenen Fällen kann trotz eines normalen Gesamt-IgG ein IgG-Subklassenmangel vorliegen, dessen klinische Relevanz jedoch im Einzelfall geprüft werden muss.

Hinsichtlich der Komplementdiagnostik bei Kindern mit rezidivierenden sinopulmonalen Infektionen reicht die Bestimmung der gesamthämolytischen Aktivität des klassischen Aktivierungsweges (CH50) aus.

Bei Auffälligkeiten in der Basisdiagnostik oder dringendem klinischem Verdacht trotz normaler Befunde muss in Absprache mit einem pädiatrischen Immunologen eine erweiterte Diagnostik angestrebt werden. Hierzu gehören die durchflusszytometrische Quantifizierung von T-, B- und NK-Zellen, Untersuchungen der B-Zell-Differenzierung sowie eine Reihe von weiteren phänotypi-

schen und funktionellen Tests und schließlich gezielte genetische Untersuchungen.

■ Rezidivierende Virusinfektionen

Eine selektive Empfänglichkeit für Virusinfektionen ist selten. Ein rezidivierender Herpes labialis (Ausnahme: ungewöhnlich schwere ulzerierende Infektionen), auch ein bereits im Kindesalter auftretender Herpes zoster oder ein Mollusken- oder Warzenbefall bedürfen nicht grundsätzlich einer weiteren immunologischen Abklärung. Eine Kombination dieser und anderer Viruserkrankungen sollte jedoch Anlass zur immunologischen Diagnostik geben, die Untersuchungen der T-Zellen, NK-Zellen und des Interferon-Systems umfassen sollte.

■ Rezidivierende bakterielle Infektionen der Haut/Abszesse

Rezidivierende multiple Furunkel sind in der pädiatrischen Praxis nicht selten. Eine Abklärung eines Immundefektes ist hierbei nicht grundsätzlich notwendig. Nach Ausschluss von disponierenden Faktoren (mangelndes Hygieneverhalten, ekzematöse Hautkrankheiten, Diabetes mellitus etc.) sollte eine Überprüfung des Patienten sowie von Kontaktpersonen auf einen Staphylokken-Trägerstatus erfolgen (Nasenabstrich). Ggf. muss neben Hygieneempfehlungen die Eradikation des nasalen Trägerstatus mit Mupirocin (z. B. Turixin-Nasensalbe 2 × täglich in beide Nasenlöcher für 5 Tage) angestrebt werden.

Isolierte abszedierende oberflächliche Lymphknoten- oder kleinere perianale Abszesse bedürfen ebenfalls keiner Abklärung. Dagegen deuten durch S. aureus oder Pseudomonaden hervorgerufene nekrotisierende Ulzera (Ekthymata) fast immer auf eine Abwehrschwäche hin. Das wiederholte Auftreten von tieferen, verzögert abheilenden Haut- oder Lymphknotenabszessen sowie insbesondere das zusätzliche Auftreten von Organabszessen (pathognomonisch: Leberabszess) sowie eines verzögerten Nabelschnurabfalls (> 1 Monat) sollte eine Untersuchung der Granulozytenzahl und -funktion nach sich ziehen. Ein verzögerter Nabelschnurabfall (> 1 Monat) ist in diesem Zusammenhang Hinweis auf einen Leukozytenadhäsionsdefekt. Wiederholte Blutbilder (3 × pro Woche für 6 Wochen) mit Bestimmung der absoluten Granulozytenzahlen dienen dem Ausschluss einer kongenitalen oder zyklischen Neutropenie. Durch verschiedene Spezialtests kann die Fähigkeit der Granulozyten zur Sauerstoffradikalenbildung überprüft und damit eine septische Granulomatose ausgeschlossen werden. Die Diagnose seltener Leukozytenmigrationsdefekte oder der mindestens 3 Unterformen des Leukozytenadhäsionsdefektes erfolgt durch den Spezialisten. Rezidivierende Hautabszesse sind auch charakteristisch für das Hyper-IgE-Syndrom, das aufgrund klinischer Kriterien diagnostiziert und inzwischen auch genetisch gesichert werden kann.

■ Rezidivierende Pilzinfektionen

Säuglinge < 6 Lebensmonate leiden häufig unter mukokutaner Candidose, welche schwierig zu eradizieren ist, oft aufgrund von Reinokulationen über Sauger oder Schnuller zu rezidivierenden Infektionen führt und keinen Hinweis auf das Vorliegen eines angeborenen Immundefekts darstellt. Candida-Infektionen bedürfen dann einer immunologischen Abklärung, wenn sie jenseits des 1. Lebensjahres auftreten, invasiv werden oder mit einer sonstigen Infektionsanfälligkeit verbunden sind. Die chronische mukokutane Candidose ist wahrscheinlich ein noch nicht näher charakterisierter Immundefekt. Derzeit steht aber kein funktioneller Test zur Verfügung, sodass die Diagnose klinisch gestellt werden muss. Wichtig sind bei dieser Verdachtsdiagnose endokrinologische Untersuchungen zur Abgrenzung einer Autoimmun-Polyendokrinopathie. In Verbindung mit sonstiger Infektanfälligkeit sind schwere Candida-Infektionen ein Hinweis auf zelluläre Immundefekte.

Schwere Infektionen
■ Invasive bakterielle Infektionen (Sepsis, Osteomyelitis, Meningitis, septische Arthritis, Peritonitis)

Pneumokokken. Bereits eine 1. invasive Pneumokokken-Infektion sollte eine einfache, kostenbewusste Diagnostik nach sich ziehen, um einen Immundefekt auszuschließen. Hierzu gehören der Nachweis einer Milz (Sonografie, Howell-Jolly-Körperchen, siehe S. 122) und weitere immunologische Basisuntersuchungen (absolute Granulozyten- und Lymphozytenzahlen, Immunglobuline, Impfantikörper, CH50). Bei wiederholtem oder familiärem Auftreten invasiver Pneumokokken-Infektionen müssen Untersuchungen auf einen zellulären Immundefekt sowie Defekte in der Generation von Akutephaseantworten (Defekte im Toll-like-Rezeptor[TLR-]Signalweg) ergänzt werden.

Meningokokken. Nach schweren oder invasiven Meningokokken-Infektionen sollte das Komplementsystem untersucht werden. Hierbei darf sich die Untersuchung nicht auf die CH50 beschränken. Zur Untersuchung des an der Meningokokken-Kontrolle wesentlich beteiligten alternativen Wegs der Komplementaktivierung ist zusätzlich eine Bestimmung der AP50 erforderlich.

Staphylokokken. Bei wiederholten septischen Staphylokokken-Infektionen oder familiärem Auftreten sollte ein Defekt des TLR-Signalwegs ausgeschlossen werden.

Mykobakterien. Disseminierte und/oder rezidivierende Infektionen mit Bacille Calmette-Guerin (BCG) oder niedrig virulenten, nicht tuberkulösen Mykobakterien (NTM) sind zumeist ein Indiz für eine gestörte Immunabwehr. Ausgeprägte, insbesondere systemische Infektionen mit NTM sollten eine Untersuchung der Achse γ-Interferon/Interleukin-12 veranlassen. Dies betrifft nicht die einfache, lokal begrenzte zervikale Lymphadenitis durch NTM, selbst wenn diese einen chronischen, fistelnden Verlauf zeigt. Defekte in der γ-Interferon/Interleukin-12-Achse disponieren auch zu schweren Salmonellen-Infektionen. Die nur noch in wenigen Ländern durchgeführte Impfung gegen BCG führt im Falle eines SCID („severe combined immunodeficiency") zu einer generalisierten Impftuberkulose, sodass bei dieser Konstellation eine Untersuchung des T-Zell-Systems erfolgen muss.

■ Virusinfektionen

Epstein-Barr-Virus (EBV). Schwere EBV-Infektionen mit ausgeprägter Lymphoproliferation, Hepatitis und ausgeprägter systemischer Entzündungsreaktion kommen vor allem bei Jugendlichen, gelegentlich aber auch bei Kleinkindern vor. Eine immunologische Abklärung ist indiziert beim EBV-induzierten Hämophagozytose-Syndrom, das als Maximalvariante der EBV-induzierten Immunreaktion auftreten kann, aber auch typische Manifestationsform einiger Immundefekte ist. Bei etwa 1 Drittel der Patienten mit Purtillo-Syndrom (Synonym: XLP: X-chromosomal rezessiv vererbtes lymphoproliferatives Syndrom) führt die EBV-Infektion zu einer letalen Hämophagozytose; in den übrigen Fällen wird die akute Infektion überlebt. Es kommt aber in der Folge entweder zur Manifestation von B-Zell-Lymphomen oder zu dem Bild einer chronisch lymphoproliferativen Erkrankung mit Hypogammaglobulinämie und rezidivierenden sinopulmonalen bakteriellen Infektionen. Da die genetische Grundlage des Purtillo-Syndroms heterogen ist, hat die funktionelle Diagnostik einen hohen Stellenwert. Diese umfasst die Quantifizierung von NKT-Zellen (CD4-positive natürliche Killerzellen), eine Untersuchung der B-Zell-Differenzierung sowie die Analyse der Zytotoxizität aktivierter NK-Zellen.

EBV ist auch eine häufige Ursache von Hämophagozytose-Syndromen bei genetischen Defekten der Zytotoxizität (Perforin-Defizienz, Munc-13‑4-Defizienz sowie die Albinismusvarianten Chediak-Higashi-Syndrom und Griselli-Syndrom). Untersuchungen der Degranulationsfähigkeit von T- und NK-Zellen, Gerinnungsanalysen sowie Haarschaftmikroskopie helfen, diese Diagnosen auszuschließen. Bei all diesen Krankheiten bestimmt nicht eine fehlende Kontrolle der EBV-Replikation die Schwere des klinischen Krankheitsbilds, sondern die Fehlregulation der antiviralen Immunantwort.

Die EBV-induzierte Lymphoproliferation (PTLD: „posttransplant lymphoproliferative disease") ist eine typische Folge der Immunsuppression nach Organtransplantationen. Das spontane Auftreten dieser Krankheit ohne Transplantation muss eine Abklärung bezüglich des Vorliegens eines zellulären Immundefektes nach sich ziehen.

Zytomegalie- (CMV), Herpes-simplex- (HSV), Varicella-Zoster- (VZV), Adenoviren. Schwere postnatal erworbene virale Infektionen mit CMV, HSV, VZV oder Adenovirus mit systemischer Ausbreitung und Multiorganbefall oder massiven Gewebeschäden sind Anlass zur immunologischen Abklärung. Hierbei sollten insbesondere numerische und funktionelle Untersuchungen des T-Zell- sowie des NK-Zell-Systems vorgenommen werden. Nicht selten finden sich solche Infektionen bei Patienten mit hypomorphen Mutationen in Genen, die bei vollständigem Funktionsverlust das Bild eines SCID verursachen. Aufgrund des späten Manifestationsalters stellen diese Varianten eine besondere diagnostische Herausforderung dar. In seltenen Fällen von Herpes-Enzephalitis konnten Defekte im TLR-Signalweg gefunden werden. Bei gehäuftem familiärem Auftreten oder bei Konsanguinität der Eltern sollten Mutationen in den Genen STAT 1, NEMO, TLR3 und UNC-93B ausgeschlossen werden.

Respiratorische und gastrointestinale Viren. Chronisch persistierende Infektionen mit mukosaassoziierten Viren wie respiratorischen Viren (z. B. RSV, Parainfluenzavirus Typ 3, HMPV) oder Viren des Magen-Darm-Traktes (z. B. Rota- oder Adenovirus) sind häufig die 1. Manifestation eines schweren kombinierten Immundefektes, insbesondere in Verbindung mit Gedeihstörung, Entwicklungsverzögerung und chronischem Soorbefall. Die diagnostische Abklärung beginnt mit der Bestimmung der absoluten Lymphozytenzahl sowie der Bestimmung der Lymphozytensubpopulationen. Die SCID-Erkrankung ist ein immunologischer Notfall, sodass bereits bei klinischem Verdacht unbedingt Kontakt mit einem immunologischen Zentrum mit angeschlossener Transplantationseinheit aufgenommen werden muss.

Opportunistische Infektionen

Pneumocystis jiroveci. Jede klinisch apparente Infektion mit Pneumocystis jiroveci muss eine Abklärung bezüglich Immundefekt nach sich ziehen. Hierzu gehört neben einer HIV-Testung die Abklärung eines zellulären Immundefektes (SCID, komplettes DiGeorge-Syndrom) sowie des X-chromosomal vererbten Hyper-IgM-Syndroms.

Weitere opportunistische Leitinfektionen bei der Diagnostik von Immundefekten sind bspw. Infektionen mit Kryptosporidien (X-linked Hyper-IgM-Syndrom), Aspergillus-Infektionen (septische Granulomatose) oder die schwere Skabies-Infektion.

 Koordinatoren:
F. Hoffmann, S. Ehl

Mitarbeiter:
H. W. Kreth

Infektionen bei pädiatrisch-onkologischen Patienten

Neben risikoadaptierten Therapieprotokollen zur Behandlung der malignen Grunderkrankung haben Verbesserungen der supportiven Therapie, insbesondere von Prophylaxe und Therapie infektiöser Komplikationen, zu einer Verbesserung der Prognose von Kindern und Jugendlichen mit malignen Erkrankungen geführt. Die nachfolgenden Empfehlungen wurden unter der Federführung des Ausschusses „Neutropenie und Fieber" der DGPI in Zusammenarbeit mit der Gesellschaft für pädiatrische Onkologie und Hämatologie (GPOH) erstellt und basieren im Wesentlichen auf den Empfehlungen zur Prophylaxe, Diagnostik und Therapie infektiöser Komplikationen bei pädiatrisch-onkologischen Patienten.

Diagnostisches Vorgehen und therapeutische Strategien bei infektiösen Komplikationen von Kindern und Jugendlichen mit maligner Grunderkrankung

Ätiologie

Die **Granulozytopenie** (absolute Zahl neutrophiler Granulozyten [ANC] < 500/µl oder < 1000/µl mit einem zu erwartenden Abfall auf < 500/µl in den nächsten 2 Tagen) ist der wichtigste Risikofaktor für bakterielle Infektionen (siehe Tab. **128**). Bei ausgeprägter und prolongierter (< 500/µl, ≥ 10 Tage) Granulozytopenie besteht darüber hinaus eine täglich wachsende Bedrohung durch invasive Hefe- und Schimmelpilzinfektionen (siehe Tab. **128**). Neben der Granulozytopenie erhöhen jedoch auch andere Faktoren das Risiko für eine Infektion, wie z. B. eine beeinträchtigte Granulozytenfunktion (insbesondere bei Gabe von Kortikosteroiden), Defekte der physikalischen Abwehrbarrieren (Haut, Schleimhäute), Veränderungen der endogenen Mikroflora (Kolonisierung des Patienten mit nosokomialen Erregern), ein zentraler Venenkatheter und eine nicht erzielte Remission der malignen Grunderkrankung.

Tabelle **128** Infektionserreger* bei Kindern und Jugendlichen mit Krebserkrankungen.

grampositive Bakterien	**Staphylokokken** (koagulasenegativ = CoNS; koagulasepositiv = S. aureus)
	Streptokokken (β-hämolys., vergrünende; z. B. Streptococcus mitis)
	Enterokokken
	Corynebacterium spp.
	Listeria monocytogenes
	Clostridium difficile
gramnegative Bakterien	**Enterobacteriaceae** (E. coli, Klebsiella, Enterobacter, Citrobacter spp.)
	Pseudomonas spp.
	Anaerobier (Bacteroides spp.)
Pilze	**Candida spp.**
	Aspergillus spp.
	Zygomyzeten
	Cryptococcus spp.
Viren	**Herpes-simplex-Virus (HSV)**
	Varicella-Zoster-Virus (VZV)
	CMV, EBV
	RS-Virus, Influenza, Parainfluenza, Rhinovirus, humanes Metapneumovirus
	Adenovirus
	Rotavirus, Norovirus
andere	**Pneumocystis jiroveci**
	Toxoplasma gondii
	Cryptosporidium spp.

* Die am häufigsten vorkommenden Erreger (einschließlich Patienten nach hämatopoetischer Stammzelltransplantation) sind hervorgehoben.

Klinisches Bild

Fieber bei Granulozytopenie. Fieber (1-mal oral gemessene Körpertemperatur von > 38,5 °C oder Temperatur von > 38,0 °C für > 1 Stunde) ist bei granulozytopenischen Patienten immer als frühes Zeichen einer Infektion zu werten. Spezifische klinische, laborchemische und radiologische Zeichen einer Infektion fehlen hingegen oft bei granulozytopenischen Patienten, insbesondere in der Frühphase einer Infektion (z. B. bakterielle Infektion der Haut ohne Induration und Erythem; negatives C-reaktives Protein; Pneumonie ohne ausgeprägtes Infiltrat im Röntgen-Thorax-Bild). Andererseits ist Fieber kein obligates Zeichen einer Infektion, sodass selbst bei afebrilen onkologischen Patienten bei unspezifischen Zeichen und banal erscheinenden Symptomen eine Infektion immer in die Differenzialdiagnose mit eingeschlossen werden muss. Da invasive bakterielle Infektionen bei eingeschränkter Abwehrlage binnen Stunden einen unbeeinflussbaren tödlichen Verlauf nehmen können, ist eine rasche und breite antibakterielle Behandlung des fiebernden oder infektionsverdächtigen granulozytopenischen Patienten vor Erhalt mikrobiologischer Ergebnisse Standard.

Kann im weiteren Verlauf weder klinisch noch mikrobiologisch eine Infektion nachgewiesen werden, lautet die Diagnose *Fieber unbekannter Ursache* (FUO: „fever of unknown origin"); dies macht etwa 50 % aller fieberhaften Episoden bei granulozytopenischen Kindern aus. Dagegen spricht man von einer *klinisch dokumentierten Infektion,* wenn ein diagnostisch eindeutig lokalisierbarer Befund besteht (bspw. eine Pneumonie), jedoch eine mikrobiologische Pathogenese nicht bewiesen werden kann. Eine *mikrobiologisch dokumentierte Infektion* liegt dann vor, wenn neben klinischen Symptomen bzw. Befunden ein zeitlich und mikrobiologisch plausibler Erregernachweis vorliegt.

Diagnose

Fieber bei Granulozytopenie stellt eine Notfallsituation dar. Deshalb sind diese Patienten unverzüglich sorgfältig zu untersuchen (siehe Tab. **129**). Kreislaufüberwachung und ggf. Blutgasanalyse sind essenziell zur frühzeitigen Erkennung einer Sepsis mit beginnender Schocksymptomatik. Mikrobiologische Kulturen müssen unmittelbar vor Beginn der empirischen Therapie angelegt werden (siehe Tab. **129**). Bei fehlenden klinischen Hinweisen kann auf ein initiales Röntgenbild der Lunge verzichtet werden, das im Vergleich zur Computertomografie der Thoraxorgane eine deutlich geringere Sensitivität hat. Im weiteren Verlauf sind regelmäßige, sorgfältige klinische Untersuchungen des Patienten unerlässlich.

Therapie
■ Initiale empirische Therapie

Die Wahl der empirischen antibiotischen Initialbehandlung hängt u. a. vom abteilungsspezifischen Erregerspektrum und der Resistenzsituation sowie von speziellen Patientencharakteristika (z. B. Komorbidität) ab. Das Therapieregime muss auf jeden Fall ein gegen gramnegative Keime wie Pseudomonas aeruginosa aktives Antibiotikum beinhalten. Zusätzlich muss die jeweilige vorangegangene zytotoxische Behandlung in die Überlegungen mit einbezogen werden. So haben bspw.

Tabelle **129**   Diagnostik bei fiebernden granulozytopenischen Patienten.

Initiale Diagnostik
sorgfältige körperliche Untersuchung mit besonderer Aufmerksamkeit für bevorzugt betroffene Infektionsregionen bzw. Eintrittspforten (z. B. Kathetereintrittsstelle, Mundhöhle, Haut, Perianalregion)
Atmung, Blutdruck, Puls, Temperatur, Blutgase
Labor: Blutbild, Elektrolyte, Laktat, harnpflichtige Substanzen, CRP, Gerinnung
Mikrobiologie: Blutkulturen (bei zentralvenösem Katheter eine Blutkultur pro Lumen; Wert zusätzlicher Abnahmen peripherer Blutkulturen umstritten), bei klinischem Verdacht Urinkultur, Abstriche infektionsverdächtiger Regionen, Stuhldiagnostik
Erweiterte Diagnostik bei persistierendem Fieber mit spezieller klinischer Fragestellung
Fortsetzung der regelmäßigen sorgfältigen körperlichen Untersuchungen
Blutkulturen vor Umsetzen der antibiotischen Therapie/vor Beginn der antimykotischen Therapie
Bildgebung: Röntgen-Thorax, ggf. CT-Thorax*, Ultraschall Abdomen, ggf. MRT, CT Abdomen, MRT/CT Nasennebenhöhlen, Schädel; ggf. Sonografie/Dopplersonografie zentraler Venenkatheter (siehe S. 651)
Bronchoskopie, bronchoalveoläre Lavage, ggf. Biopsie*
augenärztliche Untersuchung

* Insbesondere bei interstitiellen Infiltraten ist eine Bronchoskopie und bronchoalveoläre Lavage (BAL) zur Erregersicherung zu erwägen, während bei lokalisierten Infiltraten eine transbronchiale oder perkutane Biopsie in Betracht gezogen werden sollte.

Patienten nach hochdosiertem Cytarabin ein großes Risiko, eine Infektion durch Streptokokken der Viridans-Gruppe zu erleiden, die oft schwer verlaufen und eine hohe Letalität aufweisen. Insgesamt können verschiedene Antibiotika unterschiedlicher Substanzklassen für eine Monotherapie bzw. als Bestandteil einer Kombinationstherapie empfohlen werden (siehe Tab. **130**). Im Gegensatz zu erwachsenen Patienten mit Granulozytopenie und Fieber ist eine orale empirische Therapie bei Kindern außerhalb von Studien nicht zu empfehlen.

Aufgrund hoher Bakterizidie und breiter Wirkspektren ist eine Monotherapie mit Cefepim, Imipenem-Cilastatin oder Meropenem als eine gleichwertige Alternative zu 2-fach-Kombinationen zu betrachten. Beim Einsatz von Ceftazidim in der Monotherapie muss die Existenz von Typ-1- und „extended-spectrum"-β-Laktamasen gramnegativer Erreger berücksichtigt werden. Im Gegensatz zu Ceftazidim haben Cefepim, Imipenem und Meropenem eine gute Aktivität gegenüber Viridans-Streptokokken und Pneumokokken. Allen genannten Substanzen fehlt jedoch eine ausreichende Aktivität gegen koagulasenegative Staphylokokken und sie sind unwirksam gegen oxacillinresistente Staphylokokken (MRSA) und vancomycinresistente Enterokokken. Für eine Kombinationstherapie kommen alle o.g. Antibiotika sowie Ceftriaxon mit einem Aminoglykosid wie Gentamycin, Tobramycin oder Amikacin in Betracht. Da β-Laktam-Antibiotika und Aminoglykoside einen synergistischen Effekt auf gramnegative Erreger haben, wird diese Kombination insbesondere für schwerkranke Kinder und bei Sepsis oder Haut-/Weichteilinfektionen durch einen gramnegativen Erreger empfohlen. Der Aminoglykosid-Talspiegel muss vor der 3. Gabe, bei Patienten mit Niereninsuffizienz vor der 2. Gabe gemessen werden.

Der generelle Einsatz von Glykopeptid-Antibiotika wie Vancomycin oder Teicoplanin in der empirischen Initialtherapie erscheint nicht gerechtfertigt, da zum einen alle Erreger fulminant verlaufender Infektionen durch die o.g. Medikamente erfasst werden, zum anderen der breite Einsatz dieser Medikamente die Gefahr von Resistenzen beinhaltet (z.B. vancomycinresistente Enterokokken). Eine Ausnahme stellen katheterassoziierte

Tabelle **130** Häufig verwendete Substanzen in der empirischen Therapie bei Kindern und Jugendlichen mit Fieber und Granulozytopenie.

Monotherapie	Standarddosis
pseudomonaswirksames Penicillin:	
Piperacillin/Tazobactam	240 – 300 mg Piperacillin/kgKG/Tag in 3 ED, maximal 12 g/Tag
Cephalosporine 3. und 4. Generation:	
Ceftazidim	150 mg/kgKG/Tag in 3 ED; maximal 6,0 g/Tag
Cefepim	150 mg/kgKG/Tag in 2 ED; maximal 6,0 g/Tag
Carbapeneme*:	
Imipenem-Cilastatin	60 mg/kgKG/Tag in 4 ED, maximal 4,0 g/Tag
Meropenem	60 – 120 mg/kgKG/Tag in 3 ED, maximal 6,0 g/Tag
Kombinationstherapie	
alle oben genannten Antibiotika (Ceftazidim, Cefepim, Imipenem-Cilastatin, Meropenem) oder	
Ceftriaxon	
in Kombination mit einem	
Aminoglykosid:	
Gentamicin	5 mg/kgKG/Tag in 1 ED, maximal 0,4 g/Tag
Tobramycin	5 mg/kgKG/Tag in 1 ED, maximal 0,4 g/Tag
Amikacin	15 mg/kgKG/Tag in 1 ED, maximal 1,5 g/Tag

* sollten möglichst nicht in der 1. Stufe der empirischen Therapie eingesetzt werden (nur bei schwerstkranken Patienten)
ED: Einzeldosis

Infektionen und schwerkranke Patienten (z. B. Patienten mit Hypotension oder andere Zeichen einer beginnenden kardiovaskulären Dekompensation) dar. Auch kann der primäre Einsatz von Glykopeptiden in Kliniken mit hoher MRSA-Prävalenz und bei Patienten nach hochdosiertem Cytarabin erwogen werden.

■ Modifikation des antibiotischen Therapieregimes

Bei persistierend fiebernden Patienten ist nach 72–96 Stunden eine Reevaluierung der Situation einschließlich – in Abwägung der klinischen Befunde und des Infektionsrisikos – der Durchführung adäquater bildgebender Verfahren angezeigt (z. B. hochauflösende Computertomografie der Lungen, ggf. der Nasennebenhöhlen bzw. Sonografie des Abdomens).

- Bei **stabilem klinischem Zustand** kann das initiale antibiotische Regime unter sorgfältiger Beobachtung des Patienten fortgeführt werden, wenn sich keine neuen klinischen, radiologischen oder mikrobiologischen Gesichtspunkte ergeben haben. Dieses Vorgehen ist vor allem dann gerechtfertigt, wenn ein baldiges Ende der Granulozytopenie abzusehen ist.

- Bei **Verschlechterung des klinischen Zustandes** ist spätestens zu diesem Zeitpunkt eine Modifikation des initialen antibiotischen Regimes angezeigt. Bei initialer Monotherapie kann das bisherige Regime mit einem Glykopeptid ergänzt werden, insbesondere wenn Hinweise auf eine Beteiligung grampositiver Erreger vorliegen (siehe Tab. **131**). Ansonsten kann bei initialer Monotherapie ein Aminoglykosid zugesetzt, bei initialer Doppeltherapie ein Wechsel zu Carbapenemen vorgenommen werden. Abhängig von den Befunden kommen auch andere antibiotische Substanzen in Betracht (siehe Tab. **131**).

Ein Hinzufügen eines systemisch wirksamen Antimykotikums sollte, insbesondere bei erwarteter protrahierter Granulozytopenie, nach 3–5 Tagen persistierendem Fieber bedacht werden. Für das Kindesalter hierfür zugelassene Substanzen sind konventionelles Amphotericin B Deoxycholat (0,5–0,6 mg/kgKG in 1 ED) und liposomales Amphotericin B (1–3 mg/kgKG in 1 ED). Konventionelles Amphotericin B wird aufgrund der erhöhten Rate an Akutreaktionen während der Infusion und der Nephrotoxizität nicht mehr empfohlen. Caspofun-

Tabelle **131**   Optionen der Modifikation der initialen empirischen Therapie bei granulozytopenischen Kindern und Jugendlichen mit Fieber.

Klinisches Bild	Zusatz von
Gingivitis/Mukositis	Clindamycin, Metronidazol (Anaerobier-Infektion)
	Aciclovir (Herpes-simplex-Virus-Infektion)
ösophageale Symptome (z. B. retrosternaler Schmerz)	Fluconazol, Voriconazol, Echinocandin (Hefen)
	ggf. Aciclovir (Herpes-simplex-Virus-Infektion)
Sinusitis/intranasale Läsionen	Erregernachweis anstreben!
	(z. B. Aspergillen vs. Zygomyceten)
neue fokale pulmonale Infiltrate	schimmelpilzwirksame Antimykotika (ggf. BAL oder Biopsie)
	ggf. Erythromycin (Mykoplasmen, Chlamydien, Legionellen)
	ggf. Diagnostik auf Mykobakterien
neue interstitielle Pneumonie	empirischer Start TMP/SMZ
	(Diagnostik: Sputum, bronchoalveoläre Lavage; CMV, PCP)
Diarrhö	Metronidazol i. v. oder oral bzw. Vancomycin oral bei Nachweis toxinbildender Clostridium difficile
abdominale, perirektale und perianale Schmerzen	Metronidazol, Clindamycin (Anaerobier); Vancomycin (Enterokokken)
fokale ZNS-Symptome	Berücksichtigung von Schimmelpilzen, Nocardien, Toxoplasmata, Herpesviren
diffuse ZNS-Symptome	Berücksichtigung von Herpesviren, Toxoplasmata, Schimmelpilzen

gin ist für diese Indikation zugelassen (Dosierungsempfehlung für Kinder 50 mg/m²; Tag 1: 70 mg/m²). Intravenöses Itraconazol, das bei Kindern nicht zugelassen ist und zu dem keine Untersuchungen zur Dosis der intravenösen Formulierung vorliegen, wie auch intravenöses Fluconazol (8 mg/kgKG in 1 ED), zeigten vergleichbare Wirksamkeit bei nicht allogen transplantierten Patienten mit hämatologischen Neoplasien. Allerdings ist die fehlende Wirksamkeit von Fluconazol gegen Schimmelpilze zu berücksichtigen (siehe Kap. 5).

■ Dauer der antimikrobiellen Therapie

Die Dauer der antimikrobiellen Therapie bei dokumentierten Infektionen sollte das klinische Ansprechen um mindestens 7 Tage überdauern. Bei Nachweis eines Erregers in der Blutkultur beträgt die Behandlungsdauer 10–14 Tage, bei Organmanifestationen ist, abhängig vom Erreger und der Lokalisation, eine länger dauernde Behandlung notwendig. Bei Patienten mit FUO sollte entsprechend den Therapieempfehlungen der Arbeitsgruppen „Infektionen bei Neutropenie" der DGPI und „Qualitätssicherung" der Gesellschaft Pädiatrische Onkologie und Hämatologie die intravenöse Antibiotikatherapie mindestens 72 Stunden betragen. Der klinisch stabile Patient sollte vor Entlassung für mehr als 24 Stunden fieberfrei sein und eine hämatologische Rekonstitution sollte erkennbar sein. Eine Fortführung der Behandlung mit oralen Antibiotika ist nicht notwendig.

■ Supportive immunmodulatorische Verfahren

▶ Einsatz hämatopoetischer Wachstumsfaktoren

Die hämatopoetischen Wachstumsfaktoren G-CSF (granulocyte colony stimulating factor) und GM-CSF (granulocyte-macrophage colony stimulating factor) stimulieren Proliferation und Reifung der myeloischen Vorläuferzellen und expandieren so die Zahl peripherer neutrophiler Granulozyten. Zwar können diese Wachstumsfaktoren bei Patienten nach Chemotherapie die Granulozytopenie nicht verhindern, jedoch ihr Ausmaß und ihre Dauer verringern.

Entsprechend der derzeitigen Datenlage führt die Gabe hämatopoetischer Wachstumsfaktoren bei Fieber und Granulozytopenie zu einer geringen Verkürzung der Fieberphasen und der Dauer des Krankenhausaufenthalts, ohne jedoch die infektionsbedingte Mortalität signifikant zu beeinflussen.

Deshalb gehört die G-/GM-CSF-Therapie nicht zum Standard der Behandlung des granulozytopenischen Patienten mit Fieber. Berechtigt ist sie jedoch in lebensbedrohlichen Situationen, z. B. im Rahmen einer Sepsis durch gramnegative Keime, auch wenn der positive Effekt hier nicht nachgewiesen ist.

Im Allgemeinen wird G-CSF in der Dosierung von 5 μg/kgKG/Tag, GM-CSF in der Dosierung von 250 μg/m²/Tag verabreicht. Beide Substanzen können subkutan als auch intravenös gegeben werden, wobei die intravenöse Gabe aufgrund der Halbwertszeit mindestens 60 Minuten betragen sollte.

▶ Granulozytentransfusionen

Ein Vergleich von kleineren Fallserien mit historischen Kontrollen suggeriert einen klinischen Benefit von Granulozytentransfusionen bei Patienten mit schweren Infektionen und protrahierter Granulozytopenie. Da jedoch weder im Erwachsenenalter noch im Kindesalter prospektive Studien durchgeführt wurden, muss der potenzielle Nutzen dieser Strategie jeweils individuell abgewogen werden.

Prophylaxe

Prophylaktische Maßnahmen zum Schutz vor Infektionen bei immunsupprimierten Kindern und Jugendlichen können nicht medikamentöser und medikamentöser Art sein. Allerdings benötigt nicht jeder immunsupprimierte Patient die gleiche Intensität prophylaktischer Maßnahmen, die zum Teil mit erheblichen Einbußen in der Lebensqualität der Patienten verbunden sind. So erscheint bspw. eine Isolierung von Patienten mit kurzzeitiger Granulozytopenie nicht sinnvoll, insbesondere da, gerade bei Patienten mit begleitender Mukositis, Infektionen meist endogenen Ursprungs sind (siehe Tab. **132**).

Ein wichtiger Aspekt in der Infektionsprophylaxe ist auch die Impfung von Haushaltskontaktpersonen, da diese eine wichtige Infektionsquelle für immunsupprimierte Patienten darstellen. Während in diesem Zusammenhang die orale Polio-Lebendimpfung kontraindiziert ist, ist keine Übertragung nach Masern-, Mumps oder Röteln-Impfung bekannt. Eine extrem seltene Übertragung des Varicella-Zoster-Virus ist nur möglich, wenn beim Impfling Impfvarizellen auftreten.

■ Nicht medikamentöse Infektionsprophylaxe

Der Besuch von Angehörigen und Freunden ist insgesamt erwünscht, jedoch mit den Gegebenheiten auf Station abzustimmen. Wie beim ärztlichen Personal und beim Pflegepersonal ist auf die korrekte Durchführung der Händedesinfektion zu achten. Personen mit Fieber, Atemwegsinfektionen, Diarrhö oder unklarem Exanthem sollten den Patienten nicht besuchen.

Tierkontakt mit Katzen, Hunden, Kaninchen oder Pferden ist auch für den pädiatrisch-onkologischen Patienten unter einer konventionellen Chemotherapie möglich, wenn Standardhygienemaßnahmen eingehalten werden und die Tiere einer tierärztlichen Überwachung unterliegen. Dahingegen sollten Tätigkeiten mit hoher Erregerexposition (z. B. Reinigen von Vogelkäfigen [Gefahr durch Aspergillus spp., Kryptokokken, C. psittaci]) vermieden werden. Ein Haustier wegen eines hypothetischen Infektionsrisikos „abzuschaffen", ist unbegründet!

■ Medikamentöse Infektionsprävention

Antimikrobielle Substanzen sollten generell nur dann prophylaktisch eingesetzt werden, wenn es für diese Indikation ausreichende Evidenz aufgrund kontrollierter randomisierter Studien gibt

Tabelle **132** Empfehlungen zur nicht medikamentösen Infektionsprophylaxe bei hämatologisch-onkologischen Patienten der Pädiatrie.

Räumlichkeiten	ausreichende Anzahl von Isolierzimmern auf pädiatrisch-onkologischen Stationen (z. B. für Patienten mit multiresistenten Erregern wie MRSA, VRE etc.) Einzelzimmer mit Vorschleuse und besonderer Klimatechnik (z. B. HEPA-filtrierte Luft) bei Hochrisikopatienten (z. B. Patienten mit AML in der Induktionsphase, Patienten in der akuten Phase nach allogener Stammzelltransplantation, Patient mit schwerster GVHD)
Sanitär	Nasszelle/Zimmer
Desinfektion/Flächendesinfektion	patientennah täglich, bei Hochrisikopatienten auch Fußboden täglich
Händehygiene	entsprechend der Empfehlung des RKI[1]; am wichtigsten ist die regelmäßige hygienische Händedesinfektion mit einem DGHM[2]-gelisteten Präparat vor und nach jedem Patientenkontakt
Wasser zum Trinken/Mundpflege	abgekocht oder abgepackt, bei Hochrisikopatienten steriles Wasser (cave u. a. Pseudomonas spp., Legionellen)
Wasser zum Waschen	bei Hochrisikopatienten steril
Pflanzen	keine (Topf-)Pflanzen
Lebensmittel	Vermeidung risikoreicher Lebensmittel, insbesondere in den Phasen der Granulozytopenie (z. B. rohes Fleisch, ungeschältes Obst, Rohmilchprodukte, Gewürze wie Pfeffer)

[1] Kommission für Krankenhaushygiene und Infektionsprävention am Robert Koch-Institut. Empfehlungen zur Händehygiene (2000)
[2] Deutsche Gesellschaft für Hygiene und Mikrobiologie

Tabelle **133** Expositionsprophylaxe invasiver Pilzinfektionen.

Candida und andere opportunistische Hefepilze	im Krankenhaus: ■ Händewaschen bzw. Händedesinfektion vor und nach jedem Patientenkontakt ■ standardisierte Protokolle für invasive Verfahren, Katheterpflege, Infusionszubereitung
Aspergillus und andere opportunistische Schimmelpilze	im Krankenhaus: ■ Überwachung der raumlufttechnischen Anlagen, sorgfältige Raumhygiene ■ Verbot von Pflanzen und mit Schimmelpilzen kontaminierten Nahrungsmitteln ■ spezielle Maßnahmen bei Bauarbeiten in Hochrisikobereichen, z. B. Einsatz von HEPA-Filtern außerhalb des Krankenhauses: ■ Meiden von Erd-, Bau-, Hausstaubaufwirbelungen ■ Meiden von Kontakt mit verrottender Vegetation/organischem Debris

und wenn diese Studien eine signifikante Reduktion objektiver und klinisch relevanter Endpunkte aufzeigen, wie z. B. eine Verminderung infektiöser Komplikationen oder eine Reduktion der Infektionsmortalität. Gegen eine generelle antimikrobielle Prophylaxe sprechen dahingegen die Gefahr erhöhter Resistenzraten, die unerwünschten Wirkungen der Medikamente, Arzneimittelinteraktionen und die anfallenden Kosten.

▶ **Antibakterielle Chemoprophylaxe**
Da bisher ein überzeugender Wirksamkeitsnachweis einer selektiven Darmdekontamination mit nicht resorbierbaren Antibiotika (z. B. Paromomycin, Colistin) sowohl für Erwachsene als auch für Kinder mit Krebserkrankungen und therapieinduzierter Granulozytopenie fehlt, wird diese Strategie nicht empfohlen. Entsprechendes gilt für die selektive Darmdekontamination mit Trimethoprim-Sulfamethoxazol. Hier sind insbesondere potenzielle Nachteile wie häufig auftretende Hautreaktionen, das erhöhte Risiko für eine Clostridium-difficile-assoziierte Enterokolitis und die Arzneimittelinteraktionen, z. B. mit Methotrexat, zu beachten. Obwohl entsprechend aktuellen Metaanalysen für erwachsene Patienten mit Granulozytopenie eine Prophylaxe mit Fluorchinolonen zu einem Überlebensvorteil geführt hat, kann diese aufgrund des unbekannten Toxizitätsprofils bei Kindern nicht empfohlen werden. Zusätzlich wurde bei dieser Strategie ein Selektionsvorteil für Bakterien wie S. viridans beschrieben.

Bei Kindern mit AML ist Prophylaxe mit Penicilin V empfehlenswert, insbesondere nach Gabe von hochdosiertem Cytarabin. Bei hohen lokalen Resistenzraten von S. viridans sollte bei diesen Patienten jedoch auf die Prophylaxe verzichtet werden und im Falle von Fieber und Granulozytopenie der primäre initiale Einsatz eines Glykopeptids in der empirischen Initialtherapie erwogen werden, insbesondere bei pulmonalen Problemen.

Patienten nach Stammzelltransplantation und Patienten nach abdominaler Bestrahlung unter Einschluss der Milz (z. B. Patienten mit Morbus Hodgkin) haben eine eingeschränkte Milzfunktion und profitieren von der antibiotischen Prophylaxe gegen bekapselte Erreger (z. B. Pneumokokken). Die Prophylaxe kann in der Regel mit Penicillin durchgeführt werden.

▶ **Pneumocystis-jiroveci-Prophylaxe**
Generell wird für Patienten mit Krebserkrankungen eine Pneumocystis-jiroveci-Pneumonie-(PcP-) Prophylaxe empfohlen, die bis etwa 3 Monate nach Beendigung der Therapiemaßnahmen durchgeführt werden sollte (siehe Tab. 134). Bei einer TMP/SMX-Intoleranz stellt die monatliche Inhalation mit Pentamidin-Isethionat oder die Gabe von Dapsone bzw. Atovaquone alternative Prophylaxestrategien dar.

▶ **Antimykotische Prophylaxe**
Zu den Populationen mit höchstem Risiko für invasive Pilzinfektionen gehören Patienten mit intensiv zytostatisch behandelten hämatologischen Neoplasien (AML, Hochrisiko-ALL, B-Zell-Lymphomen), schweren aplastischen Anämien und Patienten nach allogener Stammzelltransplantation bis zur Erholung der Granulozyten (Engraftment), die alle im Verlauf eine prolongierte schwere Granulozytopenie haben ($< 500/\mu l$, ≥ 10 Tage). Daneben sind allogen transplantierte Patienten bis zur Erholung der T-Zell-Immunität bzw. bis zur Beendi-

Tabelle **134** Empfehlungen zur Pneumocystis-jiroveci-Pneumonie-(PcP-)Prophylaxe.

Die PcP-Prophylaxe ist indiziert für folgende Patientengruppen:
Patienten nach allogener Stammzelltransplantation ab Engraftment für mindestens 6 Monate; bei chronischer GVHD für die Gesamtdauer der Immunsuppression
Patienten mit autologer Stammzelltransplantation ab Engraftment für mindestens 6 Monate, bei anhaltender Immunsuppression für die Gesamtdauer der Therapie
Patienten mit hämatologischen Neoplasien (Leukämien/Lymphomen) für die Gesamtdauer der Chemotherapie
Patienten mit soliden Tumoren und intensiver Chemotherapie (insbesondere bei Gaben von Cyclophosphamid oder Ifosfamid)
Patienten, die über längere Zeit pharmakologische Dosen von Kortikosteroiden erhalten
Chemoprophylaxe der PcP
Kinder 1 Monat bis 12 Jahre: 150 mg Trimethoprim (TMP)/m²/Tag + 750 mg Sulfamethoxazol (SMX)/m²/Tag oral in 2 Einzeldosen (ED) an 2 – 3 aufeinanderfolgenden Tagen der Woche
akzeptable Dosierungsalternativen: in 2 ED an 2 – 3 alternierenden Tagen
Jugendliche ≥ 13 Jahre, Erwachsene: 160 mg TMP + 800 mg SMX oral in 1 ED an 3 aufeinanderfolgenden Tagen der Woche oder in 1 ED an 7 Tagen der Woche

gung einer Therapie einer schweren Graft-versus-Host-Erkrankung (GvHD) durch invasive Aspergillus-Infektionen bedroht.

Bei o. g. Hochrisikopatienten kann eine medikamentöse Prophylaxe mit Fluconazol oder mit Itraconazol die Inzidenz invasiver Candida-Infektionen und möglicherweise die candidaassoziierte Mortalität senken. Im Unterschied hierzu ist eine effektive Chemoprävention invasiver Aspergillus-Infektionen bei Kindern nicht durch kontrollierte Studien belegt. Bei erwachsenen Patienten mit AML/MDS in der Induktion bzw. nach allogener Stammzelltransplantation mit schwerer GvHD ist ein signifikanter positiver Effekt durch Posaconazol nachgewiesen, jedoch ist dieses Medikament bei Kindern nicht zugelassen und die Dosierung ist für Kinder unbekannt. Eine jüngere Metaanalyse legt die präventive Wirksamkeit der Itraconazol-Suspension nahe (siehe Tab. 135). Alternativ kann auch der Einsatz von Voriconazol bzw. liposomalem Amphotericin B (z. B. alternative Gaben) diskutiert werden, bei denen Studien bei Erwachsenen eine Wirksamkeit nahe legen, die jedoch im Kindesalter nicht belegt ist.

▶ Antivirale Prophylaxe

Virusinfektionen bei Kindern und Jugendlichen mit Krebserkrankungen, insbesondere bei Kindern nach Stammzelltransplantation, können durch die eingeschränkte oder gar fehlende Lymphozytenfunktion schwere Krankheitsbilder mit zum Teil lebensbedrohlichen Komplikationen auslösen. Die antivirale Prophylaxe richtet sich dabei überwiegend gegen Viren der Herpesgruppe.

Zur Prophylaxe von Herpes simplex und Herpes zoster (siehe Tab. 136) nach Stammzelltransplantationen bzw. bei Rezidiven unter Chemotherapie kann Aciclovir eingesetzt werden. Aciclovir-refraktäre chronische HSV- und VZV-Infektionen sind nach Stammzelltransplantation beschrieben und müssen bei Rezidiven berücksichtigt werden. In diesen Fällen käme Foscavir bzw. Cidofovir zum Einsatz.

Während CMV-Erkrankungen infolge von primären Infektionen oder von CMV-Reaktivierungen bei pädiatrischen Patienten unter Chemotherapie seltene Ereignisse sind, gehören sie zu bedrohlichen Komplikationen bei Patienten nach allogener Stammzelltransplantation (siehe Tab. 137).

Entsprechend amerikanischen Empfehlungen sollten immunsupprimierte Patienten innerhalb von 6 Tagen nach Masern-Exposition Immunglobuline (0,5 ml/kgKG bzw. 80 mg/kgKG) erhalten.

▶ Infektionsprophylaxe durch hämatopoetische Wachstumsfaktoren (G-CSF, GM-CSF)

Die Indikation zum Einsatz hämatopoetischer Wachstumsfaktoren zur primären Prophylaxe bei Kindern wird kontrovers diskutiert (Tab. 138). Zwar konnten einige Studien zeigen, dass durch die Wachstumsfaktoren die Inzidenz von Fieber bei Granulozytopenie verringert oder der Antibiotikaverbrauch bei den Patienten vermindert werden konnte, jedoch konnte in keiner Studie das Gesamtüberleben verbessert werden. Insgesamt scheint der Nutzen der Wachstumsfaktoren von der Intensität der verabreichten Chemotherapie abzuhängen, wobei vor allem die Patienten mit langer und schwerer Granulozytopenie profitieren (z. B. Hochrisikopatienten mit ALL). Auf der anderen Seite brachte der Einsatz von G-CSF bei Patienten mit akuter myeloischer Leukämie, die eine der intensivsten Therapien in der pädiatrischen Onkologie erhalten, keinen Vorteil.

Der Beginn einer prophylaktischen Gabe mit Wachstumsfaktoren sollte zwischen 1 und 5 Tage nach Ende der jeweiligen Chemotherapieeinheit liegen und mindestens so lange fortgeführt wer-

---

Tabelle **135**   Chemoprophylaxe invasiver Pilzinfektionen bei pädiatrisch-onkologischen Patienten.

Medikamente/ Dosierungsempfehlung	Fluconazol[1] ■ Kinder (1 Monat bis 12 Jahre): 8–12 (maximal16) mg/kgKG/Tag oral oder i. v. ■ Jugendliche > 13 Jahre und Erwachsene: 400 mg/Tag oral oder i. v. Itraconazol Suspension[2] ■ Kinder ab 6 Monate, Jugendliche, Erwachsene: 2 × 2,5 mg/kgKG/Tag oral; Spiegelbestimmung und Dosierungsanpassung auf Talspiegel > 0,5 mg/l; Cave: Interaktionen mit zahlreichen Medikamenten, z. B. Vincristin (s. Fachinfo)!

1 Beachte die fehlende Wirksamkeit gegen Schimmelpilze
2 Alternativ kann eine antimykotische Prophylaxe mit Voriconazol in der für Kinder zugelassenen Dosierung in Betracht gezogen werden (siehe Kap. 5).

Tabelle **136** Empfehlungen zu Strategien der Varicella-Zoster-Virus-(VZV-)Prophylaxe.

Expositionsprophylaxe	
Isolierung	Patienten unter Immunsuppression mit akuter Varizellen- oder Zoster-Infektion müssen bis zur Verkrustung ihres Exanthems zum Schutze von empfänglichen Patienten isoliert werden. Exponierte empfängliche Personen sollten bei Erhalt von VZIG* bis zum Tag 28 nach Beginn der Exposition isoliert werden.
aktive Varizellen-Impfung	Folgenden gesunden, VZV-seronegativen Kontaktpersonen wird die Varizellen-Impfung empfohlen: Mitarbeiter auf onkologischen-/Transplantationsstationen, Familienmitglieder, Haushaltskontaktpersonen, Besucher von Kindern mit Krebs-erkrankungen
Postexpositionsprophylaxe	
passive Immunprophylaxe	VZIG für VZV-seronegative immunsupprimierte Patienten innerhalb von 24 bis spätestens 96 Stunden nach Kontakt: VZIG i. v. 1 ml/kgKG
	Für VZV-seronegative Patienten nach Stammzelltransplantation gilt diese Emp-fehlung bis zu 24 Monate nach Transplantation, für Patienten mit chronischer GVHD und/oder anhaltender Immunsuppression über 24 Monate hinaus.
Chemoprophylaxe mit Aciclovir**	Aciclovir, 60 – 80 mg/kgKG/Tag p. o. in 3 – 4 ED (Einzeldosen) für 7 Tage ab dem 8. Inkubationstag (vielerorts übliche, jedoch nicht durch prospektive Studien belegte Strategie)
Besondere Empfehlungen für stammzelltransplantierte Patienten	
Prophylaxe der VZV-Reaktivierung	Die Aciclovir-Langzeitprophylaxe ist bei schwerer, anhaltender Immunsuppression empfohlen.
aktive Varizellen-Impfung	kontraindiziert für alle Patienten nach Stammzelltransplantation für mindestens 2 Jahre nach Transplantation

* Varicella-Zoster-Immunglobulin
** Das mancherorts verwendete Brivudin scheint dem Aciclovir in nichts nachzustehen, ist jedoch weder für Kinder noch für diese Indikation zugelassen.

Tabelle **137** Empfehlungen zur Zytomegalievirus-(CMV)-Prophylaxe.

CMV-Expositionsprophylaxe	
Transfusionen	CMV-seronegative Patienten und CMV-seronegative Empfänger von CMV-seronegati-ven Stammzellspendern erhalten entweder CMV-freie oder leukozytenreduzierte Blutprodukte.
präemptive Therapie*	Ganciclovir bei 1. Nachweis einer CMV-Antigenämie (pp65) bzw. Virämie oder bei positiver CMV-PCR. Dosierung: 2 × 5 mg/kgKG/Tag i. v. über 7 – 14 Tage, gefolgt von 5 mg/kgKG/Tag an 5 Tagen/Woche bis Ende der Risikophase

* Die zur VZV-Prophylaxe übliche Gabe von Aciclovir bietet bereits einen gewissen Schutz gegen eine CMV-Reaktivierung (zwingend notwendig: Surveillance und präemptive Therapie).

den, bis die absolute Granulozytenzahl 1000/µl nach Nadir übersteigt. G-CSF sollte in der Dosierung von 5 µg/kgKG/Tag, GM-CSF in der Dosierung von 250 µg/m^2/Tag verabreicht werden. Beide Substanzen können subkutan wie auch intravenös gegeben werden, wobei die intravenöse Gabe aufgrund der Halbwertszeit mindestens 60 Minuten betragen sollte.

Während die hämatopoetischen Wachstumsfaktoren routinemäßig zur Mobilisierung von autolo-gen Stammzellen verabreicht werden, wird der prophylaktische Einsatz nach autologer Stammzell-transplantation nicht routinemäßig empfohlen. Bei Empfängern nach Transplantation allogener aufge-reinigter Stammzellen oder nach haploidenter Stammzelltransplantation wird in manchen Zent-ren routinemäßig G-CSF zur primären Prophylaxe verabreicht, während dies von anderen Experten aufgrund einer möglicherweise verzögerten Im-munrekonstitution abgelehnt wird. Eine generelle

Tabelle **138**   Empfehlungen zum Einsatz von G-CSF bzw. GM-CSF in der pädiatrischen Onkologie.

Für folgende Patienten ist G-CSF/GM-CSF potenziell indiziert:
primäre Prophylaxe
Patienten mit dosisintensiver Behandlung (z. B. HR-ALL, NHL) (Indikation bei Kindern kontrovers beurteilt) Patienten mit Malignomrezidiv/Zweitmalignom und verminderter Knochenmarkreserve Patienten mit erhöhtem Risiko für schwere Infektionen (z. B. Patienten mit offenen Wunden)
sekundäre Prophylaxe
Patienten unter zytotoxischer Therapie mit mindestens einer Episode einer dokumentierten bakteriellen/mykotischen Infektion im Rahmen einer langen (> 7 Tage) und/oder schweren Granulozytopenie, die zur Modifikation der folgenden Chemotherapie führte (Indikation bei Kindern kontrovers beurteilt)

Empfehlung zum Einsatz der hämatopoetischen Wachstumsfaktoren bei diesen Patienten ist nicht möglich.

■ Impfungen bei onkologischen Kindern

Auch bei vor der Krebserkrankung adäquat durchgeführten Impfungen ist nach Abschluss der Therapie von einem zumindest unvollständigen Impfschutz auszugehen. Unter der Annahme, dass etwa 3 – 6 Monate nach Beendigung einer konventionellen Chemotherapie wieder mit einer normalen Impfantwort gerechnet werden kann, sollten unabhängig von der Art der erfolgten Therapie das Wieder-/Weiterimpfen mit Totimpfstoffen 3 – 6 Monate und mit Lebendimpfstoffen 6 – 9 Monate nach Beendigung der Chemotherapie erfolgen (Tab. **139**). Bei Patienten nach allogener Stammzelltransplantation können Totimpfstoffe erfolgreich ab 12 Monate, wahrscheinlich schon 6 Monate nach Transplantation gegeben werden. Eine aktuelle Studie zeigte, dass bereits 6 Monate nach Transplantation erfolgreich eine Pneumokokken-

Tabelle **139**   Impfempfehlungen für hämatologisch-onkologische Patienten der Pädiatrie.

Impfungen mit Totimpfstoffen	nach konventioneller Chemotherapie: Impfung empfohlen ab 3 Monate nach Ende der gesamten Chemotherapie nach Stammzelltransplantation: Wiederaufnahme empfohlen ab 12 Monate nach Stammzelltransplantation für Patienten ohne GVHD, ohne anhaltende immunsuppressive Therapie
Impfungen mit Lebendimpfstoffen	unter Chemotherapie/Immunsuppresion grundsätzlich kontraindiziert nach konventioneller Chemotherapie: Impfung empfohlen ab 6 Monate nach Ende der gesamten Chemotherapie nach Stammzelltransplantation: Patienten ohne GVHD/ohne anhaltende immunsuppressive Therapie dürfen ab 24 Monate nach Stammzelltransplantation eine Masern-Mumps-Röteln-Impfung erhalten.
besondere Impfungen:	
Varizellen-Impfung	Indikationsimpfung für seronegative Patienten vor geplanter immunsuppressiver Therapie sowie vor Organtransplantation, jedoch nicht bei Patienten mit malignen Grunderkrankungen vor zytotoxischer Therapie Die Empfehlung, eine Varizellen-Impfung bei Patienten mit akuter lymphatischer Leukämie (ALL) während der Dauertherapie durchzuführen (Voraussetzung: Remission der Leukämie, Unterbrechung der Dauertherapie für 2 Wochen), wird von der Gesellschaft für Pädiatrische Onkologie und Hämatologie (GPOH) wegen des potenziell erhöhten Rezidivrisikos abgelehnt.
Influenza-Impfung	Indikationsimpfung, empfohlen 1-mal jährlich für Patienten mit Immundefizienz; Immunantwort jedoch schlecht unter Chemotherapie Zusätzlich ist die Impfung von Haushaltskontaktpersonen sinnvoll sowie von Patienten nach Stammzelltransplantation lebenslang.
Pneumokokken-Impfung	prophylaktische Standardmaßnahme bei allen Patienten mit angeborener, funktioneller oder chirurgisch bedingter Asplenie sowie Patienten ab 6 Monate nach allogener Stammzelltransplantation; weitere Details zur Pneumokokken-Impfung siehe S. 122

Impfung durchgeführt werden kann. Lebendimpfungen sollen in diesem Patientenkollektiv frühestens 24 Monate nach Transplantation verabreicht werden. Allerdings sind wesentliche Einzelaspekte der aktiven Immunisierung nach Chemotherapie nach wie vor unklar (z. B. Notwendigkeit einer Grundimmunisierung versus Auffrischung, Notwendigkeit serologischer Titerkontrollen).

Literatur

Centers for Disease Control and Prevention. Infectious Disease Society of America. American Society of Blood and Marrow Transplantation. Guidelines for preventing opportunistic infections among hematopoietic stem cell transplant recipients. MMWR 2000; RR-10: 1 – 125

Cordonnier C, Calandra T, Meunier F, eds. Guidelines from the first European conference on infections in leukaemia: ECIL 1. Eur J Cancer 2007; 5: 1 – 59

Laws HJ, Lehrnbecher T, Hrsg. Therapie von Infektionen in der Kinderonkologie. Klin Pädiatr 2005; 217(S 1): S 1 –S 174

Meisel R, Kuypers L, Dirksen U et al. Pneumococcal conjugate vaccine provides early protective antibody responses in children after related and unrelated allogeneic hematopoietic stem cell transplantation. Blood, 2007; 109: 2322 – 2326

Ständige Impfkommission (STIKO) am Robert Koch-Institut. Hinweise zu Impfungen für Patienten mit Immundefizienz/Stand: September 2005. Epid Bull 2005; Sonderdruck 10. November: 1 – 12

 Koordinator:
T. Lehrnbecher

Mitarbeiter:
K. Beutel, B. Belohradsky, U. Graubner, A. H. Groll, H.-J. Laws, F.-M. Müller, J. Ritter, F. Schuster, A. Simon, M. Weiß

Infektionen durch zentralvenöse Katheter

Synonym: „central venous access devices" (CVAD)

Allgemeines

Bei Patienten, die zentralvenöse Zugänge mit langer Verweildauer (> 4 Wochen) benötigen, haben sich je nach spezieller Indikation voll implantierte Port-Katheter mit subkutanem Reservoir oder getunnelte Katheter vom Typ Hickman oder Broviac bewährt. Indikationen für den Einsatz dieser „central venous access devices" (CVAD) sind langfristige parenterale Ernährung (mit hyperosmolarer Infusionslösung), Chemotherapie und Stammzelltransplantation sowie die hierbei erforderlichen Blutentnahmen. Mehrlumige Katheter sollten wegen des höheren Pflegeaufwandes nur dann implantiert werden, wenn die Wahrscheinlichkeit für einen regelmäßigen Gebrauch verschiedener Lumina hoch ist (hohe Therapieintensität, prolongierte Granulozytopenie, Langzeit-PN [PN: parenterale Ernährung], Stammzellseparation und -transplantation). Die Zahl der Lumina ist bei sorgfältiger Pflege nicht ausschlaggebend für das Infektionsrisiko (III).

Die in diesem Kapitel gegebenen Empfehlungen sind auf die prinzipiellen Aspekte des Vorgehens beschränkt. Die darüber hinaus interessierten Leser und alle praktischen Anwender solcher Systeme werden auf die Empfehlungen der Fachgesellschaft und des Robert Koch-Instituts, Berlin (2002) verwiesen.

Implantierte Broviac- oder Hickman-Katheter verlaufen bis zu ihrem Eintritt in eine zentrale Vene (meist V. subclavia oder V. jugularis) über einen subkutanen Tunnel in der Brustwand. Die *Spitze eines zentralen Venenkatheters* sollte in der V. cava superior oberhalb der Umschlagfalte des Perikards, d. h. *etwa unterhalb der Höhe der Carina tracheae,* gelegen sein. Die korrekte Position muss postoperativ radiologisch überprüft werden (IV).

Beim Hickman- bzw. Broviac-Katheter wird das distale Ende nach außen geleitet. Ein fest mit dem Katheter verbundener Dacron-Cuff, der 1,5 – 2 cm proximal der Eintrittsstelle unter der Haut platziert werden sollte, führt im Idealfall über eine Fibroblastenreaktion zum „Einwachsen" des Katheters. Er stellt zudem eine mechanische Barriere gegen bakterielle Invasion in den Kathetertunnel dar.

Beim Broviac/Hickman sollte die Länge des außerhalb des Patienten gelegenen Katheteranteils (Eintrittsstelle bis Hub) in der Patientenkurve dokumentiert werden, damit ggf. eine Dislokation erkannt werden kann.

Beim Port wird das Reservoir in einer etwas aufwendigeren Operation subkutan eingebettet und fixiert. Das von einer punktierbaren Membran verschlossene Reservoir hat keinen Kontakt zur Hautoberfläche und kann bis zu 2000-mal punktiert werden. Dazu dürfen nur Spezialnadeln mit speziellem Schliff und seitlich liegender Nadelöffnung (rechtwinklig gebogene Huber- oder Gripper-Nadel) verwendet werden.

Tabelle **140**   Blutentnahme aus dem Hickman-, Broviac-Katheter.

1. Prinzip: Blutentnahmen aus dem zentralvenösen Zugang (CVAD: „central venous access device") sollten nur unter aseptischen Kautelen und so selten und gezielt wie möglich erfolgen. Jede Manipulation am Katheterhub und an der Eintrittsstelle muss mit sterilen Materialien unter aseptischen Kautelen erfolgen. Material: Spritze mit 10 ml 0,9%iger NaCl-Spüllösung, je nach Bedarf leere sterile Spritzen (z. B. 2 ml, 5 ml, 10 ml), 1 steriler Katheterstopfen, sterile Kompressen, Pflaster, sterile Handschuhe. Ggf.: Vorbereitung eines Heparin- oder Taurolidin-Blocks nach lokalem Standard (steril aufziehen) (z. B. TauroLock je nach Katheterlumen 2 – 4 ml; Canusal 100 IE Heparin/ml, je nach Katheterlumen 2 – 4 ml)

2. Vor jeder Manipulation am Katheter (nach Richten der Materialien): hygienische Händedesinfektion.

3. Jegliche Kontamination des Katheterhubs (Verbindungsstück zum Infusionssystem) vermeiden.

4. Es sollten prinzipiell nur Katheter mit einer Klemme implantiert werden, da der Katheter **vor** jeder Diskonnektion abgeklemmt werden muss. Die Klemme sollte auf einem mechanisch verstärkten Katheterabschnitt eingesetzt werden, da sonst das Material auf Dauer Schaden nehmen kann.

5. Nach dem Abklemmen den alten Stopfen verwerfen und anschließend den Hub mit Alkohol absprühen (dies muss ein 2. Helfer, ggf. die Mutter/der Vater des Patienten tun; Einwirkzeit mindestens 15 Sekunden) oder mit einem mit Desinfektionsmittel getränkten sterilen Tupfer abwischen. Die hierbei theoretisch in den Blutkreislauf des Kindes gelangenden Alkoholmengen sind zu vernachlässigen. Blutreste werden mit einem alkoholgetränkten sterilen Tupfer entfernt.

6. Mit einer leeren 5-ml-Spritze 4 ml Blut abziehen und verwerfen, damit die eigentliche Probe nicht verdünnt wird. Der Heparinblock kann ggf. für eine Blutkultur verwendet werden, der Taurolidin- oder Antibiotikablock nicht.

7. Jetzt erfolgt die eigentliche Blutentnahme mit einer 2. Spritze. Wegen der Gefahr der Injektion von Blutkoageln sollte einmal aus dem Katheter aspiriertes Blut aus einer abgelegten Spritze nicht zurückgegeben werden.

8. Das Lumen wird mit 10 ml steriler 0,9%iger NaCl-Lösung gespült, um Blutreste im Katheter sicher zu entfernen.

9. Falls in Gebrauch, wird nun der Katheterschenkel mit der vorbereiteten Blocklösung (Heparin oder Taurolidin) geblockt.

10. Erneut den Katheterhub mit Alkohol absprühen oder mit einem mit Desinfektionsmittel getränkten sterilen Tupfer abwischen und mit einem neuen sterilen Stopfen verschließen.

11. Aufsetzen des neuen Stopfens.

12. Der Katheterhub wird in eine sterile Kompresse eingewickelt und soll nie ungeschützt auf der Haut des Patienten abgelegt werden.

13. Falls keine Blutentnahme erfolgt, sollte der Katheter nur mit 10 ml steriler 0,9%iger NaCl-Lösung gespült und anschließend neu geblockt werden.

Zur perioperativen antibakteriellen Prophylaxe bei Implantation eines Broviac-/Hickman- oder eines Port-Katheters bei pädiatrischen Patienten kann auf der Grundlage der vorliegenden Studien keine evidenzbasierte Empfehlung abgegeben werden (III). Falls eine Prophylaxe durchgeführt wird, sollte das Antibiotikum (z. B. ein Cephalosporin der Gruppe 2) in 1 Dosis ca. 30 min vor Hautschnitt appliziert werden.

Pflege des dauerhaft implantierten Katheters

Bei jeder Manipulation an einem dauerhaft implantierten ZVK ist strenge Asepsis unerlässlich (Tab. **142**). An der Kathetereintrittsstelle kommen nur Antiseptika und keine antibiotikahaltigen Salben zur Anwendung (III), ausgenommen sind spezielle Indikationen (z. B. Mupirocin über 5 Tage bei Besiedlung mit S. aureus). Bei leichten lokalen Entzündungszeichen und auch zur Supportivbehandlung bei Lokalinfektionen kann zusätzlich zur systemischen antibakteriellen Therapie Medihoney eingesetzt werden (IV). Medihoney ist ein CE-zertifiziertes Medizinprodukt der Klasse IIb, bestimmungsgemäß zugelassen für die Wundbehandlung

Tabelle **141** Manipulationen am Port.

Prinzip: Die Punktion wie auch jede Manipulation am Katheter (speziell am Hub) und an der Eintrittsstelle muss mit sterilen Materialien unter aseptischen Kautelen erfolgen. Blutentnahmen aus dem Port sollten nur unter sterilen Kautelen und so selten und gezielt wie möglich erfolgen.

Vor jeder Manipulation am Katheter (nach Richten der Materialien): hygienische Händedesinfektion.

Material: sterile Spritzen (z. B. 5 ml, 10 ml, keine Spritzen < 5 ml wegen möglichen Überdrucks), Spezialnadeln (Huber- oder Gripper-Nadeln) mit flachem Schliff. 3-Wege-Hahn mit kurzer Verlängerung, 0,9 %ige NaCl-Spüllösung, Heparin (100 E/ml) oder TauroLock, sterile Handschuhe, Hautdesinfektionsmittel, sterile Kompressen, transparenter semipermeabler Folienverband.

Punktion: zur Analgesie der Einstichstelle kann ein EMLA-Pflaster verwendet werden (Einwirkzeit 60 min). Nach Inspektion der Einstichstelle und Palpation der Kammer Hautdesinfektion (z. B. mit Octenisept oder Octeniderm). Mit sterilen Handschuhen zusammengesetzte Nadel, Zwischenstück und 3-Wege-Hahn mit steriler 0,9 %iger NaCl-Lösung entlüften, 3-Wege-Hahn schließen. Während Punktion Port-Kammer mit sterilen Handschuhen festhalten. Wenn möglich, sollte der Patient den Kopf während der Punktion zur Gegenseite drehen und nicht sprechen. Nach der Punktion wird mit 10 ml 0,9 %iger NaCl-Lösung gespült (Ausnahme: direkte Aspiration für Blutkulturen bei Verdacht auf Katheterinfektion). Nun kann die Blutentnahme, Injektion oder Infusion durchgeführt werden. Eine Aspiration von Blut sollte nur erfolgen, wenn eine Blutentnahme geplant ist oder Unsicherheiten in Bezug auf die korrekte Lage der Port-Nadel bestehen.

Blutentnahme: vor der Blutentnahme 5 ml Blut aspirieren und verwerfen (nicht zurückgeben!), nach jeder Blutentnahme sofort mit 0,9 %iger NaCl-Lösung (10 ml) spülen.

Injektion/Infusion: Nach Punktion und Spülung mit 10 ml 0,9 %iger NaCl-Lösung kann das Medikament verabreicht werden. Zwischen 2 Medikamenten und nach der Injektion mit 10 ml steriler 0,9 %iger NaCl-Lösung spülen. Bei Verwendung einer Infusionspumpe wird diese eingeschaltet, bevor der 3-Wege-Hahn oder die Klemme geöffnet werden. Am Ende der Infusion wird die Pumpe erst nach Abklemmen des Schlauches bzw. Verschluss des 3-Wege-Hahns abgestellt.

Entfernen der Nadel: Nach Spülen des Port mit 0,9 %iger NaCl-Lösung erfolgt ein Heparin- oder Taurolidin-Block. Dazu werden je nach Größe des Ports 2 – 4 ml Heparin (100 E/ml) oder Taurolidin injiziert. Beim vorsichtigen und kontrollierten Ziehen der Port-Nadel (cave: Nadelstichverletzung!) muss die Portkammer gut mit der anderen Hand fixiert werden. Die Punktionsstelle wird mit einem sterilen Pflaster abgedeckt, das nach 6 – 8 h entfernt werden kann.

und zur Abtötung von Clostridien-Sporen bestrahlt.

Während Zahnsanierung und bei operativen Eingriffen sollten Patienten eine perioperative antibakterielle Prophylaxe entsprechend den individuellen Umständen und dem zu erwartenden Keimspektrum erhalten (IV).

Der getunnelte Katheter sollte bei Nichtbenutzung 1- bis 2-mal pro Woche gespült und ggf. neu geblockt werden (siehe Tab. **140** und Tab. **141**) (III). Ein Spülen des nicht genutzten Ports ist nicht erforderlich.

In einer kürzlich publizierten Studie konnte gezeigt werden, dass der routinemäßige Einsatz von TauroLock (Taurolidin 1,35 %/Citrat 4 %) als Blocklösung die Rate ZVK-assoziierter Infektionen durch koagulasenegative Staphylokokken signifikant senkt (II). Taurolidin ist eine chemisch modifizierte Aminosäure mit sehr breitem antimikrobiellem Spektrum, die im Blut sofort zu Taurin verstoffwechselt wird und daher untoxisch ist. Bei Patienten, deren ZVK permanent in Gebrauch ist, kann

intermittierend mit TauroLock geblockt werden (Verweildauer 4 Stunden).

Bei lokaler Infektion ist ein täglicher Verbandswechsel indiziert, damit Wundsekrete entfernt, die Wunde desinfizierend gereinigt und ggf. frühzeitig über eine Explantation des Katheters entschieden werden kann. Bei täglichem Verbandswechsel sollte ein Pflaster mit sehr geringer Hautreizung (wie z. B. Mepilex border) und ggf. im Wundrandgebiet ein Silikonschutzstift (wie z. B. Cavilon) zum Einsatz kommen, um Hautmazerationen zu vermeiden.

Beim Port-System sollte die Huber-Nadel alle 7 Tage gewechselt werden (IV).

Der Systemwechsel am zentralen Venenkatheter sollte zur Vermeidung unnötiger Diskonnektionen frühestens nach 72 Stunden, bei wahrscheinlicher oder nachweislicher Kontamination jedoch sofort erfolgen (IB). Ein routinemäßiger Wechsel alle 7 Tage scheint nicht mit einer erhöhten Infektionsrate einherzugehen. Ein häufigerer Wechsel ist erforderlich bei Verabreichung lipidhaltiger

Tabelle **142** Pflege der Kathetereintrittsstelle beim Broviac-/Hickman-Katheter.

Prinzip: Der Verband an der Eintrittsstelle schützt diese vor Kontamination und dient außerdem der Zugsicherung (Vermeidung von akzidentellen Dislokationen). Blutreste an der Eintrittsstelle und Fibrinkrusten müssen sorgfältig entfernt werden.

Zur Vermeidung von Hautirritationen sollten sterile Pflasterverbände am zentralen Venenkatheter nicht häufiger als z. B. montags, mittwochs und freitags gewechselt werden (III). Die tägliche, vorsichtige Palpation der Eintrittsstelle mit behandschuhtem Finger durch den Pflasterverband wird empfohlen, um lokale Entzündungen früh zu entdecken. Bei Verdacht auf eine Infektion oder bei Verschmutzung oder Durchnässung sollte der Verband sofort gewechselt werden. Transparente, semipermeable, für den Einsatz am CVAD zugelassene Folienverbände müssen – solange sie sich nicht ablösen, sich unter dem Pflaster keine feuchte Kammer bildet und kein Verdacht auf eine Infektion besteht – nur alle 7 Tage gewechselt werden. Sie sind nur für den Gebrauch am Broviac/Hickman geeignet.

Der Verbandswechsel bei Säuglingen und Kleinkindern muss in der Regel zu zweit durchgeführt werden, um das Kind sicher festzuhalten.

1. Vor jeder Manipulation am Katheter (nach Richten der Materialien): hygienische Händedesinfektion.

2. Vorsichtig das alte Pflaster und Klebereste entfernen (Wundbenzin).

3. Erneut die Hände desinfizieren.

4. Die Eintrittsstelle des Katheters mit einem sterilen Wattestieltupfer, der zuvor reichlich Octenisept-Lösung getränkt wurde, zirkulär von innen nach außen desinfizierend reinigen. Einwirkzeit 1 Minute, im Bereich der Eintrittsstelle nicht nachwischen oder trockentupfen (Remanenzeffekt ausnutzen).

5. Sterile Abdeckung mit einem neuen Pflaster-Gaze-Verband oder einem transparenten Folienverband.

6. Zusätzlich den unterhalb des Pflasters hervorkommenden Schlauch mit gut klebendem Pflaster fixieren (bei Unverträglichkeit kann unter das Sicherheitspflaster ein dünner Hydrokolloidverband auf die Haut geklebt werden). Über der Eintrittsstelle eines Broviac/Hickman keine Hydrokolloidverbände verwenden.

Nährlösungen oder Medikamente (mindestens täglich) (IB) sowie nach Gabe von Blut oder Blutprodukten (nach 6 Stunden) (IV).

Komplexe Mischinfusionen sollten mit einem 1,2-μm-Filter partikelfiltriert werden, um partikuläre Ablagerungen im Lungenkapillarsystem zu minimieren (IV). Der Einsatz von 0,2-μm-Inline-Filtern, mit dem Ziel der Prävention katheterassoziierter Infektionen bei pädiatrisch-onkologischen Patienten, wird nicht generell empfohlen (keine Evidenz eines Nutzens). Sinnvoll kann der Einsatz solcher Filter sein, wenn komplexe Mischinfusionen (z. B. zur parenteralen Ernährung) auf Station zubereitet werden müssen. In der Heim-TPN (auch bei pädiatrisch-onkologischen Patienten sowie in der Anwendung von Pumpen zur patientenkontrollierten Analgesie) sollte aus Sicherheitsgründen (weniger intensive Überwachung) ein Partikel- und Luftfilter (der Porengröße 1,2 μm) zwischengeschaltet werden (IV).

Komplexe Mischinfusionen zur parenteralen Ernährung sollten nicht auf Station, sondern in der Klinikapotheke unter Reinraumbedingungen hergestellt und sterilfiltriert (Arzneimittel!) angeliefert werden, da auf diese Weise das Risiko einer Kontamination bei der Zubereitung minimiert werden kann.

Behandlung ZVK-assoziierter Infektionen

Die häufigsten Komplikationen im Umgang mit ZVK sind Infektionen. Bei jedem 10. bis 12. Kind mit Port muss dieser aufgrund einer solchen Komplikation ausgewechselt werden.

Auch eine **lokale Infektion** der Kathetereintrittsstelle kann den Einsatz einer systemischen antibakteriellen Therapie erforderlich machen. Dies gilt insbesondere bei Granulozytopenie (hier fehlen oft die lokalen Entzündungszeichen bis zur Erholung der Leukozyten). Gut wirksam gegen nicht methicillinresistente grampositive Erreger sind z. B. Cefuroxim (oral als -axetil) oder Flucloxacillin. Glykopeptide sollten zurückhaltend und nur für einen begrenzten Zeitraum verordnet werden (z. B. 7 Tage). Bei hochgradig immunsupprimierten onkologischen Patienten kommen auch gramnegative Infektionserreger (Pseudomonas spp., Acinetobacter spp.) und Pilzinfektionen (Candida spp., sehr selten Aspergillus spp.) der Kathetereintrittsstelle vor. Ebenso wie bei Infektionen mit nicht tuberkulösen Mykobakterien an der Kathetereintrittsstelle ist hier eine frühe Explantation des CVAD zu empfehlen.

Bei **Tunnelinfektion** mit Rötung entlang des subkutanen Kanals wird die intravenöse, hochdosierte

Gabe der oben genannten Antibiotika in Kombination mit Gentamicin oder Netilmicin empfohlen (IV). Tritt innerhalb von 72 Stunden keine deutliche Besserung ein, sollte der Katheter entfernt werden.

Eine katheterassoziierte **Bakteriämie** bzw. *Sepsis* wird meist durch koagulasenegative Staphylokokken, Staphylococcus aureus, seltener durch vergrünende Streptokokken, Enterokokken oder Coryne-Bakterien, aber auch durch gramnegative Bakterien wie Enterobacteriaceae, Acinetobacter spp., Nonfermenter wie Pseudomonas aeruginosa, Stenotrophomonas maltophilia u. a. hervorgerufen. Viel seltener sind Fungämien, die meist durch Candida spp. (C. albicans, C. parapsilosis) verursacht werden.

Wichtig ist neben dem zu Anfang immer stationären klinischen Monitoring der Vitalzeichen und den laborchemischen Infektionsparametern (z. B. C-reaktives Protein, Procalcitonin, IL-8, Laktat) die Abnahme von Blutkulturen (aerob und anaerob) aus jedem Katheterlumen vor Beginn einer empirischen antibakteriellen Therapie. Bei anhaltendem Fieber wird die Blutkultur in den ersten 24 Stunden 1 mal wiederholt; das Gleiche gilt vor jeder Umstellung der antibiotischen Therapie. Nicht empfohlen wird die generelle Abnahme von periphervenösen Blutkulturen, solange Blut aus dem ZVK aspiriert werden kann (IV). Ein Vorteil des routinemäßigen Blockens mit TauroLock ist die Möglichkeit, aus dem ZVK eine Gerinnungsanalyse abzunehmen.

Um unnötige Explantationen zu vermeiden und den Patienten andererseits vor schwerwiegenden Komplikationen zu schützen, wird empfohlen, zwischen komplizierter und unkomplizierter Katheterinfektion zu unterscheiden. Als kompliziert gilt eine Katheterinfektion

- bei Tunnelinfektion (Broviac/Hickman) oder Tascheninfektion (Port),
- bei Sepsis mit anhaltender Schocksymptomatik oder Organdysfunktion,
- bei assoziierter Thrombose oder Endokarditis,
- bei assoziierter Osteomyelitis oder anderen septischen Herden (typisch für Pseudomonas-Infektionen sind Ekthymata gangraenosa der Haut).

Bei allen komplizierten Katheterinfektionen sollte unter Berücksichtigung der individuellen Situation des Patienten eine frühzeitige Entfernung des Katheters erwogen werden.

Bei allen pädiatrisch-onkologischen Patienten mit dauerhaft implantiertem Katheter sollte bei Fieber – unabhängig von der aktuellen Leukozytenzahl (auch ohne Granulozytopenie) – an eine Infektion des Katheters gedacht werden. Eine empirische antibakterielle Chemotherapie ist über den ZVK bis zum Ausschluss einer Bakteriämie unabhängig von der Zahl neutrophiler Granulozyten aufgrund des vielfach erhöhten Bateriämierisikos immer indiziert. Bei negativer Blutkultur und klinischer Besserung kann die antibakterielle Therapie nach 72 Stunden beendet werden (II).

Bei **Granulozytopenie** und Verdacht auf eine Katheterinfektion kommt die in der örtlichen (onkologischen) Abteilung übliche intravenöse empirische antibakterielle Chemotherapie zum Einsatz. Bei mehrlumigem Katheter müssen die Antibiotika im Wechsel über jedes Lumen gegeben werden. Über den zusätzlichen empirischen Einsatz von Flucloxacillin oder eines Glykopeptids sollten infektiologisch erfahrene Ärzte entscheiden, falls der Patient nicht durch eine klinische Sepsis ohnehin in die Gruppe der Kinder mit Deeskalationstherapie fällt. Bei positiver Blutkultur sollte die Therapie an das Antibiogramm der Infektionserreger angepasst werden.

Teicoplanin bietet (bei stabilem Patienten nach 72 Stunden) den Vorteil, dass es auch ambulant 1-mal täglich verabreicht werden kann. Dabei sollte jedoch die Infusionsdauer nicht unter 1 Stunde liegen, damit die Eposition des Katheterlumens gegenüber dem Antibiotikum ausreichend ist. Bei initial positiver Blutkultur sollte die antibakterielle Chemotherapie nach klinischer Genesung nach 7 – 10 Tagen, möglichst nach Erholung der neutrophilen Granulozyten und nach mindestens einer aus dem Katheter entnommenen Sterilkontrolle der Blutkultur beendet werden (II). Bei Nachweis von S. aureus ist eine Therapie über mindestens 21 Tage und die Suche nach sekundären Infektionsherden (Endokarditis!) notwendig.

Eine bakterielle Besiedelung des Katheters führt zur Bildung einer komplexen extrazellulären Biofilmmatrix an der Innenwand des Katheters. Biofilm stellt ein Diffusionshinderniss für Antibiotika dar und blockiert die Phagozytose durch Leukozyten. Es kann versucht werden, die Biofilmschicht durch Inkubation des Katheterlumens mit Urokinase (Urokinase medac; Port und Broviac) aufzulösen (III). Die Instillation von mindestens 74 %-igem Ethanol ist aus materialtechnischen Gründen nicht unbedenklich und auch deshalb problematisch, weil der Alkohol in den Patienten injiziert werden muss (bei Aspiration gerinnt das aspirierte Blut im Katheterlumen durch Denaturierung).

Das empfohlene Dosierungsschema für Urokinase medac (pro Katheterlumen) lautet: Patienten von 3 – 10 kgKG 2500 E, über 10 kgKG 5000 E und über 25 kgKG 10 000 E (je nach Katheterlumen gelöst in 1 – 2 ml Aqua dest.). Nach Ablauf der geplanten Verweildauer von mindestens 4 Stunden wird unter aseptischen Bedingungen der Urokinaseblock aspiriert und für eine aerobe Blutkultur verwendet. Dann wird der Katheter mit 10 ml 0,9 %iger NaCl-Lösung gespült und an die antibakterielle Infusion angeschlossen. Ist der Katheter nicht rückläufig, kann die Urokinase *in dieser Dosis* gefahrlos systemisch appliziert werden.

Eine frühzeitige Explantation des Dauerkatheters ist notwendig bei Infektionen durch S. aureus, nicht tuberkulösen Mykobakterien, Candida spp., Aspergillus spp., bei Erregernachweis in der Blutkultur nach mehr als 72 Stunden trotz in vitro wirksamer antibakterieller Therapie oder früher, falls sich der Zustand des Patienten verschlechtert, sowohl bei einer Tunnelinfektion als auch bei einem infizierten Thrombus an der Katheterspitze.

Bei anderen, meist durch koagulasenegative Staphylokokken verursachten Katheterinfektionen kann zusätzlich zur systemischen Behandlung eine antibakterielle Blocktherapie (ALT) versucht werden. Bei dieser wird das gegen den Erreger wirksame Antibiotikum in 0,9 %iger NaCl-Lösung (z. B. Teicoplanin 20 mg/ml oder Vancomycin 25 µg/ml, davon je nach Größe des Katheters 1 – 2 ml) zusammen mit Heparin (100 E/ml) in den Katheter instilliert.

Bis zu 95 % der ZVK-assoziierten und etwa 70 % der gesicherten ZVK-Infektionen können im Kindesalter erfolgreich ohne Explantation des Katheters behandelt werden. Allerdings ist diese Therapie nur gegen die intralumimale und nicht gegen die extraluminale Besiedelung mit Bakterien wirksam, und das Risiko eines Rezidivs im Anschluss an die antibakterielle In-situ-Therapie ist erhöht. Bei einem Rezidiv bleibt als Therapie nur noch die Entfernung des Katheters. Dies unterstreicht die Bedeutung der sorgfältigen Pflege des ZVK nach dem GPOH-Standard.

Kontrollierte Studien zum Einsatz von ZVK, die mit Antibiotika oder Antiseptika imprägniert sind und zum Einsatz von Silberkathetern liegen noch nicht vor, sodass über deren Einsatz im Einzelfall bzw. abteilungsbezogen entschieden werden muss.

Surveillance

Zu empfehlen (II) ist die prospektive Surveillance von ZVK-assoziierten Bakteriämien und Sepsisepisoden nach den (am Infektionsschutzgesetz orientierten) Methoden des GPOH-Referenzmoduls *Oncoped* (http://www.oncoped.med-surv.de/). Eine solche Surveillance dient der Qualitätssicherung und erlaubt die langfristige Evaluation des Nutzens von bestimmten gezielten Interventionen zur Prävention CVAD-assoziierter Infektionen. Die zeitnahe Rückmeldung der Ergebnisse an das Behandlungsteam kann zur Diskussion über die lokalen Hygienestandards und zu deren kontinuierlicher Weiterentwicklung genutzt werden.

Literatur

Beutel K, Simon A. Diagnose und Therapie katheterassoziierter Infektionen in der pädiatrischen Onkologie. Klin Pädiatr 2005; 217(1): 91 – 100

Robert Koch-Institut, Berlin. Händehygiene – Mitteilung der Kommission für Krankenhaushygiene und Infektionsprävention am Robert Koch-Institut. Bundesgesundheitsblatt – Gesundheitsforschung – Gesundheitsschutz 2000; 43(3): 230 – 233

Robert Koch-Institut, Berlin. Prävention gefäßkatheterassoziierter Infektionen – Empfehlung der Kommission für Krankenhaushygiene und Infektionsprävention am Robert Koch-Institut. Bundesgesundheitsblatt – Gesundheitsforschung – Gesundheitsschutz 2002; 25(11): 907 – 924

Simon A, Fleischhack G, Wiszniewsky G et al. Influence of Prolonged Use of Intravenous Administration Sets in Paediatric Cancer Patients on CVAD-related Bloodstream Infection Rates and Hospital Resources. Infection 2006; 34 (5): 258 – 263

Simon A, Hasan C, Bode U et al. Evidenzbasierte Empfehlungen zur Anwendung dauerhaft implantierter, zentralvenöser Zugänge in der Pädiatrie. (Monographie DIN A5 plus Kitteltaschenheft DIN A6). 3. Aufl. GPOH; 2008 a (kann kostenlos bestellt werden bei: Frau E. Patelschick, medac Gesellschaft für klinische Spezialpräparate mbH, Geschäftseinheit Onkologie/Fibrinolyse, Theaterstraße 6, 22 880 Wedel, Tel.: 04 103 8 006 411)

Simon A, Ammann RA, Wiszniewsky G et al. Taurolidine-citrate lock solution (TauroLock) significantly reduces CVAD-associated grampositive infections in pediatric cancer patients. BMC Infectious Diseases 2008b; 8: 102

 Koordinator:
A. Simon

Mitarbeiter:
T. Lehrnbecher, I. Schmid

Knochen- und Gelenkinfektionen

Akute hämatogene Osteomyelitis, bakterielle Arthritis, Spondylodiszitis

Klinisches Bild

Beim älteren Kind ist die klinische Symptomatik durch die Entzündungszeichen dolor, rubor, calor, tumor und functio laesa sowie Fieber geprägt. Betroffen sind meist die Metaphysen der langen Röhrenknochen. Bei Neugeborenen und Säuglingen ist die Symptomatik dagegen meist wesentlich unspezifischer und blander, die Schmerzen oft nur bei passiver Bewegung auffallend. Häufig fällt nur Bewegungsarmut einer Extremität auf (Pseudoparalyse), Fieber kann fehlen. Häufig entwickelt sich binnen Kurzem eine bakterielle Arthritis, die durch Rötung, Schwellung und Schonhaltung des betroffenen Gelenks manifest wird.

Eine Spondylodiszitis oder vertebrale Osteomyelitis kann in jedem Alter auftreten. Meist ist die Lendenwirbelsäule betroffen. Typische Symptome sind Fieber (nicht obligat), im Kleinkindalter Laufverweigerung, Bauchschmerzen und beim älteren Kind langsam progressive Rückenschmerzen, die beim Bücken zunehmen. Eine Schwellung der Leiste deutet auf einen komplizierenden Psoasabszess hin. Die körperliche Untersuchung ist häufig unauffällig, teilweise kann eine Hyperlordose der Lendenwirbelsäule (LWS) beobachtet werden.

Bei rund 10 % der Kinder besteht mehr als 1 osteomyelitischer Herd. Dies betrifft vor allem junge Säuglinge. Da diese Herde nicht unbedingt lokalisierbare Beschwerden verursachen, muss gezielt nach ihnen gesucht werden.

Eine posttraumatische Osteomyelitis bzw. Arthritis ist im Kindesalter seltener als bei Erwachsenen. Sie unterscheidet sich im Erregerspektrum von der akuten hämatogenen Osteomyelitis (siehe unten).

Ätiologie

Zur Ätiologie siehe Tab. **143**.

Epidemiologie

Insgesamt ist die akute hämatogene Osteomyelitis im Kindesalter selten. Schätzungen der Inzidenz variieren so stark, dass keine zuverlässigen Angaben über die Häufigkeit gemacht werden können.

Diagnose

Entscheidend ist es, bei entsprechender Symptomatik an eine Osteomyelitis zu denken. Der Erregernachweis durch Kultur von Blut und Punktat bzw. Bioptat vor Beginn der antibiotischen Therapie muss angestrebt werden, da nur dann gezielt antibiotisch therapiert werden kann. Dies erscheint besonders wichtig bei atypischer Lokalisation, wie z. B. der Wirbelkörperosteomyelitis, und ist absolut indiziert bei einer Arthritis. In der Blutkultur lässt sich der Erreger bei 40–60 % der Patienten isolieren, aus Abszesseiter in 60–70 %, bei Gelenkpunktaten noch häufiger. Wird bei einer Punktion kein Material gewonnen, kann in die betroffenen Weichteile 0,9 %ige Kochsalzlösung injiziert und dann wieder aspiriert werden. Kann das Punktat nicht sofort mikrobiologisch untersucht werden, soll es in ein steriles Röhrchen oder besser in eine Blutkulturflasche gefüllt werden. Ein mikroskopischer Erregernachweis ist im Nativmaterial möglich. Bei Verdacht auf eine Anaerobier-Infektion (vor allem bei stammnahem Sitz oder Arthritis) muss der Eiter unter Luftabschluss, am besten in einem geeigneten Transportmedium, sofort ins bakteriologische Labor gebracht werden (siehe S. 41).

Zu weiteren unverzichtbaren Laboruntersuchungen zählen Blutsenkungsgeschwindigkeit (BSG), C-reaktives Protein (CRP), Leukozytenzahl und Differenzialblutbild. Die Blutsenkung ist regelmäßig beschleunigt, oft weit über 100 mm in der 1. Stunde. Sie dient traditionell der Überprüfung der Effektivität einer Therapie. Das CRP ist in der akuten Phase der Infektion erhöht, normalisiert sich aber unter adäquater Therapie innerhalb weniger Tage. Es eignet sich deshalb nach derzeit überwiegender Meinung im Gegensatz zum BSG *nicht* zur Entscheidung über die Therapiedauer. Eine Leukozytose über die altersentsprechende Norm tritt bei der akuten hämatogenen Osteomyelitis nur bei bis zu 40 % der Patienten auf, ist

Tabelle **143** Häufige Erreger der Osteomyelitis und bakteriellen Arthritis im Kindesalter.

alle Altersstufen	Staphylococcus aureus (75 – 80 %), (MRSA), Streptokokken der Gruppe A, Pneumokokken
Altersabhängigkeit:	**zusätzlich:**
Frühgeborene	Escherichia coli, Pseudomonas spp., Candida spp.
Neugeborene	Streptokokken der Gruppe B, E. coli, Pseudomonas spp., Candida spp.
Säuglinge und Kleinkinder	H. influenzae Typ b, (sofern nicht geimpft), Bacille Calmette-Guérin nach BCG–Impfung, Kingella kingae
Jugendliche	N. gonorrhoeae
Lokalisation bzw. Exposition:	
Osteomyelitis im Gesichtsbereich, bei Zahninfektionen, im Beckenbereich	Anaerobier, Mischinfektionen
Osteomyelitis der Wirbelkörper oder des Beckens bei Diszitis	gramnegative Erreger, M. tuberculosis, Brucellen
	Bartonella henselae, Candida spp.
vorausgegangene Harnwegsinfektion, bakterielle Diarrhö	Enterobacteriaceae
nosokomial erworbene Osteomyelitis	MRSA u. a. Hospitalkeime
Katzenbiss,	Bartonella henselae, P. multocida
Hundebiss	P. multocida, S. aureus, S. viridans
Kinder aus mittlerem Osten bzw. Mittelmeeranrainerstaaten	Brucellen, M. tuberculosis
Disposition:	
Neutropenie, Leukämie,	gramnegative Erreger, Candida spp.
Sichelzellanämie	ca. 40 % Salmonellen, E. coli
chronische Granulomatose	Serratia spp., Nocardia spp., Aspergillus spp. (Candida spp.)
HIV	M. tuberculosis, MOTT

also nicht besonders sensitiv. Häufig besteht aber eine Linksverschiebung.

Bildgebende Verfahren erleichtern die prognostisch wichtige frühe Diagnose der Osteomyelitis und besonders der bakteriellen Arthritis beim Säugling. Folgende Wertung der bildgebenden Verfahren erscheint gerechtfertigt (Evidenz III):

Im **Ultraschall** lässt sich eine Osteomyelitis bei Befall der langen Röhrenknochen am initialen Weichteilödem, etwas später (2 – 3 Tage) durch den subperiostealen Abszess und Kortikaliserosionen erkennen (Sensitivität 60 – 80 %). Diese Befunde sind hochspezifisch (> 90 %). Sensitiver ist der Ultraschall beim frühen Nachweis einer bakteriellen Arthritis, besonders des Hüftgelenkes beim Säugling.

Die **Magnetresonanztomografie (MRT)** ist die sensitivste (~ 90 %) und gleichzeitig spezifischste (~100 %) bildgebende Methode der Wahl zur Früh-

diagnostik einer Osteomyelitis. Neben der Sonografie ist sie die Methode der Wahl der bildgebenden Diagnostik bei der Frühdiagnostik; bei stammnahem Sitz der Osteomyelitis ist sie alternativlos. Typisch ist ein Knochenmarksödem, erkennbar an einer T1-Signalverminderung und T2-Signalvermehrung bei Fettunterdrückung, bzw. ein Gadolinium-Enhancement in der T1-Sequenz. Bei einer Wirbelkörperosteomyelitis ist die Kontrastaufnahme der Wirbelkörper und der Zwischenwirbelscheibe evtl. mit paraspinalen oder epiduralen Abszessen typisch. Nachteil der MRT ist, dass sie bei Sichelzellkrisen im betroffenen Knochen nicht zwischen Osteomyelitis und Infarzierung unterscheiden lässt. Zur Therapiekontrolle ist das MRT nicht sinnvoll, da die Rückbildung des Ödems nicht mit dem Therapieerfolg korreliert.

Die **Computertomografie** ist gegenüber dem MRT weniger sensitiv, also verzichtbar, aber für die Erfassung destruktiver Veränderungen von Skelettanteilen wie Wirbelsäule oder Becken besser geeignet als das konventionelle Röntgenbild.

Die **^{99m}Tc-3-Phasen-Skelettszintigrafie** weist die verstärkte Perfusion und vermehrte Speicherung in den befallenen Knochenregionen etwa ab dem 2. Erkrankungstag nach. Sie ist meist verzichtbar, hat aber noch ihre diagnostische Bedeutung bei der Suche nach weiteren entzündlichen Herden, die unter Umständen klinisch symptomarm sind, z. B. im Bereich platter Knochen und der Wirbelsäule. Falsch negative Befunde im Sinne einer „kalten" Läsion entstehen initial durch Perfusionsausfall als Folge einer Mikrothrombosierung und stellen dann evtl. eine Operationsindikation dar.

Die **Röntgenuntersuchung** zeigt initial ein Weichteilödem, das aber sonografisch besser erkennbar ist. Knochenveränderungen sind – je nach Virulenz der Erreger und Ausdehnung der Infektion – frühestens nach 5–10 Tagen, in der Regel aber erst nach 2 Wochen sichtbar. Bei einer Wirbelkörperosteomyelitis ist die Destruktion von 2 benachbarten Wirbelkörpern einschließlich der Zwischenwirbelscheibe typisch. Bei rechtzeitiger und effektiver Therapie kann das Röntgenbild unauffällig bleiben. Die Bedeutung des Röntgenbildes liegt in der Differenzialdiagnostik sowie im Nachweis von Komplikationen, das heißt evtl. bleibenden Destruktionen von Knochen oder Wachstumsfugen. Hilfreich kann es für den Nachweis primär oder sekundär chronischer Formen, bspw. des Brodie-Abszesses sowie für die Differenzialdiagnose der chronisch rekurrenten multifokalen Osteomyelitis (CRMO) (siehe dort) sowie verschiedener Tumoren (Osteosarkom, Ewing-Sarkom, eosinophiles Granulom) sein. Nicht selten ist zur sicheren Abgrenzung unklarer radiologischer Befunde eine Biopsie erforderlich. Auch hier ist die MRT aussagekräftiger als das Röntgenbild.

Bei einer Diszitis, die isoliert auch ohne Wirbelkörperosteomyelitis auftreten kann, ist die nach 2–3 Wochen radiologisch nachweisbare Verschmälerung der Bandscheiben pathognomonisch. Auch hier ist die MRT sensitiver als das Röntgenbild.

Therapie

Prospektiv randomisierte Studien, die das Vorgehen bei einer Osteomyelitis absichern könnten, fehlen für das Kindesalter. Als Ergebnis vieler Einzelbeobachtungen und retrospektiver Analysen hat sich aber international ein weitgehend einheitliches Behandlungsschema herausgebildet (siehe Abb. 8), (Evidenz IV). Wird eine effektive Therapie innerhalb von 2–3 Tagen nach Krankheitsbeginn eingeleitet, erreicht man bei den meisten Kindern eine Heilung der Osteomyelitis allein durch eine antibiotische Therapie. Werden frühzeitige Diagnose und adäquate Therapie dagegen verzögert, so besteht die Gefahr des Übergangs in eine sekundär chronische Osteomyelitis.

Initial kommen nur intravenöse Antibiotika in Betracht. Ziel ist es, ein wirksames Antibiotikum ausreichend lange Zeit an den Ort der Infektion in einer Konzentration zu bringen, die zur Abtötung des Erregers führt.

Zur empirischen Therapie vor Erregerisolierung sind Cefuroxim oder Cefotiam, 150–200 mg/kgKG/Tag in 3 ED, oder evtl. Ampicillin-Sulbactam oder Amoxicillin-Clavulansäre 200 mg/kgKG/Tag in 3 ED geeignet. Das penicillinasestabile Flucloxacillin ist nur bei Isolierung von penicillinresistentem S. aureus in der altersentsprechenden Dosierung indiziert. Auch die Applikation von Clindamycin in einer Dosierung von 40 mg/kgKG/Tag intravenös in 3 ED ist in der Regel effektiv. Allerdings ist Clindamycin nur dann adäquat, wenn mit allergrößter Wahrscheinlichkeit nur S. aureus oder A-Streptokokken als Infektionserreger infrage kommen. Bestehen daran begründete Zweifel (siehe Tab. **143**), muss Clindamycin mit einem Antibiotikum, das gegen gramnegative (aber auch B-Streptokokken) Keime wirksam ist, wie bspw. Cefotaxim (200 mg/kgKG/Tag in 3 ED), kombiniert werden. Die zunehmende Resistenz von S. aureus, aber auch Streptokokken, gegenüber Clindamycin ist zu bedenken. Bei unbefriedigendem Erfolg der antibiotischen Therapie (Persistenz der Symptome und Entzündungsparameter von mehr als 1 Woche) kann die zusätzliche Gabe von Rifampicin (10–15 mg/kgKG/Tag in 1 ED) wegen seiner synergistischen Wirkung gegen Staphylokokken und seiner guten intrazellulären Wirkung und Diffusion in Abszesse in Betracht gezogen werden (vor allem auch bei chronischer Granulomatose). Unkontrollierte klinische Beobachtungen (Entstehung und Persistenz einer Osteomyelitis unter Vancomycin-Therapie) sprechen dafür, dass Vancomycin (Alternative Teicoplanin) zur Therapie einer Osteomyelitis nur bei kulturellem Nachweis von MRSA (besonders CA-MRSA) eingesetzt werden sollte. Zur Wirkung von Teicoplanin fehlen größere klinische Untersuchungen. Die Verwendung von Fluoroquinolonen wie Ciprofloxacin oder Levofloxacin ist im Kindesalter bislang nur bei fehlenden Alternativen möglich (siehe S. 93).

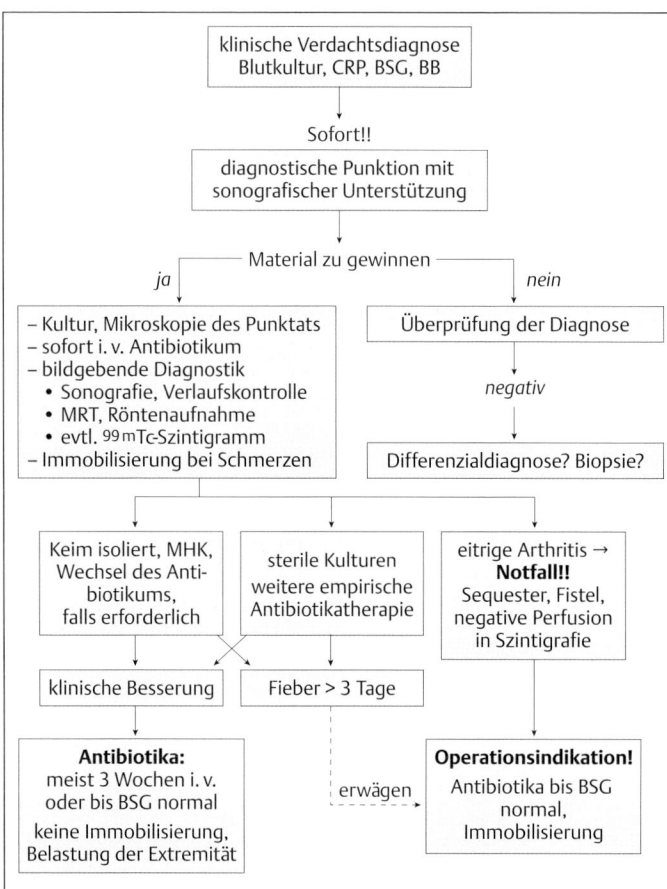

Abb. 8 Standardbehandlung der akuten hämatogenen Osteomyelitis bzw. bakteriellen Arthritis im Kindesalter (*siehe Text).

Einen Stellenwert hat Ciprofloxacin (in höchstmöglicher Dosis oral) vor allem bei langen Therapiezeiten einer Osteomyelitis, bei denen die intravenöse Therapie an ihre praktikablen Grenzen stößt, durch gramnegative Erreger wie E. coli, Klebsiellen, Enterobacter spp. oder in Ausnahmen Pseudomonas spp. Die minimale Hemmkonzentration (MHK) des Erregers muss dann aber bekannt sein.

Ist es gelungen, einen Erreger zu isolieren, so sollte nach Antibiogramm therapiert werden. Der einfache Blättchentest reicht zur Resistenzprüfung nicht aus, die Bestimmung der MHK, zumindest eines E-Tests, ist erforderlich.

Die Dauer der Antibiotikatherapie einer Osteomyelitis sollte 3 Wochen nicht unterschreiten und die Tendenz zur Normalisierung der BSG (> 20 % Reduktion vom Maximalwert) sollte unter Therapie nachgewiesen sein. Rezidive und Übergang in

eine sekundär chronische Osteomyelitis scheinen bei verzögertem Beginn der Antibiotikatherapie und einer Dauer von weniger als 3 Wochen häufiger zu sein. Bei einem frühzeitigen Behandlungsbeginn ohne Ausbildung von radiologisch nachweisbaren Defekten der Osteomyelitis reicht diese Therapiedauer meist aus.

Bei einer Wirbelsäulenosteomyelitis wird in der Regel eine 6-wöchige Therapie (bei Tuberkulose siehe S. 528) für erforderlich gehalten. Eine intravenöse antibiotische Behandlung bis zur Normalisierung des CRP (dauert ca. 1 Woche) und eine anschließende orale Sequenztherapie geht mit einem geringfügig höheren Risiko einer Rekurrenz der Symptome einher (Evidenzgrad III).

Es gibt keine randomisierten, prospektiven Studien, die belegen, dass die Heilungsrate unter einer reinen intravenösen Therapie besser ist als unter einer sequenziellen intravenös-oralen Therapie.

Eine Analyse von 12 Kohortenstudien (davon eine randomisiert) hat eine Heilungsrate einer akuten hämatogenen Osteomyelitis von 95 % bei einer intravenösen Therapie von < 7 Tagen gegenüber 99 % bei > 7 Tagen intravenöser Therapie gezeigt. Dieser Unterschied ist statistisch nicht signifikant (Evidenzgrad II), ist aber auch nicht durch eine prospektive randomisierte Äquivalenzstudie abgesichert.

Die sequenzielle Therapie mit 2 Wochen intravenöser Therapie und anschließender oraler Therapie für 2 (bakterielle Arthritis) bzw. 4 (akute hämatogene Osteomyelits) Wochen findet aufgrund dieser Daten in praxi zunehmend Anwendung, da sie mit kürzerer Hospitalisationszeit, weniger Komplikationen katheterassoziierter Infektionen und geringeren Kosten einhergeht (Evidenz IV).

Für eine unter 3 Wochen dauernde intravenöse antibiotische Therapie sollten folgende Bedingungen erfüllt sein:

- Der Erreger und dessen MHK sollten bekannt sein.
- Eine deutliche Besserung der klinischen Symptomatik soll eingetreten sein.
- Eine evtl. erforderliche chirurgische Therapie muss abgeschlossen sein.
- Der Patient und seine Eltern müssen kooperativ und damit die konsequente Einnahme der Medikation garantiert sein.
- Die Kontrollen sollen wöchentlich durchgeführt werden.

Fieber und/oder andere klinische Symptome trotz intravenöser Therapie über 3 Tage hinaus verstärken den Verdacht auf einen chirurgisch zu dränierenden Abszess oder eine Sequestrierung. Überall, wo Abszesse, nekrotisches Material, Sequester, Fisteln oder Ähnliches feststellbar sind, sollte ein entsprechendes Debridement des osteomyelitischen Herdes erfolgen. Spüldränagen können vorübergehend mit Erfolg eingesetzt werden. Solange Abszesse in den Weichteilen bzw. Nekrosen des Knochens und Knorpels nicht saniert sind, bleibt der Effekt einer allein antibiotischen Therapie fragwürdig. Die Verwendung von Gentamicin-PMMA-Kugeln bei der Osteomyelitis ist obsolet.

Eine bakterielle Arthritis ist ein Notfall und muss sofort chirurgisch entlastet werden.

Ob mehrfache Gelenkpunktionen (bis das Sekret nicht mehr purulent erscheint) oder die Arthrotomie notwendig sind, wird kontrovers diskutiert. In Ausnahmefällen ist eine Spül-Saug-Dränage für 5 – 10 Tage indiziert. Es ist möglich, dass die Gabe von Dexamethason (3 × 0,2 mg/kgKG/Tag) bei eitriger Arthritis durch grampositive Erreger Spätschäden der Gelenke reduziert.

Zur Schmerzbekämpfung ist vor allem initial eine großzügige Analgesie mit peripher (z. B. Paracetamol, Ibuprofen oder Metamizol), aber auch zentral wirksamen Opioiden erforderlich. In der 1. Phase, im Allgemeinen bis zu 7 Tagen, kann darüber hinaus eine Ruhigstellung allein zur Schmerzbekämpfung sinnvoll sein. Die anschließende passive Bewegungsbehandlung an der unteren Extremität kann zur Prävention von Kontrakturen oder Atrophien von großem Nutzen sein. Eine Ausnahme stellt die Wirbelsäulenosteomyelitis dar, die eine längere Immobilisierung und vor allem bei Befall der LWS eine Stabilisierung erfordert.

Die Therapie der isolierten Diszitis ist umstritten, da selbstlimitierende Verläufe ohne antibiotische Therapie beschrieben sind. Da dies jedoch unsicher erscheint, wird ein therapeutisches Vorgehen wie bei einer Osteomyelitis empfohlen.

■ Prognose

Die Behandlungsergebnisse der akuten hämatogenen Osteomyelitis sind relativ gut. Eine Restitutio ad integrum ist bei mehr als 80 % der Patienten zu erwarten, mit Defektheilungen (z. B. Wachstumsstörungen bei Beteiligung der Epiphysenfuge) muss in weniger als 10 % gerechnet werden. Risikofaktoren für eine Defektheilung bzw. für Wachstumsstörungen sind ein Erkrankungsbeginn im Neugeborenen- oder frühen Säuglingsalter, eine bakterielle Arthritis (z. B. Coxitis), die Beteiligung der Epiphysenfugen oder ein verzögertes Ansprechen der Therapie von über 5 Tagen.

Prophylaxe

Eine Prophylaxe der Osteomyelitis gibt es nicht. Mit der Schutzimpfung gegen H. influenzae Typ b können eine Osteomyelitis und septische Arthritis durch diesen Erreger bzw. durch eine Varizellen-Impfung die seltene Osteomyelitis nach Varizellen vermieden werden.

Literatur

Bonhoeffer J, Haeberle B, Schaad UB et al. Diagnosis of acute haematogenous osteomyelitis and septic arthritis: 20 years experience at the University Children's Hospital Basel. Swiss Med Wkly 2001; 131: 575

Kaplan SL, Deville JG, Yogev R et al. Linezolid versus vancomycin for treatment of resistant Gram-positive infections in children. Pediatr Infect Dis J 2003; 22: 677

Krogstad P, Torchia MM. Treatment of hematogenous osteomyelitis in children. 2008; http://www.uptodate.com/home/store/index.do; Stand: Oktober 2008

Le Saux N, Howard A, Barrowman NJ et al. Shorter courses of parenteral antibiotic therapy do not appear to influence response rates for children with acute hematogenous osteomyelitis: a systematic review. BMC Infect Dis 2002; 2: 16

Peltola H, Unkila-Kallio L, Kallio MJ. Simplified treatment of acute staphylococcal osteomyelitis of childhood. The Finnish Study Group. Pediatrics 1997; 99: 846

 Koordinator:
R. Roos

Mitarbeiter:
J. Bonhoeffer, W. Handrick, T. Reinehr

Reaktive Arthritis

Die reaktive Arthritis ist eine nach Infektion mit gramnegativen Darmkeimen auftretende, sich selbst begrenzende Gelenkentzündung. Die reaktiven Arthritiden gehören zu den infektionsassoziierten Arthritiden, zu denen auch die viralen Arthritiden und die Arthritiden nach Infektion mit Streptokokken (akutes rheumatisches Fieber), Borrelien (Lyme-Arthritis) und Chlamydien (bei begleitender Urethritis oder Zervizitis) gezählt werden. Bei der Mehrzahl der in der täglichen Praxis auftretenden flüchtigen Arthritiden handelt es sich um eine infektionsassoziierte Arthritis aufgrund einer Vielzahl möglicher Erreger. Manchmal werden auch alle infektionsassoziierten Arthritiden als reaktive Arthritis bezeichnet.

Klinisches Bild

1–3 Wochen nach einer symptomatischen Gastroenteritis oder asymptomatischen Infektion mit Salmonellen, Campylobacter, Yersinien oder Shigellen kann es zu Schwellung, Erguss und schmerzhafter Bewegungseinschränkung in einem oder mehreren Gelenken kommen. Häufig sind in asymmetrischer Verteilung überwiegend die unteren Extremitäten betroffen. Gleichzeitig kann es zur Enthesopathie/Enthesitis (Entzündung der Sehnenansätze, meist der Achillessehne am Kalkaneus oder der Plantaraponeurose an Kalkaneus oder Metatarsale I), Tenosynovitis oder Daktylitis (Entzündung überschreitet das Gelenk, zusätzlich livide Verfärbung der darüber gelegenen Haut, bis hin zum Strahlbefall) kommen. Auch eine Polyarthritis (5 oder mehr betroffene Gelenke) ist möglich. Schwer verlaufende Fälle können mit Fieber und Bettlägerigkeit einhergehen. Mögliche Organmanifestationen, insbesondere bei HLA-B27-positiven Patienten, sind akute Iridozyklitis, die meist mit Lichtscheu und Augenschmerzen einhergeht, oder Aortitis, für deren Diagnose neben dem neu aufgetretenen Diastolikum eine Echokardiografie notwendig ist. Weitere mögliche seltene Manifestationen sind Erythema nodosum, Keratoderma blenorrhagicum und aphthöse Stomatitis. Treten, meist nach Shigellen- oder Chlamydien-Infektion, neben der Arthritis auch eine Urethritis und eine Konjunktivitis oder Iridozyklitis auf, spricht man vom Reiter-Syndrom.

Die reaktive Arthritis verschwindet nach einigen Tagen bis Monaten spontan, kann aber bis dahin mit erheblicher Morbidität einhergehen.

Das klinische Bild der anderen infektionsassoziierten Arthritiden ist je nach Erreger unterschiedlich. Beim akuten rheumatischen Fieber treten neben der wandernden, also innerhalb von Tagen von Gelenk zu Gelenk springenden Entzündung eine Karditis, Chorea und seltener Rheumaknötchen und ein Erythema marginatum auf. Das akute rheumatische Fieber ist in Deutschland selten geworden; neben autochthonen Fällen kommen auch z. B. aus der Türkei importierte Fälle vor. Trotz der Seltenheit hat die Erkrankung große Bedeutung wegen der Gefahr des bleibenden Herzklappenschadens. Bei der sehr seltenen reaktiven Poststreptokokken-Arthritis findet man hingegen eine chronische Oligo- oder Monarthritis ohne weiteren Organbefall. Typisch für die Lyme-Arthritis ist der episodische Befall des Kniegelenks. Bei den viralen Arthritiden findet sich in zeitlichem Zusammenhang mit der Arthritis (meist Oligoarthritis) ein Hautausschlag (Parvovirus B19; Varicella-Zoster-Virus), eine Parotitis (Mumps), ein Ikterus (Hepatitis-B-Virus) oder andere auf das Virus hinweisende Symptome.

Häufig verlaufen die infektionsassoziierten Arthritiden uncharakteristisch als Oligoarthritis.

Ätiologie

Bei der reaktiven Arthritis finden sich keine vermehrungsfähigen Erreger im Gelenk, sondern nur schwer abbaubare Lipopolysaccharide. Allerdings können sich die Erreger noch im Darm befinden. HLA-B27-positive Personen haben ein erhöhtes Risiko für den Erwerb und einen schweren Verlauf der Erkrankung. Die Erkrankung ist bei Jungen häufiger und tritt fast nie in der 1. Lebensdekade auf.

Unter den infektionsassoziierten Arthritiden gibt es ein mikrobiologisches Kontinuum mit abnehmender Stärke der Präsenz des Erregers im Gelenk:

- Bei der septischen Arthritis sind Erregerpräsenz und Vermehrung im Gelenk obligat. Unbehandelt kommt es zur eitrigen Zerstörung des Gelenkknorpels.
- Bei der Chlamydien-Arthritis kann man gelegentlich den Erreger aus dem Gelenk anzüchten; die PCR ist fast immer positiv.
- Bei der Lyme-Arthritis gelingt die Anzucht der Borrelien nicht; in der PCR finden sich aber meistens borreliale Sequenzen. Allerdings bestehen nach wie vor präanalytische und methodische Probleme, sodass die PCR nicht als Routinediagnostik geeignet ist.
- Bei der reaktiven Arthritis durch Salmonellen finden sich im Gelenk nur Lipopolysaccharide. Bei Minderung der Wirtsabwehr wie Komplementmangel oder bei systemischem Lupus erythematodes kann es aber möglich werden, Salmonellen aus dem Gelenk anzuzüchten.
- Bei Yersinien-Arthritis finden sich nie anzüchtbare Erreger oder DNA-Sequenzen im Gelenk, sondern nur Lipopolysaccharide.

- Bei der Arthritis durch Hepatitis-B-Virus lagern sich virusantigenhaltige Immunkomplexe auf synovialen Oberflächen ab.
- Beim akuten rheumatischen Fieber finden sich keine Erregerbestandteile im Gelenk, die Entzündung ist rein immunologisch durch Kreuzreaktion von Streptokokken-Antigenen mit synovialen Strukturen bedingt.

Das oben genannte Beispiel der Salmonellen-Arthritis zeigt, dass der Übergang zwischen reaktiver Arthritis und septischer Arthritis fließend sein kann. Eine ähnliche Situation findet sich bei der Infektion mit Haemophilus influenzae, Gonokokken und Meningokokken.

Diagnose

Die Diagnose reaktive Arthritis wird gestellt durch den Nachweis der Arthritis in zeitlicher Folge nach der Gastroenteritis und dem serologischen Nachweis einer Infektion mit Salmonellen, Campylobacter, Yersinien oder Shigellen. Häufig gelingt zu diesem Zeitpunkt die Anzucht des Erregers aus dem Stuhl nicht mehr.

Im Allgemeinen ist eine Spaltlampenuntersuchung zur Frage einer Iridozyklitis nicht notwendig, wenn keine okulären Symptome vorhanden sind.

Die Diagnose des akuten rheumatischen Fiebers erfordert den Nachweis der Infektion mit A-Streptokokken und die Erfüllung der Jones-Kriterien (siehe Tab. **144**). Bei der reaktiven Poststreptokokken-Arthritis sind die Jones-Kriterien nicht erfüllt – die Diagnosestellung ist schwierig. Die Diagnose Lyme-Arthritis erfordert den Nachweis der Arthritis und einer späten Borreliose mit positivem

Tabelle **144** Modifizierte Jones-Kriterien zur Diagnose des akuten rheumatischen Fiebers.

Hauptkriterien: Karditis[1], Polyarthritis[2], Chorea, Erythema marginatum, subkutane Knötchen
Nebenkriterien: Fieber, Arthralgien, BSG- oder CRP-Erhöhung, PQ-Verlängerung
Die Diagnose kann gestellt werden, wenn
2 Hauptkriterien oder
1 Hauptkriterium und 2 Nebenkriterien positiv sind *und* eine Streptokokken-Infektion nachgewiesen ist: Scharlach, signifikanter Anstieg von mindestens 2 der serologischen Streptokokken-Antikörper oder Streptokokken-Nachweis im Rachenabstrich.
Ausnahmen: isolierte Chorea minor[3], silente Karditis[3], Rezidiv

[1] Obwohl diese Kriterien die Karditis nur nach der klinischen Untersuchung definieren, sollte bei Verdacht auf akutes rheumatisches Fieber rasch eine Echokardiografie durchgeführt werden.
[2] In diesem Zusammenhang sind 2 oder mehr Gelenke gemeint.
[3] Wegen der langen Dauer zwischen Streptokokken-Infektion und Beginn der klinischen Symptomatik ist hier der Nachweis der Infektion nicht gefordert.

Tabelle **145**   Minimalprogramm der Labordiagnostik infektionsassoziierter Arthritiden.

Erreger	Diagnostische Methode	Indikation
Borrelia burgdorferi	Serologie	neu aufgetretene Arthritis
Chlamydia trachomatis	Abstrich auf Antigen oder PCR	sexuell aktive Jugendliche
Streptococcus pyogenes	Rachenabstrich, Serologie	klinischer Verdacht auf akutes rheumatisches Fieber
Gonokokken	Anzucht aus dem Gelenk	Hinweis für sexuell übertragene Erkrankung

ELISA für Antikörper gegen Borrelia burgdorferi und Bestätigung durch den IgG-Immunoblot. Im Ganzzellimmunoblot sind bei der Lyme-Arthritis mindestens 5 Banden zu finden, häufig über 10. Beim rekombinanten Immunoblot sollten alle möglichen bis auf 1 Bande positiv sein. Bei jeder neu aufgetretenen Arthritis sollte auch die Möglichkeit einer Lyme-Arthritis in Erwägung gezogen werden. Hingegen sollten bei Arthralgien oder Befindlichkeitsstörungen keine Antikörper gegen Borrelien bestimmt werden, weil dann nicht selten nicht interpretierbare Resultate zu finden sind. Bei der Chlamydien-Arthritis sollte man versuchen, Chlamydien-Antigen oder DNA in Urethra oder Portio nachzuweisen.

Die viralen Arthritiden werden serologisch oder mittels PCR nachgewiesen.

Die Diagnose reaktive Arthritis kann nur gestellt werden, wenn eine Arthritis nachgewiesen wurde, also Schwellung, Erguss oder schmerzhafte Bewegungseinschränkung. Arthralgien sind kein Nachweis einer Arthritis. Nur beim akuten rheumatischen Fieber kann ein Erguss fehlen.

Angesichts der großen Zahl möglicher Erreger einer infektionsassoziierten Arthritis und vieler unterschiedlicher Tests und Testqualitäten ist es sinnlos, eine Vielzahl von möglichen Erregern nachzuweisen oder ausschließen zu wollen. Wegen der niedrigen Prävalenz der Erkrankung ist meist die Zahl falsch positiver Ergebnisse höher als die der richtig positiven, was einen niedrigen positiven Vorhersagewert ergibt. Deshalb sollte nur gezielte Diagnostik bei konkretem klini-

schem Verdacht durchgeführt werden. Wenn man fälschlicherweise eine selbst begrenzte reaktive Arthritis annimmt, vergeht wertvolle Zeit, in der die chronische Arthritis ungebremst fortschreitet.

In Abhängigkeit einer möglichen therapeutischen Konsequenz sind meist nur die in Tab. 145 genannten Untersuchungen sinnvoll.

In seltenen Fällen kann es schwierig sein, eine infektionsassoziierte Arthritis von einer septischen Arthritis abzugrenzen. Fieber, Monarthritis, akuter Beginn, Säuglingsalter, Hautrötung, schlechter Allgemeinzustand, hohe Entzündungsparameter sind Risikofaktoren für eine septische Arthritis. Es kann aber auch in Abwesenheit dieser Zeichen eine septische Arthritis vorliegen und diese Zeichen können auch bei den infektionsassoziierten Arthritiden vorkommen. Im Zweifelsfall muss man sich so verhalten, als ob eine septische Arthritis vorliegt, eine Gelenkpunktion und Blutkultur vornehmen sowie eine kalkulierte antibiotische Therapie einleiten.

Therapie

Die Behandlung der reaktiven Arthritis erfolgt mit nicht steroidalen Antirheumatika und bei schwerem Verlauf mit Steroiden. Tab. 146 zeigt einige gebräuchliche nicht steroidale Antirheumatika. Wirkung und Nebenwirkungen aller nicht steroidalen Antirheumatika sind ähnlich. Paracetamol hat keine antientzündliche Wirkung. Insbesondere bei HLA-B27-positiven Patienten kann bei länger dauernder Arthritis auch Sulfasalazin (bis zu 50 mg/kgKG in 2 – 3 Dosen) eingesetzt werden.

Tabelle **146**   Nicht steroidale Antirheumatika (wegen variabler Bioverfügbarkeit keine Zäpfchen verwenden).

Medikament	Tagesdosis [mg/kgKG/Tag]	Dosen/Tag	Halbwertszeit	Bemerkungen
Ibuprofen[1]	35	3	2 Stunden	Mittel der Wahl bei Beginn
Naproxen[1]	15	2	14 Stunden	nur bei Dauertherapie einsetzen
Diclofenac	2 – 3	3	1 Stunde	längere Halbwertszeit im Gelenk

[1] auch als Saft verfügbar; Naproxensaft ist nur über die internationale Apotheke zu beziehen

Auf Nebenwirkungen wie Hautausschlag, Transaminasenerhöhung und Leukopenie ist zu achten. Antibiotika sind bei abwehrgesunden Kindern nicht indiziert (Evidenz II). Die Prognose ist gut. In seltenen Fällen kann die Arthritis länger als 12 Monate persistieren oder sogar fortschreiten und zu einem Befall des Achsenskeletts mit Sakroiliitis führen. In diesen Fällen liegt eine juvenile Spondylarthropathie oder eine juvenile ankylosierende Spondylitis vor, die unter dem Bild einer reaktiven Arthritis begonnen hat.

Die Lyme-Arthritis (siehe S. 354), die Arthritis durch Chlamydien (siehe S. 181) oder Gonokokken (siehe S. 250) und das akute rheumatische Fieber (siehe S. 663) werden antibiotisch behandelt.

Prophylaxe

Die Prophylaxe der reaktiven Arthritis besteht in der Vermeidung von Infektionen mit gramnegativen Darmkeimen durch Hygienemaßnahmen. Dazu gehören auch Tierhaltung, Lebensmittelherstellung und ihre Verteilung.

Die frühzeitige Entfernung saugender Zecken verhindert die Übertragung von Borrelia burgdorferi. Benzathinpenicillin verhindert die Reinfektion bei akutem rheumatischem Fieber. „Safe sex" verhindert die Arthritis durch Chlamydien oder Gonokokken. Einzelne virale Arthritiden können durch Impfung gegen Hepatitis B, Mumps, Varicella-Zoster-Virus und Röteln verhindert werden.

 Koordinator:
H.-I. Huppertz

Mitarbeiter:
H. Michels, R. Roos

Nicht bakterielle Osteitis

Synonyma: chronisch rekurrierende multifokale Osteomyelitis (CRMO), SAPHO-Syndrom (Synovitis, Akne, Pustulosis, Hyperostosis, Osteitis), ACW-Syndrom („anterior chest wall"), CNO (chronisch nicht bakterielle Osteomyelitis), AHS (aquiriertes Hyperostosesyndrom), SCCH (sternokostoklavikulare Hyperostose), „condensing" Osteitis, Tietze-Syndrom, sklerosierende Osteomyelitis, plasmazelluläre Osteomyelitis

Ätiologie

Bei der nicht bakteriellen Osteitis (NBO) handelt es sich um eine aseptische Form der Osteomyelitis, die sich sowohl im Kindes- als auch im Erwachsenenalter manifestieren kann. Die Ätiopathogenese ist ungeklärt; die NBO wird dem rheumatischen Formenkreis zugeordnet. Es gibt Hinweise auf eine genetische Grundlage.

Klinisches Bild

Leitsymptom ist der fokale Knochenschmerz, je nach Lokalisation auch mit Schwellung und Überwärmung. Die Patienten präsentieren sich ohne Fieber in gutem Allgemeinzustand. Das weibliche Geschlecht ist etwa doppelt so häufig betroffen wie das männliche. Im Kindesalter sind vorwiegend Schulkinder betroffen, aber auch erwachsene Patienten aller Altersgruppen können nicht bakterielle Osteitiden entwickeln. Das konventionelle Röntgenbild kann etwa 2–3 Wochen nach Beschwerdebeginn osteolytische/osteosklerotische Veränderungen zeigen; in der Kernspintomografie (MRT) finden sich Signalintensitätsveränderungen und Kontrastmittelaufnahme, bei ausgedehnten Herden auch in der Region der umgebenden Weichteile. An der ossären Läsion können alle Knochenstrukturen beteiligt sein (Knochenmark, Kompakta, Periost). Etwa 85 % der Patienten zeigen im Verlauf der Erkrankung mehr als 1 Knochenherd. Wirbelkörperbeteiligungen, auch ohne klinische Symptomatik, sind nicht selten und sollten gezielt gesucht werden. Das Blutbild mit Differenzialblutbild ist stets unauffällig, unspezifische Entzündungszeichen sind meist vorhanden. Eine assoziierte palmoplantare Pustulose (inverse Form der Psoriasis) wird in etwa 20 % der Fälle gefunden, auch Psoriasis, Acne conglobata/fulminans sowie chronisch entzündliche Darmerkrankungen können vergesellschaftet sein. Läsionsnahe und läsionsferne Arthritiden sind beschrieben.

Diagnose
- Blutbild mit Differenzialblutbild
- CRP, BKS, LDH, CK, AP
- Tuberkulintest
- konventionelles Röntgenbild
- 3-Phasen-Skelettszintigrafie *oder* Ganzkörper-MRT mit Kontrastmittel (zur Detektion stummer Herde)
- Biopsie, falls radiologisch ein malignomverdächtiger monofokaler Herd vorliegt oder aufgrund der klinischen Präsentation Verdacht auf

ein bakterielles oder malignes Geschehen besteht

■ Differenzialdiagnosen

Die wichtigsten Differenzialdiagnosen sind Malignome (Osteosarkom, Ewing-Sarkom, Leukämie, Langerhans-Zell-Histiozytose) und bakterielle Osteomyelitiden. Insbesondere bei Säuglingen und Kleinkindern ist die bakterielle Osteomyelitis unbedingt zu bedenken. Auch Osteidosteome, fibröse Dysplasie und selten einmal Knochenzysten können ähnliche Symptome verursachen.

Therapie

Die Behandlung der NBO ist *nicht* antibiotisch. Entsprechend dem derzeitigen Kenntnisstand ist die Therapie dieser Erkrankung rein symptomatisch. Nicht steroidale Antiphlogistika (NSAID) sind die Medikamente der 1. Wahl. Bislang liegen diesbezüglich keine vergleichend kontrollierten Studien vor; der Evidenzgrad beträgt III–IV.

■ Prognose

Der Krankheitsverlauf ist bei mehr als 80 % der Patienten chronisch-rezidivierend oder chronisch-persistierend mit einer medianen Beschwerdedauer von 19 Monaten, bei einer mittleren Beschwerdedauer von 4 Jahren. Auch akute Osteiti-den mit einer Beschwerdedauer von 6 Monaten oder weniger werden beobachtet. In etwa 80 % der Fälle kommt es zu einer Restitutio ad integrum, Komplikationen und Defektheilungen werden vor allem durch Wirbelkörperfrakturen/Vertebra plana, Skoliose, Kyphose oder hyperostotische Knochenveränderungen verursacht.

Literatur

Jansson A, Borte M, Böschow G et al. Nicht bakterielle Osteitis des Kindes- und Erwachsenenalters, Konsensus-Statement des 8. Wörlitzer Expertengespräches 2005 für die Deutsche Gesellschaft für Kinder- und Jugendrheumatologie. Monatsschr Kinderheilkd 2006; 154: 831–833

Jansson A, Renner ED, Ramser J et al. Classification of Non-Bacterial Osteitis: Retrospective study of clinical, immunological and genetic aspects in 89 patients. Rheumatology (Oxford) 2007 Jan; 46(1): 154–160

 Koordinator:
A. Jansson

Mitarbeiter:
M. Borte, F. Dressler, B. H. Belohradsky

Kardiale Infektionen

Bakterielle Endokarditis, Endokarditisprophylaxe

Die bakterielle Endokarditis ist eine schwere, unter Umständen letal endende Krankheit. Die Prognose wird im Einzelfall wesentlich davon bestimmt, wie gut Kardiologe, Kardiochirurg und Infektiologe zusammenarbeiten. Bei schwierigen diagnostischen und therapeutischen Problemen sollte frühzeitig mit einem Herzzentrum Kontakt aufgenommen werden.

Klinisches Bild

Bei Kindern mit Fieber unklarer Genese, vor allem aber bei Kindern mit vorgeschädigtem Herzen (meist angeborener Herzfehler, heute selten: Zustand nach rheumatischem Fieber) und Fieber, muss immer eine Endokarditis ausgeschlossen werden! Die klinische Symptomatik kann je nach Erreger und Verlauf verschieden sein. Sie ist bedingt durch die hämodynamischen Veränderungen infolge der Karditis, aber auch durch Embolien, metastatische Infektionen (z. B. Organabszesse) und Immunphänomene (z. B. zirkulierende Immunkomplexe), wodurch nahezu jedes Organ des Körpers beteiligt sein kann. Dies hat zur Folge, dass das klinische Bild der Endokarditis sehr variabel ist.

Die Zeit zwischen Beginn der klinischen Symptomatik und Diagnose beträgt bei akuter Endokarditis meist weniger als 2 Wochen. Bei subakuter Endokarditis bestehen die Symptome bei Diagnosestellung oft schon seit Wochen oder Monaten.

Symptomatik der **subakuten Endokarditis** (praktisch nur bei vorbestehendem Herzfehler): Fieber bzw. subfebrile Temperaturen; beeinträchtigter Allgemeinzustand mit Müdigkeit („Leistungsknick"), Appetitlosigkeit, Gewichtsabnahme, nächtlichem Schwitzen; Hautblässe, Osler-Knötchen, Petechien, Splenomegalie; Myalgie, Arthralgie, Arthritis. Ein neues Herzgeräusch, besonders ein systolisches Geräusch über der Mitralklappe oder ein diastolisches Geräusch über der Aortenklappe, ist immer verdächtig.

Die **akute Endokarditis** kommt auch bei bisher kardiologisch unauffälligen Kindern vor. Symptomatik: hohes Fieber; neues oder verändertes Herzgeräusch; schweres, plötzlich beginnendes, rasch progredientes Krankheitsbild, das binnen Tagen zu Herzinsuffizienz, Nierenversagen, Koma und Exitus letalis führen kann.

Eine klare Zuordnung als akute oder subakute Endokarditis ist nicht in jedem Fall möglich. Entscheidend für den Verlauf sind rechtzeitige Diagnostik mit Erregernachweis und gezielte Antibiotikatherapie.

Neonatale Endokarditis. Wenig charakteristisch ist auch das klinische Bild bei neonataler Endokarditis. Die Patienten haben oft keinen vorbestehenden Herzfehler und, da es sich oft um eine katheterinduzierte Rechtsherz-Endokarditis handelt, kommen embolische Phänomene seltener vor.

Intravenöse Drogenabhängige. Relativ unspezifisch ist die Symptomatik der Endokarditis bei intravenösen Drogenabhängigen. Etwa 2 Drittel haben keine vorbestehende Herzerkrankung und es besteht eine Prädilektion für die Trikuspidalis. Bei Trikuspidalisendokarditis können pulmonale Symptome im Vordergrund stehen. Zeichen einer Trikuspidalinsuffienz finden sich nur bei einem Teil der Patienten.

Wichtige **Komplikationen** sind Herzinsuffizienz infolge Klappenzerstörung (evtl. durch zu späte oder inadäquate Therapie), Beteiligung des Myokards (evtl. mit Rhythmusstörungen), Perikarditis und selten embolische Herzinfarkte. Myokardbzw. Klappenringabszesse entstehen am ehesten bei Staphylokokken-Endokarditis (evtl. mit Reizleitungsstörungen).

Extrakardiale metastatische Infektionen (z. T. mit Abszedierung) können Folge der Bakteriämie oder einer septischen Embolie sein. Folgende Organe können betroffen sein: Hirn, Milz, Niere, Gelenke, Lunge (bei Rechtsherz-Endokarditis mit mehr oder weniger deutlich ausgeprägter Symptomatik, z. B. bei zentralem Venenkatheter oder bei Jugendlichen, die sich Drogen intravenös applizieren, sowie bei Kindern mit angeborenen Herzfehlern und Links-Rechts-Shunt).

Das Embolierisiko ist am größten bei großen Vegetationen, bei Befall der Mitralis, bei akuter Endokarditis (S. aureus) und bei verzögertem Therapiebeginn. Eine möglichst frühzeitig begonnene effektive Antibiotikatherapie gilt als eine wirksame Maßnahme zur Senkung des Embolierisikos.

ZNS-Komplikationen treten bei etwa 20–40 % der Patienten auf (meist Emboliefolgen): Infarkte, Arteriitis, mykotische Aneurysmen, Blutungen, Meningitis und Hirnabszesse kommen vor.

Mykotische Aneurysmen können auch in anderen Körperregionen auftreten. Zu den renalen Läsionen zählen Abszess, fokale, disseminierte oder Immunkomplex-Nephritis und Infarkt. Bei Anzeichen von Niereninsuffizienz muss die nephrotoxische Wirkung von Aminoglykosiden und Vancomycin berücksichtigt werden.

Ätiologie

Subakute Endokarditis. Viridansstreptokokken (S. sanguis, S. mitis, S. mutans, S. salivarius, Vertreter der S.intermedius-Gruppe), Abiotrophia spp. und (deutlich seltener) anhämolysierende Streptokokken (z. B. S. bovis) sind die wichtigsten Erreger der subakuten Endokarditis, sie sind die Ursache von 40–50 % aller Endokarditiden bei Kindern.

Enterokokken-Endokarditiden sind bei Kindern seltener (4–5 %) als bei Erwachsenen (5–20 %); sie verlaufen eher subakut.

S. aureus (20–30 %), Enterobakterien (3–5 %), Pneumokokken (1–3 %) und hämolysierende Streptokokken (meist Gruppe B) werden vor allem bei akuter Endokarditis nachgewiesen.

Infektionen durch koagulasenegative Staphylokokken (S. epidermidis, S. lugdunensis, S. capitis, S. simulans) betreffen hauptsächlich Patienten mit implantierten Klappen und anderen Implantaten. Diese Erreger können auch eine Nativklappenendokarditis hervorrufen (z. B. bei Patienten mit Gefäßkathetern) und einen akuten und komplizierten Verlauf zeigen.

Seltene gramnegative Endokarditiserreger hat man zur HACEK-Gruppe zusammengefasst (Haemophilus, Actinobacillus, Cardiobacterium, Eikenella, Kingella), wobei bei Kindern allenfalls H. influenzae, H. parainfluenzae und H. aphrophilus vorkommen.

Endokarditiden bei intravenösen Drogenabhängigen werden vor allem durch S. aureus (weniger schwerer Verlauf als bei anderen Patienten) und Streptokokken hervorgerufen, aber auch P. aeruginosa, Enterobakterien und Pilze konnten nachgewiesen werden.

Die **Endokarditis bei Neu- und Frühgeborenen** wird überwiegend von S. aureus und koagulasenegativen Staphylokokken hervorgerufen, aber auch

Enterobakterien (Klebsiellen, Enterobacter spp.) sowie Candida spp. können die Ursache sein.

Bei entsprechender Disposition kann eine Endokarditis auch durch Mischinfektionen verursacht werden (z. B. bei Abhängigen von i. v. Drogen).

Besonders bei negativer Blutkultur muss man auch an Anaerobier, Sprosspilze, Chlamydien, Abiotrophia spp., Rickettsien, Coxiellen oder Bartonellen als mögliche Ursache denken.

Viridansstreptokokken stammen meist aus dem Oropharynx, D-Streptokokken und Enterokokken aus dem Urogenital- oder Gastrointestinaltrakt, Staphylokokken meist von Haut-, Weichteil- und Katheterinfektionen.

Epidemiologie

Man rechnet im Allgemeinen mit jährlich etwa 15–30 Endokarditisfällen/1 Million Einwohner. Nur etwa 5 % aller Fälle treten bei Kindern auf. Die Inzidenz bei Kindern nimmt offensichtlich zu (infolge der Zunahme der Zahl der Kinder mit erhöhtem Endokarditisrisiko), insbesondere die der nosokomialen und postoperativen Endokarditis. Neugeborene sind relativ selten betroffen, aber auch in dieser Altersgruppe werden Endokarditiden häufiger nachgewiesen (höhere Überlebensrate von Frühgeborenen mit zentralem Venenkatheter, dessen Spitze im rechten Herzen liegt, sowie verbesserte Echokardiografie-Diagnostik).

Es deutet sich eine Abnahme der Inzidenz der Streptokokken-Endokarditiden und eine Zunahme der Erkrankungen durch S. aureus, Enterokokken, Pilze und HACEK-Erreger an.

Insgesamt zeigt sich bezüglich der Häufigkeit ein deutliches Überwiegen der Linksherz-Endokarditiden (80–90 %) im Vergleich zu den Rechtsherz-Endokarditiden (Rangfolge nach Häufigkeit: 1. Mitralklappe, 2. Aortenklappe, 3. Mitral- und Aortenklappe). Rechtsherz-Endokarditiden (1. Trikuspidalis, 2. Pulmonalis) sind insgesamt selten, sie kommen bei Abhängigen von intravenösen Drogen zunehmend häufiger vor, können aber auch bei Frühgeborenen mit zentralem Venenkatheter und Patienten mit transvenösem Schrittmacher auftreten.

Diagnose

Die wichtigsten diagnostischen Kriterien sind verdächtige klinische Symptomatik, Erregernachweis in der Blutkultur (möglichst mehrere positive Blutkulturen mit identischem Erreger) und positiver Echokardiografiebefund.

■ Mikrobiologische Diagnostik

Eine exakte ätiologische Diagnose ist Voraussetzung für eine effektive Antibiotikatherapie. Daher sind beim geringsten Verdacht 3 – 5 Blutkultursets anzulegen (Venenblut, jeweils eine aerobe und anaerobe Kultur, evtl. auch Pilzkulturen). Bei Patienten, die vor Aufnahme bereits Antibiotika erhalten hatten, sollte (wenn es die klinische Situation erlaubt) eine Unterbrechung der Antibiotikagabe in Betracht gezogen werden, um evtl. positive Blutkulturen zu erhalten.

Arterielles Blut bietet keinen Vorteil; Blut aus Venenkathetern sollte nicht verwendet werden; Fieberschübe müssen nicht abgewartet werden (kontinuierliche Low-Grade-Bakteriämie!). Spezielle Nährböden, Bebrütungstechniken und/oder prolongierte Inkubation (bis zu 30 Tage) sind bei einigen Erregern notwendig, z. B. bei den Keimen der HACEK-Gruppe, bei Brucellen, Legionellen und Abiotrophia spp. (Rücksprache mit dem Labor).

Blutkulturergebnisse bedürfen einer kritischen Interpretation, um zwischen signifikanten Erregern und Kontaminanten zu unterscheiden. Koagulasenegative Staphylokokken sind häufige Kontaminanten von Blutkulturen, können aber auch einmal Ursache einer Nativklappen-Endokarditis sein. Beweisend ist der mehrfache Nachweis identischer Erreger bei typischen Symptomen.

Von den angezüchteten Erregern sollte die minimale Hemmkonzentration (MHK), evtl. auch die minimale bakterizide Konzentration (MBK) bestimmt werden. Die Bakterienstämme sollten bis zu 1 Jahr aufbewahrt werden.

Negative Blutkulturergebnisse bei typischer Symptomatik (etwa bei 10 – 20 % der Patienten) sind am ehesten bedingt durch bereits verabreichte Antibiotika oder schwierig anzüchtbare Erreger (z. B. Abiotrophia spp., Keime der HACEK-Gruppe, Anaerobier, Bartonellen, Brucellen, Coxiellen, Chlamydien, Pilze). Es sollte auch in Betracht gezogen werden, dass Klappenveränderungen, die echokardiografisch wie Vegetationen aussehen, auch andere Ursachen haben können.

Serologische Untersuchungen sind u. a. indiziert bei Verdacht auf Infektionen durch Coxiellen, Chlamydien (z. B. C. psittaci), Bartonellen und Brucellen, aber auch bei Verdacht auf Pilzinfektionen.

Die kulturelle Untersuchung resezierter Herzklappen oder von Biopsaten kann bei schwierig nachweisbaren Erregern und bei Patienten mit negativen Blutkulturen nützlich sein.

Nukleinsäure-Amplifikationsverfahren (Herzklappe, Blut) werden zurzeit erprobt, sind aber noch nicht Teil der Routinediagnostik.

■ Bildgebende Verfahren, EKG

Die **Echokardiografie** dient zum Nachweis von Vegetationen, Klappenperforationen und -insuffizienzen. Vegetationen sind erst ab einer Größe von 3 mm sicher nachweisbar. Eine transösophageale Echokardiografie ist bei Kindern seltener notwendig als bei Erwachsenen, aber insbesondere bei älteren Kindern und Jugendlichen mit schlechten Schallbedingungen verbessert sie deutlich die Aussagekraft. Ein normales Echokardiogramm schließt eine Endokarditis nicht aus. Der echokardiografische Befund sagt nichts über die Ätiologie der Endokarditis aus.

CT und MRT sind wichtig zur Untersuchung des ZNS bei verdächtigen neurologischen Befunden, aber auch anderer Organe (z. B. der Milz zum Nachweis eines Infarktes bzw. von Abszessen) sowie zum Nachweis eines infizierten Shunts.

Röntgenbefunde des Herzens (Herzform, -größe) und **EKG-Befunde** hängen vom Ausmaß einer evtl. Vorschädigung ab und sind allenfalls bei raschen Veränderungen verwertbar (z. B. Auftreten eines AV-Blockes, akutes Herzversagen). Multiple, kleine noduläre Eintrübungen im Röntgenbild der Lunge können Ausdruck von Lungenembolien sein (z. B. bei Trikuspidalisendokarditis).

Zur Diagnostik gehört auch die Suche nach der Erregereintrittspforte (falls diese nicht offensichtlich ist).

Wichtige Differenzialdiagnosen zur mikrobiellen Endokarditis sind u. a. systemischer Lupus erythematodes (Libman-Sacks-Endokarditis), kardiales Myxom (Fieber, Herzgeräusch, Embolien), primäres Antiphospholipid-Syndrom, Rheumatoid-Arthritis, Morbus Still, akutes rheumatisches Fieber und, vor allem bei Frühgeborenen, die nicht bakterielle thrombotische Endokarditis („Vorläufer" einer bakteriellen Endokarditis).

■ Sonstige Labordiagnostik

Bei vielen Patienten mit subakuter Endokarditis entwickelt sich eine normozytäre und normochrome Anämie (niedriger Eisenspiegel, niedrige Eisen-Bindungskapazität).

Bei zyanotischen Kindern kann ein Rückgang eines erhöhten Hämatokritwerts (bzw. dessen Normalisierung) bereits Hinweis auf eine Endokarditis sein.

Bei Frühgeborenen sollte die Kombination von positiven Blutkulturen und prolongierter Thrombozytopenie immer auch an das Vorliegen einer Endokarditis denken lassen.

Entzündungsparameter sind meist nachweisbar: Leukozytose, Linksverschiebung, erhöhte CRP-Konzentration, beschleunigte BSR (nicht verwertbar bei Polyglobulie, Nieren- sowie kardialer Insuffizienz), erhöhter Fibrinogenspiegel. Auch Rheumafaktoren, antinukleäre Antikörper, zirkulierende Immunkomplexe, Kryoglobuline und Hypokomplementämie können vorhanden sein. Mikrohämaturie und geringe Proteinurie sind Ausdruck einer Nierenbeteiligung (z. B. durch Ablagerung von Immunkomplexen oder Mikroembolien).

Therapie
■ Antibiotikatherapie
Infolge der relativen lokalen Agranulozytose im Bereich der Vegetationen ist eine intravenöse bakterizide Therapie, meist als Antibiotikakombination, über eine relativ lange Zeitperiode erforderlich. Therapieempfehlungen bei Kindern sind meist Adaptationen von Studienergebnissen bei Erwachsenen (Evidenz IV). Manchmal ist die Antibiotikatherapie nur in Kombination mit der operativen Entfernung des Sepsisherdes erfolgreich.

▶ Kalkulierte Therapie
Ampicillin + Gentamicin + Cefotaxim oder Ceftriaxon. Bei Verdacht auf Staphylokokken-Infektion, z. B. bei Abhängigen von intravenösen Drogen, kann evtl. statt Ampicillin Flucloxacillin eingesetzt werden (bzw. Letzteres zusätzlich gegeben werden). Gelingt kein Erregernachweis (kulturnegative Endokarditis) erfolgt diese Therapie über 4 – 6 Wochen (bei gutem klinischem Ansprechen Gentamicin nur 2 Wochen). Bei ungenügendem Ansprechen kommen als Kombinationspartner auch Meropenem und Vancomycin in Betracht (statt Vancomycin evtl. Teicoplanin).

▶ Gezielte Therapie
Bei den meisten Patienten wird auch diese als Kombinationstherapie (mit einem Aminoglykosid) durchgeführt.

Penicillinempfindliche Streptokokken. Hierzu gehören vor allem die Viridansstreptokokken (MHK-Penicillin ≤ 0,125 mg/l) und Streptococcus bovis (MHK ≤ 0,5 mg/l). Ein Teil der Viridans-Stämme ist relativ penicillinresistent (MHK 0,2 – 0,4 mg/l); Stämme mit einer MHK von ≥ 0,5 mg/l gelten als penicillinresistent (Therapie wie bei Enterokokken). Es gibt auch penicillintolerante Stämme.

Bei unkomplizierter Erkrankung ohne erhöhtes Risiko einer Aminoglykosid-Toxizität und Streptokokken mit hoher Penicillinempfindlichkeit: Penicillin G + Aminoglykosid jeweils für 2 Wochen (nur bei Erwachsenen belegt). Bei Komplikationen sowie bei Viridans-Stämmen mit relativer Penicillin-Resistenz: Penicillin G (4 Wochen) + Aminoglykosid (2 Wochen).

Bei Kontraindikation für Aminoglykoside: Penicillin für (mindestens) 4 Wochen.

Bei Penicillin-Allergie: Vancomycin (4 Wochen) oder Ceftriaxon (außer bei Penicillin-Allergie vom Soforttyp) für 4 Wochen evtl. plus Aminoglykosid (2 Wochen). Statt Vancomycin kommt auch Teicoplanin in Betracht (4 Wochen).

Enterokokken, penicillinresistente Streptokokken und Abiotrophia. Enterokokken (S. faecalis, S. faecium, S. durans) sind resistenter gegenüber Penicillin (MHK-Wert ≥ 0,4 mg/l) und immer cephalosporinresistent. β-Laktam-Antibiotika wirken auf Enterokokken nur bakteriostatisch, daher muss immer eine Kombinationstherapie erfolgen. Es kommt trotz Aminoglykosid-Resistenz bei Kombinationen von β-Laktam-Antibiotika oder Vancomycin mit Aminoglykosiden zu Synergien, außer bei „high-level"-Resistenz gegenüber dem gewählten Aminoglykosid (MHK > 2000 mg/l). Die MHK-Bestimmung bei Abiotrophia kann schwierig sein. Endokarditisfälle durch solche Erreger sind oft schwierig zu beherrschen (die meisten Stämme sind penicillintolerant). Die Therapie erfolgt mit Ampicillin + Gentamicin über 4 – 6 Wochen (statt Ampicillin ist auch die Gabe von Mezlocillin möglich).

Bei Penicillin-Unverträglichkeit: Vancomycin + Gentamicin über 4 – 6 Wochen (statt Vancomycin ist auch die Gabe von Teicoplanin möglich). Wichtig ist der Nachweis bzw. Ausschluss einer „high-level"-Resistenz gegenüber Gentamicin sowie einer Vancomycin-Resistenz (bzw. Teicoplanin-Resistenz).

Bei „high-level"-Resistenz sowie beim Nachweis von Enterococcus faecium sollte ein Endokarditis-experte konsultiert werden.

Staphylokokken. Penicillinempfindliche Stämme: Penicillin G (4 – 6 Wochen) + Gentamicin (3 – 5 Tage).

Penicillinresistente Stämme: Flucloxacillin (4 – 6 Wochen) + Gentamicin (3 – 5 Tage), bei Resistenz gegenüber Isoxazolylpenicillinen (MRSA): Vancomycin (4 – 6 Wochen) + Gentamicin (3 – 5 Tage).

Bei Penicillin-Allergie (außer Penicillin-Allergie vom Soforttyp): Cephalosporin der Gruppe 1 (z. B. Cefazolin). Bei Penicillin-Allergie vom Soforttyp: Vancomycin + Gentamicin.

Bei intravenösen Drogenabhängigen kann die Therapiedauer auch kürzer sein.

Weitere Antibiotika mit Staphylokokken-Wirksamkeit, die in besonderen Situationen in Betracht zu ziehen sind: Fosfomycin und Imipenem.

Seltenere Erreger. Therapie nach Antibiogramm, evtl. Endokarditisexperten konsultieren.

Bei Enterobakterien kommt am ehesten eine Kombinationstherapie (β-Laktam-Antibiotika + Aminoglykosid) für 6 – 8 Wochen in Betracht, bei P. aeruginosa Ceftazidim + Tobramycin (in relativ hoher Dosis). Cephalosporine der Gruppe 3 gelten als Mittel der Wahl bei HACEK-Endokarditis (Dauer: 3 – 4 Wochen). Bezüglich spezieller therapeutischer Probleme bei Endokarditiden durch Pilze, Coxiellen und Chlamydien wird auf die organbezogenen Kapitel und die weiterführende Literatur verwiesen.

Multiresistente grampositive Erreger. Es liegen erste Berichte über den erfolgreichen Einsatz von Linezolid vor.

■ Sonstige medikamentöse Therapie

Die supportive Therapie umfasst u. a. Bettruhe, parenterale Ernährung, Antipyretika, Sedativa. Kontraindiziert sind Kortikosteroide (Abwehrschwäche, Klappenperforation), Eisen (freies Transferrin unterstützt die Infektionsabwehr, gebundenes nicht), nicht lebensnotwendige Bluttransfusionen und Antikoagulanzien (Blutungen, Klappenperforation). Manche Patienten bedürfen einer engmaschigen Überwachung auf der Intensivstation (EKG-Monitoring).

■ Therapiekontrollen

Kontrollblutkulturen sollten mehrfach während der Behandlung angelegt werden. Spiegelbestimmungen bei der Gabe von Aminoglykosiden (Talspiegel) oder Vancomycin helfen, toxische Nebenwirkungen zu vermeiden.

Etwa 75 % aller Patienten entfiebern bei adäquater Therapie binnen 1 Woche. Bei S.aureus-Endokarditis kann das Fieber länger bestehen. Fortbestehendes Fieber kann extrakardiale Ursachen haben (Arzneimittelnebenwirkung, Thrombophlebitis, metastatische Infektionen). Hinweise auf Heilung sind neben Rückbildung der klinischen Symptome und Entfieberung negative Blutkulturen, Normalisierung der Entzündungsparameter, Verschwinden der zirkulierenden Immunkomplexe. Auch die Echokardiografie ist eine hilfreiche Methode zur Verlaufsbeobachtung. Die Meinungen über die Bestimmung der Serumbakterizidie sind nicht einheitlich (Test ist nicht standardisiert).

■ Chirurgische Therapie

Die Nativklappen-Endokarditis lässt sich oft allein mit Antibiotika erfolgreich behandeln. Dennoch reicht dies manchmal nicht aus. Spätestens bei ungenügendem Ansprechen auf Antibiotika sollte ein Herzchirurg konsultiert werden. Indikation für eine Klappenersatzoperation ist vor allem die Herzinsuffizienz infolge gestörter Klappenfunktion. Weitere Indikationen sind ernste embolische Attacken, allein mit Antibiotika nicht beherrschbare Infektion (z. B. Sprosspilz- oder Coxiellen-Endokarditis), große, bewegliche Vegetationen im rechten Herzen und lokale suppurative Komplikationen (perivalvulärer oder myokardialer Abszess, evtl. mit Rhythmusstörungen).

Durch engmaschige klinische und echokardiografische Überwachung können solche Komplikationen frühzeitig erkannt werden.

Hauptindikation für operatives Eingreifen bei Rechtsherz-Endokarditiden ist die persistierende Infektion (z. B. Drogenabhängige mit Endokarditis durch Pilze oder Enterobakterien).

Gegenwärtig zeigt sich ein Trend zum immer frühzeitigeren operativen Eingreifen, jedoch beinhaltet die Implantation einer Kunstklappe bei florider Endokarditis das Risiko einer Prothesenendokarditis und eines paravalvulären Lecks. Wann auch immer der Eingriff erfolgt, die Dauer der Antibiotikatherapie darf nicht verkürzt werden. Nicht selten gelingt der Keimnachweis noch (bzw. bei bisher kulturnegativer Endokarditis überhaupt erst) in der operativ entfernten Klappe oder im Abszessmaterial (kulturelle und mikroskopische Untersuchung auf Bakterien und Pilze).

Ein späterer operativer Eingriff bei ausgeheilter Endokarditis kann aus hämodynamischen Gründen notwendig werden, bspw. wegen Herzinsuffizienz durch Zerstörung der Herzklappen.

Prophylaxe
■ Allgemeine Maßnahmen
Bei Kindern mit Herzfehlern sind regelmäßige Zahnpflege, Verzicht auf Süßigkeiten, optimale zahnärztliche Betreuung, sorgfältige Diagnostik und Therapie von Infektionen besonders wichtig.

Bei elektiven Herzoperationen sollten zuvor der Zahnstatus beurteilt und notwendige Sanierungen vor dem Eingriff vorgenommen werden.

■ Antibiotikaprophylaxe
Die folgenden Ausführungen basieren auf einem Positionspapier, das von der Deutschen Gesellschaft für Kardiologie und der Paul-Ehrlich-Gesellschaft für Chemotherapie in Zusammenarbeit mit Vertretern weiterer medizinischer Fachgesellschaften erstellt wurde (S2-Standard nach AWMF) einschließlich der dort definierten Evidenzgrade.

▶ Patienten
Eine Antibiotikaprophylaxe wird heute für Patienten mit der höchsten Wahrscheinlichkeit eines schweren oder letalen Verlaufs einer bakteriellen Endokarditis empfohlen.

Die Antibiotikaprophylaxe bei den in Tab. 147 genannten Patienten scheint sinnvoll zu sein, die

Tabelle **147** Patienten mit dem höchsten Risiko eines schweren oder letalen Verlaufs einer infektiösen Endokarditis.

Patienten mit Klappenersatz (mechanische und biologische Prothesen)
Patienten mit rekonstruierten Klappen unter Verwendung von alloprothetischem Material in den ersten 6 Monaten nach Operation[1]
Patienten mit überstandener Endokarditis
Patienten mit angeborenen Herzfehlern
zyanotische Herzfehler, die nicht oder palliativ mit systemisch-pulmonalem Shunt operiert sind
operierte Herzfehler mit Implantation von Conduits (mit oder ohne Klappe) oder residuellen Defekten, d. h. turbulenter Blutströmung im Bereich des prothetischen Materials
alle operativ oder interventionell unter Verwendung von prothetischem Material behandelten Herzfehler in den ersten 6 Monaten nach Operation[1]
herztransplantierte Patienten, die eine kardiale Valvulopathie entwickeln

[1] Nach 6 Monaten wird eine suffiziente Endothelialisierung der Prothesen angenommen.

Effektivität ist jedoch nicht nachgewiesen (Evidenzgrad IIa/B). In dem Positionspapier wird auch auf die Möglichkeit einer individuellen Abwägung bei der Frage der Durchführung einer Endokarditisprophylaxe hingewiesen.

▶ Eingriffe bei Patienten ohne manifeste Infektionen
Zahnärztliche Eingriffe. Als Risikoprozeduren werden alle Zahneingriffe angesehen, die zu Bakteriämien führen können. Das sind alle Eingriffe, die mit Manipulationen an der Gingiva, der periapikalen Zahnregion oder mit Perforation der oralen Mukosa einhergehen. Bei den in Tab. 147 genannten Patienten wird bei diesen Eingriffen eine Prophylaxe empfohlen. Dazu können auch die Entnahme von Biopsaten und die Platzierung kieferorthopädischer Bänder gezählt werden. Generell gilt zu beachten, dass eine Prophylaxe bei den hier indizierten zahnärztlichen Eingriffen sinnvoll erscheint, allerdings nicht eindeutig nachgewiesen ist (Evidenzgrad IIa/C).

Keine Prophylaxe wird bei lokaler Anästhetikainjektion in gesundes Gewebe empfohlen, außer bei intraligamentärer Anästhesie, für die hohe Bakteriämieraten beschrieben sind. Es besteht ebenfalls keine Indikation zur Prophylaxe bei zahnärztlichen Röntgenaufnahmen, bei der Platzierung oder Anpassung prothetischer oder kieferorthopädischer Verankerungselemente, bei der Platzierung kieferorthopädischer Klammern und bei Nahtentfernungen. Keine Indikation besteht auch bei Lippentraumen oder Traumen der oralen Mukosa sowie physiologischem Milchzahnverlust.

Die Antibiotikaprophylaxe bei zahnärztlichen Eingriffen muss im Wesentlichen Streptokokken der Viridans-Gruppe erfassen. Die Rolle der zunehmenden Resistenzraten dieser Mikroorganismen in Hinblick auf die Effektivität einer Endokarditisprophylaxe ist unklar. Ein genereller Einsatz von Fluorchinolnen oder Glykopeptiden erscheint aufgrund der unklaren Effektivität und der möglichen Selektion resistenter Mikroorganismen nicht empfehlenswert. Zu den empfohlenen Antibiotika, der Dosierung und Applikation siehe Tab. **148**.

Zu Eingriffen an oralen Abszessen mit zu vermutender S.aureus-Beteiligung siehe S. 674.

Eingriffe am Respirationstrakt. Eingriffe am Respirationstrakt können zu Bakteriämien führen. Ein Zusammenhang mit Endokarditiden ist jedoch nicht nachgewiesen. Eine Prophylaxe kann entsprechend dem Regime in Tab. **148** dann empfoh-

Tabelle **148** Empfohlene Prophylaxe vor zahnärztlichen Eingriffen[1].

Situation	Antibiotikum	Einzeldosis 30 – 60 min vor dem Eingriff	
		Erwachsene	Kinder
orale Einnahme	Amoxicillin[2]	2 g p. o.	50 mg/kgKG p. o.
orale Einnahme nicht möglich	Ampicillin[2,3]	2 g i. v.	50 mg/kgKG i. v.
Penicillin- oder Ampicillin-Allergie			
orale Einnahme	Clindamycin[4,5]	600 mg p. o.	20 mg/kgKG p. o.
Penicillin- oder Ampicillin-Allergie			
orale Einnahme nicht möglich	Clindamycin[3,5]	600 mg i.v	20 mg/kgKG i. v.

[1] zu Besonderheiten der Prophylaxe vor Eingriffen am Respirations-, Gastrointestinal- oder Urogenitaltrakt sowie an infizierten Haut- und Hautanhangsgebilden und am mukoskeletalen System siehe Text
[2] Penicillin G oder V kann weiterhin als Alternative verwendet werden.
[3] alternativ Cefazolin, Ceftriaxon 1 g i. v. für Erwachsene bzw. 50 mg/kgKG i. v. bei Kindern
[4] alternativ Cefalexin 2 g p. o. für Erwachsene bzw. 50 mg/kgKG p. o. bei Kindern oder Clarithromycin 500 mg p. o. für Erwachsene bzw. 15 mg/kgKG p. o. bei Kindern
[5] cave: Cephalosporine sollten generell nicht appliziert werden bei Patienten mit vorangegangener Anaphylaxie, Angioödem und Urtikaria nach Penicillin- oder Ampicillin-Gabe (siehe S. 85).

len werden, wenn sich Patienten mit Risikokonditionen (siehe Tab. **147**) einer Tonsillektomie oder einer Adenotomie unterziehen. Dies gilt auch für andere Eingriffe mit Inzision der Mukosa oder Biopsatentnahme, nicht jedoch bei einer rein diagnostischen Bronchoskopie (Evidenzgrad IIa/C).

Eingriffe am Gastrointestinaltrakt oder Urogenitaltrakt. Bei Eingriffen am Gastrointestinal- oder Urogenitaltrakt muss die Prophylaxe überwiegend gegen Enterokokken gerichtet sein. Allerdings beruht die Evidenz für einen Zusammenhang von Bakteriämien infolge von Eingriffen am Gastrointestinal- oder Urogenitaltrakt und dem Auftreten von Endokarditiden lediglich auf einzelnen Fallberichten. Aus diesem Grund wird eine generelle Endokarditisprophylaxe im Rahmen von Eingriffen am Gastrointestinal- und Urogenitaltrakt auch bei einer Gastroskopie, Koloskopie oder Zystoskopie auch bei Biopsatentnahme nicht mehr empfohlen.

▶ **Eingriffe bei Patienten mit manifesten Infektionen**

Eingriffe am Respirationstrakt. Wenn sich Patienten mit Risikokonditionen (siehe Tab. **147**) einem Eingriff bei floriden Infektionen (wie einer Dränage von Abszessen oder Pleuraempyemen) unterziehen, sollte – da in dieser Situation insbesondere mit Streptokokken der S.anginosus-Gruppe sowie mit S. aureus zu rechnen ist – zur Therapie ein Antibiotikum mit Wirksamkeit gegen Streptokokken und S. aureus, also z. B. ein Aminopenicillin mit Betalaktamase-Inhibitor, Cefazolin oder Clindamycin,

eingesetzt werden. Bei Beteiligung von methicillin-resistenten S. aureus-Stämmen (MRSA) sollte Vancomycin oder ein anderes gegen MRSA wirksames Antibiotikum gegeben werden.

Generell gilt zu beachten, dass die hier aufgeführten Maßnahmen zwar möglicherweise sinnvoll erscheinen, allerdings gibt es keine Daten, die belegen, dass ein derartiges Vorgehen geeignet ist, Endokarditiden zu verhindern (Evidenzgrad IIb/C).

Eingriffe am Gatrointestinaltrakt und Urogenitaltrakt. Aufgrund theoretischer Überlegungen werden folgende Maßnahmen empfohlen:

- Bei Patienten mit in Tab. **147** genannten Risikokonditionen, die an Infektionen des Gastrointestinal- oder Urogenitaltraktes leiden, oder wenn diese Patienten Antibiotika zur Vermeidung von Wundinfektionen oder Sepsis im Rahmen von gastrointestinalen oder urogenitalen Eingriffen erhalten, sollte das Antibiotikum wirksam gegen Enterokokken sein (z. B. Ampicillin, Piperacillin oder Vancomycin. Vancomycin sollte nur bei Unverträglichkeit gegenüber Betalaktam-Antibiotika eingesetzt werden, Evidenzgrad IIb/B).
- Bei Patienten mit in Tab. **147** genannten Risikokonditionen, die eine Harnwegsinfektion oder Bakteriurie durch Enterokokken aufweisen und bei denen eine Zystoskopie oder andere Manipulation am Urogenitaltrakt erforderlich ist, sollte das Antibiotikaregime eine Substanz enthalten, die wirksam gegen Enterokokken ist (siehe oben, Evidenzgrad IIb/B).

Generell gilt zu beachten, dass die hier aufgeführten Maßnahmen zwar möglicherweise sinnvoll erscheinen, allerdings gibt es keine Daten, die belegen, dass ein derartiges Vorgehen geeignet ist, Endokarditiden durch Enterokokken zu verhindern (Evidenzgrad IIb/C).

Eingriffe an Haut, Hautanhangsgebilden oder muskuloskeletalem Gewebe. Bei Eingriffen an infizierter Haut, Hautanhangsgebilden oder muskuloskeletalem Gewebe erscheint es sinnvoll, dass das therapeutische Regime bei Patienten mit den in Tab. **147** genannten Risikokonditionen Staphylokokken und β-hämolysierende Streptokokken erfasst. Empfohlen wird ein staphylokokkenwirksames Penicillin oder Cephalosporin, bei Betalaktam-Allergie Clindamycin sowie Vancomycin und andere MRSA-wirksame Antibiotika bei Beteiligung von methicillinresistenten S. aureus-Stämmen (MRSA, Evidenzgrad IIb/C).

Herzchirurgische Eingriffe. Bei Patienten, die sich einer Herzklappenprothesen-Operation oder einem anderen herzchirurgischen Eingriff mit Implantation von Fremdmaterial (auch Schrittmacherkabel) unterziehen, ist eine perioperative Prophylaxe aufgrund des Infektionsrisikos und der Schwere der Verläufe indiziert (Evidenzgrad I/B).

Grundlage der Wahl der verwendeten Antibiotika sollte die lokale Erreger- und Resistenzsituation sein. Die häufigsten Erreger früher Klappenprothesen-Endokarditiden (< 1 Jahr postoperativ) sind koagulasenegative Staphylokokken, gefolgt von S. aureus. Dabei sollte die Prophylaxe unmittelbar vor der Operation begonnen und bei längeren Prozeduren ggf. wiederholt werden, um ausreichende Serumspiegel zu erhalten. Postoperativ sollte die Prophylaxe nach spätestens 48 Stunden beendet werden.

Literatur

Feder HM, Roberts J, Salazar JC et al. HACEK endocarditis in infants and children: two cases and a literature review. Pediatr Infect Dis J 2003; 22: 557 – 562

Graham JC, Gould FK. Role of aminoglycosides in the treatment of bacterial endocarditis. J Antimicrob Chemother 2002; 49: 437 – 444

Naber CK, Paul-Ehrlich-Gesellschaft für Chemotherapie. S2-Leitlinie zur Diagnostik und Therapie der infektiösen Endokarditis. Z Kardiol 2004; 93: 1005 – 1021

Naber CK, Al-Nawas B, Baumgartner H et al. Prophylaxe der infektiösen Endokarditis. Kardiologe 2007; 1: 243 – 250

Taubert KA, Dajani AS. Optimisation of the prevention and treatment of bacterial endocarditis. Drugs & Aging 2001; 18: 415 – 424

 Koordinator:
M. Borte

Mitarbeiter:
W. Handrick, H.-J. Häusler; M. Hofbeck, C. K. Naber

Endokarditis nach Herzoperation, Klappenersatz

Beim geringsten Verdacht auf Endokarditis nach einer Herzoperation, insbesondere nach einer Klappenimplantation, sollte sofort Kontakt mit der Kardiochirurgie aufgenommen werden. Die rechtzeitige Operation kann lebensrettend sein.

Klinisches Bild

Die Zeit zwischen dem Auftreten der ersten klinischen Symptome und der Diagnose kann je nach Erreger unterschiedlich lang sein (1 – 150 Tage). Während S. aureus-Infektionen aufgrund ihres akuten bis perakuten Verlaufes meist schnell diagnostiziert werden, dauert es bei dem eher subakuten bis protrahierten Verlauf von Infektionen durch S. epidermidis, Keimen der HACEK-Gruppe oder Sprosspilzen zum Teil Wochen bis Monate bis zur korrekten Diagnose. Auch Candida-Endokarditiden sind eher subakut (hinweisend sind große Vegetationen, Embolien, Augen- und Hautbefunde), die Prognose ist aber schlecht.

Zu den Symptomen, die bei Patienten mit Kunstklappen auf eine Endokarditis hinweisen, gehören beeinträchtigter Allgemeinzustand, Fieber, Schwitzen, Wechsel des Herzgeräusches oder Auftreten eines neuen Herzgeräusches, zunehmende Herzinsuffizienz, Embolien (bei ZNS-Befall mit neurologischen Symptomen), Splenomegalie, Petechien und andere Hautbefunde, Reizleitungsstörungen.

Fieber ungeklärter Ursache nach einer Herzoperation, insbesondere nach Klappenersatz, sollte differenzialdiagnostisch stets an eine infektiöse Endokarditis denken lassen.

Zu den möglichen **Komplikationen** zählen Embolien (hauptsächlich ins ZNS), valvuläre Dysfunktion, paravalvulärer und myokardialer Abszess, Septumperforation, Perikarditis, Herzinsuffizienz, Reizleitungsstörungen und Immunkomplexnephritis. Große Vegetationen können unter Umständen zu einer funktionellen Klappenstenose oder einer Kombination von Stenose und Insuffizienz führen. Bei Patienten mit Antikoagulanziengabe können Embolien hämorrhagische Infarkte zur Folge haben. Solche Komplikationen verschlechtern die Prognose.

Ätiologie

Die wichtigsten Endokarditiserreger nach Klappenersatz sind S. epidermidis, S. aureus und Streptokokken. Bei Frühinfektionen (< 1 Jahr post operationem, oft Hospitalinfektionen) überwiegen Staphylokokken (insbesondere S. epidermidis), bei Spätinfektionen Streptokokken (besonders vergrünende Streptokokken). Aber auch Coryne-Bakterien, Enterobakterien, Pseudomonas spp., Keime der HACEK-Gruppe (siehe S. 668) und Pilze (meist C. albicans, seltener Aspergillen) können die Ursache sein.

Epidemiologie

Die Endokarditisinzidenz bei Patienten mit Kunstklappe wird heute mit 2–4 (1–6)% angegeben. Die ersten 6 (–12) Monate post operationem gelten als die Zeit, während der am ehesten Endokarditiden auftreten.

Kunstklappenendokarditiden machen etwa 15–30% aller Endokarditisfälle aus (bei Kindern 2,5–5% aller Endokarditiden).

Diagnose

Die Verdachtsdiagnose zwingt zu einer weiterführenden Diagnostik, die im Wesentlichen derjenigen bei Nativklappen-Endokarditis entspricht (siehe S. 668). Ein echokardiografisch festgestelltes paravalvuläres Leck ist immer verdächtig auf einen Klappenringabszess. Die eigene Echogenität der Kunstklappen schränkt die Aussagefähigkeit der Echokardiografie ein. Das Fehlen eines pathologischen Echokardiografiebefundes schließt daher eine Endokarditis nicht aus; unter Umständen muss bei weiter bestehendem klinischem Verdacht mehrmals untersucht werden. Klappendysfunktionen lassen sich mittels Doppler-Technik sicher erkennen. Bei Verdacht auf eine Klappenprotheseninfektion ist die transösophageale Echokardiografie indiziert, da Kunstklappen in Mitral- oder Aortenposition so am besten beurteilt werden können.

Ein Schädel-CT bzw. MRT ist bei Patienten mit ZNS-Symptomen indiziert (Infarkt, Blutung, Abszess).

Für die bakteriologische Diagnostik ist es wichtig, dass Blutkulturen bis zu 30 Tage bebrütet wer-

den, um auch langsam wachsende Erreger (z. B. Coryne-Bakterien, HACEK-Gruppe) zu erfassen. Bei negativen Blutkulturen und mangelndem Ansprechen einer empirischen Antibiotikatherapie sollten auch Infektionen mit seltenen Erregern (Bartonellen, Legionellen, Coxiellen, Mykoplasmen, Mykobakterien und Sprosspilze) in Betracht gezogen werden.

Eine positive Blutkultur in den ersten postoperativen Tagen kann auch Ausdruck einer Mediastinitis, Pneumonie, Katheter- oder Harnwegsinfektion sein. Eine solche Bakteriämie bedeutet aber ein höheres Endokarditisrisiko.

Therapie

Grundsätzlich stellt die Infektion von Klappenprothesen eine Operationsindikation dar. Die Frage des richtigen Operationszeitpunktes kann nur im Einzelfall beantwortet werden. Wenn es die Situation erlaubt, kann unter Umständen mit der Operation gewartet werden, bis die Infektion beherrscht ist.

In begründeten Einzelfällen, z. B. bei Infektionen durch penicillinsensible Streptokokken, ist der Versuch eines alleinigen konservativen Vorgehens berechtigt.

Die Behandlung erfolgt immer stationär unter Operationsbereitschaft und unter engmaschiger klinischer Überwachung und bei entsprechendem Monitoring (Blutdruck, Herzfrequenz, EKG, Echokardiografie).

Die Dauer der Antibiotikatherapie mit Penicillin G bei der Endokarditis durch sensible Viridans-Streptokokken beträgt 4–6 Wochen (zusätzlich Gentamicin über mindestens 2 Wochen). Bei der Kunstklappenendokarditis durch Streptokokken mit einer MHK für Penicillin ≥ 0,5 mg/l oder durch Enterokokken wird mit Ampicillin und Gentamicin über 4–6 Wochen behandelt. Bei S.aureus-Endokarditis erfolgt die Therapie bei MRSA mit Flucloxacillin (≥ 6 Wochen), Gentamicin (2 Wochen) und Rifampicin (≥ 6 Wochen), bei MRSA mit Vancomycin (≥ 6 Wochen), Gentamicin (2 Wochen) und Rifampicin (≥ 6 Wochen). Die gleiche Therapie wie bei der MRSA-Endokarditis kommt bei Kunstklappenendokarditis ohne Erregernachweis in Betracht.

Die Therapie gilt als effektiv, wenn im Verlauf die Blutkulturen steril sind und sich die Körpertemperatur nach spätestens 10–14 Tagen normalisiert hat. Nach Abschluss der Antibiotikatherapie sollen weitere Blutkulturen angelegt werden (1

und 2 Monate nach Beendigung der Antibiotikatherapie).

Prophylaxe

Primäre Prophylaxe. Vor Herzoperationen regelmäßige Mundhygiene, Zahnsanierung, Beseitigung
anderer Infektionsherde (soweit möglich); Durchführung des Eingriffs mittels optimaler Operationstechnik.

Perioperative Antibiotikaprophylaxe (siehe auch
S. 126). Diese soll helfen, schwere postoperative
Infektionen (Endokarditis, Mediastinitis, Wundinfektionen) zu vermeiden. Sie erfolgt nach den üblichen Regeln: Beginn 30–60 Minuten vor Eingriff,
Beendigung nach 24 (maximal 48) Stunden. Bei
der Auswahl des Antibiotikums muss die Antibiotikaresistenz der klinikspezifischen Keimflora berücksichtigt werden (Staphylokokken!). Häufig
zum Einsatz kommen Cephalosporine der Gruppe
2 (Cefuroxim, Cefotiam), ggf. kombiniert mit
einem Aminoglykosid. Muss von vornherein mit
mehrfachresistenten S.epidermidis-Stämmen gerechnet werden, ist Vancomycin indiziert. Auch
eine lege artis durchgeführte Antibiotikaprophylaxe schließt postoperative Infektionen nicht aus
(Intubation, Gefäß- und Harnblasenkatheter!).

Sekundäre Prophylaxe. Eine Antibiotikaprophylaxe bei Eingriffen mit Bakteriämierisiko ist bei
Patienten nach Herzoperationen, vor allem nach
einer Klappenimplantation, besonders wichtig.
Bei Patienten mit Ligatur eines Ductus arteriosus
oder nach Korrektur eines unkomplizierten Sep-
tum-secundum-Defektes kann darauf verzichtet
werden.

Extrakardiale Infektionen (Pneumonie, Harnwegsinfektion, Otitis media usw.) erfordern eine
adäquate Diagnostik und Therapie, ganz besonders, wenn es sich um Infektionen handelt, die
mit Bakteriämie einhergehen können.

 Koordinator:
M. Borte

Mitarbeiter:
W. Handrick, H.-J. Häusler, M. Hofbeck,
C. K. Naber

Myokarditis

Die Myokarditis ist eine bei Kindern und Jugendlichen seltene Krankheit. In Anbetracht der aufwendigen und komplizierten Diagnostik und Therapie und des nicht vorhersehbaren Verlaufs sollte
bei einer entsprechenden Verdachtsdiagnose
rechtzeitig mit einer kinderkardiologischen Abteilung Kontakt aufgenommen werden.

Klinisches Bild

Die klinische Symptomatik reicht von asymptomatischen Formen bis zum akuten therapierefraktären Herzversagen mit Exitus letalis. Nach dem Verlauf differenziert man zwischen fulminanter, akuter, chronisch-aktiver und chronisch-persistieren-
der Myokarditis.

Zu den klinischen Symptomen und Befunden
gehören Müdigkeit, Ruhetachykardie, Dyspnoe,
Palpitationen, Herz- bzw. Brustschmerzen. Hinzu
kommen je nach Verlauf alle Grade der Herzinsuffizienz. Auch Rhythmusstörungen können auftreten. Bei perakutem Verlauf kann es schnell zum
Exitus letalis kommen. Die akute Virusmyokarditis
ist eine wichtige Ursache eines plötzlichen Herz-
tods, vor allem bei jüngeren Menschen (auch bei
asymptomatischer Myokarditis kann es zu einem
akuten Herztod kommen).

Bei Myokarditis im Rahmen einer Medikamen-
tenallergie sind Fieber, Exanthem und Bluteosinophilie hinweisend. An Komplikationen sind u. a.
AV-Block, „torsades des pointes" und Aneurysmen
zu nennen.

Ätiologie

Eine Myokarditis ist eine potenziell reversible Entzündung des Herzmuskels. Sie kann durch verschiedene infektiöse und nicht infektiöse Prozesse
ausgelöst werden. Mittels Endomyokardbiopsie
und den modernen molekularpathologischen Methoden (In-situ-Hybridisierung und PCR, siehe
unten) lässt sich die Ätiologie häufig klären.

■ Virusinfektionen

Viren sind die häufigsten Verursacher von Myokarditiden. Neben Enterovirus-Infektionen (z. B.
Coxsackie-Virus-B3) kommen Infektionen in Betracht durch Adenoviren, Influenzaviren, Masernvirus, Mumpsvirus, Parvovirus B19, HSV, HHV-6,
EBV, CMV, VZV, HIV, HCV.

Die Myokarditis kann bis einige Wochen nach
der akuten Virusinfektion auftreten. Typischerweise verläuft die Virusmyokarditis in 2 Phasen.

Phase 1: Durch Replikation der Viren kommt es zu direkten zytotoxischen Effekten (Myozytolyse) mit entsprechenden Konsequenzen für die Myokardfunktion. Zum Zweck der Viruselimination wird das Monozyten-Makrophagen-System aktiviert. Phase 2: Diese ist charakterisiert durch Aktivierung und Einwanderung von T-Lymphozyten, die sowohl mit viralen als auch mit myokardialen Antigenen reagieren.

Es kann zu einem Übergang dieser infektbedingten Immunantwort in einen Autoimmunprozess und damit zu einer Chronifizierung der Myokarditis kommen (autoreaktive Myokarditis). In einigen Fällen entwickelt sich als Endstadium eine dilatative Kardiomyopathie.

■ Bakterielle und andere Infektionen

Im Vergleich zu Virusinfektionen kommen Myokarditiden im Rahmen bakterieller Infektionen sehr selten vor. Zu einer Beteiligung des Myokards kann es kommen z. B. bei Infektionen durch Streptokokken, Staphylokokken, Meningokokken, Salmonellen, Shigellen, Yersinien, Campylobacter, Mycoplasma pneumoniae, Borrelia burgdorferi, Bartonellen, Chlamydia pneumoniae, Rickettsien.

Selten können Myokarditiden auch im Rahmen von Infektionen durch Protozoen (z. B. Chagas-Krankheit) oder Pilzen auftreten.

■ Nicht infektiös bedingte Myokarditis, idiopathische Myokarditis

Hierzu gehören die Myokarditis beim rheumatischen Fieber, Myokarditiden im Rahmen systemischer Erkrankungen (z. B. Sarkoidose, Panarteriitis nodosa, Churg-Strauss-Syndrom), bei Arzneimittelallergien und bei der Transplantatabstoßung.

Toxisch bedingt sind die diphtherische Myokarditis (heute in Mitteleuropa sehr selten), die Myokarditis durch toxische Arzneimittelnebenwirkungen sowie die alkoholbedingte Myokarditis.

Bei den sog. idiopathischen Myokarditiden handelt es sich wahrscheinlich um durch Virusinfektionen ausgelöste Myokardentzündungen oder um eine Myokarditis im Rahmen eines Kawasaki-Syndroms.

Zu den Krankheiten, die mit einer Myokardbeteiligung einhergehen können, zählen bspw. atopische Dermatitis, Immundefekte, bullöses Pemphigoid, Morbus Crohn, Glykogenosen.

Epidemiologie

Da die definitive Diagnose Myokarditis nur durch Myokardbiopsie gestellt werden kann, liegen solide epidemiologische Daten kaum vor.

Klinisch manifeste Myokarditiden kommen selten vor. Kardiale Mitbeteiligungen bei akuten Virusinfektionen dürften wesentlich häufiger auftreten, werden meist nicht als solche erkannt. Sektionsstatistiken zeigen eine Prävalenz der in vivo nicht diagnostizierten asymptomatischen Myokarditis von 1 – 4 %. Bei bakterieller Endokarditis und bei der Sepsis kommt es häufig zu entzündlichen Myokardprozessen.

Diagnose

Echokardiografie. Zu den echokardiografischen Befunden bei Myokarditis zählen:
- verminderte linksventrikuläre Kontraktilität,
- zunächst linksventrikuläre enddiastolische und schließlich auch endsystolische Dilatation,
- bei Dilatation des linken Ventrikels kommt es zur Reduktion des Durchmessers von linksventrikulärer Hinderwand und interventrikulärem Septum; zuvor kann vorübergehend auch eine gewisse Verdickung dieser Strukturen bestehen,
- oft findet sich eine Mitralinsuffizienz, bedingt durch die Dilatation des linken Ventrikels.

EKG. Unspezifische ST-Strecken-Veränderungen, atriale und ventrikuläre Rhythmusstörungen, Linksschenkel- bzw. AV-Block können auftreten.

Röntgen. Evtl. Vergrößerung des Herzschattens durch Perikarderguss oder dilatative Kardiomyopathie, unter Umständen pulmonale Stauung (Lungenödem).

Klinisch-chemische Untersuchungen. Die kardialen Enzyme sind meist erhöht. Eine Erhöhung des Troponin 1 findet sich bei ca. 2 Drittel der Patienten mit bioptisch gesicherter Myokarditis.

Endomyokardbiopsie (EMB). Bei Patienten mit erstmaligem akutem Herzversagen sollten ein Herzkatheterismus und eine EMB (5 – 6 Gewebeproben) erfolgen.

Die Proben sollten möglichst mit verschiedenen Methoden untersucht werden (histologische, immunhistochemische, elektronenmikroskopische, biochemische und virologische Untersuchungen).

Die Meinungen zur Indikation und Interpretation der EMB sind nicht einheitlich, dennoch ist die EMB die einzige Methode, um definitiv die Diagnose Myokarditis zu stellen („Goldstandard").

Die definitive Diagnose Myokarditis erfordert den Nachweis entzündlicher Infiltrate und geschädigter Myozyten (entsprechend den Dallas-Kriterien).

Das histologische Bild kann sehr unterschiedlich sein, je nach Ätiologie oder Krankheitsstadium; es kann sich um lymphozytäre Infiltrate (z. B. Arzneimittel-Allergie) oder neutrophile Infiltrate (z. B. toxische Nebenwirkungen von Medikamenten) handeln.

Der Nachweis von viralem Genom mittels In-situ-Hybridisierung oder PCR im Myokardbiopsat erlaubt die definitive Diagnose Virusmyokarditis.

Wenn virale bzw. bakterielle RNA oder DNA im Biopsat nicht nachweisbar ist, aber humorale und zelluläre entzündliche Prozesse persistieren, kann es sich um eine autoreaktive Myokarditis handeln.

Falsch negative Befunde sind aber nicht auszuschließen, das heißt ein negativer EMB-Befund schließt eine Myokarditis nicht aus („sampling error").

Virologische Diagnostik. Ein kultureller Virusnachweis gelingt relativ selten. Solche Virusnachweise und die Ergebnisse der Untersuchungen zum Nachweis von Virusantikörpern im Serum müssen bezüglich ihrer ätiologischen Bedeutung für die Myokarditis mit Zurückhaltung interpretiert werden.

In vielen Zentren werden virusserologische Untersuchungen nicht mehr durchgeführt.

Bakteriologische Diagnostik. In Betracht kommen vor allem Blutkulturen, Stuhlkulturen (Salmonellen, Yersinien, Shigellen, C. jejuni) und Untersuchungen zum Nachweis von Antikörpern im Serum (z. B. gegen Borrelia burgdorferi, Yersinia enterocolitica, Campylobacter jejuni, Mycoplasma pneumoniae, Bartonellen). Diese serologischen Befunde müssen bezüglich ihrer Assoziation zur vorliegenden Myokarditis mit Vorsicht interpretiert werden.

Differenzialdiagnosen. Differenzialdiagnostisch abzugrenzen sind z. B. familiäre dilatative Kardiomyopathie (bei jungen Kindern), dilatative Kardiomyopathie als Folge tachykarder Herzrhythmusstörungen, dekompensiertes Vitium cordis, Myokardinfarkt bei Bland-White-Garland-Syndrom u. a.

Therapie (Evidenzgrad IV)

Supportive Maßnahmen. Hierzu zählen neben Bettruhe adäquate Oxygenierung, Sedierung, Herz-Monitoring, Medikamente je nach Situation (ACE-Hemmer, Beta-Blocker, Diuretika u. a.). Bei Notwendigkeit Intubation, Beatmung und Einsatz eines Defibrillators bzw. von „ventricular assist devices". Bei ausbleibendem Therapieerfolg evtl. Herztransplantation.

Virusmyokarditis. In keiner Studie zeigte sich ein überzeugender therapeutischer Effekt von Kortikosteroiden, Azathioprin oder Zyklosporin (in der frühen viralen Phase sind sogar ungünstige Effekte durch diese Medikamente nachgewiesen).

Mittels Gabe von hoch dosierten intravenösen Immunglobulinen konnte in einigen Fällen ein positiver therapeutischer Effekt erreicht werden.

Bei Myokarditis im Rahmen einer CMV-Infektion wurde Ganciclovir erfolgreich eingesetzt.

Myokarditis im Rahmen bakterieller Infektionen. Antibiotikatherapie der ursächlichen Infektionen, bspw. Borreliose, Salmonellose, Mykoplasmen-Infektion.

■ Prognose

Die Prognose der zur stationären Behandlung kommenden Virusmyokarditis ist insgesamt erregerabhängig ungünstig. Sie stellt die häufigste Indikation zur Herztransplantation dar.

Prophylaxe

Eine Myokarditis kann evtl. vermieden werden durch rechtzeitige und adäquate Therapie derjenigen Krankheiten, die bei ausbleibender oder inadäquater Therapie durch eine Myokarditis kompliziert werden können oder durch Vermeidung solcher Krankheiten, bspw. durch aktive Immunisierung wie Influenza-, Masern-, Mumps-, Varizellen-Impfung.

 Koordinator:
M. Borte

Mitarbeiter:
W. Handrick, H.-J. Häusler, M. Hofbeck,
A. A. Schmaltz

Bakterielle Perikarditis

Klinisches Bild

Die bakterielle Perikarditis ist eine durch Bakterien ausgelöste Entzündung des Perikards, die mit einem Perikarderguss oder -empyem einhergeht. Ohne bzw. ohne rechtzeitig begonnene adäquate Therapie kann die Erkrankung letal enden.

Zu den klinischen Symptomen und Befunden zählen Fieber, Tachypnoe, Tachykardie, abgeschwächte Herztöne bei der Auskultation sowie Zunahme der Herzschalldämpfung bei der Perkussion. Einige Patienten klagen über präkordiale Schmerzen.

Bei ausgeprägtem Erguss kommt es zu einer venösen Einflussstauung sowohl vor dem rechten als auch dem linken Herzen (gestaute Halsvenen, Pleuraerguss, Hepatomegalie, Aszites). Die am meisten gefürchtete Komplikation ist die akute Herztamponade.

Ätiologie

Die wichtigsten Erreger sind S. aureus, S. pneumoniae, A-Streptokokken und Meningokokken (primäre Meningokokken-Perikarditis).

Vor Einführung der HIB-Impfung wurden bei Säuglingen und Kleinkindern auch Perikarditisfälle durch H. influenzae beobachtet.

In Einzelfällen konnten auch andere Erreger als Ursache einer Perikarditis nachgewiesen werden (Enterobakterien, Pseudomonas aeruginosa, Coxiella burnetii, früher auch M. tuberculosis).

Epidemiologie

Die bakterielle Perikarditis im Kindesalter ist heute in den Industrieländern selten, in Entwicklungsländern ist die Inzidenz deutlich höher. Am ehesten erkranken Säuglinge und Kleinkinder. Oft geht der Erkrankung eine Infektion der Atemwege voraus.

Die Erreger erreichen das Perikard hämatogen (z. B. bei superinfizierten Varizellen) oder per continuitatem, ausgehend von einem benachbarten Entzündungsherd (z. B. Pneumonie, Pleuritis, subphrenischer Abszess). Zu den möglichen Dispositionsfaktoren zählen u. a. Traumen, Varizellen, Asplenie und (selten) Immundefekte. In den meisten Fällen handelt es sich um bis dahin gesunde Kinder und Jugendliche. Auch nach kardiochirurgischen Eingriffen kann es zu einer bakteriellen Perikarditis kommen.

Diagnose

Die Diagnose basiert auf klinischen Symptomen und Befunden, Ergebnissen der Echokardiografie, Nachweis von Entzündungsindikatoren und dem Erregernachweis aus Blut und/oder Perikardpunktat, unter Umständen aus einem Punktat eines Streuherdes (Pleura-, Gelenk-, Knochen-, Abszess-, Liquorpunktat).

Negative bakteriologische Befunde bei einem Patienten mit vermutlich bakterieller Perikarditis können verschiedene Gründe haben, wie:
- Vorbehandlung mit Antibiotika,
- eingesetzte Nährböden sind für die Erreger ungeeignet (z. B. Anaerobier, Mykobakterien),
- bei den Perikarditiserregern handelt es sich um solche, die mit Routinemethoden nicht anzüchtbar sind (z. B. Mykoplasmen, Coxiellen, Chlamydien, Borrelien) oder um nicht bakterielle Erreger (Viren, Pilze, Protozoen),
- die Perikarditis wird nicht direkt durch die Erreger ausgelöst, sondern ist Folge eines durch die Infektion bedingten Immunprozesses (z. B. sekundäre Meningokokken-Perikarditis, rheumatisches Fieber),
- die Perikarditis hat eine nicht infektiöse Genese: Neoplasie, Stoffwechselerkrankungen, Immun- bzw. Autoimmunerkrankung (z. B. Rheumatoidarthritis), Urämie, Kawasaki-Syndrom, Arzneimittelnebenwirkung (z. B. Cytosin-Arabinosid), Postkardiotomie-Syndrom, Trauma, familiäres Mittelmeerfieber und andere.

Therapie (Evidenzgrad IV)

Die entscheidenden therapeutischen Maßnahmen sind Antibiotikatherapie und Punktion oder Dränage des Perikardergusses bzw. -empyems. Die kalkulierte Antibiotikatherapie der bakteriellen Perikarditis besteht in der intravenösen Gabe eines bakteriziden Antibiotikums oder einer bakteriziden Antibiotikakombination, wodurch die wichtigsten zu erwartenden Erreger erfasst werden, z. B. Cefotaxim/Ceftriaxon plus Clindamycin. Wird von vornherein auch an ungewöhnliche Erreger gedacht, kommen auch andere Antibiotika oder Kombinationen in Betracht (Antibiotika mit Wirksamkeit z. B. gegen Pseudomonas, Anaerobier, Mykobakterien, Mykoplasmen). Gelingt ein Erregernachweis, erfolgt die Therapie je nach Erreger und Antibiogramm.

Über Art und Zeitpunkt der im Einzelfall in Betracht kommenden chirurgischen Maßnahmen (Punktion, Dränage, Spülung, Perikardiotomie, Perikardektomie) muss individuell entschieden werden (rechtzeitig sollte ein Kardiochirurg in die Behandlung einbezogen werden). Dasselbe gilt für die supportive Therapie (Streptokinase, Kortikosteroide, Diuretika).

Bei manchen Patienten entwickelt sich im weiteren Verlauf eine Pericarditis constrictiva, die entsprechende chirurgische Maßnahmen erfordert (Perikardektomie).

Prophylaxe

Die Prophylaxe besteht hauptsächlich in der Prophylaxe und rechtzeitigen adäquaten Therapie gegen die Infektionen, deren weiterer Verlauf durch das Auftreten einer Perikarditis kompliziert werden kann.

Literatur

Cakir Ö, Gurkan F, Balci AE et al. Purulent pericarditis in childhood: ten years of experience. J Pediatr Surg 2002; 37: 1404 – 1408

 Koordinator:
M. Borte

Mitarbeiter:
W. Handrick, H.-J. Häusler, M. Hofbeck

Kawasaki-Syndrom

Synonym: mukokutanes Lymphknotensyndrom

Klinisches Bild

Das Kawasaki-Syndrom (KS) ist eine akute, selbstlimitierend verlaufende systemische Vaskulitis des späten Säuglings- und frühen Kleinkindesalters mit den charakteristischen Symptomen Fieber, bilaterale, konjunktivale Injektion, Rötungen der Lippen und oralen Schleimhaut, Exanthem, Veränderungen an den Extremitäten und zervikaler Lymphadenopathie. Ohne Therapie entwickeln 15–25 % der betroffenen Kinder Aneurysmen oder Ektasien der Koronararterien. Der Fieberzustand persistiert ohne Therapie meist länger als 2 Wochen. Das KS ist heute in Industrieländern die häufigste Ursache erworbener kardialer Erkrankungen des Kindesalters.

Ätiologie

Nach wie vor ist die eigentliche Ursache des KS ungeklärt. Die unterschiedliche Inzidenz bei verschiedenen ethnischen Gruppen und die familiäre Häufung sprechen für eine genetische Disposition. Das klinische Bild, die saisonale Häufung im Winter und Frühling sowie die Laborbefunde legen eine infektiöse Ätiologie nahe, wobei der Nachweis eines spezifischen Erregers bisher nicht gelungen ist. Zudem bestehen keine Hinweise für eine Übertragbarkeit.

Gängige Erklärungsmodelle gehen davon aus, dass nach Exposition mit einem Erreger, einem Toxin oder einem Superantigen eine Stimulation des Immunsystems mit überschießender Aktivierung von Monozyten, Makrophagen und T-Lymphozyten erfolgt. Die nachfolgende proinflammatorische Zytokinproduktion scheint letztlich für die klinische Manifestation des KS verantwortlich zu sein. In Endothelzellen werden MHC-Antigene exprimiert, an die zytotoxische Antikörper binden, was zur Panvaskulitis führt. Morphologisch liegt dem KS eine systemische Vaskulitis zugrunde. Der entzündliche Prozess betrifft zunächst kleine Gefäße und breitet sich im Krankheitsverlauf auf große Gefäße, bevorzugt auf die Koronararterien, aus.

Epidemiologie

Es bestehen erhebliche ethnische Unterschiede in der Inzidenz des KS. So liegt sie in Japan bei 90–120/100 000 Kinder < 5 Jahre, in Korea bei ca. 80, in China bei 20–30, in der farbigen Bevölkerung bei ca. 30 und bei Eurasiern bei ca. 8–10. Hochrechnungen für Deutschland ergeben eine Inzidenz von ca. 9 (ca. 350 Neuerkrankungen/Jahr in Deutschland). 85 % der erkrankten Kinder sind jünger als 5 Jahre. Kinder < 6 Monate und > 8 Jahre sind selten betroffen, allerdings ist bei diesen Kindern das Risiko für Koronaraneurysmen höher. Knaben erkranken ca. 1,5-mal häufiger als Mädchen. Rezidive sind selten (< 2 %) und treten meist innerhalb der ersten 12 Monate, bevorzugt bei Kindern < 3 Jahren, auf.

Diagnose

Die Diagnose eines KS wird gestellt, wenn länger als 5 Tage anhaltendes Fieber unbekannter Ursache und zusätzlich 4 von 5 Hauptsymptomen (siehe Tab. 149) vorliegen. Werden Koronaraneurysmen nachgewiesen, reichen zur Diagnosestellung neben Fieber auch weniger als 4 Hauptsymptome. Liegen typische klinische Befunde vor,

Tabelle **149** Diagnostische Kriterien für das Kawasaki-Syndrom.

Fieber von mindestens 5 Tagen Dauer (ohne anderweitige Erklärung, kein Ansprechen auf eine antibiotische Therapie)
sowie zusätzlich: bilaterale, bulbäre konjunktivale Injektion (Limbus corneae typischerweise ausgespart)
Veränderungen der oralen Mukosa: hochrote, rissige Lippen, Enanthem, Pharyngitis, Erdbeerzunge
Veränderungen an Händen und Füßen: Palmar- und/oder Plantarerythem, induratives Ödem, Schuppung der Finger- oder seltener Zehenspitzen (2. Krankheitswoche)
polymorphes stammbetontes Exanthem (morbilliform, Erythema-multiforme-ähnlich, skarlatiniform, nicht vesikulär), perianale/perigenitale Rötung mit Randschuppung
zervikale, nicht purulente Lymphadenopathie (> 1,5 cm), meist unilateral

aber weniger als für ein KS gefordert, spricht man von einem *inkompletten* oder *atypischen* Kawasaki-Syndrom. Dieses wird zunehmend im Säuglingsalter und frühen Kleinkindesalter aber auch bei älteren Kindern beobachtet. Das Risiko für das Auftreten von Aneurysmen ist beim atypischen KS mindestens so hoch wie beim typischen, weil die Diagnose oft verzögert gestellt wird.

Bei Vorliegen von genügend typischen Symptomen kann das KS auch bereits vor dem 5. Krankheitstag diagnostiziert werden.

Begleitsymptome bzw. -befunde, die nicht als diagnostische Kriterien gelten, aber oft im Rahmen eines KS beobachtet werden, sind:

- **kardial:** akute Myo-/Perikarditis, meist mild und asymptomatisch (30 %). EKG-Veränderungen (ST-Streckensenkung, T-Wellen-Senkung und Inversion, Niedervoltage und Überleitungsstörungen). Koronaraneurysmen (ohne Therapie bei 20–25 %, mit Therapie bei 5 %), sichtbar meist ab dem 10. Krankheitstag
- **gastrointestinal:** Erbrechen, Durchfall, Druckdolenz im Oberbauch, Gallenblasenhydrops (10 %)
- **zentral:** Irritabilität, Meningismus (monozytäre Liquorpleozytose in 25 %), Enzephalopathie, Hirnnervenparesen (v. a. Fazialisparese)
- **okulär:** Fotophobie, anteriore Uveitis (bis 75 %)
- **skeletal:** Arthralgien, schmerzhafte Gelenkschwellungen, vor allem der unteren Extremität (20–40 %)
- **urogenital:** Urethritis, Orchitis
- **kutan:** Wachstumsfurchen (Beau-Linien) vor allem der Fingernägel, nach 4–8 Wochen (Wachstumsstopp in der Akutphase).

Laborchemisch gibt es keinen spezifischen diagnostischen Test. Mögliche Veränderungen: leichte Anämie, Leukozytose (> 15 G/l), Linksverschiebung, ab der 2. Krankheitswoche Thrombozytose (bis > 1000 G/l). Beschleunigte Blutsenkungsgeschwindigkeit. Erhöhtes C-reaktives Protein, mäßige Erhöhung der Transaminasen und des Bilirubins. Leukurie. Häufig Vermehrung der T-Zell-Rezeptor-Vβ-2-positiven T-Zellen.

■ Prognose

Die wichtigsten Komplikationen des KS im akuten Stadium sind Myokarditis, Perikarditis, Mitral- und Aorteninsuffizienz sowie Arrhythmien, im subakuten Stadium die Entwicklung von Koronaraneurysmen. Entscheidend für die Häufigkeit von Aneurysmen sind Art und Zeitpunkt einer Therapie. In 50 % der Fälle kommt es zur spontanen Rückbildung der Aneurysmen. Veränderungen an der Intima können aber fortbestehen und im Erwachsenenalter einen Arteriosklerose-Risikofaktor darstellen. Die Letalität liegt bei optimaler Therapie unter 0,5 %. Die meisten Todesfälle treten zwischen der 2. und 12. Woche der Erkrankung auf, verursacht durch Thrombosierung von Koronaraneurysmen mit nachfolgender Infarzierung, selten durch Ruptur und Ausbildung eines Hämoperikards.

Therapie
■ Akute Phase

Die Therapie der Wahl besteht aus der Kombination von Azetylsalizylsäure (ASS) und Immunglobulinen (IVIG).

ASS wird in der akuten Phase als Entzündungshemmer eingesetzt (Evidenzgrad I). Die Substanz hat keinen Einfluss auf die Inzidenz von Koronaraneurysmen. Dosierung: 80–100 mg/kgKG/Tag in 4 Einzeldosen. Hohe Dosen von ASS werden im Kindesalter recht gut vertragen. Es besteht allerdings das Risiko eines Reye-Syndroms im Zusammenhang mit einer Influenza- oder Varizelleninfektion. Die Eltern müssen entsprechend aufgeklärt werden.

IVIG. 1-malige Gabe von 2 g/kgKG als Infusion über 10–12 Stunden (Evidenzgrad I). Therapieeinleitung sollte rasch, zumindest innerhalb der ersten 10 Krankheitstage erfolgen, da damit das Risiko für Koronaraneurysmen von 20 % auf ca. 5 % reduziert werden kann. Eine IVIG-Gabe innerhalb der ersten 5 Krankheitstage ist nicht erfolgreicher in der Reduktion des Koronaraneurysmenrisikos als 1 Gabe zwischen Tag 5 und Tag 10, erhöht allerdings die Wahrscheinlichkeit, dass die Immunglobulingabe wiederholt werden muss.

Bei Diagnosestellung nach dem 10. Krankheitstag aber noch vorhandenen Entzündungssymptomen soll die Therapie nach obigem Schema durchgeführt werden. 10–15 % der Kinder fiebern 36–48 Stunden nach Therapiebeginn (hochdosiertes ASS und 1-malige IVIG-Gabe) weiter. In diesen Fällen ist eine nochmalige Immunglobulingabe (Dosis 2 g/kgKG) indiziert. Der Wirkmechanismus der IVIG beim KS ist unklar, scheint jedoch multifaktoriell zu sein. Diskutiert werden Modulation der Zytokinproduktion, Neutralisierung von (Super-) Antigenen, Verstärkung der Suppressor-T-Zell-Aktivität, Verminderung der AK-Synthese sowie Immunmodulation durch antiidiotypische Antikörper.

■ Subakute Phase

3 – 5 Tage nach Entfieberung, spätestens aber ab Tag 14 der Erkrankung Reduktion der ASS-Dosis auf 3 – 5 mg/kgKG/Tag in einer Einzeldosis für weitere 6 Wochen. Diese Plättchenaggregationshemmung wird erst beendet, wenn die Entzündungsparameter und Thrombozytenwerte im Normbereich liegen und Koronarveränderungen echokardiografisch ausgeschlossen sind (Evidenzgrad I). Bei Nachweis von Aneurysmen ist eine Dauertherapie mit Azetylsalizylsäure in der genannten Dosis indiziert. Längerfristige kinderkardiologische Nachkontrollen sind in diesen Fällen erforderlich.

Therapieresistentes Kawasaki-Syndrom. Persistieren die Krankheitszeichen nach 2-maliger Gabe von IVIG weiter, muss die Diagnose KS überprüft werden. Sind andere Erkrankungen ausgeschlossen, können weitere Therapiealternativen diskutiert werden. *Steroide:* In mehreren Studien wurde bei therapieresistenten Formen nach Gabe von Steroiden ein Verschwinden des Fiebers und anderer entzündlicher Veränderungen beobachtet. Das Aneurysmarisiko blieb unbeeinflusst. Empfohlen wird Methylprednison parenteral 30 mg/kgKG/

Tag für 3 Tage. *Infliximab:* In neueren Studien wurden TNFα-Antikörper bei Versagen von IVIG (1- bis 2-malig) eingesetzt. In der Mehrzahl der Fälle wurde ein promptes Sistieren der Entzündungsaktivität beobachtet. Betreffend Aneurysmarisiko sind die Fallzahlen für eine abschließende Aussage noch zu gering, tendenziell scheint ein günstiger Effekt vorhanden zu sein. Für die im Folgenden erwähnten Medikamente gibt es nur Fallbeschreibungen; einige Studien sind zurzeit am Laufen. Für alle besteht bisher maximal Evidenzgrad III. *Pentoxifyllin* (unterbricht Entzündungskaskade), *Abciximab* (bei großen Koronaraneurysmen Befundregredienz), *Plasmapherese* (positive Resultate in Japan, wenig Anwendung in Europa).

 Koordinator:
A. Duppenthaler

Mitarbeiter:
B. H. Belohradsky, M. Borte, H.-J. Häusler, Chr. Rieger

Neonatale bakterielle Infektionen

Klinisches Bild

Die Symptome einer invasiven bakteriellen Infektionskrankheit bzw. einer Sepsis des Neugeborenen entsprechen einer durch Zytokine (TNFα, IL-1, IL-6 u. a.) getriggerten systemischen Entzündungsreaktion (SER, engl. SIRS: „systemic inflammatory response syndrome"). Zytokine werden aber als Reaktion auf eine Vielzahl von verschiedenen Noxen – so z. B. allein durch Stress (unter Umständen protrahierte Geburt) – ausgeschüttet. Deshalb sind die klinischen Symptome einer Infektion sehr unspezifisch.

Ist bei einem Neugeborenen mit den klinischen Symptomen einer Infektion der Erregernachweis in der Blutkultur möglich, spricht man von Sepsis. Gelingt dies trotz eindeutiger Infektionssymptomatik nicht, wird dies als klinische Sepsis (SER, SIRS) bezeichnet. Ausmaß und Dauer eines SIRS bestimmen die Prognose (Heilung, Defektheilung oder Tod) eines Neu- oder Frühgeborenen. So besteht eine Korrelation zwischen einer perinatal erworbenen Infektion eines Frühgeborenen und der Entstehung einer periventrikulären Leukomalazie mit einem erheblichen Risiko einer mentalen Retardierung bzw. Hemi- oder Paraparese. Entsprechend wichtig ist es, eine Infektion als Ursache eines SIRS rechtzeitig zu erkennen und zu behandeln.

Auf eine bakterielle Infektionskrankheit bei Neu- und Frühgeborenen können einerseits Risikofaktoren aus der Geburtsanamnese und andererseits klinische Zeichen seitens des Kindes hinweisen.

Zu den **anamnestischen Risikofaktoren** gehören Hinweise auf ein Amnioninfektionssyndrom, das heißt Fieber der Mutter > 38 °C bzw. bei PDA > 38,5 °C, druckschmerzhafter Uterus, übelriechendes Fruchtwasser, CRP > 20 mg/l (2,0 mg/dl), Leukozytose und (u. a. als Folge des Fiebers der Mutter) eine fötale Tachykardie (> 180/min oder > 160/min während 2 h) im Kardiotokogramm (CTG). Darüber hinaus kann jede vorzeitige Wehentätigkeit bzw. jede spontane Frühgeburtsbestrebung ein Hinweis auf eine Infektion der Fruchthöhle und damit auch des Kindes sein. Liegt der Blasensprung bis zur Geburt des Kindes ≥ 18 Stunden zurück, so ist das Risiko, dass sich das Neugeborene unter der Geburt (z. B. durch Aspiration von bakterienhaltigem Vaginalsekret) infiziert hat, erhöht. Auch ein vorzeitiger Blasensprung, das heißt ein Blasensprung vor Einsetzen der Wehentätigkeit, ist ein Risikofaktor.

Risikofaktoren für eine nosokomiale Infektion sind vor allem eine intratracheale Beatmung (seltener CPAP), parenterale Ernährung mit Fettemulsionen und zentrale Venenkatheter, aber auch periphere Infusionszugänge.

Zu den **klinischen Zeichen**, die auf eine Infektion des Neu- und Frühgeborenen hinweisen, gehören neben einem reduzierten Allgemeinzustand (der z. B. in dem an sich sehr undifferenzierten Eindruck „Das Kind sieht nicht gut aus" oder „das Kind gefällt mir heute gar nicht" zum Ausdruck kommt) vor allem Störungen der Perfusion und der Atmung. Blässe, marmoriertes oder gar gräuliches Hautkolorit und verlängerte Rekapillarisierungszeit (> 3 s) sind Ausdruck der gestörten Hautperfusion als Folge einer septisch bedingten Kreislaufzentralisation. Dyspnoe (also Einziehungen, Stöhnen und Nasenflügeln) sowie eine beschleunigte Atmung sind Ausdruck einer beeinträchtigten Lungenfunktion bei Pneumonie bzw. Sepsis. Bevor bei einem *reifen* Neugeborenen die Diagnose eines Atemnotsyndroms anderer Ursache gestellt wird, muss daher immer erst eine invasive bakterielle Infektion ausgeschlossen werden.

Bei Neugeborenen mit systemischen Infektionskrankheiten kann Fieber bis 39 °C (und höher) gemessen werden. Besonders bei Frühgeborenen, aber auch bei manchen Reifgeborenen findet man dagegen eher eine auffällige Temperaturlabilität (Fieber oder Untertemperatur) oder eine Temperaturdifferenz von > 2 °C zwischen der rektal und an der Haut, bspw. am Fuß, gemessenen Temperatur.

Im Übrigen sind die in Tab. **150** aufgeführten Symptome hinweisend auf eine Infektionskrankheit eines Neu- oder Frühgeborenen.

Abgesehen von eindeutig infektiös bedingten Hauteffloreszenzen wie Pusteln, Abszessen oder Omphalitis, beweist keines der genannten klinischen Symptome eine Infektion. Keines dieser Symptome ist also ein spezifischer, wohl aber ein sensitiver Hinweis auf eine Infektionskrankheit.

Tabelle **150** Klinische Hinweise auf systemische bakterielle Infektionskrankheit bei Neugeborenen.

Anamnese	vorzeitige Wehen, Fieber der Mutter unter Geburt > 38,0 °C, CRP der Mutter > 20 g/l, Leukozytose der Mutter, stinkendes Fruchtwasser, Blasensprung mehr als 18 h vor Geburt, fötale Tachykardie intratracheale Beatmung, parenterale Ernährung mit Fettemulsion, zentrale Venenkatheter
Allgemeinzustand	„das Kind sieht nicht gut aus", „das Kind gefällt mir heute gar nicht", Trinkschwäche Hypothermie oder Fieber, Anstieg der zentralperipheren Temperaturdifferenz, Berührungsempfindlichkeit
Herz, Kreislauf	sehr typisch ist eine Tachykardie um 180/min, Brachykardie, Blässe, Zentralisation mit schlechter Hautperfusion, Rekapillarisierungszeit > 3 s, arterielle Hypotonie
Atmung	thorakale Einziehungen, Stöhnen, Apnoe, Dyspnoe, Tachypnoe; erhöhter Sauerstoffbedarf beim reifen Neugeborenen
Haut, Weichteile	Blässe, Zyanose, Petechien, Pusteln, Abszesse, Omphalitis, Paronychie, Ikterus, Ödeme
Magen-Darm-Trakt	geblähtes Abdomen, Erbrechen, verzögerte Magenentleerung, Obstipation, Diarrhö, Nahrungsverweigerung, fehlende Darmgeräusche
Stoffwechsel	unerklärte Hyper- und Hypoglykämien, metabolische und respiratorische Azidose, Laktatanstieg, Ikterus, Cholestase
ZNS	Lethargie oder Irritabilität, Muskelhypotonie oder -hypertonie, Berührungsempfindlichkeit, Hyperexzitabilität, Krampfanfälle, gespannte Fontanelle, (vermehrt) Apnoen und Bradykardien

Spätsymptome einer bakteriellen Infektionskrankheit können sein: Ikterus (> 10 % konjugiertes Bilirubin), Lebervergrößerung, Thrombozytopenie, Petechien und Zeichen einer Verbrauchskoagulopathie. Finalzeichen mit hoher Letalität ist ein manifester septischer Schock mit Blutdruckabfall, blassgrauem marmoriertem Aussehen und metabolischer Azidose.

Neben diesen systemischen Infektionszeichen können natürlich auch Hinweise auf Organinfektionen wie Pneumonie (siehe S. 586 ff.), Harnwegsinfektion (siehe S. 622 ff.), Osteomyelitis (siehe S. 657 ff.), Meningitis (siehe S. 720 ff.) wie beim älteren Kind bestehen.

Ätiologie

Das Erregerspektrum von bakteriellen Infektionen bei Neugeborenen ist abhängig vom Manifestationszeitpunkt. Erreger, die innerhalb der ersten 3 Lebenstage zur perinatalen Infektion führen, entstammen in der Regel der mütterlichen Rektovaginalflora. Beginnt die Infektion später, handelt es sich meist um eine sog. horizontale (nosokomiale) Infektion, das heißt der Erreger entstammt der patienteneigenen bakteriellen Besiedelung oder der Hospitalflora.

In den **ersten 3 Lebenstagen** sind nach wie vor β-hämolysierende Streptokokken der Gruppe B (GBS) (Synonym: S. agalactiae) die häufigsten Er-

reger. Es folgen mit abnehmender Häufigkeit: E. coli, S. aureus, Klebsiellen, Enterokokken, Streptokokken (A + C) und Listeria monocytogenes. Verschiedentlich werden auch koagulasenegative Staphylokokken als Infektionserreger genannt, jedoch ist die Unterscheidung zwischen Infektionserreger und Kontaminant schwierig. Ca. 2 % der Neugeboreneninfektionen sind durch Anaerobier (siehe S. 148), besonders Bacteroides fragilis, bedingt. Extrem unreife Frühgeborene (24. – 25. SSW) sind manchmal schon bei Geburt mit Pilzen infiziert.

Mit zunehmender Umsetzung der Empfehlungen zur intrapartalen antibiotischen Prophylaxe von Infektionen durch GBS ist mit einer Abnahme dieser Erreger und mit einer relativen Zunahme der Infektionskrankheiten durch gramnegative Erreger, insbesondere E. coli, zu rechnen. Wurde die Mutter peripartal längere Zeit mit Antibiotika behandelt, muss auch mit den Erregern einer nosokomialen Infektion wie Klebsiellen (auch ESBL-Klebsiellen), Enterobacter spp. oder Pseudomonas spp. gerechnet werden.

Nach dem 3. Lebenstag ändert sich das Erregerspektrum. Bei grampositiven Erregern, die prozentual den größten Anteil ausmachen, werden jetzt am häufigsten koagulasenegative Staphylokokken (KNS), allen voran S. epidermidis, und S. haemolyticus nachgewiesen. S. aureus (derzeit sehr selten MRSA) wird seltener nachgewiesen. Die gramnegativen Keime, zumeist Pseudomonas aeruginosa, Enterobacter, Citrobacter, Serratien, Klebsiellen, Salmonellen treten seltener auf, dann aber meist in Form von Kleinraumepidemien. Im Unterschied zum Erregerspektrum der Frühinfektionen gibt es bei der Spätinfektion erhebliche Unterschiede von Klinik zu Klinik, abhängig vom jeweils angewandten Antibiotikaregime.

Pilzinfektionen, z. B. durch Candida albicans, sind zwar selten, müssen aber bei beatmeten und sehr unreifen Frühgeborenen vor allem nach längerer antibiotischer Therapie mit in Betracht gezogen werden.

Bei nicht hospitalisierten Kindern, die von zu Hause aufgenommen werden, kommen als Erreger Streptokokken der Gruppe B, Pneumokokken, und Staphylokokken infrage. Es stellt sich dann auch die Differenzialdiagnose einer Urosepsis (siehe S. 622).

Epidemiologie

Bakterielle Infektionen sind die häufigsten Erkrankungen des Neugeborenen überhaupt. Da die klinische Symptomatik einer bakteriellen Infektionskrankheit (SIRS) fließend und die Sensitivität von Blutkulturen, dem einzig verlässlichen Hinweis für eine Infektion, unzureichend (z. T. methodenabhängig) ist, fällt es schwer, exakte Angaben zur Häufigkeit systemischer bakterieller Neugeboreneninfektionen zu machen. In Perinatalstatistiken wird die generalisierte Infektionskrankheit mit einer Häufigkeit von 1,1 – 2,7 % der Lebendgeborenen genannt. Ihre Inzidenz steigt, je unreifer ein Neugeborenes ist. Die Häufigkeit bakterieller Infektionen in den ersten 3 Lebenstagen mit positivem Keimnachweis in der Blutkultur liegt bei etwa 1/1000 reifen Lebendgeborenen und bei etwa 19/1000 Lebendgeborenen mit einem Geburtsgewicht unter 1500 g.

Der wichtigste Risikofaktor ist ein Amnioninfektionssyndrom, meist nach vorzeitigem Blasensprung (von ≥ 18 Stunden bei reifen und ≥ 12 Stunden bei frühgeborenen Kindern), seltener Komplikationen wie Asphyxie des Neugeborenen, protrahierte Geburt oder Mekoniumaspirationssyndrom. Weitere Hinweise auf ein Amnioninfektionssyndrom sind mütterliches Fieber sub partu über 38,0 °C, ein CRP > 20 mg/l (> 2,0 mg/dl) oder eine Leukozytose > 16,0/nl der Mutter.

Nach einem vorzeitigen Blasensprung erkranken ca. 3 – 5 % der Neugeborenen an einer Infektion. Damit ist etwa die Hälfte der neonatalen bakteriellen Infektionen mit einem vorzeitigen Bla-

sensprung assoziiert. Bei Schwangeren, die mit GBS besiedelt sind und ein Amnioninfektionssyndrom haben, steigt das Risiko auf bis zu 15 % an. Ein besonders hohes, und mit sinkendem Gestationsalter weiter steigendes Infektionsrisiko haben Frühgeborene mit einem Gestationsalter < 32 Schwangerschaftswochen, zumal eine vorzeitige Wehenbereitschaft der Mutter in der Regel durch ein Amnioninfektionssyndrom bzw. eine Chorioamnionitis ausgelöst wird. Bei einer Chorioamnionitis besteht für das Frühgeborene ein erhöhtes Risiko einer Hirnblutung bzw. periventrikulären Leukomalazie mit den entsprechenden Risiken einer neurologischen oder mentalen Behinderung.

Die **Inkubationszeit** einer bakteriellen Infektion ist nicht definierbar. Infektionen durch GBS beginnen in der Regel schon intrauterin oder unmittelbar nach der Geburt. Perinatale E.coli-Infektionen manifestieren sich meist zwischen dem 2. und 4. Lebenstag.

Diagnose
■ Klinisch chemische Untersuchungen

Ziel von Laboruntersuchungen ist es, die Neu- und Frühgeborenen mit SIRS (siehe oben) herauszufinden, die tatsächlich an einer Infektion erkrankt sind, um nur diese antibiotisch zu behandeln und so das Risiko einer Resistenzentwicklung und Selektion einzelner Keime auf einer Station zu minimieren. Zu bedenken ist, dass das Blutbild, die Bestimmung von CRP oder Interleukinen (IL-6, IL-8) nicht unterscheiden lässt zwischen einem SIRS durch eine Infektionskrankheit und andere „Traumen", z. B. eine traumatisierende Geburt oder nach Operationen. Auch können Interleukine diaplazentar auf das Kind übertragen werden, ohne dass es infiziert ist. Der Wert der Bestimmung dieser Parameter liegt also vor allem im Ausschluss und nicht im Nachweis einer Infektionskrankheit (geringe Spezifität für die Diagnose von Infektionskrankheit). Folgende Laboruntersuchungen werden bei Beginn der Symptomatik und spätestens 48 Stunden nach Beginn der antibiotischen Therapie empfohlen:

- Blutbild mit Differenzialblutbild (I/T-Quotient), Thrombozytenzahl
- C- reaktives Protein (CRP)

Innerhalb der ersten 24 Stunden der Symptomatik einer Infektion können ergänzend hilfreich sein: IL-6 oder IL-8.

An unspezifischen Zeichen sind in den ersten 4 – 5 Lebenstagen eine Leukozytopenie unter 6,0/nl, Granulozytopenie unter 2,0/nl bzw. eine Leukozytose über 30,0/nl nach Abzug der Erythroblasten Hinweise auf eine bakterielle Infektion. Dabei haben bei eutrophen Neugeborenen Neutrophilenzahlen von < 1,75/nl eine hohe Spezifität für eine bakterielle Infektionskrankheit und sind viel spezifischer als eine Leukozytose > 30,0/nl. Die Leukozytopenie ist allerdings ein wenig sensitives Anzeichen, da sie eher spät im Verlauf einer Sepsis auftritt. Allerdings gilt dies nur für die ersten 4 – 5 Lebenstage, da danach die Leukozytenzahlen physiologischerweise auf Werte um 5,0 – 7,0/nl abfallen. Auch bei VLBW-Frühgeborenen können die neutrophilen Granulozyten zwischen 0,5/nl und 9,0/nl bei Geburt und zwischen 2,2/nl und 14,0/nl nach 18 – 24 Stunden liegen, ohne dass eine Infektionskrankheit vorliegt (sehr geringe Spezifität für eine Infektionskrankheit Evidenz II).

Diagnostisch hilfreich ist eine Linksverschiebung im Differenzialblutbild mit einem I/T-Wert von > 0,2 (I/T: immature/total – unreife/gesamte neutrophile Granulozyten). Spezifität und Sensitivität der Linksverschiebung des Blutbildes sind altersabhängig. So ist eine Linksverschiebung (I/T-Wert > 0,2) am 1. Tag nach Geburt zwar ein sensibler, aber wenig spezifischer Hinweis auf eine Infektionskrankheit, da diese auch beim nicht infizierten Neugeborenen als Stressreaktion auftritt. Bei relativ blande verlaufenden Infektionskrankheiten (z. B. durch koagulasenegative Staphylokokken, aber auch S. aureus) ist häufig auch die relative Zunahme der neutrophilen Granulozyten diagnostisch hinweisend.

CRP-Werte über 20 mg/l (2,0 mg/dl) beim Neugeborenen in den ersten 3 Lebenstagen sind sensitive, wenn auch nicht spezifische Hinweise auf eine bakterielle Infektionskrankheit. Das CRP steigt frühestens 8 – 12 Stunden nach Beginn der klinischen Symptomatik einer bakteriellen Infektion an (initial also wenig sensibel, Evidenzgrad II). Es eignet sich allerdings gut einerseits zum Ausschluss einer Infektionskrankheit (z. B. Werte < 2,0 mg/dl 48 Stunden nach Geburt) und andererseits zur Therapiekontrolle (abfallende Werte), wobei zu bedenken ist, dass in den allerersten Stunden nach Beginn, auch einer effektiven Therapie, das CRP noch ansteigen kann. Die Spezifität des CRP steigt postnatal nach ca. 3 Tagen. Deswegen sollte der Grenzwert z. B. bei 10 mg/l (1,0 mg/dl) gewählt werden, um die Sensitivität zur Erfassung nosokomialer Infektionen zu verbessern.

Andere Indikatoren von Entzündungen (SIRS), z. B. die proinflammatorischen Zytokine TNFα, IL-1β, IL-6 oder IL-8 und um Stunden später das Prohormon Procalcitonin (PCT) werden im Verlauf einer Sepsis deutlich früher gebildet als das CRP und eignen sich deshalb besser zur Frühdiagnostik eines SIRS gleich welcher Genese. Die Bestimmung von normalen IL-6 oder IL-8 im Plasma kann deswegen als additives Kriterium zum Ausschluss von Infektionskrankheiten genutzt werden (Evidenzgrad II). Allerdings liegt die Spezifität erhöhter Interleukinwerte für die Erfassung einer Infektion allenfalls um 75 %, entsprechend der positiv prädiktive Wert nur bei 50 %. Die Kombination eines proinflammatorischen Zytokins mit dem CRP ergibt günstigere Werte von Sensitivität und Spezifität als die Kombination aus Linksverschiebung (IT-Quotient) und CRP (Evidenz II).

Grundsätzlich ist bei allen Indikatoren eines SIRS (Linksverschiebung, Zytokine, Procalcitonin und CRP) die spezielle perinatale Kinetik zu beachten. Im Rahmen einer offenbar physiologischen Akuten-Phase-Reaktion sind alle Inflammationsmarker in den ersten 24 – 36 Stunden nach Geburt vorübergehend erhöht. Das bedeutet z. B., dass ein CRP von 10 mg/l (1,0 mg/dl) – manchmal auch höhere Werte – bei einem klinisch unauffälligen reifen Neugeborenen am 1.– 3. Lebenstag in der Regel bedeutungslos ist, während ein CRP von 10 mg/l (1,0 mg/dl) am 14. Lebenstag eines Frühgeborenen mit den oben angeführten klinischen Zeichen einer Infektion als dringender Hinweis auf eine bakterielle Infektionskrankheit gewertet werden muss (insbesondere, wenn keine offensichtlichen anderen Entzündungsprozesse, wie z. B. eine unmittelbar vorangegangene Operation, vorliegen).

Wiederholt unauffällige CRP-Werte (z. B. 2 Bestimmungen innerhalb von 48 Stunden) schließen eine bakterielle Infektionskrankheit mit großer Wahrscheinlichkeit aus und sollten in der Regel (insbesondere, wenn sich auch die klinischen Zeichen zurückgebildet haben) zum konsequenten Absetzen der antibiotischen Behandlung führen.

Weitere unspezifische Hinweise auf eine bakterielle Infektionskrankheit sind Hypo- oder Hyperglykämie, Glukosurie, Hyponatriämie, Hypokalzämie, Hypophosphatämie und vor allem eine metabolische Azidose. Die Normalisierung dieser Werte ist ein frühzeitiger Hinweis auf eine effektive Therapie.

■ Mikrobiologische Untersuchungen

Wichtig ist weiter, alle Möglichkeiten auszuschöpfen, um den Erreger zu identifizieren. Dafür wird empfohlen, bei der Mutter einen Abstrich aus Introitus vaginae und Anus zu machen. Dies ist besonders wichtig, wenn bei der Mutter Zeichen eines Amnioninfektionssyndroms (vorzeitige Wehen, vorzeitiger Blasensprung, Fieber, eine Leukozytose über 16,0/nl und ein CRP > 20 mg/l (2,0 mg/dl) nachweisbar sind.

Beim Neugeborenen finden sich die Keime der mütterlichen Rektovaginalflora noch am ehesten in den Ohrabstrichen oder im Magensaft. Es ist jedoch nur sinnvoll, unmittelbar nach Geburt beim Früh- oder Neugeborenen mit Infektionsverdacht Ohrabstriche oder den Magensaft, bei Beatmung auch Trachealsekret, bakteriologisch zu untersuchen.

Keimnachweise in diesen Abstrichen sind aber nur in Zusammenhang mit einer entsprechenden klinischen Symptomatik oder mit pathologischen Laborwerten des Neugeborenen oder einer Anamnese eines Amnioninfektionssyndroms sinnvoll und erleichtern dann die kalkulierte antibiotische Therapie. Oberflächenabstriche werden deswegen heute (nicht zuletzt wegen der geringen Aussagekraft und der mit ihnen verbundenen Kosten) nicht mehr generell empfohlen.

Unabdingbar bei Verdacht auf eine Infektion ist es, gleichzeitig jeweils eine aerobe und, bei übelriechendem Fruchtwasser und intraabdominalen Infektionen (Evidenzgrad III), eine anaerobe Blutkultur anzulegen. Leider wird diese Forderung derzeit dadurch erschwert, dass es keine Blutkulturflaschen mit reduziertem Volumen des Kulturmediums gibt, die für die geringen Blutvolumina bei Frühgeborenen geeignet sind. Das ideale Verhältnis von Blut zu Kulturmedium beträgt 1:10. Da dies bei unreifen Frühgeborenen nur selten erreichbar ist, sollte möglichst je 1 ml Blut pro Blutkulturflasche abgenommen werden, bzw. spezielle, für Neugeborene geeignete Blutkulturmedien verwendet werden. Die Blutkultur sollte vor Beginn einer Antibiotikatherapie wiederholt werden, wenn seit der letzten mindestens 3 Stunden vergangen sind.

Trotz optimaler Abnahme- und Kulturtechniken findet sich nur bei höchstens 20 % der aufgrund klinischer Symptome (SIRS) diagnostizierten „Infektionen" eine positive Blutkultur. Andererseits kann es im Rahmen von operativen oder diagnostischen Eingriffen (z. B. beim trachealen Absaugen)

zu einer transitorischen Bakteriämie ohne klinische Symptomatik und ohne Krankheitswert kommen. Nicht jeder Keimnachweis in der Blutkultur bedeutet deswegen a priori, dass das Kind an einer Sepsis erkrankt ist. Dies gilt unter Umständen auch für den Nachweis von KNS, die manchmal nur eine Kontamination darstellen.

Bei Verdacht auf eine Harnwegsinfektion muss Urin mikrobiologisch untersucht werden. Im Urin beweist ein positiver Kulturbefund nur dann eine Infektion, wenn der Urin durch eine suprapubische Blasenpunktion gewonnen wurde. Dies ist vor allem bei einer Pilzinfektion diagnostisch hilfreich. Ein Keimnachweis aus im Urinbeutel aufgefangenem Spontanurin ist bei fehlender Leukurie aufgrund der häufigen Kontaminationen wertlos.

■ Untersuchungen bei Meningitisverdacht

Die Diagnostik bei Meningitisverdacht umfasst: im Liquor Zellzahl mit Differenzierung, Eiweiß-, Glukose- und Laktatkonzentration sowie Blutzucker. Hinweisend auf eine Meningitis sind > 30/μl Leukozyten, davon meist > 90 % Granulozyten, ein Liquorglukosegehalt von < 40 % der Blutglukose, eine Eiweißerhöhung von > 100 mg/dl oder eine Laktaterhöhung > 2,2 mmol/l.

Der diagnostische Gewinn einer Lumbalpunktion zum Nachweis der heute seltenen bakteriellen Meningitis muss allerdings gegenüber der Belastung des instabilen Frühgeborenen durch die Lumbalpunktion kritisch abgewogen werden. Ist die Meningitis eher unwahrscheinlich, und das gilt bei sehr frühem Erfassen der Symptome, normalem CRP-Wert und blandem Verlauf der Infektionskrankheit, kann im Einzelfall die Lumbalpunktion bis zur Stabilisierung des Kindes aufgeschoben und das Kind zwischenzeitlich wie bei einer Meningitis behandelt werden (Evidenzgrad IV). Trotzdem bleibt klar, dass eine Meningitis bei einem Neugeborenen nur durch eine Lumbalpunktion ausgeschlossen oder bewiesen werden kann. Insbesondere, wenn die Diagnose „bakterielle Infektionskrankheit" spät gestellt wird, steigt das Risiko einer Meningitis bei Früh- und Neugeborenen.

■ Praktisches Vorgehen zur Diagnostik bei Sepsisverdacht

Bakteriologische Untersuchungen:

- Ohrabstrich(e) (fakultativ, nur unmittelbar nach Geburt)
- Magensaft (fakultativ, nur unmittelbar nach Geburt)

- Trachealsekret bei Beatmung, ca. 1- bis 2-mal pro Woche
- Blutkultur, aerob und anaerob; wenn möglich je 1 ml/Flasche, notfalls nur aerob
- Liquor, Lumbalpunktion darf unter Umständen bis zur Stabilisierung des Kindes aufgeschoben werden!
- Urin: nur Erregernachweis im Blasenpunktat beweist Infektion

Hämatologische/klinisch-chemische Untersuchungen:
- Blutbild mit Differenzialblutbild, Thrombozyten, CRP, evtl. IL-6 oder IL-8
- Das Blutbild und CRP sollen zu Beginn (z. B. kurz nach Geburt) und – falls eine antibiotische Therapie begonnen wurde nach 48 Stunden – erfolgen.
- Blutzucker, (evtl. Natrium, Kalium, Kalzium, Gesamteiweiß), Blutgasanalyse
- Liquor: Zellzahl und Differenzierung, Glukose, (Blutzucker!), Eiweiß, Laktat
- Urin: Zellen (Streifentest, Zählkammer), Eiweiß, evtl. Nitrit

Therapie

Entscheidend für eine erfolgreiche Therapie ist der Beginn beim ersten klinischen Verdacht (siehe oben). Die kalkulierte Antibiotikatherapie muss die wichtigsten jeweils infrage kommenden Erreger der vermuteten Infektion erfassen. Dabei ist zu berücksichtigen:
- der Manifestationszeitpunkt lässt Schlussfolgerungen auf das Erregerspektrum zu (perinatale Infektion versus nosokomiale Infektion)
- Listerien und Enterokokken werden von Cephalosporinen nicht erfasst
- sowohl Aminopenicillin/Aminoglykosid- als auch Cephalosporin/Aminopenicillin-Kombinationen erfassen keine Anaerobier (B. fragilis), koagulasenegative Staphylokokken, Enterobacter spp. und oft nicht Pseudomonas sp.
- E.coli-Stämme sind in bis zu 40 % der Fälle resistent gegenüber Ampicillin (aber auch seine Derivate Piperacillin oder Mezlocillin), zum Teil sind diese E. coli auch aminoglykosidresistent
- Aminoglykoside und Glykopeptide penetrieren schlecht in Liquor und Kompartimente wie Bronchialsekret, Knorpel, Knochen und sind deshalb bei der Therapie, bspw. einer Meningitis, nicht ausreichend wirksam. Die Therapie einer Sepsis des Neugeborenen sollte deshalb niemals allein auf einem Aminoglykosid beru-

Tabelle **151** Therapie bei bekanntem Erreger und ausstehender Resistenztestung.

koagulase-negative Staphylokokken	Vancomycin, cave: Selektion von Klebsiellen und/oder Enterobacter Vancomycin-Resistenz möglich (siehe Text)
Pseudomonas aeruginosa	Ceftazidim + Tobramycin
Enterobacter	Meropenem (Imipenem) + Aminoglykosid
E. coli, Klebsiellen, Serratia, Proteus, H. influenzae, Pneumokokken	Cefotaxim + Aminoglykosid
Verdacht auf ESBL-Klebsiellen	Meropenem evtl. mit Aminoglykosid
A- und B-Streptokokken	Penicillin G + Aminoglykosid
S. aureus	Cefuroxim oder Cefotiam + Netilmicin
Enterokokken	Ampicillin + Aminoglykosid
B. fragilis u. a. Anaerobier	Metronidazol (oder Meropenem)
Listerien	Ampicillin + Aminoglykosid; evtl. Rifampicin, Cotrimoxazol, Vancomycin zusätzlich erwägen
Treponema pallidum	Penicillin G
Candida spp.	Amphotericin B und 5-Fluorcytosin bei Therapieversagen: Caspofungin

hen; bei Meningitis muss die Dosis von β-Laktam-Antibiotika erhöht werden.
- Wichtig ist der Einfluss der antibiotischen Therapie auf die bakterielle Besiedelung der Neugeborenen mit entsprechenden Konsequenzen für nachfolgende nosokomiale Infektionen:
  - bei einer Behandlung mit Kombinationen von Aminoglykosiden und Aminopenicillinen besteht die Gefahr der Selektion von Klebsiellen und anderen Enterobacteriaceae
  - durch eine Therapie mit Cephalosporinen werden häufig KNS, Enterobacter, Pseudomonaden und Enterokokken selektioniert
  - es tauchen die ersten vancomycinresistenten koagulasenegativen Staphylokokken auf; Linezolid ist wirksam, es fehlen aber derzeit breite Erfahrungen mit dieser Substanz für

Neugeborene und die entsprechende Zulassung

- der Einsatz von Fluconazol führt evtl. zur Selektion von Candida glabrata bzw. Candida parapsilosis.
- Heute erhalten Schwangere sehr häufig peripartal Antibiotika; es ist zu erwarten (Evidenzgrad III), dass sich bei längerer antibiotischer Vorbehandlung der Mutter, vor allem bei vorzeitigem Blasensprung ohne Wehen, das Erregerspektrum der Infektionen der Neugeborenen in den ersten Lebenstagen ändert. Denkbar ist eine Selektion von Keimen entsprechend den nosokomialen Infektionen bei Neugeborenen.

Entsprechend diesen Gesichtspunkten kann es keine einheitliche und verbindliche Empfehlung für eine empirische Antibiotikatherapie geben. Zur Wahl steht eine Kombination eines Aminopenicillins (z. B. Ampicillin) oder eines Acylaminopenicillins (z. B. Mezlocillin, Piperacillin) mit einem Aminoglykosid. Andere bevorzugen eine Kombination aus einem Cephalosporin der Gruppe 2 oder 3 in Kombination mit einem Acylaminopenicillin (evtl. einschließlich eines Aminoglykosids).

■ Praktisches Vorgehen

Eine Antibiotikatherapie ist bei Neu- oder Frühgeborenen indiziert (Evidenz III) bei:

Amnioninfektionssyndrom der Mutter:
- Fieber ≥ 38,0 °C sub partu, CRP > 20 mg/l (2,0 mg/dl), Wehen vor 37. Schwangerschaftswoche (SSW)
- vorzeitiger Blasensprung ≥ 12 Stunden beim Frühgeborenen, ≥ 18 Stunden beim reifen Neugeborenen
- *Ausnahme:* asymptomatische Neu- und Frühgeborene > 30. SSW *und* die GBS-besiedelte Mutter ist mindestens 4 Stunden präpartal antibiotisch behandelt worden (siehe S. 481)

Klinische Symptomatik einer Infektion beim Kind:
- Tachykardie, Perfusionsstörungen (Rekapillarisierungszeit > 3 Sekunden) und/oder Atemstörungen, besonders beim Neugeborenen > 2000 g, > 35. SSW (cave: GBS)
- verdächtige Laborbefunde: Leukozytopenie unter 6,0/nl (neutrophile Granulozyten < 1,75/nl) oder Leukozytose über 30,0/nl (nach Abzug der Erythroblasten) und/oder Linksverschiebung (unreife/gesamte neutrophile Granulozyten: I/T > 0,2 ab dem 2. Lebenstag), CRP-Wert von > 2 mg/dl (20 mg/l), bei nosokomialen Infektio-

nen nach dem 3. Lebenstag 1,0 mg/dl (10 mg/l) und oder erhöhten Zytokin-Konzentrationen und (!) klinischer Symptomatik und/oder (!) entsprechender Anamnese eines Amnioninfektionssyndroms der Mutter.

▶ **Beginn der Therapie sofort nach Abnahme der Blutkulturen**

a) initiale Standardtherapie:
- Ampicillin (oder Piperacillin) + Cefotaxim oder Cefotiam (evtl. zusätzlich Tobramycin oder Gentamicin).
- Alternative: Ampicillin (Mezlocillin, Piperacillin) intravenös + Tobramycin oder Gentamicin (oder Netilmicin) 5 mg/kgKG initial ab 12 Stunden später (siehe Tab. **152**)
- Am 3. Therapietag Minimum- und Maximumspiegel des Aminoglykosids bestimmen. Adaptation von ED und Dosisintervall.

b) Candidaprophylaxe:
- Notwendigkeit bei Neugeborenen ist nicht erwiesen.
- Nystatin 3 × 1 ml (3 × 100 000 IE) per os, z. B. ab dem 5. Tag der Therapie.
- In Diskussion bei FG < 1000 g: Fluconazol 3 mg/kgKG jeden 3. Tag in den ersten 2 Lebenswochen (LW), jeden 2. Tag in 3.–4. LW, danach täglich während der 5.–6. LW. Evidenz II (cave: Fluconazol nicht zugelassen, Candida glabrata und C. parapsilosis werden selektioniert!)

c) bei Meningitis oder -Verdacht (siehe S. 720):
- Ampicillin 200–300 mg/kgKG/Tag intravenös in 3 ED (oder Piperacillin)
- + Cefotaxim 100–200 mg/kgKG/Tag intravenös in 2–3 ED
- + evtl. zusätzlich Tobramycin oder Gentamicin wie angegeben.

Bei Versagen der initialen Therapie am 1. Tag an folgende Besonderheiten denken:
- Anaerobier-Infektion oder nekrotisierende Enterokolitis:
  - Meropenem oder zusätzlich Metronidazol zur initial gewählten Antibiotikakombination (allerdings: Meropenem ist für Säuglinge < 3 Monate derzeit nicht zugelassen!) (Aufklärung der Eltern!)
- bei B-Streptokokken oder Listerien:
  - zusätzlich Aminoglykosid
- falls Initialtherapie Ampicillin und Aminoglykosid:
  - zusätzlich Cephalosporin der Gruppe 3

Tabelle **152** Dosierungen wichtiger intravenös applizierter Antibiotika, Antimykotika und Virostatika in der Neonatalzeit bis zum 3. Lebensmonat (in Klammer Dosis bei Meningitis).

Substanz		Tagesdosis [mg(IE)/kgKG]	Anzahl ED	Bemerkungen
Aciclovir		60	3	bis zu 3 Wochen Therapie
Amikacin	< 30. SSW	7,5	1	erwünschte Serumspiegel vor Dosis < 4 mg/l, nach Dosis 10 – 20 mg/l
	30. – 37. SSW		1	
	< 28 Tage:	10,0	1	
	> 28 Tage:	15,0	2	
	> 37. SSW	15,0	2	
Aminoglykoside wie Gentamicin, Netilmicin, Tobramycin	< 30. SSW	3,5	1	erwünschte Serumspiegel vor Dosis < 2 mg/l, nach Dosis 5 – 10 mg/l alternativ werden bei > 37. SSW auch 5 mg/kgKG/Tag in 1 ED verabreicht
	30. – 37. SSW	3,5 (ED!)	alle 18 Stunden	
	> 37. SSW	7	2	
Amphotericin B	initial dann steigern	0,1	1	Infusion über 4 – 6 Stunden Alternative: liposomales Amphotericin B
	pro Tag	0,4 – 0,5 (– 1 mg)		
Ampicillin		150–200 (– 300)	3	
Caspofungin[1]	initial 25 mg/m² oder 2 mg/kgKG/ Tag	25 mg/m² oder 1 mg/kgKG/Tag	1	Dosis wird über mindestens 1 Stunde infundiert
Cephalosporine Gruppe 2 und 3		100 (– 200)	2 – 3	
Chloramphenicol	< 2 Lebenswoche	25	1	erwünschter Spiegel 10 – 25 mg/l 2-tägig Retikulozyten !
	3. und 4. Woche	50	2	
	nach 4. Woche	50 – 100	3 – 4	
Clindamycin	Frühgeb. < 4 Wochen	15	3	
	Frühgeb. > 4 Wochen	20	3	
	Neugeb. > 1 Woche	20 – 40	3	
Erythromycin		40	3	Infusion über 1 Stunde; **cave:** Arrhythmien; venenwandreizend
Flucloxacillin		50 – 100	3	
Fluorcytosin		60–80 (– 150)	2	
Fluconazol		6 (– 10)	1	1. LW alle 2 Tg., dann tgl.
Fosfomycin	Neugeb. < 4 Wochen	100	2	1 g = 14,5 mval Na !
	Säuglinge	200 – 250	3	
Ganciclovir[1]		10	2	
Linezolid[1]		20	2	FG und 1. LW
		30	3	nach 1. LW
Meropenem[1]		60 (– 80)	3	

Fortsetzung ▶

Tabelle **152**   Fortsetzung.

Substanz	Tagesdosis [mg(IE)/kgKG]		Anzahl ED	Bemerkungen
Metronidazol		20 (– 30)	1 – 3	
Mezlocillin		150 – 200 (– 300)	3	
Penicillin G		100 000 – 300 000 (– 500 000)	4 – 6	
Piperacillin	150 – 200 (–400)		3	
Teicoplanin	initial	16	1	Spiegelkontrollen nicht erforderlich
	ab 2. Therapietag	8		
Vancomycin	< 30. SSW	15	1	erwünschte Spiegel vor Dosis < 5 – 10 mg/l, nach Dosis 25 – 40 mg/l
	30. – 37. SSW	15 (ED!)	alle 18 Stunden	
	> 37. SSW	30	2	

[1] Substanzen sind derzeit nicht zur Anwendung bei Säuglingen unter 3 Monaten zugelassen und dürfen nur bei fehlenden Alternativen eingesetzt werden. Elterninformation!

- cave: Mutter ist präpartal antibiotisch behandelt worden:
  - Behandlung wie bei Infektionen nach dem 3.– 5. Lebenstag (siehe unten) erwägen
- cave: Herpes-simplex-Virus-Sepsis siehe S. 286 oder andere konnatale Virusinfektion (CMV, Adenovirus, Enteroviren u. a.)

▶ **Infektionen nach dem 3. – 5. Lebenstag und/oder nach 1. antibiotischer Therapie**
a) Erreger unbekannt.
- Präferenz: z. B.:
  - Ceftazidim 100 mg/kgKG/Tag intravenös in 3 ED
  - + Netilmicin, Dosierung wie Tobramycin
  - (viele S. epidermidis sind [noch] netilmicin-, Pseudomonas spp. sind in der Regel ceftazidimempfindlich)
- Präferenz: z. B.:
  - Ceftazidim 100 mg/kgKG/Tag intravenös in 3 ED
  - + Vancomycin (cave: S. haemolyticus ist häufig teicoplaninresistent) (siehe Tab. **152**)
  - Vancomycin-Spiegelkontrolle am 3. Tag, Adaptation von ED und Dosisintervall
- Präferenz:
  - Meropenem 60 mg/kgKG/Tag in 3 ED + Vancomycin (siehe oben)
- Alternative:
  - für Meropenem: Imipenem 50 (– 80) mg/kgKG/Tag intravenös in 4 ED je über 1 Stunde! Es besteht aber ein höheres Risiko zerebraler Krampfanfälle, außerdem das Risiko der Neutropenie durch Cilasta-

tin. Meropenem ist für Säuglinge < 3 Monate derzeit nicht zugelassen! (Aufklärung der Eltern!)
- Verdacht auf Pilzinfektion:
  - Amphotericin B initial 0,1 mg/kgKG/Tag in 1 ED in 4 – 6 Stunden
  - täglich steigern um 0,1 mg/kgKG/Tag bis 0,3/0,4 (– 1,0) mg/kgKG/Tag
  - notfalls kann auch mit 0,3 mg/kgKG/Tag begonnen werden
  - + Flucytosin 60 – 80 mg/kgKG/Tag in 2 ED intravenös oder oral (lokale Verfügbarkeit prüfen)

- Alternativen:
  1. liposomales Amphotericin B; Dosis: (1,0 –) 3,0 – 5,0 mg/kgKG/Tag
  2. Caspofungin; Dosis ist in 2 Studien bei insgesamt 54 Frühgeborenen evaluiert. Gegeben wurden
     - initial: 25 mg/m² oder 2 mg/kgKG
     - Folgedosis: 25 mg/m² oder 2 mg/kgKG/Tag Dauer der Therapie abhängig von klinischer Symptomatik bei manifester Organinfektion (Pneumonie, Osteomyelitis) mindestens 3 Wochen (bei katheterassoziierter Candidämie evtl. nur 10 Tage) (Evidenzgrad IV)
- Fluconazol 6 mg/kgKG/Tag oral oder intravenös alle 2 Tage in der 1. Lebenswoche, dann täglich. Sicher wirksam bei Schleimhautbefall, bei systemischer Infektion bei Frühgeborenen ist die ausreichende Wirkung fraglich (Evidenzgrad III). Für Säuglinge < 3 Monate ist Fluconazol noch nicht zugelassen (Aufklärung der Eltern!).

b) Erreger bekannt, Resistenztestung steht aus.
Eine Übersicht zur Medikation bei unbekanntem Erreger und ausstehender Resistenztestung gibt Tab. **151**. Eine Zusammenfassung der Dosierungen wichtiger intravenös applizierter Antibiotika, Antimykotika und Virostatika bis zum 3. Lebensmonat enthält Tab. **152**.

Bei **Versagen der antibiotischen Therapie** sollte vor allem in der 1. (bis 2.) Woche nach der Geburt, besonders dann, wenn Zeichen der Hepatitis (Transaminasenanstieg), Gerinnungsstörung, eine interstitielle Pneumonie, Enzephalitis oder Bläschen auf der Haut oder Schleimhaut gesehen werden, an eine Herpes-simplex-Infektion gedacht werden. Dann muss unverzüglich eine Therapie mit Aciclovir begonnen werden.

■ Dauer der Antibiotikagabe
Siehe Tab. **153**.

■ Kontrolle des Therapieerfolges
Siehe Tab. **154**.

■ Adjuvante Therapie
Genauso wichtig wie die adäquate Antibiotikatherapie sind adjuvante Maßnahmen zur Stabilisierung der Vitalfunktionen. Je nach Verlauf müssen folgende Therapiemöglichkeiten erwogen werden (siehe auch S. 704):

- Beatmung frühzeitig! Entfällt nur bei kreislauf- und atemstabilem Kind
- Stabilisierung des Blutdruckes. Ziel: bei Frühgeborenen mittlerer arterieller Druck > 30 mmHG, bei Neugeborenen 35 – 40 mmHG
- bei arterieller Hypotonie oder Volumenmangel:
  - Volumengabe bis zu 20 ml/kgKG in 30 Minuten bis 2 Stunden mit kristalloiden Lösungen. Bei Persistenz der Hypotonie wiederholte Gaben erforderlich (cave: Volumenüberladung und intrakraniale Blutung)
  - bei arterieller Hypotonie trotz Volumengabe:
    – Hydrokortison 2 mg/kgKG als ED, ggf. alle 8 Stunden wiederholen. Dies entspricht etwa einer „Stressdosis" von 60 mg/m^{2}KO/Tag.
    – Katecholamine
    Dobutamin 10 (– 20) µg/kgKG/Minute intravenös
    bei persistierender Hypotension Noradrenalin 0,05 – 0,5 – 1,0 µg/kgKG/Minute

Tabelle **153**   Dauer der Antibiotikagabe bei neonatalen Infektionen.

2. Tag	sobald Verdacht aufgrund Symptomatik und/oder Laborbefunden entfällt, Antibiotika **sofort** absetzen;
bis 5 – 7 Tage	bei klinisch blandem Verlauf ohne Erregernachweis (SIRS)
7 (– 10) Tage	bei Sepsis mit positiver Blutkultur
2 – 3 Wochen	Meningitis
3 Wochen	bei Osteomyelitis nicht unter 2 Wochen i. v.
3 Wochen	invasive Pilzinfektion
keine Therapie	positive Abstrichkulturen ohne klinische Symptomatik

Tabelle **154**   Therapiekontrolle bei neonatalen Infektionen.

klinisch:	Rückgang der Symptomatik
Labor:	Blutbild und CRP, Kontrolle nach 24 Stunden. Laborkontrollen zum Abschluss der Therapie sind nicht erforderlich. Bei Leukozytopenie < 4,0/nl Kontrolle der Leukozyten nach ca. 4 Stunden. Leukozyten steigen bei effektiver Therapie wieder an. Bei Meningitis: Nachpunktion nach 24 – 48 Stunden; wenn Kultur weiter positiv: erneute Punktion nach 24 – 48 Stunden; keine Abschlusspunktion nach Therapieende!

- exakte Flüssigkeitsbilanzierung: Gewichtszunahme am 1. Tag um 10 % lässt sich oft nicht vermeiden
- bei Verbrauchskoagulopathie (DIC): Vitamin K, die Gabe von AT III bis zur Normalisierung der Blutspiegel ist umstritten, evtl. FFP (Frischplasma)
- bei Thrombozytopenie < 25,0/nl bzw. < 50,0/nl *und* Blutung: Thrombozytenkonzentrat. 10 ml/kgKG erhöhen Thrombozyten um 50 – 100 000/mm^3
- Ausgleich von Hypoglykämie (ab Blutzucker < 40 mg/dl), metabolischer Azidose (z. B. ab einem persistierenden BE von bis zu 10 oder weniger), Elektrolytverschiebungen, Anämie

Prophylaxe

Es gibt nur wenige Möglichkeiten einer Infektionsprophylaxe bei Neugeborenen. Gesichert ist die Wirkung einer prophylaktischen Gabe von Ampicillin intrapartal an Schwangere, die mit B-Streptokokken besiedelt sind und zusätzliche Risikofaktoren haben wie Frühgeburt, vorzeitige Wehen, vorzeitigen Blasensprung, Fieber oder CRP-Erhöhung über 4 mg/dl (siehe S. 488).

Es ist bei Frühgeborenen durch klinische Studien kaum nachweisbar, dass durch die prophylaktische Gabe von Nystatin das Risiko systemischer Pilzinfektionen (z. B. Candida spp.) reduziert wird. In Analogie zu neutropenischen Patienten, bei denen diese Prophylaxe erfolgreich praktiziert wird, erscheint die Gabe von Nystatin aber sinnvoll (Evidenzgrad IV). Die hohe Osmolarität der Nystatin-Lösung, kann durch die Applikation von Nystatin-Reinsubstanz (z. B. Nystatin „Lederle" steriles Pulver) ausgeglichen werden.

Fluconazol per os oder i. v. kann die Besiedelung und Infektionsrate von Frühgeborenen < 1000 g durch Candida albicans reduzieren. Allerdings besteht das Risiko der Selektion von Candida glabrata bzw. Candida parapsilosis (Evidenzgrad III).

Es wird derzeit von der routinemäßigen Gabe von Immunglobulinen an Neu- oder Frühgeborene zur Prophylaxe oder Therapie einer Infektionskrankheit abgeraten.

Literatur

AWMF e. V. AWMF-Leitlinien-Register Nr. 024/008. Bakterielle Infektionen bei Neugeborenen. http://www.leitlinien.net; Stand: September 2008

Clerihew L, Austin N, McGuire W. Systemic antifungal prophylaxis for very low birthweight infants: a systematic review. Arch Dis Child – Fetal Neonatal Ed 2008; 93: 198–200

Kimberlin DW. When should you initiate acyclovir therapy in a neonate? J Pediatr 2008; 153: 155–156

Lehrnbecher T, Groll AH. Experience with the use of caspofungin in paediatric patients. Mycosis 2008; 51 (Suppl. 1): 58–64

Long SS. In defense of empiric acyclovir therapy in certain neonates. J Pediatr 2008; 153: 157–158

Roos R, Handrick W. Neugeborenene – Infektion – Umstrittenes und Gesichertes. 1. Ätiologie, Risikofaktoren, Symptomatik, Diagnostik. Päd praxis 2007a; 70: 3–13

Roos R, Handrick W. Neugeborenene – Infektion – Umstrittenes und Gesichertes. 2. Therapie. Päd praxis 2007b; 70: 199–208

Roos R. Sepsis des Neugeborenen: Prävention und adjuvante Therapie mit intravenösen Immunglobulinen. In: Wahn V, Hrsg. Klinischer Einsatz von intravenösen Immunglobulinen. Bremen, London, Boston: Uni-med; 2008

 Koordinator:
R. Roos

Mitarbeiter:
P. Bartmann, A. Franz, M. Knuf,
W. Handrick

Odontogene Infektionen

Akute dentogene Osteomyelitis

Klinisches Bild
Diese dentogene Entzündung ist durch ein schweres allgemeines Krankheitsbild mit hohem Fieber und starken Schmerzen charakterisiert. Die in der Region befindlichen Zähne sind gelockert und stark klopfempfindlich. Neben der Entstehung von Abszessen und Fisteln kann es zur Sensibilitätsstörung des N. infraorbitalis und des N. mandibularis kommen.

Ätiologie
Zumeist durch Staphylokokken und Streptokokken ausgelöste pyogene Entzündung des Knochenmarks mit nachfolgender Beteiligung des kompakten Knochens. Die dentogene Infektion stellt die häufigste Ursache für eine Osteomyelitis dar. Wesentlich seltener entsteht sie durch hämatogene Streuung.

Epidemiologie
Gesicherte Daten zur Prävalenz der akuten Osteomyelitis liegen nicht vor.

Diagnose
Die typische klinische Symptomatik ist eindeutig. Eine mikrobiologische Diagnostik mit Antibiogramm vor Antibiotikagabe ist erforderlich.

Therapie (Evidenzgrad III)
Die akute Osteomyelitis erfordert eine sofortige hochdosierte systemische Therapie unter stationären Bedingungen sowie chirurgische Entlastung (Trepanation oder Extraktion des ursächlichen Zahnes und Inzision). Solange das Erregerspektrum nicht bekannt ist, werden gleichzeitig Penicillin und Oxacillin intravenös verabreicht. Nach einer Symptomfreiheit über 72 Stunden schließt sich eine orale Antibiotikatherapie über 2 – 4 Wochen an. Antibiotikadosierungen: Penicillin 250 000 IE/kgKG/Tag intravenös in 6 Dosen; Oxacillin 200 mg/kgKG/Tag intravenös in 4 Dosen; Clindamycin 30 – 40 mg/kgKG/Tag intravenös in 3 Dosen.

Prophylaxe
Mundhygieneinstruktion, Ernährungsberatung und frühzeitige Diagnose und Therapie kariöser Läsionen.

Dentogene Abszesse

Synonym: odontogene Abszesse

Klinisches Bild
Dentogene Weichteileiterungen nehmen bei Kindern zumeist einen chronischen Verlauf mit gering ausgeprägter klinischer Symptomatik. Zumeist sind Abszesse im Milchgebiss direkt am Alveolarfortsatz oder der näheren Umgebung lokalisiert. Die Schleimhaut über dem Abszess ist livide verfärbt, die anatomische Form verstrichen. Palpierend ergibt sich eine weiche Fluktuation.

Mit zunehmendem Alter des Kindes (Wechselgebiss) treten Logenabszesse häufiger auf. Besondere Beachtung hierbei müssen Fossa-canina- und Parapharyngealabszesse finden. Der Fossa-canina-Abszess ist charakterisiert durch eine Druckdolenz des inneren Augenwinkels. Eine typische Komplikation ist die Thrombophlebitis der V. angularis mit nachfolgender Sinusthrombose. Kennzeichnend für den Parapharyngealabszess sind starke Schluckbeschwerden und eine eingeschränkte Mundöffnung. Klinisch imponiert eine Vorwölbung der lateralen Pharynxwand und eine Verschiebung der Uvula zur gesunden Seite. Ein Übergreifen des Abszesses kann zu Gesichtsphlegmone und zu einer lebensbedrohlichen Mediastinitis führen.

Ätiologie
Häufige Ursache für die Entstehung odontogener Abszesse im Milchgebiss ist die sog. Zuckerteekaries (Nursing-Bottle-Syndrom). Infolge exzessiv verlängerten Trinkens von kohlenhydrat- und/ oder säurehaltigen Getränken über Nuckelflaschen sind bei diesen Kindern zumeist zahlreiche Milchzähne stark kariös zerstört. Ausgehend von derartigen kariösen Läsionen kann es zu einer infizierten Nekrose der Zahnpulpa kommen. Insbesondere beim Milchzahn stehen den Mikroorganismen zahlreiche Ausbreitungswege vom Pulpakavum in

das umgebende Gewebe zur Verfügung, sodass von erkrankten Zähnen Infektionen in die umgebenden Weichgewebe vordringen und dort Entzündungen verursachen können.

Anaerobe Bakterien sind für die Entstehung von odontogenen Entzündungen von überragender Bedeutung. Pro Abszess finden sich durchschnittlich 4 – 14 verschiedene Bakterienstämme. Bei den Aerobiern sind Streptokokken und bei den Anaerobiern Prevotella- und Bacteroides-Arten, Peptostreptokokken sowie Fusobakterien am häufigsten vertreten.

Während bei Erwachsenen Candida spp. in odontogenen Abszessen extrem selten sind, wurden im Milchgebiss in über 40 % aller Fälle im Keimspektrum odontogener Abszesse Sprosspilze nachgewiesen. Gleichzeitig ist für die Zuckerteekaries die dichte Besiedlung der kariösen Zahnhartsubstanz und des Speichels mit Candida spp. bekannt. Unklar ist derzeit, ob die in den Abszessen nachgewiesenen Sprosspilze harmlose Kommensalen der Mundhöhle, oder ob sie als ursächlich für die Entstehung der odontogenen Infektion anzusehen sind.

Epidemiologie

Gesicherte Daten zur Prävalenz dentogener Abszesse liegen nicht vor. Mit dem Beginn des Zahndurchbruchs sind entzündliche Komplikationen etwa doppelt so häufig im Unterkiefer wie im Oberkiefer lokalisiert. Gründe hierfür sind neben einer höheren Kariesanfälligkeit der Unterkieferzähne in der dickeren Kompakta des Unterkiefers zu sehen. Mit fortschreitendem Alter nimmt die Inzidenz odontogener Entzündungen kontinuierlich zu. Der Gipfel der Infektionshäufigkeit wird zwischen dem 5. und 10. Lebensjahr erreicht. Dentogene Kieferhöhlenentzündungen treten bei Kindern selten auf, da im Gegensatz zum Erwachsenen die Zähne noch nicht die enge anatomische Beziehung zur Kieferhöhle haben. Pyogene Weichteilinfektionen sind vor der 1. Dentition äußerst selten.

Diagnose

Für die sichere Diagnose der dentogenen Infektionen reicht das klinische Bild meist aus. Differenzialdiagnostisch sind bei vorliegenden Schwellungen der Schleimhaut und/oder des Knochens odontogene und nicht odontogene Zysten, Tumoren, sowie tumorähnliche Läsionen abzugrenzen.

Therapie (Evidenzgrad III)

Grundsätzlich sollte beim Verdacht auf Vorliegen einer odontogenen Entzündung das Kind baldmöglichst zum Zahnarzt überwiesen werden. Dort durchzuführende lokale Maßnahmen (z. B. Trepanation oder Extraktion des betroffenen Zahns, Inzision des Abszesses) sind zumeist ausreichend. Bei kleineren, gut abgegrenzten akuten Prozessen sowie bei allen chronischen Entzündungen ist eine systemische antibakterielle Therapie nicht erforderlich. Lediglich bei Abszessen mit einer klar erkennbaren Ausbreitungstendenz (Logenabszesse), bei hoch akutem Verlauf (Schluckbeschwerden, hohes Fieber, Schüttelfrost, Mundöffnungsbehinderung, starke Kopfschmerzen oder Nackensteife) und bei Gesichtsphlegmone, ist eine sofortige Verabreichung eines Antibiotikums mit Überweisung und stationärer Aufnahme in eine kieferchirurgische Klinik indiziert.

Bei unbekanntem Erreger ist Penicillin V (50 000 – 100 000 IE/kgKG/Tag oral) das Antibiotikum der Wahl. Patienten mit Penicillinallergie erhalten Clindamycin (30 – 40 mg/kgKG/Tag oral). Die Antibiotikagabe sollte mindestens 2 Tage länger als die klinischen Symptome andauern fortgeführt werden. In einer kontrollierten klinischen Untersuchung wurde nachgewiesen, dass eine kurzzeitige, hochdosierte Amoxicillintherapie der konventionellen Verabreichung von Penicillin V bei der Behandlung akuter Abszesse im Milchgebiss gleichwertig war.

Prophylaxe

Mundhygieneinstruktion, Ernährungsberatung (Entwöhnung von der Nuckelflasche, Verminderung der täglichen Zuckeraufnahme) und frühzeitige Diagnose und Therapie kariöser Läsionen. Unterstützung der Wiederverkalkung initialer kariöser Läsionen durch gezielte Fluoridierungsmaßnahmen (u. a. Zahnpasten, Lösungen, Gele, Lacke) sowie Reduzierung der für die Entstehung der Karies verantwortlichen Mikroorganismen (u. a. Chlorhexidin-Lösungen, -Gele, -Lacke, regelmäßige professionelle Entfernung des bakteriellen Zahnbelags = Plaque).

Zahnkeimosteomyelitis

Klinisches Bild
Der Krankheitsverlauf ist rasant, gekennzeichnet durch hohes Fieber und schwere allgemeine Krankheitssymptome; sehr bald tritt auf der erkrankten Seite eine druckdolente Schwellung und fakultativ ein periorbitales Ödem auf. Frühzeitig können multiple Abszessbildungen der Orbita, des Gaumens und des Mundvorhofes beobachtet werden. Diese Krankheit kommt auch beim Neugeborenen vor.

Ätiologie
Diese durch Staphylokokken oder durch gramnegative Keime und Anaerobier verursachte rhinogene oder hämatogene Infektion des Zahnkeims tritt überwiegend im Oberkiefer auf, dort sowohl im Front- als auch im Seitenzahnbereich.

Epidemiologie
Diese Sonderform der Osteomyelitis ist äußerst selten. Genauere Angaben liegen nicht vor, man darf aber von einer Prävalenz deutlich unter 1 Prozent ausgehen.

Diagnose
Die typische klinische Symptomatik (druckdolente Schwellung der Wange mit kollateralem Ödem des Augenlids) ist eindeutig.

Therapie (Evidenzgrad III)
Die Therapie entspricht jener der akuten dentogenen Osteomyelitis. Eine mikrobiologische Diagnostik mit Antibiogramm vor Antibiotikagabe ist sinnvoll.

Prophylaxe
Eine gezielte Prophylaxe ist derzeit nicht möglich.

Nekrotisierende ulzerierende Gingivitis (NUG)

Synonyma: akut nekrotisierend-ulzerative Gingivitis, fusospirochitäre Gingivitis, „trench mouth", nekrotisierende Gingivitis

Klinisches Bild
Die nekrotisierende ulzerierende Gingivitis ist eine Infektion des weichgewebigen Zahnhalteapparates, charakterisiert durch eine schmerzhafte Gingivitis mit ulzerierenden Nekrosen der Gingivapa-

pillen (= Zahnfleischbereich, der den Raum zwischen 2 Zähnen ausfüllt). Die Ulzera sind kraterförmig oder wie ausgestochen und bedeckt mit einer gelbgräulichen Pseudomembran. Sie können sich auf die vestibulären oder lingualen Anteile der Gingiva ausdehnen. Fieber, Kopfschmerzen, schweres Krankheitsgefühl, schmerzhafte intraorale Schleimhäute, Dysphagie, Appetitlosigkeit, Foetor ex ore und eine zervikale Lymphadenopathie sind häufige Begleiterscheinungen. Unter Therapie bilden sich die Symptome dieser Erkrankung innerhalb weniger Tage zurück.

Ätiologie
Die NUG ist häufig mit dem Nachweis von Prevotella intermedia, Treponemen, Fusobacterium spp. und Selenomonas spp. verbunden. Stress oder emotionale Belastung, Nikotinabusus, virale Infektionen, schlechte Mundhygiene und Mangelernährung sind als prädisponierende Faktoren beschrieben. HIV-Infektion, Malignome und eine medikamentös induzierte Agranulozytose scheinen ebenfalls sehr eng mit der Pathogenese dieser Erkrankung verbunden zu sein.

Epidemiologie
Die NUG hat eine sehr niedrige Prävalenz in Industrieländern, ist aber in Entwicklungsländern bei Kindern und Heranwachsenden häufiger zu sehen. Unbehandelt kann die NUG auch tiefer gelegene Strukturen befallen und so in eine nekrotisierende ulzerierende Parodontitis (NUP) münden oder sich sogar bis in die Gesichtsweichteile hin ausbreiten (Noma).

Diagnose
Die typische klinische Symptomatik (äußerst schmerzhafte Nekrose von leicht blutenden Gingivaarealen) ist eindeutig und eine Labordiagnostik nicht erforderlich. Nur bei rezidivierenden Formen und gleichzeitiger adäquater Kontrolle der bekannten lokalen und systemischen Risikofaktoren ist eine mikrobiologische Diagnostik indiziert.

Therapie (Evidenzgrad III)
Die Therapie besteht aus einer kompletten Depuration der betroffenen Areale durch ein unter Lokalanästhesie durchgeführtes supra- und subgingivales Scaling in Kombination mit einer intensiven Mundhygieneinstruktion. Des Weiteren ist eine 2× tägliche (2–4 Wochen) Mundspülung mit 10 ml einer 0,2 %igen Chlorhexidindiglukonat-Lösung indiziert. Eine antibiotische Behandlung ist

nur dann sinnvoll, wenn Patienten mit einer systemischen Krankheit vorstellig werden oder sich die Krankheit in die Gesichtsweichteile auszubreiten droht. Metronidazol oder Penicillin werden in diesen Fällen als Antibiotika der Wahl empfohlen. Eine regelmäßige zahnärztliche Nachkontrolle des Parodontalstatus in 3- bis 6-monatigen Abständen erscheint sinnvoll.

Prophylaxe
Mundhygieneinstruktion und frühzeitige Diagnose und Therapie möglicher systemischer und lokaler Risikofaktoren. Eine Expositionsprophylaxe ist derzeit nicht möglich.

Nekrotisierende ulzerierende Parodontitis (NUP)

Synonym: akut nekrotisierend-ulzerative Parodontitis

Klinisches Bild
Das klinische Bild gleicht dem einer nekrotisierend-ulzerierenden Gingivitis (NUG), wobei es im Unterschied hierzu, besonders bei rezidivierendem Verlauf der Erkrankung, auch zur fulminanten, beschleunigten Destruktion des hartgewebigen Zahnhalteapparates kommt. Im Gegensatz zu den Befunden bei aggressiver oder chronischer Parodontitis sind die Taschensondierwerte (= Distanz zwischen der Lage einer stumpfen Sondenspitze und Gingivalsaum; normal: 2 – 3 mm), bedingt durch den Papillenverlust, meist nur diskret erhöht.

Ätiologie
In den Läsionen kann eine überwiegend anaerobe Mikroflora, bestehend aus Treponema spp., Selenomonas spp., Fusobacterium nucleatum, Prevotella intermedia und Porphyromonas gingivalis identifiziert werden. Die systemischen oder lokalen Risikofaktoren entsprechen denen der NUG.

Epidemiologie
Daten zur Prävalenz der NUP bei ansonst klinisch inapparenten Patienten liegen nicht vor. Das Auftreten einer NUP bei gesunden Patienten ist aber äußerst selten und verdächtig auf das Vorliegen eines Immundefektes (z. B. Granulozytenfunktionsdefekte). So wird bspw. bei HIV-infizierten Patienten eine Prävalenz der NUP von 5 % beschrieben.

Diagnose
Die typische klinische Symptomatik ist eindeutig.

Therapie (Evidenzgrad III)
Die Therapie entspricht derjenigen der NUG. Eine adjuvante Antibiotikatherapie ist nur bei rezidivierenden Formen, bei Patienten mit einer systemischen Krankheit oder aber bei Gefahr der Ausbreitung in die Gesichtsweichteile indiziert. Metronidazol oder Penicillin werden in diesen Fällen als Antibiotika der Wahl empfohlen. Eine regelmäßige zahnärztliche Nachkontrolle des Parodontalstatus in 3- bis 6-monatigen Abständen erscheint sinnvoll.

Prophylaxe
Mundhygieneinstruktion sowie frühzeitige Diagnose und Therapie möglicher systemischer und lokaler Risikofaktoren. Eine Expositionsprophylaxe ist derzeit unmöglich.

Noma

Synonyma: Wasserkrebs, Cancrum oris, Mundkrebs, Gangraena scorbutica, brandiges Mundgeschwür

Klinisches Bild
Ulzeromembranöse, nekrotisierende oder gangränöse Entzündung der Mundschleimhaut, Wangen und Lippen, die im fortgeschrittenen, unbehandelten Stadium die Weich- und Hartgewebe des Kiefer-Gesicht-Bereichs infiltriert und zerstört. Klinisch bietet sich das Bild einer schweren bis hin zur Sepsis reichenden Infektion bei meist hochgradig reduziertem Ernährungs- und Allgemeinzustand. Bei Überleben der akuten Infektion bleiben oft schwere bis schwerste Mutilationen im Mund-Kiefer-Gesicht-Bereich zurück. Um einer sozialen Stigmatisierung der Familie vorzubeugen, werden die betroffenen Kinder in einigen Kulturkreisen häufig isoliert und entgehen damit einer frühzeitigen Diagnose und Therapie der Erkrankung.

Ätiologie
Die Ätiologie der Noma als wahrscheinlich fulminante Form der NUG bzw. NUP ist bisher nicht eindeutig geklärt. Der durch Unterernährung bedingte Mangel an Vitaminen, Spurenelementen und essenziellen Aminosäuren in Kombination mit unzureichenden hygienischen Verhältnissen

wird maßgeblich für die Ausbildung dieser lebensbedrohlichen Infektion verantwortlich gemacht. Prevotella intermedia, Fusobacterium nucleatum, Peptostreptococcus micros, Campylobacter spp., Borrelien und Streptokokken werden in Nomaläsionen häufig nachgewiesen. In fast 90 % der Fälle wird Fusobacterium necrophorum gefunden, ein Keim, der normalerweise als Kommensale im Gastrointestinaltrakt von Pflanzenfressern vorkommt.

Epidemiologie

Noma ist in Industrieländern als absolute Rarität anzusehen und tritt heute überwiegend in Afrika, Asien und Südamerika auf. In Afrika wird die Inzidenz mit 1 – 7, in endemischen Regionen (Sahelzone) mit bis zu 12 Fällen pro 1000 Einwohner beziffert. Die Letalität beträgt unbehandelt 70 – 90 %.

Diagnose

Das klinische Bild einer ulzerierenden, gangränösen, mutilierenden Entzündung der Weich- und Hartgewebe der Mund-Kiefer-Gesicht-Region ist für die Diagnose richtungsweisend. Eine mikrobiologische Diagnostik ist wünschenswert, wird aber in der Regel aufgrund der fehlenden Infrastruktur in den Endemiegebieten meist nicht durchgeführt.

Therapie (Evidenzgrad III)

Im akuten Stadium sind eine sofortige antibiotische, vorzugsweise intravenöse Therapie mit Penicillinderivaten, lokal antiseptische Maßnahmen und eine chirurgische Wundtoilette angezeigt. Um den negativen Effekt der Mangelernährung auf den Immunstatus entgegenzuwirken, ist eine Substitutionstherapie indiziert. Nach Ausheilung erfolgt in Abhängigkeit von der Defektausdehnung eine operativ-rekonstruktive Rehabilitation.

Prophylaxe

Die wirksamste Prophylaxe besteht aus einer dringend notwendigen Bekämpfung der Mangelernährung sowie einer Verbesserung der hygienischen Bedingungen (z. B. räumliche Trennung von Nutztierhaltung und häuslicher Umgebung, Verbesserung der Mundhygiene). Zumindest eine verstärkte Aufklärung der Bevölkerung über die Erkrankung wäre wünschenswert, um einer Stigmatisierung betroffener Kinder vorzubeugen.

Aggressive Parodontitis

Synonyma: früh beginnende Parodontitis, juvenile Parodontitis, präpubertäre Parodontitis, rapid progressive Parodontitis

Klinisches Bild

Das klinische Bild reicht von einer lokalisierten (hier besonders die bleibenden Schneidezähne und die 1. Molaren betreffenden) bis hin zur generalisierten Entzündung aller Parodontia mit gelegentlicher Ausbildung von Parodontalabszessen. Im Unterschied zu der bei Kindern und Jugendlichen häufig zu beobachtenden Gingivitis (entzündliche Rötung und Schwellung des Gingivasaums sowie „Zahnfleischbluten") sind zusätzlich erhöhte Taschensondierwerte charakteristisch und diagnostisch richtungsweisend. Mit Ausnahme akuter abszedierender Prozesse (druckdolente und fluktuierende Schwellung der Gingiva um den betroffenen Zahn; Parodontalabszess) sind aggressive Parodontitiden in der Regel nicht schmerzhaft und werden daher häufig erst im fortgeschrittenen Stadium diagnostiziert. Darüber hinaus ist eine mangelhafte Mundhygiene nicht zwingend mit dem Auftreten einer aggressiven Parodontitis korreliert. Die durch den chronisch-inflammatorischen Prozess induzierte Destruktion des zahntragenden Weich- und Hartgewebes kann je nach Beginn und Ausbreitung zum vorzeitigen Verlust der Primär- und/oder Sekundärdentition führen. Neben ernsten sozialen (Ausgrenzung und „Hänselung") und medizinischen (Nahrungsaufnahme, Sprachkompetenz) Konsequenzen des vorzeitigen Zahnverlusts sind die Folgen zahnmedizinisch (Kiefer-Gesichts-Wachstum) äußerst problematisch für Therapie und Rehabilitation. Daher sind rezidivierende Entzündungen, progrediente Lockerung und Wanderung der Zähne (insbesondere der bleibenden Zähne) im Kindesalter immer verdächtig auf aggressive Parodontitiden und sollten frühzeitig bei differenzialdiagnostischen Überlegungen miteinbezogen werden.

Ätiologie

Die Ätiologie aggressiver Parodontitiden im Kindesalter scheint multikausal zu sein und ist bisher nicht abschließend geklärt. Bei ansonsten systemisch unauffälligen Patienten wurden zum Teil Funktionsstörungen der neutrophilen Granulozyten, eine verminderte Phagozytose und hyperinflammatorische Prozesse beschrieben. Im Unterschied hierzu wird eine aggressive Parodontitis gehäuft bei Patienten mit systemischen Erkrankungen wie dem Papillon-Lefèvre-Syndrom, Chediak-Higashi-Syndrom, Trisomie 21, zyklischen Neutropenie, „lazy leukocyte syndrome" und Diabetes mellitus beschrieben. Auch im Verlauf von immundepressiven Erkrankungen unterschiedlichster Genese werden aggressive Parodontitiden gehäuft beobachtet und sollten bei entsprechend disponierten Patienten bei einer evtl. Fokussuche in die Differenzialdiagnose miteinbezogen werden.

Aus mikrobiologischer Sicht scheint Aggregatibacter actinomycetemcomitans der hauptpathogene Erreger dieser Erkrankungsform zu sein. Weiterhin eng mit aggressiven Parodontitiden assoziiert sind Porphyromonas gingivalis, Tannerella forsythia, Eikenella corrodens, Prevotella intermedia, Treponema denticola, Campylobacter rectus sowie Streptokokken, Aktinomyzeten und Peptostreptokokken.

Epidemiologie

Im Allgemeinen ist die Prävalenz aggressiver Parodontitiden bei Kindern gering und wird mit 0,9 – 4,5 % beziffert. Je nach ethnischer Zugehörigkeit können aber deutliche Unterschiede festgestellt werden. So konnte in den USA bei Schulkindern (5 – 17 Jahren) kaukasischer Abstammung eine Prävalenz von 0,2 %, bei afroamerikanischer Abstammung jedoch eine von 2,6 % beobachtet werden.

Diagnose

Entzündungszeichen an der Gingiva, erhöhte Taschensondiertiefen und röntgenologisch erkennbare Alveolarknochenverluste sind charakteristisch. Eine mikrobiologische Diagnostik der subgingivalen Plaque vor Antibiotikagabe ist sinnvoll. Nur bei therapierefraktären Verläufen und wiederholten Antibiotikagaben ist zusätzlich ein Antibiogramm zur Resistenzbestimmung zu fordern. Besonderes Augenmerk gilt der Diagnose und Therapie kausativer immundepressiver Erkrankungen.

Therapie (Evidenzgrad III)

Neben Behandlung der ggf. zugrunde liegenden Krankheit umfasst die zahnmedizinische Therapie eine konservative Parodontitistherapie, bestehend aus einem supra- und subgingivalen Debridement in Kombination mit einer spezifischen, gegen die intraoral nachweisbaren parodontopathogenen Erreger gerichteten, ergänzenden oralen Antibiotikatherapie sowie einer 2 × täglichen (über 2 Wochen) Mundspülung mit 10 ml einer 0,2 %igen Chlorhexidindiglukonat-Lösung. In Abhängigkeit vom Ergebnis der konservativen Therapie wird diese Therapie durch chirurgische Maßnahmen ergänzt. Eine engmaschige Nachsorge alle 3 Monate ist notwendig, um die Progredienz der Erkrankung zu stoppen, ein Rezidiv ggf. frühzeitig zu erkennen und adäquat zu therapieren.

Prophylaxe

Eine Expositionsprophylaxe ist nicht möglich, jedoch ist eine frühzeitige Diagnose und Therapie evtl. systemischer Risikofaktoren in Kombination mit engmaschigen zahnärztlichen Kontrollen indiziert, um das Auftreten der Erkrankung zu vermeiden und ggf. rechtzeitig zu intervenieren.

Literatur

American Academy of Periodontology. Periodontal diseases of children and adolescents. J Periodontol 2003; 74: 1696 – 1704

Beikler T, Karch H, Flemmig TF. Adjuvante Antibiotika in der Parodontitistherapie. Gemeinsame Stellungnahme der Deutschen Gesellschaft für Parodontologie (DGP) und der Deutschen Gesellschaft für Zahn, Mund- und Kieferkrankheiten (DGZMK). DZZ 2003; 58(5): 263 – 265

Beikler T, Karch H, Flemming TF. Mikrobiologische Diagnostik in der Parodontitistherapie. Gemeinsame Stellungnahme der Deutschen Gesellschaft für Parodontologie (DGP) und der Deutschen Gesellschaft für Zahn, Mund- und Kieferkrankheiten (DGZMK). DZZ 2005; 60: 660 – 662

Haffajee AD, Socransky SS, Gunsolley JC. Systemic anti-infective periodontal therapy. A systematic review. Ann Periodontol 2003; 8: 115 – 181

Schulz S. Pyogene Infektionen der Kiefer und benachbarter Weichteile an einer Poliklinik. Zahn-, Mund- u Kieferheilk 1980; 68: 845 – 857

Seow WK. Diagnosis and management of unusual dental abscesses in children. Aust Dent J 2003; 48: 156 – 168

 Koordinator:
   T. F. Flemmig

   Mitarbeiter:
   T. Beikler, E. Schäfer

Peritonitis

Synonyma: Bauchfellentzündung, Bauchfellvereiterung, abdominale Sepsis

Formen. Die Peritonitis ist die häufigste Ursache des akuten Abdomens im Kindesalter. Neben der Abgrenzung zwischen umschriebener, lokaler Peritonitis – meist mit Abszedierung – und generalisierter oder diffuser Peritonitis unterscheidet man nach pathogenetischen Gesichtspunkten zwischen der primären und der sekundären Bauchfellentzündung. Weitere seltene Formen sind die abakteriell-chemische bzw. abakteriell-physikalische Peritonitis.

Primäre Peritonitis

Diese Form der Bauchfellentzündung entsteht meist hämatogen, selten auch lymphogen. Typischerweise lässt sich in der Bauchhöhle kein Infektionsherd finden. Die primäre Entzündung des Bauchfells tritt vornehmlich im Kleinkindesalter auf, häufig assoziiert mit einem nephrotischen Syndrom, nach Splenektomie oder im Rahmen von Hepatopathien mit begleitendem Aszites. Selten wird die hämatogene Peritonitis im Neugeborenenalter beobachtet.

Klinisches Bild

Die primäre Peritonitis ist durch das Bild des septischen Schocks gekennzeichnet: hohes Fieber, reduzierter Allgemeinzustand, Gasaustauschstörung, Tachykardie mit Blutdruckabfall, diffuse Druckschmerzhaftigkeit des Abdomens mit Abwehrspannung und Zeichen eines paralytischen Ileus.

Ätiologie

Das Keimspektrum umfasst gramnegative Stäbchen, grampositive Kokken oder Anaerobier. Am häufigsten werden E. coli, Streptokokken, Yersinien sowie Haemophilus influenzae, in seltenen Fällen auch Pneumokokken nachgewiesen; die Übertragung ist vorwiegend hämatogen.

Epidemiologie

Es liegen keine gesicherten Daten vor. Als Risikofaktoren sind Splenektomie und nephrotisches Syndrom anzusehen.

Diagnose

Laborchemisch lassen sich eine Leukozytose mit Anstieg aller Entzündungsparameter, in fortgeschrittenen Stadien eine Azidose sowie Störungen der Blutgerinnung nachweisen; zusätzlich müssen Blutkulturen angelegt werden (anaerob und aerob sowie Grampräparat). Sonografisch stellen sich dilatierte, flüssigkeitsgefüllte Darmschlingen ohne erkennbare Peristaltik dar. Auf der Röntgen-Abdomenübersicht sind als Zeichen eines paralytischen Ileus Spiegelbildungen bzw. der verstrichene Psoasrand bei Vorliegen von freier Flüssigkeit nachweisbar. Nur im Falle einer vorbekannten Hepatopathie bzw. eines nephrotischen Syndromes kann die Aszitespunktion unter sonografischer Kontrolle zum Nachweis einer primären Peritonitis und zur kulturellen Anzüchtung des pathogenen Keimes diskutiert werden. Eine sichere Diagnose, vor allem der Ausschluss anderer Ursachen für das akute Abdomen, kann nur durch die Laparotomie oder zumindest durch die Laparoskopie gestellt werden.

Therapie (Evidenzgrad IV)

Wurde eine primäre Peritonitis diagnostiziert, sollte bei unbekanntem Erreger unmittelbar mit einem Cephalosporin (Ceftazidim oder Cefotaxim 100 mg/kgKG/Tag) kombiniert mit Metronidazol (20 mg/kgKG/Tag) intravenös behandelt werden (alternativ mit Piperacillin 200 mg/kgKG/Tag und Sulbactam 50 mgkgKG/Tag). Gleichzeitig muss bei vorliegender Schocksymptomatik entsprechend Volumen substituiert und zur Entlastung des Intestinaltraktes eine nasogastrale Sonde gelegt werden. Gelang durch Aszites- bzw. Blutkultur die Anzüchtung des pathogenen Keimes, wird nach entsprechender Austestung die antibiotische Therapie modifiziert. Eine intraperitoneale Gabe von Antibiotika ist überflüssig.

Prophylaxe

Gefährdete Kinder (z. B. nach Splenektomie, nephrotisches Syndrom) sollten zur Vorbeugung einer Peritonitis gegen Pneumokokken, H. influenzae Typ b (Hib) und Meningokokken (Typ C) geimpft werden sowie für mindestens 2 Jahre eine orale Penicillinprophylaxe erhalten (siehe auch S. 122).

Sekundäre Peritonitis

Diese Form der Peritonitis ist meist Folge einer bakteriellen Kontamination der freien Bauchhöhle durch einen Defekt in der Darmwand oder Folge einer fortgeleiteten Infektion nach Abszedierungen in parenchymatösen Organen. Eine Sonderform stellt die Peritonealdialyseperitonitis dar.

Klinisches Bild

Wie bei der primären Form sind hohes Fieber, diffuse Abdominalschmerzen mit Abwehrspannung, Übelkeit und Erbrechen die Leitsymptome. Bei der lokalen Bauchfellentzündung ist das klinische Bild weniger ausgeprägt; die reflektorische Abwehrspannung der Bauchdecke ist hier lediglich umschrieben. Unabhängig von der Ätiologie entwickelt sich schließlich ein paralytischer Ileus. In fortgeschrittenen Stadien kommt es durch Flüssigkeitsverschiebungen in den 3. Raum zur Symptomatik eines Volumenmangelschocks.

Ätiologie

Als häufigste Ursache ist die Durchwanderung bei der phlegmonösen Appendizitis bzw. die unmittelbare Kontamination des Bauchraumes nach Perforation des Wurmfortsatzes zu nennen. Übertritt von infektiösem Darminhalt in die Bauchhöhle mit der Entwicklung einer sekundären Peritonitis kann außerdem bei jeder obstruktiven intestinalen Passagestörung beobachtet werden. Im Rahmen der Frühgeburtlichkeit tritt die sekundäre Bauchfellentzündung als Komplikation einer nekrotisierenden Enterokolitis am häufigsten auf. Das bakteriologische Spektrum gleicht im Wesentlichen dem der primären Peritonitis, mit Ausnahme der Pneumokokken-Peritonitis. Meist liegen Mischinfektionen aus aeroben (E. coli, Enterokokken) und anaeroben Keimen (z. B. Bacteroides-Arten) vor; der isolierte Erreger ist oft nicht der einzige Erreger. Keimaszensionen (Neisseria gonorrhoea, Chlamydia trachomatis) über die Tuben, die zu einer Peritonitis führen, sind eine

Rarität und werden nahezu ausschließlich bei Mädchen nach der Pubertät beobachtet. Bei der Peritonealdialyseperitonitis liegt eine sekundäre Besiedlung des Dialysats durch Staphylococcus aureus, Staphylococcus epidermidis, Pseudomonas aeruginosa oder Enterobacteriaceae vor.

Diagnose

Laborchemische Befunde entsprechen weitgehend denen nach primärer Peritonitis. Auch hier ist die Abnahme von Blutkulturen obligat. Sonografisch sind dilatierte Darmschlingen und freie Flüssigkeit erkennbar. Auf der Röntgen-Abdomenübersicht lässt sich evtl. das Bild eines Ileus mit Spiegelbildungen, freie Luft bzw. der verstrichene Psoasrand bei Vorliegen von freier Flüssigkeit nachweisen. Die Peritonealdialyseperitonitis lässt sich durch bakteriologische Kultur und zytologische Untersuchungen des Dialysats (> 100 Leukozyten/µl, > 50 % Granulozyten) nachweisen.

Therapie (Evidenzgrad IV)

Nach Stabilisierung der Kreislaufparameter durch entsprechende Volumensubstitution ist unmittelbar die Laparotomie angezeigt. Bereits präoperativ sollte eine empirische antibiotische Therapie mit einem Cephalosporin (Ceftazidim oder Cefotaxim 100 mg/kgKG/Tag intravenös) kombiniert mit Metronidazol (20 mg/kgKG/Tag intravenös) eingeleitet werden (alternativ: Piperacillin 200 mg/kgKG/Tag mit Sulbactam 50 mg/kgKG/Tag). Nach meist medianer Längslaparotomie erfolgt die chirurgische Sanierung des Fokus. Eine Perforation wird entsprechend versorgt, Abszedierungen ausgeräumt und ggf. die Bauchhöhle ausgiebig debridiert und gespült. In schweren Fällen muss die programmierte Peritoneallavage vorgenommen werden, das heißt in 2-tägigen Intervallen wird die Bauchhöhle eröffnet und erneut gespült. Zusätzlich kann je nach den aus der Peritonealflüssigkeit angezüchteten Erregern das antibiotische Behandlungsregime erweitert bzw. modifiziert werden (*cave:* Mischinfektion).

Bei Vorliegen einer Peritonealdialyseperitonitis sollte 1-malig Vancomycin oder Teicoplanin und Gentamicin intravenös verabreicht sowie über 14 Tage in das Dialysat instilliert werden: 25 mg Vancomycin/l Dialysat oder 20 mg Teicoplanin/l und 4 – 5 mg Gentamicin oder Tobramycin/l. Bei Vorliegen einer Tunnelinfektion muss weiter intravenös antibiotisch therapiert werden.

Abakteriell-chemische/ physikalische Peritonitis

Primär sterile Körperflüssigkeiten wie Galle, Blut oder Urin in der freien Bauchhöhle führen zu einem peritonealen Reizzustand. Dies gilt auch für bereits intrauterin durch eine Darmperforation in die Bauchhöhle ausgetretenes Mekonium, das eine fibroblastische Peritonitis mit Fremdkörpergranulomen und Verkalkungen verursacht. Durch sekundäre Keimbesiedlung kann sich aus einer primär abakteriell-chemischen Peritonitis eine bakterielle Bauchfellentzündung entwickeln.

Klinisches Bild

Cholaskos bzw. Urinaskos führen, ähnlich wie intraperitoneale Blutansammlungen, zu einem peritonealen Reizzustand mit diffuser Druckschmerzhaftigkeit des Abdomens evtl. mit Abwehrspannung. Das klinische Vollbild einer Peritonitis entsteht erst nach bakterieller Superinfektion. Die Mekoniumperitonitis beim Neugeborenen entspricht dem klinischen Bild eines obstruktiven Ileus; Leitsymptome sind aufgetriebenes Abdomen und galliges Erbrechen.

Diagnose

Unter den bildgebenden Verfahren ist die Sonografie zunächst am ehesten geeignet, jegliche freie Flüssigkeit im Abdomen darzustellen. Bei Vorliegen einer Mekoniumperitonitis zeigen sich radiologisch auf der Übersichtsaufnahme neben Spiegelbildungen im Dünndarmbereich intraabdominale Verkalkungsmuster als Hinweis auf bereits intrauterin abgelaufene Darmperforationen.

Therapie (Evidenzgrad IV)

Die meisten Formen der abakteriell-chemischen Peritonitis müssen chirurgisch behandelt werden: im Falle der Mekoniumperitonitis muss der obstruktive Ileus beseitigt sowie durch Spülung und Debridement der Bauchhöhle eine Superinfektion vermieden werden. Im Falle eines Cholaskos bzw. Urinaskos ist es ebenfalls erforderlich, operativ ein Leck im Bereich der Gallen- oder der ableitenden Harnwege zu versorgen. Die Indikation zur Laparotomie beim Hämatoperitoneum richtet sich weitgehend nach Ausmaß und Genese der Blutung. So kann bei gering Hb-wirksamen Blutverlusten, bspw. nach Milzruptur, zunächst abgewartet werden; bei Ausbildung einer Peritonitis bzw. weiter bestehender Transfusionspflichtigkeit ist eine chirurgische Intervention unabdingbar. Darüber hinaus sollte bei jeder Form einer abakteriell-chemischen Peritonitis zur Vermeidung einer bakteriellen Superinfektion eine antibiotische Therapie mit einem Cephalosporin und Metronidazol eingeleitet werden.

 Koordinator:
S. Kellnar

Mitarbeiter:
M. Weiß

Sepsis

Definition

In der Vergangenheit wurden Begriffe wie Sepsis, Septikämie oder Sepsissyndrom sehr unterschiedlich definiert. Deshalb wurde 1991 und 2001 von Konsensuskonferenzen eine für Erwachsene gültige Terminologie eingeführt bzw. bestätigt, die 2005 in einer weiteren Konferenz an pädiatrische Besonderheiten angepasst wurde (Tab. **155**). Allerdings wurden diese Definitionen mehr zur Einteilung von Patienten für Studien und weniger für die klinische Anwendung konzipiert. In der klinischen Realität ergeben sich manchmal Schwierigkeiten mit der Zuordnung zu den Diagnosegruppen und diese kann sich auch im Verlauf der Erkrankung verschieben. Im Wesentlichen wird die Sepsis als

eine systemische, entzündliche Reaktion (SIRS, die auch andere Ursachen wie Trauma, Verbrennung etc. haben kann) bei nachgewiesener oder klinisch wahrscheinlicher Infektion definiert.

Klinisches Bild

Die Befunde und Symptome einer Sepsis sind sehr variabel und einzeln betrachtet weder spezifisch noch beweisend. Primäre Symptome können Fieber, Schüttelfrost, Tachykardie, Tachypnoe und/oder Hautveränderungen (verlängerte Rekapillarisierungszeit, Petechien) sein. Charakteristisch für Früh- und Neugeborene sind ein graues Hautkolorit, Hypothermie und Apnoen. Ein Abfall des Blut-

Tabelle **155** Definitionen der Konsensuskonferenz (pädiatrische Besonderheiten sind hervorgehoben).

Sepsis	systemische, entzündliche Reaktion auf eine Infektion = SIRS + klinischer Verdacht auf Infektion
SIRS	mindestens 2 der folgenden 4 Kriterien, mindestens aber abnorme Körpertemperatur oder Leukozytenzahlen: Kerntemperatur > 38,5 °C oder < 36 °C Herzfrequenz > 2 SD über Normalwert[1] über 0,5 – 4 Stunden, bzw. für Säuglinge: Bradykardie < 10. Perzentile (s. u.) ohne andere Erklärung und > 0,5 Stunden Atemfrequenz > 2 SD über normal[1], bzw. Beatmungspflichtigkeit, ohne andere Erklärung Leukozytose oder -penie (s. u.[1], nicht bei chemotherapiebedingter Leukopenie) oder > 10 % stabkernige Granulozyten
septischer Schock	Sepsis und kardiovaskuläre Insuffizienz trotz der Gabe eines Volumenbolus (isotonische Lösung, > 40 ml/kgKG innerhalb 1 Stunde): syst. RR < 5. Perzentile **oder** Adrenergikabedarf, um syst. RR normal zu halten **oder** 2 der folgenden Bedingungen: unerklärte metabolische Azidose: BE < –5,0 mval/l arteriell gemessenes Laktat > 2-fach über Norm Urinproduktion < 0,5 ml/kgKG/Stunde Rekapillarisierungszeit: > 5 Sekunden Kern-zu-Peripherie-Temperatur: Differenz > 3 °C)
schwere Sepsis	Sepsis plus eine der folgende Störungen: kardiovaskuläre Dysfunktion **oder** ARDS (: PaO_2/FIO_2 < 200 mmHg, bilaterale Infiltrate, akuter Beginn, kein Linksherzversagen) **oder** > 2 sonstige Organdysfunktionen[2]

[1] Grenzwerttabelle siehe Tab. **156**
[2] Organversagen: **kardiovaskulär** – s. o. unter septischer Schock; **respiratorisch** – PaO_2/FIO_2 > 300 (ohne vorbestehende Herz- oder Lungenerkrankung) oder $PaCO_2$ > 65 mmHg oder 20 mmHg über vorbestehendem $PaCO_2$ oder > 50 % FIO_2 erforderlich, um SaO_2 > 92 % zu halten **oder** Beatmungspflichtigkeit; **neurologisch** – Glasgow Coma Scale < 11 oder akute Verschlechterung des Scales um > 4 Punkte von einem abnormen Vorwert aus; **hämatologisch:** Thrombozytenzahl < 80 000/mm^3 oder Abfall um 50 % unter den Höchstwert der letzten 3 Tage (hämatoonkologische Patienten) oder International normalized Ratio (INR) > 2 (nicht direkt umrechenbar, entspricht aber in vielen Labors einem Quick-Wert von ca. 30 %); **renal** – Serum-Kreatinin > 2 × obere Normalgrenze oder Verdoppelung des Basiswertes; **hepatisch** – Gesamt-Bilirubin > 4 mg/dl (außer bei Neugeborenen) oder Serum-GPT 2-fach über Normalwert

Tabelle **156** Grenzwerttabelle (5. %ile bzw. 95. %ile) zur Sepsisdefinition der Konsensuskonferenz.

Altersgruppe	Herzfrequenz [/min]		Atemfrequenz [/min]	Leukozyten [10³/ mm³]	Systol. RR [mmHg]
	Tachykardie	**Bradykardie**			
0 – 6 Tage	> 180	< 100	> 50	> 34	< 65
7 – 28 Tage	> 180	< 100	> 40	> 19,5 oder < 5	< 75
1 – 11 Monate	> 180	< 90	> 34	> 17,5 oder < 5	< 100
1 – 5 Jahre	> 140	–	> 22	> 15,5 oder < 6	< 94
6 – 12 Jahre	> 130	–	> 18	> 13,5 oder < 4,5	< 105
13 – 17 Jahre	> 110	–	> 14	> 11 oder < 4,5	< 117

druckes ist bei Kindern ein sehr spätes Sepsiszeichen.

Mit zunehmender Kreislaufinsuffizienz kommen Zeichen von Organdysfunktionen (MOF: Multiorganversagen) hinzu (siehe Tab. 155). Die schwerste Form stellt der septische Schock mit generalisiert insuffizienter Gewebeperfusion dar.

Ätiologie, Pathogenese

Auslöser einer Sepsis können gramnegative und -positive Bakterien, Viren, Pilze oder Protozoen sein. Häufig nachgewiesene Erreger sind nach der Neonatalperiode vor allem Pneumokokken, Staphylokokken, Meningokokken, A-Streptokokken, E. coli, Haemophilus influenzae Typ b (ungeimpfte Kinder), bei nosokomialen Infektionen sind es Staphylokokken und Enterobacteriaceae wie Klebsiellen, Enterobacter und Serratia. Über Kathetersepsis siehe S. 709. Als Eintrittspforten kommen Infektionen der Haut, Weichteile sowie Respirations-, Gastrointestinal- und Urogenitaltrakt infrage; in bis zu 50 % findet sich allerdings weder eine Eintrittspforte noch ein primärer Sepsisherd. Hämatogen entstandene Absiedelungen treten gelegentlich auf (an Meningen, Lunge, Leber, Milz, Skelett, Haut etc.).

Durch verschiedene Mechanismen (z. B. Endotoxinwirkung an TLRs: „toll-like receptors") wird die Ausschüttung von endogenen Mediatoren (Interleukinen, Tumornekrosefaktor, Sauerstoffradikalen, Proteasen usw.) stimuliert. Eine Interaktion von Neutrophilen, Makrophagen etc. mit den Endothelien (mittels Adhäsionsmolekülen, Selectinen, Integrinen, Oligosacchariden etc.), können zur Zunahme der Gefäßpermeabilität mit Flüssigkeitsabstrom in das Interstitium und intravasaler Hypovolämie führen. Eine lokale Störung der Perfusion kann auch bei normalem Blutdruck durch Eröffnung von Shunts und mikrovaskulärer Zell-

aggregation zur Gewebehypoxie führen (distributiver Schock). Durch Erhöhung des Herzzeitvolumens (hyperdynamer Schock) wird vom Organismus zunächst versucht, eine ausreichende Organperfusion zu erhalten. Allerdings ist nicht selten auch die Myokardfunktion beeinträchtigt (hypodynamischer Schock), sodass diese Kompensation dann inadäquat bleibt. Hält die unzureichende Sauerstoffversorgung der Gewebezellen an, so kann der septische Schock in ein Multiorganversagen übergehen.

Es kann eine prognostisch ungünstige primäre Hyporeaktivität des Immunsystems bestehen, oder eine solche kann sich nach einer initial manchmal überschießenden Entzündungsreaktion sekundär entwickeln. Die meisten Todesfälle treten in einer Phase der Hyporeaktivität auf, was die Erfolglosigkeit immunsuppressiver Therapieansätze erklären könnte.

Epidemiologie

Die Häufigkeitsverteilung der Sepsis zeigt im Kindesalter 2 Altersgipfel: der eine liegt in der Neugeborenenperiode und ein 2. im frühen Kleinkindalter. Bis zu 25 % der auf einer pädiatrischen Intensivstation behandelten Patienten haben eine Sepsis, wobei es sich bei ca. 20 % davon um nosokomiale Infektionen handelt.

Es wurden genetische Risikofaktoren identifiziert, die möglicherweise das Auftreten schwerer Verläufe bei Sepsis begünstigen: männliches Geschlecht bei Neugeborenen und Säuglingen, Polymorphismen der immunmodulatorischen Signalübertragung wie TLR, CD14, IL-6, IL-10, TNFα, -β und von Proteinen der humoralen Abwehr (z. B. „mannose-binding-lectin", „bactericidal/permeability increasing protein") sowie von Gerinnungsfaktoren (z. B. Plasminogen-Aktivator-Inhibitor).

Untersuchungen hinsichtlich des Erregerspektrums zeigen eine Häufigkeitsabnahme von H. influenzae Typ b (Effekt der Hib-Schutzimpfung) und eine Zunahme von Enterobacteriaceae, koagulase-negativen Staphylokokken und Enterokokken. Staphylokokken und Enterokokken werden am häufigsten bei nosokomialen Infektionen nachgewiesen, meist in Verbindung mit Gefäßkathetern und Infektionen der tiefen Atemwege. In letzter Zeit sind auch septisch verlaufende Infektionen mit ESBL- (Extended-Spectrum-Beta-Laktamase-)tragenden gramnegativen Bakterien berichtet worden, ebenso durch Keime mit Fluorquinolon-Resistenzen. Diese sowie auch MRSA-Infektionen kommen besonders auch bei Kindern mit HIV-Infektionen oder onkologischen Erkrankungen, aber auch auf einzelnen herzchirurgischen Stationen vor. Die Kenntnis des lokalen Erregerspektrums und der Resistenzsituation erlaubt hier die Wahl einer entsprechenden empirischen Therapie. In den USA und Neuseeland wurden kürzlich schwerste septische Infektionen durch nicht nosokomial erworbene MRSA bei Kindern berichtet.

Diagnose

Die Diagnose einer Sepsis wird *klinisch* gestellt (SIRS + nachgewiesene oder klinisch wahrscheinliche Infektion). Zum Erregernachweis sind mehrere Blutkulturen notwendig. Weiterhin können Sekrete (Trachea, Dränagen), Urin, Stuhl, Punktate (Liquor, Pleura, Abszess) sowie Abstriche (Wunden, Nasen-Rachen-Raum) mikrobiologisch untersucht werden. Zum Nachweis eines Sepsisherdes kann neben der klinischen Untersuchung der Einsatz bildgebender Verfahren erforderlich sein.

Die Labordiagnostik dient außer dem Nachweis der Entzündungsreaktion der Erfassung von Organfunktionsstörungen: Leukozyten- und Thrombozytenzahl, Differenzialblutbild, BSG, C-reaktives Protein sowie Elektrolyte, Glukose, Laktat, Kreatinin, GOT (Glutamat-Oxalacetat-Transaminase = Aspartat-Aminotransferase [AST]), GPT (Glutamat-Pyruvat-Transaminase = Alanin-Aminotransferase [ALT]), Bilirubin und Gerinnungsparameter.

Die Bestimmung von Procalcitonin oder IL-6 im Serum zur Diagnostik einer Sepsis ist teilweise üblich geworden, belegen bei hohen Werten aber nur ein SIRS, nicht a priori eine Sepsis. Weniger gebräuchliche Marker wie Endotoxin, Zytokine, Interleukin-1-Rezeptorantagonist, LPS-Rezeptor (soluble CD14-Subtyp) werden gegenwärtig untersucht.

Diese Untersuchungen können frühzeitig Hinweise auf eine beginnende (mikrobielle) Sepsis liefern, dennoch ist ihr Wert in der klinischen Praxis im Vergleich zu den klassischen Symptomen und Zeichen nicht erwiesen.

Therapie (Evidenzgrade II–III)
■ Basismaßnahmen

- Die frühzeitige antiinfektive Chemotherapie hat einen nachgewiesenen Einfluss auf das Überleben. Hier geht es um Stunden! Diese Behandlung erfolgt meist nach Gewinnung der erforderlichen Untersuchungsmaterialien. Eine Ausnahme bilden die rasch progredienten Formen (z. B. perakute Meningokokkensepsis, schwere Sepsis beim Immunsupprimierten), bei denen eine sofortige – möglichst noch präklinische – Antibiotikagabe besonders wichtig ist. Die Auswahl eines Antibiotikums für die empirische Initialtherapie (siehe Tab. 157) wird sich nach den zu erwartenden Erregern richten (je nach Alter, Anamnese, Immunstatus, Ursprungsort der Infektion) und dem lokalen Erreger/Resistenzspektrum. Leber- und Nierenfunktion spielen bei der Auswahl ebenfalls eine Rolle.
- Beseitigung eines Sepsisherdes bzw. der Erregereintrittspforte (soweit möglich), bspw. durch chirurgische Herdsanierung oder Entfernen infizierter Gefäßkatheter (dabei jedoch abwägen, ob ein Belassen des Gefäßkatheters zur Durchführung der lebenswichtigen supportiven Therapie unter Antibiotikagabe möglich/nötig ist, siehe S. 651 ff.).

■ Maßnahmen bei drohendem oder bestehendem septischem Schock

Ziel aller Behandlungsmaßnahmen ist das Aufrechterhalten bzw. Wiederherstellen eines ausreichenden Sauerstoffangebotes für die Gewebezellen. Praktisches Ziel ist das klinisch erkennbare Ansprechen des Patienten auf die Therapie (Rekapillarisierungszeit < 2 Sekunden, Abnahme der Tachykardie, Besserung der Bewusstseinslage [Dokumentation z. B. durch den Glasgow Coma Scale], ausreichende Urinausscheidung). Der Blutdruck gilt bei Kindern als ein insensitiver Parameter, der bis in ein Spätstadium der Perfusionsstörung hinein normal bleiben kann.

Die erweiterten Reanimationsrichtlinien von 2002 (PALS, Pediatric Advanced Life Support) sehen für *die ersten 5 Minuten* nach Erkennen des septischen Schocks die *Sicherung der Atemwege* (ggf. Intubation, Beatmung etc.) sowie die *Schaf-*

Tabelle **157** Auswahl von Antiinfektiva zur Initialbehandlung einer Sepsis jenseits der Neugeborenenperiode (siehe Kapitel Neonatale bakterielle Infektionen, S. 651 ff.).

	Mittel der Wahl	Alternativen
Säuglinge jenseits der Neugeborenenperiode (ab 2 Monate)	Ampicillin + Cefotaxim oder Cefuroxim[1]	Cefuroxim[1] oder Cefotaxim oder Ceftazidim + Aminoglykosid, Carbapenem + Aminoglykosid
Immunsuppression, Neutropenie	Ceftazidim + Aminoglykosid ± Glykopeptid, oder Piperacillin + β-Laktamase-Inhibitor; bei Neutrophilen > 500/mm³ Beginn mit Ceftazidim oder Meropenem als Monotherapie	Meropenem, Meropenem + Aminoglykosid
Infektion des Urogenitaltraktes	Cefotaxim oder Ceftazidim + Ampicillin, Ampicillin + Aminoglykosid	Ampicillin oder Piperacillin + β-Laktamase-Hemmer
Infektion des Intestinaltraktes	Cefotaxim + Metronidazol	Piperacillin + Combactam oder Meropenem
Fremdkörperinfektion[2]	Cefuroxim[1] + Glykopeptid	Glykopeptid + Rifampicin; bei Neutropenie Cefuroxim[1] + Glykopeptid + Aminoglykosid
Pilzinfektion[3] Candida	(liposomales) Amphotericin B	Fluconazol, Voriconazol, Caspofungin
Aspergillus	Voriconazol	(liposomales) Amphotericin B, Caspofungin, Posaconazol

[1] oder Cefotiam
[2] siehe S. 709 ff.
[3] Im Gefolge der Entwicklung und klinischen Testung der neueren Antimykotika wird vermutlich der Wert alternativer Therapieoptionen besser belegt werden.

fung eines Gefäßzuganges vor (ggf. intraossäre Kanüle). Wegen der instabileren funktionellen Residualkapazität und des höheren O_2-Bedarfes sind bei Kindern die Intubation und Beatmung häufiger und früher nötig als bei Erwachsenen. Eine Intubation sollte also eher frühzeitig erfolgen, da es sonst zu einem unerwarteten Atem- und Herz-Kreislauf-Stillstand kommen kann.

Besondere Bedeutung bei der Behandlung des septischen Schocks kommt der frühzeitigen aggressiven Volumensubstitution zu.

In mehreren Studien konnte gezeigt werden, dass durch diese einfache Maßnahme die Überlebensrate dramatisch verbessert werden kann. Die dazu publizierten Richtlinien (Zaritsky 2002) sehen die Gabe rasch applizierter Einzelboli von jeweils mindestens 20 ml/kgKG isotoner Lösungen – bei ausbleibendem Erfolg (siehe oben) wiederholt bis zu mindestens 60 ml/kg – *in den ersten 15 Minuten* vor. Neben salinischen Lösungen (Ringer-Laktat-, isotone Kochsalzlösung) können kolloidale Lösungen einschließlich Albumin eingesetzt werden. Kolloidale Lösungen haben jedoch gegenüber salinischen Lösungen keinen nachgewiesenen Vor-

oder Nachteil (Evidenzgrad I). Eine bestehende Hypoglykämie oder Elektrolytstörung muss rasch erkannt und beseitigt werden.

Gelingt durch diese Volumenboli eine rasche Stabilisierung der Zielparameter (siehe oben), wird der Patient in einer Intensivstation weiter beobachtet und behandelt. Andernfalls liegt ein flüssigkeitsrefraktärer Schock vor. Hier müssen ein zentralvenöser Zugang und möglichst eine arterielle Blutdruckmessung etabliert werden, sodann wird ggf. Noradrenalin (0,5 – 2 [–5] μg/kgKG/min) oder Dopamin in höheren Dosierungen (5 – 20 μg/kgKG/min) gegeben. Reicht dies nicht zur Stabilisierung aus, liegt ein flüssigkeits- und dopaminresistenter Schock vor. Hier wird bei einem peripher vasokonstringierten, kalten Patienten versucht mit Adrenalin (0,01 – 2 [5] μg/kgKG/min) eine Steigerung des arteriellen Blutdruckes und des Herzzeitvolumens herbeizuführen. Ist der Patient jedoch peripher warm (vasodilatiert), gibt man Noradrenalin (0,5 – 2 [–5] μg/kgKG/min) zur Induktion einer peripheren Vasokonstriktion (Evidenz IV in Bezug auf Überleben). Zusätzlich ist häufig wegen der weiter bestehenden Sepsis eine Wiederholung der Volumengaben oder Anpassung des Vorgehens an einen, ggf. mittels invasiver Messungen ermittelten, Volumenstatus erforderlich. Nur wenn ein Risiko für eine Nebenniereninsuffizienz besteht (Meningokokken, vorherige Steroidtherapie), wird Hydrokortison in sog. Stressdosis gegeben (z. B. 100 – 200 mg/m^{2}KO/Tag) (Evidenzgrad IIC).

Dieser Algorithmus sollte innerhalb von 60 Minuten nach Diagnosestellung umgesetzt werden. Er ist in Abb. 9 zusammengefasst.

Dobutamin (5 – 20 μg/kgKG/Minute) ist das traditionell bewährte positiv inotrope Adrenergikum bei Kindern und Neugeborenen, das zusätzlich eine leichte Abnahme des peripheren Gefäßwiderstandes bewirkt (Evidenzgrad II). Es wird ggf. zusammen mit Noradrenalin bei Hinweis auf eine verminderte Myokardleistung gegeben. Bei Kindern, bei denen kein hyperdynamer septischer Schock besteht, kann manchmal nach erfolgter Volumensubstitution und normalisiertem Blutdruck das Herzzeitvolumen durch eine Kombination von Katecholaminen mit einem Phosphodiesterasehemmer (z. B. Milrinon) weiter verbessert werden. Eine solche Therapie wird erst nach Testung mit einem kurz wirksamen Vasodilatator (Nitroprussid oder Nitroglycrin) empfohlen. Diese und weitere, zum Teil in ihrer Effektivität nicht ganz geklärte Maßnahmen wie Vasopressin, ECMO (extrakorporale Membranoxygenierung) etc. werden nur in der Hand des erfahrenen Kinder-Intensivmediziners sinnvoll zum Einsatz kommen können.

■ Neuere Therapieansätze

Eine Fülle von zusätzlichen Maßnahmen ist zur Behandlung des septischen Schocks vorgeschlagen worden. Therapiestudien mit ATIII, monoklonalen Antikörpern gegen Endotoxin (HA-1A, E5), Anti-TNF-Antikörpern, löslichem TNF-Rezeptor, Anti-Bradykinin, IL-1-Rezeptor-Antagonisten, PAF-Antagonisten und Ibuprofen ergaben negative Resultate. Bei Erwachsenen mit septischem Schock wird sogar dezidiert von der Gabe von ATIII, Hochdosissteroiden (> 300 mg Hydrokortison/Tag, im Gegensatz zur Stressdosissubstitution, siehe oben) und FFP (Ausnahme: relevante Blutung bzw. OP-Vorbereitung), abgeraten (Studien ergaben z. T. eine Erhöhung der Letalität). Im Gegensatz zur Situation bei Erwachsenen hat sich bei Kindern in einer Multizenterstudie keine Wirkung von aktiviertem Protein C nachweisen lassen, sodass wegen der erhöhten Blutungsinzidenz (Gehirnblutungen bei jungen Säuglingen) in der Verum-

Gruppe eine Anwendung hier nicht indiziert erscheint.

Thrombozytenkonzentrate werden bei Erwachsenen ohne manifeste Blutung erst bei Werten von < 5000/mm^3, ggf. bei besonderen Blutungsrisiken bei Werten von < 30 000/mm^3, zur OP-Vorbereitung und bei Blutungen auch schon bei höheren Werten, empfohlen. Es ist nicht klar, ob sich diese Empfehlungen auch auf Kinder übertragen lassen. Trotz der schnelleren ATIII- und Protein-C-Depletion bei Kindern blieb in einer Studie die ATIII-Gabe bei Kindern mit septischem Schock erfolglos. Eine routinemäßige Anwendung von FFP, ATIII und (nicht aktiviertem) Protein C ist zumindest zweifelhaft und kann derzeit außerhalb von Studien noch nicht empfohlen werden.

Als zusätzliche Maßnahmen, über deren Wert zum Teil nichts Abschließendes bekannt ist, wurden u. a. bei Meningokokken-Sepsis Heparin, Urokinase, und rTPA vorgeschlagen. Andere mögliche Substanzen umfassen C1-Esterase-Inhibitor, Hämofiltration, GCSF (granulocyte colony-stimulating factor) (eine positive Studie bei Neugeborenen mit Leukozytenzahlen < 1500/mm^3), Granulozytentransfusion, Immunglobuline (indiziert bei Immunglobulinmangel) sowie die Gabe von Naloxon und Thyroxin. Die Anwendung solcher Therapien sollte Studien vorbehalten bleiben.

■ Prognose

Die Letalität der Sepsis wird durch Erreger (Art, Virulenz), Patient (Grundkrankheit, Immunstatus) sowie Zeitpunkt der Diagnosestellung und des Therapiebeginns bestimmt. Die Letalität liegt nach Literaturangaben für Neugeborene zwischen 15 und 30 %, für ältere Kinder zwischen 10 (in neueren Studien) und 50 % (in älteren Berichten).

Folgende, praktisch relevante Befunde weisen auf eine schlechte Prognose hin: disseminierte intravasale Gerinnung, hohe Laktatwerte (> 3 mmol/l nach 24 Stunden), und ganz besonders das Vorliegen eines Schockzustandes.

Frühzeitiges Erkennen und rasche adäquate Therapie eines septischen Schocks sind entscheidende Voraussetzungen zur Verbesserung der Prognose.

Prophylaxe (Evidenzgrade I–II)

- Impfungen: gegen H. influenzae Typ b routinemäßig, bei bekannten Risikofaktoren wie z. B. Asplenie (siehe S. 122) gegen Pneumokokken und Meningokokken (Typen A, C, W135, Y)

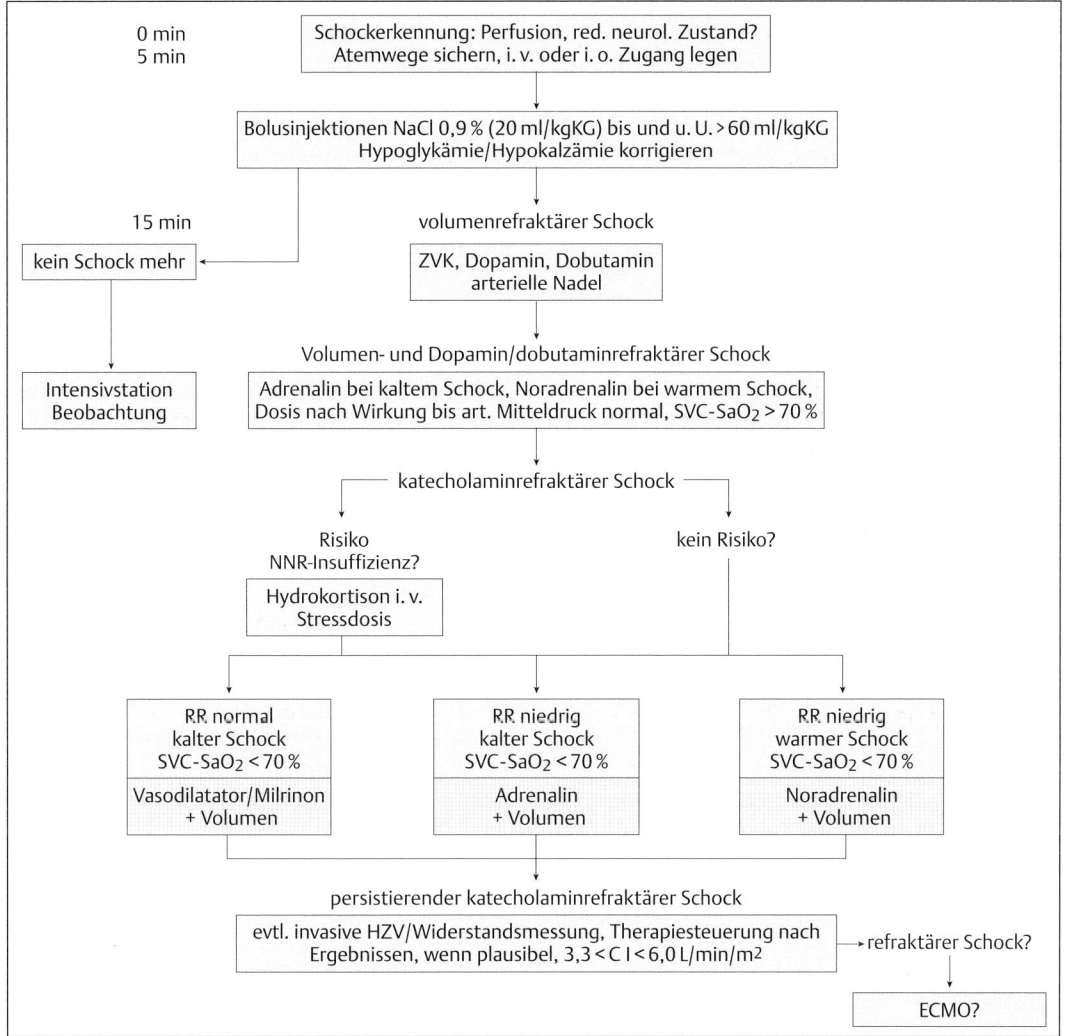

Abb. 9 Ablaufschema zum Vorgehen bei septischem Schock (modifiziert nach Dellinger 2008).

- Antibiotikaprophylaxe bei Kontaktpersonen (z. B. gegen H. influenzae Typ b, siehe S. 312, oder Meningokokken, siehe S. 368)
- Vermeidung von Risikofaktoren für nosokomiale Infektionen, (z. B. zentrale Venenkatheter so frühzeitig wie möglich entfernen)
- Einhalten der entsprechenden Hygienevorschriften (Händedesinfektion, Handschuhe, Antiseptika usw.)

Kathethersepsis

Definition

Sepsis infolge eines liegenden Katheters (zentralvenöser oder peripherer Katheter, Shunts, Ports etc.), bei dem eine Infektion des Katheters oder der Eintrittsstelle nachgewiesen oder klinisch wahrscheinlich ist. Das vorliegende Kapitel befasst sich nur mit per Punktion oder chirurgisch gelegten Kathetern, nicht mit den implantierten Port- oder Hickman-Kathetern (siehe S. 651 ff.).

Klinisches Bild

Das klinische Bild kann wie bei jeder anderen Sepsis sein, es gibt jedoch auch schleichende Formen mit Fieberschüben, diskreten Entzündungszeichen oder einer anders nicht erklärbaren Thrombozytopenie. Eher selten findet sich der typische Befund einer geröteten Kathetereintrittsstelle, ggf. mit Entleerung von Eiter aus dem Stichkanal. Auch eine sekundär aufgetretene fehlende Rückläufigkeit des Katheters oder Thrombusbildung kann Korrelat einer solchen Infektion sein.

Ätiologie

Die Ätiologie ist wie im Kapitel Infektionen bei pädiatrisch-onkologischen Patienten, Infektionen durch dauerhaft implantierte zentralvenöse Verweilkatheter beschrieben. Im Wesentlichen handelt es sich um Biofilmbildung und Infektionsausbreitung entlang des Gewebekanals um den Katheter herum. Typische Keime sind koagulasenegative Staphylokokken (ca. 66 % der Isolate, bei Neugeborenen ca. 50 %), gefolgt von gramnegativen aeroben Stäbchen (15 %, z. B. Pseudomonaden), Enterokokken (5 %) und Candida spp. (5 %).

Epidemiologie

Von allen nosokomialen Infektionen in pädiatrischen Intensivstationen sind 21 – 34 % durch eine Kathetersepsis bedingt, bei einer Häufigkeit von 6,6 bzw. 3,5 – 9,1/1000 Kathetertagen in pädiatrischen bzw. neonatologischen Intensivstationen. Die durchschnittliche Zeit nach Katheteranlage bis zur Entwicklung einer infektiösen Komplikation beträgt 24,5 Tage. Das Risiko ist erhöht bei Kathetern zur Durchführung extrakorporaler Verfahren (Hämofiltration, extrakorporaler Membranoxygenierung) sowie bei chirurgisch angelegten (im Gegensatz zu punktierten) zentralvenösen Kathetern (ZVK). Bei Erwachsenen werden nach diagnostischer Aufarbeitung nur 15 – 20 % der Septikämien einer Katheterinfektion zugeordnet.

Diagnose

Bei lokalen eitrigen Veränderungen an der Kathetereintrittsstelle, bei einer Rötung und Schwellung im subkutanen Katheterverlauf wird die Diagnose fast sicher zu stellen sein. Die Diagnose ist ansonsten bei Kindern schwerer zu sichern als bei Erwachsenen, da die geforderte mikrobiologische Untersuchung der Katheterspitze häufig nicht möglich ist (da der Katheter oft in situ belassen werden muss). Wegen der oft schwierigen Katheteranlage, den begrenzten Punktionsmöglichkeiten und der Invasivität eines Katheterwechsels erfolgt diese Maßnahme bei Kindern nur selten aus diagnostischer Indikation bei Verdacht auf Kathetersepsis. Der Vergleich von aus dem Katheter und peripher abgenommenen Kulturen (gleiches Blutvolumen) mittels einer quantitativen Blutkultur ist ein akzeptiertes Mittel, um die Diagnose zu sichern, steht aber meist nicht zur Verfügung. Alternativ ist auch ohne spezialisiertes Labor der Vergleich der Zeit bis zur Positivität der mikrobiologischen Kultur möglich. Wird die aus der Katheterblutabnahme angelegte Kultur über 2 Stunden früher positiv als die aus dem peripher abgenommenen Blut, kann von einer Katheterinfektion ausgegangen werden. Häufig bleibt aber die Diagnose einer Kathetersepsis in der Praxis nur eine klinische Ausschlussdiagnose.

Nicht selten bleiben die Blutkulturen bei den häufig antibiotisch vorbehandelten Patienten negativ. Umgekehrt ist wegen der möglichen kutanen Besiedelung mit koagulasenegativen Staphylokokken der positiv-prädiktive Wert einer 1-malig positiven Blutkultur mit diesem Keim niedrig (55 %); bei 3 abgenommenen Blutkulturen mit nur einem positiven Ergebnis sinkt er sogar auf 5 %.

Therapie

Die Therapie richtet sich nach der Krankheitsschwere, der Möglichkeit, den Katheter zu entfernen bzw. an anderer Stelle neu zu legen, sowie nach dem infrage kommenden Erreger. Häufig wird man zunächst versuchen, einen weiterhin benötigten Katheter zu erhalten und eine antibiotische Therapie mit Wirksamkeit gegen grampositive (z. B. Vancomycin) sowie gramnegative Bakterien einschließlich Pseudomonas (z. B. Ceftazidim) zu beginnen.

Über zusätzliche Maßnahmen wie Infusion über wechselnde Lumina, Blockierung der Katheter mit Alkohol etc. siehe S. 651 ff. Bleibt diese Therapie erfolglos (ggf. trotz in vitro bestehender Sensibilität des gefundenen Erregers), muss in der Regel eine Katheterentfernung erfolgen. Bei Kindern mit erhöhtem Endokarditisrisiko (Vitium cordis), einer Tunnelinfektion und einer S.aureus- oder vor allem Candida-Infektion ist eine Katheterentfernung meist notwendig.

Zur Therapiedauer existieren keine wissenschaftlichen Daten. Bei einer Infektion durch koagulasenegative Staphylokokken wird nach Entfernung des Katheters eine Dauer der Antibiotikatherapie von 2 – 3 Tagen, bei belassenem Katheter von

10–14 Tagen nach negativer Blutkultur empfohlen. Bei Neugeborenen wird nach 3 positiven Blutkulturen für S. epidermidis eine Katheterentfernung wegen der erhöhten Komplikationsrate vorgeschlagen. Bei S. aureus, gramnegativen Bakterien und Candida spp. beträgt die Therapiedauer mindestens 14 Tage nach negativer Blutkultur.

■ Prognose

Der Erhalt des Katheters ist bei koagulasenegativen Staphylokokken-Infektionen bei bis zu 90 % möglich. Wesentlich seltener gelingt dies bei gramnegativen Bakterien oder gar Candida. Bei Candida-Infektionen wird bei 17 % eine Dissemination der Erreger in andere Organe gefunden.

Prophylaxe

- strikte Sterilitätsmaßnahmen (Kittel, Mundschutz, Handschuhe) bei der Anlage sowie vorschriftsmäßige Antisepsis der Haut mit alkoholischen Lösungen vor Katheteranlage (siehe S. 57)
- unverzügliche Entfernung nicht mehr indizierter ZVK, aber auch periphervenöser Zugänge
- Richtlinien zur Handreinigung, Desinfektion und Handhabung des Katheters („no touch") beachten!
- Der früher propagierte prophylaktische Katheterwechsel hat sich als ineffektiv erwiesen.
- Ob durch mit Silber oder Antibiotika beschichtete Katheter eine Verminderung der Inzidenz der Katheterinfektionen erreichbar sein wird, ist noch unklar.
- Die Einführung neuer (an sich zugelassener) Produkte wie Rückschlagventile etc. kann potenziell zur Erhöhung der Inzidenz führen und muss daher genau kontrolliert erfolgen.
- weitere Maßnahmen siehe S. 57

Literatur

Bochud PY, Bonten M, Marchetti O et al. Antimicrobial therapy for patients with severe sepsis and septic shock: An evidence-based review. Crit Care Med 2004; 32: 495–512

Bone RC, Sprung CL, Sibbald WJ. Definitions for sepsis and organ failure. Crit Care Med 1992; 20: 724–726

Castaldo ET, Yang EY. Severe sepsis attributable to community-associated methicillin-resistant Staphylococcus aureus: an emerging fatal problem. Am Surg 2007; 73: 684–687

Dellinger RP, Levy MM, Carlet JM et al. Surviving Sepsis Campaign: international guidelines for management of severe sepsis and septic shock: 2008. Intensive Care Med 2008; 34: 17–60

Goldstein B, Giroir B, Randolph A and the Members of the International Consensus Conference on Pediatric Sepsis. International pediatric sepsis consensus conference: Definitions for sepsis and organ dysfunction in pediatrics. Pediatr Crit Care Med 2005; 6: 2–8

McKee C, Berkowitz IMD, Cosgrove S et al. Reduction of catheter-associated bloodstream infections in pediatric patients: Experimentation and reality. Pediatr Crit Care Med 2008; 9: 40–46

Parker MM, Hazelzet JA, Carcillo JA. Pediatric considerations. Crit Care Med 2004; 32: S 591–S 594

Sprung CL, Annane D, Keh D et al. Hydrocortisone therapy for patients with septic shock. New Eng J Med 2008; 358: 111–124

Zaritsky AL, Nadkarni VM, Hickey RW et al., eds. Pediatric advanced life support provider manual. Dallas, TX: American Heart Association; 2002

 Koordinator:
T. Nicolai

Mitarbeiter:
B. H. Belohradsky, J. Hammer, L. Bindl,
K. Reiter, H. Scholz, R. Roos,
U. B. Schaad

Infektionen des zentralen Nervensystems

Enzephalitis

Klinisches Bild

Eine Enzephalitis ist eine entzündliche Erkrankung des Hirnparenchyms, meist mit infektiöser Genese, die in der Regel mit Fieber, Kopfschmerzen und neurologischen Symptomen einhergeht. Letztere zeigen sich in Form von Desorientiertheit oder Persönlichkeitsveränderungen, fokalen oder generalisierten Krampfanfällen, neurologischen Ausfallerscheinungen (Paresen, Nystagmus etc.) oder Vigilanzstörungen (Stupor, Somnolenz, Sopor, Koma). Häufig besteht auch eine meningitische Begleitreaktion.

Nach dem Verlauf werden akute und chronische Enzephalitiden unterschieden, nach der Ätiologie virale, bakterielle, parasitäre und mykotische Formen, nach der Lokalisation Enzephalitiden der Großhirnhemisphären, des Zerebellums (Zerebellitis) und des Hirnstamms. Die Erkrankung wird entweder durch eine direkte Erregerinvasion oder immunologische Mechanismen ausgelöst.

Klinische Beispiele: akute Enzephalitis (z. B. durch HSV, Enteroviren, FSME-Viren, Mykoplasmen), akute para-/postinfektiöse Enzephalitis (im Rahmen von Masern, Mumps, Varizellen, Mykoplasmen), chronisch-degenerative Enzephalitis (z. B. durch HIV, Polyoma-Virus JC), und „slow-virus"-Enzephalitis (z. B. SSPE: subakut-sklerosierende Panenzephalitis; progressive Rubella-Panenzephalitis, Creutzfeldt-Jakob-Krankheit).

Ätiologie

Enzephalitiden können durch eine Vielzahl von Erregern hervorgerufen werden; die wichtigsten für Mitteleuropa sind in Tab. 158 aufgeführt. Die Erreger gelangen meist hämatogen nach respiratorischer oder gastrointestinaler Inokulation oder nach Insektenstich über eine gestörte Blut-Hirn-Schranke in das ZNS. Manche Erreger wie HIV, Rabiesviren oder HSV-1 infizieren das Gehirn ohne Störung der Blut-Hirn-Schranke, indem sie in mononukleären Zellen oder retrograd über Nervenfasern in das ZNS transportiert werden.

Der Neurotropismus mancher Viren erklärt eine gewisse erregerspezifische Symptomatik (motorische Paresen bei Poliomyelitis durch Infektion der α-Motoneuronen, Wesensveränderungen bei Rabies durch Infektion des limbischen Systems).

Bakterien, Pilze und Parasiten können hämatogen, z. B. von Bronchiektasen oder Endokardauflagerungen oder penetrierend von den Nasennebenhöhlen in das ZNS gelangen.

Epidemiologie

In Finnland wurde nach Einführung der MMR-Impfung eine Inzidenz viraler Enzephalitiden im Kindesalter (< 16 Jahre) von ca. 9/100 000 Kinder und Jahr beobachtet.

In den USA wurde eine Gesamtinzidenz (Kinder und Erwachsene) von ca. 7/100 000 Einwohner und Jahr ermittelt. Ungefähr 10 % der Enzephalitiden wurden durch HSV-1 verursacht. In einer weiteren finnischen Studie hatten 7 % der pädiatrischen Patienten mit einer viralen Enzephalitis un-

Tabelle **158**　Erregerspektrum bei Enzephalitis/Meningoenzephalitis.

Viren	HSV-1 + 2, VZV, CMV, EBV, HHV-6 + 7, Enteroviren (Echo-, Coxsackie-, Polio-), Adenoviren, Masern-, Mumps-, Rötelnvirus, Influenzaviren, Parainfluenzaviren, Parvovirus B19, Reoviren, HIV, FSME-Virus, West-Nil-Virus, Japan-Enzephalitis-Virus, Polyomavirus JC, Lyssavirus
Bakterien	Borrelia burgdorferi, Mycoplasma pneumoniae, Mycobacterium tuberculosis, Bartonella henselae, Leptospiren, Brucellen, Listerien
Parasiten	Toxoplasma gondii, Plasmodium falciparum, Trypanosomen, Amöben (Naegleria fowleri, Acanthamoeba spp.)
Pilze	Kryptokokken, Aspergillus spp., Candida spp.

terschiedlicher Genese schwere neurologische Defektzustände. Die Letalität betrug 3 %. Hinsichtlich einzelner Erreger wie FSME ist der Ort des Auftretens, bei Enteroviren die Saison (v. a. im Sommer) zu bedenken, während HSV-1 sporadisch, unabhängig von Ort und Jahreszeit, auftritt.

Diagnose

Anamnestisch bedeutsam sind Art und Dauer der Symptomatik, Begleiterkrankungen, Zeckenstich (Borrelien-Infektion und FSME), Tierbiss (Rabies), Reisen in Endemiegebiete (Malaria, Japan-Enzephalitis, Arbovirus-Infektionen), exanthematische Erkrankungen (Masern, Varizellen) und, bei Verdacht auf Hirnabszess, Fragen nach vorbestehenden Bronchiektasen, chronischer Sinusitis, Otitis media, Zahnabszess, Endokarditis etc. Bei Bewusstseinsstörungen sollten diese Informationen unbedingt von den Angehörigen bzw. Begleitpersonen erhoben werden. Differenzialdiagnostisch ist an Intoxikationen, das Reye-Syndrom, an ZNS-Tumoren, Blutungen, Vaskulitis oder metabolische Erkrankungen zu denken. Bei enzephalitischen Symptomen unklarer Genese sollte auch immer an eine Tuberkulose gedacht werden!

Die Diagnose stützt sich auf Laboruntersuchungen von Blut und Liquor, mikrobiologische Untersuchungen und bildgebende Verfahren. Trotz großer Fortschritte in der mikrobiologischen Diagnostik, gelingt die exakte Identifizierung des verursachenden Erregers in weniger als 50 % der Fälle.

■ Liquor

Zellzahl und Proteingehalt im Liquor sind meist geringgradig erhöht (meist Lymphozyten mit Zellzahlen von 5 – 500/µl). Beide Parameter können auch im Normbereich liegen. Eine sehr hohe Zellzahl (> 50 000/µl) kann auf einen Hirnabszess mit Einbruch in das Ventrikelsystem hinweisen.

Als labordiagnostisches Minimalprogramm sind folgende Untersuchungen indiziert: bakteriologische Liquorkultur (Candida und Kryptokokken werden mit erfasst), Liquor-PCR auf HSV und VZV, Enteroviren, Mycoplasma pneumoniae sowie Serumantikörper gegen Mycoplasma pneumoniae; Asservierung von Liquor-/Serumproben bei –20 °C für evtl. spätere Antikörperuntersuchungen mit gezielter Fragestellung. Bei unklar gebliebenen Fällen einer Enzephalitis sollten weitere PCR-Untersuchungen auf EBV, CMV, HHV6, Parvovirus B19 und andere angeschlossen sowie Antikörper-Verlaufsuntersuchungen nach 2 Wochen in Liquor und Serum einschließlich Bestimmung erregerspe-

zifischer Antikörperindizes (erregerspezifische intrathekale Antikörpersynthese) durchgeführt werden. Bei Neuroborreliose hat der Nachweis der authochthonen Antikörperproduktion eine höhere Sensitivität als die PCR-Untersuchung.

■ Serologie

Der Nachweis von IgM-Antikörpern oder der Anstieg von IgG-Antikörpern gegen EBV, CMV, Influenza A und B, Parainfluenza, Adenoviren, Mumpsviren, Varicella-Zoster-Virus, Coxsackie- und ECHO-Viren sowie Mykoplasmen kann in Zusammenhang mit neurologischen Symptomen auf die spezifische Ätiologie hinweisen.

■ Elektroenzephalogramm (EEG)

Das EEG ist bei entzündlichen Prozessen der Großhirnhemisphären fast immer verändert. Meist ist die Grundaktivität verlangsamt; bei fokalen Prozessen, z. B. HSV-Enzephalitis, können Verlangsamungsherde nachweisbar sein. Diese Veränderungen sind unspezifisch und kommen auch bei metabolischen Entgleisungen, Hirnödem etc. vor. Ein normales EEG macht eine Enzephalitis unwahrscheinlich, schließt sie jedoch nicht aus. So zeigen zerebelläre Enzephalitiden im EEG meist keine Auffälligkeiten.

■ Bildgebende Diagnostik

Die Methode der Wahl ist die Kernspintomografie (MRT) – nativ und mit Kontrastmittel inkl. FLAIR-Sequenz. Entzündliche Prozesse stellen sich im T1-gewichteten MR meist als signalarme, in T2-gewichteten Aufnahmen als signalintensive Zonen dar. Im kranialen Computertomogramm (CCT) sind diese Entzündungsherde hypodens. Für einzelne Virusenzephalitiden gibt es typische Verteilungsmuster der entzündlichen Herde im MRT/CT, z. B. asymmetrischer Stammganglienbefall bei Arboviren-Infektion (FSME, JEV), temporobasale, periinsuläre und zinguläre Herde bei Herpes-Enzephalitis. Die Sensitivität der Computertomografie ist geringer als die der MRT. So können bei der Herpes-simplex-Enzephalitis mit MRT meist schon 2 – 3 Tage, mit kranialem CT jedoch erst 4 – 5 Tage nach Beginn der neurologischen Symptomatik Herde nachgewiesen werden. Bei der Suche nach Verkalkungsherden, z. B. bei konnataler CMV- oder Toxoplasma-Enzephalitis, ist die CT allerdings der MRT überlegen. Für spezielle Fragestellungen (z. B. limbische Enzephalitis, Rasmussen-Enzephalitis) kann die „single-photon-emission-tomography" (SPECT) oder die Positronen-Emissionstomografie weiterhelfen.

Hirnbiopsie

Sie ist nur in Ausnahmefällen indiziert. Bei optimaler Technik liegt die Komplikationsrate (v. a. Blutungen, Hirnödem) bei ca. 2 %.

Therapie

Die Enzephalitis ist immer ein Notfall und erfordert bereits bei Verdacht eine stationäre Einweisung zur symptomatischen und ggf. kausalen Therapie. Die symptomatische Behandlung umfasst vor allem Antipyrese und intensivtherapeutische Maßnahmen wie antikonvulsive Behandlung, Monitoring des Hirndrucks, Therapie einer inadäquaten Produktion von Adiuretin etc.

Die kausale Therapie richtet sich nach der vermuteten oder bewiesenen Ursache (siehe Tab. 159).

Initiale Therapie bei unbekanntem Erreger

Wenn bei einem Patienten mit enzephalitischer Symptomatik aufgrund der Anamnese und/oder des klinischen Befundes keine eindeutigen Hinweise auf die Ätiologie (z. B. Exanthem bei Masern, Parotitis bei Mumps) vorliegen, ist nach Abnahme von Blut und Liquor *unverzüglich* mit einer intravenösen Antibiotikatherapie wie bei bakterieller Meningitis und einer antiviralen Therapie (Aciclovir) zu beginnen, da nur ein frühzeitiger Therapiebeginn die Prognose entscheidend verbessert. Die antibakterielle und/oder antivirale Therapie wird nach Ausschluss einer bakteriellen Infektion oder einer HSV-Enzephalitis abgesetzt. Keinesfalls darf bei klinischem Verdacht und normaler bildgebender Diagnostik der Beginn der antiviralen Therapie verzögert werden.

Prophylaxe

Folgende Enzephalitiden lassen sich heute durch Impfungen verhindern: Masern-, Mumps-, Röteln-, Poliomyelitis-, Rabies-, Japan-, Gelbfieber-, Varizellen- und Influenza-Enzephalitis.

Hirnstammenzephalitis

Eine Sonderform der Enzephalitis ist die Hirnstammenzephalitis. Die typischen Symptome sind Ataxie, Blickparesen mit Nystagmus, multiple Hirnnervenparesen, Pyramidenbahnsymptome und Bewusstseinstrübungen. Die diagnostische Methode der Wahl ist die Kernspintomografie, mit der entzündliche Ödeme und evtl. eine Auftreibung des Hirnstamms nachgewiesen werden können. Die akustisch evozierten Potenziale sind meist pathologisch verändert. Die Ätiologie kann oft nicht geklärt werden, doch wurden wiederholt HSV-1, Listerien, VZV, EBV und Enteroviren als Erreger beschrieben.

Klinisch relevante Enzephalitiden

Nachfolgend werden die klinisch wichtigsten Enzephalitiden und ihre Besonderheiten kurz dargestellt. Die empfohlene Dosierung der entsprechenden Medikamente ist in Tab. 159 aufgeführt.

Herpes-simplex-Enzephalitis

Klinisches Bild

Nach 1 – 3 Tagen Fieber und Kopfschmerzen kommt es meist zu einer rasch progredienten neurologischen Symptomatik mit epileptischen Anfällen, Wesensveränderungen und Bewusstseinsstörungen. Fokale motorische Anfälle, Geruchshalluzinationen und bei erkrankten Neugeborenen ein Herpes genitalis der Mutter können neben den erregerunspezifischen Symptomen hinweisend auf eine Herpes-simplex-Enzephalitis sein.

Die Herpes-simplex-Enzephalitis verläuft jenseits der Neugeborenenperiode meist als fokale nekrotisierende Temporallappenenzephalitis (Invasion der Herpes-simplex-Viren [HSV] entlang der olfaktorischen Fasern oder retrograd von den Ganglia gasseri aus in das ZNS).

Die HSV-Infektion des Neugeborenen ist eine peripartale Infektion, in deren Verlauf es zu einer hämatogenen Streuung in das ZNS kommen kann. Im Gegensatz zur Herpes-simplex-Enzephalitis des älteren Kindes wird diese Infektion meist durch HSV-2 verursacht. Klinisch können grundsätzlich 3 Formen unterschieden werden: 1. herpetiforme Vesikel an der Haut, den Augen oder der Mundschleimhaut (40 %), 2. isolierte Enzephalitis (40 %), 3. disseminierte Infektion (Pneumonie, Hepatitis etc., 20 %), wobei Hautaffektionen auch im Rahmen einer zentralnervösen oder disseminierten Infektion auftreten können.

Tabelle **159**   Behandlungsvorschläge für ausgewählte Meningoenzephalitiden (siehe auch entsprechende Kapitel zu den Erregern).

Erreger	Therapie- und Dosierungsempfehlung
Viren	
HSV-1, 2	Aciclovir 3 × 15 mg/kgKG/Tag i. v. über 21 Tage (bei neonataler Infektion 3 × 20 mg/kgKG) 2. Wahl bei neonataler Infekion Vidarabin 1 × 30 mg/kgKG/Tag
VZV[1]	Aciclovir 3 × 15 mg/kgKG/Tag i. v. über mindestens 10 Tage
Influenza A, B	Oseltamivir 2 × 30 mg/Tag (< 15 kgKG), 2 × 45 mg/Tag (15 – 23 kgKG), 2 × 60 mg/Tag (24 – 40 kgKG), 2 × 75 mg/Tag (> 40 kgKG oder > 13 Jahre) p. o. über mindestens 5 Tage
Enteroviren	Pleconaril steht z. Zt. nicht zur Verfügung
Bakterien	
Borrelia burgdorferi	Ceftriaxon 50 mg/kgKG/Tag in 1 ED (maximal 2 g/Tag) oder Cefotaxim 200 mg/kgKG/Tag in 3 ED (maximal 6 g/Tag) oder Penicillin G 500 000 IE/kgKG/Tag in 4 ED (maximal 12 Meg. IE/Tag) über 14 Tage
Mykoplasmen	Doxyzyklin[2] 4 mg/kgKG/Tag in 1 ED über 7 Tage; evtl. Chinolone; Erythromycin (vorzugsweise Estolat) 40 – 50 mg/kgKG/Tag in 2 ED (schlechte Liquorgängigkeit!), Azithromycin, Clarithromycin
Parasiten	
Toxoplasma gondii	Pyrimethamin (erste 2 Tage 2 mg/kgKG/Tag, dann 1 mg/kgKG/Tag) + Sulfadiazin100 mg/kgKG/Tag + Folinsäure 5 – 10 mg alle 3 Tage (Alternative zu Sulfadiazin: Clindamycin 40 mg/kgKG/Tag)
Plasmodium falciparum	Chinin initial 20 mg/kgKG i. v. über 4 h, dann 10 mg/kgKG über 2 – 4 h alle 8 h oder 12 h bei Kinder < 2 Jahre, bis orale Medikation möglich ist. Alternative: Artesunate allein oder in Kombination mit Chinin Die Therapie wird i. v. mit 2,4 mg/kgKG gestartet. Nach 12 und 24 h wird die Gabe wiederholt, dann wird die Substanz 1-mal täglich gegeben, bis eine orale Therapie mit 2 mg/kgKG/Tag möglich ist. Die Gesamtdauer der Therapie beträgt 7 Tage. Höchstwahrscheinlich Therapie 1. Wahl, wenn regulär verfügbar.
Trypanosoma brucei gambiense	Melarsoprol 2,2 mg/kgKG/Tag i. v. über 10 Tage oder Eflornithin 4 × 100 mg/kgKG/Tag i. v. über 14 Tage
Trypanosoma brucei rhodesiense	Melarsoprol Tag 1: 1,2 mg/kgKG; Tag 2: 2,4 mg/kgKG; Tag 3 und 4: 3,6 mg/kgKG intravenös, 2-mal im Abstand von jeweils 7 Tagen wiederholen
Amöben-Enzephalitis durch freilebende Amöben, wie Naegleria fowleri, Acanthamoeba spp. Balamuthia mandrillaris	Therapieversuch mit Amphotericin B und Fluconazol oder Itraconazol, in Kombination mit Flucytosin, Rifampicin, Sulfadiazin oder Cotrimoxazol
Pilze	
Aspergillus spp.	1. Voriconazol 2 × 6 mg/kgKG/Tag am 1. Tag, dann 2 × 7 mg bzw. 2 × 4 mg/kgKG/Tag je nach Alter 2. liposomales Amphotericin B 3 mg/kgKG/Tag 3. Posaconazol 20 – 40 mg/kgKG/Tag
Candida spp.	1. Amphotericin B 0,7 – 1,0 mg + Flucytosin 100 – 150 mg/kgKG/Tag über 3 Wochen Alternativ bei NI; liposomales Amphotericin 3 – 5 mg/kgKG/Tag 2. Fluconazol 12 – 16 mg/kgKG/Tag (maximal 800 mg) p. o. 3. Caspofungin 70 mg/m² am 1. Tag, 50 mg/m² am 2. Tag
Kryptokokken	Amphotericin B 0,5 – 1,0 mg/kgKG/Tag + Flucytosin 100 – 150 mg/kgKG/Tag über 8 – 10 Wochen, gefolgt von Fluconazol 8 – 12 mg/kgKG/Tag als Einzeldosis p. o. Alternativ bei NI; liposomales Amphotericin 3 – 5 mg/kgKG/Tag

[1] Die Zerebellitis erfordert zumeist keine virostatische Therapie.
[2] Tetrazykline können bei Kindern < 9 Jahre Zahnveränderungen hervorrufen; da Erythromycin schlecht in das ZNS penetriert, muss das Nutzen-Risiko-Verhältnis der Tetrazykline im Kindesalter sorgfältig abgewogen werden.

Die Enzephalitis des Neugeborenen ist im Gegensatz zur Enzephalitis des älteren Kindes meist eine diffuse Entzündung des Hirngewebes, die initial nicht auf die Temporallappen begrenzt ist und als hämorrhagische Läsion imponieren kann. Im Sonogramm des ZNS kann eine umschriebene Hirnblutung wegweisend sein. Es kommt zunächst zu unspezifischen Allgemeinsymptomen, dann zu Krampfanfällen und Bewusstseinstrübungen. Wie beim älteren Kind und Erwachsenen, ist die Prognose vom Ausmaß der Bewusstseinsstörung bei Therapiebeginn abhängig. Bei wachen oder nur lethargischen Neugeborenen mit Enzephalitis liegt die Letalität bei ca. 10 %, während ca. 50 % der initial komatösen Kinder trotz Therapie sterben. Die Letalität bei Frühgeborenen ist 4-fach höher als bei reifgeborenen Kindern. Initiale Krampfanfälle sind ein prognostisch ungünstiges Zeichen. 90 % der Neugeborenen mit initialen Krampfanfällen hatten 1 Jahr nach Erkrankung neurologische Defekte, während nur 35 % der Neugeborenen mit Enzephalitis ohne Krampfanfälle neurologische Ausfälle aufwiesen. Charakteristisch für Rezidive einer HSV-Enzephalitis sind choreoathetoide Bewegungsstörungen und Bewusstseinstrübungen.

Epidemiologie

■ HSV-1

Die Häufigkeit der durch HSV-1 bedingten Enzephalitis beträgt ca. 1/250 000 – 500 000 Personen/Jahr; 30 % der Erkrankten sind Kinder und 50 % der Patienten sind älter als 50 Jahre. Etwa 1 Drittel der Erkrankungen sind durch Primärinfektionen und 2 Drittel durch Reaktivierungen bedingt. Die Letalität der unbehandelten Erkrankung beträgt ca. 70 %, und nur bei 2 % der Patienten ist mit einer restitutio ad integrum zu rechnen.

■ HSV-2

Die Inzidenz wird in den USA auf 1/1500 – 1/2200 lebendgeborenen Kindern pro Jahr geschätzt. 30 – 50 % der Mütter haben anamnestisch eine HSV-2-Infektion. Das Risiko einer perinatalen Übertragung beträgt bei primärer maternaler Infektion in der Schwangerschaft ca. 30 – 50 % und bei reaktiviertem Herpes genitalis ca. 1 – 3 %.

Diagnose

Initial können neonatale Herpes-Enzephalitiden nur sehr geringe Veränderungen der Liquorzusammensetzung aufweisen (z. B. leichte Pleozytose, vermeindlich „blutige Punktion" bei hämorrhagischer ZNS-Infektion).

Die Methode der Wahl ist die PCR im Liquor. In den ersten 3 Tagen der klinischen Symptomatik beträgt die Sensitivität ca. 70 %, danach steigt sie auf 97 % an und die Spezifität beträgt 99 %. Die Sicherheit kann durch den Nachweis spezifischer autochthoner Antikörper im Liquor (zu Beginn und nach 10 Tagen) erhöht werden. Signalintensive Zonen in der T2-gewichteten Kernspintomografie bzw. hypodense Areale im Computertomogramm in den Temporallappen und lateralisierte epilepsietypische Potenziale im EEG können diagnostische Hinweise geben. Typ und Lokalisation der Läsionen sind aber abhängig vom Alter des Patienten und der Dauer seit Krankheitsbeginn.

Therapie

Medikament der Wahl ist Aciclovir (Evidenzgrad I). Zur Dosierung siehe Tab. **159**.

Unter adäquater Therapie ist bei frühzeitigem Beginn bei 40 % der Patienten mit einer kompletten Heilung zu rechnen, 10 % haben mäßige und 50 % schwere neurologische Defektheilungen oder versterben. Jüngeres Alter (< 30 Jahre), geringe Bewusstseinsstörungen (Glasgow Coma Scale > 10) und früher Therapiebeginn sind Faktoren einer guten Prognose. Bei Patienten, die innerhalb von 4 Tagen nach Beginn der neurologischen Symptomatik behandelt wurden, lag die Letalität unter 10 %. Deshalb muss schon bei *Verdacht* auf eine Herpes-simplex-Enzephalitis *sofort* mit einer antiviralen Therapie begonnen werden.

Bei neonataler Herpes-simplex-Enzephalitis erwiesen sich Aciclovir und Vidarabin hinsichtlich Letalität und Defektheilungsrate als gleichwertig. Aufgrund der geringeren Volumenbelastung ist Aciclovir aber das Mittel der Wahl.

Ohne Therapie gehen beim Neugeborenen ca. 40 % der Erkrankungen der Haut, Augen und Mundschleimhaut in eine Enzephalitis oder eine disseminierte Infektion über. Die Enzephalitis hat unbehandelt eine Letalität von 40 %, und 75 % der Überlebenden weisen neurologische Defekte auf. Durch eine rechtzeitige antivirale Behandlung lässt sich die Letalität auf ca. 10 % und die Defektheilungsrate auf ca. 60 % senken.

Bei 5 – 8 % aller Patienten mit HSV-Enzephalitis kommt es zu einem Rezidiv. Da es sich meist um Rezidive durch Reaktivierung von aciclovirsensiblen Herpes–simplex-Viren handelt, kann die Therapie mit diesem Medikament erneut versucht werden. Aufgrund der hohen Rezidivrate ist auch eine Sekundärprophylaxe mit Aciclovir (ca. 60 –

80 mg/kgKG/Tag p. o.) zu erwägen (Evidenzgrad III). Klinische Daten zur Effektivität liegen allerdings noch nicht vor. Im Rahmen eines Heilversuchs könnte hier auch das im Kindesalter noch nicht zugelassene Valaciclovir verwendet werden. Die Gabe von Kortikosteroiden ist beim Rezidiv einer HSV-Enzephalitis in Diskussion.

Prophylaxe

Neugeborene von Müttern mit Primärinfektion eines Herpes genitalis am Ende der Schwangerschaft sollten aufgrund der hohen Manifestationsrate per Sectio caesarea entbunden und prophylaktisch für mindestens 14 Tage mit Aciclovir in einer Dosis von 3 × 15 mg/kgKG intravenös behandelt werden.

Weitere Maßnahmen zur Verringerung des Infektionsrisikos bei Neugeborenen siehe S. 286. Impfungen stehen zz. noch nicht zur Verfügung.

Masernenzephalitis

Klinisches Bild

Die ZNS-Komplikationen der Masern werden in 3 Formen unterteilt: die *akute Masernenzephalitis*, die *Masern-Einschlusskörperchenenzephalitis* (MIBE: „measles inclusion body encephalitis") und die *subakut sklerosierende Panenzephalitis* (SSPE).

■ Akute Masernenzephalitis

Sie ist definiert als ein enzephalitisches Krankheitsbild mit Fieber, fokalen oder generalisierten Krampfanfällen, Paresen und Bewusstseinsstörungen, das bei 1 von 1000–1500 Masernerkrankten innerhalb von 8 Tagen nach Beginn des Exanthems auftritt. Da im ZNS keine Masernviren gefunden werden und auch keine autochthonen Antikörper im Liquor nachweisbar sind, bleibt die Pathogenese unbekannt.

▶ Diagnose

Bei typischem Exanthem bereitet die Diagnose keine Schwierigkeiten. Bei unklaren Fällen hilft der Nachweis von Masern-IgM im Serum. Nur bei 30–50 % der Patienten finden sich im Liquor eine Pleozytose (> 10 Zellen/μl) und Eiweißerhöhung.

▶ Epidemiologie

Die Masernenzephalitis kommt in Deutschland immer noch vor. Durch konsequente Impfprogramme gegen Masern würde sich diese Komplikation vollständig verhindern lassen.

▶ Therapie

Eine spezifische Therapie ist nicht bekannt.

■ Masern-Einschlusskörperchenenzephalitis (MIBE)

▶ Klinisches Bild

Dieses Krankheitsbild tritt nur bei bisher ungeimpften immunsupprimierten Patienten nach Masernkontakt auf. Inkubationszeit und Verlauf hängen von der Ausprägung des Immundefekts ab. Die Inkubationszeit variiert von 5 Wochen bis 6 Monate.

Die klinischen Symptome von Masern (Exanthem, Konjunktivitis) fehlen oft. Typische Initialsymptome sind zunehmende Lethargie, Fieber, Schwäche, verwaschene Sprache und fokale Anfälle, die unter dem Bild der Epilepsia partialis continua (EPC) auftreten können. Die Erkrankung führt im weiteren Verlauf zu Hemiplegien, Sprach- und Bewusstseinsstörungen bis zum Koma. Die Patienten sterben meist in einem Zeitraum von 2 Monaten nach Beginn der neurologischen Symptomatik.

▶ Epidemiologie

Die Krankheit ist sehr selten.

▶ Diagnose

Die Diagnose ist durch die oft fehlende Antikörperbildung und die uncharakteristischen Symptome erschwert. Wichtig ist die anamnestische Masernexposition in den vergangenen 6–12 Monaten. Der Liquor ist meist nicht pathologisch verändert. Im EEG finden sich unspezifische Allgemeinveränderungen. In der bildgebenden Diagnostik dominieren unspezifische Befunde wie zerebrale Atrophie und hypodense Zonen in der Computertomografie. Eine sichere Diagnose kann nur durch die Hirnbiopsie mit elektronenoptischem Nachweis von Paramyxoviren oder In-situ-Hybridisierung gestellt werden. Es kann versucht werden, Masernvirus-RNA im Rachenabstrich, im Urin oder in Lymphknoten nachzuweisen. Differenzialdiagnostisch kommen eine Meningeosis leucaemica im Rahmen einer Leukämie oder andere entzündliche Enzephalitiden (z. B. HSV-Enzephalitis) in Betracht.

▶ **Therapie**

Eine gesicherte Therapie ist nicht bekannt. Es gibt Fallberichte über erfolgreiche Remissionen unter Gabe von intravenösem Ribavirin (20 – 30 mg/kgKG/Tag).

■ **Subakut sklerosierende Panenzephalitis (SSPE)**

▶ **Klinisches Bild**

Die SSPE ist eine Komplikation der Masern mit Persistenz von mutierten Masernwildviren im ZNS („slow-virus"-Erkrankung). Sie beginnt mit einem über Monate dauernden Abbau von intellektuellen Fähigkeiten und Verhaltensauffälligkeiten. Es treten im Verlauf oft bizarre Koordinationsstörungen, Myoklonien, unterschiedliche Arten von epileptischen Anfällen, Seh- und Sprachstörungen auf. Die Schwere der Symptome nimmt allmählich zu, die Patienten werden stuporös, dement, blind. Präfinal gehen die Patienten in ein Dekortikationsstadium mit Streckspasmen über. Der Tod tritt im Allgemeinen Monate bis Jahre nach Beginn der Symptomatik ein.

▶ **Epidemiologie**

Die Häufigkeit beträgt ca. 7 – 11 Fälle pro 100 000 Masernerkrankungen.

Die mittlere **Inkubationszeit** liegt bei ungefähr 7 Jahren.

▶ **Diagnose**

Im Liquor finden sich charakteristischerweise sehr hohe Antikörpertiter gegen Masernviren. Im EEG zeigen sich periodische Muster synchron zu Myoklonien (Rademecker-Komplexe).

▶ **Therapie**

Bisher existiert keine etablierte Therapie der Erkrankung. Der therapeutische Effekt von α-Interferon subkutan, intraventrikulär und intrathekal, Lamivudin p. o. und Inosiplex (Isoprinosine) ist in Kasuistiken beschrieben, aber umstritten.

Prophylaxe der Masernenzephalitis und der SSPE siehe S. 364

Japan-Enzephalitis

Klinisches Bild

Über 90 % der Infektionen verlaufen asymptomatisch oder mit unspezifischen grippalen Symptomen. Nach einer Inkubationszeit von 4 – 14 Tagen kommt es bei den schwereren Verläufen nach einem unspezifischen Prodromalstadium zu einem Krankheitsbild mit starken Kopf- und abdominalen Schmerzen, Übelkeit, Erbrechen, leichtem Fieber und psychotischen Persönlichkeitsveränderungen. Bei ca. 10 % der Erkrankten treten Grand-mal-Anfälle auf. Typischerweise wechselt das Muster neurologischer Symptome rasch (z. B. Hyperreflexie, dann plötzlich Hyporeflexie). Die Patienten sind oft desorientiert, somnolent bis komatös. Die akute Phase dauert ca. 3 – 4 Tage und klingt über 7 – 10 Tage langsam ab. Die vollständige Rekonvaleszenz kann Monate dauern. Es können neurologische Defekte wie spastische Paresen, Hirnnervenschädigungen und extrapyramidale Störungen zurückbleiben.

Epidemiologie

Die Japan-Enzephalitis tritt im ost- und südostasiatischen Raum (Japan, Korea, China, Thailand) auf und wird durch ein Flavivirus verursacht. Überträger ist eine Stechmücke, meist Culex tritaeniorhynchus. Eine wichtige Rolle als Zwischenträger spielen Vögel, Schweine und Pferde. Über 90 % der Infektionen verlaufen asymptomatisch, die Letalität der Erkrankten beträgt 20 – 50 %, mit einer hohen Langzeitmorbidität bei den Überlebenden. Durch Vernichtung der Vektoren und Impfungen von Tieren und Menschen konnte die Inzidenz in den letzten Jahrzehnten drastisch gesenkt werden.

Diagnose

Im Liquor finden sich in der Frühphase ca. 100 – 1000 Zellen/μl (zunächst polymorphkernig, dann mononukleär). Das Eiweiß ist mäßig erhöht. Wegweisend können eine Albuminurie und Mikrohämaturie sein. Der Nachweis von spezifischen IgM-Antikörpern kann die Diagnose sichern. Die Virusanzucht gelingt nur bei sehr schweren Formen oder in der Frühphase der Erkrankung.

Therapie

Es gibt keine spezifische Therapie.

Prophylaxe

Die Zulassung eines Totimpfstoffs für Reisende in Endemiegebiete wird für Deutschland Anfang 2009 erwartet.

Frühsommer-Meningoenzephalitis

Zur Symptomatik und Behandlung von Frühsommer-Meningoenzephalitis (FSME) findet sich Näheres im entsprechenden Kapitel S. 246.

West-Nil-Virus-Fieber und -Enzephalitis

Klinisches Bild
Nach einer Inkubationszeit von 1 – 6 Tagen kommt es zu abruptem Fieber (oft um 40 °C), schweren Muskelschmerzen, Kopfschmerzen, Konjunktivitis und Lymphadenopathie mit Hepatosplenomegalie (dengueähnliches Krankheitsbild). In 50 % der Fälle tritt ein feinfleckiges Exanthem auf. Eher selten kommt es zu meningitischen und enzephalitischen Symptomen mit Bewusstseinstrübung und schlaffen Paresen bis zur Atemlähmung.

Die Erkrankung ist selbstlimitierend und dauert ca. 3 – 5 Tage bei 80 % der Patienten. Die Letalität der erkrankten Patienten beträgt ca. 5 %. Es sei aber betont, dass nur eine kleine Minderheit der Infizierten auch erkrankt.

Epidemiologie und Ätiologie
Das West-Nil-Virus (WNV) gehört wie das FSME-, Dengue- und Gelbfiebervirus zu den Flaviviren. Es wird über Stechmücken verschiedener Spezies in einem Transmissionszyklus mit Vögeln übertragen. Der Mensch ist nur zufälliger Wirt.

Das WNV ist weit verbreitet in Afrika, dem mittleren Osten, Teilen Europas (z. B. Rumänien), der ehemaligen UdSSR, Indien, Indonesien und wurde 1999 in die USA eingeschleppt.

Therapie und Prophylaxe
Derzeit ist keine spezifische Therapie bekannt. Auch ein Impfstoff steht nicht zur Verfügung.

Rabies-Enzephalitis

Für Informationen zur Rabies-Enzephalitis siehe S. 505.

Mykoplasmen-Enzephalitis

Klinisches Bild
In 50 – 60 % der Fälle finden sich neben den neurologischen Symptomen (Enzephalitis, Myelitis, Hirnnervenparesen) zusätzlich tracheobronchiale Symptome.

Epidemiologie
Die Inzidenz der Mykoplasmen-Enzephalitis ist nicht bekannt.

Diagnose
Die Liquorzellzahl ist meist nur geringfügig erhöht (< 100/µl). Der Direktnachweis von M. pneumoniae (Kultur, Immunfluoreszenz, PCR) aus dem Liquor ist zwar hoch spezifisch, aber wenig sensitiv und sehr zeitaufwendig. Eine Kombination aus Bestimmung von Mykoplasmen-Antikörpern im Liquor und Serum mit der PCR aus dem Rachenabstrich ist diagnoseweisend.

Therapie
Das Mittel der Wahl bei Kindern älter als 9 Jahre ist Doxyzyklin (siehe Tab. **159**). Bei schweren Verlaufsformen sind im Sinne einer Nutzen-Risiko-Abwägung bei jüngeren Kindern die Nebenwirkungen gegen den erhofften Erfolg abzuwägen. Die adjuvante Therapie mit Steroiden hat sich in kleineren Studien als vorteilhaft erwiesen. Makrolide reduzieren die Bakterienlast außerhalb des ZNS, penetrieren aber kaum in das ZNS und hemmen somit keine Erreger, die in das ZNS übergetreten sind. Kontrollierte Therapiestudien hierzu liegen nicht vor (Evidenzgrad IV).

Borrelien-Enzephalitis

Zur Symptomatik und Behandlung der Borrelien-Enzephalitis findet sich Näheres im Kapitel Lyme-Borreliose S. 350.

Subakute spongiforme Enzephalopathien (Prion-Erkrankungen)

Subakute spongiforme Enzephalopathien werden nach heutiger Auffassung durch infektiöse Eiweißmoleküle (Prionen) hervorgerufen. Sie zählen aber nicht zu den entzündlichen ZNS-Erkrankungen im eigentlichen Sinne, da durch die Infektion keine Immunreaktionen hervorgerufen werden. Übliche klinische Symptome der Enzephalitis wie Fieber und Kopfschmerzen fehlen.

Klassifikation

Beim Menschen handelt es sich um die Creutzfeldt-Jakob-Krankheit (CJD), das Gerstmann-
Sträussler-Scheinker-Syndrom (GSS), die fatale familiäre Insomnie (FFI) und die neue Variante der
CJD (nvCJD). Allen Formen gemeinsam ist eine
spongiforme Degeneration der grauen Substanz
ohne entzündliche Reaktion.

Klinisches Bild

CJD-Patienten zeigen initial psychopathologische
Symptome wie Gedächtnis-, Konzentrations- und
Merkfähigkeitsstörungen, erhöhte Reizbarkeit und
depressive Persönlichkeitsveränderungen. Innerhalb von Wochen/Monaten kommt es zu einer
progressiven Demenz und Koma. Die mittlere
Überlebenszeit nach Beginn der klinischen Symptomatik beträgt weniger als 1 Jahr. Die primär in
England beobachtete nvCJD ist durch einen Krankheitsbeginn mit Schmerzen und psychiatrischen
Symptomen gekennzeichnet. Das mittlere Alter
der Patienten ist mit 29 Jahren deutlich niedriger
als bei sporadischer CJD (ca. 60 Jahre), die mittlere
Krankheitsdauer ist ca. 9 Monate länger. Inzwischen ist erwiesen, dass die nvCJD durch den Genuss BSE-kontaminierten Rindfleisches (BSE: bovine spongiforme Enzephalitis) übertragen wird.

Ätiologie

Das infektiöse Agens ist ein sehr stabiles Protein
(sog. Scrapie-Prion-Protein, PrP^{sc}), das einem natürlichen menschlichen Protein („normales" oder
zelluläres Prion-Protein, PrP^c) entspricht, aber eine
andere Tertiärstruktur besitzt. Dadurch ist dessen
Abbau durch Proteasen gestört, was zur Akkumu-
lation von PrP^{sc} und den spongiformen Veränderungen führt. Das Spektrum der Übertragungswege ist bisher nicht vollständig geklärt. CJD trat u. a.
bei Empfängern von natürlichem Wachstumshor-
mon, von lyophilisierter Dura, von Korneatrans-
plantaten und nach neurochirurgischen Eingriffen
mit nicht adäquat sterilisiertem Instrumentarium
auf. Nach Genuss von infiziertem Rindfleisch trat
vor allem in Großbritannien, wo die BSE des Rin-
des endemisch vorkommt, eine neue Variante von
CJD auf (nvCJD). Durch Aussonderung kranker
Tiere und Testung konnte inzwischen das Risiko
deutlich reduziert werden. Etwa 10 – 15 % der
übertragbaren spongiformen Ezephalopathien
entstehen durch Mutationen im PrP-Gen (familiäre CJD, GGS und FFI).

Epidemiologie

CJD kommt weltweit mit einer Häufigkeit von
0,25 – 2/1 000 000 Einwohner/Jahr vor.

Diagnose

Bei den klassischen Formen (CJD) kann die Verdachtsdiagnose nur durch die pathologische Beurteilung des Hirngewebes (Hirnbiopsie oder Autopsie) durch Nachweis der typischen spongiformen
Veränderungen gestellt werden.

Bei nvCJD konnte PRP^{sc} auch im Tonsillengewe-
be nachgewiesen und dadurch die Erkrankung
ohne Hirnbiopsie diagnostiziert werden.

Therapie

Symptomatisch. Eine kausale Therapie existiert
bisher nicht.

 Koordinator:
    U. Wintergerst

Mitarbeiter:
    R. Adam, B. H. Belohradsky, H.-J. Christen,
    D. Hobusch, R. Noack, H. Schroten,
    H. W. Kreth, T. Tenenbaum

Meningitis

Eine Entzündung der Leptomeninx ist meist die
Folge einer Infektion durch Bakterien, Viren,
Pilze, Protozoen oder Parasiten. Wesentlich seltener werden Meningitiden bei intrakranialer Blutung, bei Hirntumoren, Kollagenosen, Multipler
Sklerose oder vereinzelt als Pharmakanebenwir-
kung beobachtet. Auch intrathekal applizierte
Substanzen vermögen gelegentlich eine „chemische" Meningitis auszulösen.

Bakterielle Meningitis

Klinisches Bild

Bei **Neugeborenen** stellen Schwangerschafts- und Geburtskomplikationen sowie Frühgeburtlichkeit und niedriges Geburtsgewicht die Hauptrisikofaktoren dar. Die Erkrankung kann bereits bei Geburt, aber auch zu jeder anderen Zeit des 1. Lebensmonats beginnen. Eine plötzliche Atemstörung ist das auffälligste klinische Symptom. Weitere häufige Symptome sind eine Verfärbung der Haut (blass, grau, livide), Krampfanfälle und Erbrechen. Berührungsempfindlichkeit oder Fieber sind nur bei etwa 20 % der Neugeborenen nachweisbar. Weitere Symptome können schrilles oder klägliches Schreien, Trinkschwäche, Nahrungsverweigerung, gespannte Fontanelle, Opisthotonus, Hyperexzitabilität, Schlaffheit, Bewusstseinsstörungen, Ödeme, ein meteoristisch geblähtes Abdomen, Untertemperatur oder Ikterus sein.

Bei Früh- und Neugeborenen entsteht die Meningitis meist im Rahmen einer Sepsis, insbesondere einer „late-onset"-Sepsis. Sofern es der kardiorespiratorische Zustand des Früh-/Neugeborenen zulässt, ist bei jeder akuten Verschlechterung des Allgemeinzustandes unklarer Ursache eine Lumbalpunktion indiziert, zumal in 1 Drittel der Meningitisfälle bei sehr kleinen Frühgeborenen kein Keimnachweis aus der Blutkultur gelingt. Symptome aller Organsysteme sind möglich. Selbst unter Intensivbeobachtung ist eine Früherkennung der Meningitis beim Neugeborenen unter Umständen schwierig (siehe Kapitel Neonatale bakterielle Infektionen S. 684).

Bei **Säuglingen nach der 5. (– 6.) Lebenswoche** ist Fieber das häufigste Symptom. Erbrechen ist das zweithäufigste Krankheitszeichen, während sich eine vorgewölbte Fontanelle nur bei etwa 40 % der Erkrankten findet. Apathie, Unruhe, ausgesprochene Lethargie und unklares Fieber sollten immer den Verdacht auf eine Meningitis lenken. Weitere Symptome sind Nahrungsverweigerung, Bewusstseinsstörungen und Krampfanfälle, Lichtempfindlichkeit, plötzliches Schielen, Hautblutungen, Blässe, Wimmern, Bewegungsarmut und Berührungsempfindlichkeit. Da Säuglinge auch bei banalen Infektionen rasch und hoch fiebern, sind Fehldiagnosen und späte Einweisungen in die Klinik nicht selten.

Kinder jenseits des 1. Lebensjahres erkranken zumeist akut mit Kopfschmerzen und Fieber. Nackensteife, ängstliche Erregung, Erbrechen, Bewusstseinsstörungen, Hautblutungen, Hyperästhesie, Paresen und Krampfanfälle sind weitere Krankheitszeichen.

Ätiologie

Eine Vielzahl von Bakterien kann unter entsprechenden pathogenetischen Voraussetzungen eine Meningitis auslösen. Bei der akuten hämatogen entstandenen (primären) Meningitis ist jedoch nur ein kleines Erregerspektrum von klinischer Bedeutung. Bis zur vollendeten 6. Lebenswoche dominieren B-Streptokokken und E. coli mit dem Kapseltyp K 1. Seltener sind Listerien, Staphylokokken, Klebsiellen, Pseudomonas, Salmonellen und andere, überwiegend gramnegative Erreger. Ab der 7. Lebenswoche sind bei immungesunden Kindern nur noch 2 Erreger relevant: Neisseria meningitidis und Streptococcus pneumoniae. Eine Haemophilus-influenzae-Typ-b-(Hib)-Meningitis wird bei vollständig geimpften Kindern seit der erfolgreichen Einführung der aktiven Hib-Schutzimpfung in den frühen 1990er-Jahren nur noch selten nachgewiesen.

Zu Ursachen und möglichen Erregern sekundärer bakterieller Meningitiden siehe Tab. 160. Die häufigsten nosokomialen Meningitiserreger – nach neurochirurgischen Operationen/Shunt-Anlagen – sind Staphylococcus aureus und koagulasenegative Staphylokokken.

Seltene Formen einer bakteriellen Meningitis sind bspw. durch Borrelien, Mykobakterien, Treponemen, Brucellen, Rickettsien, Mykoplasmen oder Nocardien (Abszessbildner) bedingt (siehe entsprechende Kapitel).

Tabelle **160**   Mögliche Erreger einer sekundären bakteriellen Meningitis.

Dispositionsfaktoren	Erreger
Sinusitis, Mastoiditis	S. pneumoniae, P. aeruginosa, Staphylokokken, H. influenzae
Liquor-Shunt-Systeme	Staphylokokken
Schädel-Hirn-Trauma, Liquorfistel fistelnde Dermoidzyste Dermalsinus Myelomeningozele	S. pneumoniae Staphylokokken Enterobacteriaceae Anaerobier, Staphylokokken
zyanotische Herzvitien (Hirnabszess)	Staphylokokken, Streptokokken

Epidemiologie

Die Häufigkeit bakterieller Meningitiden ist von geografischen, klimatischen, biologischen Wohn- und Lebensfaktoren, vom allgemeinen Gesundheitszustand und Gesundheitsbewusstsein der Bevölkerung sowie vom Alter abhängig. Die Inzidenz ist in den ersten beiden Lebensjahren am höchsten. Meningokokken weisen einen 2. Häufigkeitsgipfel im Adoleszentenalter auf. Insgesamt beträgt die Inzidenz der Meningitis 2 – 6 Erkrankungen pro 100 000 Einwohner und Jahr in Europa.

Das natürliche Reservoir für die Meningitiserreger ist der Nasopharynx. Von hier aus gelangen die Bakterien über den Blutkreislauf in die Leptomeningen.

Bei Neugeborenen ist das Risiko einer Erkrankung bei mütterlichen Infektionen, vorzeitigem Blasensprung, Frühgeburt, fötaler Hypoxie, niedrigem Geburtsgewicht, männlichem Geschlecht, Hirnblutungen sowie invasiven diagnostischen oder therapeutischen Maßnahmen erhöht. Die Meningitis kann infolge einer Bakteriämie durch Infektionen, bspw. des Nabels (häufiger in Ländern der sog. Dritten Welt), der Harnwege, des Darm- oder Atemtraktes ausgelöst oder durch Fehlbildungen des ZNS begünstigt werden. Die Letalität beträgt bis zu 20 (– 30)%.

Epidemien können nur durch Meningokokken hervorgerufen werden. Nur bekapselte Neisseria-meningitidis-Stämme sind humanpathogen. 12 Serogruppen können unterschieden werden. In Deutschland werden die meisten Erkrankungen in der kalten Jahreszeit und durch die Serogruppen B und C ausgelöst, wesentlich seltener durch die Gruppen W135 und Y. Dabei besteht hinsichtlich der Erkrankungsraten und der Häufigkeit von Gruppe-C-Meningokokken-Erkrankungen ein gewisses Süd-Nord-Gefälle. Eine weitere Differenzierung, z. B. der B-Meningokokken in Serotypen oder Serosubtypen, dient zum Erkennen besonders virulenter Stämme sowie zur Überwachung bei Epidemien (siehe auch S. 368).

Meningokokken sind seit der Einführung der Hib-Schutzimpfung in weiten Teilen der Welt und in Deutschland die häufigsten Erreger einer bakteriellen Meningitis im Kindesalter. Die Letalität der Meningokokken-Meningitis beträgt im Kindesalter 1 – 4%. Höhere Raten beziehen zumeist die (akute) Meningokokken-Sepsis mit ein.

Pneumokokken verursachen die schwerste Form einer bakteriellen Meningitis. Komplikationsreiche Verläufe und neurologische Defektheilungen sind häufiger als bei einer Meningokokken- oder Hib-Meningitis. Die Pneumokokken-Meningitis weist mit 6 – 20 % die höchste Letalität unter den klassischen Meningitiserregern auf. Besteht zusätzlich eine Grunderkrankung, wie Sichelzellanämie, ist sie noch höher.

An einer Hib-Meningitis erkranken in Deutschland gegenwärtig nur noch etwa 30 Kinder im Alter von 0 – 5 Jahren pro Jahr. Überwiegend handelt es sich hierbei um nicht oder inkomplett geimpfte Kinder. Meningitiden durch andere H.-influenzae-Serotypen (außer b) bzw. unbekapselte Stämme sind selten. Die Letalitätsrate der Hib-Meningitis beträgt etwa 3 %.

Diagnose

Nur die Liquoruntersuchung (möglichst vor Antibiotikagabe) kann die Diagnose sichern. Augenärztliche Untersuchung, CT oder MRT vor einer Lumbalpunktion (LP) werden mehrheitlich nicht gefordert. Der Therapiebeginn darf sich hierdurch nicht verzögern. Relative Kontraindikationen für eine LP sind eine relevante Gerinnungsstörung, ein klinisch-neurologischer Anhalt für einen deutlich erhöhten Hirndruck (in diesem Fall vor der LP stets CT), eine erhebliche kardiorespiratorische Insuffizienz oder ein Infektionsherd (Abszess, Pyodermie) am Punktionsort. Falls bei einem Patienten unter dem Verdacht auf eine bakterielle Meningitis auf die LP verzichtet werden muss, sollte mit einer adäquaten Antibiotikatherapie begonnen werden. Tab. 161 fasst das Vorgehen bei einer Lumbalpunktion zusammen.

Die Liquoruntersuchung beinhaltet folgende Parameter: Zellzahl, Zelldifferenzierung, Protein-, Glukosekonzentration (im Verhältnis zum gleichzeitig ermittelten Blutglukosegehalt), Grampräparat, Kultur und, wenn möglich, Liquordruck. Hilfreich sind ferner die Laktatbestimmung sowie die Latexpartikel-Agglutination zur Erkennung der Po-

Tabelle **161**   Vorgehen bei Lumbalpunktion.

Händedesinfektion
Mundschutz
Reinigung und Hautdesinfektion der Punktionsstelle (70 %iger Alkohol, konzentrisches Auftragen. Einwirkzeit 2 Minuten)
sterile Einmalhandschuhe
nach der Punktion Entfernung evtl. PVP-Jod-Reste mittels ethanolgetränktem Tupfer und Abdecken der Punktionsstelle mit sterilem Verbandsmaterial

lysaccharid-Antigene von Hib, S. pneumoniae, N. meningitidis, E. coli K1 und B-Streptokokken. Der Antigennachweis bei mikroskopisch unauffälligem Liquor (ohne vorherige Applikation von Antibiotika) ist nicht sinnvoll. Steht nur eine geringe Liquormenge zur Verfügung, so sind Zellzahl, Proteingehalt, Grampräparat und Kultur die wichtigsten Untersuchungsparameter. Resistenzbestimmungen angezüchteter Erreger sind obligat, wobei bei Pneumokokken-Nachweis möglichst der MHK-Wert ermittelt werden sollte. Wenn möglich, sollten die für entsprechende mikrobiologische Untersuchungen vorgeschriebenen Mindestmengen eingesendet werden (siehe S. 50). Für PCR-Untersuchungen reichen geringste Liquormengen aus. Der Transport der Liquorproben zum Nachweis von Bakterien muss unverzüglich bei Raumtemperatur erfolgen. Ist ein sofortiger Transport nicht möglich, so wird ein Aliquot des Liquors in Blutkulturflaschen gegeben und bei 37 °C gelagert. Für molekularbiologische Nachweismethoden kann der Liquor auch bei 4 °C gelagert werden.

Eine Kontrollpunktion nach 12 – 48 Stunden ist meist nicht notwendig. Sie ist indiziert bei zweifelhaftem oder ungewöhnlichem Initialbefund, beim Nachweis von resistenten Erregern, bei klinischer Verschlechterung des Krankheitszustandes trotz adäquater Therapie und ggf. zur Beurteilung der Effizienz der Therapie.

Leukozytose, Neutrophilie, Linksverschiebung und die Erhöhung des C-reaktiven Proteins (CRP) im Serum weisen auf eine bakterielle Infektion hin. Die Procalcitonin-Bestimmung (PCT) kann bei Neugeborenen sensitiver als die CRP-Bestimmung sein. Stets ist mindestens eine Blutkultur anzulegen. Der erniedrigte Liquor-/Blutzuckerquotient ist ein Hinweis auf eine bakterielle Infektion und aussagekräftiger als die alleinige Bestimmung des Liquor-Glucosegehaltes. Die Bestimmungen der Serumelektrolyte und des Säure-Basen-Status sind obligat.

Bei Nachweis von N. meningitidis oder von H. influenzae ist die Serogruppen- bzw. die Serotypbestimmung anzustreben.

Ein gramgefärbtes Abklatschpräparat aus einer skarifizierten Petechie erbringt manchmal den einzigen Hinweis auf eine Meningokokken-Ätiologie. Zunehmend erfolgt bei der Meningokokken-Diagnostik der Einsatz molekularbiologischer Untersuchungsmethoden. Mittels PCR können insbesondere bei antibiotisch anbehandelten Patienten aus Liquor, EDTA-Blut oder Aspiraten, Gewebepunktaten Meningokokken einschließlich ihrer Se-

Tabelle **162** Häufige Liquorbefunde bei bakterieller Meningitis.

Liquorparameter	Bakterielle Meningitis
Zellzahl[1]	> 1000/mm^3
Granulozytenanteil	> 70 %
Protein	> 40 mg/dl (bei Neugeb. > 90 mg/dl)
Laktat	> 3,5 mmol/l
Glukose	< 30 mg/dl
Liquor/Blutglukose-relation	< 0,3

[1] Auch geringere Zellzahlen schließen eine bakterielle Meningitis nicht aus.

rogruppe diagnostiziert werden. Weitere molekularbiologische Meningokokken-Typisierungen sind möglich (Nationales Referenzzentrum für Meningokokken, siehe S. 368).

Liquorbefunde, die auf eine bakterielle Ätiologie der Meningitis deuten, sind in Tab. 162 vermerkt. Keiner der Werte ist alleine beweisend für eine bakterielle Meningitis. Bei initial krampfenden und/oder schwerkranken Kindern ist differenzialdiagnostisch auch an eine HSV-Ätiologie zu denken. Für eine bakterielle Meningitis atypische klinische und Liquorbefunde werden zumeist bei einer Borrelien-, Mycobacterium-tuberculosis-, Leptospiren- oder Mykoplasmen-Ätiologie beobachtet. Alle klinischen und Laborbefunde sowie deren Dynamik sind deshalb stets in ihrer Gesamtheit zu beurteilen.

Der frühzeitige Einsatz der bildgebenden Diagnostik kann differenzialdiagnostisch erforderlich sein bei Verdacht auf Raumforderung (Tumor, Abszess, Blutung), auf HSV-Enzephalitis (MRT) oder bspw. bei zuvor prolongiert verlaufenden Sinusitiden oder Otitiden. Bei Pneumokokken-Ätiologie ist nach einem HNO-Herd zu fahnden.

Therapie

Die sofortige kalkulierte Antibiotikatherapie und die Stabilisierung von Vitalfunktionen sind die wichtigsten therapeutischen Maßnahmen.

Die Initialtherapie bei noch nicht bekanntem Erreger muss bei Neugeborenen neben B-Streptokokken und Listerien auch gramnegative Erreger erreichen. Dies kann am ehesten durch die Kombination eines Cephalosporins der Gruppe 3 (Cefotaxim) mit Ampicillin oder Piperacillin erzielt werden. Zusätzlich kann ein Aminoglykosid eingesetzt werden (Evidenzgrad II – III).

Die bakterielle Meningitis jenseits des Neugeborenenalters wird initial am sichersten mit Cefotaxim oder Ceftriaxon als Monotherapie behandelt (Evidenzgrad I). Zu beachten ist das Vorkommen der nur mäßig empfindlichen Meningokokken gegenüber Penicillin G (MHK 0,1 – 1 mg/l); ihr Anteil lag in Deutschland im Jahr 2007 bei ca. 12 %. Bei den Pneumokokken wird die Entwicklung einer Penicillin- oder Multiresistenz beobachtet. In Regionen mit erhöhter Prävalenz penicillinresistenter Pneumokokken oder beim Vorliegen entsprechender individueller Risikofaktoren (Reiseanamnese) sollte initial mit Cefotaxim (200 mg/kgKG/Tag) oder Ceftriaxon in hoher Dosierung behandelt werden (ggf. ergänzt um Vancomycin oder Rifampicin). Bei mäßiger Penicillinresistenz (MHK-Wert 0,1 – 1 mg/l) sind die genannten Cephalosporine noch wirksam; bei Penicillin- und Cephalosporin-Resistenz (MHK $\geq$ 2 mg/l) wird eine Behandlung zusätzlich mit Vancomycin oder Rifampicin (20 mg/kgKG/Tag) empfohlen.

Bei vancomycinresistenten Enterokokken ist eine Therapie mit Linezolid zu erwägen (Evidenzgrad IV). Für eine durch multiresistente Enterobacteriaceae verursachte Meningitis steht Meropenem zur Verfügung.

Die Gabe von Chloramphenicol kann bei einer β-Laktam-Antibiotika-Allergie oder als Sequenztherapie bei multiplen Hirnabszessen erwogen werden.

Für die Festsetzung der antibakteriellen Therapie bei ermitteltem Erreger können die in Tab. **163** angegebenen Antibiotika unter Beachtung des Re-

sistenzverhaltens empfohlen werden. Antibiotikadosierungen siehe Tab. **164**.

Die **Mindestdauer der Antibiotikatherapie** beträgt bei der Neugeborenenmeningitis 14 Tage, bei einer Meningokokken-Meningitis 4 – 7 Tage, bei Hib- und Pneumokokken-Meningitis und bei unbekannter Ätiologie jenseits der 6. (– 8.) Lebenswoche 7 – 10 Tage.

Antibiotikaspiegelbestimmungen sind bei einem Einsatz von Chloramphenicol obligat, bei Aminoglykosiden und Vancomycin anzustreben (bei Niereninsuffizienz obligat). Eine 1. Spiegelbestimmung (Talspiegel) am 3. Tag nach Beginn der Antibiotikatherapie ist sinnvoll. Bei einer Einmalgabe pro Tag von Aminoglykosiden ist nur der Talspiegel zu ermitteln.

Als supportive Therapiemaßnahme kann *Dexamethason* bei der bakteriellen Meningitis jenseits der 6. Lebenswoche eingesetzt werden. Diese Therapie vermag zumindest bei der Hib-Meningitis vor allem Hörschäden zu reduzieren (Evidenzgrad I). Auch für Pneumokokken-Meningitiden bei Erwachsenen sind gute Daten zugunsten der supportiven Dexamethason-Therapie publiziert. Bei Kindern mit Pneumokokken-Meningitis sind die Daten unzureichend. Einige neuere Studien sprechen eher gegen als für einen Nutzen der Dexamethason-Therapie bei bakterieller Meningitis im Kindesalter. Dennoch kann die Dexamethason-Therapie erwogen werden. Da bei Behandlungsbeginn der Erreger in der Regel unbekannt ist, kann mit der Dexamethason-Gabe begonnen werden, wenn eindeutige Hinweise für eine bakterielle Meningitis vorliegen. Sobald weitere Studien vorliegen, muss dieses Vorgehen u. U. modifiziert werden. Eine 2-tägige Gabe von 2-mal täglich 0,4 mg/

Tabelle **163** Therapie der bakteriellen Meningitis bei bekanntem Erreger[1].

Alter	Erreger	Antibiotika
0 – 6 Wochen	B-Streptokokken	Penicillin G + Gentamicin
	E. coli	Cefotaxim + Gentamicin
	Listerien	Ampicillin + Gentamicin
	Pseudomonas	Ceftazidim + Tobramycin
	Klebsiellen	Cefotaxim + Gentamicin
	Staphylokokken	Vancomycin oder Flucloxacillin (+ Gentamicin oder Netilmicin)
>6 Wochen	H. influenzae	Cefotaxim oder Ceftriaxon
	N. meningitidis	Cefotaxim oder Ceftriaxon (oder Penicillin G)
	S. pneumoniae	Cefotaxim oder Ceftriaxon (oder Penicillin G)

[1] bei unbekanntem Erreger siehe S. 723

Tabelle **164**   Dosierung (mg/kgKG/Tag) der Antibiotika bei der Meningitistherapie.

Antibiotikum	NG (< 2000 g)	NG (1. LW, > 2000 g)	2. LW– 12. LM	> 1. LJ	Maximale Dosis (g/Tag, ab 7. LJ)
Ampicillin	200	200 – 300	300	300	16
Cefotaxim	100	150 – 200	150 – 200	200	8
Ceftazidim	50 – 100	100 – 150	150 – 200	150 – 200	8
Ceftriaxon	–	–	100/75[1]	100/75[1]	4
Flucloxacillin	150	150 – 200	200	200	12
Fosfomycin	100	100	200 – 250	200 – 300	20
Gentamicin[2]	4	5	5-7	5	0,25
Penicillin G (IE/kgKG)	150 000	250 000	500 000	500 000	20 (Mio. IE/Tag)
Piperacillin	150	200	300	300	12
Tobramycin[2]	4	5	5	5	0,25
Vancomycin[2]	20	(20 –)30	(30 –)50	50	4

NG: Neugeborene
LW: Lebenswoche
LM: Lebensmonat
LJ: Lebensjahr
[1] ab 7. LW; 100 mg/kgKG 1. Tag, ab 2. Tag 75 mg/kgKG/Tag
[2] nach Spiegelkontrollen Dosis und Dosisintervall modifizieren, siehe S. 684

kgKG erscheint praktikabel, wobei die 1. Dexamethason-Gabe 10 – 15 Minuten vor (oder spätestens mit) der initialen Antibiotikagabe erfolgen sollte.

Je nach Abwehrlage des Kindes und/oder Höhe der Keimzahl im Organismus kann es in der Frühphase der Therapie durch Auslösung eines Endotoxinschocks (Meningokokken) zu einer drastischen Verschlechterung des Allgemeinzustands kommen. Deshalb ist die primäre Aufnahme auf einer Intensivstation mit der Möglichkeit einer frühzeitigen Beatmung empfehlenswert.

Bei komplikationsloser Heilung kann bei einer Meningokokken-Meningitis auf eine abschließende Liquorkontrolluntersuchung verzichtet werden. Nach Abschluss der Therapie sollten ein EEG und eine objektive Hörprüfung veranlasst werden.

■ Prognose

Krankheitsverlauf, Komplikationen und Prognose können je nach Lebensalter, Pathogenese, Therapiebeginn und Erreger unterschiedlich sein. Die wichtigsten Komplikationen und Spätfolgen sind Hörschäden, Hydrozephalus, Entwicklungsrückstand, subdurale Ergüsse, Krampfleiden, Paresen und kortikale Defekte. Hirnabszesse sind als Meningitiskomplikation selten. Dagegen werden Lern- oder psychopathologische Störungen häufiger nach einer überstandenen bakteriellen Meningitis beobachtet.

Prophylaxe
■ Hib-Impfung

Da Kinder bis zu 2 Jahren mit Hib-Meningitis keine ausreichend schützenden Antikörper produzieren, ist die Hib-Schutzimpfung auch beim Indexpatienten unter 2 Jahren – 6 – 8 Wochen nach Genesung – indiziert.

■ Meningokokken- und Pneumokokken-Impfung

Mit der Einführung von konjugierten Meningokokken- und Pneumokokken-Impfstoffen kann auch der Meningitis-Hochrisikogruppe – Kinder im 1. und 2. Lebensjahr – eine wirksame Prävention vor Erkrankung angeboten werden. Der 7-valente Pneumokokken-Konjugatimpfstoff ist für Kinder ab dem 3. Lebensmonat bis zum 2. Lebensjahr und für Risikopopulationen bis zum 5. Lebensjahr zugelassen. Die im Impfstoff enthaltenen 7 Serotypen verursachen in Deutschland etwa 70 % aller invasiven Pneumokokken-Infektionen im Kindesalter. Konjugatimpfungen mit erweitertem Serotypenspektrum befinden sich in fortgeschrittenen Stadien der klinischen Prüfung. Ab dem 3. Lebensjahr stehen außerdem 23-valente Polysaccharid-Impfstoffe zur Verfügung.

Lebensmonat, Jugendlichen und Erwachsenen verabreicht werden. Seit 2006 ist in Deutschland die 1-malige Gabe eines Meningokokken-Konjugatimpfstoffes ab dem 12. Lebensmonat empfohlen. In den USA ist ein 4-valenter Konjugatimpfstoff (A, C, Y, W135) für den Routineeinsatz bei Kindern und Jugendlichen zugelassen und für Jugendliche von 11–18 Jahren empfohlen. Die Zulassung ähnlicher Impfstoffe wird auch in Europa in der nahen Zukunft erwartet.

Gegen die B-Meningokokken steht in Deutschland bislang kein zugelassener Impfstoff zur Verfügung. In Neuseeland gibt es einen an einen spezifischen Klon angepassten Impfstoff, der jedoch nicht ubiquitär einsetzbar ist. Neue vielversprechende Impfstoffe befinden sich weltweit in Phase-III-Studien in der klinischen Testung. Die konventionellen Polysaccharid-Meningokokken-Impfstoffe behalten als Reiseimpfungen ihre Bedeutung, könnten aber in Zukunft von 4-valenten Konjugatimpfstoffen abgelöst werden. Die Indikationen zur Meningokokken- und Pneumokokken-Impfung werden von der Ständigen Impfkommission (STIKO) benannt und ggf. aktualisiert (siehe S. 9, Tab. 3 oder http://www.rki.de).

■ Chemoprophylaxe

Eine Chemoprophylaxe ist Personen mit intensivem Kontakt zu einem Erkrankten an Hib- oder Meningokokken-Meningitis zu empfehlen. Nach den Empfehlungen der STIKO sind enge Kontaktpersonen: alle Haushaltsmitglieder, Personen, bei denen der begründete Verdacht besteht, dass sie mit oropharyngealen Sekreten des Patienten in Berührung gekommen sind, z. B. Intimpartner, enge Freunde, evtl. Banknachbarn in der Schule, medizinisches Personal, z. B. bei Mund-zu-Mund-Beatmung, Intubation und Absaugen des Patienten ohne Atemschutz und ohne geschlossene Absaugsysteme, Kontaktpersonen in Kindereinrichtungen mit Kindern unter 6 Jahren – bei guter Gruppentrennung nur die betroffene Gruppe, enge Kontaktpersonen in sonstigen Gemeinschaftseinrichtungen mit haushaltsähnlichem Charakter, z. B. Internaten, Wohnheimen sowie Kasernen. Als Kontaktpersonen werden auch solche Personen bezeichnet, die bis zu maximal 7 Tagen vor Ausbruch der Erkrankung mit dem Erkrankten einen sehr

engen Kontakt hatten, der dem eines Haushaltskontaktes gleicht.

Die durch verschieden konzipierte Studien entstandene unterschiedliche Dosierung und Therapiedauer der Rifampicin-Chemoprophylaxe bei Hib- und Meningokokken-Meningitis ist wahrscheinlich irrelevant: Rifampicin per os 20 mg/kgKG/Tag, maximal 600 mg/Tag bei Hib, maximal 1200 mg/Tag bei Meningokokken. Neugeborene erhalten im 1. Lebensmonat 10 mg/kgKG/Tag. Die Rifampicin-Dosis erfolgt in 2 Gaben über 2 Tage. Die Einnahme von Rifampicin soll 30–60 Minuten vor der Mahlzeit erfolgen. Gleichwertig der 2-tägigen Rifampicin-Prophylaxe bei Meningokokken-Kontakt ist die Einmalgabe von 500 mg Ciprofloxacin oral für Personen über 18 Jahre oder Ceftriaxon bei Schwangeren. Die Chemoprophylaxe kann Sekundärinfektionen und die Ausbreitung des Carrier-Status verhindern helfen (siehe S. 368). Cephalosporin-Therapie beendet den Carriere-Status, sodass ein entsprechend behandelter Indexpatient nach 24 Stunden nicht mehr kontagiös ist und keiner zusätzlichen Rifampicin-Therapie bedarf.

■ Isolierung, Meldepflicht

Eine Isolierung der Patienten mit Meningokokken-Meningitis ist für 24 Stunden nach Therapiebeginn empfehlenswert. Bei Pneumokokken-Meningitis ist dies nicht erforderlich.

Verdacht, Erkrankung und Tod an einer Meningokokken-Meningitis oder -Sepsis sind namentlich zu melden. Nur wenn sich der Verdacht nicht bestätigt, ist erneut eine Meldung an das Gesundheitsamt erforderlich. Vom Labor muss der direkte Nachweis von N. meningitidis aus normalerweise sterilen Substraten namentlich gemeldet werden.

Shunt-Infektionen

Eine sog. Shunt-Infektion, die Infektion einer ventrikulären Dränage (bis auf wenige Ausnahmen als ventrikuloperitoneale Ableitung, VP-Shunt) umfasst neben lokaler Entzündung der kranialen und distalen Operationsstellen, des Katheterverlaufs und der Peritonealhöhle vor allem die Infektion der Ventrikel des ZNS. Die meisten Shunt-Infektionen entstehen innerhalb eines halben Jahres nach Anlage der Ableitung, etwa 2 Drittel bereits innerhalb der ersten 4 Wochen.

Klinisches Bild

Symptome einer Shunt-Infektion sind unspezifisch und of nicht von denen einer Shunt-Dysfunktion zu unterscheiden. Ist der ventrikuläre Schenkel des VP-Shunts betroffen, kommt es neben den Zeichen erhöhten intrakranialen Drucks wie Kopfschmerz, Brechreiz und Irritabilität bei über 70 % der Patienten zu Fieber. Seltener werden auch Krampfanfälle, Paresen oder meningeale Symptome beobachtet. Bei Infektion des distalen Schenkels finden sich meistens Bauchschmerzen, daneben unter Umständen abdominale Distension oder eine Raumforderung als Hinweis auf eine Pseudozyste (Evidenzgrad III). Als Risikofaktoren für die Entwicklung von Shunt-Infektionen wurden Frühgeburtlichkeit, vorangegangene Shunt-Infektion, neuroendoskopische Anlage des Katheters und postoperatives Liquorleck dokumentiert (Evidenzgrad II).

Diagnose

Die wichtigste diagnostische Maßnahme ist die Gewinnung einer ventrikulären Liquorprobe mit Anlage einer bakteriologischen Kultur und Gramfärbung sowie die mikroskopische Untersuchung von Leukozytenzahl inkl. Differenzierung sowie die Bestimmung von Glukose und Eiweiß. Eine Eosinophilie des Liquors scheint hierbei generell auf ein zentrales Shunt-Problem hinzuweisen (Infektion, Dysfunktion, Silikon-Reaktion); eine Liquorneutrophilie > 10 % deutet insbesondere in Kombination mit Fieber stark auf eine Shunt-Infektion hin (Evidenzgrad III). Zu Fehlinterpretationen einer Liquorpleozytose kann es kommen, wenn die Shunt-Anlage noch nicht lange zurückliegt. Eine Bestimmung des Serum-CRP ist oft hilfreich (Evidenzgrad III).

Koagulasenegative Staphylokokken sind mit ca. 50 % die häufigsten Erreger von Shunt-Infektionen und als Hautkeime nicht leicht von einer Kontamination der Kultur zu unterscheiden. In ca. 25 % findet sich S. aureus neben Gramnegativen mit 15 %. Selten sind auch Enterokokken und Anaerobier für die Infektion verantwortlich (Evidenzgrad III).

Therapie

Bei einer Liquor-Shunt-Infektion ist initial die Kombination von Fosfomycin plus Cefotaxim bzw. Ceftriaxon empfehlenswert (Evidenzgrad II). Bei überwiegend nosokomial erworbenen Infektionen von Ventrikeldränagen oder Shunt-Implantaten mit multiresistenten grampositiven Erregern, wie MRSA oder multiresistenten S. epidermidis, sind Vancomycin, Rifampicin und Fosfomycin oft einsetzbare Antibiotika. Bei vancomycinresistenten Enterokokken ist eine Therapie mit Linezolid zu erwägen (Evidenzgrad IV). Für eine durch multiresistente Enterobacteriaceae verursachte Meningitis steht Meropenem zur Verfügung.

Neben der antibiotischen Therapie ist eine Entfernung des infizierten Shunt-Systems, meist mit Anlage einer externen Dränage, indiziert. Eine Analyse von 17 Studien zu Therapieoptionen bei Shunt-Infektionen zeigte, dass die Entfernung des Shunts und antibiotische Therapie 88 % von insgesamt 244 Infektionen erfolgreich behandelte, die alleinige Gabe von Antibiotika ohne Shunt-Entfernung nur 33 % von insgesamt 230 Infektionen. Möglicherweise werden in Zukunft antibiotisch imprägnierte Kathetersysteme die Zahl der infektiösen Komplikationen senken können.

Virusmeningitis

Klinisches Bild

Neugeborene und junge Säuglinge erkranken selten an einer Virusmeningitis. Die Symptome können in dieser Altersstufe denen der bakteriellen Meningitis ähneln. Bei Klein- und Schulkindern sind Fieber, Erbrechen, Kopfschmerzen, meningitische Zeichen sowie ein plötzlicher Beginn. Respiratorische Infektionen oder eine Enteritis sowie unspezifische Exantheme können der Meningitis vorausgehen bzw. diese begleiten. Ältere Kinder sind in ihrem Allgemeinbefinden oft stärker beeinträchtigt als jüngere. Der Verlauf ist gutartig. Schwere Krankheitsformen, Krampfanfälle, Paresen oder Bewusstseinsstörungen sind zumeist Zeichen einer Enzephalitis oder Myelitis, wobei die Übergänge fließend sind. Bei Mumps kann eine Meningitis auch ohne Parotisschwellungen vorkommen.

Ätiologie

ECHO-Viren sind die häufigsten Erreger einer Virusmeningitis. Coxsackieviren und das Mumpsvirus (in Regionen mit schlechter Durchimpfung) folgen in der Häufigkeit. Das FSME-Virus ist auf endemische Gebiete begrenzt. Andere Viren, die eine Meningitis auslösen können, wie weitere Arboviren, Adeno-, Parainfluenza- oder Polioviren, sind von untergeordneter Bedeutung. Seltene Erreger sind Sandfliegen-Fiebervirus/Phleboviren (nach Aufenthalt in Italien) und das lymphozytäre Choriomeningitisvirus (LCMV, nach Kontakt mit Nagern). ZNS-Infektionen durch Röteln-, Masern-, HSV, VZV, EBV, CMV, HIV oder Influenza-Viren sind eher durch ein enzephalitisches Krankheitsbild gekennzeichnet. Allerdings werden bei älteren Kindern gutartig verlaufende Meningitiden durch HSV-2 und VZV beobachtet. Durch die seit 2004 empfohlene Varizellen-Impfung ist ein genereller Rückgang der varizellenbedingten ZNS-Infektionen zu erwarten.

Epidemiologie

Bei Enterovirus-Infektionen (siehe S. 230) wurden wiederholt Meningitis-Kleinraumepidemien (ECHO 11, 13, 30) beschrieben. Da eine Immunität nur typenspezifisch ausgebildet wird, sind Enterovirusinfektionen wegen ihrer Typenvielfalt häufig. Die meisten Erkrankungen sind im Sommer und Herbst zu beobachten.

Die früher sehr häufige Mumpsmeningitis (siehe S. 386) wird heutzutage aufgrund von Impfmaßnahmen nur noch selten beobachtet.

Diagnose

Die Verdachtsdiagnose Meningitis kann nur durch Liquoruntersuchung gesichert werden. Die Zellzahl liegt bei der Virusmeningitis überwiegend im Bereich von 11 – 500 Zellen/mm^3. Zellzahlen von 1000 bis > 3000/mm^3 sind ungewöhnlich, jedoch möglich. Die Liquorzytologie zeigt ein Überwiegen mononukleärer Zellen; sie kann in der Frühphase der Meningitis aber auch eine ausgeprägte Neutrophilie aufweisen. Die Erhöhung des Liquoreiweißwertes ist gering, selten über 100 mg/dl. Der Liquorglukosewert ist in der Regel normal. Stets sollte der Liquor auch bakteriologisch untersucht werden. Bei jedem zweifelhaften oder ungewöhnlichen initialen Liquorbefund ist im Zusammenhang mit dem klinischen Bild eine Kontrolllumbalpunktion nach 12 – 48 Stunden anzuraten.

Die ätiologische Abklärung beruht zum Teil auf serologischen Antikörpertests (z. B. bei Verdacht auf Neuroborreliose oder FSME). Werden Enteroviren als Erreger vermutet, sind serologische Untersuchungen nicht sinnvoll. Die Methoden der Wahl sind entweder die Virusanzucht aus Liquor oder der Nachweis spezifischer RNA-Sequenzen mittels RT-PCR in Liquor (oder Stuhl). Obwohl ein beträchtlicher Anteil seröser Meningitiden ätiologisch ungeklärt bleibt, besteht bei unauffälligem Verlauf oft kein Grund, nach selteneren Erregern oder Ursachen zu suchen. Bei dem klinischen Bild

einer serösen Meningitis ist differenzialdiagnostisch auch an eine behandlungsbedürftige Neuroborreliose oder eine tuberkulöse Meningitis zu denken.

Erweiterte diagnostische und differenzialdiagnostische Untersuchungen sind bei den klinischen Bildern einer Meningoenzephalitis, Meningoenzephalomyelitis und Enzephalitis (siehe S. 712) erforderlich.

Selten kann es bei Kindern mit Antikörpermangel-Syndrom zu einer durch ECHO-Viren bedingten Meningitis mit chronischem Verlauf kommen.

Eine EEG-Ableitung ist auch bei moderaten Verläufen – eher aus rechtlicher und psychologischer Sicht – ratsam. *Hörprüfungen sollten nach aseptischen Meningitiden immer veranlasst werden.*

Therapie

Die Behandlung einer akuten Virusmeningitis beschränkt sich auf symptomatische Maßnahmen. Besonders bei Säuglingen ist auf ausreichende Flüssigkeitszufuhr zu achten. Die Dauer des Krankenhausaufenthalts richtet sich vor allem nach dem Allgemeinbefinden des Patienten, gelegentlich nach differenzialdiagnostischen Erwägungen (z. B. in der Abgrenzung von Sonderformen der bakteriellen Meningitis, wie Borreliose oder Tuberkulose). Beim geringsten Verdacht auf eine HSV-Meningoenzephalitis ist sofort eine Therapie mit Aciclovir intravenös zu beginnen.

Das gegen Enterovirus-Infektionen wirksame Pleconaril steht nicht mehr zur Verfügung.

Prophylaxe

Die 2-malige aktive Immunisierung gegen Mumps (Masern-Mumps-Röteln-Impfung) ist die einzige wichtige prophylaktische Maßnahme. Eine Isolierung des Erkrankten ist nur bei Mumpsmeningitis erforderlich. Auch eine Impfprophylaxe der FSME ist möglich und wird in Risikogebieten, z. B. in Österreich und Baden-Württemberg, weithin praktiziert.

■ Meldepflicht

Der Verdacht auf Poliomyelitis, das heißt jede nicht traumatisch bedingte, akute schlaffe Lähmung, ist namentlich meldepflichtig. Meldepflicht besteht auch für den direkten oder indirekten Nachweis von FSME-Virus und Poliovirus (namentliche Labormeldung).

Literatur

Anderson EJ, Yogev R. A rational approach to the management of ventricular shunt infections. Pediatr Infect Dis J 2005; 24: 557 – 558

Peltola H, Roine I, Fernàndez J et al. Adjuvant glycerol and/or dexamenthasone to improbe the outcomes of childhood bacterial meningitis: a prospective, randomized, double-blind, placebo-controlled trial. Clin Infect Dis 2007 Nov 15; 45: 1277 – 1286

Prasad K, Singhal T, Jain N et al. Third generation cephalosporins versus conventional antibiotics for treating acute bacterial meningitis. Cochrane Database Syst Rev 2004; CD 0 011 832

STIKO. Empfehlungen der Ständigen Impfkommission des Robert Koch-Institutes (STIKO). http://www.rki.de; Stand: Oktober 2008

Van den Beek D, de Gans J, McIntyre P et al. Corticosteroids in acute bacterial menigitis. Cochrane Database Syst Rev 2005; CD 004 305

 Koordinator:
H. Schroten

Mitarbeiter:
R. Adam, R. Noack, J. Rüggeberg,
U. B. Schaad, L. Szenborn, T. Tenenbaum

Hirnabszess und intrakraniales Empyem

Als Hirnabszess bezeichnet man eine lokalisierte intrazerebrale Infektion mit Eiteransammlung im Hirnparenchym, als Empyem eine im extraduralen oder subduralen Raum.

Klinisches Bild

Das klinische Bild wird hauptsächlich durch die Größe und die Lokalisation des Abszesses bzw. der Abszesse bestimmt sowie durch die Virulenz der verursachenden Mikroorganismen. Die Erkrankung beginnt meist schleichend. Der Allgemeinzustand ist eingeschränkt, Fieber kann häufig fehlen. Kopfschmerzen sind oft das 1. unspezifische Symptom bei Adoleszenten und älteren Kindern, während kleine Kinder und Säuglinge altersentsprechend vermehrt irritabel sein können. Weitere Symptome des erhöhten Hirndrucks, wie Übelkeit, Erbrechen und Bewusstseinsstörungen können ebenfalls Teil des klinischen Bildes sein. Abhängig von der Lokalisation des Abszesses treten neurologische Symptome auf: fokal-neurologische Ausfälle (Paresen, Sprachstörungen), Krampfanfälle oder Nackensteifheit, insbesondere wenn gleichzeitig eine Meningitis vorliegt.

Ätiologie

Die wichtigsten Erreger sind aerobe und anaerobe Streptokokken (Viridans-Streptokokken, Streptococcus milleri) Anaerobier (Bacteroides spp., Fusobakterien), Enterobakterien (Proteus spp. und E.coli), Staphylococcus aureus, Haemophilus spp. und Pseudomonas aeroginosa. Nicht selten kommen Mischinfektionen vor. Bei immuninkompetenten Patienten können außerdem Infektionen mit Nokardien, Pilzen, Mykobakterien und, besonders bei AIDS-Patienten, Toxoplasma gondii vorkommen.

Die auslösenden Mikroorganismen gelangen entweder per continuitatem als Komplikation einer Mastoiditis, Otitis media, Sinusvenenthrombose, Sinusitis (hauptsächlich ätiologisch disponierender Faktor für ein subdurales Empyem), Schädelosteomyelitis oder hämatogen bei Meningitis oder ausgehend von Primärherden (Endokarditis, Bronchiektasen, Osteomyelitis, Divertikulitis, Zahninfektionen) in das Hirnparenchym. Auch eine direkte Keiminokulation, infolge eines Traumas oder eines chirurgischen Eingriffes, kommt vor.

Epidemiologie

Ca. 25 % aller Hirnabszesse kommen bei Kindern unter 15 Jahren vor, mit einem Gipfel zwischen 9 und 13 Jahren. Insgesamt sind sie bei Kindern sehr selten. Bei Kindern mit zyanotischen Herzvitien oder solchen mit Immundefekten (insbesondere Neutropenie und Agammaglobulinämie), Mukoviszidose sowie chronischen Leber- und Nierenleiden kommen Hirnabszesse häufiger vor.

Diagnose

Die ausführliche Anamnese (z. B. Herzfehler) und eine gute klinische, insbesondere neurologische Untersuchung ergeben erste diagnostische Hinweise. Die Laborwerte sind nicht sehr spezifisch. Eine Leukozytose sowie ein leicht erhöhtes CRP können, müssen aber nicht vorkommen. Blutkulturen sind nur in maximal 10 % der Fälle positiv. Auch die Liquoruntersuchung ist oft nicht wegweisend. Eine leichte Erhöhung der Zellzahl und des Proteins können Hinweise ergeben. Nur in den seltenen Fällen, in welchen ein Abszess in den Liquor-raum rupturiert, können Mikroorganismen aus dem Liquor isoliert werden. Aufgrund der Gefahr einer Einklemmung sollte vor Lumbalpunktionen (im Gegensatz zur Meningitis) immer eine Bildgebung und möglichst eine Funduskopie erfolgen. Das CT oder das MRT des Schädels (das MRT ist dem CT bezüglich Sensitivität, Weichteildarstellung und Ödemausdehnung überlegen) stellen die wichtigsten Maßnahmen in der Diagnostik des Hirnabszesses dar. Die MRT kann durch Differenzierung von T1- und T2-gewichteten Sequenzen den zentralen Abszess von Kapsel und umgebendem Ödem abgrenzen.

Im CT weisen ringförmige, homogenhypodense, randständig Kontrastmittelaufnehmende Läsionen (immer Aufnahme mit Kontrastmittel anfertigen) mit perifokalem Ödem auf das Vorliegen eines Hirnabszesses hin. Das EEG kann, wenn ein Herdbefund auftritt, eine weitere Hilfe in der Diagnostik darstellen. Wird im Rahmen der neurochirurgischen Intervention Material gewonnen (siehe Therapie), sollte die mikrobiologische Untersuchung immer auf aerobe, anaerobe Bakterien sowie Pilze und Mykobakterien erfolgen. Es sollte, wenn möglich, Material für eine PCR asserviert werden. Es hat sich gezeigt, dass bei Hirnabszessen eine präoperative antibiotische Therapie die Wahrscheinlichkeit des Nachweises des verursachenden Mikroorganismus nicht verringert. In diesem Zusammenhang gehört zur Diagnostik auch immer die Suche nach dem Primärherd (z. B. Endokarditis, Otitis media, Sinusitis).

Differenzialdiagnostisch sind beim Hirnabszess und subduralen Empyem extradurale Empyeme und septische Thrombophlebitiden zu erwähnen, ebenso Primärtumoren, Tumormetastasen, Herdenzephalitiden, intrakraniale Blutungen sowie Parasitosen oder Mykosen (z. B. Toxoplasmose bei AIDS-Patienten, Aspergillose bei neutropenischen Patienten).

Therapie (Evidenzgrad II–III)

Grundsätzlich ist ein multidisziplinärer Therapieansatz notwendig. Es ist eine enge Zusammenarbeit zwischen Pädiater, Neurochirurgen sowie evtl. Hals-Nasen-Ohren-Ärzten, Kieferchirurgen und Augenärzten zu fordern.

Nur in wenigen Fällen (Krankheitsdauer < 2 Wochen, neurologische Untersuchung unauffällig, keine Hirndruckzeichen und Abszessgröße < 3 cm im Durchmesser) kann ein rein konservatives Vorgehen (empirische Antibiotikagabe) versucht wer-

den. Meistens muss zusätzlich eine chirurgische Therapie erfolgen. Diese dient auch der Keimgewinnung. Die Operationsmethode richtet sich nach der Lokalisation des Abszesses. Falls möglich, sollte eine (mikro-)chirurgische Abszessausräumung in toto erfolgen. Intraparenchymatöse Abszesse können bspw. CT-gesteuert (u. U. mehrmals) punktiert werden. Extra- und subdurale Empyeme erfordern eine Kraniotomie zur Ausräumung des Abszessinhaltes und der Entfernung der Abszesskapsel. Nicht selten muss eine offene Dränage angelegt werden. Falls ein Herd (z. B. Zahnabszess, Sinusitis oder Endokarditis) dem Krankheitsbild zugrunde liegt, muss dieser vorher bzw. parallel saniert werden.

Bei der empirischen Antibiotikatherapie muss beachtet werden, dass die Penetration der Antibiotika in das Hirngewebe von deren Molekulargewicht, der Ionisierung, der Proteinbindung und besonders der Lipidlöslichkeit abhängt. Die Auswahl der Antibiotika richtet sich nach dem vermuteten Erreger (Lokalisation des Primärherdes), nach den prädisponierenden Faktoren und sollte z. B. mit einem Cephalosporin der Gruppe 3 in Kombination mit Metronidazol (Anaerobier) erfolgen. Evtl. kann mit Rifampicin, Fosfomycin oder Vancomycin (wenn cephalosporinresistente Pneumokokken vermutet werden) ergänzt werden. Unter den neueren Antibiotika mit guter Penetration ins Hirngewebe ist Linezolid zu nennen. Es sollte jedoch nur als Reserveantibiotikum eingesetzt werden (z. B. bei MRSA-Nachweis oder bei vancomycinresistenten Enterokokken oder Staphylokokken). Sobald ein Erreger aus dem gewonnen Material angezüchtet worden ist, kann eine gezielte Antibiotikatherapie erfolgen. Die Therapiedauer beträgt 4–6 Wochen, je nach Verlauf der Erkrankung. Bei multiplen Abszessen kann eine monatelange Antibiotikatherapie notwendig sein. Dann sind gut in das ZNS penetrierende, oral zu verabreichende Antibiotika (z. B. Linezolid und Chloramphenicol) zu erwägen.

Die supportive Therapie mit Kortikosteroiden ist umstritten, da sie die Penetration der Antibiotika durch die Blut-Hirn-Schranke reduzieren kann. Bei ausgeprägtem perifokalem Ödem kann sie jedoch initial kurzfristig zu einer deutlichen klinischen Besserung und damit Operationsfähigkeit führen.

Eine Verlaufskontrolle mittels CT oder MRT ist häufig indiziert.

■ Prognose

Die Sterblichkeit beträgt 15 – 20 %. 1 Drittel der Überlebenden oder mehr zeigen neurologische Folgeschäden wie Hemiparesen, Hirnnervenlähmungen, Hydrozephalus oder Epilepsie. Prognostisch ungünstige Faktoren sind Alter < 1 Jahr, schnell verlaufende neurologische Verschlechterung und Koma bei der Diagnosestellung.

Literatur

Sàez-Llorens X. Brain Abscess in Children. Seminars in Pediatric Infectious Diseases 2003; 14: 108 – 114

Sheehan JP, Jane JA, Ray DK et al. Brain abscess in children. Neurosurg Focus 2008; 24: E6

Yogev R, Bar-Meir M. Management of brain abscesses in children. Pediatr Infect Dis J 2004; 14: 157 – 159

 Koordinator:
H. Schroten

Mitarbeiter:
R. Adam, C. Berger, R. Noack, U. B. Schaad, T. Tenenbaum

Infektiologische Grundbegriffe

Antibiotikaprophylaxe. siehe Infektionsprophylaxe, Reinfektionsprophylaxe.
- perioperative Antibiotikaprophylaxe,
- selektive Darmdekontamination,
- Endokarditisprophylaxe bei Kindern mit angeborenen bzw. erworbenen Herzfehlern bei bestimmten operativen Eingriffen (Zahnextraktion, Tonsillektomie, Adenotomie, Endoskopie),
- Antibiotikaprophylaxe bei Kindern mit Asplenie,
- prophylaktische Gabe eines Antimykotikums (z. B. bei Frühgeborenen oder Patienten mit Neutropenie),
- präventive Chemotherapie mit INH nach Tuberkulin-Konversion.

Bakteriämie. Bakteriämie bedeutet das Auftreten von Bakterien im Blut. Der Nachweis erfolgt mittels Blutkultur. Man differenziert nach der Entstehung in endogene und exogene, nach der Form in transitorische, intermittierende oder Dauerbakteriämie.

Besiedlung, mikrobielle. Anhaften und Vermehrung von Mikroorganismen auf Haut und Schleimhäuten. Die *physiologische Besiedlung* erfolgt durch Vertreter der sog. Normal- oder Standortflora (einige von ihnen können fakultativ pathogen sein). Von *pathologischer Besiedlung* spricht man bei transitorischer oder Dauerbesiedlung mit ortsfremden (oft fakultativ pathogenen) Mikroorganismen. Bei veränderter Disposition des Wirtsorganismus kann sich aus der Besiedlung eine Infektion entwickeln. Durch Gabe von Antibiotika und/oder einen Klinikaufenthalt kann es zu mehr oder weniger ausgeprägten Veränderungen der mikrobiellen Kolonisation kommen.

Dauerausscheider, siehe Keimausscheider.

Disposition. Empfänglichkeit, Ansprechbarkeit des Körpers für Krankheiten (angeboren, erworben).

Dispositionsprophylaxe von Infektionen. Diese umfasst aktive und passive Immunisierung und unspezifische Maßnahmen zur Verbesserung der Immunabwehr (Ernährung, Sport, gesunde Lebensweise).

Eintrittspforten für Infektionserreger. Hierzu gehören Haut, Schleimhäute (z. B. Konjunktiven), Respirationstrakt, Gastrointestinaltrakt, Urogenitaltrakt, Gefäßkatheter, Wunden, Dräns.

Endemie. Auftreten einer Infektionskrankheit ohne zeitliche Begrenzung in einer bestimmten Region unter Einbeziehung eines wesentlichen Teils der Bevölkerung, unter Umständen mit jahreszeitlichen Schwankungen (z. B. Malaria, in Europa Varizellen).

Epidemie. Gehäuftes Auftreten einer Infektionskrankheit in einem umschriebenen Gebiet und einem begrenzten Zeitabschnitt.

Erregerreservoir. Standort, wo sich ein Erreger zeitweilig oder dauernd aufhält („Infektionsquelle"), z. B. kranke Menschen, gesunde Menschen (Keimträger), gesunde bzw. kranke Tiere (Reservoire für exogene Infektionen) sowie die patienteneigene Haut- oder Darmflora (Reservoir für endogene Infektionen).

Explosivepidemie. Der Krankheitserreger wird so gestreut, dass ihn eine große Bevölkerungsgruppe zur gleichen Zeit aufnimmt (z. B. Choleraerreger im Trinkwasser) und die Erkrankung explosionsartig bemerkbar wird.

Expositionsprophylaxe. Maßnahmen zur Vermeidung der Exposition Gesunder gegenüber Krankheitserregern oder deren Überträgern:
- Distanzierung, Isolierung des Erkrankten,
- konsequente Behandlung Infizierter (z. B. Tbc, Syphilis, Gonorrhö),
- Einhaltung entsprechender Vorschriften der Desinfektion und Sterilisation sowie der Meldepflicht bei Auftreten meldepflichtiger Infektionskrankheiten.

Hospitalinfektion. Im Krankenhaus erworbene Infektionen. Hospitalinfektionen können sich klinisch nicht selten erst nach der Entlassung aus der Klinik manifestieren.

Infektion. Von Infektion spricht man, wenn Mikroorganismen (Bakterien, Viren, Pilze, Protozoen) in Gewebe des Körpers eindringen, sich dort vermehren und es zu einer immunologischen Reaktion des Makroorganismus auf die Erreger oder auf von diesen produzierte Substanzen kommt. „Infektiös" heißt demzufolge ansteckend in Bezug auf Übertragung, Haftenbleiben und Eindringen von Mikroorganismen in einen Makroorganismus (Pflanze, Tier, Mensch). Verläuft die Infektion ohne klinische Symptome und Befunde, spricht man von einer inapparenten oder subklinischen Infektion.

Infektion, endogene. Mikroorganismen der körpereigenen Flora verlassen den bisherigen Standort (physiologische oder pathologische Besiedlung), dringen ins Gewebe vor (Translokation) und lösen hier eine Infektion aus (z. B. E.coli-Bakterien aus dem Darm gelangen in den Harntrakt).

Infektion, exogene. Infektion durch Erreger, die nicht zur körpereigenen mikrobiellen Flora gehören (z. B. S. Typhi, Grippevirus).

Infektion, nosokomiale, siehe Hospitalinfektion.

Infektionskrankheit. Diese liegt vor, wenn im Rahmen einer Infektion klinische Symptome (z. B. Fieber, Schmerzen, Durchfall) bzw. pathologische Befunde (Rötung, Schwellung, Exanthem, Ikterus) auftreten und/oder klinische oder paraklinische Untersuchungen entsprechende pathologische Befunde ergeben (z. B. Leukozytose, Linksverschiebung, CRP-Erhöhung, Liquorpleozytose, Leukozyturie, Bakteriämie, Bakteriurie, Antikörpernachweis im Serum).

Infektionskrankheit, zyklische. Typisch ist der gesetzmäßig-periodische Verlauf:
- Inkubationszeit,
- Prodromalstadium,
- Generalisation,
- Organmanifestation,
- Rekonvaleszenz.

Ursache dafür ist die Umstimmung der Reaktionslage des Organismus durch die Auseinandersetzung mit dem Erreger. In der Regel sind vor dem 1. Erregerkontakt keine spezifischen Antikörper vorhanden. Diese werden erst durch die Krankheit erworben und gewährleisten eine meist lebenslange Immunität. Die Erreger sind obligat pathogen. Beispiele: Typhus, Leptospirose, Poliomyelitis.

Infektionsprophylaxe mit Antibiotika. Antibiotikagabe *nach Exposition* gegenüber einem Krankheitserreger, aber noch während der Inkubationszeit (z. B. nach Kontakt zu Pertussis- oder Scharlachpatienten, Credé-Prophylaxe beim Neugeborenen, INH-Prophylaxe nach Kontakt mit infektiösem Tuberkulosepatienten, Rifampicin-Prophylaxe nach Kontakt mit Personen, die an Meningokokken- oder H.influenzae-Meningitis erkrankt sind) oder vor einer evtl. Exposition (z. B. Malariaprophylaxe).

Infektiosität. Fähigkeit der Mikroorganismen (Viren, Bakterien, Protozoen, Pilze), in den Makroorganismus (Mensch, Tiere) einzudringen, sich zu vermehren und pathogene Wirkungen zu erzielen (menschenpathogen, tierpathogen).

Inkubationszeit. Zeit zwischen dem Eindringen der Erreger in den Körper und dem 1. Auftreten von Krankheitssymptomen.

Inzidenz. Anzahl der Neuerkrankungen einer Krankheit pro Zeiteinheit im Verhältnis zu einer bestimmten Zahl (meist 100 000) exponierter Personen.

Keimausscheider. Klinisch Gesunde können Krankheitserreger ausscheiden (Inkubierte, Rekonvaleszente, inapparent Infizierte). Werden Erreger über längere Zeit (> 6 Monate, u. U. viele Jahre) ausgeschieden, spricht man von Dauerausscheidern (z. B. S. Typhi, S. Paratyphi, HBV, HIV).

Keimträger. Keimträger beherbergen Infektionserreger, scheiden diese aber nicht aus (z. B. Malaria-Plasmodien).

Kolonisation, siehe Besiedlung.

Kontagionsindex. Anzahl der Infizierten von 100 empfänglichen Exponierten.

Kontagiosität. Maß für die Übertragbarkeit und Haftfähigkeit eines Erregers. „Kontagiös" bedeutet ansteckungsfähig in Bezug auf die Ansteckungskraft eines Erregers als Voraussetzung für die Fähigkeit zur Infektion.

Letalität. Anteil der tödlich endenden Fälle einer Krankheit in Prozent (Sterberate der betroffenen Personen in %). Wird heutzutage leider fälschlicherweise immer öfter als Mortalität bezeichnet.

Lokalinfektion. Eine Lokalinfektion beschränkt sich auf einen bestimmten Ort des Körpers (Eintrittspforte oder deren nähere Umgebung); es kommt in der Regel zu keiner Immunreaktion des Organismus. Beispiele: Abszess, Zystitis.

Manifestationsindex. Anzahl der Erkrankten unter 100 Infizierten.

Metaphylaxe, siehe Reinfektionsprophylaxe.

Morbidität. Anzahl der von einer bestimmten Krankheit betroffenen Patienten pro 100 000 Einwohner und Jahr.

Mortalität. Anzahl der an einer bestimmten Krankheit verstorbenen Patienten pro 100 000 Einwohner und Jahr. Die heutzutage nahezu übliche Angabe in % ist falsch.

Pandemie. Von einer Pandemie spricht man bei überregionaler Ausbreitung einer Infektionskrankheit, das heißt über mehrere Länder bzw. Kontinente, wobei ein großer Teil der Bevölkerung betroffen ist (z. B. Influenza).

Pathogenität. Fähigkeit der Mikroorganismen (qualitatives Merkmal), im Makroorganismus definierte lokale und allgemeine Erscheinungen hervorzurufen.

Prävalenz. Zahl der an einer bestimmten Krankheit Erkrankten (oder eines Merkmals) im Verhältnis zur Anzahl der untersuchten Personen an einem Stichtag.

Reinfektionsprophylaxe mit Antibiotika. Antibiotikagabe im Anschluss an eine überstandene Infektion (z. B. Harnwegsinfektion oder rheumatisches Fieber).

Säuglingssterblichkeit. Zahl der innerhalb des 1. Lebensjahres verstorbenen Säuglinge, bezogen auf 1000 Lebendgeborene innerhalb des Beobachtungszeitraumes.

Tardivepidemie. Der Krankheitserreger wird durch persönlichen Kontakt des Infizierten mit anderen Menschen gestreut, sodass die Erkrankungen längere Zeit als sporadisch angesehen werden, bevor der Epidemiecharakter erkannt wird.

Übertragungsmechanismen für Infektionserreger. Die Übertragung von Infektionserregern von der Mutter auf den Fetus bzw. das Neugeborene bezeichnet man als *vertikal*. Eine *horizontale* Übertragung der Infektionserreger kann durch direkten (Tröpfchen- und Schmierinfektion) oder indirekten Kontakt (Nahrung, Wasser, Staub, Gegenstände, Geräte, Instrumente, biologische Vektoren) mit dem Erregerreservoir erfolgen.

Virulenz. Quantitatives Maß der krankmachenden Eigenschaften der Mikroorganismen gegenüber dem Makroorganismus (Anzahl der Mikroorganismen, ihre Haftfähigkeit, Infektiosität und Toxizität).

 Koordinator:
M. Borte

Mitarbeiter:
W. Handrick, H. Scholz, F.-B. Spencker

Sachverzeichnis

Impfungen

Amöbiasis

Hepatitis

Otitis media

Influenza

A-Streptokokken

Borreliose

Virostatika

Asplen

neonatale Infektionen

Röteln

Harnwegsinfektion

Au

Pneumonie

Maser

Windpocken

Meningitis

Enteriti